Unter Berücksichtigung des
Gegenstandskataloges für die Ärztliche Prüfung

Mit ICD 10-Schlüssel im Text und Stichwortverzeichnis

INNERE MEDIZIN

Eine vorlesungsorientierte Darstellung

2022

GERD HEROLD
und Mitarbeiter

In Dankbarkeit meinen lieben Eltern !

Alle medizinischen diagnostischen und therapeutischen Verfahren unterliegen verständlicherweise einem fortwährenden Entwicklungsprozess, sodass alle Angaben immer nur dem Wissensstand zum Zeitpunkt der Fertigstellung des Buches entsprechen können.

Hinsichtlich der in diesem Buch angegebenen Dosierung von Medikamenten wurde auf die größtmögliche Sorgfalt geachtet. Alle therapeutischen Angaben in diesem Buch gelten nur für Erwachsene mit normaler Nieren- und Leberfunktion. Für Angaben über Dosierungsanweisungen und Applikationsformen kann keine Gewähr übernommen werden. Jeder Leser ist aufgefordert, durch sorgfältige Prüfung die Empfehlungen der Hersteller über die verwendeten Präparate zur Kontrolle heranzuziehen, insbesondere auch hinsichtlich Indikationen, Kontraindikationen, Dosierungen, Nebenwirkungen und Wechselwirkungen mit anderen Medikamenten! Jede Dosierung oder Applikation erfolgt auf eigene Gefahr des Benutzers. Leitlinien bitte beachten, z.B. *www.leitlinien.de*

Trotz sorgfältiger inhaltlicher Kontrolle wird keine Haftung für die Inhalte der in diesem Buch genannten Links übernommen. Für den Inhalt der verlinkten Seiten sind ausschließlich deren Betreiber verantwortlich.

Aus der Bezeichnung einer Ware mit dem für sie eingetragenen Warenzeichen kann nicht geschlossen werden, dass diese Bezeichnung ein freier Warenname ist, auch wenn der Vermerk nicht angebracht worden ist.

Für Substanzen, die auch unter dem Freinamen als Generika im Handel sind, fehlen Beispiele für Handelspräparate.

QR-Code:

Herausgeber:
Dr. med. Gerd Herold
Arzt für Innere Medizin/Arbeitsmedizin
Bernhard-Falk-Str. 27
50737 Köln

Bezugsquellen dieses Buches als e-book:
- ***De Gruyter***
- ***Ciando***
- ***Lulu***

ISBN: 978-3-9821166-1-7

Erklärung der Umschlagfotos:

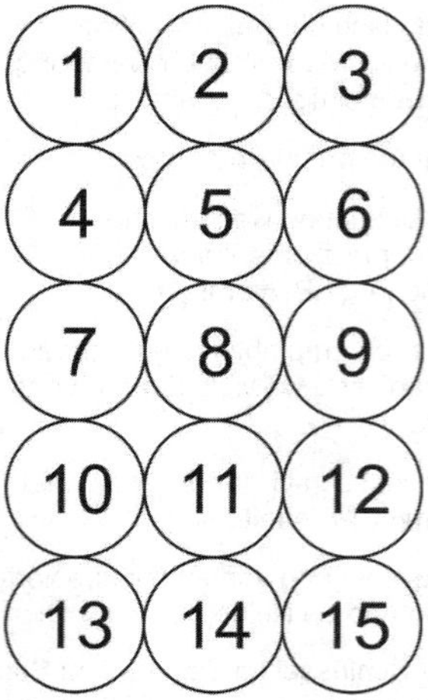

1: Röntgen-Thorax-Bild
2: Telomere Q-FISH
3: Gefärbter Blutausstrich

4: Echokardiografie
5: Orale Medikamente
6: Ekg

7: Notarzteinsatz
8: CT Thorax/Abdomen
9: SPECT des Gehirns

10: Auskultation
11: Kälteagglutinine
12: Vorbereitung Bronchoskopie

13: Amyloidtumor der Speiseröhre
14: Coombs-Test
15: Augenhintergrund

Hinweis:

Die Abbildungen wurden für die Umschlaggestaltung speziell aufbereitet und entsprechen nicht in allen Details der im klinischen Alltag üblichen Darstellung!

Welttage internistischer Krankheiten

4. Februar	Welt-Krebs-Tag
28. Februar	Welttag Seltene Erkrankungen
10. März	Welt-Nieren-Tag
24. März	Welt-Tuberkulose-Tag
1. Dienstag im Mai	Welt-Asthma-Tag
12. Mai	Welt-CFS-Tag
16. Mai	Welt-Zöliakie-Tag
17. Mai	Welt-Hypertonie-Tag
28. Juli	Welt-Hepatitis-Tag
13. September	Welt-Sepsis-Tag
15. September	Welt-Lymphom-Tag
21. September	Welt-Alzheimer-Tag
29. September	Welt-Herztag
1. Oktober	Welt-Gaucher-Tag
11. Oktober	Welt-Adipositas-Tag
12. Oktober	Welt-Rheuma-Tag
13. Oktober	Welt-Thrombose-Tag
20. Oktober	Welt-Osteoporose-Tag
14. November	Welt-Diabetes-Tag
2. oder 3. Mittwoch im November	Welttag der COPD
1. Dezember	Welt-AIDS-Tag

<u>Bezugsquellen für Übersetzungen dieses Buches</u> (*E-Mail-Anschrift in Klammern*):

Albanische Ausgabe:	Dr. Leke Abdyli, Hubert-Hoffmann-Ring 4/2, 8044 Graz/Österreich (*leke.abdyli@kages.at*)
Bulgarische Ausgabe:	Kyrill Scharow, Zollikerstr. 252, CH-8008 Zürich/Schweiz (*kirschon@hotmail.com*)
Englische Ausgabe:	www.herold-internal-medicine.com
Französische Ausgabe:	Groupe De Boeck, Fond Jean-Paques 4, 1348 Louvain-la-Neuve/Belgien (*acces+@deboeck.be*)
Griechische Ausgabe:	John B. Parisianos Medical Publications, Mikras Asias 76, Goudi, 11527-Athens/Greece (✉ *info@parisianouj.gr*)
Italienische Ausgabe:	Alfredo Delporto Monduzzi Editoriale SRL, Via Sofia 12, 43010 Fontevivo (PR)/Italien (✉ *alfredo.delporto@monduzzieditore.it*)
Lettische Ausgabe:	Dr. Roberts Feders, Jura iela 28-2, Jurmala, Lettland, LV2015 (✉ *roberts@dr-feders.lv*)
Persische Ausgabe:	Dr. Maryam Haydari, Bernd-Alois-Zimmermann-Str. 37e, 50226 Frechen (✉ *m-haydari@web.de*)
Polnische Ausgabe:	Wydawnictwo Lekarskie PZWL, Sp.Zo.o., ul. Gottlieba Daimlera 2, 02-460 Warszawa/Polen (✉ *www.pzwl.pl*)
Rumänische Ausgabe:	Dr. M. Nicolae, Heckenweg 12, D-71287 Weissach (✉ *mikamed@web.de*)
Russische Ausgabe:	Wladimir Schilref, Azaleenweg 2, D-48599 Gronau (✉ *wladimir.schilref@web.de*)
Schwedische Ausgabe:	Philipp Kubens, Hauptstr. 24, 79104 Freiburg (✉ *philippkubens@gmx.de*)
Serbokroatische Ausgabe:	Dr. Darko Markota, Markovac bb, Citluk 88260/Bosnien und Herzegowina (✉ *darko.markota@tel.net.ba*)
Spanische Ausgabe:	Dr. A. Graf von Perponcher, Schwaighofstr. 31, 83684 Tegernsee *auch als E-Book erhältlich* (✉ *a.perponcher@gmx.de*)
Türkische Ausgabe:	Michael S. Kästel, Ortsstr. 17, 76228 Karlsruhe (✉ *m. kaestel.web.de*)
Ungarische Ausgabe:	Medicina Publishing House, Rákóczi ut. 16, 1072 Budapest/Ungarn (✉ *medkia@euroweb.hu*)

<u>Bezug des **Hörbuches** Innere Medizin:</u>

Dr. Simon Grau, Herdweg 16, D-73249 Wernau (✉ *grau.simon@googlemail.com*)
www.audible.de und *https://mobile.audible.de*

DANKSAGUNG

Folgenden Professoren der Universitätsklinik Köln danke ich sehr für Ihre Unterstützung:

Prof. Dr. med. E. Erdmann (Köln)

Prof. Dr. med. R. Gross (Köln) †

Folgenden Kolleginnen und Kollegen danke ich für Ihre Mitarbeit an einzelnen Kapiteln:

Prof. Dr. med. Oliver ADOLPH
Universitätsklinik Ulm (Kapitel Schock und Sepsis)

Dr. med. Schahin ALIANI
Niedergelassener Kinderonkologe und -hämatologe, Saarlouis (Kapitel Immundefekte)

Dr. med. Christopher AMBERGER
Niedergelassener Rheumatologe, Bad Neuenahr (Kapitel Rheumatologie)

Dr. med. Sammy BAIERLEIN / Dr. med. Anja WISTOP
Bayreuth / Eckersdorf (Mitarbeit am Kapitel Sepsis)

Univ.-Prof. Dr. med. Stephan BALDUS
Herzzentrum der Universitätsklinik Köln (Mitarbeit an verschiedenen kardiologischen Kapiteln)

Dr. med. Heinz BECKERS
Arzt für Arbeits-/Verkehrsmedizin, ehem. Direktor Arbeitsmedizinisches Zentrum DEUTZ® AG, Köln (Mitarbeit an verschiedenen Kapiteln, insbes. Infektionskrankheiten)

Dr. med. Dennis BÖSCH
Donau-Isar-Klinikum, Landau an der Isar (Kapitel COPD und Emphysem)

PD Dr. med. Mag. Dipl. oec. med. Jürgen BRUNNER
Universitätsklinik Innsbruck (Kapitel Juvenile idiopathische Arthritis und Periodische Fiebersyndrome)

Prof. Dr. med. Ali CANBAY
Universitätsklinikum Knappschaftskrankenhaus Bochum (Kapitel Fettlebererkrankungen)

Dr. med. Adela CERMA
Eduardus-Krankenhaus Köln (Kapitel Mastozytose)

Prof. Dr. med. Oliver CORNELY / Dr. med Stefan WEILER
Universitätsklinik Köln, Klinik I für Innere Medizin / Universität Zürich (Kapitel Systemische Mykosen)

Dr. med. Elisabeth DEIXLER
München (Kapitel Phosphatstörungen)

Dr. med. Ulrich DEUSS
Köln (Kapitel Endokrinologie)

Dr. med. Roswitha DICKERHOFF / Prof. Dr. med. Stefan EBER
München (Angeborene Membran- und Enzymdefekt der Erythrozyten)

Dr. med. Laura DISTELMAIER
Klinik für Hämatologie und Onkologie des Vivantes Klinikums Neukölln Berlin (Kapitel Hämoglobinopathien)

Prof. Dr. med. Hans DREXLER
Arbeitsmedizinisches Institut der Universität Erlangen (Kapitel Berufskrankheiten)

Univ.-Prof. Dr. med. Thomas ERREN, MPH / Dr. med. J. Valérie GROß
Institut für Arbeitsmedizin, Universitätsklinik Köln (Kapitel Berufskrankheiten, Nacht- und Schichtarbeit, Ärztliche Schweigepflicht)

Prof. Dr. med. Lothar FABER
Bielefeld (Kapitel Kardiomyopathien)

Prof. Dr. med. Roland FENK
Heinrich-Heine-Universität Düsseldorf (Kapitel Multiples Myelom)

PD Dr. med. Sebastian FETSCHER
Klinik für Hämatologie und Onkologie, Sana-Kliniken Lübeck (Kapitel Internistische Tumortherapie)

Dr. med. Jan GÄRTNER[1] / Esther JUNK[2] / Dr. med. Guido SCHNEIDER[2]
1) Palliativzentrum Hildegard in Basel / 2) Zentrum für Palliativmedizin der Uniklinik Köln
(Kapitel Therapieentscheidungen)

Prof. Dr. med. Meinrad GAWAZ / PD Dr. med. Karin MÜLLER
Universitätsklinikum Tübingen (Kapitel Endokarditis)

Dr. med. Ulf GERHARDT, MHBA
Lübbecke (Kapitel Alkoholkrankheit und Infektionskrankheiten)

Prof. Dr. med. Ulrich GERMING
Heinrich-Heine-Universität Düsseldorf (Kapitel MDS)

Prof. Dr. med. Hartmut GÖBEL
Schmerzklinik Kiel (Kapitel Schmerztherapie)

Prof. Dr. med. Daniel GRANDT
Klinikum Saarbrücken (Kapitel Arzneimitteltherapiesicherheit)

Dr. med. Katharina GROßER
Köln (Mitarbeit an verschiedenen Kapiteln)

Prof. Dr. med. Michael HALLEK / Dr. med. Paul BRÖCKELMANN /
Dr. med. Moritz FÜRSTENAU / Dr. med. Vangica GALKIN / Dr. med. Vanessa PRIESNER /
Dr. med. Johanna PRINZ / PD Dr. med. Matthias SCHEFFLER / Dr. med. Florian SIMON
Klinik I für Innere Medizin der Universitätsklinik Köln (Kapitel Maligne Lymphome und Leukämien)

Dr. med. Pontus HARTEN
Strande (Mitarbeit an den Kapiteln Antiphospholipid-Syndrom und Rheumatologie)

Dr. med. Barbara HAUER[1],MPH / Dr. med. Nicolas SCHÖNFELD[2] /
Dr. med. Brit Häcker[3]
Robert Koch-Institut Berlin [1] / Lungenklinik Heckeshorn [2], Zentralkomitee zur Bekämpfung der Tuberkulose [3]
(Kapitel Tuberkulose und nichttuberkulöse Mykobakteriosen)

Dr. med. Joachim HEBE / Dr. med. Götz BUCHWALSKY / Dr. med. Wolfgang DUCKECK /
Dr. med. Christoph HEUSER / Dr. med. Sven HOBBIESIEFKEN /
PD Dr. med. Klaus LANGES / Dr. med. Jürgen SIEBELS /
PD Dr. med. Rodolfo VENTURA / Dr. med. Marius VOLKNER
Herzzentrum Links der Weser, Bremen / Elektrophysiologie und Kardiologie (Kapitel Herzrhythmusstörungen)

Prof. Dr. med. Jan HEIDEMANN - Klinikum Bielefeld-Mitte
Prof. Dr. med. Tobias HEINTGES - Städt. Kliniken Neuß Lukaskrankenhaus
Dr. med. Matthias ROSS - Klinikum Vest Recklinghausen
PD Dr. med. Jürgen TRUCKENBRODT - Zeitz
(Kapitel Gastroenterologie, Hepatologie)

Dr. med. Guido HOLLSTEIN
Kiel (Mitarbeit an verschiedenen Kapiteln)

Dr. med. Thomas HOLTMEIER
Landratsamt Neustadt a.d. Waldnaab/Stadt Weiden i.d.OPf., Gesundheitsamt (Meldepflichtige Infektionskrankheiten nach IfSG)

Prof. Dr. med. Roman HUBER
Klinikum Friedrichshafen (Kapitel Schlaganfall)

Dr. med. Dipl.-Biol. Achim JERG
Ulm (Kapitel Nephrolithiasis, Influenza, Durch Zecken übertragene Erkrankungen)

Prof. Dr. Dr. med. Harald KAEMMERER
Deutsches Herzzentrum München (Kapitel Angeborene Herzfehler im Erwachsenenalter und Marfan-Syndrom)

Prof. Dr. med. Joachim KINDLER
Aachen (Kapitel Hypertonie und Nephrologie)

Dr. med. Karsten LEHMANN
St. Katharinen-Hospital, Frechen (Ethik in der Medizin, Kapitel Geriatrie, artifizielle Störungen, Insomnie, Depression, Angststörungen, Patientenverfügung, Rehabilitation, Schwindel, Off-Label-Use)

Dr. med. Jin LI
Centre Hospitalier Universitaire Vaudois, Lausanne (Kapitel Drogen-Notfälle und Kapitel Angiologie)

Dr. med. Klaus-Peter MELLWIG / Dr. med. Henning Karl SCHMIDT
Herz- und Diabeteszentrum NRW, Bad Oeynhausen (Kapitel KHK / Herzinfarkt)

Prof. Dr. med. Guido MICHELS
St. Antonius-Hospital Eschweiler (Mitarbeit an verschiedenen Kapiteln, Intoxikationen)

Dr. med. Michael MONTEMURRO
CHUV Universitätspital Lausanne (Kapitel Internistische Tumortherapie, GIST; PCNSL)

Dr. med. Berno MÜLLER
Ravensburg (Kapitel Eisenmangel/-anämie)

Dr. med. Marian NEIDERT
Zürich (Kapitel Refeeding-Syndrom und Rhabdomyolyse)

PD Dr. med. Michael NOLL-HUSSONG
Universitätsklinikum des Saarlandes, Homburg, Psychosomatische Medizin
(Kapitel Funktionelle Körperbeschwerden)

Prof. Dr. med. Kurt OETTE
Vormals Universitätsklinik Köln (Kapitel Lipidstoffwechselstörungen, Hämapherese und klinische Chemie / Laborwerte)

Prof. Dr. med. Mark OETTE
Krankenhaus der Augustinerinnen, Köln (Kapitel HIV/AIDS)

Prof. Dr. med. Dr. rer. nat. Günter OLLENSCHLÄGER
Evimed-Institut und Universitätsklinik Köln (Kapitel Evidenzbasierte Medizin)

Dr. med. Daniel OPITZ
Hamburg (Kapitel Prävention und Gesundheitsförderung)

Prof. Dr. med. Roman PFISTER
Herzzentrum der Universitätsklinik Köln (Kapitel Herzinsuffizienz und Myokarditis)

Prof. Dr. med. Uwe PLATZBECKER[1] / Prof. Dr. med. Ralf KNÖFLER / Dr. med. Karolin TRAUTMANN-GRILL[2]
[1] Universitätsklinikum Leipzig, Hämatologie und Zelltherapie, Internistische Onkologie, Hämostaseologie
[2] Universitätsklinikum Carl Gustav Carus Dresden (Kapitel Hämorrhagische Diathesen)

Prof. Dr. med. Gregor POLLACH
College of Medicine, University of Malawi (Kapitel Tollwut u.a.)

Prof. Dr. med. Hans-Georg PREDEL
Deutsche Sporthochschule Köln (Kapitel Körperliche Aktivität und Gesundheit)

Dr. med. René PSCHOWSKI
Sankt Gertrauden-Krankenhaus Berlin (Kapitel NET)

Prof. Dr. med. Winfried RANDERATH / Dr. med. Lars Hagmeyer
Krankenhaus Bethanien, Solingen (Kapitel Pneumologie)

Sabine RIEBSCHLÄGER / Dr. rer. nat. Falko M. HEINEMANN
Universitätsklinik Essen (Kapitel HLA-Antigene)

Dr. med. Maurice ROEDER
UniversitätsSpital Zürich (Kapitel Interstitielle Lungenerkrankungen/Sarkoidose)

Prof. Dr. med. Alexander RÖTH[1] / Dr. med. Britta HÖCHSMANN[2]
[1] Universitätsklinik Essen (Kapitel Hämatologie, PNH und aplastische Anämie)
[2] Universitätsklinik Ulm

Prof. Dr. med. Volker RUDOLPH
Herz- und Diabeteszentrum NRW Bad Oeynhausen (Kapitel Erworbene Herzklappenfehler)

Prof. Dr. med. Jürgen SCHARHAG[1] / Prof. Dr. med. Wilfried KINDERMANN[2]
[1] Universität Wien / Sportmedizin / [2] Universität des Saarlandes, Saarbrücken / Sportmedizin
(Kapitel Physiologische Herzhypertrophie/Sportherz)

Dr. med. Jochen SCHMIDT-WALCZUCH
Niedergelassener Diabetologe, Brühl (Kapitel Diabetes mellitus)

Dr. phil. Dipl.-Psych. Josef SCHWICKERATH
Klinik Berus, Überherrn-Berus (Kapitel Mobbing)

Dr. med. Florian STEINER
Tropenmedizinisches Zentrum Tarmstedt (Kapitel Tropenkrankheiten)

Prof. Dr. med. habil. Ulrich STÖLZEL / Dr. med. Ilja KUBISCH[1] / Prof. Dr. med. Manfred O. DOSS[2]
[1] Klinikum Chemnitz (Kapitel Porphyrien)
[2] Marburg an der Lahn

Dr. med. Rafael SWITKOWSKI
Berlin (Kapitel Klinische Chemie / Laborparameter)

Prof. Dr. med. Yskert VON KODOLITSCH, MD, MBA
Universitäres Herzzentrum Hamburg/UKE (Kapitel Marfan-Syndrom)

Prof. Dr. med. Manfred WEISS
Universitätsklinik Ulm (Kapitel Sepsis und Schock)

Dr. med. Arno WOLFF
Nürnberg (Mitarbeit an den Kapiteln Hämostaseologie, Angiologie)

Prof. Dr. med. Heinz ZOLLER
Universitätsklinik Innsbruck (Kapitel Siderosen / Hämochromatose)

Folgenden Kolleginnen und Kollegen verdanke ich wertvolle ergänzende Hinweise:

PD Dr. med. G. Aßmann (Homburg/Saar)
Prof. Dr. med. H. Baumgartner (Münster)
Dr. med. R. Bergert (Berlin)
Dr. med. A. Bierschwale (Hannover)
Gudrun Binder (München)
Dr. med. U. Böck (Marl)
Dr. med. G Bühler (Ulm)
Hanibal Bohnenberger (Göttingen)
Prof. Dr. med. H. Borberg † (Köln)
Dr. med. C. Braun (Herdecke)
Prof. Dr. med. R. Braun (Genf)
Prof. Dr. H.-P. Brezinschek (Graz)
PD Dr. med. J.G. Brockmann, FRCS (Oxford)
Aaron Byrtus (Freiburg i. Br.)
Dr. med. G. Cantara (Stuttgart)
Dr. med. Dipl.-Psych. W. Carls (Überherrn-Berus)
Dr. med. R.-A. Claßen (Darmstadt)
Dr. med. D. Cornely (Köln)
Dr. med. A. Demel (Günzburg)
Dr. med. C. Denkinger (Genf)
Prof. Dr. med. H.J. Deutsch (Frechen)
Prof. Dr. med. Y. Dörffel (Berlin)
Prof. Dr. med. W. Eich (Heidelberg)
Dr. med. J. Emmel (Wolfhagen)
Prof. Dr. med. A. Engert (Köln)
Dr. med. D. Franzen (Zürich)
Dr. med. P. Fritz (Wien)
Dr. med. J. Fuchs (Köln)
Dr. med. A. Geißler (Lahnstein)
Dr. med. M. Gemeinhardt (München)
Dr. med. M. Geyer (Mainz)
Dr. med. M. Günther (Köln)
Dr. med. D. Gysan (Köln)
PD Dr. Dr. T. Haferlach (München)
Dr. med. H. Hagenström (Lübeck)
Georg I. Hagleitner (Innsbruck)
Fabian Hammer, MD (Birmingham, UK)
Dr. med. Th. Hantzsch (Fulda)
Dr. med. J. Heeger (Köln)
Carmen Heilmann (Jena)
Dr. med. F. Herbst (Erlangen)
PD Dr. med. H. Herfarth (Regensburg)
Dr. med. S.-D. Herkenrath (Solingen)
Drs. med. D. und M. Hestermann (Bonn)
Ulrike Höcherl (Fürstenfeldbruck)
Dr. med. T. Höres (Nürnberg)
Dr. med. B. Hoffmann (Hückeswagen)
Dr. med. C. Hohmann (Rotenburg/Wümme)
Prof. Dr. med. B. F. Hoyer (Kiel)
Dr. med. A. Janssen (Köln)
Dr. med. M. Jost (Hamburg)
Dr. med. S. Joost (Gießen
PD Dr. med. W. Jung (Bonn)
Dr. med. D. Kaczmarek (Bonn)
Dr. med. Britta Kaminsky (Solingen)
Dr. med. J. Kavan (Dortmund)
Prof. Dr. med. K. Kenn (Schönau/Königsee)
Dr. med. S. Kintrup (Dülmen)
PD Dr. med. O. Klass (Köln)
Dr. med. T. Klever (Bremen)
Dr. med. J. Klünemann (Regensburg)
Dr. med. G. Klug (Würzburg)

Dr. med. M. Knechtelsdorfer (Wien)
Dr. med. T. Koch (Hamburg)
Dr. med. M. Köhler (VS-Villingen)
Katharina Köllmann (Münster)
Gabriele Komesker (Köln)
Prof. Dr. med. T. Kraus (Aachen)
Dr. med. P. Krebs † (Köln)
Dr. med. D. Kügler (Halle/Saale)
Dr. med. M. Kunze (Villingen-Schwenningen)
Dr. med. O. Laakmann (Mainz)
Dr. med. A.C. Lambrecht (Coesfeld)
Dr. med. M. Lange (Osnabrück)
Dr. med. J. Leidel (Köln)
Prof. Dr. med. Dr. rer. nat. A. Lechleuthner (Köln)
Dr. med. G. Lennartz (St. Augustin)
Dr. med. J. Letzel (Niesky)
Dr. med. M. Lindner (Marburg)
Prof. Dr. med. R. Loddenkemper (Berlin)
Dr. med. D. Löhr (Heidelberg)
Dr. med. Th. Lüthy (Berlin)
Prof. Dr. med. K. Magdorf † (Berlin)
Dr. med. D. Malehsa (Bovenden-Lenglern)
Leonie Malburg (Bochum)
Prof. Dr. med. L.S. Maier (Göttingen)
Dr. med. J. Maiß (Erlangen)
Dr. med. A. Mellinghoff (Lindau-Bodensee)
Dr. med. M.E. Meis (Vietnam)
Dr. med. F. Michold (Erlangen)
Dr. med. R. Milla (Wien)
Prof. Dr. med. G. Mödder (Köln)
Dr. med. S. Moll (Chapel Hill, North Carolina)
PD Dr. med. F. Moosig (Bad Bramstedt)
Dr. med. J. Neuss-Münzel (Basel)
Dr. med. M. A. Neusser (Nürnberg)
Christian Nickel (Freiburg)
Thorsten Nickel (Kiel)
Dr. med. A. Nieder-Vahrenholz (Meerbusch)
PD Dr. med. S. Ormanns (München)
Dr. med. N. Ostendorf (Frechen)
PD Dr. med. B. Otto (München)
Dr. med. V. Pabst (Aachen)
Dr. med. A. Graf von Perponcher (Tegernsee)
Prof. Dr. med. M. Pfreundschuh (Homburg/Saar)
Prof. Dr. med.A. Quaas (Köln)
Dr. med. A. Prusko (Zweibrücken)
Dr. med. J. Radke (Dresden)
Dr. med. M. Reichert (Homburg)
Prof. Dr. med M. Reincke (München)
Ltd. RMD Dr. med. H.-D. Reitz a.D. (Köln)
Dr. med. F. Rieder (Regensburg)
Dr. med. E. Ritter (Nürnberg)
Dr. med. C. Robinson (Zürich)
Prof. Dr. med. I. Rockstroh (Bonn)
Dr. med. W. Sauer (Bonn)
Dr. med. M. Schaal (Kaarst)
Dr. med. A Scheding (Köln)
Dr. med. B. Scheele (München)
Dr. med. A. Schicho (Düsseldorf)
Dr. med. M. Schiffer (Hannover)
Dr. med. R. Schimpf (Mannheim)
Dr. med. T. Schlosser (Leipzig)
Dr. med. O. Schmidt-Osterkamp (Kempen)
Prof. Dr. med. I Schmidt-Wolf (Bonn)
Dr. med. C. Schneider (Lübeck)
Dr. med. N. Schöffel (Berlin)
Dr. med. A. Schönian (Hage)
Dr. med. M. Schopen (Köln)
Dr. med. F. Schroeder (Neu-Ulm)
Dr. med. D. Schütz (Essen)
PD Dr. med. S. Schwartz (Berlin)

Prof. Dr. med. J. Spitz (Neuss)

Matthias Stockinger (Wien)

Dr. med. B. Stoschus (Bonn)

Dr. med. J. Tesarz (Heidelberg)

Prof. Dr. med. G. Trabert (Nürnberg)

Dr. med. G. Tuinmann (Berlin)

Dr. med. M. Uffelmann (Gemünden)

Roland Ullrich (Köln)

Prof. Dr. med. F. Vogel (Hofheim)

Dr. med. M. Vogel (Bonn)

Prof. Dr. med. A. Vogt (Köln)

Prof. Dr. med. N. von Ahsen (Bremen)

Dr. med. A. Wahida (München)

PD Dr. med. A. A. Weber (Düsseldorf)

Dr. med. M. Weidenhiller (Erlangen)

Andreas Weimann (Erftstadt)

Gerrit Weimann (Linden)

Prof. Dr. med. D. Werner (Ludwigslust)

Prof. Dr. med. U. J. Winter (Essen)

Dr. med. S. Wüsten (Düsseldorf)

Dr. med. Ö. Yildiz (Uelzen)

Dr. med. S. Yokus (Düsseldorf)

PD Dr. med. R. Zankovich (Köln)

Dr. med. E. Zelihic (Zürich)

Dr. med. R. Zell (München)

Herrn Dr. med. Björn Gemein, MD, Frankfurt am Main, verdanke ich die gute Gestaltung unserer Homepage und Verbesserungsvorschläge.

Herrn Prof. Dr. med. Oliver Adolph, Ulm, danke ich besonders für die Überarbeitung/Neugestaltung aller Grafiken und das Coverdesign!

Dr. med. Guido Kürziger (Ulm), **PD Dr. med. Alexander Röth** (Essen), **Prof. Dr. med. Bernd Schmitz** (Ulm) und **Prof. Dr. med. Daniel Walcher** (Ulm) danke ich herzlich für die Fotos auf dem Buchcover.

Herrn Dr. med. Heinz Beckers danke ich sehr für seine treue redaktionelle Begleitung dieses Buches und den Einsatz der EDV-Programme.

Ein besonderer Dank gilt allen, die mich bei meiner Arbeit unterstützen:
meiner **Ehefrau Ragnhild**,
meiner **Schwester Ruth** und **ihrem Mann** sowie
Frau Gisela Mühlenschulte und **Frau Erika Beckers**

Eventuelle Korrekturhinweise oder Verbesserungsvorschläge sind stets willkommen (am besten „druckreife Formulierungen“), ebenso Vorschläge für Übersetzungen in weitere Fremdsprachen! Sie können diese per E-Mail senden an: *gerdharaldherold@aol.com*

Gerd Herold

P.S.: ***Eine sorgfältige Anamnese (einschl. Medikamentenanamnese und Beachtung möglicher Neben- und Wechselwirkungen) und eine eingehende körperliche Untersuchung tragen wesentlich zur zielführenden Diagnose bei und sind ein Beitrag zum wirtschaftlichen Einsatz der diagnostischen Mittel.***

Verzeichnis häufig gebrauchter Abkürzungen (Weitere Abkürzungen: Siehe Stichwortverzeichnis)

a	= annum (Jahr[e])
A.	= Arteria
Aa.	= Arteriae
Ät.	= Ätiologie
Ag	= Antigen(e)
Ak	= Antikörper
An.	= Anamnese
Anm.	= Anmerkung(en)
a.p.	= anterior-posterior
ASL	= Antistreptolysin O
ASR	= Achillessehnenreflex
Anw.	= Anwendung
Ausk.	= Auskultation
BAL	= bronchoalveoläre Lavage
BB	= Blutbild
bes.	= besonders
BSG	= Blutkörperchensenkungs-geschwindigkeit
BWK	= Brustwirbelkörper
BWS	= Brustwirbelsäule
chron.	= chronisch
CT	= Computertomografie
d	= die(s) (Tag[e])
DD	= Differenzialdiagnose(n)
Def	= Definition
d.F.	= der Fälle
Di.	= Diagnose/Diagnostik
Dos	= Dosis/Dosierung(en)
E	= Einheit(en)
EBT	= Elektronenstrahltomografie
Echo	= Echokardiografie
EKG	= Elektrokardiogramm
ELISA	= enzyme-linked immunosorbent assay
Ep.	= Epidemiologie
ERCP	= endoskopische retrograde Cholangio-Pankreatikografie
Err.	= Erreger
ES	= Extrasystole(n)
evtl.	= eventuell
EZR	= extrazellulärer Raum
F.	= Faktor(en)
FEV	= forciertes exspiratorisches Volumen
FKDS	= Farbkodierte Duplexsonografie
GE	= Gesamteiweiß
gel.	= gelegentlich
ggf.	= gegebenenfalls
GK	= Gegenstandskatalog
h	= hora(e) (Stunde[n])
Häu	= Häufigkeit
Hi.	= Histologie
Hkt	= Hämatokrit
HMV	= Herzminutenvolumen
HRCT	= High Resolution-CT
HWS	= Halswirbelsäule
HWZ	= Halbwertzeit
HZV	= Herzzeitvolumen
i.a.	= intraarteriell
ICR	= Interkostalraum
i.d.R.	= in der Regel
IE	= internationale Einheit(en)
IFAT	= Indirekter Fluoreszenz-Antigen-Test
Ig	= Immunglobulin(e)
i.Gs.	= im Gegensatz
IHAT	= Indirekter Hämagglutinationstest
i.m.	= intramuskulär
Imm.	= Immunologie
i.n.	= intranasal
Ind	= Indikation(en)
Inf	= Infektion
Inj.	= Injektion(en)
Ink	= Inkubationszeit
Insp.	= Inspiration
i.R.	= im Rahmen
i.S.	= im Serum
IU	= international unit(s)
i.U.	= im Urin
i.v.	= intravenös
IZR	= Intrazellularraum
J.	= Jahr(e)
Kap.	= Kapitel
KBR	= Komplementbindungsreaktion
kg	= Kilogramm
KG	= Körpergewicht
KH	= Kohlenhydrate
KI	= Kontraindikation(en)
KL.	= Klinik
Ko.	= Komplikation(en)
KO	= Körperoberfläche
Kpl.	= Komplikation(en)
ℓ	= Liter
Lab	= Labor
LCR	= Ligase Chain Reaction
li.	= links
Ln/Lnn	= lympho nodulus/noduli (Lymphknoten)
Lok	= Lokalisation
Lufu	= Lungenfunktion
LV	= linker Ventrikel
LWK	= Lendenwirbelkörper
LWS	= Lendenwirbelsäule
m	= männlich
M.	= Morbus
MAS	= Malassimilationssyndrom
max.	= Maximum
mcg	= Mikrogramm = µg
MCL	= Medioklavikularlinie
mcl	= Mikroliter = µl
mcm	= Mikrometer = µm
MDP	= Magendarmpassage
mg	= Milligramm
MG	= Molekulargewicht
ml	= Milliliter
min	= Minute(n)
MÖT	= Mitralöffnungston
MRCP	= Gallen- und Pankreasgangdar-stellung mittels MRT
n	= normal
MRT/ NMR	= Magnetische Resonanztomo-grafie = Kernspintomografie
NNM	= Nebennierenmark
NNR	= Nebennierenrinde
NW	= Nebenwirkung(en)
n.W.	= nach Westergren
OGTT	= oraler Glukosetoleranztest
Pat	= Pathologie
Pat.	= Patienten
p.a.	= posterior-anterior
PCR	= Polymerase Chain Reaction
PE	= Probeexzision(en)
Perk.	= Perkussion
PET	= Positronenemissionstomografie
Pg.	= Pathogenese
Ph.	= Physiologie
p.i.	= per inhalationem
PPh	= Pathophysiologie
p.m.	= punctum maximum
p.o.	= per os
ppm	= parts per million
Prg	= Prognose
Pro	= Prophylaxe
prim.	= primär
PTC	= perkutane transhepatische Cholangiografie
re.	= rechts
RES	= Retikuloendotheliales System
RF	= Rheumafaktor
RG	= Rasselgeräusch(e)
RHS	= Retikulohistiozytäres System
RIA	= Radioimmunoassay
RLS	= Reizleitungsstörung(en)
Rö.	= Röntgen
RS	= Rhythmusstörung(en)
RV	= rechter Ventrikel
s	= Sekunde(n)
s.	= siehe
s.c.	= subkutan
sek.	= Sekunde(n)
SM	= Schrittmacher
s.o.	= siehe oben
sog.	= sogenannt
Sono	= Sonografie
SPECT	= Single-Photonen-Emissions-CT
St.	= Stadium
s.u.	= siehe unten
Sy.	= Symptom(e)/Symptomatik
$T_{1/2}$ oder T_{50}	= Halbwertzeit
TEE	= Transösophageale Echokardiografie
Th.	= Therapie(n)
U	= unit(s)
u.a.	= unter anderem
u./o.	= und/oder
Urs	= Ursache(n)
V.	= Vena
VC	= Vitalkapazität
VES	= ventrikuläre Extraystole(n)
Vo.	= Vorkommen
Vv.	= Venae
w	= weiblich
WHO	= World Health Organization
Wi.	= Wirkung(en)
WW	= Wechselwirkung(en)
ZNS	= Zentralnervensystem
Z.n.	= Zustand nach
ZVD	= zentraler Venendruck

Sonderzeichen:

α	= alpha
β	= beta
→	= daraus folgt, Förderung
δ	= delta
Δ	= Differenz
∅	= Durchmesser
®	= eingetragenes Warenzeichen
ε	= epsilon
↑	= erhöht
↓	= erniedrigt
γ	= gamma
✝	= gestorben/Tod
°C	= Grad Celsius
>	= größer
⊣	= Hemmung
κ	= kappa
<	= kleiner
λ	= lambda
µ	= mü
⇑	= stark erhöht
⇓	= stark erniedrigt
≈	= ungefähr/zirka
←	= wirkt auf/bewirkt

Weitere Abkürzungen:
Siehe Internet-Info:
www.medizinische-abkuerzungen.de oder kurz *www.abkmed.de*

INHALTSVERZEICHNIS

EVIDENZBASIERTE MEDIZIN (evidence-based medicine) = EbM

Nutzung guter Literatur in der Patientenversorgung

Unter evidenzbasierter Medizin (= beweisgestützter Medizin) versteht man die konsequente Berücksichtigung zuverlässiger, aktuellster wissenschaftlicher Erkenntnisse (externe Evidenz) bei medizinischen Entscheidungen.

Ziel der EbM ist bestmögliche Patientenversorgung durch

- Nutzung qualitativ hochwertiger wissenschaftlicher Literatur (beste externe Evidenz),
- Abgleich dieser Evidenz durch den Arzt mit seiner beruflichen Erfahrung (Expertise) und seinem Wissen über den Patienten (interne Evidenz),
- explizite Aufforderung an den Patienten, dessen Vorstellungen, Werte und Wünsche (interne Evidenz) in den Entscheidungsprozess mit einzubringen.

Die Umsetzung erfolgt in einem fünfstufigen Prozess:

1. Ableitung einer relevanten, beantwortbaren Frage aus dem klinischen Fall;
2. Planung und Durchführung einer systematischen Recherche nach relevanter Evidenz (in klinischen Studien, Übersichtsartikeln und / oder Leitlinien von hoher Qualität);
3. Kritische Bewertung der recherchierten Literatur (Evidenz) bezüglich Validität/Brauchbarkeit (Glaubwürdigkeit von Studienergebnissen und Leitlinienempfehlungen, Übertragbarkeit in die Versorgungsroutine, Nutzen im individuellen Fall);
4. Anwendung der ausgewählten und bewerteten Evidenz beim individuellen Fall;
5. Evaluation des Erfolgs der durchgeführten Maßnahme: Bewertung der medizinischen Maßnahme.

EbM = Problem erkennen, präzise beschreiben und auf der Grundlage von Evidenz lösen.
(Weiterführende Informationen: Deutsches Netzwerk Evidenzbasierte Medizin DNEbM: *www.dnebm.de*)

Tab. 1: Interpretation der verschiedenen Qualitätsstufen der Evidenz
(GRADE 2012: *www.sciencedirect.com/science/article/pii/S1865921712001626*
Cochrane 2009: *www.cochrane.de/sites/cochrane.de/files/public/uploads/Blumle_EbM_Cochrane_DerMKG-Chirurg.pdf*

Evidenzstärke	Evidenz-Klasse/ -Stufe	GRADE-Definition (Vertrauen in die Evidenz-Qualität)	Cochrane/Oxford-Definition (Evidenz-/Studien-Typen)
Hohe Qualität ++++	1	Es ist sehr sicher, dass der wahre Effekt nahe bei dem Effektschätzer liegt.	1a: Wenigstens ein systematischer Review auf der Basis methodisch hochwertiger kontrollierter, randomisierter Studien (RCTs) 1b: Wenigstens ein ausreichend großer, methodisch hochwertiger RCT
Moderate Qualität +++	2	Mäßig viel Vertrauen in den Effektschätzer: Der wahre Effekt ist wahrscheinlich nahe bei dem Effektschätzer, aber es besteht die Möglichkeit, dass er relevant verschieden ist.	2a: Wenigstens eine hochwertige Studie ohne Randomisierung 2b: Wenigstens eine hochwertige Studie eines anderen Typs quasi-experimenteller Studien
Niedrige Qualität ++	3	Begrenztes Vertrauen in den Effektschätzer Der wahre Effekt kann durchaus relevant verschieden vom Effektschätzer sein.	Mehr als eine methodisch hochwertige nichtexperimentelle Studie (Beobachtungsstudien)
Sehr niedrige Qualität +	4	Sehr wenig Vertrauen in den Effektschätzer: Der wahre Effekt ist wahrscheinlich relevant verschieden vom Effektschätzer.	Meinungen und Überzeugungen von angesehenen Autoritäten (aus klinischer Erfahrung); Expertenkommissionen; beschreibende Studien

Die Berücksichtigung der bestmöglichen externen Evidenz setzt die systematische Recherche nach allen verfügbaren Studien zu einer klar formulierten klinischen Fragestellung voraus. In einem zweiten Schritt werden diese nach expliziten Methoden ausgewählt, kritisch bewertet, die Ergebnisse extrahiert und deskriptiv oder falls möglich mit statistischen Methoden quantitativ (Meta-Analyse) zusammengefasst. So kann gewährleistet werden, dass nicht zufällig die Ergebnisse einer Studie herangezogen werden, der andere Studien zum gleichen Thema möglicherweise widersprechen. Da das Vorgehen aufwendig ist und methodisches Training voraussetzt, nutzen praktizierende Ärzte zunehmend bereits vorhandene aufbereitete Evidenz - z.B. systematische Übersichtsarbeiten (Beispiel: Cochrane Reviews - siehe *www.cochrane.de*)

oder evidenzbasierte Leitlinien, d.h. Handlungsempfehlungen der wissenschaftlichen Fachgesellschaften (siehe *www.awmf.org/leitlinien*).

Die Qualität wissenschaftlicher Studien wird mithilfe verschiedener Klassifikationssysteme beschrieben (siehe Tab. 1). Die COCHRANE-Einteilung (früher: Oxford-bzw. AHCPR-Klassifizierung) bezieht sich auf die grundsätzliche Eignung eines Studiendesigns, durch Vermeidung systematischer Fehler (Bias) zu validen Ergebnissen zu kommen.

Eine weitere Einteilung wurde von der internationalen GRADE-Gruppe vorgeschlagen. GRADE definiert die Qualität der Evidenz als einen Gradmesser für das Vertrauen in das Zutreffen eines ermittelten Effekts, der eine ärztliche Handlungsempfehlung für bestimmte Populationen, Interventionen und Endpunkte unterstützt. Dabei wird die Qualität der Evidenz von randomisierten kontrollierten Studien (RCTs) zunächst als hoch eingestuft und von Beobachtungsstudien als niedrig. Fünf Faktoren können dazu führen, dass die Qualität der Evidenz herabgestuft wird: Bias-anfällige(s) Studiendesign oder Durchführung, Heterogenität der Resultate/Evidenz (Inkonsistenz), unpräzise Datenlage, Publikationsbias, geringe Vergleichbarkeit / Übertragbarkeit der Evidenz (indirekte Evidenz). Drei Merkmale können zu einer Heraufstufung führen: Vorhandensein eines starken Effektes, Existenz einer Dosis-Wirkungsbeziehung, plausible Confounder (Störgrößen) haben den beobachteten Effekt verringert.
(Siehe *http://www.sciencedirect.com/science/article/pii/S1865921712001316*).

Handlungsempfehlungen einer Leitlinie kann man dann auf dieser Grundlage ebenfalls klassifizieren, untergliedert in starke und abgeschwächte Empfehlungen für oder gegen eine Maßnahme. Diese Klassifizierung beschreibt aus der Sicht von Leitlinienautoren-Gruppen, die Handlungsempfehlungen konsentieren, das Ausmaß an Sicherheit, dass die wünschenswerten Konsequenzen einer Behandlung ihre unerwünschten Folgen überwiegen (siehe Tab. 2).

Tab. 2: AWMF-Schema zur Graduierung von Leitlinien-Empfehlungen
(AWMF 2016: *www.awmf.org/leitlinien/awmf-regelwerk/ll-entwicklung/awmf-regelwerk-03-leitlinienentwicklung/ll-entwicklung-graduierung-der-empfehlungen.html)*

Empfehlungsgrad	Beschreibung	Syntax
A	Starke Empfehlung	Soll / soll nicht
B	Empfehlung.	Sollte / sollte nicht
0	Empfehlung offen	Kann erwogen werden / Kann verzichtet werden

Kriterien für die Graduierung von Leitlinienempfehlungen sind: Konsistenz der Studienergebnisse, Klinische Relevanz der Endpunkte und Effektstärken (Mortalität, Morbidität, Lebensqualität), Nutzen-Risiko-Verhältnis, ethische, rechtliche, ökonomische Erwägungen, Patientenpräferenzen sowie Anwendbarkeit und Umsetzbarkeit.

Tab. 3: Stufenklassifikation von Empfehlungen und Leitlinien der Arbeitsgemeinschaft der Wissenschaftlichen Medizinischen Fachgesellschaften (AWMF)

Bezeichnung	Charakteristika	Wissenschaftliche Legitimation der Methode	Legitimation für die Umsetzung
S1: Handlungsempfehlungen von Experten	1. Selektierte Entwicklergruppe 2. Keine systematische Evidenzbasierung 3. Keine strukturierte Konsensfindung	Gering	Gering
S2k: Konsensbasierte Leitlinien	1. Repräsentative Entwicklergruppe 2. Keine systematische Evidenzbasierung 3. Strukturierte Konsensfindung	Gering	Hoch
S2e: Evidenzbasierte Leitlinien	1. Selektierte Entwicklergruppe 2. Systematische Evidenzbasierung 3. Keine strukturierte Konsensfindung	Hoch	Gering
S3: Evidenz- und Konsens-basierte Leitlinien	1. Repräsentative Entwicklergruppe 2. Systematische Evidenzbasierung 3. Strukturierte Konsensfindung	Hoch	Hoch

Wirksamkeit und Nutzen medizinischer Leitlinien hängen entscheidend von ihrer Qualität und Anwendbarkeit ab. Demnach werden heute international bestimmte Kriterien, die hochwertige Leitlinien erfüllen sollten, in einheitlicher Weise definiert. Für den deutschen Raum liegen diese Kriterien in Form einer kommentierten Checkliste, dem Deutschen Leitlinienbewertungs-Instrument DELBI vor (*www.delbi.de*). DELBI kann Leitlinienanwendern bei der Qualitätsbewertung und Auswahl von Handlungsempfehlungen helfen.

Dabei sind drei grundlegende Qualitätsaspekte hervorzuheben:
- Zusammensetzung des Leitliniengremiums: Repräsentativität für den Anwenderkreis unter Beteiligung von Patienten und Unabhängigkeit von Interessen, die nicht primär dem Patientenwohl dienen.
- Evidenzbasierung: Systematische Suche, Auswahl und Bewertung der Literatur
- Methodik der Entwicklung: systematische Evidenz- und Konsensbasierung

Die Evidenzbasierung ist vor allem maßgeblich für die wissenschaftliche Legitimation einer Leitlinie, während die Beteiligung der Anwender sowie die strukturierte Konsensfindung vor allem für die Akzeptanz und Umsetzung entscheidend sind. Um Leitliniennutzern eine Orientierung über das Ausmaß der Berücksichtigung dieser Aspekte zu ermöglichen, werden 4 Klassen von Leitlinien unterschieden (siehe Tab. 3).

Die Initiative "Klug Entscheiden" (Choosing wisely) identifiziert wichtige evidenzbasierte Maßnahmen der Diagnostik und Therapie, die häufig nicht fachgerecht erbracht werden: Einerseits wissenschaftlich belegte diagnostische/therapeutische Maßnahmen, die zu selten angeboten werden (Unterversorgung) und andererseits Leistungen, die erbracht werden, obwohl sie in Leitlinien als unwirksam erkannt wurden und deshalb nicht angewendet werden sollten (Überversorgung). → Einzelheiten siehe *www.awmf.org/medizin-versorgung/gemeinsam-klug-entscheiden.html*; *www.aerzteblatt.de/klugentscheiden*

Internet-Infos:
Evidenzbasierte Medizin: *www.dnebm.de; www.cochrane.de/de/*
Leitlinien: *www.awmf-leitlinien.de (deutsche Leitlinien)*
www.g-i-n.net (internationale Leitlinien)
Internat. Literatur (Pubmed) *www.ncbi.nlm.nih.gov/pubmed*
Arzneimittelkommission der Deutschen Ärzteschaft: *www.akdae.de*

Internetlinks zu internistischen Krankheiten sind auch auf der Homepage *www.herold-innere-medizin.de* zu finden.

Ethik in der Medizin

Intern-Infos: *aerzteblatt.de/ethos*

Def. Ethik: Ethik ist der Teilbereich der Philosophie, der sich mit der Bewertung menschlichen Handelns befasst. Hierbei steht das moralische Handeln, auch hinsichtlich seiner Begründbarkeit und Reflexion im Vordergrund. Ethik bildet die theoretischen Voraussetzungen für praktisches moralisches Handeln.

Def. Moral: Moral ist der Bereich praktischer Wertvorgaben und Handlungsprinzipien. Moral ist normsetzend bezüglich der Unterscheidung von gutem und schlechtem Handeln.

Häufig werden die Begriffe Ethik und Moral synonym verwendet, wenngleich Ethik die Theorie der Moral darstellt.

Medizinethik ist als sogenannte „Bereichsethik“ ein Teil der Bioethik. Sie soll Handlungsorientierung bei der Überprüfung und Rechtfertigung von Maßnahmen im Zusammenhang von Gesundheit und Krankheit schaffen. Hierbei werden Entscheidungen aller Mitglieder des therapeutischen Teams einbezogen. Medizinische Ethik beschäftigt sich somit mit moralischen Aspekten des gesamten Gesundheitssystems, geht somit weit über den Bereich der Arztethik hinaus, wobei diese Berufsgruppe den bedeutendsten Anteil einnimmt. Gerade im ärztlichen Handlungsbereich treten vielfältige moralische Konflikte zu Tage. Moralische Konflikte im ärztlichen Handeln werden durch immer vielfältigere Möglichkeiten der modernen Medizin präsent (z.B. Sterbehilfe, Organtransplantation, Gentechnik).
Historische Grundlage ärztlichen Handelns ist der Hippokratische Eid, eine immer wieder überarbeiteten Selbstverpflichtung der Ärzteschaft. Dieser Eid wird heute nicht mehr in klassischer Form von Ärzten geleistet, beinhaltet jedoch viele Elemente, die auch heute noch Bestandteil ärztlicher Ethik sind (z.B. Schweigepflicht, Nicht-Schadensgebot).
Auch wenn Ressourcenverknappung und stetig wachsende medizinische Möglichkeiten zu einer bisweilen deutlichen Einschränkung der Entscheidungsfreiräume ärztlichen Handelns führen, ist moralisch korrektes Handeln ärztliche Verpflichtung.
Prägendster Ansatz der medizinethischen Debatten sind die „Prinzipien der biomedizinischen Ethik“ von Tom I. Beauchamp und James F. Childress aus dem Jahr 1979 (Selbstbestimmungsrecht des Patienten, Schadensvermeidung, Fürsorge, Gerechtigkeit), die ausführlich im Kap. „Therapieentscheidungen“ dargestellt werden.

Therapieentscheidungen

Beauchamp und Childress geben mit ihrer Matrix von vier Prinzipien der Medizinethik ein wichtiges Instrument zur Analyse und Lösung klinischer Dilemmasituationen an die Hand. Zur Konkretisierung dieser Prinzipien im klinischen Alltag ist eine patientenzentrierte Kommunikation unerlässlich.
Durch eine empathische Grundhaltung und die Beachtung einiger weniger Fragen können daher die meisten Unsicherheiten und Fehler im Praxisalltag vermieden werden.

1. Selbstbestimmung (Autonomie)
- Wurde der Patient gefragt, ob er offen über Befunde und Prognose informiert werden möchte?
- Wurde der Patient gefragt, ob er Therapieentscheidungen a) allein, b) gemeinsam mit seinen Angehörigen oder c) ausschließlich gemäß dem ärztlichen Ratschlag treffen möchte?
- Wurde der Patient gefragt, ob und welche Informationen über seine Situation und Erkrankung anderen mitgeteilt werden dürfen? (Vertrauenspersonen erfragen!)
- Wurde der Patient informiert, ob die zur Verfügung stehenden Therapieoptionen realistisch das von ihm gewünschte Therapieziel erreichen können?

Cave: Der einwilligungsfähige Patient ist immer nach seinem jetzigen Willen zu fragen. Nur bei nicht bestehender Einwilligungsfähigkeit muss eine stellvertretende Entscheidung (siehe Kap. Patientenverfügung) getroffen werden.

Anm.: Patienten aus einigen Kulturkreisen möchten nicht selbstbestimmt entscheiden und wünschen keine Informationen zu ihrer Erkrankung. Sie ordnen sich bewusst der sozialen Gruppe (i.d.R. ihre Familie) unter.

2. Schadensvermeidung (Nonmaleffizienz)
- Es gilt "primum nihil nocere"! Schadet die Behandlung mehr als dass sie möglicherweise nutzt? Die Abschätzung des Schadens bzw. der Belastung hat eine medizinisch objektive und eine subjektiv-patientenabhängige Seite.
- Ist zum Abwenden von Schaden ein Therapiezielwechsel indiziert und somit rechtlich sowie ethisch geboten?

Cave: Abwägung zwischen Schaden und Nutzen
Ist der zu erwartende Schaden einer Intervention höher ist als der realistisch erreichbare Nutzen (z.B. Reanimation eines Sterbenden), so besteht keine Indikation (BGB § 1901b) zur Durchführung. Sie ist daher sinnlos und darf auch nicht auf Wunsch des Patienten durchgeführt werden.
Juristisch besteht kein Unterschied zwischen Beenden oder Unterlassen einer Maßnahme (Bsp.: Einstellen einer invasiven Beatmung gegenüber Verzicht auf Intubation). Beides stellt einen Therapiezielwechsel dar, der als solcher benannt und dokumentiert werden sollte.

3. Fürsorge (Benefizienz)
- Ist das angestrebte Therapieziel zum Wohle des Patienten realistisch erreichbar? (Nutzen)
- Sind bei der Abwägung von Nutzen und Schaden die Wünsche, Ziele und Wertvorstellungen des Patienten mit einbezogen worden?

Cave: Verwechslung von Nutzen und Wirksamkeit:
Die Wirksamkeit einer Therapie gegen die Krankheit (z.B. Verlangsamung des Tumorwachstums in der Bildgebung) oder der Einfluss auf bestimmte Messwerte (z.B. Tumormarker, Hb) ist nicht zu verwechseln mit dem Nutzen der Therapie. Der Nutzen bezeichnet das Erreichen der erwünschten Therapieziele wie a) die Lebensverlängerung oder b) die Verbesserung der Lebensqualität und wird an diesen Endpunkten gemessen.

4. Gleichheit und Gerechtigkeit
- Stehen wahrscheinlicher Nutzen, Schaden sowie notwendige Ressourcen einer Intervention in angemessenem Verhältnis zu den im Gesundheitssystem im Allgemeinen zur Verfügung stehenden Mitteln?
- Werden ähnliche Patienten gleich behandelt? (Grundsatz der Gleichbehandlung). Dieser Grundsatz erhält umso mehr Bedeutung, je weniger deutlich der Nutzen einer Behandlung zu klären ist.

Schlussbemerkung: Bei erschwerter Indikationsstellung insbesondere in existenziellen Fragen ist vor einer Patienten- bzw. Angehörigenberatung ein interdisziplinäres und multiprofessionelles Gespräch oder eine strukturierte ethische Fallbesprechung empfehlenswert.

Bestimmungsmäßiger Gebrauch von Arzneimitteln und Off-Label-Use

Def. In-Label-Use: Bestimmungsmäßige Anwendung eines zugelassenen Medikamentes laut aktueller Fachinformation. In der Fachinformation nennt der Hersteller die Indikationen.

Def. Off-Label-Use: Anwendung eines im Inland dem Arzneimittelgesetz entsprechend in Verkehr gebrachten Fertigarzneimittels außerhalb nationaler oder zentraler Zulassung (sog. zulassungsüberschreitende Anwendung). Eine Indikation, die der Hersteller nicht nennt, ist off-label.

Def. Compassionate-Use: „Anwendung aus Mitgefühl"; Behandlung von Patienten mit Hilfe nicht zugelassener Arzneimittel in besonders schweren Krankheitsfällen, falls keine zufriedenstellende Behandlung mit zugelassenen Medikamenten möglich ist (siehe auch § 21 Abs. 2 AMG; § 80 AMG).

Beachte: Die Zulassung eines Fertigarzneimittels und somit auch die Off-Label-Therapie betrifft
1. die zugelassenen Indikationen,
2. die zugelassene Dosierung und
3. die zugelassene Altersgruppe.

Empfohlen wird, eine Off-Label-Therapie nur auf gültiger Leitlinienbasis oder aufgrund anerkannter wissenschaftlicher Literatur durchzuführen.
Bei Verordnung von Arzneimitteln außerhalb der Zulassung ist eine Aufklärung mit erweiterter Begründungs- und Dokumentationspflicht erforderlich. Der behandelnde Arzt haftet für die medizinische Richtigkeit der Therapie bzw. für Nebenwirkungen.

Nach derzeit gültiger Rechtslage ist eine Off-Label-Therapie durch die gesetzliche Krankenversicherung in Deutschland erstattungsfähig, wenn folgende Bedingungen erfüllt sind (Urteil des BVerfG vom 6.12.2005, sog. „Nikolausurteil"):
1. Lebensbedrohliche oder Lebensqualität auf Dauer beeinträchtigende Erkrankung
2. Keine andere zugelassene Therapie verfügbar.
3. Begründete Aussicht auf einen kurativen oder palliativen Behandlungserfolg nach Datenlage

Im § 35c Abs. 1 SGB V wird (in engen Grenzen) ein Off-Label-Use als GKV-Leistung ermöglicht. Expertengruppen prüfen im Auftrag des Gemeinsamen Bundesausschusses, wann eine Off-Label-Therapie eines grundsätzlich zugelassenen Arzneimittels erstattungsfähig ist (siehe Anlage VI der Arzneimittel-Richtlinie).

Arzneimitteltherapiesicherheit (AMTS)

Definition zentraler Begriffe zu AMTS: *www.aerzteblatt.de/down.asp?id=13603*

Arzneimitteltherapiesicherheit: Gesamtheit der Maßnahmen zur Gewährleistung eines optimalen Medikationsprozesses mit dem Ziel, Medikationsfehler und damit vermeidbare Risiken für den Patienten bei der Arzneimitteltherapie zu verringern.

Medikationsfehler: Abweichen von dem für den Patienten optimalen Medikationsprozess, das zu einer grundsätzlich vermeidbaren Schädigung des Patienten führt oder führen könnte.

Verantwortung des Arztes: Der Arzt schuldet eine dem aktuellen Stand des medizinischen Wissens entsprechende Therapie, frei von vermeidbaren Fehlern. Der Arzt ist auch für die Organisation des Behandlungsprozesses, Überwachung, Anpassung und zeitgerechte Beendigung der Therapie verantwortlich.

Häufig ist dem Arzt der Umfang seiner Verantwortlichkeit nicht bewusst:
- Aufklärung des Patienten auch bei der Arzneitherapie erforderlich (Risiko-Aufklärung: Risiken der vorgeschlagenen und alternativer Behandlung, sowie der Nichtbehandlung; Sicherstellungs-Aufklärung: Vom Patienten zu beachtende Regeln, um Risiken unter der Therapie zu minimieren).
- Verordnungen müssen in Kenntnis und unter Berücksichtigung der Verordnungen anderer Ärzte und der Selbstmedikation erfolgen. Nichtwissen schützt nicht, sondern ist Befunderhebungsmangel und ggf. Behandlungsfehler.
- Bei Fortführung ambulanter Therapie im Krankenhaus trägt der Krankenhausarzt die Verantwortung für die Richtigkeit und Sicherheit der Verordnung.

Inadäquate Verordnung ist der häufigste Fehler bei der Arzneimitteltherapie:
- 50 % Dosierungsfehler (> 50 % davon wegen nicht Berücksichtigung einer Niereninsuffizienz)
- 30 % Nichtbeachtung von Kontraindikationen
- 20 % Nichtbeachtung von Wechselwirkungsrisiken

Beispiele potenziell gefährlicher Verordnungen / Medikationsfehler:
- ACE-Hemmer + NSAR: Erhöhtes Risiko für akutes Nierenversagen
- ACE-Hemmer + Spironolacton: Risiko einer Hyperkaliämie
- ASS (100 mg) + Ibuprofen: Verminderung der Thrombozytenaggregationshemmung von ASS
- Allopurinol + Azathioprin: Knochenmarkschädigung, wenn die Dosis von Azathioprin nicht um ca. 75 % reduziert wird.
- Methotrexat per os: Knochenmarkschädigung durch versehentlich tägliche, statt 1 x wöchentliche Gabe

Besonders gefährdete Patientengruppen:
1. Ältere Patienten (≥ 65 Jahre)
2. Patienten mit eingeschränkter Nierenfunktion (GFR < 60 ml/Min)
3. Patienten mit Multimorbidität und Polypharmazie

Strategien zur Verbesserung der Arzneimitteltherapiesicherheit
1. Erheben einer vollständigen Arzneimitteltherapieanamnese
2. Führen eines umfassenden Medikationsplanes inklusive der Selbstmedikation
3. Dokumentation aller Erkrankungen und Arzneimittel-Allergien des Patienten
4. Verordnungen nur in Kenntnis von Gesamtmedikation, Erkrankungen und Allergien
5. Berücksichtigung der Nierenfunktion bei nierenfunktionsabhängigen Arzneimitteln

6. Abstimmung der Arzneitherapie zwischen mehreren Behandlern
7. Überprüfung der Medikation bei Behandler- / Sektorenwechsel (Medication Reconciliation)
8. Regelmäßige Prüfung der Arzneimitteltherapiesicherheit und der Notwendigkeit der Therapie
9. Erfragen von neuen Symptomen und Prüfung auf mögliche Verursachung durch Arzneimittel

Patienten ≥ 65 Jahren: PRISCUS-Liste als Expertenkonsens zu potentiell inadäquaten Arzneimitteln wegen ungünstigem Risiko/Nutzenverhältnis bei älteren Patienten(→ *www.priscus.net*)
Forta-Liste zur Arzneimitteltherapie bei alten Menschen (→ *https://medikamente-im-alter.de*)
Beers-Liste: Ungeeignete Arzneimittel bei älteren Patienten

Patienten mit eingeschränkter Nierenfunktion: Jeder 3. Pat. im Krankenhaus und 50 % der 80jährigen betroffen. Das Serumkreatinin ist bei älteren Patienten nicht aussagekräftig genug. Die GFR muss aus Alter, Geschlecht, Serumkreatinin und ggf. Gewicht berechnet werden: MDRD-Formel (ohne Körpergewicht) oder Cockcroft-Gault-Formel *www.dosing.de.*

Patienten mit Polypharmazie: Leitlinien berücksichtigen meist nur Pat. mit einer Erkrankung, obwohl Multimorbidität in der Routineversorgung häufig ist. Die Anwendung aller Leitlinien bei mehreren Erkrankungen eines Patienten kann daher im Einzelfall nicht sinnvoll sein. Priorisierung nach Therapiezielen und Patientenpräferenzen ist erforderlich. Hilfestellung geben die Start-/Stopp-Kriterien und die Leitlinie Polypharmazie *www.awmf.org/leitlinien/detail/ll/053-043.html.*

Arzneitherapie in Schwangerschaft und Stillzeit: Das Risiko ist Trimenon-spezifisch. Bei Kinderwunsch sollten ungeeignete Arzneimittel abgesetzt werden (z.B. ACE-Hemmer, Sartane, Vitamin K-Antagonisten, Retinoide; antikonvulsive Therapie prüfen!). Angaben in Fachinformationen häufig nicht präzise genug, Internet-Infos: *www.embryotox.de/.*

Unabhängige Information als Voraussetzung adäquater Risiko-Nutzen-Abwägung:
Objektive, vom Hersteller unbeeinflusste Informationen aus methodisch hochwertigen Studien sind erforderlich, um Risiken und Nutzen einer Therapie korrekt einzuschätzen. Vermeidbare Risiken entstehen auch durch Einflussnahme pharmazeutischer Unternehmer auf die (selektive) Publikation von Studienergebnissen, oder durch finanzielle Interessenskonflikte von Referenten und Leitlinienautoren.

Unabhängige Informationsquellen zur Arzneimitteltherapie sind u.a.:
- Arzneimittelkommission der deutschen Ärzteschaft *www.akdae.de*
- Drug Safety Mail der AkdÄ (kostenfrei) *akdae.de/Arzneimittelsicherheit/DSM/index.html*
- Neue Arzneimittel der AkdÄ (kostenfrei) *akdae.de/Arzneimitteltherapie/NA/index.html*
- Arzneiverordnungen in der Praxis der AkdÄ (kostenfrei) *www.akdae.de/Arzneimitteltherapie/AVP*
- Bulletin zur Arzneimittelsicherheit des Bundesinstituts für Arzneimittel (BfArM) (kostenfrei) *www.bfarm.de/DE/Arzneimittel/Pharmakovigilanz/Bulletin/_node.html*
- Arzneimittelbrief *www.der-arzneimittelbrief.de/de/index.aspx*
- arznei-telegramm *www.arznei-telegramm.de/*
- Prescrire International *english.prescrire.org/en/Summary.aspx*
- Institute for Safe Medication Practices *www.ismp.org/*
- International Medication Safety Network *www.intmedsafe.net/*

I. HÄMATOLOGIE

Internet-Infos: *www.dgho.de* - Deutsche Gesellschaft für Hämatologie und Medizinische Onkologie; *www.dgho-onkopedia.de* - Leitlinien der DGHO; *www.onkodin.de*

Einleitung:
Die im Blut bestimmbaren Parameter sind Bilanzgrößen, deren Höhe unter anderem von Bildung und Abbau der zellulären Blutelemente bestimmt werden.

Das normale Blutvolumen beträgt ca. 70 ml/kg (ca. 1/14 des Körpergewichts).

PRODUKTION → zirkulierendes Blut → ABBAU / VERLUST

Hemmung:	Beschleunigung:
Aplastische Störung	Umsatzstörung

Eine Verminderung von Zellelementen des Blutes kann dabei grundsätzlich bedingt sein durch
a) verminderte Produktion
b) erhöhten Abbau/Verlust
c) Kombination von a und b

Der Hämatokrit ist definiert als prozentualer Volumenanteil der im Blut zirkulierenden zellulären Elemente. Da die Erythrozyten beim Gesunden 96 % dieses Anteils ausmachen, spiegelt der Hämatokrit im Wesentlichen den Erythrozytenanteil im Blut.

Pool-Theorie: Es gibt bestimmte Räume, auf die sich die Zellelemente des Blutes verteilen:

1. Stammzellenpool: Reserve undifferenzierter Knochenmarkstammzellen 1. Ordnung, aus denen sich die Stammzellen der Myelo-, Erythro- und Thrombopoese ableiten (Stammzellen 2. Ordnung). Diese bilden die Mutterzellen des
2. Proliferations- und Reifungspool: Dieser wird aktiviert, wenn ein vermehrter Bedarf in der Peripherie signalisiert wird.
3. Reservepool: Zellmenge 20fach größer als Funktionspool
4. Funktionspool: Unter normalen Bedingungen werden erst die ausgereiften Zellen aus dem Knochenmark an das zirkulierende Blut abgegeben, z.B. die kernlosen „reifen" Erythrozyten.

Einteilung der Blutbildung (Hämatopoese):

Leukozytopoese	Thrombozytopoese Erythrozytopoese Granulozytopoese	Myelopoese
	RHS Lymphozytopoese	Lymphoretikuläres System

ZYTOKINE

Zytokine sind Proteine und Glykoproteine mit regulierender Wirkung auf die Kontrolle von Wachstum und Differenzierung von hämatopoetischen Zellen (Blutbildung, Abwehrfunktionen u.a.). Zu den stärksten proinflammatorischen Zytokinen gehören IL-1 und TNF-α.

1. Interferone (IFN):
   IFN-α: Von Monozyten gebildet; Handelspräparate: IFNα-2a (Roferon®-A), IFNα-2b (IntronA®); pegylierte Interferone: PEG-IFNα-2a (Pegasys®) und PEG-IFN α-2b (Pegintron®) werden wegen langer Halbwertzeit meist nur 1 x/Woche gegeben.
   IFN-β: Fibroblasten-Interferon (von Fibroblasten gebildet); IFN-β-1a (Avonex®, Rebif®), IFN-β-1b (Betaferon®, Extavia®)
   IFN-γ: Von T-Lymphozyten gebildet; Handelspräparat: IFN-γ-1b (Imukin®)
   Wirkungen:
   - Immunmodulatorische Aktivität durch Aktivierung natürlicher Killerzellen: Aktivierung von Makrophagen, natürlichen Killer-(NK-) Zellen, zytotoxischen T-Zellen u.a.
   - Antivirale Aktivität durch Hemmung des Virusreplikationszyklus: z.B. Therapie chronischen Virushepatitis B
   - Antitumorale Aktivität (antiproliferative, zytotoxische und differenzierungsinduzierende Wirkung): z.B. Therapie der Haarzellen-Leukämie, kutaner T-Zell-Lymphome, myeloproliferativer Erkrankungen, des Kaposi-Sarkoms

NW einer Interferontherapie: z.B.
- Lokalreaktionen an der Injektionsstelle
- Grippeähnliche Symptome (z.B. Fieber, Myalgien und Cephalgien) treten dosisabhängig bei allen Patienten auf (→ evtl. Gabe von Paracetamol oder Ibuprofen)
- Gastrointestinale Nebenwirkungen (15 %)
- Thrombo- und Leukozytopenie (dosislimitierend)

Neurotoxische NW: Störungen der Konzentrations- und Merkfähigkeit (40 %), Depressionen (20 %), Geschmacksstörungen, Verwirrtheit, Schwindel, periphere Polyneuropathie, Retinopathie
- Exazerbation einer Autoimmunerkrankung und Induktion von Autoantikörpern (> 20 %)
- Schilddrüsenfunktionsstörungen
- Hepatotoxische Reaktion mit Erhöhung der γ-GT und des Bilirubins

KI für eine IFN-Therapie:
- Autoimmun-Hepatitis und aktive Autoimmunkrankheiten
- Dekompensierte Leberzirrhose (Child C)
- Nach Organtransplantation und unter Immunsuppression
- Psychose, behandlungspflichtige Depression, zerebrales Krampfleiden
- Schwangerschaft
- Thrombozytopenie (< 50.000/µl)
- Leukozytopenie (< 2.000/µl)
- Unbehandelte oder erfolglos behandelte Suchterkrankung (Alkohol, Drogen)
- Fehlende Compliance

2. Interleukine (IL):
Regulatorproteine (IL-1 - 35), die der Kommunikation zwischen Lymphozyten, Granulozyten und Makrophagen dienen (Aktivierung, Proliferation, Differenzierung von Lymphozyten, Aktivierung von Granulozyten und Makrophagen, Entzündungsreaktionen u.a.).
IL-2 bewirkt die Differenzierung von Lymphozyten des peripheren Blutes zu sog. lymphokinaktivierten Killerzellen (LAK-Zellen), die Tumorgewebe spezifisch lysieren können. Bei der Behandlung mit "tumor-infiltrierenden Lymphozyten (TIL)" werden aus Tumormaterial von Patienten T-Lymphozyten isoliert, durch IL-2 aktiviert und danach reinfundiert.

Weitere Therapiebeispiele (IL-R = IL-Rezeptor):
- IL-1-R-Antagonisten (→ Anakinra) → Ind: z.B. RA, Still-Syndrom
- IL-2-R-Ak (Basiliximab) → Ind: Prophylaxe einer akuten Transplantatabstoßung
- IL-6-R-Ak (Tocilizumab) → Ind: z.B. RA, Still Syndrom
- IL-1β-Ak (Canakinumab) → Ind: Periodische Fiebersyndrome
- IL-5-Ak (Mepolizumab) → Ind: EGPA (eosinophile Granulomatose mit Polyangiitis = Churg-Strauss-Syndrom)
- IL-12/23-Ak (Ustekinumab) → Ind: z.B. Reservemittel bei schwerer Psoriasis oder M. Crohn

3. Hämatopoetische Wachstumsfaktoren:

G-CSF (Granulozyten-CSF): Lenograstim (Granocyte®), Filgrastim (Biosimilars), Pegfilgrastim (Neulasta®), Lipegfilgrastim (Lonquex®)

Wi.: Expansion der myeloischen Vorläuferzellen + Verkürzung der postmitotischen Reifung der Granulozyten von 8 Tagen auf 1 Tag → Verkürzung der Neutropeniedauer nach intensiver Chemotherapie um 30 %, dadurch Verminderung der Infektionen bei Neutropenie möglich

NW: Knochen- und Muskelschmerzen (20 %), Kopfschmerzen, Müdigkeit, passagere Erhöhung von Harnsäure, LDH, AP, Juckreiz, Sweet-Syndrom (akute febrile neutrophile Dermatose), Kapillarleck-Syndrom u.a.

Ind:
- Primärprophylaxe der febrilen Neutropenie nach Chemotherapie bei Infektionswahrscheinlichkeit > 20 % bzw. 10 - 20 % bei individuellen Risikofaktoren - *siehe Internet*
- Sekundärprophylaxe nach Auftreten einer febrilen Neutropenie
- Kongenitale oder zyklische Neutropenie
- Mobilisierung von Blutstammzellen (z.B. vor Blutstammzelltransplantation)
- Andauernde Neutropenie bei fortgeschrittener HIV-Infektion

EPO (Erythropoetin) und Erythropoese-stimulierende Wirkstoffe (ESA): z.B. Epoetin-alfa, -beta, -theta, -zeta - Einzelheiten siehe Kap. „Renale Anämie“

NW: Evtl. arterielle Hypertonie, thromboembolische Komplikationen, selten Bildung neutralisierender Ak mit sekundärer „pure red cell aplasia“; evtl. Stimulation des Tumorwachstums. Die Mehrzahl der Studien mit Tumorpatienten zeigt eine Verminderung des Gesamtüberlebens unter ESA-Therapie.

Ind:
- Renale Anämie (siehe dort)
- Vor Eigenblutspende
- Tumorpatienten unter Chemotherapie mit symptomatischer Anämie (Hb < 10 g/dl). Vorher Ausschluss anderer Anämieursachen (Blutungen, Mangel an Eisen, Vitamin B_{12} oder Folsäure). Ziel-Hb: Bis 12 g/dl (bei höheren Hb-Werten steigt die Letalität an). Alternative: Gabe von Ery-Konzentraten

Thrombozytopoese-stimulierende Arzneimittel (TSA):
Romiplostim, Eltrombopag (siehe Kap. ITP und aplastische Anämie)

4. Tumornekrosefaktoren (TNF):
   - TNF-alpha wird von Makrophagen/Monozyten gebildet
   - TNF-beta wird von Lymphozyten gebildet

   TNF können zu einer hämorrhagischen Tumornekrose führen.
   TNF-α-Inhibitoren:
   - Etanercept (Enbrel®): Fusionsmolekül aus TNF-Rezeptor und humanem IgG1
   - Monoklonale TNF-alpha-Ak: Infliximab (Remicade®, Biosimilars), Adalimumab (Humira®, Biosimilars), Golimumab (Simponi®), Certolizumab pegol (Cimzia®): Pegyliertes Fab-Fragment gegen TNFα
     Ind: Autoimmunerkrankungen, z.B. RA , CED (Einzelheiten: Siehe Kap. Rheumatoide Arthritis)
     NW: (z.B. erhöhte Infektionsneigung) und KI: Siehe Kap. Rheumatoide Arthritis

   Anm.: Belimumab (Benlysta®) ist ein Ak gegen den B-lymphocyte stimulator (BLyS), ein Zytokin der TNF-Familie. - Ind: SLE
5. Chemokine (chemotaktische Zytokine): Einteilung in 4 Familien (C - CC - CXC - CX3C)
   Chemotaktische Zytokine, die während eines akuten Infekts von Leukozyten, Endothelzellen und Keratinozyten gebildet werden. Sie spielen eine Rolle bei der Leukozyten-Migration, der Regulation der Hämatopoese, der T-Zell-Aktivierung und der Degranulation von Leukozyten.
   Es sind zwei Haupt- (CXC, CC) und zwei Nebengruppen (C = Lymphotactin, CX3C) der Chemokine bekannt. Die CXC-Chemokine wirken primär auf Neutrophile, während die CC-Chemokine auf Monozyten, Lymphozyten, Basophile und Eosinophile wirken. Als Rezeptoren wurde für alpha-Chemokine CXCR1-7, für beta-Chemokine CCR1-10 identifiziert. CXCR4, CCR5, CCR3 sind Corezeptoren für HIV-1.

ERKRANKUNGEN DER ROTEN BLUTZELLEN

ERYTHROZYTOPOESE

Erythropoese im Knochenmark und zirkulierende Erythrozyten bilden eine Einheit, das Erythron. Nach der Kerngröße und Färbung des Zytoplasmas werden die roten Blutzellen im Knochenmark eingeteilt (verschiedene Nomenklaturen):
- Proerythroblast (E1)
- Makroblast (E2)
- Basophiler Erythroblast (Normoblast) (E3)
- Polychromatischer Erythroblast (Normoblast) (E4)
- Oxyphiler Erythroblast (Normoblast) (E5)
- E5 stößt den Kern aus und wird dadurch zum:
- E6: Retikulozyten
- E7: Kern- und organellenloser Erythrozyt

Normales Verhältnis der Erythrozytopoese zur Granulozytopoese im Knochenmark = 1 : 3.
Aus 1 Proerythroblasten (E1) entstehen durch 4 mitotische Teilungen 16 Erythrozyten.
Normale Entwicklungsdauer E1 bis Retikulozyt: 5 Tage; durch Stimulation mit Erythropoetin (EPO) kann eine Verkürzung auf 2 Tage erfolgen.
Durchschnittliche Lebensdauer eines Erythrozyten: 120 Tage.
Ein kleiner Teil der Erythrozyten geht bereits im Knochenmark zugrunde (= ineffektive Erythrozytopoese). Bei megaloblastären Anämien (Vitamin B_{12}- oder Folsäuremangel) ist diese „physiologisch ineffektive" Erythropoese pathologisch gesteigert.

Erythrozytenabbau (im RHS):
Der Abbau der Erythrozyten erfolgt überwiegend im Monozyten-Makrophagen-System der Milz. Bei Splenomegalie werden vermehrt Zellen in der Milz gespeichert und abgebaut.

Erythrozyt
↙ ↘
Stroma Hämoglobin (im Blut an Haptoglobin gebunden)
↙ ↘
Globin Häm
↙ ↘
Eisen Bilirubin (im Blut an Albumin gebunden = indirektes Bilirubin)
↘
Glukuronidierung in der Leber (harngängiges direktes Bilirubin)

Notwendige Bausteine für die Erythrozytopoese:
Unter den benötigten Substraten sind 3 besonders wichtig, sodass diese limitierende Faktoren der Erythrozytopoese darstellen und ihr Mangel rasch zu Störungen führt:
- Eisen (ein Eisenmangel besteht bei 80 % aller Anämien!)
- Vitamin B_{12} und Folsäure (megaloblastäre Anämien)

Die Erythropoese unterliegt einer O_2-abhängigen Regulation durch den Wachstumsfaktor **Erythropoetin (EPO)**, welcher postnatal zu 90 % in den Nieren gebildet wird (während der Fetalzeit ist die Leber der wichtigste Produktionsort). Der physiologische Reiz für die Erythropoetinbildung in den peritubulären Fibroblasten ist ein O_2-Mangel. Die Bindung von EPO an Oberflächenrezeptoren der erythropoetischen Zellen ermöglicht die Differenzierung der Stammzellen I. Ordnung zu Erythroblasten (= Normoblast) sowie die weitere Differenzierung zu Retikulozyten und Erythrozyten. Dabei wird eine vorzeitige Apoptose verhindert. Normale Plasmakonzentration von Erythropoetin: 10 - 25 U/l.

Erhöhte Erythropoetinspiegel finden sich bei:
- Systemischem O_2-Mangel (Anämien, kardiale oder pulmonale Insuffizienz → sekundäre Polyglobulie!)
- Lokalem O_2-Mangel (Nierenzysten, Hydronephrose)
- Paraneoplastischer Erythropoetinbildung bei soliden Tumoren wie Nierenzellkarzinom, Wilms-Tumor, Leberzellkarzinom, Uterusfibromyom, Hämangioblastom
- Myelodysplastischen Erkrankungen als kompensativer Mechanismus bei ineffektiver Erythropoese
- Knochenmarkkarzinosen mit Verdrängung der Erythropoese durch maligne Zellen
- Fast allen Formen der Anämie (Eisenmangel, megaloblastär, hämolytisch, Blutungsanämie, chronische Entzündungen, solide Tumoren und hämatologische Malignome)
- Physiologisch in der Schwangerschaft
- Exogen bei EPO-Doping (Leistungssport)

Erniedrigte Erythropoetinspiegel finden sich bei:
- Polycythaemia vera (neoplastische Proliferation der Erythropoese)
- Niereninsuffizienz (renale Anämie)

Junge Erythrozyten enthalten noch Ribonukleinsäuren in Form einer netz- oder fadenförmigen Substanz (Supravitalfärbung). Diese Retikulozyten sind maximal 2 Tage alt; ihr Anteil im peripheren Blut beträgt normalerweise 5 - 20 ‰ der Erythrozyten (50.000 - 100.000/µl). Bei Anämie kann man aus der Zahl der Retikulozyten im Blut, dem Retikulozytenproduktionsindex (RPI) und der Zahl der Erythroblasten im Knochenmark die Knochenmarkfunktion beurteilen:

a) Hyperregeneratorische Anämie: Retikulozyten und Erythroblasten ↑; RPI > 2
b) Hypo- oder aregeneratorische Anämie: Retikulozyten und Erythroblasten ↓; RPI < 2

Bei a) liegt eine Anämie mit übermäßigem Verbrauch zirkulierender Zellen vor; eine Anämie entsteht dabei dadurch, dass die gesteigerte Produktion im Knochenmark mit dem peripheren Verbrauch nicht Schritt halten kann („dekompensierte Anämie"); im Frühstadium vieler Anämien liegt noch eine Teilkompensation mit normalen oder niedrig-normalen Hämoglobinwerten vor, hier muss die Diagnose durch weitere Teste (B_{12}-Wert, Hämolyse-Parameter etc.) bewiesen werden.
Bei b) handelt es sich um eine Anämie, bei der der Nachschub aus dem Knochenmark trotz des bestehenden normalen oder gesteigerten Bedarfs vermindert ist.
Der Retikulozytenproduktionsindex (RPI) berücksichtigt außer dem Retikulozytenwert den Hkt und die Reifungszeit der Retikulozyten (Retikulozytenshift):

- Bei hoher Retikulozytenzahl oder niedriger Erythrozytenzahl ist eine Korrektur des Prozentanteils der Retikulozyten auf einen normalen Hämatokrit (45 %) erforderlich.
- Die Reifungszeit der Retikulozyten im Knochenmark ist abhängig vom Abfall des Hämatokrits im peripheren Blut, d.h. bei starkem Hämatokrit-Abfall erfolgt ein früher Übertritt der Retikulozyten in das periphere Blut (Retikulozytenshift), sodass sie im Blut länger persistieren und dadurch eine zu hohe Produktion im Knochenmark vortäuschen.

Die Persistenz der Retikulozyten im peripheren Blut beträgt abhängig vom Hämatokrit:
1 Tag bei Hkt 45 % - 1,5 Tage bei Hkt 35 % - 2 Tage bei Hkt 25 %

Für die Berechnung des RPI ergibt sich folgende Formel:

$$RPI = \frac{\text{Retikulozyten (\%)}}{\text{Shift (Tage)}} \times \frac{\text{Hkt (\%)}}{45}$$

Bei einer Anämie gilt:
RPI > 2 = Adäquate Regeneration (normale Erythropoese)
RPI < 2 = Inadäquate Regeneration (erythropoetische Insuffizienz)
Ohne Anämie liegt der physiologische RPI bei 1.

Nomenklatur der Erythrozytenmorphologie:

- Akanthozyten = Stechapfelförmige geschrumpfte Erythrozyten, z.B. bei Pyruvatkinasemangel (DD: Echinozyt = in-vitro-Artefakt: Stechapfelform der Erythrozyten durch Austrocknung im Ausstrich)
- Anisozytose = Ungleiche Größe der Erythrozyten ohne Formveränderung (jede Anämie)
- Anulozyten = Ringform der Erythrozyten mit erniedrigtem MCH (bei hochgradig hypochromen Erythrozyten)
- Basophile Tüpfelung (Punktierung) der Erythrozyten = Vorkommen bei gesteigerter und gestörter Erythropoese (z.B. Bleiintoxikation, Thalassämie u.a.)
- Dakryozyten = Tränentropfenformen der Erythrozyten ("teardrop"-Poikilozytose), z.B. bei Osteomyelofibrose
- Elliptozyten = Ovale Erythrozyten (klinisch unbedeutsam bei der hereditären Elliptozytose; Urs: verschiedene Mutationen im Spektrin-Gen oder Protein 4.1-Gen)
- Fragmentozyten (= Schistozyten) = Fragmentierte Erythrozyten (z.B. bei hämolytisch-urämischem Syndrom (HUS), thrombotisch-thrombozytopenischer Purpura (TTP), künstlichen Herzklappen)
- Heinz-Innenkörperchen = Denaturiertes, präzipitiertes Hämoglobin (z.B. bei G-6-PD-Mangel oder Methämoglobinämie)
- Howell-Jolly-Körperchen = Kernreste in Erythrozyten (bei fehlender Milz)
- Makrozyten = Erythrozyten von normaler Form, aber mit erhöhtem Durchmesser (> 8,5 µm) und erhöhtem mittleren Erythrozyteneinzelvolumen (MCV), oft hyperchrom (z.B. bei Alkoholismus, Folsäuremangel, Vitamin B_{12}-Mangel)
- Megalozyten = Vergrößerte, leicht ovale hyperchrome Erythrozyten (Mangel an Vitamin B_{12} oder Folsäure)
- Mikrozyten = Erythrozyten von normaler Form, aber mit vermindertem Durchmesser (< 6,8 µm), oft hypochrom (z.B. Eisenmangelanämie)
- Normozyten = 6,8 - 7,3 µm große normale Erythrozyten mit zentraler Aufhellung
- Poikilozytose = Ausgeprägte Formveränderungen der Erythrozyten (jede schwere Anämie)
- Sichelzellen (Drepanozyten) = Durch abnormes Hämoglobin (HbS) nehmen die Erythrozyten unter Luftabschluss Sichelform an (Sichelzellanämie)
- Sphärozyten = Kugelförmige Erythrozyten mit vermindertem Durchmesser (normaler Erythrozyt hat eine bikonkave Form); Mikroskopie: Kleine dichte Scheiben ohne zentrale Aufhellung (→ siehe Sphärozytose)
- Targetzellen = Schießscheibenzellen = hypochrome Erythrozyten mit zentraler Verdichtung (Thalassämie)

ANÄMIEN [D64.9]

Def: Verminderung der Hämoglobinkonzentration und oft auch des Hämatokrits und der Erythrozytenzahl unter die Norm:

Hämoglobin (Hb):	< 13,0 g/dl (< 8,06 mmol/l) [m]	Hämatokrit (Hkt):	< 42 % [m]
	< 12,0 g/dl (< 7,44 mmol/l) [w]		< 38 % [w]

Erläuterung:
Hb-Wert und Hkt korrelieren miteinander und sind die entscheidenden Parameter für die Diagnose einer Anämie. Die Ery-Zahl korreliert nicht immer mit dem Hb und ist daher kein empfindlicher Parameter für die Erfassung einer Anämie (z.B. Eisenmangelanämie mit erniedrigtem Hb, aber evtl. noch normaler oder sogar gesteigerter Ery-Zahl).

Einteilung der Anämien:

Prinzip	Ätiologie	Anämieform
I. Anämien durch Bildungsstörung	1. Hb-Bildungsstörung 2. Störung der erythropoetischen Stammzelle 3. DNS-Bildungsstörung 4. Erythropoetinmangel 5. Multifaktoriell	Eisenmangelanämie Erbliche Knochenmarkversagenssyndrome (Fanconi-Anämie etc.) Myelodysplastisches Syndrom Vitamin B_{12}- oder Folsäuremangel Renale Anämie Chronische Erkrankungen oder Knochenmarkinfiltration (rheumatische Krankheiten, Infekte, Tumore, Leukämien etc.) Therapeutisch (Arzneimittel, Radiatio)
II. Anämien durch gesteigerten Erythrozytenabbau	1. Defekt der Erythrozyten 2. Extraerythrozytäre Faktoren	Korpuskuläre hämolytische Anämien: - Membrandefekte - Enzymdefekte - Hämoglobindefekte Extrakorpuskuläre hämolytische Anämien durch: - Allo-/Autoantikörper - Arzneimittel - Infektionskrankheiten - Physikalische/chemische Schäden - Stoffwechselstörungen - Seltene Ursachen
III. Anämien durch Erythrozytenverlust	Blutungen	Blutungsanämie
IV. Anämien durch Verteilungsstörung	"Pooling" der Blutzellen in einer vergrößerten Milz	Hyperspleniesyndrom

Einteilung der Anämien nach dem MCV (= mittleres korpuskuläres Volumen) und dem MCH (= mittlerer korpuskulärer Hb-Gehalt), die miteinander korrelieren:

Hypochrome mikrozytäre Anämie	Normochrome normozytäre Anämie	Hyperchrome makrozytäre Anämie
(MCH + MCV ↓)	(MCH + MCV normal)	(MCH + MCV ↑)
TSAT normal und Ferritin normal oder ↑: Thalassämie	Retikulozyten ↑: Hämolytische Anämie*) Blutungsanämie	Retikulozyten normal bis ↓: Megaloblastische Anämie (Vitamin B_{12}- oder Folsäuremangel)
TSAT und Ferritin ↓ : Eisenmangelanämie	Retikulozyten ↓: Aplastische Anämie Renale Anämie	Retikulozyten ↓: MDS**) Medikamentös-toxisch
TSAT ↓, Ferritin ↑: Entzündungs-, Infekt-, Tumoranämie = anemia of chronic disease = ACD		

TSAT = Transferrinsättigung

Mischformen beachten: z.B. sekundäre Eisenmangelanämie bei intravasaler Hämolyse!

*) Bei hämolytischen Anämien kann der MCV normal oder erhöht sein.
**) Bei MDS meist hyperchrom/makrozytär, gel. normochrom, selten hypochrom

EISENSTOFFWECHSEL

Täglicher Eisenverlust: Männer: 1 mg - menstruierende Frauen: 2 mg - Schwangere: 3 mg
Ein 70 kg schwerer Mann hat etwa 3,5 g (50 mg/kg Körpergewicht) Eisen.
Eine 60 kg schwere Frau hat etwa 2,1 g (35 mg/kg Körpergewicht) Eisen.
Der Eisenbestand des Organismus gliedert sich in
- Hämeisen (70 %)
- Depoteisen (18 %): Intrazelluläre Speicherung in Form von Ferritin und Hämosiderin
- Funktionseisen (12 %): Knochenmark, Myoglobin und eisenhaltige Enzyme
- Transporteisen (0,1 %): An Transferrin gebundenes Eisen

Eisenverteilung im Körper:

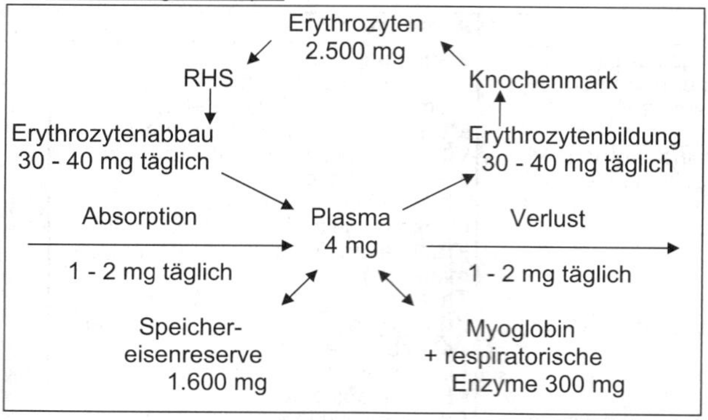

Hämoglobin:
Der größte Teil des Eisens ist im Hämoglobin gebunden. 1 g Hämoglobin (Hb) enthält 3,4 mg Eisen → ein 70 kg schwerer Mann mit 15 g Hb/100 ml und einem Blutvolumen von 5000 ml hat:

$$\frac{3{,}4\ mg}{1\ g\ Hb} \cdot \frac{15\ g\ Hb}{100\ ml} \cdot 5000\ ml$$

= 2.550 mg Hb-Eisen

1 ml Blut enthält 0,5 mg Eisen; 1 Erythrozytenkonzentrat (EK) enthält 250 mg Eisen.

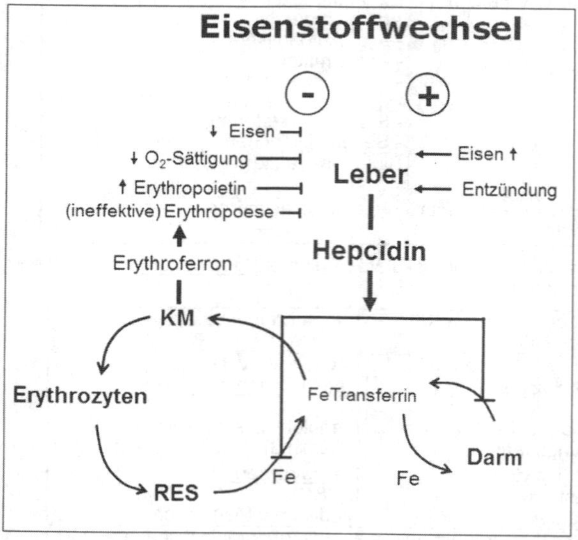

Homöostase des Körpereisens durch zwei Mechanismen:
- Rückgewinnung des freigesetzten Hämeisens und Funktionseisens durch die Makrophagen des retikulohistiozytären Systems (RHS). Hier kann es entweder in Form von Ferritin oder Hämosiderin gespeichert oder an das Transferrin des Blutes gebunden werden.
- Intestinale Resorption: Das Aufnahmesystem in die Epithelzelle besteht aus dem divalenten Metalltransporter 1 (DMT1), der Fe2+ in (duodenale) Enterozyten aufnimmt, nachdem es durch das Bürstensaumenzym duodenales Cytochrom b (DCytb = membranständige Ferrireduktase) reduziert wurde. Transfer von Eisen aus den Enterozyten in das Portalblut durch Ferroportin 1. Danach erneuter Valenzwechsel in 3-wertiges

Eisen durch Hephaestin (= Hephastein). Der Eisenstoffwechsel wird durch das Hormon Hepcidin reguliert („Hepcidin ist das Insulin des Eisenstoffwechsels“), welches in der Leber gebildet wird und die Eisenresorption im Dünndarm und die Eisenabgabe aus dem RHS hemmt. Bei hereditärer Hämochromatose bildet die Leber zu wenig Hepcidin. Gestörte Regulation der Eisenaufnahme bei Hämochromatose ↑, Anämien ↑, chronischen Nierenerkrankungen ↓, Lebererkrankungen ↓.
Durch das Hormon Erythroferron aus dem Knochenmark wird bei gesteigerter Erythropoese Hepcidin herunter reguliert.
Eine Regulation der Eisenbestände ist durch die Resorptionsquote des Eisens im Duodenum und oberen Jejunum möglich, wobei hauptsächlich Fe(II) resorbiert wird. Die Bioverfügbarkeit des Nahrungseisens beträgt < 10 % bei ausgeglichener Eisenbilanz und kann bei Eisenmangel auf maximal 25 % ansteigen.

Eisentransport im Blut:
Im Blut ist 3-wertiges Eisen an das Transportprotein Transferrin gebunden, das für den Eisenaustausch zwischen den Enterozyten im Darm, den Speicherkompartimenten und den Erythroblasten sorgt. Normalerweise sind 20 - 45 % des Serumtransferrins mit Eisen gesättigt. Eine Transferrinsättigung (TfS oder TSAT) < 20 % weist auf eine mangelnde Eisenversorgung der Erythropoese hin, sofern keine Akutphasereaktion vorliegt (die die Transferrinsynthese supprimiert).
Das Transferrin-gebundene Plasma-Eisen wird durch die Transferrinrezeptoren über die Zellmembran in die Erythroblasten des Knochenmarks und die Retikulozyten aufgenommen.
Bei jedem manifestem Eisenmangel (= ungenügende Verfügbarkeit von Eisen) wird die Zahl der Rezeptoren hochreguliert. Da die Transferrinrezeptoren als lösliche Transferrinrezeptoren (sTfR = soluble transferrin receptors) im Serum messbar sind, ist die Konzentration der sTfR im Serum ein Indikator der Eisenver-

sorgung der Erythropoese. Die Serumkonzentration des sTfR wird nicht wie die von Ferritin oder Transferrin durch Entzündungszustände beeinflusst. Erhöhte Konzentrationen des sTfR werden außer beim Eisenmangel auch bei jeder Expansion der Erythropoese, z.B. hämolytischen Anämien, Thalassämien und Polyzythämien gemessen. Vermindert ist die sTfR-Konzentration bei aplastischer Anämie und anderen Zuständen mit hypoproliferativer Erythropoese wie der renalen Anämie. Als TfR-F-Index bezeichnet man den Quotient aus sTfR und dem Logarithmus des Ferritinwertes. Er ist bei Eisenmangel erhöht.

Speichereisen:
Ferritin (wasserlöslich) und Hämosiderin (wasserunlöslich) befinden sich intrazellulär (RHS + Parenchym) in Leber (1/3), Knochenmark (1/3) und in Milz und anderen Geweben, z.B. Muskulatur.

a) Ferritin (H_2O-löslich) ist ein Akutphaseprotein und besteht aus einer Proteinschale (Apoferritin) und einem Kern aus Ferrihydroxyd-Phosphat-Polykristallen. Ferritin speichert Eisen in biologischer Form und schützt die Zellen vor der toxischen Wirkung ionisierten Eisens. Nachweis von Ferritin:
   - Radioimmunologisch im Serum
   - Färberisch, z.B. im Knochenmarkpunktat (Berliner-Blau-Reaktion)
   - Elektronenmikroskopisch (6 - 7 nm große Partikel)

   Im Serum zirkulierendes Ferritin korreliert gut mit den Körper-Eisenvorräten.
   Bei Eisenmangel Serumferritin ↓, bei Tumor-, Entzündungs- und Infektanämie Ferritin ↑ (umgekehrtes Verhalten des Transferrinwertes). Bei gleichzeitigem Vorliegen von Eisenmangel + Entzündung/Tumor kann der Ferritinwert trotz Eisenmangel normal oder falsch hoch sein.
   Pathologisch verminderte Ferritinwerte und TSAT < 20 % beweisen einen Eisenmangel.

   Merke: Beginnender (latenter) Eisenmangel ist bereits lange vor einer Erschöpfung der Eisenspeicher (also bei noch normaler Transferrinkonzentration i.S.) erkennbar durch eine verminderte Ferritinkonzentration, verminderte Transferrinsättigung (TSAT) und einen Anstieg des sTfR!
   Während einer Akute-Phase-Reaktion (Entzündungen, Traumata, Tumoren!) kommt es zu einer Umverteilung des Eisens in die Makrophagen, ohne dass ein Eisendefizit vorliegt. In diesem Fall ist Ferritin erhöht, während Transferrin erniedrigt ist (→ CRP-Bestimmung), sTfR wird durch Akute-Phase-Reaktionen nicht beeinflusst.

b) (Hämo-)Siderin (nicht H_2O-löslich): Erkennt man lichtmikroskopisch in Form gelbbrauner Granula (die nach Berliner-Blau-Reaktion blau erscheinen). Elektronenmikroskopisch handelt es sich um Siderosomen (Lysosomen), die durch zelluläre Autophagie denaturierter Ferritinpartikel entstehen. Bei Eisenüberangebot treten Sideringranula verstärkt in Makrophagen und Parenchymzellen (z.B. Leber) auf.

Um Aufnahme, Speicherung und Verbrauch des Eisens aufeinander abzustimmen, verfügt jede Zelle über ein System, das die Verteilung von intrazellulärem Eisen bedarfsgerecht reguliert. Die Regulation erfolgt durch eine Interaktion von speziellen zytoplasmatischen Proteinen, sog. „iron regulatory proteins" (IRP-1 und IRP-2) mit spezifischen RNA-Strukturen, den „iron responsive elements" (IRE).

EISENMANGEL [E61.1] UND EISENMANGELANÄMIE [D50.9]

Syn: Iron deficiency anemia (IDA)

Vo.: In Europa ca. 10 % , in den Entwicklungsländern > 50 % der Frauen im gebärfähigen Alter. Weltweit leiden ca. 25 % der Menschen an Eisenmangel!
Eisenmangel ist die häufigste Ursache für eine Anämie: 80 % aller Anämien! 80 % d.F. sind Frauen (Mehrbedarf durch Menstruation, Gravidität und Laktation).

Ät.: A) Absoluter Eisenmangel - Eisenspeicher leer:
1. Mangelhafte Eisenzufuhr (Säuglinge, Kinder, Vegetarier) - Empfohlene tägliche Eisenzufuhr: Männer 12 mg, menstruierende Frauen 15 mg, Schwangere 30 mg
2. Mangelhafte Eisenresorption: Nach Magenresektion, Malassimilationssyndrom, CED, Zöliakie u.a.
3. Gesteigerter Bedarf (Wachstum, Gravidität, Stillperiode, Sportler) - auch unter der Behandlung einer Vitamin B_{12}-Mangelanämie mit Vitamin B_{12}!
4. Eisenverluste (80 % d.F.!)
   - Genitale Blutungen bei der Frau: Menorrhagie (häufigste Ursache)
   - Blutungen aus dem Verdauungstrakt: Ulzera, erosive Gastritis, Ösophagusvarizenblutungen, Karzinome, Kolondivertikulose, Hämorrhoiden, Hakenwurminfektion u.a. (siehe Kap. Gastrointestinale Blutungen)
   - Andere Blutverluste (Urogenitaltrakt, Oropharynx, Zahnfleisch, Nase, Lunge)
   - Operativ oder traumatisch bedingte Blutverluste
   - Blutverluste bei Hämodialyse (ca. 2,5 l/Jahr) und durch häufige Blutabnahmen, Blutspenden
   - Blutverluste im Rahmen einer hämorrhagischen Diathese (auch durch ASS, Antikoagulanzien)
   - Blutspender, die über Jahre kein Eisen substituieren.

- Selten durch den Patienten absichtlich induzierte Blutungen (DD: Münchhausen-Syndrom [F68.1]: Borderline-Persönlichkeitsstörung, bei der die Patienten Befunde/Erkrankungen selbst verursachen oder vortäuschen.)
- Auch eine HP-positive Gastritis oder ein Magenlymphom kann Ursache eines unklaren Eisenmangels sein.

B) Funktioneller Eisenmangel - Speichereisen ist vorhanden, aber nicht bioverfügbar:
1. Entzündungs-, Infekt-, Tumoranämien (anemia of chronic disease = ACD): Tumorerkrankungen, chronisch entzündliche Darmerkrankungen, rheumatoide Arthritis; Herzinsuffizienz
2. Hereditäres eisenrefraktäres Eisenmangelsyndrom (IRIDA = iron refractory iron deficiency anemia)

KL.: Treten Symptome eines Eisenmangels auf, spricht man von Sideropenie [E61.1] oder manifestem Eisenmangel.

1. Haut- und Schleimhautsymptome:
   - Rillenbildung der Nägel, Hohlnägel (Koilonychie), Brüchigkeit der Nägel, diffuser Haarausfall, chronisch-rezidivierende Aphthen der Mundschleimhaut, trockene Haut, Pruritus
   - Plummer-Vinson-Syndrom [D50.1]: Sideropenische Schleimhautatrophie von Zunge, Oropharynx, Ösophagus mit Zungenbrennen und schmerzhafter Dysphagie
   - Mundwinkelrhagaden [K13.0]
     DD Mundwinkelrhagaden (Syn.: Perlèche, Cheilitis angularis, Faulecken):
     Bei Kindern: Streptokokkeninfektion oder atopisches Ekzem, vermehrter Speichelfluss
     Bei älteren Menschen: Candidainfektion bei Altersfalten, Diabetes mellitus u.a.
2. Evtl. unspezifische psychische oder neurologische Störungen: Kopfschmerzen, Konzentrationsmangel, leichte Erregbarkeit, evtl. „restless legs", Pica (= Pikazismus [F50.8]) = abnorme Essgelüste, z.B. auf Kalk, Erde oder Eiswürfel (DD: Schwangerschaft)
3. Allgemeine Anämiesymptome
   - Blässe der Haut (unsicher) und Schleimhäute (sicherer) durch Vasokonstriktion

     Beachte: „Blässe der Haut" bedeutet nicht automatisch Anämie und umgekehrt. Es gibt Menschen mit konstitutionell blasser Haut durch tiefliegende Hautgefäße oder Vasokonstriktion. Umgekehrt kann eine bestehende Anämie durch dunklen Teint, dunkle Hautpigmentierung und Teleangiektasien verdeckt werden.

   - Schwäche, evtl. Belastungsdyspnoe (verminderte Zahl von O_2-Trägern)
     Verschlechterung einer Herzinsuffizienz!
   - Evtl. systolisches Geräusch über dem Herzen (nicht organisch, sondern durch Strömungsturbulenzen bei verminderter Viskosität und erhöhtem Herzzeitvolumen).
     DD: Endocarditis lenta mit Vitium und infektiös-toxischer Anämie!
   - Tachykardie (Steigerung der Herzfrequenz zur Kompensation des Sauerstoffmangels; bei starker körperlicher Belastung kann es zu einer u.U. irreversiblen tachykardieinduzierten Kardiomyopathie kommen).

Lab: Stadien des Eisenmangels:

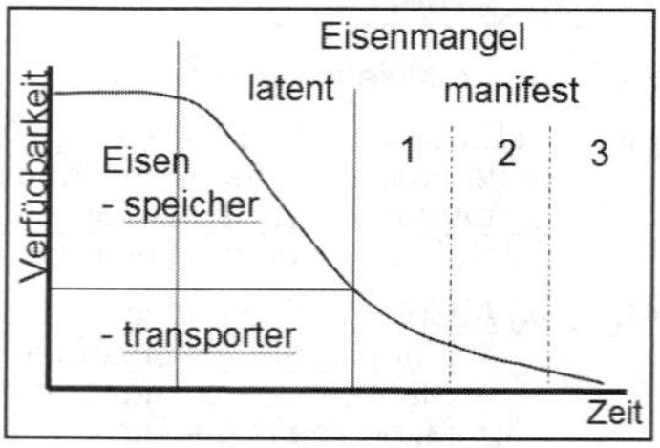

- Latenter Eisenmangel (Speichereisenmangel):
  Serum-Ferritin ↓ (↑ bei CRP-Erhöhung) und Eisengehalt im Knochenmark↓ (keine Anämie, MCV und MCH normal)
- Manifester Eisenmangel Stadium 1:
  Zusätzlich Transferrinsättigung ↓
- Manifester Eisenmangel Stadium 2 (eisendefizitäre Erythropoese) - Zusätzlich
  - Löslicher Transferrinrezeptor (sTfR) ↑
  - Prozentsatz hypochromer Erythrozyten = %HYPO (Durchflusszytometrie) > 10 %
  - Sideroblasten im Knochenmark < 15 %
  - Retikulozytenhämoglobin (RetHb) = content of hemoglobin in reticulocytes (CHr) < 26 pg
  - Zinkprotoporphyrin (ZPP): Alternativer Stoffwechselweg: Zink wird statt Eisen eingebaut, sodass anstatt Häm ein Zinkprotoporphyrin (ZPP) entsteht. Mit dem Auftreten einer eisendefizitären Erythropoese steigt die ZPP-Konzentration an. Dieses Phänomen tritt allerdings auch bei Eisenverwertungsstörungen, MDS oder Bleivergiftungen auf und kann daher nur als Screeningparameter, nicht aber für die Differenzialdiagnose der Anämien genutzt werden.
- Manifester Eisenmangel Stadium 3 = Eisenmangelanämie:
  - Zusätzlich Hämoglobin, Erythrozyten, Hämatokrit ↓
    Anm.: Die Hämoglobinproduktion ist bei Eisenmangelanämien früher und stärker gestört als die Erythrozytenproduktion! Daher kann bei bereits deutlich vermindertem Hb anfangs die Erythrozytenzahl noch im (unteren) Normbereich liegen.

- Morphologie:
  Poikilozytose: Unregelmäßig geformte Erythrozyten
  Anisozytose: Erythrozyten verschiedener Größe
  Anm: Verteilungsbreite der Erythrozyten (RDW = red cell distribution width) ist bei Anisozytose mit sehr unterschiedlich großen Erythrozyten erhöht.
  Mikrozytäre Erythrozyten: MCV = mittleres korpuskuläres Volumen < 80 fl
  Hypochrome blasse Erythrozyten:
  MCH (Hb_E) = mittlerer korpuskulärer Hämoglobingehalt < 28 pg

$$MCH = \frac{\text{Hb in g/dl} \times 10}{\text{Erys in Mill./}\mu\text{l}} \text{ [pg]} \qquad MCV = \frac{\text{Hkt (\%)} \times 10}{\text{Erys in Mill./}\mu\text{l}} \text{ [fl]}$$

- Bei länger bestehender oder ausgeprägter Eisenmangelanämie kommt es oft zu einer reaktiven Thrombozytose (durch Zytostimulation).

DD: 1. **Hypochrome Anämie** (MCH < 28 pg)

	Entzündungs-, Infekt-, Tumoranämie	Eisenmangel-anämie	Myelodysplastisches Syndrom	β-Thalassämie
Transferrin	↓	↑	↓	n - ↓
Serum-Ferritin	n - ↑	↓	↑	n - ↑
sTfR	n	↑	↓	↑
Knochenmark-befund	Eisen in Makro-Phagen	Speichereisen fehlt	Speichereisen ↑, Ringsideroblasten	Reichlich Speichereisen
Besonderheiten	Grundkrankheit! CRP ↑	Symptome des Eisenmangels, oft okkulte Blutverluste	Dyshämatopoese	Targetzellen im Blutausstrich, Hämolysezeichen, HbA_2 erhöht

Anm.: Entzündungs-, Infekt-, Tumoranämien (= anemia of chronic disease = ACD) sind in 75 % d.F. normochrom, in 25 % d.F. leicht hypochrom. Ein Anstieg des sTfR bzw. ein Absinken der Transferrinsättigung (TSAT) < 20 % bei einer ACD weist auf einen zusätzlichen Eisenmangel hin. Die Anämie bei myelodysplastischen Syndromen ist oft hyperchrom/makrozytär, kann aber auch normochrom und selten hypochrom sein.

Sehr seltene Ursachen einer hypochromen Anämie: Bleiintoxikation, Vitamin B_6-Mangel, Kupfermangel → Di.: Bestimmung der entsprechenden Substanzen im Blut

2. **Schwangerschaftshydrämie:** Verdünnungsanämie durch Zunahme der Gesamthämoglobinmasse bei gleichzeitig stärkerer Zunahme des Blutvolumens. Bei Schwangeren spricht man von einer Anämie erst bei Hb < 11 g/dl.

3. **Runner's anemia:** Verdünnungsanämie durch stärkere Zunahme des Plasmavolumens als der Hämoglobinmasse (ähnlich wie die Schwangerschaftshydrämie)

Di.: 1. der Eisenmangelanämie:
Anamnese / Klinik
Labor:
- Eines Eisenmangels: TSAT < 20 % und Ferritin ↓

Memo: Bei Lebererkrankungen und Entzündungen ist das Ferritin erhöht (→ CRP-Bestimmung) Aber man erkennt den Eisenmangel am verminderten TSAT!

- Einer Anämie: Hb ↓

Memo: Die Bestimmung des Serum-Eisens ist für die Diagnostik ohne Bedeutung!

2. Klärung der Ursache:
Mit der Diagnose Eisenmangel(anämie) stellt sich immer die Frage nach der Ursache: Am häufigsten Blutungen! Daher Blutungsquelle ausschließen:
- Magen-Darm-Trakt: Stuhl auf Blut untersuchen, (z.B. Hämoccult-Test®), Magen-Darm-Diagnostik (Endoskopie)
- Urogenitalorgane (urologische, gynäkologische Untersuchung → Menorrhagie ?)
- An andere Blutungsursachen denken, z.B. Zahnfleisch-/Nasenbluten, große Hämatome u.a.
- Ausschluss einer intravasalen Hämolyse (z.B. autoimmune Hämolysen, paroxysmale nächtliche Hämoglobinurie)

Th.: A) Kausal
B) Eisensubstitution
Ind: Manifester Eisenmangel.
Eine Ersttherapie per os sollte bezüglich Ansprechen kontrolliert werden.

Eine parenterale Eisentherapie ist indiziert:
- Bei chronischen Entzündungen, z.B. entzündlichen Magen-/Darmerkrankungen
- Malabsorptionssyndrom
- Schwere Nebenwirkungen/Unverträglichkeit der oralen Therapie (z.B. Ulkusbildung)
- Geringe Therapieadhärenz bei langer oraler Anwendungsdauer
- Unter Therapie mit rhEPO

KI: Nicht durch Eisenmangel bedingte Anämien; Hämosiderose und Hämochromatose mit pathologisch erhöhten Ferritinwerten. Kritische Indikationsstellung bei Entzündungs-, Infekt- und Tumoranämie

NW: 1. Orale Eisentherapie:
Gastrointestinale Beschwerden → bei magenempfindlichen Patienten Eisen während oder nach der Mahlzeit einnehmen (auch wenn dadurch das Eisen schlechter resorbiert wird, als wenn es nüchtern eingenommen wird → dann Dosiserhöhung!).
Eisentabletten im Magen-Darm-Trakt sind im Röntgenbild schattengebend (Fehldiagnose: Gallen- oder Nierenstein), können den Stuhl schwarz färben (Fehldiagnose: Teerstuhl) und bei Auflösen im Mund zur Schwarzfärbung der Zunge führen.
Überdosierungsgefahr besteht insbesondere bei Kindern und Jugendlichen sowie bei akzidenteller oder suizidaler Einnahme von hohen Dosen. Bei chronischer Einnahme von Eisen in therapeutischer Dosierung besteht bei chronischen Lebererkrankungen, Alkoholikern und Hämochromatose ein erhöhtes Risiko einer Eisenüberladung.

2. Parenterale Eisentherapie:
- Ionisiertes Eisen in der Blutbahn wird schlecht vertragen: Kopfschmerzen - Hitzegefühl - Übelkeit - Erbrechen - Metallgeschmack - Herzschmerzen - evtl. Kollaps - anaphylaktischer Schock. Deutlich seltener bei Dextran-freien hochmolekular-stabilen Eisen-III-Komplexen. Nutzen-Risiko-Abwägung bei Patienten mit Allergierisiko.
- Thrombophlebitisgefahr!
- Gefahr der Überdosierung (vorher notwendige Gesamtdosis berechnen)

WW: Eisen nicht gleichzeitig einnehmen mit Tetrazyklinen, Antazida, Colestyramin, bestimmte Nahrungsmittel, Tee etc. (wechselseitige Resorptionsstörungen).

Dos: 1. Orale Eisentherapie: (z.B. Eisen-Dragees) 1 x 100 mg Fe(II)/d auf nüchternen Magen, ggf. nur jeden 2. Tag (verbesserte Verträglichkeit und Resorption durch den Abfall von Hepcidin)

Merke: Nur Fe(II) wird ausreichend (10 - 20 %) aus dem Darm resorbiert und daher zur oralen Substitution verwendet.

- Dauer der oralen Eisensubstitution: Noch 3 - 6 Monate nach Verschwinden der Anämie bis Zielferritin von ca. 100 µg/l erreicht wird!
- Nach 1 Woche müssen bei erfolgreicher Eisentherapie Retikulozyten und Hb ansteigen. Ursachen eines ausbleibenden Anstieges: Ineffektive Therapie (z.B. unregelmäßige oder fehlende Einnahme des Eisenpräparates), Resorptionsstörung, falsche Diagnose (Anämie anderer Genese!) oder fortbestehende (unerkannte) Blutung, bestehende Entzündung. Hämoglobin + TSAT + Serumferritin müssen sich normalisieren.
- Bei Kindern kann das zufällige Verschlucken von Eisentabletten zu lebensbedrohlichen Intoxikationen führen (letale Dosis ca. 3 g Eisen-II-Sulfat)! Daher Eisenpräparate (u.a. Medikamente) unbedingt für Kinder unerreichbar aufbewahren!
Antidot: Deferoxamin, zusätzliche Gabe von Na_2CO_3 (bildet schwer lösliches $FeCO_3$).

2. Parenterale Eisentherapie:
- Parenteral möglichst Eisen aus Dextran-freien hochmolekular-stabilen Komplexen
- Keine Mischspritzen, besonders nicht gleichzeitig reduzierende Verbindungen injizieren, wie etwa Vitamin C!
Dos: z.B. Eisen-(III)-Carboxymaltose (Ferinject®) als Infusion bis 1.000 mg (1 x/Woche); Herstellerangaben beachten!
Eisen-(III)-Derisomaltose (MonoFer®): Maximale Einzeldosis 20 mg/kg
Eisen-(III)-Natrium-Gluconat-Komplex (Ferrlecit®): Maximale Einzeldosis 62,5 mg
Eisen-(III)-hydroxid-Saccharose-Komplex (z.B. Venofer®): Maximale Einzeldosis 200 - 500 mg
Herstellerangaben beachten! I.v.-Injektion langsam durchführen (Zeitangaben beachten), am besten als Kurzinfusion in 100 ml NaCl 0,9 %.
Gesamtbedarf an Eisen gemäß Produktinformationen
Sicherster Indikator für eine ausreichende Eisensubstitution ist eine Normalisierung von Hämoglobin, Serumferritin (Ziel: ca. 100 µg/l, früheste Messung ca. 8 - 12 Wochen nach der letzten i.v.-Eisengabe, sonst falsch hohe Werte)! und TSAT (Ziel 20 - 45 %)

Pro: Prophylaktische Eisengabe in der Schwangerschaft, bei Frühgeborenen sowie Neugeborenen mit Geburtsgewicht < 2.500 g.

MEGALOBLASTÄRE ANÄMIEN [D53.1]

Def: Mangel an Vitamin B_{12} (= Cobalamin) u./o. Folsäure mit DNS-Synthesestörung und Kernreifungsstörung der Myelopoese und Auftreten von Megaloblasten.
Leitsymptom: Megaloblastäre Anämie; bei Vitamin B_{12}-Mangel zusätzlich neurologische + gastrointestinale Symptome.

Ep.: Am häufigsten sind megaloblastische Anämien durch Mangel an Vitamin B_{12}.
Inzidenz: 9 Fälle/100.000 Einwohner/Jahr. Zunahme im höheren Lebensalter

PPh: Folsäure und Vitamin B_{12} spielen bei der Bildung von Vorstufen zur DNS-Biosynthese eine wichtige Rolle. Cobalamin katalysiert 3 Reaktionstypen: 1. Intramolekulare Rearrangements, 2. Methylierungen, 3. Reduktion von Ribonukleotiden zu Desoxyribonukleotiden. Folsäure wird zu Tetra- bzw. Dihydrofolat reduziert und fungiert in dieser Form als Coenzym beim Transfer der C_1-Einheit.

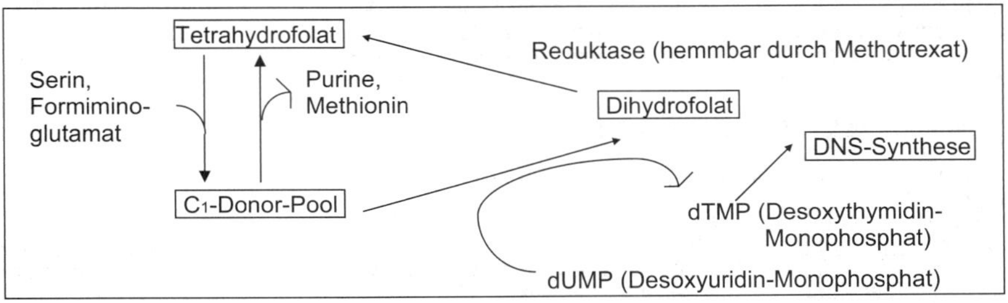

Vitamin B_{12}, eine kobalthaltige, porphyrinähnliche Ringverbindung, ist essenzielles Coenzym für die DNS-Synthese. Das im menschlichen Kolon von Mikroorganismen synthetisierte Vitamin B_{12} kann nicht resorbiert werden. Daher ist der Mensch von der Zufuhr aus tierischer Nahrung (Leber, Fleisch, Milch, Eier) abhängig.
Vitamin B_{12} kommt im Körper in zwei aktiven Formen vor:
- Adenosylcobalamin ist erforderlich bei der Umlagerung von Methylmalonyl-CoA zu Succinyl-CoA. Fehlt Adenosylcobalamin, kommt es zu einem Anstau der Precursoren und zur Bildung unphysiologischer Fettsäuren (deren Einlagerung in die neuronalen Lipide Ursache der ZNS-Störungen sein soll).
- Methylcobalamin ist erforderlich bei der Umwandlung von Homocystein zu Methionin. Fehlt Methylcobalamin, kommt es zu einer Störung des Folsäurestoffwechsels (mit Störung der DNS-Synthese und Auswirkung auf die Hämatopoese).

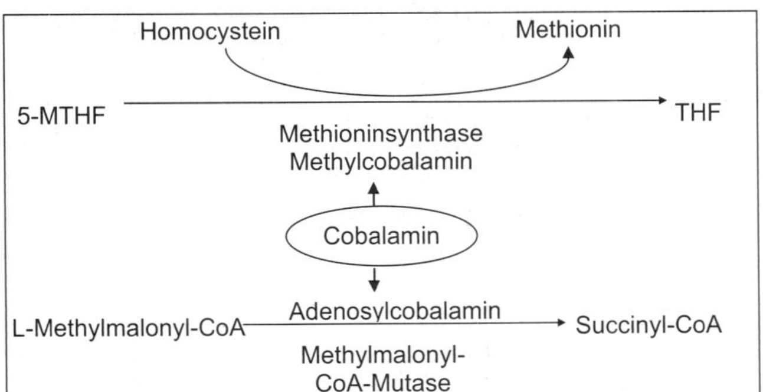

Cobalamin-abhängige Enzymreaktionen

Vitamin B_{12}-Stoffwechsel:
Vitamin B_{12} wird im Magen aus Nahrungsprotein durch die Wirkung von Magensäure freigesetzt und hauptsächlich an Haptocorrin gebunden. Im oberen Dünndarmabschnitt wird durch Einwirkung von Pankreasenzymen und einem alkalischen pH-Wert der Haptocorrin-B_{12}-Komplex (Holohaptocorrin) abgebaut und Vitamin B_{12} an den Intrinsic factor (IF) gebunden, der von den Beleg- oder Parietalzellen der Magenschleimhaut gebildet wird. Im unteren Ileum wird der IF-B_{12}-Komplex über einen Rezeptor auf der Membranoberfläche der Enterozyten zellulär aufgenommen. In den Enterozyten wird der IF-B_{12}-Komplex abgebaut und Vitamin B_{12} auf ein drittes Protein, auf Transcobalamin (TC) übertragen. Der Transcobalamin-B_{12}-

Komplex wird als Holotranscobalamin (HoloTC) bezeichnet (biologische Halbwertzeit 1,5 h). Dieser Komplex gelangt über die Pfortader in die Blutbahn und kann über den auf allen Zellen vorhandenen TC-Rezeptor zellulär internalisiert werden. In der Zelle wird HoloTC lysosomal hydrolysiert und Vitamin B_{12} freigesetzt, das in Form von Methyl-B_{12} oder Adenosyl-B_{12} die entsprechenden Enzyme katalytisch aktiviert. Im Blut zirkuliert Vitamin B_{12} zu ca. 20 % gebunden an TC (HoloTC, die metabolisch aktive Form) und zu ca. 80 % gebunden an Haptocorrin (= Holohaptocorrin).
Normalerweise werden ca. 2 mg Vitamin B_{12} in der Leber gespeichert, weitere 2 mg sind außerhalb der Leber gespeichert. Dieser Vitaminvorrat würde bei unterbrochener Zufuhr für 3 Jahre ausreichen, da die biologische Halbwertzeit des Vitamins B_{12} bis zu 2 Jahren beträgt. - Tagesbedarf ca. 5 µg.

Normaler Vitamin B_{12}-Wert im Serum: 150 - 800 pmol/l

Folsäure-Stoffwechsel:
Folsäure ist in der Nahrung (Gemüse, Leber) als Polyglutamat enthalten, wird im Dünndarm in die Monoglutamatform dekonjugiert. Die Dekonjugation kann durch orale Kontrazeptiva und andere Medikamente (z.B. Diphenylhydantoin) gestört werden. Resorption von Folsäure vorwiegend im Jejunum. Die in der Leber gespeicherte Folsäure (ca. 5 mg) reicht bei fehlender Zufuhr für ca. 3 Monate.
Empfohlene tägliche Zufuhr: 300 µg, Frauen mit Kinderwunsch, Schwangere und Stillende 500 µg
Normaler Folsäurewert im Serum: 7 - 36 nmol/l

Einteilung der megaloblastären Anämien:

1. Vitamin B_{12}-Mangel:
   a) Mangelhafte Zufuhr bei streng vegetarischer Kost
   b) Mangel an intrinsic factor
      - Zustand nach Magenresektion
      - "Perniziöse Anämie" (M. Biermer) [D51.0]: Ursache ist eine Auto-Ak-Bildung gegen Parietalzellen und intrinsic factor mit atrophischer Autoimmungastritis vom Typ A und Achlorhydrie (Anazidität).
        Vo.: Überwiegend ältere Patienten; w > m
   c) Intestinale Erkrankungen mit Malabsorptionssyndrom (z.B. "blind loop syndrome", Z.n. Dünndarmresektion)
   d) Maldigestion bei HP-Gastritis, Pankreasinsuffizienz
   e) Vermehrter Verbrauch durch den Fischbandwurm (Diphyllobothrium latum) [B70.0]; erhöhter Bedarf (Hämolyse, Schwangerschaft)
   f) Medikamente: z.B. Langzeittherapie mit PPI, Metformin
   g) Selten genetisch bedingte Ursachen (z.B. Imerslund-Gräsbeck-Syndrom = Vitamin B_{12}-Malabsorption + Proteinurie)
2. Folsäuremangel:
   a) Mangelernährung (Alkoholiker!, alte Leute bei einseitiger Kost)
   b) Erhöhter Bedarf (Hämolyse, Schwangerschaft)

   DD: Ursachen von Anämien in der Schwangerschaft:
   - Normale Schwangerschaftshydrämie (= Verdünnungsanämie durch Wasserretention!)
   - Eisenmangel
   - Folsäuremangel

   c) Internistische Erkrankungen mit Malabsorptionssyndrom; konsumierende Erkrankungen
   d) Störung der Dekonjugation durch bestimmte Medikamente (Diphenylhydantoin = Phenytoin)
   e) Medikamente: Folsäureantagonisten (Methotrexat, Pyrimethamin, Trimethoprim), Purinsyntheseantagonisten (Azathioprin), Triamteren u.a.
   f) Selten andere Ursachen (z.B. Hypothyreose, Splenektomie)

KL.: Trias bei schwerem Vitamin B_{12}-Mangel: Hämatologische + neurologische + gastrointestinale Störungen

1. Hämatologisches Syndrom:
   Allgemeine Anämiesymptome:
   Müdigkeit, verminderte Leistungsfähigkeit, Blässe. Bei ausgeprägtem Vitamin B_{12}-Mangel ist die Hautfarbe strohgelb (café au lait-Farbe), bedingt durch Blässe und diskreten Ikterus (Urs: Ineffektive Erythrozytopoese mit intramedullärer Hämolyse erythropoetischer Zellen) → Fehldiagnose: Lebererkrankung
2. Gastrointestinales Syndrom:
   - Autoimmungastritis (= Typ A der chronischen Gastritis) mit Achlorhydrie bei perniziöser Anämie
   - Trophische Schleimhautveränderungen, atrophische Glossitis (Hunter) mit glatter roter Zunge und Zungenbrennen.
3. Neurologisch-psychiatrisches Syndrom:
   Funikuläre Myelose (Spinalerkrankung) [E53.8+G32.0*]: Mit Markscheidenschwund der:
   - Hinterstränge: Gangunsicherheit (spinale Ataxie)
   - Pyramidenbahn: Paresen, Pyramidenbahnzeichen

Zeichen einer Polyneuropathie mit schmerzhaften Parästhesien an Händen und Füßen (Kribbeln, pelziges Gefühl beim Gehen). Evtl. Areflexie der unteren Extremitäten, gel. auch psychotische Symptome (wichtige DD !).
Das empfindlichste Frühsymptom ist eine Störung der Tiefensensibilität bzw. des Vibrationsempfindens (Stimmgabelversuch).

Merke: Wie es eine Sideropenie mit Haut- und Schleimhautsymptomen ohne Anämie gibt, so gibt es auch einen Vitamin B12-Mangel mit neurologischen Störungen ohne gleichzeitige Anämie: Daher bei unklaren neurologischen Störungen immer auch an die Möglichkeit eines Vitamin B12-Mangels denken!

Klinik bei Folsäuremangel:
- Auftreten einer megaloblastären Anämie (aber keine funikuläre Myelose)
- Folsäuremangel erhöht bei schwangeren Frauen das Risiko für embryonale Neuralrohrdefekte! (Vo.: 1 : 1.000) Konsequenz: Folsäuresupplementierung bei allen Frauen mit Kinderwunsch → Senkung des Risikos eines Neuralrohrdefektes um 70 %!

4 Stadien des Vitamin B12-Mangels:

	Normal	I. Frühe negative B12-Balance	II. Entleerung der Vitamin B12-Speicher	III. B12-Mangel der Erythropoese	IV. B12-Mangel-Anämie
HoloTC (pg/ml)	> 50	< 40	< 40	< 40	< 40
HoloHC (pg/ml)	> 180	> 180	< 150	< 100	< 100
Homocystein *)	Normal	Normal	Normal	↑	↑
MMA	Normal	Normal	Normal	↑	↑
Hypersegmentation	Nein	Nein	Nein	Ja	Ja
Erythrozyten	Normal	Normal	Normal	Normal	Megalozyten
MCV	Normal	Normal	Normal	Normal	↑
Hämoglobin	Normal	Normal	Normal	Normal	↓
Myelinschädigung	Nein	Nein	Nein	(Ja)	Ja

HoloHC = Holohaptocorrin, HoloTC = Holotranscobalamin, MMA = Methylmalonsäure

*) Anm: Homocystein ist auch bei Folat- oder Vitamin B6-Mangel erhöht.

Lab:
- Nachweis eines Vitamin B12- (bzw. Folsäure-) Mangels durch Bestimmung im Plasma
- Peripherer Blutausstrich:
  Megalozytäre (makrozytäre) Anämie: Die Megalozyten haben ein erhöhtes Erythrozytenvolumen (MCV > 98 fl) und sind hyperchrom (MCH > 34 pg). Die Hämoglobinkonzentration ist jedoch absolut nicht erhöht (normales MCHC); häufig Leukopenie und Thrombozytopenie (Panzytopenie), übersegmentierte Granulozyten.
  Vor Vitamin B12-Therapie Retikulozyten ↓ und Retikulozytenproduktionsindex (RPI) < 2.
  Nach VitaminB12-Gabe steigen Retikulozyten und RPI an.
- Zeichen der ineffektiven Erythropoese mit Hämolyse:
  - Eisenwert ↑ (fällt nach B12-Behandlung, dann evtl. Eisenmangel → Eisensubstitution!)
  - LDH ↑, Haptoglobin ↓
  - Indirektes Bilirubin ↑
- Knochenmarkuntersuchung: Selten notwendig, nur bei unklaren Fällen
  Gestörte Reifung und Ausschwemmung innerhalb der 3 Blutzellreihen: "Ineffektive" Erythro-, Granulo- und Thrombopoese (die Stammzellen sind dagegen intakt).
  Erythropoetische Hyperplasie: Während im normalen Knochenmark das Verhältnis der granulopoetischen zu erythropoetischen Zellen bei etwa 3 : 1 liegt, verschiebt sich dieser G/E-Index zugunsten der Erythropoese (z.B. auf Werte um 1 : 1). Anstelle von Normoblasten werden Megaloblasten gebildet, d.h. Zellen mit breitem Zytoplasma, großen Kernen mit lockerer Chromatinstruktur und Kernabsprengungen als Ausdruck der Kernreifungsstörung. Störung der Granulozytopoese mit Riesenstäben und Riesenjugendlichen (Riesen-Metamyelozyten).

DD:
- Megaloblastäre Veränderungen beim myelodysplastischen Syndrom und anderen Erkrankungen des Knochenmarks, medikamentös/toxisch (Alkohol, Hydroxyurea, MTX, Zidovudin u.a.)
- Selten Kupfermangel-Myelopathie (hierbei kann es auch zur Resorptionsstörung für Vitamin B12 kommen). Di.: Kupfer-Spiegel i.S. ↓

Di.: • Anamnese / Klinik
• Labor: Komplettes Blutbild
Bestimmung von Vitamin B_{12}, HoloTC und MMA, ferner von Folsäure, LDH, Haptoglobin, Bilirubin, Ferritin
(Vorher keine blinde Anbehandlung mit Vitamin B_{12} oder Folsäure!)
• Knochenmarkuntersuchung (selten notwendig)

Diagnose einer perniziösen Anämie:
• Nachweis von Autoantikörpern:
> 90 % haben Antikörper gegen Parietalzellen (zuweilen auch bei Gesunden)
ca. 70 % haben Antikörper gegen intrinsic factor
ca. 40 % haben zusätzliche Antikörper gegen Schilddrüsenantigene (evtl. mit Hypothyreose)
• Magendiagnostik: Gastroskopie / Biopsie (chronisch-atrophische Typ A-Gastritis), HP-Status
Anm.: Keine Routinediagnostik: Pepsinogen I im Serum ↓, Gastrin im Serum ↑; Magensaftanalyse (pentagastrinrefraktäre Anazidität)

Nachweis eines Folsäuremangels: Folsäurewert im Blut erniedrigt

Th.: A) Vitamin B_{12}-Mangel:
1. Kausale Behandlung: z.B. bei blind loop-Syndrom intermittierende Doxycyclintherapie, evtl. operative Umwandlung von Billroth II in Billroth I; Behandlung einer Fischbandwurmerkrankung etc.
2. Vitamin B_{12}-Substitution
Hydroxocobalamin wird dem Cyanocobalamin vorgezogen, weil es langsamer ausgeschieden wird (stärkere Eiweißbindung im Serum).
Parenterale Applikation: Dos: z.B. initial 1.000 µg/Woche bis zur Normalisierung des Blutbildes, danach lebenslange Erhaltungsdosis von 1.000 µg/alle 1 - 3 Monate i.m. oder s.c.

Anm.: Die orale Gabe ist auch wirksam, es werden aber nur 1 % resorbiert.

Schon am 2. Tag zeigt sich die Wirkung von Vitamin B_{12}, indem die Megaloblasten im Knochenmark verschwinden und eine große Population von Normoblasten auftritt. Am 4. - 5. Tag kommt es zu einem krisenartigen Anstieg der Retikulozyten im Blut mit einem Maximum nach 10 - 12 Tagen. Danach steigen die Erythrozytenzahlen an.

Beachte: In dieser Phase Folsäure, Kalium und Eisen nach Laborkontrolle substituieren (vermehrter Bedarf durch gesteigerte Erythropoese); bei Ausbleiben der Substitution kann es zur Hypokaliämie mit gefährlichen Rhythmusstörungen kommen! Überwachung von Risikopatienten (KHK, Rhythmusstörungen) evtl. stationär.
Passager kann es zur Thrombozytose mit erhöhtem Thromboembolierisiko kommen. Bei funikulärer Spinalerkrankung gibt man höhere Dosen Vitamin B_{12}.
Eine Behandlung der Vitamin B_{12}-Mangelanämie mit Folsäure ist kontraindiziert, weil sich zwar die Anämie bessert, die funikuläre Myelose aber unbeeinflusst bleibt oder sich verschlimmert! (N_2O (Lachgas) zur Narkose vermeiden!)

Anm.: Hydroxocobalamin in hohen Dosen wirkt auch als Antidot bei Cyanidintoxikation (Bildung des untoxischen Cyanocobalamins).
3. Bei chronisch-atrophischer Typ A-Gastritis: Kontrollgastroskopien alle 2 Jahre (erhöhtes Risiko für Magen-Ca).; Ausschluss von Schilddrüsenerkrankungen und Eisenmangel

B) Folsäuremangel:
1. Kausale Therapie (z.B. Alkoholabstinenz, Beseitigung einer Fehlernährung)
2. Folsäuresubstitution (5 mg/d oral)

Prg: Neurologische Symptome durch Vitamin B12-Mangel sind im Frühstadium reversibel, nicht jedoch bei erfolgter axonaler Degeneration.

Anm.: Sehr selten sind Vitamin B_6-(Pyridoxin-)Mangelanämien [D64.3], die hypochrom sind.

HÄMOLYTISCHE ANÄMIEN [D58.9]

Def: Hämolyse: Verkürzung der Erythrozytenüberlebenszeit (normal 120 Tage) auf < 100 Tage bei gesteigertem Abbau von Erythrozyten. Die nuklearmedizinische Bestimmung der Erythrozytenüberlebenszeit mit ^{59}Cr- oder ^{111}In-markierten Erythrozyten ist keine Routinediagnostik. Man unterscheidet intravaskuläre und extravaskuläre Hämolyse. Bleibt durch gesteigerte Erythropoese der Hb-Gehalt des Blutes normal, spricht man von kompensierter Hämolyse, ansonsten von hämolytischer Anämie.

Ät.: **Einteilung der hämolytischen Anämien:**

I. Korpuskuläre hämolytische Anämien
1. Angeborene Membrandefekte der Erythrozyten: z.B. Sphärozytose und Elliptozytose
2. Angeborene Enzymdefekte der Erythrozyten (enzymopenische hämolytische Anämien):
   - Defekte im Hexosemonophosphatzyklus: z.B. Glukose-6-Phosphat-Dehydrogenasemangel
   - Glykolysedefekte: z.B. Pyruvatkinasemangel
3. Angeborene Störungen der Hämoglobinsynthese (Hämoglobinopathien):
   - Anomale Hämoglobine (Varianten mit anomaler Hb-Struktur)
   - Thalassämien (Varianten mit verminderter Bildung normaler Hb-Polypeptidketten)
4. Erworbene Membrandefekte: Paroxysmale nächtliche Hämoglobinurie (PNH)

II. Extrakorpuskuläre hämolytische Anämien
1. Immunologisch induzierte Hämolysen
   1.1. Alloimmunhämolytische Anämien durch Alloantikörper
   - Rh-Inkompatibilität des Neugeborenen
   - Antikörper-vermittelte Transfusionsreaktionen

   1.2. Autoimmunhämolytische Anämien (AIHA)
   - Wärmeantikörper-AIHA (WA-AIHA)
   - Medikamenteninduzierte-AIHA (DI-AIHA, drug-induced AIHA):
     - Penicillin- oder Hapten-Typ (IgG-Antikörper, Medikament wirkt als Hapten)
     - Chinidin-oder Neoantigen-Typ (IgM-Antikörper mit Komplementaktivierung; Medikament bildet zusammen mit der Erythrozytenmembran ein Neoantigen)
     - α-Methyldopa- oder Autoantikörper-Typ (IgG-Antikörper; Induktion von medikamentenunabhängigen Auto-Ak durch das Medikament)
   - Kälteantikörper-AIHA (CA-AIHA, CAS = cold agglutinin syndrome)
   - AIHA vom Donath-Landsteiner-Typ (Paroxysmale Kältehämoglobinurie [PCH])
2. Hämolyse bei Infektionskrankheiten (z.B. Malaria)
3. Hämolytische Anämien durch physikalische und chemische Schäden
   - Mechanische Hämolyse mit Fragmentozyten (Herzklappenersatz, Runner's anemia bzw. Marschhämolyse)
   - Thermische Erythrozytenschädigung (Verbrennung)
   - Chemische Noxen (z.B. Schlangengifte, Arsen, Blei, Kupfer [M. Wilson])
4. Mikroangiopathische hämolytische Anämien (MHA):
   - Hämolytisch-urämisches Syndrom (HUS) = Gasser-Syndrom
   - Atypisches hämolytisch-urämisches Syndrom (aHUS)
   - Thrombotisch-thrombozytopenische Purpura (TTP) = Moschcowitz-Syndrom
   - Medikamenteninduzierte MHA (z.B. durch Mitomycin C)
   - MHA bei metastasierenden Karzinomen
5. Andere Ursachen: Hypersplenismus (siehe dort); Zieve-Syndrom (siehe dort)

PPh:
- Anämien mit intravasalem Erythrozyten-Abbau: Erythrozytenfragmentations-Syndrome (z.B. bei künstlichen Herzklappen, HUS und TTP, PNH, G-6-PD-Mangel, Fehltransfusionen, toxisch)
- Anämien mit extravasalem Erythrozytenabbau: Autoimmunhämolytische Anämien, Medikamente, Thalassämie, Sichelzellanämie, Sphärozystose, Elliptozytose, Hepatopathie u.a.

Erythrozyten werden nach etwa 120 Tagen aus dem Blut eliminiert. 85 % dieser physiologischen Hämolyse erfolgt extravaskulär im RHS, vor allem in der Milz. Bei zunehmender pathologischer Hämolyse werden Erythrozyten auch in Leber und Knochenmark abgebaut. Bei Erschöpfung der Kapazität des RHS und/oder sehr rascher Hämolyse resultiert eine intravaskuläre Hämolyse. Dabei wird Hämoglobin an Haptoglobin gebunden. Wenn bei intravaskulärer Hämolyse die Haptoglobinbindungskapazität erschöpft ist, tritt freies Hämoglobin im Plasma auf, das zu Hämatinderivaten umgewandelt wird; diese werden durch Hämopexin zum RHS transportiert. Haptoglobin und Hämopexin funktionieren gestaffelt! Empfindlichster Parameter bei intravaskulärer Hämolyse ist eine Verminderung des Haptoglobins.

Haptoglobin kann als Akut-Phase-Protein bei Infektionen, Entzündungen und Tumoren erhöht sein. Selten ist Haptoglobin vermindert bei kongenitaler Hypo- oder Ahaptoglobinämie (2 ‰ der mitteleuropäischen Bevölkerung).

Durch die zusätzliche Bestimmung von Hämopexin kann man das Ausmaß einer intravaskulären Hämolyse abschätzen: Erst wenn bei stärkerer Hämolyse die Haptoglobinkonzentration auf nicht messbare Werte abgefallen ist, registriert man erniedrigte Hämopexinwerte.

Merke: Haptoglobin ist erniedrigt bei intravaskulärer Hämolyse. Extravaskuläre Hämolysen zeigen nur dann eine Verminderung des Haptoglobins, wenn im Rahmen einer hämolytischen Krise die Abbaukapazität des RHS erschöpft ist und freies Hämoglobin intravaskulär auftritt. Ab einem freien Hämoglobingehalt des Serums von 500 mg/l ist das Serum gelbrötlich gefärbt.
Hämoglobinurie [R82.3] tritt dann auf, wenn bei massiver Hämolyse die tubuläre Reabsorptionskapazität erschöpft ist (im Verlauf Hämosiderinurie als Hinweis auf die stattgehabte Hämoglobinurie).

Jede chronische Hämolyse führt zu einer Stimulation der Erythrozytopoese (O_2-Mangel → Erythropoetin). Kennzeichen:

a) Im Knochenmark: Vermehrung normal ausreifender Erythroblasten. Das Verhältnis rote/weiße Vorstufen verschiebt sich zugunsten der roten.

b) Im Blut: Retikulozytose (bei intaktem Knochenmark Retikulozyten-Produktions-Index RPI > 3)

Schema der intravaskulären Hämolyse

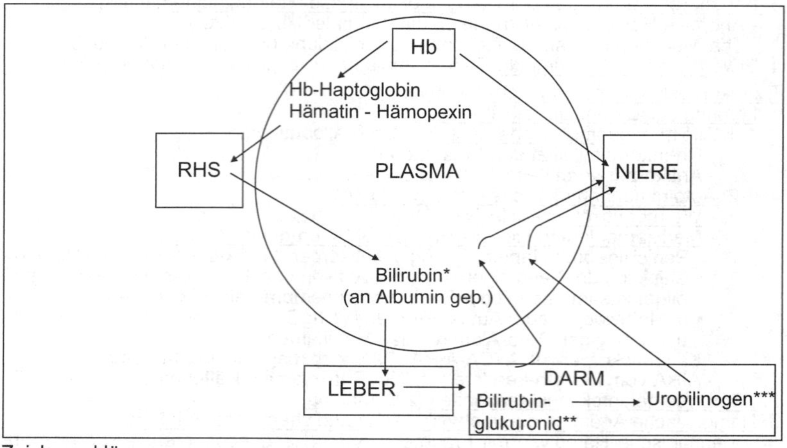

Zeichenerklärung:

* = Albumingebundenes Bilirubin (unkonjugiertes oder nach der van den Bergh-Diazo-Farbreaktion indirekt reagierendes Bilirubin, welches nicht harngängig ist).
Ist der Anfall von freiem unkonjugierten Bilirubin auf das dreifache der Norm gesteigert (Hämolyse), wird die Leberleistung (bei der Glukuronidierung) überschritten und es kommt zu einer Hyperbilirubinämie.
Unter normalen Umständen stammen 85 % des Bilirubins aus dem Hämoglobinabbau alter Erythrozyten, weitere 15 % aus dem Abbau hämhaltiger Proteine (Myoglobin, Cytochrome, Katalasen) und aus reifenden erythropoetischen Zellen des Knochenmarkes (physiologische ineffektive Erythrozytopoese).

** = Bilirubindiglukuronid (nach der van den Bergh-Diazo-Farbreaktion direkt reagierend; harngängig).

*** = Urobilinogen: Die Urobilinogen-Resorption ist bei normalem Bilirubinanfall im Darm so klein, dass Urobilinogen im Harn nicht nachgewiesen wird. Erst bei hämolytischer Anämie fällt so viel Urobilinogen an, dass der Nachweis im Harn positiv wird.

Lab:

	Intravasale Hämolyse	Extravasale Hämolyse	
- Freies Hb i.S. - Haptoglobin - Hämoglobinurie	↑ Rötliches Serum ↓ + Bräunlicher Urin	Normal Normal -	Ausnahme: Hämolytische Krisen (dann auch Haptoglobin ↓ und Hämoglobinurie)
- Hämosiderinurie	+	-	

Eine Verminderung des Hämopexins tritt erst dann auf, wenn bei stärkerer intravaskulärer Hämolyse das Haptoglobin unter die Messbarkeitsgrenze abgefallen ist.

Anm.: Bei Hämolyse der Blutprobe infolge falscher Abnahmetechnik (zu starker Unterdruck → Hämolyse im Abnahmesystem) ist der Haptoglobinwert normal.

Freies Hb im Blut reduziert die NO-Verfügbarkeit und führt so zur Dysregulation der glatten Muskulatur mit Dysphagie, abdominellen Beschwerden, erektiler Dysfunktion, Vasokonstriktion, pulmonaler Hypertonie und durch Aktivierung/Aggregation der Thrombozyten zu Thromboseneigung.

Gemeinsame Hämolysezeichen:
- LDH und α-HBDH (= LDH-Isoenzym 1), Serumeisen ↑
- Indirektes Bilirubin ↑ und Urobilinogenurie
- Retikulozyten ↑

- Erythrozytenüberlebenszeit ↓
- Hb, Erythrozyten und Hkt ↓ bei hämolytischer Anämie

Erythrozyten-Morphologie bei hämolytischen Anämien:

- Akanthozyten: Stechapfelförmige, geschrumpfte Erythrozyten, z.B. bei Pyruvatkinasemangel
- Kugelzellen (Sphärozyten):
  Kugelförmige Erythrozyten mit vermindertem Durchmesser (normal: bikonkav) infolge Membrandefekt mit verminderter osmotischer Resistenz. Mikroskopie: Kleine dichte Scheiben ohne zentrale Aufhellung.
  Vo.: z.B. Hereditäre Sphärozytose; aber auch bei Autoimmunhämolysen durch Wärmeantikörper
- Schießscheibenzellen (Targetzellen):
  Hypochrome Erythrozyten mit zentraler Verdichtung - Vo.: z.B. Thalassämie
- Sichelzellen (Drepanozyten):
  Durch abnormes Hämoglobin (HbS) nehmen die Erythrozyten unter Luftabschluss Sichelform an (Sichelzellkrankheit).
- Fragmentozyten (= Schistozyten):
  Vo.: Mikroangiopathische hämolytische Anämien, mechanisch bedingte Erythrozytenschädigung (künstliche Herzklappen).
- Agglutination der Erythrozyten: z.B. autoimmunhämolytische Anämie vom Kälteantikörpertyp
- Heinz-Innenkörperchen:
  Hämoglobin-Präzipitate in den Erythrozyten, z.B. bei Glukose-6-P-Dehydrogenase-Mangel oder Hb-Anomalien, Met-Hb
- Intraerythrozytäre Parasiten: Malaria

Verlauf:

1. Chronische Hämolyse:
   - Kompensierte Hämolyse: Verkürzte Erythrozytenlebensdauer wird durch Steigerung der Erythrozytopoese (bis zum 10fachen der Norm) kompensiert → Hämolysezeichen ohne Anämie.
   - Hämolytische Anämie: Intensität der Hämolyse übertrifft die Kompensationsmechanismen des Knochenmarks: Hämolysezeichen mit Anämie.
   - Parvovirus-B19-Infektionen können durch den Befall roter Vorläuferzellen zu passageren aplastischen Krisen führen (z.B. bei Sichelzellanämie oder Sphärozytose), nicht zu verwechseln mit aplastischer Anämie (!).

   Symptome der chronischen Hämolyse: Allgemeine Anämiesymptome (Müdigkeit, verminderte Leistungsfähigkeit, Belastungsdyspnoe, Schwindel u.a.), evtl. Ikterus, Splenomegalie (außer bei Sichelzellkrankheit), Thromboseneigung, bei längerem Verlauf gehäuft Pigment-Gallensteine.
2. Hämolytische Krise (Notfallsituation!):
   - Spontan: z.B. Transfusionszwischenfall
   - Exazerbation einer chronischen Hämolyse

   Symptome der akuten hämolytischen Krise:
   - Fieber, Schüttelfrost, evtl. Kollaps
   - Rascher Hb-Abfall, Ikterus, Hyperbilirubinämie (Fieber + Ikterus → Fehldiagnose: Gallenwegserkrankung)
   - Kopf-, Abdominal- und Rückenschmerzen
   - Hämoglobinurie mit bierbraunem Urin (Ko.: Akutes Nierenversagen)

DD: Anämie mit erhöhtem Serumeisen:

- Hämolytische Anämien, einschl. Thalassämie
- Megaloblastäre Anämien
- Myelodysplastisches Syndrom
- Aplastische Anämien

Quotient LDH/GOT (AST):
> 12: Hämolyse
< 12: Leber-/Gallenwegserkrankung

LDH-Erhöhungen finden sich auch bei ineffektiver Erythrozytopoese (z.B. bei megaloblastären Anämien)

DD: Ikterus	Hämolyse	Verschlussikterus	Parenchymikterus
Serum:			
Indirektes Bilirubin	++	(+)	+
Direktes Bilirubin	-	++	+
Urin:			
Bilirubin	-	++	+
Urobilinogen	++	-	+
Stuhlfarbe	Dunkel	Entfärbt/acholisch	Normal bis hell

Bei reiner Hämolyse beträgt das Gesamtbilirubin nicht mehr als das 5fache der oberen Normgrenze (Ausnahme: Neugeborene).

KORPUSKULÄRE HÄMOLYTISCHE ANÄMIEN [D58.9]

1. ANGEBORENE MEMBRANDEFEKTE DER ERYTHROZYTEN

Hereditäre Sphärozytose (Kugelzellenanämie) [D58.0]

Internet-Infos: *Leitlinie Sphärozytose*

Vo.: Häufigste angeborene hämolytische Anämie in Nordeuropa, Prävalenz 1 : 2 500 - 5.000

Ät.: - Ankyrin-1-Defekt, Band 3-Protein-Defekt
- α-/β-Spektrin-Defekt,
- Band 4.2-Proteindefekt

Ca. 65 % autosomal-dominant, 25 % Spontanmutation, 10% autosomal-rezessiv

Pg.: Membrandefekt der Erythrozyten (Anmerkung: Das gilt nur für Stomato- und Xerozytose!). Die Kugelform entsteht durch verminderte Membransubstanz → Phagozytose der Sphärozyten in der Milz mit verkürzter Erythrozytenlebenszeit.

KL.:
- 30% aller Betroffenen haben keine Anämie, aber eine Retikulozytose (= kompensierte Hämolyse)
- Anämie und Ikterus unterschiedlich ausgeprägt
- In 65 % positive Familienanamnese
- Evtl. hämolytische Krisen mit Ikterus, Fieber, Oberbauchschmerzen
- Splenomegalie; Bilirubin-Gallensteine

DD:
- Hereditäre Elliptozytose (im Ausstrich Elliptozyten),
- Hämoglobin-Köln-Krankheit (hämolytische Anämie mit Kugelzellen)

Ko.:
- Aplastische Krisen bei Parvovirus-B 19-Infektion; kein Exanthem wie bei Ringelröteln!
- Gehäuft Bilirubingallensteine

Lab:
- Normo- oder mikrozytäre Anämie + Hämolysezeichen: MCHC ↑ (nur bei ca. 50 %), RDW > 15 %, Retikulozytose, indirektes Bilirubin ↑, Haptoglobin ↓, Coombs-Test negativ
- Kugelzellen mit kleinem Durchmesser (ohne zentrale Aufhellung) und verminderter osmotischer Resistenz, diese wird gemessen im Acidified Glycerol Lysis Test (AGLT)
- EMA (Eosin-5-Maleimid)-Test: Durchflusszytometrische Methode, die die Bindung von EMA an Bande-3-Protein der Erythrozytenmembran untersucht. Bei Sphärozytose bis zu 30 % vermindert (hohe Sensitivität und Spezifität)

Th.: Evtl. Splenektomie

Ind: Schwere bis mittelschwere Form (Hb ständig < 10 g/dl, Retikulozyten ständig > 10 %)

Nach Entfernung der Milz normalisiert sich die verkürzte Erythrozytenlebenszeit, obgleich Membrandefekt und Kugelform der Erythrozyten weiter bestehen.

Splenektomie möglichst nicht bei Kindern < 5 J., da sonst erhöhte Sepsisgefahr (Pneumokokken, Haemophilus). Schwerste Form: OPSI-Syndrom (overwhelming postsplenectomy infection). Risiko wird vermindert durch die nahezu vollständige statt der kompletten Splenektomie.

Vor Splenektomie Impfung gegen Pneumokokken, Meningokokken, Haemophilus influenzae und Influenza!

Wenn postoperativ Thrombozyten > 800 G/l Thromboseprophylaxe mit ASS bis Thrombozyten < 600 G/l; Penizillin-Prophylaxe bei Erwachsenen 3 Jahre lang, Splenektomieausweis und Wiederholung der Schutzimpfungen (Internet: *www.asplenie-net.org*).

2. ANGEBORENE ENZYMDEFEKTE DER ERYTHROZYTEN

Kennzeichen enzymopenischer hämolytischer Anämien: [D55.9]
- Angeborene Hämolyse
- Evtl. positive Familienanamnese
- Negativer Coombs-Test
- Normale osmotische Resistenz
- Bei schubweisem Verlauf an G-6-PD-Mangel denken

Glukose-6-Phosphatdehydrogenase- (G-6-PD-) Mangel [D55.0]

Syn: Favismus (von lat. vicia faba = Saubone, Dicke Bohne) ist kein Synonym, da lediglich einige Individuen mit der mediterranen/chinesischen Varianten auf Fava-Bohnen mit Hämolyse reagieren.

Ep.: Häufigeres Vorkommen bei Menschen, die aus Malaria-Endemiegebieten stammen sowie bei Bewohnern der Mittelmeerländer, dem Mittleren Osten, China, Afrika.
- Defektvariante A– (subsaharisches Afrika (15 - 20 % der Männer), Farbige in USA): Restaktivität der G-6-PD 5 - 15 % der Norm. Hämolyse sistiert spontan durch Enzymgehalt der Retikulozyten.

- Mediterrane/chinesische Defektvariante mit Restaktivität < 1 % der Norm (bei Hemi- und Homozygoten)
- Ubiquitäre seltene Mutationen, die zu chronischer extravasaler Hämolyse führen; zusätzlich Episoden intravasaler Hämolyse bei Exposition

Vererbung: X-Chromosomal-rezessiv (wie bei Hämophilie): Männer und homozygot betroffene Frauen erkranken immer. Heterozygot betroffene Frauen haben 2 Populationen von Erythrozyten (eine ohne und eine mit G-6-PD-Mangel) und können gesund oder krank sein. > 100 bekannte Mutationen.

Anm.: Die heterozygoten Anlagenträger sind gegenüber Malariaplasmodien resistenter als die übrige Bevölkerung (wie bei Sichelzellkrankheit).

PPh: G-6-PD-Mangel führt zu verminderter Bildung von reduziertem Glutathion, welches die Erythrozyten vor Oxidationsschäden schützt.

KL.: Auslösung hämolytischer Krisen durch oxidativen Stress, überwiegend sind es Infektionen, aber auch Genuss von Saubohnen (Favabohnen) oder folgende Substanzen: Methylenblau, Toluidinblau, Nitrofurantoin, Phenazopyridin, Primaquin, Dapson, Rasburicase. Die Hämolyse ist intravaskulär, d.h. es kommt zur Hämoglobinurie (dunkler Urin); in der akuten Phase findet man sog. Bite-Zellen im Blutausstrich, Erythrozyten, die aussehen, als ob jemand reingebissen hätte.

DD: - Paroxysmale nächtliche Hämoglobinurie (Durchflusszytometrie)
- Autoimmunhämolytische Anämie (positiver Coombs-Test)

Di.: - Anamnese/Klinik: Intravasale Hämolyse nach Medikamenteneinnahme; Herkunftsland!
- Nachweis einer verminderten G-6-PD-Aktivität der Erythrozyten

Th.: Bei der mediterranen / chinesischen Variante sind oft Transfusionen notwendig in der akuten Phase; keine spezifische Behandlung möglich.

Pro: Meidung auslösender Noxen → Patientenausweis und -aufklärung!

Pyruvatkinase- (PK-)Mangel [D55.2]

Vo.: Häufigster hereditärer Enzymdefekt der Glykolyse

Vererbung: Autosomal rezessiv

Pg.: Der reife Erythrozyt hat keine Mitochondrien; Energiequelle daher Glykolyse. PK stellt ATP bereit. Mittels ATP wird der Na^+/K^+-Gradient an der Membran aufrechterhalten. PK-Mangel → ATP-Mangel → ineffiziente Erythropoiese und geringe Hämolyse.

KL.: Makrozytäre hämolytische Anämie nur bei Homozygoten, oft Splenomegalie, im Blutausstrich „Stechapfelformen" der Erythrozyten, Kugelzellen); Eisenüberladung (auch ohne Transfusionen) durch die ineffiziente Erythropoese

DD: Andere Ursachen einer hämolytischen Anämie (siehe oben)

Di.: Anamnese/Klinik
Nachweis einer verminderten Aktivität der PK der Erythrozyten reicht zur Diagnosestellung nicht aus: der molekulargenetische Nachweis der Mutation ist erforderlich.

Th.: Transfusionen je nach Schwere der Anämie; der Erfolg der Splenektomie ist nicht vorhersehbar. Eine Enzymtherapie für schwere Formen steht zur Verfügung.

3. ANGEBORENE HÄMOGLOBINOPATHIEN: [D58.2]

Vo: Insbesondere im Mittelmeerraum, Afrika und Asien. Die dortige Verbreitung erklärt sich aus einem relativen Schutz der heterozygoten Träger vor Malaria. Hämoglobinopathien gehören zu den häufigsten monogenen Erbkrankheiten, ca. 7 % der Weltbevölkerung sind Anlagenträger. Vererbung autosomal rezessiv.

Einteilung:
1. Synthesedefekte (Thalassämiesyndrome): Verminderte Synthese einer oder mehrerer Globinketten
2. Strukturdefekte (anomale Hämoglobine): ein in der Funktion verändertes Hämoglobin wird gebildet.

Anomale Hämoglobine = Hämoglobin-Strukturvarianten

Es sind über 700 anomale Hämoglobine bekannt, häufigste Vertreter dieser Gruppe sind Hämoglobin E (Südostasien) und HbS (Sichelzellkrankheit).

HbS und Sichelzellkrankheit [D57.1]

Syn: SCA (sickle cell an[a]emia); SCD (sickle cell disease)

Vo.: Vorkommen insbesondere im östlichen Mittelmeerraum, Zentralafrika und Amerika. Im tropischen Afrika sind bis zu 40 % der Bevölkerung heterozygote Anlagenträger.

Ät.: Autosomal-rezessive Erbkrankheit mit qualitativer Hämoglobinveränderung. Ein Aminosäureaustausch (Glutaminsäure durch Valin) im β-Globinlokus auf Chromosom 11 führt zur Produktion eines anomalen Hämoglobins, genannt HbS.

Pg.: Der Begriff Sichelzellkrankheit umfasst eine Gruppe von Krankheiten, bei denen das Hb zu über 50 % aus HbS besteht. Neben der klassischen, homozygoten Sichelzellkrankheit (HbSS) zählen hierzu unter anderem die HbSC-Krankheit und die HbS/β-Thalassämie. Im deoxygenierten Zustand präzipitiert HbS. Die Erythrozyten nehmen eine Sichelform an, verlieren ihre normale Verformbarkeit und verstopfen die Mikrozirkulation, wodurch es akut zu Knochen- und Organinfarkten, langfristig zu Organschäden kommt.

KL.: Heterozygote Anlagenträger sind asymptomatisch, einzige Ausnahmen: Bei bis zu 4 % schmerzlose Hämaturien durch Papillennekrosen: Bei Aufenthalten in Höhen > 2.500 m schmerzhafte Milzinfarkte möglich. Bei Homozygoten kommt es oft schon ab dem 2. Lebensmonat durch die Umstellung vom fetalen auf das adulte Hämoglobin zu Beschwerden: Infektkomplikationen, chronische hämolytische Anämie, schmerzhafte vasookklusive Krisen und Organinfarkte: Milzsequestration, zerebrale Insulte, Sequestration von Blut in pulmonalen Gefäßen (akutes Thoraxsyndrom [ATS]), Knocheninfarkte. Während im Kindesalter die akuten Komplikationen überwiegen, treten bei Erwachsenen zusätzlich chronische Beschwerden durch Gefäßveränderungen, Organschäden und Knochennekrosen auf.

Ko.: Gesteigerte Neigung zu bakteriellen Infekten (Folge einer Atrophie der Milz durch Infarkte = „Autosplenektomie“), vor allem bei HbSS: z.B. pulmonale Infektionen mit Pneumokokken und Haemophilus influenzae; Komplikationen durch Organinfarkte; aplastische Krisen durch Infektion mit Parvovirus B19 (Ringelröteln); Skelettstörungen (aseptische Knochennekrosen); renale Komplikationen (Hämaturie, Glomerulopathie, Niereninsuffizienz), proliferative Retinopathie, pulmonale Hypertonie.

Di.:
- Blutbild: Norm- bzw. mikrozytäre hämolytische Anämie, Hb 6 - 10 g/dl, bei HbSC auch höher
- Hb-Elektrophorese oder HPLC (high pressure liquid chromatography)
- Sichelzelllöslichkeitstest zur Bestätigung bei Verdacht in einem der o.g. Verfahren
- Neugeborenen-Screening auf Sichelzellkrankheit

Th.:
1. Kausal: Allogene Stammzelltransplantation bei schweren Verläufen
   Gentherapie in Erprobung
2. Medikamentös: Hydroxyxcarbamid-Therapie: Senkt die Häufigkeit von schweren Schmerzkrisen und reduziert die Mortalität bei über 75 % der Patienten. Jährliche Echokardiografie, Sonografie und Urinuntersuchung auf Proteine, bei Proteinurie ggf. ACE-Hemmer. Kontrolle der Hüftgelenke, ggf. Gelenkanbohrung bei beginnenden Knochennekrosen sinnvoll. Crizanlizumab senkt die Häufigkeit von Schmerzkrisen; weitere medikamentöse Therapien in Erprobung (z.B. Voxelotor).
3. Symptomatisch: Vermeidung von Unterkühlung sowie Exsikkose, Schutz vor Infekten: Penicillinprophylaxe ab 3. Lebensmonat bis mind. 5. Lebensjahr, Immunisierung gegen Influenza, Pneumokokkeninfektionen, Meningokokken, Haemophilus influenzae. Schmerzhafte vasookklusive Krisen werden behandelt mit Hydrierung (Überwässerung sollte vermieden werden, Hydrierung mit 1,5 l/m² KO) und Analgetika (oft extreme Schmerzen → Opiate oft erforderlich!). Bluttransfusionen nur nach strenger Indikation, keine Anhebung des Hb > 10 g/dl (Cave: Hyperviskositätssyndrom, Alloimmunisierung), partielle Austausch-Transfusion bei schweren Komplikationen und dauerhaft nach einem zerebralen Insult.

Prg: Morbidität und Mortalität hängt z.T. vom Phänotyp ab, aber auch von der Qualität der Betreuung. In Ländern mit Neugeborenenscreening erreichen 90 % der Kinder das Erwachsenenalter.

HbC-Krankheit [D58.2]

Bei HbC-Homozygotie (HbC-Krankheit) variable hämolytische Anämie ohne Krankheitswert. Die HbSC-Krankheit (Compound-Heterozygotie für HbS und HbC) ist gekennzeichnet durch hohe Blutviskosität, die bei Komplikationen (Hörsturz, Schmerzen) Aderlässe notwendig macht. 70% entwickeln eine proliferative Retinopathie.

HbE-Krankheit [D58.2]

HbE ist eine in Südostasien häufige, instabile β-Kettenvariante. Bei Homozygotie milde hämolytische Anämie und Splenomegalie ohne Krankheitswert. Bei Kombination mit einer β-Thalassämie oft schweres, der β-Thalassaemia major ähnliches Krankheitsbild.

Thalassämie [D56.9]

Quantitative - nicht qualitative - Störung der Hb-Synthese: Genetisch fixierte Fehlregulation der Synthese der Globinketten. Bei der β-Thalassämie ist die Synthese der β-Ketten vermindert, bei der α-Thalassämie ist die Synthese der α-Ketten reduziert. Autosomal-rezessiver Erbgang.
Thalassämie-Träger haben (wie HbAS und G-6-PD-Mangel) eine partielle Resistenz gegen Malaria tropica.

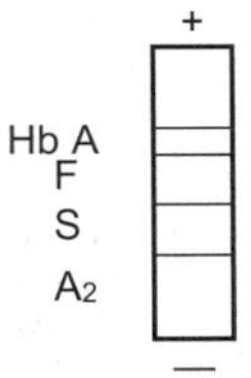

Hämoglobin-elektrophorese

Hämoglobinkonstellation der normalen Erythrozyten:

Neugeborene:			Erwachsene:		
HbA	($\alpha\alpha/\beta\beta$):	ca. 20 %	HbA	($\alpha\alpha/\beta\beta$):	97 %
HbA_2	($\alpha\alpha/\delta\delta$):	ca. 0,25 %	HbA_2	($\alpha\alpha/\delta\delta$):	2,5 %
HbF	($\alpha\alpha/\gamma\gamma$):	ca. 80 %	HbF	($\alpha\alpha/\gamma\gamma$):	Spur (< 0,5 %)

Anm.: Regulation der Hämoglobinumstellung durch das Gen BCL11A, Suppression führt zum Wiederanstieg von HbF (möglicher Therapieansatz).

α-Thalassämie [D56.0]

Vo.: Schwere Formen kommen fast ausschließlich in Südostasien und wenigen Gebieten im Mittelmeerraum vor, leichte Formen kommen häufig in Afrika und dem mittleren Osten vor.

Pg.: Verminderte α-Kettenproduktion durch partielle (α^+) oder totale (α^0) Deletionen, seltener Mutationen eines oder mehrerer der 4 α-Globin-Gene ($\alpha\alpha/\alpha\alpha$). α-Globine werden von 2 Genloci auf Chromosom 16 kodiert, es liegen daher insgesamt 4 Genkopien vor → 4 Krankheitsbilder:

KL.:
- 3 Kopien intakt (α-Thalassaemia minima): Klinisch und hämatologisch unauffällig
- 2 Kopien intakt (α-Thalassaemia minor): Klinisch unauffällig, evtl. leichte Anämie und Mikrozytose
- 1 Kopie intakt (HbH-Krankheit): Bildung von instabilem Hämoglobin H ($\beta\beta/\beta\beta$); variabel ausgeprägte hämolytische Anämie mit Splenomegalie, HbH-Zellen (Golfballzellen) bei Supravitalfärbung
- Alle Kopien defekt: Fetus bildet Hb-Barts ($\Upsilon\Upsilon/\Upsilon\Upsilon$); nicht lebensfähig; Hydrops fetalis; einzige Therapiemöglichkeit ist die fetale Bluttransfusion.

Di.: Durch molekulargenetischen Nachweis

Th.: Abhängig von der klinischen Ausprägung (siehe β-Thalassämie)

β-Thalassämie [D56.1]

Vo.: Bei Menschen, die aus dem Mittelmeerraum stammen, sind Thalassämie und Eisenmangel die häufigste Ursache hypochromer Anämien.

Pg.: > 250 bekannte Mutationen des β-Globin-Gens auf Chromosom 11p15.5 mit mangelhafter (β+) oder fehlender (β0) Produktion der β-Globinketten → Anämie, Überschuss der α-Ketten mit ineffektiver Erythrozytopoese

KL.:
- Bei Heterozygotie: Leichte Anämie ohne Krankheitssymptome:
  Hypochrome, mikrozytäre Anämie (Eisensubstitution nur bei koexistentem Eisenmangel mit nachweislich geringem Ferritin!)
  -Targetzellen, basophile Tüpfelung der Erythrozyten
  - HbF: In 50 % der Fälle leicht erhöht
  - HbA_2: Kompensatorisch erhöht (außer bei gleichzeitigem Eisenmangel)

- Thalassaemia intermedia: Es handelt sich um eine homozygote oder gemischt heterozygote β-Thalassämie. Komplexes Krankheitsbild mit ineffizienter Erythropoiese, unterschiedlichem Transfusionsbedarf und Eisenüberladung im Erwachsenenalter.
- Bei Homozygotie: Majorform (Cooley-Anämie): Ohne Transfusion/Chelattherapie:
  - Hepatosplenomegalie
  - Schwere hämolytische Anämie (hypochrom, mikrozytär; Aniso-/Poikilozytose) → Transfusionsbedürftigkeit, vermehrte intestinale Eisenresorption → Ko.: Sekundäre Hämosiderose
  - Wachstumsstörungen, Skelettveränderungen durch ineffektive Erythrozytopoese (z.B. Bürstenschädel im Röntgenbild), Organschäden durch sekundäre Hämosiderose (inklusive endokrinologische Ausfälle bei Beteiligung der Hypophyse)

Di.: Anamnese: Herkunft?, Klinik, Hb-Elektrophorese oder HPLC (high pressure liquid chromatography). ***Cave:*** Bei gleichzeitigem Eisenmangel Diagnostik oft falsch negativ. In Ländern mit hoher Krankheitsprävalenz Screening der Bevölkerung, genetische Beratung, Pränataldiagnostik, in manchen Ländern Präimplantationsdiagnostik u.a.

Th.: Siehe auch Internet: *Aktuelle Leitlinien!*

Thalassaemia minor: Keine Therapie, genetische Beratung bezüglich Familienplanung anbieten

Thalassaemia intermedia: Rezidivierender Transfusionsbedarf, ggf. Eisenchelation

Thalassaemia major: Kurative Therapie durch allogene Stammzelltransplantation - bisher nur im Kindesalter empfohlen. Gentherapie Betibeglogene (Zynteglo®) in ausgewählten Fällen möglich.

Symptomatisch: Regelmäßige Gabe von Erythrozytenkonzentraten (Hb > 9,5 g/dl halten, um die ineffektive Erythrozytopoese zu unterdrücken), Eiseneliminationstherapie ab dem 3. Lebensjahr mit Eisenchelatoren: Deferoxamin (Desferal®: Subkutane Infusionen), Deferasirox (Exjade®: Oralpräparat), Deferipron (Ferriprox®: Oralpräparat). Bei schwerer, insbesondere bei kardialer Hämosiderose ggf. Kombination von Deferipron und Deferoxamin. Regelmäßige Kontrolluntersuchungen: Labor inkl. Ferritin, Blutzuckerbelastungstest, Hormone, kardiale und hepatische Eisenmessung im MRT (Ferritinwert korreliert nicht immer mit der Eisenüberladung der Organe), Echokardiografie, Sonografie des Abdomen.

Lusptercept (Reblozyl®): Verminderung des Transfusionsbedarf

Prg: Majorform: Mit Stammzelltransplantation im Kindesalter Heilung (> 90 %); ohne Stammzelltransplantation bei optimaler symptomatischer Therapie Lebenserwartung > 40 J. Ohne adäquate Therapie früher Tod an Komplikationen.

4. ERWORBENE MEMBRANDEFEKTE DER ERYTHROZYTEN:

Paroxysmale nächtliche Hämoglobinurie (PNH) [D59.5]

Internet-Infos: *www.dgho-onkopedia.de*

Syn: Marchiafava-Anämie, Strübing-Marchiafava-Micheli-Syndrom

Def: Erworbene klonale Erkrankung der pluripotenten hämatopoetischen Stammzelle (alle drei Zellreihen betroffen) durch eine Mutation des PIG-A(Phosphatidyl-Inositol-Glykan-Anker)-Gens auf dem X-Chromosom, die zu einer gestörten Expression der Glykosylphosphatidylinositol (GPI)-verankerten Proteine führt. Durch die somatische Mutation entsteht ein Mosaik von GPI-defizienten und gesunden Zellen.

Einteilung in:
- Klassische hämolytische PNH (Hämolyse ohne Anhalt für andere Knochenmarkerkrankungen)
- PNH im Rahmen einer sonstigen Knochenmarkserkrankung (z.B. Aplastische Anämie, MDS, MPS)
- Subklinische PNH (sehr kleine signifikante GPI-defiziente Populationen ohne laborchemische oder klinische Zeichen einer Hämolyse)

Vo.: Inzidenz < 1 : 100.000/Jahr; Erkrankungsgipfel: 25. - 45. Lj., m : w = 1 : 1; keine familiäre Häufung

Pg.: Zu den GPI-verankerten Proteinen gehören komplementregulierende Proteine (DAF = decay accelerating factor [CD55], MIRL = membrane inhibitor of reactive [hemo]lysis [CD59] u.a.), die die Bildung des terminalen Membranangriffskomplexes C5b-C9 hemmen. Fehlen diese Proteine, ist die Erythrozytenmembran unzureichend geschützt. Komplementaktivierung (z.B. durch Infektion, Operation, Kontrastmittel) kann dann zu einem verstärkten Erythrozytenzerfall führen. Freies Hämoglobin wird intravaskulär freigesetzt, dieses bindet NO und zusätzlich wird weniger NO synthetisiert. Die NO-Bioverfügbarkeit sinkt, es treten verstärkt Kontraktionen der glatten Muskulatur auf. Zusätzlich verursacht die NO-Depletion die Thrombozytenaktivierung und -aggregation. Die Thrombozyten werden außerdem durch den Kontakt mit der inneren Erythrozytenmembran aktiviert. Folge ist ein erhöhtes Risiko für thromboembolische Ereignisse (häufigste Todesursache).

KL.:
- Klinische Trias aus Hämolyse, Thromboembolien und Zytopenien (Knochenmarkversagen) bei insgesamt variablem Erscheinungsbild. Die namensgebende Hämoglobinurie tritt bei Erstdiagnose nur bei etwa 1/4 der Fälle auf.
- Chronische Hämolyse mit Anämiesymptomatik (Müdigkeit, Schwäche, Dyspnoe), bei der klassischen PNH häufig kombiniert mit Eisenmangel (chronischer Eisenverlust über Hämoglobinurie bzw. Hämosiderinurie), chronische Niereninsuffizienz, selten Splenomegalie
- Schwere hämolytische Krisen (bei Infekten, Stress, Hormonumstellungen, Operationen u.a.) mit colafarbenem Urin (Hämoglobinurie) insbesondere am Morgen, Gefahr des akuten Nierenversagens
- Durch Kontraktion der glatten Muskulatur/Vasokonstriktion bedingte Symptome: Kopfschmerzen, Dysphagie, abdominale Schmerzen bzw. -krisen, pulmonale und arterielle Hypertonie, erektile Dysfunktion, chronische Niereninsuffizienz, neurologische Symptome
- Thromboembolische Ereignisse (TVT, Lungenembolie) auch an ungewöhnlicher Lokalisation (Pfortader-, Lebervenen- (Budd-Chiari-Syndrom), Milzvenen-, Hautvenen- und Sinusvenenthrombosen), aber auch arterielle Ereignisse (z.B. Myokardinfarkt, Apoplex)
- Infekthäufung bei Neutropenie, Blutungen bei Thrombozytopenie
- Entwicklung aus oder in ein Knochenmarkversagen (Übergänge von PNH zu aplastischer Anämie und umgekehrt sind möglich)

Ko.:
- Übergang in aplastische Anämie, MDS oder selten AML
- Chronische Niereninsuffizienz
- Pulmonale Hypertonie
- Thromboembolische Ereignisse

Di.:
- Anamnese, Klinik
- Differenzialblutbild (Anämie, evtl. Thrombozytopenie/Leukozytopenie, keine Schistozyten!)
- Hämolyseparameter (Retikulozyten, LDH, indirektes und freies Bilirubin ↑, Haptoglobin ↓), Coombs-Test negativ, Hämoglobinurie, Hämosiderinurie
- Evtl. Ferritin ↓, D-Dimere, BNP
- Durchflusszytometrie der GPI-verankerten Membranantigene (z.B. CD16, 55, 58, 59) oder direkt des GPI-Ankers (FLAER = fluorescent aerolysin) auf Erythrozyten, Retikulozyten, Granulozyten, Monozyten, Lymphozyten (normale GPI-Expression = Typ-I-Zellen, verminderte Expression = Typ-II-Zellen, fehlende Expression = Typ-III-Zellen, mehrere PNH-Klone möglich). Minimalkriterien für Diagnose: Signifikant GPI-defiziente Populationen für mind. 2 verschiedene GPI-verankerte Proteine auf 2 verschiedenen Zelllinien
- Knochenmarkzytologie und -histologie, Zytogenetik (DD: MDS etc.)
- Knochenmarkbefund bei klassischer PNH: Unspezifisch, in der Regel Hyperplasie, aber auch Dysplasiezeichen der Erythrozytopoese (insbesondere bei Folsäure- oder Vitamin B_{12}-Mangel), bei PNH im Rahmen anderer Knochenmarkerkrankungen: Aplasie- oder Dysplasiezeichen
- (Duplex-)Sono Abdomen/Echo (Ausschluss/Nachweis thromboembolischer Ereignisse)
- Thrombophilie-Screening bei positiver Familienanamnese für thromboembolische Ereignisse

DD:
- Andere Coombs-negative hämolytische Anämien (Achtung: TTP = hämatologische Notfallsituation → Schistozyten im Blutausstrich?)
- Aplastische Anämie, MDS, MPS
- Sehr selten angeborene/familiäre GPI-Defizienz

Th.:
- Einzige kurative Therapiemöglichkeit: Allogene Stammzelltransplantation. Wegen hoher therapieassoziierter Mortalität (hohe Rate Transplantatabstoßung und Graft versus Host Disease) nur bei führender schwerer Aplasie, therapeutisch nicht beherrschbaren schweren hämolytischen Krisen oder rezidivierenden thromboembolischen Ereignissen
- Spezifische Therapien der PNH: Anti-C5-mAb: Eculizumab [Soliris®] oder Ravulizumab mit deutlich länger Halbwertzeit [Ultomiris®] - Blockade der terminalen Komplementstrecke durch monoklonale, humanisierte Antikörper gegen C5. Signifikante Reduktion der intravasalen Hämolyse und damit der assoziierten Symptome und Komplikationen (Anämie, Vasokonstriktion und thromboembolische Ereignisse). Daraus resultierend konnte eine Normalisierung der Lebenserwartung nachgewiesen werden (!). Jahres-Therapiekosten sehr hoch! Ravulizumab muss im Vergleich zu Eculizumab (alle 2 Wochen) nur noch alle 8 Wochen ± 7 Tage gegeben werden.
  Ind: Symptomatische hämolytische PNH
  Weitere neue Komplementinhibitoren in klinischen Studien (z.B. Pegcetacoplan)

  Beachte: Erhöhtes Risiko für Infektion mit Neisserien (insbes. N. meningitidis, aber auch N. gonorrhoeae). Mit Therapiestart Meningokokken-Impfung mit tetravalentem Konjugatimpfstoff (gegen die Serogruppen A, C, W, Y (Menveo® oder Nimenrix®, Auffrischung alle 3 Jahre) und dem Impfstoff gegen die in Europa häufigen Meningokokken B-Stämme (Bexsero® oder Trumenba®, Auffrischung alle 3 Jahre) und/oder antibiotische Prophylaxe (zumindest für die 2 Wochen nach Therapiebeginn).

Anstieg der Eisenspeicher durch Unterbindung der Hämoglobinurie und residuelle nun extravasale Coombs-positive (!) Hämolyse → keine unkontrollierte Eisensubstitution unter Eculizumab
- Bei begleitender aplastischer Anämie ggf. immunsuppressive Therapie
- Symptomatische/supportive Therapiemaßnahmen:
  - Transfusion von Erythrozyten- und/oder Thrombozytenkonzentraten nach klinischem Bedarf
  - Substitution von Folsäure (5 mg/d), Vitamin B_{12} und Eisen nach Spiegel
  - Frühzeitige antibiotische Therapie zur Vermeidung infektgetriggerter hämolytischer Krisen
  - Bei hämolytischer Krise: Hydrierung, ggf. Infekttherapie, Transfusion, Eculizumab, Ravulizumab, Thromboseprophylaxe.
  - Antikoagulation wird nach thromboembolischem Ereignis zeitlich unbefristet empfohlen. Primärprophylaktische Antikoagulation ohne Eculizumab-/Ravulizumab-Therapie sollte individuell diskutiert werden. Auch Heparine können zur Thromboseprophylaxe und -therapie eingesetzt werden. Bei Schwangerschaft besteht die Empfehlung zu Eculizumab (keine Daten zu Ravulizumab) und zur prophylaktischen Antikoagulation mit niedermolekularem Heparin.

Prg: Sehr variabler Verlauf. Mittlere Überlebenszeit in historischen Analysen: 15 - 22 Jahre. Ohne spezifische Therapie versterben ca. 35 % der Patienten in den ersten 5 Jahren nach Diagnosestellung. Negative Prognosefaktoren sind: GPI-defiziente Granulozytenpopulation > 50 %, LDH > 1,5fache des oberen Normbereichs, häufige abdominale Schmerzkrisen. Häufigste Todesursache sind thromboembolische Ereignisse. Unter Therapie mit Eculizumab konnte fast eine Normalisierung der Lebenserwartung von Patienten mit symptomatischer PNH nachgewiesen werden. Einige Patienten entwickeln eine aplastische Anämie, ein MDS oder eine AML.

EXTRAKORPUSKULÄRE HÄMOLYTISCHE ANÄMIEN

Antikörperbedingte hämolytische Anämien [D55.9]

Zur Definition von Immunreaktionen:
1. Zwischen verschiedenen Spezies (z.B. Mensch - Schwein)
   = Xenogenes System mit Heteroantigenen und Bildung von Heteroantikörpern
2. Innerhalb einer Spezies, aber genetisch verschieden (z.B. zwischen verschiedenen Menschen)
   = Allogenes System mit Alloantigenen und Bildung von Alloantikörpern
3. Innerhalb einer Spezies und genetisch gleich (eineiige Zwillinge) = Syngenes System
4. Am gleichen Individuum
   = Autogenes (autologes) System mit Autoantigenen und evtl. Bildung von Autoantikörpern

Antigene müssen nicht nur hochmolekulare Proteine oder Polysaccharide sein; auch niedermolekulare Substanzen können durch Bindung an ein körpereigenes Protein zum Vollantigen werden. Solche Stoffe nennt man Haptene (Hapten + körpereigenes Protein = Vollantigen). Eine Reaktion zwischen Ak und Hapten kann hingegen auch ohne die Anwesenheit des körpereigenen Proteins erfolgen.
Nach der Art der Ag-Ak-Reaktion unterscheidet man in der Blutgruppenserologie zwei Hauptarten von Antikörpern:
1. Hämolysine (Zellauflösung)
2. Agglutinine (Zellverklumpung)

Geschädigte Erythrozyten werden in Milz + Leber phagozytiert.

Erythrozyten-Antikörper:
1. IgM-Ak (Pentamer, hohes MG von ca. 900.000) können aufgrund ihres größeren Moleküldurchmessers den Abstand von 2 Erythrozyten überbrücken → daher der Ausdruck "komplette" Ak; sie reagieren in der Kälte.
   Vo.: a) AB0-Isoagglutinine - b) Kälte-Agglutinine
2. IgG-Ak (MG ca. 150.000) können den Abstand von 2 Erythrozyten nicht überbrücken = inkomplette Ak
   Vo.: a) Irreguläre antierythrozytäre Antikörper (Ak gegen Rh, Kell, Kidd, Duffy u.a.) - b) Wärme-Auto-Ak

Nachweis von inkompletten (IgG) Antikörpern gegen Erythrozyten im Antiglobulintest = Coombs-Test mittels Serum von Kaninchen, die mit Humanglobulinen sensibilisiert worden sind (= Coombs-Serum).

A) Direkter Coombs-Test: Screening auf Antikörper oder Komplementfaktoren, die an Erythrozyten haften, Spezifizierung durch direkten monospezifischen Coombs-Test (IgG, IgM, C3d, C3c)

B) Indirekter Coombs-Test: Nachweis von IgG-Ak gegen Erythrozyten, die noch frei im zu untersuchenden Serum vorhanden sind (z.B. wichtig zum Nachweis von inkompletten IgG-Ak im Serum der Mutter bei Rh-Inkompatibilität).

ANTIGLOBULINTEST (COOMBS-TEST)

DIREKTER ANTIGLOBULINTEST (DAT) = DIREKTER COOMBS-TEST (DCT)

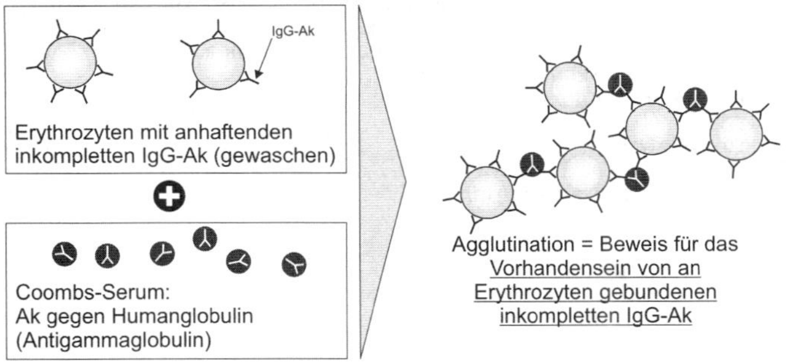

INDIREKTER ANTIGLOBULINTEST (IAT) = INDIREKTER COOMBS-TEST (ICT)

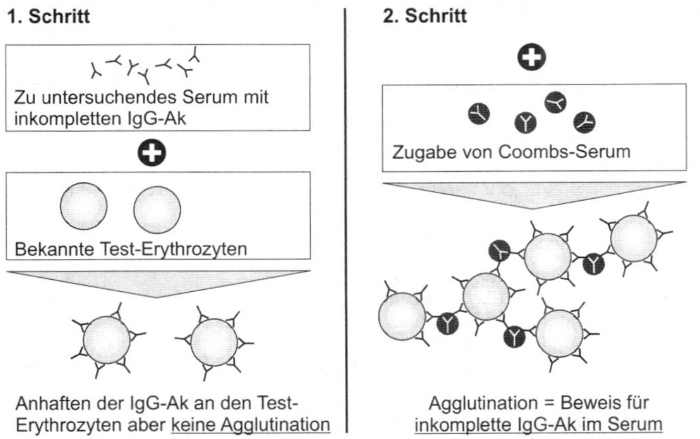

HÄMOLYSEN DURCH ALLO-AK: ALLOIMMUNHÄMOLYTISCHE ANÄMIEN

HÄMOLYTISCHE TRANSFUSIONSREAKTIONEN (TR) [T80.9]

Ep.: Frequenz hämolytischer TR bezogen auf transfundierte Konserven 0,1 %

Ät.: 1) Hämolytische Sofortreaktionen sind meist die Folge von Fehltransfusionen im AB0-System durch Verwechslung von Blutkonserve und Empfänger (1 : 3.000 Patienten).
Ursache sind präformierte erythrozytäre Ak, die zum Zeitpunkt der Transfusion im Antikörpersuchtest = AKS (indirekter Coombs-Test = ICT) nachweisbar sind. Daher ist ein Antikörpersuchtest im Rahmen einer Blutgruppenbestimmung vorgeschrieben und muss bei Transfusionsbedarf in regelmäßigen Abständen wiederholt werden. Bei Sofortreaktionen spielen häufig Ak gegen AB0-Blutgruppenantigene (Isoagglutinine) eine Rolle, meistens aufgrund von Verwechslungen, aber auch irreguläre Ak gegen weitere Blutgruppensysteme (besonders Rhesus und Kidd, ferner Duffy und Kell). Eine Sofortreaktion tritt durch Aktivierung des Komplementsystems während oder kurz nach der Transfusion auf.

2) Verzögerte hämolytische TR: Die Ak sind zum Zeitpunkt der Transfusion nicht im Antikörpersuchtest nachweisbar, meist weil die Immunisierung länger zurückliegt und der Antikörpertiter unter die Nachweisgrenze gefallen ist. Das Spektrum der auslösenden Ak ist groß, prinzipiell kann jeder Ak eine verzögerte hämolytische TR verursachen. Besonders häufig findet man irreguläre Ak gegen Kidd-, Kell- und Duffy-Antigene. Eine verzögerte hämolytische TR tritt eine bis mehrere Wochen nach einer Transfusion auf.

KL.: 1. Hämolytische Sofortreaktionen:
Schwerste akute Verläufe sind möglich. Über 90 % aller Todesfälle bei hämolytischen TR entstehen nach Sofortreaktionen, in 70 % liegen AB0-Inkompatibilitäten vor. Die Wahrscheinlichkeit schwerer Reaktionen ist besonders hoch, wenn mehr als 200 ml inkompatibles Blut transfundiert wird, Reaktionen können aber schon nach Transfusion von 5 ml auftreten.
- Schweißausbruch, Fieber, Schüttelfrost
- Dyspnoe, Tachypnoe, Blutdruckabfall
- Pruritus, Urtikaria, Flush
- Kopf- und Rückenschmerzen
- Übelkeit, Erbrechen
- Hämoglobinurie mit rötlich-braunem Urin
- Ikterus

Ko.: Schock, akutes Nierenversagen, DIC

2. Verzögerte hämolytische TR:
- Fieber
- Hb-Abfall
- Leichter Ikterus

Lab:
- Freies Hämoglobin im Urin und Plasma (Rotfärbung!)
- Haptoglobin ↓, evtl. Hämopexin ↓ (erst wenn Haptoglobin nicht mehr messbar), LDH und indirektes Bilirubin ↑ (intravasale Hämolyse durch Komplementaktivierung)
- Hb, Erythrozyten, Hkt: Ungenügender Anstieg oder sogar Abfall nach Transfusion

DD: Nichthämolytische Transfusionsreaktionen:
- Allergische Transfusionsreaktionen (ATR) durch Antikörper gegen HLA-Antigene der Leukozyten oder Plasmabestandteile
- Septische Reaktionen durch Kontamination der Blutkonserve mit Bakterien
- Fieberhafte Reaktion durch Pyrogene in der Blutkonserve
- Transfusionsassoziierte akute Lungeninsuffizienz (TRALI): Akute Dyspnoe und Lungenödem innerhalb von 6 h nach Transfusionsbeginn. Ein Lungenödem durch Hypervolämie muss ausgeschlossen werden.

Di.: Anamnese + Klinik + serologische Diagnostik

Th.:
- Transfusion sofort stoppen, venösen Zugang belassen.
  Konserve steril abgeklemmt mit Patienten-Blutproben (EDTA- und Nativblut, möglichst von vor + nach Transfusion) zur serologischen Diagnostik geben (mit Protokoll der Transfusionsreaktion).
- Gabe von Eculizumab so schnell wie möglich als Therapieversuch bei hämolytischer Transfusionsreaktion nach AB0-inkompatibler Transfusion. Der C5-Antikörper führt zu terminaler Komplementblockade.
- Überwachung der Vitalfunktionen, Erfassung + Behandlung von Komplikationen (Volumensubstitution und Infusion von Natriumbikarbonatlösung zur Prophylaxe eines akuten Nierenversagens, antiallergische Therapie, Dialyse bei akutem Nierenversagen u.a.)
- Hämolytische und nichthämolytische TR laufen in Narkose in abgeschwächter Form oder asymptomatisch ab, deshalb die Narkose fortsetzen, bis die Situation beherrscht wird.

Pro:
- Korrekte Blutgruppenbestimmung (AB0, Rhesusantigene, Kell-Antigene) + Antikörpersuchteste durchführen (bei positivem Antikörpersuchtest Ak-Differenzierung). Identitätskontrolle bei Blutabnahme!
- Freigabe einer Blutkonserve zur Transfusion nur bei negativem Ergebnis der Kreuzprobe = Verträglichkeitsprobe: Der Majortest (Verträglichkeitsprobe zwischen Empfängerserum und Spendererythrozyten) ist obligat! Der Minortest (Verträglichkeitsprobe zwischen Spenderserum und Empfängererythrozyten) ist fakultativ. Zeitlich begrenzte Gültigkeit der Kreuzprobe beachten (Deutschland: 3 Tage).
- Sachgemäße Lagerung der Konserven bis zur Transfusion sicherstellen.
- Sind alle Formulare vor einer Transfusion vorhanden?
- Kreuzprobenschein am Patienten auf Übereinstimmung der Daten von Empfänger und Konserve kontrollieren (auch bei Transfusion von Eigenblut)! Auf Verfalldatum und Unversehrtheit der Blutpräparate sowie sachgemäßes Transfusionssystem achten!
- Unmittelbar vor der Transfusion von Blutkomponenten ist vom transfundierenden Arzt oder unter seiner Aufsicht ein AB0-Identitätstest (Bedside-Test) durchzuführen! Dabei wird die AB0-Blutgruppe des Empfängers mittels anti A- und anti B-Ak bestimmt. Auch bei Eigenbluttransfusionen ist ein Bedside-Test mit Empfängerblut und mit Konservenblut vorgeschrieben. Der Bedside-Test ist die letzte Möglichkeit, eine Blutgruppenverwechslung zu bemerken und damit eine potentiell lebensbedrohliche hämolytische Transfusionsreaktion zu verhindern!
- Keine Injektionen/Infusionen zusammen mit der Transfusion (außer isotone Salzlösung).

- Sachgemäßes Transfusionssystem mit Filter und sachgerechte Lagerung der Konserven bis zur Transfusion sicherstellen.
- Transfusionsprotokoll erstellen.
- Minimierung von Fremdbluttransfusionen durch:
  - Eigenblutspenden und -transfusionen bei planbaren Eingriffen
  - Maschinelle Autotransfusion ("recycling" von Wundblut bei Operationen)
- Die Prävention einer verzögerten hämolytischen TR ist schwierig. Wichtig ist die Dokumentation aller Ak (Notfallausweis!) und konsequente Beachtung aller anamnestischen Befunde.

MORBUS HAEMOLYTICUS NEONATORUM [P55.9]

1. Rh-Erythroblastose [P55.0]

Konstellation: rh-negative Frau, Rh-positiver Fet (10 % aller Schwangerschaften): Durch fetomaternale Erythrozytentransfusion im Rahmen früherer Schwangerschaften, Aborte oder pränataler Eingriffe erfolgt eine Sensibilisierung der Mutter mit Bildung (in der Mehrzahl der Fälle) von anti-D-IgG-Ak, die die Plazenta passieren können. Ohne vorausgegangene Sensibilisierung der Mutter bleibt das 1. Kind gesund. Wird diese Frau (von einem Rh-positiven Mann) schwanger und ist der Fetus Rh-positiv, so führt der erneute Antigenkontakt via "booster"-Effekt zu einer hämolytischen Anämie des Feten, in schweren Fällen mit Kernikterus (Hydrops congenitus universalis) und Tod des Feten. In selteneren Fällen sind irreguläre erythrozytäre Ak gegen andere Rhesus-Antigene (c, C, e, E) oder gegen das Kell-Antigen Ursache eines M. haemolyticus neonatorum.

Di.:
- Fetus: Retikulozyten, Erythroblasten, unkonjugiertes Bilirubin ↑
  Positiver direkter Coombs-Test, Anämie
- Mutter: Positiver indirekter Coombs-Test

Th.:
- Austauschtransfusion beim Kind (bei gefährdeten Feten bereits intrauterine Transfusion) → Entfernung der zirkulierenden Antikörper, der geschädigten Erythrozyten und des Bilirubins
- Vorzeitige Entbindung hydropsgefährdeter Kinder nach der 33. Schwangerschaftswoche

Pro: Vermeidung einer Sensibilisierung der rh-negativen Mutter durch Gabe von anti-D-Immunglobulin in der 28. - 30. SSW (bei negativem Antikörper-Suchtest) bzw. generell nach Aborten, Schwangerschaftsabbrüchen und invasiven Eingriffen sowie unmittelbar nach der Geburt eines Rh-positiven Kindes. Durch die anti-D-Prophylaxe ist die Häufigkeit der Rh-Erythroblastose von 0,6 % auf 0,07 % aller Geburten gesunken. rh-negative Mädchen und Frauen im gebärfähigen Alter dürfen keine Rh D-positiven Erythrozytenkonzentrate erhalten!

2. AB0-Erythroblastose [P55.1]

Bei der Blutgruppenkonstellation Kind A oder B und Mutter 0 kann die Mutter außer den nicht plazentagängigen Alloantikörpern vom Typ IgM auch plazentagängige IgG-Antikörper bilden, die eine leichte Hämolyse ohne intrauterine Schäden des Kindes verursachen.

Th.: Therapiebedürftige AB0-Erythroblastosen sind sehr selten. Durch postnatale Fototherapie lässt sich eine Austauschtransfusion meist vermeiden. Blaues Licht wandelt unkonjugiertes Bilirubin in der Haut zu untoxischen Substanzen um, die über Galle und Urin ausgeschieden werden.

AUTOIMMUNHÄMOLYTISCHE ANÄMIEN (AIHA) [D59.1]

1. AIHA durch inkomplette Wärmeautoantikörper vom Typ IgG [D59.1]

Ep.: 70 % aller Patienten mit AIHA haben Wärmeautoantikörper (ca. 1 : 70.000).

Ät.: a) Idiopathisch (45 %)
b) Sekundär (55 %)
- Non-Hodgkin-Lymphome (einschl. chronischer lymphatischer Leukämie = CLL), M. Hodgkin
- Systemischer Lupus erythematodes (SLE) und Kollagenosen
- Virusinfekte (bes. bei Kindern)
- Medikamentös induzierte AIHA:
  - Penicillin- oder Hapten-Typ (IgG-Ak; Medikament bindet als Hapten an die Erythozytenmembran und induziert Ak-Bildung)
  - Immunkomplex- oder Neoantigen-Typ: IgM-Ak bildet mit Medikament Immunkomplex, der an die Erythrozyten bindet → Komplementaktivierung und Hämolyse, z.B. durch Chinidin, Cephalosporine

- Autoantikörper-Typ (IgG-Antikörper, Induktion von medikamentenunabhängigen Auto-Ak), z.B. durch Alpha-Methyldopa oder Fludarabin

Pg.: Wärmeautoantikörper vom Typ IgG binden sich bei Körpertemperatur an die Erythrozyten, ohne eine Hämolyse auszulösen. Die Ak-beladenen Erythrozyten werden durch Phagozytose in Milz und Leber zerstört: extravasale Hämolyse. In schweren Fällen ist die Erythrozytenlebenszeit auf wenige Tage verkürzt. Eine Anämie wird dann manifest, wenn die Erythrozytopoese, die sich bis zum 10fachen der Norm steigern kann, die Hämolyse nicht mehr kompensieren kann.

KL.:
- Hämolytische Anämie
- Evtl. hämolytische Krisen

Indirekte Hinweise: Stark beschleunigte BSG verbunden mit einem schlechten Absetzen der Erythrozyten im Senkungsröhrchen, Schwierigkeiten bei der Blutgruppenbestimmung und beim Ablesen der Kreuzprobe.

Di.:
1. Bei ungeklärtem Hämoglobinabfall und indirekten Hinweisen auf evtl. Wärmeautoantikörper (siehe oben) an die Diagnose AIHA denken!
2. Zeichen einer hämolytischen Anämie (siehe oben)
3. Direkter (monospezifischer) Coombs-Test positiv.
   Bei hohen Ak-Titern - wenn alle Erythrozyten mit Auto-Ak beladen sind - auch indirekter Coombs-Test positiv. Ca. 10 % können jedoch mit dem Coombs-Test nicht detektiert werden (Nachweisgrenze), sensitivere Diagnostik durch Durchflusszytometrie möglich!
4. Ausschluss einer sekundären AIHA:
   - Medikamentenanamnese, Abklingen der Hämolyse nach Absetzen des verdächtigen Medikamentes
   - Diagnostik auf SLE und Non-Hodgkin-Lymphome (Knochenmark-Diagnostik)

Beachte: Eine sekundäre AIHA kann der Grundkrankheit längere Zeit vorausgehen, daher sollte die Diagnose idiopathische AIHA von Zeit zu Zeit überprüft werden!

2. AIHA durch Kälteagglutinine vom Typ IgM [D59.1]

Ep.: 20 % aller Patienten mit AIHA haben Kälteagglutinine

PPh: Kälteagglutinine sind komplementaktivierende, bei 0 - 5°C stark agglutinierende Auto-Ak. Niedrigtitrige Kälteagglutinine sind ein Normalbefund, die klinische Relevanz der Ak ist nicht primär vom Titer abhängig, sondern von der Avidität (Bindungsfähigkeit oder Thermalamplitude) der Ak bei ca. 30°C (Temperatur der Akren bei normalen Außentemperaturen) und der Stärke der ausgelösten Komplementaktivierung. Pseudoagglutinationen bei Blutgruppenbestimmungen (nach Lagerung der Blutprobe bei 4°C) verschwinden nach Erwärmen und lassen sich durch die Verwendung von EDTA-Blut vermeiden.

Ät.:
Verl.:
- Kälteagglutinin-Syndrom (CAS = cold agglutinin syndrome):
  - Passager, meist 2 - 3 Wochen nach einem Infekt (Mykoplasmen, gel. EBV, Röteln)
  - Heilt meist spontan innerhalb 3 - 4 Wochen
  - Anämie, intravasale Hämolyse, bei Abkühlung Akrozyanose möglich
  - Meist polyklonale IgM-Vermehrung
  - Direkter Coombs-Test zeigt Komplementbeladung (C3d, C3c)
  - DD: AIHA vom Wärmetyp, Donath-Landsteiner-Ak, medikamentös induzierte AIHA, HUS
- Kälteagglutinin-Erkrankung (CAD = cold agglutinin disease):
  - Idiopathisch: Alter > 50 J. (sehr selten), eigenständige lymphoproliferative Erkrankung (MYD88L265P-Mutation negativ im Gegensatz zum M. Waldenström)
  - Sekundär: Meist bei B-Zell-Lymphomen
    - Leitsymptom: Akrozyanose bei Kälteexposition - reversibel nach Erwärmung (DD: Bei Raynaud-Syndrom Trikolore-Phänomen - siehe dort)
    - Anämie, nach Kälteexposition zusätzlich schubweise akute Hämolysen
    - Extra- und intravasale Hämolyse mit Hämoglobinurie
    - Blutbild: Polychromasie, Sphärozyten
    - Autoagglutination des Blutes bei Raumtemperatur
    - Hochtitrige monoklonale IgM-Antikörper (meist gegen I/i-Antigenkomplex)
    - Direkter monospezifischer Coombs-Test zeigt starke Komplementbeladung (C3d, C3c)

Di.:
- Indirekte Hinweise: Schwierigkeiten bei der Blutabnahme (Agglutination der Erythrozyten in der Punktionskanüle), MCV falsch hoch durch Agglutination, Schwierigkeiten bei der Erythrozytenzählung, beim Anfertigen eines glatten Blutausstriches, bei der Kreuzprobe.
  BSG bei Raumtemperatur stark beschleunigt, bei 37°C (Inkubator) normale BSG!

- Bestimmung des Kälteagglutinin-Titers bei 4°C und Avidität/Thermalamplitude:
  Wichtig für das Labor: Blut entweder sofort warm abseren (danach darf das Serum abkühlen) oder warm ins Labor schicken. Klinisch relevant sind meist Titer > 1 : 1.024 oder Ak mit hoher Avidität (je näher der Körpertemperatur, umso relevanter).
- Kälteagglutinine vom Typ anti-I finden sich bei Mykoplasmen-Infektion und benigner monoklonaler Gammopathie.
- Kälteagglutinine vom Typ anti-i finden sich bei Mononukleose und malignen Lymphomen.
  Anm.: Vor operativen Eingriffen in Hypothermie unbedingt Kälteagglutinine bestimmen.

3. AIHA durch bithermische Hämolysine (AIHA vom Donath-Landsteiner-Typ) [D59.6]

Syn: Paroxysmale Kältehämoglobinurie

Ep.: Ca. 10 % aller Patienten mit AIHA

- Meist akut nach Virusinfekt im Kindesalter (häufigste AIHA im Kindesalter)
- Rasch entwickelnde intravasale Hämolyse, Hb oft < 5 g/dl, Hämoglobinurie, Abdominalschmerzen u.a.
- Passager, Spontanremission i.d.R. nach Abklingen des Infektes ohne Komplikationen
- Chronische Form bei Lues (heute Rarität)
- Direkter monospezifischer Coombs-Test immer positiv mit Anti-C3d
- Meist polyklonale komplement-aktivierende IgG-Antikörper gegen P-Antigen von Erythrozyten

Di.: Donath-Landsteiner-Test: Bithermische Hämolysine binden sich bei kalten Temperaturen (Kühlschrank) mit Komplement an Erythrozyten und führen bei Erwärmung (37°C) zu Hämolyse. Nachweis von Donath-Landsteiner-Ak.

Therapie der AIHA:

A) Kausal: z.B.
- Sofortiges Absetzen auslösender Medikamente bei Verdacht auf AIHA!
- Behandlung ursächlicher Erkrankungen

B) Symptomatisch
- Supplementierung von Folsäure (5 mg/d), ggf. Vitamin B_{12} zur Unterstützung der gesteigerten Erythrozytopoese
- AIHA durch Wärmeautoantikörper
  1. Kortikosteroide führen in bis zu 80 % d.F. zu einer temporären Remission für die Dauer der Medikation. Die Wirkung tritt erst ab dem 3. Tag ein. Daher konsequente Therapie für mind. 3 - 4 Wochen. Häufige Rezidive mit Notwendigkeit für Erhaltungstherapie.
  2. Bei hämolytischer Krise kann die hoch dosierte intravenöse Gabe von Steroiden und von Immunglobulinen wirksam sein. Diese wird auch bei infektassoziierter AIHA bei Kindern angewendet.
  3. Immunsuppressiva (z.B. Rituximab, Mycophenolat, Cyclophosphamid oder Ciclosporin A) bei unzureichender Wirkung der Kortikosteroide, Rezidiven oder NW
  4. Splenektomie bei vorwiegend lienaler Hämolyse und chronischem Verlauf (Untersuchung mit ^{51}Cr-markierten Erythrozyten). - Erfolgsrate: 50 - 75 %.
- AIHA bei chronischem Kälteagglutinin-Syndrom:
  1. Schutz vor Kälte ist hier das Wichtigste und bei leichten Fällen ausreichend.
  2. Immunsuppressiva oder Chemotherapeutika als individuelle Therapieversuche bei ausgeprägter hämolytischer Anämie: Rituximab ± Bendamustin bei Nichtansprechen z.B. Fludarabin, Cyclophosphamid, Bortezomib
     Anm.: Kortikosteroide und Splenektomie sind unwirksam (führen zur intravasalen Hämolyse!).
  3. Evtl. Plasmapherese bei schweren Verläufen (zur Entfernung der Auto-Ak), ggf. in Kombination mit Immunsuppressiva
  4. Eculizumab zur Blockierung der terminalen Komplementstrecke bei sehr schwerer Hämolysen/Krisen

  Neue Therapieansätze durch frühe Komplementinhibition u.a. mit einem Anti-C1s-mAb = Sutimlimab: Ergab in klinischen Studien eine schnelle und wirksame Blockade der Hämolyse.
- Bluttransfusionen nur nach strenger Indikationsstellung. Rel. Indikation bei normaler kardiopulmonaler Funktion: Hkt < 30 %; Hb 6 - 7 g/dl. Verwendung von leukozytendepletierten EK (Erythrozytenkonzentraten), die im AB0-, Rhesus- und Kell-System kompatibel (identisch) sind. Auch weitere Blutgruppenantigene berücksichtigen.

  Indikation für gewaschene Erythrozytenkonzentrate (EK):
  - Unverträglichkeitserscheinungen trotz Gabe von leukozytendepletierten EK in additiver Lösung
  - Klinisch relevante Antikörper gegen IgA oder andere Plasmaproteine nachgewiesen

Wenn hochtitrige Wärmeautoantikörper auch im Serum des Patienten vorkommen, hat man grundsätzlich das Problem, dass ein eventuell gleichzeitig vorhandener Alloantikörper maskiert sein könnte. (Solch ein Alloantikörper kann sich auch gegen Antigene auf Erythrozyten der Blutgruppe 0 Rhesus negativ richten.) In einem Teil dieser Fälle kann man durch spezielle immunhämatologische Untersuchungen einen Alloantikörper ausschließen. Häufig wird ein sicherer Ausschluss eines Alloantikörpers nicht gelingen. Trotzdem muss der Patient bei entsprechender Indikation transfundiert werden, obwohl das Transfusionsrisiko leicht erhöht ist. Eine positive Kreuzprobe durch freie Ak darf nicht zur Verzögerung einer notwendigen Transfusion führen. Der Patient sollte während der Transfusion engmaschig überwacht werden.

Bei Kälteagglutininen EK in zugelassenen Geräten auf Körpertemperatur erwärmen und Patienten warm-halten.

- Bei ausgeprägter akuter oder chronischer Hämolyse konsequente Thromboembolieprophylaxe, insbesondere bei CA-AIHA

Renale Anämie [N18.9+D63.8*]

Def: Normochrome, normozytäre hyporegeneratorische Anämie, die sich im Verlauf einer chronischen Niereninsuffizienz entwickelt. Bei einer eGFR < 30 ml/min entwickelt die Mehrzahl der Patienten eine renale Anämie. Diese ist ein Risikofaktor für erhöhte Mortalität von Nierenpatienten und verminderte Lebensqualität.

Ät.:
- Hauptursache: Erythropoetinmangel infolge Niereninsuffizienz
- Evtl. Begleitfaktoren: Verkürzte Erythrozytenlebenszeit, Eisenmangel, inadäquate Dialyse, Aluminiumüberladung, Knochenmarkfibrose durch Hyperparathyreoidismus u.a.

KL.: Aspekt: Café au lait-Farbe der Haut (anämische Blässe + Ablagerung von Urochromen)
Allgemeine Anämiesymptome; Klinik der chronischen Niereninsuffizienz

Lab: Meist normochrome Erythrozyten (MCH normal), Retikulozyten vermindert
Messungen des EPO-Spiegels (die nicht erforderlich sind) können noch Werte im Referenzbereich zeigen, es fehlt aber der für Anämien typische Anstieg der EPO-Produktion.

DD:
- Eisenmangelanämie: Gehäuftes Vorkommen bei Niereninsuffizienz durch Blutverluste (Blutentnahmen, Hämodialyse, evtl. gastrointestinale Blutungen)
  Di.: Eisen + Ferritin ↓

Di.: Anamnese (Niereninsuffizienz) + Klinik (normochrome Anämie, Retikulozyten ↓)

Th.:
- Zuerst Eisenmangel ausschließen und bei Bedarf therapieren. Serum-Ferritin auf > 200 bis max. 500 µg/l und Transferrinsättigung auf 30 - 50 % anheben. Bei Dialysepatienten führt eine intravenöse Hochdosis-Eisentherapie im Vergleich zu einer oralen Eisenapplikation zur Einsparung von EPO- und ESA-Präparaten und zu einer signifikanten Verminderung der kardiovaskulären Ereignisse.

  Anm.: Dialysepatienten haben einen Blutverlust von ca. 2,5 l/Jahr (das entspricht etwa 1.000 mg Eisen bei einem angenommenen Hb von 12 g/dl); evtl. zusätzliche Blutverluste durch urämische Blutungsneigung.

- Erythrozytopoese-stimulierende Wirkstoffe (ESA)
  - mit gleicher Aminosäuresequenz wie das humane Erythropoietin. Der beigefügte griechische Buchstabe weist auf das unterschiedliche Glykosylisierungsmuster hin.
    - Epoetin alfa (Erypo®, Eprex®) } Dosierung 3 x/Woche
    - Epoetin beta (NeoRecormon®) } Dosierung 3 x/Woche
    - PEG-Epoetin beta (Mircera®): Längere Wirkdauer (ca. 2 Wochen), Dosierung 1x/Monat
    - Epoetin theta (Eporatio®, Biopoin®)
  - mit abweichender Aminosäuresequenz: Darbepoetin alfa (Aranesp®)
  - Biosimilars sind Zweitanbieterprodukte von rekombinant hergestellten biologischen Arzneistoffen, die den Originalpräparaten ähnlich sind. Sie haben die gleiche Aminosäurestruktur wie humanes Erythropoetin.
    Biosimilars für Epoetin alfa: Abseamed®, Epoetin alfa Hexal, Binocrit®, Epoetin zeta (Silapo®, Retacrit®)

- Roxadustat, ein oral anwendbarer Prolylhydroxylase-Inhibitor

  Ind: Dialyse- und Prädialysepatienten mit symptomatischer renaler Anämie
  NW: Selten grippale Beschwerden, Hautausschlag, passagere Thrombozytose (Thrombosegefahr!), Entwicklung oder Verschlechterung einer präexistenten Hypertonie (30 %), insbesondere bei zu hoher Dosierung → Blutdruck vor Therapiebeginn gut einstellen und kontrollieren! Bei Entwicklung neutralisierender Anti-EPO-Ak kann sich selten eine ESA-induzierte „pure red cell

aplasia“ (PRCA) ausbilden. → Therapie: ESA absetzen, evtl. Immunsuppressiva, bei Bedarf Ery-Konzentrate; optimal: Nierentransplantation
Dos.: Siehe Herstellerangaben. Ziel-Hb: 10,0 - 11,5 g/dl - KDIGO-Empfehlung (bei höheren Werten steigt das kardiovaskuläre und Mortalitätsrisiko an). Danach angepasste, in der Regel deutlich verminderte Erhaltungsdosis. Durch die Therapie der renalen Anämie mit EPO verbessern sich Lebensqualität und Immunstatus der Patienten.
In Erprobung: HIF (hypoxia-inducible [transcription] factor)-Stabilisatoren (z.B. Roxadustat): Sind oral verfügbar und induzieren eine vermehrte Transskription des Erythropoetinantigens und somit einen Anstieg des endogenen Erythropoietins und erhöhen die Verfügbarkeit von Eisen.

- Nierentransplantation (neue Erythropoetinproduktionsstätten)
- Frühzeitig Hepatitis B-Impfung

Anämie bei chronischen Erkrankungen [D64.8]

Syn: Englisch: anemia of chronic disease (ACD); anemia of inflammation (AI); frühere Bezeichnung: Entzündungs- und Tumoranämie; funktioneller Eisenmangel (i.Gs. zum absoluten Eisenmangel)

Vo.: Zweithäufigste Anämieform nach der Eisenmangelanämie!

Def: **Ät.:** Normochrome, normozytäre hyporegeneratorische Anämie im Verlauf einer chronischen Erkrankung (Infektionen, Autoimmunerkrankungen, Diabetes mellitus, maligne Erkrankungen sowohl aus dem Bereich der soliden Tumoren als auch aus dem Bereich der Leukämien und Lymphome).
Die ACD kann sich auch subakut im Rahmen einer schweren akuten Infektion entwickeln.
Ausschlussdiagnose durch fehlenden Nachweis einer der bekannten Anämieformen. Aber: Kombinationen von ACD und anderen Formen der Anämie, insbesondere der Eisenmangelanämie sind nicht selten, dies kann die Diagnosestellung erschweren.

Pg.: Störung der Erythrozytopoese durch proinflammatorische Zytokine (TNF-alpha, Interleukin 1-alpha, Interleukin 1-beta, Interleukin 6, Interferon-gamma etc.), die im Rahmen der genannten disponierenden Grunderkrankungen vermehrt gebildet werden.
Durch die Zytokine wird die Homöostase des Eisenstoffwechsels und die Proliferation der roten Progenitorzellen gestört; zudem wird die ausreichende Synthese von EPO behindert und die Überlebenszeit der Erythrozyten verkürzt. Eine Schlüsselrolle bei der Vermittlung dieser Effekte spielt Hepcidin, ein Typ II-Akut-Phase-Protein, das bei Entzündungen vermehrt gebildet wird.

KL.: Im Vordergrund stehen meist die Symptome der Grunderkrankung (siehe oben.) akzentuiert durch allgemeine Anämiesymptome; Anämiesymptome können gegenüber den unter Umständen erheblichen Beschwerden durch die Grunderkrankung kaschiert oder verschleiert werden.

Lab: Meist normochrome und normozytäre Erythrozyten (MCH und MCV normal); eine hypochrome und mikrozytäre Präsentation ist aber möglich (MCH und MCV meist leichtgradig vermindert). Morphologie der Erythrozyten: Anisozytose, Poikilozytose, Retikulozytenzahl normal oder vermindert; Transferrin-Sättigung (TfS) ↓; Erhöhung von: BSG, Fibrinogen, CRP, Haptoglobin, Ferritin
Messungen des EPO-Spiegels können noch Werte im Referenzbereich zeigen, es fehlt aber der für Anämien adäquate Anstieg der EPO-Produktion.

DD: Alle anderen normochromen und normozytären und hypochromen mikrozytären Anämien

Di.: Anamnese (Grunderkrankung!) + Labor (Ausschluss anderer Anämieformen)

Th.: A) Kausal:
Die wirksame Behandlung der Grunderkrankung ist die beste Therapie der ACD.
Ist die Grunderkrankung nicht heilbar, ist auch die Therapie der ACD palliativ und muss sich in Aufwand und Umfang an diesem limitierten Therapieziel orientieren.

B) Symptomatisch:
- Transfusion von Erythrozyten-Konzentraten bei akutem Bedarf und/oder limitierter Lebenserwartung (keine ausreichende Zeit für das Eintreten eines Effektes durch EPO)
- Gabe von intravenösen Eisenpräparaten in kleinen Dosen bei Eisenmangel (siehe dort); orale Eisengaben sind unwirksam, da Hepcidin die Aufnahme verhindert.
- Gabe von EPO (Erythropoetin) bzw. ESA (Erythrozytopoese-stimulierende Wirkstoffe)
Ind: Tumorpatienten unter Chemotherapie mit symptomatischer Anämie (Hb < 10 g/dl). Vorher Ausschluss anderer Anämieursachen (Blutungen, Mangel an Eisen, Vitamin B_{12} oder Folsäure). Ziel-Hb: Bis 11,5 g/dl (bei höheren Hb-Werten steigt die Letalität an). Alternative: Gabe von Ery-Konzentraten

Prg: Abhängig von der Grunderkrankung

Anämie im Alter [D64.8]

Vo.: Häufigstes hämatologisches Problem bei alten Menschen, zunehmende Inzidenz mit jeder Altersdekade, kein „normaler" Alterungsprozess (!), entsprechend sind die Normbereiche auch hier gültig.

Urs:
1. Mangelzustände (30 %): Eisen, Folsäure, Vitamin B_{12}
2. Anämie bei chronischen Erkrankungen (20 %)
3. Niereninsuffizienz (10 %)
4. Andere Ursachen (40 %): Medikamentös-toxisch, Hormonmangel, hämatologische Systemerkrankungen u.a.

KL.: Anämie im Alter ist oft nur mild ausgeprägt, aber unabhängiger Risikofaktor für 5-Jahresmortalität

Ko.: und weitere relevante Folgen (Leistungsfähigkeit ↓, Gebrechlichkeit ↑, Mobilität ↓, Sturzrisiko ↑, kognitive Funktion und Gedächtnis ↓, Demenzrisiko ↑, Osteoporoserisiko ↑, Muskelmasse ↓, Depressionen ↑)

Di.: Erythrozytenparameter oft nicht eindeutig, da Ursachenüberlappungen möglich (z.B. bei Eisen- und Vitamin B_{12}-Mangel).

Eine Anämieabklärung ist auch beim alten Menschen indiziert (ca. 80 % d.F. können mit adäquatem Aufwand abgeklärt werden), invasive klinische Untersuchungen (z.B. Knochenmarkpunktion) sollten altersadapiert durchgeführt werden nach vorheriger Prüfung der klinischen Konsequenzen.

Th.: Behandelbare Ursachen sollten wie bei jüngeren Menschen behandelt werden, ggf. auch Gabe von Erythrozytenkonzentraten nach Klinik des Patienten

Prg: Abhängig von den Grundkrankheiten

APLASTISCHE ANÄMIE (AA) [D61.9]

Internet-Infos: *www.dag-kbt.de; www.ebmt.org; www.asbmt.org; www.dgho-onkopedia.de*

Def: Knochenmarkversagen mit Aplasie/Hypoplasie des blutbildenden Systems und Panzytopenie (Stammzellerkrankung), Knochenmarkzellularität < 25 %

2 von 3 Kriterien der Tabelle und Knochenmarkzellularität < 25 % müssen erfüllt sein:

3 Schweregrade	Granulozyten	Thrombozyten	Retikulozyten
Nichtschwere AA (nSAA)	< 1.000/µl	< 50.000/µl	< 60.000/µl
Schwere AA (SAA)	< 500/µl	< 20.000/µl	< 20.000/µl
Sehr (very) schwere AA (vSAA)	< 200/µl	< 20.000/µl	< 20.000/µl

Zusätzlich: Keine signifikanten Dysplasien oder Blastenpopulationen im Knochenmark, keine vorausgegangene Strahlen- oder Chemotherapie

Ep.: Selten; Inzidenz in Europa 0,2 Fälle/100.000 Einwohner/Jahr (in China 2 Fälle/100.000 Einw./Jahr); gehäuftes Auftreten bei hormonellen Umstellungen (Adoleszenz, Beginn des Seniums, Schwangerschaft); zum Teil Assoziation mit bestimmten HLA-Antigenen (DR2, DPw3).

Ät.: A. Angeborene aplastische Anämien: selten, z.B. Fanconi-Anämie oder Blackfan-Diamond-Syndrom [D61.0], Dyskeratosis congenita [Q82.8] (Telomerasedefekt mit diagnostischem Nachweis von kurzen Telomeren)

B. Erworbene aplastische Anämien: die meisten Fälle
1. Idiopathische aplastische Anämie (> 70 %), Ursache unbekannt
2. Sekundäre aplastische Anämien durch:
   - Medikamente (ca. 10 %, dosisunabhängige idiosynkratische Reaktion): Chloramphenicol, Phenylbutazon u.a. nichtsteroidale Antirheumatika (NSAR), Goldpräparate, Colchicin, Penicillamin, Phenytoin, Sulfonamide, Thyreostatika u.a.
   - Toxische Stoffe: Benzol (BK-Nr. 1303) - bei einer beruflichen Exposition von 50 ppm-Jahren (Dauer x Höhe der Exposition) beträgt das Erkrankungsrisiko 5 %, bei 100 ppm-Jahre 10 % (WHO-Kalkulation).
   - Ionisierende Strahlen
   - Virusinfekte (ca. 5 % d.F.): z.B. Hepatitisviren, EBV, CMV, HHV-6, HIV, Parvovirus B19

Pg.: Hypothese: Abnormalität der hämatologischen Stammzelle/Stammzellnische und immunologisch (T-Lymphozyten) vermittelter Stammzellschaden. Bei einem Teil der Patienten finden sich somatische Mutationen, bei einem Teil autoreaktive T-Lymphozyten gegen hämatopoetische Stammzellen. Regeneration des Blutbildes nach T-Zell-Depletion durch Antikörpertherapie gegen T-Lymphozyten.

KL.: Die Klinik wird durch den Mangel der einzelnen Blutelemente geprägt.
In manchen Fällen geht der Panzytopenie eine Mono- oder Bizytopenie voraus (15 %).

Anämie	**Granulozytopenie**	**Thrombozytopenie**
↓	↓	↓
Blässe,	Infekte, Fieber	Petechien
Dyspnoe,	Nekrosen,	Zahnfleisch-/Nasenbluten
Müdigkeit,	Mykosen (Haut-/Schleimhautübergänge!)	u.a. Blutungen

DD:
1. Panzytopenie bei normo- oder hyperzellulärem Knochenmark (KM)
   - Myelodysplastisches Syndrom/AML (Knochenmarkbiopsie, Zytogenetik)
   - Hypersplenismus (körperliche Untersuchung, Abdomen-Ultraschall)
   - Vitamin B12- oder Folsäuremangel (Anamnese, körperliche Untersuchung, megaloblastäre Anämie, KM-Befund, Vitamin B12- bzw. Folsäure ↓)
2. Paroxysmale nächtliche Hämoglobinurie (Durchflusszytometrie GPI-verankerter Proteine)
3. Systemischer Lupus erythematodes (antinukleäre und Anti-DNA-Antikörper)
4. Knochenmarkinfiltration durch Leukämien, maligne Lymphome, Karzinome, Mykobakterien (KM-Biopsie, Anamnese, körperliche Untersuchung)
5. Osteomyelosklerose (KM-Biopsie: Fibrose, körperliche Untersuchung)
6. Aplasie nach Chemo-, Strahlentherapie oder toxischer Strahlenexposition (Anamnese)
7. Anorexia nervosa oder lange Hungerphasen (Anamnese, körperliche Untersuchung)

Di.: Diagnostische Maßnahmen dienen der Diagnosestellung, der Klärung der Genese, des Schweregrades, der Durchführbarkeit spezifischer Therapiemaßnahmen und der Prognose:
- Anamnese (Infektionen, Medikamente, toxische Stoffe, ionisierende Strahlen)
- Körperliche Untersuchung (Blutungs-, Infekt-Anämiezeichen, Kleinwuchs, Café-au-lait-Flecken, Skelettabnormalitäten, Leukoplakie, Nageldystrophie, Hyper- und Hypopigmentierung)

- Mikroskopisches Differenzialblutbild, Retikulozytenzahl (Zytopenie ohne Blasten)
- KM-Zytologie/-histologie mit Zytogenetik und Mutationsanalysen (Aplasie, keine Fibrose/Infiltration/Dysplasie, keine MDS-typischen chromosomalen Aberrationen)
- Hochsensitive PNH-Diagnostik auf GPI bzw. -verankerte Proteine (PNH-Klon (meist sehr klein) bei bis zu 70 % der AA-Fälle)
- Virusdiagnostik: Hepatitis A / B / C; HIV; EBV, evtl. CMV
- Vitamin B_{12}, Folsäure, Eisenstatus
- Antinukleäre und Anti-DNA-Antikörper
- Leberfunktionstests, Oberbauch-Sonografie, Ekg, Herz-Echo, Rö-Thorax
- Nach Diagnosesicherung altersabhängig HLA-Typisierung von Patienten und Geschwister

Bei V.a. angeborenes KM-Versagenssyndrom weiterführende Diagnostik (z.B. Chromosomenbruchanalyse, Telomerlängenbestimmung, Mutationsanalyse Telomerkomplex)

Th.: Behandlung des Patienten in einem hämatologischen Zentrum!

A. Supportive Therapie
- Substitution von Erythrozyten- und Thrombozytenkonzentraten (EK und TK)
Familienmitglieder sind als Blutspender verboten, solange Stammzelltransplantation in Betracht kommt. HLA-kompatible TK erst bei nachweisbaren Antikörpern.
- Infektionsprophylaxe/-therapie bei schwerer Neutropenie (< 500/µl): Keimarme Räume, Mundpflege, Antibiotika, Antimykotika, evtl. G-CSF u.a.
- Frühzeitige Chelator-Therapie bei Eisenüberladung (auch ohne EK-Gaben bei ineffizienter Erythrozytopoese und damit fehlendem Einbau des Eisens in die Erythrozyten möglich).

B. Kausale Behandlung bei schwerer aplastischer Anämie:
- Transplantation von allogenen hämatopoetischen Stammzellen (SZT): Bei AA bevorzugt aus Knochenmark (KMT) eines histokompatiblen (HLA-identen) Familienspenders = matched related donor (MRD). In der gemischten Lymphozytenkultur (MLC) dürfen sich Lymphozyten von Spender + Empfänger nicht stimulieren (MLC-Negativität).
Ind: Erstlinientherapie SAA und vSAA bei < 50 Jahre und HLA-identem Familienspender. Bisher kein eindeutiger Konsens über den Einsatz unverwandter SZT als Primärtherapie, obwohl die SZT bei jungen Patienten mit kompatiblen Fremdspendern (10/10-Match auf Allelebene) gute und vergleichbare Ergebnisse zeigt.
Ko.:
  1. Toxische NW der Konditionierungstherapie } Einzelheiten siehe Kap. Akute Leukämie
  2. Infektionen } Einzelheiten siehe Kap. Akute Leukämie
  3. Graft versus host disease = GvHD
  (akut Grad III - IV bis 50 % - chronisch: Kinder 30 %, Erwachsene 50 %)
  4. Transplantatabstoßung (graft rejection (4 - 14 % d.F.) → Ursachen:
  - Unzureichende Immunsuppression (Konditionierung)
  - Unzureichende Zahl von Stammzellen im Transplantat
- Intensivierte immunsuppressive Therapie:
Antithymozytenglobulin vom Pferd (hATG) i.v. + Ciclosporin A (CSA) p.o., Steroide nur zur Kontrolle der akuten NW durch hATG, ggf. Wiederholung bei fehlendem Ansprechen mit ATG vom Kaninchen (rATG) nach 4 - 6 Monaten
Ind: Erstlinientherapie bei:
  1. nSAA mit Substitutionsbedarf
  2. SAA/vSAA bei Patienten > 40 Jahre
  3. SAA/vSAA bei Patienten < 40 Jahre und Fehlen eines histokompatiblen Spenders oder bei sonstigen Gründen, die gegen eine SZT sprechen

Häufigste Frühkomplikation: Sepsis
Das Risiko für ein Rezidiv der AA liegt bei ca. 35 % (CSA mind. über 12 Monate, danach langsame Reduktion), teilweise nur Teilremissionen, Abhängigkeit von CSA.
Spätkomplikationen: Sekundäre klonale Neoplasie (4 % nach 6 Jahren), neue paroxysmale nächtliche Hämoglobinurie-Population (7 % nach 6 Jahren)
- Therapieoptionen der Reserve: HLA-idente allogene SZT, Thrombopoetin-Rezeptoragonist Eltrombopag, Romiplostim (in Studien), rATG, alternative Immunsuppressiva (z.B. Alemtuzumab), Androgene

Prg: Letalität bei Erwachsenen unbehandelt 70 %.
Wichtigste prognostische Parameter sind Granulozytenzahl und Alter bei Diagnosestellung.
5-Jahres-Überlebensraten bei SAA/vSAA nach allogener HLA-identer Familienspender-SZT ca. 80 %, bei HLA-identem (10/10!) unverwandtem Spender ca. 70 %, nach ATG/CSA-Therapie ca. 80 % (z.T. nur Teilremissionen). Die Therapieergebnisse sind bei jüngeren Patienten besser als bei älteren, außerdem nach KMT besser als nach PBSCT (= SZT aus peripherem Blut).

Anm.: Die Panzytopenie stellt den schwersten Grad einer Knochenmarkschädigung dar. Es kann aber auch isoliert nur eine Blutzellreihe geschädigt werden:

- ▶ Isolierte Aplasie der Granulozyten ("pure white cell aplasia = PWCA" [D70.3])
- ▶ Isolierte Aplasie der Thrombozytopoese (amegakaryozytäre Thrombozytopenie)
- ▶ Isolierte Aplasie der Erythrozytopoese: "pure red cell aplasia" = PRCA [D60.9] (selten):
  a) Angeboren (Diamond-Blackfan-Syndrom [D61.0])
  b) Erworben

  Ät.: 1. Genetische Faktoren (idiopathisch)
  2. Assoziation mit Thymom (evtl. Heilung nach Thymektomie)
  3. Parvovirus-B19-Infektion (Di.: Virusnachweis (PCR), Riesenerythroblasten im Knochenmark)
  4. Andere Ursachen: Neoplasien, Paraproteine, Medikamente (z.B. Erythropoetin), postpartal u.a.

  Verlauf: a) akut (reversibel innerhalb 1 Monats; oft bei Kindern)
  b) chronisch (oft bei Erwachsenen)

  Th.: 1. Kausal
  2. Supportive Therapie, Immunsuppressiva, Immunglobuline

Anhang:

HLA-Antigene

Vergleichbar den ABO-Blutgruppenantigenen sind die humanen Leukozyten-Antigene (HLA) genetisch festgelegte Merkmale, die sich an der Oberfläche kernhaltiger Zellen des Menschen befinden und die für die Unterscheidung von körperfremd und körpereigen wichtig sind. Die hochpolymorphen HLA-Antigene sind daher für die Beurteilung der Gewebeverträglichkeit bei Transplantationen von Bedeutung. Antikörper gegen fremde HLA-Antigene können sich nach Bluttransfusionen, während der Schwangerschaft (im Körper der Mutter gegen anders geartete HLA-Antigene des Vaters) und bei Transplantatempfängern bilden. Die genetische Information für die HLA-Antigene befindet sich auf dem Chromosom Nr. 6, im Bereich des sog. MHC (major histocompatibility complex). Innerhalb des MHC kodieren drei Genklassen mit verschiedenen Loci und einer Vielzahl von Allelen die HLA-Antigene:

DP	DQ	DR	C2	Bf	C4A	C4B	B	C	A
Klasse II			Klasse III				Klasse I		

Chromosom Nr. 6 mit Genkarte des HLA-Systems (MHC)

HLA-Antigene der Klasse I kommen auf allen kernhaltigen Zellen vor und präsentieren intrazelluläre Antigenfragmente, wohingegen HLA-Klasse II Antigene vorwiegend auf B-Lymphozyten und Makrophagen exprimiert werden und für die Präsentation extrazellulärer Antigenfragmente von entscheidender Bedeutung sind. Die Gene der Klasse III kodieren die Bildung der Komplementfaktoren C2, C4 und des C3-Proaktivators (Bf).

Bei der Suche nach Blutstammzellspendern unterscheidet man zwei Gruppen:
- Spendersuche unter Geschwistern = Core Family Donor Search (CFDS): Sucherfolg bei einem Geschwisterkind 25 %
- Spendersuche unter (nicht verwandten) Spendern = Unrelated Donor Search (UDS): Da weltweit > 37 Mio. Spender registriert sind, liegt der Sucherfolg bei ca. 90 %.

Ergebnisse von Blutstammzelltransplantationen mit HLA-identischen verwandten und nicht verwandten Spendern sind vergleichbar. Transplantationsrelevant sind fünf HLA-Merkmale: A-B-C-DR-DQ. Da jeder Mensch von Vater und Mutter jeweils ein Merkmal erbt, sind insgesamt zehn HLA-Merkmale bei der Spenderauswahl zu berücksichtigen. Die Bedeutung von HLA-DP bei der Spenderauswahl und auch die Möglichkeit sog. HLA-haploidente Familienspender - also verwandte Spender - vermehrt einzusetzen, die in nur 5/10 HLA-Merkmalen mit dem Patienten übereinstimmen, wird derzeit in Studien geprüft.

Zum Nachweis der polymorphen HLA-Merkmale dienen molekulargenetische Testmethoden.

Telomere und Telomerase

Telomere bilden die Enden linearer Chromosomen und sind wichtig für die chromosomale Stabilität („wie Schnürsenkelenden"). Sie verhindern ihre Fusion, Degradation, Rekombination und helfen bei der Mitose. Beim Menschen bestehen sie aus Wiederholungseinheiten der Sequenz T_2AG_3, verschiedenen Proteinen mit einer Länge von ca. 3 - 15 Kilobasen. Mit jeder Zellteilung verkürzen sie sich und begrenzen bei Erreichen einer kritischen Länge als Tumorsuppressor das Zellwachstum (Hayflick-Limit).
Der Enzymkomplex Telomerase kann durch die Neusynthese von Telomeren dieser Verkürzung in Zellen der Keimbahn, Stamm- und Vorläuferzellen, aber auch in T- und B-Zellen entgegenwirken. Darüber hinaus findet sich Telomeraseaktivität in bis zu 90 % aller Tumorzellen und ermöglicht so unbegrenztes Zellwachstum (therapeutischer Ansatz von Telomeraseinhibitoren).

ERKRANKUNGEN DER WEISSEN BLUTZELLEN UND DER BLUTBILDENDEN ORGANE

Gliederung des Immunsystems

	Antigen-spezifisch	Antigen-unspezifisch
humoral	Antikörper	Komplement-system
zellulär	T- und B- Lymphozyten	Makro-phagen/ Granulozyten

KOMPLEMENTSYSTEM

Das Komplementsystem ist Bestandteil des humoralen Abwehrsystems und besteht aus mehreren Faktoren (C1 - 9), die auf 3 verschiedenen Wegen aktiviert werden können:

1. Klassischer Reaktionsweg:
   Aktivierung durch Immunkomplexe: Ein IgM- oder 2 IgG-Moleküle können nach Antigenkontakt über das Fc-Fragment C_1 fixieren. Dies löst eine kaskadenartige Aktivierung der übrigen Komplementfaktoren aus (Reihenfolge: C1 → 4 → 2 → 3 → 5 bis 9).
2. Alternativer Reaktionsweg:
   Der alternative Komplementweg ist dauerhaft aktiv, da ein kleiner Teil des zirkulierenden C3 kontinuierlich durch Hydrolisierung eines Thioesters autoaktiviert wird („tick over"). Unabhängig von einer Antigen-Antikörper-Reaktion können z.B. bakterielle Antigene direkt C3 aktivieren, gefolgt von der kaskadenförmigen Aktivierung von C5 - 9.
3. Lektin-Reaktionsweg: Antikörper-unabhängige Reaktion. Aktivierung über die Bindung bakterieller Kohlenhydrate durch Mannose-bindende Lektine (MBL), CRP und Serumamyloid A

Inhibitoren verhindern eine spontane bzw. überschießende Aktivierung des Komplementsystems. (C1-Inhibitor beim hereditären Angioödem, C5-Inhibitoren bei atypischem hämolytisch urämischen Syndrom und paroxysmaler nächtlicher Hämoglobinurie).

Komplementkaskade

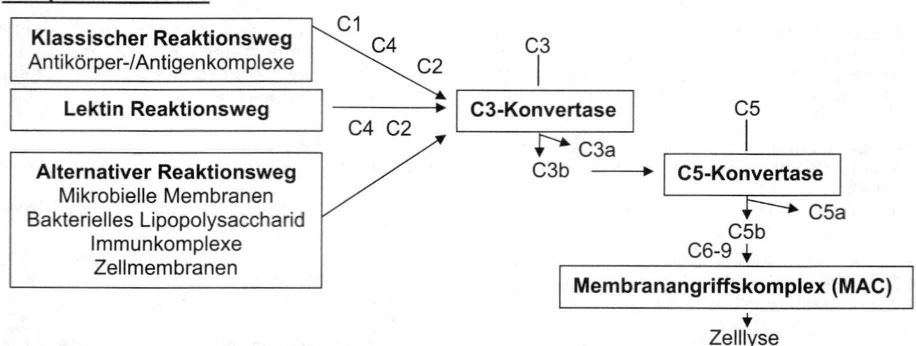

Bedeutung des Komplementsystems:

- Abwehr von Mikroorganismen:
  - Förderung der Phagozytose durch C3b (= Opsonine)
  - Zytolyse von Ak-beladenen Zielzellen durch das Endprodukt der Komplementaktivierungskette (MAC = membrane attack complex = C5b-C9-Komplex)

  Verminderte Abwehrfunktion gegen bakterielle Infekte bei Störungen des Komplementsystems.
- Mitwirkung bei der Manifestation akuter Entzündungsreaktionen:
  Im Verlauf der Komplementaktivierungskaskade entstehen Spaltprodukte, die als Entzündungsmediatoren wirken: z.B. C3a bewirkt eine Freisetzung von Histamin aus Mastzellen und lockt Granulozyten an (Chemotaxis).

Ursachen eines erworbenen Komplementmangels:
1. Verminderte Synthese (Leberzirrhose, Malnutrition)
2. Erhöhter Verbrauch bei Autoimmunerkrankungen mit zirkulierenden Immunkomplexen
3. Manche Infektionskrankheiten

RES / RHS / MPS / MS

Funktionell zusammengehörendes Zellsystem verschiedener mononukleärer Makrophagen, die der Abwehrfunktion dienen. Aschoff und Landau nannten das System retikuloendothelial (RES). Später hieß es retikulohistiozytäres (RHS); heute heißt es Monozyten-Phagozyten-System (MPS) oder Monozyten-Makrophagen-System (MMS).
Die mononukleären Phagozyten (Makrophagen) sind im Blut die Monozyten und im Bindegewebe die Histiozyten. In Milz, Lymphknoten und Knochenmark kommen sie vor als phagozytierende Retikulumzellen und sie kleiden auch die dortigen Sinusoide aus.

GRANULOZYTOPOESE

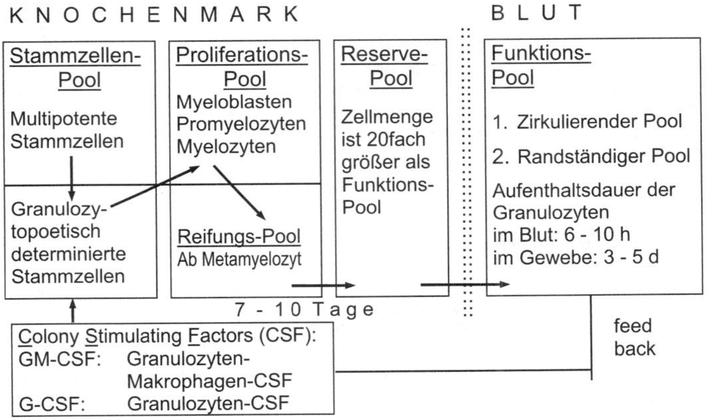

Neutrophile Granulozyten und Vorstufen: Verteilung auf Blut und Knochenmark

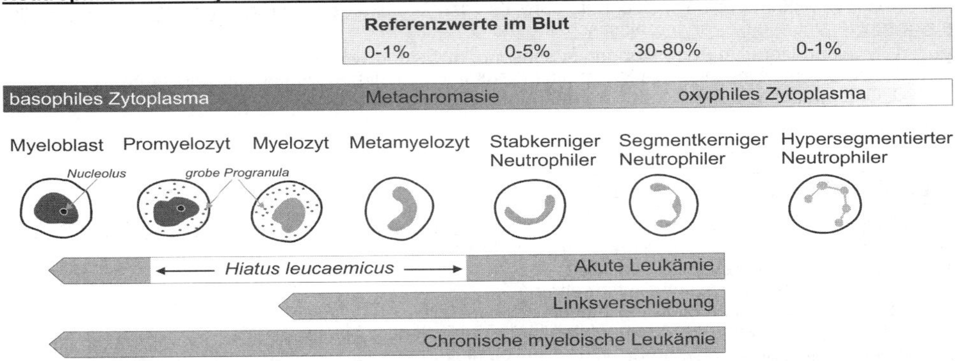

GRANULOZYTEN vermitteln unspezifische zelluläre Abwehrreaktionen insbesonders gegen Bakterien und Pilze (Chemotaxis, Phagozytose, Keimabtötung).

Normalerweise befinden sich 90 % der Granulozyten im Knochenmark, nur 2 - 3 % im zirkulierenden Blut und der Rest im Gewebe. Humorale Signale (z.B. Interleukin 1, Komplementfaktor C3) bewirken eine Freisetzung von Granulozyten aus dem Knochenmark ins Blut.

Im Blut verteilen sich die Granulozyten je zur Hälfte auf einen marginalen Pool an den Gefäßwänden und auf einen mit dem Blut zirkulierenden Pool. Die Aufenthaltsdauer der Granulozyten im peripheren Blut ist nur kurz (HWZ ca. 7 h). Aufgrund ihrer amöboiden Beweglichkeit können die Granulozyten die Kapillaren verlassen, in Gewebe einwandern oder Schleimhäute durchwandern. Ihr Abbau erfolgt im RHS.

Die teilungsfähigen Zellelemente der Granulozytopoese sind der Myeloblast, Promyelozyt und Myelozyt (proliferierender Teil), ab Metamyelozyt findet keine Zellteilung mehr statt. Die Ausreifungszeit vom Myeloblast bis zum reifen segmentkernigen Granulozyten dauert ca. 10 Tage, die Lebenszeit der reifen

Granulozyten beträgt 4 - 5 Tage. Die Knochenmarkreserve an granulopoetischen Zellen reicht im Falle eines plötzlichen Proliferationsstops für 8 - 10 Tage (entsprechend der Reifungszeit vom Myelozyten bis zum Granulozyten), d.h. eine ernste Granulozytopenie tritt erst nach ca. 1 Woche ein (z.B. nach Zytostatikagabe). Bei vorgeschädigtem Mark mit verminderter Reserve setzt die Granulozytopenie allerdings eventuell früher ein (z.B. nach Zytostatikatherapie eines leukämisch infiltrierten Markes).

Der Verteilungsschwerpunkt im Knochenmark liegt beim halbreifen Myelozyt, im peripheren Blut beim Segmentkernigen. Von dieser Verteilung gibt es 2 Abweichungen:

1. Knochenmarkreizung (z.B. bei Entzündungen):
   Die mengenmäßige Verteilung der Granulozyten zeigt im Blut eine Linksverschiebung zu den jüngeren Elementen hin (erhöhter Verbrauch ausgereifter Zellen), im Knochenmark nach rechts zu den reiferen Elementen (Proliferationsreiz und schnellere Ausreifung). Im Blut treten Myeloblasten nur in sehr seltenen Fällen einer extremen Linksverschiebung und dann nur in maximal 1 - 2 % auf (sog. „leukämoide Reaktion").

   Anm.: Bei der Pelger-Huët-Anomalie (einer seltenen Anomalie ohne Krankheitswert) haben die neutrophilen Granulozyten 2 Kernsegmente und können eine Linksverschiebung vortäuschen.
2. Knochenmarkhemmung (z.B. durch Zytostatika):
   Durch mangelnde Ausreifung kommt es im Knochenmark zu einem relativen Überwiegen der jüngsten Vorstufen (Linksverschiebung); im Blut kommt es durch mangelhaften Nachschub zu einem relativen Überwiegen überalterter Zellen (keine Retikulozyten, Vermehrung der hypersegmentierten Neutrophilen) = Rechtsverschiebung im Blut.

SYNDROM DER EXTRAMEDULLÄREN MYELOPOESE

Unter physiologischen Umständen verlassen die zellulären Elemente das Knochenmark erst ab einer bestimmten Reifungsstufe („Ausschwemmsperre"):
- Granulozytopoese: Ab jugendlichem Granulozyt (= Metamyelozyt)
- Erythrozytopoese: Ab Retikulozyt

Dieser selektive Mechanismus soll verhindern, dass unausgereifte, funktionsuntüchtige Zellelemente in die Peripherie geraten. Diese Selektion funktioniert nur im Knochenmark, nicht jedoch in den anderen blutbildenden Organen.
Bei einer extramedullären Myelopoese werden daher aus den Blutbildungsherden in Milz, Leber und anderen Orten (Lymphknoten etc.) auch unreife Vorstufen der Granulozytopoese und Erythrozytopoese ins Blut ausgeschwemmt = leuko-/erythroblastisches Blutbild.

Vo.: 1. Myeloproliferative Erkrankungen (insbesonders Osteomyelosklerose)
2. Knochenmarkinfiltrierende Malignome (Leukämien, maligne Lymphome, Karzinome)
3. Osteopetrose Albers-Schönberg (Marmorknochenkrankheit)

REAKTIVE VERÄNDERUNGEN

Akute bakterielle Infekte führen zu typischen Veränderungen der weißen Blutzellen sowie der Serumeiweiße. Nach Schilling kann man drei Phasen unterscheiden:
1. Neutrophile Kampfphase:
   - Granulozytose mit α_2-Globulinvermehrung
   - Linksverschiebung im Blut (maximal bis Promyelozyt)
   - Toxische Granulation der Neutrophilen (auch bei fehlender Leukozytose!)
2. Monozytäre Überwindungsphase mit α_2 + γ-Globulinvermehrung
3. Lymphozytär-eosinophile Heilphase mit γ-Globulinvermehrung

DD: Granulozytose (Neutrophilie) [D72.8] = Vermehrung der neutrophilen Granulozyten > 7.500/µl

Nach der Pathogenese:
- Vermehrte Bildung und Ausschwemmung (Knochenmark → Blut); Vo.: Infektionen, Polyzythämie, Tumoren, Kortikosteroidtherapie, Stress (Adrenalinwirkung), sympathikomimetische Drogen und Stimulantien (Kokain!), Verletzungen, Traumen
- Quantitative Verschiebung vom Randpool zum zirkulierenden Pool: Infektionen, Intoxikationen, Hypoxie, Adrenalin, sympathikomimetische Stimulantien, Traumen
- Hemmung der Auswanderung aus dem zirkulierenden in den marginalen Pool und ins Gewebe bei Langzeitwirkung von Steroiden

Nach der Ätiologie:
- Physiologisch: Neugeborene, Stress, körperliche Belastung, Schwangerschaft
- Infektionen, insbesonders bakterielle: Ausnahmen mit normaler oder verminderter Granulozytenzahl: Typhus, Brucellose
- Entzündungen: Rheumatisches Fieber, Kollagenosen, Pankreatitis, Abszesse
- Neoplasien, myeloproliferative Erkrankungen
- Gewebsnekrosen: Herzinfarkt, Lungeninfarkt, Verbrennungen u.a.
- Metabolische Störungen: Gichtanfall, thyreotoxische Krise, diabetisches und urämisches Koma
- Medikamente: z.B. Kortikosteroide, Adrenalin, Lithium, G-CSF
- Verschiedenes: Postsplenektomie, nach Koliken, akute Blutungen, akute Hämolyse, Traumen, Schock, Rauchen (Raucherleukozytose)

DD: **Eosinophilie** [D72.1] = Vermehrung der eosinophilen Granulozyten > 360/µl
1. Lymphozytär-eosinophile Heilphase nach bakteriellen Infektionen
2. Allergische Erkrankungen, Arzneimittelfieber, DRESS-Syndrom (drug rash with eosinophilia and systemic symptoms)
3. Parasitäre Erkrankungen gehen einher mit ausgeprägter Eosinophilie: z.B. Wurmkrankheiten einschl. Löffler-eosinophiles Lungeninfiltrat (während der Lungenpassage von Askaridenlarven), Trichinose u.a.
4. Hautkrankheiten (Psoriasis, bullöses Pemphigoid, Dermatitis herpetiformis u.a.)
5. Autoimmunerkrankungen: z.B. EGPA (Churg-Strauss-Syndrom) und Hypersensitivitätsvaskulitis
6. Paraneoplastisch: z.B. gel. bei Hodgkin-Lymphom, Karzinomen
7. Andere Ursachen, Eosinophile Pneumonie, eosinophile Fasziitis, Löffler-Endokarditis, eosinophile Gastroenteritis, M. Addison.
   Hypereosinophiles Syndrom = HES (> 6 Monate andauernde Hypereosinophilie > 1.500/µl mit Organbeteiligung, z.B. Myokarditis; 2 Varianten: Lymphozytische und myeloproliferative Form mit Übergang zur chronischen Eosinophilenleukämie → Steroide, Hydroxyurea, ggf. Imatinib-Therapie)

Merkwort bei Eosinophilie: PANIC = Parasiten, Allergien, Neoplasien, Immunologie, Cutis

GRANULOZYTOPENIE [D70.7]

Internet-Infos: *www.severe-chronic-neutropenia.org*

Syn: Neutropenie

Def: Verminderung der neutrophilen Granulozyten im peripheren Blut < 1.500/µl
- ▶ Schweregrade:
  - Leichte Neutropenie: 1.500 - 1.000 Zellen/µl
  - Mittelschwere Neutropenie: 1.000 - 500 Zellen/µl
  - Schwere Neutropenie: < 500 Zellen/µl
  - Agranulozytose: < 200 Zellen/µl
- ▶ Verlauf:
  - Akut (z.B. nach Chemotherapie) oder chronisch
  - Angeboren oder erworben

Ät.: **I. GRANULOZYTOPENIEN DURCH BILDUNGSSTÖRUNGEN IM KNOCHENMARK**

A) Verminderte Granulozytopoese (aplastische Störung):
1. Knochenmarkschädigung:
   - Chemikalien (z.B. Benzol)
   - Medikamente:
     a) Dosisabhängig, toxisch (z.B. Zytostatika, Immunsuppressiva, AZT, Chloramphenicol)
     b) Dosisunabhängig durch pharmakogenetische Reaktionen (z.B. Phenylbutazon, Ganciclovir, Goldverbindungen, in seltenen Fällen auch Chloramphenicol)
   - Strahlen
   - Autoantikörper gegen Stammzellen (bei manchen Fällen von Immunneutropenie)
2. Knochenmarkinfiltration: Leukämien, Karzinome, maligne Lymphome
3. Osteomyelosklerose

B) Reifungsstörung der Granulozytopoese
1. Schwere angeborene Neutropenie (Reifungsstörungen der Myelopoese):
   - Kostmann-Syndrom: Mutation des HAX-1-Gens
   - Zyklische Neutropenie: Mutation des ELANE-Gens
   Beide Erkrankungen können erfolgreich mit G-CSF behandelt werden.
2. Myelodysplasie-Syndrom
3. Vitamin B_{12}- oder Folsäuremangel mit ineffektiver Granulo-, Erythro- und Thrombopoese

II. GRANULOZYTOPENIEN DURCH GESTEIGERTEN ZELLUMSATZ

A) Immunneutropenien [D70.7]

1. Durch Autoantikörper
   a) Idiopathisch (z.B. Autoimmunneutropenie bei Kleinkindern)
   b) Sekundäre Autoimmunneutropenien bei bekannten Grundkrankheiten:
      - Akut nach Infektionen (z.B. Mononukleose)
      - Chronisch bei HIV-Infektion
      - Maligne Lymphome
      - Systemischer Lupus erythematodes (SLE), Felty-Syndrom, Sjögren-Syndrom
   c) Medikamentös induzierte Immungranulozytopenie (siehe Agranulozytose)
2. Durch Allo-Antikörper gegen Granulozyten:
   - Neonatale Immunneutropenie durch HNA-Ak der Mutter gegen HNA-Antigene der Kinder
   - Alloimmunneutropenie nach allogener Stammzelltransplantation

B) Nichtimmunologisch bedingte Granulozytopenien:

1. Verbrauch: Infektionen (bakteriell, viral, Protozoen)
2. Verteilungsstörung: Hypersplenismus (Pooling der Granulozyten in einer vergrößerten Milz)
3. Virusinfekte

III. KOMBINIERTE BILDUNGS- UND UMSATZSTÖRUNGEN

Anm.: Weitere seltene angeborene Erkrankungen: *Siehe Internet*

KL.: Neutropenien > 1.000/µl sind meist asymptomatisch, zwischen 1.000 und 500/µl nimmt das Infektionsrisiko stetig zu. Bei Werten < 500/µl kommt es regelmäßig zu Infektionen, insbesonders bakterieller Art bis zur Sepsis. Entzündungszeichen sind dabei oftmals abgeschwächt!

Di.:
- (Medikamenten-) Anamnese / Klinik (Infektionen, insbesonders schwere Infekte [Pneumonien])
- Granulozytenzählung (absolute Werte), Differenzialblutbild
- Ausschluss ursächlicher Erkrankungen: Rheumatische Erkrankung, Vitamin B_{12}- oder Folsäuremangel, PNH u.a.
- Suche nach HNA-Ak (HNA = humane neutrophile Antigene)
- Knochenmarkzytologie/-histologie

Th.:
1. Kausal: Absetzen verdächtiger Medikamente, Behandlung einer evtl. Grundkrankheit
2. Symptomatisch:
   - Infektionsschutz, bei hochgradiger Granulozytopenie (< 500/µl) Behandlung in keimarmen Räumen, evtl. bakterielle Dekontamination; bei Fieber oder Infektionen Gabe von Breitbandantibiotika nach Abnahme von Blutkulturen/Abstrichmaterial (siehe Kap. Fieber)
   - Bei Bildungsstörung Gabe von Wachstumsfaktoren der Granulozytopoese (G-CSF)
   - Bei Autoimmunneutropenie bestehen folgende abgestufte Therapiemöglichkeiten:
     - Bei leichter Neutropenie ohne Symptome: Verlaufskontrollen ohne Therapie
     - Bei schwerer Neutropenie: Kortikosteroide und/oder Immunsuppressiva; G-CSF; hochdosierte intravenöse Immunglobulintherapie (Blockade des RHS)

Pro: einer schweren Neutropenie nach Chemotherapie durch Gabe von G-CSF (siehe dort)

AGRANULOZYTOSE [D70.3]

Def: Medikamentös induzierte Immungranulozytopenie mit plötzlicher Zerstörung aller Granulozyten und z.T. auch granulopoetischer Vorstufen. Granulozytenzahl < 200/µl; dosisunabhängige Reaktion

Ät.: Auslösende Medikamente sind zahlreich; die wichtigsten sind:
- Das Analgetikum Metamizol = Novaminsulfon (Agranulozytoserisiko mit unterschiedlichen Häufigkeitsangaben: < 1 : 10.000 Anwendungen ?)
- Nichtsteroidale Antiphlogistika und der Thrombozytenaggregationshemmer Ticlopidin
- Thyreostatika Carbimazol, Thiamazol, Propylthiouracil
- Sulfonamide, Sulfasalazin, Cotrimoxazol
- Das Neuroleptikum Clozapin; das Antidepressivum Clomipramin
- CD20-Antikörper Rituximab; die (kontraindizierte) Kombination Azathioprin + Allopurinol

Pg.: Medikamente (Hapten) + Plasmaprotein verbinden sich zum Vollantigen und lösen bei wiederholter Zufuhr eine Antikörperbildung aus. Komplexe aus Vollantigen und Antikörper lagern sich an die Granulozytenoberfläche an und führen unter Beteiligung von Komplement zu einer Leukozytolyse.

KL.: Akutes Auftreten mit der Trias: Fieber (Schüttelfrost), Angina tonsillaris (evtl. ulzerierend), Stomatitis aphthosa, evtl. Sepsis. Die Granulozytenzahl kann im Blut bis auf Null absinken und sich nach Absetzen des auslösenden Medikamentes innerhalb 1 Woche erholen.

Knochenmark: Reifungshemmung der Granulozyten mit Vorherrschen der Promyelozyten (Promyelozytenmark) bei normaler Erythro- und Thrombopoese.

Th.: Absetzen aller vorher eingenommenen Medikamente, keimarme Räume, bei Fieber Gabe von Breitbandantibiotika (siehe Kap. Fieber); evtl. Gabe von G-CSF (granulocyte colony stimulating factor)

GRANULOZYTENFUNKTIONSSTÖRUNG [D71]

Vo.: Seltene, meist angeborene Erkrankungen mit erhöhter Anfälligkeit für bakterielle Infekte: Siehe Kap. Immundefekte/Phagozytose-Defekte

LYMPHOZYTEN

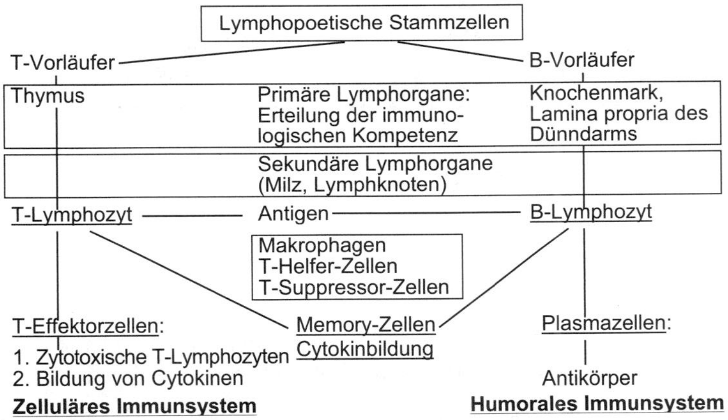

T-Zellen spielen eine wichtige Rolle:
1. In der Abwehr von Infektionen, bes. durch Pilze, Viren, Mykobakterien
2. Tumorabwehr
3. Allergie vom verzögerten Typ
4. Transplantationsimmunität

Phänotypisierung der Lymphozyten und Monozyten aufgrund der zugehörigen CD-Oberflächenantigene:

Zellpopulation	Oberflächen-antigene
Thymozyten	CD 1
Alle T-Lymphozyten	CD 3
T-Helferzellen	CD 4
T-Suppressor-Zellen	CD 8
Monozyten	CD 14
B-Zellen	CD 19+79+20
NK-Zellen	CD16+56
Plasmazellen	CD19+38+138

Referenzwerte (Zellzahl /µl)	
Monozyten	170 - 350
B-Zellen	70 - 210
T-Zellen gesamt	750 - 1.350
T-Helferzellen	500 - 900
T-Suppressorzellen	220 - 580
T-Helfer-/T-Suppressor-Quotient (T_4/T_8)	> 1

Unter funktionellen Aspekten werden T-Helferzellen differenziert:
TH1-Zellen produzieren in erster Linie die Zytokine Interleukin-2 und Interferon-γ und stimulieren vorzugsweise die zellvermittelte Immunabwehr.
TH2-Zellen produzieren hauptsächlich Interleukin 4 und 5 und regulieren vorzugsweise die humorale (Ak-vermittelte) Immunabwehr.

Plasmazellen produzieren Immunglobuline, die als Ak in Aktion treten: (IgD ist in der Tabelle nicht aufgeführt)

IgG	IgA	IgM	IgE
MG: 150 kDa Hauptanteil der Ak i.S. neutralisiert Bakterientoxine und Viren, aktiviert Komplement, plazentagängig! Im Komplex mit Bakterien erfolgt Adhärenz an Phagozyten, Spätreaktion der Immunantwort 4 IgG-Subklassen, ferner Allotypen Vo.: Rhesus-Isoagglutinine, Wärmeautoantikörper Norm: 7 - 16 g/l HWZ: ca. 3 Wochen	MG: 160 kDa 90 % monomer, 10 % polymer. Vorkommen als Serum-IgA und sekretorisches IgA In allen Körpersekreten; Schutz der Schleimhäute, nicht plazentagängig Norm: 0,7 - 4,0 g/l HWZ: 6 Tage	MG: 970 kDa Fixiert Komplement, vermag zu agglutinieren, Abwehr der ersten Linie (Frühreaktion der Immunantwort), nicht plazentagängig Vo.: AB0-Isoagglutinine, Kälteagglutinine, Rheumafaktor, M. Waldenström, Nachweis frischer Virusinfekte Norm: 0,4 - 2,3 g/l HWZ: 5 Tage	MG: 190 kDa Als sessile Ak an Mastzellen und basophile Granulozyten gebunden; bei Kontakt mit Antigen kommt es zur Degranulation der Mastzellen und Freisetzung biogener Amine (z.B. Histamin), Typ I-allergische Reaktion Vo.: Urtikaria, Quincke-Ödem, Anaphylaxie, atopische Erkrankungen, allergische Gastroenteritis; parasitäre Infektionen Norm: 12 - 240 µg/l HWZ: 2 Tage

Schema eines IgG:

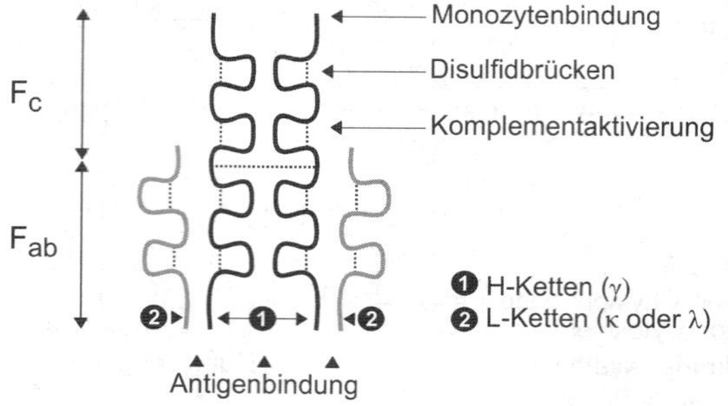

Immundefekte [D84.9]

Internet-Infos: *www.immundefekt.de; www.esid.org; www.dsai.de; www.omim.org; www.find-id.net; S2k-Leitlinie*

Syn: Immundefizienz; engl. immunodeficiency

Def: Störung des Immunsystems, die zu einer inadäquaten Antwort des Organismus bei Einwirkung immunogener Reize führt.

Ep.: Prävalenz: geschätzt: 12/100.000, entspricht 10.300 Patienten in der BRD

Ät.: **I. Primäre angeborene Immundefekte (PID):**

A) Immundefekte der zellulären und humoralen Immunität: Klassifikation u.a. nach Fehlen (-) und Präsenz (+) von T-/B-Zellen (engl. severe combined immunodeficiency = SCID): ca. 2.000 Patienten in der BRD

- T-B+NK-SCID:
  - X-linked SCID [D81.2] (1 - 2 : 100.000): Bis 40 % aller SCID. X-chromosomaler Erbgang mit Mutation im IL2RG-Gen für die gemeinsame γ-Kette des IL 2-Rezeptors. Diese Kette ist integraler Bestandteil mehrerer Interleukinrezeptoren (IL 2, IL 4, IL 7, IL 9, IL 15, IL 21) und dient der Signaltransduktion.
  - JAK 3-Mangel [D81.2]: Bis 20 % aller SCID. Mutation in beiden Allelen für die zytoplasmatische Tyrosinkinase JAK 3, die gemeinsam mit der γ-Kette der Signaltransduktion dient.
- T-B-SCID:
  - Adenosin-Deaminase (= ADA)-Mangel [D81.3]: 15 % aller SCID, autosomal rezessiver Erbgang mit Mutation im Gen für das ubiquitäre Enzym Adenosin-Deaminase → toxische Stoffwechselprodukte. 3 Formen: Early onset = klassischer ADA-Mangel: 80 % d.F., Manifestation in den

ersten 3 Lebensmonaten, ADA-Aktivität < 0,01 %, in 50 % Skelettfehlbildungen, Hepatitis, renale, neurologische Beteiligung, fortschreitende Schwerhörigkeit. Delayed onset: 15 % d.F., 1. - 2. Lebensjahr, 0,1 - 2 % ADA- Aktivität. Late onset: 5 % d.F., 3. - 15. Lebensjahr (selten später), 2 - 5 % ADA-Aktivität. Persistierende HSV-Infektion, rezidivierende sinubronchiale Infektionen, v.a. mit Pneumokokken. Autoimmunerkrankungen (Anämie, Thrombozytopenie).
Th.: SZT (Stammzelltransplantation), Enzymsubstitution (PEG-ADA), Gentherapie
- Seltene SCID-Formen: RAG 1-/RAG 2-Mangel; Artemis-Mangel

- Kombinierte Immundefekte
  - Omenn-Syndrom [D81.8]: Stark erhöhtes IgE, eosinophile Lymphadenopathie, Erythrodermie, generalisierte Ödeme.
  - MHC Klasse I-Mangel [D81.6]: *Siehe Internet*
  - MHC Klasse II-Mangel [D81.7]: Mutation in Transkriptionsfaktoren (CIITA, RFX5, RFXAP, RFXANK) für das MHC-II-Protein → Gesamt-Lymphozytenzahl normal, CD4+ ↓; KL.: Wachstumsretardierung, chron. Diarrhoe und respiratorische Infekte, hepatobiliäre Beteiligung
  - ZAP 70-Mangel [D81.8]: Autosomal rezessiver Erbgang mit Mutation im Gen für die Tyrosinkinase ZAP 70. Lymphozytose! CD8+ ↓, CD4+ normal.
  - DOCK8-Mangel: Mutation im DOCK8 Gen: Hypereosinophilie, rezidivierende Infekte, schweres atopisches Ekzem, ausgeprägte Virusinfektionen der Haut, erhöhte Tumorrate
  - CD40-Ligand-Mangel: Kombinierter IgA und IgG-Mangel bei normalem/erhöhtem IgM und normaler B-Zellzahl. Zählt zu den Hyper-IgM-Syndromen [D80.5]: Fehlender Isotypenswitch von IgM zu IgG; verschiedene Subtypen: X-chromosomal, 70 % Mutation des CD40L Gens: Rezidivierende Neutropenien, Parvovirus B19-assoziierte aplastische Anämie, Autoimmunerkrankungen. Infektionen mit intrazellulären/opportunistischen Erregern (z.B. Pneumocystis jirovecii, Histoplasma, Toxoplasma gondii, Kryptosporidien). Autosomal-rezessive Form, 30 % B-Zell-Defekt, siehe dort.

B) Kombinierte Immundefekte mit syndromalen Zeichen:

- Wiskott-Aldrich-Syndrom [D82.0]: X-chromosomal rezessiver Erbgang (1 - 2 : 1 Mio). Ekzem in 80 % vor dem 6. Lebensmonat, kongenitale Thrombozytopenie, rezidivierende Infektionen, Malignomrisiko ↑. Strenge Genotyp-Phänotypkorrelation: Je schwerwiegender die Mutation, desto ausgeprägter die Klinik. Minimalform: X-gebundene Thrombozytopenie (XLT). Di.: Kleine Thrombozytengröße (im Gegensatz zur ITP). Th.: SZT
- DNA-Reparatur-Defekte:
  - Ataxia teleangiectasia [G11.3]
    Syn: Louis-Bar-Syndrom (3 : 1 Mio Lebendgeburten), ca. 300 Patienten in der BRD. Autosomal rezessiver Erbgang mit Mutationen im ATM-Gen → Chromosomeninstabilität. Progressive zerebelläre Ataxie, okulokutane Teleangiektasie zwischen dem 4. und 8. Lebensjahr, rezidivierende sinubronchiale Infektionen, Malignome, Radiosensitivität. AFP ↑, CEA ↑
  - Nijmwegen breakage syndrome [D82.8]: Ähnliche Klinik, aber keine Teleangiektasie, zusätzlich Mikrocephalie, „Vogelgesicht" .
  - Bloom-Syndrom [D82.8]: Ähnliche Klinik, zusätzlich Kleinwuchs, „Vogelgesicht"
- DiGeorge-Syndrom (DGS) [D82.1]:
  75 % Neumutationen mit Mikrodeletion 22q11.2; 1 : 4.000 - 6.000 Lebendgeburten. Das DGS gehört zu den Erkrankungen der CATCH 22-Gruppe (cardiac defect, abnormal face, thymic hypoplasia, cleft palate, hypocalcemia, 22q11 deletion). Entwicklungsdefekt der 3. und 4. Schlundtasche: Herzfehler, Anomalien der Niere und Harnwege, Aplasie der Gl. parathyroidea → neonatale Hypokalzämie → neonatale Tetanie, Dysmorphie, Thymushypoplasie → T-Zellmangel → rezidivierende virale Infekte. Die kardiale Beteiligung ist meist der lebenslimitierende Faktor. Der Immundefekt „heilt" häufig bis zum Ende des 2. Lebensjahres aus! Th.: Bei totaler Thymusaplasie evtl. SZT, Thymustransplantation; symptomatisch.
- Hyper-IgE-Syndrome (HIES) [D82.4]:
  - Autosomal dominanter Erbgang (Hiob-Syndrom; engl. Job syndrome): Häufigste Form, ca. 200 in der BRD, Pathologien des Immunsystems (IgE ↑↑, Eosinophilie, (kalte) Abszessbildung v.a. mit Staphylococcus aureus und Haemophilus influenzae, Pneumonien, Malignome, Autoimmunerkrankungen), der Zähne (Milchzahnpersistenz), des Bindegewebes/Haut (chronisches Ekzem, chronisches Candidose der Haut und der Nägel, Bronchiektasen, Pneumatozelen, „grobe" Fazies, Hypermobilität) und des Skeletts (pathologische Frakturen)
  - Autosomal rezessiver Erbgang: Ähnliche Klinik ohne skelettale, dentale Beteiligung
  - Comel- Netherton-Syndrom [Q80.3]: Kongenitale Ichthyosis, „Bambushaare", atopische Diathese, rezidivierende bakterielle Infekte.
- PNP-Mangel [D81.5]: Autosomal rezessiver Erbgang. Mangel an ubiquitärer Purinnukleosidphosphorylase → toxische Stoffwechselprodukte. SCID mit neurologischer Symptomatik. Harnsäure < 1 mg/dl, AIHA
- Weitere: Knorpel-Haar Hypoplasie (Kleinwuchs, Zytopenien, spärliche Haare, Malignomanfälligkeit); Transcobalmin-2-Defekt: (megaloblastäre Anämie, Panzytopenie); anhidrotische ektodermale Dysplasie mit Immundefekt [Q82.4] → *Siehe Internet*

C) Antikörpermangel [D80.9]: (ca. 55 %, ca. 6.000 Patienten in der BRD)

- Reduktion aller Ig-Isotypen mit verminderten oder fehlenden B-Zellen
  - Bruton' Agammaglobulinämie [D80.0] (engl. XLA: X-linked agammaglobulinemia): X-chromosomaler Erbgang mit Mutation im Btk-Gen (Bruton tyrosine kinase) auf Xq 21.3-22, häufigste Form (90 % d.F. - 1 : 200.000, ca. 500 Patienten in der BRD). Reifungsstopp von prä-B-Zellen zu reifen CD19+ B-Zellen (< 2 %). Keine Lymphknoten tastbar, keine Tonsillen! Echoviren-Enzephalitis, häufig Arthritiden
  - Agammaglobulinämie mit autosomal-rezessiven Erbgängen: z.B. Mutation im μ-Ketten-Gen oder Leichtketten-Gen, auch Mädchen erkranken!
  - Myelodysplasie mit Hypogammaglobulinämie, auch bei Monosomie 7, Trisomie 8
- Reduktion von mind. 2 Ig-Isotypen mit normaler bis leicht erniedrigter B-Zellzahl
  Common variable immunodeficiency (CVID) [D83.9]:
  Syn: Late onset hypogammaglobulinemia
  35% aller Immundefekte, ca. 3.600 Patienten in der BRD, 2 Altersgipfel: 1 - 5 und 16 - 20 Jahre. Heterogene Gruppe von Hypogammaglobulinämien mit/ohne T-Zelldefekt. IgG ↓ und IgA und/oder IgM ↓; fehlende Isohämagglutinine, viele Autoimmunerkrankungen: Zytopenien, SLE, RA, PBC, Sarkoidose, granulomatöse Erkrankungen u.a., 50-fach erhöhtes Malignomrisiko
- Kombinierter IgA und IgG-Mangel bei normalem/erhöhtem IgM und normaler B-Zellzahl
  Früher: Hyper-IgM-Syndrome [D80.5] → *siehe Internet*
- Isotypen- und Leichtketten-Mangel bei normaler B-Zellzahl
  - Isolierter IgG-Subklassenmangel [D80.3]: Normalerweise asymptomatisch, nur wenige Patienten haben rezidivierende virale und bakterielle Infekte.
  - IgA mit IgG-Subklassenmangel [D80.3]: ca. 500 Patienten in der BRD. Rezidivierende bakterielle Infekte
  - Selektiver IgA-Mangel [D80.2]
    Häufigster primärer Immundefekt (1 : 400), in 50 % IgE ↓
    1. Patienten ohne IgA: hohes Risiko für Anti-IgA-Ak: ***Cave*** bei Gabe von Blutprodukten (Anaphylaxie)
    2. Patienten mit niedrigem IgA: Häufig asymptomatisch, aber Zöliakie-ähnliche Enteropathie, Allergien, Autoimmunerkrankungen (SLE, RA, perniziöse Anämie). Progress in CVID möglich
- Spezifischer Antikörpermangel bei normalen Immunglobulinen [D80.9]
  Vermutlich sehr häufig, hohe Dunkelziffer. Defekte Ak-Antwort auf Polysaccharid-Ag bei normalen Immunglobulinwerten. Di.: Pneumokokkenantikörper vor und nach Pneumokokken-Impfung (= Polysaccharid-Ag), keinen Konjugatimpfstoff verwenden
- Transiente Hypogammaglobulinämie der Kindheit [D80.7]
  Alter: 6 Monate bis 6 Jahre; IgG obligat ↓, IgA und IgM fakultativ ↓ bei normaler Impfantwort auf Proteinantigene, rezidivierende eitrige Atemwegsinfekte, selten schwere Infekte

D) Immundefekte mit Immundysregulation

- Familäre hämophagozytierende Lymphohistiozytosen (FHL): Gruppe von verschiedenen genetisch determinierten Erkrankungen mit hoher Letalität. Eine unkontrollierte Proliferation und Aktivierung von Lymphozyten und Histiozyten führt zu einer massiven systemischen Inflammation → Hepatosplenomegalie, (Pan-)Zytopenie, Hämophagozytose, Ferritin ↑↑↑und sIL-2-Rezeptor ↑. Der Perforin-Mangel (FHL2) ist die häufigste Erkrankung dieser Gruppe
- Familiäre Hämophagozytose mit (partiellem) Albinismus [E70.3]
  - Chediak-Higashi-Syndrom: Partieller Albinismus, Infekte, Riesenlysosomen im Blutausstrich (sehr einfache Diagnostik!), hämorrhagische Diathese, Neutropenie
  - Griscelli-Syndrom-2: Ähnliche Klinik, keine Riesengranula
  - Hermansky-Pudlak Syndrom 2: Partieller Albinismus, Infekte, hämorrhagische Diathese, Neutropenie, Lungenfibrose
- Defekte der regulatorischen T-Zellen: Der häufigste Defekt dieser Gruppe ist das X-chromosomal vererbte IPEX-Syndrom. Namengebende Klinik: Immundysregulation, Polyendokrinopathie, Enteropathie sowie Ekzeme, hämolytische Anämie und Thrombopenie
- Autoimmunlymphoproliferative Syndrome (ALPS) [D84.8]
  Verschiedene Mutationen im Fas, Fas-Ligand, Caspase 6 und Caspase 10 pathway der Apoptose führen zu verlängerter Lymphozytenüberlebenszeit. Bis zum 5. Lebensjahr einsetzende massive Lymphoproliferation mit Lymphadenopathie, Hepatomegalie, in 1/3 d.F. isolierte Splenomegalie, Autoimmunphänomene, v.a. Zytopenien, Malignome. Keine B-Symptomatik. Lymphopenie oder Lymphozytose mit Exzess an CD4/CD8 doppelt negativen T-Zellen, Eosinophilie, IgG, IgA und IgE ↑, (IgM variabel).
  Th.: Symptomatisch; bei Zytopenien: Kortikoide, Immunsuppressiva, Splenektomie, sehr selten SZT erforderlich
- Immundysregulation mit Colitis:
  Verschiedene Mutationen, die zu einem (funktionellen) IL-10 Mangel führen: Chronisch entzündliche Darmerkrankungen, Arthritiden, rezidivierende Atemwegsinfekte, Lymphome, Follikulitiden.

- Anfälligkeit für EBV Infektionen:
  - XLP1: X-linked lymphoproliferative syndrome-1 (XLP-1) - Syn: Purtilo-Syndrom, Duncan's disease 1 - 3 : 1 Mio Knaben. X-chromosomaler Erbgang, Mutation im SH2D1A Gen → fehlende Inhibierung einer EBV-induzierten B-Zellstimulation: Fulminante Mononukleose mit massiver Lymphoproliferation innerhalb von 8 Wochen nach einer EBV-Infektion mit fast 100 % Letalität. Fieber, extreme Hepatosplenomegalie (Milzruptur!), Hämophagozytose, periphere (Pan-)Zytopenie, extrem hohe Ferritinwerte, Hyperneopterinämie, Hypertriglyzeridämie.
  - XLP-2: Mutationen im XIAP Gen mit ähnlicher Klinik. Etwa ein Drittel der betroffenen Patienten entwickelt neben einer massiven Lymphoproliferation eine frühkindliche chronisch-entzündliche Darmerkrankung

E) Phagozytose-Defekte, ca. 900 Patienten in der BRD
- Kongenitale Neutropenien [D70.0]
  - Def: Angeborener Mangel an neutrophilen Granulozyten; mild/moderat/schwer: Granulozyten < 1.500/1.000/500/µl.
  - KL.: Hautabszesse, Stomatitiden, Lymphknotenabszesse, rezidivierende respiratorische Infekte, und chronische Diarrhö mit extrazellulären (v.a. gramnegativen Bakterien und Staphylokokken) und intrazellulären Erregern (v.a. Pilze), wenig Eiterbildung! Patienten sind oft kränker als Labor und Bildgebung es vermuten lassen, da Entzündungsreaktionen fehlen. Ca. 90 % profitieren von einer G-CSF Gabe. Meist ist eine SCT/KMT obligat
  - Lab: Eosinophile ↑, Immunglobuline ↑

    Schwerer Verlauf: Autosomal-dominante Formen durch Mutation im ELANE- und GFI1-Gen: Myelodysplasie und Lymphomneigung; autosomal-rezessive Form: Kostmann-Syndrom; X-chromosomal rezessiv vererbte Form: Mutation HAX1-Gen. Unbehandelt letal im ersten Lebensjahr. Präleukämisches Syndrom: Häufig Übergang in MDS oder AML

    Milderer Verlauf: Glykogenspeicherkrankheit Typ 1b: zyklische Neutropenie, Barth-Syndrom
  - Shwachman-Diamond-Syndrom [Q45.3]: Häufigste Entität dieser Gruppe, autosomal rezessive Mutation im SBDS Gen → Chemotaxis ↓, Neutropenie, Pankreasinsuffizienz → Wachstumsretardierung. Ab dem 4. Lebensjahr zusätzlich Anämie, Thrombozytopenie, also Knochenmarkversagen. In 10 % MDS oder AML
- Defekte der Motilität: Leukozytenadhäsionsdefekte [D71]

  LAD I: Häufigste Form, autosomal rezessive Mutation im ITGB2-Gen → defekte β-Kette (CD18) der gemeinsamen Kette der β-Integrine CD18/CD11a, CD18/11b, CD18/11c → fehlende Neutrophilen-Adhäsion an endothelialen Rezeptoren ICAM-1 und ICAM-2 → reduzierte Adhärenz, Chemotaxis und Endozytose. Lab: CD18 ↓; KL.: verzögerter Nabelschnurabfall (> 30 Tage), Omphalitis, fehlende Eiterbildung trotz ausgeprägter Neutrophilie von 10.000 - 100.000/µl!, Peridontitiden: Früher Zahnverlust

  LAD II und LAD III: *Siehe Internet*
- Defekte im Respiratory Burst:

  Septische Granulomatose [D71]: Häufigster Phagozytendefekt, 1:250.000 Geburten, ca. 400 Patienten in der BRD

  Ät.: Enzymdefekt der NADPH-Oxidase durch verschiedene Mutationen im Gen für die Untereinheiten gp91 phox (70 % der Fälle, X-chromosomal), oder p22 phox (5 %), p47 phox (20 %) und p67 phox (5 %) (alle autosomal rezessiv). Opportunistische Infektionen. Ausgeprägte Granulombildung durch überschiessende proinflammatorische Antwort

  Di.: FACS-Diagnostik mit dem Dihydrorhodamin (DHR)-Test

  Th.: Trimethoprim-Sulfamethoxazol-Prophylaxe reduziert schwere Infektionen um 50 %. IFNγ reduziert die Anzahl schwerer Infektionen um 70 %. KMT

F) Weitere Immundefekte: Siehe Internet *S2-Leitlinie*
- Defekte der intrinsischen und natürlichen Immunität: Erkrankungen mit Anfälligkeiten gegen spezielle Erreger wie Tuberkuloseerreger, Salmonellen, Viren (v.a. Herpesviren) und Candida (z.B. Formen der chronisch-mukokutanen Candidiasis, CMC).
- Autoinflammatorische Erkrankungen: Hierunter fallen u.a. die Typ-I-Interferonopathien und die periodischen Fiebersyndrome, wie z.B. das familiäre Mittelmeerfieber → siehe dort.
- Komplement-Defekte → siehe dort

II. Sekundäre Immundefekte:

Iatrogen: Zytostatika, Immunsupressiva, Radiotherapie, Glukokortikoide, Antikonvulsiva u.a.
Malignome: Lymphome, Leukämien, Plasmozytom u.a.
Infektionen: HIV, EBV, CMV, Masern, Mykobakterien, Cryptococcus u.a.
Systemisch entzündliche Erkrankungen: SLE, rheumatoide Arthritis, Sarkoidose u.a.
Proteinverlust: Enteral: Eiweißverlust-Enteropathie, intestinale Lymphangiektasie; renal: Glomerulo- und Tubulopathien, Urämie; kutan: Verbrennungen
Andere: Malnutrition (häufigste Ursache, weltweit vor HIV Infektion), Asplenie, Sichelzellanämie, Down-Syndrom, Alkoholembryopathie, Diabetes mellitus, Lebererkrankungen

KL.: Warnzeichen für primäre Immundefekte:
1. Pathologische Infektanfälligkeit: "ELVIS": Erreger, ungewöhnliche Lokalisation, Verlauf, Intensität und Summe (Zahl der Infekte); Maiorinfektionen: Pneumonien, Meningitis, Sepsis
2. Immundysregulation: "GARFIELD": Granulome, Autoimmunität, rezidivierendes Fieber, ungewöhnliche Ekzeme, Lymphoproliferation, chronische Darmentzündung
3. Gedeihstörung bei Kindern; Gewichtsverlust, Diarrhö bei Erwachsenen
4. Auffällige Familienanmnese (mit Immundefekten)
5. Labor: Lymphopenie, Neutropenie, Hypogammaglobulinämie

Medizinische Notfälle, die rascher Klinikaufnahme bedürfen:
- Erythrodermie in den ersten Lebenswochen
- Schwere Lymphopenie im 1. Lebensjahr
- Persistierendes Fieber und Zytopenie
- Schwere Neutropenie (< 500/µl) im Kindesalter
- Schwere Hypogammaglobulinämie

B-Zelldefekt mit Antikörpermangel: Manifestationsalter im 5. - 7. Lebensmonat nach dem Abbau mütterlicher Antikörper (Ausnahme CVID). Rezidivierende purulente sinupulmonale (= sinubronchiale) Infektionen, chronische gastrointestinale Infektionen, Autoimmunerkrankungen. Vermehrtes Auftreten lymphatischer Malignome

Selektive T-Zelldefekte und kombinierte T-B-Zelldefekte: Manifestationsalter in den ersten 6 Lebensmonaten. Morbilliformes Exanthem (GvHD) durch mütterliche T-Zellen oder Blutprodukte. Chronische therapieresistente Diarrhö. Thymus- und Lymphknoten-Hypoplasie. Hepatosplenomegalie. Lymphopenie, Hypogammaglobulinämie. Infektionen v.a. mit intrazellulären Erregern wie Mykobakterien, Viren (EBV, CMV, VZV, Enteroviren), Candida, Aspergillus und P. jirovecii.

Cave: Kaum radiologische Zeichen trotz Dyspnoe (keine Leukozyten !). Immer Erreger-/Ag-Nachweis, da keine Ak-Bildung.

Di.:
- Anamnese, Klinik, Labor: Differenzialblutbild, Blutausstrich, Serum-Elektrophorese, Immunglobuline
- Immunologische Spezialdiagnostik:
  - B-Zellsystem: Alle Immunglobuline und IgG-Subklassen, Isohämagglutinine, Impfantikörper: CD 19, CD20
  - T-Zellsystem: FACS (Durchflusszytometrie) mit CD-Klassifizierung
  - Phagozyten: Funktionsteste, Komplement-Analyse, evtl. molekulargenetische Diagnostik

Th.: **I. Kausal** (siehe auch Internet *S2-Leitlinie*):
SCID und CID: Stammzelltransplantation (SZT), Gentherapie in klinischer Erprobung
ADA-Mangel: SZT, Gentherapie, Enzymsubstitution. Therapie sekundärer Immundefekte

II. Symptomatisch:
Infektionsprophylaxe: Prophylaxe einer P. jirovecii-Pneumonie mit Cotrimoxazol u.a.
Bei Infektion frühzeitige und intensive antimikrobielle Therapie
Bei symptomatischem Antikörpermangel: Immunglobuline parenteral: z.B. 400 mg/kg KG/Monat und höher; Zielwert für Serum-IgG > 6 g/l; NW beachten (Kopfschmerzen, Fieber, allergische Reaktionen u.a.)
Bei Transfusionsbedarf nur leukozytendepletierte und bestrahlte Erythrozytenkonzentrate verwenden sowie CMV-negative Blutprodukte. Impfung nur mit Totimpfstoffen!

LYMPHOZYTOSE [D72.8]

Absolute Lymphozytose (> 4.000/µl):

a) Reaktiv:
- Virusinfekte (z.B. EBV-, CMV-Infektion, Röteln u.a.), z.T. mit atypischen Lymphozyten = Virozyten
- "Lymphozytäre Heilphase" bakterieller Infekte
- Tuberkulose, Lues, Keuchhusten, M. Bang
- Methadon-Substitution, Hypersensitivitätsreaktion durch Medikamente
- Stresssituationen

Kinder reagieren häufig bei verschiedensten Infekten mit einer reaktiven Lymphozytose.

b) Neoplastisch: Chronische lymphatische Leukämie (CLL)

DD: Relative Lymphozytose infolge Granulozytopenie oder Agranulozytose

LYMPHOZYTOPENIE [D72.8]

Lymphozytopenie (< 1.500/µl):
- Cushing-Syndrom, Kortikosteroidtherapie
- Therapie mit Zytostatika bzw. Immunsuppressiva
- Hodgkin-Lymphom, Miliartuberkulose, AIDS u.a.

MALIGNE LYMPHOME

Def: Neoplasien des lymphatischen Systems, die in 2 Gruppen unterteilt werden:
1. Hodgkin-Lymphom (M. Hodgkin)
2. Non-Hodgkin-Lymphome (NHL)

HODGKIN-LYMPHOM [C81.9]

Internet-Infos: *www.ghsg.org (German Hodgkin Study Group)*

Syn: veraltet M. Hodgkin, Lymphogranulomatose

Def: Lymphom der B-Zell-Reihe. Die Hodgkin- und Reed-Sternberg-(HRS-)Zellen sind maligne, monoklonale B-Lymphozyten aus den Keimzentren der Lymphknoten. Im frühen Stadium handelt es sich um eine lokalisierte Lymphknotenerkrankung. Im fortgeschrittenen Stadium auch Manifestationen außerhalb der Lymphknoten (z.B. Knochenmark, Lunge, Leber).

Ep.: Inzidenz: 3/100.000 Personen jährlich; m : w = 3 : 2
2 Häufigkeitsgipfel: In industrialisierten Ländern um das 20. - 30. und nach dem 60. Lebensjahr.

Ät.: Unbekannt. Korrelationen: HIV- und EBV-Infektion, chronische Immunsuppression, Nikotin und genetische Prädisposition

Pat: Beim klassischen Hodgkin-Lymphom machen die malignen, einkernigen Hodgkin- und mehrkernigen Reed-Sternberg-(HRS-)Zellen ca. 1 - 5 % des Tumorvolumens aus. Sie sind CD30-, und meist PD-L1-positiv und CD20-negativ. 95 - 99 % des Tumors bestehen aus anderen Zellen: CD-4-positive Lymphozyten, Makrophagen, Eosinophile, Fibroblasten. Beim nodulär-lymphozytenprädominanten Hodgkin-Lymphom (NLPHL) finden sich CD20-positive und CD-30-negative LP-Zellen (lymphocytic predominant).

Histologische Klassifikation (WHO):

I. Klassisches Hodgkin-Lymphom (ca. 95 %), davon:
   1. Nodulär-sklerosierender Typ (65 %)
   2. Mischtyp (25 %)
   3. Lymphozytenreicher Typ (4 %)
   4. Lymphozytenarmer Typ (1 %)

II. Nodulär-lymphozytenprädominantes Hodgkin-Lymphom (NLPHL, 5 %) = noduläres Paragranulom

Anm.: Die histologischen Subtypen des klassischen Hodgkin-Lymphoms haben keinen Einfluss auf die Therapieentscheidung. Das NLPHL wird als eigene Entität behandelt.

Das Hodgkin-Lymphom ist in 60 % d.F. in Lymphknotengruppen des Kopf-Hals-Bereichs und meist oberhalb des Zwerchfells lokalisiert. Die Ausbreitung kann lymphogen, hämatogen oder per continuitatem erfolgen und auch nicht lymphatische Organe betreffen.

Stadieneinteilung (Staging): Modifizierte **Ann Arbor-Klassifikation**

Merke: Das Ausbreitungsstadium und die daraus resultierende Risikogruppe sind bei Erstdiagnose von entscheidender therapeutischer Bedeutung!

I.	Befall einer Lymphknotenregion (I,N) oder Vorliegen eines extranodalen Herdes (I,E)
II.	Befall von ≥ 2 Lymphknotenregionen auf einer Seite des Zwerchfells (II,N) oder lokalisierter Befall von extranodalen Herden und Lymphknotenregionen auf einer Seite des Zwerchfells (II,E)
III.	Befall von ≥ 2 Lymphknotenregionen (III,N) bzw. extranodaler Herde (III,E) beidseits des Zwerchfells
IV.	Disseminierter Befall eines oder mehrerer extralymphatischer Organe mit oder ohne Lymphknotenbefall
Zusatz: A: Ohne B-Symptome B: Mit B-Symptomatik (= unerklärtes Fieber > 38°C und/oder Nachtschweiß und/oder ungewollter Gewichtsverlust > 10 % des KG in den letzten 6 Monaten)	

Anm.: Extranodaler Befall ist jede Ausbreitung des Lymphoms, die über lymphatische Gewebe wie Lymphknoten, Milz, Thymus, Waldeyer'scher Rachenring, Blinddarm oder Peyer-Plaques hinausgeht.

Risikofaktoren (RF; Deutsche Hodgkin Studiengruppe - GHSG):
- Großer Mediastinaltumor (> 1/3 des Thoraxquerdurchmessers im Röntgenbild)
- Extranodaler Befall (E-Befall)
- Befall von ≥ 3 Lymphknotenarealen
- Hohe BSG (mit B-Symptomen ≥ 30 mm/h, ohne B-Symptome ≥ 50 mm/h)

KL.: 1. Allgemeinsymptome:
- B-Symptome (Fieber > 38°C, Nachtschweiß mit Wäschewechsel, Gewichtsverlust > 10 % Körpergewicht/6 Monaten)
- Abgeschlagenheit, Leistungsminderung
- Juckreiz, Lymphknotenschmerzen nach Alkoholgenuss (selten, aber charakteristisch)

2. Schmerzlose Lymphknotenvergrößerung:

Merke: Eine > 4 Wochen anhaltende unklare Lymphadenopathie (> 1,5 cm) sollte histologisch abgeklärt werden.

- Periphere, meist zervikale Lymphknoten (ca. 70 %), seltener axilläre oder inguinale Lymphknoten: Schmerzlose, teilweise zu Paketen verbackene Lymphknoten. „Bulky-disease" = Lymphknoten > 5 cm Durchmesser.
  DD: Lymphknotenvergrößerungen anderer Genese:
  - Non-Hodgkin-Lymphome, Metastasen regionaler solider Tumoren
  - Entzündlich/reaktiv z.B. bei lokaler Infektion
  - Systemische Infektionskrankheiten (z.B. Tbc, EBV, CMV, Toxoplasmose, Katzenkratzkrankheit durch Bartonella henselae, Röteln, HIV-Infektion)
- Mediastinale Lymphknoten (60 %) mit Druckgefühl, Reizhusten, ggf. Einflussstauung:
  DD: - Hiläre Tbc
  - Sarkoidose
  - Non-Hodgkin-Lymphome
  - Thorakale Tumore (z.B. Lungenkarzinom, Thymom)
- Infradiaphragmale Lymphknoten (10 %):

3. Evtl. Hepato- u./o. Splenomegalie (20 %)

4. Labor: Mögliche Veränderungen (typisch, aber unspezifisch): BSG-Erhöhung, LDH-Erhöhung, Anämie, Lymphozytopenie und/oder Eosinophilie.

Di.: 1. Histologische Sicherung (möglichst durch Referenzpathologie):
Möglichst Entnahme eines gesamten vergrößerten oder suspekten Lymphknotens. Feinnadelaspirat nicht ausreichend, ggf. wiederholte Biopsie erforderlich.

Merke: Bei unklarer Lymphknotenschwellung sollte vorzugsweise eine Exzisionsbiopsie und keine Nadelbiopsie zur histologischen Abklärung durchgeführt werden.

2. Bestimmung der Krankheitsausbreitung (Staging):
- Anamnese (B-Symptome)
- Körperliche Untersuchung mit Lymphknoten- und Milzstatus
- Labor (inkl. Diff.-BB, LDH, BSG und Virologie zum Ausschluss Hepatitis und HIV)
- Röntgen-Thorax zur Vermessung eines Mediastinaltumors
- Initiales Staging mit 18F-FDG PET/CT
- Abhängig vom PET/CT-Befund ggf. Knochenmarkbiopsie
- Abklärung suspekter und/oder unklarer Manifestationen mittels weiterer Bildgebung (MRT, Sonographie) und ggf. Biopsie

3. Untersuchungen zur Organfunktion vor Therapiebeginn:
   EKG, Echokardiografie, Lungenfunktion, Schilddrüsenfunktion (TSH), Gonaden (FSH, LH)
4. Bei Kinderwunsch ggf. Kryokonservierung von Spermien oder Eizellen vor Therapiebeginn

Th.: Therapie an hämato-onkologischen Zentren in Studienprotokollen, z.B. der GHSG (Deutsche Hodgkin Studiengruppe - Internet: *www.ghsg.org*). Erstlinientherapie = kuratives Therapieziel: Komplette Remission = dauerhaftes Verschwinden aller Krankheitsmanifestationen. Risikoadaptierte Erstlinientherapie für Erwachsene außerhalb von Studien:

Risikogruppe	Stadium	Standardtherapie
Frühes Stadium	IA - IIB ohne RF	2 x ABVD + 20 Gy IS-RT
Intermediäres Stadium	IA - IIA mit RF[1+2] IIB mit RF[1]	≤ 60 Jahre: 2 x BEACOPPesk + 2 x ABVD + 30 Gy IS-RT bei PET-pos. > 60 Jahre: 2 x ABVD + 2 x AVD + 30 Gy IS-RT
Fortgeschrittene Stadium	IIB mit RF[2] III + IV	≤ 60 Jahre: 2 x BEACOPPesk → PET/CT PET-neg.: + 2 x BEACOPPesk PET-pos.: + 4 x BEACOPPesk je + 30 Gy RT von PET-positivem Rest ≥ 1,5 cm > 60 Jahre: 2 x ABVD + 4 - 6 x AVD + 30 Gy RT PET-positive Restlymphome ≥ 1,5 cm

RF = Risikofaktoren; IS = involved site; RT = Radiotherapie; PET-pos. = positives Restlymphom
[1] Hohe BSG u./o ≥ 3 LK-Areale; [2] E-Befall und/oder großer Mediastinaltumor

Patienten > 60 Jahre sollten aufgrund der erhöhten Toxizität nicht mit BEACOPPeskaliert, sondern stadienadaptiert mit 2, 4 bzw. 6 Zyklen A(B)VD und ggf. konsolidierender RT therapiert werden.

Therapie des NLPHL: Stadium IA ohne RF: Kurative Radiotherapie (30 Gy IS-RT). Alle anderen Stadien: Therapie analog des klassischen Hodgkin-Lymphoms. Ggf. Einsatz von CD20-Antikörpern.

ABVD-Schema:
Adriamycin
Bleomycin
Vinblastin
Dacarbazin
Verabreichung an Tag 1 + 15 (= 1 Zyklus)
Wiederholung Tag 29

BEACOPP-Schema (mit G-CSF):
Bleomycin
Etoposid
Adriamycin (= Doxorubicin)
Cyclophosphamid
Oncovin (= Vincristin)
Procarbazin
Prednison
Wiederholung Tag 22

Nebenwirkungen der Chemotherapie: Siehe Kap. Internistische Tumortherapie

Nebenwirkungen der Bestrahlung [T66]:
- Akute Bestrahlungsreaktion: Dermatitis, Mukositis, Übelkeit, Erbrechen, Diarrhö, Schwäche, bei großem Bestrahlungsfeld Knochenmarksdepression mit Leuko-/Thrombozytopenie
- Längerfristige Strahlenfolgen:
  - Organschäden wie Pneumonitis (20 %) mit Dyspnoe, Reizhusten und evtl. Entwicklung radiogener Lungenfibrose; Perikarditis (3 - 10 %), Hypothyreose bei RT der Schilddrüse oder Radiokastration bei RT von Ovarien / Hoden.
  - Auftreten von Zweitneoplasien: Siehe unten

Rezidivtherapie:
Vor Rezidivtherapie Rebiopsie zum Ausschluss einer Transformation oder Zweitneoplasie. Je nach Zeitpunkt des Auftretens Unterteilung der Rezidive in 3 Gruppen:
1. Primär refraktäres Hodgkin-Lymphom: Fortschreiten der Erkrankung während oder innerhalb der ersten 3 Monate nach Ende der Primärtherapie
2. Frührezidiv: Rezidiv 3 - 12 Monate nach Ende der Primärtherapie
3. Spätrezidiv: Rezidiv ≥ 12 Monate nach Ende der Primärtherapie

Standardrezidivtherapie außerhalb von Studien:
Patienten ≤ 60 Jahre (potentiell kurativ): Reinduktionstherapie (z.B. mit 2 x DHAP = Dexamethason, hochdosiertes Ara C und Cisplatin), anschließend Hochdosischemotherapie (HDCT: BEAM) mit autologer Stammzelltransplantation (ASZT). Für Hochrisikopatienten konsolidierende Chemo- (doppelte HDCT und/oder Brentuximab Vedotin) und Radiotherapie.
Rezidiv nach HDCT bzw. bei älteren Patienten: Brentuximab vedotin, anti-PD1-Antikörper, Chemo- oder lokale Radiotherapie.

Nachsorge: Der überwiegende Teil der Rezidive wird innerhalb der ersten zwei Jahre nach Therapie diagnostiziert. Eine ambulante Vorstellung zur Nachsorge erfolgt daher in wachsenden Abständen (1. Jahr: 3-monatlich, 2. - 4. Jahr: 6-monatlich, anschließend jährlich). Nachsorge mit Fokus auf Rezidiv oder Spätfolgen durch Anamnese, körperlicher Untersuchung und ggf. Labor, Sonographie, Organfunktionsdiagnostik sowie ggf. (PET)/CT bei V.a. Rezidiv.

Prg: 5-Jahres-Überleben:
- Nach Erstmanifestation für alle Stadien: ca. 95 %
- Bei Rezidiv: ca. 50 % mit HDCT + ASZT, schlechtere Prognose für ältere und refraktäre Patienten

Der günstigen Prognose des Hodgkin-Lymphoms stehen mögliche Langzeittoxizität der Chemo- und Radiotherapie (RT) mit im Vergleich zur Allgemeinbevölkerung erhöhter Morbidität und Mortalität gegenüber:
- Erhöhtes Risiko für Zweitneoplasien (alters- und geschlechtskorrigierte Inzidenz ca. 2 - 4 x erhöht): Solide Tumore, insbesondere Mammakarzinom und Schilddrüsenkarzinom; sekundäre akute myeloische Leukämie oder Non-Hodgkin-Lymphome
- Kardiotoxizität durch Anthracykline (Doxorubicin) und mediastinale RT
- Pulmonale Toxizität durch Bleomycin und supradiaphragmale RT
- Gonadentoxizität mit Infertilität und Amenorrhö durch Chemotherapie und infradiaphragmale RT
- Außerdem: Fatigue, Polyneuropathie, Schilddrüsenfunktionsstörungen

Häufigste Todesursache bei Patienten mit Hodgkin-Lymphom:
1. Nicht kontrollierte Erkrankung (therapierefraktäres Hodgkin Lymphom): 60 %
2. Sekundärneoplasien (10 %)
3. Sonstige Ursachen (30 %, v.a. Infektionen, kardiopulmonale Erkrankungen)

NON-HODGKIN-LYMPHOME (NHL) [C85.9]

Internet-Infos: *www.lymphome.de* (Kompetenznetz Maligne Lymphome)

Def: Maligne klonale Neoplasien, die von den B- oder T-Lymphozyten des lymphatischen Gewebes ausgehen (Sonderformen: 1. Plasmozytom mit primärer Manifestation im Knochenmark; 2. chronische lymphatische Leukämie = leukämisches B-Zelllymphom). 30 % der NHL manifestieren sich auch leukämisch.

Ep.: Ca. 10 - 12/100.000 Einwohner jährlich; zunehmende Häufigkeit; m : w = 1,5 : 1
Häufigkeitsgipfel im höheren Lebensalter. AIDS-Patienten haben eine bis zu 1.000fach erhöhte Inzidenz von NHL. Ca. 85 % B-Zell- und 15 % T-Zell-Lymphome (geografische Unterschiede)

Klassifikation der NHL nach klinischen, morphologischen, immunphänotypischen und molekulargenetischen Kriterien:
- ▶ Klinische Gruppierung der NHL:
  1. Indolente (niedrig maligne = low grade) NHL (z.B. follikuläre Lymphome): ca. 70 %
     Diese werden i.d.R. erst bei raschem Progress oder ausgeprägten klinischen Symptomen therapiert. Durch Chemotherapie ist keine Heilung möglich: Palliativer Therapieansatz.
  2. Aggressive (hoch maligne = high grade) NHL: ca. 30 % (überwiegend B-Zell-Lymphome)
     Diese enden ohne Therapie rasch tödlich, durch Immunchemotherapie jedoch überwiegend kurativer Therapieansatz.
- ▶ WHO-Klassifikation (2016): Unterscheidet zwischen Lymphomen der B- und T-Zellreihe und Lymphomen der frühen und späteren Vorläuferzellen der Lymphopoese. Im Gegensatz zur 2008-Version vermehrter Fokus auf genetische und biologische Eigenschaften.

NHL der B-Zell-Reihe	NHL der T-Zell-Reihe
Vorläufer-B-Zell-Lymphome Vorläufer-B-lymphoblastische Leukämie/Lymphome **Periphere (reife) Lymphome** **B-CLL, kleinlymphozytisches Lymphom** **Lymphoplasmozytisches Lymphom** **Mantelzell-Lymphom** Variante: Blastisches Mantelzell-Lymphom **Follikuläres Lymphom** Varianten: Grad1, 2 und 3 Kutanes follikuläres Keimzentrumslymphom **Marginalzonen-B-Zell-Lymphom (MZL)** MALT-Typ Nodales Marginalzonen-B-Zell-Lymphom Marginalzonen-B-Zell-Lymphom der Milz Haarzell-Leukämie **Plasmazellmyelom/Plasmozytom**	**Vorläufer-T-Zell-Lymphome** Vorläufer-T-lymphoblastische Leukämie/Lymphom **Periphere (reife) Lymphome** Promyelozytenleukämie vom T-Zelltyp. T-Zell-großzelliges granuliertes lymphozytisches Lymphom Aggressive NK-Zell-Leukämie **Mycosis fungoides**/Sézary-Syndrom **Peripheres T-Zell-Lymphom, nicht spezifiziert** Subkutanes Pannikulitis-ähnliches T-Zell-Lymphom Hepatosplenisches gamma-delta T-Zell-Lymphom **Angioimmunoblastisches T-Zell-Lymphom** **Extranodales NK/T-Zell-Lymphom, nasaler Typ** Enteropathie-assoziiertes T-Zell-Lymphom Adulte T-Zell-Leukämie/Lymphom (HTLV1+)
Diffuses großzelliges B-Zell-Lymphom Varianten: Zentroblastisch, immunoblastisch, T-Zell-/histiozytenreich, anaplastisch-großzelliges, primäres DLBCL des ZNS **Primär mediastinales (thymisches) großzelliges B-Zell-Lymphom** Intravaskuläres großzelliges B-Zell-Lymphom Primäres Ergusslymphom **Burkitt-Lymphom** Atypisches (pleomorphes) Burkitt-Lymphom **Grauzonenlymphom** (mit Merkmalen des diffus großzelligen und des Hodgkin-Lymphoms oder mit Merkmalen des diffus großzelligen und des Burkitt-Lymphoms)	**Anaplastisches großzelliges Lymphom, primär systemisch** Primäre kutane CD30-positive T-Zell-proliferative Erkrankung Primär kutane gamma-delta-T-Zell-Lymphome (Kutane T-Zell-Lymphome → siehe dort)

Ät.: 1. Immundefekte:
- Angeboren, z.B. Wiskott-Aldrich-Syndrom, Chediak-Higashi-Syndrom
- Erworben: Spätkomplikation einer Therapie mit Immunsuppressiva, Zytostatika; HIV-Infektion, Autoimmunerkrankungen (z.B. ITP, Sjögren-Syndrom, AIHA)

2. Spätkomplikation nach Bestrahlung solider Tumoren, Exposition gegenüber radioaktiven Stoffen
3. Infektionen:
   - ▸ Viren:
     - HTLV 1 (oder 2)-Viren (Retroviren) werden bei T-Zell-Lymphomen in Südjapan gefunden.
     - Epstein-Barr-Virus (EBV; DNA-Virus):
       EBV findet sich regelmäßig bei 2 Typen des Burkitt-Lymphoms: Dem endemischen Typ in Afrika und dem HIV-assoziierten Typ mit Expression des viralen Membranantigens LMP-1. Beim sporadischen Typ des Burkitt-Lymphoms findet sich das EBV jedoch nur in 20 % d.F.
     - HHV8, HIV, HCV (SV 40-Virus?)
   - ▸ Helicobacter: Eine langjährige Infektion der Magenschleimhaut mit Helicobacter pylori (oder Helicobacter heilmannii) kann niedrig maligne MALT-Lymphome des Magens verursachen. Eine HP-Eradikationstherapie kann im frühen Stadium I_E zur Ausheilung führen!
4. Toxische Stoffe: Lösungsmittel (Benzol, Toluol, Xylol, Phytansäure u.a.)

Pg.: Durch Translokation entstandene Hybrid-Gene spielen eine Rolle in der Pathogenese der Lymphome. Zusätzlich heterogene Mutationen in relevanten Genen (DLBCL).

Lymphomentität	Translokation	Charakterisiertes Gen	Normale Funktion
Follikuläres Lymphom	t(14;18)(q32;q21)	bcl-2	Apoptoseinhibitor
Mantelzell-Lymphom	t(11;14)(q13;q32)	cyclin d1	Zellzyklusregulator
Anaplastisch-großzelliges Lymphom	t(2;5)(p23;q35)	npm-alk	Tyrosinkinase
Extranodales Marginalzonenlymphom	t(11;18)(q21;q21)	mlt-1	Apoptoseinhibitor
Burkitt-Lymphom	t(8;14)(q24;q32)	c-myc	Transkriptionsfaktor

Stadien (Staging): Die 4-Stadieneinteilung der NHL erfolgt ähnlich wie bei M. Hodgkin nach der Ann Arbor-Klassifikation, wobei unterschieden wird zwischen einem primär nodalen Befall und einem primär extranodalen Befall. Die selteneren extranodalen NHL manifestieren sich überwiegend im Gastrointestinaltrakt (meist B-Zell-Lymphome vom MALT-Typ) sowie an der Haut (kutane T-Zell-Lymphome); aber auch andere Organe können betroffen sein (z.B. ZNS).

I	Befall einer einzigen Lymphknotenregion (I/N) oder lokalisierter Befall eines einzigen extralymphatischen Organs (I/E)
II	Befall von zwei oder mehr Lymphknotenregionen auf einer Seite des Zwerchfells (II/N) oder Vorliegen lokalisierter extranodaler Herde (II/E) und Befall einer oder mehrerer Lymphknotenregionen auf einer Seite des Zwerchfells (II/N/E)
III	Befall von zwei oder mehr Lymphknotenregionen auf beiden Seiten des Zwerchfells (III/N) oder Befall von lokalisierten extranodalen Herden und Lymphknotenbefall auf beiden Seiten des Zwerchfells (III/E oder III/N/E)
III1	Subphrenischer Befall, beschränkt auf Milz, zöliakale und/oder portale Lymphknoten allein oder gemeinsam
III2	Subphrenischer Befall mit Beteiligung paraaortaler, mesenterialer, iliakaler und/oder inguinaler Lymphknoten allein oder gemeinsam
IV	Disseminierter Befall eines oder mehrerer extralymphatischer Organe mit oder ohne Befall von Lymphknoten
Zum lymphatischen Gewebe gehören: Lymphknoten, Milz, Thymus, Waldeyerscher Rachenring, Appendix. Zervikale, axilläre und inguinale Lymphknotenvergrößerungen sowie Leber- und Milzvergrößerungen gelten als je eine Region. Die Stadien erhalten den Zusatz "A" bei Fehlen, "B" bei Vorliegen von: • Nicht erklärbarem Fieber > 38°C und/oder • Nicht erklärbarem Nachtschweiß mit Wäschewechsel und/oder • Nicht erklärbarem Gewichtsverlust (> 10 % des Körpergewichts innerhalb von 6 Monaten)	

Anm.: Für die CLL und das Plasmozytom gelten andere Stadien (siehe dort).

KL.:
- Persistierende und/oder progrediente, meist schmerzlose Lymphknotenvergrößerungen
- Splenomegalie, seltener Hepatomegalie
- Extralymphatische Raumforderungen (z.B. HNO-Bereich, Gastrointestinaltrakt, Haut, ZNS)
- Allgemeinsymptome (Fieber, Gewichtsverlust, Nachtschweiß = sog. „B-Symptome"- siehe oben)
- Beeinträchtigung der Hämatopoese: Anämie - Abgeschlagenheit und Müdigkeit; Thrombozytopenie - vermehrte Blutungsneigung, Petechien, Granulozytopenie, Hypogammaglobulinämie - Infektneigung

Klinische Risikofaktoren bei aggressiven NHL nach dem International Prognostic Index (IPI):
Alter > 60 J., Stadium III oder IV, > 1 Extranodalbefall, LDH ↑, schlechter AZ. Altersunabhängiger Risikoscore aaIPI: Allgemeinzustand, Stadium III oder IV, LD, LDH ↑

DD:
- Unspezifische, reaktive Lymphadenitis
- Metastasen solider Tumoren
- Kollagenosen; Sarkoidose
- Tuberkulose, Toxoplasmose, HIV-, EBV-Infektion

Di.:
- Anamnese, B-Symptome
- Körperliche Untersuchung, Labor
- Großes Blutbild mit Thrombozyten und Retikulozyten, Blutgerinnungswerte
- GOT, GPT, AP, γ-GT, Bilirubin, Kreatinin, Harnsäure, Blutzucker, Elektrolyte, Urinstatus
- LDH, β_2-Mikroglobulin
- BSG, CRP, Elektrophorese, Gesamteiweiß
- Immunglobuline quantitativ, Immunfixation
- Virusserologie (HBV, HCV, HIV)
- Hämolyseparameter (LDH, Haptoglobin, Bilirubin), Coombs-Test
- Molekulare Diagnostik (Genexpressionsanalyse, zunehmend Gensequenzierungen)

- Lymphknotenexstirpation (keine Biopsie!) mit Histologie/Immunhistologie: Aus diagnostischen, therapeutischen und prognostischen Gründen unerlässlich! Keine vorherige Steroid-Gabe!
- Bildgebende Diagnostik:
  - Röntgen-Thorax in 2 Ebenen
  - Sonografie des Abdomens
  - CT Hals/Thorax/Abdomen
- Ergänzende Diagnostik:
  - Knochenmarkzytologie/-histologie
  - In Abhängigkeit von der klinischen Symptomatik: HNO-ärztliche Untersuchung, Gastroskopie, Koloskopie; Röntgen und/oder Szintigrafie des Skeletts, Liquoruntersuchung, MRT des Schädels
  - PET nur bei fraglichen Befunden in der bildgebenden Diagnostik und therapeutischen Konsequenzen oder im Rahmen von Studien zum Therapieansprechen!

Th.: Therapie in Zentren nach Therapieprotokollen (siehe Internet: *www.lymphome.de*)
Während die niedrigmalignen NHL i.d.R nicht heilbar sind (evtl. Ausnahme: Radiatio in frühen Stadien), ist das primäre Therapieziel bei den hochmalignen Lymphomen immer die vollkommene Heilung der Erkrankung. Während niedrigmaligne NHL oft nicht sofort behandelt werden müssen, sollten hochmaligne NHL schnell therapiert werden. So unterschiedlich wie die einzelnen Untergruppen der NHL, sind auch die Therapieprotokolle.

Kriterien einer kompletten Remission:
Komplette Rückbildung aller objektiven Krankheitsbefunde mit völliger Rückbildung vorbestehender Lymphknotenvergrößerungen sowie einer vorbestehenden Hepatomegalie und Splenomegalie. Ausschluss einer weiter bestehenden Lymphominfiltration des Knochenmarks durch Knochenmarkenbiopsie, Normalisierung des Blutbildes mit Granulozyten > 1.500/µl, Hb > 12 g/dl und Thrombozyten > 100.000/µl.
Auch wenn nach diesen Kriterien eine komplette Remission vorliegt, lassen sich mittels PCR bei einem Teil der Pat. noch residuale Lymphomzellen nachweisen: „Minimal residual disease“ (MRD).

NHL DER B-ZELL-REIHE

Follikuläres Lymphom (FL) [C.82.9]

Def: Zytogenetisches Merkmal ist in bis zu 90 % d.F. die chromosomale Translokation t(14;18)(q32;q21), die zu einer Überexpression des anti-apoptotischen bcl-2-Onkogens führt. FL verlaufen oft indolent über mehrere Jahre.

Ep.: Ca. 30 % aller NHL sind FL. Die Inzidenz beträgt 4/100.000/Jahr, das mediane Erkrankungsalter liegt bei 55 - 60 Jahren. m : w = 1 : 1; 80 % d.F. werden erst im St. III/IV diagnostiziert.

Th.:
1. Lokalisierte Stadien (I, II): bis 15 % aller Patienten
   Eine „involved field“-Bestrahlung mit einer Gesamtdosis von mind. 30 Gy, ggf. mit neoadjuvanter Immuntherapie mit Rituximab, ist in der Lage, sehr lang anhaltende Krankheitsfreiheit zu erzielen (85 %/10 J. im St. I; 35 %/10 J. im St. II).
2. Generalisierte Stadien (III, IV): bis 85 % aller Patienten (GELF-Kriterien → *siehe Internet*)
   Die Behandlung im fortgeschrittenem Stadium wird beim Auftreten krankheitsassoziierter Symptome eingeleitet (B-Symptome, hämatopoetische Insuffizienz, Einschränkung der Lebensqualität durch Lymphomprogression, symptomatische LK-Vergrößerungen).
   Bei jüngeren Patienten < 65 J. Therapie i.R. klinischer Studien: Immunchemotherapie: z.B. R-CHOP (Rituximab + Cyclophosphamid, Doxorubicin, Vincristin, Prednisolon) 6 Zyklen der Immunchemotherapie. Anschließend Erhaltungstherapie mit Rituximab.
   Bei älteren Pateinten > 65 - 70 J.: Immunchemotherapie, z.B. R-CHOP oder BR (Bendamustin + Rituximab) 4 - 6 Zyklen.

Therapie im Rezidiv: Beratung in Zentren, Therapie i.R. von Studien, z.B.
- Induktionstherapie mit Immunchemotherapie, CAR-T-Zelltherapie (siehe unten), Rituximab + Lenalidomid, Idelalisib-haltige Regime (PI3K-Inhibitor), ICI
- Konsolidierungstherapie bei jüngeren Patienten mit myeloablativer Hochdosischemotherapie + nachfolgende autologe Stammzelltherapie
- Erhaltungstherapie mit Rituximab; Alternative: RIT (^{90}Yttrium-Ibritumomab-Tiuxetan +/- Rituximab)
- Bei jüngeren Patienten evtl. allogene SZT mit dosisreduzierter Konditionierung (i.R. von Studien)

Prg: Mittlere Überlebenszeit nach Erstdiagnose ca. 10 Jahre (Spannweite 2 - 20 Jahre)
Können beim molekularen Monitoring t(14;18)-positive Zellen im Blut/Knochenmark nachgewiesen werden, besteht erhöhtes Rezidivrisiko (und umgekehrt).
Der FLIPI-Index unterscheidet 3 Prognosegruppen (→ *Internet*)

Marginalzonenlymphome (MZL)

Def: Die MZL umfassen 3 Entitäten:
- Extranodales MZL [C88.4]: Mucosa-/MALT (80 %), Bronchus-/BALT, Haut-(skin) assoziierter Typ/SALT
- Nodales MZL [C83.0]
- Splenisches MZL [C83.0] mit oder ohne villöse Lymphozyten

Das MZL entsteht aus transformierten Zellen der extranodalen/nodalen Marginalzone und zeigt Proliferationsfähigkeit in nichtlymphatischen Geweben. Die Zellen exprimieren zytoplasmatisch oder membranständig Immunglobuline und B-Zellmarker, aber nicht den T-Zellmarker CD5 oder den B-Zellvorläufermarker CD10. Die klonalen B-Zellen des MZL benötigen initial einen chronischen Antigen-Stimulus des B-Zellrezeptors zur Expansion: Auto-Antigene (daher gehäuft Autoimmunerkrankungen, z.B. der Speicheldrüsen), Bakterien (H. pylori (gastrales MALT), B. burgdorferi (Haut), C. pylori (Dünndarm), Chlamydia psittaci (Tränendrüse).

Ep.: Ca. 10 ± 5 % aller NHL

Th.: Die Mehrzahl der MZL tritt in den lokalisierten Stadien I und II auf: HP-Eradikation und involved field-Bestrahlung können hier ausreichen. Bei splenischen (rel. chemoresistent) MZL sind oft Kortikosteroide vorübergehend wirksam. Eine Splenektomie kann die Symptome stark bessern. Die Behandlung der Stadien III und IV entspricht ansonsten dem Vorgehen bei follikulären Lymphomen.

Prg: Bei niedrigmalignen MALT-Lymphomen des Magens kann eine Eradikationsbehandlung von Helicobacter pylori zu einer Rückbildung des Lymphoms führen.

Mantelzell-Lymphom (MCL) [C83.1]

Def: Das Mantelzell-Lymphom ist gekennzeichnet durch variable Morphologie und typische Translokation t(11;14)(q13;q32) mit Cyclin-D1-Überexpression. Die Tumorzellen zeigen eine Koexpression von B-Zellmarkern und CD5, im Gegensatz zur CLL aber kein CD23.

Ep.: 5 % aller NHL. Die Inzidenz beträgt 2/100.000/Jahr, der Altersmedian liegt bei 60 J.; m : w = 4 : 1.

KL.: Das klinische Bild wird durch Lymphknotenvergrößerungen, B-Symptome und oft eine Splenomegalie bestimmt. Extranodale Manifestationen sind häufiger als bei den follikulären Lymphomen. In bis zu 90 % liegt eine Milz-, Leber- oder Knochenmarkinfiltration vor und damit ein fortgeschrittenes Stadium. In 25 % der Fälle werden Lymphomzellen im Blut nachgewiesen.

Th.: Im Rahmen von Studien; indolente, asymptomatische Formen kann man initial beobachten (Watch & Wait).
- ▶ Jüngere Patienten < 65 J.:
  Induktionstherapie mit Immunchemotherapie + anschließende Hochdosischemotherapie mit autologer Stammzelltransplantation (verbessert progressionsfreies Überleben)
- ▶ Ältere Patienten > 65 J.: z.B. R-CHOP oder R-Bendamustin (siehe follikuläres Lymphom)
- • Erhaltungstherapie: 3 Jahre Rituximab (R)
- • Rezidivtherapie:
  - Erneute Immunchemotherapie
  - Einsatz neuer Substanzen (ggf. in Kombination mit Rituximab):
    - ▪ BTK-Inhibitoren (z.B. Ibrutinib, Acalabrutinib) ggf. in Kombination mit Venetoclax
    - ▪ Therapie mit anti-CD19-chimeric antigen receptor (CAR) T-Zellen
    - ▪ mTOR-Inhibitoren, z.B. Temsirolimus
    - ▪ Proteasom-Inhibitoren, z.B. Bortezomib
    - ▪ Thalidomid, Lenalidomid
  - Bei jüngeren Patienten evtl. allogene SZT mit dosisreduzierter Konditionierung (i.R. von Studien)

Prg: MCL haben die ungünstigste Langzeitprognose der NHLs (mediane Überlebenszeit ca. 5 J.). Der MIPI-Index unterscheidet 3 Prognosegruppen (→ *Internet*).

Diffuses großzelliges B-Zell-Lymphom (DLBCL) [C83.3]

Def: DLBCL sind i.d.R. aggressive (hochmaligne) NHL. Das follikuläre Lymphom Grad 3b, das mediastinale großzellige B-Zell-Lymphom und das primäre Ergusslymphom werden wie das DLBCL behandelt. Im Gegensatz zu anderen NHLs gibt es keinen einzelnen zytogenetischen Marker.

Ep.: 30 % aller NHL; Inzidenz: Ca. 4/100.00/Jahr

Th.: Der primäre Therapieansatz mit Chemoimmuntherapie ist kurativ mit Heilungsraten von 50 - 90 % Mittels IPI oder aaIPI (Internationaler prognostischer Index, age-adjusted → *siehe Internet*) unterscheidet man drei Therapiegruppen:
1. Ältere Patienten (> 60 Jahre)
2. Jüngere Niedrig-Risikopatienten
3. Jüngere Hoch-Risikopatienten

Die Kombination von Polychemotherapie (CHOP) + Rituximab (R-CHOP) ist die Standardtherapie für jüngere Niedrig-Risikopatienten und ältere Patienten. Für jüngere Hochrisiko- und Intermediärrisiko-Patienten gibt es keine Standardtherapie. Diese Patienten sollten in klinischen Studien mit neuen Therapieansätzen behandelt werden. Im Rezidiv kommen bei jungen Patienten Hochdosischemotherapie (HDCT) mit nachfolgender autologer Stammzelltransplantation zum Einsatz. Eine neue Möglichkeit ist nach dem 2. Rezidiv die Behandlung mit anti-CD19 chimeric-antigen receptor (CAR) T-Zellen.

Prg: In Abhängigkeit vom IPI (siehe oben) können vier Risikogruppen unterschieden werden: niedriges Risiko (0 - 1 Punkte), niedrig-intermediär (2 Punkte), hoch-intermediär (3 Punkte) und hoch (4 - 5 Punkte). 3-Jahres-Überleben je 91 %, 81 %, 65 % und 59 %.
Durch Genexpressionsanalysen können Subgruppen mit unterschiedlicher Prognose identifiziert werden, allerdings ist diese Einteilung kein unabhängiger Prognosefaktor:

Diffuses großzelliges B-Zell-Lymphom (D L B C L)	GCB-DLBCL (**G**erminal **C**enter **B**-Cell-like DLBCL)	ABC-DLBCL (**A**ctivated **B**-**C**ell-like DLBCL)	PMBCL (Primary Mediastinal B-Cell lymphoma)
Genetische Aberrationen	t(14;18)(q32;q21) PTEN-Verlust	t(3;14)(q27;q32) Deletion des INK4A-ARF-Lokus BCL2-Amplifikation	JAK2-Amplifikation SOCS1-Deletion
Prognose 5-Jahresüberlebensrate	Bis 90 %	Bis 60 %	Bis 90%

Primär mediastinales B-Zell-Lymphom (PMBCL) [C85.2]

Def: Primär mediastinale großzellige B-Zell-Lymphome (siehe oben) sind lokal invasive Tumoren des vorderen Mediastinums, die histologisch zentroblastenähnliche Zellen und eine Sklerosierungstendenz zeigen. Medianes Alter bei Diagnosestellung ca. 35 J.; w : m = 2 : 1.

KL.: Symptome, die durch den Mediastinaltumor verursacht sind, z.B. Atemnot, obere Einflussstauung, Schluckstörung oder Reizhusten.

DD: Andere Mediastinaltumoren, Thymome, Lungenkarzinom, Sarkoidose u.a.

Th.: Behandlung ähnlich wie DLBCL. Eine intensivierte Chemoimmuntherapie mit DA-R-EPOCH wird international häufig angewandt. In lokalisierten Stadien wird eine konsolidierende Strahlentherapie des Mediastinums (involved field) durchgeführt.

Burkitt-Lymphom [C83.7] und Präkursor B-lymphoblastisches Lymphom [C83.5]

Def: Burkitt-Lymphome zeigen Blasten mit sehr hoher Proliferationsrate. Das endemische afrikanische Burkitt-Lymphom ist zu 95 %, das sporadische Burkitt-Lymphom zu 20 % mit EBV assoziiert. In 80 % findet sich die Translokation t(8;14), in 15 % t(8;22) und in 5 % t(2;8). Am häufigsten sind Kinder und Jugendliche betroffen. Bei Erwachsenen ist das Burkitt-Lymphom häufig mit einer HIV-Infektion assoziiert (Immundefizienz-assoziierte BL-Variante).
Das B-lymphoblastische Lymphom ist die nodale Variante der B-Vorläufer-ALL. Die Abgrenzung zwischen ALL und lymphoblastischem Lymphom erfolgt bei > 25 % Knochenmarkbefall (= ALL).

Th.: Wegen der hohen Proliferationsrate werden Patienten mit diesen Erkrankungen wie akute lymphatische Leukämien vom B-ALL-Typ behandelt. Wegen des hohen Risikos eines ZNS-Befalls ist eine Chemo-Prophylaxe notwendig (intrathekale Gabe von MTX, Cytarabin und Dexamethason oder prophylaktische Schädelbestrahlung).

HIV-assoziierte Lymphome

Th.: Antiretrovirale Therapie, CHOP ± Rituximab

Primäres zerebrales Lymphom (primary central nervous system lymphoma, PCNSL)

Def: Malignes Lymphom ausschließlich des ZNS; AIDS-definierendes Malignom

Ep.: Inzidenz 0,5/100.000/J. (HIV/AIDS: 30/100.000/J.)

Ät.: unbekannt

Hi.: 90 % diffuses großzelliges B-Zell-Lymphom (DLBCL)

KL.:
- 50 - 70 % Persönlichkeitsveränderungen, kognitive Störungen, psychomotorische Verlangsamung
- 50 % fokale neurologische Symptome, ca. /3 Hirndrucksymptomatik (z.B. Kopfschmerzen)
- Seltener epileptische Anfälle und B-Symptome

Di.:
- Zerebrale MRT, Biopsie (Steroide vor Biopsie vermeiden), Lumbalpunktion, HIV-Test
- Ausschluss eines systemischen Lymphoms, augenärztliche Untersuchung

DD: Maligne Gliome, Metastasen, entzündliche oder demyelinisierende Erkrankungen, Toxoplasmose

Th.: Studienteilnahme; Therapieindividualisierung (Alter, Allgemzustand etc.). Standard für fitte Patienten: (Hochdosis-)Methotrexat (HD-MTX), Cytarabin (AraC), Thiotepa, Rituximab (MATRix-Protokoll) gefolgt von Konsolidierung per Hochdosischemotherapie mit autologer Stammzelltransplantation, seltener Ganzhirnbestrahlung. Bei älteren, komorbiden Patienten meist Anwendung weniger intensiver, HD-MTX-basierter Schemata (z.B. PRIMAIN). Nur noch selten intrathekale Chemotherapie oder Ganzhirnbestrahlung, da häufig Neurotoxizität ohne Verlängerung des Gesamtüberlebens. In klinischer Erprobung sind neuere Substanzen (z.B. Ibrutinib, Temozolomid, Nivolumab, Venetoclax, CAR-T-Zellen).
Bei AIDS antiretrovirale Therapie, ggf. medikamentöse Immunsuppression reduzieren.

Pro: 5-Jahresüberlebensrate ca. 30 % (schlechtere Prognose bei älteren und HIV-positiven Patienten); 2-Jahresüberlebensrate nach MATRix ca. 65%.

MULTIPLES MYELOM (MM) [C90.00]

Syn: M. Kahler (historisch), Plasmozytom (Begriff nur beim solitären Plasmozytom verwenden.)

Def: Niedrig-malignes B-Zell-NHL (Systemerkrankung) mit diffuser oder multilokulärer Infiltration des Knochenmarks durch einen Klon maligne transformierter Plasmazellen (= Myelomzellen). Es besteht eine hohe intraklonale Heterogenität mit multiplen Klonen mit jeweils unterschiedlichen Eigenschaften. Im Laufe der Erkrankung dominieren unterschiedliche Klone, teils unverändert zur Erstdiagnose oder mit neu erworbenen Mutationen.

Vo.: Inzidenz: 5/100.000 jährlich; das mittlere Alter bei Diagnose liegt bei ca. 70. J.; Männer und Afroamerikaner gehäuft. Häufigster Tumor von Knochenmark und Knochen.

Ät.: Unbekannt; Risikofaktoren: Ionisierende Strahlen, Pestizide, chronische Infektionen

PPh: Trotz der intraklonalen Variabilität produzieren alle Klone Immunglobuline einer einheitlichen Struktur (Idiotyp) = monoklonale Immunglobuline (IgG, IgA, IgD) = Paraprotein oder nur freie Leichtketten (kappa oder lambda). Myelomzellen haben keine eigene osteolytische Aktivität, sondern stimulieren Osteoklasten und hemmen die Osteoblastenfunktion.

MM-Typen: Typ IgG (53 %); Typ IgA (25 %), selten IgD (1 %), Leichtketten (= Bence-Jones)-Myelom (20 %), asekretorisches Myelom (1 %)

KL.:
- 20 % bei Diagnosestellung asymptomatisch
- Allgemeinsymptome: Müdigkeit, Abgeschlagenheit, Gewichtsverlust
- Meist erstmalig symptomatisch durch Komplikationen

Ko.:
- Osteolytische Herde im Knochen (80 %, z.B. Schrotschussschädel) mit Schmerz und Spontanfrakturen (pathologische Frakturen ohne adäquates Trauma - bei Wirbelkörperfrakturen Abnahme der Körpergröße, evtl. Gibbusbildung, Gefahr der Querschnittslähmung → DD: Knochenmetastasen)
- Hyperkalzämische Krisen (13 %, oft durch Osteolysen bedingt); KL.: Polyurie, Erbrechen, Somnolenz. Folge: Verschlechterung der Nierenfunktion, ANV; selten Nephrokalzinose
- Myelomniere (30 %): Paraprotein- und Leichtkettenablagerung in Nierentubuli (Cast-Nephropathie), Basalmembranen der Glomeruli oder in Form von AL-Amyloid (siehe auch Kap. Paraproteinämische Nierenerkrankungen).
  KL.: Nephrotisches Syndrom - 50 % entwickeln eine Niereninsuffizienz, 10 % dialysepflichtig.
  → Regelmäßige Kontrolle des Gesamteiweiß im Urin und der Nierenfunktion!

Beachte: Nicht-steroidale Antiphlogistika und jodhaltige Kontrastmittel können bei ungenügend hydrierten Patienten zu Nierenversagen führen (auch bei M. Waldenström).

- Zytopenie, besonders Anämie (72 %, oft makrozytär) eher durch direkten Einfluss der Tumorzellen auf Hämatopoese und Mikroenvironment als durch Verdrängung des gesunden Knochenmarks
- Antikörpermangelsyndrom mit Infektanfälligkeit (90 %, verstärkt durch Leukopenie)
- Polyneuropathien (durch Ablagerungen von freien Leichtketten)
- Hyperviskositätssyndrom: Erhöhung der Blutviskosität mit evtl. zerebralen Durchblutungsstörungen infolge Polymerenbildung bes. von IgM/A. Erfolgt die Polymerenbildung bei niedriger Temperatur, spricht man von Kryoglobulinen (Raynaud-artige akrale Durchblutungsstörungen).
- In manchen Fällen binden die monoklonalen Immunglobuline Gerinnungsfaktoren, sodass es (bes. bei zusätzlicher Thrombozytopenie) zur Blutungsneigung kommen kann.
- AL-Amyloidose (bis 10 % d.F.): Herz, Niere, Gastrointestinaltrakt, Leber, autonomes und peripheres Nervensystem
- Erhöhtes Risiko für Zweitneoplasien, bes. myeloische Hämoblastosen (7 % nach 5 Jahren)

Di.: Die Diagnose stellt eine Therapieindikation dar und gilt als gesichert, wenn folgende Kriterien vorliegen (International Myeloma Working Group, 2014):

- > 10 % Plasmazellen im Knochenmark und/oder Nachweis eines extramedullären Plasmazellherdes (Histologie) und Vorliegen mind. eines Myelom-definierenden Ereignisses (Endorganschaden oder Biomarker)
- Endorganschaden durch die Plasmazellen (CRAB-Kriterien: Hypercalcemia, renal disease, anemia, bone disease); Kausalzusammenhang zu Plasmazellen muss gesichert sein:
  - Hyperkalzämie > 2,75 mmol/l und/oder
  - Niereninsuffizienz (Kreatininwert > 2 mg/dl oder Kreatinin-Clearance < 40 ml/min) und/oder
  - Anämie (Hb-Wert < 10 g/dl oder 2 g/dl unter der Norm) und/oder
  - eine oder mehr Knochenläsionen (low-dose Ganzkörper-CT-Skelett, PET-CT, konventionelles Röntgen nach Pariser-Schema veraltet)
- Biomarker (SLiM-CRAB: Sixty-Light Chain-MRI) für Risiko von ≥ 80 % innerhalb von 24 Monaten Endorganschäden zu entwickeln:
  - Klonale (gezeigt durch Leichtkettenrestriktion) Plasmazellinfiltration im Knochenmark ≥ 60 %
  - Ratio der involvierten : nicht-involvierten freien Leichtketten ≥ 100 (***Cave:*** Laborausdrucke oft mit umgekehrter Berechnung!)
  - Mehr als eine fokale Läsion im MRT (> 5 mm) im Knochen oder Knochenmark

Bildgebende Diagnostik:

Merke: Die Low-dose-CT ohne Kontrastmittel als das sensitivste Verfahren für Osteolysen hat das Röntgen nach dem Pariser Schema abgelöst. Die Skelettszintigrafie versagt, da Myelomherde häufig nicht speichern. MRT ist sensitiver für extramedulläre Herde und Myelonkompression, MRT und PET können Tumoraktivität beurteilen. PET hat prognostische Bedeutung.

Lab:

- **EXTREM BESCHLEUNIGTE BSG !** (1-h-Wert: > 100 mm n.W., Sturzsenkung)
  Aber: Eine nur leicht beschleunigte Senkung schließt ein MM nicht aus: Beim Bence-Jones-Myelom sind BSG und Serumelektrophorese kaum verändert!
- Proteinurie mit L-Ketten-Ausscheidung = "Bence-Jones-Proteine":
  Nachweis mittels Immunfixation (Urinstreifen nicht geeignet); BJ-Proteine fallen beim Erhitzen auf 50°C aus und gehen bei hoher Temperatur wieder in Lösung.
  Bence-Jones-Proteine finden sich bei 60 % aller MM vom Typ IgG- bzw. IgA und immer beim Leichtketten-Myelom.
- Freie Leichtketten im Serum: Nachweis mittels Immunoassay (Freelite®) gegen Epitop des konstanten Teils der leichten Ketten, das im kompletten Immungobulin verborgen ist. Es wird die Menge der Myelom-assoziierten und der unbeteiligten Kette sowie der Quotient bestimmt. Sensitiveres Verfahren als Immunfixation. Verwendung zur Remissionsbeurteilung, als Prognosefaktor für MGUS und smoldering myeloma (siehe unten).
- Serumeiweißveränderungen:
  Gesamteiweiß vermehrt
  Immunfixation: Nachweis des monoklonalen Immunglobulins
  Elektrophorese: Schmalbasiger M-Gradient (Myelom/monoklonal) meist im γ-Bereich („Paraproteine")
  M-Gradient beim IgA-Myelom oft in den β-Bereich verschoben und daher leicht verkannt. Ein M-Gradient fehlt beim Bence-Jones-Myelom und beim seltenen asekretorischen Myelom. Quantifizierung des Paraproteins über M-Gradient und der gesunden Immunglobuline (IgG, IgA, IgD) mittels Immunnephelometrie. Die Paraproteine haben keine Abwehrfunktion, daher Antikörpermangel-Syndrom trotz hoher γ-Fraktion.

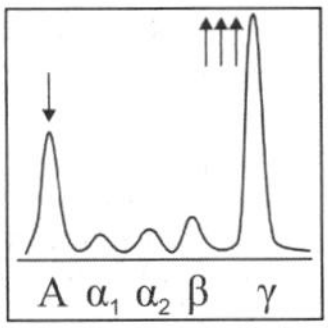

Monoklonale Gammopathie

- Beta2-Mikroglobulin (β2-M) korreliert mit der Myelomzellmasse und dem Grad der Niereninsuffizienz und hat prognostische Bedeutung.

Stadieneinteilung (International Staging System [ISS] 2005 und Revised ISS [R-ISS] 2015):

Stadium	Kriterien	Definition
ISS-1	Niedriges β2-M	β2-M < 3,5 mg/l und Albumin ≥ 3,5 g/dl
ISS-2	Weder Stadium I noch III	β2-M < 3,5 mg/l und Albumin < 3,5 g/dl oder β2-M 3,5 mg/l bis 5,4 mg/dl
ISS-3	Hohes β2-M	β2-M ≥ 5,5 mg/l
R-ISS1	ISS-1 und keine Hochrisikozytogenetik [del17p, t(4;14), t(14;16)] und normale LDH	
R-ISS2	Weder ISS-1 oder -3	
R-ISS3	ISS-3 und Hochrisikozytogenetik [del17p, t(4;14), t(14;16)] oder hohe LDH	

5-Jahresüberleben (2015): R-ISS-1: 82 %, R-ISS-2: 62 %, R-ISS-3: 40 %

Verlauf: Progredientes Multiples Myelom (Mehrzahl der Fälle), durch Behandlung wird eine Plateauphase unterschiedlicher Dauer (= Remission) erreicht, bis die Erkrankung erneut aktiv wird (= Progress, Rezidiv) und wieder behandelt werden muss. Kann keine Remission erreicht werden, spricht man von einer primär refraktären Erkrankung. Prinzipiell aktuell keine Kuration möglich, aber zahlreiche Therapielinien aufgrund der Vielzahl der wirksamen Substanzen. Wegen des hohen medianen Erkrankungsalters sterben viele Patienten daher nicht am Myelom („operational cure").

DD: 1. Sekundäre monoklonale Gammopathie bei anderen malignen Erkrankungen des hämatopoetischen Systems (z.B. bei CLL, NHL), Autoimmunerkrankungen u.a.

2. Monoklonale Gammopathie unbestimmter Signifikanz (MGUS)[D47.2]
Vo.: Altersabhängig: Bis 5 % bei älteren Personen (> 70 J.), 0,3 % bei jüngeren Personen

Diagnosekriterien (Verlaufsbeobachtung entscheidend):
- Konstant niedrige Konzentration des monoklonalen Immunglobulins < 30 g/l
- Infiltration des Knochenmarks mit klonalen Plasmazellen < 10 %
- Keine Endorganschäden (Hyperkalzämie, Niereninsuffizienz, Anämie, osteolytische oder diffuse Knochendestruktion) oder Myelom-definierenden Biomarker
- Ausschluss einer malignen Erkrankung des hämatopoetischen Systems

Prg: Risiko für die Entwicklung eines MM/anderen Plasmazellerkrankung: IgM 1,5%/Jahr, Non-IgM ca. 1 %/Jahr, nur Leichtketten 0,3 %/Jahr (Risikofaktoren: Quotient freie Leichtketten abnormal, Paraprotein > 1,5 g/dl, kein IgG-Subtyp, Suppression der unbeteiligten schweren Ketten [Hevylite®-Assay]); Th.: Halbjährliche Kontrolle

3. Smoldering Myeloma [C90.00]:
Plasmazellen 10 - 59 % im Knochenmark oder Paraprotein > 30 g/l / M-Protein im Urin > 500 mg/24 h und kein Endorganschaden oder Myelom-definierender Biomarker
Prg: Übergang in ein MM in ca. 50 % innerhalb der ersten 5 Jahre, dann 1 %/Jahr; Risiko-Score 2 (> 2 g/dl Paraprotein) - 20 (KM-Infiltration > 20 %) - 20 (FLC-Ratio > 20): 0, 1, 2 - 3 Punkte entspricht 2-Jahres-Progressionsrisiko von 5, 17 und 46 %
Th.: Kontrolle alle 3 - 6 Monate, Therapie Hochrisiko-Patienten (Score 2 - 3) nur in klinischen Studien (z.B. Daratumumab oder Elotuzumab, aber auch Kombinationen und Hochdosistherapie)

Sonderformen:
- Solitäres Plasmozytom: Singuläre, medulläre oder extramedulläre monoklonale Plasmazellvermehrung ohne Systembeteiligung (Th.: Alleinige Radiatio 60 Gy mit 50 % Heilungen)
- Plasmazell-Leukämie: > 20 % Plasmazellen im peripheren Blut und/oder Plasmazellen > 2.000/µl. Sehr aggressive Variante mit schlechter Prognose
- Osteosklerotisches Myelom: POEMS-Syndrom = Polyneuropathie, Organomegalie, Endokrinopathie, M-Protein, Hautveränderungen (= skin)
- Schwer- bzw. Leichtkettenkrankheit oder AL-Amyloidose: Monoklonale Plasmazellen ohne Wachstumstendenz (MGUS with unlucky protein) aber mit Organschäden durch Ablagerung der leichten oder schweren Ketten bzw. Amyloid (Bildung einer Faltblattstruktur)

Differentialdiagnose monoklonale Gammopathie:

	Multiples Myelom	Smoldering Myeloma	MGUS
Klonale Plasmazellen im Knochenmark	≥ 10 %	10 - 60 %	< 10 %
Monoklonales Protein	Nachweisbar	≥ 30 g/l im Serum oder 500 mg/24 h i.U.	< 30 g/l im Serum
Myelom-definierendes Ereignis (CRAB oder Biomarker)	Nachweisbar	Nicht nachweisbar	Nicht nachweisbar
Therapie	Immer	Nein (Studien)	Nein

Th.: Ind: Myelom-definierende Ereignisse (mind. ein CRAB-Kriterium oder ein Biomarker)

Allgemein:

- Immunmodulatorische Substanzen (IMIDs): Thalidomid (ehem. Contergan®), Lenalidomid (Revlimid®) und Pomalidomid (Imnovid®). Sie haben antiangiogene Wirkung, induzieren Apoptose bei Plasmazellen und stimulieren NK-/ T-Zellen. Wirkung über Bindung an Cereblon. Next generation Cereblon-Modulator: Iberomid in Studien.
  NW: Teratogen: Phokomelie! → Antikonzeption gewährleisten, Thromboserisiko → Prophylaxe mit ASS oder LMW-Heparin. Im Gegensatz zu Thalidomid verursachen Lenalidomid/Pomalidomid kaum Neuropathien, wirken dafür aber myelosuppressiv.
- Proteasom-Inhibitoren (PI): Bortezomib (Velcade®), Carfilzomib (Kyprolis®), Ixazomib (Ninlaro®); NW: Polyneuropathie (PNP), Diarrhö, Myelosuppression. PNP bei Bortezomib geringer bei 1 x wöchentlicher und subkutaner Gabe. PNP kaum bei Carfilzomib (i.v., selten kardiale NW, Hypertonus) und Ixazomib (oral, gastrointestinale NW).
- Histon-Deacetylase-Inhibitoren: Panobinostat (Farydak®, oral). Epigenetische Therapie durch Modifikation von Histonen. NW: Myelosuppression, gastrointestinale Nebenwirkungen
- Antikörper: Elotuzumab (Empliciti®, anti-SLAMF7; Wirkung über ADCC und NK-Zellstimulation), Daratumumab, Isatuximab (Darzalex®, Sarclisa®; anti-CD38; Wirkung über ADCC und Komplementaktivierung). NW: Infusionsreaktionen, Interaktion mit Immunfixation und Blutgruppenbestimmung (nur CD38-Ak: Blutgruppenbestimmung vor Therapiebeginn und Blutgruppenausweis notwendig). Andere CD38-Ak in Studien: MOR202, TAK-079
- BCMA (B cell maturation Antigen)-Therapie (aktuell bei schwer vortherapierten Patienten):
  1. ADC (Antibody-drug conjugate), Belantamab mafodotin, Blenrep® (anti-BCMA + MMAF) Monotherapie ohne Steroide 30 % Ansprechen; NW: Keratophathie, Zytopenie
  2. T-cell engager / bispezifische Antikörper (BCMAxCD3): Teclistamab, AMG 420, CC-93269 ; Ansprechen: 70 - 90 %; NW: Cytokine release syndrome (CRS, 40 - 70 %), Neurotox, Zytopenie.
  3. Zelluläre Therapie mit genmanipulierten autologen T-Zellen, CAR T-cell (Chimeric antigen receptor) gegen BCMA Single-shot-Infusion nach lymphodepletierender Therapie mit Fludarabin/Cyclophosphamid: die-cel® (bb2121), JNJ-4528; Ansprechen: 80 - 100 %; NW: CRS (cytokine release syndrome) 60 - 100 %; Therapie mit Tocilizumab IL-6-Antikörper), neurotoxisch, Zytopenie; Probleme: Persistenz kurz, nur in akkreditierten Zentren
- Selinexor (Inhibitor Nuklearexport), Zulassung nur in USA, NW: Hyponatriämie, Zytopenie, GI
- Targeted Therapie (off label): Venetoclax (bcl-2 Überexpression bei t(11;14)), BRAF/MEK-Inhibitoren bei BRAF-Mutation

A. **Erstlinientherapie:**

- Patienten < 70 J. in gutem AZ ohne Komorbiditäten: Hochdosiskonzept
  Induktion 4 Zyklen VRD = Velcade®/Revlimid®/Dexamethason oder Daratumumab/Bortezomib/Thalidomid/Dexamethason. Dann zytotoxische Mobilisation (z.B. Cyclophosphamid + G-CSF) mit autologer Stammzellapherese. Dann Hochdosischemotherapie (Melphalan 200 mg/m^2) mit nachfolgender autologer Stammzelltransplantation. Tandemtransplantation (= erneute Hochdosistherapie nach 3 Monaten) bei Patienten mit Hochrisikokonstellation. Im Anschluss Erhaltungstherapie mit Lenalidomid (ohne Dexamethason, off-label in Kombination mit Carfilzomib bei Hochrisiko) als Dauertherapie bis Progress; Erreichen einer kompletten Remission ist kein Grund für ein Ende der Therapie. Alternativen: Bortezomib bei Hochrisiko oder Ixazomib mit geringerer Effektivität. In klinischen Studien Induktion und Erhaltung +Antikörper (z.B. Elotuzumab, Isatuximab, Daratumumab).
- Patienten > 70 J. oder Komorbiditäten: Kombinationstherapie: Daratumumab + Lenalidomid + Dexamethason kontinuierlich (alternativ: 8 Zyklen VRD = Velcade®/ Revlimid®/Dexamethason gefolgt von Erhaltung mit Revlimid®/Dexamethason (Rd) bis Progress oder 9 Zyklen mit 4er-Kombination Daratumumab plus Velcade®/Melphalan/Prednisolon (VMP) gefolgt von Daratumumab-Erhaltung bis Progress. Beachte Dosisanpassung bei alten und gebrechlichen Patienten, aber auch Unterbehandlung vermeiden. Mit Daratumumab kann auch ohne Hochdosistherapie Negativität für minimale Resterkrankung erreicht werden.

B. **Rezidivtherapie:**

- Erneute Hochdosistherapie mit nachfolgender autologer Stammzelltransplantation
- 3er-Kombinationen (IMID oder PI backbone) sind 2er Kombinationen überlegen ! Therapiedauer meist bis zum Progress mit Induktions- und Erhaltungsphase:
  Therapieprotokolle: Lenalidomid + Dexamethason + Daratumumab/Carfilzomib/Elotuzumab/Ixazomib; Pomalidomid + Dexamethason + Bortezomib/Elotuzumab/Isatuximab; Bortezomib + Dexamethason + Daratumumab/Panobinostat; Daratumumab + Cyclophosphamid + Dexamethason; 2er-Kombinationen: IMID + Dexamethason; Carfilzomib + Dexamethason; Bortezomib + Doxorubicin; Bendamustin (nicht-kreuzreagierendes Alkylans) oder orales Cyclophosphamid ± Steroide; Monotherapie: Daratumumab, Blenrep®

- Experimentelle Studienprotokolle unter Verwendung neuer Substanzen, z.B. Filanesib (Kinesin-Spindel-Protein-Inhibitor), Melflufen (lipophilisiertes Alkylanz mit 50-fach gesteigerter Potenz gegenüber Melphalan); CAR-Zellen gegen andere Antigen (CD19; Light chain, CD38, NKG2D)
- Allogene Stammzelltransplantation bei Höchstrisikoerkrankung, z.B. Frührezidiv nach Hochdosistherapie (= Rezidiv innerhalb von 12 Monaten nach Hochdosis)

C. **Ergänzende Therapiemaßnahmen:**
- Patienten profitieren von einer frühzeitigen Gabe von Bisphosphonaten, die die Osteoklastenfunktion hemmen, z.B. Pamidronat (Aredia®) oder Zoledronat (Zometa®); alternativ Denosumab (Xgeva®, anti-RANKL-Ak, Vorteile bei Niereninsuffizienz) → Reduktion von Frakturen der Wirbelsäule und von Schmerzen. Beachte NW: Kieferosteonekrosen, bes. nach zahnärztlichen Interventionen → Konsil vor Therapie, Mundhygiene, antibiotische Prophylaxe vor großen Eingriffen. (Einzelheiten zu den Präparaten → siehe Kap. Osteoporose)
- Bei Knochenherden Prophylaxe einer Spontanfraktur oder Schmerztherapie durch lokale Bestrahlung (10 - 20 Gy in 1 - 2 Wochen)
- Operative Fixation bei Fraktur, Vertebroplastie oder Kyphoplastie bei WK-Brüchen
- Intravenöse Substitution von IgG bei Antikörpermangelsyndrom und gehäuften Infekten
- Impfungen gegen Pneumokokken, Influenza; SARS-CoV-2
- Gabe von Erythropoetin bei Anämie und Gabe von G-CSF bei Granulozytopenie
- Plasmaseparation bei Hyperviskositätssyndrom mit ZNS-Ausfällen: Bing-Neel-Syndrom
- HCO-Leichtkettendialyse (High cut-off-Membran) bei akutem Myelom-bedingtem Nierenversagen parallel zur systemischen Therapie bis FLC (freie Leichtketten) < 1.000 mg/l.

Partielle Remission:
Abfall Serum-Paraprotein ≥ 50 % und Urin-M-Protein ≥ 90 % oder ≤ 200mg/24 h und > 50 %ige Reduktion der Weichteilmanifestation
Komplette Remission (CR) - alle Kriterien:
- Kein monoklonales Protein mehr in Serum und Urin nachweisbar (Immunfixation negativ)
- ≤ 5 % Plasmazellen im Knochenmark und Verschwinden von Weichteilplasmozytomen

Minimal Resterkrankung (MRD)-Negativität:
Sensitivität mind. 1 auf 10^5 Zellen; Methoden: FACS, NGS (next generation sequencing); aktuelle Therapiestudien befassen sich mit MRD zur Therapiesteuerung.
Nachsorge:
Monatliche Überwachung von Immunglobulinkonzentration (monoklonal/polyklonal), freien Leichtketten, Blutbild, Serumkalzium, Nierenfunktion

Prg:
- Ungünstige Prognosefaktoren:
  - R-ISS-Stadium, Komplikationen (Niereninsuffizienz), refraktärer klinischer Verlauf (Frührezidiv)
  - Zytogenetik (abnormaler Karyotyp) oder FISH-Analyse mit del17p, t(4;14), +1q
  - Genexpressionsprofil, Next Generation Sequencing: Unterschiedliche Definitionen
- Überlebenszeit: Jüngere Patienten mit optimaler Therapie (Hochdosischemotherapie und autologer Stammzelltransplantation sowie neuen Substanzen): 10-Jahresüberleben über 50 % (chronische Erkrankung)

IMMUNOZYTOM (M. WALDENSTRÖM) [C88.00]

Syn: Makroglobulinämie

Def: Niedrigmalignes B-Zell-Immunozytom (lymphoplasmozytisches Lymphom = LPL) mit Bildung monoklonaler IgM-Globuline.

Vo.: 4 x seltener als Multiples Myelom, höheres Lebensalter

KL.: Typische Symptome des Multiplen Myeloms fehlen, die Symptomatik entspricht der anderer indolenter Lymphome. Die Makroglobuline können die Aggregation der Thrombozyten beeinträchtigen und binden Gerinnungsfaktoren, wodurch es zu hämorrhagischer Diathese kommen kann. Durch Kälteagglutinine vom Typ IgM kann es zu Coombs-positiver autoimmunhämolytischer Anämie kommen. Die monoklonalen IgM-Globuline können zum Hyperviskositätssyndrom mit Raynaud-artigen akralen Durchblutungsstörungen an den Händen und Sehstörungen führen. Bei Gabe jodhaltiger Kontrastmittel kann es zum akuten Nierenversagen kommen (KI !). Fakultativ sind Lymphknotenschwellung und Hepatosplenomegalie, evtl. kommt es zu peripheren Neuropathien. Die BSG ist erhöht.

DD: Monoklonale Gammopathie unbestimmter Signifikanz (MGUS → siehe Kap. MM); CLL, Multiples Myelom u.a.

Di.: Nachweis monoklonaler IgM-Globuline (Immunfixation) + LPL-Zellinfiltration des Knochenmarks (≥ 10 %). Untersuchung auf evtl. Kryoglobuline und Kälteagglutinine; häufig (93 - 97 %) MYD88-L265P-Mutation positiv (beim chronischen Kälteagglutinin-Syndrom negativ!), CXCR4-Mutationen (ca. 35 %)

Th.: Die Therapie ist abhängig vom Beschwerdebild: Asymptomatische Patienten: "watch and wait". Für symptomatische Patienten sind gängige Ersttherapien sind Fludarabin/Cyclophosphamid/Rituximab oder Bendamustin/Rituximab. Ibrutinib als Monotherapie bei Patienten mit MYD88-Mutation, kombiniert mit Rituximab bei Fehlen der MYD88-Mutation. Bei Hyperviskositäts-Syndrom eventuell Plasmapherese (= Aderlässe mit Entfernung des Plasmas und Retransfusion der Erythrozyten).

Prg: Internationaler prognostischer Index (ISSWM)

Risikogruppe	Niedrig	Intermediär	Hoch
Alter > 65 J.	−	+ / −	+
4 weitere Risikofaktoren (jeder zählt als 1 Punkt):			
Hb < 11,5 g/dl Thrombozyten < 100.000/µl β2-Mikroglobulin > 3 mg/l IgM > 70 g/l	0 -1	0 - 2	> 2
5-J.-Überleben (%)	87	68	36

HAARZELLLEUKÄMIE (HCL) [C91.40]

Def: Niedrigmalignes lymphozytisches NHL vom B-Zell-Typ (Transformation früher Stammzellen der B-Zellreihe); Kennzeichen: Haarzellen (hairy cells) mit fransenartigen Zytoplasmaausläufern, zytochemischem Nachweis der tartratresistenten sauren Phosphatasereaktion und Expression von reifen B-Zellmarkern, Vermehrung retikulärer Fasern im Knochenmark (Markfibrose). In 95 % BRAF-Mutation (V600E). Sehr selten Haarzellleukämie-Variante (HCL-V) mit ausgeprägter Leukozytose, weniger ausgeprägter Zytopenie, BRAF-Wildtyp und CD25-Negativität.

Vo.: Selten, Inzidenz: 0,3/100.000/J., medianes Erkrankungsalter ca. 52 J., m : w = 4 : 1

KL.: Leitsymptome: Müdigkeit und Infektneigung, Panzytopenie mit Splenomegalie durch erhöhte Zellsequestration und Markfibrose (Punctio sicca!), Lymphadenopathie untypisch

DD: Panzytopenien anderer Genese; primäre Myelofibrose, myelodysplastisches Syndrom, aplastische Anämie, indolente Lymphome, insb. splenisches Marginalzonenlymphom (SMZL)

Di.: Klinik; Sonographie (Splenomegalie); Blutbild: Pan-, Bi- oder Monozytopenie; periphere Ausstriche: Haarzellen; Immunphänotypisierung peripheres Blut/Knochenmark: CD11c, CD20, CD25, CD103, CD123, CD200, Leichtkettenrestriktion; Knochenmark: Punctio sicca, deswegen Biopsie mit Immunhistochemie notwendig: Positiv für CD20, tartratresistente saure Phosphatase (TRAP), CD72 (DBA.44), Annexin A1, BRAF V600E (VE1); Genetik: NGS mit Nachweis BRAF V600E-Mutation (bei > 95 % der klassischen Haarzellleukämien) im Knochenmark; CT-Staging

Th.: Chemotherapie ist erst bei Auftreten von Symptomen (Infekte), zunehmender Zytopenie (Hb < 11 g/l, Thrombozyten < 100 G/l, Neutrophile < 1.000/µl), oder Splenomegalie indiziert:

1. Therapie der Wahl: Purinanaloga: Cladribin (2-CDA = 2-Chlorodeoxyadenosin) i.v. oder s.c. Nach 1 - 2 Kursen Dauerremissionen in ca. 85 % (8-Jahres-Überlebensrate ca. 70 %)
   Alternative: Pentostatin

   Cave: Langandauernde Suppression der T-Zellen, daher Risiko infektiöser Komplikationen
2. Im Rezidiv erneute Therapie mit Purinanaloga, ggf. plus CD20-Antikörper
3. Interferon-α: ca. 70 % gutes Ansprechen, aber langjährige Therapie nötig, selten komplette Remissionen, erhebliche Nebenwirkungen. Einsatz auch bei Schwangeren
4. Vemurafenib bei BRAF V600E-Mutation (ggf. + CD20-Antikörper). In Studien: Ibrutinib, anti-CD22-Immunkonjugate
5. Splenektomie nur selten erforderlich bei sehr großer Milz oder Versagen der übrigen Therapie.

Prg: Nach Erstlinientherapie Dauerremission in ca. 85 % (8-Jahres-Überlebensrate ca. 70 %). Oft langsamer Verlauf, häufigste Todesursache: Infekte. MRD-Bestimmung mittels FACS sinnvoll.

CHRONISCHE LYMPHATISCHE LEUKÄMIE (CLL) [C91.10]

Internet-Infos: *www.dcllsg.de; www.cll.de*

Def: Leukämisch verlaufendes B-Zell-Lymphom von niedrigem Malignitätsgrad (indolentes lymphozytisches Lymphom). Klonale Proliferation und Akkumulation immuninkompetenter B-Lymphozyten im peripheren Blut, in Lymphknoten, Milz und Knochenmark. Die neoplastischen B-Lymphozyten haben eine verlängerte Überlebenszeit durch Hemmung der Apoptose, vermittelt über BCL2.
Der CLL geht meist ein nicht diagnostiziertes, klinisch asymptomatisches Vorstadium mit Vermehrung klonaler B-Zellen voraus. Diese haben die biologischen Merkmale leukämischer Zellen und werden als monoklonale B-Zell-Lymphozytose (MBL) bezeichnet. Bei > 5 % der über 60-jährigen ist eine MBL nachweisbar. Das Risiko der Transformation in eine behandlungsbedürftige CLL beträgt etwa 1 %/J.

Anm.: Die früher als T-CLL bezeichnete Leukämie wird heute T-Prolymphozytenleukämie (T-PLL) bezeichnet.

Ep.: Häufigste Leukämieform der westlichen Welt; durchschnittliche Inzidenz 4/100.000/Jahr; zunehmende Inzidenz im höheren Lebensalter: Im 5. Lebensjahrzehnt ca. 5/100.000 pro Jahr, im 8. Lebensjahrzehnt ca. 30/100.000 pro Jahr; m : w = 2 : 1, in Asien sehr selten.

Ät.: Unbekannt; genetische Faktoren (3fach erhöhtes Erkrankungsrisiko bei Kindern von CLL-Patienten); im Verdacht stehen organische Lösungsmittel als erworbener Risikofaktor.

KL.:
- Erkrankung zum Zeitpunkt der Diagnose in ca. 50 % d.F. symptomloser Zufallsbefund aufgrund erhöhter Lymphozytenzahlen, gel. Leistungsminderung, Nachtschweiß.
- Lymphknotenvergrößerungen (derb, indolent): Initial 50 %, später die meisten Patienten
  - Mediastinale Lymphknotenvergrößerungen (Rö. Thorax, CT): ca. 25 %
  - Abdominale Lymphknotenvergrößerungen (Sonografie, CT) : ca. 10 %

  Merke: Lymphknotenvergrößerungen sind im Verlauf einer CLL oft vorhanden (bei CML selten, bei akuter Leukämie in 30 % vorhanden).
- Evtl. Splenomegalie, geringe Lebervergrößerung
- Hauterscheinungen: Pruritus, chronische Urtikaria, mukokutane Purpura, Herpes zoster (generalisatus), Herpes simplex (exulcerans et persistens), Mykosen, Erythrodermien, knotige Hautinfiltrate

  Merke: Bei den genannten Hautaffektionen im höheren Alter auch an CLL denken!
- Selten Parotisschwellung und Tränendrüsenbefall (Mikulicz-Syndrom [K11.8])

Ko.:
1. Infekte infolge Antikörpermangelsyndrom, Granulozytopenie und Therapie (häufigste Komplikation und häufigste Todesursache)
2. Coombs-positive autoimmunhämolytische Anämie (AIHA) durch Wärmeautoantikörper vom Typ IgG in 10 % d.F. und evtl. Autoimmunthrombozytopenie
   Evans-Syndrom = AIHA + Autoimmunthrombozytopenie [D69.3]
3. Hyperspleniismus
4. Selten zelluläres Hyperviskositätssyndrom (Leukostase-Syndrom) bei Lymphozytose > 500.000/µl (→ neurologische oder kardiovaskuläre Störungen)
5. Richter-Syndrom (5 %): Transformation in sekundär hoch malignes NHL mit sehr ungünstiger Prognose
6. Auftreten von Zweitmalignomen (9 %/15 Jahren)

Lab:
- Hämatologie:
  - Peripheres Blut: Permanente Leukozytose mit einem hohen Lymphozytenanteil (meist 70 - 95 %). Permanente Erhöhung der absoluten Lymphozytenzahl über 5.000/µl. Typisch, aber nicht obligat sind Gumprecht-Kernschatten (gequetschte Kerne von Lymphozyten) im Blutausstrich.
  - Knochenmarkzytologie/-histologie ist in der Regel nicht erforderlich: Nur durchführen bei unklaren Zytopenien. Anteil reifer Lymphozyten ≥ 30 % aller kernhaltigen Zellen bei normalem oder erhöhtem Zellgehalt.
- Durchflusszytometrische Immunphänotypisierung der Lymphozyten:
  - Gleichzeitiger Nachweis des B-CLL-Immunphänotyps (CD19, CD20, CD23) und des T-Zellantigens CD5
  - Nachweis einer Leichtkettenrestriktion (Kappa oder Lambda)
- Serumeiweißveränderungen (sehr häufig)
  - Antikörper-Mangelsyndrom (B-Zelldefekt!) in 50 % d.F.
  - Auftreten monoklonaler Immunglobuline (oft IgM)
  - Bestimmung von β2-Mikroglobulin (prognostischer Parameter, siehe CLL-IPI)
  - Auftreten inkompletter Wärme-Auto-Antikörper (siehe oben)
- Zyto- und Molekulargenetik: > 80 % haben chromosomale Veränderungen:

Günstigere Prognose: Deletion 13q14 (relative Häufigkeit 55 %)
Intermediäre Prognose: Trisomie 12 (15 %)
Ungünstige Prognose: Deletion 17p13 (5 - 8 %), Deletion 11q22 (25 %), TP53-Mutation (4 - 37 %)IGHV-Mutationsstatus: Mutierter IGHV bessere Prognose; unmutierter IGHV schlechtere Prognose

Stadieneinteilung der CLL nach Binet (1981): (am gebräuchlichsten)

Stadium	Merkmale	Mediane Überlebenszeit (Jahre)
A	< 3 vergrößerte Lymphknotenregionen } *	> 10
B	≥ 3 vergrößerte Lymphknotenregionen } *	
C	Hb < 10,0 g/dl und/oder Thrombozytopenie < 100.000/µl Lymphknotenstatus irrelevant	< 5 -7

*) Hb > 10,0 g/dl und Thrombozyten > 100.000/µl

Die RAI-Klassifikation unterscheidet die Stadien 0 bis IV → *siehe Internet.*
Seit 2016 etabliert ist der CLL International Prognostic Index (CLL-IPI), der eine verbesserte Einschätzung der Prognose ermöglicht. Fünf unabhängige Risikofaktoren werden für die Berechnung berücksichtigt ((del(17p) oder TP53-Mutation, IGHV Mutationsstatus, β_2-Mikroglobulin, klinisches Stadium und Alter). Der CLL-IPI trennt 4 unterschiedliche Risikogruppen mit unterschiedlichem Gesamtüberleben → *siehe Internet.*

DD:
- Reaktive Lymphozytosen (Klinik, meist polyklonale T-Zellmarker)
- Monoklonale B-Lymphozytose (MBL) mit < 5.000 monoklonalen B-Lymphozyten/µl, wobei in 80 % d.F. ein CLL-Immunphänotyp vorliegt.
- Leukämisch verlaufende Lymphome (z.B. Marginalzonenlymphom, Mantelzell-Lymphom)
- Chronische myeloische Leukämie (typisches Blutbild, Philadelphia-Chromosom)
- Lymphknotenvergrößerungen anderer Genese (Lymphknotenhistologie)
- DD eines Pruritus ohne initial sichtbare Hautveränderungen:
  - Allergien
  - Darmparasiten
  - CLL und andere maligne Lymphome
  - Polycythaemia vera
  - Eisenmangel
  - Diabetes mellitus
  - Niereninsuffizienz
  - Seniler Pruritus, psychogener Pruritus
  - Cholestase, primär biliäre Cholangitis
  - Primär sklerosierende Cholangitis

Di.: Nach den Kriterien des International Workshop on CLL (IWCLL) 2018 wird die Diagnose durch den Nachweis folgender Kriterien gesichert:
- Nachweis von ≥ 5.000 klonalen B-Lymphozyten/µl im peripheren Blut, wobei die Klonalität der B-Lymphozyten durchflusszytometrisch gesichert sein muss. Unterhalb dieses Wertes kann die „Diagnose“ monoklonale B-Zell-Lymphozytose (ungewisser Signifikanz) (MBL) gestellt werden, wenn keine Krankheitszeichen vorliegen (B-Symptome: Fieber, Nachtschweiß, Gewichtsverlust; Lymphadenopathie, Hepatomegalie, Splenomegalie, Zytopenie, AIHA etc.).
- Vorherrschen kleiner, morphologisch reif wirkender Lymphozyten in der zytomorphologischen Untersuchung
- Koexpression von B-Zellantigen CD19, CD20 und CD23 und dem T-Zellantigen CD5 in der Durchflusszytometrie bei relativ schwacher Expression von CD20
- Durch die Leichtkettenrestriktion (κ oder λ) kann die Monoklonalität der Zellen bewiesen werden.
- Molekulare Zytogenetik (FISH) für del(13q), del(11q), del(17p), Trisomie (12) ist wichtig zur Prognosebeurteilung und bei Therapieauswahl, in unklaren Fällen aber auch für die Diagnostik.
- Eine Knochenmarkpunktion ist bei erfüllten Diagnosekriterien nicht notwendig. Eine Lymphknotenbiopsie ist nur bei fehlender leukämischer Ausschwemmung oder Verdacht auf eine Transformation in ein aggressives Lymphom angezeigt (Richter-Syndrom).

Th.: Die Deutsche CLL-Studiengruppe (DCLLSG) führt alters- und risikoadaptierte Therapieprotokolle durch (*siehe Internet http://dcllsg.de/*). Es stehen zahlreiche neue zielgerichtete Substanzen zur Verfügung: BTK-Inhibitoren (Ibrutinib, Acalabrutinib, beide per os), Bcl2-Antagonisten (Venetoclax per os) und Anti-CD20-Antikörper (Obinutuzumab i.v.), die allein oder in Kombination eingesetzt werden.

Ind: Symptomatische Patienten im St. Binet A oder B sowie alle Patienten im St. Binet C. Grundsätzlich ist die Lymphozytenzahl kein Therapieindikator!

A. Erstlinientherapie:
- Patienten in gutem AZ und mit guten Organfunktionen, mutiertem IGHV **ohne** Deletion 17p: Chemoimmunotherapie FCR-Schema: Fludarabin (F) + Cyclophosphamid (C) + Rituximab (R) oder Ibrutinib/Acalabrutinib oder Venetoclax + Obinutuzumab.
  Bei Patienten > 65 J. kann das BR-Schema (Bendamustin + Rituximab) verabreicht werden. Die Behandlung mit Ibrutinib ist bezüglich des progressionsfreien Überlebens dem BR-Schema überlegen.

- Patienten in gutem AZ/mit guten Organfunktionen, unmutiertem IGHV, ohne Deletion 17p:
  Ibrutinib/Acalabrutinib oder Venetoclax + Obinutuzumab oder FCR.
- Patienten in reduziertem Allgemeinzustand/mit starker Komorbidität:
  Ibrutinib/Acalabrutinib oder Chlorambucil + Obinutuzumab oder Bendamustin + Rituximab (BR)
- Patienten **mit** Deletion 17p (del(17p)) oder TP53-Mutation:
  Ibrutinib oder Acalabrutinib oder Venetoclax + Obinutuzumab; ggf. Idelalisib + Rituximab bei Kontraindikationen für die anderen Medikamente.

B. Rezidivtherapie: Möglichkeiten nach Berücksichtigung von Primärtherapie, Alter und Komorbidität:
- Wiederholung der Erstlinientherapie, falls die Remission ≥ 3 J. anhielt.
- Chemoimmunotherapie, wenn keine del(17p) oder TP53-Mutation vorliegt.
- Ibrutinib/Acalabrutinib
- Venetoclax plus Rituximab/ggf. Obinutuzumab
- Idelalisib plus Rituximab
- Allogene Stammzelltransplantation nach dosisreduzierter Konditionierung
  Therapieprinzip: Graft-versus-Leukämie-Effekt
  Ind: Hochrisikopatienten in gutem AZ mit ungünstiger Zytogenetik und Resistenz gegenüber Chemoimmunotherapie und/oder gezielten Arzneimittel (Pathway Inhibitors)
  Durch Halbierung der therapieassoziierten Mortalität im Vergleich zur myeloablativen Konditionierung ist die dosisreduzierte allo-SCT auch bei fitten, älteren Patienten durchführbar. Überlebensrate ca. 65 % nach 4 J.

C. Ergänzende Therapiemaßnahmen:
- Strahlentherapie: Ind.: Lokale niedrig dosierte Bestrahlung großer Lymphome oder einer großen Milz
- Bei AIHA oder Autoimmunthrombozytopenie: Glukokortikosteroide
  Bei kritischen Thrombozytopenien vor Operationen Thrombozytensubstitution und hoch dosiert Immunglobuline i.v.
- Kontrolle des Impfstatus (Impfung gegen Influenza, Pneumokokken, VZV, Covid-19)
- Bei Infekten durch Ak-Mangelsyndrom (IgG < 0,5 g/l) Substitution von Immunglobulinen + gezielte Antibiotikatherapie.

Prg: Überlebenszeiten sehr variabel und abhängig von Stadium, Zytogenetik und Laborparametern (siehe oben). Die CLL ist nicht heilbar, es lassen sich aber in Subgruppen insbesondere mit der FCR-Chemoimmuntherapie Remissionen von über 8 Jahren Dauer erzielen. Eine kurative Option besteht in der allogenen Stammzelltransplantation, die wegen der starken Nebenwirkungen und hohen therapieassoziierten Mortalität heute nur noch selten eingesetzt wird.

Primär extranodale Lymphome des Gastrointestinaltraktes [C85.9]

Syn: Primäre gastrointestinale Lymphome

Def: Unter den primär extranodalen Lymphomen stellen die des Gastrointestinaltraktes mit etwa 35 % aller Fälle die häufigste Form dar. Sie haben ihren Ursprung im schleimhautassoziierten Lymphgewebe (mucosa associated lymphatic tissue, MALT-Lymphome = Maltome) [C88.40].
Die bei MALT-Lymphomen häufig zu beobachtende Translokation t(11;18)(q21;q21) bewirkt eine Fusion des Apoptoseinhibitors API2 und des 18q-Gens MALT1 (ca. 50 %). Die seltenere Translokation t(14;18)(q32;q21) bewirkt eine Fusion von MALT1 mit dem Gen für IgH. In 10 % findet sich eine Translokation t(1;14)(p22;q32). In allen Fällen findet eine Überexpression von BCL-10 statt, was eine verstärkte Aktivierung von NF-kappaB auslöst und zu verlängertem Überleben der Lymphom-Zellen führt.

Ep.: Inzidenz: 0,7/100.000/Jahr - 2 % aller Malignome des Gastrointestinaltraktes sind maligne Lymphome. 40 % sind niedrig maligne, 60 % sind hochmaligne. Der in Europa und Nordamerika beobachtete „Western type" betrifft meist Menschen im 5. - 6. Lebensjahrzehnt, der „mediterrane Typ", der überwiegend im Dünndarm lokalisiert ist, betrifft vorzugsweise jüngere Pat. (2. - 3. Lebensjahrzehnt).

Ät.:
- 90 % der niedrig malignen MALT-Lymphome des Magens sind Folge einer chronischen Infektion mit Helicobacter pylori; gel. Ursache ist eine Infektion mit Helicobacter heilmannii. Auch beim IPSID (siehe unten) wurde vereinzelt eine HP-Infektion beobachtet und erfolgreich behandelt.
- Das Enteropathie-assoziierte T-Zell-Lymphom beobachtet man als Komplikation einer Zöliakie.

Lok:
- Magen (ca. 70 %, meist MALT-Lymphome)
- Dünndarm mit Ileozökalregion (ca. 20 %)
- Primär multiple Lokalisationen über den gesamten GI-Trakt (ca. 10 %)
- Selten Dickdarm (ca. 2 %), sehr selten Ösophagus (< 1 %)

Histologische Klassifikation primär gastrointestinaler Lymphome (nach Isaacson 1994)

Primäre B-Zell-Lymphome des Gastrointestinaltraktes

- MALT-Typ
  - Niedrigmaligne MALT-Lymphome
  - Hochmaligne MALT-Lymphome mit oder ohne niedrigmalignen Anteilen
- Immunoproliferatives Syndrom des Dünndarms (Syn.: Mediterranes Lymphom; immunoproliferative small intestinal disease = IPSID)
  - Niedrigmaligne Lymphome
  - Hochmaligne Lymphome mit oder ohne niedrigmalignen Anteilen

  Das mediterrane Lymphom sezerniert ein atypisches IgA mit defekter schwerer Kette ohne assoziierte Leichtkette (Syn.: α-Ketten-Erkrankung)
- Mantelzell-Lymphom (Synonym: Lymphomatöse Polypose des Jejunums)
- Burkitt- oder Burkitt-ähnliche Lymphome

Primäre T-Zell-Lymphome des Gastrointestinaltraktes

- Enteropathie-assoziierte T-Zell-Lymphome (EATL)
- Nicht-Enteropathie-assoziierte T-Zell-Lymphome
- Andere Formen (follikuläres Lymphom des GIT, diffus großzelliges Lymphom des GIT)

Stadieneinteilung primärer gastrointestinaler Lymphome:

Einteilung analog zur Ann Arbor-Klassifikation oder nach Lugano-Klassifikation:

I	Lokalisierter Befall der Magen-/Darmwand durch eine oder mehrere infiltrierte Lymphknoten
II_1	Befall von ein oder mehreren paragastrischen oder paraintestinalen Lymphknoten
II_2	Befall von paraaortalen, parakavalen, pelvinen, inguinalen oder mesenterischen Lymphknotenregionen
II/E	Mesenterium überschreitende Infiltration angrenzender Organe und Strukturen
III	In dieser Klassifikation ist kein Stadium III vorgesehen
IV	Disseminierter extranodaler Befall oder Befall von supradiaphragmatischen Lymphknoten

KL.: Im Frühstadium oft symptomlos, später evtl. epigastrische Schmerzen, Inappetenz, Übelkeit und Erbrechen, evtl. B-Symptome (Fieber, Gewichtsverlust, Nachtschweiß)

Ko.: Blutung, Ileus, Perforation, Malabsorptionssyndrom, enterales Eiweißverlust-Syndrom

Di.:
- Endoskopie mit Biopsien + Histologie
- Röntgendiagnostik des Dünndarms (Enteroklysma), Sono, Endosono, CT, MRT
- Evtl. explorative Laparotomie
- Knochenmarkbiopsie und -zytologie

Lab: Bei IPSID evtl. Nachweis von monoklonalem IgA ohne Leichtketten (Serum, Urin)

Th.: Stadiengerechter Einsatz von Antibiotika, Chemotherapie und Bestrahlung im Rahmen kontrollierter Studien.

HP-Eradikation führt bei niedrigmalignen MALT-Lymphomen des Magens im St. I bis IIE bis 90 % zur Heilung. Eine ausschließlich chirurgische Therapie ist mit schlechterem Gesamtüberleben und höherem Risiko für Rezidive assoziiert.

t(11;18)(q21;q21)-positive MALT-Lymphome sprechen nicht auf HP-Eradikation an.

Kommt eine antibiotische Behandlung nicht infrage oder liegt keine HP-Infektion vor, führt eine Strahlentherapie (bei niedrigmalignen Lymphomen) oder eine kombinierte Immun-/Chemo-/Strahlentherapie (bei hochmalignen Lymphomen) zu Heilungsraten von 90 % und mehr. T-Zell-Lymphome des GI-Trakts sind immer als hochmaligne Lymphome anzusehen und haben eine schlechtere Prognose. Sie werden wie periphere T-Zell-Lymphome behandelt.

NHL DER T-ZELL-REIHE [C84.-]

Wegen ihrer Seltenheit in Mittel- und Westeuropa (ca. 10-15 % aller NHL) werden nur die wichtigsten Krankheitsbilder aufgeführt und aus Gründen der Übersichtlichkeit in aggressive T-/NK-Zell-Lymphome und primär kutane periphere T-Zell-Lymphome eingeteilt.

Aggressive T-/NK-Zell-Lymphome

Periphere T-Zell-Lymphome verlaufen oft klinisch aggressiv. Die Prognose dieser Lymphome ist wesentlich schlechter als die der aggressiven B-Zell-Lymphome. Die 5-Jahresüberlebensrate beträgt nur 30 - 50 % und ein Drittel der Patienten zeigen einen primär refraktären Verlauf. Bei gutem Therapieansprechen sollte, wenn möglich, eine konsolidierende autologe Stammzelltransplantation mit Hochdosis Chemotherapie erfolgen.

Angioimmunoblastisches T-Zell-Lymphom (AITL) [C86.5]

Ep.: Eine der häufigeren Form der T-Zell-Lymphome. Altersgipfel bei 60 - 65 Jahren. Die meisten Patienten befinden sich bei Diagnosestellung in einem fortgeschrittenen Stadium. Die Prognose ist schlecht mit einem medianen 5-Jahres Overall survival von 18 - 33 %.

Hi.: Die Lymphomzellen stammen von follikulären T-Helferzellen (FTH) ab.

KL.: 90 % der Patienten leiden an massiver B-Symptomatik (Fieber, Nachtschweiß, Gewichtsverlust) sowie Lymphknotenvergrößerungen, Splenomegalie, ausgeprägten Entzündungszeichen (BSG und CRP sehr hoch), Anämie, Hypergammaglobulinämie, Hautexanthemen und Autoimmunphänomenen.

Th.: Therapeutisch sollten CHOEP-basierte Chemotherapien und ggf. eine konsolidierende autologe Stammzelltransplantation durchgeführt werden. In frühen Stadien kann eine „ivolved site" Strahlentherapie betroffener Regionen zur Verhinderung von Lokalrezidiven durchgeführt werden (analog zu der Therapie von aggressiven B-Zell-Lymphomen).

Anaplastisches großzelliges Lymphom (ALCL) [C84.6 (ALK positiv)] [C84.7 (ALK negativ)]

Ep.: Häufige Form der T-NHL. Bimodale Altersverteilung. ALK-positive anaplastische großzellige Lymphome haben eine deutlich bessere Prognose als ALK-negative.

Pat.: Eine klinisch und histologisch heterogene Gruppe, deren Tumorzellen das CD30-Antigen exprimieren. Bei bis zu 80 % d.F. findet sich die Translokation t(2;5)(p23;q35) kodierend für das NPM-ALK-Fusionsprotein.

Th.: Diagnose und Therapie der nodalen Form entsprechen denen der aggressiven B-Zell-Lymphome. Therapeutisch wird die Kombination aus Brentuximab Vedotin, Cyclophosphamid und Doxorubicin eingesetzt (ECHELON-2 Studie). Bei ALK-negativen Patienten und ALK-positiven Patienten mit einem IPI von > 2 sollte ggf. eine konsolidierende autologe Stammzelltransplantation mit Hochdosis Chemotherapie in Erwägung gezogen werden.

Extranodales NK-/T-Zell-Lymphom vom nasalen Typ [C86.0]

Ep.: Häufig in Asien, regelhaft EBV-assoziiert.

Pat.: Expression von zytoplasmatischem CD3 (ε-Kette).

Th.: Für Patienten in den lokalisierten Stadien wird eine kurative Strahlentherapie empfohlen, bei Vorliegen von Risikofaktoren eine platinbasierte Radiochemotherapie. In fortgeschrittenen Stadien wird eine Chemotherapie (SMILE, VIPD) und ggf. konsolidierend eine Stammzelltransplantation durchgeführt.

Primär kutane periphere T-Zell-Lymphome [C84.8]

Ep.: Inzidenz: Mycosis fungoides 6/1.000.000 jährlich, Sézary-Syndrom 0,2/1.000.000 jährlich.
70 % der Hautlymphome sind kutane T-Zell-Lymphome (CTCL) und davon > 90 % T-Helferzell-Lymphome (positiver CD 4-Marker). Mycosis fungoides (kutane Form) und Sézary-Syndrom (generalisierte Form) sind kutane T-Helferzell-Lymphome mit ähnlicher Histologie, die vorzugsweise im höheren Lebensalter vorkommen. Sie machen knapp 50 % der kutanen NHL aus.

Klassifikation der kutanen T-Zell-Lymphome nach WHO 2016:

Mycosis fungoides
Mycosis fungoides-Varianten
Sézary-Syndrom
Adulte T-Zell-Leukämie/Lymphom (HTLV+)

Primär kutane CD30-positive lymphoproliferative Erkrankungen
Subkutanes Pannikulitis-artiges T-Zell-Lymphom
Extranodales NK-/T-Zell-Lymphom, nasaler Typ
Primär kutanes γ/δ-T-Zell-Lymphom
Primär kutanes, peripheres T-Zell-Lymphom, unspezifiziert (NOS)
Primär kutanes, aggressives epidermotropes CD8-positives T-Zell-Lymphom (provisorisch)
Primär kutane, CD4-positive klein bis mittelgroßzellige T-Zell-Lymphoproliferation (provisorisch)
Primär kutanes akrales CD8-positives T-Zell-Lymphom (provisorisch)

Mycosis fungoides (MF) [C84.0]

Def: Chronisch verlaufendes, niedrig malignes peripheres T-Zell-Lymphom mit primär kutaner Manifestation, das in fortgeschrittenen Stadien Lymphknoten und innere Organe befällt und schließlich letal endet. 5 % der MF-Fälle verlaufen als Sézary-Syndrom.

Stad:
1. Prämykosidisches Stadium: Scharf begrenzte, infiltrierte Erytheme mit feiner Schuppung, dazwischen Inseln nicht-befallener Haut, ausgeprägter Juckreiz, Alopezie und Hyperkeratose
2. Infiltratives Stadium: Infiltration der Herde mit Verdickung der Haut, größere Plaques, Befall des gesamten Integuments, Alopezie, oft starker Juckreiz
3. Mykosidisches Tumorstadium: Bildung von halbkugeligen Tumoren innerhalb der Infiltrate mit Neigung zu Erosionen und Ulzerationen
4. Systemische Ausbreitung: Meist im fortgeschrittenen Tumorstadium, Befall von Milz/Lymphknoten, Leber, Lunge, Gastrointestinaltrakt, ZNS, Nachweis von polymorphen lymphoiden Zellen (Mycosis-fungoides-Zellen) im Blut. 5 % treten als Sézary-Syndrom auf (siehe unten)

Mycosis fungoides Cooperative Group TNMB-Stadien: *Siehe Internet*

Di.: Klinik + Histologie + Immunhistochemie + Molekularbiologie

Th.: Wegen relativ kleiner Fallzahlen fehlen randomisierte Therapiestudien.

Stadium 1 und 2:
- PUVA-Therapie: Psoralengabe + UVA Bestrahlung der Haut → 25 % Langzeitremissionen, evtl. Kombination mit Acitretin
- Interferon α, topische Therapie mit Steroiden, Retinoiden, Carmustin
- Ganzhaut-Bestrahlung mit schnellen Elektronen in speziellen Zentren (gute Resultate)

Stadium 3 - 4:
- Extrakorporale Photopherese: Psoralengabe + extrakorporale UVA-Bestrahlung (PUVA-Therapie) der Leukozyten
- CCR4-Antiköper Mogamulizumab
- Chemotherapie, Histon-Deacetylase (HDAC)-Inhibitoren, systemische Retinoide

Prg: Die Mycosis fungoides zeigt einen langsamen Verlauf mit einer mittleren Überlebenszeit von annähernd 10 Jahren. Langzeitüberlebensraten von bis zu 30 Jahren bei günstigem Verlauf sind möglich.

Sézary-Syndrom [C84.1]

Def: Kutanes T-Zell-Lymphom, gekennzeichnet durch eine diffuse Erythrodermie mit Ausschwemmung von Sézary-Zellen ins periphere Blut.

KL.: Trias:
1. Generalisierter Hautbefall: Starker Juckreiz, Erythrodermie, palmoplantare Hyperkeratosen, zusätzlich Alopezie und Onychodystrophie
2. Lymphknotenschwellungen
3. Leukämisches Blutbild mit Sézary-Zellen
4. Immunsuppression mit opportunistischen Infektion und sekundären Malignomen

Di.: Klinik + Histologie + Immundurchflusszytometrie + Molekulargenetik + Labor

Th.: Ähnlich wie Mycosis fungoides:
- PUVA Therapie, Photopherese, Interferon α, HDAC-Inhibitoren
- Chemotherapie in Spätstadien, z.B. mit Chlorambucil + Prednisolon in niedriger Dosierung oder liposomalem Doxorubicin.
- CCR4-Antiköper Mogamulizumab zeigt hohe Ansprechraten von bis zu 47%
- I.R. von klinischen Studien: Bortezomib, Brentuximab Vedotin
- Kurative allogene SZT

Prg: Ungünstige Prognose mit rascher Progredienz und einem 5-Jahresüberleben von ca. 50%.

LEUKÄMIEN [C95.90]

Internet-Infos: *www.kompetenznetz-leukaemie.de, www.onkopedia.com; www.leukemia-net.org*

Historie: Leukämie bedeutet "weißes Blut" und bezieht sich auf die nach Zentrifugation verbreiterte Leukozytenmanschette (buffy coat) auf der Erythrozytensäule bei Leukämiepatienten mit sehr hohen Leukozytenzahlen. Virchow prägte den Begriff bei einer chronischen myeloischen Leukämie.

Def: Systemische, autonome Proliferation einer unreifen Leukozytenpopulation. Die Proliferation eines malignen Zellklons führt zur generalisierten Ausbreitung im Knochenmark, evtl. extramedulläre Organinfiltration und Ausschwemmung leukämischer Zellen ins Blut.

3 Krankheitsgruppen:
1. Akute Leukämie (AL)[C95.0]: Akute lymphatische (ALL) [C91.00] und akute myeloische Leukämie (AML)[C92.00]
2. Chronische myeloische Leukämie (CML)[C92.10]
3. Chronische lymphatische Leukämie (CLL)[C91.10]

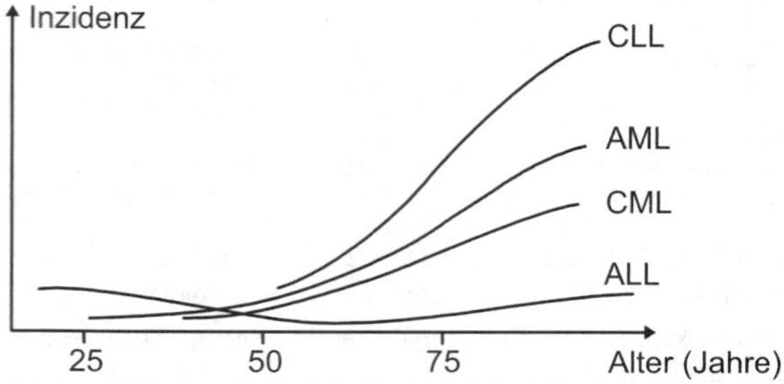

Ep.: ALL: 1,1 / 100.000 Einwohner/Jahr, zwei Häufigkeitsgipfel (< 5 J. 5,3/100.000, > 80 J. 2,3/100.000)
AML: 3,5 / 100.000 Einwohner/Jahr, Altersmedian bei 65 Jahren
CLL: ♀ 3,0 bzw. ♂ 5,9 / 100.000 Einwohner/Jahr, Altersmedian ♀ 75 Jahre, ♂ 72 Jahre
CML: ♀ 1,3 bzw. ♂ 2,3 / 100.000 Einwohner/Jahr, Altersmedian bei 55 - 60 Jahren

Beachte: Die ALL hat 2 Häufigkeitsgipfel: Sie tritt gehäuft im Alter von < 5 J. und im Alter von > 80 J. auf. Alle anderen Leukämien nehmen mit dem Lebensalter zu, am stärksten die AML und CLL.

Folgen einer Leukämie:
1. Verdrängung der Hämatopoese im Knochenmark → Anämie, Granulozytopenie, Thrombozytopenie → Schwäche, bakterielle Infekte, Blutungsneigung.
2. Hemmung der B- und T- Lymphozytenherstellung und -funktion → Infektanfälligkeit.
3. Infiltration von Organen und dadurch bedingte Beschwerden.

AKUTE LEUKÄMIEN [C95.0]

Internet-Infos: *www.kompetenznetz-leukaemie.de; onkopedia.com; www.leukemia-net.org*

Def: Klonale Neoplasie der hämatopoetischen Vorläuferzellen mit ≥ 20 % Blasten im peripheren Blut oder Knochenmark. In Abhängigkeit von den Vorläuferzellen spricht man von einer akuten myeloischen oder einer akuten lymphatischen Leukämie. Folge ist oft eine Panzytopenie im peripheren Blut mit entsprechenden Symptomen. "Akut" bedeutet, dass die Leukämie unbehandelt i.d.R. sehr rasch tödlich verläuft.

Ep.: Inzidenz für ALL: 1,1/100.000/J. (< 5 J. 5,3/100.000, > 80 J. 2,3/100.000); für AML: 3,5/100.000/J. 80 % der akuten Leukämien im Kindesalter sind ALL (häufigste maligne Erkrankung im Kindesalter). 80 % der akuten Leukämien im Erwachsenenalter sind AML, Häufigkeit mit dem Alter ansteigend.

Ät.: 1. Knochenmarkschädigung durch:
- Benzol (BK-Nr. 1318), Lost, Zytostatika: Alkylanzien, Topoisomerase II-Inhibitoren; vermutlich auch Pestizide, Chloramphenicol, Phenylbutazon u.a. Noxen
- Ionisierende Strahlen (z.B. Hiroshima, ^{32}P-Therapie der Polycythaemia vera): Verdopplung des Leukämierisikos bei einer Ganzkörperdosis von 1 Gy bei Erwachsenen (und 30 mGy bei Feten).

2. Genetische Faktoren: Erhöhtes Vorkommen der ALL bei Trisomie 21 = Down-Syndrom, Ataxia teleangiectasia u.a.
3. Entwicklung einer AML aus folgenden Vorläufer-Erkrankungen blutbildender Zellen: Myelodysplastisches Syndrom (MDS), aplastische Anämie, myeloproliferative Neoplasien (Myelofibrose, Polycythaemia vera) oder paroxysmale nächtliche Hämoglobinurie (PNH).
4. Zigarettenrauchen: Aktive Raucher haben ein 40 % höheres Risiko, eine AML zu entwickeln; ehemalige Raucher noch ein 25 % höheres Risiko gegenüber Nichtrauchern, dabei Korrelation mit der Menge der Zigaretten.

Pg.: Kausale Noxe → genetische Schäden (z.B. Bildung von Hybrid-Genen durch Translokation) → neoplastische Transformation der hämatopoetischen Stammzellen und Expansion des malignen Zellklons auf Kosten der normalen Hämatopoese. Die klinische Symptomatik resultiert aus der progredienten Knochenmarkinsuffizienz.

Pat: Im Blut und Knochenmark finden sich ≥ 20 % wenig differenzierte oder undifferenzierte Blasten mit großen atypischen Nukleolen und schmalem, basophilen Zytoplasmasaum. Bei der akuten myeloischen Leukämie finden sich in bis zu 25 % d.F. Auerstäbchen im Zytoplasma. Bei der akuten Promyelozytenleukämie (APL) können die Auerstäbchen in Bündeln (engl. faggot) auftreten (Faggot-Zellen) und sind beweisend für diese Erkrankung. Abhängig davon, ob die leukämischen Zellen ihre Liniendifferenzierung noch erkennen lassen, nennt man die akuten Leukämien myeloisch (AML) oder lymphatisch (ALL), selten kann die akute Leukämie keiner der beiden Reihen zugeordnet werden. Die ALL kann nach Immunphänotyp weiter in eine B-ALL und eine T-ALL unterteilt werden. Ein Fehlen der mittleren Entwicklungsstufen innerhalb der Granulopoese ist typisch für die AML (Hiatus leucaemicus).

Organmanifestationen:
1. Regelhaft in den blutbildenden Organen (Knochenmark, Milz, Leber, Lymphknoten)
2. Es können leukämische Infiltrate in allen Organen auftreten (z.B. Nieren, Lunge, Darm). Besondere Manifestationsorte sind die Haut (Chlorom) und das Gehirn: Meningeosis leucaemica - vorzugsweise bei ALL (Komplikations- und Rezidivquelle).

▶ AKUTE MYELOISCHE LEUKÄMIE (AML): [C92.00]

WHO-Klassifikation der AML von 2016 (verkürzt):

- AML mit rekurrenter genetischer Anomalie: AML mit t(8;21)(q22;q22); RUNX1-RUNX1T1, AML mit inv(16)(p13.1q22) oder t(16;16)(p13.1q22); CBFB-MYH11, APL mit t(15;17)(q22;q12); PML-RARA, AML mit t(9;11)(p22;q23); MLLT3-KMT2A, AML mit t(6;9)(p23;q34); DEK-NUP214, AML mit inv(3)(q21;q26.2) oder t(3;3)(q21;q26.2); GATA2, MECOM, AML mit t(1;22)(p13;q13); RBM15-MKL-1, provisorische Entität: AML mit BCR-ABL1, AML mit mutiertem NPM1, AML mit biallelischer Mutation von CEBPA, provisorische Entität: AML mit mutiertem RUNX1
- AML mit Myelodysplasie-assoziierten Veränderungen
- Therapieassoziierte AML
- Andere Formen der AML: FAB-Subtypen, seltenere Formen

Die ELN (European LeukemiaNet)-Klassifikation der AML aus dem Jahre 2017 weist 3 genetisch definierte Prognosegruppen aus, die für die Therapiesteuerung bedeutsam sind:

Prognosegruppe	Genetische Subgruppen (nur jeweils Beispiele)
Günstige Prognose (Niedrigrisiko)	t(8;21)(q22;q22); RUNX1-RUNX1T1, inv(16)(p13.1q22) oder t(16;16)(p13.1;q22); CBFB-MYH11 Mutiertes NPM1 ohne FLT3-ITD oder mit FLT3-ITD^{niedrig*} Biallelisch mutiertes CEBPA
Mittlere Prognose (intermediäres Risiko)	NPM1-Mutation mit FLT3-ITD^{hoch*} (normaler Karyotyp), NPM1-Wildtyp mit/ohne FLT3-ITD^{niedrig*} (normaler Karyotyp) (mit oder ohne ungünstige genetische Aberrationen), t(9;11)(p22;q23); MLLT3-KMT2A. Alle zytogenetischen Veränderungen, die nicht als günstig oder ungünstig eingestuft werden.
Ungünstige Prognose (Hochrisiko)	t(6;9)(p23;q34); DEK-NUP214, t(v;11)(v;q23); KMT2A-Genumlagerung, t(9;22)(q34.1;q11.2); BCR-ABL1, inv(3)(q21q26.2) oder t(3;3)(q21;q26.2); GATA2, MECOM, -5 oder del(5q); -7; -17/abnl(17p), komplexer Karyotyp, monosomaler Karyotyp, mutiertes RUNX1, mutiertes ASXL1, mutiertes TP53, Wildtyp NPM1 mit FLT3-ITD^{hoch*}

* Mutant-Wildtyp-Allel Quotient < 0,5 (niedrig) bzw. ≥ 0,5 (hoch)

Anm.: Die akute Promyelozytenleukämie (APL) nimmt eine Sonderstellung ein, da ihre Prognose durch die Therapie mit All-trans-Retinsäure (ATRA) und Arsentrioxid mit einer über 80 %igen Langzeit-Überlebensrate sehr günstig ist. Eine entgleiste Gerinnung führt initial häufig zu gefürchteten Blutungskomplikationen. Die APL muss deshalb bei Verdacht umgehend behandelt werden. Sie wird in der ELN-Klassifikation nicht aufgeführt.

▸ AKUTE LYMPHATISCHE LEUKÄMIE (ALL): [C91.00]

Zytochemie der ALL: PAS +; Peroxidase und Esterase –

Immunphänotypisierung und Zyto-/Molekulargenetik der ALL (GMALL = German Multicenter Study Group for Adult ALL):

Subtyp	Marker	Erwachsenen-Inzidenz	Typische Aberrationen	
			Zytogenetik, z.B.	Molekulargenetik
B-Linien-ALL	HLA-DR+, TdT+, CD19+ u./o. CD79a+, u/o. CD22+	76 %		
B-Vorläufer-ALL		72 %, davon:		
- Pro-B-ALL	CD10-	11 %	t(4;11)	*KMT2A-AFF*
- c-(common) ALL	CD10+	49 %	t(9;22)	*BCR-ABL, IKZF1*
- Prä-B-ALL	cy-IgM+	12 %	t(9;22), t (1;19)	*BCR-ABL, IKZF1, TCF3-PBX1*
Reife B-ALL	s-IgM+	4 %	t(8;14)	*MYC*-Dysregulation
T-Linien-ALL	TdT+, cyCD3+, CD7+	24 %, davon		
- Frühe pro- und prä-T-ALL	CD2-,sCD3-, CD1a-	6 %		*PTEN, N/K-RAS*
- Intermediäre T-ALL	CD1a+, sCD3+/-	12 %		*NOTCH1/FBXW7*
- Reife T-ALL	CD1a-, sCD3+	6 %		

Anm.: Chromosomale Anomalien bei hämatologischen Neoplasien:
- Numerische Aberration: Zugewinn oder Verlust eines oder mehrerer ganzer Chromosomen
- Strukturelle Aberration: Zugewinn oder Verlust von Chromosomenabschnitten
- Inversion: Drehung eines Chromosomenstücks innerhalb eines Chromosoms um 180°
- Balancierte Translokation: Stückaustausch zwischen zwei Chromosomen ohne Materialverlust oder -zugewinn
- Reziproke Genfusion: Korrelat einer balancierten Translokation auf molekularer Ebene durch die Fusion normalerweise nicht benachbarter Genabschnitte.

Wichtige Translokationen bei der ALL: Eine ungünstige Prognose hat die Translokation t(9;22)(q34;q11) [BCR-ABL], die bei ca. 25 - 30 % der erwachsenen ALL-Patienten zu finden ist (bei Kindern nur ca. 5 %; bei CML 95 %), zytogenetisch kann ein Philadelphiachromosom (Ph) nachweisbar sein. Eine spezifische Therapie steht mit Imatinib und anderen Tyrosinkinaseinhibitoren (TKI) zur Verfügung (siehe dort). Ebenfalls prognostisch ungünstig ist die t(4;11)(q21;q23) [KMT2A-AFF]. Die Translokation t(12;21)(p13;q22) tritt häufig bei der kindlichen ALL auf (20 - 30 %) und ist mit einer günstigen Prognose vergesellschaftet. Die Translokation t(8;14)(q24;q32) [IGH-MYC] ist typisch für die reife B-ALL.

Risikogruppen:

Ungünstige Prognosefaktoren bei ALL:
Leukozyten > 30.000/µl (bei B-Vorläufer-ALL)
Genetik: t(9;22)/*BCR-ABL*, t(4;11)/*KMT2A-AFF*
Subtyp: pro-B-ALL, frühe und reife T-ALL
CR erst nach Ende der Induktion oder später
MRD-positiv (>10^{-4}, siehe unten) nach Induktion/ Frühkonsolidation oder MRD-Anstieg über 10^{-4} nach vorheriger molekularer Remission

Ungünstige Prognosefaktoren bei AML:
Leukozyten > 100.000/µl
Alter > 60 Jahre
Therapiezyklen bis Remission > 1
Genetik: t(6;9), t(v;11q23.3), t(9;22), abn(3q), GATA2, -5/5q-, -7/7q-, abn(17p), komplexe Karyotypen, WT NPM1 + FLT3-ITD^{hoch}, TP53mut
Subtyp: Sekundäre AML (z.B. nach MDS), therapieassoziierte AML

KL.: 1. Allgemeinsymptome mit kurzer Anamnese: Abgeschlagenheit, Fieber, Nachtschweiß
2. Symptome infolge Trizytopenie im peripheren Blut:
- Anfälligkeit für bakterielle Infekte infolge Granulozytopenie, Entzündungen an den Haut-Schleimhautübergängen, Pilzinfektionen (Soor durch Candida albicans)
- Blässe, Dyspnoe, Müdigkeit als Folge einer Anämie
- Blutungen infolge Thrombozytopenie u./o. Verbrauchskoagulopathie (bes. bei APL)

3. Weitere Symptome:
- Lymphknotenschwellungen (30 %), Splenomegalie, Lebervergrößerung, häufiger bei Kindern als bei Erwachsenen.
- Hypertrophische Gingivitis bei myelomonozytärer und monozytärer Leukämie
- ZNS-Befall/Meningeosis leucaemica bei ALL, leukämische Infiltrate am Augenhintergrund, vielgestaltige neurologische Symptome
- Leukämische Haut- und Organinfiltrationen (alle Organe).
- Knochenschmerzen.
- Blutungen infolge disseminierter intravasaler Gerinnung (DIC) und sekundärer Hyperfibrinolyse bei APL
- Bei T-ALL häufig Mediastinaltumor, der zu Dyspnoe und oberer Einflussstauung führen kann.
- Bei sehr hohen Leukozytenzahlen evtl. Mikrozirkulationsstörungen (Leukostase).

Lab:
- Blutbild, Knochenmarkzytologie und -histologie:
  - Die Leukozytenzahl des peripheren Blutes ist nicht entscheidend, da diese bei Leukämien normal, erhöht oder erniedrigt sein kann (40 % akuter Leukämien zeigen initial normale oder erniedrigte Leukozytenzahlen). Der Nachweis der Blastenvermehrung im Blut und Knochenmark sichert die Diagnose einer akuten Leukämie. Wenn leukämische Blasten nur im Knochenmark zu finden sind, spricht man von einer aleukämischen Präsentation. Die Diagnose einer akuten Leukämie erfordert einen Anteil der Blasten an den kernhaltigen Zellen im KM bei der ALL > 25 % (darunter: lymphoblastisches oder Burkitt-Lymphom) und bei der AML ≥ 20 % (darunter: myelodysplastisches Syndrom).
  - Trizytopenie im Blut: Anämie, Thrombozytopenie und Granulozytopenie

  Merke: Sind Leukozyten, Erythrozyten und Thrombozyten zahlenmäßig normal, so ist eine akute lymphatische oder myeloische Leukämie unwahrscheinlich.
- BSG ↑, evtl. Harnsäure ↑ und LDH ↑ (vermehrter Zellumsatz)
- Liquorzytologie bei ALL und akuter Monoblastenleukämie (KI bei thrombopenischer Blutungsneigung)
- Zytochemie, Zytogenetik, Immunphänotypisierung
- Molekulargenetik, Identifikation eines Markers zur Beurteilung der minimalen Resterkrankung (minimal residual disease = MRD); die Nachweisgrenze sollte bei 1 Leukämiezelle/10.000 Zellen (entspricht einem MRD-Niveau von 10^{-4}) liegen. Die MRD-Diagnostik wird zunehmend zur Therapiesteuerung, Prognoseabschätzung und frühzeitigen Rezidivdiagnostik („molekulares Rezidiv") eingesetzt.

DD: 1. Bei Lymphknotenschwellungen mit atypischen Lymphozyten im Blutbild: Mononukleose. (Bei Mononukleose: Buntes Blutbild mit Reizformen der Lymphozyten; Thrombozyten und Erythrozyten meist normal, positiver Paul-Bunnell-Test bzw. Ak-Titer gegen EBV), chronische lymphatische Leukämie, leukämisch verlaufende Lymphome
2. Bei Leukozytose: CLL, CML, MPN, reaktive Leukozytose
3. Bei Panzytopenie: Aplastisches Syndrom, myelodysplastische Syndrome und perniziöse Anämie

Di.: Klinik - Blutbild und Knochenmarkbefund mit Zytochemie, Immuntypisierung, Zyto-/Molekulargenetik

Th.: **Risikoadaptierte Therapie in Zentren möglichst nach Therapieprotokollen von Studiengruppen**. Eine Therapieverzögerung > 5 Tage verschlechtert die Prognose!
Ziel: Eradikation der leukämisch transformierten Stammzellen mit kompletter Remission (siehe unten)

A) Symptomatisch: Unterstützende Behandlung (supportive care):
Sorgfältige Hygiene, keimarme Räume, Infektprophylaxe. Substitution von Blutprodukten. Bei Fieber unter Granulozytopenie: Gabe von Breitbandantibiotika (siehe Kap. Fieber).
Prophylaxe eines Tumorlyse-Syndroms unter zytostatischer Therapie: Reichliche Flüssigkeitszufuhr und Gabe von Allopurinol und evtl. Rasburicase, Vorphase-Chemotherapie

B) Chemotherapie:
Ziel: Erreichen einer kompletten Remission (CR) = Normalisierung von Blutbild + Knochenmark (im Knochenmark weniger als 5 % blastäre Zellen) und Verschwinden evtl. extramedullärer Manifestationen sowie Abwesenheit einer minimalen Resterkrankung (MRD-Niveau <10^{-4}). Hierzu muss durch eine ① Induktionstherapie die Zahl maligner Zellen vermindert werden. Durch anschließende ② Konsolidierungstherapie und ③ Reinduktionstherapie sollen weitere Leukämiezellen vernichtet werden. Danach folgt eine ④ Erhaltungstherapie.

1. **ALL im Kindesalter:**
In Abhängigkeit davon, ob eine B-ALL oder Non-B-ALL vorliegt oder ob es sich um High-risk-Patienten handelt, z.B. mit t(9;22), variieren die Therapieschemata.
- Vorphasetherapie mit Prednison + Vincristin bei hoher Leukämiezellzahl (>25.000/µl)
- Induktionstherapie mit Dexamethason, Vincristin, Daunorubicin, L-Asparaginase führt in ca. 95 % d.F. zur Vollremission. Je nach Protokoll kommen weitere Zytostatika zum Einsatz.
- Extrakompartmenttherapie: Zur Prophylaxe einer ZNS-Beteiligung intrathekale und systemische Therapie mit Methotrexat. Zusätzlich wird bei Risikopatienten sowie bei manifestem ZNS-Befall eine Schädelbestrahlung durchgeführt (nicht jedoch im 1. Lj.).
- Reinduktionstherapie: Wiederholungen der Induktionstherapie und
- Erhaltungstherapie bis zu 24 Monaten Gesamttherapie, z.B. mit Methotrexat, 6-Mercaptopurin

Therapieergebnisse: Nach 5 Jahren leben noch > 85 % der Kinder. Unter den Langzeitüberlebenden finden sich vor allem Patienten, die bei Diagnosestellung normale bis gering erhöhte Leukozytenzahlen hatten und die nach der ersten Induktionstherapie rezidivfrei blieben.

Rezidivtherapie: Möglichst immer in Studien, abhängig von Rezidivzeitpunkt und Risikoprofil erneute Chemotherapie, neue Immuntherapeutika (z.B. Blinatumomab) ggf. mit anschließender Stammzelltransplantation. Alternativ Einsatz von Chimeric-Antigen-Receptor-T-Zellen (CAR-T-Zellen), die gegen CD19 gerichtet sind.

2. **ALL bei Erwachsenen:**
Alle Patienten sollen i.R. von Studien behandelt werden. Falls nicht möglich → GMALL-Therapieempfehlungen (→ *siehe Internet*) zur risikoadaptierten Therapie. Therapiephasen und Zytostatika ähneln der Therapie im Kindesalter. Patienten > 55 J. werden gemäß GMALL nach adaptiertem Protokoll behandelt, Entscheidung über Stammzelltransplantation hier nach individuellem Risiko und MRD-basiert. Für Pat. ≤ 55 J. erfolgt die Risikostratifikation nach GMALL-Risikofaktoren (siehe oben „ungünstige Prognosefaktoren bei ALL"): Kein RF → Standardrisikogruppe (SR). Bei ≥ 1 RF → Hochrisiko-ALL (HR). Bei erhöhtem Risikoprofil/ unzureichendem Therapieansprechen wird eine Stammzelltransplantation in erster Remission angestrebt.
Ergebnisse: Prognose schlechter als bei Kindern. Fünfjahresüberlebensrate gesamt ca. 40 %, bei Patienten > 60 J. ca. 20 %. Prognostisch günstiger ist die reife B-ALL (3-Jahres-Überleben ca. 80 %), die mit Chemotherapie und dem anti-CD20-Ak Rituximab behandelt wird.
Rezidivtherapie: Bei Frührezidiven (< 18 Mo. Remission, häufiger) Einsatz neuer Immuntherapien wie Blinatumomab oder Inotuzumab Ozogamicin (idealerweise schon bei molekularem Rezidiv = MRD ≥ 10^{-4}), in Remission allogene Stammzelltransplantation anstreben. Bei Spätrezidiven Wiederholung der Induktionstherapie möglich. Anti-CD19-CAR-T-Zellen als weitere Option, bei Pat. ≤ 25 J. zugelassen, ansonsten in klinischen Studien.

3. **AML im Erwachsenenalter:**
Risikoadaptierte Therapie in Protokollen verschiedener AML-Studiengruppen
- Induktionstherapie: Als Standard gilt das 7 + 3-Schema: Tag 1 - 7 Ara-C (Cytarabin); Tag 3 - 5 Daunorubicin (Alternativen Idarubicin oder Mitoxantron), das 2 x verabreicht wird. Ergebnis: CR in 30 - 80 % je nach Alter und Komorbidität
  - Bei genetisch definierten Subgruppen kann die Induktionstherapie durch zielgerichtete Substanzen („targeted therapies") ergänzt werden: AML mit FLT3-Mutation: Therapie mit Tyrosinkinaseinhibitoren (TKI) Midostaurin oder Sorafenib. Neue und selektivere FLT3-TKI befinden sich derzeit in klinischer Testung. Bei CD33-Positivität soll der CD33-Antikörper Gemtuzumab-Ozagamicin (GO) gegeben werden.
  - Unfitte Patienten > 75 J.: Therapeutisches Ziel ist die Lebensverlängerung mit hoher Lebensqualität. Gabe von Hydroxyurea (Litalir), niedrig dosiertes Ara-C oder hypomethylierende Substanzen 5-Azacitidin bzw. Decitabin ist möglich. Jüngere Ergebnisse mit dem Bcl2-Antagonisten Venetoclax in Kombination mit 5-Azacitidin bzw. Decitabin sind vielversprechend und werden zunehmend eingesetzt.
- Postremissionstherapie: Orientierend an dem genetischen Subtyp hochdosiertes Ara-C (ggfs. zusätzlich Midostaurin, GO oder Sorafenib) oder allogene Stammzelltransplantation.

Ergebnisse: Rate kompletter Remissionen bei Patienten bis 50 J. bei 70 - 80 %, bei den 50 - 75jährigen bei 50 - 60 % und bei den > 75jährigen nur noch bei 30 - 40 %. Durch intensive Chemotherapie können bis zu 99,9 % der Leukämiezellen zerstört werden; die verbleibenden leukämischen Zellen lassen sich oft trotz intensivster Konsolidierungstherapie nicht vernichten. Das 5-Jahresüberleben bei Patienten < 30 J. liegt bei 60 %, bei Patienten zwischen 45 und 54 J. bei 43 % und zwischen 55 und 64 J. bei 23 %. Im höheren Alter und bei relevanten Komorbiditäten sinkt es auf etwa 10 % ab. Die 5-Jahresüberlebensraten sind auch abhängig vom Subtyp der AML. Ein frühes Rezidiv ist prognostisch ungünstig.

C) Allogene Stammzelltransplantation (SZT)

C1) Myeloablative allogene Transplantation von hämatopoetischen Stammzellen (SZT) aus:

- Peripherem Blut (PBSCT): Häufigstes Verfahren
- Knochenmark (KMT; englisch: BMT)
- Nabelschnurblut (NSBT, engl.: UCBT)

Vorteile der PBSCT:

- Für den Spender relativ risikoarme Gewinnung von Stammzellen aus dem peripheren Blut durch Leukapherese nach Stimulation durch Granulozyten-Kolonie stimulierenden Faktor (G-CSF)
- Die Regeneration der Blutbildung erfolgt schneller (ca. 10 Tage nach PBSCT versus ca. 20 Tage nach KMT).

Ind: Die Indikationsstellung basiert auf einer individuellen Risikostratifizierung. Patienten sollten infektfrei, in Remission und ohne schwere Komorbidität sein. Die SZT erfolgt in der ersten Remission bei Hochrisiko-Patienten (z.B. ALL mit t(9;22) oder AML mit FLT3-ITD mit hoher Mutationslast) oder im Rezidiv bzw. bei unzureichendem Therapieansprechen bei Patienten mit Standard- oder Niedrigrisiko. Voraussetzung: Vorhandensein eines histokompatiblen Spenders: Der Familienspender muss bezüglich der humanen Leukozyten-Antigene (HLA)-A, -B, und -DRB1 identisch sein (Chance bei Geschwistern: 25 %). Ein Fremdspender weist zusätzlich im Idealfall noch eine HLA-C und -DQB1-Kompatibilität (entspricht Übereinstimmung von 10/10 der untersuchten Allele) auf.

Prinzip: "Konditionierung" durch intensive Zytostatikatherapie + ggf. anschließende fraktionierte Ganzkörperbestrahlung mit max. 12 Gy. Ziel: Auslöschen der Leukämie und Induktion einer Immunsuppression. Danach i.v.-Infusion der Spenderzellen → die hämatopoetischen Stammzellen siedeln sich in den Knochenmarkräumen des Patienten an. Langzeitremission durch Graft-versus-Leukämie-(GvL-)Effekt möglich.

Häufigste Komplikationen nach allogener SZT:

1. Toxische NW der Konditionierungstherapie:
   - Frühtoxizität: Übelkeit/Erbrechen, Haarausfall, Mukositis, Diarrhö, hämorrhagische Zystitis, Kardiomyopathie, selten hepatische Venenverschlusskrankheit (= Veno-occlusive disease = VOD bzw. sinusoidales Obstruktionssyndrom = SOS mit Hepatomegalie, Ikterus, Aszites)
   - Spättoxizität: Gonadeninsuffizienz, Lungenfibrose, Wachstumsstörungen bei Kindern, Sekundärneoplasien
2. Infektionen:
   - Septische Infektionen durch Bakterien (und evtl. Pilze) vor allem in der ca. 3 Wochen dauernden aplastischen Phase nach SZT
   - Interstitielle Pneumonie, bes. durch Cytomegalievirus (mit hoher Letalität) und andere opportunistische Infektionen (VZV, PCP u.a.) während der längerfristigen immunsuppressiven Phase nach SZT. Durchführung einer Infektprophylaxe insbesondere gegen opportunistische Erreger.
3. Graft versus host disease (GvHD)[T86.09]:
   - Akute GvHD: Innerhalb der ersten 100 Tage nach SZT, tritt bei ca. 30 - 60 % aller Patienten auf. Alloreaktive T-Lymphozyten des Spenders führen meist zu einer Schädigung typischer Organe: Haut (makulopapulöses Exanthem, Erythrodermie), Schleimhäute (Enteritis mit Diarrhö/Stuhlfrequenz bis > 20/24 h, enormer Flüssigkeitsverlust von mehreren Litern/d und Tenesmen bis zur Peritonitis; aber auch Mukositis der Mundschleimhaut), Leber (Hepatitis); 4 Schweregrade.

     Di.: Klinisch, evtl. Biopsie/Histologie

     Th.: In Ergänzung zur Standardimmunsuppression (z.B. Ciclosporin A oder Tacrolimus) hoch dosiert Kortikosteroide; bei fehlender Besserung Zweitlinien-Immunsuppression/-modulation (Ruxolitinib, Vedolizumab, ECP u.a.); supportive Therapie (Flüssigkeit, Elektrolyte, Blutprodukte u.a.)

     Pro: Ciclosporin A oder Tacrolimus plus Mycophenolat Mofetil oder Methotrexat (Alternativen: Sirolimus, Everolimus, Cyclophosphamid). Ggf. zusätzlich ATG (Antithymozytenglobulin). Erythrozyten- und Thrombozytenkonzentrate müssen vor Transfusion bestrahlt werden, um eine Transfusions-assoziierte GvHD zu verhindern.
   - Chronische GvHD (Kinder 30 %, Erwachsene 50 %): Auftreten meist 100 Tage nach SZT. Prinzipiell können alle Organe betroffen sein, am häufigsten: Haut, Augen, orale/genitale Schleimhäute, Speicheldrüsen, Darm, Leber, Faszien oder Lunge. Schwere chronische GvHD-Verläufe sind für ca. 25 % aller Todesfälle nach SZT verantwortlich.

     Th.: Steroide + ggf. weitere Immunsuppression/-modulation und organbezogene supportive Maßnahmen

C2) SZT mit reduzierter oder nicht-myeloablativer Konditionierung:
Hierbei wird die Bestrahlungs- und Chemotherapiedosis reduziert und in höherem Maße der antileukämische Effekt durch Spender-T-Zellen (GvL-Effekt) genutzt. Auch bei dieser Variante der allogenen SZT kommt es zu einem vollständigen Ersatz der Empfänger-Hämatopoese durch die Spenderzellen. Rezidive können erfolgreich mit „donor lymphocyte infusion" (DLI) behandelt werden (= adoptive Immuntherapie).
Vorteil: Im Vergleich zur myeloablativen Konditionierung verminderte therapieassoziierte Mortalität auch bei älteren Patienten möglich.
Nachteil: Höhere Rezidivhäufigkeit. Bei der Auswahl des Konditionierungsregimes sollten neben der Grunderkrankung individuelle Faktoren wie Komorbiditäten, Alter, Remissionsstatus und Rezidivrisiko beachtet werden.
Erfolg der SZT bei Erwachsenen mit AML: Ca. 50 % (→ *siehe Internet*)**D) Therapieoptionen bei speziellen Leukämieformen: z.B.**

- Therapie der akuten Promyelozytenleukämie (APL) mit All-trans-Retinsäure (ATRA, Tretinoin [Vesanoid®]) ist bei Patienten mit nachgewiesenem PML/RARA-Gen wirksam. ATRA führt zu einer Differenzierung von Leukämiezellen zu reifen Granulozyten mit Verlust der mitotischen Aktivität. ATRA wird in Kombination mit Arsentrioxid (ATO) eingesetzt (Langzeit-Überlebensraten bei 80%, günstigste Unterform aller akuten Leukämien bei Erwachsenen).
NW: ATRA-Syndrom durch Verlegung der Lungenkapillaren mit Granulozyten, Blutungen. ATO ist hepato- und kardiotoxisch. Bei Hochrisiko-APL wird ATRA in Kombination mit Zytostatika (Anthrazykline, Cytarabin) eingesetzt.
- Therapie der Ph/BCR-ABL-positiven ALL:Hinzunahme von Imatinib oder anderer Tyrosinkinaseinhibitoren (TKI) zur Chemotherapie führt zu erhöhten Remissionsraten. Bei älteren, unfitten Patienten auch Monotherapie mit Imatinib als Induktion möglich.
- Therapie der rezidivierten/refraktären T-ALL mit dem T-Zell-spezifischen Purinanalogon Nelarabin

CHRONISCHE MYELOISCHE LEUKÄMIE (CML) [C92.10]

Def: Der CML liegt eine maligne Entartung der pluripotenten Stammzelle des Knochenmarks zugrunde. Die CML benötigt von der bcr-abl-Translokation über die Entwicklung aus einer monoklonalen Stammzellentartung bis zur Diagnosestellung etwa 6 Jahre. Die exzessiv produzierten Granulozyten der CML sind im Gegensatz zu den unreifzelligen Blasten der akuten Leukämie funktionstüchtig.
Klassische CML (ca. 95 %) Ph+ und/oder bcr-abl+
Atypische CML (ca. 5 %) Ph− und bcr-abl−

Ep.: 1,5/100.000 Einwohner/Jahr; Altersgipfel: 55. - 60. Lebensjahr

Ät.: 1. Ionisierende Strahlen (Hiroshima, Nagasaki), Benzol
2. Unbekannte Faktoren (Mehrzahl der Fälle)

Pg.: Bei der klassischen CML findet sich die reziproke Translokation t(9;22)(q34;q11). Das verkürzte Chromosom Nr. 22 = Philadelphia-Chromosom (Ph) zeigt ein bcr-Gen-Rearrangement, verursacht durch Translokation des c-abl-Protoonkogens von Chromosom Nr. 9 zu Chromosom Nr. 22 in die Region des bcr-Gens (breakpoint cluster region). Dort fusioniert es zu einem bcr-abl-Fusionsgen. Es existieren zahlreiche (>100) Mutationen dieses Fusionsgens mit therapeutischer Relevanz aufgrund der Vermittlung von TKI-Resistenz. Das Fusionsgen bcr-abl kodiert die Synthese eines Fusionsproteins mit Tyrosinkinase-Aktivität und proliferationsfördernder und Apoptose-hemmender Wirkung. Von den 3 Typen des Fusionsproteins (190, 210 und 230 kDa) ist das 210 kDa-Protein am häufigsten (kodiert von den Transkripten e13a2 und e14a2). Das Transkript e14a2 ist mit einem längeren EFS (event-free survival) und TFS (transformation-free survival) verbunden. Die Störung im Genom der leukämischen Stammzelle führt nach Jahren zum völligen Überwiegen des Ph-positiven Zellklons mit Unterdrückung der Ph-negativen normalen Hämatopoese.

	t(9;22)		Ph1-Duplikation Isochromosom 17 Trisomie 8 Trisomie 19		Mutation/Deletion p53/mdm-2 Rb-1 ras	
Chromosomenschädigung	↓ ➔	**CML, chronische Phase**	↓ ➔	**CML, akzelerierte Phase**	↓ ➔	**Blastenkrise**

KL.: 3 Krankheitsphasen:

1. Chronische stabile Phase (CP): Schleichender Beginn. Befunde: peripheres Blut (pB): ≤ 2 %, Knochenmark (KM) ≤ 5% Blasten; 90 - 95 % der Patienten befinden sich bei Erstdiagnose (ED) einer CML in der CP
   Klinik: häufig asymptomatisch (50 % d. Fälle), Leitsymptome: Leukozytose + Splenomegalie
   Merke: Ein Druckgefühl im linken Oberbauch kann durch eine ausgeprägte Splenomegalie hervorgerufen werden, die durch die CML verursacht wird. Die Splenomegalie kommt durch Infiltration der roten Pulpa durch viele reife und unreife Granulozyten zustande.
   Allgemeinsymptome: Müdigkeit, Leistungsminderung, Nachtschweiß, Gewichtsverlust.
2. Akzelerationsphase (AP): Übergangsphase zwischen chronischer Phase und Blastenschub (Dauer: Ca. 1 Jahr nach ED aus CP ohne Therapie)
   Befunde: 10 - 19 % Blasten im Blut u./o. Knochenmark, Basophilie im Blut ≥ 20 %. Zunehmende, therapieresistente Leukozytose, Anämie, Thrombozytopenie/-zytose, zunehmende Milzvergrößerung, evtl. B-Symptomatik
3. Blastenkrise (BP): (Dauer: Ca 3 - 5 Jahre nach ED aus CP ohne Therapie) Befunde: ≥ 20 - 30 % Blasten im Blut oder Knochenmark, Nachweis eines extramedullären Befalls bei hoher Invasivität der Blasten. In 2/3 d.F. kommt es zu einer myeloischen, in 1/3 d.F. entwickelt sich eine lymphatische Blastenkrise. Der Verlauf gleicht einer akuten Leukämie, unbehandelt rasch letal. Alle Patienten, die nicht vorher an Komplikationen versterben, erleiden einen terminalen Blastenschub.

Ko.: Terminale Myelofibrose, bei Thrombozytose evtl. Thrombosen, bei Thrombozytopenie evtl. Blutungen, Priapismus bei Leukozytose und Thrombozytose

Lab:
- Evtl. Harnsäure und LDH ↑ (vermehrter Zellumsatz)
- Hämatologische Diagnostik:
  - Peripheres Blut:
    - Leukozytose durch Vermehrung der neutrophilen Granulozyten
    - Linksverschiebung mit Auftreten von Vorstufen der Granulozytopoese bis zum Myeloblasten, typisch ist auch eine Basophilie und Eosinophilie.
    - Anämie (60 % d.F.)
    - Anfangs Thrombozytose (50 % d.F.), wobei die Thrombozyten oft eine Funktionsstörung zeigen.
    - Bei späterer Myelofibrose evtl. Auftreten kernhaltiger roter Vorstufen im Blut als Ausdruck extramedullärer Blutbildung.

    Merke: Die CML verursacht die höchsten Leukozytenzahlen aller Leukämien (bis > 500.000/µl). Darunter kann es zum Auftreten von leukämischen Thromben(Milzinfarkte, Zentralvenenthrombosen der Retina, leukämischer Priapismus, Herzinfarkte, u.a.) kommen.
  - Knochenmark: Hyperplasie der Myelopoese, oft auch der Megakaryozytopoese. Schon im normalen Knochenmark liegt die Proliferationsreserve bei den mittleren Entwicklungsstufen (Promyelozyten, Myelozyten). Gerade diese Elemente sind aber bei der CML vermehrt, sodass die Diagnose im Knochenmark nur eine quantitative, die diagnostische Leistungsfähigkeit also gering ist! Das Verhältnis von Granulozytopoese zu Erythrozytopoese (G/E-Index) ist zugunsten der Granulozytopoese verschoben (bei PV ist der G/E-Index normal oder erniedrigt). Eosinophile Zellen können vermehrt auftreten.
    Dagegen finden sich im Blut auch qualitative Veränderungen: Es treten Vorstufen auf, die bei leukämoiden Reaktionen nie zu finden sind (Myeloblasten). Der Nachweis von Pseudo-Gaucher-Zellen (sprich: „gosche") im Knochenmark gilt als prognostisch günstiges Zeichen. Bei der atypischen CML ist häufig eine dysplastische Granulozytopoese nachzuweisen („Pseudo-Pelger-Huet" Anomalie = Hyposegmentation der Granulozyten).
- Zytogenetische/molekularbiologische Diagnostik (siehe unten)

DD:

1. Primäre Myelofibrose:
   Zeigt ebenfalls Splenomegalie, Leukozytose mit Linksverschiebung, Thrombozytose
2. Leukämoide Reaktionen:
   a) Myeloische leukämoide Reaktion:
   z.B. bei chronischen eitrigen Infektionen, Sepsis, Therapie mit G-CSF u.a.
   Hohe Leukozytenzahlen (meist < 100.000/µl), starke Linksverschiebung im Blut mit toxischer Granulation, keine Basophilie, nur sehr selten Myeloblasten; gel. Milzvergrößerung (geringen Ausmaßes)
   b) Lymphatische leukämoide Reaktion:
   Hohe Lymphozytenzahlen bei manchen viralen Infektionen oder Keuchhusten
3. Chronische myelomonozytäre Leukämie (CMMoL)

Merke: Bei CMMoL kein Philadelphia-Chromosom, alkalische Leukozytenphosphatase nicht erniedrigt (bei 1 und 2 erhöht). Bei leukämoider Reaktion Myeloblasten im Blut extrem selten!

Di.: 1. Klinik, Blutbild, Knochenmarkzytologie und -histologie (Karyotyp, Phase d. CML, Fibrosegrad)
2. Zytogenetik/Molekularbiologie: Bei klassischer CML Nachweis des Philadelphia-Chromosoms (> 90 % d.F.) und des bcr-abl-Fusionsgens (FISH oder RT-PCR). Zum Monitoring der CML unter Therapie erfolgt Quantifizierung von bcr-abl in Blut und Knochenmark (qRT-PCR). SETBP1-Mutationen treten in 25 - 33 % der Patienten mit aCML auf und sind assoziiert mit einer schlechteren Prognose.
3. Zytochemie: Aktivität der alkalischen Leukozytenphosphatase stark vermindert (bei allen übrigen myeloproliferativen Erkrankungen ist die Aktivität erhöht!).
4. Immunphänotypisierung: Charakterisierung der Blasten insbesondere in BP, Relevanz für Ansprechen auf TKI und Prognose

Th.: In hämatologischen Zentren unter Teilnahme an kontrollierten klinischen Studien:
1. **Erstlinientherapie der bcr-abl-positiven CML in der CP mit Tyrosinkinase-Inhibitoren (TKI):** Standardtherapie ist Imatinib, bisher als einziger TKI als Generikum verfügbar (Cave: Kosteneffizienz bei Dauertherapie). Alternativen sind Nilotinib, Dasatinib oder Bosutinib, mit tieferer molekularer Remission und dadurch höherer Chance auf Absetzen der Therapie. Bislang kein Vorteil im Gesamtüberleben (OS). Die Wahl des TKIs ist abhängig von Alter, Geschlecht, Komorbiditäten, TKI Toxizitätsprofil, Risikoeinschätzung. Resistenz gegenüber Erstlinientherapie bei ca. 10 % der Patienten. Ziel ist die Erreichung einer tiefen molekularen Remission (DMR) als Voraussetzung für den Versuch der späteren Therapiebeendigung und Aussicht auf eine therapiefreie Remission(TFR)Therapiekontrollen durch zytogenetisches und molekulares Monitoring.

Komplette hämatologische Remission (CHR)	- Leukozyten < 10.000/µl - Thrombozyten < 450.000/µl - Differenzialblutbild ohne granulozytäre Vorläufer - < 5 % Basophile (alle Parameter gelten für peripheres Blut) - Milz nicht tastbar	ca. 95 %
Komplette zytogenetische Remission (CCyR)	- 0 % Ph+ (FISH), BCR-ABL1 < 1%	ca. 85 %
Majore molekulare Remission (MMR)	- BCR-ABL1 < 0,1%	ca. 60 % (Imatinib) ca. 77 % (Nilotinib, Dasatinib)

Auch bei MMR ist die CML durch TKI wahrscheinlich nicht komplett heilbar, weil die ganz frühe leukämische Stammzelle nicht ausgelöscht wird.

10-Jahres Gesamtüberlebensrate der CML liegt unter TKI-Therapie bei 80 - 90 %.

NW: Insgesamt rel. gut verträglich. Bei Therapiebeginn (meist temporär) Zytopenie: Evtl. Anämie, Leuko-/Thrombozytopenie; gel. (periorbitale) Ödeme, gastrointestinale NW (transiente Diarrhöen: Bosutinib); Transaminasenanstieg; selten Pleura-, Perikarderguss (v.a. Dasatinib), kardiovaskuläre NW (Nilotinib, Ponatinib) wie QT-Verlängerung (obligate Kontrollen der kardialen Funktion vor und während der Therapie), Pneumonitis, Dermatitis, Pankreatitis (Nilotinib, Bosutinib), Hyperglykämie bei Prädisposition (Diabetes mellitus) (Nilotinib).

KI: Die Einnahme von TKIs wird während der Schwangerschaft bei nachgewiesener Teratogenität und der Stillzeit (Nachweis Muttermilch) nicht empfohlen.
Dos: Imatinib 400 mg/d, Nilotinib 2 x 300 mg/d, Dasatinib 100 mg/d, Bosutinib 400 mg/d, - Dauertherapie. Wichtigste Maßnahme: Resistenzverhinderung durch Vermeidung einer Unterdosierung und Sicherung der Patientencompliance! Kombinationstherapien mit anderen Agenzien wie pegyliertes IFN alpha zur Erzielung einer tieferen molekularen Remission werden in Studien untersucht. Ein Absetzen der TKI Behandlung kann in der chronischen Phase erwogen werden, wenn u.a. ein tiefes molekulares Ansprechen (MR4, 5) seit über 2 Jahren besteht und eine TKI Gesamttherapiedauer von über 5 Jahren vorliegt (European LeukemiaNet Empfehlungen 2020). Bei Absetzen der TKI ist ein engmaschiges molekulares Monitoring unverzichtbar. Bei 30 % kommt es zu Muskel- und Gelenkschmerzen (Absetzsyndroms). 50 % zeigen 2 Jahre nach Absetzen noch eine komplette Remission (TFR).
2. Zweitlinientherapie: Beim Auftreten von Resistenzen sollte eine bcr/abl-Mutationsanalyse (NGS) erfolgen, um eine Zweitlinientherapie mit einem geeigneten TKI zu finden. Bei Vorliegen der Resistenz-definierenden Mutation T315I sind TKI der 1. oder 2. Generation unwirksam; es kommen TKIs der 3. Generation zum Einsatz (Ponatinib 45mg/d). Eine allogene SZT kann diskutiert werden.
3. Allogene Stammzelltransplantation (SZT) nach myeloablativer oder nicht-myeloablativer Konditionierungstherapie:
Ind: Angesichts der guten Langzeitresultate der TKI-Therapie stellt sich die Indikation zur SZT nur bei wiederholten Versagen der TKI-Therapie, TKI Resistenz, Blastenkrise.

Prg: Zur Berechnung der Prognose von TKI behandelten, an CML erkrankten Patienten wird der EUTOS-Long Term Survival (ELTS)-Score empfohlen. Eine Heilung der CML ist zwar bis jetzt nur durch die riskoreiche SZT nachgewiesen (10-Jahresüberleben ca. 55 %), Jedoch wurden große Fortschritte in der TKI Therapie erzielt, so dass unter TKI Therapie nach 10 J. > 80 % der Behandelten am Leben sind.

MYELOPROLIFERATIVE NEOPLASIEN (MPN)

Internet-Infos: *www.dgho.de* (Deutsche Gesellschaft für Hämatologie und Medizinische Onkologie)

Syn: Myeloproliferatives Syndrom (MPS); früher: chronische myeloproliferative Erkrankungen

Def: Monoklonale Erkrankungen der myeloischen Stammzellen mit autonomer Proliferation einer oder mehrerer hämatopoetischer Zellreihen (Leuko-, Erythro-, Thrombozytose).
Die aktuelle WHO-Klassifikation aus 2016 zählt folgende Erkrankungen zu den klassischen MPN:
- Polycythaemia vera (PV)
- Essenzielle Thrombozythämie (ET)
- Primäre Myelofibrose (PMF)
- Chronische myeloische Leukämie (siehe oben)

Di.: 1. Klinik, Blutbild
Gemeinsame Kennzeichen:
- Im Initialstadium können alle 3 Zellreihen vermehrt sein (Leuko-, Erythro-, Thrombozytose). Gemeinsam ist auch eine Vermehrung der basophilen Granulozyten. Durch vermehrten Zellumsatz kommt es zur Hyperurikämie.
- Eine Splenomegalie ist häufig und typisch (außer bei der ET).
- Es besteht eine Tendenz zur Fibrosierung und Sklerosierung des Knochenmarks.
- Es kann zu extramedullärer Blutbildung kommen (in Leber, Milz, Lymphknoten) - regelmäßig bei der primären Myelofibrose.

2. Knochenmarkzytologie und -histologie; Zyto-/Molekulargenetik.
Abgrenzung zur CML durch Nachweis von bcr-abl. Nachweis von Treibermutationen zur Unterscheidung der häufigsten MPN:

Erkrankung	Mutiertes Gen		
	CALR (%)	JAK2 (%)	MPL (%)
ET	20-30	ca. 60	3-5
PV		98	
PMF	20-30	ca. 60	5-8

POLYCYTHAEMIA VERA (PV) [D45]

Internet-Infos: *www.polyzythaemie.de*

Def: Am häufigsten ist die erworbene PV durch eine Mutation des JAK2-Gens. Angeborene Polyzythämien sind selten. Die erworbene PV ist eine Erkrankung der hämatopoetischen Stammzelle, die zu einer von EPO unabhängigen, irreversiblen und progredienten Erhöhung der Erythrozytenproduktion führt. Zusätzlich findet sich eine gesteigerte Proliferation auch der Granulozytopoese und Megakaryozytopoese. Die Proliferation der Erythrozytopoese steht jedoch im Vordergrund. Erhöhte Blutviskosität/Erythrozytenzahl und Thrombozyten können zu thromboembolischen Komplikationen führen (bis zu 40 % im Gesamtverlauf der Erkrankung). Im Verlauf entsteht häufig eine sekundäre Knochenmarksfibrosierung.
2 Phasen: 1) Hyperproliferative Frühphase - 2) Panzytopenische Spätphase

Ep.: Inzidenz 0,74-2,8/100.000/Jahr, Häufigkeitsgipfel um das 60. Lebensjahr

Ät.: unbekannt

Gen.: JAK2/V617F-Mutation im Exon 14 (ca. 95 %) oder JAK2-Mutation im Exon 12 (ca. 3 %)

KL.: • Rötung von Gesicht (Plethora) und Extremitäten (blühendes Aussehen), evtl. Lippenzyanose, aquagener Pruritus (bis zu 70 % der Pat.; durch Wasserexposition verstärkt), Erythromelalgie (plötzliche, schmerzhafte Rötung/Überwärmung bes. der Füße), arterielle und venöse Thromboembolien (z.B. idiopathische abdominelle Thrombosen wie Budd-Chiari-Syndrom), Blutungen, Splenomegalie
• Schwindel, Kopfschmerzen, Ohrensausen, Müdigkeit, Nasenbluten, Sehstörungen, Hypertonie, Fundus polycythaemicus mit gestauten Netzhautvenen

Lab: Erythrozyten, Hb und Hkt ↑ (BSG ↓), Leukozyten und Thrombozyten meist ↑, Harnsäure ↑; EPO meist ↓, LDH oft ↑

Ko.: Vier Haupttodesursachen:
• Thromboembolische Komplikationen (60 % der Todesfälle bei unbehandelter PV)
• Hämorrhagische Diathese (durch z.B. erworbenen von-Willebrand-Faktor-Mangel)
• Entwicklung eines MDS oder einer akuten Leukämie (5 - 15 %/20 J.), wobei das Risiko unter myelosuppressiver Therapie ca. 5 x höher ist als unter Aderlasstherapie.
• Entwicklung einer Post-PV-Myelofibrose mit Knochenmarkinsuffizienz (50 %/20 J.)

Beachte: Bei der PV können sowohl Thrombosen (Urs.: Thrombozytose) als auch Blutungen auftreten (Funktionsstörung der Blutplättchen). Bei Patienten mit Erstdiagnose von ungewöhnlichen Thromboselokalisationen (Pfortader, Milz-/Lebervenen) sollte eine PV-Diagnostik erfolgen.

DD: I. **Sekundäre Erythrozytose** (alte Bezeichnung: Polyglobulie) mit Anstieg von Erythrozyten, Hb, Hkt:
1. Stresserythrozytose (bes. jüngere Männer) durch Verminderung des Plasmavolumens (Pseudo-Erythrozytose). O_2-Sättigung und EPO normal.
2. Hämokonzentration bei Exsikkose
3. Sekundäre Erythrozytosen infolge EPO-Vermehrung:
A. Autonome EPO-Vermehrung (arterieller pO_2 normal)
- Paraneoplastische Syndrome (Nierenzellkarzinom, Ovarialkarzinom, Kleinhirntumoren, Hepatome u.a.)
- Manche Nierenerkrankungen (z.B. Zystennieren)
B. Kompensatorische EPO-Vermehrung:
- Hypoxie (arterieller PO_2 ↓)
• Exogen: Aufenthalt in großen Höhen
• Endogen: Erkrankungen der Lunge, des Herzens (bes. Vitien mit Rechts → Links-Shunt); Schlafapnoe-Syndrom
- Hämoglobinstörungen:
• Kongenitale Methämoglobinämie
• CO-Hb (Raucher-Erythrozytose)
C. Exogene EPO-Zufuhr (EPO-Doping)
4. Hormonale Stimulation der Erythrozytopoese:
M. Cushing, Therapie mit Kortikosteroiden, Androgenen

II. **Selten angeborene primäre Erythrozytosen**
Bei DD einer PV gegen sekundäre Erythrozytose helfen die WHO-Diagnosekriterien weiter. JAK2-Mutation oder erhöhte PRV1-Expression schließt eine sekundäre Erythrozytose aus.

Di.: 1. Ausschluss einer sekundären Erythrozytose:
Herz-/Lungenbefund, Sono des Abdomens, pO_2 arteriell und EPO-Spiegel
Molekulargenetische Untersuchung (JAK2-Mutation CALR, MPL zur Abgrenzung zu anderen MPN)
2. Modifizierte WHO-Diagnosekriterien der PV (2016):
A1 Hb > 16,5 g/dl bei Männern (> 16,0 g/dl bei Frauen) **oder** Hkt > 49 % (> 48 %) **oder** Erythrozytenzahl > 25 % des Normwertes
A2 Knochenmarkbiopsie mit altersadaptierter Hyperzellularität und Panmyelose
A3 JAK2-V617F- oder Exon 12-Mutation
B1 Verminderter Erythropoetin-Gehalt im Serum
Die Diagnose gilt als gesichert, wenn A1 - A3 erfüllt sind oder wenn zwei Major-Kriterien und B1 erfüllt sind.
3. Aspirationszytologie + Beckenkammbiopsie: Proliferation aller 3 Blutzellreihen mit Überwiegen der Erythrozytopoese, ausgeprägte Eisenverarmung des Knochenmarks. Zweitbeurteilung in einem Referenzzentrum.

Th.: ▶ Primärtherapie:
- Verringerung des kardiovaskulären/thrombembolischen Risikoprofils
- Regelmäßige Aderlässe (500 ml) oder Erythrozytapheresen mittels Zellseparator
Ziel: Anstreben eines Hkt ≤ 45 % (Hkt ≤ 42 % bei Frauen)
Vorteil: Seltener Übergang in Leukämie

Der induzierte Eisenmangel wird nicht substituiert, weil sonst die Erythrozytopoese stimuliert wird. Nachteil: Ohne Einfluss auf die Thrombozytose (Gefahr der thromboembolischen Komplikationen!)
- Bei Thrombozytose Gabe von ASS (100 mg/d). ASS vermindert kardiovaskuläre Komplikationen ohne wesentlich erhöhtes Blutungsrisiko. Pause bei Thrombozytose >1 Million/µl (s. ET).

▶ Zytoreduktion:
Myelosuppressive Behandlung mit Zytostatika: z.B. Hydroxyharnstoff = Hydroxycarbamid = Hydroxyurea (z.B. Litalir®)
Ind: - Unkontrollierte Myeloproliferation mit Thrombozyten > 600.000/µl
- Abgelaufene thromboembolische Komplikationen
- Symptomatische Splenomegalie
Nachteil: Erhöhtes Risiko für die Induktion einer späteren akuten Leukämie, daher möglichst nur bei Patienten > 60 J. anwenden.
Zielwerte für Thrombozyten < 400.000/µl, für Leukozyten > 3.000/µl
Bei Thrombosegefährdung kann ASS 100 mg/d hinzugefügt werden.
Alternativ: Alpha-Interferon oder pegyliertes Interferon: Voraussetzung: Fehlen von Kontraindikationen → siehe Interferon. Dosierung so anpassen, dass Hkt ≤ 45 % bleibt.
Zweitlinientherapie:
- Ruxolitinib (JAK1/JAK2-Inhibitor): s. Kapitel PMF
- Anagrelid (Xagrid®): Isolierte Thrombozytendepression, evtl. in Kombination mit Hydroxyurea

▶ Symptomatische Maßnahmen: z.B.
- Bei Hyperurikämie: Gabe von Allopurinol
- Bei Juckreiz: Therapieversuch mit Antihistaminika (z.B. Fexofenadin) oder H_2-Rezeptorblocker (z.B. Cimetidin), evtl. UV-Licht

Prg: Prognose Abhängig vom Risikoprofil: Alter ≥ 60 Jahre und/oder thromboembolische Ereignisse gelten als Hochrisikofaktoren. Mittlere Überlebenszeit: Unter Behandlung ca. 10 - 20 Jahre (ohne Behandlung ca. 1,5 Jahre). Das Risiko für einen Übergang der PV in eine akute Leukämie beträgt ca. 15 %/20 J. Das Risiko für einen Übergang in eine Osteomyelofibrose beträgt ca. 10 %/20 J. Eine Heilung ist durch allogene SZT möglich, wird aber nur bei jüngeren Patienten als Reserveoption erwogen.

ESSENZIELLE THROMBOZYTHÄMIE (ET) [D47.3]

Def: Monoklonale autonome Proliferation der Thrombozytopoese mit progredientem langsamen Anstieg der Thrombozytenzahl bis > 1.000.000/µl

Ät.: Unbekannt

Ep.: Inzidenz 0,9/100.000 jährlich; medianes Alter bei Diagnose 55 - 60 Jahre, Frauen gel. jünger; m : w = 1,5 : 1

KL.:
- 1/3 der Patienten sind asymptomatisch.
- Mikrozirkulationsstörungen an Händen/Füßen; Erythromelalgie = schmerzhafte Rötung mit Brennen und Schwellung; Schwindel, Kopfschmerzen, Sehstörungen
- Thromboembolische Komplikationen im venösen und arteriellen System (häufigste Todesursache)
- Hämorrhagische Diathese (funktionsgestörte Thrombozyten durch verstärkte Bindung des von-Willebrand-Faktors an die Thrombozyten, dadurch erworbener von-Willebrand-Faktor-Mangel)
- Splenomegalie im späteren Verlauf der Erkrankung (anfangs meist normale Milzgröße)
- Post-essenzielle-Thrombozythämie-Myelofibrose mit Knochenmarkinsuffizienz
- Gehäuftes Auftreten von Spontanaborten während einer Schwangerschaft

Lab:
- Plättchenzahl anhaltend ≥ 450.000/µl, Hyperurikämie und LDH-Erhöhung (erhöhter Zellumsatz)
- Infolge Freisetzung von Kalium und saurer Phosphatase aus den Thrombozyten bei der Gerinnung sind diese beiden Parameter nur im Serum erhöht, nicht jedoch im Plasma!
- Evtl. neutrophile Leukozytose
- JAK2/V617F-Mutation in 50 % d.F.; Nachweis der CALR-(Calreticulin-)Mutation bei 30 - 35 %, gel. findet sich eine MPL/W515-Mutation (2 - 3 %), 10 - 12 % sind „triple negative"
- Knochenmarkzytologie und -histologie: Proliferation der Megakaryozyten mit sehr großen Megakaryozyten, auch im peripheren Blut finden sich vergrößerte Thrombozyten.

DD:
1. Reaktive Thrombozytosen mit Werten meist < 1.000.000/µl nach Traumen, Operationen, Splenektomie, Blutverlust; bei chronischen Entzündungen, Malignomen, Eisenmangel u.a.
2. Andere myeloproliferative Erkrankungen (siehe dort)

Di.: Modifizierte WHO-Diagnosekriterien der ET (2016)
Positive Kriterien:
A1 Plättchenzahl anhaltend ≥ 450.000/µl
A2 ET-typische Knochenmarkhistologie mit vergrößerten, reifen Megakaryozyten
A3 Ausschluss einer reaktiven Thrombozytose sowie Ausschluss von PV, CML, PMF, MDS
A4 Nachweis einer JAK2-, CALR- oder MPL-Mutation
und
B1 Nachweis einer genetischen Mutation oder Abwesenheit einer reaktiven Thrombozytose
Die Knochenmarkdiagnostik (Zytologie und Histologie) spielt eine zentrale Rolle (Kriterium A2). Sie erlaubt die Abgrenzung einer präfibrotischen PMF gegenüber einer klassischen ET.
Die Diagnose ET ist gesichert, wenn A1 bis A4 oder A1 bis A3 und B1 erfüllt sind. Allerdings gibt es Übergangsfälle zwischen ET und PV, welche sich erst im späteren Verlauf zu einer der beiden Entitäten eindeutig zuordnen lassen.

Th.: Da eine kausale Therapie nicht bekannt ist und der Verlauf der ET unterschiedlich ist, wird eine Risikostratifikation vorgenommen, um für den individuellen Patienten eine optimale Behandlungsstrategie zu finden:

- Hoch-Risiko-Patienten: Alter > 60 J. oder anamnestisch thromboembolische bzw. schwere Blutungskomplikationen im Zusammenhang mit der ET oder Plättchenzahl > 1,5 Mill./µl
  - Hydroxyurea (HU) + ASS (50 - 100 mg/d); KI beachten
    NW: Knochenmarksdepression, gastrointestinale Beschwerden, Hautausschläge, Kopfschmerzen, Leberenzyme ↑, Retentionsparameter ↑.
    Cave: ASS darf bei Thrombozyten > 1 Mill./µl nicht gegeben werden, da infolge eines erworbenen von-Willebrand-Syndroms eine hämorrhagische Diathese bestehen kann.
  - Anagrelid (Xagrid®):
    Wi.: Hemmung der Megakaryozyten + Thrombozytenaggregationshemmung
    NW: Palpitationen, Diarrhö, abdominelle Schmerzen, Kopfschmerzen, Ödeme, Herzinsuffizienz u.a.
    Ind: Reservemittel bei Unverträglichkeit / KI der Therapie mit Hydroxyurea + ASS
  - Alpha-Interferon oder pegyliertes IFN: Voraussetzung: Fehlen von KI. IFN kann bei der Mehrzahl der Patienten die Thrombozytenzahl normalisieren. NW + KI sind zu beachten.
  - Bei Post-ET-Myelofibrose Einsatz von Ruxolitinib (siehe Kap. Primäre Myelofibrose)
- Intermediär-Risiko-Patienten:
  Keine Hochrisikokriterien erfüllt und Thrombophiliemarker oder Vorliegen eines kardiovaskulären Risikofaktors (arterielle Hypertonie, Diabetes mellitus, Hypercholesterinämie oder Nikotinabusus): ASS (50 - 100 mg/d)
- Niedrig-Risiko-Patienten:
  Keine Hochrisiko- oder Intermediärrisikokriterien erfüllt; asymptomatisch
  Nur regelmäßige Kontrollen, um den Übergang in eine höhere Risikogruppe zu erkennen.

Prg: Mediane Überlebenszeit 10 - 15 J. Rel. selten kann es zu Übergängen in folgende Erkrankungen kommen: PV, PMF (siehe unten), MDS/akute Leukämie (das Leukämierisiko wird vermutlich durch Hydroxyurea erhöht → zurückhaltender Einsatz bei jungen Patienten). Patienten mit CALR-Mutation haben einen etwas günstigeren Verlauf als Patienten mit JAK2-Mutation.

PRIMÄRE MYELOFIBROSE (PMF) [D47.4]

Syn: Chronische idiopathische Myelofibrose (cIMF), Osteomyelosklerose (OMS), Osteomyelofibrose (OMF)

Def: Myeloproliferative Erkrankung unbekannter Ätiologie mit der klinischen Trias:
1. Hochgradige Markfibrose mit Verödung des blutbildenden Knochenmarkes
2. Extramedulläre Blutbildung in Milz und Leber mit Ausschwemmung von Vorstufen der Blutzellen ins Blut sowie
3. Milzvergrößerung

Ep.: Inzidenz: 0,3/100.000 jährlich; mittleres Erkrankungsalter: 60 - 65 J.

Ät.: Unbekannt

KL.: Schleichender Beginn!
- Regelmäßig Splenomegalie (→ evtl. Druck im linken Oberbauch), fakultativ leichte Lebervergrößerung
- Allgemeinsymptome: Müdigkeit, Gewichtsverlust, Leistungsabfall, evtl. Fieber, Nachtschweiß

- Blutbild:
  A. Hyperproliferative Frühphase: Leukozytose, Thrombozytose, Erythrozyten meist normal
  B. Spätphase mit Myelofibrose: Panzytopenie, leukoerythroblastisches Blutbild = Auftauchen roter + weißer Vorstufen im Blut als Folge einer extramedullären Blutbildung, Poikilozytose mit "Tränentropfenformen" der Erythrozyten (tear drops).

Lab: Blutbildveränderungen (siehe oben), Harnsäure ↑, LDH ↑, alkalische Phosphatase ↑

Ko.: In der Frühphase mit Thrombozytose und thromboembolischen Komplikationen (z.B. Budd-Chiari-Syndrom). In der Spätphase thrombozytopenisch bedingte Blutungen, schwere Infektionen bei Granulozytopenie
Entwicklung einer akuten Leukämie (bis 10 %). Gehäuftes Auftreten von autoimmunhämolytischer Anämie

DD:
- Sekundäre Myelofibrosen bei anderen myeloproliferativen Erkrankungen (CML, PV, ET)
- Sekundäre Markfibrose bei Karzinomen mit Knochenmarkmetastasen
- Haarzell-Leukämie; myelodysplastisches Syndrom

Di.: Diagnosekriterien der WHO (2016): *Siehe Internet*
- Blutbildveränderungen (siehe oben)
- JAK2/V617F-Mutation in ca. 60 % d.F.
- CALR-Mutation bei der Mehrzahl der JAK-negativen Patienten, gelegentlich Nachweis einer MPL/W515-Mutation (ca. 8 %)
- Ausschluss von BCR-ABL+ CML, PV, ET oder MDS
- Knochenmarkzytologie: Oft nicht durchführbar, keine Aspiration möglich (Punctio sicca).
- Beckenkammbiopsie (diagnostisch entscheidend!): Myelofibrose, atypische Megakaryozyten

Th.:
- Symptomatische Therapie:
  - Bei klinisch relevanter Anämie: Erythrozytensubstitution, Erythropoetin-Gabe
  - Bei Thrombosegefährdung durch Thrombozytose ASS (100 mg/d); Reservemittel: Anagrelid
  - Ruxolitinib (Jakavi®): Tyrosinkinase-Inhibitor, der die Januskinasen (JAK) vom Typ 1 und 2 hemmt. Dadurch verkleinert sich die Milz und subjektive Symptome wie Müdigkeit, Appetitlosigkeit, Schmerzen bessern sich. NW (z.B. Zytopenie der Blutzellen) sind zu beachten.
- Thalidomid und Lenalidomid (Revlimid®) führen zu einer Abnahme des Transfusionsbedarfs, evtl. in Kombination mit niedrig dosiertem Prednisolon. NW: Häufiges Auftreten von Polyneuropathie
- Die Splenektomie hat bei dieser Erkrankung eine hohe Letalität bis 30 % und ist daher in der Regel nicht indiziert. Eine Milzbestrahlung kann bisweilen kurzfristig symptomatische Besserung erzielen.
- Allogene Blutstammzelltransplantation in kurativer Intention; Voraussetzung: Jüngeres Alter, guter AZ, Hoch- oder Intermediär-2-Risikogruppe nach IPSS-Score, niedriger Komorbiditätsindex; transplantationsassoziierte Mortalität 20 - 30 %.

Prg: Der klinische Verlauf ist sehr heterogen. Abschätzung des medianen Überlebens erfolgt heute vor allem mittels IPSS Risiko-Score (nach der International Working Group for Myelofibrosis Research and Treatment). Als Risikofaktoren gelten: Alter > 65 J., Allgemeinsymptome, Hb < 10 g/dl, Leukozyten > 25.000/µl, Blasten im peripheren Blut. Das mediane Überleben liegt bei ca. 3,5 - 5,5 Jahren. Im Verlauf der Erkrankung kann die Risikogruppe von Patienten mittels DIPPS-Score weiter korrigiert werden. Patienten mit CALR-Mutation haben einen günstigeren Verlauf als Patienten mit JAK2-Mutation. Bis 10 % der Patienten entwickeln ein MDS oder eine akute myeloische Leukämie.

MASTOZYTOSE [Q82.2]

Internet-Infos: *www.mastozytose.net*

Def: Seltene heterogene Erkrankung; Inzidenz ca. 1/100.000/J. mit D816V-Mutationen in der Rezeptortyrosinkinase KIT, gekennzeichnet durch eine abnormale Akkumulation/Proliferation klonaler, pathologisch veränderter Mastzellen mit Freisetzung von Mediatoren wie Histamin u.a.

WHO-Klassifikation der Mastozytose (2016)

Kategorie	Diagnostische Merkmale	Prognose
I. Kutane Mastozytose (CM) Makulopapulöse CM (Urticaria pigmentosa)	Urticaria pigmentosa = makulopapullöse kutane Mastozytose; diffuse kutane Mastozytose = erytroderme Form; Mastozytom der Haut	Günstig
II. Systemische Mastozytose (SM) mit oder ohne Hautbeteiligung		
- Indolente systemische M.	MZ-Vermehrung ohne klinische Organschädigung	Günstige Prognose
- Smoldering systemic mastocytosis	Häufigste Kategorie bei erwachsenen Patienten	
- Isolierte Knochenmarkmastozytose	Keine Hautbeteiligung, Mastzellinfiltrate nur im Knochenmark	
- Systemische Mastozytose mit assoziierten hämatologischen Erkrankungen	Zusätzlich hämatologische Erkrankung, meist MDS oder MPN, chronische Eosinophilenleukämie, AML	Entspricht der assoziierten hämatologischen Erkrankung
- Aggressive systemische Mastozytose	Organdysfunktion aufgrund der Mastzellvermehrung; Myelofibrose, Zytopenie, Leberversagen, Osteolysen, Malabsorption bei GI Infiltration, Splenomegalie	Ungünstig
- Mastzellleukämie	> 20 % Mastzellen im Knochenmark, Mast-zellen unreif, > 10 % Mastzellen im peripheren Blutausstrich	Ungünstig
III. Mastzellsarkom	Maligner und destruktiver Tumor	Ungünstig

KL. (SM): Bei der indolenten Form: Anaphylaktische und Mastzellmediatoren assoziierte Reaktionen (Flush, Pruritus, Urtikaria, Asthmaanfälle, Diarrhö Bauchkrämpfe; Bei der fortgeschrittenen SM: Symptome durch Organdysfunktion: Zytopenien, pathologische Frakturen, Leberdysfunktion, Malabsorption. Triggermechanismen (Medikamente, Allergene) können Symptome auslösen.

DD: Hauterkrankungen, Karzinoid-Syndrom, Asthma bronchiale, gastrointestinale Erkrankungen; unspezifisches Mastzellaktivierungssyndrom (MCAS) - *siehe Internet*

Di.:
1. Falls kutane Beteiligung: Hautbiopsie mit Histologie/Immunhistologie
2. Patienten mit histologisch gesicherter Mastzellinfiltration der Haut: Knochenmarkbiopsie (Aspirationszytologie und Histologie, KIT-D816-V-Mutationsnachweis)
3. Patienten ohne histologisch gesicherte Mastzellinfiltration aber mit typischen klinischen Symptomen einer Mediatorfreisetzung: Tryptase i. S: < 15 ng/ml → Follow up; > 15 ng/ml → Screening auf D816V-Mutation und weitere Diagnostik in Zentren

Diagnose-Hauptkriterium (= HK) der WHO 2016:
Mastzellinfiltrate im Knochenmark und/oder einem/mehreren extrakutanen Organen (> 15 zusammenliegende Mastzellen)
Nebenkriterien (= NK):
1. > 25 % der Mastzellen mit atypischer Form: Spindel- oder ovalförmig
2. KIT-D 816V Mutation im Knochenmark, Blut oder einem anderen extrakutanen Organ
3. Normale Mastzellmarker + CD25 mit oder ohne CD2 Ko-Expression
4. Serum-Tryptase wiederholt > 20 ng/ml

Diagnosestellung: 1 HK + 1 NK oder mind. 3 NK müssen erfüllt sein.

Th.: Keine Standardtherapie, Beratung in einem Zentrum empfohlen → Internet: *www.ecnm.net*.
- Indolente systemische und kutane Mastozytose: H_1-Antihistaminika, Cromoglicinsäure, Ketotifen, Leukotrienantagonisten, evtl. UV-Therapie
  Bei gastrointestinalen Beschwerden: H_2-Antihistaminika, PPI
  Meiden von Triggern: Alkohol, Arzneimittel (z.B. β-Blocker, Opioide, ASS)
- Systemische Mastozytose mit assoziierter hämatologischer Erkrankung: Therapie der hämatologischen Erkrankung
- Aggressive systemische Mastozytose und Mastzellleukämie: Midostaurin; Beratung in Zentren

Bei operativen Eingriffen sowie endoskopischen und invasiven Untersuchungen werden 30 Min. vorher Gabe von Kortikosteroiden und H_1-/H_2-Antihistaminika parenteral empfohlen.

MYELODYSPLASTISCHE SYNDROME (MDS) [D46.9]

Internet-Infos: *www.mds-register.de; www.mdsdiagnosis.com; MDS-Center app; www.d-mds.de*

Def: Heterogene erworbene klonale Stammzellerkrankungen mit qualitativen und quantitativen Veränderungen der Hämatopoese, peripherer Zytopenie, meist zellreichem dysplastischen Knochenmark und oft erhöhtem Blastenanteil.

Ep.: Inzidenz ca. 4/100.000/Jahr, bei über 70jährigen 20 - 50/100.000/Jahr; medianes Erkrankungsalter ca. 74 Jahre

Ät.:
- > 90 % primäre MDS; unklare Ursache
- < 10 % sekundäre MDS (mehr chromosomale Aberrationen) induziert durch
  1. Vorangegangene Zytostatikatherapie (Alkylanzien, Topoisomerase II-Inhibitoren, Cisplatin, Fludarabin, Azathioprin)
  2. Radiatio oder kombinierte Radiochemotherapie
  3. Radiojodtherapie
  4. Benzol u.a. Lösungsmittel (Anerkennung als Berufskrankheit möglich)

WHO-Klassifikation der myelodysplastischen Syndrome und myelodysplastisch/myeloproliferativen Neoplasien (WHO 2016):

MDS Typ	Zytopenien und Blasten im Blut	Knochenmarkbefunde und Zytogenetik
MDS mit single lineage dysplasia (MDS-SLD)	1 - 2 Zytopenien, keine Blasten	Blasten <5%, keine Auerstäbchen, < 15% Ringsideroblasten
MDS mit multilineage dysplasia (MDS-MLD)	1 - 3 Zytopenien, keine Blasten	Blasten < 5 %, keine Auerstäbchen, < 15 % Ringsideroblasten
MDS mit single lineage dysplasia und Ringsideroblasten (MDS-RS-SLD)	1 - 2 Zytopenien, keine Blasten	Blasten < 5 %, keine Auerstäbchen, > 15 % Ringsideroblasten oder > 5 % und SF3B1-Mutation
MDS mit multilineage dysplasia und Ringsideroblasten (MDS-RS-MLD)	1 - 3 Zytopenien, keine Blasten	Blasten < 5 %, keine Auerstäbchen, > 15 % Ringsideroblasten oder > 5 % und SF3B1-Mutation
MDS mit del(5q)	1 - 2 Zytopenien, keine Blasten	Blasten < 5 %, keine Auerstäbchen, del(5q) allein oder mit 1 Zusatzanomalie (nicht von Chromosom 7)
MDS mit Blastenvermehrung (MDS-EB1)	1 - 3 Zytopenien, Blasten < 5 %	Blasten < 10 %, keine Auerstäbchen
MDS mit Blastenvermehrung (MDS-EB2)	1 - 3 Zytopenien, Blasten < 20 %	Blasten < 20 %, Auerstäbchen möglich
MDS unklassifiziert (MSD-U)	a) 1 % Blasten b) MDS SLD mit Panzytopenie c) Kaum Dysplasien, aber typische chromatische Aberration	Blasten < 5 %, keine Auerstäbchen
Chronische Myelomonozytäre Leukämie (CMML 0)	Monozyten > 1000/µl und > 10 % der Leukozyten, Blasten < 2 %	Blasten < 5 %, keine Auerstäbchen
Chronische Myelomonozytäre Leukämie (CMML 1)	Monozyten > 1000/µl und > 10 % der Leukozyten, Blasten < 5 %	Blasten < 10 %, keine Auerstäbchen
Chronische Myelomonozytäre Leukämie (CMML 2)	Monozyten > 1000/µl und > 10 % der Leukozyten, Blasten 20 %	Blasten < 20 %, Auerstäbchen möglich
MDS mit Ringsideroblasten und Thrombozytose (RARS-T)	1 - 2 Zytopenien, keine Blasten, Thrombozyten > 450.000/µl	Blasten < 5 %, keine Auerstäbchen, Ringsideroblasten > 15 % oder > 5 %, meist SF3B1-Mutation, oft JAK2-Mutation

KL.: • In ca. 20 % d.F. Zufallsbefund, in 80 % Symptome infolge Zytopenie: Anämiesymptome (70 %), Infekte (35 %), Blutungsneigung (15 %)
• Splenomegalie (20 %, bei CMML ca. 40 %), Hepatomegalie (10 %), Lymphome (10 %)

Lab: Blutbildveränderungen:
Mono-, Bi- oder Panzytopenie, meist hyperchrome oder normochrome Anämie, meist Retikulozytopenie, Leukozytose in ca. 10 % (CMML/RAEB-II), selten (< 4 %) isolierte Thrombozytopenie oder Leukozytopenie.
Dyshämatopoese im peripheren Blut (Makrozytose, Poikilozytose, Polychromasie, basophile Tüpfelung, Anisozytose, hypogranulierte Granulozyten, Pseudo-Pelger-Zellen, vereinzelt Blasten, hypersegmentierte Granulozyten, Plättchenanisometrie, Riesenplättchen etc.).

DD:

- Aplastische Anämie, Pure-Red-Cell-Aplasia (PRCA)	Histologie, Zytologie
- Nutritiv-toxischer KM-Schaden (Alkohol, Blei, NSAR)	Anamnese
- Reaktive KM-Veränderungen (Sepsis, AIDS, chronische Infektion etc.)	Zytologie, Anamnese
- Bei CMML Monozytose anderer Genese	Anamnese
- Paroxysmale nächtliche Hämoglobinurie (PNH)	Durchflusszytometrie
- Immunthrombozytopenie	Zytologie, klinischer Verlauf
- Megaloblastäre Anämien	Vitamin B_{12}-/Folsäurespiegel
- Hyperspleniesyndrom	Anamnese/Klinik/Splenomegalie
- Akute Leukämien (speziell Erythroleukämie, FAB-M6)	Blastenanteil in Blut/Knochenmark > 20 %
- Myeloproliferative Erkrankungen (CML, PMF)	Histologie, Zytogenetik
- Haarzellenleukämie	Blutbild/Zytologie
- Kongenitale dyserythropoetische Anämien (selten)	Zytologie, Molekularbiologie

Di.: • Anamnese/Klinik
• Ausschluss von Differenzialdiagnosen! (siehe oben)
• Blutbild, Ferritin, LDH, Vitamin B_{12}, Folsäure, Erythropoetin
• Knochenmarkpunktion mit Zytologie und Biopsie (Jamshidi-Nadel):
1. Zytologie mit Färbung nach Pappenheim und Eisenfärbung, POX, α-NE
Dyshämatopoese im Knochenmark:
- Dyserythropoese (Ringsideroblasten, megaloblastäre Transformation, Kernfragmentierungen, Doppelkernigkeit, Kernentrundungen, Sideroblastose, PAS-positive Erythroblasten)
- Dysgranulopoese (Blastenvermehrung, hypogranulierte Myelozyten, selten Auerstäbchen, Pseudo-Pelger-Zellen, Myeloperoxidase-Defekt, hypersegmentierte Neutrophile)
- Dysmegakaryopoese (Mikromegakaryozyten, mononukleäre Megakaryozyten)
2. Chromosomenanalyse (in ca. 60 % Aberrationen, oft der Chromosomen 5, 7, 8, 20; in ca. 10 % komplexe Aberrationen von ≥ 3 Chromosomen; in 15 % 1 - 2 Chromosomen betroffen)
3. Histologie: Abschätzung der Zellularität, Nachweis von Fibrose
4. Molekularzytogenetik: Bei RARS fast immer Mutationen von SF3B1, Mutationen von ASXL1, TP53 und EZH2 sind prognostisch ungünstig

Th.: A) **Therapie der Niedrigrisiko-MDS** (zugelassen Deferasirox bei Eisenüberladung, Lenalidomid bei isoliertem del(5q) und Erythropoietin-α bei EPO Spiegel < 200 U/l)
• Supportive Therapie:
- Transfusionen von Erythrozytenkonzentraten je nach klinischem Bedarf
- Gabe von Eisenchelatoren bei drohender oder manifester sekundärer Siderose: Deferasirox (Exjade®) oral, Deferoxamin (s.c., i.v.); Kontrollparameter: Ferritin i.S., in ca. 10 % Verbesserung des Blutbildes
- Bei schweren Blutungen infolge Thrombozytopenie Transfusion von Thrombozytenkonzentraten
- Bei Infektionen frühzeitiger Einsatz von Antibiotika nach Abnahme von Blutkulturen u.a. Diagnostik (siehe Kap. Fieber)
- Impfung gegen Pneumokokken
• Einsatz von Wachstumsfaktoren der Hämatopoese: EPO-α Therapie bei EPO-Spiegel < 200 U/l, Ansprechen abhängig vom Subtyp und der klinischen Konstellation; in Kombination mit G-CSF evtl. in seltenen Fällen mit Ringsideroblasten besser.
• Immunmodulatorische Therapie mit Lenalidomid (Revlimid®) führt bei Niedrigrisiko-MDS mit 5q-Anomalie oft zu anhaltender Transfusionsfreiheit; zu Beginn Zytopenien

B) **Therapie der Hochrisiko-MDS** (zugelassen nur 5-Azacitidin):
• Palliativer Einsatz von 5-Azacitidin (Vidaza®) bzw. Decitabin (Dacogen®)
Wi.: Hemmt die Methyltransferasen und erlaubt Reaktivierung von Tumorsuppressorgenen (?).
Ind: Patienten, die nicht für eine allogene Stammzelltransplantation infrage kommen bei intermediärem Risiko II und Hochrisiko (nach IPSS → siehe unten).

Ergebnisse: Verlängerung der Überlebenszeit, auch im höheren Lebensalter gut einsetzbar, Ansprechrate ca. 50 %, keine prädiktiven Parameter bekannt

- Allogene Stammzelltransplantation (SZT) (myeloablative oder nicht-myeloablative Konditionierung):
  Ind: - Bei Vorliegen eines HLA-identischen Familien- oder Fremdspenders einzige kurative Maßnahme
  - Therapieoption für Hochrisikopatienten < ca. 65 Jahre; Langzeitheilungen von ca. 40 % und transplantationsassoziierte Mortalität bis zu 20 %
  - Bei Rezidiv nach SZT: Therapie mit 5-Azacytidin + Spenderlymphozyten → komplette Remission in ca. 30 % d.F., zum Teil lang anhaltend

Prg: Ungünstige Prognoseparameter sind Blastenanteil > 5 %, Aberrationen von Chromosom 7, komplexe chromosomale Aberrationen, LDH ↑, Ausmaß der Zytopenie, höheres Alter, Vorerkrankungen und reduzierter Allgemeinzustand. Teilnahme an klinischen Studien ratsam (*www.MDS-register.de*).
> 70 % der Patienten sterben an krankheitsassoziierten Komplikationen (Infekte, Blutungen, AML).

Prognosescores zur Risikoabschätzung:

1. Internationaler Prognose-Score (IPSS):

Punktzahl	0	0,5	1	1,5	2,0
Medullärer Blastenanteil (%)	0 - 4	5 - 10	–	11 - 20	21 - 29
Anzahl der peripheren Zytopenien[1]	0 - 1	2 - 3	–	–	–
Zytogenetische Risikogruppe[2]	Niedrig	Mittel	Hoch	–	–

Risikogruppe	Score	Mediane Überlebenszeit (Monate)
Niedriges Risiko	0	68
Intermediäres Risiko I	0,5 - 1	42
Intermediäres Risiko II	1,5 - 2	14
Hohes Risiko	≥ 2,5	5

1) Thrombozyten <100.000/µl, Hämoglobin <10 g/dl, Granulozyten <1.800/µl
2) Niedriges Risiko = normaler Karyotyp, 5q-, 20q-, -Y
Hohes Risiko = komplexe Karyotypveränderungen (≥ 3 Anomalien), Chromosom 7-Defekte
Mittleres Risiko = alle anderen Anomalien

2. Revised Internationaler Prognose-Score (IPSS-R) (*www.IPSS-R.com*)

Punktzahl	0	0.5	1	1.5	2	3	4
Zytogenetik*)	Sehr günstig		günstig		Intermediär	ungünstig	Sehr ungünstig
Medulläre Blasten %	≤ 2		> 2 - < 5 %		5 - 10 %	> 10 %	
Hämoglobin g/dl	≥ 10		8 - < 10	< 8			
Thrombozyten x10^3/µl	≥ 100	50 - < 100	< 50				
Granulozyten %	≥ 0.8	< 0.8					

*) Risiko: Sehr niedrig = del(11q),-Y; niedrig: normaler Chromosomenbefund, del(5q), Doppelanomalien mit del(5q), del(12p), del(20q); intermediär: del(7q), +8, i(17q), +19, alle anderen Anomalien, unabhängige Klone; hoch: inv(3)/t(3q)/del(3q), -7, Doppelanomalien mit -7/del(7q), komplexe Karyotypen mit 3 Anomalien; sehr hoch: komplexe Karyotypen > 3 Anomalien

Bewertung und Prognose:

Risikogruppe	Score	Mediane Überlebenszeit (Monate)
Sehr niedriges Risiko	< 1,5	106
Niedriges Risiko	> 1,5 - 3	64
Intermediäres Risiko	> 3 - 4,5	36
Hohes Risiko	> 4,5 - 6	19
Sehr hohes Risiko	> 6	10

Internistische Tumortherapie

Internet-Infos: Deutsche Krebsgesellschaft: *www.krebsgesellschaft.de/arzt* (Leitlinien etc.)
European Society for Medical Oncology: *http://www.esmo.org/education-research* (Leitlinien etc.)
National Cancer Institute, USA: *www.cancer.gov* (Information für Arzt und Patienten)
National Comprehensive Cancer Network, USA: *www.nccn.org* (Leitlinien etc.)
Pubmed, USA: *www.pubmed.org* (Literaturrecherche)
Deutsches Krebsforschungszentrum: *www.dkfz.de*
Krebsinformationsdienst: *www.krebsinformation.de*
Deutsche Krebshilfe: *www.krebshilfe.de*
American Cancer Society: *www.cancer.org*
Krebswebweiser: *www.krebs-webweiser.de*
Infos zu Onkologie und Hämatologie: *www.onkodin.de*
Leitlinien Oncopedia: *https://www.onkopedia.com/de/onkopedia/guidelines*

Klinische Studien (siehe Internet *www.clinicaltrials.gov*):
Um neue Medikamente zu evaluieren, werden kontrollierte klinische Studien in 3 Phasen durchgeführt:
- Phase I-Studie: Bestimmung der maximal tolerierten Dosis
- Phase II-Studie: Bestimmung der grundsätzlichen Wirksamkeit bei verschiedenen Tumoren
- Phase III-Studie: Vergleich der Wirksamkeit mit anderen Zytostatika

Voraussetzung für eine onkologische Therapie ist die Kenntnis von

1. Diagnose, meistens histologisch oder selten zytologisch (insb. Leukämien) gesichert.
   Einige Diagnosen werden mittels molekularbiologischer Methoden gestellt bzw. erfordern diese (Leukämien, Sarkome etc.). Es gibt organspezifische Gradingsysteme (z.B. Brust, Prostata), aber meist wird der (histologische) Differenzierungsgrad des Tumors (grading) eingeteilt in:
   G1 gut differenziert - G2 mäßig differenziert - G3 schlecht differenziert (- G4 undifferenziert)
2. Molekulare Merkmale (z.B. Translokationen, Mutationen) werden immer häufiger aufgeklärt und sind therapierelevant beim Einsatz zielgerichteter Therapeutika für geeignete Pat. (personalisierten Tumortherapie).
3. Stadium der Erkrankung („Staging") entsprechend der Ausbreitung der Erkrankung (ergibt sich aus der klinischen und der radiologischen Untersuchung bzw. aus Laborparametern oder Knochenmarkuntersuchungen). Hämatologische und lymphatische Neoplasien haben meist eigene Klassifikationssysteme (z.B. Ann-Arbor, Binet etc.).
   Solide Tumore werden meistens nach dem **TNM-System klassifiziert**. Im TNM-System gibt es **drei Komponenten = Kategorien**: T für den Primärtumor, N für den „nodalen" Lymphknotenbefall und M für den Metastasierungsstatus, präzisiert durch eine dahinter gestellte Zahl (T1-4; N1-3; M0 vs. M1). Die T- und N-Kategorien sind für jeden Tumor anders definiert (siehe z.B. www.cancer.gov). T0, N0, M0 zeigen jeweils das Fehlen eines Primärtumors, Lymphknotenbefalls oder Metastasen an. TX oder NX bedeutet fehlende Beurteilbarkeit. M muss immer klinisch/radiologisch beurteilt werden. Die Metastasenlokalisation kann in Klammern angegeben werden (z.B. PUL - Lunge, HEP - Leber, OSS - Knochen).
   Weitere Informationen geben vorangestellte Kleinbuchstaben: „c" bedeutet klinisch („clinical"), „p" pathologisch (meist postoperativ), „y" nach einer Behandlung, „r" Rezidiv, „a" autoptisch.
   Nachgestellte Großbuchstaben klassifizieren den Tumor weiter: „G" Differenzierungsgrad (siehe oben), „R" klassifiziert den Residualtumorstatus (R_0 mikroskopisch komplette Entfernung des Tumors, Schnittränder mikroskopisch tumorfrei; R_1 mikroskopischer Tumornachweis an den Schnitträndern; R_2 makroskopischer Residualtumor (diese Angabe erfolgt durch den Operateur), „L" Einbruch in Lymphgefässe, „V" venöse Infiltration („LVI" lymphovascular invasion), „Pn" Perineuralscheideninfiltration.
   Einige weitere Kürzel: (i) Nachweis isolierter Tumorzellen (meist) immunhistochemisch, (sn) „sentinel" Lymphknoten, (mol) molekulare Methoden, (mi) Mikrometastasen, (u) „Ultraschall/Endosono".
4. Erkrankungsspezifische Faktoren ergänzen häufig die Diagnose. Diese Faktoren sind teilweise entscheidend für die Prognose („Risikofaktoren"), aber auch für die Therapiewahl (z.B. Hormonrezeptorenstatus beim Brustkrebs (ER, PR), Serummarker beim Hodenkarzinom). Einige dieser Faktoren sind ins TNM-System aufgenommen worden, wie z.B. das PSA beim Prostatakarzinom oder die „S" Serumtumormarker beim Hodenkrebs (AFP, β-HCG u.a.).

Die anatomische Stadien-Gruppe der Erkrankung (Stadium I - IV) ergibt sich aus der Kombination der drei Komponenten T, N und M. Die prognostische Stadiengruppe berücksichtigt weitere (Risiko-)Faktoren (siehe oben). Die Gruppeneinteilung wurde so gewählt, dass die Patienten nach Ihrer Prognose (und der Therapie) aufgeteilt werden und ist tumorspezifisch.

Zielsetzungen der Chemotherapie:

1. Kurative Therapie: Potenzielle Heilungen, z.B. maligne Lymphome und M. Hodgkin, ALL im Kindesalter, Karzinome des Hodens, Chorionkarzinom
2. Palliative Therapie: Verminderung des Tumorleidens bzw. Verbesserung der Lebensqualität ohne Aussicht auf Heilung.

3. Neoadjuvante Therapie Präoperative Chemotherapie, um evtl. ein Downstaging (Erniedrigung des Stadiums) oder Downsizing (Größenreduktion) zu erreichen und damit die Operabilität und die Heilungschance zu verbessern.
4. Adjuvante Therapie: Nach Durchführung einer potenziell kurativen lokalen Tumortherapie (z.B. Resektion) und bei klinischer Tumorfreiheit soll eine adjuvante Chemotherapie Rezidive oder Metastasen verhindern.
5. Salvage-Therapie: Erneute Therapie bei Patienten mit Tumorrezidiv

Die o.g. Begriffe verlieren an Trennschärfe: Palliative Therapien können Tumorkontrolle über mehrere Jahre erzielen (z.B. gastrointestinale Stromatumore), kurativ behandelte Tumore rasch rezidivieren (z.B. Leukämien). Was als palliative Therapien begann, kann letztlich neoadjuvant kurativ sein (z.B. Chemotherapie vor Lebermetastasenresektion beim Kolonkarzinom).

Phasen der Chemotherapie (die folgenden Begriffe werden insbesondere bei hämatologischen Neoplasien angewendet):

1. Induktionstherapie: Intensive Zytostatikatherapie bis zum Erreichen einer kompletten Remission (= Verschwinden aller Tumorparameter)
2. Konsolidierungstherapie: Dient der Stabilisierung einer Remission.
3. Erhaltungstherapie: Soll die Dauer der Remission verlängern.
   a) In Form einer Dauertherapie
   b) In Form intermittierender Therapiezyklen (Reinduktion)

Häufig verwendete Begriffe bei onkologischen Therapien

- Konventionelle Chemotherapie
  Therapien, in denen keine monoklonalen Antikörper, Tyrosinkinase-Inhibitoren u.a. neuere Substanzen zur Anwendung kommen, keine Hochdosischemotherapie. Kann als Monotherapie oder häufiger als Polychemotherapie erfolgen.
- Polychemotherapie
  Regelhaft werden mehrere Zytostatika miteinander zu einem Behandlungsregime (= Protokoll) kombiniert. Ziel ist es, die Wirksamkeit gegenüber der Monotherapie bei akzeptabler Toxizität zu steigern.
- Monotherapie
  Nur eine Substanz findet Anwendung. Sagt nichts über Wirksamkeit und Therapieziele aus.
- Hochdosischemotherapie mit autologer Stammzelltransplantation (HDC/ASZT)
  Bei dieser Form der Chemotherapie werden Zytostatika mit vorwiegender, sonst dosisbegrenzender Hämatotoxizität so hoch dosiert, dass eine längere Panzytopenie auftreten würde, wenn nicht nach Ende der Zytostatikainfusion(en) autologe Stammzellen transplantiert würden. Die Transplantation autologer Stammzellen verkürzt die Zytopeniephase deutlich und reduziert damit das Morbiditäts- und Mortalitätsrisiko. Die autologen Stammzellen wurden vorher nach Abschluss einer Chemotherapie in der hämatologischen Regeneration, bevorzugt nach Eintreten einer Remission der Erkrankung, gewonnen und bis zum Einsatz tiefgefroren.
- Allogene Stammzelltransplantation (SZT)
  Nach Konditionierung („Vorbereitung") mittels Chemotherapie, Bestrahlung, Immunsuppression, bzw. meist Kombinationen hiervon werden fremde, d.h. „allogene" Stammzellen transplantiert. Diese fremden Stammzellen können Tumorzellen zerstören (insb. bei hämatologischen Neoplasien, sogenannter graft-versus-leukemia Effekt). Problematisch sind die graft-versus-host Reaktionen (GvHD, immunologische Reaktionen der Spenderzellen gegen Zellen/Organe des Empfängers).
- Targeted therapies (zielgerichtete Ak-Therapie, molekulare Therapie)
  Eine molekular charakterisierte Tumorstruktur wird zum „Ziel" der Therapie mit monoklonalen Ak (z.B. bei Rituximab das CD-20-Antigen; bei Bevacizumab der VEGF; bei Cetuximab der EGF-Rezeptor, Therapie der CML mit Tyrosinkinase-Inhibitoren).
- Immuntherapie (im engeren Sinne):
  Modulation des Immunsystems zum Zweck der Tumorkontrolle, z.B. Vakzine, Ak, Checkpoint-Inhibitoren (PD1, CTLA4), modifizierte T-, dendritische Zellen oder Viren (Talimogene laherparepvec)

Therapieformen

- Systemische Chemotherapie - Intravenöse oder orale Verabreichung der Chemotherapie führt zu Effekten im ganzen Körper (Anm.: Manche Zytostatika und Antikörper passieren die Bluthirnschranke nicht oder nur bei hoher Dosierung).
- Regionale Chemotherapie:
  - Intrathekale, intrapleurale, intraperitoneale Anwendung von Zytostatika
  - Selektive Perfusion von Organen (z.B. Leber) mittels Therapiekatheter
  - Sonderformen: Extrakorporale Perfusionstherapie; isolierte Extremitätenperfusion:
    Durch temporäre Einrichtung eines extrakorporalen Kreislaufs (z.B. bei Extremitätentumoren) können Zytostatika in hohen Dosen direkt in den Tumor eingebracht werden, bei meist nur minimaler Toxizität.
  - Intraperitoneale Therapien oder Extremitätenperfusion häufig unter Anwendung der Hyperthermie, d.h. der kontrollierten Aufheizung entweder der Zytostatikalösung und/oder des perfundierten Organs/ Extremität, was zur Erhöhung der Wirksamkeit beitragen soll.

- Kontinuierliche Therapie
  Tägliche Einnahme der Therapie, keine Unterbrechung (z.B. Therapie mit Tyrosinkinase-Inhibitoren bei der CML)
- Zyklische Therapie
  Behandlung erfolgt an einem oder wenigen Therapietagen gefolgt von einer Behandlungspause. Nach einigen Behandlungszyklen ist die Therapie beendet (z.B. 6 Behandlungszyklen mit einer Polychemotherapie beim NHL).

Zur **Beurteilung des Therapieerfolges** werden folgende Begriffe verwendet:
- Komplette Remission (CR): Verschwinden aller Tumormanifestationen
- Partielle Remission (PR): Rückgang der Tumormanifestation
- Stable disease (SD): Keine PR, keine PD, stabile Erkrankung
- Progression = Progressive Disease (PD): Erscheinen neuer oder Zunahme bestehender Tumormanifestationen
- Rezidiv: Erneute Tumormanifestation nach Erreichen einer CR

Das obige Prinzip bei der Beurteilung des Tumoransprechens ist immer gleich, verschiedene Klassifikationssysteme erschweren die Anwendung im Detail. Bei soliden Tumoren werden häufig die Kriterien von RECIST (response evaluation criteria in solid tumors) verwendet. Der größte Tumordurchmesser mehrerer, ausgewählter (Ziel-)Tumorherde (primär oder metastatisch) wird addiert und Veränderungen dieser Summe verfolgt. PR = mind. 30 %-ige Größenreduktion der Summe zum Diagnosezeitpunkt. PD = Größenzunahme der Summe um mind. 20 % des besten Ansprechens und mind. 5 mm, oder Auftreten neuer Tumorherde. Bei den verlassenen WHO-Kriterien wurde das Produkt zweier senkrecht aufeinander stehenden Durchmesser desselben Tumorherdes verwendet (A x B), eine 50 %ige Größenreduktion entsprach hier einer PR. Bei den Lymphomen findet die Lugano-Klassifikation Anwendung, die auch PET-Ergebnisse berücksichtigt. Insbesondere bei den hämatologischen Neoplasien werden weitere Methoden angewendet (Immunhistochemie, Durchflusszytometrie, molekulare Analysen, Immunfixationselektrophorese etc.). Größenbasierte Ansprechkriterien zeigen bei bestimmten Erkrankungen und Behandlungen nur die Progredienz sicher an (z.B. Sorafenib beim hepatozellulären Karzinom), aber unzuverlässig das Ansprechen. Hierbei helfen sollen die Beurteilung von Tumordichte, Kontrastierungsverhalten, Nekroseausmaß, und die sogenannte funktionelle Bildgebung, z.B. durch Messung von Perfusion, Metabolismus (FDG-PET) etc. („biologic/functional imaging“).

Zellkinetische Grundlagen der Chemotherapie:

- Zellzyklus: Es werden 4 Zyklusphasen unterschieden:
  · 2 "sichtbare": M + S (Mitose/Synthese)
  · 2 "unsichtbare": G_1 + G_2 (Gap = Lücke)

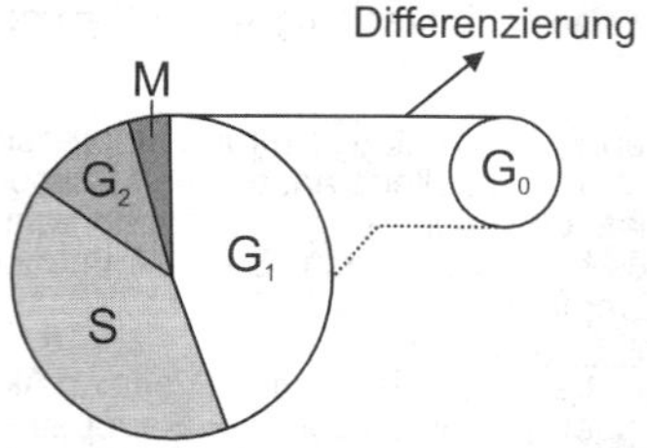

G_1 = Präsynthetische Phase; Dauer variabel (h - Tage - Jahre)
S = DNS-Synthesephase; Dauer konstant (< 10 h)
G_2 = Postsynthetische Phase; Dauer Stunden
M = Mitosephase; Dauer Minuten
G_0 = Ruhender Zellpool

- Generationszeit: Die Zeit, die die Zelle benötigt, um alle 4 Phasen zu durchlaufen. Sie beträgt bei den meisten menschlichen Zellen 24 - 48 h, bei Tumorzellen oft mehr (48 - 72 h).
- Kompartmentmodell des Tumorwachstums:
  Ein Tumor besteht aus 4 funktionellen Zellkompartimenten:
  A) Proliferationspool: = Wachstumsfraktion („growth fraction“): Der Zellanteil, der sich gerade aktiv im Zellzyklus befindet.
  B) Ruhender Zellpool: Zellen, die vorübergehend aus dem Zellzyklus ausgeschieden sind und sich in der G_0-Phase befinden.
  Da die meisten Zytostatika Proliferationsgifte sind und nur ein Teil der Tumorzellen dem Proliferationspool angehören, entgehen die in der G_0-Phase ruhenden Tumorzellen der Zytostatikabehandlung und können irgendwann wieder in den Proliferationspool eintreten (Recruitment), sodass man immer wieder zytostatisch behandeln muss (Reinduktionsbehandlung).
  C) Nicht mehr teilungsfähige Zellen
  D) Tote Zellen
- Zyklusspezifität der Zytostatika:
  Bestimmte Zytostatika schädigen Zellen nur in bestimmten Zyklusphasen: Antimetabolite wirken auf die S-Phase, Spindelgifte auf die M-Phase, alkylierende Substanzen auf alle 4 Phasen, andere Substanzen sind phasenunspezifisch (z.B. Daunorubicin).

Stochastisches Tumormodell und Chemotherapie - Zelltodhypothese nach Skipper:
Zytostatika wirken nach der Kinetik erster Ordnung, d.h. es wird nicht eine absolute Zellzahl getötet, sondern stets ein konstanter Prozentsatz (fraktionierte Zellvernichtung). Beispiel: Werden durch eine Zytostatikadosis 90 % der Tumorzellen eliminiert, so verbleiben von einer Tumorzellmasse von 10^{12} Zellen noch 10^{11} Zellen. Um die Tumorzellzahl weiter zu verkleinern, müssen weitere Therapien folgen (siehe Abbildung).

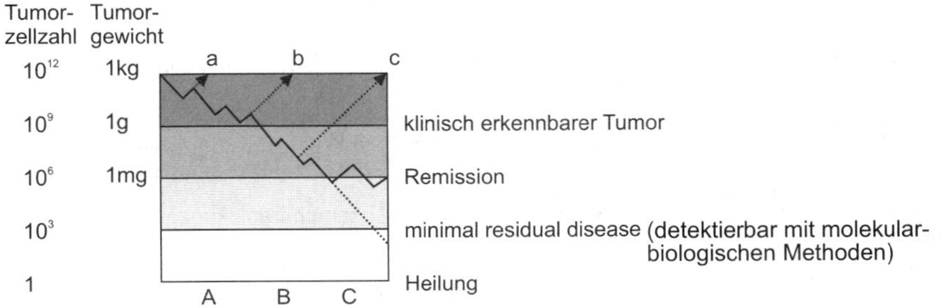

A = Induktionstherapie
B = Konsolidierungstherapie
C = Erhaltungstherapie

a = Therapieresistenz
b = Frühes Rezidiv
c = Spätes Rezidiv

Hierarchisches Tumormodell - Tumorstammzellmodell
Krebs entwickelt sich aus einer Tumorstammzelle. Der sichtbare Tumor besteht aus wenigen Tumorstammzellen, aber sehr vielen daraus abgeleiteten Tumorzellen. Eine Chemotherapie vernichtet alle Tumorzellen, was sich als Ansprechen zeigt, aber nicht die resistenten Tumorstammzellen. Es wird davon ausgegangen, dass sich im zeitlichen Abstand Rezidive aus diesen überlebenden Tumorstammzellen entwickeln können. Wahrscheinlich ergänzen sich hierarchisches und stochastisches Tumormodell.

Resistenz:
- Primäre Resistenz: Vorhandensein primär resistenter Zellklone: 1 Zelle von 10^5 - 10^7 Tumorzellen ist primär resistent.
- Sekundäre Resistenz: Tritt erst im Verlauf einer medikamentösen Tumortherapie auf (Zytostatika, targeted therapies, Hormontherapie); hierbei können verschiedene Faktoren eine Rolle spielen (z.B. Änderungen des Zellstoffwechsels, "repair"-Mechanismen, Auftreten weiterer Mutationen, Selektion resistenter Klone, „multi-drug-resistance“ (MDR-1 Gen) etc.).
  Tumorstammzellen scheinen resistent gegen die gängigen Chemotherapeutika zu sein.

Onkologische Therapiemodalitäten, die häufig kombiniert, d.h. multimodal eingesetzt werden:
Die therapeutische Strategie wird im Rahmen einer Tumorkonferenz interdisziplinär abgestimmt und dem Patienten vorgeschlagen.
1. Operation - häufig als kurative Resektion, aber auch palliative Eingriffe. Oft eingebunden in multimodale Therapiekonzepte, z.B. präoperative Radiochemotherapie, gefolgt von der chirurgischen Resektion eines Rektumkarzinoms.
2. Bestrahlung (synonym: Radiatio, Irradiation, Radiotherapie). Häufig als Radiochemotherapie (Gabe eines Zytostatikums zur Erhöhung der Strahlenempfindlichkeit des Tumors, auch als Immunoradiotherapie, d.h. zusammen mit einem monoklonalen Antikörper, siehe dort).
3. Hormontherapie
4. Chemotherapie, systemisch, selten regional
5. Targeted Therapies
6. Interventionelle onkologische Therapie (chemo-/thermo-/radioablativ)
7. Tumorvakzinierung
8. Gentherapie
9. Supportive Therapie
10. Palliative Therapie und Schmerztherapie

Hormontherapie

1. Additive Hormontherapie: Zufuhr von Hormonen (z.B. Östrogengabe beim Prostatakarzinom)
2. Ablative Hormontherapie: Entzug von Hormonen
   - Operative Kastration: Entfernung des hormonbildenden Organs
     - z.B. Ovariektomie bei metastasierendem Mammakarzinom in der Prämenopause
     - z.B. Orchiektomie bei metastasierendem Prostatakarzinom

- Medikamentöse Kastration:
  Bei metastasierendem Prostatakarzinom Gabe von GnRH-Agonisten oder -Analoga (Buserelin, Goserelin, Triptorelin, Leuprorelin, Histrelin)

3. Therapie mit Hormonantagonisten: z.B.
   - Therapie des metastasierenden Mammakarzinoms mit Antiöstrogenen (z.B. Tamoxifen, Raloxifen) oder Aromatasehemmern (Anastrozol, Letrozol, Exemestan) oder Östrogenrezeptorantagonisten (Fulvestrant)
   - Therapie des metastasierenden Prostatakarzinoms mit Antiandrogenen:
     - Nichtsteroidale Antiandrogene ohne zusätzliche endokrine Wirkungen (Flutamid, Bicalutamid, Enzalutamid)
     - Steroidale Antiandrogene
       - Androgenrezeptor-Antagonist mit zusätzlicher gestagener Wirkung (Cyproteron).
       - Hemmung des Enzyms CYP17A1 und damit der Testosteronsynthese (Abirateron)

Voraussetzung einer rationellen Hormontherapie:
Einbindung der Hormonbehandlung in ein interdisziplinäres Gesamttherapiekonzept. Bestimmung der Hormonspiegel im Blut und der Hormonrezeptoren im Tumorgewebe

Nebenwirkungen:
1. Infolge Hormonzufuhr: Bei Östrogen- und Androgentherapie ist besonders auf Hyperkalzämie und Wasserretention zu achten.
2. Infolge Hormonentzug: Endokrine Ausfallerscheinungen, Osteoporose

Chemotherapie mit Zytostatika

I. Einteilung der Zytostatika

Die gängigen Einteilungsprinzipien berücksichtigen die
- Herkunft (pflanzliche Tumorhemmstoffe, Antibiotika, synthetische Zytostatika) und die
- Wirkungsweise (Alkylanzien, Antimetabolite, Metaphasengifte u.a.) der Substanzen. Einige Zytostatika sind zellzyklusspezifisch wirksam, d.h. können Zellen nur in bestimmten Zyklusphasen schädigen (Zyklusspezifität): Antimetabolite wirken auf die S-Phase, Spindelgifte auf die M-Phase, alkylierende Substanzen wirken unabhängig vom Zellzyklus. Neue galenische Formen können Pharmakokinetik, Wirksamkeit und Nebenwirkungen erheblich verändern, z.B. liposomale Zytostatika-Verabreichungsformen sowie "Pegylierung" (Kopplung mit Polyethylenglycol zur Verlängerung der Wirksamkeit).

Hemmung der DNA-Replikation

1. Alkylanzien:
   Übertragen Alkylgruppen auf die DNS, was zu Vernetzungsreaktionen zwischen 2 DNS-Strängen führt und damit zum Abbruch der Replikation. Beispiele:
   - Oxazaphosphorine: Cyclophosphamid, Ifosfamid und Trofosfamid können eine hämorrhagische Zystitis verursachen, daher ausreichende Flüssigkeitszufuhr und Zystitisprophylaxe mit Mesna,
   - Thiotepa
   - Melphalan
   - Chlorambucil
   - Busulfan: Kann selten eine interstitielle Lungenfibrose verursachen.
   - Cisplatin, Carboplatin, Oxaliplatin u.a. Platinanaloga. Unter den Nebenwirkungen ist u.a. auf Nephrotoxizität, Ototoxizität und Polyneuropathie zu achten.
   - Carmustin (BCNU), Lomustin (CCNU), Estramustin , Bendamustin
   - Temozolomid (Therapie von Glioblastomen)
2. Als Zytostatika verwendete Antibiotika:
   - Actinomycin D (Dactinomycin)
   - Anthrazykline:
     Doxorubicin = Adriamycin, Daunorubicin, Epirubicin, Idarubicin
     Mitoxantron

     Beachte: Anthrazykline wirken kardiotoxisch: Gefahr der Kardiomyopathie mit irreversibler Herzinsuffizienz → Gesamtdosis Doxorubicin von 450 - 550 mg/m^2 KO nicht überschreiten (echokardiografische Kontrollen, auch in der Langzeitnachsorge)!
   - Bleomycin schädigt die DNS und kann ab einer kumulativen Dosis von 250 - 350 mg zu Lungenfibrose führen. Das Risiko einer Lungenfibrose erhöht sich nach vorangegangener Bestrahlung des Mediastinums!
   - Mitomycin kann bei längerer Anwendung zu mikroangiopathischer hämolytischer Anämie (MAHA) und Niereninsuffizienz führen.

3. Alkaloide:
   - Metaphasengifte aus Vinca rosea (Vincristin, Vinblastin, Vinorelbin, Vindesin) führen durch Bindung an die mikrotubulären Proteine zu einem Stillstand der Mitose in der G2- und M-Phase.
   - Taxane: Paclitaxel, Docetaxel und Cabazitaxel aus Eibe(Taxus-)Arten führen zur Verklumpung der Mikrotubuli und damit Störung der Mitose. Häufig sind allergische Reaktionen, periphere Neuropathien (50 % d.F.) und Sinusbradykardie (20 %), toxische Pneumonitiden.

   Beachte: Vincaalkaloide und Taxane stören die Funktion der Mikrotubuli. Medikamente dieser Gruppen können eine Polyneuropathie (PNP) verursachen. Bei Erreichen einer kritischen Dosis ist eine PNP regelhaft zu beobachten; begünstigend wirken erhöhtes Lebensalter, Kachexie und eine neurologische Vorschädigung z.B. durch einen Diabetes mellitus.

   - Topoisomerase-I-Inhibitoren: Topotecan, Irinotecan u.a. führen zu Einzelstrangbrüchen der DNA. Dosislimitierende NW ist die cholinerg bedingte Diarrhö (→ evtl. Atropingabe).
   - Topoisomerase-II-Inhibitoren aus Podophyllum peltatum: Etoposid
4. Antimetabolite:
   Sie erweisen sich durch geringe Änderung der physiologischen Molekülstruktur als "falsche" Bausteine für den Stoffwechsel und können dadurch z.B. die Nukleinsäuresynthese hemmen.
   - Pyrimidinanaloga:
     - Azacitidin (Therapie des MDS)
     - Capecitabin ist ein 5-FU-Prodrug, das oral angewandt wird.
     - Cytosinarabinosid = Cytarabin (Ara-C): Ähnelt in seiner Struktur dem Cytidin. Ara-C wird im Körper durch Phosphorylierung in die zytozide Form Ara-CTP überführt und hemmt die DNS-Polymerase.
     - 5-Fluorouracil (5-FU): Hemmt durch Einbau in die DNS und RNS mehrere Enzyme, insbes. die Thymidilatsynthetase. Parenterale Anwendung.
     - Gemcitabin (Prodrug, Umwandlung in die Wirkform Gemcitabintriphosphat)
   - Folsäureantagonisten:
     - Methotrexat (MTX) hemmt als Folsäureantagonist die Enzymaktivität von Dihydrofolatreduktase. Durch Gabe von Folinsäure (Leucovorin®) oder Folsäure (z.B. Folsan®) können die zytotoxischen NW von MTX reduziert werden, ohne dass die Wirksamkeit der MTX-Therapie wesentlich vermindert wird.
       NW: Knochenmarksuppression, Nephrotoxizität, Hepatotoxizität, Stomatitis, Diarrhö u.a.
     - Pemetrexed hemmt folatabhängige Enzyme (Pleuramesotheliom; nichtkleinzelliges Bronchial-Ca).
   - Purinanaloga:
     - Azathioprin und 6-Mercaptopurin (6-MP): Hemmen als Purinanaloga die Purin-de-novo-Synthese. Im Abbauweg spielt das Enzym Xanthinoxidase eine Rolle. Allopurinol (welches die Xanthinoxidase hemmt) sollte vermieden werden, ansonsten muss die Dosis beider Substanzen auf 25 % reduziert werden.
       NW: Pankreatitis (3 %), Knochenmarkdepression (2 %), Hepatitis mit oder ohne Cholestase (0,3 %) u.a.
     - Fludarabin, Cladribin, Pentostatin: Purinanaloga (= Purin-Antimetabolite) zur Behandlung der chronisch lymphatischen Leukämie (CLL) und der Haarzellenleukämie (Pentostatin). Als NW werden u.a. persistierende Suppressionen der T-Helferlymphozyten beobachtet mit erhöhtem Risiko für opportunistische Infektionen.
     - Tioguanin (= 6-Thioguanin)
5. Andere Zytostatika:
   - Asparaginase
     Wi.: Hemmung der Proteinsynthese (Spaltung von Asparagin in Aspartat und Ammoniak)
   - Dacarbazin und Procarbazin
     Wi.: Depolymerisation der DNA
   - Hydroxyurea (Hydroxyharnstoff, Hydroxycarbamid)
     Wi.: Hemmung der Ribonukleotidreduktase
   - Trabectedin bindet an die DNA, verhindert DNA-Reparatur, Zellteilung (Lipo/Leiomyosarkom; Ovarialkarzinom)
   - Eribulin hemmt die Mikrotubulus-Dynamik → Mitoseblockade + Apoptose
6. Targeted Therapies - siehe dort

II. Nebenwirkungen

Alle Zytostatika und Targeted Therapies schädigen neben den Tumorzellen stets auch die normalen Zellen! Im günstigsten Fall besteht eine relative Spezifität, d.h. Tumorzellen werden stärker geschädigt als normale Zellen. Nebenwirkungen sind daher obligat und können mit zeitlicher Verzögerung auftreten.
1. Perakut: z.B. allergische Reaktionen (z.B. bei Etoposid = VP-16, bei Zytostatika insgesamt sehr selten)
2. Akut: z.B. Myelosuppression
3. Subchronisch: z.B. Schädigung von Herz, Lungen, Nieren, Leber
4. Chronisch: Mutagene und karzinogene Wirkung! → Spättoxizität mit Auftreten von sekundären Neoplasien.

Zytostatika schädigen Gewebe mit raschem Zellumsatz am stärksten. Dazu gehören blutbildendes Knochenmark (insbes. Granulozytopoese), lymphatisches Gewebe, Darmepithel und Mundschleimhaut sowie Samenepithel des Hodens.

Organspezifische Nebenwirkungen:

1. Myelosuppression: Gilt für fast alle Zytostatika. Am empfindlichsten reagiert die Granulozytopoese; danach folgen in abgestufter Reihenfolge: Thrombozytopoese, Lymphopoese und Erythrozytopoese. Tiefstwerte der Granulozyten und Thrombozyten treten 1 - 2 Wochen nach Zytostatikagabe in Erscheinung (evtl. Dosisanpassung der Zytostatika im Folgezyklus!). Granulozytopenie und Immunsuppression machen die Patienten anfällig für Infektionen und im Extremfall septische Komplikationen. Lebensbedrohliche Infekte werden häufig durch gramnegative Bakterien verursacht, die aus Darm und Schleimhäuten der Patienten in das Blut einwandern. Insofern schützen keimarme Räume, Isolation und sorgfältige Hygiene nur bedingt. Fieber bei Patienten in Neutropenie ist als Notfall zu betrachten. Diagnostik und Gabe von Breitbandantibiotika, evtl. Antimykotika müssen unverzüglich erfolgen (siehe Kap. Fieber). Tumoranämie kann ein Cancer-related fatigue-Syndrom verstärken.
   Die Regeneration des Knochenmarks nach hochdosierter Strahlen- oder Zytostatikatherapie kann beschleunigt werden durch die Gabe von Wachstumsfaktoren:
   - G-CSF (granulocyte colony stimulating factor) - Stimulation der Granulozytopoese
   - Erythropoetin = Epoetin = EPO - Stimulation der Erythrozytopoese bei Tumoranämie (→ siehe dort).
2. Mukositis, Stomatitis, Enterokolitis: Gilt ebenfalls für etliche Zytostatika, insbesondere Methotrexat. Allgemein gilt, dass die mukokutane Toxizität durch Bestrahlung erhöht wird!
   Pro: Tägliche Mundpflege, Benutzung weicher Zahnbürsten, Vermeidung scharf gewürzter Speisen, Rauchverbot, Lutschen von Eiswürfeln 30 Min. vor und während einer Chemotherapie-Infusion, evtl. prophylaktisch Antibiotika u.a.
3. Übelkeit, Erbrechen: Häufige allgemeine Nebenwirkung → Prophylaxe durch Antiemetika (siehe supportive Therapie)
   Allgemeine Ursachen für Übelkeit und Erbrechen bei Krebserkrankungen
   - Pharyngeale Ursachen: Mundsoor, Schleimhautulzerationen, zähes Sputum
   - Gastrointestinale Ursachen: Motilitätsstörungen (obstruktiv, paralytisch), Ulzera, Obstipation, Lebermetastasen, Aszites
   - ZNS-Veränderungen: Hirndruck, Meningeosis carcinomatosa
   - Metabolische Störungen: Hyperkalzämie, Urämie, Leberversagen u.a.
   - Unerwünschte Arzneimittelwirkungen: Opioide, Antibiotika, NSAR u.a.
   - Strahlentherapie
   - Psyche: Angst, Stress, Schmerzen
4. Kardiotoxizität: Kardiomyopathie mit evtl. Herzinsuffizienz, Herzrhythmusstörungen
   Anthrazykline, seltener auch 5-FU, Cyclophosphamid, einige Tyrosinkinaseinhibitoren (z.B. Sunitinib), Trastuzumab, Paclitaxel
   - Akute (seltene) Kardiotoxizität, die unvorhersehbar und dosisunabhängig ist.
   - Dosisabhängige Anthracyclin-induzierte Kardiomyopathie als chronischer Spätschaden: Die Gesamtdosis von 500 mg/m^2 KO Doxorubicin sollte nicht überschritten werden! Vorbestehende Herzerkrankungen, höheres Alter und Bestrahlung des Mediastinums reduzieren diesen Grenzwert! Langfristige echokardiografische Kontrollen! Anthracycline sind die einzigen Medikamente in der Onkologie, deren (kardio)-toxischen Wirkungen strikt summendosisabhängig und voraussagbar sind.
5. Hypertonie bei Angiogenese-Inhibition, z.B. Bevacizumab, Tyrosinkinaseinhibitoren
6. Nephrotoxizität: z.B. Cisplatin kann tubuläre Nierenschäden verursachen. Behandlung mit anderen potenziell nephrotoxischen Substanzen (Aminoglykoside, Cephalosporine) erhöht das Risiko einer Nierenschädigung.
   Cyclophosphamid und Ifosfamid können eine hämorrhagische Zystitis [N30.9] bewirken durch den Metaboliten Acrolein: Prophylaxe durch Gabe von Mesna (Uromitexan®).
   Proteinurie bei Bevacizumab-Therapie
7. Pulmonale Toxizität: Bleomycin, Busulfan und Methotrexat können eine Lungenfibrose verursachen.
8. Hepatotoxizität: z.B. bei Therapie mit Antimetaboliten
9. Neurotoxizität:
   - Zentralnervöse Störungen nach intrathekaler Applikation von Methotrexat oder Cytosinarabinosid
   - Polyneuropathie (PNP) durch Platinanaloga, Alkaloide (bes. Vincristin) u.a.
     PNP peripher und autonom, z.B. auch paralytischer Ileus
   - Ototoxische Wirkung von Cisplatin
   - Nach Ganzhirnbestrahlung (Leukencephalopathie als Todesursache bei primären ZNS-Lymphomen)
10. Dermatologische Nebenwirkungen sind bei den „targeted therapies“ (s. u.) besonders häufig.
    - Haarausfall nach Gabe verschiedener Zytostatika - Prophylaxe: Abkühlung der Kopfhaut auf 15 °C (30 Min. vor Chemotherapie bis 120 Min. danach: „scalp cooling“ → soll den Haarverlust vermindern. Daten zur Langzeitsicherheit fehlen.)
    - Hyperkeratosen an den Druckstellen von Händen und Füßen durch Bleomycin

- Hand-Fuß-Syndrom (hand-foot syndrome, palmoplantare Erythrodysästhesie) = Erythem bis Blasenbildung der Hand- und Fußflächen mit Dys-/Parästhesien, teils schmerzhaft
- Akneähnliches Exanthem bei EGFR-Inhibitoren

11. Reproduktive Toxizität: Azoospermie, Fibrosierung der Ovarien, mutagene und teratogene Wirkung durch fast alle Zytostatika bei ausreichend hoher Dosierung
12. Thromboembolische Ereignisse: Grundsätzlich ist das thromboembolische Risiko bei Karzinomerkrankung und Chemotherapie erhöht. Thromboembolieprophylaxe mit Heparin bei allen stationären Patienten sowie bei ambulanten Hochrisikopatienten. Besonders begünstigend sind Therapien mit Platin-Derivaten (cis-Platin und Carboplatin).
13. Sekundärmalignome nach Chemotherapie: Hämatologische Erkrankungen (MDS, AML, maligne Lymphome u.a.), erhöhtes Risiko für solide Tumore u.a.

Andere Nebenwirkungen: z.B.

- Tumorlysesyndrom mit Hyperurikämie, Hyperkaliämie und akutem Nierenversagen → Prophylaxe durch Flüssigkeitszufuhr, Allopurinol, Harnalkalisierung. Bei bedrohlicher Hyperurikämie Gabe von Rasburicase (rekombinante Uratoxidase, die die Bildung von wasserlöslichem Allantoin aus Harnsäure katalysiert).
- Cytokine-release syndrome (rascher Zellzerfall führt zur Freisetzung von Zytokinen)
- Fieber (Bleomycin)
- Gewebsnekrosen bei paravenöser Injektion (z.B. Adriamycin, Daunorubicin, Vincaalkaloide)
- Tumor-assoziierte Fatigue (= cancer-related fatigue): Müdigkeit, Kraftlosigkeit, Erschöpfung und verminderte Leistungsfähigkeit finden sich bei ca. 30 - 40 % aller Krebspatienten, evtl. noch verstärkt durch Tumoranämie und Inaktivität der Patienten.
  Andere Ursachen eines Fatigue: Depressionen, chronische Infektionen, Autoimmunerkrankungen, Endokrinopathien; chronisches Fatigue-Syndrom (CFS)
  Th.: Beratung, Verhaltenstherapie, körperliches Training

TARGETED THERAPIES

Zielgerichtete (Krebs-)Therapien ist der Oberbegriff einer Vielzahl unterschiedlichster Substanzen, die sich gegen ein meist molekular definiertes Ziel (= target) richten. Grob unterscheidet man therapeutische Antikörper von kleinmolekularen Substanzen („small molecules"). Letztere haben regelmäßig multiple Ziele (gewollt und ungewollt). Die ausgeschalteten Strukturen sind meist nicht nur für die Tumorzellen, sondern auch für die Funktion normaler Zellen von Bedeutung, weswegen diese Therapien nicht frei von Nebenwirkungen sind. Targeted therapies werden benannt nach der Zielstruktur, z.B. Rezeptorantagonist, Signaltransduktionshemmer (Tyrosinkinase-Inhibitor (TKI), mTOR-Hemmer etc.), dem molekularen Ziel (z.B. CD20-Ak, EGFR-Ak) oder entsprechend ihrem therapeutischen Effekt (z.B. Angiogenese-Hemmung) eingeordnet. Angiogenese-Hemmer z.B. sind sowohl VEGF-Ak (Bevacizumab) als auch TKI (Sunitinib, Sorafenib etc.).

- Therapeutische monoklonale Antikörper (Synonym: Biologika, passive Immuntherapie)
  Nomenklatur: Endung -mab = monoclonal antibody
  Herkunft: chimär (Mensch/Maus) -XI-mab; humanisiert -ZU-mab, human -U-mab, Maus -O-mab.

  Funktionalisierte therapeutische Antikörper stellen eine Untergruppe dar, bei denen der Antikörper der Zielfindung dient, die therapeutische Funktion aber durch die funktionale Komponente, z.B. durch ein an den Antikörper gekoppeltes Radionuklid (Radioimmuntherapie), Toxin oder Zytostatikum etc. erfolgt.
  Immunchemotherapie - Antikörper plus Chemotherapie; Radioimmun(chemo)therapie - Radiotherapie kombiniert mit Antikörpern ± Chemotherapie
  Chimäre Antikörper erfordern fast immer eine antiallergische Prämedikation mit Antihistaminika und Kortikosteroiden zur Vermeidung von Eiweissreaktionen.

- Kinase-Inhibitoren hemmen die Kinase-Aktivität onkogener Rezeptoren oder Moleküle. Beispiel: Tyrosinkinase-Inhibitoren (TKI) z.B. gegen bcr-abl. Meistens Hemmung mehrerer Ziele (multitarget), allerdings mit unterschiedlicher Spezifität.

Voraussetzung einer zielgerichteten Therapie ist eine molekular-biologische Tumordiagnostik. Eine Genomanalyse identifiziert therapeutisch angehbare Mutationen. Dadurch wird eine wirksame personalisierte (individualisierte) Krebstherapie möglich und nur dann ist eine „target-Therapie" indiziert.
Kolon-Ca.: Cetuximab / Panitumumab nur bei RAS-Wildtyp
Lungen-Ca.: Erlotinib / Gefitinib nur bei mutiertem EGFR!

Merke: Eine gezielte Tumortherapie (targeted therapy) soll nur gegeben werden, wenn die Tumorzellen des Patienten den spezifischen Biomarker aufweisen, der ein Ansprechen auf diese Substanz mit hoher Wahrscheinlichkeit erwarten lässt (Treibermutation).

Die folgende Tabelle enthält Beispiele für zielgerichtete Substanzen. Die Liste kann nicht vollständig sein, da laufend neue Substanzen auf den Markt kommen (→ Paul-Ehrlich-Institut - siehe Internet: *www.pei.de*).

	Substanz (Handelsname)	Zielstruktur	Zugelassene Indikation(en)
Monoklonale Antikörper	Alemtuzumab	CD52	CLL
	Bevacizumab (Avastin®)	VEGF	Kolorektales Ca., Bronchial-Ca., Mamma-Ca., Nierenzell-Ca.
	Brentuximab Vedotin	CD30	Reservemittel bei M. Hodgkin
	Cetuximab (Erbitux®)	EGF-Rezeptor	Kolorektales Ca. bei KRAS-Wildtyp
	Ibritumomab-Tiuxetan (Zevalin®)*)	CD20	Follikuläres Lymphom
	Ipilimumab (Yervoy®)	CTLA-4	Malignes Melanom
	Obinutuzumab (Gazyvaro®) Ofatumumab (Arzerra®)	CD20	CLL
	Panitumumab (Vectibix®)	EGF-Rezeptor	Kolorektales Ca. bei KRAS-Wildtyp
	Ramucirumab (Cyramza®)	VEGFR2	Fortgeschrittenes Magen-Carcinom
	Rituximab (MabThera®)	CD20	Lymphome, Rheumatoide Arthritis
	Trastuzumab (Herceptin®) Pertuzumab (Perjeta®) Trastuzumab Emtansin	HER-2	HER-2 positives Mamma-/Magen-Ca./ Trastuzumab auch HER-2-positivem Magen-Ca.
Tyrosinkinase-Inhibitoren (TKI)	Afatinib (Giotrif®) Alectinib (Alecensa®) Erlotinib (Tarceva®) Gefitinib (Iressa®)	EGFR ALK	Nicht-kleinzelliges Lungen-Ca. (NSCLC) NSCLC NSCLC, Pankreas-Carcinom NSCLC
	Axitinib (Inlyta®)	VEGFR	Nierenzell-Ca. (NZK)
	Bosutinib (Bosulif®)	bcr-abl, src**)	CML
	Cabozantinib (Cabometyx®)	RET, MET, VEGFR2	NZK
	Ceritinib (Zykadia®)	ALK	ALK-positives NSCLC
	Crizotinib (Xalkori®)	ALK (anaplastische Lymphomkinase)	ALK-positives NSCLC
	Dasatinib (Sprycel®)	bcr-abl, src**), KIT	CML; Ph+ ALL
	Imatinib (Glivec®, Generika) Nilotinib (Tasigna®)	bcr-abl, KIT, PDGFR bcr-abl	CML, Ph+ ALL, GIST, hypereosinophiles Syndrom, chronische eosinophile Leukämie, MDS/MPD, Dermatofibrosarcoma protuberans
	Nintedanib (Vargatef®)	VEGFR, FGFR-1-3, PDGFRα+β	NSCLC
	Lapatinib (Tyverb®)	EGFR, HER-2	Mamma-Ca.
	Lenvatinib (Lenvima®)	VEGFR, FGFR u.a.	Fortgeschrittenes SD-Ca., NZK
	Pazopanib (Votrient®)	VEGFR, KIT, PDGFR	NZK, Weichteilsarkome
	Ponatinib (Iclusig®)	bcr-abl, src**)	CML
	Regorafenib (Stivarga®)	KIT, VEGFR, RET	GIST, Kolorektales Ca.
	Sorafenib (Nexavar®)	VEGFR, PDGFR, KIT, raf***)	Leberzell-Ca., NZK, Schilddrüsen-Ca.
	Sunitinib (Sutent®)	VEGFR, KIT,PDGFR	GIST, Nierenzell-Ca., pNET
	Vandetanib (Caprelsa®) Cabozantinib (Cometriq®)	VEGFR, EGFR, RET	Medulläres-Schilddrüsen-Ca.
mTOR Inhibitor	Everolimus (Afinitor®, Certican®)	mTOR	Nierenzell-Ca., Transplantationsmedizin, Pankreatische neuroendokrine Tumore
	Temsirolimus (Torisel®)	mTOR	Nierenzell-Ca.

BRAF-Inhibitoren: Vemurafenib (Zelboraf®), Dabrafenib (Tafinlar®) → Ind: Patienten mit BRAF-V600-Mutation positivem metastasierendem Melanom
JAK1/2-Inhibitor: Ruxolitinib (Jakavi®); Ind: Osteomyelofibrose
Hedgehog-Inhibitor: Vismodegib (Erivedge®), Ind: Basalzellkarzinom
PI3K-Hemmer: Idelalisib (Zydelig®), Ind: CLL (in Kombination mit Rituximab)
Bruton-Tyrosinkinase-Hemmer: Ibrutinib (Imbruvica®), Ind: CLL, Mantelzell-Lymphom
PD1-Inhibitors: Nivolumab (Opdivo®), Pembrolizumab (Keytruda®); PD-L1-Inhibitors: Avelumab, Atezolizumab
MEK-Inhibitor: Cobimetinib (Cotellic®); Ind: Melanom mit BRAF-V600-Mutation

*) Ak gekoppelt an radioaktives ^{90}Yttrium
**) src ist eine Nicht-Rezeptor-Tyrosinkinase
***) raf ist eine Serin-Threonin-Kinase
Ca. = Karzinom
mTOR = mammalian target of rapamycin

EGFR = epidermal growth factor receptor
VEGFR = vascular endothelial growth factor receptor
PDGFR = platelet derived growth factor receptor
KIT = Rezeptor-Tyrosinkinase

IMMUNTHERAPIE

- BCG-Instillationen (Bacillus Calmette-Guérin) in die Harnblase reduzieren Rückfälle bei Blasenkarzinom und stellen die erste beschriebene Krebs-Immuntherapie dar.
- Impfung gegen Krebs-auslösende Viren.
  - Impfung gegen Papillomviren Typ 16 und 18 (Gardasil® 9, Cervarix®) reduziert das Risiko für Karzinome an Zervix, Vulva, Scheide, Penis und After, Oropharynx
  - Impfung gegen Hepatitis B senkt die Inzidenz des hepatozellulären Karzinoms (HCC).
- Aktivierung und Modifikation dendritischer Zellen (DC-basierte Vakzination), um eine besonders gute Erkennung und Präsentation von Tumorantigenen und nachfolgende Aktivierung von Effektorzellen zu erreichen.
- Onkolytische Immuntherapie mit Viren (z.B. HSV-1): Talimogen laherparepvec (= T-VEC) → Th. bei Melanom
- Therapie mit Zytokin-induzierten Killerzellen (CIK): Periphere Blutlymphozyten werden in vitro durch Zytokine (IL-1, IL-2, IFN-gamma) und dem Antikörper Anti-CD3 zu CK-Zellen aktiviert und Patienten unter anderem bei einer autologen Stammzelltransplantation reinfundiert. Dadurch können die CIK-Zellen verschiedene Krebszellen töten.
- CAR-T-Zell-Therapie: Sehr wirksame (und teure) Therapie: Die T-Zellen des Patienten werden mit einem chimären Antigen-Rezeptormolekül (CAR) ausgestattet, der bei Leukämien das CD19-Antigen auf B-Zellen und lymphatischen Leukämiezellen erkennt und die Leukämiezellen vernichtet.
  Ähnlich funktioniert die Therapie mit Sipuleucel-T beim hormonrefraktären Prostatakarzinom.
- Immun-Checkpoint-Hemmer: (sehr wirksame Therapie, z.B. beim metastasierenden Melanom)
  Lösen die Blockade, die das Immunsystem daran hindert, Tumorzellen anzugreifen und zu zerstören:
  - PD1-Inhibitors [programmed death 1 inhibitors]: Pembrolizumab, Nivolumab
  - PD-L1-Inhibitors [programmed death ligand 1 inhibitors]: Avelumab, Atezolizumab, Durvalumab
  - Anti-CTLA4-Ak: Ipilimumab

HYPERTHERMIE (lokal oder systemisch)

Internet-Infos: *www.hyperthermie.org*

Erhöht die Wirkung ionisierender Strahlen und einiger Zytostatika. Selektierte Patienten, nur in Zentren, bevorzugt in Studien oder Registern.

- ▸ Isolierte hypertherme Perfusion mit TNF-α + Melphalan bei Weichgewebssarkomen der Extremität (ILP = isolated limb perfusion) oder des Beckens
- ▸ Regionale (Tiefen-) oder Teilkörper-Hyperthermie: Elektromagnetische Wellen heizen den Tumor auf. Extremitäten und Stammtumore (Sarkome, HNO-Tumore, Brustkrebs etc.).
- ▸ Hypertherme intraperitoneale Chemotherapie (HIPEC)
- ▸ Hypertherme intrathorakale Chemotherapie (HITHOC)

Nach makroskopisch kompletter Resektion aller Metastasen (CRS = cytoreductive surgery) der Peritonealhöhle und Peritonektomie wird die Bauchhöhle mit einer hyperthermen Zytostatikalösung gefüllt bzw. gespült (kein standardisiertes Regime/Verfahren; Temperatur 42°, 30 - 120 min, Mitomycin, Oxaliplatin, Irinotecan). Anwendung beim Pseudomyxom, peritonealen Mesotheliom, Appendix-, Ovarial- und Kolorektalkarzinom. Mortalität und Morbidität hoch, HIPEC aber oft einzige Option mit kurativem Ausblick. Neue Variante an Zentren: PIPAC - Pressurized IntraPeritoneal Aerosol Chemotherapy. Laparoskopischer Zugang, Zytostatikum wird als Aerosol in die Peritonealhöhle vernebelt. Geringere Komplikationsrate, weniger Kontraindikationen.

KOMPLEMENTÄRE BEHANDLUNGSMETHODEN

Werden von Patienten angesprochen oder gewünscht, entweder in Ergänzung zur „Schulmedizin" oder bei austherapierten Erkrankungen. Ärzte sollen hierzu eine ausgewogene Information geben können bzw. seriöse Informationsquellen anbieten. Es mangelt an Studien bzw. Evidenz zur Wirksamkeit; einzelne Alternativtherapien können auch toxisch sein. Auf Wechselwirkungen achten. Informationen in Deutschland erteilt z.B. das Deutsche Krebsforschungszentrum (DKFZ) mit dem Krebsinformationsdienst (KID): Tel. 0800-4203040 oder *www.krebsinformationsdienst.de.*

Krebserkrankungen und Ernährung: Ca. 30 % aller Krebstodesfälle sind ernährungsbedingt und damit potentiell vermeidbar. Buchbeispiel: „Krebszellen mögen keine Himbeeren"
Internet: z.B. *www.dietandcancerreport.org*

Krebserkrankungen und Sport: Tumorpräventive und tumorrezidivsenkende Wirkung belegt.

Krebsprävention: Körpergewicht normal halten, mediterrane Kost, Meidung von rotem Fleisch; Alkoholkonsum sparsam halten, Nichtraucherstatus, regelmäßige körperliche Aktivität u.a.

SUPPORTIVE THERAPIE

- **Antiemetische Therapie**:
  - 5-HT_3-Serotonin-Rezeptorantagonisten = Setrone: Ondansetron (Generika), Granisetron (Generika), Palonosetron (Aloxi®)
  - Neurokinin- (NK-)1-Rezeptorantagonisten: Aprepitant p.o. (Emend®) und Fosaprepitant i.v. (Ivemend®) vermindern auch die verzögerte Übelkeit

  Antiemetische Stufentherapie entsprechend der Emetogenität (minimal, leicht, mittel, hoch):
  1. Minimal: keine Routineprophylaxe
  2. Leicht: Dexamethason oder Setron oder Metoclopramid
  3. Mittel: Setron + Dexamethason, zusätzlich NK-1-Rezeptorantagonist bei Anthrazyklin-Cyclophosphamid-haltiger Chemotherapie
  4. Hoch: Setron + Dexamethason + NK-1-Rezeptorantagonist

  Anm.: Trotz einer Dreier-Kombination ist bei mind. 10 % der Patienten der „Hoch"-Kategorie die Übelkeit nicht kontrolliert. Metoclopramid und die Kategorien „minimal" und „leicht" sind in kontrollierten Studien nur begrenzt untersucht worden. Reservemittel evtl. Cannabinoide.
  Bei der Radiotherapie beeinflusst die anatomische Zielregion das Emesisrisiko in 4 Kategorien, es kommen Setrone und Dexamethason zum Einsatz, wenig Studiendaten.
- Schmerztherapie: Siehe Kap. Palliativmedizin und Schmerztherapie
- Prophylaxe und Therapie einer Opioid-induzierten Obstipation (siehe Opioidanalgetika)
- Behandlung einer chemotherapieinduzierten Diarrhö: Gabe von Loperamid, Flüssigkeitssubstitution, Hospitalisation. Früh einsetzende cholinerge Diarrhö unter Irinotecan spricht auf Atropin s.c. an.
- Prophylaxe einer Harnsäurenephropathie: Viel Flüssigkeitszufuhr (mind. 3 l/d), Alkalisierung des Urins + Allopurinol (siehe Kap. Hyperurikämie)
- Prophylaxe einer hämorrhagischen Zystitis: Nach Gabe von Cyclophosphamid/Ifosfamid kann das Ausscheidungsprodukt Acrolein eine sterile hämorrhagische Zystitis verursachen (Potenzierung dieser Gefahr bei Vorbestrahlung des Beckens); Prophylaxe durch ausreichende Flüssigkeitszufuhr + Gabe von Mesna (Uromitexan®), bindet/inaktiviert Acrolein.
- Prophylaxe von Nierenschäden durch Cisplatin: Viel Flüssigkeitszufuhr, forcierte Diurese (Furosemid).
- Einsatz von Bisphosphonaten zur Behandlung von Tumorhyperkalzämie und Prävention von Skelettkomplikationen bei Knochenmetastasen, z.B. Pamidronsäure, Zoledronsäure (Generika), Ibandronsäure (Generika) → weniger Knochenschmerzen und Frakturen!
- Denosumab (Prolia®, Xgeva®): Monoklonaler RANKL-Ak zur Therapie der Osteoporose bei Männern mit Prostata-CA unter Hormonablation und bei Knochenmetastasen solider Tumoren
- Einsatz von G-CSF: Leitlinien empfehlen die Gabe von Wachtumsfaktoren für Zytostatika-Regime, bei denen die Wahrscheinlichkeit einer febrilen Neutropenie bei über 20 % liegt (bzw. 10 - 20 % bei individuellen Risikofaktoren). Es gibt keine Belege dafür, dass die Gabe von G-CSF bei bereits manifester Neutropenie ohne Infekt einen klinischen Nutzen bringt.
- Prophylaxe und Therapie von Infektionen (siehe Kap. Granulozytopenie, Immundefekte, Fieber); 5 - 10 % Mortalität bei neutropenem Fieber, rasche, umfassende Diagnostik und Therapie wichtig
- Anämie bei Tumorpatienten (Tumoranämie):
  Ät.: 1. Knochenmarkinfiltration, tumorbedingte Hemmung der Erythrozytopoese
  2. Therapiebedingt (Zytostatika, Bestrahlung); evtl. Zusatzfaktoren (z.B. Eisenmangel)

  Th.: Ausschluss eines Mangels an Eisen (Ferritin), Vitamin B_{12}, Folsäure; bei symptomatischer Anämie Gabe von Erythrozytenkonzentraten oder Erythropoetinen erwägen. Präparate: z.B. Epoetin alfa (Erypo®, Eprex®), Epoetin beta (NeoRecormon®), Darbepoetin alfa (Aranesp®). Epo und Transfusionen nicht nach Hb-Wert einsetzen, sondern symptomorientiert. Hb-Ziel bis 11,5 g/dl. Bei Überschreitung dieser Zielwerte wird eine Verkürzung der Überlebenszeiten mit dem Epo-Einsatz in Verbindung gebracht. Epo-Einsatz erhöht die Thromboserate.
  Indikation zur Transfusion von EK: Hb-Wert < 7 - 8 g/dl (Hkt < 21 - 24 %)
- Bei Bedarf Thrombozytensubstitution (→ Kap. Thrombozytopenie)
- Psychologische Begleitung des Kranken und sterbenden Patienten. Nach Elisabeth Kübler-Ross kann man bei der Auseinandersetzung mit einer tödlichen Erkrankung verschiedene Phasen beobachten, auf die sich der begleitende Arzt einstellen sollte: 1. Nichtwahrhabenwollen und Isolierung, 2. Zorn, 3. Verhandeln, 4. Depression, 5. Zustimmung.
- Ernährung / Körpergewicht:
  Spätestens bei einem Gewichtsverlust von ≥ 5 % vom gesunden Ausgangsgewicht sollte eine Ernährungsberatung erfolgen, um einem weiteren Gewichtsverlust entgegenzuwirken. Vorrang hat zunächst eine optimierte orale Ernährung (siehe dort).
  Tumorkachexie bei nicht kontrollierter Tumorerkrankung kann auch durch eine optimale Ernährung oft nicht verhindert werden. Eine Hyperalimentation ist mit erhöhten Komplikationen verbunden.

Allgemeine Probleme bei Nahrungseinkauf, -zubereitung und -aufnahme, insbesondere bei älteren Patienten, nicht unterschätzen.
Überlebende einer Krebstherapie sollten Normalgewicht anstreben. Gewichtszunahme über Normalgewicht hinaus vermeiden (grundsätzlich negativ bzgl. Rate von Zweittumoren, Rezidiven und Gesamtüberleben).
Keine Gabe von Vitaminen, Mineralien, Spurenelementen oder Aminosäuren, außer bei nachgewiesenem Mangel - Internet: *www.dietandcancerreport.org*

Beurteilung des Allgemeinzustandes von Tumorpatienten - Karnofsky-Index:

Normale Aktivität, keine Beschwerden, kein Hinweis auf Tumorleiden	100 %
Geringfügig verminderte Aktivität und Belastbarkeit	90 %
Deutlich verminderte Aktivität und Belastbarkeit	80 %
Unfähig zu normaler Aktivität, Patienten versorgt sich selbstständig	70 %
Gelegentliche Hilfe erforderlich	60 %
Ständige Pflege und häufige ärztliche Hilfe erforderlich	50 %
Überwiegend bettlägerig, spezielle Hilfe erforderlich	40 %
Dauernd bettlägerig, geschulte Pflegekraft notwendig	30 %
Schwer krank, Hospitalisierung, aktiv supportive Therapie	20 %
Moribund	10 %

ECOG-Skala (Eastern Cooperative Oncology Group):
Grad 0: Normal aktiv
Grad 1: Mäßig eingeschränkt, eingeschränkt arbeitsfähig
Grad 2: Arbeitsunfähig, > 50 % pflegebedürftig
Grad 3: > 50 % kontinuierliche Pflege
Grad 4: 100 % bettlägerig

Palliativversorgung und Schmerztherapie (Siehe auch Internet *S3-Leitlinie*)

Def: Palliativversorgung ist die aktive, umfassende Versorgung eines Patienten, dessen Erkrankung auf eine kurative Behandlung nicht anspricht. Kontrolle bzw. Linderung von Schmerzen, anderen Symptomen sowie von sozialen, psychischen und spirituellen Problemen ist oberstes Ziel. Palliativversorgung ist interdisziplinär in ihrem Ansatz und umfasst den Patienten und dessen Zugehörige. In diesem Sinn bietet Palliativversorgung das grundlegendste Konzept der Versorgung - dasjenige, das sich an den Bedürfnissen des Patienten orientiert, wo immer er oder sie betreut wird, sei es zu Hause oder im Krankenhaus. Palliativversorgung bejaht das Leben und sieht das Sterben als normalen Prozess; weder beschleunigt noch verhindert sie den Tod. Sie strebt danach, die bestmögliche Lebensqualität bis zum Tod hin zu erhalten (EAPC).
Schmerzen stören Lebensqualität, Wohlbefinden Schlaf etc. und sind deswegen prioritär zu behandeln.

Gründe unzureichender Schmerztherapie: Betäubungsmittelrezepte sind nicht verfügbar, fehlende Schmerzdiagnose, Unterschätzung der Schmerzen, Morphinmythen wie Toleranz und Abhängigkeit, fehlende Begleitmedikamente, Verordnung nach Bedarf anstatt Schmerzvorbeugung

Grundregeln der Schmerztherapie:
1. Orale Gabe anstreben, bei über 90 % effektiv.
2. Regelmäßige Einnahme nach festem Zeitschema
3. Individuelle Dosierung herausfinden: Dosis wird solange erhöht, bis ausreichende Schmerzreduktion erreicht ist.
4. Kontrollierte Dosisanpassung
5. Medikation antizipiert Schmerzen, läuft Schmerz nicht hinterher.
6. Prophylaxe von Nebenwirkungen durch Begleitmedikamente
7. Transdermale, s.c.- oder i.v.-Anwendung, jedoch nur, wenn orale Therapie nicht möglich ist
8. Indikation einer schmerzlindernden Radiotherapie, chirurgischen oder anderen Therapieoption prüfen.

Vermeidung von Standardfehlern:
1. Medikation nach Bedarf
2. Standarddosierung
3. Zu schwaches Analgetikum
4. Unterschätzung der Schmerzen
5. Angst vor Sucht und Toleranz
6. Unzureichender Einsatz von Komedikation

Messung der Schmerzstärke mit visueller Analogskala (VAS) oder anderen Skalen. Ziel ist das Erreichen von Dauerschmerzen der Stärke 3/10 oder besser.

Th.: **Stufenschema der Schmerztherapie (WHO):**

Stufe 1: Nicht-Opioidanalgetika: Im deutschsprachigen Raum auch „kleine Analgetika" genannt: Paracetamol 4 x 500 mg (ab 3 g tödliche Lebertoxizität beschrieben), Metamizol 4 x 500 mg; Ibuprofen ret., z.B. 3 x 800 mg (Akut- und Langzeittoxizität beachten)

Stufe 2: Schwaches Opioid ± Nicht-Opioidanalgetikum: z.B. Tramadol, Tilidin + Naloxon; (Dihydro)Codein, Dosierung individuell auftitrieren. Retardtabletten bevorzugen.

Stufe 3: Starkes Opioid ± Nicht-Opioidanalgetikum: z.B. Morphin, Buprenorphin, Fentanyl, Oxycodon, Hydromorphon: Dosierung individuell auftitrieren. Retardtabletten bevorzugen.

Die höhere Stufe wird gewählt, wenn niedrigere Stufe nicht ausreichend ist. Die Basismedikation der Stufe 1 wird meist beibehalten. Jeder Patienten benötigt individuell angepassten Therapieplan. Bei initial starken Schmerzen können auch Stufen übersprungen werden.
Allen Patienten mit einer Opioid-Dauermedikation soll eine Bedarfsmedikation zur Dosistitrierung und Reservetherapie bei Durchbruchschmerzen bereitgestellt werden. Die Bedarfsmedikation beträgt 10 - 20 % der Gesamttagesdosis und kann alle 6 h wiederholt werden, im Ausnahmefall auch häufiger. Wird mehr als 10 - 20 % der Gesamttagesdosis benötigt, muss die Gesamttagesdosis erhöht werden.

Beginn der Opioidtherapie: Bei Opioid-naiven Patienten Therapie mit niedriger Morphinsulfat-Dosis beginnen (z.B. MST retard 2 x 10 mg - alternativ mit Morphin-Tropfen). Entsprechend Schmerzkontrolle rasch anpassen. Ziel ist ausreichende Schmerzreduktion. Es gibt keine allgemeine Dosisobergrenze. Selten verhindern NW eine ausreichende Dosis.

Schmerznotfall/Durchbruchschmerzen (BTCP = breakthrough cancer pain): Je nach Dringlichkeit und Stärke oral oder i.v. 10 - 20 % der Opiat-Gesamttagesdosis als Einzeldosis verabreichen. Bei Opioid-naiven Pat. mit 2 mg i.v. starten. Morphin i.v. fraktioniert im Abstand von 3 - 5 Min. auftitrieren, bis Schmerzlinderung eintritt. Cave: Vigilanz, Atemfrequenz. Dann Umstellung auf orale Gabe. Dosisumrechnung 3 : 1 (oral : i.v.). Bei Angst oder Verzweiflung: Zusätzlich Midazolam 1 - 5 mg i.v.

Alternativen zur oralen Therapie: Transdermales Opioidpflaster (siehe unten), sublinguale Gabe: Buprenorphin sublingual, Fentanyl-Lutschtablette (Actiq®). Rektale Gabe; nasale Gabe (Fentanyl-Nasenspray)
Subkutane Opioidgabe im Ausnahmefall (siehe oben Prinzipien)
Applikation über PEG-Sonde: Einschwemmen von Morphinretardgranulat
Ind: Schluckstörung, stenosierende Erkrankungen, therapieresistente Nebenwirkungen oraler Opioide, Vereinfachung der Handhabung

Transdermales Opioidpflaster (Fentanyl, Buprenorphin): Langsame Anflutung (bis 24 h), steady state erst 72 h nach Erstgabe. Langsame Abklingzeit bis 16 h nach Abnahme.
Ind: Stabiler Dauerschmerz

Peridurale und intrathekale Applikation (Reserveoption)

Vorbeugung von Nebenwirkungen der Opioidtherapie:
1. Übelkeit/Erbrechen initial häufig. Vorbeugung während Einstellung mit Metoclopramid 3 x 10 - 20 mg oder Haloperidol 3 x 0,5 mg (3 x 1 mg)
2. Obstipation: Wichtigste und hartnäckigste NW:
   Vorbeugung: 2 - 3 Liter trinken, ballaststoffreiche Kost
   Stufe 1: Macrogol 1 - 3 Btl./die
   Stufe 2: Macrogol + Bisacodyl
   Stufe 3: Methylnaltrexon s.c. (Relistor®) oder Naloxegol oral (Moventig®): Peripher wirkende Opioidantagonisten
   Stufe 4: Einläufe, manuelle Ausräumung
3. Sucht in der Schmerztherapie praktisch ohne Bedeutung
4. An andere NW denken: z.B. Serotonin-Syndrom unter Fentanyl

Koanalgetika in Abhängigkeit vom Schmerztyp:
1. Knochenschmerz: Bisphosphonate, Indikation zur Radiotherapie prüfen.
2. Kolik, inoperabler Ileus: Butylscopolamin, Metamizol, Kortikosteroide
3. Neuropathische Schmerzen: Amitriptylin, Carbamazepin, Pregabalin, Gabapentin
4. Spastik: Baclofen, Botulinum-Toxin

Spätestens dann einen Schmerztherapeuten hinzuziehen, wenn die orale oder transdermale Therapie nicht ausreicht bzw. höhere bis höchste Morphindosen oder rasche Dosissteigerung erforderlich werden (Opioid-induzierte Hyperalgesie).

Symptomkontrolle bei Sterbenden

Häufigste Symptome: Schmerz, Unruhe, Dyspnoe, präfinales Lungenödem („Rasseln"), Übelkeit, Erbrechen

Regelmäßige Mundpflege: Befeuchtung von Mund und Rachen. Angehörige einbeziehen.

Schmerz: Anpassung der Analgetikadosis

Dyspnoe: Anfangsdosis 10 mg Morphin oral alle 4 h geben, alternativ 5 mg s.c. 4stdl oder 2 mg i.v. im Abstand von 5 Min. bis Erleichterung eintritt. Wenn bereits Morphin verabreicht wurde, ca. 10 % der Gesamttagesdosis verabreichen.

Angst, Unruhe Panik: Lorazepam (2 mg bukkal), Midazolam (10 mg i.v.)

Präfinales Lungenödem („Todesrasseln"): Patienten können in den letzten Stunden Schleim und Sekret durch Verlust des Hustenreflexes und Schwäche nicht mehr abhusten. Therapie: Butylscopolamin 0,5 mg alle 8 h s.c. (oder transdermal)

Delirante Syndrome, Erbrechen: Haloperidol 4 - 8 mg/die

Terminale Agitation: Lorazepam (2 mg bukkal), Wiederholung 6stdl.

Begleitung des Sterbenden und der Angehörigen: Offene und wahrhafte Kommunikation, Sinnerschließung des Sterbens. Kein Mensch soll allein sterben müssen.

Kopfschmerzen [R51]

Internet-Infos: *www.schmerzklinik.de, www.dmkg.de, www.headbook.me, www.ichd-3.org*

Def: 3 Hauptgruppen, 367 Einzeldiagnosen (International Headache Society 2018)

1. Primäre Kopfschmerzen (> 92 % aller Kopfschmerzen!): Kopfschmerzen sind eigenständige Erkrankungen, nicht Symptom einer mit klinischen oder apparativen Zusatzuntersuchungen erfassbaren Ursache. Diagnose basiert ausschließlich auf Phänotyp der Kopfschmerzen (Zeitverlauf, Schmerzintensität, -lokalisation, -charakter, -beeinflussbarkeit durch körperliche Aktivität, Begleitsymptome). Für die Diagnose entscheidend ist das vom Patienten erfragte Kopfschmerzbild, Ergebnisse apparativer Untersuchungen (CT, MRT, HWS-Röntgen) und Laboruntersuchungen erlauben nicht die Diagnosestellung. 4 Untergruppen: Migräne, Kopfschmerz vom Spannungstyp, Clusterkopfschmerz, andere primäre Kopfschmerzen.
2. Sekundäre Kopfschmerzen (< 7 % aller Kopfschmerzen): Kopfschmerzen sind Symptom einer mit klinischen oder apparativen Untersuchungen erfassbaren Erkrankung. Primäre und sekundäre Kopfschmerzen können nebeneinander gleichzeitig oder nachfolgend auftreten. 8 Untergruppen: Trauma, Gefäßerkrankung (Bluthochdruck, Riesenzellarteriitis, Subarachnoidalblutung u.a.); nichtvaskuläre intrakraniale Erkrankungen und Tumoren, Substanzeinnahme oder -entzug, Infektion, Homöostasestörung, Erkrankung von Gesichts- oder Schädelstrukturen, psychiatrische Störung.
3. Kraniale Neuralgien, zentrale und primäre Gesichtsschmerzen (< 1 % aller Kopfschmerzen): Schmerz unterhalb der Orbitomeatallinie, oberhalb des Halses und vor der Ohrmuschel. In dieser Gruppe sind primäre und sekundäre Gesichtsschmerzen zusammengefasst, z.B. primäre Trigeminusneuralgie, okuläre diabetische Neuropathie, Zoster

Migräne [G43]

Def/: KL.: Migräne ohne Aura: Wiederkehrende Kopfschmerzerkrankung, Attacken von 4 - 72 Stunden Dauer. Typische Kopfschmerzcharakteristika sind einseitige Lokalisation, pulsierender Charakter, mäßige bis starke Intensität, Verstärkung durch körperliche Routineaktivitäten und das begleitende Auftreten von Übelkeit oder Erbrechen und/oder Licht- und Lärmüberempfindlichkeit. Migräne mit Aura: Bei 10 % der Patienten treten visuelle (Lichtblitze, Zickzack-Sehen, Skotome) und/oder sensible Störungen und/oder Sprachstörungen vor der Schmerzphase auf (Aura). Merkmale sind allmähliche Entwicklung, komplette Reversibilität innerhalb einer Stunde und sequentielles Auftreten der neurologischen Symptome. Selten treten Auren auch ohne anschließende Kopfschmerzen auf.

Ep.: Einjahresprävalenz beträgt für alle Formen der Migräne 43,6 % bei Frauen und 26,9 % bei Männern. Migräne ist der bedeutsamste Grund für Behinderung bei unter 50-Jährigen. Sie steht an zweiter Stelle aller Erkrankungen, welche die häufigsten Jahre mit Behinderungen in der Bevölkerung bedingen.

Pat: Genetische Prädisposition führt zur übermäßigen Freisetzung der Botenmoleküle Stickoxid (NO) und Calcitonin-Gene-Related Peptide (CGRP) bei Einwirkung von Triggerfaktoren (Stress, Veränderung des Tagesrhythmus, Auslassen von Mahlzeiten, Blutzuckerschwankungen). Folge ist eine schmerzhafte aseptische Entzündung duraler und meningealer Gefäße.

Ko.: Status migraenosus (Attackendauer > 3 Tage), migränöser Infarkt, Kopfschmerz bei Medikamentenübergebrauch: Einnahme von Migränemittel ≥ 10 Tage/Monat führt zunächst zu Attackenfrequenzsteigerung, schließlich Dauerkopfschmerz, chronische Migräne > 15 Tage/Monat

DD: Kopfschmerzen anderer Genese, z.B. arterielle Hypertonie, HWS-Syndrom, Riesenzellarteriitis, Glaukom, Tumoren, TIA

Di.: Anamnese (siehe Internet *www.ichd-3.org*)

Th.: Verhalten: Regulierung des Tagesrhythmus, regelmäßige kohlenhydratreiche Mahlzeiten, regelmäßiger Tagesablauf und Schlafrhythmus, Stressreduktion

Attackenmedikation:

- **Leichte Attacken:** Antiemetikum (MCP 20 mg, Dimenhydrinat 50 mg) + Analgetikum (ASS 1 g oder Paracetamol 1 g oder Ibuprofen 800 mg oder Phenazon 1 g) als Brauselösung
- **Schwere Attacken: Triptane = 5-HT1-Agonisten**

  NW: Flush, pektanginöse Beschwerden, Parästhesien der Extremitäten und Kältegefühl; selten vasospastische Komplikationen, Sehstörungen, allergische Reaktionen; Rebound-Kopfschmerzen

  KI wegen vasokonstriktiver Wirkung: KHK, TIA, Schlaganfall, PAVK, M. Raynaud, schlecht eingestellter Blutdruck u.a. (Herstellerangaben beachten!)

  Memo: Innerhalb von 24 h nach Triptangabe kommt es in ca. 30 % d.F. zu Wiederkehr-Kopfschmerz (Rebound-Kopfschmerz), der mit erneuter Triptangabe behandelt werden kann. Wegen der Gefahr eines medikamentinduzierten Dauerkopfschmerzes sollten die Patienten an weniger als 10 Tagen/Monat ein Triptan nehmen.

  Schnelle Wirkung: Sumatriptan (Generika) 6 mg s.c., Rizatriptan = Maxalt® 10 mg, Zolmitriptan = AscoTop® 5 mg nasal

  Potente Wirkung: Zolmitriptan = AscoTop® 5 mg, Sumatriptan = Imigran 6 mg s.c. oder 50 - 100 mg oral

  Nachhaltige Wirkung: Eleptriptan = Relpax® 40 mg, Naratriptan = Naramig® 2,5 mg, Frovatriptan = Allegro® 2,5 mg, Almotriptan = Almogran® 12,5 mg

  Triptane wirken am besten, wenn sie frühzeitig bei Beginn des Migränekopfschmerzes eingenommen werden; sie sollten nicht während der Aura gegeben werden.

Pro: Indikation: Mehr als 7 Migränetage/Monat.

Auswahl nach Begleiterkrankung und individueller Patientensituation: Metoprolol, Propranolol (100 - 200 mg/die); Flunarizin (10 mg/die); Valproat (600 mg/die); Topiramat (100 mg/die); Amitriptylin 50 mg/die; Onabotulinumtoxin, Erenumab, Fremanezumab, Galcanezumab, Neuromodulation u.a.

Dauer der Behandlung: 6 - 9 Monate, dann Auslassversuch.

AMYLOIDOSEN [E85.9]

Internet-Infos: *www.amyloidoseinfo.com*

Def: Den Amyloidosen liegen Störungen der Proteinfaltung zugrunde, die dazu führen, dass sich lösliche Proteine als unlösliche fibrilläre Aggregate ablagern in Organen, Gefäßen und Nerven. Die Ablagerungen erfolgen bei den systemischen Amyloidosen extrazellulär, bei einigen lokalen Amyloidosen auch intrazellulär. Bis heute sind > 25 amyloidogene Proteine bekannt.

Amyloid ist gekennzeichnet durch:

- Blaufärbung nach Kontakt mit Jod und verdünnter Schwefelsäure ("Amyloid")
- Eosinophilie in der konventionellen HE-Färbung
- Grün-gelbliche bis rote Färbung und Doppelbrechung im polarisierten Licht nach Färbung mit Kongorot
- Erhöhung der Empfindlichkeit der Methode durch Kombination mit Immunhistochemie.
- Elektronenmikroskopisch durch ein Geflecht unverzweigter Fibrillen einheitlicher Sekundärstruktur und durch eine nichtfibrilläre Komponente (Serum-Amyloid-P-Komponente), die allen Arten von systemischem und lokalisiertem Amyloid gemeinsam ist.
- ß-Faltblattstruktur, nachweisbar durch Röntgenbeugung
- Unterschiedliche Proteintypen (siehe unten)

Pat: Betroffene Organe vergrößert und verhärtet, "speckartig" (→ „Speckleber, Speckmilz"). Je nach Lokalisation der Amyloidablagerung in der Milz spricht man auch von Sagomilz (fokale Amyloidose der Follikel) oder von Schinkenmilz (diffuse Amyloidose der roten Milzpulpa).

Nomenklatur der Amyloidosen:

Amyloidose-Typ (Kurzbezeichnung)	Vorläufer Protein	Klinische Assoziation / Manifestationen
Erworben:		
AA	Serumamyloid A	Rheumatoide Arthritis, chronisch-entzündliche Darmerkrankungen, Bronchiektasen, Tuberkulose, Lepra, Lues, Mukoviszidose, angeborene periodische Fiebersyndrome
AL oder AH	Immunglobulin: Leichte (L) oder schwere (H) Kette	Monoklonale Gammopathie, multiples Myelom und M. Waldenström
Aβ_2M	β2-Mikroglobulin	Dialyse
ATTRwt	Unmutiertes Transthyretin (Wildtyp)	Senile systemische Amyloidose (SSA) = Sporadische Altersamyloidose
Erblich:		
ATTRv (Mehrzahl der Fälle)	Mutiertes Transthyretin	FAP (familiäre Amyloid-Polyneuropathie): Periphere Polyneuropathie und autonome Neuropathie, Kardio- und Nephropathie, Glaskörpertrübung FAC (familiäre Kardiomyopathie)
Seltene erbliche Formen:		
AFib	Fibrinogen Aα	Nephropathie, Petechien
AApo A1/2	Apolipoprotein A1/2 (-fragmente)	Nephro-, Polyneuro-, Hepatopathie,
Alys	Lysozym	Nephropathie
AGel	Gelsolin	Hornhauttrübungen, Polyneuropathie
Aβ	Amyloid-β-precursor-Protein	Hereditäre zerebrale Hämorrhagie mit Amyloidose, holländischer Typ
ACys	Cystatin C	Hereditäre zerebrale Hämorrhagie mit Amyloidose, isländischer Typ
ABri/ADan	Bri-Gen-Produkt	Hereditäre Demenz vom britischen/dänischen Typ

A) Systemische = generalisierte Amyloidosen

Die Einteilung erfolgt auf der Basis der biochemischen Struktur der Amyloidfibrillen. Die Amyloidfibrillen entstehen durch Polymerisation spezifischer Vorläuferproteine.

- ▶ **Nichterbliche systemische Amyloidosen (95 %):** [E85.3]

1. Amyloidosen vom Typ AA (häufigste Amyloidoseform):
   Fibrillen bestehen aus Amyloid A (AA), das Vorläuferprotein heißt Serum-Amyloid A (SAA) und ist ein Akutphase-Protein, das in der Leber synthetisiert wird. Ein N-terminales Fragment wird als AA abgelagert, vorzugsweise in Nieren (90 %), Leber, Milz, Nebennieren, Magen-Darm-Trakt.
   Vo.: - Chronisch-infektiöse Erkrankungen (Osteomyelitis, Tuberkulose, Bronchiektasen, Lepra etc.)
   - Chronisch-entzündliche Erkrankungen nicht-infektiöser Genese (Rheumatoide Arthritis, M. Bechterew, Psoriasisarthritis, Colitis ulcerosa, M. Crohn, etc.)
   - Hereditäre periodische Fiebersyndrome: Familiäres Mittelmeerfieber u.a autoinflammatorische Syndrome (→ siehe dort)
   - Malignome
2. AL-Amyloidosen = Immunglobulin-assoziierte Amyloidosen:
   Fibrillen bestehen aus Leichtketten von monoklonalen Immunglobulinen, das Amyloid heißt "AL". Bevorzugt betroffene Organe sind Herz (80 %), Nieren (65 %), peripheres Nervensystem, Zunge, Magen-Darm-Trakt.
   Vo.: - Meist (90 %) monoklonale Gammopathien unbestimmter Signifikanz (MGUS): Ca. 3 %/10 J.
   - Multiples Myelom (MM), selten M. Waldenström (Einzelheiten siehe dort)
   KL.: Makroglossie, periorbitale Blutungen, „shoulder pad sign“ (Amyloidablagerung periartikulär wie „Schulterpolster“), nephrotisches Syndrom, restriktive Kardiomyopathie (30 %) u.a.
3. β_2-Mikroglobulin-assoziierte Amyloidose: [E85.3]
   Fibrillen bestehen aus intaktem β_2-Mikroglobulin. Vorkommen bei Patienten mit jahrelanger Hämodialyse. Betroffen sind Sehnen (Karpaltunnelsyndrom), Knochen und Gelenkknorpel (Erosionen, Zysten, destruktive Arthropathie, Spondylarthropathie).

▶ **Erbliche systemische Amyloidosen = hereditäre = familiäre Amyloidosen (5 %):** [E85.2]
Heterogene Gruppe autosomal-dominant vererbter systemischer Amyloidosen mit verschiedenen Fibrillenproteinen, die unter "AH" oder "AF" zusammengefasst werden. Meist handelt es sich um eine mutierte Variante eines physiologischen Serumproteins, z.B.:
- ATTR-Amyloidose: Am häufigsten! TTR ist ein thyroxinbindendes Präalbumin. Über 100 verschiedene Punktmutationen mit singulären Aminosäuresubstitutionen sind bekannt; die Methionin-30-Variante ist am häufigsten. Mutiertes TTR führt zu Amyloidablagerungen in folgenden Organen: Peripheres somatisches und autonomes Nervensystem (familiäre Amyloid-Polyneuropathie = FAP), Magen-Darm-Trakt, Auge, Herz. Nieren und Leber sind selten und spät betroffen. Eine Skelettszintigrafie kann eine kardiale ATTR-Amyloidose diagnostizieren, sofern eine monoklonale Gammopathie ausgeschlossen ist.
- Seltenere erbliche Amyloidosen: Siehe Tabelle

B) Lokalisierte Amyloidosen: [E85.4]
Vo.:
- Diabetes mellitus Typ 2: Ablagerung des islet amyloid polypeptide (IAPP) in den β-Zellen der Langerhans-Inseln
- Medulläres Schilddrüsenkarzinom: Ablagerung von Bestandteilen von Präcalcitonin als Amyloid in Tumor, Metastasen und Umgebung.
- Seniles kardiales Amyloid: Ablagerung von nativem TTR im Myokard bei alten Menschen
- M. Alzheimer: Alzheimer Plaques im Gehirn (= aggregiertes Aβ-Peptid, ein proteolytisches Spaltprodukt des Amyloid-precursor-Proteins = APP)

KL.: 1. Symptome einer evtl. Grundkrankheit
2. Symptome als Folge von Amyloidablagerungen in verschiedenen Organen. 3 klinisch wichtige Manifestationen: 1. Nieren, 2. Herz, 3. peripheres Nervensystem.
- Nieren: Proteinurie, nephrotisches Syndrom, Niereninsuffizienz (besonders bei den AA- und AL-Amyloidosen)
- Herz:
  - Bei AL- und ATTR-Amyloidose progrediente Herzinsuffizienz mit ungünstiger Prognose. Bestimmung von Troponin T und BNP, deren Höhe prognostische Bedeutung hat. Calciumantagonisten und Digitalis sind kontraindiziert. Therapie mit Diuretika und evtl. ACE-Hemmern. Nur bei tachykarden Herzrhythmusstörungen evtl. Gabe eines selektiven Betablockers.
  - Bei ATTR-Amyloidose oft kranker Sinusknoten und Überleitungsstörungen bis zum AV-Block → Bei Bedarf Schrittmacherimplantation
- Peripheres Nervensystem (ATTR- und AL-Amyloidosen):
  - Sensomotorische Polyneuropathie, neurogene Muskelatrophie, trophische Störungen (bei der ATTR-Amyloidose Erstmanifestation meist zwischen dem 20. und 40. Lj.)
  - Autonome Neuropathie: Gastroparese, Durchfälle, Obstipation, Impotenz, neurogene Blasenentleerungsstörung, Inkontinenz, orthostatische Hypotonie
- Evtl. Makroglossie bei 20 % der AL-Amyloidose
- Evtl. Hepatomegalie bei AL- und AA-Amyloidosen, evtl. Splenomegalie bei AA-Amyloidose

Di.:
- Biopsie mit Histologie betroffener Organe, z.B. Rektum, Nieren, Haut, Myokard, N. suralis etc., Biopsie aus dem subkutanen abdominellen Fettgewebe. Subtypisierung des Amyloids und Mutationsanalyse sind prognostisch und therapeutisch wichtig!
- Untersuchung von Serum/Urin auf monoklonale Immunglobuline und Leichtketten (Immunfixation sowie Kappa- und Lambdabestimmung mittels Immunnephelometrie)
- Untersuchung des Serums auf mutiertes TTR
- Bei ATTR-Amyloidose Familienanamnese; bei AA-Amyloidose Suche nach kausalen Erkrankungen

Th.: In Zentren: Kausal: Behandlung der entzündlichen Grunderkrankung bei der AA-Amyloidose
Symptomatisch:
- Colchicin-Dauertherapie beim familiären Mittelmeerfieber (FMF)
- ATTR-Amyloidosen: Tafamidis (sehr teuer), Diflunisal; Patisiran; Inotersen; evtl. Lebertransplantation
- AL-Amyloidose: Erreicht man durch Therapie des MM eine komplette hämatologische Remission, kann sich die AL-Amyloidose zurückbilden.
- Therapie von Organkomplikationen (Herzinsuffizienz, Niereninsuffizienz u.a.)

Prg: Abhängig von der Grunderkrankung und vom Organbefall. Patienten mit AL-Amyloidose haben die schlechteste Prognose (mediane Überlebenszeit 2 - 4 Jahre). Bei fortgeschrittenem Herzbefall ist die Prognose sehr schlecht. Die TTR-Amyloidosen haben eine mittlere Lebenserwartung von 10 - 15 Jahren nach Beginn der Manifestation.

LYSOSOMALE SPEICHERKRANKHEITEN

Internet-Infos: z.B. *www.villa-metabolica.de*

Lysosomen sind membranumhüllte Bläschenorganellen in nahezu allen eukaryontischen Zellen. Als eine Art „Müllschlucker der Zelle" enthalten die Lysosomen saure Hydrolasen, die biologische Makromoleküle abbauen, welche im Rahmen des An-, Auf- und Umbaus des Körpers anfallen.
Für einige der ca. 50 verschiedenen lysosomalen Speicherkrankheiten stehen heute Enzymersatztherapien zur Verfügung.

1. M. Gaucher [E75.2] (sprich: gosche)

Internet-Infos: *www.ggd-ev.de; www.gauchercare.com*

Def.: Autosomal-rezessiv vererbter Mangel an β-Glukozerebrosidase; > 300 Mutationen, Genlocus 1q21 (50 % d.F.: N370S)

Ep.: - Viszerale Form: 1 : 57.000
- Neuronopathische Form: 1 : 100.000

Vermehrtes Vorkommen in der Aschkenasim-jüdischen und türkischen Bevölkerung

Pg.: Glukozerebrosidase findet sich vor allem in Zellen des Monozyten-Makrophagen-Systems (MMS). Fehlt das Enzym kommt es zur Akkumulation von Glukozerebrosid in den betroffenen Zellen und zum progredienten Funktionsverlust in unterschiedlichen Organen.

KL.: Die Klinik ist durch die Akkumulation in den unterschiedlichen Zellen des MMS zu erklären (Gaucher-Zellen).

Zellen	Organ	Symptom
Kupffer-Stern-Zellen	Leber	Hepatomegalie
Rote Pulpa	Milz	Splenomegalie, Anämie
Osteoklasten	Knochen	Krisenartige Knochenschmerzen, Osteolysen, Osteonekrosen, Störungen der Hämatopoese
Alveolarmakrophagen	Lunge	Rezidivierende Atemwegsinfekte, Restriktion/ Obstruktion
Gliazellen	Gehirn	Gliose

Formen:
1. Nicht-neuronopathische = viszerale Form (früher Typ I): > 90 % der Fälle: Knochenbeschwerden, Hepatosplenomegalie, gestörte Hämatopoese
2. Akut neuronopathische Form (früher Typ II): Frühzeitige neurologische Beteiligung (i.d.R. bis zum 2. Lebensjahr) mit Schluckstörungen und evtl. auch Anfallsleiden
3. Chronisch neuronopathische Form (früher Typ III): Spätere neurologische Beteiligung (i.d.R. nach dem 2. Lebensjahr) mit allgemeiner Entwicklungsverzögerung und typischer okulärer Symptomatik

Anm: Die neuronopathischen Formen sind initial schwer voneinander zu unterscheiden, eine Abgrenzung ist i.d.R. erst im klinischen Verlauf möglich.

DD: Fehldiagnose: M. Perthes, rheumatoide Arthritis, Osteoporose; hämolytische Anämie u.a.

Di.: - Familienanamnese - Klinik - MRT des Skeletts
- Bestimmung der Glukozerebrosidase-Aktivität in Leukozyten (↓)
- Bestimmung von Chitotriosidase im Plasma (wird von Gaucher-Zellen produziert) als Verlaufsparameter (in 95 % d.F. ↑)
- Mutationsanalyse

Th.: In Zentren: Enzymersatztherapie (EET oder ERT): Rekombinante humane Glukozerebrosidase wird gentechnisch hergestellt und in regelmäßigen Abständen infundiert:
Imiglucerase (Cerezyme®) oder Velaglucerase alfa (Vpriv®).
- Viszerale Form: 60 U/kg Körpergewicht i.v.
- Chronisch neuronopathische Verlaufsform: 120 U/kg i.v.; durch die höhere Dosis soll ein ausreichendes Konzentrationsgefälle über die Blut-Hirn-Schranke entstehen, um die Penetration in das ZNS zu ermöglichen (nur Imiglucerase).

EET ist der Goldstandard. Ergänzend kann auch eine Substratreduktionstherapie zum Einsatz kommen (Miglustat oder Eliglustat).

Prg.: Abhängig von der Verlaufsform und einer frühzeitigen Therapie (Neugeborenen-Screening)
- Viszerale Verlaufsform: Bei kontinuierlicher EET gute Prognose
- Akut neuronopathische Verlaufsform: Auch unter EET schlechte Prognose; meist letal endend in den ersten beiden Lebensjahren
- Chronisch neuronopathische Verlaufsform: Seit Einführung der EET relativ gute Prognose, aber deutliche Verminderung des IQ

2. M. Fabry [E75.2]

Internet-Infos: z.B. *www.klinikum.uni-muenster.de/index.php?id=fabry-zentrum*

Syn: M. Anderson-Fabry, Angiokeratoma corporis diffusum

Def: X-chromosomal vererbter Mangel an α-Galaktosidase A durch Mutation des α-Galaktosidase-A-Gens (GLA) auf dem langen Arm des X-Chromosoms (Xq22.1); > 400 verschiedene Mutationen

Ep.: Prävalenz ca. 1 : 40.000

Merke: Frauen wurden früher lediglich als Überträgerinnen betrachtet. Inzwischen ist jedoch klar, dass sie ebenfalls Patientinnen sind, meist jedoch mit späterer oder milderer Manifestation.

Pg.: Enzymmangel führt zur Akkumulation von Globotriaosylceramid (Gb-3 oder GL-3) im Endothel kleiner Gefäße unterschiedlicher Organe und im Perineurium

KL.:
- Akroparästhesien: Beginn im Schulkindalter; krisenartige meist brennende Schmerzen sowie dumpfe Dauerschmerzen in den Händen und Füßen; Schmerzzunahme vor allem bei erhöhter Körper- und Außentemperatur sowie bei körperlicher Aktivität
- Angiokeratome: Vorwiegend im Badehosen-Bereich sowie an den Fingerspitzen zu finden; aber auch auf Schleimhäuten (z.B. Mund und Darm) sowie am Genitale
- Cornea verticillata: Radspeichenartige Trübung der Hornhaut (nur mit der Spaltlampe zu sehen)
- Tortuositas vasorum: Geschlängelte Gefäße am Augenhintergrund
- Gastrointestinale Beschwerden: Diarrhö und Obstipation, Nüchtern-Erbrechen, reduzierter BMI
- Kardiomyopathie: Vorwiegend linksventrikulär; verlängerte PQ- und QT-Zeit, Zunahme der QRS-Amplitude; Vergrößerung des Herzens (Echo, MRT): Histologie: Intramyokardiale Fibrose
- Progrediente Nierenbeteiligung: Häufig schon im Kindesalter asymptomatische Mikroproteinurie; häufig zunehmender Funktionsverlust der Nieren bis zum terminalen Nierenversagen
- Tinnitus und Hörverlust
- TIA und Apoplex durch gestörten NO-Metabolismus in den Gefäßen des ZNS

Anm.: Die durchschnittliche Zeit zwischen Auftreten der ersten Symptome und Diagnose beträgt ca. 13 Jahre!

DD:
- Erkrankungen des rheumatischen Formenkreises, Polyneuropathien, Nierenerkrankung
- Psychosomatische Erkrankungen u.a.

Di.:
- Klinik
- Familienanamnese (Stammbaumanalyse!)
- Gb3-Ausscheidung im Urin: Auch hilfreich in der Detektion betroffener Frauen
- Enzymaktivitätsmessung in Leukozyten ist bei männlichen Patienten angezeigt, bei Frauen aber nicht hilfreich: Nach der Lyon-Hypothese (randomisierte X-Inaktivierung) stellen Frauen ein genetisches Mosaik dar: In einem Teil der Zellen des Körpers ist das funktionstüchtige X-Chromosom „angeschaltet", in einem Teil der Zellen „abgeschaltet".
- Molekulargenetische Analyse

Beachte: Es gibt Polymorphismen, die keinen Krankheitswert haben, sondern asymptomatische Varianten darstellen!

Th.: Enzymersatztherapie (EET); zwei vergleichbar wirksame Präparate sind zugelassen:

1. Agalsidase alfa (Replagal®) aus humaner Zelllinie rekombinant hergestellt
   - Dosierung: 0,2 mg/kg Körpergewicht
   - i.v.-Gabe in 14-tägigem Abstand über ca. 40 Min.
2. Agalsidase beta (Fabrazyme®)
   - Aus CHO-Zellen rekombinant hergestellt
   - Dosierung: 1,0 mg/kg Körpergewicht
   - i.v.-Gabe in 14-tägigem Abstand über ca. 3 Stunden

   Anm.: Bei einigen Patienten, bei denen durch eine Mutation die α-Galaktosidase A (AGLA) nicht in die Lysosomen aufgenommen werden kann, ermöglicht Migalastat (Galafold®) die Aufnahme von AGLA in die Lysosomen.

Prg:
- Unbehandelt: Letaler Verlauf meist durch Apoplex, Nieren- oder Herzversagen
- Unter Enzymersatztherapie: Langzeitergebnisse liegen noch nicht vor. Mit einer langfristigen Besserung der Prognose ist aber zu rechnen.

Weitere Beispiele von lysosomalen Speicherkrankheiten, für die EET zur Verfügung steht:

Krankheit	Protein-Defekt	Klinik	EET
M. Pompe (Glykogenspeicher-krankheit Typ 2)	Saure α-Glukosidase	Proximale Muskelschwäche und -atrophie, Ateminsuffizienz, Kardiomyopathie	Alglucosidase α
MPS I = Mukopolysaccharidose I (M. Hurler, M. Schele)	α-Iduronidase	M. Hurler: Knochenveränderungen, typische Facies (Hurler), neurologische Symptome, Hepatosplenomegalie M. Schele: Gelenksteifigkeit/-schmerzen, Aortenklappenstenose, korneale Trübung	Laronidase
MPS II (M. Hunter)	Iduronat-2-Sulfatase	Typische Facies, Hepatosplenomegalie, Kleinwuchs	Idursulfase
MPS VI (M. Maroteaux-Lamy)	N-Acetylgalakto-samin-4-Sulfatase	Knochen-/Gelenksveränderungen, Kleinwuchs, pulmonale und kardiale Beteiligung	Galsulfase

M I L Z

Normalgewicht beim Erwachsenen: 100 - 350 g; rel. häufig sind Nebenmilzen (10 %, meist im L. gastrolienale).
Normaler Längsdurchmesser: Bis 14 cm, Milzbreite bis 5 cm, Milzdicke bis 8 cm
Splenomegalie [R16.1] = vergrößerte Milz (Synonym "Milztumor"), Gewicht > 350 g

Nachweis einer vergrößerten Milz:
- Palpation und Perkussion
- Sonografie: Gutartige Zufallsbefunde sind Zysten, Milzinfarkte, Hämangiome, Verkalkungen (nach Infektionen, Abszessen, Blutungen). Die häufigsten malignen Veränderungen sind Lymphominfiltrate; Milzmetastasen sieht man fast nie (Rarität).
- CT, MRT
- Isotopenmethode (z.B. mit ^{51}Cr-markierten Erythrozyten)

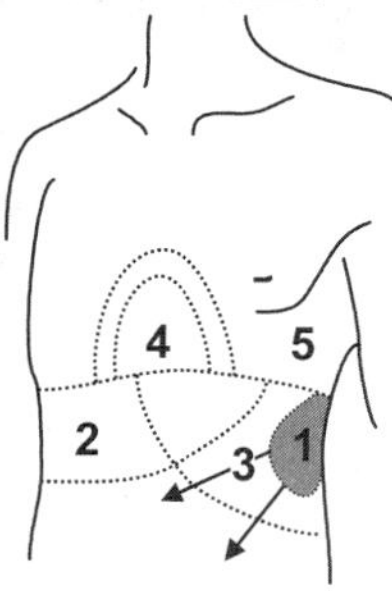

1) Milzdämpfung
2) Leberdämpfung
3) Traube-Raum
4) Herzdämpfung
5) Lungenschall → Tympanie des Bauchraumes

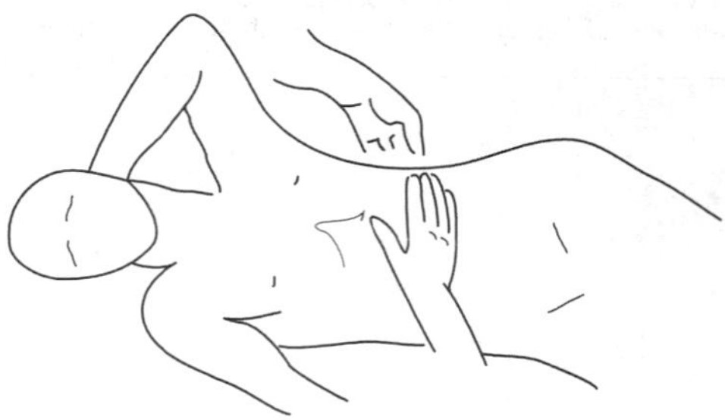

Rechte Halbseitenlage zur Milzpalpation (bei der Inspiration stößt die Milz gegen die Hand).
Um einen großen Milztumor nicht zu übersehen, stets mit der Palpation im Unterbauch beginnen!

DD: Tumor im linken Oberbauch:
1) Splenomegalie (Sonografie)
2) Nierenvergrößerung (Sonografie)
3) Kolontumor (Röntgen, Endoskopie)
4) Pankreastumor oder -schwanzzyste (Sonografie, CT, ERCP)
5) Vergrößerter linker Leberlappen (Sonografie)

DD: Splenomegalie und/oder Lymphknotenvergrößerung - Diagnostischer Wegweiser:

1. Pfortaderhochdruck	Inspektion, Quick-Wert, Nachweis von Ösophagusvarizen
2. Hämolytische Anämien	Indirektes Bilirubin i.S. ↑ + Retikulozyten ↑, HBDH ↑
3. Myeloproliferative Erkrankungen	Blutbild, Leukozyten, Erythrozyten, Thrombozyten, alkalische Leukozytenphosphatase
4. Speicherkrankheiten	Anamnese (angeborene Erkrankung), Probeexzision

↑

SPLENOMEGALIE →

LYMPHKNOTEN-VERGRÖßERUNG →

↓

1. Infektionskrankheiten: z.B. EBV-, HIV-Infektion, Röteln, Toxoplasmose, bakterielle Endokarditis	Fieber, Blutkultur, Erreger-/Ak-Nachweis
2. Juvenile rheumatoide Arthritis, Felty-Syndrom	Auto-Ak-Nachweis
3. Leukämien	Blutbild, Knochenmarkuntersuchung
4. Maligne Lymphome	Probeexzision (PE)

1. Lokalinfektionen	Suche nach der Eintrittspforte
2. Metastasen	Probeexzision, Suche des Primärtumors

HYPERSPLENIESYNDROM [D73.1]

Syn: Hypersplenismus

Def: Mangel aller Blutzellen (Panzytopenie) oder einzelner Klassen (Granulozytopenie und/oder Thrombozytopenie) + hyperplastisches Knochenmark bei Splenomegalie verschiedener Genese.

Ät.: Erkrankungen, die mit Milzvergrößerung einhergehen (siehe oben).

Pg.: "Pooling" der Blutzellen in einer vergrößerten Milz mit vermehrter Sequestration von Blutzellen

Anm.: Während beim Hypersplenismus die Panzytopenie durch verstärkte Sequestration in der Milz bedingt ist, handelt es sich beim "aplastischen Syndrom" um eine Nachschubstörung bei aplastischem Knochenmark.

Di.:
- Trias: 1. Splenomegalie, 2. Zytopenie, 3. Knochenmarkhyperplasie
- Ausschluss anderer Ursachen einer Zytopenie
- Isotopenuntersuchung: "Ery-Vita": Bestimmung der Überlebenszeit und Sequestration der Erythrozyten:

Nach Gabe von ^{51}Cr-markierten Erythrozyten Aktivitätsmessung über Leber und Milz. Typisch für den Hypersplenismus ist eine erhöhte Clearance der Erythrozyten aus der Blutbahn und eine erhöhte Aufnahmekapazität (= vergrößerter Sequestrationsraum) der Erythrozyten in der Milz. Außerdem lässt sich klären, ob die Erythrozyten vorwiegend in der Milz oder in der Leber abgebaut werden oder ob ein Patient Nebenmilzen hat.

Th.:
1. des Grundleidens, das zur Milzvergrößerung geführt hat
2. Eine Splenektomie ist nur ausnahmsweise indiziert bei klinisch bedeutsamer Mono-, Bi- oder Panzytopenie, sofern die Milz nach der Isotopenuntersuchung tatsächlich Hauptabbauort der Blutzellen ist und sofern die Milz keine wesentliche Funktion einer evtl. extramedullären Blutbildung übernommen hat.

ASPLENIE [D73.0] (Z.n. Splenektomie); [Q89.01] (kongenital)

Internet-Infos: *www.asplenie-net.org*

Def: Funktionelle oder anatomische Asplenie (Fehlen der Milz)

Anm.: Die Milz ist das einzige Organ, das partikuläre Bestandteile (alternde Blutzellen, Kapselbakterien, etc.) aus dem Blut eliminieren kann.

Ät.: Häufigste Ursache (> 95 %) anatomische Asplenie nach Splenektomie. Bei notfallmäßiger Splenektomie Reimplantation von Milzgewebe erwägen, um Aspleniefolgen zu vermeiden!
Bei Sichelzellanämie, Autoimmunerkrankungen (SLE) und nach Radiatio der Milz kann funktionelle Asplenie auftreten. Extrem selten kongenitale Asplenie (evtl. mit Fehlbildung der großen thorakalen Gefäße)

Folgen der Asplenie:
1. Postoperativ passagere Thrombozytose, oft > 1 Mio/µl mit Thrombosegefährdung
2. Postoperative Lymphozytose (B-Lymphozyten)
3. Auftreten von intraerythrozytär gelegenen Howell-Jolly-Körperchen. Ihr Fehlen nach Splenektomie spricht für Nebenmilz(en).
4. Verminderte Bildung von IgG und IgM
5. Verminderte Funktion des MPS (Monozyten-Makrophagen-Systems)
6. Fehlende Filterfunktion für Bakterien, insbesondere kapseltragende Bakterien (Pneumokokken, Haemophilus influenzae B) mit lebenslang erhöhter Sepsisgefährdung.

Postsplenektomiesepsis (PSS) = OPSI-Syndrom (overwhelming postsplenectomy infection) - Prävalenz: Ca. 2 %. Akute (meist) Pneumokokkensepsis mit DIC und hoher Letalität (> 30 %).

Infektprophylaxe:
1. Präoperative Impfungen gegen Pneumokokken, Haemophilus influenzae Typ b (Hib) und Meningokokken. Auffrischimpfungen nach 5 Jahren. Jährliche Influenza-Impfung
2. Notfallausweis für asplenische Patienten
3. Antibiotikaprophylaxe bei Operationen/Zahnbehandlungen (z.B. Amoxicillin): Unsichere Datenlage
4. Frühzeitiger Einsatz von Antibiotika im Fall von Fieber und Schüttelfrost. Patienten Antibiotika verordnen für notfallmäßige Selbstbehandlung, falls kein Arzt erreichbar ist.
5. Vorsicht bei Tierkontakten, Meidung von Zecken- und Malariagebieten

MILZRUPTUR [D73.5] (nichttraumatisch); [S36.08] (traumatisch)

Def: Einzeitige Milzruptur: Gleichzeitige Verletzung von Milzkapsel + Milzparenchym mit sofortiger Blutung in die Bauchhöhle.
Zweizeitige Milzruptur: Erst Parenchymverletzung, später nach einer Latenz von Stunden bis Wochen Kapselriss mit Blutung in die Bauchhöhle.

Ät.: Am häufigsten stumpfes Bauchtrauma. Bei Splenomegalie verschiedener Genese kann auch ein Bagatelltrauma eine Milzruptur verursachen; selten spontane Milzruptur (z.B. bei Mononukleose)

Di.:
- Traumaanamnese und evtl. Prellmarken am linken Oberbauch, evtl. Rippenfrakturen links (20 %)
- Entwicklung eines hämorrhagischen (hypovolämischen) Schocks: Puls ↑ / RR ↓ / Hb und Hkt ↓ (bei zweizeitiger Milzruptur erst nach einer Latenzzeit).
- Evtl. Druckschmerzen linker Oberbauch oder Flankenschmerz links, seltener Schulterschmerz links (Kehr-Zeichen)
- Sono/CT (Methoden der Wahl)

Th.:
- Volumen-/Blutsubstitution
- Versuch eines milzerhaltenden Eingriffes (bes. bei Kindern), ansonsten Milzteilresektion oder Splenektomie (Folgen + Empfehlungen: Siehe unter Asplenie).

HÄMORRHAGISCHE DIATHESEN [D69.9]

Def: Pathologische Blutungsneigungen
Die Blutungen sind entweder
- zu lang
- zu stark
- ohne adäquaten Anlass

Ät.:
1. Thrombozytär (ca. 70 %): Thrombozytopenien, Thrombozytopathien
2. Plasmatisch (ca. 20 %): Koagulopathien
3. Vaskulär (ca. 10 %): Vaskuläre hämorrhagische Diathesen

Ep.: 90 % aller Patienten mit Blutungsneigung haben eine erworbene Form. Am häufigsten sind medikamentös induzierte hämorrhagische Diathesen durch Thrombozytenaggregationshemmer und orale Antikoagulantien. Unter den angeborenen Blutungsneigungen steht an 1. Stelle die von Willebrand-Erkrankung.

Klinik der hämorrhagischen Diathesen:

Je nach Ätiologie zeigen die hämorrhagischen Diathesen verschiedene Blutungstypen:
- Plasmatische Gerinnungsstörung: Hämarthros (Gelenkblutung), Hämatome (lokalisierte Ansammlung von meist geronnenem Blut in einem Gewebe oder Organ), Muskelblutungen
- Thrombozytär und von Willebrand-Erkrankung: Petechien = punktförmige Blutungen (nicht wegdrückbar, typisch für Thrombozytopenie); Purpura = fleckförmig, Ekchymosen = kleinflächige Hautblutungen, Epistaxis, Menorrhagie
- Vaskulär bedingt: Petechien, Purpura
- Kombinierte Hämostasestörungen: z.B.
  - Leberzirrhose
  - Verbrauchskoagulopathie (DIC)
  - Einige Formen der von-Willebrand-Erkrankung (bei Typ 2 möglich und stets bei Typ 3)

  Blutungstyp: Petechiale + großflächige Blutungen inklusive in Organe oder Gelenke

Merke: Die Erstmanifestation leichter Formen hämorrhagischer Diathesen kann die unerwartete Blutung beim invasiven Eingriff einschl. einer Zahnextraktion sein!

Di.:
- Anamnese (Blutungsanamnese von Patient und Familie; Medikamente, Vorerkrankungen)
- Klinik (gründliche klinische Untersuchung, Blutungstyp)
- Labor:
  - Thrombozytenzahl (→ Thrombozytopenie ?)
  - Globalteste der plasmatischen Gerinnung: Thromboplastinzeit (TPZ, Quick-Test), aPTT, Fibrinogen
- Eine verlängerte TPZ (INR ↑, Quick-Wert ↓) findet sich bei Störungen der Faktoren II, V, VII, X (z.B. Vitamin K-Mangel, Cumarin-Therapie, Leberzirrhose; Vitamin K-abhängige Faktoren X, IX, VII, II - Merkhilfe: Olympia „1972").
  Verlängerung der aPTT findet sich bei Mangel an Faktoren VIII, IX (bei Hämophilie A und B), XI, XII

- Beide Tests (TPZ und aPTT) pathologisch: Fibrinogenstörungen, Antikoagulanzien
  Bei Auffälligkeiten der Globaltests immer erst präanalytische Störfaktoren ausschließen (Transportzeit ins Labor, über- oder unterfülltes Röhrchen) bzw. vor Einleitung aufwändiger Einzelanalysen Globaltest wiederholen.
- Bei Bedarf gezielte Gerinnungsfaktorenanalyse und Spezialuntersuchungen
  - von Willebrand-Diagnostik (***Beachte:*** Von Willebrand-Faktor ist Akutphaseprotein, bei Blutgruppe „0" niedrigere Werte im Vergleich zu anderen Blutgruppen): von Willebrand-Faktorantigen (vWF:Ag), von Willebrand-Faktoraktivität (vWF:GP1bR) oder Kollagenbindungsaktivität (vWF:CB), Faktor VIII-Aktivität, Blutgruppe
  - PFA-100®-Test (Screeningstest der primären Hämostase mit hoher Sensitivität für Einnahme von ASS und NSAR sowie für von Willebrand-Erkrankung; nicht geeignet für Kinder und zur Diagnostik leichter Thrombozytopathien)
  - Thrombozytenfunktionsteste (erst Aggregometrie und bei pathologischem Befund thrombozytäre FACS-Analyse).
  - Die früher durchgeführte Blutungszeit wird nicht mehr empfohlen.

Th.: Wichtigste Substitutionen bei Hämostasedefekten:

	Thrombozyten	**Prothrombinkomplex (F. II, VII, IX, X)**	**Fibrinogen (F. I)**	**F. VIII**	**F. IX**
Biologische Halbwertzeit ohne evtl. Antikörper	ca. 4 Tage	II = 24 - 48 h VII = 3 - 5 h IX = 12 - 20 h X = 24 h	4 - 5 Tage	8 - 12 h	12 - 20 h
Substitution	Thrombozytenkonzentrat	PPSB = F. II + VII + IX + X	Fibrinogen-Konzentrat	F. VIII - Konzentrat	F. IX - Konzentrat

PATHOPHYSIOLOGIE DER BLUTSTILLUNG (HÄMOSTASE)

a) Primäre Blutstillung:
Vasokonstriktion + Bildung des ("weißen") Abscheidungs- oder Plättchenthrombus: Verletzung der Gefäßwand mit Kollagenfreilegung führt zur Freisetzung von ADP, welches eine Plättchenadhäsion bewirkt; hierbei ist der von-Willebrand-Faktor notwendig. Aus den Phospholipiden der Thrombozytenmembran wird Arachidonsäure abgespalten und über Endoperoxide bilden sich die beiden Gegenspieler:
- Thromboxan A2 (aus Thrombozyten): Führt zu Thrombozytenaggregation + Vasokonstriktion
- Prostazyklin (aus Endothelzellen) führt zu einer Hemmung überschießender Plättchenaggregation + Vasodilatation

Anm.: Acetylsalicylsäure verhindert die Bildung von Thromboxan A_2 (über eine Hemmung der hierbei mitwirkenden Cyclooxygenase).

b) Sekundäre Blutstillung:
Aktivierung der plasmatischen Gerinnungskaskade durch Gewebsthromboplastin („tissue factor", extrinsische Aktivierung). Alternativ wird die sekundäre Hämostase durch Kontaktaktivierung von Faktor XII eingeleitet (intrinsische Aktivierung). Ziel ist die Stabilisierung des primären Thrombozytenthrombus durch Fibrin (durch Einschluss von Erythrozyten "roter" Thrombus).
Durch Einwirken von F. XIII (= fibrinstabilisierender Faktor) resultiert ein irreversibler Thrombus.
Akzeptiert ist das sogenannte zellbasierte Modell der Hämostase, welches davon ausgeht, dass in vivo primäre und sekundäre Hämostase parallel ablaufen und auch an der Thrombozytenoberfläche Gerinnungsfaktoren aktiviert werden.

Die Blutgerinnung verläuft in drei Stufen:

1. Bildung des Prothrombinaktivators
2. Thrombinbildung
3. Fibrinbildung

Auch die Auflösung von Fibrin = Fibrinolyse verläuft in drei Stufen:

1. Bildung von Plasminogenaktivatoren
2. Plasminbildung
3. Fibrinauflösung

Innerhalb der intakten Gefäßbahn wird ständig Fibrin in kleinsten Mengen gebildet und durch das fibrinolytische System gleichzeitig wieder aufgelöst. Beide Systeme stehen normalerweise im Gleichgewicht. Das Ausmaß der Gerinnung und Fibrinolyse wird seinerseits durch Aktivatoren und Inhibitoren innerhalb beider Systeme bestimmt.

Aktivatoren ↘ Inhibitoren ↙ → Gerinnung ---------------------------------- Fibrinolyse ← Aktivatoren ↘ Inhibitoren ↙

Ein intaktes Hämostasesystem (Blutgefäße, Thrombozyten, Gerinnungsfaktoren) schützt den Organismus vor Blutungen und Thrombosen.

AKTIVATOREN DES GERINNUNGSSYSTEMS

← Intrinsic System →	← Extrinsic System →	
XII -- XI -- IX -- VIII →	→ X ← ↓ V ↓	← VII ← III (tissue factor)
Prüfung durch partielle Thromboplastinzeit (aPTT), erfasst bis auf F.VII alle Faktoren bis zum Fibrinogen Normalwerte sind testabhängig.	Prothrombinaktivator | Prothrombin (II) | Thrombin | Fibrinogen (I) | Lösliches Fibrin	Prüfung durch Thromboplastinzeit (= TPZ), erfasst F. II, V, VII, X und Fibrinogen Normalwerte sind testabhängig (Quick-Wert) bzw. INR (nur für Monitoring von Vitamin K-Antagonisten geeignet)
XIII = Fibrinstabilisierender Faktor →	↓ Stabiles Fibrin	

Die aktivierten Faktoren werden durch Hinzufügen des Buchstabens a gekennzeichnet.

Extrinsic System: (exogenes S.) Schnell ablaufende Gerinnung, die bei Gewebsverletzungen durch Gewebsthromboplastin aktiviert wird.

Intrinsic System: (endogenes S.) Langsam ablaufende Gerinnungskaskade, die bei Endothelläsion mit der Kontaktaktivierung der Faktoren XII und XI beginnt. Das intrinsische System verstärkt die Gerinnungskaskade. Am Ende der Gerinnungskaskade steht die Aktivierung von Prothrombin zu Thrombin. Thrombin bewirkt die Umsetzung von Fibrinogen zu Fibrin unter Abspaltung der Fibrinopeptide A und B.

Die Thromboplastinzeit wird in Quick-Prozent ausgedrückt. Beim mit Vitamin K-Antagonisten antikoagulierten Patienten ist der Quick-Wert aufgrund fehlender Standardisierung von Labor zu Labor nicht vergleichbar und wird deswegen mit der standardisierten INR (international normalized ratio) ausgedrückt:

$$INR = \left[\frac{\text{Thromboplastinzeit des Patienten}}{\text{Thromboplastinzeit einer Kontrolle}}\right]^{ISI}$$

ISI = international sensitivity index des verwendeten Thromboplastinreagenz.

Die Bestimmung der aPTT ist nicht standardisiert. Daher muss man sich nach dem Referenzbereich des jeweiligen Labors erkundigen.

INHIBITOREN DES GERINNUNGSSYSTEMS

A. Physiologische Inhibitoren der Gerinnung:

▶ **Antithrombin** (Syn.: AT III): AT ist der wichtigste Inhibitor der Gerinnung. AT komplexiert mit mehreren Gerinnungsfaktoren, insbesondere Thrombin und Faktor Xa und verhindert durch Bildung eines Thrombin-Antithrombin-Komplexes (TAT) eine überschießende Thrombinaktivierung.
Bei Antithrombin-Mangel besteht ein erhöhtes Thromboserisiko (Thrombophilie). Bei Thrombosegefährdung durch angeborenen AT-Mangel kann AT substituiert werden. Beim erworbenen AT-Mangel erfolgt die Substitution je nach klinischer Gesamtsituation.

Urs: eines AT-Mangels:
1) Angeboren; 2 Typen: AT-Mangel oder abnormes AT-Molekül;
   Vo.: 0,5 ‰ der Bevölkerung; autosomal-dominanter Erbgang.
2) Erworben:
   - Verminderte Synthese (Leberzirrhose, Asparaginase)
   - Erhöhter Verbrauch (Verbrauchskoagulopathie, Sepsis, Heparintherapie)
   - Erhöhter Verlust (nephrotisches Syndrom, exsudative Enteropathie)

▶ **Protein C und S** sind Vitamin K-abhängige Inhibitoren des Gerinnungssystems.
Wi.: Protein C wird durch Thrombin zu aktiviertem Protein C (APC) umgewandelt. APC inaktiviert die Faktoren Va und VIIIa. Außerdem fördert APC die Freisetzung von Gewebe-Plasminogen-Aktivator (t-PA). Die Wirkungen von Protein C werden durch Komplexbildung mit Protein S verstärkt.
Ein Mangel an Protein C und/oder Protein S führt zu erhöhtem Thromboserisiko (→ Thrombophilie).
Urs. eines Protein C- oder S-Mangels:
1. Angeboren homozygot 1 : 600.000, heterozygot 1 : 250
2. Erworben: z.B. Therapie mit Vitamin K-Antagonisten (Cumarine); Leberzirrhose, autoimmunologisch (z.B. SLE), bei schweren Infektionen u.a.

Anm: Bezüglich weiterer Ursachen einer erhöhten Thromboseneigung: Siehe „Thrombophilie".

▶ Tissue factor pathway inhibitor (TFPI): Physiologischer F. Xa-Inhibitor

B. Pharmakologische Inhibitoren der Gerinnung: Siehe Kap. Thromboembolieprophylaxe

AKTIVATOREN DES FIBRINOLYTISCHEN SYSTEMS (FIBRINOLYTIKA)

- rtPA = recombinant tissue-type plasminogen activator = rekombinanter Gewebe-Plasminogen-Aktivator = Alteplase: Aktiviert vorwiegend an Fibrin gebundenes Plasminogen und führt daher zu einer vorwiegend lokalen Fibrinolyse.
- Gentechnologisch veränderte tPA-Präparate mit längerer Halbwertzeit:
  - rPA = Reteplase
  - TNK-tPA = Tenecteplase
- Urokinase: urinary-type plasminogen activator = im Urin in hoher Konzentration vorhanden

	rtPA Alteplase	Tenecteplase	rPA Reteplase	Urokinase
T_{50}	6 min	20 min	15 min	20 min

Anm.: Streptokinase nicht aufgeführt, da kaum noch eingesetzt.

INHIBITOREN DES FIBRINOLYTISCHEN SYSTEMS (ANTIFIBRINOLYTIKA)

▶ Physiologische Substanzen: Alpha2-Antiplasmin und Plasminogen-Aktivator-Inhibitor (PAI)

▶ Therapeutische Substanzen: Tranexamsäure (AMCHA), p-Aminomethylbenzoesäure (PAMBA)

Ind: Primäre Hyperfibrinolysen (z.B. bei bösartigen Tumorerkrankungen), Antidot bei Blutungen unter Therapie mit Fibrinolytika, supportiv bei elektiven invasiven Eingriffen und Blutungen bei angeborenen hämorrhagischen Gerinnungsstörungen (Hämophilie, von Willebrand-Erkrankung, Thrombozytopathien), postpartale Blutungen, Blutungen nach Polytrauma

KI: Niereninsuffizienz, Schwangerschaft, Thromboseneigung, disseminierte intravasale Gerinnung (DIC)

EINTEILUNG DER KOAGULOPATHIEN [D68.9]

A) Defektkoagulopathien

- Angeboren: von-Willebrand-Erkrankung (am häufigsten) und Hämophilie (seltener) machen 95 % aller angeborenen Koagulopathien aus.
  Sehr selten sind Mangelzustände anderer Gerinnungsfaktoren. Ein Faktor XII-Mangel verursacht keine hämorrhagische oder thrombophile Diathese.
- Erworben: Die Mehrzahl aller Faktoren des Gerinnungs- und Fibrinolysesystems werden in der Leber gebildet, wobei die Synthese folgender Faktoren Vitamin K-abhängig ist:
  - Faktor II, VII, IX und X (sog. Prothrombinkomplex)
  - Protein C und Protein S

  Vitamin K ist ein mit der Nahrung zugeführtes (K_1) oder von der Darmflora gebildetes (K_2) fettlösliches Vitamin.

Ursachen für eine Verminderung der Vitamin K-abhängigen Gerinnungsfaktoren:

1. Synthesestörung der Leber: Leberschaden
2. Vitamin K-Mangel:[E56.1]
   - Malabsorptionssyndrom
   - Vollgestillte Neugeborene und Säuglinge ohne Vitamin K-Prophylaxe
   - Gestörte Darmflora durch Antibiotika
   - Verschlussikterus mit gestörter Fettresorption infolge Gallemangel
3. Therapie oder Intoxikation mit Vitamin K-Antagonisten (Cumarine, z.B. Phenprocoumon)
   Bei Vitamin K-Mangel bildet die Leber funktionsuntüchtige Vorstufen der Gerinnungsfaktoren, bei denen die γ-Karboxylierung der Glutamylseitenketten fehlt.

B) Immunkoagulopathien

- Alloantikörperbildung gegen F. VIII oder IX als Folge einer Substitution dieser Faktoren bei Patienten mit Hämophilie (Hemmkörperhämophilie)
- Autoantikörper gegen Gerinnungsfaktoren bei immunologischen Erkrankungen (z.B. SLE) oder idiopathisch als erworbene Hemmkörperhämophilie

C) Verbrauchskoagulopathien

D) Hyperfibrinolyse

- Lokale Hyperfibrinolyse: bei Operationen an Plasminogenaktivator-reichen Organen, wie Uterus, Lunge, Prostata
- Systemische Hyperfibrinolyse:
  · Durch genetischen α_2-Antiplasminmangel
  · Als Folge einer fibrinolytischen Therapie
  · Reaktive Hyperfibrinolyse bei disseminierter intravasaler Gerinnung (DIC)

HÄMOPHILIE (BLUTERKRANKHEIT) [D66]

Hämophilie A [D66]: 85 % d.F.
Hämophilie B [D67]: 15 % d.F.

Ep.: Prävalenz Hämophilie A 1 : 10.000, der Hämophilie B 1 : 30.000 männliche Neugeborene

Ät.: ▸ Hämophilie A (schwerste Form): Mutationsvarianten in Xq28
Pathophysiologisch können 2 Typen unterschieden werden:
1. Hämophilie A^-: Fehlen von F. VIII (95 % d.F.)
2. Hämophilie A^+: Inaktivität von F. VIII (5 % d.F.)

▸ Hämophilie B: Mutation in Xq27.1-q27.2
Fehlen oder Inaktivität von F. IX = Christmas-Faktor

PPh: Faktor VIII wird in der Leber und im retikuloendothelialen System gebildet. Im Blut ist Faktor VIII an sein Trägerprotein, den von Willebrand-Faktor gebunden und dadurch vor proteolytischem Abbau geschützt. Der aktivierte Faktor VIIIa beschleunigt die Aktivierung von Faktor X zu Faktor Xa.

Genetik der Hämophilie A: Das Faktor VIII Gen ist auf dem X-Chromosom kodiert. > 2.000 unterschiedliche Mutationen, meist Punktmutationen. Bei Patienten mit schwerer Hämophilie A findet sich in 40 % eine Intron 22-Inversion.
60 % d.F. werden X-chromosomal-rezessiv vererbt (positive Familienanamnese), 40 % d.F. sind sporadische Erkrankungen infolge Spontanmutationen am X-Chromosom.

Da die Bildung des F. VIII von Genen im X-Chromosom gesteuert wird, müsste die Frau theoretisch die doppelte Aktivität an F. VIII haben (XX), man findet aber wie beim gesunden Mann nur ca. 100 %, da ein X-Chromosom (nach der Lyon-Hypothese) während der Embryonalentwicklung inaktiviert wird.

- Alle Töchter eines Bluters sind Konduktorinnen (denn sie erhalten vom Vater das kranke X-Chromosom).
- Alle Söhne eines Bluters mit einer genetisch gesunden Frau sind gesund (denn sie erhalten das gesunde X-Chromosom der Mutter).
- Eine Konduktorin gibt ihr krankes X-Chromosom mit 50 % Wahrscheinlichkeit an die Kinder weiter.

Konduktorinnen für eine schwere und mittelschwere Hämophilie weisen bei verminderter F. VIII-Aktivität oft eine leichte Blutungsneigung auf (z.B. verstärkte Blutungen während der Menstruation und perioperativ)

Anm.: Beim Auftreten einer manifesten Hämophilie beim weiblichen Geschlecht bestehen folgende sehr seltene Differenzialdiagnosen:

1. Homozygote oder compound heterozygote Anlageträgerin für Hämophilie A oder B (echte Bluterin): Mädchen aus der Verbindung einer Konduktorin mit einem Hämophiliekranken
2. Patienten mit einem chromosomal männlichen Geschlecht und weiblichen Phänotyp
3. Frau mit Hemmkörpern gegen Gerinnungsfaktoren, z.B. nach Schwangerschaft
4. von Willebrand-Erkrankung Typ 2 N (herabgesetzte Bindungsfähigkeit des Willebrand-Faktors für Faktor VIII)

KL.:
- Erhöhtes Risiko für Nabelschnurblutungen, Hirnblutung und Kephalhämatome beim Neugeborenen
- Deutliche Hämatomneigung mit zunehmender Mobilität Ende des 1. Lebensjahres
- Muskelblutungen (auch bei i.m.-Injektionen)
- Gelenkblutungen mit Arthropathie (besonders Knie-, Ellenbogen- und Sprunggelenke)

Das Ausmaß der Faktorenverminderung von Faktor VIII bestimmt die klinische Symptomatik. Bei leichten Hämophilien evtl. nur Nachblutungen nach invasiven Eingriffen (z.B. Zahnextraktion und Operation)

Schweregrade der Hämophilie A und B anhand der Faktor-Restaktivität:

Bezeichnung	F VIII Aktivität in %	Klinik
Normal	> 50	
Subhämophilie	16 - 50	Meist symptomfrei
Leichte Hämophilie	6 - 15	Hämatome nach deutlichem Trauma Nachbluten bei invasiven Eingriffen
Mittelschwere Hämophilie	1 - 5	Hämatome bereits nach leichtem Trauma
Schwere Hämophilie	< 1	Spontane Blutungen und Blutungen bei Bagatelltraumata

DD:
- von-Willebrand-Erkrankung
- Blutungen durch hereditären Mangel anderer Gerinnungsfaktoren

Di.:
1. Positive Familienanamnese (2/3 d.F.)
2. Blutungstyp (siehe oben)
3. Lab: Leitbefund ist die verlängerte aPTT bei normalem Quick-Wert. Ausschluss einer Willebrand-Erkrankung
   Zur Differenzierung zwischen Hämophilie A und B: Bestimmung der F. VIII- und IX-Aktivität

Th.: Behandlung in Hämophilie-Zentren! Ausstellung eines Patientenausweises
- Prophylaxe von Blutungen, bes. der Gelenke mit der Spätfolge einer hämophilen Arthropathie. Vermeidung von Sportarten mit hohem Unfallrisiko und Tätigkeiten mit erhöhter Verletzungsgefahr.
- Vermeiden der Gabe von ASS/NSAR oder anderen Thrombozytenaggregationshemmern
- Keine i.m.-Injektionen (Impfungen häufig subkutan, siehe Empfehlungen des Robert-Koch-Instituts)
- Sorgfältige lokale Blutstillung (Kompression, Fibrinkleber, Antifibrinolytika lokal oder systemisch)
- Substitution von Gerinnungsfaktoren: (siehe auch Internet *Leitlinien*, z.B. der Gesellschaft für Thrombose- und Hämostaseforschung - GTH oder der World Federation of Hemophilia - WFH)

  Zur Verfügung stehen rekombinante und plasmatisch hochgereinigte bzw. virusinaktivierte Faktorenpräparate (Präparate siehe Rote Liste und Interessengemeinschaf Hämophilie -> Internet: *www.igh.info*); für die schwere Hämophilie A auch der F. VIII mimetische Antikörper Emicizumab
  1. Substitution bei Bedarf bei leichter Hämophilie
  2. Dauerbehandlung (prophylaktische Therapie) bei schwerer und mittelschwerer Hämophilie

Dos:
- Bei lebensbedrohlichen Blutungen (Körperhöhle, intrakraniell, intrathorakal, gastrointestinal) sowie Frakturen, großen Operationen ist bei der Substitutionstherapie ein Faktorenspiegel von > 50 - 100 % erforderlich: Gabe von 50 - 80 IE/kg Faktor VIII bzw. IX-Konzentrat. Das Ziel ist die Blutstillung und Normalisierung der Faktoraktivität. Dosierungsanpassung im Verlauf entsprechend der Faktorenkonzentration mit Bestimmung vor Faktorgabe (Talspiegel).
- Bei Gelenk- und Muskelblutungen ist ein Faktorenspiegel von ≥ 30 % meist ausreichend.
- Perioperativ sollte - je nach Ausmaß der Operation - eine prophylaktische Anhebung des Faktorenspiegels erfolgen (Erstellung eines Substitutionsplans im Hämophiliezentrum).
- Bei Dauerbehandlung ist die Dosierung mit dem verantwortlichen Therapeuten abzustimmen.

Merkregel für die Dosierung eines Konzentrats von Gerinnungsfaktoren:
1 IE Faktorenkonzentrat/kg KG entspricht dem Faktorengehalt von 1 ml Plasmapool und erhöht den Faktorenspiegel um 1 - 2 %.
Der Substitutionserfolg ist durch Einzelfaktorenanalyse vor und 30 min. nach Faktorapplikation zu kontrollieren (sog. Recovery). Die Faktor Substitution sollte entsprechend der individuellen Recovery und Halbwertszeit des Gerinnungsfaktors erfolgen.

- Desmopressin = DDAVP: Nur bei leichter und Sub-Hämophilie A genügt bei erhöhtem Blutungsrisiko oft die Gabe des Vasopressin (ADH-) Analogons DDAVP; dies bewirkt die Freisetzung der im Endothel gespeicherten Faktoren VIII und vWF, deren Aktivität sich innerhalb von 1 - 2 h auf etwa das 2fache des Ausgangswertes erhöht. DDAVP kann aber nur wenige Tage im 12 Stundenintervall gegeben werden, weil es nach 3 - 5 Applikationen zur Erschöpfung der gespeicherten Faktoren kommt (Tachyphylaxie).
  NW: Wasserintoxikation mit Elektrolytstörungen (nicht bei Kindern < 3 Jahren einsetzen!), Krampfanfälle; weitere KI laut Fachinformation beachten
  Dos: Anwendung i.v. (Minirin parenteral®) oder als Nasenspray für die Heimbehandlung (Octostim®).
- Emicizumab: Humanisierter bispezifischer Antikörper, der durch Bindung von Faktor IXa und X die physiologische Funktion von Faktor VIII ersetzt. Zugelassen für die Dauerbehandlung nur bei Hämophilie A; subkutane Gabe alle 1 - 4 Wochen.

Therapieprobleme: Hemmkörper- (HK-)Hämophilie [D68.38]

Def: Induktion von Allo-Ak vom Typ IgG gegen den substitutierten allogenen F. VIII (selten F. IX)

Vo.: Bei Hämophilie A bis 15 %, meist bei schwerer Hämophilie. Das Risiko ist beim Mutationstyp mit großen Deletionen mehrerer Domänen am höchsten.

DD: Sehr selten (1 : 1 Mio. Personen/J.) ist eine erworbene Hemmkörperhämophilie mit Auto-Ak-Bildung gegen F. VIII bei Autoimmunerkrankungen, nach Schwangerschaft, bei Malignomen, Gammopathie oder idiopathisch ohne vorbestehende Hämophilie. Dabei kann es zu lebensbedrohlichen Blutungen kommen.

Di.:
- Klinik (verzögerte oder ausbleibende Blutstillung trotz Substitution von F. VIII)
- Positiver Plasmatauschversuch (keine Normalisierung der aPTT nach 1:1-Mischung mit Normalplasma als Hinweis auf einen Inhibitor)
- Bestimmung des Inhibitor-Titers in Bethesda-Einheiten. Eine Bethesda-Einheit ist definiert als diejenige Aktivität des Inhibitors, die zu einer 50 %igen Inaktivierung von F. VIII führt.

Th.: Nur in Hämophilie-Zentren:
Der Hemmkörper neutralisiert die Wirkung des substituierten Faktor VIII, daher Gabe von Faktorenkonzentraten, die eine Thrombinbildung ohne Faktor VIII ermöglichen z.B.:
- Rekombinanter Faktor VIIa (NovoSeven®)
- FEIBA® (Factor Eight Inhibitor Bypassing Activity)
- Rekombinanter Faktor VIII vom Schwein (Susoctocog alfa = Obizur®)
- Emicizumab (1 Dosis s.c./Woche): Blutungsprophylaxe bei HK-Hämophilie

Bei hochtitrigen Alloantikörpern soll eine kausale Therapie des Hemmkörpers durch die Erzeugung einer Immuntoleranz mittels hochdosierter Faktorgabe (Immuntoleranztherapie, bei Hemmkörperhämophilie B in Kombination mit einer immunmodulierenden Therapie) erfolgen. Bei Autoantikörpern ist zur Eradikation des Antikörpers eine immunsuppressive Therapie (z.B. Prednisolon, Cyclophosphamid, Rituximab) möglich.

Infektionsrisiko:
Früher wurden viele Hämophiliepatienten durch F. VIII-Präparate und Bluttransfusionen infiziert mit HBV, HCV und HIV. Das Risiko einer Übertragung pathogener Viren (z.B. HIV, HSV, EBV, CMV, HBV, HCV, Parvovirus B19) soll bei hochgereinigten und virusinaktivierten Faktorenkonzentraten nicht bestehen und ist bei Verwendung rekombinanter Faktorenpräparate ausgeschlossen. Trotzdem alle Hämophiliepatienten gegen Hepatitis B impfen.

Genetische Beratung: Alle Patienten sind genetisch zu beraten + Familienuntersuchung.

VON-WILLEBRAND-JÜRGENS-SYNDROM (vWS) [D68.09]

Internet-Infos: *www.netzwerk-vws.de*

Ep.: Prävalenz asymptomatischer Fälle 1 %, symptomatischer Fälle 0,1 ‰ und damit häufigste angeborene Hämostasestörung. Die Patienten neigen weniger zu spontanen Blutungen als bei Hämophilie.

Ät.: 1. Angeboren [D68.00]:
- vWS Typ 1 (80 %) quantitativer Defekt: vWF und F. VIII-Aktivität auf 25 - 50 % vermindert; Vererbung: AD
- vWS Typ 2 qualitative Defekte:
  - 2A (12 %): Große und mittlere Multimere fehlen; Vererbung: AD
  - 2B (5 %): Große Multimere fehlen; Vererbung: AD oder AR
    Im Gegensatz zum Typ 2A zeigt beim Typ 2B der defekte vWF eine erhöhte Affinität zum Plättchenglykoproteinrezeptor Ib (GPIb), was zur Thrombozytopenie führen kann.
  - 2M (1 %): Kein Fehlen der großen Multimere, aber verminderte Interaktion mit Thrombozyten, Vererbung AD
  - 2N (1 %): Verminderte Bindungsaffinität zum Faktor VIII
- vWS Typ 3 (1 %): Quantitativer Defekt, schweres vWS: Praktisch vollständiges Fehlen des vWF, F. VIII ist stark vermindert; Vererbung AR

Anm.: AD = autosomal dominant; AR = autosomal rezessiv

2. Erworben [D68.01]: Im Rahmen anderer Grundkrankheiten, z.B. monoklonale Gammopathie, maligne Lymphome, myeloproliferative Erkrankungen, autoimmunologische Erkrankungen, Valproinsäure-Therapie, Herzfehler (z.B. Aortenstenose) mit turbulenter Strömung (Heyde-Syndrom)

Pg.: Der von Willebrand-Faktor hat mit seinen Funktionen eine Schlüsselstellung im Hämostasesystem:
- Bei der primären Hämostase vermittelt der vWF die Adhäsion aktivierter Thrombozyten an das Subendothel.
- Sekundäre Hämostase: Der vWF bildet mit dem Faktor VIII einen Komplex und verzögert so dessen Abbau im Plasma. In Abwesenheit des vWF ist die Halbwertzeit des Faktor VIII im Plasma drastisch verkürzt.

Das von Willebrand-Faktor-Antigen wird in den Endothelzellen der Gefäße und in den Megakaryozyten des Knochenmarks synthetisiert und nach einer Aktivierung des Gerinnungssystems aus Endothelzellen und Thrombozyten freigesetzt. Im Plasma liegt das Molekül als multimere Struktur (sog. „vWF-Multimere") vor. Diese langkettigen Proteine werden in den zytoplasmatischen sog. „Weibel-Palade-Bodies" gespeichert. Nach Freisetzung ins Plasma werden die Multimere durch spezielle Proteasen in unterschiedlich große vWF-Multimere gespalten. Diese verschieden großen Multimere können elektrophoretisch aufgetrennt und visualisiert werden („Multimeranalyse").

KL.: Die Mehrzahl der Patienten hat keine oder nur diskrete Blutungssymptome
Typischer Blutungstyp der primären Hämostasestörungen: Schleimhaut-/Nasen-, gastrointestinale und perioperative Blutungen, verstärkte Menstruationsblutung, beim Typ 3 zusätzlich hämophiler Blutungstyp

Di.: Klinik und ggf. positive Familienanamnese
Nutzung eines Fragebogens zur Gerinnungsanamnese (Internet-Info: *www.netzwerk-von-willebrand.de*): Da viele Betroffene von ihrer Erkrankung nichts wissen, resultieren bei Operationen unerwartet immer wieder gefährliche Blutungen. Um dies zu vermeiden, sollte vorher ein Fragebogen genutzt werden, um die Risikopatienten zu erkennen!

Laborleitbefunde: abhängig vom Typ der von Willebrand-Erkrankung: Pathologische Befunde für von Willebrand-Faktor-Antigen (vWF:Ag), von Willebrand-Faktor Collagenbindung (vWF:CB) und von Willebrand Faktor-Aktivität (vWF:GPIbR), F. VIII-Aktivität, von Willebrand-Faktor Multimeranalyse, Ristocetin-induzierte Plättchenaggregation (RIPA), fakultativ verlängerte aPTT

Beachte: Der von Willebrand Faktor ist ein Akutphaseprotein - möglichst keine Bestimmung bei Infekt. Bei Blutgruppe 0 werden physiologischerweise niedrigere Werte beobachtet.
Die genaue Diagnostik des von-Willebrand-Syndroms ist komplex und sollte in einem hämostaseologischen Zentrum erfolgen.

Gendiagnostik/Mutationsanalyse nicht regelhaft, sondern nur bei speziellen Fragestellungen bzw. phänotypisch unklaren Befunden.

Merke: Die Diagnose eines von Willebrand Syndroms erfordert immer die Bestimmung des von Willebrand-Subtyps, da dies Konsequenzen für die Behandlung hat!

Th.: Sorgfältige lokale Blutstillung; ASS u.a. Thrombozytenaggregationshemmer sind verboten! Bei leichten Blutungen genügt die Gabe von Desmopressin = DDAVP (z.B. Minirin parenteral® als Kurzinfusion; Octostim® als Nasenspray), welches die Freisetzung des vWF aus den Weibel-Palade-Bodies stimuliert. Durch Gabe von DDAVP erfolgt ein Anstieg von Faktor VIII und vWF auf das 2fache,

30 - 60 Min. nach der Medikamentengabe. Für die Wiederholung der DDAVP-Gabe wird ein Zeitintervall von mind. 12 Stunden empfohlen. Nachlassende Wirkung (Tachyphylaxie) nach 3 - 5 Applikationen. Desmopressin ist nur in Ausnahmefällen bei Typ 2B einzusetzen und unwirksam bei Typ 3.
Bei größeren Blutungen und zur Prophylaxe vor größeren Eingriffen Substitution mit virusinaktiviertem F. VIII/vWF-Konzentrat, rekombinanten vWF (Vonicog alfa®) oder vWF-Konzentrat (vor Op. Beratung in Gerinnungszentrum).

DISSEMINIERTE INTRAVASALE GERINNUNG (COAGULATION) = DIC UND VERBRAUCHSKOAGULOPATHIE [D65.1]

Def: Ausgelöst durch verschiedene Grundkrankheiten kann es zu einer intravasalen Aktivierung des Gerinnungssystems kommen mit Bildung disseminierter Mikrothromben in der Endstrombahn (DIC). Durch den hierbei stattfindenden Verbrauch von Gerinnungsfaktoren und Thrombozyten kann es zu einer hämorrhagischen Diathese kommen (Verbrauchskoagulopathie).
In der Regel kommt es zu einer sekundären Hyperfibrinolyse (mit zusätzlicher Inaktivierung von Fibrinogen und anderen Gerinnungsfaktoren).

PPh:

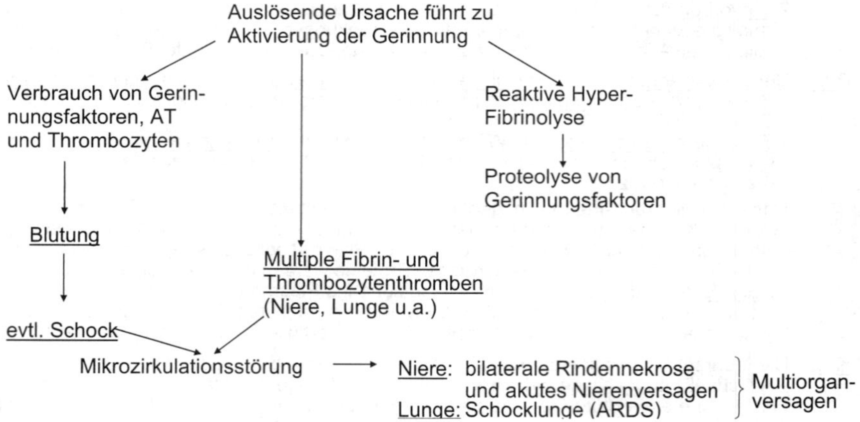

Ät.: 1. Einschwemmung von Prothrombinaktivatoren in die Blutbahn:
- Geburtshilfliche Komplikationen (Fruchtwasserembolie, vorzeitige Plazentalösung, verhaltener Abort, septischer Abort, NaCl-induzierter Abort u.a.)
- Operationen an thrombokinasereichen Organen (bes. Lunge, Pankreas, Prostata)

  Merke: 4-P-Regel der aktivatorreichen Organe: Pulmo, Pankreas, Prostata, Plazenta
- Manifeste Hämolysen (Fehltransfusionen, hämolytische Krisen)
- Schlangengifte
- Akute Promyelozytenleukämie, Tumorerkrankungen (v.a. Prostata und Pankreas)

2. Indirekte Aktivierung der Gerinnung über Mediatoren (z.B. Bakterientoxine):
Tierexperimentell führt die i.v.-Injektion von Endotoxin gramnegativer Bakterien innerhalb 24 h zu einer Verbrauchskoagulopathie (generalisiertes Sanarelli-Shwartzman-Phänomen). Pathogenetisch ähnliche Krankheitsbilder sind:
- Sepsis (bevorzugt durch gramnegative Bakterien); Sonderfall:
- Waterhouse-Friderichsen-Syndrom [A39.1+E35.1*] = fulminante Meningokokkensepsis mit DIC/Verbrauchskoagulopathie mit Haut-/Schleimhautpurpura und Blutungen, Schock, Nackensteifigkeit - unbehandelt rasch letal endend!
- Purpura fulminans:
  Akut nach Infekten auftretende Mikrothrombosierung von Hautgefäßen: Symmetrische großflächige Hautblutungen mit zentraler Nekrose und DIC.

3. Kontaktaktivierung des endogenen Gerinnungssystems:
   - Durch körperfremde Oberflächen (extrakorporaler Kreislauf)
   - Durch Störung der Mikrozirkulation im Schock (beim Schock kommt noch hinzu, dass die "clearance function" des RES für gerinnungsaktive Substanzen vermindert ist).

   Beachte: Jeder schwere Schock kann zu einer DIC, jede akute DIC kann zum Schock führen!
   - Kasabach-Merritt-Syndrom: Verbrauchskoagulopathie mit Thrombozytopenie bei ausgedehnten Blutgefäßfehlbildungen (z.B. kaposiformes Hämangioendotheliom)

Verlauf der DIC:
A) Akute DIC
B) Chronische DIC (z.B. bei Malignomen)

Anm: Die bei Tumoren zu beobachtende chronische DIC kann sowohl zu Thrombosen (Stadium der Hyperkoagulabilität) wie auch zu Blutungen führen (dekompensierter Faktorenverbrauch).

KL.: 1. Anamnese/Klinik der zur DIC prädisponierenden Erkrankung
2. Hämorrhagische Diathese mit oder ohne Blutungssymptomen

Ko.: Multiorganversagen mit ARDS, akutem Nierenversagen, zerebraler Dysfunktion (Verwirrtheit bis Koma), Schock, hämorrhagische Hautnekrosen, Leberversagen u.a.

DD: Differentialdiagnostisch abzugrenzen von der DIC ist die primäre Hyperfibrinolyse (z.B. bei Leberinsuffizienz oder Prostatakarzinom). Im Gegensatz zur DIC fehlen Fibrinmonomere und es findet sich eine normale Thrombozytenzahl.

Di.: 1. Bei entsprechenden Grundkrankheiten, die mit DIC einhergehen können, dran denken und kontrollierende gerinnungsanalytische Untersuchungen durchführen.
2. Meist lässt sich die DIC nicht mit einer einzelnen Untersuchung diagnostizieren, sondern durch die Veränderungen mehrerer Gerinnungsparameter im Verlauf.
3. Typische Laborveränderungen bei akuter manifester DIC:
   - Thrombozytopenie (empfindlichster Parameter!)
   - Fibrinogen und AT ↓

   Beachte: Fibrinogen ist normalerweise in der Schwangerschaft, bei Infektionen und Tumoren erhöht (→ hohe BSG), sodass bereits Normalwerte pathologisch sein können!
   - Nachweis von Fibrinmonomeren als Marker mit der höchsten Sensitivität. Unter dem Einfluss von Thrombin wird Fibrinogen durch Abspaltung der Fibrinopeptide A (FPA) in Fibrinmonomere überführt.
   - Nachweis von Fibrin-Fibrinogen-Spaltprodukten: D-Dimer, bei sekundärer Hyperfibrinolyse
   - Quick-Wert ↓, aPTT ↑
4. DIC-Score ≥ 5

Parameter	Punkte	Parameter	Punkte
Thrombozytenzahl (µl/l)		Fibrinogen (mg/dl)	
< 50.000	2	< 100	1
< 100.000	1	> 100	0
> 100.000	0		
Quick-Wert (%)		D-Dimer (µg/ml)	
< 50	2	> 5	2
< 70	1	> 2	1
> 70	0	< 2	0

Th.: Leitlinie der ISTH (International Society of Thrombosis and Hemostasis):
A) Kausale Behandlung der auslösenden Grundkrankheit (am wichtigsten!)
B) Symptomatische Behandlung: Da es an Studien mangelt, fehlt es an Evidenz.
   - Gabe von Thrombozyten nur bei Blutungen und Thrombozyten < 50.000/µl
   - Bei Quickabfall und Blutungszeichen Gabe von FFP (auch Einzelfaktoren sind möglich, allerdings FFP vorteilhafter, da es unterschiedliche Faktoren beinhaltet, auch Fibrinogen)
   Anm.: Heparingabe wird kontrovers diskutiert, da massive Blutungen unter Heparin beschrieben sind. Empfehlung: In der Anfangsphase möglich, aber fehlende Evidenz. Im Vollbild der DIC ist Heparin kontraindiziert, da Blutungsgefahr.

C) Behandlung von Komplikationen:
z.B. bei akutem Nierenversagen: Dialyse, Therapie eines ARDS (siehe dort)

Prg: Abhängig von
1. auslösender Grundkrankheit, Begleiterkrankungen, frühzeitiger Therapie
2. Überwinden von Komplikationen (hämorrhagischer Schock, Nierenversagen)

Pro: Bei allen Erkrankungen, die das Risiko einer DIC beinhalten (siehe oben), wird eine prophylaktische Heparingabe empfohlen, aber auch hier fehlt die Evidenz!

THROMBOZYTOPENIEN [D69.61]

PPh: Normale Lebensdauer der zirkulierenden Thrombozyten: 9 - 10 Tage, biologische Halbwertzeit bei Abwesenheit von Antikörpern: ca. 4 Tage. Die Thrombozytopoese kann bei Gesunden im Bedarfsfall bis zum 5fachen der Norm gesteigert werden. 2/3 der Thrombozyten zirkulieren im Blut, 1/3 wird reversibel in der Milz gespeichert und kann bei Bedarf dem Kreislauf zur Verfügung gestellt werden.

Ät.: I. **Thrombozytopenien durch Bildungsstörung im Knochenmark:**

1. Verminderte Thrombozytopoese = Aplastische Störung
   Knochenmark: Megakaryozytenzahl vermindert
   Urs: a) Kongenital: z.B. Fanconi-Anämie; selten hereditäre Thrombozytopenien
   b) Erworben:
   - Knochenmarkschädigung
     - Medikamente (z.B. Zytostatika und Immunsuppressiva)[D69.58]
     - Chemikalien (z.B. Benzol)
     - Strahlen
     - Infektionen (z.B. HIV, HCV, EBV)
     - Autoantikörper gegen Megakaryozyten (bei manchen Fällen von Immunthrombozytopenie)
   - Knochenmarkinfiltration bzw. -störung: Leukämien, MDS, primäre Myelofibrose, Karzinome, maligne Lymphome
2. Reifungsstörung der Megakaryozyten
   Knochenmark: Megakaryozyten normal oder erhöht, ineffektive Thrombo-, Erythro- und Granulopoese mit morphologischen Zeichen der Reifungsstörung
   Urs: Mangel an Vitamin B_{12} oder Folsäure (Einzelheiten siehe Kap. Megaloblastäre Anämien) oder MDS (Einzelheiten siehe Kap. MDS)

II. **Thrombozytopenien durch gesteigerten peripheren Umsatz:**

Knochenmark: Megakaryozytenzahl vermehrt
Eine Thrombozytopenie wird hierbei manifest, wenn der erhöhte periphere Plättchenverbrauch durch eine gesteigerte Thrombozytenbildung nicht mehr kompensiert werden kann. Die Thrombozytenhalbwertzeit kann dabei auf wenige Stunden vermindert sein und die Plättchenumsatzrate bis zum 5fachen der Norm ansteigen.

II. A) **Immunthrombozytopenien (ITP):** [D69.58]

1. Keine Grundkrankheit bekannt	Primäre (idiopathische) ITP (M. Werlhof, siehe dort)
2. Grundkrankheit bekannt	Sekundäre ITP, z.B. bei: - Lymphomen - Autoimmunkrankheiten, z.B. SLE
3. Durch Medikamente ausgelöst	- Durch Autoantikörper (nach Fludarabin, selten bei Procainamid und nach Trimethoprim/Sulfamethoxazol) - Durch medikamentenassoziierte Antikörper: Haptentyp, Immunkomplextyp - HIT II durch Heparin (siehe dort)
4. Durch Alloantikörper	Siehe unten

Zu 4. Durch Alloantikörper gegen Thrombozyten:

- Posttransfusionsthrombozytopenie [D69.58] = Posttransfusionspurpura (PTP):
  Vo.: Rel. selten, meist sind Frauen > 50 J. betroffen. In 85 % d.F. Folge einer vorausgegangen Sensibilisierung (Transfusionen, Schwangerschaft) gegen das Plättchen-Antigen 1 = Human Platelet Antigen 1 (HPA 1). In 15 % d.F. sind andere Antigene betroffen wie HPA-1b, -3a und -3b (sie liegen alle auf dem Glykoprotein IIb/IIIa). Das Besondere an der PTP ist, dass auch die eigenen Thrombozyten, die das relevante Antigen nicht tragen, in Mitleidenschaft gezogen werden. Auch transfundierte Fremdthrombozyten werden unabhängig vom HPA-Typ zerstört, es treten häufig febrile nicht-hämolytische Transfusionsreaktionen auf.
- Passive Alloimmunthrombozytopenie: Selten nach Transfusion von HPA-Ak-haltigem Plasma. Im Gegensatz zur PTP kommt es unmittelbar nach der Transfusion zur Ausbildung einer Thrombozytopenie, die sich im Laufe einer Woche zurückbildet. Donoren sind i.d.R. Frauen mit Schwangerschaften in der Anamnese. Die Ak-Spezifitäten sind identisch mit denen bei NAIT.
- Neonatale Alloimmunthrombozytopenie (NAIT):
  Urs: 0,2 % aller Neugeborenen; feto-maternale Inkompatibilität thrombozytärer Antigene In der kaukasischen Bevölkerung werden ca. 85 % der NAIT-Fälle durch HPA 1a-Ak hervorgerufen (die Mutter ist HPA-1b homozygot), an zweiter Stelle folgen Ak gegen HPA-5b, die anderen Antigene sind selten betroffen.

Intrakranielle Blutungen treten in 20 - 30 % aller Fälle auf, dabei zur Hälfte bereits intrauterin. - Di.: Nachweis thrombozytärer IgG-Ak im Serum der Mutter (Einzelheiten siehe Pädiatriebücher)

II. B) Thrombozytopenien anderer Genese:

- Gestationsthrombozytopenie: Mit bis zu 8 % aller Schwangeren die häufigste Ursache einer Thrombozytenverminderung in der Schwangerschaft.
  Urs: Hämodilution und erhöhter Thrombozytenumsatz. In 90 % d.F. Thrombozyten > 100.000/µl.
  Asymptomatisch, keine Therapie erforderlich. Verschwindet ca. 2 Monate post partum.
- HELLP-Syndrom, DIC
- Hypersplenismus (Pooling der Blutzellen in einer vergrößerten Milz)
- Künstliche Herzklappen (mechanische Schädigung)
- Extrakorporale Zirkulation (Oberflächenkontakt)
- Thrombotische Mikroangiopathie (TMA): Siehe dort
- Vakzine-induzierte prothrombotische Immunthrombozytopenie (VITT) nach Covid-19-Impfung mit Astra-Zenica-Vakzine: Sehr selten, 4 - 16 Tage nach der Impfung Auftreten von Sinus- und Hirnventhrombosen (bes. Frauen < 55 J.)

III. Kombinierte Bildungs- und Abbaustörungen:
z.B. bei alkoholtoxischer Leberzirrhose mit gesteigerter lienaler Plättchensequestration + verminderter Plättchenbildung im Knochenmark

KL.: Durch Thrombozytopenie bedingte Hämostasestörungen zeigen einen petechialen Blutungstyp.

Lab: Thrombozytenzahl < 150.000/µl.

Merke: In der Regel besteht keine Blutungsgefahr, solange die Zahl funktionstüchtiger Thrombozyten > 30.000/µl liegt und die plasmatische Gerinnung und Gefäßfunktion intakt sind.

DD: Pseudothrombozytopenien:

1. Aggregat- bzw. Agglutinatbildung
   a) Bedingt durch die Technik der Blutentnahme
   b) Durch EDTA-abhängige Agglutinine
   c) Durch Kälteagglutinine
2. Satelliten- (Rosetten-)Bildung zwischen Leukozyten und Thrombozyten
3. Vorhandensein von Riesenplättchen
   a) Auf hereditärer Basis
   b) Erworben bei Immunthrombozytopenien, Kortisonbehandlung, myeloproliferativen oder myelodysplastischen Syndromen

Merke: Sind die Thrombozytenzahlen bei der routinemäßigen Bestimmung in EDTA-Blut extrem niedrig, ohne dass Symptome einer hämorrhagischen Diathese vorliegen, kann eine EDTA-induzierte Pseudothrombozytopenie vorliegen. Diagnose: Normale Thrombozytenzahl bei Messung im Zitratblut oder im Magnesium-antikoagulierten Blut (ThromboExact®-Monovette, Sarstedt). Im Blutausstrich: Nachweis von Thrombozytenagglutinaten

Diagnostisches Vorgehen bei Thrombozytopenien:

1. Anamnese:
   - Akuter oder chronisch rezidivierender Verlauf?
   - Familienanamnese
   - Vorausgegangene Infekte?
   - Medikamentenanamnese
2. Suche nach kausalen Erkrankungen:
   - Für Bildungsstörungen: Karzinome, Leukämien, aplastische Anämie, MDS, Myelofibrose, Lymphome u.a.
   - Für Reifungsstörungen: Vitamin B_{12}- oder Folsäuremangel, MDS
   - Für gesteigerten Thrombozytenumsatz: Verbrauchskoagulopathie (DIC), Medikamentenanamnese, SLE, HIV-Infektion, maligne Lymphome u.a.
3. Blutbild: Blutbild mit Retikulozytenzahl und mikroskopischer Leukozytendifferenzierung sowie Thrombozytenbeurteilung, falls verfügbar immature Plättchenfraktion (IPF) und mittleres Plättchenvolumen (MPV)
4. Suche nach Auto-Ak gegen Thrombozyten bei Verdacht auf Immunthrombozytopenie
   Beachte: Insbesondere bei der neudiagnostizierten ITP werden häufig keine thrombozytären Ak gefunden, was diese Diagnose aber nicht ausschließt.
5. Knochenmarkuntersuchung:
   - Megakaryozytenzahl vermindert: Bildungsstörung
   - Megakaryozytenzahl vermehrt:
     - Vermehrter Abbau (z.B. bei ITP) oder
     - Reifungsstörung (z.B. bei Vitamin B_{12}- oder Folsäuremangel)

Th.: a) Kausal:
- Weglassen verdächtiger Medikamente bei medikamentös induzierter Thrombozytopenie
- Therapie einer HIT II (siehe dort)
- Therapie einer ITP (siehe dort)

b) Symptomatisch:
- Keine Thrombozytenaggregationshemmer!
- Thrombozytensubstitution: 2 Arten von Thrombozytenkonzentraten:
  - Mehrspenderkonzentrat: Gepooltes Thrombozytenkonzentrat: Hergestellt aus frischen Vollblutkonserven mehrerer Spender mit gleicher Blutgruppe und Rhesusfaktor.
  - Einzelspenderkonzentrat: Hergestellt durch Thrombozytapherese (mittels Zellseparator) von einem Spender.

  Vorteil: Niedrigeres Infektionsrisiko, Beschränkung auf HLA-Antigene nur eines Spenders, Möglichkeit der Auswahl eines HLA-kompatiblen Spenders bei Alloimmunisierung des Empfängers nach mehreren Transfusionen.

  Ind: - Therapeutische Substitution: Unabhängig von der Höhe der Thrombozyten bei thrombozytopenisch bedingten Blutungen. Bei Majorblutungen (= klinisch bedrohliche Blutungen) sowie vor nicht aufschiebbaren chirurgischen Eingriffen wird eine Thrombozytenzahl > 50.000/µl angestrebt, bei Minorblutungen > 20.000/µl.

  Beachte: Gabe von Thrombozytenkonzentrat bei ITP nur bei bedrohlicher Blutung und dann in Kombination mit Steroid bzw. IgG

  - Prophylaktische Substitution: Bei intermittierender Bildungsstörung (z.B. durch Zytostatikatherapie). Eine Substitution wird empfohlen bei Absinken der Thrombozyten < 10.000/µl. Bei chronischen Bildungsstörungen (z.B. MDS) und gesteigertem Umsatz (z.B. ITP) wird im Regelfall auf prophylaktische Substitution verzichtet.

  KI: HIT II

  NW: - Infektionsrisiko (Hepatitisviren, HIV, Herpesviren u.a.)
  - Alloimmunisierung durch Kontaminierung mit Leukozyten
  - Immunisierung gegen Rhesusantigen D (→ evtl. Anti-D-Prophylaxe)
  - Bei Patienten nach allogener Stammzelltransplantation Risiko der Graft-versus-host-Krankheit durch übertragene Spenderlymphozyten (→ vorherige Bestrahlung aller Blutprodukte mit 15 - 30 Gy).
  - Allergische Transfusionsreaktionen: Von Urtikaria bis Anaphylaxie
  - Posttransfusionspurpura

    Th.: Hochdosiert Immunglobulin G i.v. (Blockierung der Fc-Rezeptoren der Thrombozyten)

  Ursachen für einen ausbleibenden Thrombozytenanstieg nach Thrombozytensubstitution:

  a) Klinische Faktoren:
  Splenomegalie, Fieber, Infektionen, Sepsis, akute Blutungen, Verbrauchskoagulopathie, Knochenmarkschädigung, z.B. nach Stammzelltransplantation

  b) Immunologische Faktoren:
  Ungefähr ein Drittel aller Patienten ist refraktär aufgrund immunologischer Faktoren:
  - An erster Stelle sind hier Allo-Ak gegen HLA-Merkmale der Klasse I zu nennen, seltener Allo-Ak gegen plättchenspezifische Antigene (HPA-Merkmale)
  - Sehr selten AB0-Inkompatibilität

- Thrombozytopoese-stimulierende Arzneimittel (TSA):
  Stimulation der Thrombozytenbildung über Aktivierung des Thrombopoetin-Rezeptors. Erhöht die Thrombozytenzahl bei ca. 80 % der Patienten. Wirkung hält nur so lange an, wie das Mittel gegeben wird.
  Präparate: Romiplostim (Nplate®) s.c.; Eltrombopag (Revolade®) oral (NW: s. Hersteller)
  Ind: Zweitlinientherapie der ITP (siehe dort)

THROMBOTISCHE MIKROANGIOPATHIE (TMA) [M31.1]

Def: Heterogene Gruppe von Krankheitsbildern mit Verschluss der Mikrozirkulation durch Thrombozytenaggregate, verbunden mit Thrombozytopenie, Coombs-negativer hämolytischer Anämie und Nachweis von Fragmentozyten im Blutbild. Primäre TMAs sind das hämolytisch-urämische Syndrom (HUS; Synonym: Gasser-Syndrom) [D59.3] und die thrombotisch thrombozytopenische Purpura (TTP; Synonym: Moschcowitz-Syndrom) [M31.1] mit folgenden Kennzeichen:
- HUS: Milde Thrombozytopenie und Serum-Kreatinin > 200 µmol/l (> 2,2 mg/dl)
- TTP: Schwere Thrombozytopenie und Serum-Kreatinin < 120 µmol/l (< 1,3 mg/dl)

Ep.: Inzidenz: Mit 0,5 Fällen/100.000/J., die meisten Fälle sind erworben; familiäre Erkrankungen sind selten.

PPh: Der von-Willebrand-Faktor (vWF) wird als ultralanges Multimer im Endothel gebildet, das durch die vWF-cleaving Protease (ADAMTS13) gespalten wird. Bei der TTP kommt es durch einen angeborenen Defekt oder eine erworbene Verminderung von ADAMTS13 zur Anhäufung ultralanger vWF-Multimere. Dies führt zu Ausbildung von Thrombozyten- und vWF-reichen Mikrothromben in der Endstrombahn mit Minderperfusion der betroffenen Organe (bes. Nieren und Gehirn). Patienten mit ADAMTS13-Defizienz können jedoch auch asymptomatisch sein.

Ät.: 1. Idiopathische TTP:
- Angeborene (kongenitale) Form = cTTP - sehr selten: Angeborener Mangel an vWF-cleaving (spaltender) Protease = Metalloprotease = ADAMTS13
  Proteaseaktivität bei Erkrankung nicht nachweisbar
- Erworbene (sporadische) Form: Antikörperbildung gegen ADAMTS13
  Proteaseaktivität während akuter TTP nicht nachweisbar bzw. < 10 %.

2. HUS:
- Typisches HUS = Shiga-Toxin-assoziiertes HUS (STEC-HUS) = Diarrhö-assoziiertes HUS (D-HUS):
  Bei Kindern in bis zu 10 % nach EHEC-Infekt mit E. coli O157:H7; bei der Epidemie 2011 in Deutschland: E. coli O104:H4
  Di.: Anamnese/Klinik (evtl. blutige Diarrhö), Erregernachweis + Nachweis von Shigatoxin oder des Shigatoxin-Gens
- Atypisches HUS (A-HUS): 5 % aller HUS-Fälle: Entwickelt sich ohne vorherige Diarrhö. Gesteigerte Aktivierung des Komplementsystems durch verschiedene Mutationen. Rezidivierender Verlauf
  Bei ca. 10 % der Patienten mit atypischem HUS finden sich CFH-Ak (gegen Complementfaktor H). In ca. 10 % finden sich Mutationen des MCP-Gens (Membran Cofaktor Protein), selten andere Mutationen.

3. Sekundäre thrombotische Mikroangiopathien:
- Nach Stammzelltransplantation (ohne ADAMTS13-Verminderung)
- Bei disseminierten Tumorleiden (ohne ADAMTS13-Verminderung)
- Medikamentös induziert z.B. durch Östrogene, Sulfonamide, Mitomycin, CSA, Pentostatin, Gemcitabin, Tacrolimus, Chinin, Thienopyridine (teilweise mit Autoantikörper induzierter ADAMTS13-Verminderung)

Pat.: Verdickte Arteriolen, Kapillaren, Endothelschwellung und -ablösung, subendotheliale Proteine; thrombotische Verlegung von Gefäßlumina, intravasale Hämolyse mit fragmentierten Erys

KL.: Oft Fieber und schwere Allgemeinsymptomatik
ZNS-Symptomatik (Verwirrtheit, evtl. Krampfanfälle u.a.); Niereninsuffizienz

Di.:
- Akute Thrombozytopenie (sehr häufig ein rascher Abfall der Thrombozyten < 30.000/µl)
- Mikroangiopathische hämolytische Anämie (Hb-Abfall, > 2 % Fragmentozyten)
- Coombs-negative Hämolyse (LDH mind. 2 - 3-fach erhöht, Haptoglobin nicht nachweisbar)
- Extrinsische und intrinsische Gerinnungsteste sind unauffällig (INR, aPTT)
- Bestimmung der Plasmaaktivität von ADAMTS13 (↓), der Anti-ADAMTS13-Antikörper sowie der Faktoren H + I
- Ausschluss einer EHEC-Infektion als Ursache eines typischen HUS

Th.: A) Kausal: z.B. Absetzen auslösender Medikamente
B) Symptomatisch/Therapie von Komplikationen (z.B. Nierenversagen)
Patienten mit TMA sollten bei Diagnosestellung möglichst frühzeitig mit einem Plasmaaustausch (Plasmapherese) behandelt werden. Frischplasma ist nicht so effektiv wie Plasmaaustausch und ist nur indiziert, wenn es zu einer Verzögerung des Plasmaaustauschs kommt.
Bei fehlender Enzymaktivität und/oder Nachweis von Antikörpern gegen ADAMTS13 ist bei entsprechender Klinik die Diagnose einer TTP gesichert und die tägliche Plasmapherese wird fortgesetzt (Entfernung ultralanger vWF-Multimere und Antikörper, Zufuhr von ADAMTS13). Keine Thrombozytentransfusion mit Ausnahme einer lebensbedrohlichen Blutung! Zusätzlich zur Plasmapherese werden bei der TTP hochdosiert Kortikosteroide i.v. oder oral in absteigender Dosierung verabreicht.
Bei akuten Formen mit schwerer kardialer und neurologischer Beteiligung oder therapierefraktärem Verlauf evtl. zusätzlicher Einsatz von Rituximab.
Bei fehlenden Antikörpern gegen ADAMTS13 und normaler ADAMTS13-Aktivität, einer typischen Klinik mit fortschreitender renaler Symptomatik und unkontrollierter Komplementaktivierung (siehe oben) wird die Diagnose eines A-HUS gestellt, die Plasmapheresebehandlung beendet und unverzüglich Eculizumab verabreicht. Dieser monoklonale Ak bindet an das Komplementprotein C5 und blockiert die Spaltung in die Fragmente C5a/b sowie damit die Bildung des terminalen Komplexes C5b-9. Ein neuer wirksamer monoklonaler Ak ist Caplacizumab.

Die frühzeitige Verabreichung von Eculizumab führt zu einem Anstieg der Thrombozyten und zu einer anhaltenden Besserung der Nierenfunktion. Eine Plasmapheresetherapie ist bei Therapie des A-HUS mit Eculizumab nicht mehr erforderlich.

Merke: Wichtig ist die frühzeitige Differentialdiagnose zwischen TTP und A-HUS, da bei Vorliegen eines A-HUS die Plasmapheresetherapie umgehend auf eine medikamentöse Behandlung mit Eculizumab umgestellt werden muss.

Anm: Bei EHEC-Infektion keine Motilitätshemmer oder Antibiotika anwenden, da dies möglicherweise das Risiko für ein HUS erhöht. Eculizumab erhöht das Risiko für schwere Meningokokkeninfektionen. Bei fehlendem Impfschutz empfiehlt sich eine Antibiotikaprophylaxe.

Prg: Die Letalität des HUS nach EHEC-Infektion liegt bei 2 %. Bis zu 70 % der Patienten mit atypischem HUS entwickeln eine terminale Niereninsuffizienz. Die Letalität des atypischen HUS ist hoch und lässt sich durch frühzeitige Therapie mit Eculizumab entscheidend senken. Nach Nierentransplantation ist das Rezidivrisiko bei atypischem HUS hoch (bis 50 %).

IMMUNTHROMBOZYTOPENIE (ITP) [D69.3]

Syn: M. Werlhof

Def: Erworbene Thrombozytopenie durch eine Autoimmunreaktion gegen Thrombozyten und Megakaryozyten. Man unterscheidet je nach Verlauf:
1. Akute ITP: Bis 3 Monate nach Diagnosestellung
2. Persistierende ITP: Zeitraum zwischen 3 bis 12 Monaten
3. Chronische ITP: Mehr als 12 Monate anhaltend

PPh: Abbau der Antikörper beladenen Thrombozyten in Milz und Leber

Ep.: Inzidenz: Ca. 2 - 7/100.000/J. bei Erwachsenen/Kindern, deutlich höhere Prävalenz bei Erwachsenen, da Kinder selten chronische Verläufe zeigen.

KL.: Zu Blutungserscheinungen (z.B. Petechien, Epistaxis, Menorrhagien) kommt es bei funktionstüchtigen Thrombozyten meist erst bei Werten < 30.000/µl. Häufig findet man auch Erschöpfungssymptome (sog. „Fatigue"). Lymphknotenschwellungen oder Splenomegalie gehören nicht zu den Symptomen einer ITP, sondern sprechen gegen diese Diagnose!

DD:
- EDTA-induzierte Pseudothrombozytopenie u.a.
- Andere Ursachen der Thrombozytopenie (siehe dort)
- Evans-Syndrom = Autoimmunhämolytische Anämie + Immunthrombozytopenie

Di.:
1. Ausschluss einer Thrombozytopenie anderer Ursache (Ausschlussdiagnose! bei weiteren, unklaren Befunden im Blutbild, körperlichen Untersuchung oder B-Symptomen bzw. immer bei Patienten > 60 Jahre: Diagnostische Knochenmarkpunktion)
2. Anamnese: Insbesondere bei Kinder häufig respiratorische und gastrointestinale Infekte vorausgehend; selten auch nach Impfungen
3. Häufig vergrößerte Thrombozyten im Blutausstrich, im Knochenmark zumeist gesteigerte Megakaryozytopoese (aber auch vermindert durch Ak gegen Vorläuferzellen)
4. Bei chronischer bzw. atypisch verlaufender ITP ergänzend Untersuchung auf Auto-Ak (IgG) gegen Thrombozyten (positiv nur bei ca. 50 %)
   - Nachweis Glykoproteinrezeptor-spezifischer Ak gegen einzelne Thrombozytenoberflächenproteine z.B. GP IIb/IIIa = Fibrinogenrezeptor, GP Ib/IX = vWF-Rezeptor
   - GP-spezifische Ak sind nicht ITP-spezifisch, sondern kommen auch bei sekundären Immunthrombozytopenien vor (z.B. bei SLE oder malignen Lymphomen).

Th.:
- Eine Helicobacter pylori-Gastritis scheint bei einem Teil der Patienten pathogenetisch eine Rolle zu spielen. Bei positivem HP-Befund probatorische HP-Eradikation (siehe Kap. HP-Gastritis); führt bei 1/3 der Patienten zu einem Anstieg der Thrombozyten.
- Abwarten, solange Thrombozyten > 30.000/µl und keine Blutungen bestehen.
- **Erstlinientherapie:**

  Kortikosteroide

  Ind.: Erstlinientherapie der ITP mit Thrombozyten < 30.000/µl u./o. Blutungen.

  Dos.: z.B. Prednison; Initial 2 mg/kg KG (oder Dexamethason 40 mg/d über 4 Tage); nach Eintritt einer Remission ausschleichende Dosierung über 2 - 3 Monate.

  Merke: Eine langfristige Immunsuppression bei chronischer ITP sollte wegen des Infektionsrisikos unbedingt vermieden werden.

- **Zweilinientherapie - Ind:**
  1. Wenn die Thrombozytopenie auf Steroide nicht anspricht, d.h. nur kurzzeitiger oder gar kein Anstieg über 30.000/µl.
  2. Wenn die Steroiddosis, die die Thrombozyten über 30.000/µl hält, über der Cushing-Schwelle liegt.
  3. Bei mehr als einem Rezidiv nach zunächst erfolgreicher Primärtherapie

  Optionen der Zweitlinientherapie
  - Thrombozytopoese-stimulierende Arzneimittel (TSA) (TRA = Thrombopoetin-Rezeptor-Agonisten): Stimulation der Thrombozytenbildung über Aktivierung des Thrombopoetin-Rezeptors. Erhöht die Thrombozytenzahl bei ca. 80 % der Patienten. Wirkung hält nur so lange an, wie das Mittel gegeben wird.
    Präparate: Romiplostim (Nplate®) s.c.; Eltrombopag (Revolade®) oral (NW: s. Hersteller)
    Ind: Zweitlinientherapie der ITP bzw. zur Vermeidung einer Splenektomie
  - Immunsuppressiva: Reservemittel bei Unwirksamkeit von Kortikosteroiden.
    z.B. CD20-Antikörper (Rituximab) führt bei 30 - 50 % d.F. zur Besserung (off-label use).
  - Splenektomie: Ind: Zweitlinientherapie der ITP, die mind. 12 Monate unter Behandlung ist; fehlendes Ansprechen auf Kortikosteroide nach 4 - 6 Wochen und Blutungen
    In 50 % d.F. Besserung des Krankheitsbildes.
    Präoperativ müssen die Thrombozytenzahlen angehoben werden durch Kortikosteroide und intravenöse Hochdosis-Immunglobulingabe.
    Ko. nach Splenektomie: Siehe Kap. Milz
- **Therapie bei Blutungen:**
  1. Immunglobuline: Mittel der Wahl bei Patienten, die nicht ausreichend auf Steroide ansprechen bzw. mit erhöhtem Blutungsrisiko präoperativ und präpartal
     Wi.: Vorübergehende RHS-Blockade mit kurzfristiger Erhöhung der Thrombozytenzahl
     Dos: 0,8 - 1,0 g/kg KG als Infusion über 6 h an 2 Tagen (d.h. 2 Dosen)
  2. Glukokortikosteroide hochdosiert i.v.
  3. Antifibrinolytika: Das Antifibrinolytikum Tranexamsäure (Cyklokapron®) kann bei leichten Blutungen eine ausreichende Blutstillung bewirken.
     Dos: 20 - 25 mg/kg alle 8 h p.o., 0,5 - 1 g alle 8 - 12 h langsam i.v.
  4. Plättchentransfusionen nur bei schweren Blutungen wegen 2 Problemen:
     · Die Auto-Ak verkürzen auch die Überlebenszeit übertragener Plättchen.
     · Wiederholte Transfusionen führen zur Bildung von Iso-Ak gegen Thrombozyten.

Prg: Unter optimaler Therapie ist die Prognose der chronischen ITP insbesondere bei Patienten < 60 Jahren günstig.
Die akute ITP hat besonders im Kindesalter einen selbstlimitierenden Krankheitsverlauf und bedarf oft keiner Therapie. In ca. 80 % tritt nach einigen Wochen oder Monaten eine Spontanremission ein. Daher erfolgt eine medikamentöse Therapie in Abhängigkeit von der Blutungssymptomatik und nicht von der Thrombozytenzahl (siehe auch Internet *AWMF-Leitlinie* zur ITP im Kindesalter).

Anm.: Neugeborene von Müttern mit chronischer ITP haben kein wesentlich erhöhtes Risiko hinsichtlich Morbidität und Mortalität; es kann jedoch infolge diaplazentarer Übertragung der IgG-Ak zu temporärer Thrombozytopenie des Kindes kommen.

FUNKTIONSSTÖRUNGEN DER THROMBOZYTEN (THROMBOZYTOPATHIEN) [D69.1]

A) Angeborene Thrombozytopathien (seltene, autosomal vererbte Erkrankungen; auch in Kombination mit Thrombozytopenie auftretend)

Diagnose	Beispiele	Plättchendefekt
Aggregationsstörung	z.B. Thrombasthenie Glanzmann-Naegeli, ADP-Rezeptordefekt	Fibrinogenrezeptor-Defekt mit fehlender Bindung zu Fibrinogen bzw. Defekt des ADP-Rezeptors
Adhäsionsdefekt	z.B. Bernard-Soulier-Syndrom	vWF-Rezeptordefekt mit Riesenplättchen
Sekretionsdefekt (storage-pool Erkrankung)	α-Granula: z.B. grey-platelet syndrome; δ-Granula: z.B. Hermansky-Pudlak-Syndrom mit okulokutanem Albinismus, Wiskott-Aldrich-Syndrom, Chediak-Higashi-Syndrom	Mangelnde oder fehlende Freisetzung verschiedener Speichergranula
Störung der Signaltransduktion	z.B. Aspirin-like Defekt (Cyclooxygenasedefekt, Thromboxan-Rezeptordefekt)	Defekt des thrombozytären Arachidonsäurestoffwechsels

B) **Erworbene Thrombozytopathien:**

- Medikamente (85 %): Thrombozytenaggregationshemmer: Acetylsalicylsäure (ASS), Thienopyridine (Clopidogrel, Prasugrel), GP-IIb/IIIa-Antagonisten; gel. auch NSAR u.a.
- Durch Überzug der Plättchenoberfläche mit monoklonalem IgA oder IgM (Multiples Myelom, M. Waldenström).
- Funktionell gestörte Thrombozyten durch Urämiegifte
- Funktionell minderwertige Thrombozyten bei essenzieller Thrombozythämie und Polycythaemia vera

KL.: Meist leichte Blutungsneigung, typisch für die primären Hämostasestörungen: Epistaxis, Schleimhautblutungen, verstärkte Menstruationsblutung, Blutung bei invasiven Eingriffen

Di.: Thrombozytenfunktionsteste (z.B. Aggregometrie und Durchflusszytometrie) zählen zur Spezialdiagnostik. Die Testergebnisse müssen im Zusammenhang mit Anamnese und Klinik bewertet werden.

Th.: erworbener Thrombozytopathien:

a) Kausal: Therapie einer kausalen Erkrankung, Weglassen von Thrombozytenaggregationshemmern! Nach Weglassen von ASS besteht die Blutungsneigung noch 4 - 5 Tage (= T_{50} der Thrombozyten). In Notsituationen können ASS-bedingte Thrombozytopathien mit Desmopressin (Minirin® parenteral) behandelt werden, wodurch sich die Blutungszeit normalisieren kann.

b) Symptomatisch: Sorgfältige Blutstillung, bei Bedarf (z.B. bei Blutungen, vor Op.) Thrombozytenkonzentrat bzw. rekombinanter aktivierter Faktor VII (Novoseven®) bei schweren Thrombozytopathien (Bernard-Soulier-Syndrom und Thrombasthenie Glanzmann). Therapie der seltenen angeborenen Thrombozytenfunktionsstörungen: Beratung in pädiatrisch-hämatologischen Zentren

VASKULÄRE HÄMORRHAGISCHE DIATHESEN

Bei vaskulär bedingten hämorrhagischen Diathesen (die relativ selten zu ernsten Blutungen führen), sind die Thrombozyten und Plasmafaktoren der Gerinnung normal. Die verminderte Kapillarresistenz zeigt sich im positiven Kapillarresistenztest = Rumpel-Leede-Test: Nach 5 Min. venöser Stauung mit der Blutdruckmanschette (20 mmHg unter systolischem Blutdruck) treten im positiven Fall punktförmige Blutungen am Unterarm auf. Der Kapillarresistenztest (Rumpel-Leede-Test) fällt pathologisch aus bei Angiopathien, Thrombozytopenien und Thrombozytopathien.

Hautblutungen: Typisch sind Petechien und hämorrhagische Maculae an distalen Unterschenkelstreckseiten + Gesäß

A) Hereditäre Vaskulopathien:

- Hereditäre hämorrhagische Teleangiektasie = HHT (Morbus Rendu-Osler-Weber): [I78.0]
  Autosomal-dominant erblich, variable Penetranz, Häufigkeit 1 : 2.000 bis 1 : 40.000
  Mutationen von Endoglin (HHT1) oder Aktivin-Rezeptor-ähnlicher Kinase 1 = ALK1 (HHT2).
  KL.: Punktförmige Teleangiektasien am Übergang der Arteriolen und Venolen, bes. an Lippen, Zunge, Nasenschleimhaut. Rezidivierende Nasen- und Magen-/Darmblutungen, evtl. arterio-venöse Malformationen in Lunge (evtl. Hämoptoe), Gehirn oder Leber (mit evtl. hohem Shuntvolumen). Im Gegensatz zu Petechien verschwindet die rote Farbe der Teleangiektasien unter dem Druck eines durchsichtigen Spatels.
- Ehlers-Danlos-Syndrom [Q79.6]:
  Meist autosomal dominant vererbte Kollagenstörung mit übermäßiger Dehnbarkeit der Haut. Bisher 13 Subtypen beschrieben.
- Purpura simplex hereditaria [D69.2]:
  Teils erbliche, bevorzugt Frauen betreffende, relativ harmlose Purpura; prämenstruell können schmerzhafte Suffusionen auftreten ("Teufelsflecke")

B) Erworbene Vaskulopathien: z.B.

- Vaskuläre Purpura [D69.0]bei Langzeitbehandlung mit Kortikosteroiden und Cushing-Syndrom
- Vitamin C-Mangel [E54]: Bei Säuglingen Möller-Barlow-Erkrankung, bei Erwachsenen Skorbut (Vitamin C-Mangel → Kollagensynthesestörung → erhöhte Kapillarfragilität)
- Paroxysmales Hand- und Fingerhämatom [I87.8]: Spontan auftretende, schmerzhafte subkutane Fingerhämatome infolge Ruptur kleiner Venen, meist junge Frauen; Ursache unbekannt, Spontanheilung.
- Purpura senilis [D69.2]: Auf atrophischer Altershaut auftretende kleinflächige Hautblutungen (Ekchymosen) im Gesicht, an Handrücken, Unterarmen und Beinen; als Residuen können braun pigmentierte Hautareale verbleiben.
- IgA-Vaskulitis (Purpura Schoenlein-Henoch): [D69.0] Siehe Kap. Vaskulitiden

II. KARDIOLOGIE

Internet-Infos: Deutsche Gesellschaft für Kardiologie *www.dgkardio.de; www.escardio.org*

Gang einer kardiologischen Untersuchung

I. Anamnese

II. Ärztliche Untersuchung

1. Inspektion

DD Zyanose [R23.0]:
Def: Bläuliche Verfärbung von Haut oder Schleimhäuten

I. Echte Zyanose

A) Hämoglobinzyanose
Eine Hämoglobinzyanose tritt auf, wenn die Konzentration an desoxygeniertem Hb in den Hautkapillaren > 5 g/dl beträgt. Bei Erythrozytose tritt eine Zyanose früher in Erscheinung als bei Anämie; bei schwerer Anämie mit Hb-Werten um 5 g/dl kann eine Zyanose nicht mehr in Erscheinung treten.
Chronische Hypoxie führt zu Erythrozytose und evtl. hypertrophischer Osteoarthropathie (Pierre-Marie-Bamberger-Syndrom) mit Trommelschlegelfingern und -zehen sowie Uhrglasnägeln. (Anm.: Selten kann das Marie-Bamberger-Syndrom auch paraneoplastisch bei Tumoren auftreten.)

Merke: Das Vorhandensein oder Fehlen einer Zyanose erlaubt keinen zuverlässigen Rückschluss auf die O_2-Versorgung der Gewebe: Bei CO-Vergiftung mit Bildung von funktionslosem CO-Hb (Carboxyhämoglobin) ist die Haut rosig gefärbt (normale O_2-Sättigung in der Pulsoxymetrie) und die Pat. sterben an O_2-Mangel. Auch bei ausgeprägter Anämie fehlt eine Zyanose trotz O_2-Mangel der Gewebe. Umgekehrt kann bei ausgeprägter Erythrozytose eine Zyanose auftreten bei noch ausreichendem pO_2 arteriell.

1. Zentrale Zyanose:
   Verminderte O_2-Sättigung des arteriellen Blutes (Pulsoxymetrie)
   Kennzeichen:
   - Haut + Zunge/Mundschleimhaut zyanotisch (bei peripherer Zyanose sind Zunge/ Mundschleimhaut nicht zyanotisch)
   - Lewis-Test: Nach Massage des Ohrläppchens (bis zum Auftreten des Kapillarpulses) bleibt das Ohrläppchen bei zentraler Zyanose zyanotisch gefärbt (bei peripherer Zyanose verschwindet die Blaufärbung).
   - Pulmonal bedingte Zyanose: Ungenügende Oxygenierung des Blutes in der Lunge bei Lungenerkrankungen.
     Kennzeichen: Nach Einatmung von reinem O_2 über einige Min. vermindert sich eine pulmonale Zyanose (nicht dagegen eine kardiale Zyanose bei Rechts-Links-Shunt).
   - Kardiale Zyanose: Beimischung von venösem zum arterialisierten Blut bei Rechts-Links-Shunt-Vitien.
2. Periphere Zyanose:
   Ursache ist eine vermehrte O_2-Ausschöpfung des Blutes in der Kapillarperipherie durch verminderten Blutfluss und Vasokonstriktion (Schock, Herzinsuffizienz, Kälteexposition, lokale Zyanose bei venöser oder arterieller Durchblutungsstörung)
   Kennzeichen: Zyanose der Akren (nicht von Zunge/Mundschleimhaut)
3. Kombination von zentraler und peripherer Zyanose
   z.B. bei chronischen Lungenerkrankungen + dekompensiertem Cor pulmonale

B) Hämiglobinzyanose (= Methämoglobinzyanose) [D74.9] mit schiefergrauer Hautfarbe
Das Met-Hb enthält Eisen in III-wertiger Form (Hämiglobin) und kann daher O_2 nicht übertragen. Der physiologische Met-Hb-Gehalt des Blutes liegt < 1,5 % des Gesamthämoglobins. Eine Hämiglobinzyanose wird klinisch sichtbar bei einer Methämoglobinämie > 10 % des Gesamt-Hb. Klinische Symptome treten meist erst bei Met-Hb-Werten > 35 % des Gesamt-Hb auf.
Urs:
- Selten angeboren: Hb-M; Mangel an Met-Hb-Reduktase; Glukose-6-Phosphat-Dehydrogenase-Mangel.
  Neugeborene sind infolge verminderter Aktivität der Met-Hb-Reduktase kaum in der Lage, entstehendes Methämoglobin zu normalem Hämoglobin zu reduzieren. Trinkwasser mit erhöhtem Nitratgehalt kann bei Säuglingen bereits eine Met-Hb-Vergiftung verursachen.
- Meist erworben:
  - Medikamente, z.B. Intoxikation mit Sulfonamiden, Phenacetin (in D nicht mehr im Handel)
  - Gewerbliche Gifte (Nitro- und Aminoverbindungen, Nitrosegase)

Di.: • Medikamentenanamnese (dran denken!)
• Dunkelbraune Blutfarbe, die durch Luftbeimischung (Schütteln) nicht verschwindet. (Schnelltest: 1 Tropfen Blut auf einen Tupfer geben und Farbe mit einem anderen Tropfen Blut (das Met-Hb-frei ist) nach 1 Minute vergleichen: Braunfärbung bei Met-Hb-Gehalt > 20 %.)
• Heinz-Innenkörper in den Erythrozyten
• Spektroskopische Met-Hb-Bestimmung

Antidot: Methylenblau und Ascorbinsäure i.v.

C) Sulfhämoglobinämie
Sehr selten; irreversible Oxidation des Hb durch Intoxikation mit Sulfonamiden oder Phenacetin; das Blut ist grünlich gefärbt; Nachweis spektroskopisch.

II. Pseudozyanose
Durch Pigmentanomalien oder Ablagerung körperfremder Stoffe, z.B. Silber (Argyrose).

2. Palpation der präkordialen Thoraxregion und der Pulse

Fünf Pulsqualitäten:
- Frequenz: frequens - rarus
- Regelmäßigkeit: regularis - irregularis: respiratorische Arrhythmie, Extrasystolie, absolute Arrhythmie
- Härte: durus (hoher systolischer Druck), mollis (niedriger systolischer Druck)
- Druckamplitude: magnus (altus) - parvus
- Celerität (Geschwindigkeit eines Pulsablaufes): celer - tardus

Bei hoher Pulsfrequenz und normalem Blutdruck ist der Puls normalerweise celer + altus, bei Volumenmangel nur celer, aber nicht altus. Bei Aorteninsuffizienz ist der Puls bei normaler Herzfrequenz celer + altus (durch die große Blutdruckamplitude).

3. Herzperkussion:

Bestimmung der Lungen-Leber-Grenze; diese kann in etwa auf die linke Seite übertragen werden.
- Bestimmung der relativen Herzdämpfung (A) durch Perkussion von außen nach innen.
- Bestimmung der absoluten Herzdämpfung (B) durch Perkussion von innen (Sternalgebiet) nach außen.

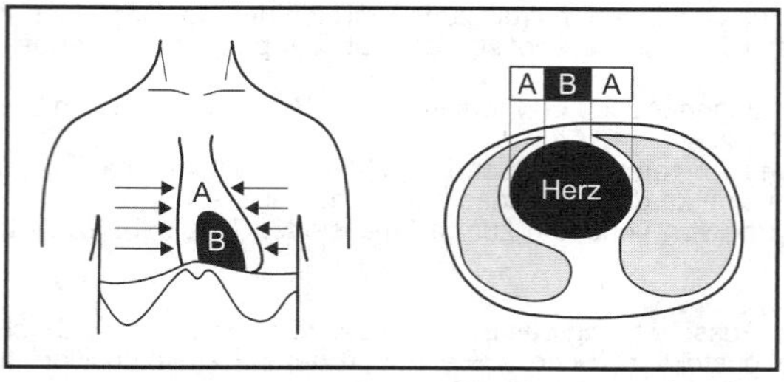

Starke Adipositas und Emphysem können die Perkussion unmöglich werden lassen.
Grundsätzlich ist die Herzperkussion ungenau.

4. Herzauskultation mit dem Stethoskop:

Hohe Frequenzen werden mit der Membran besser gehört, tiefe Frequenzen mit der Glocke ohne Membran.

Nachteil des Ohres gegenüber der Phonokardiografie:
· Das Ohr nimmt tiefe Frequenzen schlecht wahr (bes. nachteilig bei den niederfrequenten Mitralisgeräuschen).
· Das Ohr ermöglicht keine Zeitbestimmung (z.B. keine sichere Feststellung eines Mitralöffnungstones).

Vorteil des Ohres:
· Zuwendung auf das Wesentliche ("Fehlermelodie")
· Gleichzeitige Registrierung aller Frequenzen

Außer bei Pulmonalisfehlern hört man alle Fehler am besten bei maximaler Exspiration des Patienten

Einteilung der Herztöne (HT):

A) Klappenschlusstöne:
Der 1. Herzton entspricht dem Schluss der Mitral- und Trikuspidalklappe und der Ventrikelanspannung (Anspannungston) und erscheint 0,02 - 0,04 Sek. nach Beginn des QRS-Komplexes.

Der 2. Herzton, der kürzer und heller ist als der 1. HT, entsteht durch den Schluss der Aorten- und Pulmonalklappe (arterielle Klappen). Der 2. HT liegt zeitlich am Ende der T-Welle; man hört ihn am besten im 2. ICR parasternal rechts (Aortenklappe) und links (Pulmonalklappe).
Bei Drucksteigerung im Lungenkreislauf ist er über der Pulmonalis lauter, bei Drucksteigerung im großen Kreislauf über der Aorta.

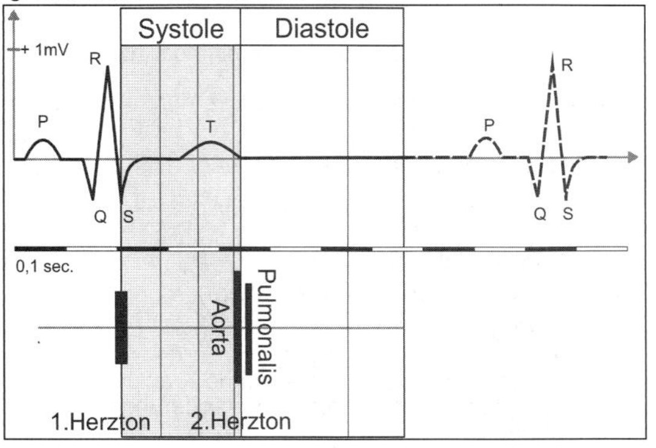

- Physiologische Spaltung des 2. HT entsteht durch ungleichzeitigen Schluss von Aorten- und Pulmonalklappe, wobei normalerweise der Aortenton vor dem Pulmonaliston liegt. Bei tiefer Inspiration ist eine Spaltung bis 0,08 Sek. physiologisch und meist nur dann auch hörbar (durch negativen Druck im Thorax während des Inspiriums vorübergehende stärkere diastolische Füllung des rechten Ventrikels).
- Verstärkte (pathologische) Spaltung des 2. HT findet sich bei Rechtsschenkelblock.
- Atemunabhängige (fixierte) Spaltung des 2. HT bei
  - Vorhofseptumdefekt
  - Pulmonalstenose
- Paradoxe (umgekehrte) Spaltung des 2. HT (erst Pulmonal-, dann Aortensegment) bei
  - Schwerer Aorten- und Aortenisthmusstenose
  - Linksschenkelblock, Herzschrittmacher mit rechtsventrikulärer Stimulation

  Di.: Simultane Karotispulskurvenschreibung + Phonokardiogramm: Das Aortensegment des 2. Tones liegt immer 0,04 Sek. vor der Inzisur der Pulskurve.

B) Klappenöffnungstöne: Werden hervorgerufen durch den plötzlichen Stopp der Öffnungsbewegung verklebter AV-Klappen:
- Mitralöffnungston bei Mitralstenose (0,04 - 0,12 Sek. nach Aortenklappenschlusston)
- Trikuspidalöffnungston bei der sehr seltenen Trikuspidalstenose
- Prothesenöffnungston bei Mitralklappenprothese

C) Dehnungstöne ("ejection clicks") entstehen durch plötzlichen Stopp der Öffnungsbewegung verklebter Semilunarklappen.

D) Diastolische ventrikuläre Füllungstöne sind bei Kindern und Jugendlichen physiologisch.
- 3. Herzton = different tieffrequenter leiser Ton über der Mitralisregion ~ 0,15 Sek. nach dem 2. HT als Ausdruck eines "diastolic overloading" bei Mitralinsuffizienz, Herzinsuffizienz und Hyperthyreose.
- 4. Herzton = tieffrequenter leiser Vorhofton vor dem 1. HT, rel. selten bei erhöhtem Ventrikeldruck

E) Systolischer Klick: z.B. bei Mitralklappenprolaps

Einteilung der Herzgeräusche:
Geräusche entstehen durch Wirbelbildung: a) nach vorwärts (Stenose)
b) nach rückwärts (Insuffizienz)

Charakterisierung:
- Lautstärke der Herzgeräusche:
  - 1/6: Nur mit Mühe auskultierbar
  - 2/6: Leise, aber sofort hörbar
  - 3/6: Laut, kein Schwirren
  - 4/6: Geräusch mit Schwirren
  - 5/6: Hörbar, wenn nur der Stethoskoprand die Haut berührt.
  - 6/6: Hörbar auf Distanz ohne Stethoskop
- Punctum maximum, Fortleitung
- Frequenz
- Lage zu den Herztönen (Palpation des Karotispulses)

- Geräuschart:

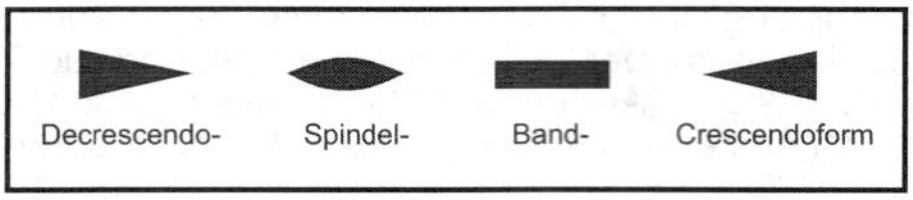

A) Systolische Geräusche

1. Insuffizienz der AV-Klappen (decrescendo oder bandförmig, unmittelbar nach dem 1. Ton):
   a) Meist organisch bedingte Mitralinsuffizienz
   b) Seltener Trikuspidalinsuffizienz (relative Trikuspidalinsuffizienz durch Überdehnung des Klappenringes bei rechtsventrikulärer Dilatation).
2. Stenose der Semilunarklappen oder der ventrikulären Ausflussbahn: (spindelförmig, vom 1. HT abgesetzt)
   a) Aortenstenose (mit Fortleitung des Geräusches in die Karotiden)
   b) Pulmonalstenose
   c) Hypertrophische obstruktive Cardiomyopathie (HOCM)
3. Aortenisthmusstenose (Auskultation zwischen den Schulterblättern)
4. Septumdefekte (spindel- oder bandförmig)
5. Akzidentelle und funktionelle systolische Herzgeräusche (HG)
   Def.: Anorganische Geräusche am klinisch gesunden Herzen ohne Krankheitswert
   a) Akzidentelles HG: Ohne strukturelle oder hämodynamische Veränderungen, v.a. bei Kindern und Jugendlichen (Prävalenz > 50 %).
   b) Funktionelles HG: Infolge Hyperzirkulation, erhöhtem Herzzeitvolumen oder veränderter Blutviskosität (z.B. bei hyperkinetischem Herzsyndrom, Hyperthyreose, Fieber, Anämie, Bradykardie, Schwangerschaft).
   Di.: Niederfrequentes, spindelförmiges Systolikum
   Merke: Diastolische Geräusche sind immer organisch.
   - Vorwiegend proto- bis mesosystolisch, enden immer vor dem 2. HT (nie holosystolisch)
   - Leise: Meistens ≤ 2/6, d.h. kein Schwirren
   - p.m. meist über Pulmonalis, seltener über dem linksventrikulären Ausflusstrakt oder über dem Apex
   - Fehlende Fortleitung („sie vergehen, wo sie entstehen“)
   - Typischerweise Abnahme der Lautstärke im Sitzen/Stehen bzw. bei Inspiration und Zunahme bei Belastung.
   - Änderung des Geräusches:
     • bei Lagewechsel
     • bei Belastung
     • zu verschiedenen Zeiten der Atemexkursion
   - Unauffällige Echokardiografie

B) Diastolische Geräusche

1. Stenose der AV-Klappen (fast immer Mitralstenose)
2. Funktionelles AV-Klappengeräusch bei erhöhtem Blutfluss (z.B. bei AV-Klappeninsuffizienz)
3. Insuffizienz der Semilunarklappen
   a) Aortenklappeninsuffizienz (durch organische Klappenfehler)
   b) Relative Pulmonalisinsuffizienz (durch Überdehnung des Klappenringes bei pulmonaler Hypertonie)

C) Kontinuierliche systolisch-diastolische ("Maschinen")Geräusche:

bei Shuntverbindung zwischen Hoch- und Niederdrucksystem:
1. Offener Ductus Botalli
2. Aortopulmonales Fenster, rupturiertes Sinus-Valsalva-Aneurysma
3. Arteriovenöse Fisteln (Lungenangiom, posttraumatisch)
4. Koronarfisteln

III. Nichtinvasive apparative Untersuchungen

1. Blutdruckmessung, Langzeitblutdruckmessung
2. Elektrokardiografie
   a) Ruhe-Ekg
   b) Belastungs-Ekg (Ergometrie), Hauptindikationen:
      · Koronare Herzkrankheit
      · Herzrhythmusstörungen (Verhalten unter Belastung)
      · Kontrolle des Blutdruckverhaltens
      · Beurteilung der Leistungsfähigkeit

c) Langzeit-Ekg: Kontinuierliche Ekg-Speicherung über 24 h bis zu 1 Woche
Hauptindikationen: Erfassung von (intermittierenden) Herzrhythmusstörungen

d) Event-Recorder (Ereignisrekorder):
- Externer Event-Recorder mit intermittierender oder kontinuierlicher Registrierung des Ekgs. Bei spürbaren Rhythmusstörungen kann der Patient die Aufzeichnung zusätzlich aktivieren.
- Implantierbarer Event-Recorder mit kontinuierlicher Ereigniserfassung über längere Zeit

In Verbindung mit einem Handy ist eine telemedizinische Übertragung von „events" = Rhythmusstörungen an ein Servicezentrum möglich. Von dort Weiterleitung an Kardiologen.

3. Bildgebende Diagnostik:
- Echokardiografie
  - ▶ Eindimensionales "time motion"-Verfahren } Anatomie + Funktion des Herzens
  - ▶ Zweidimensionale Sektorechokardiografie } Anatomie + Funktion des Herzens
  - ▶ Farbkodierte Duplexsonografie:
    - Morphologische Beurteilung von Herz und Klappen
    - Abschätzung von Druckgradienten bei Stenosen (CW-Doppler)
    - Beurteilung von Refluxströmen bei Klappeninsuffizienzen
    - Beurteilung von Shuntströmen bei Scheidewanddefekten
  - ▶ Transösophageale Echokardiografie (TEE): Optimale Darstellung des Herzens (z.B. zur Erfassung von Thromben oder zur Beurteilung von Vitien)
  - ▶ 3-D-Echokardiografie
- Röntgendiagnostik

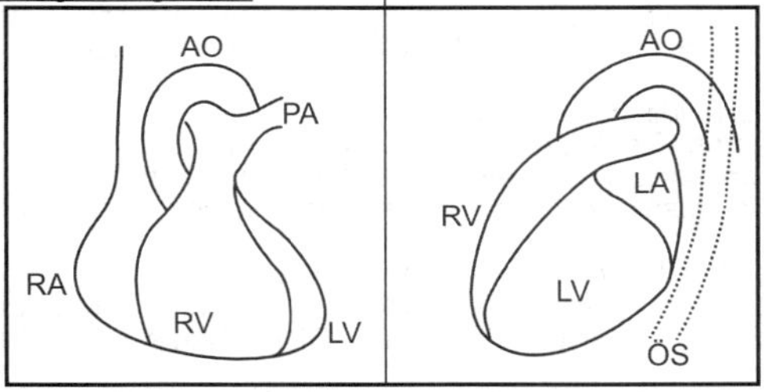

▶ Herzfernaufnahme (2 m) in 2 Ebenen: Posterior - anterior + linksanliegend seitlich, zur Abgrenzung des Ösophagus vom linken Vorhof Kombination der Seitenaufnahme mit Ösophagusbreischluck.

  - ▶ Cardio-CT und DSCT } Beurteilung Klappenstenosen und -insuffizienzen
  - ▶ Cardio-MRT } Koronargefäßen (CT), Myokardperfusion (MRT)
- Nuklearmedizinische Untersuchungsverfahren:
  - ▶ Myokardperfusionsszintigrafie mit ^{201}Thallium oder ^{99m}Technetium-markierten Perfusionsmarkern (SPECT)
    · Aktivitätsanreicherung in funktionsfähigem Myokard
    · Reversible Aktivitätsminderung in ischämischen Myokardbezirken (z.B. im Rahmen ergometrischer Belastung)
    · Irreversibler Aktivitätsverlust in nekrotischen und narbigen Myokardbezirken
  - ▶ Herzbinnenraumszintigrafie (Radionuklidventrikulografie) mit ^{99m}Technetium-Albumin; zunehmend durch Echokardiografie ersetzt.
  - ▶ Positronenemissionstomografie (PET)
    Beurteilung des Myokardstoffwechsels durch geeignete Tracersubstanzen → Differenzierung von normalem, ischämischem und Narbengewebe.

IV. Invasive Untersuchungsmethoden

Das geringe Risiko invasiver Diagnostik sollte stets abgewogen werden gegen den Informationsgewinn und die therapeutischen Konsequenzen.

▶ Rechtsherzkatheter: Durch die hohe Aussagekraft der Farbduplexsonografie wird der Rechtsherzkatheter nur noch bei speziellen Fragestellungen eingesetzt. Druckmessung im rechten Vorhof/Ventrikel + Lungenkreislauf + indirekte Messung des Drucks im linken Vorhof (pulmonary capillary wedge pressure = PCWP), wobei die Katheterspitze in einen kleinen Ast der A. pulmonalis eingeschwemmt wird und diesen verschließt.
Druckwerte: Dabei korreliert der pulmonale Kapillarverschlussdruck (PCP) meist zum linksventrikulären enddiastolischen Druck (LVEDP). 2 Ausnahmen: Mitralstenose (PCP > LVEDP) und akute Aorteninsuffizienz (PCP < LVEDP). Der zentralvenöse Druck (ZVD) korreliert zum rechtsventrikulären enddiastolischen Druck (RVEDP).

Normalwerte in Ruhe:
LVEDP: 5 - 12 mmHg - PCWP: < 15 mmHg
RVEDP: 2 - 7 mmHg - ZVD: 4 - 10 cm H_2O (= 3 - 8 mmHg)
Herzminutenvolumen (HMV) - bezogen auf die Körperoberfläche = Herzindex (HI) oder cardiac index (CI) - untere Normgrenze in Ruhe > 2,5 l/min/m^2

- Linksherzkatheter mit Sondierung des Herzens und herznaher Gefäße, intra- und extrakardialer Druckmessung, Erfassung von Herzzeitvolumen und Ejektionsfraktion, Shuntvolumina, Klappenöffnungsflächen u.a. Parametern, Angiokardio- und Koronarangiografie. Hauptindikation ist die Klärung der Frage, ob invasiv-therapeutische oder operative Eingriffe erforderlich sind (z.B. bei koronarer Herzkrankheit oder Vitien)
- Elektrophysiologische Untersuchungen mit intrakardialem Mapping und programmierter Stimulation bei Herzrhythmusstörungen.
- Myokardbiopsie zur Abklärung von Kardiomyopathien
- Intrakoronare Angioskopie, Doppler- und Ultraschalluntersuchung für spezielle Fragestellungen bei koronarer Herzkrankheit

ERKRANKUNGEN DES ENDOKARDS

Def: Chronische oder akute Entzündung der Herzinnenhaut (Endokard); meist als Endokarditis (E.) der Herzklappen (E. valvularis), und zwar am Schließungsrand einer Klappe (und häufig als Ursache eines Herzklappenfehlers), aber auch im Bereich der Vorhof- und Kammerwände (E. parietalis), Sehnenfäden und Papillarmuskeln.

Ät.:
1. Infektiöse E.: Bakterielle E. und E. mycotica
2. Abakterielle E.: Auf Antigen-Antikörper-Reaktionen und Immunkomplexe zurückzuführende Formen; z.B. E. rheumatica, E. Libman-Sacks bei systemischem Lupus erythematodes, E. parietalis fibroplastica (Löffler-E.); Endokardfibrose des rechten Herzens bei Karzinoid-Syndrom (Hedinger-Syndrom)
3. Mischform (z.B. bakterielle E. auf dem Boden einer abakteriellen E.)
4. Endokard-myokardiale Fibrosen: Selten, in den Tropen vorkommend; führen ähnlich wie die konstriktive Perikarditis zu einer Behinderung der Ventrikelfüllung. Oft AV-Klappen betroffen (Trikuspidal- und Mitralinsuffizienz).
5. Pharmaka-induzierte Herzklappenveränderungen: Pergolid und Cabergolin (Parkinsonmittel mit dopaminagonistischer Wirkung) können fibrotische Herzklappenschäden machen mit evtl. Klappeninsuffizienz. Auch Ecstasy (MDMA) kann Herzklappenveränderungen verursachen.

INFEKTIÖSE (BAKTERIELLE) ENDOKARDITIS (IE) [I33.0]

Internet-Infos: *www.endocarditis.org; www.dgk.org; www.p-e-g.de*

Def: Durch einen infektiösen Streuherd im Bereich des Endokards bzw. der Herzklappen verursachte septische Erkrankung mit den Leitsymptomen: Fieber, Herzgeräusch, Bakteriämie, Splenomegalie, Embolien. Unbehandelt i.d.R. schlechte Prognose.

Ep.: Inzidenz ca. 3/100.000/Jahr in Westeuropa; m : w = 2 : 1

Pat: Mit Nekrosen (E. ulcerosa) und thrombotischen Auflagerungen (E. polyposa) einhergehende bakterielle (selten mykotische) Entzündung der Herzklappen. Am häufigsten befallen sind Mitralklappe und/oder Aortenklappe. Bei Einschwemmung sehr virulenter Erreger ins venöse System (venöse Verweilkatheter, "Fixer") kann es auch zum Befall der Klappen des rechten Herzens kommen. Meist kommt es zu Klappeninsuffizienz, sodass später oft ein Klappenersatz notwendig wird.

Ät.:
1. Staphylokokken: ca. 45 - 65 %
2. Streptokokken: ca. 30 %
3. Enterokokken, gramnegative Bakterien: < 10 %
4. Seltene Erreger: z.B. Coxiella burnetii, Chlamydien, Mykoplasmen, Legionellen und Erreger der HACEK-Gruppe (Aggregatibacter aphrophilus [früher Haemophilus aphrophilus und H. paraphrophilus, daher das „H“ in HACEK], Aggregatibacter actinomycetemcomitans, Cardiobacterium hominis, Eikenella corrodens, Kingella kingae)
5. Pilze: ca. 1%
6. Bei 10 - 30 % der Patienten gelingt es nicht, den Erreger zu isolieren (Blutkultur negativ).

Während die Häufigkeit der Streptokokkenendokarditis rückläufig ist, nehmen Endokarditiden durch Staphylokokken und seltenere Erreger (einschl. Pilze) zu, insbesondere durch Verwendung prothetischer Materialien (Venenkatheter, Schrittmacher, Herzklappen, Endoprothesen: PVIE = prosthetic valve IE = Klappenprothesen-IE) sowie durch Ausweitung intensivmedizinischer Maßnahmen. Drogengebraucher (intravenös) sind eine weitere Risikogruppe.

Bei der Nativklappenendokarditis sowie der späten Endokarditis nach Klappensprengung sind vor allem methicillinsensible Staphylococcus-aureus-Stämme, verschiedene Streptokokken-Spezies und Enterococcus faecalis zu erwarten.

Bei der frühen Endokarditis nach Klappenersatz finden sich oft methicillinresistente Staphylococcus-aureus-Stämme, koagulase-negative Staphylokokken und gram-negative Erreger.

Anm.: 60 % aller Patienten mit Streptococcus bovis-/gallolyticus-Endokarditis haben Kolontumore (Polypen, Karzinome) → im freien Intervall koloskopieren!

Pg.: Vorschädigung des Herzens (Endothelschaden), Virulenz der Erreger und Abwehrlage bestimmen das Krankheitsbild: Fast immer befällt die infektiöse Endokarditis einen bereits defekten Klappenapparat, sei es auf kongenitaler oder erworbener Basis. Mitralklappenprolaps mit Insuffizienz und arteriosklerotische Veränderungen der Aortenklappe (bei älteren Menschen) spielen eine zunehmende Rolle.

Merke: Ein vorbestehender Defekt des Herzens prädisponiert immer zu einer Endokarditis.

Wie kommt es zu einer Absiedlung der Bakterien auf die Herzklappen?

Transitorische Bakteriämien sind ein häufiges Geschehen (bei Infektionskrankheiten, nach kleinen Eingriffen wie Tonsillektomie, ja sogar während des Zahnreinigens). Die meist nur für Min. im Blut zirkulierenden Bakterien werden durch die normale Bakterizidie des Serums rasch unschädlich gemacht. Im Bereich von Läsionen des Endokards (Endothelalteration) kommt es zu thrombotischen Auflagerungen (Plättchen-Fibrin-Thromben) (nichtbakterielle thrombotische E.), die einen idealen Absiedlungsort für Erreger darstellen (Übergang in infektiöse E.).

Neben allgemeinentzündlichen Symptomen (Zytokine!) wird die klinische Manifestation ausgelöst durch:

1. Lokale Destruktion der Klappen und Myokardschädigung
2. Embolisation von Vegetationen in die Peripherie (Gewebeinfarkt, septische Absiedlungen)
3. Immunkomplexablagerungen und Gewebedestruktion (Glomerulonephritis, Osler-Knötchen)

KL.:

1. Fieber (90 %) und Tachykardie, evtl. Schüttelfrost
2. Allgemein-Symptome: Schwäche, Appetitlosigkeit, Gewichtsverlust, Schweißneigung, Arthralgien
3. Kardiale Symptome:
   - Herzgeräusche: Meist besteht schon ein rheumatischer Klappenfehler mit entsprechendem Herzgeräusch, welches seinen Charakter ändern kann (täglich auskultieren).
   - Zunehmende Zeichen einer Herzinsuffizienz
   - Evtl. Klappenperforation oder -abriss (akute Herzinsuffizienz mit Lungenstauung oder -ödem!)
   - Myokardabszess, Gefahr der Perforation.
   - Ekg: Unspezifisch, Blockbilder: AV-Block, Linksschenkelblock (bei Myokardabszess), T-Negativierungen (Begleitmyokarditis), Infarkt-Ekg (Koronarembolie, Perimyokarditis)
   - Echo (transösophageal!): Nachweis von Klappenvegetationen und Klappendefekten, myokardialer Abszess, Perforation, Perikarderguss, Prothesendehiszenz
   - Zusätzliche neue bildgebende Verfahren:
     · Multislice Computertomografie (MSCT) zur Darstellung der Koronararterien und Detektion von Abszessen, Pseudoaneurysmata und Fisteln, Ausmaß der Klappenkalzifikation, Prothesendehiszenz (insbesondere bei Patienten nach Klappenersatz empfohlen!). Zur Evaluation der intrakraniellen Gefäße und von zerebralen Embolien, Milzinfarkten und Begleiterkrankungen der Lunge
     · Schädel-Kernspintomografie (MRT) zur Detektion von zerebralen Läsionen/thromboembolischen Ereignissen (höhere Sensitivität als CT)
     · ^{18}F-Fluordesoxyglucose-(FDG)Positronenemissionstomografie (PET)/CT und Leukozyten-Einzelphotonen-Emissions-CT (SPECT) zur Diagnosesicherung der IE und Detektion von septischen Embolien (außer septischer Embolie im Gehirn). Leukozyten-SPECT ist spezifischer als ^{18}F-FDG-PET/CT.
4. Kutane Symptome:
   - Petechien (30 %), Splinter-Blutungen unter den Nägeln
   - Osler-Knötchen: Linsengroße schmerzhafte rötliche Knötchen, bes. an Fingern und Zehen (= immunkomplexbedingte Vaskulitis)
   - Trommelschlegelfinger, Uhrglasnägel (selten und unspezifisch)
   - Janeway-Läsionen: Hämorrhagische Läsionen im Bereich von Handfläche/Fußsohlen (nicht schmerzhaft)

5. Bakterielle Mikroembolien: Embolische Herdenzephalitis, evtl. mit passageren Hemiparesen, evtl. Mikroembolien an der Retina
6. Nierenbeteiligung mit Hämaturie, Proteinurie:
   - Fast regelmäßig glomeruläre Herdnephritis (Löhlein)
   - Niereninfarkte im Rahmen embolischer Ereignisse
   - Selten akute diffuse Glomerulonephritis (Immunkomplexablagerungen), Proteinurie
7. Splenomegalie (***Cave:*** septische Milzruptur)
8. Augen: Roth's spots = Roth-Flecke: Retinablutungen

Lab:
▶ Unspezifische Entzündungszeichen:
BSG und CRP ↑ (eine normale BSG spricht gegen Endokarditis!)
Anämie (80 %), evtl. Leukozytose, Thrombozytopenie
▶ Immunologische Begleitbefunde:
Bei subakutem Verlauf finden sich regelmäßig antiendotheliale oder antisarkolemmale Antikörper und andere Immunphänomene.
▶ Kultureller Erregernachweis im Blut: Für Diagnose und Therapie entscheidender Befund
Regeln zur Blutabnahme:
- Blutkulturdiagnostik grundsätzlich vor Beginn der antimikrobiellen Therapie
- 3 - 5 separat entnommene Blutkulturen; bei akut septischem Verlauf möglichst innerhalb 1 - 2 h; bei antimikrobieller Vorbehandlung evtl. auch eine größere Anzahl
- Entnahme unabhängig vom Verlauf der Körpertemperatur (kontinuierliche Bakteriämie)
- Entnahme durch Kubitalvene, nicht aus Venenverweilkathetern
- Adäquate Desinfektion von Haut und Verschlussstopfen des Kulturmediums (alkoholisches Desinfektionsmittel, Einwirkungszeit beachten, keine Nachpalpation)
- Abnahme von 10 ml Blut je aerober und anaerober Blutkulturflasche (je 1 ml weniger verlängert die Bebrütung um einen Tag!)
- Aufbewahrung bei Raumtemperatur oder besser Vorerwärmung der zu beimpfenden Kulturmedien auf Körpertemperatur
- Vor Beimpfung des Kulturmediums: Wechsel der Injektionskanüle; keine Belüftung der aeroben Flaschen (Belüftung nur, sofern vom Hersteller vorgeschrieben, unter sterilen Bedingungen im Labor)
- Hinweis zur Verdachtsdiagnose „Infektiöse Endokarditis" an das Untersuchungslabor
- Transport der Blutkulturflaschen ins Untersuchungslabor innerhalb von 2 h

Verlauf:
1. Akute Endokarditis (Häufigkeit zunehmend)
   Hochvirulente Erreger: Staphylokokken und/oder verminderte Resistenz der Patienten.
   Rasch fortschreitender Verlauf mit Fieber, Schüttelfrost, Tachykardie, Arthralgien, Bewusstseinstrübung, kardialer und renaler Insuffizienz. Multiorganversagen.
   Ohne sofortige Therapie infauste Prognose.
2. Subakute Endokarditis = Endocarditis lenta (Häufigkeit abnehmend)
   Typischer Erreger: Streptococcus viridans
   Schleichender Krankheitsbeginn!
   Langsamer, weniger eindrucksvoller Verlauf
   Leitsymptom: Unklares Fieber mit oder ohne Schüttelfrost, zunehmende Herzinsuffizienz.

DD: Oligosymptomatische Fälle können leicht verkannt werden, besonders wenn "Routine-Blutkulturen" negativ ausfallen. Die bakterielle Endokarditis ist eine wichtige Ursache bei der Differenzialdiagnose "unklarer Fieberzustände". Die Kombination Herzgeräusch + Fieber muss stets an die Möglichkeit einer bakteriellen Endokarditis denken lassen!

Di.:
▶ Anamnese (diagnostische oder therapeutische Eingriffe bei Patienten mit Vitien, i.v.-Drogengebrauch u.a.)
▶ Klinik (Fieber, Herzgeräusch, BSG ↑, Anämie, transösophageale Echokardiografie (TEE): Klappenvegetationen ab 2 - 3 mm nachweisbar; evtl. Klappenschäden)
▶ Wiederholte Blutkulturen (mind. 3 Paare aerob + anaerob) vor Therapiebeginn (Goldstandard)

Merke: Da der Erregernachweis oft schwierig ist, ist man auch bei klinischer Verdachtsdiagnose ohne positive Blutkultur zur Therapie verpflichtet, denn davon hängt das Leben des Patienten ab!

(Vereinfachte) und modifizierte Duke-Kriterien zur Diagnose der infektiösen Endokarditis (IE) nach ESC-Leitlinie 2015:
Eine infektiöse Endokarditis ist definitiv bei Vorliegen von 2 Hauptkriterien *oder* 1 Hauptkriterium und 3 Nebenkriterien *oder* 5 Nebenkriterien.

Hauptkriterien (Majorkriterien):
1. Positive Blutkulturen mit typischen Mikroorganismen für IE aus zwei separaten Blutkulturen
2. Bildgebende Diagnostik positiv für IE:
   - Echo (TEE): Nachweis der Endokardbeteiligung: Oszillierende intrakardiale Masse (Vegetationen), Abszess, neue teilweise Dehiszenz einer Klappenprothese oder neue Klappeninsuffizienz, Pseudoaneurysma, Fistel, Perforation
   - Nuklearmedizinische Bildgebung: Nachweis einer pathologischen Aktivität im Bereich einer (vor mind. 3 Monaten implantierten) Klappenprothese in Leukozyten-SPECT oder ^{18}F-FDG-PET/CT (Aktivität insbesondere am Rande von Klappenprothesen!)
   - Herz-CT: Paravalvuläre Läsionen (definitiver Nachweis!)

Nebenkriterien (Minorkriterien):
1. Prädisponierende Herzerkrankung oder i.v.-Drogengebrauch
2. Fieber >38,0°C
3. Vaskuläre Befunde: Arterielle Embolien, septische pulmonale Infarkte, mykotische Aneurysmen, intrakranielle Hämorrhagie, konjunktivale Hämorrhagien, Janeway-Läsionen
4. Immunologische Befunde: Glomerulonephritis, Osler Knötchen, Roth's Spots, Rheumafaktoren
5. Mikrobiologie: Positive Blutkulturen, die nicht die Hauptkriterien treffen, oder serologischer Hinweis auf aktive Infektion mit einem Erreger, der konsistent mit einer infektiösen Endokarditis ist.

(Einzelheiten und ausführliche Kriterienbeschreibung: *Siehe ESC-Leitlinie im Internet*)

Th.: Interdisziplinäre Abstimmung im „Endokarditis-Team“ zwischen Kardiologen, Herzchirurgen, Infektiologen und Mikrobiologen, ggf. auch mit Neurologen, Neurochirurgen und Radiologen (regelmäßige Treffen zur Falldiskussion und Therapieentscheidung empfohlen!) sowie Therapie/Beratung durch Referenzzentrum. Engmaschige ambulante Nachbetreuung durch „Endokarditis-Team“.
Die Therapie durch ein multidisziplinäres Endokarditis-Team senkt die Mortalität von ca. 20 % auf < 10 %!

Kalkulierte Initialtherapie bei unbekanntem Erreger (ESC-Leitlinie 2015)

Bedingung	Antibiotikum für Erwachsene / Dosis	Therapiedauer
Ambulant erworbene IE; Nativklappen[1] und Klappenprothesen (> 12 Mon. postop.)	Ampicillin 12 g/d i.v. in 4 - 6 ED (= Einzeldosis) + (Flu)Cloxacillin oder Oxacillin 12 g/d i.v. in 4 - 6 ED + Gentamicin 3 mg/kg KG/d i.v. oder i.m. in 1 ED	4 - 6 Wochen
Klappenprothese (< 12 Mon. postop.) oder nosokomiale Endokarditis	Vancomycin 30 mg/kg KG/d i.v. in 2 ED	≥ 6 Wochen
	+ Gentamycin 3 mg/kg KG/d i.v. oder i.m. in 1 ED	2 Wochen
	+ Rifampicin[2] 900 - 1.200 mg/d i.v. oder oral in 2 - 3 ED	≥ 6 Wochen

Grundsätzlich empfiehlt sich die Mitbetreuung durch einen Infektiologen/klinischen Mikrobiologen. Alle Dosen gelten für Erwachsene mit normaler Leber- und Nierenfunktion.

1) Für Patienten, die β-Laktame nicht vertragen (Penicillin-Allergie), wird folgende Therapie empfohlen: Vancomycin + Gentamicin

2) Rifampicin sollte nach Expertenmeinung erst 3 - 5 Tage nach Beginn der anderen Antibiotika begonnen werden.

Frühzeitiges Konsil mit Kardiochirurgen, damit ein evtl. notwendiger Klappenersatz zur Infektsanierung nicht verzögert wird. Bei Vegetationen > 10 mm steigt das Embolierisiko erheblich (bis 60 %), deshalb schnelle operative Sanierung notwendig. Dringliche Op.-Indikationen sind: Persistierende Infektion, AV-Blockierungen, paravalvulärer Abszess, Herzinsuffizienz, hämodynamisch relevantes Klappenvitium, Embolien, Vegetationen > 10 mm
Erfolgskontrolle: Klinik, Labor (BSG, CRP, Blutkulturen), TEE (Klappenzustand, Vegetationen)

Prg: Unbehandelt infaust, unter Antibiotikatherapie hängt die Prognose ab von:
- Vorschädigung des Herzens
- Abwehrlage, Lebensalter
- Virulenz und Empfindlichkeit der Erreger gegen Antibiotika
- Zeitpunkt des Behandlungsbeginns

Bei optimaler Behandlung überleben > 75 % der Patienten, wobei die Prognose ungünstig ist bei Patienten mit Herzklappenprothesen, Linksherz-Endokarditis, Infektion mit gramnegativen Erregern und Pilzen, zyanotischer kongenitaler Herzerkrankung, akutem Krankheitsverlauf und zusätzlicher Herzinsuffizienz. Kardiale Dekompensation ist die häufigste Todesursache (infolge Klappendestruktion u./o. Myokardschädigung).

Pro: Endokarditisausweis ausstellen!

Empfehlungen zur Prophylaxe der bakteriellen Endokarditis

(Paul-Ehrlich-Gesellschaft und ESC-Leitlinie 2015)

Ind: **Patienten mit der höchsten Wahrscheinlichkeit eines schweren oder letalen Verlaufs einer infektiösen Endokarditis:**

1. Patienten mit Klappenersatz (mechanische und biologische Prothesen, Transkatheter-Klappenersatz/ TAVI, Homografts) sowie Patienten mit rekonstruierten Klappen unter Verwendung von alloprothetischem Material mind. in den ersten 6 Monaten nach OP, ggf. lebenslang
2. Patienten mit überstandener Endokarditis
3. Patienten mit angeborenen Herzfehlern haben ein höheres Risiko für IE als bei erworbenen Herzfehlern:
   - Zyanotische Herzfehler, die nicht oder palliativ mit systemisch-pulmonalem Shunt operiert sind.
   - Operierte Herzfehler mit Implantation von Conduits (künstliche gefäßartige Verbindungen) mit oder ohne Klappe oder bei residuellen Shunts oder Klappeninsuffizienz
4. Alle operativ oder interventionell unter Verwendung von prothetischem Material behandelten Herzfehler in den ersten 6 Monaten nach Operation oder lebenslang, wenn ein residualer Shunt oder eine Klappeninsuffizienz persistiert.

Eine Endokarditisprophylaxe wird nicht mehr für Patienten mit intermediärem Risiko für IE empfohlen (fehlende Evidenz für den Nutzen). Hierunter fallen alle Erkrankungen von nativen Klappen.

Situationen zur Endokarditisprophylaxe:

Patienten ohne manifeste Infektionen

1. Zahnbehandlungen, die zur Manipulation der oralen Schleimhaut oder Gingiva führen, z.B.
   - Zahnextraktion
   - Parodontale Eingriffe
   - Zahnsteinentfernung
   - Kürettage, Sondierung usw.
   - Implantationsverfahren und Replantation von luxierten Zähnen
   - Prophylaktische Säuberung der Zähne/Implantate, wenn Blutungen nicht ausgeschlossen werden können.

   Anm: Trotz nicht gesicherter Effektivität werden prophylaktische Mundhygienemaßnahmen empfohlen.
2. **Eine Endokarditisprophylaxe im Rahmen von Eingriffen am Gastrointestinal-, Respirations- oder Urogenitaltrakt (auch bei Biopsieentnahme und Schleimhautmanipulation) wird nur noch bei bestehenden Infekten empfohlen.**

Patienten mit manifesten Infektionen

Sollte bei Patienten mit Risikokonditionen (siehe oben) ein Eingriff durchgeführt werden, ist darauf zu achten, dass die antibiotische Therapie mögliche Endokarditiserreger erfasst.

1. Eingriffe am Respirationstrakt:
   Wirksamkeit gegen Streptokokken und S. aureus (z.B. Aminopenicillin + Betalaktamaseinhibitor, Cefazolin oder Clindamycin, bei MRSA Vancomycin)
2. Eingriffe am Gastrointestinal- oder Urogenitaltrakt
   Wirksamkeit gegen Enterokokken (z. B. Ampicillin, Piperacillin oder Vancomycin)
3. Eingriffe an Haut, Hautanhangsgebilden oder muskuloskelettalem Gewebe
   Wirksamkeit gegen Staphylokokken und β-hämolysierende Streptokokken (staphylokokkenwirksames Penicillin oder Cephalosporin, bei Allergie Clindamycin, bei MRSA Vancomycin)

Herzchirurgische Eingriffe

Bei Herzklappenprothesenoperation oder Eingriffen mit Implantation von Fremdmaterial (auch Schrittmacherkabel und Transkatheter-Klappen) Prophylaxe unmittelbar vor Operation indiziert, Beendigung spätestens nach 48 h, bei längerer OP-Dauer ggf. Wiederholung der Gabe. Wirksamkeit gegen Koagulase-negative Staphylokokken und S. aureus (z.B. Cefazolin). Präoperatives Screening für S. aureus im Nasenabstrich empfohlen und ggf. lokale Therapie (z.B. Chlorhexidin, Mupirocin)

Empfohlene Prophylaxe vor zahnärztlichen Eingriffen

Antibiotikaprophylaxe generell 30 - 60 Min. vor Prozedur (Einzeldosis)

Erwachsene:

Orale Einnahme:	Amoxicillin 2 g p.o.
Orale Einnahme nicht möglich:	Ampicillin 2 g i.v.
Penicillin- oder Ampicillin-Allergie	
- orale Einnahme:	Clindamycin 600 mg p.o.
- orale Einnahme nicht möglich:	Clindamycin 600 mg i.v.

Bei Kindern: 50 mg/kg KG Amoxicillin p.o. oder 50 mg/kg KG Ampicillin bzw. 20 mg/kg KG Clindamycin p.o./i.v.

Besonderheiten:
Alternativ zu Ampicillin: Cefazolin, Ceftriaxon 1g i. v. (Erwachsene; Kinder 50 mg/kg KG)
Alternativ zu Clindamycin: Cefalexin 2 g p.o. (Erwachsene; Kinder 50 mg/kg KG) oder Clarithromycin 500 mg p. o. (Erwachsene; Kinder 15 mg/kg KG p.o.)
Keine Cephalosporingabe nach Anaphylaxie/Angioödem oder Urtikaria auf Penicillin/Ampicillin!

Nichtinfektiöse (abakterielle) Endokarditis [I38]

E. rheumatica (verrucosa):
Die häufigste Form der E., bei der meist 1 - 3 Wochen nach einer Infektion mit β-hämolysierenden A-Streptokokken warzenähnliche Auflagerungen (Fibrin, Thrombozyten) v.a. an den Schließungsrändern der Mitral- und Aortenklappe auftreten; die E. rheumatica ist Teilerscheinung einer Pankarditis des rheumatischen Fiebers.

E. Libman-Sacks bei systemischem Lupus erythematodes:
Abakterielle E. mit größeren Fibrinthromben auf der Mitral-, aber auch an der Aorten- und Pulmonalklappe und mit starker Neigung zu örtlicher entzündlicher Infiltration; häufig begleitet von Perikarditis und Pleuritis. Eine Manifestation des systemischen Lupus erythematodes (= SLE).

Löffler-Syndrom (Endomyocarditis eosinophilica): Akute und subakute Verlaufsform. Vorwiegend betroffen ist das Endokard der rechten Herzkammer; es kommt zu Verdickung und zellulärer Infiltration (überwiegend eosinophile Granulozyten) des Wandendokards mit Beteiligung des Myokards. Kommt bei verschiedenen Krankheiten vor, wobei aber eine Vermehrung der eosinophilen Granulozyten gemeinsames Merkmal ist; z.B. als allergisch hyperergische E. (z.B. bei Asthma bronchiale, Polyarteriitis nodosa), als paraneoplastische E. (z.B. bei Hodgkin- und Non-Hodgkin-Lymphomen), Lungenkarzinom; ferner bei eosinophiler Leukämie oder idiopathischer Hypereosinophilie.

Th.: Therapie der Grunderkrankung. Glukokortikosteroide bei SLE oder bei Hypereosinophilie. Tyrosinkinasehemmer Imatinib (Glivec®) bei Hypereosinophilie und Myokardbeteiligung.

RHEUMATISCHES FIEBER (RF) [I00]

Def: Spezifische Entzündungsreaktion auf Toxine von Streptokokken der Gruppe A; Manifestation an Gelenken (Polyarthritis), Herz (Endo-, Myo-, Perikarditis), seltener in (Sub-)Kutis (Erythema marginatum, Rheumaknötchen) und ZNS (Chorea minor). Beginnt ca. 2 Wochen nach einer akuten Tonsillopharyngitis durch β-hämolysierende Streptokokken der Gruppe A (GABS) mit Allgemeinreaktionen und hohem Fieber.

Ep.: Erkrankung heute in den Industrieländern selten (durch Penicillintherapie der oropharyngealen Streptokokkeninfektionen), unverändert häufig in den armen Entwicklungsländern. Erkrankungsgipfel: Zwischen 5 - 15 Jahren

Ät.: Angina tonsillaris und Pharyngitis durch A-Streptokokken verursachen das RF. Das RF ist nicht direkt infektionsbedingt, sondern Folge einer infektinduzierten Autoimmunreaktion (streptokokkenallergische Zweiterkrankung).

Einteilung der Streptokokken:

- Nach dem Hämolyseverhalten auf Blutagar (Schottmüller):
  α-hämolysierende Streptokokken: Inkomplette Hämolyse mit Vergrünung der Kolonien durch Reduktion von Hämoglobin zu biliverdinähnlichen Verbindungen.
  β-hämolysierende Streptokokken: Hämolysehof um Kolonien
  γ-hämolysierende Streptokokken: Keine Hämolyse
- Lancefield-Typisierung:
  β-hämolysierende Streptokokken werden aufgrund unterschiedlicher Antigene des C-Polysaccharids in die Serogruppen A - T eingeteilt (Schema nach Rebecca Lancefield). Streptokokken der Serogruppe A = A-Streptokokken = Streptococcus pyogenes kommen aufgrund unterschiedlicher Antigene des M-Proteins in > 80 Typen vor, mittels der Gene des M-Proteines (emm-Gene) lassen sich > 150 verschiedene emm-Typen unterscheiden.

Erkrankungen durch Streptokokken der Gruppe A (Streptococcus pyogenes):
- Tonsillitis/Pharyngitis (Ko.: Sinusitis, Otitis media, Pneumonie, Peritonsillarabszess)
- Scharlach
- Haut- und Weichteilinfektionen: Erysipel, Impetigo contagiosa, nekrotisierende Fasziitis

- Streptokokkenallergische Nacherkrankungen:
  1. Rheumatisches Fieber (nur nach Streptokokken-Pharyngitis/Tonsillitis)
  2. Akute Poststreptokokken-Glomerulonephritis (nach Streptokokkeninfektionen des Pharynx, der Tonsillen und der Haut)

Anm: Eine asymptomatische Besiedlung des Rachens mit S. pyogenes findet sich in bis zu 20 % der Bevölkerung (bes. in den Wintermonaten).

Pg.: Streptococcus pyogenes bindet an Typ IV-Kollagen der Basalmembran und kann so eine Autoimmunreaktion induzieren. Das typenspezifische M-Protein der β-hämolysierenden A-Streptokokken zeigt eine Kreuzreaktivität mit den sarkolemmalen Antigenen Tropomyosin und Myosin. Diese molekulare Mimikry erklärt folgende Befunde bei Patient mit rheumatischem Fieber:
1. Nachweis kreuzreagierender antisarkolemmaler Antikörper im Serum
2. Nachweis von Antikörpern, die am Myo- und Endokard gebunden sind.
3. Immunkomplexbedingte Kapillarschädigung (Immunkomplexreaktion Typ III) mit Nachweis von Immunkomplexen im Myokard (im Bereich der Aschoff-Knötchen = rheumatische Granulome mit fibrinoiden Nekrosen) und auf den entzündlich veränderten Herzklappen (Endocarditis verrucosa).
4. Bei Patienten mit Chorea minor beobachtet man kreuzreagierende Antikörper gegen Antigene des Nucleus caudatus und subthalamicus.

KL.: Nach einem Intervall von 10 - 20 Tagen tritt das RF als Zweiterkrankung auf im Anschluss an eine Infektion des oberen Respirationstraktes (Pharyngitis, Tonsillitis) durch β-hämolysierende Streptokokken der Gruppe A.

- Allgemeinerscheinungen: Fieber ("rheumatische" Gelenkbeschwerden ohne gleichzeitiges Fieber sind anamnestisch nicht zu verwerten), Kopfschmerzen, Schwitzen
- Akute "wandernde" Polyarthritis (bis 70 %): Bevorzugt die großen Gelenke und springt von Gelenk zu Gelenk. Die betroffenen Gelenke sind oft überwärmt, geschwollen und stark schmerzhaft.
- Herzbeteiligung (60 %): Das rheumatische Fieber befällt das ganze Herz: Endo-, Myo-, Perikarditis, also Pankarditis. Die Prognose wird aber vom Verlauf der rheumatischen Endokarditis [I09.1] bestimmt (Klappenfehler), während die Myokarditis rel. selten Symptome macht.
  Hi.: Histiozyten mit eulenartigen Nukleoli (Anitschkow-Zellen) + Aschoff-Knötchen (= Ansammlung von Rundzellen + Riesenzellen um fibrinoide Nekrose).
  Kardiale Symptome können fehlen oder uncharakteristisch in Erscheinung treten:
  - Leises systolisches und/oder diastolisches Geräusch
  - Evtl. Perikarditis mit Perikardreiben und Präkordialschmerz
  - Evtl. Myokarditis mit Extrasystolen, bei schwerer Myokarditis kardiale Insuffizienzzeichen
  - Ekg: Evtl. Extrasystolen, verlängertes PQ-Intervall, ST-T-Veränderungen (siehe auch Ekg-Zeichen bei Perikarditis)
  - Echo: Nachweis evtl. Klappenveränderungen, eines Perikardergusses, einer myogenen Dilatation des Herzens
- Chorea minor (Sydenham)[I02.9](20 %): Eine rheumatische Spätmanifestation, die gel. nach längerer Latenz (bis Monate!) zum Streptokokkeninfekt auftreten kann und dann stets an die drohende Pankarditis denken lassen muss. Typisch sind unkontrollierte Bewegungen der Hände mit Ungeschicklichkeit der Kinder: Sie verschütten Suppe, zerbrechen Geschirr u.a. Die Erkrankung kann rezidivieren, heilt aber unter Therapie aus.
- Hauterscheinungen:
  - Rheumatische subkutane Knötchen (30 %)
  - Erythema anulare rheumaticum (marginatum): Stammbetone, rosarote, z.T. anuläre polyzyklische Erytheme (10 %)
  - Erythema nodosum (Einzelheiten: Siehe M. Boeck)
- Labor:
  - Unspezifische Entzündungszeichen: BSG/CRP ↑, evtl. Infektanämie

  Merke: Eine normale BSG schließt ein rheumatisches Fieber und eine Endokarditis weitgehend aus.

  - Nachweis eines Streptokokkeninfektes der Gruppe A:
    1. Positiver Rachenabstrich (Goldstandard ist die Kultur; der Streptokokken-Antigen-Schnelltest hat eine Spezifität von > 90 % und eine Sensitivität von ca. 85 %.)
    2. Ak-Nachweis:
       - Antistreptolysin O (ASO oder ASL): Wegen der Durchseuchung der Bevölkerung mit Streptokokken gelten erst Titer über 300 IE und/oder Titerbewegungen als Ausdruck eines akuten Infektes. Im Gegensatz zur unkomplizierten Streptokokkenangina fällt bei rheumatischem Fieber der Titer nach Abklingen der Angina tonsillaris nicht ab.
       - Anti-Desoxyribonuklease B (anti-DNAse B oder ADB)

Merke: Der ASL-Titer steigt vorzugsweise an bei oropharyngealen Streptokokkeninfektionen des Respirationstraktes und hat daher für die Diagnose des rheumatischen Fiebers Bedeutung. - Der ADB-Titer steigt vorzugsweise an bei Streptokokkeninfektionen der Haut; da diese eine akute Glomerulonephritis induzieren können, hat hier der ADB-Titer eine besondere Bedeutung.

Verlauf des rheumatischen Fiebers:

Streptokok-keninfekt	Latenz	Rheumatisches Fieber - Exsudative Phase ↓ - Proliferative Phase	Klappenfehler Narbe ↑
	1 - 3 Wo.	6 - 12 Wochen	1 - 3 Jahre

Klappenbefall: Mitralklappe (80 %) und Aortenklappe (20 %), gel. auch beide Klappen

DD: Siehe Kap. "Rheumatoide Arthritis"

Di.: Jones Kriterien der American Heart Association (1992):

Hauptkriterien	Nebenkriterien
1. Karditis 2. Wandernde Polyarthritis 3. Chorea minor 4. Subkutane Knötchen 5. Erythema anulare rheumaticum	1. Fieber 2. Arthralgie 3. BSG u./o. CRP ↑ 4. Verlängerte PQ- oder PR-Zeit

Die Diagnose rheumatisches Fieber ist wahrscheinlich, wenn folgende Befunde vorhanden sind:
1. Nachweis eines vorangegangenen Streptokokkeninfektes (positive Rachenkultur oder positiver Antigen-Schnelltest und/oder Nachweis von Streptokokken-Ak)
2. Zwei Hauptkriterien oder 1 Haupt- und 2 Nebenkriterien

Th.: 1. Therapie des Streptokokkeninfektes:

Merke: Bei allen A-Streptokokkeninfektionen ist Penicillin das Mittel der Wahl, denn alle A-Streptokokken sind durchweg penicillinempfindlich! - Gegen alle anderen Antibiotika kommen Resistenzen vor.

Dos: Penicillin V: Kinder 100.000 IE/kg KG täglich, Erwachsene 3 - 4 Mio IE täglich; Dauer: 10 Tage

NW: Allergische Reaktionen: Eine Sensibilisierung kann durch frühere Penicillintherapie, aber auch durch penicillinhaltige Nahrungsmittel erfolgen, ferner beobachtet man paraallergische Reaktionen bei Dermatomykosen.

Bei Penicillinallergie: Wechsel auf Makrolide (Resistenzen bis 15 %)
Bei Sepsis, TSS, Fasciitis necroticans: Penicillin + Clindamycin

2. Antiinflammatorische Behandlung:
- Acetylsalicylsäure: 2 g/d beim Erwachsenen
  NW + KI: Siehe Antiphlogistika
- Kortikosteroide:
  Ind: Rheumatische Karditis
  Dos: Initial 80 mg Prednisolon/d; stufenweise Dosisreduktion
  NW + KI: Siehe Kortikosteroide

Therapiedauer einer antiinflammatorischen Behandlung: Ca. 4 - 6 Wochen

3. Tonsillektomie im freien Intervall unter Penicillinschutz, evtl. Sanierung der Zähne ("Fokalsanierung")
4. Rezidivprophylaxe mit Penicillin über mind. 5 Jahre, maximal bis zum 21. Lebensjahr, danach nur noch gezielte Penicillinprophylaxe bei diagnostischen oder operativen Eingriffen (inklusive Zahnheilkunde). Bei Penicillinallergie Makrolid.
   Dos. bei Dauerprophylaxe: z.B. Benzathin-Penicillin 1,2 Mio IE i.m. alle 4 Wochen oder Penicillin V 1 Mio. IE/d oral

Prg: Sie wird durch den Verlauf der Endokarditis bestimmt: "Das rheumatische Fieber beleckt die Gelenke und beißt das Herz". Mit jedem Rezidiv wird die Wahrscheinlichkeit eines späteren Klappenfehlers größer. Daher kommt alles auf eine frühzeitig einsetzende Penicillintherapie an, die den Krankheitsprozess noch im Stadium der Exsudation erfassen muss. Narbige Klappenschrumpfungen sind nicht mehr reversibel!

ERWORBENE HERZKLAPPENFEHLER (ERWORBENE VITIEN) [I38]

Internet-Infos: *https://www.escardio.org/Guidelines/Clinical-Practice-Guidelines/Valvular-Heart-Disease-Management-of*

Prinzipiell kann sich eine Herzklappenerkrankung als Stenose und/oder Insuffizienz manifestieren. Findet sich an einer Klappe sowohl eine Stenose, als auch eine Insuffizienz, so handelt es sich um ein kombiniertes Klappenvitium. Es können bei ein und demselben Patienten eine, mehrere oder alle Herzklappen befallen sein. Entscheidende diagnostische Methode für Klappenfehler ist die Echokardiographie.

Klappenstenose:

Def: Behinderung der Beweglichkeit von Segeln bzw. Taschen, mit der Folge der Reduktion der Klappenöffnungsfläche. Hierdurch kommt es zu einer Behinderung des vorwärts gerichteten Blutflusses.

Urs: Degenerative Prozesse und insbesondere Kalzifikationen bei älteren Menschen stellen die häufigste Ursache in den Industrienationen dar. Narbige Adhäsionen und Schrumpfungen nach vorausgegangenen Entzündungen z.B. nach rheumatischem Fieber sind mittlerweile selten.

Über die stenosierte Klappe lässt sich echokardiografisch oder invasiv ein Gradient bestimmen. Für die Aorten- und Pulmonalisstenose gilt, dass der Druckgradient abhängig ist von der Pumpfunktion des Ventrikels und der Klappenöffnungsfläche.
In Abhängigkeit von der Klappenöffnungsfläche und dem Gradienten über die Klappe wird der Schweregrad von Stenosen als gering-, mittel- oder hochgradig eingestuft.

Klappeninsuffizienz:

Def: Schlussunfähigkeit, die sowohl im akuten, als auch im chronischen Verlauf einer Erkrankung entstehen kann.

Urs: Entzündliche oder degenerative Prozesse, im Rahmen einer koronaren Herzerkrankung, einer primären oder sekundären Kardiomyopathie sowie bei angeborenen Anomalien.
Im Farbduplex kann man den Reflux direkt darstellen und quantifizieren. Lävokardiografisch kann man ebenfalls entsprechend des Ausmaßes des Kontrastmittelrefluxes 3 Schweregrade unterscheiden.

Entscheidend für die Leistungsfähigkeit des Herzens ist die Art der kardialen Belastung, welche aus dem Klappenfehler resultiert:

- Volumenbelastung bei Klappeninsuffizienz mit Pendelblutvolumen: Günstigere Prognose
- Druckbelastung bei Klappenstenose: Ungünstigere Prognose

Voraussetzung vor Treffen von Therapieentscheidungen ist die Kenntnis folgender Fakten:

- Ätiologie?
- Schweregrad der Klappenveränderung?
- Bestehen Symptome und stehen sie in Zusammenhang mit den Klappenveränderungen?
- Bei asymptomatischen Patienten: Prognostisch bedeutsame Veränderungen am Herzen
- Erwartete Lebenserwartung und -qualität
- Nutzen der geplanten Therapie größer als Risiken
- Was ist die optimale Behandlungsmethode: Operativer Ersatz oder Rekonstruktion, Katheterintervention?
- Sind die vorhandenen Ressourcen optimal für den geplanten Eingriff?

A) Internistische Therapie:
- Behandlung einer Herzinsuffizienz (siehe dort)
- Endokarditisprophylaxe (Indikationsliste: Siehe Kap. "Infektiöse Endokarditis")
- Thromboembolieprophylaxe mit Antikoagulanzien bei allen mechanischen Klappenprothesen

B) Operative Therapie: Siehe Kap. „Der klappenoperierte Patient"

Merke: Vor jeder geplanten Herzklappen-Op. individuell diskutieren, ob eine KHK mittels Koronarangiografie ausgeschlossen werden muss (Symptomatik/Alter/Risikofaktoren), damit eine evtl. KHK mitbehandelt werden kann. In der Regel bei allen Patienten > 40 J.

Klappenersatztherapie

Indikation zum Klappenersatz:

Wenn das Beschwerdebild eine konservative Behandlung nicht mehr zulässt oder Gefahr besteht, dass sich durch ein längeres Herausschieben des Operationszeitpunktes ein irreversibler Myokardschaden, bzw. Schaden anderer Organe (z.B. durch Embolisation von Vegetationen auf Herzklappen im Rahmen einer Endokarditis) oder eine pulmonale Hypertonie einstellen (Details siehe einzelne Klappenvitien).

Anforderungen an künstliche Herzklappen:
Lebenslange Haltbarkeit, optimales Strömungsprofil, gute Gewebeverträglichkeit, keine Hämolyse, keine Thrombogenität, einfache Implantationstechnik, möglichst geringe Schallphänomene

Operativer Klappenersatz:

1. Mechanische Klappenprothesen:
   - Vorteile: Lange Haltbarkeit.
   - Nachteile: Hohes Thromboembolierisiko (0,5 - 2,5 %/Jahr, je nach Klappenlokalisation) → Antikoagulation erforderlich; transvalvulärer Gradient, Hämolyse
   - Ind: 1. Junges Alter des Patienten (< 60 Jahre für Aorten- und < 65 Jahre für Mitralklappenprothesen)
     2. Lebenserwartung > 10 Jahre und ein erhöhtes Risiko für eine Re-Operation
     3. Wenn Antikoagulation aus anderen Gründen erforderlich ist.
   - Doppelflügelklappen: Bevorzugte Prothesenart bei künstlichen Prothesen (Kugel-Käfig- und Kippscheibenprothesen historisch) → bei geringer Größe günstige hämodynamische Eigenschaften und relativ niedrige Thrombogenität
2. Biologische Klappenprothesen:
   Aus tierischem Gewebe (Xenograft: Rinder-Perikard oder Herzklappen vom Schwein), das auf ein Metall- oder Plastik-Gerüst aufgezogen wird. Zur Gewebesterilisation und Elimination von Immunreaktionen vorbehandelt.
   - Vorteile: Niedrige Thrombogenität: Keine Antikoagulation
   - Nachteile: Begrenzte Haltbarkeit (abhängig von der Prothese und Patientenalter ca. 15 J.): Progrediente Verkalkung → Einschränkung der Klappenbeweglichkeit und Öffnungsfläche, Einrisse der Klappenstrukturen. Patienten mit eingeschränkter Nierenfunktion, Kalziumstoffwechselstörungen, Patienten nach Endokarditis, große Prothesen, Prothesen in Mitralposition sind besonders betroffen. Aber: Kathetergestützter Valve-in-valve-Ersatz möglich.
   - Ind: 1. Höheres Alter des Patienten (> 60 Jahre für Aorten- und > 65 Jahre für Mitralklappenprothesen)
     2. Kontraindikation für Antikoagulanzien
     3. Reoperation wegen Thromboembolie-Komplikationen einer mechanischen Klappe
3. Allograft/Homograft-Klappenprothesen:
   Menschliche Leichenklappen. Verwendet werden frische, antibiotika-behandelte, kryokonservierte oder chemisch konservierte Grafts. Verfügbarkeit eingeschränkt.
   - Vorteile: Niedrige Thrombogenität
   - Nachteile: Schwierigerer zu implantieren, Degenerationserscheinungen
   - Ind: z.B. Frauen mit Kinderwunsch, bei Endokarditis, jüngere Patienten
4. Ross-Operation:
   Ersatz der Aortenklappe durch die eigene Pulmonalklappe (Autograft), während die Pulmonalklappe durch pulmonalen oder aortalen Allograft ersetzt wird.

Komplikationen nach Klappenersatz: (50 % aller Pat./10 J.)
- Frühkomplikationen: Blutungen, Infektionen, Prothesenendokarditis, Rhythmusstörungen, Herzinsuffizienz, perioperatives Nieren-, Lungen-, Leber- oder Multiorganversagen
- Spätkomplikationen: Thromboembolien, Blutungen unter Antikoagulanzien, Prothesenendokarditis Herzinsuffizienz im Spätverlauf, Klappendegeneration (Bioklappe), Klappenthrombose, Pannusablagerung, Patienten-Prothesen-Mismatch (Öffnungsfläche der funktionsfähigen Prothese zu klein bezogen auf Körperoberfläche)

Spezifische Probleme:
- Kunst-Klappenthrombosen:
  Vo.: Unter Antikoagulation selten, häufiger bei Mitralklappen- als bei Aortenklappenprothesen, am häufigsten bei Trikuspidalklappenprothesen. Inzidenz vom Klappentyp beeinflusst.
  KL.: Verschlechterung des klinischen Zustandsbildes, akute Herzinsuffizienz, Embolien (Gehirn!) oder Rhythmusstörungen

  Merke: Bei jedem Kunstklappenträger mit hämodynamischer Instabilität muss eine Klappenthrombose ausgeschlossen werden!

  Th.: Reoperation, evtl. Lysetherapie
- Thromboembolien:
  Vo.: Vorzugsweise bei mechanischen Klappenprothesen, häufiger nach Mitral-, als nach Aortenklappenersatz, selten bei Homograftklappen. Inzidenz ca. 2 - 3 % pro Patientenjahr.
  KL.: Ischämie in Abhängigkeit vom betroffenen Gefäßgebiet (Gehirn-, Extremitäten- und Intestinalgefäße).
  Th.: Siehe Kap. Embolien

Pro: Antikoagulation mit einem Vitamin K-Antagonisten obligatorisch bei allen mechanischen Klappen. Orale Antikoagulation für 3 Monate nach Implantation einer Bioprothese in Mitralposition, Acetylsalicylsäure für 3 Monate bei Bioprothese in Aortenposition, Dauerantikoagulation bei chronischem Vorhofflimmern, nach Thromboembolien, bei großem linken Vorhof oder bei deutlich eingeschränktem HZV. Der INR-Wert richtet sich nach Klappentyp und -position (siehe Kap. Thromboembolieprophylaxe). ***Merke:*** Nicht Vitamin K-abhängige Antikoagulanzien (Dabigatran/Rivaroxaban/Apixaban/Edoxaban) sind zur Antikoagulation bei Kunstklappenträgern kontraindiziert! • Prothesenendokarditis: Vo.: Bei mechanischen und Bioprothesen, weniger bei Homograftklappen.

- Frühendokarditis: Innerhalb des ersten postoperativen Jahres; Erreger meist Staphylokokken und gramnegative Erreger, seltener Pilze. Die Prognose ist sehr ernst.
- Spätendokarditis: Nach dem ersten postoperativen Jahr; Erreger identisch mit denen, die eine Endokarditis bei Nativklappen auslösen (Streptococcus viridans, Staphylococcus aureus, Staphylococcus epidermidis, Enterokokken u.a.).

Di.: Fieber, neu aufgetretene Klappengeräusche u./o. geänderte Öffnungs-/Schlusstöne, transösophageale Echokardiografie, positive Blutkultur (vor Beginn einer Antibiotikatherapie Blutkulturen sicherstellen!).

Th.: Siehe Kap. „Bakterielle Endokarditis“

Pro: Lebenslange antibiotische Endokarditisprophylaxe bei allen Risikopatienten (siehe Kap. „Bakterielle Endokarditis“).

• Paravalvuläre Lecks:

Vo.: Besonders an Prothesen, die in stark kalzifizierte Klappenringe eingenäht werden, aber auch durch Endokarditiden hervorgerufen.

Di.: Refluxgeräusche an der betroffenen Klappe, Hämolyse, Echokardiografie

• Mechanisch bedingte Hämolyse:

Vorkommen bes. bei älteren Klappenmodellen. Bei gut funktionierenden intakten Klappenprothesen ist die mechanische Hämolyse unbedeutend und äußert sich nur durch geringe LDH-Erhöhung. Bei Klappenfunktionsstörungen nimmt die Hämolyse zu.

Di.:
- LDH und HBDH ↑
- Haptoglobin ↓
- Evtl. Hämopexin ↓ (nur bei starker Hämolyse, wenn Haptoglobin nicht mehr messbar)
- Retikulozyten ↑
- Indirektes Bilirubin ↑
- Fragmentozytose

Hb normal = kompensierte Hämolyse

Hb vermindert = Dekompensierte Hämolyse = Hämolytische Anämie

Echokardiografischer Ausschluss einer Prothesenfehlfunktion

Behandlung ist abhängig von der zugrunde liegenden Ursache; bei starker Hämolyse evtl. operative Revision erforderlich.

Die postoperative Frühmortalität kann man abschätzen z.B. mit dem Euroscore-Rechner (*siehe Internet*).

Regelmäßige Nachsorgeuntersuchungen:

• Anamnese: Neues Auftreten von Fieber, Müdigkeit, Abgeschlagenheit, Leistungsknick, (nächtliche) Dyspnoe, Schwitzen, Stenokardien, Ödeme, Palpitationen, Schwindel, Synkopen?

• Klinische Untersuchung: Achten auf pleuroperikardiales Reiben (frühpostoperativ beim Postperikardiotomiesyndrom), Tachykardien (z.B. bei Fieber, Anämie, Endokarditis, Volumenmangel, Herzinsuffizienz), Vorhofflimmern, Lungenstauung, Halsvenenstauung, Hepatomegalie, Aszites, periphere Ödeme, Pleura- oder Perikardergüsse (frühpostoperativ beim Postperikardiotomiesyndrom; spätpostoperativ bei Herzinsuffizienz).

• Auskultation: Bioprothesen und Homografts haben normalerweise keine spezifischen Geräuschphänomene, mechanische Prothesen meist Öffnungs- und Schließungs-Klicks. Prothesenschließungs-Klick lauter als Öffnungs-Klick. Leiserwerden von Prothesentönen kann Hinweis auf Kunstklappenthrombose sein! Neuauftreten systolischer oder diastolischer Geräusche kann auf eine Fehlfunktion hinweisen.

• Echokardiografie: Bewegungsmuster der Klappenteile, Flussprofile, Gradienten und Öffnungsflächen, Ventrikelfunktion und -größe, Nachweis valvulärer oder paravalvulärer Lecks; Vegetationen bei bakterieller Endokarditis

• Röntgen, CT, MRT: Klappentyp, Insuffizienz- oder Stenosenachweis, Ventrikelfunktion und -morphologie, Lungenperfusion

• Ekg: Belastung der Vorhöfe und Ventrikel, Erregungsrückbildungsstörungen sowie Blockbilder oder Rhythmusstörungen.

• Labor: Entzündungsparameter (Leukozytenzahl, BSG, CRP), Blutkulturen bei Verdacht auf bakterielle Endokarditis, Nachweis einer Anämie (Blutbild, Eisen, Ferritin), einer Hämolyse (LDH, HBDH, Haptoglobin, Bilirubin, Fragmentozyten); Gerinnungskontrollen bei Antikoagulanzientherapie (INR)

- „Home Monitoring“ nach alloprothetischem Herzklappenersatz:
  - INR-Selbstbestimmung (CoaguCheck) → dadurch Senkung der Häufigkeit schwerer Blutungskomplikationen
  - Selbstkontrolle der Klappenfunktion durch vollautomatische Frequenzanalyse des Klappengeräusches → Früherkennung von Klappenfunktionsstörungen

Kathetergestützter Aortenklappenersatz (TAVI = transcatheter aortic valve implantation)
- Biologische Herzklappenprothesen, die mittels Katheter über verschiedene Zugänge (meist transfemoral, aber auch transapikal, transaortal) implantiert werden
- Die Klappen werden entweder auf einen Ballonkatheter (ballon-expandierbar) oder in das Lumen eines Katheters (selbst-expandierbar) eingebracht und sind nach Entfaltung im Bereich der Aortenklappe sofort funktionsfähig. Die native Klappe wird dabei in die Aortenwand gedrückt.
- Indikation: Abhängig von Alter (> 75 Jahre) und anatomischen Faktoren, die für oder gegen TAVI sprechen. Es fehlen aber noch Daten zur Langzeithaltbarkeit (> 5 Jahre) der Prothesen bei diesen Patienten.
- Komplikationen: Höhergradiger AV-Block (bis zu 17 %), bedeutsame paravalvuläre Leckage (bis zu 3 %), Schlaganfall (1 - 3 %), sehr selten: Schwere Komplikationen wie Annulusruptur, Ventrikelruptur; Konversion zur konventionell offenen Operation in < 1 %.
- Postinterventionelle antithrombotische Therapie: Gegenstand laufender Studien. Neue Studien sprechen für eine ASS-Monotherapie. Orale Antikoagulation nur bei vorbestehender Indikation (z.B. Vorhofflimmern).

MITRALKLAPPENSTENOSE (MS) [I05.0]

Ät.: In den Industrienationen mittlerweile zumeist degenerativ kalzifizierend. Darüber hinaus - abgesehen von seltenen angeborenen Formen - ist eine MS Folge eines rheumatischen Fiebers. Dies lässt sich allerdings anamnestisch nicht immer zurückverfolgen.

PPh: Die gesunde Mitralklappe hat bei Erwachsenen eine Öffnungsfläche von 4 - 5 cm^2. Bei der MS kommt es zu einer schleichenden Stenosierung der Mitralklappe (Jahre bis Jahrzehnte). Hämodynamik und Klinik sind abhängig von:
- Schweregrad der Obstruktion
- Herzrhythmus und -frequenz
- Ausmaß der sekundären Lungenstrombahnveränderungen
- Einengung der Mitralklappe → Behinderung der diastolischen linksventrikulären Füllung
  Der Gradient zwischen linkem Vorhof (LA) und enddiastolischem Druck im linken Ventrikel (LV) ist abhängig vom Schweregrad der Stenose sowie vom aktuellen Herzminutenvolumen. Zunächst verhindert eine Vergrößerung des LA eine Erhöhung des Pulmonalisdruckes und der Patient ist weitgehend asymptomatisch.
- Zunehmende Obstruktion des Mitralostiums → verminderte Füllung des LV. Durch Anstieg des LA-Druckes wird der LV zunächst noch ausreichend gefüllt und das Herzzeitvolumen aufrechterhalten. Bei Abnahme des Herzzeitvolumens kommt es zu Müdigkeit und Einschränkung der Leistungsbreite. Der erhöhte LA-Druck wird passiv auf die Lungenvenen fortgeleitet (reaktive bzw. passive pulmonalvenöse Hypertonie) → pulmonale Umstellungsreaktionen (Steigerung des Lymphflusses, Senkung der Permeabilität der alveolären Kapillarmembranen). Reaktive Konstriktion der pulmonalarteriellen Gefäße → verminderter Blutstrom zum Lungenkapillarsystem und Senkung des hydrostatischen Druckes. Durch diese gegenregulatorischen Vorgänge wird ein Lungenödem verhindert.
- Wird die Kapazität der Gegenregulation überschritten, entwickeln sich Symptome der Lungenstauung: Dyspnoe, Orthopnoe, (nächtlicher) Husten.
  Bei einem linksatrialen oder mittleren Pulmonalkapillardruck > 25 - 30 mmHg in Ruhe besteht das Risiko eines Lungenödems, insbes. bei körperlichen Belastungen, Fieber, Anämie, Tachykardie, Schwangerschaft.
- Über die Phase der passiven pulmonalvenösen Hypertonie entwickelt sich (infolge reaktiver pulmonalarterieller Vasokonstriktion, vaskulärer und interstitieller Fibrose sowie Umbau der Lungenarteriolen) sekundär eine aktive pulmonalarterielle Hypertonie. Dabei kann der Pulmonalisdruck auf/über systemische Druckwerte ansteigen.
  Folgen: Pulmonalarterielle Hypertonie → Rechtsherzhypertrophie → Dilatation des rechten Ventrikels → Rechtsherzinsuffizienz.

Schweregrade:

Schweregrad	Mittlerer Druckgradient (mmHg) *)	Mitralöffnungs-fläche = MÖF (cm^2)	sysPA (mmHg)**)
Leicht Mittelschwer Schwer	< 5 5 - 10 > 10	> 1,5 1,0 - 1,5 < 1,0	< 30 30 - 50 > 50

*) Bei normaler Herzfrequenz und mittlerem Herzzeitvolumen (HZV)
**) sysPA= echokardiographisch bestimmter systolischer pulmonalarterieller Druck

KL.: Symptomatik abhängig vom Schweregrad der Erkrankung:

1. Folgen der Drucksteigerung im linken Vorhof:
   - Evtl. Vorhofflimmern mit absoluter Arrhythmie (Leistungsminderung des Herzens um ca. 20 %)
   - Thrombenbildung im linken Vorhof (40 %) mit Gefahr arterieller Embolien (20 % d.F.) in Gehirn, Extremitäten, Nieren u.a.
2. Folgen der Lungenstauung/pulmonalen Hypertonie:
   - (Belastungs-)Dyspnoe
   - Nächtlicher Husten ("Asthma cardiale")
   - Evtl. Hämoptoe mit "Herzfehlerzellen" im Sputum (= hämosiderinhaltige Lungenmakrophagen)
3. Folgen bei Rechtsherzinsuffizienz:
   - Erhöhter Venendruck mit sichtbarer Venenstauung am Hals und unter der Zunge
   - Stauungsleber, Stauungsniere (evtl. Proteinurie), Ödeme der abhängigen Körperpartien
4. Folgen des verminderten Herzzeitvolumens:
   - Leistungsminderung
   - Periphere Zyanose mit rötlich-zyanotischen Wangen (Facies mitralis)

Ko.:
- Arterielle Embolien (siehe oben)
- Bakterielle Endokarditis
- Lungenödem

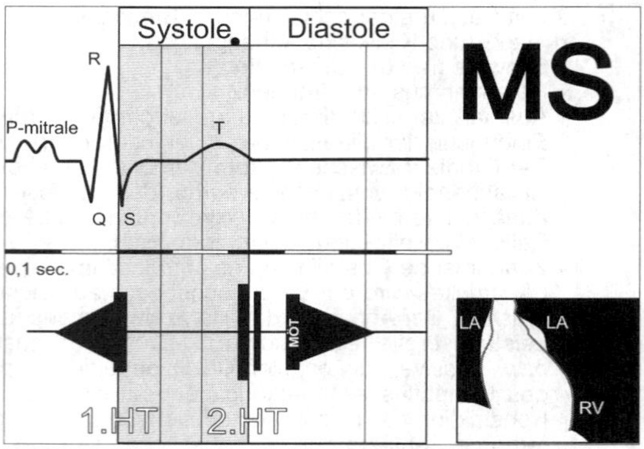

Ausk.: (optimal in Linksseitenlage; p.m. über der Herzspitze) 4 Schallphänomene:
- Paukender 1. Herzton
- Mitralöffnungston (MÖT)
- Diastolisches Decrescendogeräusch (im Anschluss an den MÖT) übergehend in ein
- Präsystolisches Crescendogeräusch

- Paukender 1. Herzton und MÖT entstehen durch lautes Umschlagen der Mitralsegel, wenn der Kammerdruck den Druck im linken Vorhof über- bzw. unterschreitet. Bei erstarrten Mitralsegeln können beide Töne verschwinden.
  Das präsystolische Crescendo findet sich nur bei Sinusrhythmus!
- Kombiniertes Mitralvitium: Zusätzlich Geräusch der MI.
- Schwere MS mit pulmonaler Hypertonie: Unmittelbar nach dem verstärkten Pulmonalsegment des 2. HT diastolisches Graham-Steell-Geräusch einer relativen Pulmonalklappeninsuffizienz.

Ekg:
- Belastung des linken Vorhofs: P-sinistroatriale (doppelgipfliges P in Abl. II> 0,11 s), evtl. Vorhofflimmern mit absoluter Arrhythmie
- Bei pulmonaler Hypertonie Zeichen der Rechtsherzhypertrophie; Entwicklung des Lagetyps zum Steil- bis Rechtstyp, Sokolow-Lyon-Index für Rechtsherzhypertrophie: $RV_1 + SV_{5/6} \geq 1,05$ mV.

Rö.:

1. Vergrößerung des linken Vorhofs:
   - Im p.a.-Bild evtl. Doppelkontur am rechten Herzrand, verstrichene Herztaille durch prominentes linkes Herzohr, Aufspreizung der Trachealbifurkation
2. Mitralkonfiguration des Herzens ("stehende Eiform") durch:
   - Vergrößerung des linken Vorhofs (siehe oben)
   - Erweiterung der A. pulmonalis bei pulmonaler Hypertonie
   - Rechtsventrikuläre Hypertrophie

3. Evtl. Zeichen der Lungenstauung:
   - Verbreiterte Lungenvenen im Hilusbereich
   - Bei interstitiellem Lungenödem Kerley B-Linien in den Unterfeldern
   - Bei alveolärem Lungenödem Milchglaszeichnung u.a.
4. Evtl. Zeichen der rechtsventrikulären Hypertrophie mit Einengung des retrosternalen Herzvorderraumes im Seitenbild.
5. Evtl. Klappenverkalkung

Echo: Transthorakal, optimal transösophageal (TEE): Goldstandard für die Diagnostik
Beurteilung der Klappenanatomie/-pathologie; Quantifizierung des Stenosegrades (mittlerer Gradient, Planimetrie der Öffnungsfläche, Berechnung der Öffnungsfläche aus dem Dopplerprofil); Messung des vergrößerten linken Vorhofs (> 40 mm); verkleinerter linker Ventrikel; Funktionsbeurteilung beider Ventrikel; Beteiligung anderer Klappen; Abschätzung der Druckverhältnisse im kleinen Kreislauf und im rechten Ventrikel; Nachweis von Vorhofthromben (TEE). Evtl. Refluxnachweis bei gleichzeitiger Klappeninsuffizienz (Farbduplex). Bestimmung des Wilkins-Score (Mobilität, Verdickung, Kalzifizierung, subvalvuläre Verdickung) vor geplanter Mitralklappenvalvuloplastie der MS

MRT: Druckgradient über der Klappenstenose, Planimetrie der MÖF

Invasive Diagnostik (Links- und Rechtsherzkatheter):

Ind: Beurteilung der Klappenfunktion, des Stenosegrades und der Ventrikelfunktion. Erfassung der Druckverhältnisse im großen und kleinen Kreislauf. Ausschluss einer therapiebedürftigen Koronarstenose

Manometrie:
Messung der PC-Druckkurve und des Pulmonalarteriendruckes, des Gradienten über die Klappe und Berechnung der Klappenöffnungsfläche.
Bei der MS steigt der Mitteldruck im LA deutlich an (> 20 mmHg). Es besteht ein Gradient über die Mitralklappe (gemessen zwischen a-Welle in der LA- oder PC-Druckkurve und dem enddiastolischen LV-Druck), der vom HZV mitbestimmt wird.

Aktive pulmonale Hypertonie:
- Der diastolische PAP liegt über dem mittleren PCP (bei Herzgesunden Werte ungefähr gleich).
- Berechnung des Lungenarteriolenwiderstandes (normal 45 - 100 dyn $\times$ s $\times$ cm^{-5}), der bei der MS bis auf > 1500 dyn $\times$ s $\times$ cm^{-5} ansteigen kann.

Lävokardiogramm:
LV nicht vergrößert und gut kontrahierend, evtl. segmentale Störung der LV-Funktion

Natürlicher Verlauf:
Symptome einer MS treten meist erst 10 - 20 J. nach einem rheumatischen Fieber auf. Spontanverlauf: 10-Jahresüberlebensrate für NYHA-Klassen I und II etwa 85 %, für NYHA-Klasse III ca. 40 %. Für NYHA IV beträgt die 5-Jahresüberlebensrate nur 15 %.
Todesursachen: Lungenödem und Rechtsherzinsuffizienz (65 %), arterielle Embolien (20 %), Lungenembolien (10 %), bakterielle Endokarditis

Regelmäßige Kontrolluntersuchungen: Klinische Untersuchung, Echokardiografie, BNP, Ergometrie. Kontrollintervalle abhängig vom Schweregrad.

Th.: A) Konservativ:
- Die konservativen Therapiemöglichkeiten bei Herzinsuffizienz sind begrenzt auf den Einsatz von Diuretika (Thiazid, Spironolacton, ggf. Schleifendiuretikum), Betablocker und Digitalis bei Vorhofflimmern.
- Patienten mit hämodynamisch wirksamer MS benötigen für eine ausreichende Ventrikelfüllung eine lange Diastole → so lange wie möglich normofrequenten Sinusrhythmus erhalten. Bei Vorhofflimmern Frequenz reduzieren → Digitalisglykoside in Kombination mit Beta-Rezeptorenblocker oder Verapamil.
- Thromboembolieprophylaxe mit Vitamin K-Antagonisten (VKA) bei Vorhofflimmern. Bei Sinusrhythmus, im Falle anamnestischer Embolien oder Thrombennachweis im Vorhof, sowie immer nach Valvuloplastie.
- Dauerprophylaxe eines rheumatischen Fiebers: Grundsätzlich bis zum 40. Lebensjahr, mind. jedoch 10 Jahre; bei infektgefährdeten Patienten (z.B. Lehrer) ggf. länger

B) Eingriff an der Mitralklappe:

Ind: - Mitralklappenöffnungsfläche < 1,5 cm^2 und Symptome
- Hohes Risiko für Embolie oder Dekompensation

Mitralklappenvalvuloplastie (MVP) = perkutane Mitralklappen-Kommissurotomie (PMC) mithilfe eines Ballonkatheters

Die PMC zeigt bei geeigneten Patienten ähnliche Resultate wie die operative Mitralklappenkommissurotomie (10-J.-Überlebensrate 80 - 90 %) und ist bei geeigneter Anatomie die Therapie der Wahl (Leitlinienempfehlung der European Society of Cardiology (ESC) 2017, IB).
Vorteil: Großer operativer Eingriff wird vermieden oder herausgeschoben. Die MÖF wird normalerweise durch den Eingriff verdoppelt und der Gradient etwa halbiert.
Entscheidung über MVP nach klinischen Daten und Echo-Score. Beste Resultate bei jungen Patienten mit niedrigen Score-Werten, Sinusrhythmus, minimalen Verkalkungen und ohne begleitende Mitralklappeninsuffizienz.
Ko.: Zunahme einer Mitralklappeninsuffizienz, Vorhofseptumdefekt durch transatriale Punktion, Perforationen des Vorhofs oder Ventrikels, Thromboembolien oder AV-Blockierungen.
KI: Höhergradige Mitralklappeninsuffizienz, Vorhofthromben, Thromboembolien in der Vorgeschichte, verdicktes Vorhofseptum, schwere Kalzifizierung der Klappe

C) Chirurgische Therapie: Meist Mitralklappenersatz
Wenn eine PMC aus o.g. Gründen nicht in Frage komme (IC)
1. Erheblich symptomatischer Patient (NYHA III - IV) und Mitralklappenöffnungfläche < 1,5 cm^2
2. Gering oder nicht symptomatischer Patient (NYHA I - II) und Mitralöffnungsfläche < 1 cm^2

MITRALKLAPPENINSUFFIZIENZ (MI) [I34.0]

Def: Akut oder chronisch auftretende Schlussunfähigkeit der Mitralklappe zwischen dem linken Vorhof und linken Ventrikel durch Veränderungen im Bereich des Klappenanulus, der beiden Segel, der Chordae tendineae oder der Papillarmuskeln.

Ep.: Inzidenz 2 %/J. (zweithäufigstes Klappenvitium bei Erwachsenen)

Ät.: Primäre (degenerative) Mitralklappeninsuffizienz:
- Im Rahmen degenerativer, myxomatöser Veränderungen der Klappensegel (Mitralklappenprolaps, Ehlers-Danlos-Syndrom, Marfan-Syndrom)
- Elongation oder Ruptur von Chordae tendineae: Bei Mitralklappenprolaps, akutem Myokardinfarkt (akute ischämische MI), nach Thoraxtrauma oder idiopathisch
- Mitralklappenringverkalkung bei älteren Patienten
- Nach perkutaner Mitralklappen-Kommissurotomie (PMC)
- Seltener bei rheumatischer und/oder bakterieller Endokarditis

Mitralklappenprolaps (MKP): Systolische Vorwölbung von Mitralsegelanteilen in den linken Vorhof (> 2mm), ggf. mit zusätzlicher Verdickung der Segel (≥ 5 mm = klassischer MKP, M. Barlow). Häufigste Klappenanomalie in der westlichen Welt. Auftreten bei etwa 2 - 3 % der erwachsenen Bevölkerung; familiäre Häufungen; w > m. Meist asymptomatisch. In manchen Fällen jedoch Entwicklung einer progredienten Mitralklappeninsuffizienz. In der klinischen Untersuchung: ein oder mehrere hochfrequente systolische Klicks am linken unteren Sternalrand oder über der Herzspitze infolge Anspannen elongierter Sehnenfäden, die sich in Abhängigkeit vom linksventrikulären Füllvolumen in die frühe oder späte Systole verlagern (dynamische Auskultation, z.B. Pressen → frühe Systole, Hockstellung → späte Systole). Die Assoziation zu neuroendokrinen Störungen, supraventrikulären und ventrikulären Herzrhythmusstörungen, arteriellen Embolien und plötzlichem Herztod auch unabhängig von einer Mitralklappeninsuffizienz („Mitralklappenprolaps-Syndrom") wird kontrovers diskutiert. In Abwesenheit einer Mitralklappeninsuffizienz kardiologische Kontrollen in 5-Jahres-Intervallen empfohlen.

Sekundäre (funktionelle) Mitralklappeninsuffizienz:
- Dilatation des Mitralklappenanulus oder häufiger Hineinziehen der Klappensegel in den Ventrikel durch Verlagerung der Papillarmuskeln bei LV-Dilatation im Rahmen einer Linksherzinsuffizienz unterschiedlicher Genese
- Dysfunktionen eines Papillarmuskels bei Myokardischämie (KHK): Chronische ischämische MI

Verlaufsformen:
- Akute MI bei bakterieller Endokarditis oder nach Myokardinfarkt
- Chronische MI

PPh: Mitralklappensegel schließen in der frühen Systole, wenn der Druck im linken Ventrikel (LV) den Druck im linken Vorhof (LA) erreicht. Papillarmuskeln und Chordae tendineae bewirken, dass Segel geschlossen und unter Spannung gehalten werden, wenn sich der Ventrikel während der Systole verkleinert.
Schlussunfähigkeit der Mitralklappe → Entleerung des LV in zwei Richtungen: Ein Teil des HZV in die Systemzirkulation, der andere Teil als Regurgitationsvolumen in den LA. Da Lungenvenen keine Klappen enthalten und weit offen stehen, gelangt das in den LA regurgitierte Blut bis in die

Lungengefäße → Lungenstauung und reaktive pulmonale Hypertonie → Rechtsherzbelastung → Rechtsherzinsuffizienz. Um das Herzzeitvolumen aufrechtzuerhalten, muss das Schlagvolumen gesteigert werden. Volumenbelastung → Hypertrophie und Dilatation des LV.

Klinische Zeichen der MI resultieren aus dem kleinen Minutenvolumen im großen Kreislauf und dem Blutrückstau in die Lungenzirkulation.

KL.: - Eine chronische MI, die langsam entsteht, kann der Organismus durch Adaptationsmechanismen längere Zeit tolerieren. Infolge der im Vergleich zur Druckbelastung günstigeren Volumenbelastung kann die Lebenserwartung bei leichter Mitralinsuffizienz fast normal sein. Symptome können auch bei erheblicher Mitralinsuffizienz längere Zeit fehlen oder gering sein. Erst bei Versagen des linken Ventrikels entwickeln sich rasch stärkere Beschwerden wie Dyspnoe, Palpitationen, nächtliche Hustenanfälle u.a. Die Klinik ist dann ähnlich wie bei Mitralstenose (siehe dort).

- Bei akuter MI (z.B. infolge Papillarmuskelnekrose bei Infarkt) fehlt die Zeit zur kardialen Anpassung → rasche linksventrikuläre Dekompensation mit Lungenödem und evtl. kardiogenem Schock!

Ko.: Kardiale Dekompensation mit Lungenödem; Vorhofflimmern kann Dekompensation auslösen! Thromboembolien bei Vorhofflimmern, bakterielle Endokarditis

Inspektion und Palpation:
Selten periphere Zyanose. Puls normal oder absolute Arrhythmie bei Vorhofflimmern. Systolischer Venenpuls bei Trikuspidalinsuffizienz. Spitzenstoß bei exzentrischer Linkshypertrophie, verbreitert und nach unten/außen verlagert. Hebende Pulsationen über dem rechten Ventrikel.

Auskultation (günstig in Linksseitenlage):
Sofort nach dem 1. HT, der leise ist, hochfrequentes, bandförmiges (Holo) Systolikum, P.m. über der Herzspitze, Fortleitung in die Axilla. Bei höhergradiger MI kurzes Intervall-Diastolikum zur Zeit der raschen Ventrikelfüllung, evtl. 3. HT.

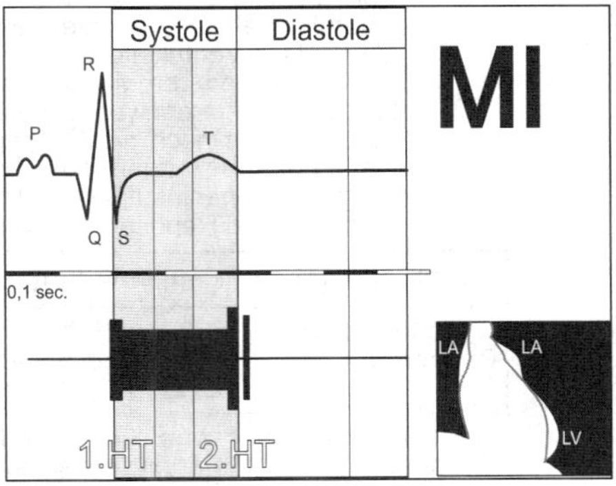

Ekg: P-sinistroatriale = P-mitrale (P > 0,11 sec., doppelgipflig und betonter zweiter Anteil), erst später P-dextroatriale (P pulmonale); evtl. Vorhofflimmern. Linkstyp, bei pulmonaler Hypertonie Rechtstyp. Bei schwerer Mitralinsuffizienz: Linkshypertrophie (Volumenbelastung), später auch Rechtsherzbelastung (bei pulmonaler Hypertonie). Links-, evtl. auch rechtspräkordiale Erregungsrückbildungsstörungen.

Echo: Bestimmung des Insuffizienzgrades (3 Schweregrade) anhand des Farbdopplersignals (Vena contracta, effektive Regurgitationsöffnungsfläche, Berechnung von Regurgitationsvolumen und -fraktion), Messung der Vorhofgröße, Größen- und Funktionsbeurteilung beider Ventrikel, Beteiligung anderer Klappen sowie Abschätzung der Druckverhältnisse im kleinen Kreislauf und im rechten Ventrikel. Nachweis von Thromben im linken Vorhof (TEE). Hinweise auf Ursache: Mitralklappenprolaps, Sehnenfadenabriss, Verkalkungen, Vegetationen bei bakterieller Endokarditis.

MRT: Kostspielig und zeitaufwändig und deshalb kein Routineverfahren: Berechnung des Refluxes (Insuffizienzgrad), Anatomie + Funktion des Herzens

Rö.: - Vergrößerung des linken Vorhofs und (im Gegensatz zur Mitralstenose) auch des linken Ventrikels. Im p.a.-Bild: Mitralkonfiguriertes vergrößertes Herz mit verstrichener Herztaille. Seitliches Bild: Einengung des Retrokardialraumes in Vorhof- und Ventrikelhöhe (nach Ösophagusbreischluck).
- Bei Lungenstauung verbreiterte Lungenvenen im Hilusbereich
- Bei interstitiellem Lungenödem Kerley B-Linien in den Unterfeldern
- Bei alveolärem Lungenödem Milchglaszeichnung u.a.

Invasive Diagnostik (Linksherzkatheter):
Ind: Semiquantitative Abschätzung des Insuffizienzgrades in der Lävokardiografie, Erfassung der Druckverhältnisse im großen und kleinen Kreislauf, Abschätzung der Ventrikelfunktion und Ausschluss einer therapiebedürftigen KHK. - Manometrie: LA- und PC-Drücke

Natürlicher Verlauf:
Überlebensrate abhängig von der Ursache der MI. Bei asymptomatischer primärer MI 5-Jahresüberlebensrate bei 80 %, 10-Jahresüberlebensrate bei 60 %. Die Ejektionsfraktion bleibt längere

Zeit normal. Verminderung der Kontraktilität gilt als Hinweis auf fortgeschrittenes Krankheitsstadium mit der Gefahr, dass auch eine Operation die Ventrikelfunktion nicht mehr normalisieren kann. Bei sekundärer (funktioneller) Mitralinsuffizienz liegt die 10-Jahresmortalität in Abhängigkeit der Ventrikelfunktionsstörung zwischen 30 - 70 %.

Verlaufskontrolle:
Klinische Untersuchung, Ekg, Echokardiografie, Ergometrie, BNP. Kontrollintervalle richten sich nach dem Schweregrad (z.B. alle 6 - 12 Monate), um die Indikation zur Operation rechtzeitig stellen zu können, bevor eine irreversible Ventrikeldysfunktion eintritt.

Th.: A) Konservativ:
- Primäre MI: Eine medikamentöse Therapie der Herzinsuffizienz sollte bei symptomatischen Patienten die operative Therapie nicht verzögern. Prognostischer Nutzen der medikamentösen Therapie nicht gesichert.
- Sekundäre MI: Herzinsuffizienztherapie steht im Vordergrund (medikamentös + ggf. CRT → siehe dort)

B) **Chirurgische Therapiemöglichkeiten bei MI:** (siehe Internet: *Leitlinien der ESC 2017*)
- Sofern möglich Mitralklappenrekonstruktion mit/ohne Ring oder Teilring; minimal-invasiv-endoskopisch oder konventionell-operativ
- Mitralklappenersatz mit mechanischer Prothese oder mit biologischer Prothese

Soweit möglich, ist der Rekonstruktion der Vorzug vor dem Klappenersatz zu geben.

Ind: 1. Akute Mitralinsuffizienz: Rasche operative Therapie!
2. Chronische Mitralinsuffizienz: Während die Ergebnisse der chirurgischen Rekonstruktion bei primärer Mitralklappeninsuffizienz sehr gut sind und die Operation unter der Voraussetzung einer guten Rekonstruierbarkeit auch bei asymptomatischen Patienten mit pulmonaler Hypertonie, neu aufgetretenem Vorhofflimmern und einer nicht hyperkontraktilen Ventrikelfunktion immer früher empfohlen wird, wird die Operationsindikation zur sekundären MI insgesamt kontrovers diskutiert und nur begleitend bei geplanter aortokoronarer Bypassoperation oder als symptomatische Therapie unter Voraussetzung einer noch nicht hochgradig reduzierten LV-Funktion empfohlen. Neue Studienergebnisse zeigen, dass bei noch nicht zu stark dilatiertem Ventrikel und ausgeprägter Klappeninsuffizienz die kathetergestützte Korrektur der sekundären MI die Mortalität und Rehospitalisierung senken und die Symptomatik bessern kann.

Indikation zur Mitralklappenchirurgie bei primärer Mitralklappeninsuffizienz		**EG**
Symptomatische Patienten	LVEF ≥ 30 % LVEF < 30 %, wenn rekonstruktionsfähig LVEF < 30 %, Klappenersatz bei nicht rekonstruierbarer Klappe	IB IIaC IIbC
Asymptomatische Patienten	LVEF ≤ 60 % und/oder LVESD ≥ 45 mm Paroxysmales oder neu aufgetretenes persistierendes Vorhofflimmern, systolischer pulmonalarterieller Druck in Ruhe >50 mmHg Systolischer pulmonalarterieller Druck in Ruhe > 50 mmHg LA Volumen > 60 ml/m² oder Segelausriss („flail") bei guter Rekonstruierbarkeit	IB IIaB IIbC
Indikation zur Mitralklappenchirurgie bei sekundärer Mitralklappeninsuffizienz		
Unabhängig von Symptomen	Schwere MI, gleichzeitiger aortokoronarer Bypass, EF > 30 %	IC
Symptomatische Patienten trotz optimaler Herzinsuffizienztherapie	Schwere MI, gleichzeitiger koronarer Bypass, EF > 30 % Schwere MI, EF> 30 % ohne Bypass-Indikation und niedriges Operationsrisiko	IIaC IIb

LVEF = Linksventrikuläre Ejektionsfraktion
LVESD = Linksventrikulärer endsystolischer Durchmesser
EG = Empfehlungsgrad

KI (relative): z.B. LVEF < 20 %, Operationsrisiko > als erwarteter Nutzen
- Krankenhausletalität: Mitralklappenrekonstruktion ca. 2 %; Mitralklappenersatz ca. 6 %
- Orale Antikoagulation bei mechanischen Herzklappenprothesen lebenslang; bei biologischen Prothesen mind. 3 Monate
- Endokarditisprophylaxe nach Op. (Siehe Indikationsliste im Kap. Infektiöse Endokarditis)

C) Perkutane interventionelle Kathetertherapie am weitesten verbreitet: Mitralsegel-Clipping (Edge-to-edge-Verfahren), aber auch andere Verfahren inklusive kathetergestützter Ersatz in früher Anwendung. Bei nicht zu stark dilatiertem Ventrikel und schwergradiger MI prognostischer Nutzen durch kathetergestützte Edge-to-edge-Rekonstruktion nachgewiesen.

Ind. (Mitralsegel-Clipping): Patienten mit KI oder erhöhtem Risiko für eine Operation nach Einschätzung des Heart Teams (höheres Alter, eingeschränkte LV-Funktion, Komorbiditäten, ESC-Leitlinienempfehlung IIbC) und geeigneter Klappenmophologie

AORTENKLAPPENSTENOSE (AS) [I35.0]

Ep.: In Europa und Nordamerika heute der häufigste Klappenfehler (43 % aller Herzklappenfehler), im Alter > 65 J. Prävalenz ≥ 3 %.

Ät.:
- Kalzifizierende AS ist im Alter > 70 J. mit ca. 50 % die häufigste Ätiologie. Aktiver Prozess mit Ähnlichkeiten zu Atherosklerose. Bikuspide Klappen entwickeln AS früher (operationsbedürftig meist zwischen 50. - 70. Lj.), trikuspide Klappen später (70. bis 90. Lj.).
- Bei jüngeren Erwachsenen kann eine angeborene (kongenitale) AS vorliegen, häufiger aber auch hier ist die bikuspide Aortenklappe,
  Sonderformen: Selten subvalvuläre sowie supravalvuläre Aortenklappenstenose (angeboren)
- Rheumatische AS: Dank konsequenter antibiotischer Behandlung der zugrunde liegenden Streptokokkeninfektion in Ländern mit modernem Gesundheitssystem sehr selten geworden. Taschenklappen sind verdickt, die Kommissuren verklebt und später dann auch kalzifiziert. Kombiniert mit mehr oder weniger Insuffizienz und in der Regel zusätzlicher postrheumatischer Mitralklappenveränderung.

PPh: Die Öffnungsfläche der Aortenklappe (bei Erwachsenen normal 2,6 - 3,5 cm^2) muss stark abnehmen (unter 1.5 cm^2), bevor es zu einer hämodynamischen Auswirkung kommt (hochgradige AS < 1.0 cm^2): Selbst eine schwere AS kann noch mit Symptomfreiheit verbunden sein.
- Druckbelastung des linken Ventrikels → konzentrische Hypertrophie (nicht immer vorhanden!) → hierdurch ist der LV zunächst in der Lage, den Gradienten an der Klappe zu überwinden und das HZV aufrechtzuerhalten. Bei meist lange erhaltener systolischer Ventrikelfunktion kommt es primär aber zu einer diastolischen Dysfunktion und dadurch schließlich Lungenstauung → zunehmende Leistungsminderung und Luftnot.
- Linkshypertrophie → erhöhter myokardialer Sauerstoffbedarf, erhöhte Wandspannung mit Beeinträchtigung von subendokardialem Blutfluss → Angina pectoris (auch ohne Koronarstenosen).
- Synkopen und Schwindel bzw. „Kopfleere" bei Belastung durch zerebrale Minderperfusion. Ursache dürfte v.a. eine Fehlantwort linksventrikulärer Barorezeptoren sein, die periphere Vasodilatation bewirkt. Andere Ursachen: Rhythmusstörungen, reduziertes HMV.
- Plötzlicher Herztod (bei körperlicher Belastung) fast nur bei symptomatischen Patienten

KL.: Das Spektrum der Klinik bzw. der Verlauf reicht von der häufigen Aortenklappen-Sklerose (> 65. Lj. ca. 30 % Prävalenz), einer ausgeprägten Aortenklappen-Verkalkung ohne hämodynamische Einschränkung bis zur hämodynamisch wirksamen Aortenklappenstenose.
Symptomatisch werden Patienten in der Regel erst bei einer AÖF < 1,0 cm^2, einem mittleren systolischen Gradienten > 40 mmHg.

Merke: Bei eingeschränkter LV-Funktion schließt ein niedriger Druckgradient eine hochgradige AS nicht aus (siehe unten: Low-flow-low-gradient-Aortenklappenstenose).

Inspektion und Palpation:
Pulsus tardus et parvus ist selten beim älteren Patienten. Spitzenstoß bei konzentrischer Linkshypertrophie hebend, verbreitert und nicht verlagert. Schwirren über Aorta und Karotiden.

Ausk.:

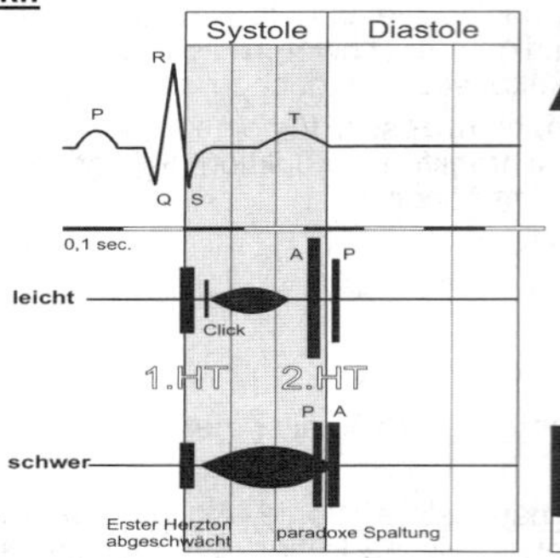

AS

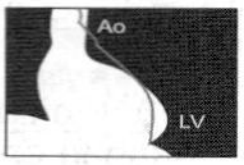

Leitbefund: Spindelförmiges raues Systolikum:
- Punctum maximum: 2. ICR rechts parasternal
- Vom 1. HT abgesetzt
- Fortleitung des Geräusches in die Karotiden
- Je stärker die Stenose, umso weiter verlagert sich das Geräuschmaximum in die Spätsystole
- Frühsystolischer Ejektion-Klick, der bei unbeweglicher Klappe fehlt
- Bei hochgradiger Stenose Abschwächung des Aortenanteils des 2. HT
- 2. HT atemvariabel gespalten, bei hochgradiger Stenose evtl. paradoxe Spaltung des 2. HT
- Bei begleitender Aorteninsuffizienz: Diastolikum

Ekg: Veränderungen finden sich bei höhergradiger Stenose: Linkstyp, Linkshypertrophiezeichen (Sokolow-Lyon-Index für Linkshypertrophie: S_{V1} + $R_{V5 \text{ oder } 6}$> 3,5 mV); als Ausdruck der Druckhypertrophie T-Negativierung linkspräkordial (V_{4-6}).
Hypertrophiezeichen können aber selbst bei schwerer AS auch fehlen!

Ko.: Rhythmusstörungen und plötzlicher Herztod (20 %), Linksherzversagen

Rö.: Im kompensierten Stadium normal großes Herz (erst bei Dekompensation → Linksverbreiterung), poststenotische Dilatation der Aorta ascendens bei valvulärer AS, evtl. Klappenkalk, Lungenstauung bei Dekompensation

Echo / Doppler (transthorakal / transösophageal):
- Entdeckung und Quantifizierung der Stenose mittels maximal instantanem und mittleren Druckgradienten (CW Doppler) über die Klappe sowie Berechnung der Klappenöffnungsfläche, Messung der Vorhof- und Kammergrößen, Funktionsbeurteilung beider Ventrikel, Beteiligung anderer Klappen sowie Abschätzung der Druckverhältnisse im kleinen Kreislauf
- Fibrotisch verdickte oder verkalkte Aortenklappentaschen. Nachweis einer Taschenanomalie (uni-, bi-, trikuspide Anlage).
- Verminderte Klappenseparation mit relativ starr wirkenden Taschen bei kalzifizierender AS, bzw. kuppelförmiger "Domstellung" der Taschen während der Systole bei wenig verkalkter Klappe (kongenital oder postrheumatisch).
- Konzentrische linksventrikuläre Hypertrophie
- Nachweis einer gleichzeitigen Aorteninsuffizienz (Reflux im Farbdoppler)
- Evtl. Dilatation der Aorta ascendens, v.a. bei bikuspider Klappe (unabhängig vom Stenosegrad bedingt durch intrinsische Wandveränderungen)

MRT/CT: Berechnung von Druckgradient über der Klappenstenose, Klappenöffnungsfläche, Verkalkungsgrad mittels Agatston-Score, Beurteilung von Anatomie + Funktion des Herzens

Invasive Diagnostik (Linksherzkatheter):

Ind.: zur Quantifizierung der Stenose nur, wenn nichtinvasive Diagnostik nicht mit ausreichender Qualität möglich oder wenn Befunddiskrepanz gegeben (selten). Präoperative Koronarangiografie bei Männern über 40 J. und Frauen in der Menopause oder bei vaskulären Risikofaktoren.

Manometrie:
Messung des systolischen (peak-to-peak) und mittleren Gradienten über die Klappe (gemessen zwischen LV und Aorta) und Berechnung der Klappenöffnungsfläche
- Peak-to-peak-Gradient = Druckdifferenz zwischen maximalem systolischen LV-Druck und maximalem systolischen Aortendruck (dopplersonografisch nicht messbar, da Gipfel nicht zur selben Zeit besteht und damit die Druckdifferenz zu keinem Augenblick tatsächlich messbar ist).
- Maximaler instantaner Gradient = momentane maximale Druckdifferenz zwischen systolischem LV-Druck und systolischem Aortendruck, gemessen bei simultaner Registrierung (wird im Herzkatheter nicht gemessen, würde aber der dopplersonografischen Spitzengeschwindigkeit über der Klappe entsprechen).
- Mittlerer Gradient = Flächenintegral zwischen der LV-Druckkurve und der Aorten-Druckkurve bei simultaner Registrierung (entspricht dem Mittel der instantanen Dopplergradienten über der gesamten Systole)

Gradient abhängig von Stenosegrad, Blutfluss über die Klappe und somit dem HZV (bei eingeschränkter Ventrikelfunktion → niedriger Gradient, trotz relevanter Stenose!) Wichtig ist die Aortenklappenöffnungsfläche (AÖF), die mithilfe der Gorlin-Formel berechnet werden kann.

Klassifikation (Graduierung) des Schweregrades der AS:

	KÖF (cm^2)	KÖF/BSA (cm^2/m^2)	Mittlere Δp (mmHg)	V_{max} (m/s)	V_{max} LVOT V_{max} AV
Leichte AS	> 1, 5	> 0,85	< 20	< 3,0	> 0,5
Mittelgradige AS	1,0 - 1,5	0,6 - 0,85	20 - 40	3,0 - 4,0	0,25 - 0,50
Schwere AS	< 1,0	< 0,6	> 40	> 4,0	< 0,25

KÖF = Klappenöffnungsfläche; KÖF/BSA = Klappenöffnungsfläche/Körperoberfläche
Vmax = maximale transvalvuläre Flussgeschwindigkeit, LVOT = linksventrikulärer Ausflusstrakt

Anm.: Klassifizierung in der Literatur nicht einheitlich.

Differentialdiagnostische Schwierigkeiten bereitet die sog. „Low flow, low-flow-Gradient-Aortenklappenstenose" mit niedrigem transvalvulären Gradienten (< 30 mmHg), verminderter EF (< 40 %) und berechneter KÖF < 1 cm^2. Die verminderte EF kann Folge einer schweren AS oder einer linksventrikulären Pumpschwäche sein. Zur Differenzierung der Ursache hilft die Dobutamin-Stressechokardiografie. Weitere Form: „paradoxe Low-Gradient-Aortenklappenstenose" mit erhaltener EF, aber vermindertem Schlagvolumen (≤ 35ml/m^2) vermutlich aufgrund gestörter diastolischer Füllung und kleiner Ventrikel-Volumina. Bei hohem Kalziumscore im CT Empfehlung zum Klappenersatz.

Natürlicher Verlauf:

Patienten mit Aortenklappenstenose können trotz höhergradiger Stenose über viele Jahre asymptomatisch bleiben (ca. 50 %).

Memo: Patienten mit höhergradiger Stenose sind manchmal nur deshalb „asymptomatisch", weil sie sich (unbewusst) körperlich schonen, um keine Beschwerden zu entwickeln!

Asymptomatische Patienten: Gute Prognose (Therapie: Siehe unten)
Symptomatische Patienten: Prognose sehr schlecht mit 2-Jahresüberlebensrate < 50 %

In älteren Studien durchschnittliche Lebenserwartung bei Herzinsuffizienz 1 - 2 Jahre, nach Synkopen 2 - 3 Jahre, bei Angina pectoris 4 - 5 Jahre.

Kontrolluntersuchungen:

Anamnese (Angina pectoris, Schwindel, Synkopen, Zeichen der Herzinsuffizienz?)
Echokardiografie, Ergometrie, BNP
Leichte, asymptomatische Stenose: Intervalle von 3 Jahren
Höhergradige, asymptomatische Stenosen: 6 - 12-monatige Intervalle

Th.: Indikation zum Ersatz bei Aortenklappenstenose (in Klammern Empfehlungsklasse und Evidenzgrad nach den ESC Leitlinien von 2017:)

1. Symptomatische Patienten
   - Schwere Aortenklappenstenose (IB)
   - Relevante low-flow, low-gradient-Stenose (s.o.) bei eingeschränkter (IC) und erhaltener LV-Funktion (IIaC)

   Wahl zwischen TAVI und Operation:
   - Immer individuelle Risikoabwägung
   -TAVI bei Patienten mit mittlerem oder hohem Risiko (STS- oder Euro-Score II ≥ 4 %, IB)
   - Gleichwertigkeit von TAVI und Operation jetzt auch bei niedrigem Operationsrisiko belegt, so dass Operationsrisiko nicht mehr ausschlaggebend für Therapieentscheidung
   - Wichtigste Entscheidungskriterien sind: Patientenalter (noch ausstehende Langzeitergebnisse für TAVI), technisch-prozedurale Kriterien
2. Asymptomatische Patienten mit schwerer Aortenklappenstenose
   - Chirurgisch bisher keine Daten zur TAVI bei asymptomatischen Patienten
   - Reduzierte systolische Linksventrikelfunktion (EF < 50 %) (IC)
   - Entwicklung von Beschwerden beim Belastungstest (IC)
   - Instantaner Gradient > 5,5 m/s
   - Mittel- bis höhergradig verkalkte Aortenklappe und rasche hämodynamische Progression (Zunahme der Aortenklappen-Vmax > 0,3 m/s/Jahr) (IIaC)
   - Pathologischer Belastungstest: Blutdruckabfall unter den Ausgangswert (IIaC)
   - Hohes B-natriuretisches Peptid (IIaC)

   Bei asymptomatischen Patienten ohne die genannten Zusatzkriterien kann man vorsichtig abwarten. Beim ersten Auftreten von Symptomen unverzügliche Stenosebeseitigung.
   (Indikation und Evidenzgrad entsprechend den Leitlinien der ESC 2017)

Medikamentöse Therapie:

Merke: Eine medikamentöse Therapie der Herzinsuffizienz infolge AS ist nicht effektiv möglich. Die Ausflussstenose muss beseitigt werden!

Nach neuen Richtlinien ist die AS keine Indikation mehr für Endokarditisprophylaxe.

Pro: Prophylaxe der Arteriosklerose (siehe Kap. KHK)

AORTENKLAPPENINSUFFIZIENZ (AI) [I35.1]

Def: Akut oder chronisch auftretende Schlussunfähigkeit der Semilunarklappe zwischen Aorta und linkem Ventrikel infolge Deformierung der Semilunarklappe, Dilatation der Aortenwurzel, Prolaps einer Aortenklappentasche oder Zerstörung der Klappe.

Ät.: Akute AI: Häufig bei Aortenklappenbefall im Rahmen einer bakteriellen Endokarditis, seltener nach Trauma oder bei Aortendissektion Typ A.
Chronische AI: Häufig kongenital (bikuspid angelegte Aortenklappe), Dilatationen der Aortenwurzel und des Klappenringes: Atherosklerotisch bedingte Dilatation (jenseits des 60. Lj.): Marfan-, Ehlers-Danlos-Syndrom, Lues, Prolaps einer Aortenklappentasche, Taschenrisse; selten postrheumatisch

PPh: AI → diastolischer Rückfluss von Blut über die schlussunfähige Aortenklappe in den linken Ventrikel (LV) → großes Schlagvolumen, das um das Pendelblutvolumen vermehrt ist → Volumenbelastung des LV, der bei chronischer AI dilatiert, und es kann sich eine exzentrische Linkshypertrophie entwickeln. Durch erhöhte Dehnbarkeit des Ventrikels steigt der enddiastolische Druck anfangs nur gering. Initial kann das HZV erhalten bleiben → Patienten weitgehend asymptomatisch. Eine leicht- bis mittelgradige chronische AI kann z.T. über Jahrzehnte toleriert werden.
Wenn das Herz eine gewisse Größe erreicht hat, kann das Schlagvolumen jedoch nicht mehr aufrechterhalten werden → Ventrikelcompliance nimmt ab → enddiastolischer Ventrikeldruck sowie endsystolisches Ventrikelvolumen steigen.

Memo: Besteht eine höhergradige AI längere Zeit, drohen irreversible Myokardschäden, die selbst nach erfolgreichem Klappenersatz persistieren und zu progredienter Herzinsuffizienz führen können. Diese können auch schon in einem Krankheitsstadium eintreten, in dem noch keine gravierenden Beschwerden bestehen. Die Erkennung des richtigen (ausreichend frühen) Operationszeitpunktes ist daher entscheidend und richtet sich neben der Entwicklung von Beschwerden nach dem Erreichen von Grenzwerten für Ventrikelgröße und -funktion (s.u.)

KL.: - Chronische AI:
Die Diagnose einer AI wird klinisch gestellt und die Befunde der körperlichen Untersuchung erlauben teilweise eine semiquantitative Schweregradeinschätzung.
Anfangs erhaltene Leistungsfähigkeit, jedoch Palpitationen. Im weiteren Verlauf Abnahme der Leistungsbreite und Linksherzinsuffizienz.
Synkopen, Rhythmusstörungen, Angina pectoris oder ein plötzlicher Herztod sind im Vergleich zur Aortenklappenstenose seltener.
- Akute AI:
Führt rasch zu Linksherzdekompensation und Lungenödem, weil die Zeit zur kardialen Anpassung fehlt.

Inspektion und Palpation:

- Leitsymptom: Große Blutdruckamplitude mit Pulsus celer et altus ("Wasserhammer"-Puls):
  - RR systolisch ↑ (großes Schlagvolumen)
  - RR diastolisch ↓ (Windkesseleffekt durch Blutreflux)

  Die große Blutdruckamplitude ist relativ spezifisch aber nicht sensitiv (bei erhöhtem peripheren Gefäßwiderstand, vor allem bei älteren Patienten, kann die große Blutdruckamplitude trotz schwerer AI fehlen).
- Pulsatorische Phänomene als Folge der großen Blutdruckamplitude, z.B.
  - Pulssynchrones Dröhnen im Kopf
  - Sichtbare Pulsationen der Karotiden (Corrigan)
  - Sichtbarer Kapillarpuls (Quincke) nach leichtem Druck auf einen Fingernagel
  - Pulssynchrones Kopfnicken (de Musset → sprich: "müsä")
  - Pulssynchrone Pulsationen der Uvula (Müller-Zeichen)
  - Systolischer Druck der A. poplitea > 60 mmHg über A. brachialis (Hill-Phänomen)
- Blasse Haut
- Spitzenstoß bei exzentrischer Linkshypertrophie hyperdynam, verbreitert und nach unten und außen verlagert.

Ausk.:

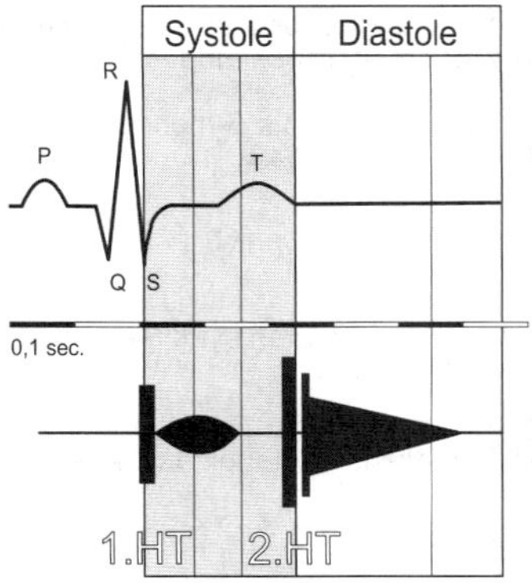

AI

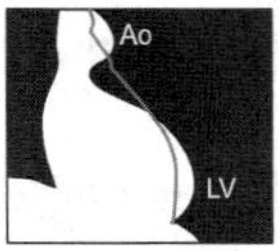

1. Diastolisches Decrescendogeräusch unmittelbar nach dem 2. Herzton.
   Das Geräusch ist "hauchend oder gießend" von hoher Frequenz; man hört es am besten über der Aorta oder dem Erb-Punkt (3. ICR links-parasternal) sowie bei vornüber gebeugtem Patienten.
2. Zwei weitere Geräuschphänomene sind funktioneller Art:
   - Regelmäßig hört man ein spindelförmiges Systolikum infolge relativer Aortenklappenstenose (Volumengeräusch): Ursache ist ein Missverhältnis zwischen normal großer Klappenöffnung, aber abnorm großem Schlagvolumen.
   - Austin-Flint-Geräusch: Gel. auftretendes rumpelndes spätdiastolisches Geräusch infolge Behinderung der Öffnung des vorderen Mitralsegels durch den diastolischen Blutreflux.

▶ Über den Femoralarterien: Pistolenschussphänomen, Traubescher Doppelton, Duroziezsches Doppelgeräusch

Ekg: Linkshypertrophiezeichen (Sokolow-Lyon-Index: S_{V1} + $R_{V5\ oder\ 6}$ > 3,5 mV). Typisch für Volumenhypertrophie sind betonte Q-Zacken; im Gegensatz zur Aortenklappenstenose (= Druckhypertrophie) kommt es aber erst spät zu T-Negativierungen.

Rö.:

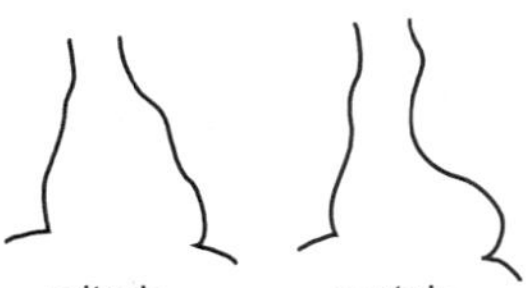

mitrale aortale Herzkonfiguration

Aortale Konfiguration: Großer nach links ausladender linker Ventrikel, Dilatation und Elongation der Aorta ascendens, prominenter Aortenknopf (im ausgeprägten Zustand sog. "Schuhform" des Herzens). Pulsationen der Aorta und des linken Ventrikels (Durchleuchtung).

Echo (transthorakal / transösophageal):
Erster Hinweis ist meist der rasch mit Farbdoppler erkennbare Rückfluss durch die Klappe (AI-Jet); 2D-Echo erlaubt Bestimmung der Ätiologie (bikuspide Klappe, Endokarditis, sekundäre AI bei Aortenaneurysma etc.) Semiquantifizierung über proximale Jetbreite („Vena contracta", diastolischer Druckgradientverlauf zwischen Aorta und Ventrikel dargestellt durch CW-Dopplerspektrum, retrograder Fluss in der Aorta, Volumenbelastung des Ventrikels), Funktions- und Größenbeurteilung des linken Ventrikels ist von entscheidender Bedeutung für Management (s.u.), Beteiligung anderer Klappen sowie Abschätzung der Druckverhältnisse im kleinen Kreislauf.

MRT: Abschätzung des Insuffizienzgrades, wenn echokardiographisch nicht ausreichend möglich, Linksventrikelvolumina und Auswurffraktion, Quantifizierung des Aortendiameters und des Refluxes in den LV

Invasive Diagnostik (Linksherzkatheter):
Ind.: Abschätzung des Insuffizienzgrades, wenn nichtinvasiv nicht ausreichend möglich, Erfassung der Druckverhältnisse im großen und kleinen Kreislauf, Abschätzung der Ventrikelfunktion, Ausschluss einer therapiebedürftigen KHK und Größenbestimmung der Aorta ascendens.

Manometrie:
- Diastolischer Aortendruck ↓, hohe Blutdruckamplitude (bei chronischer AI)
- LVEDP: Bei akuter AI erhöht; bei chronischer AI ist LVEDP anfangs normal, später erhöht.

Lävokardiogramm und Aortogramm:
- Ausmaß des Kontrastmittelrefluxes (KM) in den LV
- Linksventrikelgröße und -funktion
- Relative Mitralinsuffizienz

Bestimmung der Regurgitationsfraktion (RF): Siehe Kap. Mitralinsuffizienz

Natürlicher Verlauf:
Patienten mit AI können lange Zeit asymptomatisch bleiben. Die 10-Jahresüberlebensrate nach Diagnosestellung einer leicht- bis mittelgradigen AI beträgt 90 %, einer höhergradigen AI 50 %. Symptomatische Patienten haben eine ungünstigere Prognose.
Mittlere Überlebensdauer bei Angina pectoris ca. 5 Jahre, bei Herzinsuffizienz ca. 2 Jahre.

Verlaufskontrolle (mit Echokardiografie, Ergometrie und BNP):

- Asymptomatische Patienten mit erhaltener systolischer Ventrikelfunktion und endsystolischem Durchmesser des linken Ventrikels (LVESD) < 50 mm und wiederholter Messung von stabilen Werten: Intervalle von 12 Monaten
- Bei höhergradigen Veränderungen bzw. signifikanter Befunddynamik: 3- bis 6-monatige Intervalle

Th.: A) **Konservative Behandlung:**

- Asymptomatische Patienten mit hämodynamisch signifikanter AI: Körperlich aktiv bleiben, jedoch schwere Anstrengungen bzw. Wettkampfsport vermeiden.
- Symptomatische Patienten: Operation
- Therapie einer Linksherzinsuffizienz bei Patienten, die keine OP-Kandidaten sind: Siehe dort
- Endokarditisprophylaxe nach neuen Leitlinien nicht mehr empfohlen

B) **Chirurgische Therapie** (in Klammern Evidenzgrad):

In der Regel Klappenersatz, selten Klappenrekonstruktion (z.B. wenn Aortenektasie/Aneurysma Ursache der AI)

Operationsindikation bei schwerer Aortenklappeninsuffizienz:
(Indikation und Evidenzgrad nach den Leitlinien der ESC 2017)

Ind.	1. Symptomatische Patienten	Belastungsdyspnoe ab NYHA II oder Angina pectoris (IB)
	2. Asymptomatische Patienten	EF < 50 % (IB)
	3. Asymptomatische Patienten	EF > 50 % aber enddiastolischer LV-Durchmesser > 70 mm oder endsystolischer Durchmesser > 50 mm (> 25 mm/m^2 KOF) (IIaB)

Operationsindikation unabhängig vom Schweregrad bei Aortendilatation:

- Bei Marfan-Patienten oder ähnlichen Erkrankung mit Aorta ascendens ≥ 50mm bzw. ≥ 45 mm (IC bzw. IIaC)
- Bikuspider Aortenklappe und Aorta ascendens ≥ 50 mm (IIaC)
- Sonstigen Patienten und Aorta ascendens ≥ 55 mm (IIaC)
- Aortenersatz bei bestehender Indikation zur Aortenklappen-Op. ab ≥ 45 mm (IIaC)

Operationsletalität ca. 3 % bei Klappenersatz, bei gleichzeitiger CABG ca. 6 %.

KLAPPENFEHLER DES RECHTEN HERZENS

- Trikuspidalklappeninsuffizienz
  Bisher in der Bedeutung und prognostischen Relevanz unterschätzt. In 90 % funktionell (sekundär) durch Dilatation des Klappenansatzringes bei rechtsventrikulärer Dilatation (meist nach Rückstau bei Linksherzinsuffizienz oder -klappenfehler oder im Rahmen von Vorhofflimmern). Seltener degenerative (primäre) TI, z.B. durch Schrittmacherkabel, Endokarditis, selten Systemerkrankungen wie z.B. Karzinoid (Hedinger-Syndrom). Auskultation: "Blasendes" holosystolisches Geräusch, P.m. 4. ICR rechts parasternal.
  Therapie: Chirurgische Therapie meist im Sinne einer Mitbehandlung bei linksseitigen Klappenoperationen, isoliert selten. Interventionelle Therapie durch Annuloplastie, Segeltherapie oder Ersatz möglich mit wachsender Evidenz.
- Trikuspidalklappenstenose
  Extrem selten. Ätiologie: rheumatisch, Karzinoid (Hedinger-Syndrom), Endomyokardfibrose. Bei rheumatischer Stenose: Valvuloplastie (siehe Mitralstenose)
- Funktionelle Pulmonalisinsuffizienz
  Überdehnung des Klappenansatzringes bei schwerer pulmonaler Hypertonie unterschiedlicher Genese; Auskultation: Graham Steell-Geräusch: Hochfrequentes Decrescendogeräusch im Anschluss an das Pulmonalsegment des 2. Herztones, P.m. über der Pulmonalklappe.
- Pulmonalstenose
  Erworben sehr selten: Rheumatisch, Karzinoid (Hedinger Syndrom). Häufiger angeboren: Siehe angeborene Herzfehler.

ERWACHSENE MIT ANGEBORENEN HERZFEHLERN (EMAH)

Internet-Infos: 2018 AHA/ACC Guideline for the Management of Adults With Congenital Heart Disease:
https://www.ahajournals.org/doi/abs/10.1161/CIR.0000000000000603
2020 ESC Guidelines for the management of adult congenital heart disease
https://academic.oup.com/eurheartj/advance-article/doi/10.1093/eurheartj/ehaa554/5898606

Ep.: Ca. 1 % der Lebendgeborenen leiden an einer Fehlbildung des Herzens oder der großen Gefäße. Die primär hohe Letalität der AHF ließ sich in den letzten Jahrzehnten aufgrund medizinischer Fortschritte so drastisch senken, dass > 90 % das Erwachsenenalter erreichen. Aktuell rechnet man in Deutschland (je nach geschätzter Prävalenz) mit etwa 330.000 Patienten, die mit einem AHF das Erwachsenenalter erreicht haben. Diese Zahl steigt kontinuierlich.

Ät.: AHF entstehen meist in einer frühen Phase der Organbildung zwischen der 5. und 8. Schwangerschaftswoche. Es wird eine multifaktorielle Ursache (z.B. Umwelteinflüsse, Infektionen, Genetik) angenommen.
Zu den bekannten Ursachen gehören Infektionen (z.B. Röteln oder andere virale Infekte), Strahlenexposition, Drogen, Alkohol und einige Medikamente (*www.embryotox.de*).
Chromosomale Störungen des Kindes wie Trisomie 21 (= Down-Syndrom) oder das Turner-, Noonan- oder Marfan-Syndrom sind häufig mit AHF assoziiert.

Einleitung: Fast alle Patienten mit AHF bedürfen während ihres gesamten Lebens wegen sog. Rest- und Folgezustände spezieller kardiologischer Betreuung.
Restzustand: Postoperativ bestehende anatomische oder hämodynamische Normabweichungen, die als Teil der angeborenen Fehlbildung vorbestanden oder sich als Folge des AHF entwickelt haben sowie Abnormitäten, die nicht korrigiert werden konnten oder bei denen eine Korrektur (wegen eines überhöhten Risikos) nicht gerechtfertigt war.
Folgezustand: Anatomische oder hämodynamische Nachwirkungen der Operation, die zum Zeitpunkt des Eingriffes nicht vermeidbar waren.
Die Nachsorge bei EMAH sollte, insbes. bei komplexeren AHF, durch Kardiologen oder Kinderkardiologen erfolgen, die auf dem Gebiet speziell ausgebildet wurden (Zusatzqualifikation EMAH).

In der Chirurgie der AHF unterscheidet man zwischen palliativen und korrigierenden Eingriffen. "Korrektur" im engeren Sinne beinhaltet, dass durch die Operation eine normale Funktion hergestellt und aufrechterhalten wird, dass sich die Lebenserwartung normalisiert und, dass zu einem späteren Zeitpunkt keine weiteren medizinischen oder chirurgischen Maßnahmen erforderlich werden (fast nur bei ASD oder PDA erzielbar). Heute spricht man eher von „Reparatur" („repair"), da nahezu regelhaft Residuen zu finden sind.
Palliativoperation: Anlage aortopulmonaler Shunts, Implantation von Conduits, Eingriffe bei Pulmonalatresie mit Ventrikelseptumdefekt und aortopulmonalen Kollateralen, aber auch die Herz-, Herz-Lungen- oder Lungentransplantation.

Einteilung der AHF

AZYANOTISCHE VITIEN		ZYANOTISCHE VITIEN
Obstruktion an Klappen/ Gefäßen	**Primärer Links-Rechts-Shunt**	**Rechts-Links-Shunt („5 T und 1 P")**
• Pulmonalstenose • Aortenklappenstenose • Aortenisthmusstenose	• Vorhofseptumdefekt • Partielle Lungenvenenfehlmündung • Ventrikelseptumdefekt • Atrioventrikulärer Septumdefekt • Aortopulmonales Fenster • Persistierender Ductus Arteriosus Botalli	• Tetralogie von Fallot • Transposition der großen Gefäße • Trikuspidalatresie • Truncus arteriosus • Totale Lungenvenenfehlmündung • Pulmonalatresie • u.a.

DIE PULMONALSTENOSE (PS) IM ERWACHSENENALTER [Q22.1] - OBSTRUKTIONEN DES RECHTSVENTRIKULÄREN AUSFLUSSTRAKTES [I37.0]

Def: Formen: Subvalvulär, valvulär, supravalvulär, peripher
- Valvuläre Stenose: Die Klappe selbst ist akommissural, unikommissural, bikuspide, trikuspide oder dysplastisch (myxomatös verdickt und eingeschränkt beweglich).
- Subvalvuläre Stenose: Infundibulär oder subinfundibulär. Subinfundibuläre Stenosen („double-chambered-right-ventricle") durch hypertrophierte Muskelbündel im rechten Ventrikel, häufig mit VSD assoziiert.
- Supravalvuläre Stenosen: Im Pulmonalarterien- (PA) Stamm, an der Pulmonalbifurkation oder den PA-Seitenästen
- Periphere Stenosen: Einzelne oder multiple Stenosen in den peripheren Lungenarterien, uni- oder bilateral

Ep.: Ca. 10 % aller AHF (davon 7 % valvuläre Pulmonalstenosen)
- Dysplastische Pulmonalklappe häufig bei Noonan-Syndrom
- Supravalvuläre Stenosen häufig bei Noonan-, Williams-Beuren-, Alagille-Syndrom, Syndrom kongenitaler Röteln - postoperativ nach Pulmonalis-Bändelung

PPh: Stenose des rechtsventrikulären Ausflusstraktes → prästenotisch (im rechten Ventrikel) Druckanstieg; poststenotisch (A. pulmonalis) Druckabfall. Druckbelastung des rechten Ventrikels → konzentrische Hypertrophie → Rechtherzdekompensation (im Langzeitverlauf). Turbulenter Blutfluss hinter der Stenose → Erweiterung der A. pulmonalis (poststenotische Dilatation).

Schweregradeinteilung (gemäß echokardiografischem Druckgradienten (Δp) zwischen rechtem Ventrikel und Pulmonalarterie):

Grad	Peak velocity (V_{max})	Peak-Gradient
Leicht	< 3,0 m/sec	Δ p peak < 36 mmHg
Moderat	3,0 - 4,0 m/sec	Δ p peak 36 - 64 mmHg
Hochgradig	> 4,0 m/sec	Δ p peak > 64 mmHg Δ p mean > 35 mmHg

Gradientenschätzung nur zuverlässig bei guter Ventrikelfunktion (cave: low-flow, low-gradient-Situation)! Bei längerstreckigen oder nachgeschalteten Stenosen überschätzt die Bernoulli-Gleichung den Gradienten. Da die Gradientenbestimmung unzuverlässig sein kann, immer den RV-Druck (über eine Trikuspidalinsuffizienz gemessen) mitbestimmen!

Natürlicher Verlauf (Spontanverlauf ohne operative Therapie):
- Fast alle erreichen das Erwachsenenalter (Ausnahme: Kinder mit kritischer valvulärer PS).
- Spontanverlauf abhängig von
  - Progress im Verlauf
  - Schweregrad der Stenose initial (leichte Stenosen zeigen meist wenig Progression!)
  - Adaptationsfähigkeit des rechten Ventrikels
- Mit zunehmendem Alter Fortschreiten einer zuvor höhergradigen valvulären Stenose durch Fibrosierung möglich, aber im Erwachsenenalter selten. Subvalvuläre/infundibuläre Stenosen neigen zur Progression.
- Ab 4. Lebensdekade Klappenkalzifizierungen
- Mit Gradientenanstieg Zunahme der rechtsventrikulären Hypertrophie und Entwicklung einer infundibulären Stenose möglich
- Bei schweren Stenosen: Konsekutive Rechtsherzinsuffizienz
- Todesursachen im Spontanverlauf: Rechtsherzinsuffizienz, belastungsinduzierter plötzlicher Herztod
- Rechts-Links-Shunt, wenn ein persistierendes Foramen ovale bei volumenüberlastetem rechtem Vorhof gedehnt wird.
- Infektiöse Endokarditis selten

KL.: Leitsymptome:
- Abhängig von Lokalisation und Schwergrad der Stenosen
- Klinisches Bild des fixierten kleinen Herzminutenvolumens
- Direkte Beziehung zwischen Beschwerden (körperliche Ermüdbarkeit, Belastungs-Dyspnoe, Herzinsuffizienz, Stenokardien, Schwindel, Synkopen) und Schweregrad der Stenose

Inspektion/Palpation:
- Primär azyanotische Patienten
- Periphere Zyanose bei niedrigem Herzzeitvolumen
- Zentrale Zyanose bei Rechts-Links-Shunt auf Vorhofebene

- Hebende Pulsationen über dem linken unteren Sternalrand
- Systolisches Schwirren links parasternal
- Evtl. Zeichen der Rechtsherzinsuffizienz

Auskultation:

Stenose	Valvulär	Subvalvulär	Supravalvulär	Peripher
Frühsystolischer pulmonaler Ejektion-Click	• Bei leichter bis mittelgradiger valvulärer Stenose • Nicht bei dysplastischer Klappe	Fehlt	Fehlt	Fehlt
2. Herzton	• Weit gespalten, mit leisem Pulmonalklappenanteil			
Geräusch	• Systolisches Austreibungsgeräusch • Punctum maximum: 2./3. ICR links parasternal mit Fortleitung zum Rücken	• Systolisches Austreibungsgeräusch • Punctum maximum: Tiefer	• Systolisches Austreibungsgeräusch • Punctum maximum: Höher	• Systolisches Gefäßgeräusche in der Lungenperipherie • z.T. kontinuierliches Geräusch

Ekg: Bei leichter Stenose normal
Bei höhergradiger Stenose: P-dextroatriale und/oder rechtsventrikuläre Hypertrophiezeichen, insbes. bei Peak-Gradient > 60 mmHg, (In-)kompletter Rechtsschenkelblock

Echo:
- 2-D-Echo: Beurteilung von Pulmonalklappenanatomie und -funktion, Weite des Pulmonalklappenringes und der A. pulmonalis, Größe und Funktion des rechten Herzens.
- Doppler: Gradientenbestimmung; Abschätzung des rechtsventrikulären und pulmonalarteriellen Druckes; Graduierung einer begleitenden Pulmonalklappeninsuffizienz

MRT: Wichtige Zusatzinformationen! Druckgradient, Planimetrie der Pulmonalklappe, Stenoselokalisierung, PA-Ektasie, Quantifizierung von RV-Funktion und -volumina, (seitengetrennte) Lungenperfusion

Herzkatheter → Indikationen: Bei unzureichender Beschallbarkeit; wenn gleichzeitig Katheterintervention vorgesehen; bei assoziierten Anomalien; zur Abklärung einer koronaren Herzerkrankung

Th.: Behandlungsindikationen sind abhängig von der klinischen Symptomatik und dem Schweregrad der Stenosen (nur in spezialisierten Zentren):
- Ballon-Valvuloplastie: Bei Erwachsenen mit moderater oder schwerer Pulmonalklappenstenose mit vitienbedingter Herzinsuffizienz, Zyanose (Rechts-Links-Shunt auf Vorhofebene) und/oder Belastungsintoleranz
- Operation: Bei Erwachsenen mit moderater oder schwerer Pulmonalklappenstenose mit vitienbedingter Herzinsuffizienz, Zyanose (Rechts-Links-Shunt auf Vorhofebene) und/oder Belastungsintoleranz bei denen eine Ballon-Valvuloplastie nicht möglich ist.
- Eine Behandlung kann auch sinnvoll sein bei asymptomatischen Erwachsenen mit hochgradiger Stenose.

1. Ballon-Valvuloplastie / Stentimplantation:
   - Therapie der Wahl bei valvulären, supravalvulären und peripheren Stenosen
   - Langzeitergebnisse hervorragend
   - Re-Stenoserate < 5 %
   - Weniger gute Erfolge bei dysplastischen oder verkalkten Klappen
   - Bei zentralen oder peripheren Pulmonalarterienstenosen Kombination mit Stentimplantation
2. Operation:
   Valvulotomie (wenn der Klappenanulus nicht hypoplastisch ist) oder Pulmonalklappenersatz (bei dysplastischer Klappe oder hypoplastischem Klappenanulus)
   Insbes. bei infundibulärer/subvalvulärer Stenose, bei hypoplastischem Klappenring, bei dysplastischen Klappen, bei operationsbedürftigen Begleitanomalien

Rest- und Folgezustände:
- Eine lebenslange Nachsorge ist notwendig, insbes. bezüglich Pulmonalklappeninsuffizienz, RV-Größe und RV-Funktion, Belastbarkeit.
- Nebenbefund: Der rechte Ventrikel kann trotz Pulmonalklappeninsuffizienz kleiner sein als bei Pulmonalklappeninsuffizienz bei Fallotscher Tetralogie

- Daten zu optimalem Zeitpunkt des Pulmonalklappenersatz bei vergrößertem RV existieren nicht und Daten von Fallotscher Tetralogie sind nicht direkt übertragbar
- Endokarditisrisiko gering, persistiert jedoch auch postoperativ. EP bei Hoch-Risikopatienten.

DIE AORTENISTHMUSSTENOSE (COARCTATIO AORTAE [CoA]) IM ADOLESZENTEN- UND ERWACHSENENALTER [Q25.1]

Def:
- CoA ist Teil einer generalisierten Arteriopathie und nicht nur eine zirkumskripte Einengung der Aorta!
- Organische Stenose an der physiologischen Enge zwischen Abgang der A. subclavia sinistra und der aortalen Mündung des Ductus Botalli. Zu unterscheiden ist zwischen umschriebener CoA und tubulärer Hypoplasie des distalen Aortenbogens.
- Pathogenetisch liegt der CoA Duktusgewebe zugrunde, das die Aortenwand zangenartig umgibt und durch postnatale Schrumpfung eine Stenose verursacht. Somit liegt jede CoA „juxta-ductal". Die Bezeichnung „prä-" oder „post-duktal" ist veraltet!
- Selten sind ektope CoA-Formen in der aszendierenden oder deszendierenden Aorta.

Assoziierte Anomalien:
- Bikuspide Aortenklappe (bis zu 85 %), Ventrikelseptumdefekt, Mitralklappenanomalien, Shone-Komplex, komplexe AHF
- Intrakranielle Aneurysmen im Bereich des Circulus Willisii (ca. 10 %)
- Turner-, Williams-Beuren-Syndrom, Neurofibromatose
- Sog. „zystische Medianekrose Erdheim-Gsell" im Bereich der Aorta ascendens und descendens

Ep.: Ca. 8 % aller AHF - Geschlechtsverhältnis: m : w = 2 : 1

PPh:
- Perfusion der unteren Körperhälfte über Kollateralgefäße, deren Ausprägung vom Stenosegrad abhängt.
  Kollateralen: Gefäßäste aus A. subclavia, A. thoracica interna, Truncus thyreocervicalis, A. subscapularis oder A. spinalis anterior → Blut zu den Aa. intercostales → unterhalb der CoA in die Aorta → Blutversorgung der unterhalb der Stenose gelegenen Körperteile
- CoA → brachiocephale Hypertonie und abdomino-femorale Hypotonie

Spontanverlauf:
- Von den Patienten, die die ersten 2 Jahre überleben, starben früher 25 % bis zum 20. Lebensjahr, 50 % bis zum 32. Lebensjahr, 75 % bis zum 46. Lebensjahr.
- Einzelne Patienten erreichen spontan die 9. oder 10. Lebensdekade.
- Patienten, die unbehandelt das Erwachsenenalter erreichen, haben meist eine milde Aortenisthmusstenose und können beschwerdefrei sein.
- Probleme im Spontanverlauf: Linksherzversagen, intrakranielle Blutung nach Gefäßruptur präformierter zerebraler Aneurysmen, bakterielle Endokarditis, Aortenruptur, frühzeitig auftretende koronare Herzerkrankung, Probleme durch assoziierte Herzfehler.

KL.: 3 klinische Leitsymptome:
- ▸ Hoher Blutdruck an der oberen Körperhälfte mit großer Blutdruckamplitude, warme Hände
  Symptome des Hypertonus: Kopfschmerzen, Nasenbluten, Schwindel, Tinnitus
- ▸ Niedriger Blutdruck an der unteren Körperhälfte (kalte Füße, Angina abdominalis, Gradient zwischen oberen und unteren Extremitäten > 20 mmHg)
  Femoralarterien- und Fußpulse abgeschwächt; evtl. Claudicatio intermittens
- ▸ Evtl. tastbarer Kollateralkreislauf: Interkostal, am Rücken oder an der seitlichen Thoraxwand
  Herzspitzenstoß: Hebend und verbreitert, aber nicht verlagert (konzentrische Linkshypertrophie)
  Schwirren suprasternal

Ausk:
- Zweiter Herzton regelrecht gespalten, mit lautem A_2
- Aortaler Auswurfton (Klick) bei bikuspider Aortenklappe, Aortenektasie oder Hypertonie
- Gefäßgeräusch im Rücken, interskapulär
- Intervallsystolisches Spindelgeräusch im Aortenareal (bei bikuspider Aortenklappe oder Hypertonie)
- Diastolisches Decrescendogeräusch im Anschluss an den Aortenklappenschluss (bei Aortenklappeninsuffizienz infolge bikuspider Aortenklappe)
- Kontinuierliche Geräusche im Bereich der Kollateralgefäße - bei hochgradien Stenosen kann ein Geräusch völlig fehlen.

Ekg: Linksatriale und linksventrikuläre Belastung (Sokolow-Lyon-Index, Lewis-Index)

Ergometrie und LZ-RR: Beurteilung des RR-Verhaltens. Messung am Arm, der den höheren RR-Wert hat.

Rö.:
- Normale Herzgröße
- Erweiterungen der Aorta ascendens
- Knickbildungen oder Doppelkonturen im Bereich der Aorta descendens (3er-Zeichen, Epsilon-Zeichen beim Bariumbreischluck)
- Verbreiterung der A. subclavia sinistra
- Rippenusuren am Unterrand der 3. - 4. (- 8.) Rippe (meist erst nach dem 5. Lebensjahr)

Echo:
- Die CoA-Region ist bei Kindern relativ gut, bei Erwachsenen nur bedingt von suprasternal zu erkennen.
- Morphe, Ausmaß und Lokalisation der Stenose
- Linksventrikuläre Diameter (Hypertrophie), Ventrikelfunktion
- Assoziierte kardiale Anomalien (bikuspide Aortenklappe!, Ektasie der Aorta ascendens)
- Doppler-Untersuchung: Turbulentes Flussmuster peripher von der Stenose mit erhöhter Flussgeschwindigkeit und diastolischem „run-off" („diastolic tail") (Gradientenschätzung über die erweiterte Bernoulli-Gleichung; ***Cave:*** Doppler-Gradient unzuverlässig!); „run-off": Bei höhergradiger Stenose Fluss auch in der Diastole über die Stenose sowie in der Aorta abdominalis.
- Postoperativ oder nach Stentimplantation erhöhte Flussgeschwindigkeiten durch verminderte Aorten-Compliance oder das "Pressure recovery"-Phänomen (Druckerholung)

Screening auf zerebrale Aneurysmen: Kontrovers diskutiert. Momentan zumeist bei symptomatischen Patienten oder evtl. vor einer geplanten Schwangerschaft angewendet.

MRT/CT: Darstellung der Aorta im MRT und CT, Fluss- und Gradientenbestimmung; Beurteilung des Kollateralkreislaufes. Postoperativ oder postinterventionell: Aneurysmen, Stentfrakturen, Stentmigration. Komplikationen im Sinne von Aneurysmata, falschen Aneurysmata, Re- oder Rest-Stenosen

Herzkatheter:
- Anatomie der Aorta und der supraaortalen Gefäße
- Druckgradienten über die Isthmusregion.
  Eine CoA gilt als signifikant bei invasiven Peak-to-Peak-Gradienten > 20 mmHg, falls keine größeren Kollateralen vorliegen. Ein direkter Vergleich des Kathetergradienten mit doppler-echokardiografischen maximalen und mittleren Flussgeschwindigkeiten ist problematisch. Bei ausgeprägter Kollateralisation haben auch höhergradige Stenosen keinen nennenswerten Gradienten.
- Assoziierter kardialer Anomalien
- Linksventrikuläre Funktion
- Koronarstatus (gehäuft KHK!)
- Gleichzeitige Ballonangioplastie, Stentinsertation

DD: Arterielle Hypertonie anderer Genese

Merke: Eine juvenile Hypertonie ist bis zum Beweis des Gegenteils keine "essenzielle" Hypertonie! (d.h. sekundäre Hypertonieformen müssen ausgeschlossen werden!)

Th.: Operation oder Intervention sollte nur in Zentren mit Erfahrung in der Behandlung von EMAH erfolgen.
Behandlungsindikationen: Signifikante native Stenose oder Re-Stenose
Definition einer „signifikanten CoA":
- In Ruhe peak-to-peak Gradient > 20 mmHg oder mittlerer systolischer Doppler-Gradient > 20 mmHg zwischen oberen und unteren Extremitäten
- In Ruhe peak-to-peak Gradient > 10 mmHg oder mittlerer systolischer Doppler-Gradient > 10 mmHg zwischen oberen und unteren Extremitäten bei eingeschränkter systolischer LV-Funktion oder Aortenklappeninsuffizienz
- In Ruhe peak-to-peak Gradient > 10 mmHg oder mittlerer systolischer Doppler-Gradient > 10 mmHg zwischen oberen und unteren Extremitäten bei Kollateralkreislauf
- Die genannten Parameter sollten mit einer anatomischen Enge korrelieren (z.B. Stenosediameter < 50 % der Aortenweite auf Zwerchfellhöhe (MRT, CT oder Aortografie).

Weitere Behandlungsindikationen:
- Assoziierte signifikante Aortenklappenstenose oder -insuffizienz
- Aneurysma der Aorta ascendens > 50 mm (27,5 mm/m^2 BSA) oder rasche Größenzunahme
- Aneurysma im ehemaligen Isthmusbereich
- Symptomatische oder große Aneurysmen des Circulus Willisii

Operationsverfahren:
- Resektion und End-zu-End-Anastomose
- Resektion und Überbrückung durch Protheseninterponat
- Direkte oder indirekte Isthmusplastik nach Vossschulte
- Prothesenbypass
- Subklaviaplastik nach Waldhausen

Stentimplantation, Ballonangioplastie → Indikationen:

- Bei nativer Aortenisthmusstenose sowie bei Re- oder Reststenosen nach vorausgegangener Operation ist bei geeigneter Anatomie die Stentinsertion Therapie der Wahl, insbes. wenn die Operation mit einem hohen Risiko behaftet oder aus anderen Gründen kontraindiziert ist.
- Re- oder Reststenosen nach vorausgegangener Operation
- Ballonangioplastie nur noch zur Erweiterung einer zuvor gestenteten Aorta

Rest- und Folgezustände nach operativer oder interventioneller CoA-Behandlung:

- Bei Eingriffen nach dem 30. oder 40. Lebensjahr steigt die Operationsletalität wegen degenerativer Aortenwandveränderungen.
- In dieser Altersgruppe koexistente bikuspide Aortenklappen, Mitralklappenanomalien, eine koronare Herzerkrankung sowie Organschäden durch die arterielle Hypertonie beachten!
- Persistierender oder erneut auftretender arterieller Hypertonus in Ruhe und/oder unter Belastung (!) (bis zu 80 %).Insbes. bei Eingriffen nach dem Vorschulalter persistiert häufig eine arterielle Hypertonie.
- Letalität infolge Hypertonie und kardiovaskulärer Komplikationen höher als in der Normalbevölkerung
- Langzeitüberleben nach operativer Korrektur: Ca. 90 % nach 10 Jahren, ca. 85 % nach 20 Jahren und ca. 70 % nach 30 Jahren.
- Aneurysmen der Aorta ascendens und/oder descendens (bis 30 % nach Implantation eines Kunststoffpatches)
- Re-/Reststenosen im Isthmusbereich
- Koronare Herzerkrankung
- Aortenklappensklerose und -stenose / Aortenklappeninsuffizienz (bei bikuspider Aortenklappe)
- Mitralklappenfehlfunktion (Mitralprolaps)
- Infektiöse Endokarditis
- Ruptur von aortalen- oder zerebralen Aneurysmen
- Eine durch Ischämie des Rückenmarks hervorgerufene Paraplegie ist sehr selten geworden.

ANGEBORENE HERZFEHLER MIT LINKS- → RECHTS-SHUNT

DER VORHOFSEPTUMDEFEKT (ASD) IM ERWACHSENENALTER [Q21.1]

Hauptformen und Lokalisation:

- Ostium-secundum-Defekt (ASD II): Im Bereich der Fossa ovalis
- Ostium-primum-Defekt (ASD I; partieller AV-Septumdefekt): Unmittelbar kranial der Atrioventrikularklappenebene, nahe Cux cordis. Atrioventrikuläre Septumanteile fehlen und es besteht eine abnorme AV-Klappen-Anatomie.
- Sinus-venosus-Defekt (kein „echter" ASD): Außerhalb der Fossa ovalis: beim superioren Typ kranial, beim inferioren Typ kaudal der Einmündung der oberen oder unteren Hohlvene in den Vorhof
- Seltene Defekte: Atrium commune, Sinus coronarius-Defekt
- Persistierendes Foramen ovale (PFO) ist eine Normvariante, kein Septumdefekt im engeren Sinne!
- ***Cave:*** Ein ASD im Zusammenhang mit einem anderen, komplexen AHF (z.B. bei M. Ebstein) ist komplexer und bedarf einer gesonderten Betrachtung!

Assoziierte Anomalien:
Lungenvenenfehlmündung, persistierende linke obere Hohlvene, PS, Mitralkappenprolaps

Ep.:
- ASD II ca. 80 %, ASD I ca. 15 %; Rest: seltene Defekte - m : w ~ 1 : 2
- PFO: Prävalenz bis ca. 30 % (abhängig von den Untersuchungsverfahren (Echo, Katheter, Autopsie)

PPh: Lungen- und Systemkreislauf stehen über eine interatriale Öffnung miteinander in Verbindung. Beim unkomplizierten ASD ist die Dehnbarkeit des rechten Ventrikels größer als die des linken Ventrikels → vorzugsweise Links-Rechts-Shunt mit konsekutiver Überdurchblutung des Lungenkreislaufes.
Die Shuntmenge ist abhängig von Defektgröße (relevante Shunts bei Erwachsenen meist > 10 mm ASD-Durchmesser), Compliance beider Ventrikel und den Widerstandsverhältnissen beider Kreisläufe. Jede Reduktion der LV-Compliance oder ein Anstieg des LA-Druckes (Hypertonus, KHK, Kardiomyopathie, Aorten- oder Mitralklappenerkrankungen) erhöhen den LR-Shunt.
Konsequenz: Großes Minutenvolumen im kleinen Kreislauf, kleines Minutenvolumen im großen Kreislauf!
Shuntfluss: Oxygeniertes Lungenvenenblut → linker Vorhof → rechter Vorhof → Trikuspidalklappe → rechter Ventrikel → Pulmonalklappe → Lungenkreislauf.

Belastung: Volumenbelastung von rechtem Vorhof, Trikuspidalklappe, rechtem Ventrikel, Pulmonalklappe und Lungenkreislauf. Durch das erhöhte rechtsseitige Blutvolumen relative Stenose der Trikuspidal- und Pulmonalklappe. Eine mäßige Erhöhung des Lungendurchflusses führt nicht zwingend zu einer wesentlichen Erhöhung des Pulmonalarteriendruckes.
Sekundäre Widerstandserhöhungen im Lungenkreislauf oft erst im späten Spontanverlauf (nach der 4. Lebensdekade) → Druckbelastung des rechten Herzens mit Abnahme des Links-Rechts-Shunt und Auftreten eines Rechts-Links-Shunts (Shunt Umkehr) = Eisenmenger-Reaktion (siehe dort)
Sonderform: „ASD-Eisenmenger-Syndrom". Selten! Hier entsteht schon in früherem Lebensalter eine pulmonalvaskuläre Erkrankung. Diskutiert wird, ob es sich um die Koinzidenz eines ASD und einer idiopathischen pulmonalarteriellen Hypertonie handelt.

Spontanverlauf:
- Spontanverschluss: Beim kleinen ASD (< 5 mm) in 80 % in den ersten 4 Lebensjahren
- Spontane Lebenserwartung: Bei kleinem Links-Rechts-Shunt können Patienten mehr als 5 Jahrzehnte asymptomatisch bleiben. Symptome vielfach erst nach dem 40. Lebensjahr. Im 6. Lebensjahrzehnt sind nahezu alle Patienten symptomatisch.
- Vorhofarrhythmien, bes. Vorhofflattern und -flimmern
- Erhöhter Lungenarteriolenwiderstand: Selten bei isoliertem Vorhofseptumdefekt, dann vorzugsweise erst im höheren Lebensalter.
- Todesursachen: Hirnembolien bei Vorhofflimmern oder Thrombenpassage über den ASD = paradoxe Embolie, Lungenembolien; Rechtsherzversagen im Spätverlauf; Hirnabszesse und Endokarditiden (bei assoziierten Mitralklappenveränderungen)
- Endokarditisgefahr: Bei isoliertem ASD gering

KL.:
- Befunde variabel und vom Schweregrad des Vitiums abhängig
- Beschwerden und Symptome: Leistungseinschränkung, rasche Ermüdbarkeit, Belastungsdyspnoe, Palpitationen, rezidivierende pulmonale Infekte, Brustschmerzen, zerebrale Insulte, Rechtsherzinsuffizienz
- Inspektion/Palpation: Graziler Körperbau, blasse Hautfarbe. Hebende Pulsationen im 3. Interkostalraum links (rechtsventrikulärer Ausflusstrakt)

Auskultation:
- Fixierte (= atemunabhängige) Spaltung des 2. HT im 2. ICR links (verspäteter Schluss der Pulmonalklappe durch erhöhtes rechtsventrikuläres Schlagvolumen sowie durch Rechtsschenkelblock).
- Systolisches Intervallgeräusch im 2. ICR links (relative Pulmonalklappenstenose durch vermehrten Blutdurchfluss)
- Frühdiastolisches Intervallgeräusch im 4. ICR links (relative Trikuspidalklappenstenose)
- Bei pulmonaler Hypertonie: Im 2. ICR. links frühsystolischer pulmonaler Ejection-Klick, systolisches Intervallgeräusch, paukender 2. Herzton, frühdiastolisches Decrescendo-Geräusch (relative Pulmonalklappeninsuffizienz = Graham-Steell-Geräusch)

Pulsoximetrie: Zur Abschätzung von Shunt-Richtung und -Größe

Ekg:
- Rechtslagetyp, Steiltyp; überdrehter Linkstyp bei assoziiertem Mitralklappenprolaps oder (typischerweise!) beim ASD I; AV-Block 1°; P-dextroatriale
- Inkompletter oder kompletter Rechtsschenkelblock
- Rechtshypertrophie (Sokolow-Lyon-Index)
- Ektoper Vorhofrhythmus, Vorhofarrhythmien

Rö.:
- Vergrößerter rechter Vorhof und rechter Ventrikel
- Prominenter Truncus pulmonalis
- Vermehrte zentrale und periphere Lungengefäßzeichnung
- Schmale Aorta

Merke: Typisches Röntgenzeichen aller AHF mit Links → Rechts-Shunt ist eine verstärkte Lungenperfusion mit prominentem Pulmonalisbogen und verstärkter Lungengefäßzeichnung.

Echo:
- Konturdefekt im Vorhofseptum (gute Darstellung mittels transösophagealem Echo!)
- Erweiterung des rechten Vorhofs, des rechten Ventrikels und des Truncus pulmonalis
- Paradoxe Bewegung des interventrikulären Septums (Volumenbelastung des RV)
- Erfassung der Shuntrichtung sowie Schätzung des rechtsventrikulären und pulmonalarteriellen Druckes mit Doppler-Verfahren
- Kontrastmittel-Echo: Shunt-Nachweis

MRT: ASD, Ventrikelgröße und Shuntvolumina quantifizierbar

Herzkatheter → Indikationen:
Wenn nichtinvasive Verfahren unzureichend sind sowie bei Verdacht auf pulmonale Hypertonie, assoziierte Anomalien oder koronare Herzerkrankung. Defektnachweis durch direkte Sondierung; Bestimmung der Defektgröße (balloon-sizing); Berechnung von Shuntgröße und Lungengefäßwiderstand

Th.: Indikationen zum ASD-Verschluss bei Erwachsenen: Es ist sinnvoll, einen hämodynamisch relevanten ASD zu verschließen, falls keine signifikante pulmonale Hypertonie vorliegt. Symptomatische Patienten mit hämodynamisch relevantem ASD profitieren vom ASD-Verschluss hinsichtlich ihrer Morbidität (Belastungskapazität, Atemnot, Rechtsherzinsuffizienz). Wird der ASD nicht verschlossen, ist der Spontanverlauf ungünstiger und es entwickeln sich Leistungseinschränkungen, atriale Arrhythmien oder eine pulmonalvaskuläre Erkrankung.

Ziel: Prophylaxe irreversibler kardialer Schäden einer chronischen Volumenbelastung

Ind:
- Isolierter ASD II mit klinischer Symptomatik und Leistungseinschränkung, Zeichen der Rechtsherzvergrößerung, solange KEINE Zeichen einer pulmonalen Hypertonie vorliegen und der Lungenarteriolenwiderstand (PVR) < 3 Wood-Einheiten liegt.
- Falls der PVR bei 3 - 5 Wood-Einheiten liegt, kann der Verschluss erfolgen bei einem signifikanten Links-rechts-Shunt mit einem Verhältnis von Lungenzeitvolumen/Körperzeitvolumen (Qp/Qs) ≥ 1,5 : 1.
- Bei einem PVR bei > 5 Wood-Einheiten kann in Spezialzentren der Verschluss erwogen werden, wenn der Patient zuvor auf eine gezielte („targeted") pulmonalvaskuläre PAH-Medikation eingestellt wurde, der Rp darunter auf weniger als 5 WE abfällt und noch ein signifikanter Links-rechts-Shunt mit einem Qp/Qs ≥ 1,5 : 1 besteht. Der Verschluss erfolgt dann meist mit einem Fenster als Überlaufventil („treat and repair").
- KEIN Verschluss bei Eisenmenger-Reaktion, schwerer PAH und einem Rp > 5 WE trotz PAH-Medikation oder Abfall der Sauerstoffsättigung (< 90 %) bei Belastung.

Sonderindikationen:
- ASD-Verschluss bei asymptomatischen Patienten
- Prophylaxe eines zerebralen Insultes (paradoxe Embolie)
- Evtl. Frauen vor Schwangerschaft

KI:
- Eine schwere PAH oder ein Eisenmenger-Syndrom ist eine Kontraindikation zum ASD-Verschluss
- ***Cave:*** Bei linksventrikulärer systolischer und/oder diastolischer Funktionsstörung kann es nach ASD-Verschluss über eine linksatriale Drucksteigerung zu Linksherzversagen und Lungenstauung kommen.

1. **Interventioneller Katheterverschluss:**
   - Bei entsprechender Indikationsstellung und Anatomie (gestretchter ASD-Diameter < 38 mm, Randsaum von 5 mm) hohe primäre Verschlussrate und wenig schwerwiegende Komplikationen (< 1 %).
   - In Sonderfällen mit PAH: Fenestrierter ASD-Verschluss mit Belassen eines Rest-Shunts

   Nach interventionellem ASD-Verschluss Thrombozytenaggregationshemmer und Endokarditisprophylaxe für mindestens 6 Monate.
2. **Chirurgische Therapie** (falls interventionelle Therapie nicht möglich ist):
   - Zeitpunkt: - Beim unkomplizierten ASD II vor der Einschulung
     - Bei älteren Patienten elektiv nach Diagnosestellung
   - Technik: Direktnaht oder Patchverschluss; bei Vorhofflattern ggf. in Kombination mit Cryo- bzw. Radiofrequenzablation oder Maze-Operation
   - Bei Eisenmenger-Reaktion: Lungentransplantation + operativer ASD-Verschluss oder Herz-Lungentransplantation
   - Operationsletalität: Beim unkomplizierten ASD II in den ersten beiden Dekaden < 1 %

Rest- und Folgezustände nach operativem ASD-Verschluss:
- Frühpostoperativ: Postkardiotomie-Syndrom (häufig!)
- Die Dilatation des rechten Herzens und ein abnormales Bewegungsmuster des Kammerseptums persistieren vielfach, wenn erst im Erwachsenenalter operiert wurde.
- Gestörte Compliance und verminderte Pumpfunktion der rechten Kammer
- Störungen der linksventrikulären Funktion
- Rhythmusstörungen (AF, Vorhofflattern, supraventrikuläre Reentry-Tachykardien → Ablationsverfahren!)
- Re-/Rest-Shunt auf Vorhofebene
- Systemarterielle / zerebrale Embolien
- Obstruktion der oberen Hohlvene nach Verschluss eines Sinus venosus-Defektes
- Eine pulmonalarterielle Hypertonie kann bestehen bleiben, fortschreiten oder neu auftreten.

DER VENTRIKELSEPTUMDEFEKT (VSD) IM ERWACHSENENALTER [Q21.0]

Ep.: VSD ist in isolierter Form der häufigste AHF (ca. 35 %); m : w = 1 : 1, häufig Teil eines komplexen AHF

Anatomie des Ventrikelseptums:

1. Einlass-Septum (inlet-Septum), das die beiden AV-Klappen voneinander trennt.

2. Trabekel-Septum, von Insertion der Chordae bis zum Apex und nach kranial bis zur Crista supraventricularis
3. Auslass-Septum (outlet-Septum), von der Crista supraventricularis bis zur Pulmonalklappe
4. Membranöses Septum

VSD-Klassifizierungen: (Es existieren diverse Einteilungsformen, die leider das Verständnis erschweren!)

1. Gemäß Defektlokalisation:
   - Typ 1: Outlet suprakristal, konal, subarteriell, subpulmonal, infundibulär, doubly committed, juxta-arteriell
   - Typ 2: Perimembranös, paramembranös, konoventrikulär
   - Typ 3: Inlet, AV-Kanal-Typ
   - Typ 4: Muskulär, trabekulär
2. Gemäß hämodynamischer Wirkung
   - Restriktiver VSD: RV-Druck liegt unterhalb des LV-Druckes
   - Nicht-restriktiver VSD: Druckangleich auf Ventrikelebene

PPh: Die Shuntmenge hängt von der Defektgröße und den Widerstandsverhältnissen der beiden Kreisläufe ab. Kleine bis mittelgroße VSD wirken drucktrennend, während es bei großen Defekten zum Druckangleich kommt. In diesen Fällen ist für den Shuntfluss das Verhältnis von Lungen- zu Systemwiderstand ausschlaggebend.

Beim VSD sind Lungengefäße, linker Vorhof und linker Ventrikel volumenbelastet. Der rechte Ventrikel ist bei kleinen oder mittelgroßen VSD primär weder volumenbelastet noch verdickt.

Q_P/Q_S = Verhältnis von pulmonalem (Q_P) zu systemischem Fluss (Q_S):

- Kleiner VSD = M. Roger (sprich: roscheh) (Q_P/Q_S < 1,5 : 1):
  - Durchmesser < 25 % des Aortenanulus-Diameters - keine wesentliche Vergrößerung der Herzhöhlen
  - Zunächst normaler Druck in rechtem Ventrikel und Pulmonalarterie (PAP). Anstieg bis auf 1/4 - 1/3 des Systemdrucks (SP) möglich.
  - Links-Rechts-Shunt während des gesamten Herzzyklus
- Mittelgroßer VSD (Q_P/Q_S = 1,5 - 2 : 1):
  - Durchmesser 25 - 75 % des Aortenanulus-Diameters
  - Deutlichere Lungenüberperfusion
  - Linker Vorhof und linker Ventrikel deutlich vergrößert, während der rechte Ventrikel seine Größe annähernd beibehält.
  - Der Druck im rechten Ventrikel steigt auf 1/3 - 1/2 des Systemdrucks (PAP/SP ≤ 0,5).
- Großer VSD (Q_P/Q_S = > 2 : 1):
  Durchmesser > 75 % des Aortenanulus-Diameters. Der Defekt wirkt nicht mehr restriktiv und Shuntblut wird mit Systemdruck über den rechten Ventrikel in die Pulmonalarterie geleitet (PAP/SP > 0,5) → Rechtsherzbelastung

Bei größerem VSD im Verlaufe → obstruktive Lungengefäßerkrankung (Eisenmenger-Reaktion) mit weitgehend irreversiblem Umbau der Lungengefäße und Anstieg des Lungengefäßwiderstandes auf Niveau des systemischen Gefäßwiderstandes → Shuntumkehr (Rechts-Links-Shunt) → sekundäre Zyanose (siehe Kap. „Der erwachsene Patient mit Eisenmenger-Syndrom“).

Spontanverlauf:

- Hohe Spontanverschlussrate in den ersten Lebensjahren, insbes. bei muskulärem oder perimembranösem VSD, nicht beim outlet-VSD
- Aortenklappeninsuffizienz (AI) durch Prolaps der rechts- oder akoronaren Klappentasche ist häufig beim outlet VSD (suprakristal), aber auch beim perimembranösen VSD. Progression der AI möglich. Assoziation mit Sinus Valsalva-Aneurysma möglich (→ Rupturgefahr)
- Endokarditisrisiko: Höher als in Normalbevölkerung
- Die Shuntgröße kann im Verlauf zunehmen und bei entsprechenden Belastungszeichen zur Operationsindikation werden.
- Im Verlauf Entwicklung eines “double chambered right ventricle”, einer diskreten Subaortenklappenstenose und (selten) einer Subpulmonalstenose möglich
- Arrhythmien und Blockbilder können auftreten, sind aber seltener als bei anderen AHF

Spontane Lebenserwartung: Etwas niedriger als in der Normalbevölkerung

KL.: Klinische Befunde von Defektgröße, Defektlokalisation, Shuntvolumen und pulmonalen Widerstandsverhältnissen abhängig.

- Kleiner VSD: Kinder und Jugendliche sind häufig asymptomatisch
- Mittelgroßer/großer VSD: Wachstums- und Entwicklungsverzögerung, eingeschränkte Belastbarkeit, Belastungsdyspnoe, rezidivierende bronchopulmonale Infekte, Palpitationen (supraventrikuläre oder ventrikuläre Arrhythmien), Herzinsuffizienz
- Eisenmenger-VSD: Zyanose, Leistungseinschränkung, Belastungs- bis Ruhedyspnoe, Hämoptoe, Rechtsherzinsuffizienz, Rhythmusstörungen, Synkopen, Hirnabszesse

Inspektion:
- Azyanotischer Patient, normaler Jugularvenenpuls; Herzbuckel
- Eisenmenger-VSD: Zentrale Zyanose mit Uhrglasnägeln/Trommelschlegelfinger

Palpation:
- Niedriger Blutdruck mit kleiner Amplitude; systolisches Schwirren am linken unteren Sternumrand; hyperaktiver, verbreiterter, nach unten und außen verlagerter Herzspitzenstoß (exzentrische Linkshypertrophie)
- Eisenmenger-VSD: Fehlender oder abgeschwächter linksventrikulärer Impuls; tastbarer Pulmonalklappenschluss, hebende Pulsationen über rechtem Ventrikel und dessen Ausflusstrakt

Auskultation:
- Kleiner VSD: Regelrecht gespaltener 2. HT im 2. Interkostalraum links; systolisches Pressstrahlgeräusch im 3./4. ICR links parasternal
- Mittelgroßer / großer VSD: 2. HT häufig vom Geräusch überdeckt; regelrechte, atemvariable Spaltung. Lauter Pulmonalklappenanteil bei pulmonaler Hypertonie. 3. HT. Systolisches Strömungsgeräusch im 3./4. ICR links parasternal (Lautstärke: Ohne Korrelation zur Defektgröße). Frühdiastolikum über der Herzspitze (relative Mitralstenose).
- Eisenmenger-VSD: Singulärer, paukender 2. Herzton im 2. ICR links. Pulmonaler Auswurfton. Rechtsatrialer 4. Herzton. Kein typisches VSD-Geräusch mehr. Kurzes mesosystolisches Intervallgeräusch im 2./3. ICR links parasternal. Decrescendoförmiges diastolisches Intervallgeräusch (Pulmonalklappeninsuffizienz = Graham-Steell-Geräusch).

Ekg:
- Kleiner VSD: Normal
- Mittelgroßer - großer VSD: Steil- bis Linkstyp, p-sinistroatriale, Linkshypertrophie oder biventrikuläre Hypertrophie
- Eisenmenger-VSD: Steil- bis Rechtstyp, Rechtshypertrophie

Rö:
- Kleiner VSD: Normalbefund
- Mittelgroßer - großer VSD: Vergrößerter Transversaldurchmesser. Erweiterung des linken Vorhofs und Ventrikels. Prominenter Truncus pulmonalis. Vermehrte zentrale und periphere Lungengefäßzeichnung. Schmale Aorta.
- Eisenmenger-VSD: Herzgröße meist normal. Betonter rechter Ventrikel. Weiter Pulmonalisstamm und weite zentrale Lungengefäße. Periphere Lungengefäßzeichnung vermindert (Kalibersprung zur Peripherie).

Echo:
- Nachweis von Lokalisation, Größe und Anzahl der VSDs
- Erweiterung des linken Vorhofs, des linken Ventrikels und des Truncus pulmonalis
- Dopplerverfahren: Schätzung des rechtsventrikulären und pulmonalarteriellen Druckes, des interventrikulären Druckgradienten, der Shuntrichtung. Schätzung von QP/QS (Lungenzeitvolumen/Körperzeitvolumen).
- Sinus venosus-Defekte werden vielfach besser mittels TEE, MRT oder CT erfasst.

MRT: VSD-Lokalisation, Ventrikelvolumina, Ventrikelfunktion, QP/QS und Shunt quantifizierbar.

Herzkatheter:

Bestimmung der intraventrikulären Druckverhältnisse, des PAP, der Shuntgröße, des Lungengefäßwiderstandes; der Lungengefäßmorphologie (***Cave:*** Bei Eisenmenger-Reaktion Pulmonalisangiografie möglichst vermeiden wegen Komplikationsgefahr!); Nachweis assoziierter kardialer Anomalien; Beurteilung des Koronarstatus (bes. bei Männern > 40 J.)

Th.:
- Kein Verschluss bei kleinem VSD ohne Volumenbelastung, ohne PAH und ohne abgelaufene infektiöse Endokarditis.
- Indikationen zum VSD-Verschluss bei Erwachsenen:
  - VSD mit Volumenbelastung des linken (!) Herzens (auch unabhängig vom Vorliegen von Symptomen !), solange KEINE Zeichen einer pulmonalen Hypertonie bestehen und der Lungenarteriolenwiderstand (PVR) < 3 Wood-Einheiten liegt.
  - Falls der PVR bei 3 - 5 Wood-Einheiten liegt, sollte ein Verschluss erwogen werden, wenn noch ein signifikanten Links-rechts-Shunt mit einem Verhältnis von Lungenzeitvolumen/Körperzeitvolumen (Qp/Qs) $\geq$ 1,5 : 1 besteht.
  - Bei einem PVR bei > 5 Wood-Einheiten Beratung in Spezialzentren
  - Bei überhöhtem PAP bzw. Rp Beratung in Spezialzentren
  - KEIN Verschluss bei Eisenmenger-Reaktion, schwerer PAH und einem Rp > 5 Wood-Einheiten oder Abfall der Sauerstoffsättigung (< 90 %) bei Belastung.

Sonderindikationen:
- Verschluss eines perimembranösen oder supracristalen VSD bei VSD-bedingter, progredienter Aortenklappeninsuffizienz (Aortenklappenprolaps)
- Ggf. nach abgelaufener infektiöser Endokarditis (typischerweise an der Trikuspidal- oder Pulmonalklappe)

KI: Schwere PAH mit systolischer PA-Druck > 2/3 des arteriellen systolischen RR, Lungenarteriolenwiderstand > 2/3 des Systemwiderstands und/oder reinem Rechts-Links-Shunt
Ein nicht-restriktiver VSD mit Eisenmenger-Reaktion und ohne (!) Links-rechts-Shunt und ohne (!) Abnahme des Rp [pulmonal resistance = pulmonaler Widerstand] unter spezifischer, medikamentöser PAH-Therapie sollten wegen der hohen Letalität nicht verschlossen werden.

1. Chirurgische Therapie / Technik:
   - Verschluss transtrikuspidal vom rechten Vorhof aus zur Vermeidung einer Ventrikulotomie; seltener (je nach Defektlokalisation) vom rechten oder linken Ventrikel oder durch die Pulmonalarterie
   - Direktnaht oder Patchverschluss
   - Eisenmenger-Reaktion: Herz-Lungentransplantation oder Lungentransplantation mit gleichzeitigem VSD-Verschluss
2. Interventionelle Therapie
   Perimembranöse oder muskuläre VSDs können katheterinterventionell verschlossen werden.
   Letalitätsrate beim VSD-Verschluss: Abhängig von Lebensalter, Pulmonalarteriendruck, Lungengefäßwiderstand, Anzahl der Defekte, assoziierten Anomalien. Beim unkomplizierten VSD < 2 %, bei Re-Operationen höher.

Residualbefunde nach operativem VSD-Verschluss:
- Herzrhythmusstörungen (Rechtsschenkelblock, bifaszikulärer Block, progrediente Überleitungsstörungen bis zum totalen AV-Block, ventrikuläre Arrhythmien)
- Re-/Rest-Shunts
- Persistierendes Endokarditisrisiko
- Fortschreitende oder im höheren Alter neu auftretende PAH bei obstruktiver Lungengefäßerkrankung
- Störungen der rechts- und linksventrikulären Funktion

DER ATRIOVENTRIKULÄRE SEPTUMDEFEKT (AVSD) IM ERWACHSENENALTER

Def. Partieller (inkompletter) AVSD: Tiefsitzender Vorhofseptumdefekt vom Primumtyp (ASD I) mit Spaltbildung in der linken AV-Klappe. Beide AV-Klappen sind voneinander getrennt. Ein gemeinsames anteriores sowie ein posteriores Segel (bridging leaflet) der beiden AV-Klappen sind bindegewebig miteinander verbunden.
AVSD vom Intermediärtyp: ASD I sowie ein Inlet-Ventrikelseptumdefekt. Für beide AV-Klappen separate Klappenringe.
Kompletter AVSD: Tiefsitzender ASD I, Inlet-Ventrikelseptumdefekt sowie Spaltbildung im anterioren linksseitigen- und septalen rechtsseitigen AV-Klappensegel.
Alle vier Herzhöhlen stehen miteinander in Verbindung. Die AV-Klappen liegen auf gleicher Höhe und bilden aus vier bis sieben Segelanteilen eine gemeinsame AV-Klappenöffnung.
Die anatomische Einteilung des kompletten AVSD erfolgt nach Rastelli (siehe Spezialliteratur).
Unbalancierter AVSD: „Links- oder Rechts-Dominanz“, wenn die gemeinsame Klappe überwiegend einem Ventrikel zugeordnet ist, ansonsten ausgewogener (balancierter) Typ.

Ep.: Ca. 3 % aller AHF; ca. 50 % der Patienten haben eine Trisomie 21.

PPh: Partieller (inkompletter) AVSD: Links-Rechts-Shunt → Volumenbelastung des rechten Vorhofes, des rechten Ventrikels und der Lungengefäße. Spalt im linken AV-Klappensegel → AV-Klappeninsuffizienz (hämodynamisch meist nur geringgradig)
Kompletter AVSD: Durch ASD + VSD Volumenbelastung des rechten Herzens und des Lungenkreislaufes. Volumenbelastung des linken Herzens infolge VSD und linksseitiger AV-Klappeninsuffizienz. Druckbelastung des rechten Herzens und der Lungenstrombahn.
Shuntgröße abhängig von Defektgröße und Widerstandsverhältnissen der beiden Kreisläufe.

Spontanverlauf: Unbehandelt sterben die meisten Patienten mit kompletten AVSD bis zum 3. Lebensjahr.

KL.: Hämodynamik und klinische Befunde werden vorwiegend vom Vorhandensein und Relevanz/Größe des ASD, des VSD sowie dem Insuffizienzgrad der linksseitigen AV-Klappe bestimmt. Rezidivierende bronchopulmonale Infekte; Herzinsuffizienz; Wachstums- und Entwicklungsverzögerung; eingeschränkte Belastbarkeit
Änderung der Symptomatik und der klinischen Befunde bei Entwicklung einer pulmonalen Hypertonie (siehe Eisenmenger-Syndrom)

Inspektion:
- Primär azyanotischer Patient; mit zunehmendem Lungengefäßwiderstand → zentrale Zyanose
- Voussure (Herzbuckel)
- Eisenmenger-AVSD: Zentrale Zyanose mit Trommelschlegelfingern und -zehen, Uhrglasnägel

Palpation:
Niedriger Blutdruck, kleine Blutdruckamplitude; systolisches Schwirren am linken unteren Sternumrand; hebende Pulsationen über rechtem Ventrikel und rechtsventrikulärem Ausflusstrakt; tastbarer Pulmonalklappenschluss; Herzspitzenstoß: Hyperaktiv, verbreitert, nach unten und außen verlagert.

Auskultation:
- Herztöne: Fixiert gespaltener 2. HT, betonter Pulmonalklappenanteil bei pulmonaler Hypertonie
- Herzgeräusche:
  - Systolisches Sofortgeräusch im 2./3. Interkostalraum links parasternal (ASD mit relativer Pulmonalstenose)
  - Systolisches Geräusch im 4./5. Interkostalraum links parasternal (VSD oder Trikuspidalklappeninsuffizienz)
  - Systolisches Sofortgeräusch über der Herzspitze (AV-Klappeninsuffizienz)
  - Kurzes, frühdiastolisches Geräusch am linken unteren Sternumrand oder über der Herzspitze (AV-Klappen-Strömungsgeräusch)
  - Änderung des Auskultationsbefundes bei Entwicklung einer pulmonalen Hypertonie (siehe Eisenmenger-Syndrom)

Ekg: Überdrehter Linkstyp (durch abnorme Lage des Reizleitungssystems), AV-Block 1°, Rechtsschenkelblock, rechts-, links- oder biventrikuläre Hypertrophie

Pulsoximetrie: Zur Abschätzung von Shunt-Richtung und -Größe

Rö.: Vergrößerter Transversaldurchmesser. Erweiterung aller vier Herzhöhlen. Prominenter Truncus pulmonalis. Vermehrte zentrale und periphere Lungengefäßzeichnung.

Echo:
- Lokalisation und Größe des ASD und VSD
- AV-Klappen-Anatomie und -funktion: AV-Klappeninsuffizienz
- Nachweis der „Gänsehals-Deformität“ (goose neck deformity) des verschmälerten und verlängerten linksventrikulären Ausflusstraktes
- Größe der Vorhöfe, der Ventrikel, des Truncus pulmonalis und der Aorta. Funktion der Ventrikel
- Dopplerverfahren: Shuntrichtung, Abschätzung des rechtsventrikulären und pulmonalarteriellen Druckes sowie des interventrikulären Druckgradienten. Abschätzung von Q_P/Q_S

MRT: Shunt-Quantifizierung, Anatomie + Ventrikelfunktion

Herzkatheterdiagnostik und Angiokardiografie:
Bestimmung der intraventrikulären Druckverhältnisse, der Shuntgröße, des Lungengefäßwiderstandes, der Lungengefäßmorphologie; Nachweis assoziierter kardialer Anomalien oder einer stenosierenden KHK

Th.: Palliativoperation: Pulmonalarterienbanding (wenn Begleitanomalien eine primäre Korrekturoperation nicht zulassen)
Korrektur beim balancierten AVSD: Korrektur mit Single-Patch- oder Double-Patch-Technik: Erst VSD-Patchverschluss , dann Rekonstruktion der AV-Klappe (evtl. auch Klappenersatz), dann ASD-Patchverschluss
Korrektur beim unbalancierten AVSD: Kreislauftrennung im Sinne einer partiellen cavopulmonalen Anastomose (PCPC) mit nachfolgender totaler cavopulmonaler Anastomose (TCPC)
Bei schwerer pulmonalvaskulärer Erkrankung / Eisenmenger-Reaktion: Herz-Lungen-Transplantation

Operationsindikationen:
Bei Kindern z.T. schon in den ersten Lebensmonaten Elektiveingriff, um einer pulmonalvaskulären Erkrankung vorzubeugen.
Ein interventioneller AVSD-Verschluss ist nicht möglich.
Partieller (inkompletter) AVSD: Bei signifikanter Volumenbelastung des rechten Herzens. Details siehe ASD-Kapitel
Kompletter AVSD: Siehe VSD-Kapitel. Keine operative Korrektur bei Eisenmenger-Syndrom oder bei Patienten mit einem PVR ≥ 5 Wood-Einheiten und Abfall der Sauerstoffsättigung (< 90 %) bei Belastung.
- AV-Klappeninsuffizienz linksseitig, höhergradig: Operationsindikation ähnlich wie bei Mitralklappeninsuffizienz (siehe Speziialliteratur)
- Subaortenstenose: Bei symptomatischen oder asymptomatischen Patienten mit einem maximalen instantanen Doppler-Gradienten > 50 mmHg; bei symptomatischen Patienten auch schon bei einem niedrigeren Gradienten, oder bei gleichzeitiger, therapierelevanter Aortenklappeninsuffizienz oder Insuffizienz der linken AV-Klappe

(***Cave:*** Bei tunnelförmiger oder komplexer LVOT-Obstruktion lassen Peak-Doppler-Gradient und Bernoulli-Gleichung den Gradienten überschätzen → ggf. invasive Abklärung notwendig!)

Sondersituationen: Verschluss eines residuellen Shunts nach vorausgegangener Operation

Operationsletalität: Frühpostoperative Letalität heute in erfahrenen Zentren bei Primärkorrektur im Kindesalter < 5 % (bei sehr jungen sowie älteren Patienten höher)

Residualbefund nach operativem AVSD-Verschluss:

- Insuffizienz oder Stenose der linksseitigen AV-Klappe, seltener der rechtsseitigen AV-Klappe
- Restdefekte auf Vorhof- oder Ventrikelebene
- Entwicklung einer Subaortenstenose
- Fortschreiten oder neues Auftreten einer pulmonalvaskulären Erkrankung
- Kompletter AV-Block bei disloziertem AV-Reizleitungssystem und kleinem links-anteriorem Faszikel; teils nach Operation an der linken AV-Klappe oder spontan im Langzeitverlauf auftretend (→ Indikation zum Screening!)
- Supraventrikuläre Arrhythmien (z.B. AV-Dissoziationen, Vorhofflattern, AV-Knotentachykardien)
- Persistierendes Endokarditisrisiko
- Kinder von Müttern mit AVSD haben häufig AHF

DER PERSISTIERENDE DUCTUS ARTERIOSUS (BOTALLI) (PDA) IM ERWACHSENENALTER

[Q25.0]

Def: Ductus arteriosus Botalli: Gefäßverbindung zwischen Aorta und Pulmonalarterien-Konfluens oder linker Pulmonalarterie.
Persistierender Ductus arteriosus Botalli (PDA), wenn nach der Geburt die Verbindung zwischen Pulmonalarterie und Aorta länger als 3 Monate unverschlossen bleibt.

Ep.:
- Bis zu 10 % aller AHF (angeborene Herzfehler)
- Ca. 2 % aller AHF im Erwachsenenalter
- Geschlechtsverhältnis: m : w ~ 1 : 2 bis 1 : 3

PPh: Shuntmenge bei kleinem PDA abhängig von Duktusdurchmesser, -länge und -verlauf, bei großem PDA von Widerstandsverhältnissen der beiden Kreisläufe. Links-Rechts-Shunt auf Duktusebene →Volumenbelastung der Lungengefäße, des linken Vorhofs, des linken Ventrikels sowie des Anfangsteils der Aorta (bis in Duktushöhe).

- Kleiner PDA (Lungenzeitvolumen/Körperzeitvolumen = Q_P/Q_S < 1,5 : 1): Keine wesentliche Vergrößerung des linken Herzens. Das Verhältnis von Pulmonalarteriendruck zu Systemdruck (PAP/SP) normal. Links-Rechts-Shunt während des gesamten Herzzyklus.
- Mittelgroßer PDA (Q_P/Q_S = 1,5 - 2 : 1): Volumenbelastung von linkem Vorhof, linkem Ventrikel und Pulmonalgefäßen. Drucktrennung zwischen den beiden Kreisläufen (PAP/SP ≤ 0,5); Lungengefäßwiderstand nicht wesentlich erhöht.
- Großer PDA (Q_P/Q_S > 2 : 1): Nahezu keine Drucktrennung mehr → pulmonalvaskuläre Erkrankung (= Eisenmenger-Reaktion) mit weitgehend irreversiblem Anstieg des Lungengefäßwiderstandes auf Systemwiderstand und Shuntumkehr (rechts → links). Der rechte Ventrikel wird zunehmend druckbelastet (siehe Sonderkap. „Der erwachsene Patient mit Eisenmenger-Syndrom").

Spontanverlauf:

- Spontanverschluss möglich
- Besonders bei kleinem PDA besteht die Gefahr einer Endarteriitis (Duktitis, Aortitis), evtl. mit septischen Embolien und Lungenabszessen. Das Risiko steigt mit zunehmendem Alter.
- Bei mittelgroßem PDA Beschwerden meist erst ab der 3. Dekade
- Herzinsuffizienz bei sehr großem PDA schon im Säuglingsalter. In vielen Fällen kann der linke Ventrikel die Volumenbelastung aber über Jahrzehnte kompensieren.
- Eisenmenger-Reaktion bei großem PDA meist nach dem 3. Lebensjahr, bei mittelgroßem Shunt z.T. erst im zweiten bis vierten Lebensjahrzehnt.
- Komplikationen: Bei älteren Patienten: Duktusverkalkungen und Aneurysmen; pulmonalarterielle Hypertonie sowie passive pulmonale Hypertonie (letztere durch Linksherzbelastung)
- Todesursachen bei nicht behandeltem PDA: Komplikationen der Endarteriitis, Herzinsuffizienz, pulmonalvaskuläre Erkrankung (= Eisenmenger-Reaktion)

Di.: Leitsymptom: Kontinuierliches systolisch-diastolisches Geräusch (nur solange ein Links-Rechts-Shunt besteht !), Echo/Farbdoppler, MRT
Messung der Sauerstoffsättigung an beiden Armen und Beinen (!)in Ruhe und unter Belastung, um einen Rechts-Links-Shunt sicher zu erkennen!
Herzkatheter bei V. a. eine pulmonale Hypertonie. ***Cave:*** Qp : Qs sind technisch schwierig zu bestimmen infolge seitendifferentem Blutfluss in der Pulmonalis.

Th.: **Interventioneller Katheterverschluss**
Verfahren der Wahl: z.B. mittels diverser Occluder-Systeme (z.B. Amplatzer) oder Coils

Chirurgische Therapie:
PDA, der wegen Größe oder aus technischen Gründen nicht interventionell zu verschließen ist.
Ind: Gemäß US-Guidelines: PDA mit Volumenbelastung des linken (!) Herzens (LA, LV, Anfangsteil der Aorta) und einem reinen Links-Rechts-Shunt, jedoch:
- Systolischer PA-Druck < 50 % Systemdruck
- Lungenarteriolenwiderstand < 1/3 des systemarteriellen Widerstandes
KI zum Verschluss: Bei reinem Rechts-Links-Shunt und einer PAH mit systolischer PA-Druck > 2/3 des arteriellen systolischen RR, Lungenarteriolenwiderstand > 2/3 des Systemwiderstands; aber in Einzelfällen profitieren Patienten mit Links-Rechts-Shunt von einem Verschluss trotz erhöhter Pulmonalisdruck und -Widerstände.

ANGEBORENE HERZFEHLER MIT RECHTS- → LINKS-SHUNT

Leitsymptom: Zyanose

EBSTEIN-ANOMALIE IM ERWACHSENALTER [Q22.5]

Def: Ein oder mehrere Segel der Trikuspidalklappe (TK) fehlgebildet. Die Verlagerung des septalen und muralen TK-Segels spitzenwärts bestimmt wesentlich den Schweregrad. Die Apikalverlagerung der TK-Segel unterteilt das rechte Herz in rechten Vorhof, atrialisierten rechten Ventrikel sowie einen Restventrikel. Häufig gleichzeitig TK-Insuffizienz, Funktionsstörung des linken Ventrikels, Mitralklappenanomalien, eine interatriale Verbindung (offenes Foramen ovale oder Vorhofseptumdefekt), akzessorische Leitungsbahnen.
Häufig sind multiple akzessorische Leitungsbahnen mit bedrohlichen Arrhythmien. Die Ebstein-Anomalie ist nicht nur eine isolierte Klappenerkrankung, sondern hat auch eine kardiomyopathische Komponente!

Ep.: Seltener AHF

PPh: Volumenbelastung des rechten Vorhofes bzw. des atrialisierten Ventrikels infolge der systolischen Blutregurgitation aus dem rechten Pumpventrikel über die insuffiziente Trikuspidalklappe in den atrialisierten Ventrikel bzw. in den rechten Vorhof. Bei kleiner rechter Kammer nur kleines Schlagvolumen → geringer pulmonaler Blutfluss. Über interatriale Verbindungen Links-Rechts-, häufiger aber Rechts-Links-Shunt.

KL.: Leitsymptome: Von leichten Symptomen bis zum Vollbild eines hochgradig zyanotischen AHF. Häufige Beschwerden: Dyspnoe, Müdigkeit, Belastungseinschränkung, Herzschmerzen und Palpitationen.
Inspektion/Palpation: Zyanose bei Rechts-Links-Shunt und/oder low cardiac output. Halsvenenpulsationen häufig unauffällig (trotz rechtsatrialer Vergrößerung und TI!), nur gelegentlich rechtsventrikuläre Einflussstauung. Praecordium oft normal ("stiller Thorax"). Hepatomegalie.
Auskultation: S_I weit gespalten, laute 2. Komponente (Trikuspidalklappenschluss). S_{II} weit gespalten bei verspätetem PK-Schluss, oftmals leise. Serielle Klicks. Häufig S_{III} und S_{IV} (triple or quadruple rhythm). Systolisches Sofortgeräusch der TI am linken unteren Sternalrand. Kurzes mesodiastolisches Geräusch.

Ekg: Rechtsatriale Hypertrophie. Verlängertes PR-Intervall. Rechtsschenkelblock, manchmal darin 2. QRS-Komplex. Tiefes Q in II, III, aVF, V_1-V_4. WPW-Konfiguration möglich. Gehäuft supraventrikuläre Arrhythmien. Gelegentlich Niedervoltage. Das Fehlen (!) eines Rechtsschenkelblockbildes bei Ebstein'scher Anomalie ist verdächtig auf ein akzessorisches Leitungsbündel!

Pulsoximetrie: In Ruhe und bei Belastung, zum Nachweis eines Recht-Links-Shunts

Rö.: Hilfreich für Verlaufskontrollen! Herz-Transversaldurchmesser variabel (normal bis extreme Kardiomegalie -> Bocksbeutel-Form). Die Vergrößerung des rechten Vorhofes ist für die typische Silhouette der Ebstein-Anomalie verantwortlich. Rechtsventrikuläre Ausflusstrakt und linker Ventrikel nach links verlagert. Die V. cava sup. ist trotz der Vergrößerung des rechten Vorhofes meist nicht erweitert. Lungengefäße normal oder zierlich. Aorta schmalkalibrig.

Echo (TTE und TEE): Beantwortet alle relevanten Fragen: Anatomie und Funktion der Trikuspidalklappe, Distalverlagerung des septalen bzw. posterolateralen (muralen) Segels (bei Erwachsenen mind. 2,0 cm bzw. 0,8 cm/m² Körperoberfläche), Größe des anterioren Segels, Ausmaß der Anheftung („tethering") des septalen oder posterioren Trikuspidalklappensegels an Septum bzw. Ventrikelwand, Größe und Funktion vom rechten Vorhof, atrialisierten Ventrikel, rechtsseitigen Restventrikel, linken Ventrikel, rechtsventrikuläre Ausflusstraktobstruktion, Begleitanomalien (z.B. ASD/PFO).

MRT: Ergänzend zum Echo; Volumetrie; Shuntbestimmung.

Herzkatheter: Katheteruntersuchung oftmals verzichtbar. Wichtig vor potentieller Glenn-Operation sowie zum Ausschluss einer stenosierenden KHK.

EPU: Großzügige Indikationsstellung vor geplanten operativen Eingriffen, auch ohne klinisch manifeste Arrhythmien oder akzessorische Bündel

Th.: **A) Konservativ**
Behandlung symptomorientiert. Rhythmusstörungen werden medikamentös oder durch Katheterablationsverfahren behandelt. Bei Thromboemboliegefahr und bei Rechts-Links-Shunt kann eine Antikoagulation erforderlich werden.

B) Operativ
Therapieoptionen: Operative Korrektur durch Trikuspidalklappenrekonstruktion mit Bildung einer „Monocusp valve“ oder Klappenersatz. Im Rahmen des Primäreingriffes ggf. ASD-Verschluss, Resektion redundanter Vorhofanteile, evtl. Plikatur des atrialisierten rechten Ventrikels oder Trikuspidalklappenanuloplastie.
Cone-Reconstruction (nach Da Silva) mit Lösen des posterioren Segels, Plikatur des wirklichen Trikuspidalklappen-Anulus im Bereich des atrialisierten Ventrikels, Rotation des posterioren Segels bis zum anterioren Segels
In Sonderfällen, bei für die Operationskorrektur zu kleinem rechtem Ventrikel oder bei RV-Dysfunktion kann eine kavopulmonale Anastomose angelegt werden (Glenn-Operation), falls die LV-Funktion erhalten ist und der LVEDP und LA-Druck nicht erhöht sind.
Bei schwerer biventikulärer Herzinsuffizienz oder unzureichendem konservativem Operationsergebnis kann eine Herztransplantation erwogen werden.
Kombination mit kathetergeführter oder operativer Ablation (rechts-atriale Maze-Prozedur, ggf. auch links-atriale Cox Maze-Prozedur) bei relevanten Arrhythmien und multiplen akzessorischen Bündeln
Typische postoperative Residualbefunde: Persistierende oder neu auftretende Trikuspidalklappeninsuffizienz, sonstige Komplikationen nach Klappenersatz, Versagen des rechten oder linken Ventrikels, Rest-Shunt auf Vorhofebene, supraventrikuläre und ventrikuläre Arrhythmien, höhergradige Blockbilder.

DIE FALLOTSCHE TETRALOGIE IM ERWACHSENENALTER [Q21.3]

Syn: TOF (Tetralogy of Fallot)

Def: Die Fallot´sche Tetralogie ist durch eine Verlagerung des Infundibulumseptums nach rechts, anterocephal gekennzeichnet. Hieraus resultieren:
- Obstruktion des rechtsventrikulären Ausflusstraktes (RVOTO)
- Großer, subaortaler, „malalignment“ Ventrikelseptumdefekt (VSD)
- Über dem VSD reitende Aorta (> 50 %)
- Rechtshypertrophie (konsekutiv)

Ep.:
- Häufigster zyanotischer AHF: 10 % aller AHF; 65 % aller angeborenen zyanotischen AHF
- m : w = 1,4 : 1; 15 % der Patienten weisen eine Mikrodeletion 22q11 auf.

PPh: Im Vordergrund steht der große Ventrikelseptumdefekt (VSD) in Verbindung mit einer Stenose des rechtsventrikulären Ausflusstraktes (RVOTO).
- VSD: Subaortaler malalignment-VSD mit Ausdehnung in den rechtsventrikulären Ausflusstrakt. Größe so, dass Druckausgleich zwischen rechtem Ventrikel, linkem Ventrikel und Aorta entsteht.
- RVOTO: Im Infundibulum (50 %), auf Klappenebene (10 %), an beiden Orten (30 %). Pulmonalklappe und Pulmonalarterienstamm oft hypoplastisch; häufig periphere Pulmonalarterienstenosen. Pulmonalatresie bei 10 %. Wegen der RVOTO fließt das venöse Blut nicht durch die Lunge, sondern gelangt über den großen VSD direkt in den Systemkreislauf → zentrale Zyanose.
  Schwere des Krankheitsbildes abhängig vom Grad der RVOTO:
  - Leichtgradige RVOTO: Azyanotische Form (pink Fallot)
  - Höhergradige RVOTO: Zyanotische Form
- Rechtshypertrophie: Folge der Rechtsherzbelastung.

Spontanverlauf:
- Prognose abhängig vom Ausmaß der Lungendurchblutung
- Azyanotische Form infolge geringer RVOTO: Bei großem Links-Rechts-Shunt Herzinsuffizienz möglich. Zyanose häufig erst ab 2. Lebensjahr.
- Zyanotische Form: Werden die ersten Jahre spontan überlebt → zunehmende Zyanose und Belastungsdyspnoe
- Mittlere Lebenserwartung im Spontanverlauf (ohne Therapie) 12 Jahre

KL.:
- Atemnot, schon im 1. Lebensjahr, bes. bei Belastung.
- Hockerstellung: Häufig bei Kindern → Anstieg des Systemwiderstandes → Erhöhung der Lungenperfusion und Anstieg der Sauerstoffsättigung
- Hypoxische Anfälle: Engstellung des hypertrophierten Infundibulums → Blockade des Blutflusses zum Lungenkreislauf. Vorkommen bei Säuglingen und Kleinkindern, kaum bei Erwachsenen
- Leistungseinschränkung
- Entwicklungsverzögerung meist nur gering
- Meist keine Herzinsuffizienz. Rechtsherzinsuffizienz eher im Spontanverlauf älterer Patienten

Inspektion / Palpation:
- Zentrale Zyanose mit Trommelschlegelfingern/-zehen und Uhrglasnägeln (selten vor dem 2. Lj.)
- Systolisches Schwirren über dem RVOT

Auskultation:
- Singulärer lauter 2. Herzton durch Aortenklappenschluss; Pulmonalklappenschluss leise
- Aortaler Ejection-Klick (bes. nach dem 20. Lj.)
- Systolisches Austreibungsgeräusch über dem RVOT. Lautstärke und Dauer des Geräusches vom Lungendurchfluss abhängig: Je stärker die RVOT-Obstruktion, desto leiser das Geräusch!
- Diastolisches Refluxgeräusch über der Herzbasis bei Erwachsenen häufig infolge Aortenklappeninsuffizienz, seltener bei verkalkter Pulmonalklappe mit PI

Ekg: Rechtslagetyp; rechtsatriale und -ventrikuläre Hypertrophie

Rö.:
- Herzgröße meist normal
- Herzspitze angehoben bei hypertrophiertem RV („Holzschuhherz")
- Herztaille infolge Hypoplasie der A. pulmonalis eingezogen
- Minderperfusion der Lunge

Echo:
- VSD: Groß, subaortal, Malalignment-Typ (parasternale lange Achse)
- RVOT: Infundibuläre und/oder valvuläre Pulmonalstenose, Pulmonalklappenhypoplasie, Pulmonalisstamm und -aufzweigung schmal (parasternale kurze Achse)
- Große, überreitende Aorta (parasternale lange Achse)
- Rechtsherzhypertrophie
- Nachweis assoziierter Anomalien
- Doppler: Bestimmung des RVOT-Gradienten und der Shuntrichtung

MRT: Quantifizierung von Ventrikelgröße und -funktion (rechts und links), Shuntbestimmung (Qp/Qs), Pulmonalklappenfunktion, Lage der Koronararterien vor geplanter Katheterintervention (postoperativ), myokardiales Narbengewebe/Fibrosierung

Herzkatheter:
- Darstellung der Anatomie des Herzens und der Pulmonalarterien
- Quantifizierung der Druck- und Flussverhältnisse, insbes. Beurteilung von Shunt, RVOTO, pulmonale Druckverhältnisse (insbes. postoperativ)
- Bei älteren Erwachsenen oder entsprechender Risikokonstellation Beurteilung des Koronarstatus
- Nachweis assoziierter Anomalien

EPU: Evtl. Programmierte Ventrikelstimulation zur Risikostratifizierung

Diagnostische Zielsetzung
- Unoperierter Patient: Nachweis und Lokalisation des VSD und der rechtsventrikulären Ausflusstraktobstruktion; Abschätzung der hämodynamischen Auswirkungen, insbesondere auf Lungenkreislauf und Ventrikelfunktion; Bestimmung des rechtsventrikulären Druckes; Begleitfehlbildungen.
- Nach Palliativ-Eingriff: Anatomie der Pulmonalarterien, pulmonalarterielle Drucke und Widerstände; Funktion des linken (Volumenbelastung durch VSD) und rechten Ventrikels (Druckbelastung durch Pulmonalstenose). Nachweis bzw. Ausschluss von Begleitfehlbildungen.
- Nach chirurgischer Korrektur: Quantifizierung der Pulmonalinsuffizienz, Volumen und Funktion des rechten Ventrikels; Nachweis peripherer Pulmonalarterienstenosen; Restshunts (ASD, VSD); residuelle rechtsventrikuläre Ausflusstraktobstruktion; Diameter der Aortenwurzel; Aortenklappeninsuffizienz.

Th.: Operative Behandlung:
- Meist Primärkorrektur im Alter von 6 - 18 Monaten
- In den meisten Fällen ist bei EMAH schon eine operative Behandlung vorausgegangen, um die Zyanose zu verringern und die Belastbarkeit zu verbessern.

1. Palliativ-Operationen (Waterston- oder Potts-Shunt), die der Verbesserung der Lungenperfusion dienen, werden heute kaum noch durchgeführt (Details *siehe Internet*)
2. Reparatur-Operation:
   - Beseitigung der rechtsventrikulären Ausflusstraktobstruktion: Pulmonalklappenvalvulotomie; Resektion infundibulärer Muskulatur; häufig Patch-Erweiterung durch Perikard- oder PTFE-Flicken

- Transatrialer oder transventrikulärer VSD-Patchverschluss
- Operationsletalität: < 1 %; im Erwachsenenalter bis 9 %
- Langzeitprognose: Überlebensrate nach 30 Jahren ca. 90 %, nach 40 Jahren ca. 75 %

Rest- und Folgezustände nach operativer Behandlung:

1. Nach Palliativ-Operation (siehe *Internet*)
2. Nach Reparatur-Operation:
   - Störungen der Ventrikelfunktion: Nicht nur der RECHTE, auch der LINKE Ventrikel kann Störungen zeigen. Zunehmende Bedeutung der Ventrikel-Ventrikel-Interaktion, auch als prognostischer Faktor! Elektromechanische Dyssynchronie
   - Pulmonalklappeninsuffizienz:
     - Bei fast allen postoperativen Fallot-Patienten, bes. nach transanulärem Patch. Die PI wird teilweise über Jahre gut toleriert. Folge:
       · Enddiastolische Vergrößerung des rechten Ventrikels, konsekutives Rechtsherzversagen
       · Verminderte Belastbarkeit
       · Rhythmusstörungen
     - Th.: Indikation und optimaler Zeitpunkt zum Pulmonalklappenersatz sind umstritten. Wichtige Parameter für Indikationsstellung: RV-Größe und -Funktion, objektivierte Belastungsfähigkeit, Rhythmusstörung und Symptome. Heute wird ein Pulmonalklappenersatz frühzeitig angestrebt, bevor die RV-Funktionsstörung irreversibel ist.

     Implantation eines Homograft oder einer Kunstklappe.
     In geeigneten Fällen: Katheter-interventionelle Klappen-Implantation
   - Interventioneller Pulmonalklappenersatz (PPVI): Seit 2000 durchgeführt, um die Zahl der Re-Operationen bei komplexen AHF zu reduzieren. Verfügbar sind z.B. die Melody- oder Sapien-Klappe. Der Eingriff kann in erfahrenen Zentren mit niedrigem Risiko durchgeführt werden. Initialer Einsatz der PPVI nur bei RVPA-Conduits, mittlerweile auch am nativen rechtsventrikulären Ausflusstrakt. Langzeitergebnisse stehen aus.
   - Obstruktionen des rechtsventrikulären Ausflusstraktes (RVOTO):
     An allen Orten zwischen rechtem Ventrikel und peripheren Pulmonalarterien möglich.
     Th.: Bei hohen Druckwerten im rechten Ventrikel (systolischer rechtsventrikulärer Druck > 2/3 des systolischen Systemdrucks) → operative Revision
   - Periphere Pulmonalarterienstenosen: Angioplastie und/oder Stentimplantation
   - Aneurysmata im RVOT:
     - Bedeutung: Evtl. Substrat für ventrikuläre Arrhythmie
     - Ruptur sehr selten.
     - Th.: Verlaufskontrolle. Bei Größenzunahme → Operation
   - Re-/Rest-Ventrikelseptumdefekt:
     - Bedeutung: Volumenbelastung des linken (!) Ventrikels
     - Th.: Re-Operation bei LR-Shunt ≥ 1,5 : 1 oder bei Operation wegen anderer Indikation
   - Störung der linksventrikulären Funktion
   - Aortenklappeninsuffizienz:
     - Bedeutung: Volumenbelastung des linken Ventrikels.
     - Th.: Ggf. Klappenersatz
   - Aneurysma der Aorta ascendens: Auftreten bei etwa 15 % der Patienten infolge einer Aortenwanderkrankung (sog. "zystische Medianekrose") und des vitientypisch erhöhten Flusses über die Aortenklappe vor der Korrektur. Die Aorta ascendens ist bei TOF (und bes. bei Pulmonalatresie = Extremform einer Fallotschen Tetralogie), immer erweitert!
     - Bedeutung: Unklar; das Dissektions-/Rupturrisiko erscheint relativ gering.
     - Th.: Ascendensersatz bei überproportional großer Aorta oder bei Progression der Aortenweite. (Die Grenzwerte für die Indikation zum Ascendensersatz bei Aortenaneurysmata anderer Genese sind nicht direkt übertragbar!)
   - Herzrhythmusstörungen: in etwa 15 - 20 %, bes. nach dem 45. Lebensjahr
   - Ventrikuläre Arrhythmien (50 %) in Form von (polymorpher VT/VF, monomorphe anhaltender VT) mit Gefahr des plötzlichen Herztodes (bis 1 - 3,5 %)
     - Verantwortlich für 30 - 50 % der Todesfälle
     - Problem: Identifizierung von Risikopatienten
     - Potentielle Risiko-Marker für maligne Arrhythmien und plötzlichen Herztod:
       · QRS-Dauer > 180 msec
       · Inhomogene De- und Repolarisation
       · In EPU auslösbare VT (Stellenwert zur Risikostratifizierung in Diskussion)
       · Eine gestörte systolische oder diastolische linksventrikuläre (!) Funktion
     - Th.: Evtl. Radiofrequenz-Ablation, bei erhöhtem Risiko für plötzlichen Herztod ICD erwägen.
   - Supraventrikuläre Arrhythmien (atriale Arrhythmien, Sinusknotendysfunktion; Vorhofflimmern/-flattern) sind häufig (20%).

- Postoperativer AV-Block III°
- Endokarditis-Risiko relativ gering nach Korrektur
- Schwangerschaft: Wenn keine wesentlichen Residualbefunde vorliegen, wird eine Schwangerschaft meist gut toleriert. - Wiederholungsrisiko für AHF ca. 3 %

Befunde nach operativer Behandlung

Ekg: Rechtstyp; rechtsatriale und -ventrikuläre Hypertrophie. QRS-Breite korreliert mit der Volumenbelastung des rechten Ventrikels. QRS-Breite > 180 msec gilt, insbesondere, wenn sie progredient ist, als ein Risikomarker für VT und plötzlichen Herztod.

LZ-Ekg: Zum Nachweis maligner Arrhythmien

Ergospirometrie: Zur Objektivierung der Leistungsfähigkeit (wichtig für Verlaufsbeobachtungen)

Echo:
- Quantifizierung der Ventrikelfunktion (rechts und links), Rechtsherzhypertrophie
- Strain-Imaging zur Beurteilung der myokardialen Mechanik (elektromechanische Dyssynchronie)
- Nachweis und grobquantitative Abschätzung einer Pulmonal- und Trikuspidalinsuffizienz
- RVOT: Infundibuläre und/oder valvuläre Re-/Reststenose, Stenosen im Bereich von Pulmonalisstamm und -aufzweigung
- Re-/Rest-VSD
- Große, überreitende Aorta (parasternale lange Achse), Aortenklappeninsuffizienz
- Nachweis assoziierter Anomalien

MRT: Darstellung der postoperativen Anatomie und Quantifizierung der recht- und linksventrikulären Funktion. Fibrosenachweis im Bereich der Ventrikel (late enhancement) → Risikostratifizierung. Besonders wichtig ist die Quantifizierung der Ventrikelvolumina sowie der Regurgitationsfraktion bei PI. Aortendiameter.

Evtl. Herzkatheter: zur Planung von Re-Interventionen, zur Identifizierung von aorto-pulmonalen Kollateralen und/oder bei Verdacht auf KHK

Indikationen zur Re-Intervention oder Re-Operation nach Fallot-Korrektur
(Siehe US-Guidelines 2018 und ESC-Guidelines von 2020)

- Pulmonalklappenersatz bei symptomatischen Patienten mit schwerer PI und/oder Pulmonalstenose mit Peak-Gradienten > 60 - 80 mmHg oder einer V_{max} über die Trikuspidalklappe > 3,5 m/s
- RV-Druck > 2/3 Systemdruck
- Pulmonalklappenersatz indiziert bei mindestens 2 der folgenden Kriterien:
  - Funktionsstörung des rechten oder linken Ventrikels, die mehr als geringgradig ist
  - Ausgeprägte RV-Dilatation (RV-Volumenindex enddiastolisch ≥160ml/m², endsystolisch ≥ 80 ml/m²) - Normalisierung der RV-Größe nach Re-Intervention unwahrscheinlich, wenn diese endsystolischen und der enddiastolischen Volumenindices überschritten sind; aber dieser Grenzwert korreliert nicht mit dem klinischen Nutzen.
  - RV-Volumenindex enddiastolisch > 2-fach endsystolisch
  - RV-Druck systolisch > 2/3 des systemarteriellen Druckes
  - Objektivierte, progrediente Leistungsabnahme
- VSD-Verschluss bei signifikanter LV-Volumenbelastung
- Aortenklappenersatz bei höhergradiger AI mit Symptomen oder Hinweisen auf eine LV-Funktionsstörung bzw. abnehmender LV-Funktion
- Ascendensersatz bei überproportional großer Aorta oder bei Progression der Aortenweite

Indikation für EPU (elektrophysiologische Untersuchung) **und ICD-Implantation:**
(Siehe US-Guidelines 2018 und ESC-Guidelines von 2020)

- EPU bei symptomatischen Patienten mit Verdacht oder Dokumentation relevanter Arrhythmien
- ICD-Indikation zur Sekundärprophylaxe eines plötzlichen Herztodes. ICD zur Primärprophylaxe wird kontrovers diskutiert, kann aber, über die Standardfaktoren hinaus, indiziert sein bei multiplen Risikofaktoren (Störungen der systolischen und diastolischen LV-Funktion, nichtanhaltende VT, QRS-Dauer ≥ 180 msec, ausgeprägte RV-Fibrose, induzierbare anhaltende VT).

Beachte:
- Hohe Rate von inadäequaten ICD-Schocks bei EMAH
- Der alleinige Pulmonalklappenersatz vermindert nicht unbedingt das Risiko einer VT oder eines plötzlichen Herztodes.

DIE KOMPLETTE TRANSPOSITION DER GROSSEN ARTERIEN (TGA) IM ERWACHSENENALTER [Q20.3]

Def: Bei der Transposition der großen Arterien (TGA) entspringt die Aorta aus dem morphologisch rechten Ventrikel, die Pulmonalarterie aus dem morphologisch linken Ventrikel (ventrikulo-arterielle Diskordanz). Die Aorta aszendiert ventral und/oder rechts neben der A. pulmonalis. Beide großen Gefäße verlaufen parallel, ohne sich zu überkreuzen ("D-TGA").

Ep.: Ca. 5 % aller AHF; m : w = 2 : 1

PPh:
- Lungen- und Systemkreislauf nicht nacheinander, sondern parallel geschaltet.
- Untersättigtes Blut aus dem Systemkreislauf → rechter Vorhof → rechter Ventrikel → Aorta (sauerstoffarmes Blut)
- Sauerstoffreiches Blut aus der Lunge → linker Vorhof → morphologisch linker Ventrikel → Pulmonalarterie → Lunge
- Überleben nur möglich bei Durchmischung beider Kreisläufe über eine Kurzschlussverbindung auf Vorhof-, Kammer- oder Gefäßebene. Am häufigsten besteht ein kleiner Defekt auf Vorhofebene.

Assoziierte Anomalien: Vorhofseptumdefekt (ASD), Ventrikelseptumdefekt (VSD), linksventrikuläre Ausflusstraktobstruktion (LVOTO).
- Großer ASD: Gute Durchmischung beider Kreisläufe und relativ hohe arterielle Sauerstoffsättigung
- Großer VSD: Gute Oxygenierung, sodass eine Zyanose fehlen kann. Bei überhöhter Lungendurchblutung Gefahr einer Herzinsuffizienz. Bei nicht-restriktivem VSD hoher Druck im Lungenkreislauf → frühzeitige obstruktive Lungengefäßerkrankung (Eisenmenger-Reaktion)
- VSD plus linksventrikuläre Ausflussbahnobstruktion (LVOTO) → zunächst Durchmischung beider Kreisläufe auf Kammerebene. Da die Menge des vollständig gesättigten Blutes, das aus der Lungenstrombahn rezirkuliert, bei relevanter LVOTO inadäquat ist, steigt die systemarterielle Sauerstoffsättigung nicht wesentlich. LVOTO wirkt jedoch als Schutzfaktor gegen eine pulmonale Hypertonie.

Spontanverlauf bei TGA:
Abhängig von Art und Schweregrad der begleitenden Herzfehlbildungen.
- Fasst man alle Formen der kompletten TGA zusammen, lag früher die Gesamtletalität im Spontanverlauf bei 95 % innerhalb der ersten 2 Jahre.
- 3 Gruppen von Patienten mit TGA erreichen das Erwachsenenalter:
  - Echter Spontanverlauf, ohne spezielle Behandlung
    Meist Patienten mit großem VSD und mäßiger Subpulmonalstenose oder mäßig überhöhtem Lungengefäßwiderstand. Sie erreichen in seltenen Fällen sogar das 5. Lebensjahrzehnt.
  - Nach Palliativmaßnahmen wie Atrioseptostomie, Pulmonalisbändelung, Shuntanlage oder anderen palliativchirurgischen Eingriffen.
  - Nach operativ-korrigierender Therapie wie Vorhofumkehroperation, arterieller Switch-Operation oder Rastelli-Operation.

Für die klinischen Befunde wird auf entsprechende Lehrbücher verwiesen, da die Klinik abhängig ist von dem Behandlungsstatus und der Art der durchgeführten Behandlung.

Wichtig in der Nachsorge sind neben der klinischen Untersuchung, je nach Fragestellung
- Echo: Inklusive Kontrastmittel-Echo und transösophageales Echo
- Ergospirometrie, Langzeit-Ekg, Cardio-MRT
- Herzkatheter, Elektrophysiologische Untersuchungen

Th.:
- Palliativtherapie: Beim jungen Säugling Atrioseptostomie nach Rashkind und Miller
  Der in den ersten Lebenstagen vorgenommene Eingriff führt zu einem besseren Austausch von arteriellem und venösem Blut auf Vorhofebene und damit zu einem Anstieg der arteriellen Sauerstoff-Sättigung auf > 70 %.
- Vorhofumkehroperation nach Mustard oder nach Senning (als physiologische, aber nicht als anatomische Korrektur):
  Ergebnis: Systemvenöses Blut → neu geschaffener systemvenöser Vorhof → Mitralklappe → morphologisch linker Ventrikel → Pulmonalarterie. Pulmonalvenöses Blut dorsal und lateral des systemvenösen Tunnels → Trikuspidalklappe → morphologisch rechter Ventrikel → Aorta

  Bei begleitendem VSD: Defektverschluss

  Bei begleitender LVOTO: Bei valvulärer Stenose → Kommissurotomie; bei subvalvulärer fibromuskulärer Stenose → Resektion oder Implantation eines extrakardialen klappentragenden Konduits zwischen linkem Ventrikel und Pulmonalarterie
- Arterielle Switch-Operation:
  Diese anatomische Korrektur wird in den ersten Lebenswochen durchgeführt, da der linke Ventrikel nach erfolgtem Switch in der Lage sein muss, den Druck im Körperkreislauf aufrechtzuerhalten.

Technik: Die ventral liegende Aorta wird peripher der Koronararterienostien und die dorsal liegende Pulmonalarterie auf gleicher Höhe durchtrennt. Implantation der Koronararterien mit einem kleinen Stück umgebenden Aortengewebes in den Stumpf der durchtrennten Pulmonalarterie. Anschließend Verlagerung der aszendierenden Aorta hinter die Pulmonalarterie und Verbindung mit dem Stumpf der koronarostientragenden Pulmonalarterie („Lecompte-Manöver"). Rekonstruktion des ehemaligen Aortenstumpfes und Verbindung mit der Pulmonalarterie ventral der „Neoaorta".

- Rastelli-Operation:
  Pulmonalarterie vom linken Ventrikel abgetrennt. VSD-Patchverschluss, sodass ein intraventrikulärer Tunnel entsteht, der den linken Ventrikel mit der Aorta verbindet. Der rechte Ventrikel wird über Homograft oder klappentragenden Conduit mit der Pulmonalarterie verbunden.

Postoperative Rest- und Folgezustände:

- **Vorhofumkehr-Operation:**
  Gesamtüberlebensrate 25 Jahre nach Operation: Alle Formen der TGA 65 %, simple-TGA 80 %, komplexe TGA 45 %.
  - Hauptprobleme im Langzeit-Verlauf: Die progrediente Insuffizienz des morphologisch rechten Systemventrikels, Herzrhythmusstörungen und plötzlicher Herztod (supraventrikuläre Rhythmusstörungen) bestimmen vorrangig Morbidität und Letalität im Langzeitverlauf!
  - Dysfunktion der als Systemventrikel arbeitenden morphologisch rechten Herzkammer. MRT (mit late gadolinium enhancement) kann wichtige Zusatzinformationen liefern.
  - Trikuspidalklappeninsuffizienz
  - Systemvenöse Obstruktion am Übergang der Vena cava superior oder inferior zum systemvenösen Vorhof
  - Pulmonalvenöse Obstruktionen am Übergang der Lungenvenen zum pulmonalvenösen Vorhof
  - Baffle-Leck
  - Subpulmonalstenose (kann protektiv sein für die Funktion des Systemventrikels!)
  - Sinusknotensyndrom und intraatriale Reentry-Tachykardien (mit Gefahr schneller Überleitung) mit Risiko eines plötzlichen Herztodes oder Thrombembolien
  - Chronotrope Insuffizienz bei Belastung

  Therapieoptionen nach VH-Umkehroperation (in Absprache mit erfahrenem Zentrum):
  - Ventrikel-Dysfunktion/Herzinsuffizienz (morphologisch rechter Systemventrikel !): Ansprechen auf übliche Herzinsuffizienztherapie (Diuretika, Aldosteron-Antagonisten, Digitalis, ACE-Hemmer/ATB, β-Blocker) nicht vorhersehbar (u.a. wegen fixierter Vorlast, Baffle-Obstruktion!). Herztransplantation bei schwerer Herzinsuffizienz mit deutlich eingeschränkter Lebensqualität. Stellenwert eines primärpräventiven ICD ist unklar.
  - Trikuspidalinsuffizienz (systemische AV-Klappe !): Entscheidend ist die Ursache der Trikuspidalinsuffizienz (Versagens des Systemventrikels oder morphologische Veränderung der Trikuspidalklappe).
    · Dosiertes Pulmonalis-Banding verbessert Geometrie und Funktion beider Ventrikel.
    · Trikuspidalklappenersatz bei hochgradiger TI mit noch erhaltener systolischer Ventrikelfunktion
    · Schwere Trikuspidalinsuffizienz infolge Versagen des Systemventrikels evtl. Herztransplantation
  - Signifikante Stenose im Systemvenenfach: Ballondilatation und Stenting, sonst Re-Operation
  - Signifikante Stenose im Lungenvenenfach: Oft Re-Operation erforderlich.
  - LVOTO: Wenn symptomatisch (d.h. nicht selten erst bei suprasystemischem Druck im subpulmonalen Ventrikel) oder bei abnehmender Funktion des subpulmonalen Ventrikels: Operative Korrektur mittels mLV-PA-Conduit
  - Baffle-Lecks: Verschluss interventionell oder operativ bei substantiellem Shuntvolumen oder bei signifikanter arterieller Sauerstoffuntersättigung
  - Re-/Rest-VSD: Verschluss bei substantiellem Shuntvolumen
  - Präkapilläre sowie postkapilläre pulmonale Hypertonie ist möglich und kann entsprechende Therapie (zielgerichtete PAH-Medikation bei präkapillaren Formen; Herzinsuffizienzbehandlung bei postkapillären Formen) erforderlich machen
  - Symptomatischen Bradykardien: Sinusknotendysfunktion, chronotrope Insuffizienz: Schrittmacherimplantation (transvenös oder epikardial)
  - Symptomatische Tachyarrhythmien: Ablationstechniken bei intraatrialen Re-Entry-Tachykardien/ Vorhofflattern. Medikamentös vorzugsweise mit β-Blocker oder Amiodaron (***Cave:*** Bradykardie)
- **Arterielle Switch-Operation:** Hauptprobleme im Langzeit-Verlauf:
  - Störungen der LV-Funktion
  - Stenosen der reimplantierten Koronarien (Ischämie, Infarkte)
  - Supravalvuläre Pulmonalarterienstenosen
  - Supravalvuläre Aortenklappenstenosen
  - Ektasie der Aorta ascendens

- Pulmonalklappeninsuffizienz; Aortenklappeninsuffizienz
- Herzrhythmusstörungen

Therapieoptionen nach arterieller Switch-Operation (in Absprache mit erfahrenem Zentrum):
- Dysfunktion der Ventrikel/Herzinsuffizienz: Nach Ausschluss struktureller Ursachen medikamentöse Herzinsuffizienztherapie
- Stenose der reimplantierten Koronarien: Bypass-Operation; bei geeigneter Morphologie perkutane Koronarintervention
- RVOTO: Operative Korrektur bei symptomatischen Patienten mit Peak-Gradienten > 60 mmHg (TR-velocity > 3,5 m/s); evtl. bei asymptomatischen Patienten mit Peak-Gradienten > 80 mmHg (TR-velocity > 4,3 m/s); unabhängig von Symptomen - bei Auftreten einer RV-Dysfunktion.
- Aortenektasie: Rekonstruktive Aorten-Chirurgie. Es gibt keine Daten, ab welchem Diameter eine Re-Operation indiziert ist (ESC-Guidelines: > 55 mm).
- Aortenklappeninsuffizienz, höhergradige: Aortenklappenersatz
- Periphere PS: Stenting oder Operation bei > 50 % Lumeneinengung und einem systolischen RV-Druck > 50 mmHg oder abnormem Lungenperfusionsszintigramm.

• **Rastelli-Operation:**
Hauptprobleme im Langzeit-Verlauf:
- Herzinsuffizienz
- Conduit-Degeneration
- Subaortenstenose; Aortenklappeninsuffizienz
- AV-Klappendysfunktion
- Re-/Rest-VSD
- Herzrhythmusstörungen: Insbes. ventrikuläre Tachyarrhythmien
- Plötzlicher Herztod

Therapieoptionen nach Rastelli-Operation (in Absprache mit erfahrenem Zentrum):
- Herzinsuffizienz: Nach Ausschluss struktureller Ursachen medikamentöse Therapie der Herzinsuffizienz (siehe dort)
- Bei Stenose im „Tunnel" vom linken Ventrikel zur Aorta: Revision des ventrikulo-arteriellen Tunnels bei einem mittleren Gradienten > 50 mmHg.
- Conduit-Stenose/-Insuffizienz: Präferentiell, falls möglich: Perkutaner Ersatz der Pulmonalklappe (PPVI), sonst ggf. Re-Operation:
  - Bei symptomatischen Patienten mit systolischem RV-Druck > 60 mmHg (evtl. auch niedriger bei reduziertem flow) und/oder höhergradiger Pulmonalinsuffizienz (Regurgitationsfraktion im MRT > 30 - 40 %)
  - Bei asymptomatischen Patienten mit hochgradiger Ausflusstraktobstruktion und/oder höhergradiger Pulmonalinsuffizienz falls:
    - Objektivierte Leistungsabnahme oder
    - Progrediente RV-Dilatation auf RVESVi ≥ 80 ml/m^2 und/oder RVEDVi ≥ 160 ml/m^2 und/oder progrediente Trikuspidalinsuffizienz
    - Progrediente systolischen RV-Dysfunktion oder
    - Systolischem RV-Druck > 80 mmHg
- Re-/Rest-VSD: Verschluss bei substantiellem Shuntvolumen
- Symptomatische supraventrikuläre oder ventrikuläre Arrhythmien: Behandlung nach den internationalen Guidelines

Prg: Überlebensrate weitgehend abhängig vom gewähltem Operationsverfahren

Die kongenital korrigierte Transposition der großen Arterien im Erwachsenenalter

[Q20.5]

Def: Bei normalem Vorhofsitus sind die beiden Ventrikel invertiert: Der rechte Vorhof ist mit einem morphologisch linken Ventrikel, der linke Vorhof mit einem morphologisch rechten Ventrikel verbunden (atrio-ventrikuläre Diskordanz). Zusätzlich Transpositionsstellung der großen Gefäße (ventrikulo-arterielle Diskordanz), d.h. aus dem rechtsseitig gelegenen, morphologisch linken Ventrikel entspringt die A. pulmonalis, aus dem links gelegenen, morphologisch rechten Ventrikel, die Aorta. Zusätzlich sind AV-Klappen, Koronararterien und Reizleitungssystem invertiert.
Koronarversorgung des Systemventrikel über die "rechte" Koronararterie, die aus dem linken Sinus Valsalvae entspringt. Der morphologisch linke, subpulmonale Ventrikel wird über die "linke" Koronararterie versorgt, die aus dem rechten Sinus Valsalvae entspringt.
Zusätzlich zu einem hypoplastischen, posterioren AV-Knoten besteht im rechten Vorhof ein akzessorischer superior/anteriorer AV-Knoten, der mit dem His-Bündel in Verbindung steht. Das His-Bündel ist abnorm lang, zieht vorne um den Pulmonalklappenring. Der rechte Tawara-Schenkel

deszendiert auf der linken, der linke Tawara-Schenkel auf der rechten Seite des Ventrikelseptums. Bei zusätzlichem VSD deszendiert das His-Bündel antero-superior vom Defekt.

Ep.: Seltener AHF

PPh: Blutfluss: Systemvenöses Blut vom rechten Vorhof → morphologische Mitralklappe → morphologisch linker, subpulmonaler Ventrikel → Lungenkreislauf. Pulmonalvenöses Blut → linker Vorhof → morphologische Trikuspidalklappe → morphologisch rechter, systemarterieller Ventrikel → Systemkreislauf Funktionell somit Korrektur der Kreislaufverhältnisse, wobei der Begriff "korrigiert" die pathologisch-anatomischen Gegebenheiten unberücksichtigt lässt.
Natürlicher Verlauf: Wesentlich durch Begleitanomalien, höhergradige AV-Blockierungen, WPW-Syndrom oder infektiöse Endokarditis bestimmt. Viele Patienten kommen symptomlos ins Erwachsenenalter.

KL.: Beschwerden und klinische Befunde variieren in Abhängigkeit von Art und Ausmaß der Begleitanomalien!
Untersuchungsbefunde: Entsprechen weitgehend denjenigen, welche die jeweilige Begleitanomalie bei Patienten ohne Ventrikelinversion zeigen:
- Insuffizienz der linksseitigen, systemischen AV-Klappen („Trikuspidalklappen"-Insuffizienz): Klinisches Bild einer „Mitralklappen"-Insuffizienz. Manifestation häufig erst zwischen dem 3. und 6. Lebensjahrzehnt.
- Isolierte Pulmonalstenose bzw. Obstruktion des subpulmonalen Ausflusstraktes: Klinisches Bild einer Pulmonalklappenstenose
- Isolierter Ventrikelseptumdefekt: Klinisches Bild eines isolierten Ventrikelseptumdefektes
- Ventrikelseptumdefekt plus Pulmonalstenose: Klinisches Bild einer Fallot´schen Tetralogie

Ekg: **Rö:** **MRT:** Initiale Depolarisation im Ventrikelseptum infolge der Inversion des Reizleitungssystems von rechts nach links: Tiefe Q-Zacken in II, III, aVF und den rechtspräkordialen Ableitungen (V_{4r}, V_1, V_2) und fehlende Q-Zacken lateral (V_5, V_6). Linkshypertrophie bei „TI", VSD. Rechtshypertrophie bei VSD, VSD + PS. Biventrikuläre Hypertrophie bei VSD mit PH. AV-Blockierungen. AV-Blockierungen 3° werden mit zunehmendem Alter häufig, auch das WPW-Syndrom.

Rö.: Herzkontur, Herzgröße und Lungengefäßfüllung hängen von Art und Schweregrad begleitender Herzfehler ab! Lungenvenenstauung und vergrößerter linker Vorhof bei linksseitiger AV-Klappeninsuffizienz („TI") oder Insuffizienz des Systemventrikels. Vermehrte Lungengefäßfüllung bei VSD, verminderte Lungengefäßfüllung bei PS. Verlagerung der Herzspitze bei Dextroversio cordis.
AP-Projektion mit „geradem linkem Herzrand" durch die links randbildende Aorta ascendens. Die normalerweise am rechten Herzrand gelegene Konvexität der Aorta ascendens fehlt. Das zentrale Pulmonalsegment wird nicht randbildend, da der Pulmonalarterienstamm zentral liegt. Bei VSD vermehrte Lungenperfusion. Vergrößerung, Anhebung und Verlagerung der rechten Pulmonalis.

	Morphologisch linker Ventrikel	Morphologisch rechter Ventrikel
Trabekel	Fein	Grob, Moderatorband
Form	Ellipsoid	Dreieckig
AV-Klappen	Basisnah gelegen 2 Segel (Fischmaul)	Apexnah gelegen 3 Segel Reflux
Papillarmuskel	Zwei	Multiple
Chordae	Zur freien Wand des LV	Zum IVS
Relation AV/Semilunarklappe	Fibröse Kontinuität mMK/PV	Keine Kontinuität mTK/AoV
Große Gefäße	Paralleler Verlauf der großen Arterien; PA rechts-posterior entspringend und im Verlauf mit Aufzweigung	Ao links-anterior entspringend und im Verlauf ohne Aufzweigung
Sonstiges		
(Sub-)Pulmonalstenose	Subvalvuläre fibromuskuläre Pulmonal-/Pulmonalklappenstenose, Ausflusstraktobstruktion durch Ventrikelseptumaneurysma	
VSD	Malalignment-Typ, selten muskuläre oder infundibuläre VSDs	

Anm: IVS = interventrikuläres Septum
mMK/PV = morphologische Mitral-/Pulmonalklappe
mTK/AoV = morphologische Trikuspidal-/Aortenklappe

Herzkatheter: Aussagen über Druck- und Flussverhältnisse sowie die zugrunde liegende Anatomie. Bei VSD Berechnung der Shuntgröße, Kalkulation des Lungengefäßwiderstandes und Beurteilung der Lungengefäßmorphologie. Bei PS: Bestimmung der trans- bzw. subvalvulären Gradienten. Beurteilung des abnormen Koronarstatus.

Th.: Indikation zur Behandlung individuell in Abhängigkeit von der Symptomatik und Hämodynamik und unter Berücksichtigung der Spontanprognose.
Bei symptomatischen Patienten symptomorientierte medikamentöse Behandlung nach den üblichen Prinzipien.
Schrittmacherimplantation bei AV-Block. Bei komplettem AV-Block oder einem Stimulationsanteil von mehr als 40 biventrikuläres Pacing erwägen!

Chirurgische Therapieoptionen: Prinzipiell ist das operative Vorgehen vergleichbar mit der Technik bei gleichartigen Defekten ohne Ventrikelinversion. Morphologische Besonderheiten, abnorme Koronarversorgung, Lage des Reizleitungssystems sowie Lage der anterioren Papillarmuskeln der rechtsseitigen AV-Klappe machen technische Modifikationen erforderlich.
Hämodynamisch relevanter VSD: VSD-Patchverschluss. Zur Vermeidung eines Blockes müssen die Fixierungsnähte für den Patch wegen der Lage des Reizleitungssystems auf der linken Septumseite liegen.
Valvuläre Pulmonalstenosen: Kommissurotomie. Bedeutsame Subpulmonalstenosen erfordern meist die Insertion eines Conduits zwischen morphologisch linkem Ventrikel und der Pulmonalarterie.
„Trikuspidalklappen"-Insuffizienz (systemische AV-Klappe): Klappenersatz ist meist einer Klappenrekonstruktion vorzuziehen. Zeitpunkt: bei symptomatischen Pat. mit hochgradiger TI und nur leicht eingeschränkter systolischer Systemventikelfunktion (EF > 40%). Bei aymptomatischen Pat. mit hochgradiger TI, progredienter RV-Dilatation und nur leicht eingeschränkter systolischer Systemventikelfunktion (EF > 40%). Bei symptomatischen Pat. mit mehr als gering eingeschränkter Ventrikelfunktion muss die Operationsmöglichkeit sorgfältig abgewogen werden !
„Double-switch-Operation": Kombination einer Vorhofumkehr-Operation mit einer arteriellen Switch-Operation. Etabliert im Kindesalter, im Erwachsenenalter kaum angewendet.
Herztransplantation bei Versagen des Systemventrikels.

Typische postoperative Residualbefunde:
- Versagen des morphologisch rechten Systemventrikels
- Persistierende oder neu auftretende Insuffizienz der Trikuspidal- und/oder Mitralklappe
- Sämtliche bekannten Komplikationen nach Klappenersatz
- Stenosierungen und Degeneration von Conduits
- Re-Rest-Shunts auf Ventrikelebene
- Tachykarde supraventrikuläre und ventrikuläre Rhythmusstörungen, Herzblock
- Schrittmacherfehlfunktionen

Der erwachsene Patient mit Eisenmenger-Syndrom [I27.8]

Die pulmonal(arteriell)e Hypertonie bei AHF (P(A)H-AHF) wird, entsprechend der WHO-Definition und den Weltkonferenzen über pulmonale Hypertonie (zuletzt Nizza 2018), der Gruppe 1, pulmonalarterielle Hypertonie, zugeordnet. Sonderformen der P(A)H-AHF finden sich zudem in Gruppe 2 (pulmonale Hypertonie bei Linksherzerkrankung) sowie in Gruppe 5 (pulmonale Hypertonie aufgrund eines unklaren oder multifaktoriellen Mechanismus).
Eisenmenger-Syndrom bezeichnet die schwerste Form einer P(A)H-AHF.

Def: "Pulmonary hypertension at the systemic level due to a high pulmonary vascular resistance, with reversed or bidirectional shunting through a large ventricular septal defect." (Paul Wood, 1958)
Jeder große Defekt, bei dem eine freie Verbindung zwischen dem System- und dem Lungen-Kreislauf besteht, kann zu einer fixierten Erhöhung des Lungengefäßwiderstandes führen. Somit entsteht aus einem primären Links-Rechts-Shunt über das Stadium des balancierten Shunts ein Rechts-Links-Shunt mit zentraler Zyanose und komplexer Multiorgan-Beteiligung!

Ep.: Prävalenz: 10 % der EMAH entwickeln eine P(A)H-AHF, 1% ein Eisenmenger-Syndrom.

Ät.: Kardiale Defekte, die häufig ein Eisenmenger-Syndrom verursachen: Ventrikelseptumdefekt, atrioventrikulärer Septumdefekt, Ductus arteriosus persistens, komplexe Form der kompletten Transposition der großen Gefäße, Truncus arteriosus, chirurgisch angelegte aorto-pulmonale Shunts, große Vorhofseptumdefekte
Je nach Lokalisation des Shunts prä-trikuspidal, d.h. proximal der Trikuspidalklappe (z.B. ASD, common atrium) oder post-trikuspidal, d.h. distal der Trikuspidalklappe (z.B. VSD, singulärer Ventrikel, aorto-pulmonale Shunts, große, chirurgisch angelegte Shunts).

PPh: Der exakte Pathomechanismus ist nicht bekannt. Endotheliale Dysfunktion oder Plättchenaktivierung spielen wohl eine wichtige kausale Rolle. Genetische Disposition in Einzelfällen.

Pat: Lungenbiopsie mit Histologie: Klassifizierung nach morphologischen Veränderungen (n. Heath und Edwards - siehe Spezialliteratur):
Grad 1: Media-Hypertrophie - Grad 2: Zusätzlich Intima-Proliferation - Grad 3: Zusätzlich erste Gefäßverschlüsse - Grad 4: Zusätzlich angiomatöse Veränderungen und Dilatationen - Grad 5: Gefäßwandatrophie - Grad 6: Zusätzlich nekrotisierende Arteriitis

Folgen der Lungengefäßobstruktion: Pulmonalarterien-Ektasie, konzentrische rechtsventrikuläre Hypertrophie, Dilatation des Pulmonal-/Trikuspidalklappenringes, Fibrose der rechtsseitigen Herzklappen, Kalzifizierung der Pulmonalarterien

KL.: Zyanose und reaktive Erythrozytose; Belastungsdyspnoe, Müdigkeit, Synkopen (infolge niedrigem HZV); Herzinsuffizienz; Arrhythmien; Hämoptyse (infolge Lungeninfarkten, Ruptur von Lungengefäßen); Kopfschmerz, Schwindel, Sehstörungen; zerebrovaskuläre Ereignisse (Hyperviskosität, Hirnabszesse, paradoxe Embolien).

Th.: **A) Konservativ:**

- Allgemeine Empfehlungen: Symptomlimitierte leichte Belastung (Leistungsbeschränkung). Vermeiden von Discobesuchen, Alkohol, heißen Bädern, Sauna! Vorsicht bei: Dehydratation, Fieber, Blutverlusten - Cave: Periphere Vasodilatation!
  Wichtig ist, bei allen Eisenmenger-Patienten eine (relative) Anämie und einen Eisenmangel auszuschließen (dabei stets den ***gesamten*** Eisenstatus kontrollieren!) und ggf. zu substituieren. ***Cave:*** Überproportionaler Anstieg von Hb und HKT nach Eisensubstitution!
- Medikamentöse Behandlung der pulmonalvaskulären Erkrankung mit pulmonal-vasoaktiven, antiproliferativ wirkenden Medikamenten, z.B. Endothelin-Rezeptor-Antagonisten, PDE-5-Inhibitoren, Prostanoide oder IP-Prostacyclin-Rezeptor-Agonisten, Stimulanzien der löslichen Guanyl-Cyclase (siehe Kap. Pulmonale Hypertonie)
  - Vorsicht bei Medikamenten, die den Widerstand im großen Kreislauf (Rs) senken (z.B. ACE-Hemmer, AT-Blocker), die das Blutungsrisiko erhöhen (Aggregationshemmer, Antikoagulanzien) oder zu Thromboembolien führen können (Östrogene, Diuretika).
  - Indikation zur oralen Antikoagulation bei Eisenmenger-Syndrom: Thromboembolien, atriale Arrhythmien, mechanischer Klappenersatz
  - Aderlass
    Ind: Nur bei symptomatischer Hyperviskosität (Kopfschmerz, Müdigkeit, Schwindel, Sehstörungen, Eintrübung)
    Keine (!) Ind.: Asymptomatische Patienten mit erhöhtem Hkt (selbst bei sehr hohen Werten!); hoher, aber stabiler Hkt, der nicht progredient ist.
    Technik: Max. 500 ml + isovolämische Volumensubstitution - möglichst nicht > 4 x/J. - Gefahren: Schock bei zu starkem und/oder zu schnellem Volumenentzug. Häufiger Aderlass → Eisenmangel → Eisensubstitution → ***Cave:*** Überschießender Anstieg von Hb und Hkt
  - Evtl. Sauerstoffgabe bei Erwachsenen, die subjektiv profitieren (Datenlage unzureichend)
  - Therapie und Überwachung nur in Anbindung an ein entsprechend erfahrenes Zentrum!

B) Operativ:
Transplantation:
Optionen: Einzel-Lungen-TX oder bilaterale Lungen-TX plus intrakardiale Korrektur; kombinierte Herz-Lungen-TX
Ind: Beim Vorliegen ungünstiger prognostischer Faktoren (rezidivierende Synkopen, refraktäre Rechtsherzinsuffizienz, schlechte Belastungstoleranz, hochgradige Hypoxämie)
Überlebensraten: Lungen-TX/Herz-Lungen TX: 1 Jahr ca. 80 %, 5 Jahre 70 %, 10 Jahre 50 %

C) Spezielle Probleme:

- Hämostatische Probleme: Funktionsgestörte Thrombozyten, Mangel an Prothrombin, Faktor V, VII, IX, verlängerte Prothrombinzeit (PTT), abnorme Fibrinolyse, Thrombozytopenie, Störung des von-Willebrand-Faktors.
  Blutungen meist mild und selbstlimitierend; symptomatische Behandlung oft ausreichend; Substitution von Blut, Gerinnungsfaktoren; Thrombozyten nur selten erforderlich; evtl. auch Desmopressin günstig. Thrombozytenaggregationshemmer und Antikoagulanzien möglichst vermeiden!
  Ausnahme: Mechanischer Klappenersatz, Vorhofflimmern, Thromboembolien!
  Cave: Koagulationsparameter im Gerinnungsstatus sind nur verwendbar, wenn bei überhöhtem Hkt eine entsprechende Anpassung der Zitratmenge im Probenröhrchen erfolgt (→ Rücksprache mit erfahrenem Labor!).
- Zerebrovaskuläre Ereignisse: Erhöhte Blutviskosität mit Gefahr zerebrovaskulärer Thrombosen mit ischämischem Insult. Begleitende Risikofaktoren: Hypertonus, Vorhofflimmern, Phlebotomie

Bei symptomatischer Hyperviskosität → Phlebotomie
Bei paradoxer Embolie: Antikoagulanzien
- Endokarditisprophylaxe: In allen Fällen erforderlich!
- Arthralgien (5 %) → Urs:
  - Hypertrophische Osteoarthropathie Pierre-Marie-Bamberger infolge Hypoxämie
  - Hyperurikämie

  Th.: Colchicin, orale Kortikosteroide. ***Cave:*** Nichtsteroidale Antiphlogistika (Gefahr des Nierenversagens!)
- Neigung zu Gallensteinbildung
- Nierenfunktionsstörungen
- Skoliose
- Schwangerschaft:
  - Von einer Schwangerschaft sollte abgeraten werden.
  - Mütterliche Letalität hoch. Todesfälle gehäuft während der Entbindung sowie in den ersten Wochen post (!) partum (Thromboembolien, Hypovolämie, Präeklampsie). Häufig Indikation zum Schwangerschaftsabbruch
  - Risiko für das Kind: Spontane Aborte bei ca. 30 %; Frühgeburten bei 50 %; perinatale Mortalität bis > 20 %; intrauterine Wachstumsretardierung bei 30 %.

Prg: Überlebensraten (in älteren Studien) nach Diagnosestellung: 10 Jahre 80 %; 25 Jahre 40 %, d.h. deutlich besser als bei idiopathischen PAH-Formen. Diese Tendenz wird durch aktuelle Registerdaten (z.B. Compera-Register) bestätigt, aus denen auch eindeutig positive Effekte einer spezifischen pulmonalvaskulären Therapie zu entnehmen sind.

Ungünstige Prognosefaktoren: Fortgeschrittene Lungengefäßerkrankung, hochgradig eingeschränkte rechtsventrikuläre Funktion, niedriges Herz-Zeit-Volumen, rezidivierende Synkopen, hochgradige Hypoxämie (SaO_2 < 85 %).

Todesursachen: Ventrikuläre Arrhythmien; Herzversagen, Thromboembolien , Hämoptysen bzw. intrapulmonale Blutungen, Hirnabszess, Schwangerschaft, nichtkardiale chirurgische Eingriffe.

Kontrollen:
Verlaufskontrollen nur in Kooperation mit Ärzten, die über Erfahrung auf diesem Gebiet verfügen. Stets Vorstellung in spezialisiertem Zentrum.

Der erwachsene Patient mit Fontan-Operation

Def: Die Fontan-Operation ist ein Meilenstein in der chirurgischen Behandlung von Patienten mit univentrikulärem Herzen (1968 erste "Fontan-Operation"), die sich nicht für eine biventrikuläre Korrektur eignen. Hierbei wird das zentralvenöse Blut direkt, d.h. ohne Zwischenschaltung eines Pumpventrikels, in den Lungenkreislauf geleitet.

Grundkonzept: Ein erhöhter Venendruck reicht als treibende Kraft aus, um eine ausreichende Lungenperfusion und Füllung des Systemventrikels zu erzielen. Ein rechter Ventrikel ist als „Pumpe" nicht zwingend erforderlich. Eine einzelne Kammer arbeitet als Druck-Saug-Pumpe für den Systemkreislauf.
Benefit: Abnahme oder Fehlen einer Zyanose, Volumenentlastung des Systemventrikels.
Mittlerweile wird die Fontan-Operation in modifizierter Form bei einer Vielzahl von AHF angewendet, bei denen eine Kreislauftrennung (biventricular repair) nicht möglich ist. Operationsrisiko und Morbidität sind gesunken, während Überlebensraten und Lebensqualität der operierten Patienten gestiegen sind. Dennoch handelt es sich immer noch um eine Palliativ-Operation.
Gegenwärtig hat die sog. totale cavopulmonale Anastomose (TCPC = total cavo-pulmonary connection) die älteren Modifikationen (Fontan-Kreutzer, Fontan-Björk usw.) ersetzt. Hierbei handelt es sich um eine intra- oder extrakardiale Verbindung zwischen der unteren Hohlvene und der Pulmonalarterie sowie die Verbindung der oberen Hohlvene mit der Pulmonalarterie (bidirektionale Glenn-Anastomose).

Operationsergebnisse:
Die Überlebensraten liegen in einer großen Langzeitstudie nach 30 Jahren über 40 %. Die meisten Operierten sind postoperativ in ihrer Leistungsfähigkeit verbessert und fühlen sich unter Alltagsbedingungen wohl. Häufige Todesursachen sind chronische Herzinsuffizienz und plötzliche Todesfälle. Bei neu auftretenden Problemen immer nach Störungen der Hämodynamik fahnden!

Rest- und Folgezustände nach Fontan-Operation (Beratung in Zentren): Immer eine hämodynamische Ursache ausschließen!

Hauptprobleme:

- „Late-Fontan-Failure“ mit progredienter Verschlechterung der Ventrikelfunktion, progredienter AV-Klappeninsuffizienz, Anstieg des Lungengefäßwiderstandes, Vorhofvergrößerung (insbes. rechts), PV-Obstruktion und den Folgen eines chronisch erhöhten Venendruckes (Leberstauung).
- Günstige Wirkung einer medikamentösen Senkung des pulmonalvaskulären Widerstandes mittels Endothelinblockern oder PDE-5-Inhibitoren (Siehe Kap. Pulmonale Hypertonie)
- Stenosierungen im Anastomosenbereich, Stenosen der Pulmonalarterien oder Behinderung des Lungenvenenabstromes. Auch geringe Stenosegradienten haben große hämodynamische Relevanz! Häufig interventionelle Behandlung möglich.
- Rhythmusstörungen:
  Supraventrikuläre Arrhythmien - insbes. Vorhofflattern, atriale Reentry-Tachykardien. Vorkommen häufig, u.a. abhängig von Kontrollintervall und Operationstechnik. Der Erhalt eines Sinusrhythmus hat große Bedeutung für die Hämodynamik. Rhythmusstörungen werden hämodynamisch schlecht toleriert, daher rasch behandeln!
  Th.: In Kooperation mit erfahrenen Zentren. Optionen sind: Pharmakotherapie mit Betablockern oder Amiodaron. Wenn möglich: Katheterablation. Bei Therapierefrakterität Umwandlungsoperation zum extrakardialem Fontan mit Maze-Operation.
  Bradykarde Arrhythmien: Schrittmacherversorgung, häufig epikardial
- Thrombenbildung im rechten Vorhof und der Pulmonalis. Gefahr paradoxer systemischer Embolien (zerebral, koronar, peripher) bei Rechts-Links-Shunt.
  Di.: Transösophageales Echo (TEE)
  Th.: Dauer-Antikoagulation mit Vitamin-K-Antagonisten (noch wenig Daten zu DOAC) wird zumindest bei EMAH (trotz fehlender Evidenz) in einigen Zentren empfohlen. Einige Zentren geben nur Thrombozytenaggregationshemmer.
  Eine definitive Indikation zur oralen Antikoagulation wird gesehen bei Vorhofthromben, Vorhofarrhythmien oder thromboembolischen Ereignissen.
- Pulmonale AV-Malformationen, Bildung von intrapulmonalen Fisteln und Kollateralen
- Zyanose nach Fontan-Operation:
  Urs: Pulmonalarterienstenosen, erhöhter Lungengefäßwiderstand oder intrapulmonale Fisteln
  Th.: Abhängig von der Ursache (z.B. interventioneller Verschluss intrapulmonaler Fisteln)
- Enterales Eiweißverlustsyndrom (PLE = protein losing enteropathy): PLE ist eine lebensbedrohliche Komplikation im postoperativen Verlauf, gekennzeichnet u.a. durch Pleuraergüsse, Aszites, generalisierte Ödeme und niedriges Serum-Eiweiß.
  Urs: Erhöhter ZVD und unbekannte Faktoren
  Vo.: Etwa 10 % aller Patienten nach Fontan-Operation, beginnend im Mittel 4 Jahre postoperativ.
  Th.:
  A) Konservativ: Verschiedenste Regime: Salzrestriktion, eiweißreiche Diät, Diuretika, Aldosteronantagonisten, ACE-Hemmer (teilweise schlecht toleriert!), Kortikosteroide (Budesonid !), Albuminsubstitution, chronische Gabe von subkutanem Heparin, Somatostatin-Analoga. Interventionelle Anlage einer interatrialen Verbindung (baffle-Fenestrierung)
  B) Operativ: Konversion eines atriopulmonalen Fontan zur extrakardialen TCPC, Herztransplantation (***Cave:*** Rezidivrate)
  Prg: Ungünstige Langzeitprognose, unabhängig von der gewählten Therapie.
- Regelmäßige hepatologische Kontrollen werden empfohlen. ***Cave:*** Stauungsleber, Leberfibrose/-zirrhose; Risiko eines hepatozellulären Karzinoms
- Plastische Bronchitis
- Schwangerschaft nach Fontan-Operation: Möglich, aber risikobehaftet für Mutter und Fetus. Hohe Abortrate; Betreuung zusammen mit einem Spezialzentrum!

Marfan-Syndrom / Genetische Aortensyndrome [Q87.4]

Internet-Infos: *www.marfan.de; www.marfan.org*

Def:
- Marfan-Syndrom (MFS) ist das häufigste genetische Aorten-Syndrom. Die klinische Variabilität der Erkrankung ist groß.
- Kardiovaskuläre Probleme bestimmen Krankheitsverlauf, Prognose und Lebenserwartung.
- Das klassische MFS wird durch eine Mutationen im Fibrillin-1-Gen (FBN1) auf Chromosom 15q21.1 hervorgerufen.
- Das MFS wird autosomal dominant vererbt. Etwa 25 % der Patienten haben eine Neumutation bei unauffälliger Familienanamnese.

Vo.: Prävalenz: Ca. 1,5 - 17,2 per 100.000. Eine Geschlechtsdominanz besteht nicht.

KL.: Die Diagnose basiert auf der "Genter-Nosologie", die 2010 revidiert wurde. Die Diagnose eines MFS kann bei folgender Konstellation gestellt werden:

I. Patienten ohne Familienanamnese für MFS mit Erfüllung von einer der 4 Bedingungen:
- Aortenwurzelektasie ($Z \geq 2$) oder -Dissektion und Linsenluxation
- Aortenwurzelektasie ($Z \geq 2$) oder -Dissektion und FBN1-Mutation
- Aortenwurzelektasie ($Z \geq 2$) oder -Dissektion und systemische Beteiligung (≥ 7 Punkte [s.u.])
- Linsenluxation und FBN1-Mutation mit Aortenwurzelektasie oder -Dissektion

Anm.: Der Z-Score gibt an, um wie viele Standardabweichungen ein Wert (hier der Aortendurchmesser) vom Mittelwert abweicht. Der Mittelwert ist abhängig von Geschlecht, Alter und Körperoberfläche (Z-Score-Rechner - *siehe Internet www.marfan.org*).

II. Patienten mit positiver Familienanamnese für MFS mit zusätzlicher Erfüllung von einer der 3 Bedingungen:
- Linsenluxation
- Systemische Beteiligung (≥ 7 Punkte, siehe Liste)
- Aortenwurzelektasie ($Z \geq 2$ über 20 Jahre, $Z \geq 3$ unter 20 Jahre)

Merkmal und Punktbewertung (Systemische-Beteiligung bei ≥ 7 Punkten):

• Positives Handgelenk- und Daumenzeichen	3
• Positives Handgelenk- oder Daumenzeichen	1
• Kielbrust	2
• Trichterbrust oder Thoraxasymmetrie	1
• Knickfuß	2
• Senkfuß	1
• Pneumothorax	2
• Duraektasie (radiologisch nachgewiesen)	2
• Protrusio acetabuli (radiologisch nachgewiesen)	2
• Reduzierte Oberlänge zu Unterlänge und Armspanne zu Körpergröße > 1,05 (ohne schwere Skoliose)	1
• Skoliose oder thorakolumbale Kyphose	1
• Reduzierte Ellbogenextension (≤ 170°)	1
• Mind. 3 faziale Symptome: - Dolichozephalie (Langschädel) - Enophthalmus - Lateral abfallende / antimongoloide Lidachsen - Molarhypoplasie - Retrognathie	1
• Striae der Haut	1
• Myopie > -3 dpt	1
• Mitralklappenprolaps	1

Die klinische Symptomatik ist variabel. Viele Symptome sind im Kindesalter noch nicht vorhanden und entwickeln sich zum Teil erst im Verlauf des Lebens.

Ausgewählte kardiovaskuläre Aspekte:
- Das kardiovaskuläre System ist bei 90 % der Patienten mit MFS beteiligt: Ektasie der Aortenwurzel, Aortendissektion oder Ruptur, Ektasie der Pulmonalarterie, Aorten- und AV-Klappen-Regurgitation.
- Prinzipiell kann die gesamte Aorta betroffen sein. Besonders in der aszendierenden Aorta entwickelt sich häufig eine Mediadegeneration mit dem Risiko eines Aortenaneurysmas und einer Aortendissektion oder -ruptur (Prävalenz ca. 75 %).
- Das Risiko einer Aortendissektion steigt mit zunehmendem Aortendiameter, kann aber auch bei normal weiter Aorta auftreten. Zur genaueren Größenzuordnung existieren spezielle alters- und körperoberflächenadjustierte Nomogramme und *Internet-Rechner*.

- Dissektionen treten typischerweise nach der 2. Lebensdekade auf, selten in der Kindheit oder Adoleszenz.
- Akute Aortendissektionen verlaufen beim MFS nicht selten atypisch und ohne den typischen "Vernichtungsschmerz".
- Mit zunehmendem Alter entwickelt sich eine Aortenklappeninsuffizienz bei bis zu 40 % der Patienten.
- Mitral- und Trikuspidalklappe sind oft „floppy“ und zeigen häufig einen Prolaps mit progredienter Regurgitation.
- Eine systolische oder diastolische Herzinsuffizienz kann auch unabhängig von Klappeninsuffizienzen auftreten.
- Über unerwartete Todesfälle bei MFS wird besonders im Zusammenhang mit Aortenrupturen oder ventrikulären Arrhythmien berichtet.

Di.: Klinisches Screening - Seven-Signs-Score (Punkte): Anamnese mit Linsenschlottern (4), - mit MFS in der Familie (2), - mit Pneumothorax (1), - mit Aortenoperation (1), Handgelenks-Daumen-Zeichen (1), Trichterbrust (1)
Erhöhtes (1), hohes (2 - 3), sehr hoher Risiko (≥ 4 Punkte), dass ein MFS vorliegt.
Sicherung der Diagnose MFS: Entsprechend den Gent-Kriterien

DD.: Andere genetische Aorten-Syndrome mit Nachweis durch genetische Testung plus klinische Zeichen:

Genetisches Aorten-Syndrom	Gen	Typische klinische Zeichen (z.B.)
Loeys-Dietz-Syndrom Typ 1	*TGFBR1*	Uvula bifida, Hypertelorismus, arterielle Aneurysmen und Tortuositäten
Loeys-Dietz-Syndrom Typ 2	*TGFBR2*	
Loeys-Dietz-Syndrom Typ 3	*SMAD3*	Aneurysma-Osteoarthritis-Syndrom
Vaskuläres Ehlers-Danlos-Syndrom	*COL3A1*	Aneurysmen der mittel-großen Arterien

Th.:
- Aufklärung des Patienten über seine Erkrankung und Beratung hinsichtlich der körperlichen Belastung. Lebenslange Kontrollen.
- Medikation: Möglicherweise können Betablocker, evtl. auch AT_1-Blocker (Losartan) das Auftreten oder die Progression einer Aortenektasie vermindern, das Ruptur- oder Dissektionsrisiko senken und die Überlebensrate steigern. Zur Prophylaxe werden sie gegenwärtig priorisiert.
- Alle (!) Patienten mit MFS und Klappeninsuffizienzen sollten eine Endokarditisprophylaxe bei gegebener Indikation erhalten. (Anm.: Die amerikanische Marfan-Liga hat sich den Revisionen der Endokarditis-Leitlinien nicht angeschlossen.)
- Kardiovaskuläre Chirurgie:
  - Die Indikation zur Aortenchirurgie orientiert sich u.a. am Aortendiameter, der Dilatationstendenz der Aorta und einer Familienanamnese mit Aortendissektion.
  - Ein prophylaktischer Ersatz der Aorta ascendens wird bei einem Diameter ab 50 mm empfohlen, bei Risikofaktoren (Familienanamnese mit Aortendissektion, Zunahme des Aortendiameters > 5 mm/J.) bereits früher (Diameter > 45 mm).
  - Ein Ersatz der Aorta descendens wird bei einem Diameter > 55 mm empfohlen oder wenn Beschwerden, Schmerzen oder Ischämiezeichen auftreten, der Aortendiameter um mehr als 0,5 - 1,0 cm/J. zunimmt.
  - Bei kleinwüchsigen Pat. Ascendensersatz bei einem Diameter von 2.75 cm/m^2 KOF erwägen.
- Marfan-Pat. gehören nicht nur in kardiologische, sondern auch regelmäßige ophthalmologische, orthopädische und organspezifische Nachsorge.
- Eine Schwangerschaft stellt bei weiter Aortenwurzel ein erhöhtes Risiko dar und bedarf einer speziellen präkonzeptionellen genetischen Beratung. Eine Hoch-Risiko-Schwangerschaft besteht ab einem Aortendiameter > 45 mm.
- Angehörige (1. Grades) sollten auf das Vorliegen eines MFS geprüft werden.

Prg:
- Aortenektasie, Aortendissektion und chronische Aortenklappeninsuffizienz sind hauptverantwortlich für die Mortalität und Morbidität bei Erwachsenen → regelmäßige Kontrolluntersuchungen!
- Rechtzeitig durchgeführte chirurgische Eingriffe an Aortenwurzel, Aorten- und Mitralklappe, die prophylaktische Pharmakotherapie sowie sorgfältige Patientennachsorge haben die Lebenserwartung auf > 70 Jahre ansteigen lassen.

HERZINSUFFIZIENZ (HI) [I50.9]

Internet-Infos: *www.knhi.de(Kompetenznetz Herzinsuffizienz)*

Def: Herzinsuffizienz wird über Symptome und Zeichen (siehe unten) definiert, die durch Abnormalitäten der Struktur und/oder Funktion des Herzens verursacht werden, die zu verminderter kardialer Auswurfleistung und/oder erhöhten Füllungsdrücken in Ruhe oder unter Belastung führen. Herzinsuffizienz ist ein klinisches Syndrom unterschiedlicher Ätiologie und es sollte immer eine Grunderkrankung festgestellt werden, um möglichst spezifisch (kausal) zu therapieren.

Ep.: Prävalenz altersabhängig (im Mittel 2 %): 5. Dekade 1 %, 6. Dekade 4 %, 8. Dekade 25 % (m : w = 1,1 : 1). Herzinsuffizienz ist die häufigste Krankheitsursache für Hospitalisierungen bei Erwachsenen und die 3. häufigste Todesursache in Deutschland. Die Prognose variiert abhängig von Risikofaktoren sehr stark, im Durchschnitt liegt die 1- und 5-Jahressterblichkeit nach Diagnosestellung bei 20 % und 50 %.

Terminologie:

1. Nach der Auswurffraktion = Ejektionsfraktion (EF):

$$EF = \frac{\text{Schlagvolumen (SV)}}{\text{enddiastolisches Ventrikelvolumen (EDV)}} \times 100$$

Normale EF ≥ 50 %

- HF-rEF (heart failure with reduced left ventricular ejection fraction < 40 %): Folge einer Kontraktionsstörung des Myokards (systolische Herzinsuffizienz).
- HF-pEF (heart failure with preserved left ventricular ejection fraction ≥ 50 %): Folge einer diastolischen Funktionsstörung des Ventrikels bei erhaltener systolischer Pumpfunktion und normaler Ventrikelgröße (diastolische Herzinsuffizienz).
- HF-mrEF (heart failure with midrange left ventricular ejection fraction 40 - 50 %): Zwischen- oder Übergangsstadium.

Die Einteilung nach EF ist therapeutisch relevant, weil die meisten Studien Patienten über EF-Grenzwerte eingeschlossen haben. Die Kategorien sind nicht grundsätzlich separate Krankheiten, so kann eine HF-pEF/HF-mrEF im fortgeschrittenen Stadium in eine HF-rEF übergehen, zeigen aber unterschiedliche Gewichtung ätiologischer Risikofaktoren. Die klassische pathogenetische Sequenz: Hypertonie → koronare Herzkrankheit → Herzinfarkt → Herzinsuffizienz gilt für die HF-rEF, wohingegen für die HF-pEF Alter, weibliches Geschlecht, Hypertonie und Diabetes eine wichtige Rolle spielen. In industrialisierten Ländern sinkt die Inzidenz der HF-rEF durch die bessere Infarktbehandlung, während die HF-pEF jetzt schon häufiger ist als die HF-rEF und weiter steigende Inzidenzen zeigt.

2. Nach dem Herzzeitvolumen (HZV):
   - Low-output-failure: Definitionsgemäß Herzinsuffizienz
   - High-output-failure: Mangelhafte Blut-(O_2)- Versorgung trotz erhöhten Herzzeitvolumens, nach ESC-Definition keine Herzinsuffizienz, z.B. bei Anämie, Hyperthyreose, AV-Fistel

3. Nach der bevorzugt betroffenen Kammer: • Links-, • Rechts- und • Globalherzinsuffizienz
   Eine isolierte Rechtsherzinsuffizienz ist eher selten (Cor pulmonale, Rechtsherzinfarkt, arrhythmogene Kardiomyopathie, pulmonal-arterielle Hypertonie, Lungenembolie u.a.). Häufiger kommt es im Verlauf einer Linksherzinsuffizienz zu Symptomen einer Rechtsherzinsuffizienz (durch Rückstau des Blutes in das rechte Herz).

4. Nach dem zeitlichen Verlauf:
   - Akute Herzinsuffizienz:
     Charakterisiert durch rasche Entwicklung oder Verschlechterung, potenziell lebensbedrohlich, mit häufiger Notwendigkeit der stationären Aufnahme. Meist als Verschlechterung einer chronischen Herzinsuffizienz (akut auf chronische Dekompensation), seltener als Erstmanifestation einer Herzinsuffizienz (de novo).
   - Chronische Herzinsuffizienz: Abgesehen von wenigen Ausnahmen (Myokarditis, einige Kardiomyopathien wie peripartale, Tako-Tsubo u.a.) sind die meisten Grunderkrankungen mit einem irreversiblen Schaden der Herzfunktion verbunden, so dass die Erkrankung chronisch und progredient verläuft. Akute Dekompensationen kennzeichnen dabei einen sprunghaften Krankheitsprogress mit deutlicher Verschlechterung der Langzeitprognose (medianes Überleben nach 1. stationärer Dekompensation 2,5 Jahre, nach 2. Dekompensation 1,5 Jahre).

PPh: Die Herzfunktion kann in 3 Bereichen beeinträchtigt werden, wobei in der Tabelle nur der Haupteffekt der jeweiligen Grunderkrankung/Ätiologie aufgeführt ist. Häufig gibt es parallel mehrere Störungen oder die führende Störung verändert sich während des Krankheitsverlaufes (z.B. bei Hypertonie: Druckbelastung → Hypertrophie mit diastolischer Störung → Kontraktionsstörung).

Pathophysiologie	Ätiologie
I. <u>SYSTOLISCHE VENTRIKELFUNKTIONSSTÖRUNG</u> = Kontraktionsschwäche a) Primärer Verlust von funktionsfähigem Myokard b) <u>Fortgeschrittene Stadien</u> der chronischen Volumen belastung oder Erhöhung des Afterloads	 a) Koronare Herzkrankheit (ca. 50 %) Kardiomyopathien (15 %) Myokarditis b) Insuffizienzvitien Arterielle Hypertonie (5 %) Pulmonale Hypertonie Stenosevitien
II. <u>DIASTOLISCHE VENTRIKELFUNKTIONSSTÖRUNG</u> = Behinderung der Ventrikelfüllung	Arterielle Hypertonie mit Hypertrophie Konstriktive Perikarditis Restriktive Kardiomyopathie Herzbeuteltamponade
III. <u>HERZRHYTHMUSSTÖRUNGEN</u> a) Frequenzbedingte Senkung des HZV b) Frequenzbedingte Störung der Ventrikelfüllung	 a) Bradykardien b) Tachykardien

Determinanten der systolischen Pumpleistung:

Die Kontraktilität (Inotropie: Kraft und Geschwindigkeit der Muskelfaserverkürzung, messbar als maximale Druckanstiegsgeschwindigkeit (dp/dt) in der isovolumetrischen Anspannungsphase) ist die primäre Determinante der Auswurfleistung des Herzens und bei der HF-rEF durch Schaden am Myokard reduziert. Am gesunden Herzen kann die Kontraktilität durch 3 Mechanismen reguliert werden:

Kraft-Spannungs-Beziehung = Frank-Starling-Mechanismus	Kraft-Frequenz-Beziehung = Bowditch-Effekt	Sympatho-adrenerge Aktivierung = Stimulation der Adenylatcyclase

↓

Zunahme der Kontraktionskraft

1. Vorlast (preload): Frank-Starling-Mechanismus (Kraft-Spannungs-Beziehung):
   Mit zunehmender Vorlast (preload = enddiastolisches Ventrikelvolumen [EDV]) erhöhen sich Ventrikelspannung und diastolische Vordehnung des Herzmuskels, wodurch das Schlagvolumen zunimmt (innerhalb physiologischer Grenzen). Ursache des Frank-Starling-Mechanismus ist eine Empfindlichkeitserhöhung der kontraktilen Proteine für Kalzium. Mit zunehmender HF-rEF lässt die Wirksamkeit des Frank-Starling-Mechanismus nach! Die Nachlast (afterload), repräsentiert durch den Blutdruck bzw. den Gefäßwiderstand gegen den das Herz arbeiten muss, beeinflusst das Schlagvolumen des Ventrikels, und damit das residuelle endsystolische Volumen. Damit beeinflusst die Nachlast sekundär auch das enddiastolische Volumen und damit den Frank-Starling-Mechanismus.
2. Herzfrequenz: Bowditch-Effekt (Kraft-Frequenz-Beziehung)
   Am gesunden Herzen kommt es mit zunehmender Herzfrequenz auch zu einem Anstieg der Kontraktionskraft. Bei HF-rEF ist dieser Effekt aber nicht wirksam; bei hoher Herzfrequenz beobachtet man sogar eine Kontraktionsabnahme des insuffizienten Herzens.
3. Sympatho-adrenerge Aktivierung:
   Adrenalin/Noradrenalin bewirken durch Stimulation des Betarezeptoren-Adenylatcyclase-Systems eine Kontraktionszunahme. Bei HF-rEF lässt dieser Effekt aber nach infolge Down-Regulation (= Abnahme der Dichte) der Betarezeptoren.

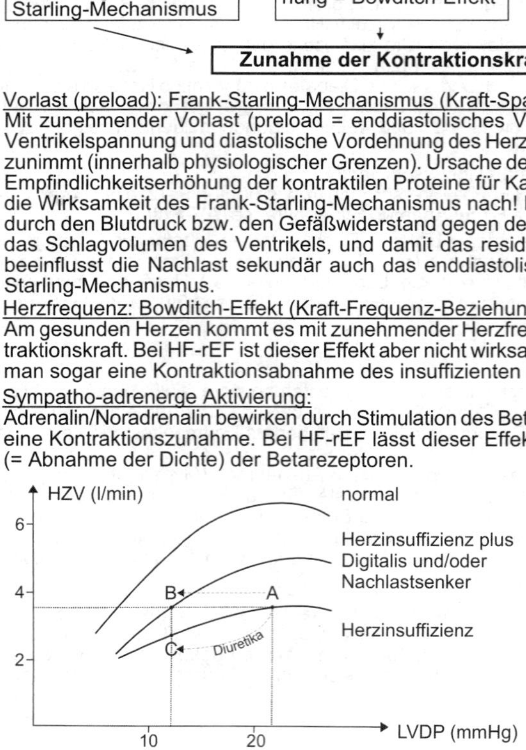

Bei HF-rEF flacht sich das Arbeitsdiagramm (Frank-Starling-Kurve) des Herzens ab, das bedeutet:

- Das maximal erreichbare Herzzeitvolumen sinkt ab, anfangs nur unter Belastung (Belastungsinsuffizienz), später auch schon in Ruhe (Ruheinsuffizienz).
- Im Vergleich zum Gesunden kann der insuffiziente Herzmuskel ein bestimmtes Schlagvolumen nur noch bei erhöhtem linksventrikulären enddiastolischen Druck = LVEDP fördern (siehe A in der Abbildung) (normaler LVEDP in Ruhe: 5 - 12 mmHg).
- Durch positiv inotrope Substanzen (z.B. Herzglykoside) und Nachlastsenker (z.B. ACE-Hemmer) wird das Arbeitsdiagramm des insuffizienten Herzens angehoben, so dass das gleiche Schlagvolumen wieder bei erniedrigtem enddiastolischen Druck (B) gefördert werden kann.
- Preloadsenker (z.B. Diuretika) senken zwar den enddiastolischen Druck (C), verändern aber nicht das Arbeitsdiagramm.

Diastolische Füllung des Herzens:
Eine diastolische Funktionsstörung liegt vor, wenn der Ventrikel nicht auf eine suffiziente Vorlast (EDV) mit einem akzeptabel niedrigen Druck gefüllt werden kann. Der Füllungsprozess ist komplex und abhängig von

- der frühdiastolischen Relaxation (aktive Dissoziation der Myofilamente, messbar als Zeitkonstante des LVEDP-Abfalls während der isovolumetrischen Relaxation)
- der passiven Steifheit des Ventrikels (beeinflusst durch Sarkomer-Interaktionen mit der extrazellulären Matrix, der Zusammensetzung der extrazellulären Matrix, dem Perikard und der Ventrikelkonfiguration)
- der synchronen Vorhofkontraktion.

Störungen einzelner dieser Determinanten führen dazu, dass bei HF-pEF eine Füllung auf normales EDV bereits in Ruhe nur mit erhöhten Füllungsdrücken möglich ist. Unter körperlicher Belastung mit Anstieg der Herzfrequenz wird die Diastolendauer verkürzt, was zu einem weiteren Rückstau in den Vorhof mit Druckerhöhung und Abnahme des EDV führt, so dass das Schlagvolumen unter Belastung eher abfällt als ansteigt und damit den erhöhten Versorgungsbedarf des Organismus nicht decken kann.

Pg.: der kardialen Ödeme

Forward failure:
Herzminutenvolumen ↓
↙ ↘
Verminderung des Glomerulumfiltrats | Verminderung des zirkulierenden Blutvolumens
↓
RAAS- und ADH-Aktivierung
↘ ↙
Na^+- und Wasserretention
↓
Ödeme
↑
Backward failure mit gesteigertem hydrostatischem Druck

Kompensationsmechanismen bei HF-rEF:
Die eingeschränkte Kontraktilität bei HF-rEF mit Abnahme der Auswurfleistung und resultierender Minderversorgung der Organe führt zu einer Aktivierung verschiedener neurohumoraler Hormonsysteme, mit dem Ziel, Kompensationsmechanismen zur Aufrechterhaltung der Organversorgung zu vermitteln:
Neuroendokrine Aktivierung:

1. Sympathikusaktivierung + Katecholaminausschüttung führen anfangs zu Steigerung der Herzfrequenz und Kontraktionskraft. Mit zunehmender Herzinsuffizienz steigt der Plasma-Noradrenalinspiegel und korreliert mit einer Prognoseverschlechterung. Gleichzeitig vermindert sich die Zahl der kardialen Betarezeptoren (Downregulation). Die Katecholamine wirken dadurch am Herzen immer weniger inotrop, erhöhen aber über eine Steigerung des Arteriolentonus den peripheren Widerstand und damit das Afterload!
   Durch Steigerung des Venentonus mit vermehrtem Blutangebot an das Herz erhöhen sich Preload und Kontraktionskraft. Die Wirksamkeit dieses Frank-Starling-Mechanismus vermindert sich mit zunehmender Herzinsuffizienz
2. Aktivierung des Renin-Angiotensin-Aldosteron-Systems (RAAS):
   Angiotensin II → Vasokonstriktion → Nachlast ↑
   Aldosteron → Na^+ und Wasserretention → Vorlast ↑
3. Vasopressin (ADH)-Aktivierung → Wasserretention → Vorlast ↑

Merke: Die anfangs hilfreichen neuroendokrinen Kompensationsmechanismen verschlechtern im weiteren Verlauf der Herzinsuffizienz die hämodynamische Situation und führen so zu einem Circulus vitiosus, der therapeutisch unterbrochen werden muss!

Sympathikusaktivierung	RAAS-Aktivierung	Vasopressin-Aktivierung
↓	↙	↘
Downregulation der β-Rezeptoren	Zunahme der Nachlast	Salz-/Wasserretention

↘ ↓ ↙

Verstärkung der Herzinsuffizienz!

4. Freisetzung der natriuretischen Peptide: Typ A = ANP (= atrial natriuretic peptide), Typ B = BNP (brain natriuretic peptide). Auslösender Reiz ist eine Dehnung der Vorhöfe (ANP) oder Kammern (BNP). ANP/BNP wirken vasodilatatorisch und natriuretisch-diuretisch sowie hemmend auf sympathisches und Renin-Angiotensin-Aldosteron-System und vermitteln damit günstige Effekte für das insuffiziente Herz, so dass BNP auch als Ansatz für die Therapie genutzt wird (siehe unten). Mit zunehmender Herzinsuffizienz steigt der BNP-Spiegel, was für die Diagnose der Herzinsuffizienz genutzt werden kann (siehe unten). Trotz hoch-gemessener BNP-Spiegel haben diese nur geringe biologische Wirksamkeit, da unter anderem inaktive BNP-Fragmente sezerniert werden.

   1. - 3. führen zusammen mit weiteren Hormonsystemen (z.B. Endothelin) akut zu einer hämodynamischen Verbesserung der Organperfusion über Steigerung des Perfusionsdruckes und -volumens. Im weiteren Verlauf sind diese hämodynamischen Veränderungen über die Nachlaststeigerung und Volumenüberladung jedoch ungünstig für das insuffiziente Herz und tragen zur Progression der Erkrankung bei. Zusätzlich vermitteln die Hormonsysteme molekular und makroskopisch am Herzen Umbauprozesse, zusammengefasst unter dem Begriff Remodeling, die ebenfalls zu einer weiteren Verschlechterung der Herzleistung führen und letztlich verantwortlich sind für den chronisch progredienten Verlauf der Herzinsuffizienz. Zu diesen Veränderungen zählen u.a. Apoptose und Hypertrophie von Kardiomyozyten und molekulare Veränderungen der extrazellulären Matrix und der kardiomyozytären Kalziumregulation. Der Ansatz der Herzinsuffizienztherapie besteht in der Inhibition dieser Hormonsysteme, um den Krankheitsverlauf günstig zu modifizieren.

   Die Konfiguration der Hypertrophie bei chronischer Herzinsuffizienz wird durch die Art der Belastung bestimmt:
   - Volumenbelastung (z.B. Klappeninsuffizienz) führt zu exzentrischer Hypertrophie (= Hypertrophie mit Dilatation)
   - Druckbelastung (z.B. Klappenstenosen, Hypertonie) führt zu konzentrischer Hypertrophie (= Hypertrophie ohne Dilatation)

KL.: A) Linksherzinsuffizienz [I50.19]

1. Zeichen des Rückwärtsversagens: Lungenstauung:
   - Dyspnoe (anfangs Belastungs-, später Ruhedyspnoe), Tachypnoe
   - Orthopnoe (Einsatz der Atemhilfsmuskulatur durch Aufsitzen hilft dem Patienten)
   - Bendopnoe (beim Vorbeugen durch die rasche Volumenverschiebung)
   - Asthma cardiale: Nächtlicher Husten + anfallsweise Orthopnoe
   - Lungenödem mit Orthopnoe, Rasseln über der Brust, schaumigem Auswurf
   - Zyanose (pulmonale Funktionsstörung + vermehrte O_2-Ausschöpfung in der Peripherie)
2. Zeichen des Vorwärtsversagens (low output):
   - Leistungsminderung, Schwächegefühl („Fatigue") durch muskuläre Minderversorgung
   - Zerebrale Minderversorgung mit z.B. Verwirrtheit, bes. bei älteren Patienten

B) Rechtsherzinsuffizienz [I50.01] mit Rückstauung in den großen Kreislauf:
- Sichtbare Venenstauung (Halsvenen, Venen am Zungengrund)
- Gewichtszunahme und Ödeme der abhängigen Körperpartien: Fußrücken, prätibial - bei liegenden Patienten präsakral; anfangs nur abends, später permanent; in schweren Fällen Anasarka = Ödeme auch des Körperstammes.
- Stauungsleber: Vergrößerte, evtl. schmerzhafte Leber (bes. bei akuter kardialer Dekompensation), evtl. Ikterus, Bei chronischer Rechtsherzinsuffizienz evtl. Entwicklung einer kardialen "Zirrhose" (= indurierte, atrophische Stauungsleber), Aszites (Stauungstranssudat)
- Stauungsgastritis: Appetitlosigkeit, Meteorismus, selten Malabsorption und kardiale Kachexie
- Stauungsnieren mit Proteinurie

C) Gemeinsame Symptome bei Links- und Rechtsherzinsuffizienz:
- Nykturie (durch nächtliche Rückresorption von Ödemen)
- Sympathikotone Überaktivität: Tachykardie, evtl. Rhythmusstörungen, feuchtkalte Haut
- Evtl. 3. Herzton (Galopprhythmus), evtl. Pulsus alternans (durch unterschiedlich große Herzschlagvolumina)

- Pleuraergüsse (Stauungstranssudate) sind häufiger rechts als links, weil der negative intrapleurale Druck rechts negativer ist als links
- Kardiale Kachexie (in sehr fortgeschrittenen Stadien): Ungewollter Gewichtsverlust ≥ 6% in 6 - 12 Monaten

Stadieneinteilung der Herzinsuffizienz (HI) nach subjektiven Beschwerden
(NYHA-Stadien der New York Heart Association und ABCD-Gruppierung der American Heart Association [AHA] / American College of Cardiology [ACC]):

NYHA-Stadium	Befunde/subjektive Beschwerden bei HI	AHA/ACC-Stadien
	Keine Beschwerden, keine strukturellen Schäden, aber Risikofaktoren für Herzinsuffizienz (z.B. Hypertonie, KHK, toxische Medikamente)	A
I	Beschwerdefreiheit (unter Therapie), normale körperliche Belastbarkeit	B
II	Beschwerden bei stärkerer körperlicher Belastung (ca. 2 Etagen Treppen steigen, ≈ > 1 - 1,5 W/kg)	C
III	Beschwerden schon bei leichter körperlicher Belastung (ca. bis 1 Etage Treppen steigen, ≈ 1 W/kg)	C
IV	Beschwerden in Ruhe oder bei geringen Tätigkeiten (Sprechen, Zähne putzen)	D

Die Einteilung nach NYHA-Stadien wurde für den Patienteneinschluss in Studien verwendet und ist somit therapierelevant.

Ko.: - Rhythmusstörungen:
Rhythmusstörungen können Ursache, aber auch Komplikation einer Herzinsuffizienz sein. Das Risiko eines plötzlichen Herztodes korreliert eng mit dem Schweregrad der Herzinsuffizienz: Patienten mit Herzinsuffizienz im NYHA-Stadium III - IV versterben zu 80 % an tachykarden Rhythmusstörungen! Vorhofflimmern tritt in bis zu 20 - 30 % der Patienten mit Herzinsuffizienz auf.
- Schlafapnoe-Syndrom: Bei bis zu 50 %, vorwiegend zentrales Schlafapnoe-Syndrom
(***Cave:*** Therapie mit adaptiver Servoventilation obsolet wegen Übersterblichkeit SERVE-HF-Studie!)
- Anämie: Bei bis zu 10 %, multifaktoriell: Eisenmangel, renal, Verdünnung, chronische Erkrankung u.a. - Therapie mit Darbepoetin bringt keinen positiven Effekt, aber erhöhte Embolierate (RED-HF-Studie)
- Eisenmangel: Bei bis zu 40 % (absoluter und funktioneller Mangel, multifaktoriell: Ernährung, Resorption, Medikamenteninteraktionen, gastrointestinale Verluste u.a.), siehe Therapie!
- Nierenfunktionsstörung (kardiorenales Syndrom)
- Venöse Thrombosen (Strömungsverlangsamung, Immobilisation) → Gefahr von Lungenembolien
- Kardiale Thrombenbildung mit der Gefahr von arteriellen Embolien (insbes. Hirnembolien)
- Depression: Bei bis zu 15 % (reaktiv)

Di.: ***Merke:*** Alleine anhand klinischer Symptome/Zeichen kann Herzinsuffizienz nicht sicher diagnostiziert werden, es muss ein objektiver Nachweis von ursächlichen Funktions-/Strukturstörungen erfolgen:
- HF-rEF: EF < 40 % - HF-mrEF: EF 40 - 50 %
- HF-pEF: EF ≥ 50 % und Diagnose über major (2 Punkte)/minor (1 Punkt) Kriterien aus Funktionalität: Gewebegeschwindigkeit im Mitralanulus mittels Gewebedoppler septal E' < 7 cm/s oder lateral E' < 10 cm/s oder E/E' ≥ 15 oder geschätzter systolischer Pulmonalisdruck > 35 mmHg [E/E' 9 - 14 oder globaler longitudinaler Strain < 16 %]), Morphologie (LA-Vol-Index > 34 ml/m² oder LV-Myokardmassen-Index ♂ ≥ 149 g/m², ♀ ≥ 122 g/m² [LA-Vol-Index 29 - 4ml/m² oder LV-Myokardmassen-Index ♂ > 115 g/m², ♀ > 95 g/m² oder LV-Wanddicke ≥ 12 mm]) und natriuretischen Peptiden (NTproBNP/BNP > 220 pg/ml/> 80 pg/ml im Sinusrhythmus, oder > 660 pg/ml/> 240 pg/ml bei Vorhofflimmern [NTproBNP/BNP 125 - 220 pg/ml/35 - 80 pg/ml im Sinusrhythmus, oder 365 - 660 pg/ml/105 - 240 pg/ml bei Vorhofflimmern]): ≥ 5 Punkte: HF-pEF

Diagnostische Instrumente:
1. Ruhe-EKG: Basisdiagnostik der Herzinsuffizienzabklärung
   - Hilft Rhythmusstörungen als Ursache der Herzinsuffizienz zu erkennen (Bradykardie, Tachykardie);
   - Hoher negativ prädiktiver Wert für Herzinsuffizienz, wenn komplett unauffällig!
   - Therapie-relevante Befunde: Herzfrequenz als Therapieziel, Antikoagulation bei Vorhofflimmern, ggf. CRT-Indikation bei Blockbild

   Merke: Bei Fehlen jeglicher Risikofaktoren (KHK, Hypertonie, toxische Medikamente/Bestrahlung, kein Diuretikagebrauch, keine Orthopnoe/nächtliche Dyspnoe) und klinischer Zeichen (Rasselgeräusche, Knöchelödeme, Halsvenenstauung, verlagerter/verbreiteter Herzspitzenschlag) und normalem EKG ist eine HI sehr unwahrscheinlich!

2. Natriuretische Peptide: Brain Natriuretic Peptide (BNP) und der N-terminale Abschnitt des proBNP (NT-pro-BNP) werden aus Kardiomyozyten ins Blut sezerniert, wenn der Ventrikel erhöhte Wandspannung hat und korrelieren mit der Schwere der ventrikulären Funktionsstörung.

   Beachte: Einfluss von Alter und Nierenfunktion. Erniedrigte Werte bei adipösen Patienten. Grenzwerte hängen von der aktuellen Krankheitsschwere bei Präsentation ab.

   - Akuter Beginn, schwer krank (Notaufnahme):
     BNP < 100 pg/ml oder NT-proBNP < 300 pg/ml: HI wenig wahrscheinlich
   - Nicht akuter Beginn, milde:
     BNP < 35 pg/ml oder NT-proBNP < 125 pg/ml: HI wenig wahrscheinlich

   Leicht erhöhte natriuretische Peptide können die Diagnose HI nicht sichern (positiv prädiktiver Wert gering), Werte unterhalb der Grenzwerte schliessen eine HI aber sicher aus (hoher negativ prädiktiver Wert): Keine Echokardiographie mehr nötig.
3. Echokardiographie: Basisdiagnostik der Herzinsuffizienzabklärung
   - Nachweis einer systolischen Dysfunktion: Am besten 3D-ermittelte Ejektionsfraktion (EF)
   - Nachweis einer diastolischen Dysfunktion → 4 Stadien: 1. abnormale Relaxation, 2. Pseudonormalisierung, 3. reversible Restriktion, 4. irreversible Restriktion - weitere Kriterien: siehe oben
   - Nachweis einer Herzvergrößerung, einer Myokardhypertrophie (♂ ≥ 115 g/m², ♀ ≥ 95 g/m²)
   - Beurteilung des Herzminutenvolumens und der Blutströmung (Farbduplex)
   - Erfassung kausaler Faktoren für eine Herzinsuffizienz, z.B. Vitien, Störungen der Ventrikelwandbewegung nach Infarkt, Perikarderguss
4. Röntgen Thorax p.a.: Sinnvoll für pneumologische Differenzialdiagnosen; Zeichen der Herzinsuffizienz wie Pleuraerguss, pulmonalvenöse Stauung und Lungenödem lassen sich in der thorakalen Sonographie ebenfalls (strahlenfrei!) nachweisen. Röntgenbefunde bei HI:
   - Bei Linksherzinsuffizienz Zeichen der Lungenstauung:
     - Kerley B-Linien: Waagerechte bis 1 cm lange Streifen in den Unterlappen = verdickte Interlobärsepten bei interstitiellem Ödem
     - Dichte gestaute Hilusgefäße, verbreiterte und gestaute Lungenvenen (im Hilusbereich)
     - Milchglaszeichnung bei alveolärem Lungenödem
     - Evtl. Pleuraerguss
   - Bei Rechtsherzinsuffizienz:
     - Verbreiterung der V. azygos (früheste Veränderung)
     - Verbreiterung der V. cava superior und des rechten Vorhofs
   - Nachweis einer evtl. Vergrößerung des Herzens:
     Das Röntgenbild ist insgesamt nicht sensitiv für die Erkennung einer Herzvergrößerung.
     a) Global vergrößertes Herz mit Herz-Thorax-Quotient (HTQ) > 0,5: Quotient aus maximalem Herzdurchmesser (im p.a.-Bild) und Thoraxweite in gleicher Höhe wird > 0,5.
     b) Vergrößerung einzelner Ventrikel:
       - Linker Ventrikel:
         Bei einer Vergrößerung des linken Ventrikels wird die Herzspitze weiter nach links verlagert und taucht mit einem stumpfen Winkel (> 90°) schräg in das linke Zwerchfell ein. Im Seitenbild Einengung des zwerchfellnahen Herzhinterraumes.
       - Rechter Ventrikel:
         Eine Vergrößerung des rechten Ventrikels verlagert das Herz durch Rotation ebenfalls nach links. Dabei kommt es aber zu einer Anhebung der Herzspitze, wodurch der Winkel zwischen linkem Herzrand und Zwerchfell spitz wird (< 90°)
         Im Seitenbild Einengung des retrosternalen Herzvorderraumes.
5. Kardio-MRT: Aufgrund Aufwand und Verfügbarkeit keine Bedeutung in der Basisdiagnostik; essenziell zur Diagnostik einzelner Grunderkrankungen wie Myokarditis, bestimmte Kardiomyopathien und Vitalität-/Ischämie Diagnostik.
6. Invasive Diagnostik: Keine Bedeutung für Basisdiagnostik; Koronarangiographie nur bei klinischem V.a. KHK als Ursache der HI; Rechtsherzkatheteruntersuchung voraussetzend für Evaluation mechanischer Unterstützungssysteme und HTX

DD: z.B.
- Dyspnoe nichtkardialer Genese (→ DD Dyspnoe → BNP bestimmen!)
- Zyanose nichtkardialer Genese (→ DD Zyanose)
- Ödeme nichtkardialer Genese (→ DD Ödeme)
- Nykturie nichtkardialer Genese (z.B. Blasen-/Prostataerkrankungen)
- Halsvenenstauung nichtkardialer Genese (z.B. tumorös bedingte obere Einflussstauung)
- Pleuraergüsse nichtkardialer Genese (→ DD Pleuraerguss)
- Aszites nichtkardialer Genese (→ DD Aszites)
- Lungenödem nichtkardialer Genese (→ Kap. Lungenödem)
- Kreislaufschock nichtkardialer Genese (→ Kap. Schock)

Th.: der chronischen Herzinsuffizienz nach Leitlinien (z.B. *www.escardio.org*)

A) Kausal: z.B.
- Therapie einer arteriellen Hypertonie
- Revaskularisation bei koronarer Herzkrankheit und Reduktion ihrer Risikofaktoren
- Therapie ausgewählter Myokarditisentitäten oder Kardiomyopathien (HOCM)
- Therapie ursächlicher Herzrhythmusstörung
- Therapie eines Vitiums, einer konstriktiven Perikarditis u.a.

B) Allgemeinmaßnahmen:
- Reduktion kardiovaskulärer Risikofaktoren (siehe Kap. KHK!)
- Stabile HI: Kontrolliertes sporttherapeutisches Ausdauertraining
- Vermeidung von extremem Übergewicht (***Cave:*** Adipositas-Paradox bei Herzinsuffizienz: Adipöse Herzinsuffizienzpatienten haben eine bessere Prognose)
- Es gibt keine belastbaren Daten, die den Nutzen einer Kochsalzrestriktion unterstützen.
- Bei refraktärer Überwässerung: Begrenzung der Flüssigkeitszufuhr
- Tägliche Gewichtskontrolle zur Früherkennung einer Überwässerung (> 2 kg in 3 Tagen)
- Vermeidung einer Hypokaliämie (die maligne Rhythmusstörungen begünstigt)
- Weglassen von Medikamenten, die eine Herzinsuffizienz verschlechtern können: z.B. NSAR, Glukokortikosteroide, Glitazone, Kalziumantagonisten mit negativ inotroper Wirkung (Verapamil, Diltiazem), α-Blocker, Interferon, einige Zytostatika (Anthrazykline, Carboplatin, Trastuzumab), trizyklische Antidepressiva, Lithium, Clozapin, Klasse I-Antiarrhythmika, Beta-Sympathomimetika (auch β_2-Agonisten in höherer Dosierung)
- Pneumokokkenimpfung, saisonale Grippeimpfung
- Strukturiertes, multidisziplinäres Versorgungsprogramm zur Therapieoptimierung der Herzinsuffizienz, zur Patientenschulung und -kontrolle für Hochrisikopatienten

C) Medikamentöse Therapie der chronischen Herzinsuffizienz HF-rEF:

Bislang ist nur für HF-rEF ein Krankheits-modifizierender Medikamenteneffekt mit Mortalitätssenkung nachgewiesen: Post-hoc Studienanalysen suggerieren einen vergleichbaren Effekt von : ACE-Hemmer/AT_1-Rezeptorblocker), β-Blocker, Mineralkortikoid-Rezeptorantagonisten und Angiotensin-Rezeptor-Neprilysin-Inhibitoren (ARNI) bei HF-mrEF.

NYHA-Stadium	I	II	III	IV
Diuretika[1]	(x)	x	x	x
ACE-Hemmer (AT_1-Blocker)	x	x	x	x
Betablocker	x	x	x	x
Mineralkortikoid-Rezeptorenantagonisten		x	x	x
ARNI[2]		x	x	x
SGLT2-Inhibitoren		x	x	x
Ivabradin[3]		x	x	(x)

[1] Bei Flüssigkeitsretention Einsatz von Diuretika auch schon ab St. I
[2] ARNI immer als Ersatz für ACE-Hemmer/AT_1-Blocker

- ACE-Hemmer ab NYHA-Stadium I (EF ≤ 40 %)
- AT_1-Rezeptorblocker (ARB, Sartane) bei KI gegen ACE-Hemmer oder NW (z.B. Husten) (Losartan, Candesartan, Valsartan)
- Betablocker (Metoprolol, Bisoprolol, Carvedilol, Nebivolol) ab NYHA-Stadium I (EF ≤ 40 %), wobei im St. I der Nutzen nur für Postinfarktpatienten gezeigt wurde.
- Mineralkortikoid-Rezeptorantagonisten (MRA) = Aldosteronantagonisten: Spironolacton und Eplerenon
  Ind: Ab NYHA-Stadium II (EF ≤ 35 %) (EMPHASIS-HF-Studie); Kontrolle des Serumkaliums und der Nierenfunktion wegen additiver NW mit ACE-Hemmer/ARB!
- Angiotensin-Rezeptor-Neprilysin-Inhibitoren: Sacubitril-Valsartan ab NYHA-Stadium II (EF ≤ 35 %), als Alternative oder Eskalation zu ACE-Hemmer/AT_1-Blocker
- SGLT2-Inhibitoren: Bisher nur Dapagliflozin zugelassen (EF ≤ 40 %), ab NYHA-Stadium II
- Ivabradin (I_f-Kanalblocker) ab NYHA-Stadium II (EF ≤ 35%) wenn Sinusrhythmus ≥ 70/Min. unter maximal tolerabler Basistherapie inklusive β-Blocker; senkt die Hospitalisierungsrate (SHIFT-Studie).
- Diuretika (Thiazid-, Schleifendiuretika) bei Flüssigkeitsretention bei jeder Form der Herzinsuffizienz; kein prognostischer Nutzen
- Herzglykoside (Digitalis) bei Tachyarrhythmie bei Vorhofflimmern, wenn unter β-Blocker keine ausreichende Frequenzkontrolle erreicht wird. Ob Digitalis zusätzlich zu der o.g. extensiven Basistherapie noch einen Nutzen hat, ist unklar und wird aktuell in der DIGIT-HF Studie untersucht. Zwischenzeitliche Hinweise auf eine Übersterblichkeit unter Digitalis haben sich nicht bestätigt.

- Intravenöses Eisen (z.B. Carboxymaltose-Eisen) ab NYHA-Stadium II bei absolutem oder funktionellem Eisenmangel bessert Belastbarkeit und Lebensqualität.

Merke: Entscheidend für den maximalen Nutzen der medikamentösen Herzinsuffizienztherapie ist, dass die einzelnen Medikamente konsequent bis zur empfohlenen Zieldosis oder dem Auftreten von Nebenwirkungen auftitriert werden!

D) Nicht-chirurgische Device-Therapie der chronischen Herzinsuffizienz HF-rEF

1. Kardiale Resynchronisationstherapie (CRT): Durch Synchronisation der atrioventrikulären, inter- und intraventrikulären Kontraktionsabläufe mittels vorhofgesteuerter biventrikulärer Elektrostimulation kommt es bei komplettem Schenkelblock zu einem reversen Remodeling mit Abnahme der Ventrikelvolumen, Anstieg der Pumpleistung bis zu 15 %, Verbesserung einer funktionellen Mitralklappeninsuffizienz und Senkung der Letalität! Der Nutzen korreliert mit der Breite des QRS-Komplexes.
   Ind.: EF ≤ 35 % und NYHA ≥ II trotz optimaler medikamentöser Therapie und verbreitertem QRS-Komplex: ≥ 130 ms bei Linksschenkelblock und ≥ 150 ms bei Nicht-Linksschenkelblock-Konfiguration; wenn Lebenserwartung > 1 Jahr
2. Implantierbarer Kardioverter-Defibrillator (ICD)
   - Sekundärprophylaxe bei Zustand nach Reanimation wegen Kammerflattern/-flimmern
   - Primärprophylaxe:
     Ind.: Nach der SCD-HeFT-Studie: EF ≤ 35 % und NYHA II - III trotz optimaler medikamentöser Therapie über mehr als 3 Monate und einer Lebenserwartung > 1 Jahr. Reduktion der Gesamtletalität um 23 %/46 Monaten.
3. Perkutane Mitralklappenreparatur (MitraClip™ device) bei Patienten mit HF-rEF und sekundärer Mitralinsuffizienz trotz optimaler Therapie der Herzinsuffizienz. In der COAPT-Studie zeigte sich eine Mortalitätsreduktion, in der Mitra FR-Studie jedoch nicht. → Einzelfallentscheidung!

E) Mechanische Unterstützungssysteme und Herztransplantation: Siehe weiter unten

Therapie der akuten Herzinsuffizienz:

1. Akutevaluation und Therapie:

1.a) kardiopulmonale Instabilität: Kreislaufunterstützung (Katecholamine, ggf. ECMO) und/oder Beatmung

1.b) Spezifische Therapie: CHAMP-Schema
- Akutes **C**oronarsyndrom/Herzinfarkt: Rekanalisationstherapie (Fibrinolyse, Akut-PTCA)
- **H**ypertensiver Notfall: Blutdrucksenkung
- **A**rrhythmien: Bradykard (evtl. Atropin, Schrittmachertherapie), tachykard (evtl. Antiarrhythmika, Elektrokardioversion)
- **M**echanische Ereignisse (Ventrikelruptur oder Papillarmuskelabriss bei Infarkt, Aortendissektion, Thoraxtrauma, akute Klappeninsuffizienzen bei Endokarditis): Kardiochirurgie
- **P**ulmonalembolie: Antikoagulation, ggf. Lyse

2. Symptomatische Therapie der akuten Herzinsuffizienz:

Merke: Das Syndrom akute HI ist sehr heterogen und erfordert eine fundierte klinische Erhebung als Basis für die Differenzialtherapie, z.B. basierend auf Stauung (trocken-feucht: Pulmonale RGs, Ödeme, Halsvenenstauung) und Hypoperfusion (warm-kalt: Kalt-schweissige Extremitäten, Verwirrtheit, Oligurie, ggf. Laktatanstieg).

Cave: Hypotonie ist nur ein schwacher Surrogatparameter für Hypoperfusion!

- Sitzende Lagerung, O_2-Gabe (Ziel: Pulsoxy-O_2-Sättigung ≥ 90 %)
- Feucht + warm: Diuretika (z.B. Furosemid i.v. 40 mg) und Vasodilatatoren (z.B. Nitroglyzerin)
- Feucht + kalt: Bei Hypotonie Inotropikum (z.B. Dobutamin), ggf. plus Vasopressor (Noradrenalin, MAP Ziel > 65 mmHg), bei RRsys > 90 mmHg vorsichtig Vasodilatatoren, Diuretika
- Trocken + warm: Optimierung der oralen Dauertherapie
- Trocken + kalt: Vorsichtige Volumengabe, ggf. Inotropika
- Steuerung über RR und klinische Zeichen der Organminderversorgung sowie ggf. Laktat oder zentralvenöse Sättigung, in schweren Fällen erweitertes Monitoring von HZV/Cardiac index und Gefäßwiderständen über Pulskonturanalyse/transpulmonale Thermodilution, ggf. Pulmonaliskatheter in Einzelfällen
- Evtl. apparative Unterstützung (Hämofiltration, Ultrafiltration, mechanische Unterstützungssysteme, Beatmung)

MEDIKAMENTE BEI HERZINSUFFIZIENZ

1. ACE-HEMMER

Ind: Mittel der Wahl ab NYHA-Stadium I, EF ≤ 40 %

ACE-Hemmer modifizieren den Krankheitsverlauf der HF-rEF und verbessern damit die Prognose (z.B. CONSENSUS-, SOLVD-Studie). Die Gesamtmortalität sinkt um ca. 16 %. Bei Postinfarktpatienten bremsen sie die ungünstigen Umbau- und Anpassungsvorgänge des Herzens ("Remodeling") und verhindern dadurch bei einem Teil der Patienten die Progression der Linksherzinsuffizienz (z.B. SOLVD-P, SAVE-Studie mit ACE-Hemmern).

Es kann zu einem Blutdruckabfall kommen → mit niedriger Dosis beginnen und langsam Dosis steigern (ca. alle 2 Wochen verdoppeln) bis zur maximal verträglichen oder Zieldosis.

Beachte: Asymptomatische Hypotonie, Anstieg des Kreatinins um bis zu 50 % bzw. auf bis zu 3 mg/dl (der jeweils kleinere Anstieg gilt!) und des Kaliums bis 5,5 mmol/l unter ACE-Hemmer Therapie ist akzeptabel.

ACE-Hemmer-Dosierung in Letalitätsstudien bei chronischer Herzinsuffizienz

Substanz	Erstdosis (mg/Tag)	Zieldosis (mg/Tag)	Studie
Captopril	2 x 6,25	3 x 50	SAVE
Enalapril	1 x 2,5	2 x 10 - 20	SOLVD, CONSENSUS
Lisinopril	1 x 2,5	1 x 20 - 35	ATLAS
Ramipril	1 x 1,25	1 x 10	AIREX
Trandolapril	1 x 1	1 x 4	TRACE

(Weitere ACE-Hemmer und Einzelheiten bezüglich Wi., NW und KI: Siehe Kap. Hypertonie)

2. ANGIOTENSIN II-REZEPTORANTAGONISTEN = AT II-BLOCKER = SARTANE = AT_1-ANTAGONISTEN

Ind: Therapiealternative bei KI oder Unverträglichkeit von ACE-Hemmern

Zurzeit sind Losartan, Candesartan und Valsartan zugelassen zur Therapie der Herzinsuffizienz. Sie reduzieren die Mortalität bei Herzinsuffizienz in ähnlicher Größenordnung wie ACE-Hemmer. Keine Kombination ACE-Hemmer und AT_1-Antagonisten wegen überadditiver Nebenwirkungen!.

AT_1-Antagonist	Initiale Dosis (mg/d)	Zieldosis (mg/d)	Studie
Candesartan	1 x 4	1 x 32	CHARM
Losartan	1 x 12,5	1 x 100 - 150	ELITE II
Valsartan	2 x 40	2 x 160	Val-HeFT

(Einzelheiten zu den Präparaten: Siehe Kap. Hypertonie)

3. ANGIOTENSIN-REZEPTOR-NEPRILYSIN-INHIBITOREN = ARNI

Ind: Ab NYHA-St. II und EF≤ 35 %

Bisher nur ein Vertreter: Entresto®. In der PARADIGM-HF-Studie im Vergleich zu Enalapril signifikante Senkung von Mortalität um 16 % und Hospitalisierung bei besserer Gesamtverträglichkeit. Indiziert als Therapie-Eskalation als Ersatz für ACE-Hemmer oder AT_1-Antagonisten. Nach PIONEER-HF Studie auch als Primärtherapie möglich.

Wi.: Hybridmolekül bestehend aus Valsartan und dem Neprilysin-Inhibitor Sacubitril. Durch die Hemmung der Protease Neprilysin wird der Abbau von verschiedenen vasoaktiven Peptidhormonen wie u.a. natriuretischen Peptiden ANP und BNP, Bradykinin, aber auch Angiotensin II gehemmt. Durch die gesteigerte Aktivität von ANP und BNP kommt es zu Vasodilatation, Natriurese und Diurese. Für die Effektivität des Neprilysin-Inhibitors ist eine Kombination mit einem AT_1-Antagonist (hier Valsartan) essenziell, da sonst die gleichzeitige Steigerung von Angiotensin II die Effekte nulliert. Kombination mit ACE-Hemmer obsolet, da hohe Rate an Angioödemen durch duale Hemmung des Bradykininabbaus.

Cave: BNP kann nicht mehr zur Therapiesteuerung genutzt werden, weil Spiegel unter ARNI ansteigen. Dies gilt nicht für NT-proBNP.

NW: Spektrum ähnlich wie bei ACE-Hemmern/AT_1-Antagonisten, aber stärker Blutdruck senkend, häufiger Angioödeme, weniger Hyperkaliämie, seltener Verschlechterung der Nierenfunktion

Dos: Entresto® einschleichend niedrig dosieren: 2 x 50 mg/d; blutdruckabhängig Steigerung auf maximal 2 x 200 mg/d

4. BETAREZEPTORENBLOCKER

Ind: Zusammen mit ACE-Hemmer ab NYHA-St. I und EF ≤ 40 %. Bei Patienten mit Hypertonie oder Zustand nach Herzinfarkt werden Betablocker stadienunabhängig eingesetzt.

Zählen wie ACE-Hemmer zu den krankheitsmodifizierenden Medikamenten. In der CIBIS-3-Studie kein sign. Outcome-Unterschied, ob HI-Therapie die ersten 6 Monate mit ACE-Hemmer oder β-Blocker begonnen wird. Für Carvedilol, Metoprolol, Bisoprolol Senkung der Mortalität um ca. 34 % gezeigt (COPERNICUS-Studie, MERIT-HF-Studie). Für Nebivolol nur Senkung der Kombination aus Mortalität und kardiovaskulärer Hospitalisierung bei Patienten über 70 Jahre nachgewiesen (SENIORS-Studie). Der Nutzen der β-Blocker korreliert am besten mit der Herzfrequenzsenkung (Ziel 60 -70/min).
NW + KI: Siehe Kap. Betablocker

Beachte: 1. COPD ist keine, Asthma nur eine relative Kontraindikation für β-Blocker. 2. Während einer Herzinsuffizienz-Dekompensation muss der β-Blocker nicht immer ganz abgesetzt werden, oft reicht eine temporäre Dosisreduktion aus.

Dos: Die Therapie mit Betablockern sollte erst bei stabilen, rekompensierten Patienten begonnen werden, da es wegen des akut negativ inotropen Effektes zu Dekompensationen kommen kann! Mit niedriger Dosis beginnen und ca. alle 2 Wochen steigern.

β-Rezeptorenblocker	Startdosis (mg/Tag)	Zieldosis (mg/Tag)
Bisoprolol	1 x 1,25	1 x 10
Carvedilol	2 x 3,125	2 x 25 - 50
Metoprolol(-succinat)	1 x 10	1 x 200
Nebivolol	1 x 1,25	1 x 10

5. IVABRADIN

Ind: Ab NYHA-St. II, EF ≤ 35 % und Sinusrhythmus ≥ 70/Min. unter maximal verträglicher Dosis der Basistherapie einschl. Betablocker oder KI von Betablockern

Wi.: Als If-Kanalblocker wird die Herzfrequenz über den Sinusknoten reduziert. Reduziert in der SHIFT-Studie die Hospitalisierungsrate, verbessert Symptomatik und führt zu reversem Remodeling.

KI: Herzfrequenz < 60/min; instabile oder akute Herzinsuffizienz; akutes Koronarsyndrom/Herzinfarkt; keine gleichzeitige Therapie mit Verapamil oder Diltiazem, Schwangerschaft, Stillzeit u.a.

WW: Mit CYP3A4-Inhibitoren (= KI) u.a.

NW: Phosphene = lichtbedingte visuelle Symptome, Bradykardie; erhöhtes Risiko für Vorhofflimmern

Dos: Procoralan® einschleichend niedrig dosieren: 2 x 5 mg/d; später frequenzabhängig Dosisanpassung auf max. 2 x 7,5mg/d

6. NITRATE

Wi.: Venös > arteriell wirksame Vasodilatatoren (Vorlastsenkung > Nachlastsenkung)

Nitroglyzerin ist bei akuter Linksherzinsuffizienz mit Lungenstauung und erhöhtem Blutdruck Mittel der Wahl (+ Furosemid).
(Einzelheiten hinsichtlich Präparate, NW + KI: Siehe Kap. KHK)

7. DIURETIKA

Wirkprinzip: Thiazide und Schleifendiuretika bewirken eine Steigerung der renalen NaCl- und Wasserausscheidung („Saluretika").

Wirkung bei Herzinsuffizienz:
- Vorzugsweise Verminderung der Vorlast mit Rückbildung von Lungenstauung und Ödemen
- Zusätzlich Verminderung des peripheren Widerstandes und damit der Nachlast

1. Thiazide und Analoga:
   Wi.: Blockierung des Na^+Cl^--Cotransportes am frühdistalen Tubulus, wodurch bis zu 15 % des glomerulär filtrierten Natriums ausgeschieden werden; auch Kalium geht dabei verloren. Die Einzelsubstanzen unterscheiden sich hauptsächlich in ihrer Wirkungsdauer, die beim Hydrochlorothiazid bei 12 - 24 h und beim Chlortalidon bei 48 h oder mehr liegt. Thiazide wirken auch noch bei einem Glomerulumfiltrat < 30 ml/min, wenn auch weniger gut.

Freiname (Beispiele)	Handelspräparat (z.B.)	Mittlere orale Tagesdosis in mg
a) Mittellangwirkende Saluretika (< 24 h)		
- Hydrochlorothiazid (HCT)	Generika	12,5 - 25
- Indapamid	Generika	1,5 - 2,5
- Xipamid	Generika	10 - 40
b) Langwirkende Saluretika (48 h oder mehr)		
- Chlortalidon	Hygroton®	25 - 50 (intermittierend jeden 2. Tag)

2. Stark wirksame "Schleifendiuretika":
   Wi.: Blockierung des Na^+/K^+2Cl^--Carriers im aufsteigenden Teil der Henleschen Schleife, wodurch bis 40 % des filtrierten Natriums ausgeschieden werden.
   Im Verlauf einer Behandlung mit Schleifendiuretika kann sich durch kompensatorische Resorptionssteigerung im distalen Tubulus die Wirkung abschwächen. Man spricht dann von Diuretikaresistenz. Andere Ursachen einer Diuretikaresistenz sind Hyponatriämie oder Behandlung mit NSAR.

   Merke: Bei Diuretikaresistenz unter Schleifendiuretika nicht ständig höher dosieren, sondern Schleifendiuretikum mit Thiazid kombinieren. Dadurch bewirkt man eine sequenzielle Nephronblockade, wodurch die Diurese wieder zunimmt. Allerdings muss auf Kalium- und Magnesiumverlust geachtet werden und bei Bedarf substituiert werden!

   Furosemid ist auch bei einem Glomerulumfiltrat < 5 ml/min diuretisch wirksam. Nach i.v.-Gabe setzt die Diurese nach 10 - 20 Min. ein. Alle Schleifendiuretika haben eine rel. kurze Wirkungsdauer (< 6 h).

Freiname (Beispiele)	Handelspräparat (z.B.)	mittlere orale Tagesdosis in mg
Furosemid	Generika	20 - 80
Piretanid	Generika	3 - 6
Torasemid	Generika	5 - 10

   Furosemid, mit dem die längsten Erfahrungen vorliegen, hat die größte therapeutische Breite. Es führt auch zu einer direkten Venodilatation (Vorlastsenkung), wodurch eine Lungenstauung noch vor Eintritt der diuretischen Wirkung entlastet wird (Einzeldosis 20 - 40 mg i.v.).

3. Kaliumsparende Diuretika:
   - ▶ Mineralkortikoid-Rezeptorantagonisten (MRA) = Aldosteronantagonisten:
     Spironolacton, Eplerenon
     Ind: 1. Primärer Hyperaldosteronismus (Conn-Syndrom) und sekundärer Hyperaldosteronismus (z.B. bei dekompensierter Leberzirrhose)
     2. Herzinsuffizienz ab NYHA-St. II und EF ≤ 35 %. MRA zählen bei HF-rEF neben ACE-Hemmern und β-Blockern zu den prognoseverbessernden Medikamenten. Spironolacton hat auch bei HF-pEF positive Effekte auf Füllungsdrücke und Hospitalisierungsrate, wenngleich die primären Studienendpunkte nicht erreicht wurden (Aldo-DHF- und TOPCAT-Studie).
     Spironolacton kann bei Patienten mit Herzinsuffizienz St. III - IV die Mortalität um ca. 30 % senken (RALES-Studie). Dabei reicht oft eine Tagesdosis von 12,5 - 25 mg. Wegen Gefahr der Hyperkaliämie regelmäßige Kontrollen von Serumkalium und Kreatinin.
     Wenn bei Herzinsuffizienz (NYHA II - IV) Aldosteronantagonisten mit ACE-Hemmern oder AT_1-Blockern kombiniert werden müssen, sollte die Kreatinin-Clearance nur moderat vermindert sein und die Kalium-Werte müssen kontrolliert werden.
     Ähnlich wirkt der selektivere MRA Eplerenon (Inspra®) (EPHESUS-Studie) mit einer Mortalitätssenkung von 24 % bei NYHA II-Patienten. Hormonelle NW (wie Gynäkomastie) sind seltener als unter Spironolacton, Hyperkaliämien sind aber häufiger. Hoher Preis! Dos: 25 - 50 mg/d
   - ▶ (Aldosteronunabhängige) kaliumsparende Diuretika:
     Wi.: Hemmung der Na^+-Absorption und K^+-Sekretion im Sammelrohr
     Amilorid, Triamteren, die als Monotherapeutika zu schwach wirken, können in Kombination mit Thiaziden eingesetzt werden: z.B. Hydrochlorothiazid + Amilorid (oder Triamteren).
     KI: 1. Gabe von Medikamenten, die zu Hyperkaliämie führen können (ACE-Hemmer, Aldosteronantagonisten). Weitere Einzelheiten: Siehe Herstellerangaben
     2. Niereninsuffizienz (GFR < 30 ml/Min.)
     Dos.: z.B. HCT 25 mg/d + 50 mg Triamteren/d
     oder HCT 25 - 50 mg/d + 5 mg Amilorid/d

Diuretika bei Herzinsuffizienz:
Bei akuter Linksherzinsuffizienz mit (drohendem) Lungenödem ist die rasche i.v.-Gabe eines Schleifendiuretikums (z.B. 40 mg Furosemid) indiziert. Bei chronischer Herzinsuffizienz mit Lungenstauung und/oder Ödemen werden Diuretika oral in der niedrigst möglichen Dosis gegeben, mit der eine Euvolämie erreicht werden kann, und mit den krankheitsmodifizierenden Medikamenten kombiniert.

Für die Dauertherapie sind oft die potenteren Schleifendiuretika nötig. Die Dosis sollte dynamisch an den Volumenstatus angepasst werden, was nach Schulung auch durch die Patienten selbst mit täglicher Gewichtskontrolle erfolgen kann. Eine dauerhafte Kombination aus Schleifen- und Thiaziddiuretika sollte wegen der additiven NW wenn möglich vermieden werden.

Beachte: In der Ausschwemmphase von Ödemen langsame Gewichtsabnahme anstreben (maximal 1 kg pro die), täglich wiegen, regelmäßige Kontrolle von Elektrolyten + Retentionswerten und begleitende Thromboembolieprophylaxe (Low-dose-heparin), da das Thromboembolierisiko groß ist!
Bei Gabe nichtsteroidaler Antirheumatika (NSAR) ist die Wirkung der Diuretika vermindert!

Empfehlungen bei therapierefraktären kardial bedingten Ödemen:

- Diagnose überprüfen (Ödeme anderer Genese ?)
- Diuretika-Einnahmetreue überprüfen (Compliance)
- Begleitmedikation überprüfen (z.B. nichtsteroidale Antiphlogistika?)
- Dosis der distal-tubulären Diuretika anpassen oder Schleifendiuretika verordnen
- Dosis der Schleifendiuretika erhöhen und intravenöse Gabe versuchen
- Diuretika kombinieren ("sequenzielle Nephronblockade")

NEBENWIRKUNGEN	KONTRAINDIKATIONEN
▶ **Thiazide:** 1. Serumelektrolytstörungen: Natrium, Kalium (20 %), Magnesium ↓, evtl. Kalzium ↑, 2. Hypovolämie (evtl. mit Harnstoff-, Kreatininanstieg), Blutdrucksenkung, erhöhte Thromboseneigung, bes. in der Phase der Ödemausschwemmung 3. Stoffwechselstörungen: Glukose, Harnsäure, LDL-Cholesterin und Triglyzeride ↑ 4. Aktivierung des Renin-Angiotensin-Aldosteron-Systems (infolge Hypovolämie) → verstärkte Wirkung von ACE-Hemmern! 5. Andere NW: Gastrointestinale Beschwerden, selten allergische Reaktion und Blutbildveränderungen (Anämie, Leukozytopenie, Thrombozytopenie), Pankreatitis u.a.; HCT soll das Risiko von Nicht-Melanom-Hautkrebs erhöhen.	1. Schwere Nieren-/Leberfunktionsstörung 2. Schwere Elektrolytstörungen: - Hypokaliämie - Hyponatriämie - Hyperkalzämie 3. Digitalisintoxikationen Erhöhtes Risiko besteht auch bei Herzrhythmusstörungen! 4. Sulfonamidallergie 5. Schwangerschaft und Stillzeit Anm.: Wegen der Stoffwechselstörungen werden Thiazide bei Patienten mit Diabetes mellitus und/oder Fettstoffwechselstörungen ungünstig beurteilt.
▶ **Schleifendiuretika:** - Wie Thiazide, jedoch Hypokalzämie - Reversibler Hörverlust (Furosemid) Anm.: Hörverlust tritt bes. bei rascher i.v.-Gabe in höheren Dosen auf.	Wie Thiazide (außer Hyperkalzämie)
▶ **Mineralkortikoid-Rezeptorantagonisten:** 1. Hyperkaliämie und Hyponatriämie 2. Gynäkomastie (10 %), Impotenz Amenorrhö, Zwischenblutungen, Brustspannungen Stimmveränderungen, Hirsutismus 3. Gastrointestinale NW/Blutungen 4. Hautveränderungen 5. Passagere Verwirrtheit Anm.: Nichtsteroidale Antiphlogistika schwächen die Wirkung ab und verstärken die Tendenz zur Hyperkaliämie.	1. Niereninsuffizienz GFR < 30ml/min 2. Hyperkaliämie K^+ > 6 mmol/l 3. Hyponatriämie 4. Schwangerschaft und Stillzeit 5. Triple-Kombination mit ACE-Hemmern und AT_1-Blockern ist obsolet Vorsicht mit Antikaliuretika bei älteren Patienten mit evtl. eingeschränkter Nierenfunktion (Hyperkaliämiegefahr!)
▶ **Amilorid und Triamteren:** 1. Hyperkaliämie und Hyponatriämie 2. Allergische Reaktionen 3. Blutbildveränderungen (megaloblastäre Anämie durch Triamteren) 4. Gastrointestinale Störungen	Wie Mineralkortikoid-Rezeptorantagonisten

Merke: Bei Diuretikatherapie regelmäßige Laborkontrollen: Natrium, Kalium, Kalzium, Kreatinin, Harnsäure, Cholesterin, Glukose!

Anm.: DD Hyponatriämie bei Herzinsuffizienz:

Hyponatriämie bei Herzinsuffizienz	Verdünnungshyponatriämie	Verlusthyponatriämie
Serum-Natrium < 135 mmol/l	Sy.: Ödeme Hämatokrit ↓ Th.: H_2O-Restriktion, „Wasserdiurese" (z.B. Furosemid)	Sy.: Keine Ödeme, Hämatokrit ↑ Th.: Absetzen der Saluretika, NaCl (3 - 4 g/d)

8. HERZGLYKOSIDE

Wi.: Ein Einfluss auf die Mortalität konnte für Digitalisglykoside nicht nachgewiesen werden. Ob ein symptomatischer Nutzen (wie Senkung der Hospitalisierungsrate in der DIG-Studie) zusätzlich zur heutigen sehr effektiven Basistherapie besteht, ist unklar und wird aktuell in der DIGIT-HF-Studie untersucht.

Herzglykoside bewirken über eine Hemmung der Na^+/K^+-ATPase einen Anstieg der intrazellulären Na^+-Konzentration, was über eine Hemmung des Na^+/Ca^{2+}-Exchangers konsekutiv zu einer Anreicherung von Ca^{2+} im Zellinneren und einer effektiveren elektromechanischen Kopplung = positiv inotroper Effekt führt. Herzglykoside haben eine geringe therapeutische Breite, weil bei zu starker Hemmung der Na^+/K^+-ATPase das Membranpotenzial sinkt und die Neigung zu Spontanaktivitäten steigt (bathmotrope Wirkung). Die Höhe der toxischen Grenze hängt auch vom Elektrolythaushalt ab (Cave: Hyperkalzämie, Hypokaliämie)

Merke: 1. ***Einem digitalisierten Patienten niemals Kalzium i.v. geben!*** (Gefahr von Tachyarrhythmien bis zum Kammerflimmern!).
2. Durch Anhebung des Serumspiegels von Kalium und Magnesium auf hochnormale Werte kann man die Digitalisverträglichkeit verbessern.

Daneben senken Herzglykoside die Ruhefrequenz (negativ chronotrope Wirkung) und die Leitungsgeschwindigkeit (negativ dromotrope Wirkung). Die Frequenz unter Belastung wird jedoch unzureichend reduziert. Dies wird optimal durch Betablocker erreicht.

NW: Symptome einer Digitalisintoxikation können auch bei „therapeutischem" Plasmaspiegel des Digitalisglykosids auftreten, wenn durch bestimmte Erkrankungen/Zustände eine herabgesetzte Glykosidtoleranz besteht (siehe weiter unten).

Ind:
1. Tachyarrhythmie infolge Vorhofflimmerns bei symptomatischer Herzinsuffizienz, wenn ein β-Blocker zur Frequenzkontrolle nicht ausreicht
2. Bei HF-rEF und schwerer Symptomatik (ab NYHA III) unter ausgeschöpfter Basistherapie (1. - 5., 7., 10.) kann Digitalis versucht werden.

Dos:

Glykosid	Enterale Resorption	Tägliche orale Erhaltungsdosis	Therapeutischer Bereich	Halbwertszeit
Digoxin	70 %	0,20 mg	0,5 - 0,9 ng/ml	40 h
Digitoxin	90 - 100 %	0,07 mg	8 - 18 ng/ml	6 - 8 d

Memo: Bei GFR < 60 ml/Min: Digitoxin bevorzugen.

KI:
- Bradykarde Rhythmusstörungen, Sick-Sinus-Syndrom, Karotis-Sinus-Syndrom, SA-/AV-Block > 1°
- Kammertachykardie, WPW-Syndrom, Hyperkalzämie, Hypokaliämie

DIGITALIS-NW UND -INTOXIKATION [T46.0]

Urs: einer Digitalisintoxikation:
1. Vorliegen von Kontraindikationen für Digitalis oder Zustände herabgesetzter Glykosidtoleranz (am häufigsten Einschränkung der Nierenfunktion sowie Pharmakainteraktionen)
2. Dosierungsfehler
3. Suizidale oder kriminelle Absicht

KL.:
1. Gastrointestinale Störungen, wie Brechreiz (Vaguswirkung), Durchfälle
2. Zentralnervöse und visuelle Störungen (Farbensehen, z. B. Gelbstich)
3. Rhythmusstörungen: Sinusbradykardie, paroxysmale Vorhoftachykardie, oft mit 2 : 1 AV-Block, AV-Knotentachykardie, Extrasystolie, Bigeminus, AV-Blockierungen (bes. Typ Wenckebach)

Ekg-Veränderungen können bereits im therapeutischen Dosisbereich auftreten: Muldenförmige ST-Senkung $V_{5/6}$, T-Abflachung/Negativierung, Verkürzung der QT-Dauer (frequenzkorrigiert), PQ-Verlängerung

Di.: Anamnese + Klinik + Serumglykosidbestimmung

Th.: 1. Digitaliszufuhr stoppen
2. Digitaliselimination fördern:
- Entgiftungsmaßnahmen: Evtl. Magenspülung bei Zeitintervall < 1 h; Gabe von Aktivkohle. Bei Digitoxinintoxikation zusätzliche Gabe von Austauscherharzen (Colestyramin oder Colestipol). Bei schwerer Digitoxin-Vergiftung zusätzlich Hämoperfusion (wirkt nicht bei Digoxin).
- Antidotbehandlung: Digitalisantitoxin (Fab-Antikörperfragmente), z.B. DigiFab®
3. Serumkaliumspiegel kontrollieren
Keine Kaliumgabe bei schwerer Digitalisvergiftung (Gefahr der Hyperkaliämie!)
4. Symptomatische Behandlung
Bei bradykarden Rhythmusstörungen Atropin, temporärer Schrittmacher

9. INTRAVENÖSES EISEN

Ind: HF-rEF ab NYHA-St. II mit absolutem oder funktionellem Eisenmangel unabhängig vom Vorliegen einer Anämie! ***Cave:*** Ferritingrenzwerte bei HI anders als bei sonst Gesunden: Ferritin < 100ng/ml, oder Ferritin 100 - 300 ng/ml und Transferrinsättigung < 20 %

Wi.: Bislang nicht geklärt, möglicherweise über eisenabhängige Enzyme in Mitochondrien v.a. in Skelettmuskeln

KI: Leberfunktionsstörung, Überempfindlichkeit, bakterielle Infektion, Eisenüberladung, KG < 35 kg, Hb ≥ 15 g/dl

Dos: Aufsättigungsschema nach CONFIRM-HF-Studie nach Körpergewicht und Hb:

	KG < 70 kg		KG ≥ 70 kg		
	Hb < 10 g/dl	Hb 10 - 14 g/dl	Hb < 10 g/dl	Hb 10 - 14 g/dl	Hb 14 - 15 g/dl
1 x Infusion	1000 mg	1000 mg	1000 mg	1000 mg	500 mg
Evtl. 2. Infusion nach 6 Wochen	500 mg	-	1000 mg	500 mg	-

Danach alle 3 Monate Reevaluation des Eisenstatus und bei Bedarf weitere Eisengabe.

10. SGLT2-HEMMER

Die SGLT2-Hemmer Dapagliflozin (10 mg/d, DAPA-HF Studie) und Empagliflozin (10 mg/d, EMPEROR-reduced Studie) senken bei HF-rEF Patienten unabhängig vom Diabetes Status die kardiovaskuläre Mortalität und Dekompensationsrate. Bislang ist nur Dapagliflozin als Herzinsuffizienzpräparat bei Nichtdiabetikern zugelassen.

Ind: HF-rEF ab NYHA-St. II unabhängig vom Diabetes Status.

Wi.: Pleiotrop: u.a. Diurese/Natriurese, Nephroprotektion, optimierter myokardialer Energiestoffwechsel.

KI: GFR < 30 ml/min. (bei Diabetestherapie höhere Grenze für GFR, siehe Kapitel Diabetes)

Diabetiker mit Herzinsuffizienz sollten aufgrund positiver Studien (Senkung der kardiovaskulären Mortalität) SGLT2-Hemmer erhalten (DECLARE-TIMI-58; EMPA-REGOUTCME u.a.). Auch Nichtdiabetiker zeigen eine Mortalitätssenkung; hierfür aber noch keine Zulassung.

THERAPIEMASSNAHMEN, DIE DIE WARTEZEIT BIS ZUR TRANSPLANTATION ÜBERBRÜCKEN KÖNNEN

Künstliche Herzen:

- Kunstherz als vollständiger Herzersatz (Total Artificial Heart = TAH)
Antrieb durch Druckluftkompressor; Entfernung der kranken Ventrikel
- Herzunterstützungssysteme (Ventricular assist device = VAD)
Antrieb durch elektrische Pumpen. Das kranke Herz bleibt im Körper. Beim Linksherzunterstützungssystem (LVAD) wird durch Bypass zwischen Spitze des linken Ventrikels und der Aorta die Pumpe eingefügt.

Ind: 1. Überbrückung bis zur Transplantation („bridge to transplant")
2. Temporäre Unterstützung des Herzens (z.B. bei schwerer Myokarditis) bis zur Erholung des Herzens („bridge to recovery")
3. Dauertherapie, wenn eine Herztransplantation nicht möglich ist. Bei Dauertherapie beträgt die 5-Jahresüberlebensrate ca. 50 % („destination therapy")

Ko.: Infektionen, Blutungen, hämolytische Anämie, Thromboembolien mit Hirnembolien (→ Cumarine), technische Probleme

HERZTRANSPLANTATION (HTX)

Häu: Ca. 300 HTX/a (Deutschland); ca. 2.200 HTX/a (USA)

Ind: Grundlage sind die Transplantationsgesetze der einzelnen Länder der EG.
Terminale Herzinsuffizienz, die konservativ nicht mehr zu beeinflussen ist: Herzinsuffizienz im NYHA-Stadium IV mit einer Ejektionsfraktion < 20 %. Bei der Beurteilung der Dringlichkeit einer HTX ist die Ergospirometrie hilfreich: Patienten mit einer maximalen O_2-Aufnahme < 10 ml/kg/Min haben eine 1-Jahresletalität von 77 %.
Die meisten Transplantationspatienten leiden an Kardiomyopathien, KHK oder Herzklappenkrankheiten.

Verfahren: Verpflanzung des Herzens eines Patienten mit irreversiblem Ausfall der Hirnfunktion + immunsuppressive Dreifachtherapie (Ciclosporin A, Mycophenolat-Mofetil, Kortikosteroide). Längerfristig kommen auch andere Immunsuppressiva zum Einsatz (z.B. Imurek, Tacrolimus). Unter Berücksichtigung von Kompatibilitätskriterien (siehe unten) und Priorität wird der geeignetste Spender ermittelt.
- Orthotope Herztransplantation: Standardmethode, Austausch von Patient- gegen Spenderherz
- Heterotope Herztransplantation: Ausnahmeverfahren; Parallelschaltung von Patient- und Spenderherz

Voraussetzungen und KI: Siehe Kap. Organspende

Ko.: A) Operative Komplikationen
B) Nichtoperative Komplikationen:
1. Abstoßungsreaktionen:
a) Akute Abstoßung
Nichtinvasive Diagnostik:
- Ekg:
  - 12-Kanal-Oberflächen-Ekg: Verminderung der QRS-Amplitude (Voltage) ≥ 25 %, Änderung der QRS-Achse, Tachykardie, Arrhythmien, Auftreten von Blockbildern
  - Hochverstärktes Ekg: Typische Änderung des Frequenzspektrums der QRS-Komplexe
  - Intramyokardiales Ekg (= IMEKG): Mit regelmäßiger telemetrischer Kontrolle per Telefonmodem. Eine Verminderung der Voltage des QRS-Komplexes und ein Anstieg der Herzfrequenz sind Hinweise auf eine Abstoßungsreaktion.
- Echokardiografie: Schnelle Dickenzunahme der linksventrikulären Hinterwand und des Septums, verminderte systolische und diastolische Beweglichkeit der Hinterwand (diastolische Relaxationszeit ↓) und des Septums, evtl. AV-Klappeninsuffizienz mit Reflux im Farbdoppler, Verminderung der fractional shortening u.a.
- MRT
- Immunszintigrafie mit markierten ^{111}Indium-Antimyosin-Antikörpern
- Labor:
  - Zytoimmunologisches Screening: Auftreten aktivierter Lymphozyten und Lymphoblasten im Blut bei Abstoßungsreaktion
  - Gene expression profiling (GEP)-Test
  - Anstieg von CK-MB und Troponin I/T

Invasive Diagnostik:
Myokardbiopsie mit Histologie: Grading von 0 bis 4
- Leichte Abstoßungsreaktion: Lymphozytäre Zellinfiltration ohne Nekrose der Herzmuskelzellen
- Mittelschwere Abstoßungsreaktion: Zusätzlich beginnende Nekrosen der Herzmuskelzellen
- Schwere Abstoßungsreaktion: Sehr starke lymphozytäre Zellinfiltration, ausgeprägte Nekrosen der Herzmuskelzellen, Ödembildung

Th.: Glukokortikosteroid-Pulstherapie, bei unzureichender Wirkung Antithymozytenglobulin oder monoklonale Ak gegen T-Lymphozyten

b) Chronische Abstoßung (50 %/10 J.)
Manifestation besonders an den Koronargefäßen als Transplantat-Vaskulopathie (TVP). Diese betrifft primär die koronare Endstrecke (während die Koronararteriosklerose hauptsächlich die epikardialen Hauptäste befällt). Infolge operativer Denervation fehlt der Angina pectoris-Schmerz! Diagnostik: Koronarangiografie, intravaskulärer Ultraschall! Statin-Therapie!

2. NW durch die immunsuppressive Therapie:
a) Infektionen: Sepsis, Pneumonien - häufigster Erreger: Zytomegalievirus (Th.: Ganciclovir + CMV-Immunglobuline); ferner HSV, VZV und Pilze (Aspergillus, Candida)
b) Medikamenten-NW: z.B. arterielle Hypertonie durch Ciclosporin A, Osteoporose durch Kortikosteroide
c) Auftreten von späteren Malignomen (ca. 6 %): Hauttumore (Plattenepithelkarzinome, Basaliome), Karzinome der Cervix uteri, Posttransplantationslymphoproliferative Erkrankungen = PTLD (siehe dort) u.a.

Prg: Die Prognose einer unbehandelten manifesten Herzinsuffizienz ist ungünstig: 1-Jahresletalität in Abhängigkeit vom NYHA-Stadium: I: < 10 %; II ca. 15 %, III: ca. 25 %, IV: ca. 50 %. Unter leitliniengerechter konservativer Behandlung lässt sich die Prognose um ca. 50 % verbessern!
10-Jahresüberlebensrate nach Herztransplantation bis 70 % bei einer Absterberate von ca. 3 %/J.
Bei chronischer Herzinsuffizienz sterben ca. 50 % der Patienten an plötzlichem Herztod durch Kammerflimmern.

KARDIOMYOPATHIEN

Def: WHO/ISFC - 1995, Revisionsvorschläge 2011 - 2014 in Diskussion zwischen amerikanischen und europäischen Arbeitsgruppen, im Wesentlichen den Stellenwert genetischer Untersuchungen betreffend. Eine konsensuelle Empfehlung für eine Genotypisierung liegt für die HCM und die ARCM vor. Dabei ist nur der Mutationsnachweis diagnostisch; das Fehlen einer bekannt pathogenen Mutation schließt eine Erkrankung nicht aus. Zudem sind unterschiedliche Phänotypen bei gleicher Mutation gefunden worden, z.B. Veränderungen der Myosin-Schwerkette bei DCM, HCM und bei LV-noncompaction. Die „Trefferquote" liegt mit aktueller Diagnostik zwischen 20 % (DCM) und 60 - 70% (HCM).
Es wird hier der Definition von 1995/2014 bzw. der europäischen Linie gefolgt. Als Kardiomyopathien (CM) werden danach Erkrankungen des Herzmuskels bezeichnet, die mit einer kardialen Funktionsstörung einhergehen, eingeteilt nach morphologischer/klinischer Präsentation. Misch- und Übergangsformen kommen vor (wie z. B. Phänotyp einer HCM, DCM oder RCM innerhalb einer Familie mit der gleichen Mutation, Entwicklung eines DCM-Phänotyps aus einer HCM, zunehmende Dilatation/Dysfunktion des LV bei ARCM etc.). Erkrankungen, die ohne strukturelle kardiale Veränderungen z.B. Arrhythmien hervorrufen können (z.B. Ionenkanal-Erkrankungen wie das Long-QT-Syndrom, „Channelopathies", siehe dort) werden nicht den Kardiomyopathien zugerechnet.

5 Hauptformen:

Bezeichnung	Abkürzung	Führendes Charakteristikum
1. Dilatative Kardiomyopathie	DCM	Systolische Pumpstörung des dilatierten Ventrikels
2. Hypertrophische Kardiomyopathie mit und ohne Obstruktion	HCM	Diastolische Dehnbarkeitsstörung des verdickten Herzmuskels
3. Restriktive Kardiomyopathie	RCM	Diastolische Dehnbarkeitsstörung auch bei normaler Myokarddicke
4. Arrhythmogene rechtsventrikuläre Kardiomyopathie	AR(V)CM	Überwiegend rechtsventrikulärer kombinierter Pumpfehler mit ventrikulären Tachykardien
5. Nichtklassifizierbare Kardiomyopathie	NKCM	Sammlung verschiedener Störungen, z. B. "isolierte ventrikuläre Non-Compaction-CM"

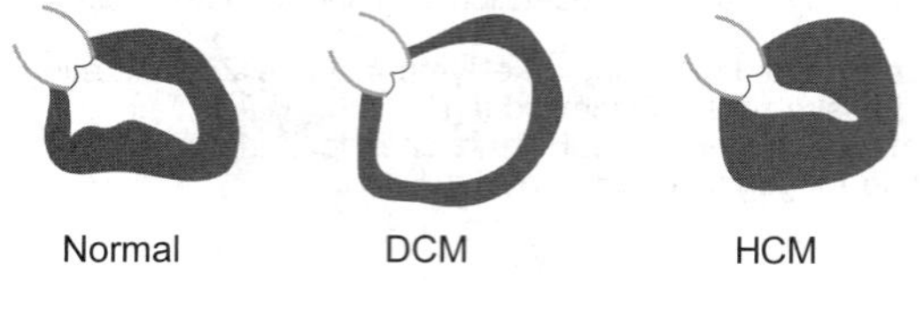

WHO-Klassifikation spezifischer (sekundärer) Kardiomyopathien nach der Ätiologie:

1. Inflammatorische CM [I42.0]:
   Auf dem Boden einer Auto-Immunreaktion (ohne Erregerpersistenz) oder einer "chronischen Myokarditis" mit Erreger-/Viruspersistenz beruhende CM. Auch im Rahmen der CoVid-19-Pandemie wurden seit Anfang 2020 Schädigungen (Dilatation, systolische Dysfunktion) des rechten und linken Ventrikels gesehen.
   Immunhistologische Diagnosekriterien: > 14 Lymphozyten oder Makrophagen/mm^3 Myokardgewebe; evtl. Nachweis von Virus-DNA/RNA; evtl. Nachweis von Autoimmunphänomenen
   Ät.: - Mikrobielle Infektion: Viren (z.B. Coxsackie B, u.a. Enteroviren, Adenoviren, Parvovirus B19, Herpesviren, EBV, CMV, HCV, HIV, SARS-CoV2), Bakterien (z.B. Borrelia burgdorferi), Protozoen (z.B. Trypanosoma cruzi = Chagas-Krankheit, siehe dort)
   - Autoimmunreaktiv (evtl. durch eine Virusinfektion induziert): In einem Teil der Fälle kann sich die virusinduzierte Immunantwort über eine molekulare Mimikry gegen körpereigene Herzmuskelproteine richten (siehe Kap. Myokarditis)
2. Ischämische CM bei KHK / Herzinfarkt(en), Funktionseinschränkung infolge Narbe/Ischämie
3. Hypertensive CM bei langjährigem Bluthochdruck
4. Valvuläre CM bei Vitien infolge chronischer Druck- und/oder Volumenbelastung
5. Metabolische CM
   - Erkrankungen des endokrinen Systems, z.B. Diabetes mellitus (Diabetische CM), Hyper- oder Hypothyreose, Phäochromozytom, Akromegalie
   - Speichererkrankungen, z.B. Glykogenspeicherkrankheit, Hämochromatose, M. Fabry
   - Mangelerkrankungen, z.B. Selen-, Thiamin/Vitamin B_1- (→ Beriberi-Krankheit) , Carnitin-/Proteinmangel (Kwashiorkor)
   - Kardiomyopathien bei Systemerkrankungen (Rheumatoide Arthritis, Kollagenosen, Vaskulitiden u.a.)
   - Kardiomyopathien bei neuromuskulären Erkrankungen
6. Toxische CM werden in erster Linie durch Alkohol und kardiotoxische Medikamente verursacht, z.B. Phenothiazine, trizyklische Antidepressiva, Clozapin, Lithiumcarbonat, Zytostatika (Anthrazykline: Daunorubicin, Doxorubicin, Idarubicin, Epirubicin, Mitoxantron; seltener auch Cyclophosphamid, Trastuzumab = Herceptin® u.a. Sog. „Checkpoint-Inhibitoren“ sind mit Myokarditis-ähnlichen Bildern in Zusammenhang gebracht worden). Cocain-Konsum und auch neue „Designer“- und „Party“-Drogen können über exogenen oder endogenen Katecholamin-Exzess schwere CM-Phänotypen auslösen. Auch eine antineoplastische Strahlentherapie im Thoraxbereich kann nach langer Latenz in einem DCM-Phänotyp resultieren.
   Die alkoholtoxische CM ist relativ häufig. Treten Rhythmusstörungen nach Alkoholexzess auf (z.B. Vorhofflimmern) spricht man auch von „Holiday-Heart-Syndrom“.
7. Peripartale = postpartale CM (PPCM) manifestieren sich als plötzlich einsetzende und rasch progrediente Herzinsuffizienz in der peripartalen Phase 1 Monat vor bis 6 Monate nach der Geburt. Häufigkeit in Europa und USA bis 1 : 1.400 Geburten
   Pg.: Auslösung durch Spaltprodukte des Prolaktins. Präexistente Herzerkrankungen müssen ausgeschlossen werden. Symptomatische Therapie der Herzinsuffizienz + Therapieversuch mit Bromocriptin. Bei erneuter Schwangerschaft droht Rezidiv → von weiteren Schwangerschaften abraten!
8. Tachykardie-CM (= arryhthmieinduzierte CM):
   Syn: Tachymyopathie, Tachykardiomyopathie: Auf dem Boden einer tachykarden Rhythmusstörung kann sich eine progrediente Einschränkung der linksventrikulären Funktion/Herzinsuffizienz entwickeln, insbes. bei vorgeschädigtem Herzen.

Die 5 Hauptformen der Kardiomyopathien

1. DILATATIVE KARDIOMYOPATHIEN (DCM) [I42.0]

Def: Die dilatativen Kardiomyopathien (DCM) sind hämodynamisch definiert als systolische Pumpfehler mit Kardiomegalie und eingeschränkter Ejektionsfraktion; zusätzlich bestehen Störungen der diastolischen Funktion (verzögerte, inkomplette Relaxation des Myokards sowie vermehrte Steifigkeit). Bei einem Teil der Fälle (ca. 50 %) ist die Ursache unbekannt bzw. lässt sich auch bei umfangreicher Diagnostik nicht ermitteln (primäre oder idiopathische DCM).
Die übrigen Fälle sind Folge/Endzustand unterschiedlicher Erkrankungen oder Noxen (sekundäre oder spezifische DCM).

Ep.: Häufigste idiopathische CM, Inzidenz 6/100.000/J.; Prävalenz ca. 40/100.000; m : w = 2 : 1

Ät.: Die DCM wird multifaktoriell verursacht durch autosomale, X-chromosomale sowie auch mitochondriale Genmutationen und/oder Umweltfaktoren (z.B. virale, autoimmune, toxische Schäden). Der Anteil genetisch bedingter familiärer Formen beträgt ca. 30 - 40 %.

1. Genetische Faktoren:
   - X-chromosomal-rezessiv erbliche DCM durch Mutationen des Dystrophin-Gens (Duchenne-progressive Muskeldystrophie)
   - Autosomal dominant erbliche DCM mit Erregungsleitungsstörung und Sick-Sinus-Syndrom (15 verschiedene Genorte sind bekannt, 6 Gendefekte sind identifiziert)
   - Primär oder sekundär dilatierender Verlauf bei Mutationen, die auch bei HCM gefunden werden (z. B. beta-Myosin-Schwerkette).
   - Autosomal-rezessiv erbliche DCM durch Mutation der Gene der Fettsäureoxidation
   - DCM durch Mutationen der mitochondrialen DNA
   - Spätes Stadium der sog. "non-compaction-CM" als Fehlbildung des LV-Myokards mit Persistenz des embryonalen Maschenwerks oder dilatative Spätform der HCM (siehe unten)
2. Umweltfaktoren: s.o.

KL.:
- Progressive Linksherzinsuffizienz mit Belastungsdyspnoe, später Globalherzinsuffizienz
- Rhythmusstörungen (bes. ventrikulärer Art)

Ko.: Arterielle und pulmonale Embolien (infolge kardialer Thrombenbildung), ventrikuläre Tachykardien, Nieren- u.a. Organinsuffizienzen, kardiale Kachexie, schlafbezogene Atemstörungen („Cheyne-Stokes-Atmung"), plötzlicher Herztod

Lab: Evtl. Nachweis von Auto-Ak gegen den Beta1-Adrenorezeptor (ca. 75 % d.F.). Bestimmung des BNP- bzw. nt-proBNP-Spiegels ("brain natriuretic peptide") als Herzinsuffizienzparameter sinnvoll.

Rö.: Kardiomegalie, später Lungenstauung

Echo: Dilatation primär des linken, später beider Ventrikel (bei relativer Mitralinsuffizienz auch des linken Vorhofs), verminderte Bewegungsamplitude (Hypokinesie) der Ventrikelwand bei Einschränkung der systolischen Einwärtsbewegung (bei ischämischer DCM regionäre Wandbewegungsstörungen). In fortgeschrittenen Fällen Nachweis von spontanem Echokontrast oder manifesten Thromben im Ventrikel u./o. Vorhof (letzteres per TEE)

MRT: Anatomie + Funktion von Herz + Klappen, evtl. intravitaler Fibrosenachweis (Gadolinium-verstärktes MRT: Sog. „late enhancement", im Gegensatz zur subendokardial betonten, ischämisch bedingten Narbenbildung oft in Wandmitte oder subepikardial lokalisiert!)

DD: Ausschluss einer spezifischen (sekundären) CM (siehe oben)

Invasive Diagnostik: Ausschluss einer ischämischen CM zwingend, evtl. Myokardbiopsie + Histologie (oft bei sehr kurzer Anamnese und Infekt („Grippe") im Vorfeld: Immunhistologie / Virusdiagnostik / Auto-Ak-Nachweis)
Hämodynamische Parameter: PA- und PC-Druck, LVEDP

Di.: Klinik - Echokardiografie bzw. „multimodale Bildgebung", v.a. MRT - Myokardbiopsie - Ausschluss bekannter Ursachen

Th.:
1. Allgemeinmaßnahmen:
   Weglassen kardiotoxischer Noxen (Alkohol u.a. Drogen, kardiotoxische Medikamente)
   Körperliche Schonung bzw. angepasste Belastung. Es hat sich gezeigt, dass dosiertes Training positive Effekte hat. Globale „Ruhigstellung" wird nicht mehr empfohlen.
2. Versuch einer kausalen Therapie möglichst im Rahmen kontrollierter Studien:
   - Bei nachgewiesener Virusgenese Versuch einer Viruselimination mit Interferon (siehe auch Kap. Myokarditis)
   - Bei Autoimmungenese mit nachgewiesenen Auto-Ak gegen den beta1-adrenergen Rezeptor im Herzmuskel: Entfernung der Auto-Ak durch Immunadsorption oder Neutralisierung der Auto-Ak durch Aptamere (= Bindungsmoleküle, die spezifisch die Auto-Ak neutralisieren); evtl. auch Versuch einer immunsuppressiven Therapie
   - Bei peripartaler DCM Therapie mit Bromocriptin (in Studien)
3. Leitliniengerechte Therapie der Herzinsuffizienz (siehe dort)
4. Thromboembolieprophylaxe mit Antikoagulanzien bei Vorhofflimmern oder Gefahr oder Nachweis von intrakavitären Thromben
5. ICD-Implantation bei erhöhter Gefährdung durch Kammerflimmern, diese scheint v.a. bei jüngeren Pat. (< 50 J.) bei einer EF < 35 % zuzunehmen (siehe MADIT II-, SCD-HeFT- und DANIsh-Studien), bei Erstdiagnose passageren Schutz über Defibrillator-Weste erwägen.
6. Bei terminaler Herzinsuffizienz Versuch einer Entlastung des Herzens durch temporären mechanischen Herzersatz (left ventricular assist device = LVAD).
7. Ultima Ratio: Herztransplantation

Prg: Abhängig vom Grad der Herzinsuffizienz (NYHA-Klasse: ≥ III = schlecht), der Auswurfrate (Ejektionsfraktion < 20 % = schlecht), der diastolischen Füllungscharakteristik (restriktiv = schlecht) des linken Ventrikels und dem Nachweis einer Myokardfibrose (MRT)
10-Jahresüberlebensrate ca. 10 - 20 % bei einer Sterberate bis zu 10 %/J.

2. HYPERTROPHISCHE KARDIOMYOPATHIE (HCM) [I42.2]

Def: Idiopathische oder das Ausmaß einer evtl. gleichzeitig vorhandenen Nachlasterhöhung übersteigende Hypertrophie des linken, gel. auch des rechten Ventrikels, bes. im Septumbereich (asymmetrische Septumhypertrophie) mit oder ohne Obstruktion der linksventrikulären Ausflussbahn:
- Hypertrophische nichtobstruktive Kardiomyopathie (HNCM) [I42.2]: 1/3 d.F.
- Hypertrophische obstruktive Kardiomyopathie (HOCM [I42.1]): 2/3 d.F.
  Syn: Idiopathische hypertrophische Subaortenstenose (IHSS)

Ep.: Inzidenz: 19/100.000/J; Prävalenz: ca. 200/100.000. Die HCM (meist in der nichtobstruktiven, auskultatorisch stummen Form) ist eine der häufigsten Ursachen für einen plötzlichen Herztod bei jungen Sportlern!
Während in früheren Jahren die HNCM als die weitaus häufigere Form galt, hat die routinemäßige Anwendung von Provokationstests gezeigt, dass nur etwa 1/3 der Patienten mit HCM tatsächlich „nicht-obstruktiv" ist. Neben den bekannten 20 - 30 % mit manifester, bereits in Ruhe nachweisbarer Obstruktion entwickeln weitere 30 - 40 % der Betroffenen eine Obstruktion unter Belastung. Provokationstests sind somit als obligat anzusehen für die Unterscheidung von HNCM vs. HOCM!

Ät.: Die HCM ist die häufigste hereditäre Herzerkrankung, die in ca. 70 % familiär auftritt und autosomal-dominant mit inkompletter Penetranz vererbt wird. > 1.500 Mutationen in > 30 Genloci sind inzwischen bekannt, die überwiegend Proteine des Sarkomers bzw. Proteine des „Energie-handlings" kodieren („disease of the sarcomere"). Etwa 2/3 der analysierten Krankheitsfälle verteilen sich auf die 3 häufigsten Gene für MYH7, MYBPC3 und TNNT2 (siehe unten). Eine schlüssige Genotyp-Phänotyp-Korrelation steht bisher aus.

Genprodukt (Aufzählung nicht vollständig)	Symbol	Chromosom	ca. %-Fälle
beta-Myosin-Schwerkette	MYH7	14q12	bis 35 %
Myosin-bindendes Protein C	MYBPC3	11p11.2	bis 30 %
Troponin T	TNNT2	1q32	bis 15 %
alpha-Tropomyosin	TPM1	15q22.1	< 5 %
Troponin I	TNNI3	19q13.4	< 5 %
Myosin-Leichtkette (essenzielle Kette)	MYL3	3p21	< 1 %
" " (regulatorische Kette)	MYL2	12q24.3	< 1 %
Actin	ACTC	15q14	< 0,5 %
Titin	TTN	2q24.3	< 0,5 %
alpha-Myosin-Schwerkette	MYH6	14q12	< 0,5 %

Pg.:
1. Endsystolische Einengung der linksventrikulären Ausflussbahn (durch asymmetrische Septumhypertrophie und nach anterior verlagerte Mitralklappe) mit intraventrikulärem Druckgradienten und Mitralinsuffizienz bei HOCM.
2. Diastolische Funktionsstörung mit verminderter diastolischer Dehnbarkeit des Ventrikels (diastolic stiffness). Hierbei spielen intrazelluläre Kalziumvermehrung sowie interstitielle Fibrose eine Rolle.

Die systolische (dynamische) Obstruktion der linksventrikulären Ausflussbahn wird verstärkt durch:
- Zunahme der Kontraktilität (pharmakologisch durch positiv inotrope Substanzen wie Digitalis oder Sympathomimetika)
- Verminderung von Preload und Afterload (pharmakologisch z.B. durch Nitrate, ACE-Hemmer, Dehydratation, Valsalva-Manöver)

KL.: Die Patienten sind oft über eine lange Zeit des Krankheitsprozesses beschwerdefrei (V.a. bei der auskultatorisch stummen HNCM ist die Diagnose oft ein Zufallsbefund).
Fakultative Symptome sind: Dyspnoe, Angina pectoris-Anfälle, höhergradige ventrikuläre Arrhythmien bis hin zu ventrikulären Tachykardien mit Schwindel, Synkopen und plötzlichen Todesfällen.

Ausk: Bei HOCM spätsystolisches spindelförmiges Geräusch (p.m. linker Sternalrand), verstärkt durch körperliche Belastung oder Valsalva-Manöver, oft 4. Herzton (infolge Vorhofüberlastung).

Ekg: Linkshypertrophiezeichen, Pseudoinfarktbilder mit tiefen Q-Zacken und negativem T linkspräkordial (infolge Septumhypertrophie), evtl. linksanteriorer Hemiblock (25 %), ventrikuläre Arrhythmien, evtl. QT-Zeitverlängerung (40 %).

Echokardiografie: Asymmetrische Septumhypertrophie oder Hypertrophie des gesamten Myokards des linken Ventrikels mit Einengung des linksventrikulären Ausflusstraktes (LVOT); Verhältnis zwischen Septumdicke und linksventrikulärer Hinterwanddicke enddiastolisch > 1,3 : 1. Dicke des Septums > 13 mm. Bei der HOCM wölbt sich systolisch das vordere Mitralsegel gegen das Septum vor (SAM = systolic anterior motion), systolisch verstärkte Einengung der linksventrikulären Ausflussbahn mit mesosystolischem vorzeitigen Aortenklappenschluss. Spätsystolisches "säbelscheidenartiges" Flussprofil (Doppler) bei Einengung des LVOT. Bestimmung des spätsystolischen Druckgradienten (zusätzlich verstärkt nach einer Extrasystole). Bei in Ruhe nicht-obstruktiven Patienten ist ein Provokationstest (Valsalva-Manöver, Kniebeugen, Stress-Echo) obligat.

MRT: Druckgradient, Anatomie + Funktion des Herzens, Fibrosenachweis (Gadolinium-Kontrast, sog. „late enhancement"), korrelierend zur maximalen Ausprägung der Wandverdickung

Evtl. Invasive Diagnostik (Linksherzkatheter), falls die Echobefunde nicht ausreichen, zur Diagnosefindung (Gradienten-Messung). Bei HOCM: Septalast-Anatomie für evtl. Ablation geeignet? Koexistente KHK? LVEDP als Marker der diastolischen Funktionsstörung.

Myokardbiopsie: Hypertrophie und Strukturverlust ("disarray") der Myozyten und Myofibrillen, interstitielle Fibrose, Vermehrung der Mitochondrien + Verbreiterung der Z-Streifen, Intimaverdickung intramuraler Koronararterien. In der Regel verzichtbar bei HOCM, bei HNCM großzügiger indiziert, da 2 - 5 % der Patienten eine infiltrative CM/Speichererkrankung aufweisen (siehe unten).

DD:
1. Sekundäre Hypertrophie des linken Ventrikels infolge Druckbelastung (z.B. arterielle Hypertonie, Aortenklappenstenose)
2. Membranöse bzw. fibromuskuläre subvalvuläre Aortenstenose (häufig mit begleitender Aortenklappen-Insuffizienz)
3. Speichererkrankungen (z. B. kardialer M. Fabry, Amyloidose, Glykogenosen - siehe dort). Suspekte Befundkonstellation hierfür: Wandhypertrophie im Echo + Niedervoltage im Ekg!
4. Im Rahmen von neuromuskulären Erkrankungen (z.B. Friedreich-Ataxie) und komplexen kongenitalen Syndromen (z.B. Noonan-Syndrom: Minderwuchs, faciale Dysmorphie, Pulmonalstenose, HCM)

Di.: (Familien-)Anamnese, Klinik, Ekg, Echokardiografie, invasive Diagnostik - Familiendiagnostik

Th.:
- Konservativ:
  - Meiden schwerer körperlicher Belastungen (Gefahr plötzlicher Todesfälle!)
  - Kontraindiziert bei HOCM sind positiv inotrope Substanzen (Digitalis, Sympathomimetika), starke Nachlastsenker und Nitrate, die zu einer Verstärkung der systolischen Stenose führen.
  - Gabe von Kalziumantagonisten vom Non-Dihydropyridin-Typ (Verapamil) oder Betablocker (aber nicht beides → Gefahr des AV-Blocks!)
  - Das derzeit noch im Zulassungsprozess befindliche Mavacamten ist als Inhibitor der kardialen Myosin-ATPase in der Lage, Hyperkontraktilität und Energieverbrauch zu normalisieren und die LVOT-Obstruktion zu verringern. Weitere negative Inotropika sind in klinischer Erprobung.
  - Beim Auftreten von Vorhofflimmern: Antikoagulanzientherapie
- ICD: Der ICD hat bei Risikopersonen eine nachgewiesene lebensverlängernde Wirkung. Risikofaktoren, die für eine primär prophylaktische Indikation sprechen (Risikokalkulator nach Leitlinien der ESC: Internet: *https://doc2do.com/hcm/webHCM.html*):
  - Maximale LV-Wanddicke > 30 mm,
  - VTs (ventrikuläre Tachykardien) im Langzeit-Ekg,
  - Rezidivierende Synkopen,
  - Unzureichender Blutdruckanstieg bei Ergometrie (Abfall oder Anstieg < 20 mmHg)
  - Plötzliche Herztodesfälle in der Familie

  Ob das Vorliegen bereits eines dieser Faktoren einen ICD rechtfertigt, wird in den US-amerikanischen Leitlinien bejaht, in den europäischen kontrovers diskutiert.
  Weitere prognostisch ungünstige Faktoren sind:
  - Nachweis ausgedehnter Fibrosebezirke im Gadolinium-verstärkten MRT
  - Nachweis aneurysmatischer Bezirke, v.a. apikal sowie Reduktion der EF <50%
- Interventionelle Therapie:
  - Perkutane transluminale septale Myokard-Ablation (PTSMA) = Transkoronare Ablation der Septumhypertrophie (TASH) = Alkohol-Septumablation (ASA): Auslösung einer lokalisierten septalen Myokardnekrose durch möglichst treffgenaue Alkoholinjektion in einen Septalast der LCA; Ind: Druckgradient > 50 mmHg; NW: Trifaszikulärer Block in ca. < 10 (- 25) % mit der Notwendigkeit einer Schrittmachertherapie; Erfolgsrate > 90 %; Letalität < 2 %. Inzwischen dokumentierte Langzeitwirkung analog der Myektomie (siehe unten)
  - Transaortale subvalvuläre Myektomie (TSM): Ind: Versagen der medizinischen Therapie oder nach ineffektiver DDD-Schrittmacherversorgung bzw. Ablation: Erfolgsrate > 90 %; Letalität < 2 %. Gut dokumentierte Langzeitwirkung mit wahrscheinlicher Prognoseverbesserung.
  - Herztransplantation bei Patienten mit dilatativem Verlauf (NYHA-Stadium III und IV)

Prg: Jährliche Sterberate bei unselektierten erwachsenen Patienten durchschnittlich ca. 1 %, in Kollektiven mit Risikomarkern (siehe oben) bis 5 %, bei Kindern/Jugendlichen bis 6 %. Die meisten Todesfälle sind Folge ventrikulärer Arrhythmien. Die Gefahr plötzlicher Todesfälle korreliert nicht zur Schwere der Symptomatik. Gefährdet sind bes. junge, männliche Patienten mit plötzlichem Herztod in der Familienanamnese sowie Troponin T-Mutationen; Risikomarker regelmäßig überprüfen.

3. RESTRIKTIVE KARDIOMYOPATHIE (RCM) [I42.5]

Def: + KL.: Sehr seltene Erkrankung unbekannter Ursache mit Verminderung der diastolischen Dehnbarkeit meistens des linken Ventrikels, auch der RV kann betroffen sein. Familiäre Häufungen kommen vor. In frühen Stadien oft "unerklärliche" Herzinsuffizienz-Symptomatik mit großen Vorhöfen und (weitgehend) erhaltener systolischer Ventrikelfunktion (Abgrenzung zur DCM) und normalen oder nur gering verdickten Wänden (Abgrenzung zur HCM). Endokard im fortgeschrittenen Stadium verdickt und mit Thromben belegt (→ Embolien), zunehmende diastolische Ventrikelfunktionsstörung und Entwicklung einer therapieresistenten Rechtsherzinsuffizienz mit Einflussstauung vor dem rechten Herzen.

1. Myokardiale RCM-Formen
   - Nichtinfiltrative RCM:
     - Idiopathische RCM
     - Familiäre RCM
     - RCM bei Sklerodermie
   - Infiltrative RCM: z.B. Amyloidose, Sarkoidose
   - RCM bei Speichererkrankungen: z.B. Hämochromatose, M. Fabry
2. Endomyokardiale RCM-Formen: z.B.
   - Endomyokardfibrose (Afrika)
   - Hypereosinophilie (Löffler-Endokarditis)
   - Karzinoid: Endokardfibrose bes. des rechten Herzens (Hedinger-Syndrom)

DD:
- Konstriktive Perikarditis (CP): Bei beiden Erkrankungen ist das Herz im Röntgenbild oft normal groß. Wichtig ist beim Echo die Analyse des transmitralen Einstromprofils (E/A-Welle, Dezelerationszeit) in Kombination mit der Gewebedoppler-Analyse zur Beurteilung der diastolischen Funktion:
  RCM: Frühdiastolische Geschwindigkeit am Mitralring E' mittels Gewebe-Dopplerechokardiografie bestimmt): < 8 cm/s
  CP: Frühdiastolische Geschwindigkeit am Mitralring E' > 8 cm/s
  Für eine RCM sprechen ein Perikarderguss, apikale Thrombusmassen und eine vermehrte Echogenität („granular sparkling").
  Für eine CP sprechen perikardiale Verkalkungen und eine abnorme Septumbewegung („septal notch, septal bouncing").
  Bei CP finden sich oft Verkalkungen und Perikardverdickungen (MRT, CT), außerdem zeigt sich ein typischer diastolischer Druckangleich in allen Herzhöhlen sowie eine auffällige Atemvarianz der Druckwerte; beide Zeichen fehlen bei RCM.
- Speicherkrankheiten (Amyloidose, Hämochromatose)

Di.: Echo mit Doppler (vergrößerte Vorhöfe bei normal großen Ventrikeln und nahezu normaler systolischer Kontraktion) - Röntgen/CT/MRT - Invasive Diagnostik mit simultaner RV/LV-Druckmessung mit Endomyokardbiopsie

Th.:
- Therapie einer evtl. Grunderkrankung, z.B. M. Fabry, Amyloidosen (siehe dort)
- Therapie der Herzinsuffizienz frühzeitig mit Diuretika (kein Digitalis)
- Herzfrequenzkontrolle mit dem Ziel einer möglichst langen Diastolendauer
- Thromboembolieprophylaxe
- Bei terminaler Herzinsuffizienz: Herztransplantation

Prg: Ohne Herztransplantation für die primären Formen schlecht

4. ARRHYTHMOGENE RECHTSVENTRIKULÄRE KARDIOMYOPATHIE [I42.80]

Syn: Arrhythmogene rechtsventrikuläre Dysplasie-Kardiomyopathie (ARVD, ARVCM oder ARVC); arrhythmogenic right ventricular dysplasia

Def: Primär durch ventrikuläre Arrhythmien auffällige Kardiomyopathie mit fibrolipomatöser Degeneration des rechtsventrikulären Myokards und konsekutiver Dysfunktion/Dilatation

Ep.: 10 - 20 % aller plötzlichen Herztodesfälle junger Männer (auch Sportler) sind Folge einer ARVCM. Neben der HCM (siehe oben) gilt die ARVCM ebenfalls als häufige Ursache der plötzlichen Todesfälle bei Sportlern, wobei die Erkrankung rel. selten ist (1 : 1.000 - 2.000); m : w = 2 : 1

Ät.: Unbekannt; in 40 % positive Familienanamnese, dabei sowohl autosomal rezessive wie auch autosomal dominante Erbgänge; diverse Genmutationen in verschiedenen Strukturen der interzellulären Kommunikation („disease of the desmosome") wurden nachgewiesen, z.B. von Plakophilin-2, Desmoplakin, Desmoglein, Desmocollin, Plakoglobin (Naxos disease), Ryanodin-2-Rezeptor; ARVC5

KL.: Manifestation meist um das 30. Lebensjahr. Synkopen, Kammertachykardien mit LSB-Morphologie im EKG oder plötzlicher Herztod, oft ausgelöst durch körperliche Anstrengung (Sportler!); seltener Herzinsuffizienz

Ekg: In 10 % d.F. Nachweis einer Epsilonwelle am Ende des verbreiterten QRS-Komplexes (V_{1-3}); diese entspricht im Signalmittlungs-Ekg einem Spätpotenzial. Quotient der QRS-Breiten in V_{1-3}/V_{4-6} $\geq$ 1, 2, evtl. T-Negativierung, evtl. Rechtsschenkelblock

Echo: Gezielte Suche nach lokalen oder globalen Bewegungsstörungen des RV, RV-Dilatation (Ø der rechtsventrikulären Ausflussbahn (RVOT) > 30 mm). Ein Normalbefund schließt die Erkrankung nicht aus! In späten Stadien kann auch der LV mitbetroffen sein, phänotypisch imponiert dann eine biventrikuläre DCM.

MRT: Fetteinlagerungen rechtsventrikulär und Informationen wie beim Echo; Nachweis von Aneurysmen des RV

Evtl. rechtsventrikuläre Angiografie: Gezielte Suche nach lokalen Bewegungsstörungen und Hypokinesie des RV im sog. „triangle of dysplasia": Subtrikuspidal, apikal, im RVOT; in späteren Stadien globale RV-Dilatation

Evtl. Myokardbiopsie: Vermehrung intramyokardialer Fettzellen = Fibrolipomatose → 2 histologische Varianten:
- Fibrolipomatose 1 mit überwiegender intramyokardialer Lipomatose
- Fibrolipomatose 2 mit überwiegender intramyokardialer Fibrose. Der Typ 2 kann auch den linken Ventrikel beteiligen.

DD:
- M. Uhl: Aplasie des rechtsventrikulären Myokards mit ungünstiger Prognose (Variante der ARVD ?)
- Brugada-Syndrom, Long-QT-Syndrom und andere "primäre elektrische Herzerkrankungen" mit malignen Arrhythmien (siehe dort)
- Myokarditis

Di.: Anamnese / Klinik (Synkopen, VT bei jungen Patienten, plötzliche Herztodesfälle in der Familie), Ekg + bildgebende Diagnostik, Genanalyse

Th.: Nur symptomatisch: Körperliche Schonung (kein Sport), Arrhythmiebehandlung und -prophylaxe: Betablocker, Implantation eines ICD; bei Rechtsherzversagen evtl. Herztransplantation.

Prg: Ohne Therapie beträgt die 10-Jahres-Letalität 30 %.

5. NICHTKLASSIFIZIERBARE KARDIOMYOPATHIEN

Isolierte (ventrikuläre) Non-Compaction-Kardiomyopathie (NCCM)

Def: Angeborene Erkrankung des linksventrikulären Myokards, die sporadisch oder familiär auftritt und mit anderen kardialen Anomalitäten assoziiert sein kann. Verschiedene Genmutationen sind bekannt, z.B. im Tafazzin-Gen (Xq28). Typisch ist eine prominente Trabekularisierung der apikalen Hälfte des linken Ventrikels mit tiefen intertrabekulären Recessus, interpretiert als Persistenz des embryonalen Maschenwerks ins Erwachsenenalter.

Ep.: Bei Kindern 9 % aller primären Kardiomyopathien

KL.: Herzinsuffizienz, ventrikuläre Arrhythmien und Risiko thromboembolischer Ereignisse

DD: Im fortgeschrittenen Stadium imponiert die Erkrankung phänotypisch wie eine DCM, in der frühen Phase ist auch eine Verwechslung mit der HCM möglich, wenn das apikale Maschenwerk mit kompaktem Myokard verwechselt wird.

Di.:
- Echokriterien (nach Jenni und Stöllberger):
  - Nachweis von mind. vier prominenten Trabekeln und Rezessus
  - Nachweis von Blutfluss zwischen Ventrikelkavum und den Rezessus
  - Typische zweilagige Struktur des betroffenen linksventrikulären Myokards
  - Systolisches Verhältnis von nichtkompakter subendokardialer Schicht zu kompakter subepikardialer Schicht > 2
- MRT: Alternative bei unzureichender Echodiagnostik

Th.: der Herzinsuffizienz, Thromboembolieprophylaxe mit Antikoagulanzien; evtl. ICD, evtl. Herztransplantation

STRESS-KARDIOMYOPATHIE [I42.88]

Syn: Tako-Tsubo-CM, transient left ventricular apical ballooning, "broken-heart" syndrome

Def: Akute, durch emotionalen oder physischen Stress hervorgerufene reversible linksventrikuläre Dysfunktion mit vorwiegend apikaler, lokalisierter Bewegungsstörung („apical ballooning") bei unauffälligen Koronararterien

Ep.: Rel. selten. Ca. 2 % aller akuten Koronarsyndrome, 90 % aller Patienten sind weiblich, das mittlere Alter liegt > 60 J.

Ät.: Unbekannt; diskutiert werden u.a. Koronarspasmen und katecholaminassoziierte mikrovaskuläre Dysfunktion. Meist vorausgehende psychische Belastungssituation.

KL.: Wie ACS: Brustschmerzen, evtl. Dyspnoe, gel. Synkope, evtl. dritter Herzton

Ekg: Infarktähnliche ST-Hebungen oder T-Wellen-Veränderungen

Echo (MRT): Apikale Akinesie („Ballooning"), kompensatorisch basale Normo- bis Hyperkinesie, gelegentlich konsekutive Ausbildung eines SAM-Phänomens (siehe HOCM) bzw. einer subaortalen Obstruktion, reduzierte Gesamt-EF

Koronarangiografie: Unauffällige Koronararterien, „Ballooning" in der Lävokardiografie, EF ↓

Lab: Meist leichter Anstieg von Troponin und CK(-MB)

DD: Akutes Koronarsyndrom infolge KHK/kritischer Koronarstenose; Phäochromozytom, HOCM u.a.

Di.: Anamnese, Ekg, Echo (MRT), Labor, unauffällige Koronarangiografie

Th.: Betablocker, symptomatische Therapie der Herzinsuffizienz; ***Cave*** Katecholamine!

Prg: Gut - wenn die akute Krankheitsphase (~ 1 Woche) überstanden wird, Normalisierung der EF. Mortalität < 3 %. Rezidivrisiko ca. 10 %.

MYOKARDITIS [I51.4]

Def: (WHO/ISFC) Entzündliche Herzmuskelerkrankung, die über histologische, immunologische und immunhistochemische Kriterien definiert ist.

Ep.: Bei kardiotropen Viren rechnet man in 1 % d.F. mit kardialer Mitbeteiligung (bei Coxsackie B-Virusinfektion bis 4 %). Rel. hohe Dunkelziffer, da die Mehrzahl der Fälle leicht oder asymptomatisch verläuft. Bei Autopsien plötzlicher Todesfälle junger Erwachsener findet sich in ca. 10 % d.F. eine Myokarditis.

Ät.:
1. Infektiöse Myokarditis
   - Viren (50 % d.F.): Parvovirus B 19, Coxsackie B1 - B5, Coxsackie A, humanes Herpesvirus 6 (HHV6), EBV, Influenza-, Adeno-, Echo-Viren, HIV, HCV, SARS-CoV2 u.a. In Einzelfällen können zahlreiche andere Viren eine Myokarditis auslösen.
   - Bakterien:
     - Bei septischen Erkrankungen, insbes. bakterieller Endokarditis (Staphylokokken, Enterokokken u.a.)
     - Betahämolysierende Streptokokken der Gruppe A (Angina tonsillaris, Scharlach, Erysipel)
     - Borrelia burgdorferi (Lyme-Erkrankung)
     - Diphtherie
     - Seltenere Ursachen: Typhus, Tuberkulose, Lues u.a.
   - Pilze bei Abwehrschwäche
   - Protozoen: Toxoplasmose, Chagas-Krankheit (Trypanosoma cruzi/Südamerika)
   - Parasiten: Trichinen, Echinokokken u.a.
2. Nichtinfektiöse Myokarditis:
   - Rheumatoide Arthritis, Kollagenosen, Vaskulitiden
   - Myokarditis nach Bestrahlung des Mediastinums
   - Hypersensitivitätsmyokarditis (eosinophile Myokarditis): Medikamentös induziert
   - Idiopathische interstitielle Fiedler-Myokarditis = Riesenzellmyokarditis

Pg.: Virusmyokarditiden können infolge Kreuzantigenität von viralen und myokardialen Strukturen zu Immunphänomenen führen:
- Bei akuter Myokarditis finden sich in ca. 75 % d.F. passagere Antikörper, die nach klinischer Besserung meist wieder verschwinden und diagnostisch ohne Bedeutung sind:

- Antimyolemmale Antikörper (AMLA) vom Typ IgM
- Antisarkolemmale Antikörper (ASA) vom Typ IgM
- IgM-Antikörper und Komplementfaktor C_3 in der Myokardbiopsie

• Bei chronischem Verlauf kann es zur Ausbildung von Auto-Ak gegen beta1-adrenerge Rezeptoren im Herzen kommen.

Hi.: Histologische und immunhistologische Klassifikation der Myokarditis und inflammatorischen dilatativen Kardiomyopathie (DCMi nach ESC 2013):

Diagnose	Konventionelle Histologie (Dallas-Kriterien 1987)	Histologische und immunhistologische Kriterien (ISFC-Klassifikation 1998)
1. Aktive/akute Myokarditis	Infiltrat, Myozytolyse Ödem	1. bis 3. identisch: Infiltrat, charakterisiert mit monoklonalen Antikörpern, Immunglobulin- und Komplementfixation. Inobligat: De-novo-Expression von HLA-Antigen der Klasse I + II und Adhäsionsmolekülen*)
2. Fortbestehende Myokarditis	Wie 1., aber in Folgebiopsie bei Verlaufsbeobachtung	
3. Abheilende Myokarditis	Rückläufiges Infiltrat, fakultative Myozytolyse, reparative Fibrose	
4. Borderline Myokarditis	Eingestreute, seltene Lymphozyten ohne Myozytolyse	Grenzbefund zur Myokarditis bei 1-13 Lymphozyten/mm^2
5. Chronische Myokarditis, dilatative Kardiomyopathie mit Inflammation	Nicht definiert	≥14 Lymphozyten (inklusive bis zu 4 Makrophagen)/mm^2 mit CD3 positiven T-Lymphozyten > 7 /mm^2, fakultativer immunhistologischer Nachweis von viraler RNA oder DNA

*) Durch die Verwendung monoklonaler Ak können die Leukozytensubpopulationen exakt differenziert werden. Eine vermehrte Expression von HLA-Antigen der Klasse I und II auf Myozyten und Gefäßendothel sowie der Nachweis endothelialer CAMs (Cellular Adhesion Molecules) sprechen für Entzündung auch bei Fehlen einer zellulären Infiltration.

Histologische Sonderformen der Myokarditis (M.):

• Rheumatische M.: Aschoff-Knötchen, Anitschkow-Zellen (= histiozytäre Zellen), Aschoff-Riesenzellen
• Idiopathische Fiedler M. (= Riesenzell-M.): Lympho-/plasmazelluläre Infiltrate + Riesenzellen
• Eosinophile M.: 1. Durch Medikamente induziert; 2. Bei hypereosinophilem Syndrom
• Granulomatös-nekrotisierende M.

KL.: Der klinische Verlauf der Myokarditis ist sehr variabel und reicht von asymptomatischem oder mildem Verlauf (Mehrzahl der Fälle) bis zu fulminantem Verlauf mit tödlichem Ausgang (selten). Chronische Verläufe mit Übergang in dilatative Kardiomyopathie sind möglich.
Die Beschwerden stehen bei der infektiösen Myokarditis mit einem Infekt in Zusammenhang (Anamnese!):

• Akuter Brustschmerz (perikarditisch oder pseudoischämisch)
• Neu (< 3 Monate) oder subakut/chronisch (> 3 Monate) Dyspnoe/Fatigue, ggf. mit Herzinsuffizienzzeichen
• Palpitationen oder andere Arrhythmiesymptome oder Synkope oder überlebter Herztod
• Unerklärter kardiogener Schock

Ausk: Uncharakteristisch, evtl. flüchtige systolische Geräusche, bei Herzinsuffizienz evtl. 3. Herzton; bei Perimyokarditis evtl. Perikardreiben

Lab:
• CK/CK-MB, Troponin T/I ↑
• Evtl. Entzündungszeichen (BSG, Blutbild)
• Bakteriologische/virologische Diagnostik (Stuhluntersuchung auf Enteroviren)
• Nachweis von Auto-Ak und virologische Serologie sind wenig spezifisch und spielen keine Rolle.
• BNP: Steigt an bei beginnender Herzinsuffizienz, kann aber auch infolge der Entzündung des Herzmuskels ansteigen (das gilt auch für die inflammatorische Kardiomyopathie).

(Langzeit-) Ekg: Ekg-Veränderungen sind rel. häufig und meist passager:
• Sinustachykardie
• Arrhythmien, bes. Extrasystolen
• Bei Diphtherie und Lyme-Karditis oft Erregungsleitungsstörungen (z.B. AV-Block)

- Bild des Innenschichtschadens: ST-Senkung (DD: Digitaliswirkung, Koronarinsuffizienz), T-Abflachung, T-Negativierung (DD: Rückbildungsstadium nach Infarkt oder Perikarditis)
- Bei gleichzeitiger Perikarditis ("Myoperikarditis") evtl. monophasische Anhebung der ST-Strecke im Sinne des Außenschichtschadens (DD: Herzinfarkt - bei Myokarditis kein R-Verlust und keine Q-Zacken)
- Evtl. Niedervoltage → DD: Myokardschädigung oder Perikarderguss (Echokardiografie!)

Bildgebende Verfahren:
Echo: Oft normale Befunde; evtl. regionale Kinetikstörungen, evtl. Perikarderguss bei Myo-/Perikarditis; bei Ausbildung einer Herzinsuffizienz evtl. verminderte Auswurffraktion und Herzdilatation
Rö. Thorax: Bei Herzinsuffizienz Herzvergrößerung, evtl. Zeichen der Lungenstauung

MRT: Standard zur nichtinvasiven Gewebecharakterisierung: „Lake-Louise-Kriterien“ (2 von 3 müssen erfüllt sein): Myokardiales Ödem auf T2-gewichteten Sequenzen - Early-Gadolinium-Enhancement-Ratio > 4 (oder absoluter Anstieg um > 45 %) - Late-Gadolinium-Enhancement mind. eine fokale Läsion

Evtl. invasive Diagnostik: Koronarangiographie für DD KHK; Endomyokardbiopsie bei akuter (Entstehung < 2 Wochen), schwerer Verlaufsform (kardiogener Schock) zur Identifikation seltener Ätiologien mit Therapiekonsequenz (Riesenzellmyokarditis → 3fach Immunsuppression, eosinophile Myokarditis, Sarkoidose → Kortison); bei Verdacht ggf. Therapiebeginn schon vor pathologischem Ergebnis!

DD der entzündlichen Herzmuskelerkrankungen:

Histologie	**Myokarditis / entzündliche dilatative Kardiomyopathie (DCM)**			
Immunhistologie	Keine Entzündung	Keine Entzündung	Aktive Entzündung	Aktiver immunologischer Prozess im Myokard
Molekularbiologie	Kein Hinweis auf Viruspersistenz	Viruspersistenz im Myokard	Viruspersistenz im Myokard	Kein Virusnachweis
Diagnose	Postmyokarditische Herzmuskelerkrankung	Virale Herzmuskelerkrankung	Viruspositive Myokarditis	Autoimmunreaktive Myokarditis / DCM

Di.: Bei symptomatischen Patienten mind. 1, bei asymptomatischen Patienten mind. 2 aus: EKG-Auffälligkeit - Troponin - Bildgebung - Gewebecharakterisierung im MRT

Th.: A) Kausal: z.B. Penicillinbehandlung einer rheumatischen Karditis, Therapie einer Diphtherie, einer Lyme-Karditis, einer Chagas-Krankheit (siehe dort)
- Antivirale Therapie: bislang kein nachgewiesener Nutzen auf Prognose, im Rahmen von Studien bei progredienter Virusmyokarditis mit Nachweis von Virus-DNA/RNA in der Myokardbiopsie
- Immunsuppressive Therapie als Einzelfallentscheidung, auch hier kein nachgewiesener Nutzen auf Prognose → Ind: Virusnegative (PCR aus Myokardbiopsie!) chronisch-lymphozytäre M.; Riesenzell-M.; eosinophile M.; autoimmune M. mit Auto-Ak-Nachweis. Verschiedene Protokolle → Beratung in Zentren

B) Symptomatisch:
- Körperliche Schonung: Solange Zeichen der Herzinsuffizienz bestehen (arbeitsunfähig).
- Thromboembolieprophylaxe mit Antikoagulanzien bei Entwicklung einer dilatativen Kardiomyopathie
- Behandlung von Komplikationen (Herzinsuffizienz, Herzrhythmusstörungen → siehe dort)
- Bei terminaler Herzinsuffizienz Versuch einer Entlastung des Herzens durch temporären mechanischen Herzersatz (ECMO) und Prüfung der Indikation zur

C) Herztransplantation

Prg:
1. Ausheilung der Mehrzahl der Fälle einer Virusmyokarditis } > 80 %
2. Persistenz harmloser Rhythmusstörungen (z.B. Extrasystolie) } > 80 %
3. Rel. selten Tod an akuten Komplikationen (Rhythmus-/Überleitungsstörungen, Herzversagen). Hohe Komplikationsraten finden sich u.a. bei Coxsackie B-Infektion (bes. bei Säuglingen), Diphtherie und Chagaskrankheit
4. Chronischer Verlauf (ca. 15 %) mit Entwicklung einer dilatativen Kardiomyopathie mit Herzinsuffizienz. Die granulomatös-nekrotisierende M. endet meist letal.

ANHANG:

CHAGAS-KRANKHEIT [B57.2]

Ep.: Häufigste Ursache einer inflammatorischen dilatativen Kardiomyopathie (DCM) in Südamerika.

Err: Trypanosoma cruzi; Übertragung durch Kot von Raubwanzen

Ink: 1 - 4 Wochen

KL.: Akut: Nur ein Teil der Infizierten zeigt akute Symptome.
- Lokale (schmerzlose) Schwellung/Ulkus an der Eintrittsstelle, oft periorbital (Chagom)
- Akut-entzündliches Krankheitsbild mit Fieber, Abgeschlagenheit, Lymphknoten-/Leber-/Milzvergrößerung, gel. Myokarditis

Chronisch: Nach einer Latenzphase bis zu 20 Jahren
- Kardiale Manifestation als DCM, Herzrhythmusstörungen, evtl. plötzlicher Herztod
- Gastrointestinale Manifestation mit Ösophagus- oder Kolondilatation; neurologische Störungen

Di.: Klinik (Trias: Kardiomegalie, Megaösophagus und -kolon), Herkunftsland, Erregernachweis (Blutausstrich, dicker Tropfen, Blutkultur, PCR), Ak-Nachweis

Th.: Im Akutstadium: Nifurtimox, Benznidazol (toxisch !)
Im chronischen Stadium: Symptomatische Therapie der Herzinsuffizienz

PERIKARDITIS UND PERIMYOKARDITIS [I31.9]

Die klinische Trennung zwischen Myokarditis (mit Sinustachykardie, Rhythmusstörungen, Herzvergrößerung u.a.) und Perikarditis (mit retrosternalen Schmerzen, Perikardreiben u.a.) ist nicht immer möglich und sinnvoll; der gleichzeitige Befall subepikardialer Myokardschichten (verantwortlich für die Ekg-Stadien!) im Rahmen einer Perikarditis hat in diesen Fällen zur Bezeichnung Perimyokarditis geführt.

AKUTE PERIKARDITIS [I30.9]

Infos: siehe Interner *ESC-Leitlinie 2015*

Ät.: 1. Infektiöse Perikarditis:
- Am häufigsten Viren: Erregerspektrum wie bei Myokarditis: Coxsackie A und B, CMV, Parvovirus B19, Adeno-, Echo-Viren, HIV u.a.
  Die Mehrzahl "idiopathischer" Perikarditisfälle sind durch Viren verursacht!
- Seltener Bakterien: Mykobakterien (TB), Perikarditis bei septischen Erkrankungen u.a.

2. Immunologisch bedingte Perikarditis:
- Systemischer Lupus erythematodes
- Rheumatisches Fieber! (im Rahmen der rheumatischen Pankarditis, pathologisch-anatomisch 100 % Perikardbeteiligung, klinisch aber nur 10 %).
- Allergische Perikarditis (Serumkrankheit, Arzneimittel)
- Postmyokardinfarktsyndrom (= Dressler-Syndrom)[I24.1], Labor: anti-SMA
  Postkardiotomiesyndrom [I97.0]: 1 - 6 Wochen nach Herzinfarkt bzw. herzchirurgischen Eingriffen kann es zu einer fiebrigen Perikarditis/Pleuritis kommen (BSG-Erhöhung, Leukozytose, temporärer Nachweis zirkulierender Antikörper gegen Herzmuskel).

3. Perikarditis epistenocardica über größeren epikardnahen Infarkten [I30.8.] tritt innerhalb der 1. Woche nach Infarkt auf.
4. Perikarditis bei Urämie
5. Posttraumatische Perikarditis
6. Tumorperikarditis (infiltratives Wachstum oder Metastasierung): Bronchial-, Mamma-, Ösophaguskarzinom; Leukämien, maligne Lymphome u.a.
7. Perikarditis nach Strahlentherapie (sehr selten)
8. Arzneimittel-induzierte Perikarditiden (z.B. durch Penicillin) sind sehr selten (Hypersensitivitätsreaktion evtl. mit Eosinophilie)

KL.: a) Trockene Perikarditis (fibrinöse Perikarditis): Findet sich zu Beginn oder am Ende einer akuten Perikarditis; am häufigsten bei Urämie, ferner beim Herzinfarkt (keine Antikoagulanzien → Hämoperikardgefahr)
Sy.: Stechender Schmerz hinter dem Sternum (DD: Myokardinfarkt), verstärkt im Liegen, bei tiefer Inspiration und beim Husten

Ausk.: Systolisches oder systolisch-diastolisches "schabendes", ohrnahes Reibegeräusch, am deutlichsten hörbar über dem Lingulabereich in Sternalnähe sowie nach Exspiration.

Unterscheide drei Arten von Reibegeräuschen:
- Pleurales Reiben: Fehlt, wenn der Patient den Atem anhält
- Pleuroperikardiales Reiben (bei Kombination von Perikarditis mit linksseitiger Pleuritis): Neben dem perikardialen Reiben zusätzliches Geräuschphänomen beim Atmen.
- Perikardiales Reiben: Keine Geräuschänderung bei Atempause

b) Feuchte (exsudative) Perikarditis: Am häufigsten bei TB, Virusinfekten, rheumatischem Fieber, Urämie. Beim Übergang von trockener zu feuchter Perikarditis werden die Herztöne leiser, oft verschwinden auch die Schmerzen und das Reibegeräusch.

Ko.: **HERZBEUTELTAMPONADE (Perikardtamponade)** [I31.9]
Durch große Exsudatmengen kann es durch Behinderung der diastolischen Ventrikelfüllung zu einer Einflussstauung mit der Gefahr eines kardiogenen Schocks kommen (durch kritische Exsudatmenge bei rascher Ergussbildung: 300 - 400 ml).

PPh: ▸ Rückstau des Blutes vor dem rechten Herzen:

KL.:
- Erhöhter Venendruck mit prall gefüllten Venen (Zungengrund-/Jugularvenen)
  DD zum Volumenmangelschock: Kollabierte Venen.
- Kussmaul-Zeichen: Paradoxer inspiratorischer Druckanstieg in der Jugularvene
- Leberkapselspannung mit Oberbauchschmerzen
- Evtl. kleiner Aszites (Sonografie!)

▸ Low cardiac output-Syndrom
- Körperliche Schwäche, Belastungsdyspnoe
- Blutdruckabfall, der sich inspiratorisch verstärkt
- Pulsus paradoxus: Inspiratorische Abnahme der Blutdruckamplitude > 10 mmHg
  Anm.: Ein Pulsus paradoxus findet sich auch bei Panzerherz, Spannungspneumothorax und bei schwerem Asthmaanfall.
- Tachykardie

▸ Leise Herztöne (Auskultation)

Lab: Bei infektiöser Genese fakultativ CRP, BSG ↑, Virusserologie, Kultur auf Bakterien und Mykobakterien

Ekg: Das Ekg ist nicht durch die Perikarditis per se verändert, sondern dadurch, dass die angrenzende Myokardschicht in die Entzündung mit einbegriffen ist: Daher Typ des Außenschichtschadens in allen Ableitungen: Im Gegensatz zum Infarkt (der nur regional zugeordnete Ableitungen betrifft) verläuft die ST-Streckenhebung konkavbogig aus dem aufsteigenden Schenkel der S-Zacke. In der 2. Woche Ausbildung eines terminal negativen T (aber niemals R-Verlust wie beim Herzinfarkt). Bei starkem Perikarderguss findet sich oft im Ekg eine Niedervoltage, gel. auch ein elektrischer Alternans (dieser erklärt sich echokardiografisch durch eine von Schlag zu Schlag wechselnde anatomische Position des Herzens).

Echo: Schneller und empfindlicher Ergussnachweis (ab 50 ml): Echofreier Raum hinter dem Herzen, bei großem Erguss auch vor dem Herzen. Kleiner Erguss < 100 ml, mittelgroßer Erguss 100 - 400 ml, großer Erguss > 400 ml („swinging heart"). Bei Perikardtamponade Kompression des rechten Ventrikels und Kollaps des rechten Vorhofs.
Um die Entwicklung eines Perikardergusses genau beurteilen zu können, engmaschige Kontrollen von RR (abfallend), ZVD (ansteigend) + Echokardiografie.

MRT/CT: Neben dem Echo Diagnostik der Wahl! Anatomische und funktionelle Information mit Nachweis von Ergussflüssigkeit und Myokardbeteiligung

Rö.: Vergrößerung des Herzschattens (ohne Zeichen einer pulmonalen Stauung); in typischen Fällen schlaffe Dreieckform oder "Bocksbeutelform" (breit ausladende Mittelpartien wie bei einer Flasche Frankenwein). Die DD zur myogenen Herzdilatation wird durch Echokardiografie geklärt.

DD:
1. Myogene Herzdilatation (keine Niedervoltage im Ekg, sonografisch kein Ergussnachweis, oft Zeichen der Lungenstauung)
2. Herzinfarkt:
   Bei Perimyokarditis fehlen Q-Zacken bzw. R-Verlust.
   Beim Infarkt finden sich reziproke ST-Senkungen in anderen Ableitungen (nicht jedoch bei Perikarditis).
   Die CK kann auch bei Perimyokarditis leicht ansteigen.

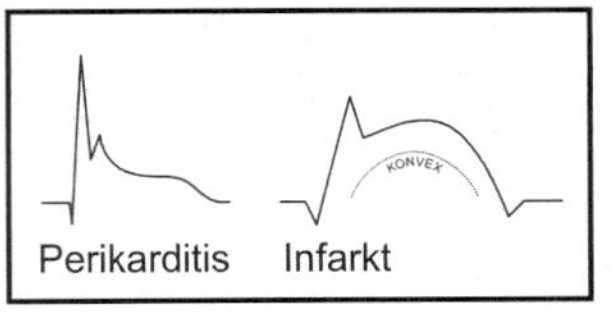

Di.: Eine akute Perikarditis wird diagnostiziert, wenn 2 der folgenden 4 Kriterien erfüllt sind (ESC-Guideline 2015):
Brustschmerzen - Reibegeräusch - ST-Hebung - Perikarderguss

Th.: a) des Grundleidens: z.B.
- Bei bakterieller Genese: Antibiotika
- Bei Verdacht auf tuberkulöse Genese Versuch des Erregernachweises im Perikardpunktat. Da ein negatives Ergebnis die tuberkulöse Genese nicht ausschließt, soll man auch bei klinischem Verdacht eine antituberkulotische Therapie beginnen (siehe Kap. Lungentuberkulose).
- Bei rheumatischem Fieber Penicillin + ASS oder evtl. Kortikosteroide
- Bei allergischer Perikarditis, Postmyokardinfarkt- und Postkardiotomiesyndrom: Nichtsteroidale Antiphlogistika, evtl. Kortikosteroide
- Bei urämischer Perikarditis: Dialyse u.a.

b) Symptomatische Behandlung:
- Erstlinientherapie: Hoch dosiert ASS oder NSAR (z.B. Ibuprofen - 600 mg alle 8 h) + Protonenpumpenhemmer (als Magenschutz) + Colchizin 0,5 mg/d (senkt die Rezidivrate)
- Indikation für Kortikosteroide:
  1. Versagen der Erstlinientherapie und Ausschluss einer infektiösen Ursache
  2. Autoimmunerkrankungen

Bei drohender Herzbeuteltamponade Entlastungspunktion (Intensivstation): Vom Proc. xiphoideus ausgehend, Nadel retrosternal vorsichtig in Richtung Perikarderguss unter Aspiration und Ultraschallkontrolle vorschieben. Einführen eines Drainagekatheters. In 5 % ist mit schweren Komplikationen zu rechnen (z.B. Blutungen, Fehlpunktionen u.a.).
Bei rezidivierendem Erguss evtl. Perikarddrainage mittels Katheter. Bei chronisch-rezidivierendem Erguss (z.B. bei Urämie) Perikardfensterung zur Pleura oder zum Peritoneum.

Prg: Rezidive bis 30 %; selten Übergang in chronische konstriktive Perikarditis (ca. 1 %)

CHRONISCH KONSTRIKTIVE PERIKARDITIS [I31.1]

Def: Narbige Folgezustände der akuten Perikarditis.
Die Einengung des Herzens durch den narbig geschrumpften, z.T. mit Kalkspangen durchsetzten Herzbeutel führt zur Behinderung der diastolischen Ventrikelfüllung mit den Zeichen der Einflussstauung und bei längerem Bestehen zu einer Herzmuskelatrophie.
Nomenklatur:
- Accretio: Adhäsionen des Perikards an Nachbarorgane
- Concretio: Verklebung beider Perikardblätter
- Constrictio: "Panzerherz" mit schwielig schrumpfendem Perikardbeutel, oft mit Kalkeinlagerungen

Ät.: Wie bei akuter Perikarditis, wobei die tuberkulöse Genese am häufigsten sein soll

KL.: 1. Symptome durch den Rückstau des Blutes vor dem rechten Herzen:
- Erhöhter Venendruck (mehr als 12 cm H_2O)
- Kussmaul-Zeichen: Paradoxer Druckanstieg des Jugularvenenpulses bei tiefer Inspiration
- Lebervergrößerung, evtl. mit Aszites (Fehldiagnose: Leberzirrhose)
- Ödeme, Stauungsproteinurie, Hyponatriämie (Fehldiagnose: nephrotisches Syndrom), evtl. kongestiver Hyperspleniismus

2. Low cardiac output-Syndrom mit körperlicher Schwäche, Belastungsdyspnoe
evtl. Pulsus paradoxus: Inspiratorisch Abnahme der Blutdruckamplitude > 10 mmHg

Auskultation: Evtl. leise Herztöne, evtl. 3. Herzton (Fehldiagnose: Mitralvitium)

Ekg: T-Negativierung, Low voltage, evtl. Vorhofflimmern

Echokardiografie: Verstärkte Echos an verkalkten Perikardschwielen, verminderte Bewegungsamplitude der Hinterwand des linken Ventrikels mit plötzlichem Stopp der Ventrikelfüllung in der mittleren Diastole (Dip-Plateau-Phänomen bei invasivem Druckmonitoring)

Röntgen, MRT, CT: Meist normal großes Herz, oft Verkalkungen

Merke: Das Missverhältnis zwischen klinischen Zeichen der Rechtsherzinsuffizienz und normal großem Herz muss an eine konstriktive Perikarditis denken lassen, bes. auch jede therapierefraktäre Herzinsuffizienz!

Lab: BNP-Werte niedrig-normal (trotz manifester Herzinsuffizienz)

DD: Restriktive Kardiomyopathie (RCM): Siehe dort

Di.: Klinik + Echokardiografie + CT oder MRT

Th.: Operative Entschwielung (Dekortikation) des Herzens, Perikardektomie - Indikation nicht zu spät stellen, weil es sonst infolge Myokardatrophie postoperativ zu akuter Herzdilatation kommen kann.

KORONARE HERZERKRANKUNG (KHK) [I25.9]

Internet-Infos: *www.athero.org; www.khk.versorgungsleitlinien.de; www.escardio.org*

Syn: Ischämische Herzkrankheit = IHK, „ischemic heart disease" = IHD, „coronary artery disease" = CAD, „coronary heart disease" = CHD

Def: KHK ist die Manifestation der Arteriosklerose (= Atherosklerose) in den Herzkranzarterien. Bedingt durch flusslimitierende Koronarstenosen kommt es zur Koronarinsuffizienz = Missverhältnis zwischen Sauerstoffbedarf und -angebot im Herzmuskel. Die dadurch hervorgerufene Myokardischämie hat verschiedene Manifestationsformen:

1. Chronisches Koronarsyndrom (stabile Angina pectoris):
   - Verdacht auf KHK mit Symptomen der „stabilen" Angina pectoris, mit oder ohne Dyspnoe, mit neu aufgetretenen Symptomen einer Herzinsuffizienz oder linksventrikulärer Dysfunktion
   - Asymptomatische oder symptomatische Patienten mit stabilisierten Symptomen < 1 Jahr nach ACS oder nach Revaskularisierung
   - Asymptomatische oder symptomatische Patienten > 1 Jahr nach Erstdiagnose einer KHK oder Revaskularisierung
   - Angina pectoris und Verdacht auf Vasospastik oder mikrovaskuläre Erkrankung
   - Asymptomatische Patienten mit beim Screening diagnostizierter KHK
2. Akutes Koronarsyndrom (ACS) umfasst 3 Entitäten:
   - Instabile Angina pectoris (AP) ohne Anstieg von Troponin
   - NSTEMI = non ST-segment-elevation myocardial infarction = Nicht-ST-Streckenhebungsinfarkt mit Anstieg von Troponin
   - STEMI = ST-segment-elevation myocardial infarction = ST-Streckenhebungsinfarkt mit Anstieg von Troponin und persistierender ST-Hebung (> 20 Min.)
3. Herzrhythmusstörungen (ventrikuläre Extrasystolen bis Kammerflimmern)
4. Plötzlicher Herztod

Ep.: Die KHK ist in den Industrieländern die häufigste Todesursache. In Deutschland sind 14 % der Todesfälle durch KHK verursacht.
Die Lebenszeitprävalenz für die KHK in Deutschland beträgt 9,3% für die 40 - 79jährigen und ist damit eine der wichtigsten Volkskrankheiten.

Erstmanifestation der KHK:
- Angina pectoris: 55 %
- ACS: 25 %
- Plötzlicher Herztod: 20 %

Ät.: Kardiovaskuläre Risikofaktoren: Erhöhte Wahrscheinlichkeit einer Atherosklerose

1. Vor allem bei
   - 1.1 LDL-Cholesterin-Erhöhung (≥ 160 mg/dl [≥ 4,1 mmol/l]), HDL-Cholesterin-Erniedrigung (≤ 40 mg/dl [≤ 1,0 mmol/l] für Männer, ≤ 50 mg/dl [≤ 1,3 mmol/l] für Frauen)
   - 1.2 Arterielle Hypertonie (≥ 140/90 mmHg)
   - 1.3 Diabetes mellitus: HbA_{1c} ≥ 7 % (≥ 48 mmol/mol Hb)
   - 1.4 Tabakkonsum
   - 1.5 KHK/Herzinfarkte bei erstgradigen Familienangehörigen vor dem 55 Lj. (m) bzw. 65 Lj. (w)
   - 1.6 Lebensalter (m ≥ 55 J. ; w ≥ 65 J.) und männliches Geschlecht

   Anm.: > 80 % der Patienten, die an einer KHK sterben, sind älter als 65 Jahre.
2. Seltener bei:
   - 2.1 Atherogene Diät (protektiv ist die mediterrane Diät)
   - 2.2 Adipositas, mit Betonung der abdominellen Fettspeicherung (Hinweis: Taillenumfang bei Männern > 94 cm, bei Frauen > 80 cm)
   - 2.3 Körperliche Inaktivität; niedriger sozioökonomischer Status
   - 2.4 Lipidstoffwechselstörungen: Andere als unter 1.1, z.B. Hypertriglyzeridämie (≥ 150 mg/dl), Lp(a)-Erhöhung (Normwert < 30 mg/dl, <75 nmol/l)
   - 2.5 Frühe Menopause
   - 2.6 Hyperfibrinogenämie (> 3,5 g/l)
   - 2.7 Leben unter erhöhter Feinstaubbelastung
   - 2.8 Genetik: Identifizierte Genregionen, die mit einem erhöhten Herzinfarktrisiko assoziiert sind (z.B. 9p21.3).
   - 2.9 Obstruktive Schlafapnoe, Z.n. thorakaler Bestrahlung, Z.n. HTX

Das 10-Jahres-Risiko kann mit Risikokalkulatoren (Algorithmen, Scores) errechnet werden:

1. PROCAM-Risikokalkulator auf der Basis der Prospektiven Cardiovaskulären Münster-Studie (tödliche und nicht-tödliche kardiovaskuläre Ereignisse; Internet: *www.chd-taskforce.com*)

- Hohes Risiko: Multiple Risikofaktoren: 10-Jahresrisiko > 20 %
- Mittleres Risiko: 2 Risikofaktoren: 10-Jahresrisiko 10 - 20 %
- Niedriges bis moderates Risiko: 1 Risikofaktor: 10-Jahresrisiko von < 10 %

2. ESC-SCORE (Heart Score) für tödliche kardiovaskuläre Ereignisse (Internet: *www.heartscore.org*)
   - Sehr hohes Risiko (≥ 10 %)
     - Dokumentierte kardiovaskuläre Erkrankung (Z.n. Myokardinfarkt, ACS, CABG, zerebraler Insult), PAVK
     - Diabetes mellitus mit ≥1 Risikofaktor und/oder Endorganschädigung
     - Schwere chronische Nierenerkrankung (eGFR: < 30 ml/min/1,73 m^2)
   - Hohes Risiko (5 - 10 %)
     - Diabetes mellitus ohne zusätzlichem Risikofaktor und ohne Endorganschädigung
     - Moderate chronische Nierenerkrankung (eGFR: 30 - 59 ml/min/1,73 m^2)
   - Moderates Risiko (1 - 5 %)
   - Niedriges Risiko (≤ 1 %)
3. ASCVD Risk Estimator (Internet: *www.tools.acc.org*)
4. CARRISMA-Risikokalkulator (Internet: *www.carrisma-pocket-ll.de*). Das CARRISMA-System berücksichtigt die prognostische Bedeutung des BMI (kg/m^2), die Anzahl der gerauchten Zigaretten und die körperliche Aktivität (kcal/Woche: 0 - 3.000).

Myokardinfarkte unter 30 Jahren finden sich bei:
- Familiäre Lipidstoffwechselstörungen
- Antiphospholipid-Syndrom und andere Ursachen einer Thrombophilie
- Hypothyreose (mit Hypercholesterinämie)
- Vaskulitiden (z.B. Panarteriitis nodosa, Kawasaki-Syndrom, Takayasu-Arteriitis)
- Koronarerkrankungen bei -anomalien und nach Operationen angeborener Herzfehler
- Drogenanamnese (z.B. Kokain, Marihuana)
- Hyperviskositätssyndrom (z.B. multiples Myelom, Polycythaemia vera, essenzielle Thrombozythämie)

Koronare Versorgungstypen:

Am häufigsten ist der ausgeglichene (normale) Versorgungstyp (60 - 80 %), hierbei versorgt die linke Koronararterie (LCA) die Vorderwand des linken Ventrikels und den größeren Teil des Kammerseptums. Die rechte Koronararterie (RCA) versorgt den rechten Ventrikel und die diaphragmale Hinterwand.

Davon abweichend findet man in je 10 - 20 % einen Rechtsversorgungstyp (Dominanz der RCA) oder einen Linksversorgungstyp (Dominanz der LCA).

Der Hauptstamm der LCA verzweigt sich in den Ramus interventricularis anterior (RIVA) = left anterior descending artery (LAD) und den Ramus circumflexus (RCX). In Abhängigkeit von der Zahl der stenosierten Gefäße (LAD, RCX, RCA) wird in 1-, 2- oder 3-Gefäßerkrankung differenziert.

PPh: Entsprechend der Verminderung des Durchmessers (in %) unterscheidet man verschiedene Schweregrade der Koronarstenosen:

Grad I: 25 - 49 %
Grad II: 50 - 74 % (signifikante Stenose)
Grad III: 75 - 99 % (kritische Stenose)

Die Perfusion der Koronararterien ist abhängig vom Perfusionsdruck während der Diastole, der Dauer der Diastole und dem Koronarwiderstand.

Der Koronarwiderstand setzt sich zusammen aus 3 Komponenten:
1. Proximale Komponente (abhängig von der Lumenweite der epikardialen Koronararterie)
2. Distale Komponente (Widerstand der intramyokardialen Arteriolen)
3. Extravasale Komponente (systolische Gefäßkompression infolge intramyokardialer Drucksteigerung)

Der O_2-Bedarf ist in den Innenschichten des Myokards infolge der größeren Druckbelastung höher als in den Außenschichten. Daher manifestiert sich eine Myokardischämie zuerst im subendothelialen Myokard. Im Angina pectoris-Anfall nimmt der Perfusionsdruck im poststenotischen Bereich der Koronararterien ab, während der enddiastolischen Druck steigt; bei transmuraler Hypoperfusion kommt es zu einer Verschlechterung der ventrikulärer Pumpfunktion.

Regionale Perfusionsstörungen des Myokards sind erst zu erwarten, wenn eine Koronarstenose bei Fehlen von effektiven Kollateralgefäßen > 50 % des Gefäßquerschnitts einengt. Sind > 75 % des Gefäßquerschnitts eingeengt (kritische Stenose), so ist bei Fehlen von kompensatorisch wirkenden Kollateralen die Koronarreserve erschöpft und es resultiert eine belastungsabhängige Angina pectoris.

Koronarreserve: Quotient des Blut-Volumenstroms unter Belastung und in Ruhe (normal: 5 - 6). Distal einer signifikanten Koronarstenose nimmt die Koronarreserve kontinuierlich ab.

Pg.: der KHK und der Koronarinsuffizienz:

I. Erhöhter Koronarwiderstand

1. Vasale Hauptfaktoren:
   - Makroangiopathie (> 90 %): Stenosierende Arteriosklerose der großen epikardialen Koronararterien (KHK im engeren Sinne). Zum Infarkt kommt es meist durch das Aufbrechen eines arteriosklerotischen Atheroms (Plaque-Ruptur) und die Bildung eines gefäßverschließenden Thrombus.
   - Mikroangiopathie (small vessel disease) der intramuralen kleinen Koronargefäße (< 10 %): Angina pectoris ohne Stenosen der großen epikardialen Koronararterien.
     Ät.: Arterielle Hypertonie (hypertensive Mikroangiopathie), Diabetes mellitus, Vaskulitiden, Transplantatvaskulopathie
   - Koronarspasmen können isoliert (z. B. bei Kokain, allergisch [Kounis-Syndrom], bei parenteraler Eisentherapie) oder zusätzlich bei vorhandener Makroangiopathie auftreten.
   - Koronaranomalien: z.B. primäre Fehlbildungen mit Ursprung einer Koronararterie aus der Pulmonalarterie (Bland-White-Garland-Syndrom) oder der LCA aus dem rechten Sinus valsalvae und Verlauf zwischen Aorta und Arteria pulmonalis
   - Arteriovenöse Koronarfistel
   - Angeborene Myokardbrücken (Muskelbrücken) können in seltenen Fällen auch eine belastungsabhängige Angina pectoris verursachen (→ Graduierung der Stenose mittels quantitativer Koronarangiografie, intrakoronarem Ultraschall oder Doppler).
2. Myokardiale Zusatzfaktoren:
   - Myokardhypertrophie
   - Erhöhter enddiastolischer Ventrikeldruck
   - Hypertonie, Tachykardie und Tachyarrhythmie bei Vorhofflimmern: Überschreiten Hypertonie und Tachykardie eine kritische Grenze (Anstieg der Herzarbeit), kommt es zur Manifestation eines Angina pectoris-Anfalles.

II. Extrakoronare Zusatzfaktoren:

1. Kardial: z.B. Aortenklappenfehler, hypertrophe Kardiomyopathie, Rhythmusstörungen
2. Extrakardial:
   - Erhöhter O_2-Bedarf (z.B. Fieber, Hyperthyreose, körperliche Arbeit)
   - Erniedrigtes O_2-Angebot (Anämie, Lungenerkrankung, Schlafapnoe-Syndrom, Aufenthalt in großen Höhen, CO-Vergiftung)
   - Erhöhte Blutviskosität (Erythropoetin-Doping, multiples Myelom, Polycythaemia vera, Hyperfibrinogenämie)

KL.: Leitsymptom der Koronarinsuffizienz ist die Angina pectoris (Stenokardie): Vorwiegend retrosternal lokalisierte Schmerzen, die durch körperliche und psychische Belastungen ausgelöst werden und i.d.R. durch Ruhe innerhalb von 5 - 15 Min. bzw. nach Nitro-Einnahme innerhalb von 1 - 2 Min. abklingen.

Die Schmerzen können ausstrahlen zum Hals, Unterkiefer/Zähne, Schultergegend, linken (rechten) Arm bis in die ulnaren Fingerspitzen.

Kalte Außentemperatur und Nahrungsaufnahme (postprandiale AP) können die Schmerzen auslösen und verstärken. Manche Patienten klagen nur über retrosternales Druck- oder Engegefühl bzw. Brennen im Brustkorb.

Anm.: Im Angina pectoris-Anfall nimmt der Perfusionsdruck im poststenotischen Bereich der Koronararterie ab, während der enddiastolische Ventrikeldruck steigt; dadurch kommt es anfangs zu einer Durchblutungsstörung in der Innenschicht des Myokards und bei transmuraler Hypoperfusion zu einer Verschlechterung der ventrikulären Pumpfunktion.

Beachte: Der akute Brustschmerz als Leitsymptom kann bei Patienten mit Diabetes, Niereninsuffizienz, bei Frauen, alten Patienten über 75 J. und Herzoperierten/Herztransplantierten fehlen! Hier wird eventuell nur über unspezifische Symptome wie Übelkeit, Schwindel und Atemnot oder eine Ausstrahlung ins Epigastrium geklagt!

Verlaufsformen und Kriterien der Angina pectoris (AP):

- Typische AP
  Alle Kriterien müssen erfüllt sein:
  1. Retrosternale Beschwerden charakteristischer Ausprägung
  2. Ausgelöst durch körperliche oder psychische Belastung
  3. Rückgang der Beschwerden durch körperliche Ruhe und/oder nach Einnahme eines kurz wirksamen Nitrats
- Atypische AP
  Zwei der Kriterien sind erfüllt.
- Nichtkardialer Schmerz
  Nur eines oder keines der oben genannten Kriterien wird erfüllt.

1. Stabile AP:
   Reproduzierbar durch körperliche und psychische Belastung auslösbare AP, die in Ruhe und nach Gabe von Nitraten verschwindet.

   CCS-Klassifikation der AP (Canadian Cardiovascular Society):
   I: Keine AP bei normaler körperlicher Belastung, AP bei schwerer körperlicher Anstrengung
   II: Geringe Beeinträchtigung der normalen körperlichen Aktivität durch AP
   III: Erhebliche Beeinträchtigung der normalen körperlichen Aktivität durch AP
   IV: AP bei geringster körperlicher Belastung oder Ruheschmerzen

2. Instabile AP [I20.0]:
   - Primär instabile AP: Jede Erstangina
   - Sekundär instabile AP: Zunehmende Schwere, Dauer, Häufigkeit der Schmerzanfälle (Crescendo-Angina), Ruhe-Angina, Postinfarkt-Angina, zunehmender Bedarf an antianginösen Medikamenten

   Die instabile AP gehört zum akuten Koronarsyndrom (ACS → siehe dort). Durch Troponin-Bestimmung und Ekg-Analyse weitere Differenzierung. Bei kritischer Koronarstenose eines größeren Gefäßes Gefahr der akuten Linksherzinsuffizienz und ihrer Komplikationen.

3. Sonderformen:
   - Prinzmetal-Angina [I20.1] = Variant Angina: AP mit reversibler ST-Anhebung (!) ohne Anstieg von Troponin I oder T. Die Patienten zeigen koronarangiografisch oft Koronarstenosen, in deren Bereich es zu passageren Koronarspasmen kommen kann. Es besteht erhöhtes Risiko für akutes koronares Syndrom!
   - "Walking through-Angina": AP zu Beginn einer Belastung, die bei weiterer Belastung verschwindet (Freisetzung vasodilatierender Metabolite)
   - "Angina nocturna": Nachts aus dem Schlaf heraus auftretende AP und/oder Dyspnoe

DD: Brustschmerzen:

A) Kardiale Brustschmerzen:
- Angina pectoris und akutes Koronarsyndrom
- Postmyokardinfarkt-Syndrom (= Dressler-Syndrom, siehe unten)
- Hämodynamisch wirksame Tachykardien
- Hypertone Krise
- Aortenvitien (Auskultation/Echokardiografie)
- Mitralklappenprolaps (Echokardiografie)
- Hypertrophische Kardiomyopathie (Ekg, Echokardiografie), Verstärkung der Angina durch Nitroglyzerin bei HOCM (siehe dort)
- Perimyokarditis (Auskultation, Ekg, Echokardiografie, MRT) inklusive COVID-19
- Stress-Kardiomyopathie (Tako-Tsubo-Kardiomyopathie - siehe oben)
- Koronaranomalien
- MINOCA: Myokardinfarkt mit angiographischem Ausschluss von relevanten Stenosen epikardialer Gefäße. Abklärung mittels invasiver Techniken (IVUS), optischer Kohärenztomographie (OCT) und nichtinvasiver Bildgebung (MRT)

B) Nichtkardiale Brustschmerzen:
- Pleurale/pulmonale Ursachen
  - Lungenembolie; chronisches Cor pulmonale
  - Pleuritis (atemabhängige Schmerzen, Auskultation)
  - Lungenkarzinom, Pancoast-Tumor
  - Pleurodynie (Coxsackie B-Virusinfektion, Bornholm-Krankheit)
  - (Spannungs-)Pneumothorax
- Erkrankungen des Mediastinums und der Aorta:
  - Mediastinitis, Mediastinaltumor
  - Aortendissektion und/oder intramurale Hämatome der Aorta (CT, MRT, TEE)
- Ösophaguserkrankungen:
  - Refluxkrankheit (retrosternales Brennen, Sodbrennen → Endoskopie der Speiseröhre)
  - Motilitätsstörungen: Diffuser Ösophagusspasmus, Nussknackerösophagus, Achalasie
  - Mallory-Weiss-Syndrom
  - Boerhaave-Syndrom = spontane Ösophagusruptur durch Erbrechen (Sy.: thorakaler Vernichtungsschmerz, Hautemphysem, Di.: Rö. Thorax + Ösophagus mit wasserlöslichen Kontrastmitteln)
- Erkrankungen der Rippen, Wirbelsäule, Nerven:
  - Vertebragene Thoraxschmerzen: HWS-/BWS-Osteochondrose, M. Bechterew
  - Tietze-Syndrom [M94.0] (schmerzhafte Schwellung der Rippen an der Knorpel-Knochengrenze)

- Thoraxtrauma, Rippenfraktur
- Herpes zoster

- Abdominalerkrankungen mit thorakaler Schmerzausstrahlung:
  - Akute Pankreatitis (Amylase, Lipase)
  - Gallenkolik (Sonografie), Cholecystitis
  - Roemheld-Syndrom (ein voller oder geblähter Magen kann Angina pectoris auslösen oder KHK-unabhängige Thoraxschmerzen verursachen)
- Schmerzhafte Krisen bei Sichelzellanämie
- Funktionelle Thoraxschmerzen (Da Costa-Syndrom [F45.37])
  Anamnese + Ausschluss anderer Ursachen!

Merke: 5 dramatische Ursachen des Thoraxschmerzes („big five"): ACS, Lungenembolie, Aortendissektion, Spannungspneumothorax und Boerhaave-Syndrom

Di.:

1. **Ermittlung des kardiovaskulären Risikos** für eine KHK („Vortestwahrscheinlichkeit" = VTW): z.B. mittels PROCAM-Score oder HeartScore
2. **Anamnese:** Das Vorhandensein typischer Angina pectoris-Anfälle macht die Diagnose einer KHK wahrscheinlich. Das Fehlen von typischen Angina pectoris-Anfällen schließt jedoch eine KHK nicht aus. Bei Diabetikern gehen > 50 % aller ischämischen Attacken ohne Schmerzen, bei Frauen vielfach mit untypischem Beschwerdebild einher.

   Klinische Vortestwahrscheinlichkeit für das Vorliegen einer stenosierenden KHK bei stabiler Angina pectoris (Internet: *www.escardio.org*):

	Typische AP (%)		Atypische AP (%)		Nichtanginöser Brustschmerz (%)		Dyspnoe (%)	
Alter	Mann	Frau	Mann	Frau	Mann	Frau	Mann	Frau
30 - 39	3	5	4	3	1	1	0	3
40 - 49	22	10	10	6	3	2	12	3
50 - 59	32	13	17	6	11	3	20	9
60 - 69	44	16	26	11	22	6	27	14
70+	52	27	34	19	24	19	32	12

   Bei Vortestwahrscheinlichkeiten unter 15 % ist nach ESC-Leitlinie keine weiterführende Diagnostik notwendig, bei 15 - 85 % erfolgt Belastungs-Ekg mit Bildgebung (siehe 5.3 und 6.2). Bei Werten über 85 % kann das Vorliegen einer KHK als gesichert gelten (→ Herzkatheter). Die klinische Wahrscheinlichkeit ergibt sich aus der VTW und den Befunden (siehe unten 5.1, 5.3, 6.1).
3. **Ruhe-Ekg**
   Solange kein Infarkt abgelaufen ist, ist das Ruhe-Ekg auch bei schwerer KHK in 50 % d.F. unauffällig. Typische Infarkt-Veränderungen bei STEMI (siehe unten). Vergleich mit Vor-Ekg!
4. **Transthorakale Echokardiographie (TTE)**
   - Ausschluss anderer Angina pectoris-Ursachen (z.B. Aortenklappenstenose, HCM)
   - Nachweis regionaler Wandbewegungsstörungen bzw. Aneurysma
   - Bestimmung der systolischen und diastolischen Funktion
5. **Ischämie-Diagnostik**

   5.1. Belastungs-Ekg (Ergometrie)
   Durch dynamische Belastung wird unter kontrollierten Bedingungen eine Steigerung des Herzzeitvolumens (SV x HF) und des O_2-Bedarfs induziert. Bei signifikanter KHK wird durch verminderte O_2-Versorgung eine Ischämie ausgelöst, die sich in Form einer ST-Veränderung manifestiert. Eingeschränkte Beurteilbarkeit bei Links-, Rechtsschenkelblock, WPW, Schrittmacher-EKG. (SV = Schlagvolumen; HF = Herzfrequenz)

   Typisch für Myokardischämie sind folgende ST-Veränderungen:
   - Horizontale oder deszendierende reversible ST-Senkung von mind. 0,1 mV in den Extremitätenableitungen oder mind. 0,2 mV in den Brustwandableitungen
   - Weniger spezifisch für eine Ischämiereaktion ist eine träge aszendierende ST-Strecke, die 80 msek nach dem J-Punkt (junction-Punkt = Übergangspunkt zwischen S-Zacke und ST-Strecke) noch 0,1 mV unter der Nulllinie verläuft (rasch aszendierende ST-Verläufe sind tachykardiebedingte harmlose Befunde).
   - ST-Hebung > 0,1 mV in Ableitungen ohne Q

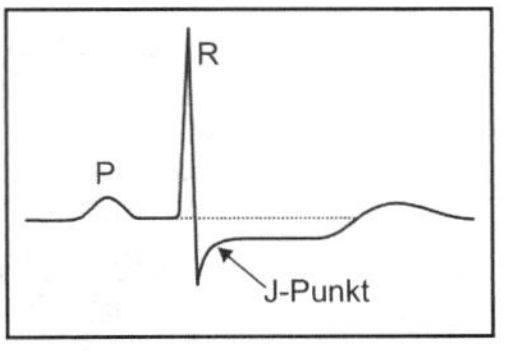

Beachte: Diverse Medikamente (Digitalis, Chinidin, Antidepressiva) bewirken eine ST-Senkung und sollten, soweit klinisch vertretbar, vor dem Belastungs-Ekg abgesetzt werden.

Die Sensitivität des Belastungs-Ekgs (= prozentualer Anteil von KHK-Patienten mit positivem Testergebnis) ist umso größer, je höher die ergometrische Belastung und die damit erreichte Herzfrequenz und je ausgeprägter und zahlreicher die Koronarstenosen sind. Maximale HF = 220 - Lebensalter; submaximale HF = 200 - Lebensalter. Bei bradykardisierender Medikation (z.B. Betablocker) Zielfrequenz um 10 - 15 % absenken. Ein unauffälliges Belastungs-Ekg ohne Erreichen der Ausbelastung ist hinsichtlich KHK nicht aussagefähig.

Das Risiko einer ergometrischen Belastung liegt in der Größenordnung von 1 - 2 schweren Zwischenfällen auf 10.000 Teste (Risiko für Kammerflimmern ca. 1 : 15.000, Todesfall 1 : 42.000). Daher muss Reanimationsbereitschaft gewährleistet sein (Defibrillator!).

Ind: 1. Nachweis einer Myokardischämie als Folge einer KHK
2. Erfassung belastungsabhängiger Rhythmusstörungen
3. Analyse des Blutdruck- und Herzfrequenzverhaltens unter Belastung
4. Beurteilung der Leistungsfähigkeit
5. Risikostratifizierung: The Duke Score
(*siehe Internet www.cardiology.org/tools/medcalc/duke/*)

Absolute Kontraindikationen:
- Hochgradige Hauptstammstenose der linken Koronararterie
- Instabile Angina pectoris und frischer Herzinfarkt
- Akute Endo-/Myo-/Perikarditis
- Schwere Herzinsuffizienz (NYHA III und IV)
- Klinisch manifeste Herzfehler (insbes. schwere Aortenklappenstenose und HOCM)
- Bedeutendes Aneurysma des Herzens oder der Aorta
- Akute Aortendissektion
- Schwere pulmonale Hypertonie
- Schwere unkontrollierte Herzrhythmusstörungen
- Schwere Allgemeinerkrankungen, fieberhafte Infekte, Phlebothrombose, Lungenembolie u.a.

Relative Kontraindikationen:
- Nicht hochgradige Hauptstammstenose der linken Koronararterie
- Blutdruckkrise in Ruhe > 80/100 mmHg
- Bekannte Elektrolytstörungen
- Tachy- oder Bradyarrhythmie
- Höhergradige AV-Blockierungen
- QT-Verlängerungen! (Erhöhte Gefahr von Kammerflimmern)

Absolute Abbruchkriterien:
- Subjektive Symptome: Angina pectoris (→ Nitroglyzeringabe), Luftnot, Schwindel, muskuläre Erschöpfung
- ST-Senkung ≥ 0,3 mV
- ST-Hebung ≥ 0,1 mV
- Anhaltende ventrikuläre Tachykardien (> 30 Sek.)
- Blutdruckabfall > 10 mmHg mit Zeichen einer myokardialen Ischämie (Angina pectoris, ST-Senkung) oder fehlender systolischer Blutdruckanstieg

Relative Abbruchkriterien:
- Hypertensive Fehlregulation (syst. > 230 mmHg, diastolisch ≥ 115 mmHg)
- Polymorphe Extrasystolen, Couplets, Salven
- Supraventrikuläre Tachykardien
- Bradyarrhythmien
- Leitungsstörungen (höhergradiger AV-Block, Schenkelblock)

5.2. Langzeit-Ekg:
Erfassung ischämiebedingter ST-Senkungen (und Rhythmusstörungen) unter den Bedingungen der täglichen Belastung (Arbeit - Freizeit - Nachtruhe); wichtig auch zur Diagnostik nächtlicher Angina pectoris-Anfälle (Angina nocturna) und stummer Ischämien.

5.3. Belastungstests zum Ischämienachweis in Kombination mit bildgebenden Verfahren:
Vorteile: Deutlich höhere Sensitivität, Quantifizierung + Lokalisierung ischämischer Areale; bei eingeschränkter Aussagekraft der Ergometrie (siehe oben)
Kontraindikationen entsprechend der Ergometrie und den Nebenwirkungen der eingesetzten Pharmaka.

- **Belastungsechokardiografie (Stressechokardiografie):**
  a) Belastung mittels Ergometrie
  b) Belastung mittels Pharmaka: z.B.
    - Infusion eines Vasodilatators (Adenosin - off label use), der über Steal-Phänom Ischämie in Stenosegebieten auslöst (Antidot: Theophyllin).
    - Infusion eines kurz wirksamen Sympathomimetikums (Dobutamin), das den myokardialen O_2-Verbrauch erhöht (Antidot: Betablocker).

Nachweis systolischer Wandbewegungsstörungen (WBS) als Folge einer belastungsinduzierten Myokardischämie. Bei WBS bereits unter Ruhebedingungen (z.B. nach Infarkt) ist die Beurteilbarkeit der Stress-Echokardiografie eingeschränkt.
Hohes Risiko für kardiale Ereignisse: WBS im Stressecho ≥ 3 Segmenten im 17-Segment-Modell des Herzens
Bei negativem Ausfall beträgt das kardiovaskuläre Risiko für Herzinfarkt oder Herztod < 1 %/J.

- **Stress-MRT mit Dobutamin:** Wenn bei KHK im Stress-MRT keine Durchblutungsstörung im Myokard nachweisbar ist: Günstige Prognose für die nächsten 3 J., auch bei alleiniger konservativer Therapie.
- **Nuklearmedizinische Diagnostik in Kombination mit Belastungstests:**
  - Myokardperfusionsszintigrafie (MPS) als Single-Photonen-Emissionscomputertomografie (SPECT) mit ^{99m}Technetium-markierten Perfusionsmarker Sestamibi oder Tetrofosmin.
    - Irreversibler Aktivitätsverlust in narbigen Myokardbezirken
    - Reversible Aktivitätsminderung in ischämischen Myokardarealen unter Ergometerbelastung.
    - Prognostische Bedeutung der MPS/SPECT wie bei Stress-MRT
    - Hohes Risiko für kardiale Ereignisse bei Ischämie in 10 % des gesamten LV-Myokards (entsprechend ≥ 2 der 17 Segmente des Herzens)
  - Positronen-Emissionstomografie (PET):
    PET ist eine nicht-invasive Methode zur Beurteilung der myokardialen Perfusion und Vitalität. Sie erfordert die Verwendung Positronen-emittierender Isotope. Im dysfunktionellen Myokard belegt die Aufnahme von ^{18}Fluor-Desoxyglukose (^{18}FDG) in Myozyten metabolische Aktivität und damit Vitalität. Durch N-13-Ammoniak, O-15-Wasser oder Rubidium-82 kann zwischen normalem, hibernating-, stunned- und nekrotischem Myokard differenziert werden. Das hibernating-Myokard (Myokard im „Winterschlaf") ist definiert durch die verstärkte Aufnahme von FDG in Regionen mit vermindertem Blutfluss (PET mismatch). Eine regionale Dysfunktion bei normalem Blutfluss kennzeichnet ein stunned-Myokard. Eine gleichförmige Reduktion von Blutfluss und Metabolismus kennzeichnet eine Nekrose.

Merke: Ein unauffälliger Belastungstest zum Ischämienachweis hat eine hohe prognostische Bedeutung: Das Risiko für Infarkt/kardiovaskulären Tod ist in den folgenden 2 - 3 Jahren kaum erhöht. Strahlenbelastung berücksichtigen.

6. Bildgebende Diagnostik zur Beurteilung der Koronararterien:

6.1 Mehrschicht-Spiral-CT (MSCT), Dual-Source-CT (DSCT):

Geeignet zum Ausschluss einer KHK für Patienten mit niedriger bis mittlerer Vortestwahrscheinlichkeit. Die gute Sensitivität sowie ein negativer Vorhersagewert von nahezu 100 % machen das Kardio-CT zu einer aussagestarken Diagnostik. Auch Koronaranomalien, koronare Bypässe sowie Stents ab einer Größe von 3 mm können beurteilt werden. Darüber hinaus bietet das Verfahren im Gegensatz zum herkömmlichen invasiven Herzkatheter die Möglichkeit, die Gefäßwand und damit nicht-verkalkte („weiche"), gemischte und verkalkte Plaques darzustellen. Die Strahlenbelastung des Kardio-CT mit der aktuellen Gerätegeneration (≥ 384 Detektionszeilen) liegt mit 1 mSv deutlich unter der invasiver Herzkatheter (5 - 12 mSv). Limitationen: Calcium-Score von > 400 sowie ausgeprägte Herzrhythmusstörungen.

6.2 MR-Angiografie:

Das Stress-MRT ist geeignet, Myokard-Durchblutungsstörungen ohne Strahlenexposition nachzuweisen (alternativ Stressechokardiografie, Myokardperfusionsszintigrafie).

6.3 Koronarangiografie:

Indikation:
- Patienten mit AP der CCS-Klasse III und IV oder mit hoher klinischer Vortestwahrscheinlichkeit (> 85 %) für das Vorliegen von Koronarstenosen
- Patienten aufgrund nichtinvasiver Diagnostik (siehe 4.3) mit hohem Risiko (ischämisch induzierte Wandbewegungsstörung > 10 % des linken Ventrikels)
- Patienten mit Hochrisikomerkmalen, bei denen die nichtinvasive Diagnostik keinen zuverlässigen Ausschluss ergeben hat oder aufgrund von Behinderung oder Erkrankung nicht durchführbar ist.

Keine Indikation:
- Bei fehlender Bereitschaft des Patienten zu einer revaskularisierenden Therapie
- Bei fehlender therapeutischer Konsequenz
- Bei Patienten mit einer hohen Komorbidität, bei denen das Risiko der Koronarangiografie größer ist als der Nutzen durch die Sicherung der Diagnose

Zugang:
- Punktion der A. radialis (modifizierte Sones-Technik)
- Punktion der A. femoralis (Judkins-Technik)

Evtl. ergänzende Diagnostik oder Therapieoptimierung (Stentimplantation):
- Intravaskulärer Ultraschall (IVUS): Beurteilung der Gefäß- und Plaquemorphologie
- Optische Kohärenz-Tomographie (OCT): Hohe Auflösung intramuraler und luminarer Gefäßstrukturen (z. B. Koronardissektion)
- Intrakoronare Dopplerflussmessung mit Bestimmung der fraktionellen Flussreserve (FFR), bzw. instantaneous wave free ratio (iwFR) zur Klärung der Relevanz mittelschwerer Stenosen (FFR < 0,8 (Spezifität 100 %), iwFR < 0,89)

Ko.: Herzinfarkt, Kammerflimmern, zerebrale Embolie, Hämatome, Aneurysma spurium und AV-Fisteln an der Punktionsstelle; Gefäßspasmus (A. radialis), Kontrastmittel-Nephropathie (siehe unten)
Letalitätsrate: < 0,1 % (bei notfallmäßiger Indikation höher als bei elektiver Indikation)

Evtl. ergänzende Diagnostik im Rahmen einer Koronarangiografie:
- Intravaskulärer Ultraschall (IVUS):Beurteilung von Gefäßmorphologie und Plaque
- Intrakoronare Dopplerflussmessung mit Bestimmung der fraktionellen Flussreserve (FFR) bzw. instanteneous wave-free ratio (iwFR): Hämodynamisch wirksame Koronarstenose: FFR < 0,80 (Spezifität 100 %), iwFR < 0,89
- Optische Kohärenz-Tomografie (OCT): Hohe Auflösung intramuraler und luminarer Gefäßstrukturen

Sensitivität und Spezifität bei KHK (Mittelwerte):

Methode	Stenosegrad	Sensitivität (%)	Spezifität (%)
- Ergometrie	75	45 - 50	85 - 90
- Stress-SPECT/MPS:	70	73 - 92	63 - 87
- Stress-(Ergometrie)-Echo	70	80 - 85	80 - 88
- Stress-(Dobutamin)-Echo	70	79 - 83	82 - 86
- Stress-(Dobutamin)-MRT	70	79 - 88	81 - 91
- Vasodilatator-MRT	70	67 - 94	61 - 85
- Vasodilatator-PET	60	81 - 97	74 - 91
- Koronare CT-Angiografie	70	95 - 99	64 - 83
- Koronarangiografie	50	95 - 99	64 - 83

Th.: **I. Kausal (inkl. Folgeschäden und Rezidive):**
- Ausschalten von Risikofaktoren einer Arteriosklerose:
  - Primärprävention (vor Auftreten einer Gefäßerkrankung)
  - Sekundärprävention (Vermeidung einer Progression der Gefäßerkrankung)
  - Tertiärprävention (Vermeidung von Folgeschäden und Rezidiven nach Manifestation)

  Behandlung der Risikofaktoren:
  - Lebensstiländerung: Beendigung des Rauchens (siehe Kap. XIII.2) vermindert das kardiovaskuläre 10-Jahresrisiko um bis zu 50 %!
  - Gewichtsnormalisierung → optimales Körpergewicht: BMI < 25 kg/m^2, Taillenumfang < 94 cm (m) bzw. < 80 cm (w)
  - Ernährung: Fettarme, ballaststoffreiche Kost, angereichert mit mehrfach ungesättigten Omega-3-Fettsäuren (z.B. Kaltwasserfische). Eine „mediterrane" Kost (mit regelmäßigem Verzehr von Obst, Salat, Gemüse, Olivenöl, Fisch, mäßiger Weinkonsum) vermindert das kardiovaskuläre 10-Jahresrisiko um 50 % (Lyon Diet Heart Study), Alkoholaufnahme < 100 g/Woche.
  - Kontrolliertes körperliches Training: 3 bis 7 x/Woche für 15 bis 60 Min. bei 40 - 60 % der maximalen Leistungsfähigkeit. In der Primärprävention vermindert sich das kardiovaskuläre 10-Jahresrisiko um bis zu 50 %. Leichte körperliche Belastungen erhöhen die Lebenserwartung um 3 Jahre.
  - Erlernen von Stressbewältigung und Entspannungstraining
  - Zielwert für den Blutdruck (siehe Kap. arterielle Hypertonie): Generell < 140/90 mmHg, Selbstmessung 135/85 mmHg
  - Zielwerte für Lipide:
    Bei vorhandener KHK (Sekundärprävention): LDL-Cholesterin < 55 mg/dl (1,4 mmol/l) oder Senkung des Ausgangswertes um 50 % bei Nichterreichen des Zielwertes
    Nüchtern-Triglyzeride ≤ 150 mg/dl (1,7 mmol/l)
    Übrige Zielwerte für Primärprävention und Non-HDL-Cholesterin: Siehe Kap. Lipidstoffwechselstörung
  - Optimale Einstellung eines Diabetes mellitus: HbA_{1c} ≤ 7,0 % (53 mmol/mol)
  - Grippeimpfung (RKI Bulletin 09/2020)
- Bei Mikroangiopathie optimale Einstellung einer arteriellen Hypertonie, eines Diabetes mellitus, Ausschluss einer Vaskulitis u.a.

II: Symptomatisch:
Die stabile Angina pectoris wird ambulant behandelt, das akute Koronarsyndrom ist eine absolute Indikation zur Klinikeinweisung mit Arztbegleitung (NAW), da erhöhtes Infarktrisiko mit evtl. rhythmologischen und/oder hämodynamischen Komplikationen besteht.

Therapie der stabilen Angina pectoris:

A) Medikamentös:

- Basistherapie (zur Verhinderung eines Myokardinfarktes und Senkung der Letalität):
  - Acetylsalicylsäure (ASS) 100 mg/d (NW + KI: Siehe Kap. Prophylaxe arterieller Thrombosen)
    Bei ASS-Unverträglichkeit; z.B. Clopidogrel (75 mg/d)
    Am Vortag einer geplanten PCI: ASS 300 mg, Clopidogrel 300 mg
    Bei Indikationsstellung zur Intervention im Katheterlabor: ASS 250 mg i.v. plus Clopidogrel 600 mg oral oder bei hohem ischämischen Risiko ASS 250 mg i.v. plus Prasugrel 60 mg per os
  - Betablocker (siehe unten)
  - Statine für alle Patienten in tolerierter Maximaldosis
  - ACE-Hemmer: Bei Herzinsuffizienz, Diabetes mellitus, arterieller Hypertonie
- Antianginöse Therapie
  1. Betarezeptorenblocker
     Wi.: Senkung des myokardialen O_2-Bedarfes durch Verminderung von Herzfrequenz, Kontraktilität und Blutdruck unter Belastung. Einziges Antianginosum mit prognostischem Nutzen (Senkung der Letalität), in den ersten 12 Monaten nach Infarkt und bei eingeschränkter linksventrikulärer Funktion
     NW: Dosisabhängiger negativ inotroper Effekt, Bradykardie, AV-Block
     KI: Asthma bronchiale, AV-Block II°
     (Weitere Einzelheiten und Präparate: Siehe Kap. Antiarrhythmika)
  2. Kalziumantagonisten (KA):
     Die im Handel befindlichen L-Kanal-Antagonisten blockieren die L- (long lasting) Kalziumkanäle → Senkung des peripheren Gefäßwiderstandes (Nachlast)
     - Benzothiazepin-(Diltiazem-)Typ } Non-Dihydropyridin-Typ
     - Phenylalkylamin-(Verapamil-)Typ
       Beide Gruppen zählen zu den Klasse IV-Antiarrhythmika und sollten nicht mit Betablockern kombiniert werden (Gefahr von höhergradigem AV-Block und/oder Bradykardie)
     - Dihydropyridin- (Nifedipin-)Typ: Präparate siehe Kap. Hypertonie

     Ind: KA können allein oder in Kombination mit Betablockern unter Berücksichtigung der NW eingesetzt werden. Dihydropyridin-KA sind im Zeitraum von 4 Wochen nach Herzinfarkt und bei akutem Koronarsyndrom kontraindiziert.
  3. Nitrate
     Wi.: - Vasodilatation mit vorzugsweiser Vorlastsenkung → Abnahme des venösen Rückflusses → Abnahme von HZV, Herzarbeit, O_2-Verbrauch des Herzens.
     - Kein Einfluss auf Prognose/Letalität (rein symptomatische Wirkung)
       Um einer Toleranzentwicklung entgegenzuwirken - wie sie bei regelmäßiger Zufuhr langwirksamer Nitrate beobachtet wird - empfiehlt sich ein nitratfreies Intervall von 8 - 12 h.

     NW: Kopfschmerzen, Blutdruckabfall, reflektorische Tachykardie
     KI: Hypotonie, Schock, hypertrophische obstruktive Kardiomyopathie (HOCM) und Aortenklappenstenose; gleichzeitige Verordnung von PDE-5-Hemmern (z.B. Sildenafil, Vardenafil, Tadalafil) → erhöhtes Risiko für Herzinfarkt!
     Kurzwirksame Nitrate: Therapie des akuten Angina-pectoris-Anfalls
     Glyceroltrinitrat (Nitroglyzerin):
     Dos: 1 - 2 (- 3) Hub sublingual (1 Sprühstoß = 0,4 mg), Wirkungseintritt innerhalb weniger Min., Abbau nach 20 - 30 min

Wirkung	Nitrate	Kalziumantagonisten	Betablocker
Sauerstoffverbrauch	↓	↓	↓
	Vorlastsenkung > Nachlastsenkung	Vorwiegend Nachlastsenkung (peripherer Widerstand ↓)	Verminderung von Nachlast und Herzfrequenz

Zweitliniensubstanzen
1. Langwirksame Nitrate: Zur Anfallsprophylaxe:
   - Isosorbiddinitrat (ISDN):
     Dos: 1 x täglich 1 Retardpräparat mit 20 - 120 mg oral

- Isosorbid-5-Mononitrat (ISMN):
  Kein first-pass-Effekt in der Leber, Halbwertzeit von 4 - 5 h, Wirkdauer 8 h
  Dos: 1 x täglich 1 Retardpräparat mit 40 - 60 mg oral
- Pentaerithrityltetranitrat (PETN): Dos: 2 x 50 mg/d oral

2. Molsidomin: Wi., NW + KI ähnlich wie langwirksame Nitrate, jedoch geringe Toleranzentwicklung
   Dos: 2 - 3 x 2 mg/d oral oder 8 mg/d als Retardpräparat
3. Ivabradin:
   Wi.: If-Ionenkanalblocker des Sinusknotens. Die antiischämische Wirkung beruht wie bei Betablockern auf der Absenkung der Herzfrequenz. Kein Einfluss auf intraatriale, atrioventrikuläre und intraventrikuläre Überleitungszeiten.
   Ind: Therapie der stabilen AP mit Sinusrhythmus bei KI oder Unverträglichkeit von Betablockern oder bei unzureichender Herzfrequenzeinstellung unter Betablockertherapie
   NW: Lichtbedingte visuelle Symptome (Phosphene), Bradykardien, erhöhtes Risiko für Vorhofflimmern u.a.
   KI: Herzfrequenz < 70/min; fehlender Sinusrhythmus, SA-Block, AV-Block III°, akutes Koronarsyndrom u.a.
   WW: Keine gleichzeitige Therapie mit Verapamil, Diltiazem, CYP3A4-Inhibitoren
   Dos: 2 x 5 mg/d, unter Frequenzkontrolle (!) Steigerung auf maximal 2 x 7,5 mg/d nach 3 Wochen
4. Ranolazin
   Wi: Selektiver Hemmer des späten Na^+-Einstroms und der Kalziumüberladung
   Ind: Zusatzmedikament bei unzureichender Wirkung der anderen antianginösen Medikamente; Günstige Effekte bei Diabetikern mit höheren HbA_{1c}-Werten
   NW: QT-Verlängerung
   KI: Schwere Niereninsuffizienz (GFR < 30 ml/min)
   Dos: 2 x 375 mg (initial), 2 x 500 mg (nach 2 Wochen)
7. Trimetazidin
   Wi.: Hemmung der Beta-Oxidation der Fettsäuren und Verstärkung der Glukoseoxidation, Drittliniensubstanz
   KI: u.a. M. Parkinson - Dos: 2 x 35 mg

B) Revaskularisation

Prognostische Indikation: Linker Hauptstamm > 50 %, proximaler LAD > 50 % und 2- oder 3-Gefäßerkrankung mit eingeschränkter linksventrikulärer Funktion (LV-EF: < 35%)
Symptomatische Indikation: Jede Stenose > 50 % mit limitierender Angina unter OMT

Ziele:
- Myokardiale Perfusionsverbesserung
- Besserung der Angina pectoris-Symptomatik
- Senkung des (Re-)Infarktrisikos
- Verbesserung von Belastbarkeit und Prognose bei KHK

Revaskularisationsart: Perkutane coronare Intervention (PCI) versus Coronary Artery Bypass Graft (CABG): Entscheidungsfindung im Herzteam entsprechend der Koronarmorphologie, z. B. Syntax Score, ein angiografischer Score, der alle Stenosen der KHK erfasst (→ *siehe www.syntaxscore.com*).

Als Therapie der Wahl gilt die PCI bei Ein- und Zwei-Gefäßerkrankungen ohne proximale LAD-Stenose. PCI und CABG gelten als gleichwertige Therapien bei Ein- und Zwei-Gefäßerkrankung mit proximaler LAD-Stenose und Hauptstammstenose mit niedrigem Syntax-Score (≤ 22). Bei komplexer Dreigefäßerkrankung und/oder Hauptstammerkrankung (Syntax-Score: 23 - 32) und bei Patienten mit Diabetes mellitus und Mehrgefäßerkrankung ist CABG Therapie der Wahl.

▶ **Perkutane coronare Intervention (PCI) = PTCA (perkutane transluminale coronare Angioplastie):**

1. Standardmethode: Ballonkatheterdilatation mit nachfolgender Stentimplantation
2. Stentimplantation → 3 Ziele:
   - Beseitigung von (drohenden) Akutverschlüssen nach PCI
   - Verbesserung der Gefäßdurchgängigkeit nach unzureichendem PCI-Ergebnis
   - Verminderung der Restenoserate im Vergleich zur PCI

   Stenttypen:
   - Drug eluting stents (DES):
     Diese sind zur Vermeidung einer überschießenden Intimahyperplasie mit Gefahr der Restenosierung mit antiproliferativen Substanzen beschichtet sind, z.B. Sirolimus, Everolimus, Zotarolismus, Biolimus A9 (Immunsuppressiva), Paclitaxel (Chemotherapeutikum). Aufgrund der verzögerten Endothelialisierung bedarf es einer längeren dualen Plättchenhemmung.

- Unbeschichtete Metallstents (bare metal stents = BMS)
- Resorbierbare koronare Gefäßgerüste (Scaffold): Polymere Milchsäure, degradable Magnesiumlegierungen werden nach einer Stützphase von Monaten umgebaut und erlauben eine Wiederherstellung der Gefäßfunktion und -beweglichkeit. Eine Medikamentenbeschichtung erfolgt mit Everolimus (nur in klinischen Studien).

Prophylaxe von Restenosen durch duale Antiplättchentherapie (DAPT): ASS 100 mg/d **plus** Clopidogrel - Dauer der dualen Plättchenhemmung: 6 Monate (ESC-Guidelines 2018). ASS wird lebenslang gegeben.

3. Andere Kathetermethoden haben nur bei speziellen Indikationen begrenzte Bedeutung:
   - Rotationsangioplastie (Rotablation): Stark verkalkte Stenosen, Abgangsstenosen
   - Direktionale coronare Atherektomie (DCA) bei ostialen Stenosen
   - Ultraschallangioplastie/koronare Lithotripsie
   - Cutting balloon: Behandlung komplexer Stenosen
   - Medikamentenbeschichteter Ballon: Rezidivstenosen
   - Laser-PCI (z.B. bei verkalkten Stenosen)

Erfolgsquote der PCI: Unmittelbare Erfolgsquote bis 95 % (verbleibender Stenosegrad < 50 %). Schwere kardiale und zerebrale Komplikationen (MACCE: Tod, Myokardinfarkt, apoplektischer Insult): Bei stabiler Angina pectoris < 0,5 %, bei instabiler Angina pectoris bis 1 %

Komplikationen:
- Dissektion der Koronararterie mit akutem Koronarverschluss (7 % bei PCI) und evtl. Infarkt (2 %) → 3 Therapiemöglichkeiten:
  1. Einbringen eines Stents = Methode der 1. Wahl (Erfolgsrate 85 %)
  2. Notfallmäßige Bypassoperation
  3. Konservative intensivmedizinische Infarkttherapie.
- Stentthrombose: Früh bis 30 Tage, spät bis ein Jahr, sehr spät länger als ein Jahr je nach Risikosituation und Stentart 1,5 - 2,0%
  Cave: NSAR nicht in Kombination mit ASS/ADP-Rezeptorantagonist!
- Restenosierungen: Nach Ballondilatation bis 40 %, nach Stentimplantation < 30 %, nach DES < 10 %, wobei sich 95 % der Restenosen innerhalb von 6 Monaten bilden. Die meisten Patienten mit Restenose können ohne erhöhtes Risiko einer erneuten Stentimplantation zugeführt werden.
- Intravasale Embolisierung (Einsatz von Protektionssystemen in Bypässen)

▶ **Operative Koronarrevaskularisation = Aortokoronare Bypass-Op. = ACB-Op. (CABG = coronary artery bypass graft)**

Voraussetzung:
- Nachweis vitalen Myokards im Revaskularisationsbereich
- Anastomosierbare periphere Koronararterie

Ind: siehe oben

KI (relativ):
- Generalisierte (proximal + distal lokalisierte) Koronarsklerose
- Erheblich eingeschränkte Pumpfunktion des Herzens (Auswurffraktion des linken Ventrikels < 20 - 30 %)
- Bedeutsame Komorbiditäten mit zu großem Op.-Risiko

Operationsverfahren

- Klassisch:
  Sternotomiezugang, Stilllegen des Herzens unter Verwendung einer Herz-Lungen-Maschine
  - Überbrückung der Koronarstenose mittels der rechten oder linken A. thoracica (mammaria) interna (RIMA- bzw. LIMA- (ITA-)Bypass)
  - A. radialis-Bypass; seltener A. gastroepiploica-Bypass
  - Aortokoronarer Venenbypass (ACVB)
- Minimal invasiv:
  - MIDCAB (minimally invasive direct coronary artery bypass): Revaskularisation des Ramus interventricularis anterior (RIVA) mit linksseitigem Arteria-mammaria-interna-Bypass (LIMA-Bypass) am schlagenden Herzen nach linker anterolateraler Minithorakotomie
  - TECAB (totally endoscopic coronary artery bypass)
  - OPCAB („off-pump coronary artery bypass"): Operative Revaskularisation einer Mehrgefäßerkrankung am schlagenden Herzen (ohne Herz-Lungen-Maschine) über eine partielle oder komplette Sternotomie
  - Hybrid-Verfahren (Kombination von MIDCAB und PCI, z.B. bei fehlendem Bypassmaterial)

Ergebnisse:
- Klinikletalität bei stabiler Angina pectoris, normaler linksventrikulärer Funktion und elektiver Operation: Ca. 1 - 3 % (bei instabiler Angina pectoris u./o. Herzinsuffizienz 3 - 6 %). Perioperativ treten bei ca. 5 % der Patienten (meist kleine) Herzinfarkte auf.
- Zerebrale Insulte (1 - 2 %), 0,5 % bei Anwendung Non-touch-Verfahren (Nichtkanülieren und Nichtausklemmen der Aorta)
- 80 % der Patienten sind postoperativ beschwerdefrei.
- Jährliche Sterberate 1 - 2 % → 10-Jahresüberlebensrate ca. 80 % (bei Patienten mit eingeschränkter linksventrikulärer Funktion sind die Ergebnisse ungünstiger).
- Offenheitsrate:
  Venenbypass: 32 - 71 % nach 10 Jahren
  IMA-Bypass: 90 - 95 % nach 10 Jahren! Nach IMA-Bypass sterben innerhalb von 15 Jahren 27 % weniger Patienten als nach Venenbypass!
  A. radialis-Bypass: 63 - 83 % nach 10 Jahren

Nachbehandlung nach Bypass-Op.:
Als Dauertherapie werden Thrombozytenaggregationshemmer eingesetzt (ASS 100 mg/d). Bei Unverträglichkeit von ASS Wechsel auf ADP-Rezeptorantagonist

C) Herztransplantation:
Ind: Therapierefraktäre KHK und/oder terminale Herzinsuffizienz

Prg: Folgende Faktoren bestimmen den Verlauf der KHK:
1. Lokalisation der Stenosen und Zahl der betroffenen Koronararterien:
   Jährliche Letalitätsraten (ohne Revaskularisation):

1-Gefäßerkrankung:	3 - 4 %
2-Gefäßerkrankung:	6 - 8 %
3-Gefäßerkrankung:	10 - 13 %
Hauptstammstenose der LCA:	> 30 %

2. Ausmaß der Myokardischämie: Mit dem Nachweis einer Ischämie, der Häufigkeit und Schwere der Angina pectoris-Anfälle steigt das Infarktrisiko.
3. Funktionszustand des linken Ventrikels: Mit zunehmender Linksherzinsuffizienz und Auftreten höhergradiger ventrikulärer Rhythmusstörungen verschlechtert sich die Prognose (siehe Herzinsuffizienz). Eine Ruhe-EF < 35 % geht mit einer jährlichen Mortalitätsrate von > 3 % einher.
4. Progression der koronaren Herzkrankheit, abhängig vom Ausmaß der Gefäßrisikofaktoren: siehe Risikostratifizierung (siehe oben)!

Anm.: Nach den Ergebnissen der COURAGE-Studie verbessert PCI-Therapie bei stabiler KHK, die optimal medikamentös behandelt wird, nicht signifikant die Prognose (Beobachtungszeitraum 4,6 J.).

AKUTES KORONARSYNDROM (ACS) [I24.9]

Internet-Infos: siehe Internet *www.dgk.org/leitlinien*

Def:
1. Nicht-ST-Streckenhebungsinfarkt (NSTEMI): Anstieg von Troponin, aber keine persistierende ST-Hebung (evtl. ST/T-Alterationen)
2. ST-Streckenhebungsinfarkt (STEMI): Anstieg von Troponin plus persistierende ST-Hebung (> 20 Min.)
3. Instabile Angina pectoris ohne Troponin-Anstieg

Di.: Das führende Symptom ist der Brustschmerz unter Berücksichtigung von Schmerzcharakter, Alter, Begleiterkrankungen und kardiovaskulären Risikofaktoren. Die Klassifikation der Patienten basiert auf den aktuellen Ekg-Veränderungen (ST-Verlauf, neuaufgetretener LSB und RSB) und den Troponinwerten.

Bei Einsatz eines hochsensitiven (hs)Troponins ist bei niedrigem Ausgangswert zum Zeitpunkt des Erstkontaktes und fehlendem Anstieg zum Zeitpunkt der Kontrolle (1 Std. nach dem Erstkontakt) ein Herzinfarkt auszuschließen. Ein Herzinfarkt ist hochwahrscheinlich, wenn zum Zeitpunkt der Erstbestimmung zumindest moderat erhöhte Werte vorliegen, die bei der Zweitbestimmung deutlich ansteigen oder abfallen. Bei Verwendung eines hs-Troponin I-Assay führt die Kontrolle nach 1 Std. zu einem vergleichbaren negativen prädiktiven Wert, wenn der Beginn der Brustschmerzen mehr als 2 Std. zurücklag. Für die Infarktdiagnose ist ein Anstieg oder Abfall des Troponins um 20 Prozent erforderlich (ein Wert oberhalb der 99. Perzentile).

Akutes Koronarsyndrom

☎ 112 NAW
Notarztbegleitung
Defi-Bereitschaft
12-Kanal-Ekg im NAW: Bei STEMI Krankenhaus mit PCI-Möglichkeit avisieren

↓

Erstbehandlung und Krankenhauseinweisung

↓

12-Kanal-Ekg innerhalb von 10 Min.
hs-Troponin
Anamnese und Untersuchung

Keine ST-Hebung (NSTEMI)			**ST-Hebung (STEMI) → Primäre PCI**
Sehr hohe Risikokriterien	Hohe Risikokriterien	Intermediäre Risikokriterien	Geringe Risikokriterien
• Hämodynamische Instabilität oder Kardiogener Schock • Therapierefraktäre AP, lebensbedrohliche Herzrhythmusstörungen • Herzstillstand • Akute Herzinsuffizienz • Mechanische Komplikationen des Herzinfarktes • Dynamische ST-T-Wellenveränderungen • ST-Senkung > 1 mV in 6 Ableitungen und ST-Erhöhung aVR und/oder V_1	• Fallende oder steigende Troponinwerte • Dynamische ST-T-Wellenveränderungen, intermittierende ST-Hebung • GRACE score > 140	• Diabetes mellitus • Niereninsuffizienz (eGFR: < 60ml/min/1,73m^2) • LV-EF < 40 % • Frühe Post-Infarkt Angina • Frühere PCI oder CABG • GRACE score > 109 und < 140	Fehlender hs-Troponinanstieg
Sofortige invasive Diagnostik **< 2 h**	Frühe invasive Diagnostik **< 24 h**	Zeitnahe invasive Diagnostik **< 72 h**	Selektive invasive Diagnostik

*) GRACE-Risk-Score: Mithilfe von mehreren Risikoparametern wird beim ACS ein Punktwert ermittelt. Liegt das Ergebnis unter 108 Punkten, ist das Risiko der Patienten, im Krankenhaus zu sterben < 1 %. Ein mittleres Risiko (1 - 3 %) haben Patienten mit 109 bis 140 Punkten. > 140 Punkte sind mit einer Sterberate im Krankenhaus von > 3 % assoziiert.
(GRACE-Risk Score Calculator → *siehe Internet www.outcomes-umassmed.org/grace/*)

Th.: ▪ **Erstbehandlung:**

- Sauerstoffgabe über Nasensonde (4 - 8 l/min) bei Sauerstoffsättigung < 90 % (Pulsoxymetrie-Kontrolle), Oberkörper erhöht lagern bei Atemnot und akuter Herzinsuffizienz
- Nitroglycerin 1 - 3 Hub (1 Hub = 0,4 mg) sublingual, in der Klinik über Perfusor (1 - 5 mg/h i.v.). KI: RR < 90 mmHg, Einnahme von PDE-5-Inhibitoren u.a.
- Nur bei starken Schmerzen Morphin 3 - 5 mg i.v., danach 2 mg alle 5 - 15 Min. bis zur Schmerzfreiheit (mögliche Resorptionshemmung von oral verabreichten ADP-Rezeptorantagonisten). NW: Atemdepression, Hypotonie, Übelkeit
- Bei Übelkeit / Erbrechen Antiemetika (z.B. Metoclopramid)
- Bei vagaler Reaktion Atropin 0,5 mg i.v.
- Thrombozytenaggregationshemmer: Alle Patienten mit ACS erhalten ASS, bei STEMI und NSTEMI duale Plättchenhemmung und Heparin (siehe Kap. Myokardinfarkt)

▪ **Weitere Behandlung in Abhängigkeit von Ischämie und Blutungsrisiko (CHA2DS2-Vasc, HAS-BLED-Score:**

- Hohes/mittleres Ischämierisiko: Mehrgefäß-KHK, Diabetes mellitus, Rezidiv-Myokardinfarkt, pAVK, chronische Niereninsuffizienz.
- Hohes Blutungsrisiko: Intrakranielle Pathologien, Z.n. intrazerebraler Blutung oder ischämischem Insult, kürzliche gastrointestinale Blutung, Leberversagen, Koagulopathie, Dialyse, sehr hohes Alter (Internet: *www.precisedaptscore.com*)

- Bei sehr hohem Blutungsrisiko ASS und Clopidogrel für 1 Mon. anschließend Clopidogrel
- Bei hohem Blutungsrisiko DAPT für 3 Mon., gefolgt von Clopidogrel oder ASS,
- Bei niedrigem Blutungsrisiko und niedrigem Ischämierisiko DAPT für 3 Mon. mit ASS und Ticagrelor, dann Ticagrelor
- Bei niedrigem Blutungsrisiko und erhöhtem Ischämierisiko dauerhafte antithrombotische Kombinationstherapie (z. B. ASS und P2Y12-Inhibitor) oder ASS plus Rivaroxaban
- Bei gleichzeitiger Indikation zur antithrombotische Therapie von Vorhofflimmern Tripeltherapie (N)OAK und DAPT für 1 Woche. Dann bei normalem Risiko für 12 Mon. (N)OAK und singuläre Antiplättchentherapie (SAPT: ASS oder P2Y12 Rezeptorinhibitor); bei hohem Blutungsrisiko (N)OAK und SAPT für 6 Mon., dann (N)OAK; bei hohem Ischämierisiko Tripeltherapie für 1 Mon., gefolgt von (N)OAK und SAPT bis 12 Mon. Anschließend in allen Fällen Monotherapie mit (N)OAK

MYOKARDINFARKT (MI) [I21.9]

Syn: Herzinfarkt

Def: Ischämische Myokardnekrose, meist infolge KHK mit hochgradiger Stenose oder Verschluss einer Koronararterie (Typ 1) oder multifaktoriellbedingter Myokardschaden ohne Plaqueruptur (Typ 2). Es kommt zum Anstieg von Troponin und mind. einem der folgenden Kriterien: Ischämische Beschwerden, neue signifikante ST-Veränderungen oder neuer Linksschenkelblock. Entwicklung neuer Q-Zacken im EKG, Bildgebung mit Verlust vitalem Myokards oder Nachweis einer neuen regionalen Wandbewegungsstörung, Nachweis eines intrakoronaren Thrombus durch Angiographie oder Autopsie.
Nach den initialen Ekg-Veränderungen unterscheidet man MI mit und ohne ST-Streckenhebung:
- NSTEMI = non ST-segment elevation myocardial infarction = Nicht-ST-Streckenhebungsinfarkt mit Anstieg von Troponin, aber ohne persistierende ST-Hebung
- STEMI = ST-segment elevation myocardial infarction = ST-Streckenhebungsinfarkt mit Anstieg von Troponin und persistierender ST-Hebung (> 20 Min.)

Klinische Klassifikation des Myokardinfarktes (MI): (*www.escardio.org*)	
MI Typ 1:	Spontaner Myokardinfarkt aufgrund einer Ischämie, die auf ein primär koronares Ereignis wie Plaqueruptur, Einreißungen oder Dissektion mit Ausbildung eines intraluminalen Thrombus in einer oder mehreren Koronararterien mit konsekutiv vermindertem Blutfluss zurückzuführen ist.
MI Typ 2:	Ischämiebedingter Myokardinfarkt mit Ausbildung einer Myokardnekrose, z.B. bei Koronarspasmen, Koronarembolien, Arrhythmien, Anämie, Hypertonie oder Hypotonie
MI Typ 3:	Symptome myokardialer Ischämie mit typ. EKG-Veränderungen oder Kammerflimmern. Tod vor Biomarkerbestimmung.
MI Typ 4:	a) Bei PCI - b) Stent/Scaffold-Thrombose - c) In-Stent-Restenose
MI Typ 5:	Bei/nach CABG

Ep.: Inzidenz (Infarkte/100.000/J) zeigt große geographische Unterschiede und beträgt aktuell in Frankreich 55, Schweden, Belgien, Tschechien und Japan < 100. In den Mittelmeerländern 80 - 120 und in Deutschland um 120 (siehe auch Kap. KHK).

Ät.: Arteriosklerose, selten Koronarembolie

Pg.: Arteriosklerose → stabiler → instabiler = vulnerabler Plaque → Plaque-Ruptur → thrombotischer Verschluss → Herzinfarkt. 70 % der Herzinfarkte ereignen sich in Stenosen unter 50 %.
Auslösende Faktoren:
- Plötzliche Kraftanstrengung, Stress-Situationen mit stärkeren Blutdruckschwankungen
- Bei instabiler Angina pectoris besteht ein akutes Infarktrisiko (20 %)!
- In den Morgenstunden (6 - 12 Uhr) ereignen sich 40 % aller Infarkte. Zirkadiane Rhythmik der Infarkthäufung durch Zunahme der Gerinnungsaktivität in dieser Zeit.

KL.: Eine typische Infarktsymptomatik zeigte sich in der MONICA-Studie nur in ca. 40 % der Pat. mit Infarkt.
- ▶ Intensive, anhaltende Angina pectoris-Schmerzen vorwiegend retrosternal lokalisierte Schmerzen, die ausstrahlen können zum Hals, Unterkiefer, Schulterregion, linken (rechten) Arm und die durch Ruhe oder Nitroglyzerin kaum beeinflussbar sind. Schmerzausstrahlung: Siehe Klinik der Angina pectoris. Evtl. nur retrosternales Druckgefühl.

Aber: Bis zu 20 % der Herzinfarkte gehen ohne Schmerzen einher ("stumme" Infarkte), insbesondere bei Diabetes mellitus (infolge autonomer diabetischer Neuropathie) und bei älteren Patienten. 40 % aller Infarktpatienten haben keine Angina pectoris-Anamnese (Infarkt = Erstmanifestation der KHK!).

Atypische Schmerzsymptomatik (15 %), bes. bei Diabetikern, Frauen und älteren Patienten: Evtl. keine thorakalen Schmerzen, sondern nur Oberbauchschmerzen, insbes. bei Hinterwandinfarkten

- Schwächegefühl, Angst und vegetative Begleitsymptomatik (Schwitzen, Übelkeit, Erbrechen u.a.), evtl. subfebrile Temperaturen
- Herzrhythmusstörungen (95 % d.F.): Ventrikuläre Rhythmusstörungen (ventrikuläre Tachykardien, Kammerflimmern), AV-Blockierungen
- Oft Blutdruckabfall, evtl. mit zerebralen Funktionsstörungen
- Symptome einer Linksherzinsuffizienz (1/3 der Pat.): Luftnot u.a. - siehe Kap. Herzinsuffizienz
- Rechtsventrikulärer Infarkt: Fehlende Lungenstauung, aber Halsvenenstauung; oft Bradykardie

Ausk.: Bei kardialen Komplikationen kann es zu Geräuschbefunden kommen, z.B.

- Perikardreiben bei Pericarditis epistenocardica
- Systolikum bei nekrotisch bedingter Ventrikelseptumperforation, bei Mitralinsuffizienz infolge Papillarmuskeldysfunktion oder Dilatation des Herzens mit relativer AV-Klappeninsuffizienz → täglich auskultieren!
- Feuchte Rasselgeräusche bei Lungenstauung/Lungenödem (Killip s.o.)

Lab:

- hsTn (= hochsensitives Troponin, assayspezifische Grenzwerte) ist herzmuskelspezifisch und der entscheidende Biomarker zum Nachweis eines Herzinfarktes (s. o.). hsTn hat eine hohe Sensitivität von 80 % nach 3 h und 100 % im Zeitfenster von 10 h - 5Tagen nach Herzinfarkt. Maximum nach ca. 12 h, Normalisierung nach 1 - 2 Wochen. Die Troponinkonzentration nach Herzinfarkt korreliert mit der Infarktgröße.

  Andere Ursachen einer Troponinerhöhung: Myokardschaden (ohne akute Ischämie), MINOCA, spontane Koronardissektion, Lungenembolie (DD !), Myokarditis, kardiale Dekompensation, Herz-Op., PCI, hypertensive Krise, Stress-Kardiomyopathie, Aortenklappenstenose, Aortendissektion, Tachy- oder Bradyarrhythmien, chronische oder akute Niereninsuffizienz, neurologische Ereignisse (Apoplex, subarachnoidale Blutung), Sepsis, starke körperliche Belastung (z.B. Marathonlauf) u.a.

- Creatinkinase (geringe Relevanz in der Akutdiagnostik):
  Verhältnis von CKMB/CK beträgt beim Infarkt i. d. R. 10-20%.

  Ursachen für eine Erhöhung der Gesamt-CK sind zahlreich, z.B.
  - Herzinfarkt und Myokarditis
  - I.m.-Injektionen, Operationen, Traumen, körperliche Anstrengung, epileptische Anfälle, arterielle Embolien/Verschlüsse, Reanimation, Entbindung
  - Muskelerkrankungen (Muskeldystrophie, Polymyositis, Rhabdomyolyse, Muskelverletzung)
  - Intoxikationen, Alkoholismus und Delirium tremens
  - Nekrotisierende Pankreatitis, akute Leberzellnekrose, Malignome
  - Endokrine Myopathien: Hypo- oder Hyperthyreose, Hypoparathyreoidismus, M. Addison
  - Trichinose, Coxsackie B-Virusinfektion
  - Medikamente: CSE-Hemmer u.a. lipidsenkende Medikamente, trizyklische Antidepressiva u.a. Psychopharmaka; Vincristin, Ciclosporin u.a.
  - Alkoholabusus, Heroinkonsum

  Anm.: Makro-CK - 2 Varianten (Verdacht: CK-MB/CK >25%):
  - Makro-CK-1 = Immunkomplex aus CK-BB und IgG: Vorkommen bei 1 % der älteren Menschen (insbes. Frauen); kein Krankheitswert
  - Makro-CK-2 = Oligomer der Mitochondrien-CK; Vorkommen z.B. bei malignen Tumoren, nekrotisierenden Lebererkrankungen

- Unspezifische begleitende Parameter: Erhöhungen von Leukozyten, BZ, BSG, CRP

EKG

Ekg-Erstellung und Befundung innerhalb von 10 Minuten nach medizinischem Kontakt. In den ersten 24 h kann dieser negativ sein, daher schließen erst zwei Ekg-Registrierungen im Abstand von 24 h einen Infarkt aus, sofern Troponin I/T und CK-MB normal bleiben.

Aussagemöglichkeiten des Ekg:

1. Infarktausmaß und -lokalisation
2. Alter des Infarktes

Bei einem transmuralen Infarkt kommt es durch Ausfall der zur Infarktregion gehörenden Potenziale zu einer Auslenkung der Vektorschleife entgegengesetzt zur Infarktregion.

Ekg-Zeichen, die durch einen Abgriff direkt über dem Infarktareal entstehen, werden als direkte Infarktzeichen bezeichnet, spiegelverkehrte Veränderungen in der gegenüber liegenden Ableitung als indirekte Infarktzeichen.

▶ **ST-Streckenhebungsinfarkt (STEMI) mit direkten Infarktzeichen im Ekg → 3 Stadien:**

- St. 1: Frischer Infarkt (akutes Stadium):
  Die früheste Ekg-Veränderung in Form einer kurzfristigen T-Überhöhung (sog. "Erstickungs-T" = „T-en-dôme") entgeht gewöhnlich dem Nachweis. An der Grenze zwischen gesundem und geschädigtem Myokard kommt es zur Ausbildung eines Verletzungspotentials mit ST-Überhöhung (monophasische Deformierung des Kammerkomplexes). Die ST-Strecke geht unmittelbar vom absteigenden R ab und verschmilzt mit der T-Zacke zu einer Plateau- oder Kuppelform.

  Ekg-Kriterien:
  - Typische ST-Streckenhebung (am J-Punkt): V_2 und V_3 ≥ 0,25 mV bei Männern < 40 J., ≥ 0,2 mV bei Männern > 40 J., ≥ 0,15 mV bei Frauen, in den übrigen Ableitungen ≥ 0,1 mV, jeweils in zwei zusammenhängenden Ableitungen
  - Atypische Ekg-Veränderungen: LSB, isolierte ST-Hebung aVR, ventrikulär stimulierte Rhythmen

- St. 2: Zwischenstadium:
  Abnahme der ST-Überhöhung, R-Reduktion bzw. R-Verlust , Ausbildung eines QS-Komplexes oder einer breiten, tiefen Q-Zacke = pathologisches Q oder Pardee-Q (Breite ≥ 0,04 sek; Tiefe > ¼ R) sowie Ausbildung einer terminal negativen T-Zacke = gleichschenklige, spitznegative T-Inversion
  DD ST-Elevation: 1) Herzwandaneurysma, 2) Perikarditis, 3) Prinzmetal-Angina
  DD tiefes Q: 1) hypertrophische Kardiomyopathie, 2) Lungenembolie (S_I/Q_{III}-Typ), 3) WPW-Syndrom (sternal-positiver Typ)
  DD terminal negatives T: 1. Transmuraler Infarkt, St. 2 oder 3; 2. Nicht-ST-Hebungsinfarkt (NSTEMI); 3. Perikarditis (Folgestadium); 4. Myokarditis; 5. HOCM

- St. 3: Alter Infarkt (chronisches Stadium):
  Fortbestehen des terminal negativen T oder T-Normalisierung. Während sich eine kleine R-Zacke wieder aufbauen kann, bleibt das tiefe Q meist lebenslang bestehen.

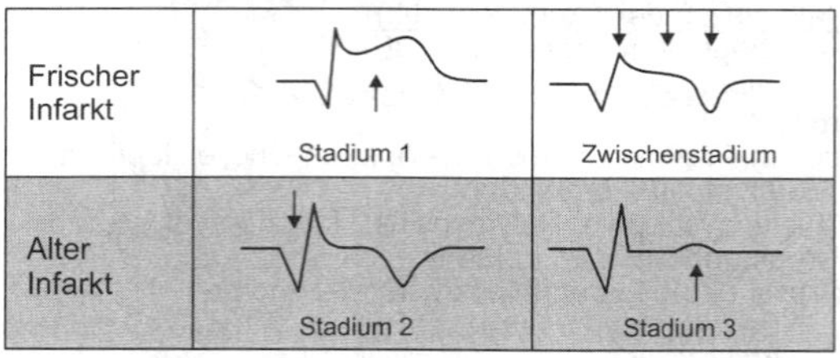

Direkte Infarktzeichen

Beachte: Bei Linksschenkelblock (vorbestehend oder als Infarktkomplikation) und Schrittmacherpatienten ist mit den Sgarbossa-Kriterien in vielen Fällen eine Infarktdiagose möglich.

≥ 3 Punkte = 98 % Wahrscheinlichkeit STEMI
- ST-Elevation ≥ 1 mm in Ableitungen mit positivem (konkordantem) QRS-Komplex — 5 Punkte
- ST-Senkung ≥ 1 mm in Ableitung V_1, V_2 oder V_3 — 3 Punkte
- ST-Elevation ≥ 5 mm in Ableitung mit negativem (diskordantem) QRS-Komplex — 2 Punkte

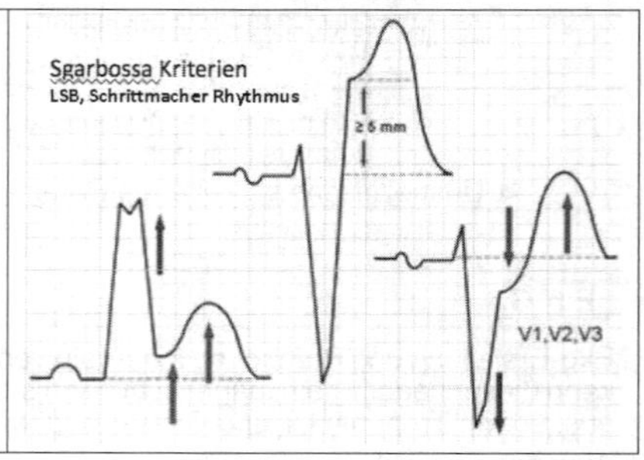

▶ **Nicht-ST-Streckenhebungsinfarkt (NSTEMI):**
Bei diesen Patienten werden persistierende oder dynamische ST-Streckensenkungen, T-Wellen-Abnormalitäten oder unauffällige bzw. unspezifische Ekg-Befunde gefunden.

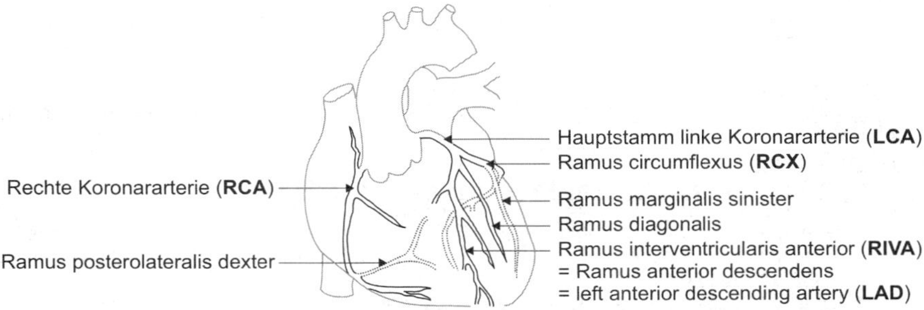

Infarkte betreffen in den meisten Fällen die Muskulatur der linken Kammer. Die Lokalisation entspricht dem Versorgungsgebiet der verschlossenen Koronararterien (siehe Abbildung).
Die Variabilität der Koronararterien und die Unkenntnis des Versorgungstyps machen es fast unmöglich, aus den infarkttypischen EKG-Ableitungen exakt den Verschluss des Koronargefäßes zu ermitteln. Dies ist nur angiografisch möglich. Als Anhalt zur Infarktlokalisation kann jedoch folgende Zuordnung gelten:

Koronararterie	**Infarktlokalisation**	**Direkte Infarktzeichen**	**Indirekte Zeichen**
RIVA proximal	Großer Vorderwandinfarkt	V_1-V_6, aVL, I	(II), III, aVF
RIVA nach Abgang der Diagonaläste	Anteroseptaler Infarkt	V_1-V_4, aVL, I	(II), III, aVF
Diagonalast	Lateralinfarkt	aVL, I, V_5-V_7	
Posterolateralast	Posterolateralinfarkt	II, III, aVF, V_{5-6}	I, aVL, V_{1-3}
RCX	Strikt posteriorer Hinterwandinfarkt	V_7-V_9, aVF, III	V_{1-2}
RCA	Inferiorer Hinterwandinfarkt Rechtsventrikulärer Infarkt	II, III, aVF V_{3r}-V_{6r}, V_1	V_{1-3}

Isolierte rechtsventrikuläre Infarkte sind selten. Im Rahmen inferiorer Hinterwandinfarkte kann es zu einer Infarktausdehnung auf den rechten Ventrikel kommen → Ekg bei Verdacht auch rechtsthorakal schreiben (V_{3r} - V_{6r}).

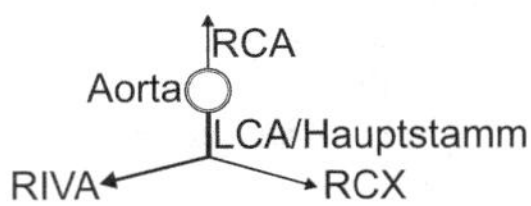

Bildgebende Verfahren

1. (Farbdoppler-)Echokardiografie:
   - Morphologische Herzdiagnostik (Herzvergrößerung, Klappenstatus, Nachweis von Thromben (am empfindlichsten mittels TEE) und Komplikationen: Perikarderguss, Papillarmuskeldysfunktion oder -abriss mit akuter Mitralinsuffizienz, Ventrikelseptumruptur)
   - Funktionsdiagnostik: Beurteilung der Ventrikelwandbewegung, der Pumpleistung, der Vorhof- und Ventrikelfüllung, der Klappenfunktion.
     - Regionale Wandbewegungsstörungen (rWbSt):
       · Hypokinesie (verminderte Wandbewegung)
       · Akinesie (fehlende Wandbewegung)
       · Dyskinesie (systolische Auswärtsbewegung)
       · Aneurysma (Ausbuchtung der verdünnten Herzwand)
     - Verminderte/fehlende Dickenzunahme der Infarktzone

   Merke: Beim frischen MI treten rWbSt zeitlich sehr früh auf (noch vor Enzym- und Ekg-Veränderungen). Fehlende rWbSt sprechen mit 95 %igem Vorhersagewert gegen einen Herzinfarkt.
2. Linksherzkatheteruntersuchung:
   - Koronarangiografie: Identifikation von Stenosen oder Verschlüssen der Koronararterien als Voraussetzung für PCI/Bypass-Operation
   - Lävokardiogramm: Identifikation hypo-/a-/dyskinetischer Ventrikelwandareale
3. MRT: Morphologische Veränderungen, Vitalitätsdiagnostik, Perfusionsanalyse

Komplikationen nach Herzinfarkt:

► Frühkomplikationen (< 48 h): **40 % der Patienten überleben nicht den ersten Postinfarkttag!**
1. Herzrhythmusstörungen
   - Ventrikuläre Extrasystolie (95 - 100 %): Häufige polymorphe VES, R-auf-T-Phänomen und Couplets gelten als Warnarrhythmien mit erhöhtem Risiko für Kammerflimmern. Kammerflimmern tritt aber auch ohne Warnarrhythmien auf!

- Ventrikuläre Tachykardien und Kammerflimmern:
  Kammerflimmern tritt am häufigsten innerhalb der ersten 4 h nach Infarkt auf, in 80 % aller Fälle in den ersten 24 h. 80 % der Patienten, die beim Infarkt plötzlich versterben, erliegen einem Kammerflimmern.
- Vorhofflimmern mit absoluter Tachyarrhythmie (prognostisch ungünstig)
- Bradykarde Herzrhythmusstörungen: Sinusbradykardie, AV-Blockierung (bes. beim inferioren Infarkt)

2. Herzinsuffizienz

2.1 **Linksherzinsuffizienz** [I50.19] **und kardiogener Schock** [R57.0]:

Urs:
- Myokardialer Funktionsausfall: Wenn der Infarkt 20 % des linken Ventrikels betrifft, sind regelmäßig Zeichen der Linksherzinsuffizienz nachweisbar; sind mehr als 40 % des linken Ventrikels infarziert, resultiert meist ein kardiogener Schock mit einer Letalität von über 90 %.
- Herzrhythmusstörungen
- Therapie mit negativ inotropen Substanzen, z.B. Antiarrhythmika, Betablocker
- Volumenmangel
- Seltene Ursachen eines kardiogenen Schocks bei Myokardnekrose:
  - Ventrikelseptumperforation (bis 4 %) mit akutem Links-Rechts-Shunt und Lungenüberflutung (neu aufgetretenes Systolikum, Farbdoppler)
  - Papillarmuskelabriss (bis 8 %) mit akuter Mitralinsuffizienz (neu aufgetretenes Systolikum)
  - Ventrikelwandruptur (1 %) mit Herzbeuteltamponade (häufig gedeckte Perforation)
  - Perikarderguss (Antikoagulanzien relativ kontraindiziert!)

Diagnose der Linksherzinsuffizienz:
- Klinik: Feuchte Rasselgeräusche über den basalen Lungenabschnitten, 3. Herzton, Dyspnoe
- Rö. Thorax: Zeichen der Lungenstauung
- (Farbdoppler-)Echokardiografie: Nachweis von hypo-/akinetischen Infarktarealen, Ventrikelseptumperforation, Papillarmuskeldysfunktion oder -abriss, Perikarderguss, Abschätzung der Ejektionsfraktion u.a.
- Labor: Natriuretische Peptide BNP/NT-proBNP: Ausdruck eines chronischen Myokardschadens, Ausschluss akuter Herzinsuffizienz (negativer prädiktiver Wert > 90 %)

Kriterien des kardiogenen Schocks (SCAI-Klassifikation):
- Arterielle Hypotonie mit RR systolisch < 90 mmHg
- Herzindex < 2,2 $l/min/m^2$ (normal: > 2,5 $l/min/m^2$)
- PCW-Druck > 15 mmHg (normal: 8 - 12 mmHg)

Merke: Kammerflimmern ist die häufigste, Pumpversagen die zweithäufigste Todesursache nach Infarkt!

2.2 **Rechtsherzinsuffizienz** bei rechtsventrikulärem Infarkt
KL: Hypotonie, erhöhter zentralvenöser Druck, keine Lungenstauung

▶ Spätkomplikationen (> 48 h):
- Herzwandaneurysma [I25.3]: Bis 20 % aller Infarktpatienten
  Di.: Echo: Systolische + diastolische Auswölbung der verdünnten linksventrikulären Wand mit systolischer paradoxer Wandbewegung nach außen; meist im Bereich der Vorderwandspitze, seltener der basalen Hinterwand; Thrombenbildung in ca. 50 %.
  Ekg: Evtl. persistierende ST-Überhöhung
  Komplikationen eines Aneurysmas: Embolie, Linksherzinsuffizienz, Rhythmusstörungen, Ruptur mit Herzbeuteltamponade
- Arterielle Embolien; Risiko für Thromboembolie bei Nachweis eines muralen LV-Thrombus 5 %
- Frühperikarditis bei Herzinfarkt (Pericarditis epistenocardica) einige Tage nach Infarkt
- Postmyokardinfarktsyndrom = "Dressler-Syndrom" [I24.1]: 1 - 6 Wochen nach Infarkt in ca. 3 % auftretende Spätperikarditis/Pleuritis - Th.: NSAR, evtl. Kortikosteroide
- Arrhythmien
- Herzinsuffizienz
- Persistierende oder rezidivierende Angina pectoris und Infarktrezidiv

DD:
- Instabile Angina pectoris ohne Troponin-Anstieg
- Besonders bei Hinterwandinfarkt kann sich der Infarktschmerz infradiaphragmal projizieren → DD des akuten Abdomens (Gallenkolik, akute Leberschwellung, Ulkusperforation, akute Pankreatitis u.a.)
- Lungenembolie mit Pleuraschmerz (D-Dimer-Erhöhung) (evtl. ebenfalls infradiaphragmale Projektion), Kollaps und infarktähnlichen Ekg-Bildern.
  Di.: Typische Enzymkonstellation beim Herzinfarkt.
- Aneurysma dissecans bzw. Aortendissektion: Starke, evtl. wandernde Thoraxschmerzen; bei proximaler Typ Stanford A-Dissektion möglicherweise abgeschwächte oder fehlende Pulse und Blutdruckdifferenz zwischen beiden Armen, bei Aortenklappeninsuffizienz diastolisches Geräusch.
  Di.: MRT oder CT-Thorax, Rö. Thorax (doppelte Aortenkontur), transösophageale Farbduplexechokardiografie! (Einzelheiten: Siehe Kap. Hypertonie)

- Stress-Kardiomyopathie (siehe dort)
- Weitere DD: Siehe Kap. KHK!

Di.: 1. Anamnese / Klinik
2. Ekg + Troponin + Echo

Th.: 1. Allgemeinmaßnahmen
2. Reperfusionstherapie
3. Prophylaxe einer koronaren Rethrombose
4. Therapie von Komplikationen
5. Rehabilitation
6. Langzeitstrategie zur Prävention eines Reinfarktes und zur Prognoseverbesserung

Zu 1. Allgemeinmaßnahmen

1.1 In der Prähospitalphase:

- **Notarzt rufen (Deutschland Tel. 112)**
- Bereits im Notarztwagen unter Berücksichtigung der Klinik (Schmerzbeginn) und des 12-Kanal-Ekg (STEMI ?) die Zuweisung in Zentren mit PCI-Möglichkeit planen.
- Bei Linksherzinsuffizienz Lagerung mit erhöhtem Oberkörper (30°)
- Venenzugang, keine i.m.-Injektionen, Ekg-Überwachung + Defibrillationsbereitschaft
- O_2-Zufuhr per Nasensonde (4 - 8 ℓ/min, Pulsoxymetrie-Kontrolle) bei Sauerstoffsättigung < 90 %, Kurzatmigkeit und akuter Herzinsuffizienz
- Gabe von Nitraten: z.B. Nitroglycerin (1 Kapsel = 0,8 mg) sublingual oder 2 Sprühstöße (= 0,8 mg) unter Blutdruckkontrolle, evtl. Nitroinfusion per Dosierpumpe
  KI: RR < 90 mmHg, Einnahme von PDE-5-Inhibitoren (Sildenafil, Vardenafil [< 24 h] oder Tadalafil [< 48 h])
- Sedierung und Analgesie nach Bedarf - bei starken Schmerzen Morphin: 3 - 5 mg i.v., danach 2 mg alle 5 - 15 Min. bis zur Schmerzfreiheit
  NW: Atemdepression, Hypotonie, Übelkeit
- Antithrombin- und antithrombozytäre Therapie:
  - ASS: 150 - 300 mg p.o., alternativ 75 - 250 mg i.v.
  - Heparin: Initialdosis: UFH (70 IE/kg KG, max. 5.000 IE i.v.) oder NMH (z.B. Enoxaparin: 0,5 mg/kg i.v.-Bolus)
  - Duale Antiplättchentherapie (DAPT): Siehe unter 1.2

Merke: Die sofortige Gabe von ASS (schon bei Verdacht auf Herzinfarkt) zeigte in der ISIS-2-Studie eine Letalitätssenkung von über 20 %!
Cave i.m.-Injektionen wegen Fibrinolyse/Antikoagulanzientherapie. Keine Gabe von NSAR bei Therapie mit Thrombozytenaggregationshemmern.

1.2 In der Hospitalphase:

- **Intensivstation** in den ersten Tagen mit Kreislaufüberwachung (rhythmologisches und hämodynamisches Monitoring) und Reanimationsbereitschaft
- Bettruhe, bei Zeichen der Linksherzinsuffizienz mit erhöhtem Oberkörper
- Psychische Abschirmung, medikamentöse Sedierung, z.B. Diazepam, initial 5 mg langsam i.v.
- O_2-Gabe per Nasensonde (4 - 8 ℓ/min) bei Sauerstoffsättigung < 90 % (Pulsoxymetrie-Kontrolle)
- Behandlung der Infarktschmerzen:
  - Kurzwirksame Nitrate entlasten das Herz und haben auch auf Infarktschmerzen einen günstigen Einfluss.
    NW: Kopfschmerzen, Blutdruckabfall, reflektorische Tachykardie
    KI: Siehe 1.1
    Dos: Glyceroltrinitrat (Nitroglycerin): 1 - 3 Hub (1 Hub = 0,4 mg) sublingual, anschließend 1 - 5 mg/h i.v. unter RR-Monitoring
  - Bei starken Schmerzen Morphin: Siehe oben
- Duale Antiplättchentherapie (DAPT): (ID = Initialdosis; ED = Erhaltungsdosis für 12 Monate)
  - Acetylsalicylsäure (ASS): ID 150 - 300 mg p.o., 75 - 100 mg/d oral lebenslang **plus**
  - Ticagrelor: ID 180 mg, ED 2 x 90 mg/d (KI für Ticagrelor: Vorherige intrakraniale Blutung oder bestehende Blutungen) oder
  - Prasugrel: ID 60 mg; ED 10 mg (KI: Vorherige intrakraniale Blutung, vorheriger ischämischer Schlaganfall oder transitorische ischämische Attacke oder bestehende Blutungen; Prasugrel wird generell nicht für Patienten ≥ 75 J. oder mit einem Körpergewicht < 60 kg empfohlen) oder
  - Clopidogrel: ID 300 - 600 mg, ED 75 mg/d
- Betablocker: Bei Fehlen von Kontraindikationen (akute Herzinsuffizienz, systolischer Blutdruck < 120 mmHg, Herzfrequenz < 60/min), unabhängig von begleitender Fibrinolyse oder PCI i.v.-Gabe erwägen. Bei KI innerhalb der ersten 24 h Reevaluation einer möglichen späteren Betablockertherapie.

- ACE-Hemmer: Beginn innerhalb von 24 h bei Vorderwandinfarkt, Lungenstauung, LVEF < 40 %, Diabetes mellitus bei Fehlen von KI. Bei ACE-Hemmer-Unverträglichkeit: AT_1-Blocker
- CSE-Hemmer: Bei allen Patienten frühe Hochdosistherapie unabhängig vom LDL-Cholesterinwert unter Berücksichtigung von KI + NW
  Zielwert: LDL-Cholesterin < 55 mg/dl (1,4 mmol/l)

Zu 2. Reperfusionstherapie: Diese sollte so schnell wie möglich erfolgen ("time is muscle")!

2.1 **Primäre PCI: Therapie der Wahl:** Innerhalb von 120 min nach Erstkontakt und bei allen Patienten mit Symptomen einer Ischämie von ≥ 12 h Dauer und anhaltender ST-Hebung

2.2 **Konservative Therapie mit Aktivatoren der Fibrinolyse (Fibrinolytika, Thrombolytika):**
Erfolgskriterium: Durchgängigkeits-(Reperfusions-)Rate innerhalb 90 Min. nach Lysebeginn.
Voraussetzungen:
- Keine Kontraindikationen (siehe Kap. Tiefe Venenthrombose)
- Akuter Infarkt mit ST-Hebung (STEMI) ohne Möglichkeit einer Akut-PCI nach Erstkontakt innerhalb von 120 min

Substanzen (Einzelheiten: Siehe Kap. TVT):
- Streptokinase (Streptase®) wirkt indirekt fibrinolytisch (alle übrigen Fibrinolytika wirken direkt); wegen Antigenität Vorinjektion mit Kortikosteroiden.
- Alteplase (Actilyse®)
- Reteplase (Rapilysin®)
- Tenecteplase (Metalyse®)
- Zusatztherapie: Clopidogrel (ID: 300 mg bei Pat. ≤ 75 J., ED: 75 mg/d, zusätzlich zu ASS

	Dosierung	Begleittherapie
Streptokinase (SK)	1,5 Mio U i.v. über 30 - 60 Min.	Enoxaparin: Bei Patienten unter 75 J. i.v.-Bolus von 30 mg, 15 min später und alle 12 h bis zur Revaskularisation oder Entlassung 1 mg/kg s.c. Bei Patienten über 75 J keine Bolusgabe, 0,75 mg/kg s.c. alle 12 h Bei Kreatinin-Clearance < 30 ml/min s.c. Dosis im Abstand von 24 h altersunabhängig*)
Alteplase (rtPA)	15 mg i.v.-Bolus 0,75 mg/kg über 30 Min., dann 0,5 mg/kg über 60 Min. i.v. Gesamtdosis ≤ 100 mg	
Reteplase (rPA)	10 U und 10 U i.v.-Bolus im Abstand von 30 Min.	
Tenecteplase (TNK-tPA)	i.v.-Bolus 30 mg bei KG von < 60 kg 35 mg bei KG von 60 bis < 70 kg 40 mg bei KG von 70 bis < 80 kg 45 mg bei KG von 80 bis < 90 kg 50 mg bei KG von > 90 kg	*) Höchstdosen beachten: Siehe ESC-Guidelines 2018

Antithrombotische Begleittherapie (Alternativen):
- Heparin (UFH): 60 U/kg i.v.-Bolus, max. 4.000 U; gefolgt von i.v.-Infusion mit 12 U/kg über max. 48h (max. 1.000 U/h), Ziel-aPTT 50 - 70 s. Kontrolle nach 3, 6, 12, 24 h
- Fondaparinux (nur mit Streptokinase): 2,5 mg i.v. Bolus, gefolgt von 2,5 mg s.c./d bis zur Entlassung (maximal 8 Tage)
  KI: Kreatinin > 3,0 mg/dl

Indirekte Kriterien einer erfolgreichen Reperfusion nach Lyse:
- Verschwinden der Infarktschmerzen
- Rückbildung der ST-Streckenanhebung im Ekg um 50 - 75 %

Anm.: Evtl. kann es zum Auftreten von Reperfusionsarrhythmien kommen.
Direkter Nachweis einer Rekanalisation durch Koronarangiografie.
Erfolgsrate: Eine Rekanalisation wird in 70 - 80 % d.F. beobachtet (Durchgängigkeitsrate nach 90 Min.). Innerhalb von 35 Tagen nach Infarkteintritt kann durch frühzeitige Lyse die Letalität um ca. 50 % gesenkt werden.

Merke: Da es auch nach erfolgreicher i.v.-Lyse in 20 - 25 % zu Reokklusionen kommt, sollten alle Patienten kurzfristig eine Koronarangiografie erhalten zur Entscheidung über evtl. weitere Reperfusionsmaßnahmen (PCI, Bypass-Operation).

Zu 3. Prophylaxe einer koronaren Rethrombose
ASS (ED 75 - 100 mg) lebenslang. DAPT (ASS plus Ticagrelor oder Prasurgrel, bei KI Clopidogrel) für 12 Monate. Hierdurch sinkt die Mortalität innerhalb des ersten Jahres nach Infarkt um ca. 15 %, das Reinfarktrisiko um ca. 30 %.
Bei Indikation für orale Dauer-Antikoagulation bei valvulärem Vorhofflimmern in Abhängigkeit vom Blutungsrisiko befristete Dreifachbehandlung mit Vitamin K Antagonist (VKA), ASS und Clopidogrel für 1 Monat. Anschließend Zweifachtherapie für 12 Monate mit VKA + ASS. Danach lebenslange VKA-Monotherapie. Bei nichtvalvulärem Vorhofflimmern werden NOAK bevorzugt.

Nachweis linksventrikulärer Thromben (Echokardiografie):
Bis zu 50 % der größeren Vorderwandinfarkte mit Apexbeteiligung führen zu wandständigen linksventrikulären Thromben (dagegen nur ca. 5 % der Hinterwandinfarkte). Um das Risiko für Hirnembolien zu vermindern, wird daher eine temporäre Antikoagulanzientherapie für mind. 3 Monate empfohlen (INR-Zielbereich: 2,0 - 3,0).

Zu 4. Therapie von Komplikationen
Rhythmusstörungen und Linksherzinsuffizienz sind die häufigsten Komplikationen nach Herzinfarkt.

4.1 Rhythmusstörungen
Durch frühzeitige Gabe von Betablockern können das Risiko von Kammerflimmern vermindert und die Gesamtletalität gesenkt werden.

Beachte: Vor jeder antiarrhythmischen Behandlung möglichst Kontrolle und Therapie des Serumkalium (Normwert: 3,75 - 5,0 mmol/l) und Magnesiums (Normwert: 0,75 - 1,05 mmol/l)

▶ Ventrikuläre Tachyarrhythmien:
- Anhaltende Kammertachykardien und Kammerflimmern: Unter Reanimationsbereitschaft Defibrillation, bei Erfolglosigkeit Reanimation und Amiodaron 150 mg i.v.
- Polymorphe ventrikuläre Tachykardie: Betablocker (Linksherzinsuffizienz ausgeschlossen) oder Amiodaron 150 mg i.v. bei normaler QT-Zeit. Notfall-Angiographie einplanen.
- Rezidivprophylaxe tachykarder ventrikulärer Rhythmusstörungen: Kontrolle und evtl. Korrektur des Elektrolythaushaltes; Gabe von Betablockern, evtl. Amiodaron (unter Beachtung von NW + KI)

▶ Tachykardes Vorhofflimmern (ESC Guidelines 2020):
- Frequenzkontrolle: Betablocker, Diltiazem oder Verapamil wenn EF ≥40%,; Betablocker und/oder Digoxin bei EF ≤40%
- Kardioversion: Vernakalant (KI: ACS oder schwere Herzinsuffizienz (HI)), Propafenon oder Flecainid (KI: Schwere strukturelle Herzerkrankung (ssHE); Amiodaron i.v. unter Monitorüberwachung bei HI und ssHE und bei Fehlen von Kontraindikationen
- Elektrokardioversion bei hämodynamischer Beeinträchtigung

(Weitere Einzelheiten siehe Kap. Vorhofflimmern)

▶ Sinusbradykardie, AV Block-II° (Mobitz 2) oder AV-Block III°:
- Atropin 0,5 - 1,0 mg i.v. (keine Betablocker!)
- Implantation eines passageren Schrittmachers bei Bradykardie mit hämodynamischer Instabilität und/oder Synkope

Anm.: AV-Leitungsstörungen bei Hinterwandinfarkt (Ischämie des AV-Knotens) haben eine bessere Prognose als bei Vorderwandinfarkt mit Septumbeteiligung.

4.2 Akute Linksherzinsuffizienz und kardiogener Schock:
Ziele: Symptomverbesserung, Oxygenierung normalisieren, Organperfusion und Hämodynamik sichern, kardiale und renale Schäden begrenzen.

▶ Kausale Therapie:
- Frühzeitige Myokardrevaskularisation und Beseitigung korrigierbarer Ursachen (Rhythmusstörungen, Absetzen negativ inotroper Pharmaka u.a.)
- Klappenersatz bei akuter Mitralinsuffizienz

Merke: Bei Patienten im kardiogenen Schock kann die Prognose nur durch eine rasche Reperfusionstherapie entscheidend gebessert werden (Notfall-PCI oder Notfall-Bypass-Operation).

Hämodynamisch relevante Ventrikelseptumperforation: Frühzeitige Operation

▶ Symptomatische Therapie:
- Sitzende Lagerung + O_2-Gabe per Nasensonde
- Optimale Steuerung der Vorlast unter Kontrolle von RR, linksventrikulärem Füllungsdruck und Herzzeitvolumen
- Bei unzureichender Oxygenierung (Blutgasanalyse) bei Bedarf nichtinvasive Beatmung mit positivem endexspiratorischen Druck (PEEP), evtl. Intubation
- Intravenöse Diuretikagabe; frühzeitiger Beginn = besseres Überleben, z.B. Furosemid: Initial 20 - 40 mg i.v., Wiederholung nach 1 - 4 h oder Dauerinfusion
- ACE-Hemmer - KI: Hypotonie, Hypovolämie und Niereninsuffizienz

- Aldosteronantagonisten - KI: Niereninsuffizienz und/oder Hyperkaliämie
- Vasoaktive Substanzen:
  - Dobutamin: Stimuliert β1-Rezeptoren und wirkt dadurch positiv inotrop, wirkt kaum vasokonstriktorisch und hat nur eine geringe positiv chronotrope Wirkung.
    Dos: 2 - 20 µg/kg/min i.v.
    NW: Tachykardie, proarrhythmische Wirkungen, Zunahme des myokardialen O_2-Verbrauches u.a.
  - Noradrenalin: Positiv inotrop und vasopressorisch; im kardialen Schock nur dann indiziert, wenn sich der Blutdruck allein durch Dobutamin und Ausgleich eines evtl. Volumenmangels nicht stabilisieren lässt.
    Dos: 0,1 - 1,0 µg/kg/min i.v.
  - Andere Substanzen haben bisher keinen prognostischen Benefit gezeigt.
- Bei Volumenmangel: Ausgleich mit isotonischen Vollelektrolytlösungen. Bei Rechtsherzinfarkt ist neben der Reperfusion eine vorsichtige Volumengabe zur Erhöhung der Vorlast (Füllungsdrücke) erforderlich.
- Bei weiter bestehender Lungenstauung (nach Ausschluss einer schweren Aortenklappenstenose oder HOCM):
  - I.v.-Gabe von Vasodilatatoren (Nitroglycerin), bes. bei erhöhtem Blutdruck
  - Hämofiltration/Ultrafiltration
- Mechanische Kreislaufunterstützungssysteme:
  - Intraaortale Ballon-Gegenpulsation (IABP): Nutzen nicht gesichert (IABP-Shock II-Studie), als Überbrückung mechanischer Komplikationen (VSD) bis zur OP
    KI: Bedeutsame Aortenklappeninsuffizienz; Aortenaneurysma
  - Perkutanes kardiales Assistsystem (Impella-Pumpen: Förderleistung 2,5 – 4,0 L/min)
  - Veno-arterielle ECMO (siehe dort)
  - Links- oder biventrikuläre Unterstützungssysteme (Assist devices)

Therapiesynopsis für PCI bei STEMI (ESC-Leitlinien 2018):

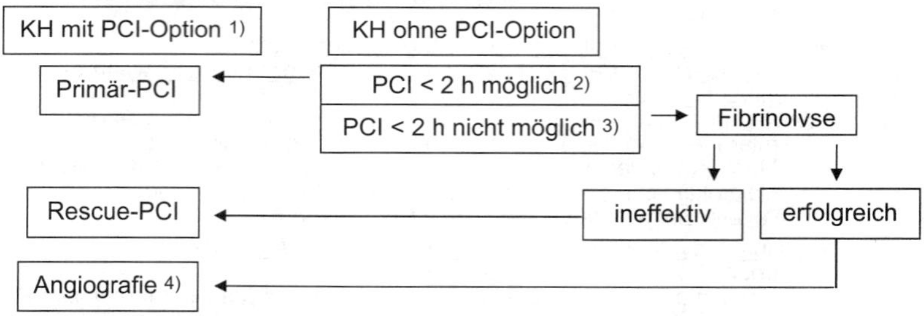

1) 24 Stunden-Bereitschaft, Durchführung ≤ 60 Min. nach STEMI-Diagnose
2) Zeit vom Erstkontakt des Patienten bis zur Ballondilatation sollte < 90 Min. betragen.
3) Wenn PCI nicht möglich: Fibrinolyse ≤ 10 Min. nach Erstkontakt
4) 2 - 24 h nach Fibrinolysebeginn

Memo: 20 % aller erfolgreich lysierten Infarktpatienten erleiden ohne weitergehende invasive Diagnostik/Therapie einen Reinfarkt innerhalb von 4 - 8 Wochen nach Infarkt!

Zu 5. Rehabilitation nach Herzinfarkt in 3 Phasen:

5.1. Akutkrankenhaus
- Intensivstation mit Dauerüberwachung
- Frühmobilisation

Bei unkompliziertem Verlauf Krankenhausaufenthalt ca. 7 Tage

5.2. Anschlussheilbehandlung (AHB): Rehabilitationsklinik oder ambulantes Therapiezentrum: Beseitigung/Therapie von kardiovaskulären Risikofaktoren (insbes. Rauchen, Hypertonie, Diabetes u.a.), Bewegungstherapie, Abbau von Ängsten, Gesundheits-Coaching, Vorbereitung zur Wiedereingliederung in den Beruf, Belastungserprobung

5.3. Stufenweise Wiedereingliederung ins Alltags- und Berufsleben, Teilnahme an ambulanter Herzgruppe

Prg: 40 % der Patienten versterben schon am 1. Postinfarkttag, davon über die Hälfte in den ersten Stunden nach Symptombeginn (häufigste Todesursache Kammerflimmern). Ohne Revaskularisationstherapie versterben ca. 15 % im Krankenhaus (= Klinikletalität). Durch systemische Thrombolyse sinkt die Klinikletalität auf knapp 10 %, durch Primär-PCI auf ca. 5 %. In den ersten 4 Wochen versterben damit ca. 50 % aller Infarktpatienten = Ergebnisse des MONICA-Projektes (monitoring trends and determinants in cardiovascular disease). Die Überlebenschance hängt vom Zeitintervall bis zur Verfügbarkeit einer effektiven Therapie ab.

Mit zunehmender Linksherzinsuffizienz steigt die Letalität beim akuten Herzinfarkt
→ Killip-Klassifikation der Herzinsuffizienz:

I	Keine Linksherzinsuffizienz:	Letalität < 5 %
II	Mäßige Linksherzinsuffizienz mit basalen RG:	Letalität bis 20 %
III	Schwere Linksherzinsuffizienz/Lungenödem:	Letalität bis 40 %
IV	Kardiogener Schock:	Letalität bis 90 %

Innerhalb von 2 Jahren nach Krankenhausentlassung versterben weitere 5 - 10 % aller Infarktpatienten an plötzlichem Herztod.

Die Langzeitprognose des Koronarkranken ist abhängig von:

1. Grad der linksventrikulären Funktionseinschränkung: Größe des akinetischen/dyskinetischen Myokardareales. Eine Ejektionsfraktion < 35 % gilt als prognostisch ungünstig. Primärprävention des plötzlichen Herztodes durch ICD bei fortgeschrittener Herzinsuffizienz mit EF ≤ 35 % und NYHA > II - Zeitpunkt: ab 40 Tage nach Infarkt,
2. Ischämiezeichen (Angina pectoris oder Ischämiezeichen im Belastungs-Ekg bzw. in der Myokardperfusionsszintigrafie),
3. Höhergradigen ventrikulären Rhythmusstörungen, neu aufgetretenem LSB
4. Zahl der betroffenen Gefäße: Die jährliche Mortalitätsrate nimmt von der Ein- bis zur Dreigefäßerkrankung zu und ist am ungünstigsten bei unbehandelter Stammstenose,
5. Fortbestehen von Risikofaktoren = Progression der koronaren Herzkrankheit
   Obwohl die Beendigung des Rauchens die 10-Jahressterblichkeit um ca. 50 % reduzieren kann, sind bei Erstinfarkt 30 % aller Patienten Raucher, beim Zweitinfarkt immer noch 20 %.
6. Prognoseverbesserung durch Allgemeinmaßnahmen:
   6.1. Nikotinkarenz
   6.2. Mediterrane Ernährung: Tierfett-, kochsalzarme, ballaststoffreiche Ernährung inklusive Obst und Gemüse, Seefisch; Gewichtsnormalisierung bei Übergewicht
   6.3. Körperliche Aktivität: Aerobe Belastung ≥ 3 x/Woche über 30 - 45 min (ambulante Koronarsportgruppe)
   6.4. Optimale Blutdruckeinstellung bei Hypertonie (siehe dort)
   6.5. Optimale Einstellung eines Diabetes mellitus: HbA_{1c} ≤ 7,0 %
   6.6. Jährliche Grippeimpfung bei allen, bes. älteren Patienten (siehe Internet: *ESC-Leitlinien 2013*)
7. Prognoseverbesserung durch Medikamente und Therapiemaßnahmen
   7.1. Betablocker ohne intrinsische Aktivität (ISA): Abnahme rhythmogener Todesfälle, Reinfarkt und Herzinsuffizienz. Reevaluation 12 Mon. nach Infarkt (Fortführung der Betablocker-Therapie nur bei spezieller Indikation: Hypertonie, chronischer Herzinsuffizienz, Arrhythmien)
   7.2. Thrombozytenaggregationshemmer: Acetylsalicylsäure (ASS) 100 mg/d und ein ADP-Rezeptorantagonist (Ticagrelor, Prasugrel oder Clopidogrel) 12 Monate nach akutem MI = duale Anti-Plättchen-Therapie (DAPT), anschl. ASS 100 mg/d lebenslang. Diabetiker nach ACS bei geringer Blutungsgefahr DAPT für 3 Jahre.
   7.3. Medikamentöse Cholesterinsenkung: Statine (HMG-CoA-Reduktase Hemmer) in tolerierter Höchstdosis; Zielwert < 55 mg/dl und 50 %ige Senkung des Ausgangwertes, bei Nichterreichen des Zielwertes zusätzlich Ezetimib (Cholesterol-Resorptionshemmer) 10 mg/d, Bempedoinsäure (ATP-Citratlyase-Hemmer) 180 mg/d, Evolucomab (PCSK-9-Hemmer 140 mg (s.c. 2 x wöchentlich)
   7.4. ACE-Hemmer: Nach Herzinfarkt kommt es zu strukturellen Umbau- und Anpassungsvorgängen des Herzens ("remodeling"), die im ungünstigen Fall zu einer Expansion der Infarktnarbe, zu Hypertrophie und Dilatation des linken Ventrikels mit Verschlechterung der Prognose führen. ACE-Hemmer können diesen negativen Prozess aufhalten und senken bei Patienten unabhängig von der LV-Funktion die Gesamtmortalität (SAVE-, AIRE-, TRACE-Studien u.a.) Bei Unverträglichkeit (z.B. Husten) oder KI von ACE-Hemmern kommen AT_1-Blocker (Sartane) in Betracht.
   7.5. Aldosteron-Rezeptor-Antagonist (Spironolacton, Eplerenon): Bei Persistieren der Herzinsuffizienz (NYHA II - IV) und einer LV-EF < 35 % trotz Behandlung mit ACE-Hemmern (bzw. AT_1-Blockern) und Betablockern
   7.6. Sacubinitril/Valsartan: Anstelle von ACE-Hemmern und/oder Sartanen, wenn Symptome bei leitliniengerechter Therapie der Herzinsuffizienz fortbestehen.
   7.7. Orale Antikoagulation zusätzlich zu DAPT:
   Ind: Vorhofflimmern, mechanische Herzklappe, LV-Thrombus
   7.8. Kardiale Resynchronisationstherapie bei einer LV-EF ≤ 35 % und einem linksschenkelblockartigen QRS Komplex (Dauer: 120 - 150 ms) und fortbestehender Herzinsuffizenz (NYHA > II) trotz optimaler medikamentöser Therapie. Evtl. Kombination mit ICD.
   7.9. ICD bei symptomatischer Herzinsuffizienz (NYHA II - III), reduzierter LV-Auswurffraktion (LV-EF ≤ 35%) nach optimaler medikamentöser Therapie über 40 Tage

Primäre Herztumoren

(Die Ausführungen zu diesem Kap. verdanke ich Dr. Stephan Wüsten aus Düsseldorf)

Ep.: Häufigkeit kardialer Tumoren in Autopsieserien ca. 0,02 %; w : m = 3 : 1; Altersgipfel 40. bis 60. Lj.

Ät.: - Familiär: In ca. 5% sog. „Myxom-Syndrom": Herzmyxom, pigmentierte Naevi, subkutane Myxome
- Unbekannt

Hi.: 80 % sind benigne: Meist Myxome (70 %): In 75 % im linken Vorhof; in 90 % sporadisch, in 10 % familiär (Carney-Syndrom = kardiale + kutane Myxome + endokrine Störungen, Hyperpigmentierung, Mutation PRKAR1A); seltener Fibrome, Lipome; Rhabdomyome (bes. bei Kindern)
20 % sind maligne: Sarkome

KL.: Palpitationen, evtl. Herzrasen, rasch progrediente Dyspnoe, evtl. lageabhängige Thoraxschmerzen
Weitere mögliche Symptome: Schwindel, Synkopen, Übelkeit, Fieber, Gewichtsverlust

Ausk: Uncharakteristisches Herzgeräusch

Lab.: - In fast allen Fällen BSG-Erhöhung
- Seltener Leukozytose, Hb-Abfall, Thrombozytenzahlveränderungen

Ko.: Häufige Erstsymptome:
- Herzrhythmusstörungen (> 50%), bes. AV-Blockierungen
- Thromboembolische Ereignisse (25%): Hirnembolien, arterielle Embolien, Lungenembolie
- Akutes Lungenödem infolge Linksherzversagen
- Plötzlicher Herztod
- Metastasierung bei malignen Herztumoren

DD: - Vitien
- Thoraxschmerzen anderer Genese
- Schlaganfall anderer Genese
- Intrakardiale Thromben (im linken Vorhof durch Mitralvitien, Vorhofflimmern; im linken Ventrikel meist durch Infarkt); endokarditische Klappenvegetationen
- Sekundäre Herztumoren (Metastasen, maligne Lymphome) sind wesentlich häufiger als Myxome

Di.: Transösophageale Echokardiografie, CT, MRT, FDG/PET-CT zum Nachweis maligner Tumoren (Sensitivität > 90 %), evtl. Herzkatheter

Th.: - Körperliche Schonung, Antikoagulation
- Aufgrund der hohen Komplikationsrate ohne Therapie und der sehr guten Prognose nach Op. sollte bei den meist gutartigen Herztumoren eine möglichst rasche Operation nach Diagnosestellung erfolgen: Exstirpation in toto, ggf. Patchimplantation am Septum
- Maligne Herztumoren: Meist nur palliative Therapie möglich

Prg: Bei benignen Herztumoren gut: Rezidivrate 0 - 3 %, höher beim familiären Myxom
Bei malignen Herztumoren schlecht: Mittlere Überlebenszeit 9 Monate

Funktionelle Herzbeschwerden [F45.30]

Syn: Herzneurose, Herzphobie, Herzangstsyndrom, Da Costa-Syndrom

Def: Chronisch-rezidivierende thorakale Beschwerden ohne Nachweis einer somatischen Herzerkrankung. Die Patienten fühlen sich herzkrank, es liegt aber kein objektivierbarer organischer Befund vor, der die Herzbeschwerden erklärt.

Ep.: Häufig, ca. 15 % der Patienten, die den Arzt wegen vermeintlicher Herzbeschwerden aufsuchen, die Mehrzahl der Patienten sind < 40 J.

Ät.: Psychogen/psychosomatisch: Erhöhte Angstbereitschaft und gestörte Angstverarbeitung, übervorsichtige Persönlichkeit, vegetative Labilität.

KL.: - Belastungsunabhängige thorakale Schmerzen, die gelegentlich auch in die Arme ausstrahlen können.
- Evtl. Symptome eines Hyperventilationssyndroms
- „Herzanfälle" mit Tachykardie, Panikgefühl, Angstattacken, Furcht, zu sterben, Globusgefühl, Ohnmachtsgefühl, Schwitzen, Zittern

- Dauernde Beschäftigung mit der Möglichkeit einer kardialen Erkrankung; Schonungstendenz, übermäßiges Kontrollbedürfnis mit Angst, dass etwas übersehen wird. Enge Arzt-Patienten-Beziehung, pedantisches Beachten ärztlicher Vorschriften.

DD: Organische Erkrankungen (Herzrhythmusstörungen, KHK, Herzinfarkt, rezidivierende Lungenembolien, Hyperthyreose, HWS-/BWS-Syndrom u.a.); siehe auch DD der Angina pectoris

Di.:
- Anamnese (jüngere Patienten mit ähnlichen Beschwerden seit Jahren und wiederholten kardiologischen Untersuchungen ohne Krankheitsbefund)
- Ausschluss einer organischen Erkrankung (körperliche Untersuchung, Blutdruck, Ekg, Ergometrie, Röntgen-Thorax, Laborscreening mit TSH basal), evtl. zusätzliche kardiologische Untersuchung mit Echokardiografie und eventuell Langzeit-Ekg u.a.

Th.:
- Aufklärung des Patienten über die Harmlosigkeit der Beschwerden (kleine Psychotherapie i.R. des ärztlichen Gespräches).
- Entspannungstechniken, körperliches Training
- Bei Tachykardie oder Extrasystolie evtl. Betablocker
- Psychosomatische Therapie
- Bei stark ausgeprägter Symptomatik evtl. temporär Tranquilizer (keine Dauertherapie! - ***Cave*** Abhängigkeit!)

Prg: Quoad vitam gut; in > 50 % der Fälle Chronifizierung mit häufigen Arztkonsultationen, unnötige Einnahme verschiedener Medikamente, unnötige Hospitalisierungen

PHYSIOLOGISCHE HERZHYPERTROPHIE (SPORTHERZ)

Internet-Infos: *www.sportkardiologie-info.de*

Def: Physiologische Adaptation des Herzens mit harmonischer, exzentrischer Hypertrophie aller Herzhöhlen durch regelmäßiges, meist leistungssportliches Ausdauertraining mit entsprechender Intensität und hohem Umfang (mind. 5 - 10 h/Woche; z.B. pro Woche mind. 70 km Laufen oder 200 - 300 km Radfahren).
Keine konzentrische Hypertrophie, auch nicht bei Kraftsportlern (DD: Anabolikakonsum, hypertensive Herzkrankheit, HCM).

Ep.: Nicht jeder Leistungssportler entwickelt ein Sportherz, i.d.R. Ausdauersportler und geringer ausgeprägt bei Sportarten mit hohem Ausdaueranteil (z.B. Fußball, Tennis).

Lab: BNP und NT-proBNP normal, bei jungen herzgesunden Sportlern eher im unteren Normbereich. Troponine negativ. Nach intensiven, erschöpfenden (Ausdauer-)Belastungen gering erhöhte Werte bei herzgesunden Sportlern möglich, Normalisierung von Troponin innerhalb 24 - 72 h.

Ekg: Unterscheidung zwischen gewöhnlichen, trainingsbedingten Ekg-Veränderungen (Sinusbradykardie/ -arrhythmie, ektoper Vorhofrhythmus, einfache AV-Dissoziation, AV-Block I°, AV-Block II° Wenckebach, isoliert erhöhte QRS-Amplituden, inkompletter RSB, frühe Repolarisation) und abklärungsbedürftigen, nichttrainingsbedingten (evtl. pathologischen) Ekg-Veränderungen (bei ca. 5 % der Sportler). Bei afrikanischen/afrokaribischen Sportlern häufiger Erregungsrückbildungsstörungen mit T-Negativierung

Echo: Normale bis niedrig-normale systolische Funktion mit regelrechter Zunahme unter physiologischer Belastung (Stressecho), (hoch-)normale diastolische Funktion. Linksventrikulärer enddiastolischer Durchmesser: bei 15 % der Sportler > 60 mm, Grenzwerte ♂ bzw. ♀: 63 bzw. 60 mm, Extremwerte bei großen Körperdimensionen bis 67 bzw. 63 mm, max. 32 - 33 mm/m^2 KOF. Linksventrikuläre Wanddicken max. 13 - 15 (♂) bzw. 12 mm (♀), relative Wanddicke ≤ 42 - 43 %. Normale PA-Drücke.

MRT: Normale bis niedrig-normale links- bzw. rechtsventrikuläre Funktion (EF in Ruhe jeweils bis 45 % normal, in seltenen Fällen auch niedriger), regelrechte Zunahme unter Belastung. MRT bei Sportlern insbesondere indiziert bei V.a. Kardiomyopathie und Myokarditis.

CT: In Studien bei Ausdauersportlern mittleren Alters erhöhter koronarer Kalk-Score mit Plaquestabilisierung, wahrscheinlich nicht pathologisch, sondern sportassoziierte protektive Bedeutung.

DD: DCM, HCM, ARVC, Non-Compaction-Kardiomyopathie u. a.

Prg: Komplette oder inkomplette Rückbildung des Sportherzens nach Reduktion des Ausdauertrainings. In epidemiologischen Studien höheres Lebensalter ehemaliger (Hochleistungs-) Ausdauersportler. Vorhofflimmern bei Ausdauersportlern mit hohen Trainingsumfängen im mittleren und höheren Lebensalter häufiger.

HERZRHYTHMUSSTÖRUNGEN (HRS) [I49.9]

Herzrhythmusstörungen kommen bei organisch Gesunden vor oder können Folge einer kardialen oder extrakardialen Krankheit bzw. Störung sein. Das Ekg liefert zusammen mit der Historie der HRS und der Erfassung von kardialen und extrakardialen Erkrankungen die Grundlage für die Erkennung der Ursache. Diese wiederum ist die Voraussetzung für symptomatische und kausale Behandlung sowie Einschätzung der individuellen Prognose.

Ät.: 1. Myokardiale Ursachen:
- Koronare Herzkrankheit und Herzinfarkt
- Myokarditis und Kardiomyopathien

2. Hämodynamische Ursachen:
- Volumenbelastung des Herzens: Vitien mit Klappeninsuffizienz oder Shunt
- Druckbelastung des Herzens, arterielle oder pulmonale Hypertonie, Klappenstenose, Ausflusstraktstenose, HOCM

3. Extrakardiale Ursachen, z.B.
- Psychovegetative Faktoren
- Roemheld-Syndrom (siehe dort)
- Elektrolytstörungen (Kalium, Kalzium, bes. Hypokaliämie)
- Hyperthyreose
- Hypoxie
- Medikamente (z.B. Herzglykoside, Antiarrhythmika, trizyklische Antidepressiva)
- Alkohol, Coffein, Drogen, Toxine
- Hyperreaktiver Karotissinus

KL.: 1. Subjektive Beschwerden:
Leichte und/oder gelegentliche HRS werden von vielen Patienten überhaupt nicht wahrgenommen, andere Patienten klagen über:
- Herzstolpern (Palpitationen), Aussetzen des Herzens (z.B. bei Extrasystolie)
- Herzrasen bei Tachykardie/Tachyarrhythmie

2. Objektive Symptome durch Verminderung des Herzzeitvolumens:
Während gesunde Menschen Schwankungen der Herzfrequenz zwischen 40/min und 160/min (und mehr) problemlos tolerieren, kann es bei Patienten mit vorbestehender Herzinsuffizienz oder Stenosen der Herzkranz- und Hirnarterien bereits bei Frequenzen > 130/min zu klinischen Beschwerden kommen:
- Zerebral: Benommenheit, Schwindel, Synkopen, Verwirrtheitszustände, epileptiforme Krämpfe, passagere Seh- oder Sprachstörungen, Hirninfarkt
- Kardial: Angina pectoris, Verschlechterung vorbestehender Herzinsuffizienz, Herzinfarkt
- Generalisiert: Kardiogener Schock, plötzlicher Herztod (> 60 % aller kardialen Todesfälle)

3. Arterielle Embolien bei Ablösung kardialer Thromben, insbes. bei Vorhofflimmern: Ca. 20 % aller Schlaganfälle sind verursacht durch Vorhofflimmern!

Di.:
- Anamnese und klinische Untersuchung (Puls- und Herzfrequenz mind. 1 Minute lang auszählen → Vergleich von simultan palpierter Puls- und im Ekg aufgezeichneter Herzfrequenz zur Bestimmung eines Pulsdefizites)
- Ruhe-Ekg (25 mm/sek) mit langem Streifen (10 mm/sek)
- Langzeit-Ekg (Erfassung intermittierender HRS, Quantifizierung von HRS)
- Eventrekorder: Erfassung sporadischer HRS; Zuordnung subjektiver Beschwerden des Patienten (Herzrasen, Herzstolpern, Schwindel u.a.) zu eventuellen Rhythmusstörungen. Telemedizinische Weiterleitung möglich.
- Ergometrie (Erfassung belastungsabhängiger HRS, Prüfung des Frequenzverhaltens unter Belastung: Ungenügender Frequenzanstieg bei krankem Sinusknoten)
- Pharmakologische Tests (z.B. Ajmalin-Test bei Verdacht auf Brugada-Syndrom)
- Invasive Diagnostik (Elektrophysiologie):
  Programmierte Stimulation (mit verschiedenen Basiszykluslängen und vorzeitiger Einzelstimulation = simulierte Extrasystole)
  a) Atriale Stimulation:
     - Erfassung einer akzessorischen Leitungsbahn (WPW-Syndrom, Mahaim-Faser)
     - Refraktärzeitbestimmung von Vorhof, AV-Knoten und ggf. akzessorischen Bündeln
     - Diagnostik supraventrikulärer Tachykardien
  b) Ventrikuläre Stimulation:
     - Erfassung einer verborgenen akzessorischen Leitungsbahn
     - Refraktärzeitbestimmung von Ventrikel, AV-Knoten und ggf. akzessorischen Bündeln
     - Induktion von ventrikulären Reentrytachykardien

- Überprüfung/Induzierbarkeit hämodynamisch intolerabler Kammertachykardien/Kammerflimmern (Risikostratifikation für selektive Patientengruppen zur Bestimmung der Wahrscheinlichkeit, einen plötzlichen Herztod zu erleiden)
- Passive intrakardiale Ableitung: His-Bündel-Ekg: Bestimmung der A-H-Zeit (AV-Knoten) und der H-V-Zeit (distales spezifisches Reizleitungssystem)

Th.: Antiarrhythmische Therapie:
1. Kausale Behandlung
2. Symptomatische Behandlung:
   a) Allgemeinmaßnahmen (Beruhigung, ggf. Sedierung, evtl. Vagusreiz, evtl. Bettruhe und O_2-Gabe u.a.)
   b) Antiarrhythmische Behandlung:
      - Antiarrhythmika - Elektrotherapie - Katheterablation
      - Antiarrhythmische Kardiochirurgie (heute nur noch selten als "stand-alone-Eingriff")

Einige Regeln:

- Arrhythmieverdächtige Beschwerden durch Langzeit-Ekg objektivieren.
- Herzrhythmusstörungen haben bei Herzgesunden in der Regel eine günstige Prognose, die Behandlungsindikation richtet sich wesentlich nach der Symptomatik. Sie können insbesondere bei längerer Dauer (Stunden, Tage) belastend/unangenehm sein und bei Vorliegen von Begleiterkrankungen bereits frühzeitig zu ausgeprägter Symptomatik führen.
- Keine "Ekg-Kosmetik" betreiben!

  Behandlungsindikationen:
  1. Ausgeprägte Symptomatik, beeinträchtigte Hämodynamik (Tachykardien und Bradykardien mit absinkendem HZV)
  2. Gefahr/Vorliegen einer tachykardieinduzierten Kardiomyopathie
  3. Erhöhtes Risiko eines plötzlichen Herztodes bei
     - Zustand nach Reanimation bei Kammerflimmern; schnelle ventrikuläre Tachykardien
     - Ventrikuläre Herzrhythmusstörungen bei Patienten mit schweren myokardialen Grunderkrankungen und Einschränkung der linksventrikulären Pumpfunktion
- Wichtigste Maßnahme bei Herzrhythmusstörungen ist die Analyse des zugrundeliegenden Mechanismus und ggf. die Auswahl einer adäquaten antiarrhythmischen Therapie. Bei Vorliegen einer ursächlichen kardialen Erkrankung z.B. einer KHK, einer Myokarditis, einer Herzinsuffizienz, steht deren kausale Behandlung ebenfalls im Vordergrund.
- Sind Herzrhythmusstörungen Folge einer extrakardialen Störung, so muss diese primär beseitigt werden (z.B. Elektrolytstörungen, Hyperthyreose, Digitalisintoxikation).
- Nebenwirkungen der Antiarrhythmika gegen Nutzen abwägen! Antiarrhythmika der Klasse IC (z.B. Flecainid) verschlechtern die Prognose von Patienten mit Zustand nach Herzinfarkt, insbesondere bei eingeschränkter LV-Funktion, dadurch dass die Antiarrhythmika selber Herzrhythmusstörungen verursachen = proarrhythmische Effekte. Auch andere Antiarrhythmika der Klasse I können proarrhythmische Effekte entfalten, insbesondere bei Patienten mit strukturellen Herzerkrankungen. Proarrhythmische NW können auch bei Klasse III-Antiarrhythmika auftreten bei fortgeschrittener Herzinsuffizienz (NYHA III, IV). Deshalb bieten auch diese Medikamente (Amiodaron, Sotalol) keinen prognostischen Vorteil. Es wurde bei fortgeschrittener Herzinsuffizienz sogar eine Prognoseverschlechterung beobachtet.
  Wegen der Erhöhung der Mortalität bei Postinfarktpatienten besteht aus prognostischer Sicht grundsätzlich keine Indikation für eine Langzeittherapie mit Antiarrhythmika mit Ausnahme der Betablocker. Bei erhöhtem Risiko eines plötzlichen Herztodes infolge Kammerflimmerns ist ein ICD angezeigt.
- Nebenwirkungen der Antiarrhythmika beachten! Ältere Patienten sind bes. empfindlich gegenüber Nebenwirkungen (Kumulation bei Leber- oder Niereninsuffizienz, Interaktionen bei Polypharmazie). Bei manifester Herzinsuffizienz negativ inotrope Wirkung der Antiarrhythmika berücksichtigen! Sick-sinus-Syndrom und AV-Block > I° sind ohne prophylaktischen Schrittmachereinsatz oft Kontraindikationen für Antiarrhythmika. Antiarrhythmika müssen abgesetzt oder ausgetauscht werden, wenn unter der Behandlung eine Zunahme von Rhythmusstörungen erkennbar ist oder wenn die QT-Dauer (> 120 %) oder die QRS-Dauer (> 125 %) zunehmen.
- Neueinstellung mit Antiarrhythmika möglichst nur stationär unter Monitorüberwachung: Kalium, Magnesium und QT_c-Zeit (= frequenzkorrigierte QT-Zeit) müssen normal sein!
  Hypokaliämie/-magnesiämie sowie verlängerte QT_c-Zeit sind Kontraindikationen (hohes Risiko für Proarrhythmien bis zum Kammerflimmern!).
- Grundsätzlich nur ein Antiarrhythmikum einsetzen; bei Kombination von 2 Antiarrhythmika kann es zu gefährlichen Summationseffekten kommen!
- I.v.-Anwendung von Antiarrhythmika sehr langsam (5 - 10 Min.) unter Ekg-Kontrolle

Antiarrhythmika

Klassifikation der Antiarrhythmika nach Vaughan Williams:

Klasse mit Beispielen	Wirkungsmechanismus	Indikation
I. Natriumkanalblocker Ajmalin Propafenon, Flecainid	Hemmung des raschen Na^{+}-Einstroms → Membranstabilisierung	Akute ventrikuläre Arrythmien; Substanzen der Gruppe IC auch bei Vorhofflimmern
II. Betarezeptorenblocker	Sympathikolyse	Tachykardien, Zustand nach Herzinfarkt
III. Kaliumkanalblocker Amiodaron, Sotalol	Hemmung des Kaliumausstroms Repolarisationshemmung	Ventrikuläre Arrhythmien, Vorhofflimmern
IV. Kalziumantagonisten Verapamil, Diltiazem	Hemmung des langsamen Ca^{++}-Einstromes	Supraventrikuläre Tachyarrhythmien

Nicht klassifizierte Antiarrhythmika: Adenosin, Magnesium, Dronedaron, Vernakalant

Klasse I-Antiarrhythmika: Natriumkanalblocker
Ic-Antiarrhythmika (z.B. Flecainid) können die Prognose von Patienten nach Herzinfarkt durch proarrhythmische Effekte verschlechtern. Auch die übrigen Klasse I-Antiarrhythmika können proarrhythmische Effekte zeigen, insbesondere bei Patienten. mit Herzinsuffizienz. Aus prognostischer Sicht besteht keine Therapieindikation. Klasse I-Antiarrhythmika sind kontraindiziert bei manifester Herzinsuffizienz sowie nach Herzinfarkt.

Klasse IA-Antiarrhythmika: z.B.

▶ **Ajmalin und Prajmaliumbitartrat**
Geringe Resorptionsquote (daher nur parenterale Anwendung)
HWZ: Relativ kurz bis zu 60 Min., Ausscheidung: Vorwiegend hepatisch
Ind: Akuttherapie von Tachykardien mit schmalem und breitem QRS-Komplex (supraventrikuläre und ventrikuläre Tachykardien).
KI: AV-Block II° und III°, manifeste Herzinsuffizienz, deutliche QRS-Verbreiterung
NW: ***Cave:*** Proarrhythmie möglich, bes. bei Zunahme der QRS-Breite und Verlängerung der QT-Zeit
Dos: Ajmalin (Gilurytmal®) z.B. 25 - 50 mg über 5 Min. i.v. (Ekg-Kontrolle)

Klasse IB-Antiarrhythmika vom Lidocaintyp: In Deutschland nicht mehr im Handel

Klasse IC-Antiarrhythmika, z.B.

▶ **Propafenon**
Bioverfügbarkeit oral ca. 20 %; HWZ ca. 4 h. In hohen Dosen auch Betarezeptoren-blockierende Wirkung. Ausscheidung: Vorwiegend hepatisch → Kumulationsgefahr bei Leberinsuffizienz
Ind: Regularisierung von Vorhofflimmern bei Patienten ohne organische Herzerkrankung, supraventrikuläre Tachykardien, fokale atriale Tachykardien
KI: Herzinsuffizienz, Zustand nach Herzinfarkt, insbes. mit eingeschränkter Herzleistung, Sinusknotensyndrom, AV-Block > I°, bifaszikulärer Block, schwere obstruktive Ventilationsstörung, Schwangerschaft u.a.
NW: Kardial: Wie bei allen Klasse I-Antiarrhythmika proarrhythmische NW.
Bei Verbreiterung des QRS-Komplexes Therapieabbruch.
Gastrointestinal: Übelkeit, Erbrechen, selten intrahepatische Cholestase
Zentralnervös: Kopfschmerzen, Schwindel, Sehstörungen, Geschmacksstörungen, Parästhesien, Beeinträchtigung des Reaktionsvermögens
Selten allergische Hauterscheinungen, Potenzstörungen, Verstärkung obstruktiver Ventilationsstörungen durch betablockierende Eigenschaft
WW: Wirkungsverstärkung durch Lokalanästhetika.
Dos: 2 - 3 x 150 mg oral, einschleichend

▶ **Flecainid**
Ind: wie Propafenon, jedoch ohne β-Blockerwirkung
Zahlreiche NW, Wechselwirkungen und KI sind zu beachten
KI: Myokardinfarkt, Eingeschränkte LV-Funktion (Ejektionsfraktion < 35%). Ausnahmen sind möglich, z.B. bei Patienten mit implantiertem Defibrillator (ICD).

Klasse II-Antiarrhythmika: Betarezeptorenblocker

Wi.: Betablocker verdrängen die endogenen Katecholamine an ihren Rezeptoren und vermindern dadurch die sympathikoadrenerge Stimulation des Herzens:
- Negativ bathmotrop = Verminderung der Erregbarkeit des Herzens
- Negativ chronotrop = Verlangsamung der Herzfrequenz
- Negativ dromotrop = Verlangsamung der Leitungsgeschwindigkeit
- Negativ inotrop = initiale Verminderung der Kontraktilität des Herzens (aber: Verbesserung einer Herzinsuffizienz bei Dauertherapie mit Betablockern!)
- Prognoseverbesserung bei KHK, Herzinsuffizienz, weniger auch bei arterieller Hypertonie
- Blutdrucksenkung
- Antiischämische Wirkung bei KHK (Senkung der Herzfrequenz, der β-adrenerg bedingten Kontraktilität und somit des O_2-Verbrauches)

Kardioselektive Betablocker zeigen eine relative Bevorzugung kardialer $Beta_1$-Rezeptoren. Einige Betablocker zeigen eine intrinsische sympathomimetische Aktivität (ISA) = sympathomimetische Eigenwirkung.

3 Betablocker wirken vasodilatatorisch: Carvedilol durch α_1-Rezeptorblockade, Celiprolol durch partielle β_2-Rezeptorstimulation, Nebivolol durch Stimulation der NO-Synthese im Gefäßendothel.

Die Wirkdauer von Propranolol beträgt nur ca. 10 h, von den meisten übrigen Präparaten 12 - 24 h, von Bisoprolol ca. 24 h.

Lipophile Betablocker (z.B. Metoprolol) werden hauptsächlich über die Leber ausgeschieden. Hydrophile Betablocker (z.B. Atenolol) werden renal ausgeschieden. Bisoprolol wird dual über die Leber und Nieren eliminiert. Bei der Therapie kardiovaskulärer Erkrankungen werden $Beta_1$-selektive Betablocker ohne ISA empfohlen.

Ind:
1. Supraventrikuläre Extrasystolie und Tachykardie, Sinustachykardie bei Hyperthyreose, hyperkinetisches Herzsyndrom.
2. Bei Patienten mit akutem Herzinfarkt, Postinfarktpatienten und KHK können Betablocker ohne ISA das Risiko eines plötzlichen Herztodes vermindern und die Prognose verbessern.
3. Arterielle Hypertonie (Kommentar: Siehe Kap. Arterielle Hypertonie)
4. Angina pectoris
5. Therapie einer Herzinsuffizienz in Kombination mit ACE-Hemmern u.a. Mitteln (für Metoprolol, Bisoprolol, Carvedilol und Nebivolol wurde in Studien Prognoseverbesserung nachgewiesen → siehe Kap. Herzinsuffizienz)
6. Migräneprophylaxe (siehe dort)

KI: Dekompensierte Herzinsuffizienz (vorsichtiger kontrollierter Einsatz von Betablockern erst nach Rekompensation), starke Hypotonie, starke Bradykardie, kranker Sinusknoten, AV-Block > I° (bei fehlendem Schrittmacherschutz), Asthma bronchiale; COPD ist keine KI (→ vorsichtiger Einsatz von β_1-selektiven Betablockern unter Kontrolle, z.B. Peak-Flow-Meter)

NW: Häufig (bis 20 %): Besonders zu Beginn der Behandlung Müdigkeit, Hypotonie, Leistungsminderung; gelegentlich (< 10 %): Kältegefühl an den Extremitäten, Schwindelgefühl, Kopfschmerzen, gastrointestinale Beschwerden, gelegentlich verminderte Potenz; selten (< 1 %): Bradykardie, Verschlechterung einer Herzinsuffizienz bei zu hohen Dosen am Anfang; Schlafstörungen, Depressionen, Alpträume; Bronchospastik bei vorbestehendem Asthma bronchiale; verminderter Tränenfluss; allergische Hautreaktionen; Verstärkung einer Hypoglykämie bei Diabetes mellitus sowie Maskierung der Hypoglykämiesymptome (durch Abschwächung der adrenergen Gegenregulation), Verschlechterung einer fortgeschrittenen PAVK, in Einzelfällen Aktivierung einer Psoriasis u.a.

WW: Vorsicht bei Kombination mit anderen Antiarrhythmika: Verstärkte Hemmung der Sinusknotenfunktion und der Erregungsleitung. Betablocker und Kalziumantagonisten vom Verapamiltyp daher nicht kombinieren (Gefahr des AV-Blocks)! Betablocker nicht abrupt absetzen wegen Rebound-Effekt auf den Sympathikus. Perioperativ Dosis vermindert weiter führen.

Vorsichtige Dosierung und Beachtung von KI, besonders bei älteren Menschen und im Beginn einer Therapie der Herzinsuffizienz!

Bis zu 10 % der Menschen (die den Genpolymorphismus CYP_2D_6 haben) metabolisieren Metoprolol und Carvedilol verzögert, was zu erhöhten Plasmakonzentrationen führen kann.

Substanz	Handelsname z.B.	Mittlere orale Tagesdosis (mg)
1. Generation: Nichtkardioselektive Betablocker		
1.1. ohne ISA:		
Propranolol	Generika	2 - 3 x 40 - 80
1.2. mit ISA:		
Penbutolol	Betapressin®	1 x 20 - 80
Pindolol	Visken®	1 - 3 x 5
2. Generation: Beta1-selektive Betablocker		
2.1. ohne ISA:		
Atenolol	Generika	1 x 50 - 100
Betaxolol	Kerlone®	1 x 10 - 20
Bisoprolol	Generika	1 x 5 - 10
Metoprolol	Generika	2 x 50 - 100
2.2. mit ISA:		
Celiprolol	Generika	1 - 2 x 200
3. Generation: Betablocker mit vasodilatatierender Wirkung		
3.1. ohne ISA:		
Nebivolol (höchste β1-Selektivität)	Generika	1 x 5
Carvedilol (α- u. β-Blockade)	Generika	1 x 12,5 - 25
3.2. mit ISA:		
Celiprolol (β1-selektiv)	Generika	1 - 2 x 200

Beachte Interaktionen mehrerer Betablocker mit Cytochrom-P450-Isoenzymen (außer Bisoprolol).

Klasse III-Antiarrhythmika: Kaliumkanalblocker

▶ **Amiodaron**

Amiodaron als jodiertes Benzofuranderivat ist ausgeprägt lipophil.
Resorptionsquote: Ca. 50 %; $T_{1/2}$ (Eliminations-HWZ) = 25 bis >100 Tage! → Kumulationsgefahr! Klasse I - IV-Wirkmechanismen, Metabolisierung zu 90 % über die Leber, zu 10 % Ausscheidung über die Nieren. Keine negativ inotrope Wirkung bei oraler Gabe, jedoch akut bei schneller i.v. Gabe.
Ind: Stark symptomatisches Vorhofflimmern mit dem Ziel der dauerhaften Rhythmisierung. Wenn diese bei permanentem Vorhofflimmern auch mittels externer elektrischer Kardioversion nicht erreicht werden kann, darf Amiodaron nicht lediglich zur Frequenzbremsung eingesetzt werden (zu hohe Nebenwirkungsquote → Indikation für Betablocker).
Akute, dringend behandlungsbedürftige supraventrikuläre und ventrikuläre Tachykardien bei Patienten mit Herzinsuffizienz.
Bei Patienten, die durch Kammerflimmern (plötzlicher Herztod) gefährdet sind, konnte eine Senkung der Gesamtmortalität durch Amiodaron-Therapie nicht gesichert werden, in einer Studie erhöhte sich sogar die Mortalität.
KI: Jodallergie, Schilddrüsenerkrankungen, Leber-, Lungenerkrankungen u.a.
NW: Korneaeinlagerungen mit evtl. Visusverschlechterung, Fotosensibilisierung, Hepatitis, Pneumonie, Lungenfibrose, periphere Neuropathie, proarrhythmische Wirkungen (z.B. Torsade de pointes-Tachykardien), Jodallergie, Schilddrüsenfunktionsstörungen (Hyperthyreosen und Hypothyreosen). Wegen Jodgehalt ist Amiodaron bei Schilddrüsenautonomie oder Hyperthyreose kontraindiziert (Auslösung/Verstärkung einer Hyperthyreose). Weitere KI beachten! Ca. 25 % der Patienten brechen die Therapie wegen NW ab. Vor Einsatz von Amiodaron Schilddrüsenfunktion prüfen!
Dos.: Siehe Herstellerangaben (Generika)

▶ **Sotalol**

Wird zurückhaltend beurteilt. - Es muss mit proarrhythmischen NW in ca. 5 % gerechnet werden (z.B. Torsade de pointes-Kammerflattern); auf QT-Verlängerung achten (= KI!).

Klasse IV-Antiarrhythmika:

Kalziumantagonisten vom Non-Dihydropyridin-Typ: Verapamil, Diltiazem, Gallopamil

Ind: Bei chronischem Vorhofflimmern zur Verlangsamung der AV-Überleitung; Anfallstherapie der AV-Knoten-Reentrytachykardie

NW: Kardial: Leitungsverzögerung, Bradykardie, Blutdrucksenkung, negative Inotropie
Gastrointestinal: Obstipation, Übelkeit
Zentralnervös: Schwindel, Kopfschmerzen
Ferner: Allergische Exantheme, Anstieg der Leberenzyme, Flush, Knöchelödeme

WW: Keine Kombination mit Betablockern → Gefahr höhergradiger Leitungsblockierung!
Verapamil und Gallopamil können die Plasmaspiegel einiger Medikamente erhöhen: z.B. Digoxin, Ciclosporin A, Theophyllin, Carbamazepin → Dosis dieser Medikamente reduzieren und evtl. Bestimmung der Plasmaspiegel.
Bioverfügbarkeit von Verapamil < 20 % (infolge First-pass-Effekt in der Leber)

KI: Präexzitationssyndrom, manifeste Herzinsuffizienz (NYHA III und IV), kranker Sinusknoten, AV-Block > I°, starke Hypotonie u.a.

Dos:

Substanz	Handelsname	Mittlere orale Tagesdosis (mg)
Verapamil	Generika	3 x 80 - 120
Gallopamil	Generika	3 x 25 - 50
Diltiazem	Generika	3 x 60 - 90

Parenterale Gabe von Verapamil: 5 mg langsam (über 5 Min.) i.v. möglichst unter Ekg-Kontrolle, Dosis evtl. nach 30 Min. wiederholen.

Andere Antiarrhythmika

▶ **Dronedaron:** HWZ = 24 h (Multaq®)
Ind: Rezidivprophylaxe von Vorhofflimmern. Im Vergleich zu Amiodaron jedoch keine Jod-NW.
NW: Gastrointestinale Beschwerden, Leberschäden (GPT-Kontrolle), Hautreaktionen, Bradykardie, QT-Verlängerung, evtl. Kreatininanstieg, Verschlechterung einer Herzinsuffizienz, Verdacht auf erhöhtes kardiovaskuläres Risiko (PALLAS-Studie) u.a.
WW: Mit Medikamenten, die das Cytochrom-P-450-3A4 hemmen (= KI für Dronedaron)
KI: Herzinsuffizienz, Leberschäden, verlängerte QT-Zeit, permanentes Vorhofflimmern u.a.
Dos: 2 x 400 mg/d

▶ **Adenosin (z.B. Adrekar®)**
Ind: Tachykardie mit schmalem QRS-Komplex
Wi.: Kurzfristige Blockierung der AV-Knotenleitung
NW: Flush, Dyspnoe, Druckgefühl in der Brust, Bronchospasmus, Blutdruckabfall
KI: Präexzitationssyndrom mit Vorhofflimmern (unregelmäßige Tachykardie mit unterschiedlich stark verbreitertem QRS-Komplex), hier Gefahr der Beschleunigung der antegraden Überleitung des Vorhofflimmerns über die akzessorische Leitungsbahn mit Induktion von Kammerflimmern!
Asthma bronchiale, AV-Block > 1°, Sick-Sinus-Syndrom, QT-Verlängerung, Vorbehandlung mit Verapamil u.a.
Dos: Wegen sehr rascher Halbwertzeit (10 Sekunden) 3 - 6 mg rasch im Bolus i.v.; bei Erfolglosigkeit doppelte Dosis (6 - 12 mg) nach 3 Min. wiederholen. (Antidot: Theophyllin)

Merke: Adenosin nur unter laufender Ekg-Aufzeichnung verabreichen (späte Analyse der Terminierung führt oft zur Diagnose), Behandlung eines möglichen Asthmaanfalles muss vorbereitet sein.

▶ **Vernakalant (Brinavess®)**
Ind: Rhythmuskontrolle von kürzlich aufgetretenem Vorhofflimmern (Erfolgsquote ca. 50 %)
Wi.: Ionen-Kanal-Blocker
NW: Geschmacksstörungen (Dysgeusie), Niesen, Parästhesien, Schwindel, Kopfschmerzen, Bradykardie u.a.
KI: Herzinsuffizienz NYHA III und IV, QT-Verlängerung, Sick-Sinus-Syndrom, Schwangerschaft u.a.
Dos: Parenterale Anwendung (→ siehe Herstellerangaben)

▶ **Digitalis**

Ind: Reduktion der Kammerfrequenz: Bei Vorhofflimmern, Vorhofflattern oder Vorhoftachykardien (meist nur in Verbindung mit β-Blockern wirksam) durch Bremsung der AV-Knotenüberleitung

Beachte: Eine Herzrhythmusstörung kann infolge Digitalisüberdosierung oder -unverträglichkeit ausgelöst werden!

(Einzelheiten: Siehe Kap. Herzinsuffizienz)

▶ **Atropin** [Parasympatholytikum (Vagolytikum)]

Ind: Temporäre Behandlung einer bedrohlichen Bradykardie

NW: Mundtrockenheit, Akkomodationsstörungen, Erhöhung des intraokulären Drucks, Obstipation, Blasenentleerungsstörung (z.B. bei BPH), Verwirrung

KI: Engwinkelglaukom, Blasenentleerungsstörungen (z.B. bei BPH) u.a.

Dos: 0,5 mg Atropin i.v., evtl. nach 10 Min. wiederholen

ELEKTROTHERAPIE DER HERZRHYTHMUSSTÖRUNGEN

I. Schrittmachertherapie

A) Antibradykarde Schrittmacher (NASPE/BPEG-Codierung):

1. Buchstabe: Stimulationsort: A = Atrium, V = Ventrikel, D = dual = A + V
2. Buchstabe: Wahrnehmungsort (Detektionsort): Wie unter 1.
3. Buchstabe: Betriebsart (Reaktionsart): I = Inhibition, T = Triggerung, D = doppelt = I + T
4. Buchstabe: Frequenzadaptation: R = rate modulation
5. Buchstabe: Multifokale Stimulation: Wie unter 1.

- Betriebsart:
  Bedarfsschrittmacher (Demandschrittmacher) treten in Aktion, wenn eine eingestellte Minimalfrequenz unterschritten wird; zur Anwendung kommen 2 Typen:
  I = Inhibition: Impulsabgabe wird bei Spontanerregung des Herzens inhibiert
  T = Triggerung: Impulsabgabe fällt bei Spontanerregung des Herzens in die Refraktärphase der R-Zacke
  D = dual = getriggert + inhibiert (häufigste Betriebsart)
- Programmierbarkeit:
  Wichtig ist u.a. die Variationsmöglichkeit der Stimulationsfrequenz und der Impulsenergie (Amplitude und Dauer des Reizimpulses). Nach Bestimmung der Reizschwelle (die innerhalb der ersten 3 Monate nach Sondenlegung ansteigen kann) wird eine energiesparende Einstellung gewählt. Bei Detektionsstörungen kann die Verstärkerempfindlichkeit angehoben werden.

  Hysterese = Programmierte Verzögerung bis zum 1. Einsetzen des SM-Impulses, um eine Interferenz mit der Eigenaktion zu vermeiden (z.B. 60 zu 70-Hysterese bedeutet, dass ein auf 70/min eingestellter SM einspringt, wenn der Sinusrhythmus < 60/min fällt und dass der Sinusrhythmus bei Wiederanstieg auf > 70/min den SM-Impuls löscht).

a) Einkammerschrittmacher:

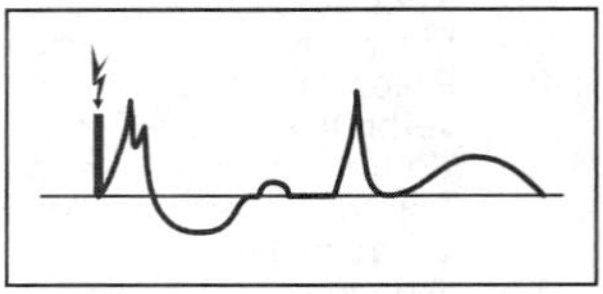

1. Ventrikel-Demandschrittmacher (VVI):
   Ind: Bradyarrhythmie bei Vorhofflimmern.
   Nachteil: Unphysiologische Stimulationsart: Die Kammerstimulation führt bei erhaltenem Sinusrhythmus zu einer intermittierenden Vorhofpfropfung bei geschlossener AV-Klappe durch fehlende Synchronisation zwischen Vorhof und Kammer (AV-Sequenz) oder durch retrograde Vorhoferregung durch den Kammerstimulus → unangenehme Palpitationen unter Umständen mit reflektorischem Blutdruckabfall = sog. Schrittmachersyndrom bei 20 % aller VVI-Schrittmacherpatienten. Ein hoher Anteil Ventrikelstimulationen verstärkt eine vorbestehende Herzinsuffizienz/verschlechtert das HZV.

   Anm.: Ein VVI kann bei ausgewählten Fällen auch ohne Elektroden („leadless pacer") implantiert werden.
2. Vorhof-Demandschrittmacher (AAI):
   Ind: Sinusknotenkrankheiten/SA-Blockierungen

   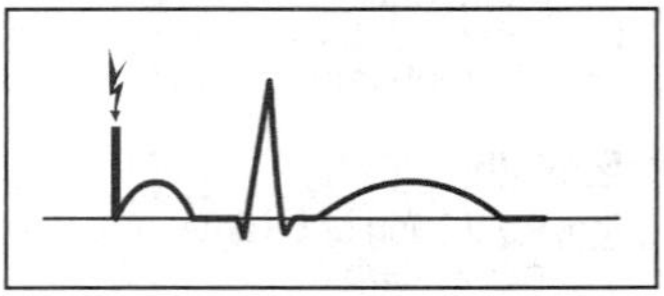

   AAI-Stimulation kommt zum Einsatz bei isolierten intermittierenden Sinusknotenfunktionsstörungen (Sinusbradykardie, Sinusknotenstillstand) bei intakter AV-Überleitung. Die Patienten sollten kein intermittierendes Vorhofflimmern mit einer Bradyarrhythmie haben. Bei AAI-Stimulation wird der Vorhof bei Unterschreiten der Interventionsfrequenz stimuliert. Vorhofeigenaktionen inhibieren den Schrittmacher.
   Vorteil: Erhaltene Vorhof-/Kammerkontraktionsfolge → physiologische Kammerkontraktion ohne Verschlechterung des HZV im Vergleich zum VVI-System.

b) Zweikammerschrittmacher:

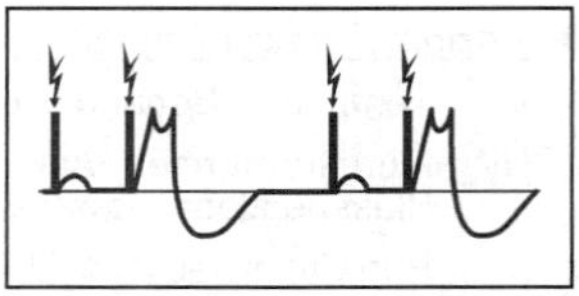

1. AV-sequenzieller Schrittmacher (DDD):
   Ind: AV-Blockierungen mit oder ohne gleichzeitige Sinusknotenkrankheit
   Bei Patienten mit AV-Blockierung kommt der Zweikammerschrittmacher zum Einsatz, der bei Unterschreiten einer eingestellten Minimalfrequenz bedarfsweise Vorhof und Kammer in physiologischer Folge stimuliert. Der DDD-Schrittmacher substituiert also bedarfsweise die AV-Leitung und die Reizbildung im Sinusknoten. Die Vorhof-Kammer-Synchronisation verhindert eine plötzliche Bradykardie, verschlechtert jedoch bei häufiger Kammerstimulation die Auswurfleistung des Herzens.

2. AV-sequentieller-Schrittmacher mit nur einer Elektrode (VDD):
Ind: Nur AV-Knotenkrankheit, Erkennung von Vorhofrhythmusstörungen
Bei Patienten mit seltener AV-Blockierung kommt gelegentlich der VDD-Schrittmacher zum Einsatz, der bei Unterschreiten einer programmierten Minimalfrequenz der Hauptkammer bedarfsweise die Kammer in physiologischer Folge (AV synchron) stimuliert. Der VDD-Schrittmacher substituiert also bedarfsweise die AV-Leitung. Eine Vorkammerstimulation ist nicht möglich. Vorteil dieses Schrittmachersystems ist, dass nur eine Elektrode in das Herz implantiert werden muss und eine Erkennung von Vorhofrhythmusstörungen möglich ist. Die Erkennung des Vorhofsignals wird durch „Wahrnehmungsringe" im Vorhof realisiert.
Nachteil dieses Systems: Keine Vorhofstimulation möglich.

c) **Dreikammerschrittmacher (DDD-0V) = CRT (cardiac resynchronisation therapy):**
Ind.: Bei Patienten mit Herzschwäche und Linksschenkelblock haben CRT-Schrittmacher bzw. CRT-ICDs (bei schwer eingeschränkter Pumpfunktion oder lebensbedrohlichen Arrhythmien) eine zunehmende Bedeutung.
In der Regel wird eine transvenöse atriale und zwei ventrikuläre Elektroden implantiert. Die erste ventrikuläre Elektrode wird rechtsventrikulär apikal oder septal, die andere in der Regel durch das koronarvenöse Gefäßsystem auf der epikardialen Seite des linken Ventrikels lateral platziert. In Ausnahmefällen, z.B. bei komplexem angeborenen Herzfehler oder nicht erfolgreicher transvenöser Implantation wird diese direkt epikardial im Rahmen einer Herz-Op. auf das Herz aufgebracht (aufgenäht oder geschraubt).
Effekt dieser CRT-Systeme: Synchrone (zeitgleiche) und somit physiologischere Stimulation der beiden Hauptkammern → Besserung der Pumpfunktion und der Herzschwäche, Verbessung der Prognose einer Herzschwäche.

Zusatzfunktionen bei Schrittmachern (und ICDs)

Frequenzadaptation:
1. Frequenzadaptive Einkammersysteme (VVI-R) → Ind: z.B. Bradyarrhythmie bei Vorhofflimmern
2. Frequenzadaptive Zweikammersysteme (DDD-R) → Ind: Binodale Erkrankung der Reizbildung und Erregungsleitung (AV-Blockierung)
3. Frequenzadaptive Dreikammersysteme (DDD-RV) → Ind: Binodale Erkrankung der Reizbildung und Erregungsleitung (Linksschenkelblock oder AV-Block)

Frequenzadaptive Schrittmacher können belastungsabhängig die Stimulationsfrequenz erhöhen. Über einen Sensor wird ein Biosignal detektiert, das anzeigt, ob und mit welcher Intensität der Patienten körperlich aktiv ist. Der Sensor steuert belastungsproportional die Stimulationsfrequenz des Schrittmachers.

Zurzeit sind 3 Sensoren im Einsatz:
- „Aktivitätssensor": Der Aktivitätssensor nutzt die bei körperlicher Aktivität auftretenden Beschleunigungskräfte, die auf einen Piezo-Kristall übertragen werden. Hauptnachteil ist die unzureichende Korrelation des Sensorsignals mit dem tatsächlichen metabolischen Bedarf.
- „Atemminutenvolumen-Sensor": Im Unterschied zum Aktivitätssensor gilt der Atemminutenvolumensensor als ein physiologisches Sensorprinzip, weil er mit dem Atemminutenvolumen eine Steuergröße benutzt, die zumindest bis zur anaeroben Schwelle linear mit dem metabolischen Bedarf korreliert. Nachteil des Atemminutenvolumensensors ist das verzögerte Ansprechverhalten bei Beginn der Belastung, was jedoch durch Kombination mit einem Aktivitätssensor korrigiert werden kann.
- „Closed Loop Stimulation-Sensor" (CLS): Im Herzen wird über die Herzbewegung bei Stimulation die sogenannte Impedanz (= Widerstand) gemessen und die ermittelten Werte mit Ruhe-Ausgangswerten verglichen. Indirekt wird die Kontraktionskraft abgeschätzt und dadurch die Herzfrequenz angepasst: Stärkere Kontraktion → mehr Herzfrequenz. Nachteil dieses Sensors ist, dass er nur bei aktiver Stimulation in der Hauptkammer arbeiten kann. Vorteil ist, dass dieser Sensor auch bei mentalen Belastungen reagiert.

Körperlich aktive Schrittmacherpatienten mit chronotroper Inkompetenz (= unzureichender Frequenzanstieg unter körperlicher Belastung) sollten nach Möglichkeit einen frequenzadaptiven Schrittmacher erhalten.

Für die klinische Bewertung der chronotropen Inkompetenz gilt folgende Faustregel: Eine relevante Einschränkung der körperlichen Leistungsfähigkeit ist dann zu erwarten, wenn die Herzfrequenz an der anaeroben Schwelle (die ungefähr der halbmaximalen Ergometerleistung entspricht) bei weniger als 90 bis 95 Schlägen/min liegt.

d) **Weitere SM-Funktionen, die für geeignete Patienten optional zur Verfügung stehen:**
1. Frequenzglättung (rate-smoothing, z.B. bei Sinuspausen unter Belastung)
2. Mode-Switching (automatischer Wechsel der Stimulationsart, z.B. von DDD(R) auf DDI(R)) oder automatische Begrenzung der Maximalfrequenz bei atrialer Tachyarrhythmie

3. Vermeidung unnötiger Ventrikelstimulationen: AV-Search Algorithms, AAI-Safe, ADI u.a. Prinzip: Bei implantierten DDD-Pacer überprüft der Schrittmacher anhand der AV-Zeit, in wieweit eine Ventrikelstimulation notwendig ist (z.B. bei intermittierenden AV-Blockierungen, binodalen Erkrankungen)
4. MRT-Sicherheit: Bei den neueren Geräten (Schrittmacher und ICD) ist es durch Umprogrammierung möglich, das Gerät vor magnetischen Störungen durch ein MRT zu schützen
5. Tele-Monitoring mit Weiterleitung der SM- oder ICD-Daten an den Kardiologen

Ind:
- ▶ Symptomatische Bradykardie: Schwindel und/ oder Synkopen infolge intermittierender oder permanenter bradykarder Rhythmusstörungen (Sinusknotensyndrom, Bradyarrhythmia absoluta, AV-Blockierungen).
- ▶ Ohnmachtsanfälle oder Schwindel bei intermittierenden SA- oder AV-Blockierungen (= Morgagni-Adams-Stokes-Anfälle), Karotissinussyndrom oder Asystolien > 3 sek (bei Sinusarrest) bzw. > 3 sek tagsüber bzw. > 4 sek nachts (bei Vorhofflimmern)
- ▶ Höhergradige SA- oder AV-Blockierungen: AV-Block II°/Typ 2 (Mobitz), SA- oder AV-Block III°, trifaszikulärer Block
- ▶ Bradykardiebedingte Herzinsuffizienz und Leistungsminderung
- ▶ Kritische Bradykardie unter einer notwendigen Behandlung mit Medikamenten, die eine Bradykardie verstärken (z.B. Betablocker, Digitalis, Antiarrhythmika)
- ▶ Herzinsuffizienz mit Linksschenkelblock oder AV-Blockierungen (siehe Kap. Herzinsuffizienz)

B) Antitachykarde Systeme (ICD, sICD, Defi-Weste)

Bei Risiko für plötzlichen Herztod oder ventrikuläre Tachykardien und Kammerflimmern:

1. Implantierbarer Cardioverter-Defibrillator (ICD): Bei Detektion von Kammertachykardien wird in der Regel eine vorprogrammierte Kaskade von Überstimulationen (= antitachykardes Pacing = ATP) abgegeben, die versuchen, die Kammertachykardie zu unterbrechen. Bei fehlendem Erfolg schließen sich automatisch interne Defibrillationen bis zur Terminierung der Tachykardie an. Bei Kammerflattern/-flimmern wird primär defibrilliert. Aktuelle ICDs geben dazu einen biphasischen Schock mit bis zu 45 Joule ab. Alle heute verfügbaren ICDs erfüllen auch die typischen Schrittmacherfunktionen (VVI-ICD, VDD-ICD, DDD-ICD, CRT-ICD)
2. Subkutaner ICD (sICD): Im Unterschied zum ICD wird hier keine transvenöse Elektrode implantiert, sondern nur eine Schockelektrode in die Nähe des Brustbeines. Dieser ICD kann nur Defibrillationen abgeben. Nachteil: Gefahr von Fehlwahrnehmungen, keine Schrittmacherfunktion, keine Überstimulationen möglich. Vorteil: Keine transvenöse Elektrode
3. Tragbarer (wearable) Cardioverter-Defibrillator (WCD) = Defi-Weste:
   Ind: Überbrückung eines begrenzten Zeitraumes mit hohem Risiko für plötzlichen Herztod, wenn ICD temporär nicht zum Einsatz kommt (z.B. Katheterinfektionen) oder bei Postinfarktpatienten in den 3 ersten Monaten nach Infarkt, wenn die ICD-Indikation noch nicht klar ist.

Ind:
- ▸ Sekundärprävention:
  Stattgehabter plötzlicher Herztod/ Wiederbelebung (meist bei Kammerflimmern) nicht vermeidbarer Ursache (wie Elektrolytentgleisungen, toxische Effekte durch Medikamente u.a.)
  Hämodynamisch nicht tolerierte Kammertachykardien (meist bei KHK oder Herzschwäche u.a.)
- ▸ Primärprävention: Identifiziertes erhöhtes Risiko für plötzlichen Herztod: z.B. Herzinsuffizienz NYHA > II mit EF ≤ 35 %.; ungeklärte Synkope bei EF ≤ 40 %
  Positive Familienanamnese bei Symptomträgern einer genetisch fixierten Repolarisationsstörung mit Todesfällen in der Familie (Brugada-Syndrom, Long- oder Short-QT-Syndrom), Kardiomyopathien mit hohem Risiko für vital bedrohliche Rhythmusstörungen (arrhythmogene rechtsventrikuläre Kardiomyopathie, hypertrophe Kardiomyopathien u.a.)

Ko.:
- Hämatom, (Taschen-)Infektion, Thrombose, Pneumothorax, Ventrikelperforation mit Herzbeuteltamponade u.a.
- Pektoralis-/Zwerchfellzucken
- Sondendysfunktion (Dislokation, Isolationsdefekt, Sondenbruch u.a.)
- Oversensing (Wahrnehmung von Störimpulsen, z.B. Muskelpotenzialen)
- Undersensing mit Detektionsstörungen (Nichtwahrnehmen von elektrischen Impulsen)
- Erhöhung der Stimulationsreizschwelle
- Fehlinterpretation von Vorhofarrhythmien oder supraventrikulären Tachykardien
- Technische Komplikationen (Schrittmacher-/Batteriedefekt)
- Phantomprogrammierung durch externe Störfrequenzen, z.B. elektrochirurgische Geräte

Nachsorge: Regelmäßige Kontrollen der Schrittmacherfunktion bei ermächtigten Internisten/Kardiologen: Erste Kontrolle innerhalb der ersten 3 Monate (Bestimmung der chronischen Reizschwelle und evtl. Nachprogrammierung), danach Kontrollen nach 6 - 12 Monaten (in Abhängigkeit vom SM-Typ und Einzelfall). SM-Ausweis

Grundaufgaben jeder Kontrolle sind die Prüfung der Reizbeantwortung und Wahrnehmungsfunktion sowie die Beurteilung des Batteriezustandes. Es muss geprüft werden, ob die programmierte Schrittmacherfunktionsweise den aktuellen Erfordernissen des Patienten noch angepasst ist. Ergänzende Untersuchungen: Reizschwellenmessungen, telemetrische Abfrage von gespeicherten Aufzeichnungen u.a.

II. Externe Elektrokardioversion und Defibrillation

Ind: - Absolut: Supraventrikuläre und ventrikuläre Tachykardien mit drohendem kardiogenen Schock, Kammerflattern, Kammerflimmern
- Relativ: Versagen einer medikamentösen Regularisierung eines Vorhofflattern, Vorhofflimmerns

KI: Nicht lebensbedrohliche Tachykardien bei Digitalisintoxikationen

Prinzip: Durch einen massiven Gleichstromstoß, den man über den Brustkorb auf das Herz abgibt, werden vorübergehend alle kardialen Zellen, die zur Reizbildung und Reizleitung fähig sind, gleichzeitig depolarisiert und dadurch in Folge synchron in ihre Refraktärphase überführt. Dieser "elektrischen Stille" im Myokard folgt die erste spontane Depolarisation in den Zellen, welche die geringste Ruhemembranstabilität aufweisen, typischerweise Zellen der Sinusknotenregion. Es können jedoch auch potenziell arrhythmieinduzierende ektope Foci (autonome automatische Zentren) das Rhythmusgeschehen weiterhin dominieren.

Die Stromabgabe erfolgt bei Tachykardien synchronisiert, d.h. herzphasengesteuert, damit diese nicht in die vulnerable Phase von T (aufsteigender T-Schenkel) einfällt: Triggerung der Stromabgabe durch den QRS-Komplex: Stromabgabe 0,02 sek nach der R-Zacke. Bei Kammerflimmern erfolgt die Defibrillation nicht R-Zacken-getriggert.

Energiewahl bei monophasisch arbeitenden Geräten:
- Kammerflattern/-flimmern, polymorphe Kammertachykardie: 1. Stromstoß mit 360 J. Bei Erfolglosigkeit weitere Stromstöße mit 360 J.
- Monomorphe Kammertachykardie, Vorhofflimmern/-flattern: 200 J

Energiewahl bei biphasisch arbeitenden Geräten: 1. Stromstoß mit 150 - 360 J (geräteabhängig), bei Unsicherheit 200 J. Bei Erfolglosigkeit weitere Stromstöße mit höherer Energie.

Ist der Patient bei Bewusstsein, wird vorher eine intravenöse Kurznarkose eingeleitet (z.B. mit Propofol). Es ist darauf zu achten, dass Helfer während der Defibrillation nicht mit dem Patienten oder dem Bett in Berührung kommen!
Bei Kardioversion eines länger als 48 h dauernden Vorhofflimmerns mit Gefahr von Thrombenbildung in den Vorhöfen muss der Patient mit Antikoagulanzien mind. 4 Wochen vorbehandelt werden oder ein sicherer Thrombenausschluss durch TEE erfolgen. Nach erfolgreicher Regularisierung von Vorhofflimmern mind. 4 Wochen Antikoagulanzientherapie.

Automatisierte externe Defibrillatoren (AED) eignen sich zur Frühdefibrillation durch Laienhelfer. Nur durch den flächendeckenden Einsatz dieser Geräte wird man die Überlebensrate bei Kammerflimmern außerhalb der Klinik erhöhen können.

III. Katheterablation (HFS-Ablation, Cryo-Ablation)

Katheter-Ablation mittels Hochfrequenz-Strom (HFS) oder Cryo-Energie von arrhythmogenen Substraten mit speziellen Elektrodenkathetern nach vorheriger Lokalisation durch intrakardiales Mapping.

▶ **AV-Knotenablation:**
Ind: Wird heute nur noch selten eingesetzt als Ultima ratio bei therapierefraktärem Vorhoftachykardien/Vorhofflimmern mit hämodynamisch bedrohlicher Tachyarrhythmie. Nach der AV-Knoten-Ablation benötigen die Patienten eine permanente Schrittmacherversorgung (VVI mit Frequenzadaptation).

▶ **AV-Knoten-Modulation:**
Ind: AV-Knoten-Reentrytachykardien
Die "slow-fast-Form" der AV-Knoten-Reentrytachykardie basiert auf dualen Leitungseigenschaften des AV-Knotens, typischerweise mit einer langsameren AV-nodalen Leitungsregion für die antegrade Leitung und einer schnelleren Region für die retrograde Leitung.
Prozedur: Selektive Modulation/Ablation der langsamen Leitungsbahn
Erfolgsrate: > 95 %
Komplikationsrisiko: Selten totaler AV-Block (< 0,5-1 %)

▶ **Ablation akzessorischer Leitungsbahnen:**
Ind: Atrioventrikuläre-Reentrytachykardien bei WPW-Syndrom (bidirektional leitende akzessorische Leitungsbahn), verborgenen akzessorischen Leitungsbahnen, permanente junktionale Reentrytachykardie (PJRT), Mahaim-Fasern

Prozedur: Selektive Ablation
Erfolgsrate: > 95 %.

- **Ablation bei atrialen Tachykardien fokalen Ursprungs (fokale atriale Tachykardie = FAT)**
  Ind: Häufige bis permanente FAT (unifokal oder definierbare Anzahl), symptomatisch oder bei eingeschränkter LV-Funktion (evtl. tachykardieinduzierte Kardiomyopathie)
  Prozedur: Fokusablation
  Erfolgsrate: > 90 % (sinkt mit Anzahl der Foci)
- **Ablation bei atrialer Reentrytachykardie (ART):** Kreisende Erregung um elektrische Barrieren (z.B. Venenmündungen, Klappenringe, Myokardnarben)
  Ind: Häufige oder permanente ART, symptomatisch oder bei Einschränkung der LV-Funktion
  Erfolgsrate: > 80 % (deutlich höher bei 3-D-elektroanatomischer Rekonstruktion)
- **Ablation bei Vorhofflattern vom gewöhnlichen Typ (atrial flutter):** Kreisende Erregung um die Trikuspidalklappe durch den sog. cavo-trikuspidalen Isthmus
  Ind: Rezidivierende Ereignisse (Gefahr der schnellen AV-Überleitung mit konsekutiver akuter Herzinsuffizienz)
  Prozedur: Lineare HFS-Ablation zur elektrischen Dissektion des cavo-trikuspidalen Isthmus
  Erfolgsrate: > 95 %
- **Ablation bei Vorhofflimmern = atrial fibrillation (AFib):** Triggerung durch fokale automatische Zentren, typischerweise in den Pulmonalvenenostien
  Ind.: Patienten mit paroxysmalem oder persistierendem Vorhofflimmern
  Prozedur: Paroxysmales AFib - Pulmonalvenenisolation (PVI): Elektrische Isolation der Pulmonalvenenmündungen vom übrigen linken Vorhof mittels linearer HFS- oder Cryoablation alternativ mittels Cryo-Ballon; persistierendes AFib - evtl. zusätzlich lineare Ablation im linken Vorhof
  Erfolgsrate: ca. 80 %
  Komplikationsrisiko: Pulmonalvenenstenose, Läsion mit möglicher Perforation umliegender Organe (Ösophagus, Bronchien)
- **Ablation bei ventrikulärer Reentrytachykardie:** Kreisende Erregung um Myokardnarben
  Ind: Rezidivierende Ereignisse monomorpher VT mit Ziel der Senkung der Arrhythmielast, unabhängig von Indikation zur ICD-Versorgung.
  Prozedur: Meist lineares Ablationskonzept
  Erfolgsrate: ca. 60 %
- **Ablation bei idiopathischer linksventrikulärer Tachykardie (ILVT):** Kreisende Erregung unter Einbeziehung der linksventrikulären, meist posterioren Purkinje-Fasern
  Ind: Rezidivierende symptomatische Ereignisse
  Erfolgsrate: > 80 %
- **Ablation bei fokaler ventrikulärer Tachykardie:** Fokale automatische Zentren, meist im rechtsventrikulären Ausflusstrakt (RVOT), selten auch linksventrikulärer (LVOT) und epikardialer Ursprung
  Prozedur: Punktuelle Ablation (bei linksventrikulärer epikardialer Fokuslokalisation teilweise auch transaortal)
  Erfolgsrate: > 75 %

Chirurgische Therapie

Durch die Entwicklung der Katheterablation ist die Rhythmuschirurgie für definierbare und kathetertechnisch erreichbare Substratformen weitgehend verdrängt worden.
Verfahren:
- Pulmonalvenenisolation bei fokal getriggertem paroxysmalen Vorhofflimmern
- Pulmonalvenenisolation mit zusätzlichen linearen Läsionen (modifizierte Maze-Operation) bei persistierendem AFib oder zusätzlichen atrialen Makroreentrytachykardien
- Operative Exzision eines ventrikulären Tachykardieherdes bei therapierefraktären monomorphen Kammertachykardien, deren Ursprungsort sich durch intraoperatives oder Katheter-Mapping lokalisieren lässt.

EINTEILUNG DER HERZRHYTHMUSSTÖRUNGEN [I49.9]

I. Reizbildungsstörungen (RBS)

1. Nomotope RBS (vom Sinusknoten ausgehend)
   - Sinusarrhythmie
   - Sinusbradykardie (< 60/min)
   - Sinustachykardie (> 100/min)
2. Heterotope RBS (entstehen außerhalb des Sinusknotens)
   Lokalisation:
   - Supraventrikulär (Vorhof, AV-Knoten)
   - Ventrikulär (Kammer)
   - ▸ Passive Heterotopie:
     Ersatzweises Einspringen eines sekundären oder tertiären Erregungsbildungszentrums bei Ausfall oder Verlangsamung der Sinusknotenaktivität und bei Leitungsblockierungen
     - • Ersatzsystolen
     - • Ersatzrhythmen: Sekundäre Automatie (Vorhof, AV-Knoten), tertiäre Automatie (Kammer)
     - • Wandernder Schrittmacher
   - ▸ Aktive Heterotopie:
     - • Extrasystolen
     - • Extrarhythmen (heterotoper Rhythmus ist schneller als der Sinusrhythmus): z.B. akzelerierter junktionaler Rhythmus, akzelerierter idioventrikulärer Rhythmus

II. Reizleitungsstörungen

1. Sinuatrialer Block (SA-Block)
2. Atrioventrikulärer Block (AV-Block)
   - AV-nodaler (intranodaler) Block (A-H-Verzögerung/Block; Messung: A-H-Zeit-Verlängerung)
   - Infra-His-Block (H-V-Verzögerung/Block; Messung: H-V-Zeit-Verlängerung)
3. Intraventrikuläre Erregungsausbreitungsverzögerung/Schenkelblock

III. Sonderformen

1. Sick-sinus-Syndrom
2. Hypersensitiver Karotissinus

IV. Tachykardien

1. Mechanismen allgemein:
   - Getriggerte Aktivität
   - Gesteigerte Automatie
   - Kreisende Erregung (Reentry)
2. Tachykardieformen:
   - AV-Knoten-Reentrytachykardie
   - Atrioventrikuläre Reentrytachykardie
     - • WPW-Syndrom
     - • Mahaim-Tachykardie
     - • Verborgene akzessorische Leitungsbahn
     - • Permanente junktionale Reentrytachykardie
   - Fokale atriale Tachykardie (FAT)
   - Junktional ektope Tachykardie (JET)
   - Vorhofflattern / Vorhofflimmern
   - Atriale Reentrytachykardie (ART)
   - Kammertachykardie
   - Kammerflattern / Kammerflimmern

V. Plötzlicher Herztod (Herz-Kreislaufstillstand)

I. REIZBILDUNGSSTÖRUNGEN

Nomotope Reizbildungsstörungen

Sinusarrhythmie [I49.8]

- Respiratorische Sinusarrhythmie:
  Physiologische Zunahme der Herzfrequenz während der Inspiration (Bainbridge-Reflex durch erhöhten venösen Rückfluss) und Abnahme während der Exspiration (vagusbedingt); am ausgeprägtesten bei Kindern und Jugendlichen.
- Nichtrespiratorische Sinusarrhythmie: Seltener, Ausdruck einer Sinusknotenschädigung

Sinusbradykardie [R00.1] (Herzfrequenz < 60/min)

- Physiologisch: Junge und alte Menschen, Sportler, erhöhter Vagotonus
- Pathologisch:
  - Extrakardiale Genese: z.B. Hypothyreose, Hypothermie, Erbrechen, intrakranielle Drucksteigerung und hyperreaktiver Karotissinus
  - Kardiale Genese: Kranker Sinusknoten (Sick-Sinus-Syndrom)
- Pharmakologisch: Therapie mit Betablockern, Antiarrhythmika, Digitalis u.a.

Die kritische Grenze der Bradykardie hängt vom Leistungsvermögen des Herzens ab: Sportler haben vereinzelt nächtliche Bradykardien bis < 40/min ohne Beschwerden, während Herzkranke und ältere Menschen dann bereits Symptome zerebraler Mangeldurchblutung zeigen können (Schwindel, Synkopen). Die pathologische Sinusbradykardie zeigt unter Belastung keine adäquate Frequenzzunahme.

Sinustachykardie [R00.0] (Herzfrequenz > 100/min)

- Physiologisch: Säuglinge, Kleinkinder, körperliche und seelische Belastung, emotionale Reaktionen, Schmerzen, erhöhter Sympathikotonus
- Pathologisch:
  - Extrakardiale Genese: z.B. Fieber (pro 1°C Frequenzanstieg um ca. 10 Schläge/min), Hyperthyreose, Anämie, Hypoxie, Hypotonie, Blutung, Volumenmangel, Schock
  - Kardiale Genese: z.B. Herzinsuffizienz, Herzinfarkt, Lungenembolie, hyperkinetisches Herzsyndrom = inadäquate Sinustachykardie (inappropriate sinus tachycardia) ohne fassbare organische oder medikamentöse Ursache: Vegetative Regulationsstörung in Form vermehrter adrenerger Stimulation der Betarezeptoren mit leichter Ruhetachykardie, überschießender (inadäquater) Sinustachykardie bei Belastung und systolischer Hypertonie
- Pharmakologisch: Genussmittel (Alkohol, Nikotin, Koffein), Adrenalinderivate, Atropin u.a.

Die kritische Grenze der Tachykardie hängt vom Leistungsvermögen des Herzens und dem Lebensalter ab (maximale Herzfrequenz bei der Ergometrie = 220 - Lebensalter). Mit zunehmender Tachykardie wird die Diastole so kurz, dass das HMV absinkt (hierbei kann das Ekg eine tachykardiebedingte ST-Senkung zeigen als Zeichen einer gestörten Erregungsrückbildung).

Th.:
- Behandlung der auslösenden Ursache! (am wichtigsten)
- Symptomatische Therapie:
  - Bei vagal vermittelter Sinusbradykardie: Passagere Gabe von Parasympatholytika (z.B. Atropin - siehe Antiarrhythmika); bei krankem Sinusknoten und hyperreaktivem Karotissinus evtl. Schrittmachertherapie.
  - Bei Sinustachykardie: Nur bei hyperkinetischem Herzsyndrom und bei Hyperthyreose (in Ergänzung zur thyreostatischen Behandlung) evtl. Betarezeptorenblocker (siehe Antiarrhythmika).

Heterotope Reizbildungsstörungen

- **Passive Heterotopie**

  Ersatzweises Einspringen langsamer (als Sinusknoten) heterotoper Erregungszentren, wenn Impulsfrequenz des Sinusknotens (durch Sinusbradykardie oder Sinusarrest) eine kritische Grenze unterschreitet oder die Weiterleitung gestört ist (SA-, AV-Block). Wird nur ein ausfallender Sinusimpuls ersetzt, spricht man von Ersatzsystole, fallen Sinusimpulse längere Zeit aus, bilden heterotope Erregungszentren Ersatzrhythmen [I49.8]:

  - Sekundäre Schrittmacherzentren im unteren Bereich der Vorhöfe und des AV-Knotens: Junktionaler (Knoten-) Rhythmus mit einer Ersatzfrequenz von ca. 30 - 50/min

    Anm.: Der AV-Knoten selbst besitzt keine Schrittmacherzellen, sondern nur der angrenzende Vorhofbereich einschl. Koronarsinus.

    Am häufigsten sind Ersatzrhythmen aus sekundären Schrittmacherzentren, da deren Frequenz höher ist als die der tertiären Zentren.

  - Tertiäre Schrittmacherzentren der Kammern mit einer kritischen Bradykardie von 20 - 30/min setzen dann ein, wenn der Knotenrhythmus versagt oder die AV-Leitung blockiert ist.

    Wandernder Schrittmacher [I49.8]:

    Vorübergehender Wechsel zwischen Sinusrhythmus und einem oder mehreren ektopen sekundären Reizbildungsorten (entspr. atrialer oder junktionaler Ersatzrhythmus).

    Ekg: Wechselnde Veränderung der P-Wellen-Morphologie, PQ-Zeit und Frequenz

    Urs: Passageres Absinken der Sinusknotenfrequenz unter die Eigenfrequenz sekundärer Schrittmacherzentren.

    Vo.: Gesunde (Vagotonus), gel. bei Digitalistherapie und Herzerkrankungen.

    Th.: Keine

- **Aktive Heterotopien**

  Sie liegen vor, wenn eine ektope Erregungsbildung zur vorzeitigen Herzerregung führt, entweder in Form einzelner heterotoper Erregungen (Extrasystolen) oder in Form eines heterotopen Rhythmus, dessen Frequenz schneller ist als die des Sinusrhythmus (akzelerierter AV-Knoten-Rhythmus und akzelerierter idioventrikulärer Rhythmus).

Akzelerierter junktionaler (AV-Knoten-) Rhythmus [I49.8] und akzelerierter idioventrikulärer Rhythmus [I44.3]

Normalerweise treten die sekundären (AV-Knoten-Bereich) und tertiären Schrittmacherzentren (Kammer) nur passiv mit ihrer niedrigeren Eigenfrequenz in Aktion, wenn der Sinusrhythmus versagt oder eine Leitungsblockierung vorliegt.
In vereinzelten Fällen können sie jedoch als aktive Heterotopiezentren mit pathologisch gesteigerten Frequenzen > 100/min die Schrittmacherfunktion zeitweise übernehmen.

Vo.: Organische Herzerkrankungen (z.B. frischer Infarkt), Digitalisintoxikation, selten auch bei herzgesunden Kindern/Jugendlichen

DD:
- Bei akzeleriertem idioventrikulären Rhythmus: Ventrikuläre Tachykardie (Frequenz > 100/min)
- Intraventrikuläre Blockierungen (oft permanent → Vor-Ekg; idioventrikulärer Rhythmus ist passager)

Th.: des Grundleidens, Digitalismedikation überprüfen!

EXTRASYSTOLEN (ES) [I49.4]

Vo.: Sehr häufig, auch bei gesunden Menschen. Die Mehrzahl aller Menschen hat irgendwann im Leben Extrasystolen, 30 % bemerken die Extrasystolen als "Herzstolpern oder Aussetzer" und nur ein Teil der Betroffenen fühlt sich dadurch krank. Nach dem Ursprungsort der Extrasystolen unterscheidet man supraventrikuläre (SVES) und ventrikuläre Extrasystolen (VES).

Ät.:
1. Physiologisch: Einfache ES kommen oft auch bei Gesunden vor, auslösende Faktoren: Vegetative Labilität, emotionale Erregung, erhöhter Vagotonus (mit bradykardiebedingten ES), Übermüdung, Genussmittel (Alkohol, Koffein, Nikotin)
2. Organische Herzerkrankungen, z.B. koronare Herzkrankheit, Kardiomyopathien, Myokarditis
3. Extrakardiale Ursachen: Kaliummangel (z.B. durch Diuretikatherapie), Medikamente (Digitalis, Sympathomimetika, Antiarrhythmika, trizyklische Antidepressiva), Hyperthyreose

Supraventrikuläre Extrasystolen (SVES) [I49.4]

1. Vorhofextrasystolen [I49.1]: P-Welle und PQ-Zeit meist verändert, Kammerkomplex (QRS) normal
2. Junktionale (AV-Knoten)-Extrasystolen [I49.2]: Negative P-Wellen (II, III, aVF) vor, im oder nach dem QRS-Komplex. Die daher abgeleitete Terminologie in obere, mittlere und untere AV-Knoten-ES ist zwar noch gebräuchlich, aber nicht zutreffend, weil ihr die morphologische Grundlage fehlt! Besser spricht man von AV-Knoten-ES mit oder ohne verzögerter retrograder Vorhoferregung.

Ät.:
1. Oft bei Gesunden; auslösende Faktoren: Emotionale Erregung, Übermüdung, Genussmittel (Alkohol, Koffein, Nikotin)
2. Gel. bei Herzerkrankungen, Hypokaliämie

Ekg: SVES zeigen meist einen normal breiten, nicht deformierten QRS-Komplex → Ausnahme: Bei frühzeitigem Einfall einer SVES kann es zu aberrierender ventrikulärer Leitung kommen mit Deformierung des Kammerkomplexes wie bei einer ventrikulären Extrasystole; die SVES kann man in diesen Fällen an der vorangehenden P-Welle erkennen.
Fällt eine SVES noch frühzeitiger ein, kann das Leitungssystem noch refraktär sein; bei antegrader Leitungsstörung einer Vorhofextrasystole fehlt dann der QRS-Komplex, bei retrograder Leitungsstörung einer AV-Knoten-ES die P-Welle; man spricht von blockierten SVES [I49.9]. In der Regel depolarisiert die SVES die Sinuserregung mit Versetzung des Grundrhythmus, wodurch der Abstand zwischen prä- und postextrasystolischer Herzaktion kleiner als ein doppeltes Normalintervall ist (nichtkompensierte Pause).
Wenn bei einer AV-Knoten-Extrasystole Vorhof- und Kammerkontraktion gleichzeitig gegen die geschlossene AV-Klappe erfolgen, zeigt sich im Venenpuls eine Pfropfungswelle (wird vom Patienten meist als sehr unangenehm empfunden).

Di.: Ruhe-Ekg, Langzeit-Ekg, Ergometrie, Echokardiografie
Aus der interventionellen Elektrophysiologie sind heute die häufigsten Prädilektionsstellen für die zugrunde liegende gesteigerte Automatie auf Vorhofebene bekannt: Crista terminalis, Mündungsbereich der oberen und unteren Hohlvene, Koronarvenensinus-Ostium und die Mündungen der Pulmonalvenen. Letztere Erkenntnis ist auch für interventionelle wie chirurgische Behandlung von fokal getriggertem paroxysmalem Vorhofflimmern von Bedeutung.

Th.:
- SVES bei Gesunden bedürfen keiner Behandlung
- Bei Vorhandensein einer Herzerkrankung wird diese behandelt.
- Überprüfen des Kaliumhaushaltes und einer evtl. Digitalistherapie
- Wenn SVES paroxysmale supraventrikuläre Tachykardien oder intermittierendes Vorhofflimmern auslösen (Langzeit-Ekg) ist eine Behandlung erforderlich (siehe dort).

Ventrikuläre Extrasystolen (VES) [I49.3]

Ursprungsort unterhalb der Bifurkation des His-Bündels. Der Sinusknoten wird häufig nicht retrograd erregt, dann bleibt der Sinusrhythmus ungestört (RR-Intervall zwischen prä- und postextrasystolischer Herzaktion entspricht dem doppelten RR-Intervall von 2 Normalaktionen); es resultiert die kompensierende postextrasystolische Pause (welche der Patient als „Herzstolpern" oder „Aussetzer" empfindet), weil der fällige Sinusimpuls auf ein refraktäres Kammermyokard trifft. Nur bei Sinusbradykardie kann die Kammer schon wieder erregbar sein, sodass dann keine Normalaktion ausfällt (interpolierte oder interponierte ES).

Einteilung:
1. Rechtsventrikuläre ES: Bild des kompletten Linksschenkelblockes (QRS > 0,11 sek)
2. Linksventrikuläre ES: Bild des kompletten Rechtsschenkelblockes (QRS > 0,11 sek)
3. Bündelstamm-ES: Zeigen keine QRS-Verbreiterung wie die übrigen VES, erfüllen aber sonst die Kennzeichen der VES: Sie stören den Sinusrhythmus nicht, es folgt eine kompensatorische Pause.

- Monomorphe (monotope) ES: Gleichartig deformierte Kammerkomplexe, z.T. bei Gesunden, z.T. organischer Genese
- Polymorphe ES: Unterschiedlich deformierte Kammerkomplexe infolge unterschiedlichen Reizursprungs: Stets organischer Genese (Herzmuskelschaden).

Polymorphe VES sind meist auch polytop (verschiedenen Ursprungs), manchmal können aber frühzeitig einfallende ES gleichen Ursprungs ein polymorphes Bild zeigen infolge unterschiedlicher Erregungsausbreitung (auch supraventrikuläre ES können infolge einer solchen "aberrierenden Konduktion" einen verbreiterten Kammerkomplex wie VES zeigen, man erkennt sie dann an der vorangehenden P-Welle).
Gehäufte ES stehen evtl. in regelmäßiger Beziehung zum Normalrhythmus: Folgt jeder Normalaktion eine bzw. zwei ES, so spricht man von Bigeminus bzw. Trigeminus (oft bei Digitalisintoxikation). - Treten regelmäßig ES nach 2 (oder 3) Normalschlägen auf, so hat man eine 2 : 1- (3 : 1-) Extrasystolie. Folgen 3 oder mehr VES hintereinander, ohne dass ein Normalschlag dazwischen liegt, spricht man von Salven.

N	N	N	N	Normalaktion (N)
NE		N	N	VES (E) mit kompensierender postextrasystolischer Pause
N E	N	N	N	Interponierte (= interpolierte) ES
NE		NE		Bigeminus
NEE		NEE		Trigeminus (Couplets = 2 aufeinander folgende Extrasystolen)
N	NE	N	NE	2 : 1 - Extrasystolie
NEEE		N	N	Salve (3 aufeinander folgende Extrasystolen)

Anm.: Die Definition des Trigeminus ist verschieden: Deutschland: NEE - NEE; USA: NNE - NNE.

Bei frühzeitig einfallenden Extrasystolen ist das Schlagvolumen der Extrasystole aufgrund der kurzen Diastole vermindert. So kann ein Bigeminus zu einem Pulsdefizit führen und beim Tasten des Pulses als Bradykardie in Erscheinung treten. Das Schlagvolumen der postextrasystolischen Herzaktion ist aufgrund der längeren Diastole erhöht.
Bei organischen Herzerkrankungen (insbes. Herzinfarkt) und linksventrikulärer Insuffizienz kann das Auftreten komplexer VES Vorbote gefährlicher ventrikulärer Tachyarrhythmien bis zum Kammerflimmern sein. Solche Warnarrhythmien sind:
- Gehäufte polytope (polymorphe) VES
- Bigeminus
- Couplets und Salven
- R-auf-T-Phänomen: Bei sehr frühzeitigem Einfall einer VES besteht die Gefahr, dass die VES in die vulnerable Phase von T (aufsteigender Schenkel von T) fällt ("R-auf-T-Phänomen") und damit ein Kammerflimmern auslöst. Um solch eine Gefahr zu erkennen, errechnet man den sog. Vorzeitigkeitsindex (VI):

$$VI = \frac{Q_N \text{ bis } Q_{ES}}{Q_N \text{ bis } T_{Ende}} = \frac{II}{I}$$

VI < 1,0 = R auf T-Phänomen

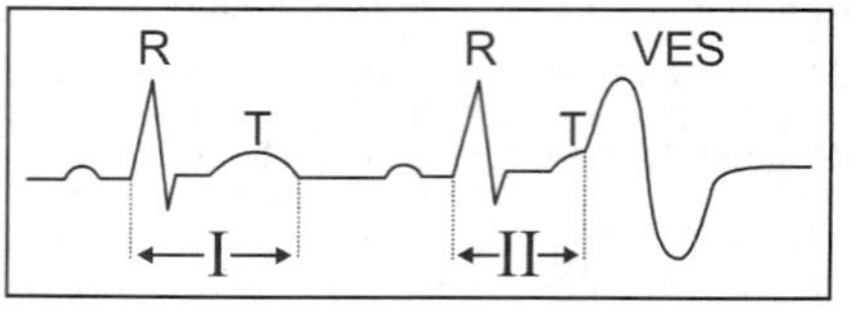

Klassifikation der VES nach Lown im 24 h-Langzeit-Ekg

	Grad	
Einfache VES	0	Keine VES
	I	Monomorphe VES (< 30/h)
	II	Monomorphe VES (> 30/h)
Komplexe VES	IIIa	Polymorphe VES
	IIIb	Ventrikulärer Bigeminus
	IVa	Couplets (2 VES hintereinander)
	IVb	Salven (≥ 3 VES hintereinander)
	V	Früh einfallende R/T-VES (R-auf-T-Phänomen)

Die Lown-Klassifikation hat keinen großen prognostischen Wert. Wichtiger ist die Unterscheidung zwischen Fehlen und Präsenz nicht anhaltender ventrikulärer Tachykardien (nsVT). Diese sind definiert als eine Folge ventrikulärer Extrasystolen (VES) mit einer Frequenz von mehr als 120/min und einer Mindestanzahl von 6 konsekutiven VES.

Di.: Ruhe-Ekg, Langzeit-Ekg, Ergometrie, Echokardiografie

Th.:
- VES bei Gesunden, insbesondere solche, die unter Belastung verschwinden („overdrive Suppression") bedürfen keiner Behandlung; Ausnahmen: Zunehmende Einschränkung der kardialen Funktion (selten tachykardieinduzierte Kardiomyopathie) oder bei subjektiven Beschwerden.
- VES bei organischen Herzerkrankungen:
  1. Kausale Therapie: Am wichtigsten und entscheidend für die Prognose, z.B. Revaskularisierungsmaßnahmen bei KHK!
  2. Symptomatische Therapie:
     - Überprüfung des Kalium- und Magnesiumhaushaltes und einer Digitalistherapie: Behandlung einer Digitalisintoxikation (siehe dort), Digitalisdosis evtl. reduzieren (je geschädigter ein Herz ist, umso weniger verträgt es Digitalis!), Kalium und Magnesium auf hochnormale Serumwerte einstellen.
     - Antiarrhythmische Therapie:
       Indikation bei erhöhtem Risiko eines plötzlichen Herztodes infolge Kammerflimmern: Komplexe VES bei Patienten mit schweren myokardialen Grunderkrankungen und Einschränkung der linksventrikulären Pumpfunktion.
       Klasse I-Antiarrhythmika sind bei Patienten mit strukturellen Herzerkrankungen (insbes. KHK und Herzinsuffizienz) kontraindiziert, da sie zu Prognoseverschlechterung führen. Auch Sotalol und Amiodaron haben keinen Prognosevorteil; bei fortgeschrittener Herzinsuffizienz (NYHA III) sogar eine Prognoseverschlechterung. Daher sollte bei erhöhtem Risiko für Kammerflimmern bzw. plötzlichen Herztod der ICD zum Einsatz kommen.
       Betablocker ohne intrinsische sympathomimetische Aktivität vermindern das Risiko, dass VES Kammerflimmern auslösen und sind daher Antiarrhythmika der Wahl bei Patienten mit Zustand nach Herzinfarkt sowie bei Patienten mit eingeschränkter Pumpleistung.

Prg: VES bei Gesunden: Harmlos, gute Prognose (unabhängig von der Lown-Klassifizierung)

VES bei Herzkranken:
Bei frischem Infarkt bedeutet das gehäufte Auftreten von VES ein Alarmsignal mit erhöhter Gefahr für Kammerflimmern; allerdings kann es auch ohne vorausgegangene Warnarrhythmien zu Kammerflimmern kommen.
Risikofaktoren für einen plötzlichen Herztod (sudden cardiac death): Siehe dort

II. REIZLEITUNGSSTÖRUNGEN

Sinuatrialer (SA-) Block [I45.5]

3 Schweregrade:
- SA-Block 1. Grades: Verzögerte Leitung der Erregung vom Sinusknoten zur Vorhofmuskulatur. Im Ekg nicht erkennbar.
- SA-Block 2. Grades: Intermittierende Leitungsunterbrechung:
  Typ 1 (Wenckebach-Periodik):
  Ekg: Bei gleich bleibender PQ-Zeit werden die PP-Intervalle kürzer, bis eine längere Pause eintritt, welche aber kürzer ist als das Doppelte des vorangehenden PP-Intervalles (DD: Sinusarrhythmie).

Typ 2 (Mobitz):
Ekg: Es treten Herzpausen auf, deren Dauer dem doppelten oder mehrfachen des normalen PP-Intervalles entsprechen.

- SA-Block 3. Grades: Totale Leitungsunterbrechung mit fehlender Impulsübertragung zum Vorhofmyokard.
  Wenn dabei die Latenz bis zum Einsetzen eines AV- oder Kammerersatzrhythmus zu lang ist, treten wie beim totalen AV-Block Morgagni-Adams-Stokes-Anfälle auf. Im üblichen Ekg kann man den SA-Block 3. Grades vom Sinus-arrest (= Sinusknotenstillstand) nicht unterscheiden.

Ät.: Sick-Sinus-Syndrom, Überdosierung mit Digitalis oder Antiarrhythmika, Myokarditis, koronare Herzkrankheit und Herzinfarkt

KL.: Bei höhergradiger Blockierung mit längeren asystolischen Pausen oder starker Bradykardie Symptome von Schwindel bis Bewusstlosigkeit/Synkope (Morgagni-Adams-Stokes-Anfall).

Di.: (Langzeit-)Ekg

Th.: Bei toxischer Wirkung von Digitalis oder Antiarrhythmika Absetzen dieser Medikamente. Notfallmäßig Versuch mit Atropin. Bei Schwindel/Synkopen (Morgagni-Adams-Stokes-Anfall) Schrittmachertherapie.

Atrioventrikulärer (AV-) Block [I44.3]

3 Schweregrade:

- AV-Block 1. Grades: Verzögerte Erregungsleitung
  Keine Symptome, nur im Ekg erkennbar: PQ-Zeit > 0,20 sek. Im His-Bündel-Ekg (HBE) ist die AH-Zeit verlängert. Bei stark verlängerter PQ-Zeit kann die P-Welle in die Repolarisationsphase des vorausgegangenen Schlages fallen.
- AV-Block 2. Grades: Intermittierende Leitungsunterbrechung:
  - Typ 1 Wenckebach-Periodik (Syn.: Mobitz I):
    Lokalisation der Blockierung meist (ca. 70 %) oberhalb des His-Bündels
    Ekg: Bei gleich bleibender PP-Zeit werden die PQ-Intervalle länger bis eine Überleitung (Herzaktion) ausfällt; die entstehende Pause ist kürzer als ein doppeltes PP-Intervall.
    Im His-Bündel-Ekg (HBE) zeigt sich eine Supra-His-Leitungsverzögerung bzw. -blockierung mit zunehmender Verlängerung der AH-Zeit, bis ein His-Potenzial ausfällt; dieser Ablauf kann sich periodisch wiederholen.
  - Typ 2 Mobitz (Syn.: Mobitz II):
    Lokalisation der Blockierung innerhalb oder unterhalb des His-Bündels.
    Ekg: Plötzlicher Ausfall eines QRS-Komplexes nach einer vorangegangenen P-Welle bei normaler oder konstant verlängerter PQ-Zeit. Die Pause entspricht einem doppelten PP-Intervall.
    · Vereinzelte AV-Blockierungen oder
    · Regelmäßige AV-Blockierungen:
    Werden von 2 Sinusknotenerregungen 1 übergeleitet, spricht man von einem 2 : 1-Block, werden von 3 Erregungen nur 1 übergeleitet, liegt ein 3 : 1-Block vor.
    Ursächlich liegen stets organische Herzerkrankungen vor. Es besteht die Gefahr der Progredienz zum AV-Block III. Grades mit Morgagni-Adams-Stokes-Anfällen, daher eine Schrittmacher-Indikation.
    Im HBE zeigt sich eine Infra-His-Leitungsverzögerung bzw. -blockierung mit Verlängerung des HV-Intervalls bzw. periodischem Ausfall einzelner Ventrikelpotenziale (bei normalem AH-Intervall).
    DD: Der AV-Block 2. Grades/Typ 2 mit 2 : 1-Überleitung kann aus dem Oberflächen-Ekg nicht sicher abgegrenzt werden vom AV-Block 2. Grades/Typ 1 mit Ausfall jeder 2. Überleitung → Atropin-Test (0,5 - 1,0 mg Atropin i.v.) oder Belastungs-Ekg: Bei AV-Block 2°/Typ 1 bessert sich die AV-Überleitung mit Verlängerung der Wenckebach-Periodik (oder Übergang in AV-Block 1.°). Bei AV-Block 2°/Typ 2 Verschlechterung der AV-Überleitung: Aus einem 2 : 1-Block wird ein 3 : 1- oder 4 : 1-Block.
- AV-Block 3. Grades: Totale Leitungsunterbrechung mit kompletter Dissoziation von Vorhof- und Kammeraktion: Normalfrequente P-Zacken ohne Beziehung zu den langsamen QRS-Komplexen.
  Die Schrittmacherfunktion übernehmen entweder sekundäre Reizbildungszentren im Bereich des AV-Knotens oder des His-Bündels (mit schmalen Kammerkomplexen und einer Frequenz > 40/min) oder tertiäre Reizbildungszentren im Kammermyokard (mit schenkelblockartig deformierten Kammerkomplexen und Frequenz < 40/min). Die Latenzzeit bis zum Anspringen des Ersatzzentrums bezeichnet man als präautomatische Pause.

Ät.:
- Erhöhter Vagotonus, z.B. Sportler: AV-Block 1° (verschwindet unter Belastung)
- Koronare Herzkrankheit und Herzinfarkt, Kardiomyopathien, angeborene Herzfehler (z.B. L-Transposition der großen Arterien), Myokarditis (einschl. Borreliose)
- Als Komplikation bei/nach kardiochirurgischem Eingriff

- Posttraumatisch
- Medikamentös-toxisch (Digitalis, Antiarrhythmika), Hyperkaliämie
- Idiopathische Degeneration des Reizleitungssystems (M. Lenègre) und idiopathische Sklerose/Kalzinose des bindegewebigen Herzgerüstes (M. Lev), neuro-muskuläre Erkrankungen (z.B. Kearns-Sayre-Syndrom, Emery-Dreifuss-Muskeldystrophie).

Anm.: AV-Leitungsstörungen bei Hinterwandinfarkt (passagere Ischämie des AV-Knotens) haben eine günstigere Prognose als bei Vorderwandinfarkt mit Septumbeteiligung (Tawara-Schenkel blockiert).

KL.: Es drohen 2 Gefahren beim totalen AV-Block:

1. Länger dauernde Asystolie zwischen Beginn des totalen Blockes und Einsetzen eines Kammerersatzrhythmus (= präautomatische Pause) führt zur hypodynamen Form des Morgagni-Adams-Stokes-(MAS-)Anfalles [I45.9]:

Asystoliedauer:	3 - 5 sek:	Blässe, Schwindel
	10 - 15 sek:	Bewusstseinsverlust
	20 - 30 sek:	Krampfanfall (Fehldiagnose: Epilepsie)
	30 - 60 sek:	Atemstillstand
	> 3 Min.:	Irreversible Hirnschäden bzw. Exitus letalis

   Im Anfall sind die Pupillen weit, die Reflexe abgeschwächt oder nicht auslösbar. Jeder Anfall kann tödlich enden!
2. Bei starker Bradykardie (< 40/min) entwickelt sich eine Herzinsuffizienz.

DD:
1. Tachykarde Herzrhythmusstörungen einschl. Kammerflattern/-flimmern
2. Andere Ursachen einer Synkope (siehe dort)

Di.:
- Anamnese + Klinik (Schwindel, Synkopen?)
- (Langzeit-) Ekg
- His-Bündel-Ekg (HBE):

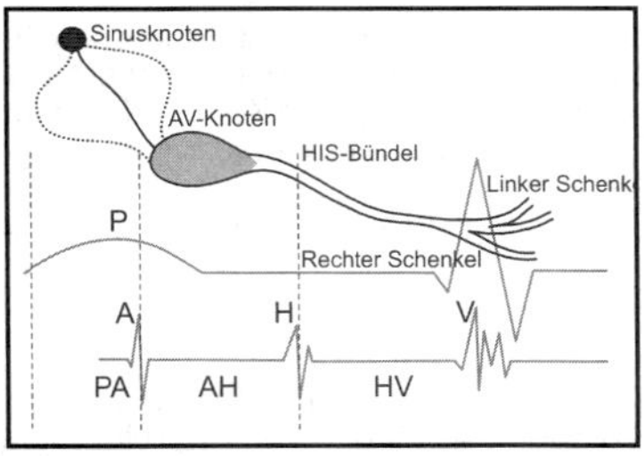

A = Vorhoferregung
H = His-Bündel-Erregung
V = Ventrikelerregung

Normalzeiten:
PA = 25 - 50 msek
AH = 60 - 125 msek
HV = 35 - 55 msek

Konventionelles Ekg

His-Bündel-Ekg

Durch das His-Bündel-Ekg kann man die in der PQ-Zeit des konventionellen Ekg erfasste globale Überleitung unterteilen in eine solche vor und nach dem His-Bündel. Danach unterscheidet man:
- Supra-His-Block (intranodaler Block): → Verlängertes AH-Intervall bzw. Ausfall des H-Potenzials
- Intra- und Infra-His-Block (= infranodaler Block): → Verlängertes HV-Intervall bzw. Ausfall des V-Potenzials

Die proximal lokalisierten junktionalen Blockierungen haben eine bessere Prognose als die distal lokalisierten subjunktionalen Blockierungen: Supra-His-Blöcke sind oft reversibel, führen seltener zu Morgagni-Adams-Stokes-Anfällen und zeigen oft einen Ersatzrhythmus aus dem His-Bündel mit noch tolerablen Frequenzen um 40/min. Bei einem Infra-His-Block springt der sehr langsame Kammerersatzrhythmus (mit einer Frequenz zwischen 20 - 30/min) oft erst nach längerer präautomatischer Pause ein → hohes Risiko von Morgagni-Adams-Stokes-Anfällen!

Th.:
a) Kausale Behandlung: z.B. Absetzen von Digitalis bzw. Antiarrhythmika bei medikamentös-toxischer Ursache, Behandlung einer Myokarditis, eines Herzinfarktes.
b) Symptomatische Behandlung:
   - AV-Block 1. und 2. Grades (Wenckebach): Außer kausalen Maßnahmen (z.B. Digitalistherapie überprüfen bzw. absetzen) meist keine symptomatische Therapie erforderlich. Bei starker Bradykardie evtl. Atropin.
   - AV-Block 2. Grades (Mobitz): Da es sich meist um einen Infra-His-Block mit Gefahr des totalen Blocks handelt, müssen leitungsverzögernde Medikamente (Digitalis, Antiarrhythmika) abgesetzt werden und es besteht Schrittmacherindikation. Atropin sollte nicht gegeben werden, da es zu einer Verschlechterung führt mit Gefahr des totalen AV-Blocks.
     Schrittmachertherapie ist indiziert bei Beschwerden in der Anamnese (Schwindel, Synkopen) oder drohendem totalen AV-Block.
   - AV-Block 3. Grades: Bei Morgagni-Adams-Stokes-Anfall Reanimation wie bei Kreislaufstillstand (→ s.u.) und Schrittmachertherapie

Intraventrikuläre Blockierungen [I45.4]

Synonyme: Schenkelblockierungen, faszikuläre Blockierungen, Schenkelblöcke

Lok: Unterhalb des His-Bündels (Infra-His-Blockierungen)
Unter Berücksichtigung der trifaszikulären Struktur des ventrikulären Reizleitungssystems unterscheidet man:
1. unifaszikuläre - 2. bifaszikuläre - 3. trifaszikuläre Blockierungen
Wie bei den übrigen Reizleitungsstörungen wird zwischen 3 Schweregraden differenziert:
I.: inkompletter - II.: intermittierender - III.: permanenter Block
Mit Ausnahme des trifaszikulären Blockes, der im Oberflächen-Ekg dem Bild des totalen AV-Blockes gleicht, resultiert aus Schenkelblöcken keine klinisch fassbare Rhythmusstörung (Diagnose nur durch Ekg).

1. Kompletter Rechtsschenkelblock (RSB) (Blockierung im rechten Tawara-Schenkel):
   QRS-Zeit ≥ 0,12 sek, verspäteter Beginn der endgültigen Negativitätsbewegung, Diskordanz des Kammerendteils (ST/T) zum Kammerkomplex (QRS), S-Zacke in I, R in V_1, M-förmig aufgesplitterter Kammerkomplex
   Inkompletter Rechtsschenkelblock: QRS-Zeit 0,10 - 0,11 sek., rSr' oder RSr' in V_{1-2}, S-Zacke in I
2. Linksanteriorer Hemiblock (LAHB): Häufigste Form der intraventrikulären Blockierungen; Ekg: Überdrehter Linkstyp = $R_I/S_{II}/S_{III}$-Typ; R/S-Umschlag nach V_6 verschoben, tiefes S in $V_{5/6}$.
3. Linksposteriorer Hemiblock (LPHB): Ekg: Rechtstyp oder überdrehter Rechtstyp bei normaler QRS-Zeit. Diagnose kann nur gestellt werden, sofern der Rechtstyp nicht durch Rechtsherzbelastung erklärbar ist.
4. Kompletter Linksschenkelblock (LSB): Dieser kann entstehen durch einen unifaszikulären Block (linker Tawara-Schenkel vor der Aufzweigung blockiert) oder durch einen bifaszikulären Block (2 + 3).
   Ekg: QRS-Zeit ≥ 0,12 sek, verspäteter Beginn der endgültigen Negativitätsbewegung, breite und tiefe S-Zacke in $V_{1,2}$, aufgesplitterter Kammerkomplex ("abgebrochener Zuckerhut") in $V_{5/6}$, Diskordanz (= gegensinniger Verlauf) des Kammerendteils (ST/T) zum Kammerkomplex (QRS), dadurch ist eine Ischämiediagnostik durch das Ekg nicht verwertbar. Der plumpen, aufgesplitterten R-Zacke in I/aVL geht kein Q voraus.
   Anm.: Zur Zeit existieren mindestens 3 Definition zum LSB (ESC-, AHA-/ACC-/HRS-Kriterien oder Definition nach Strauss).
5. Inkompletter Linksschenkelblock: QRS-Zeit 0,10 - 0,11 sek

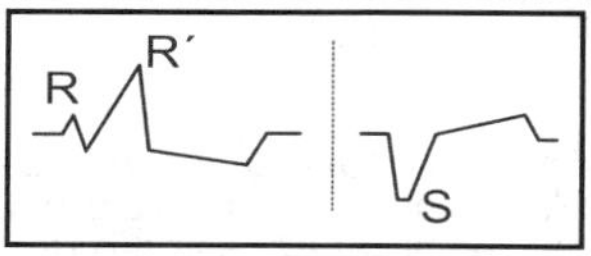

Ableitung V_1
Rechtsschenkel- / Linksschenkelblock
(M-Form) (Zuckerhut-Form)

Durch Kombination unifaszikulärer Blockbilder entstehen bifaszikuläre Blöcke, diese können Vorboten eines trifaszikulären Schenkelblockes sein (mit Gefahr des Morgagni-Adams-Stokes-Anfalles wie beim totalen AV-Block).

Ät.: Koronare Herzkrankheit und Herzinfarkt, Myokarditis und Kardiomyopathien, Linkshypertrophie (häufigste Ursache eines LSB), Rechtsherzbelastung (z.B. durch kongenitale Vitien oder Lungenembolie → inkompletter oder kompletter Rechtsschenkelblock), idiopathische fibrotische Degeneration des Erregungsleitungssystems (M. Lenègre und M. Lev)

Di.: 1. Ruhe-Ekg, Langzeit-Ekg, Ergometrie, Echokardiographie
2. Kausale Diagnostik

Th.:
- des Grundleidens
- Bei bifaszikulärem Block (z.B. Rechtsschenkelblock + linksanteriorer Hemiblock) und V.a. kardiale Synkopen sollte nach Ausschluss anderer Ursachen eine Schrittmacherindikation überprüft werden (Klasse IIa-Indikation).
- Schrittmacherimplantation (Klasse I-Indikation) bei alternierenden Schenkelblöcken und trifaszikulärem Block

III. SONDERFORMEN

Sick-Sinus-Syndrom (SSS) [I49.5] (Syndrom des kranken Sinusknotens)

Hierunter fallen folgende Rhythmusstörungen:
1. Persistierende Sinusbradykardie mit Beschwerden
2. Intermittierender Sinusarrest oder SA-Block
3. Tachykardie-Bradykardie-Syndrom: Paroxysmale supraventrikuläre Tachykardie oder Vorhofflattern/ Vorhofflimmern. Nach Beendigung der Tachykardie folgt eine verlängerte asystolische Pause, bevor der evtl. bradykarde Sinusrhythmus wieder einsetzt, wodurch es zu zerebraler Ischämie mit Schwindel und Synkopen kommen kann.

   Anm.: Gel. kann auch ein Karotis-Sinus-Syndrom auf einen kranken Sinusknoten hinweisen (siehe unten).

Ät.: 1. Koronare Herzkrankheit
2. Kardiomyopathien und Myokarditis (evtl. mit Autoantikörpern gegen den Sinusknoten)
3. Idiopathische Degeneration des Leitungssystems (M. Lenègre und M. Lev)
4. Angeboren: Mutationen von Natrium- (SCN5A) und funny-(HCN4)-Ionenkanälen

KL.: Bei tachykarden Phasen Herzklopfen, Dyspnoe, Angina pectoris.
Bei bradykarden Phasen Schwindel und Synkopen (Morgagni-Adams-Stokes-Anfälle), Herzinsuffizienz

Di.: 1. Langzeit-Ekg: Erfassung und Quantifizierung der bradykarden Rhythmusstörungen
2. Belastungs-Ekg: Unfähigkeit unter Ergometerbelastung mind. 70 % des max. altersabhängigen Frequenzanstieges zu bringen (chronotrope Inkompetenz)
3. Atropintest: Nach Injektion von 1 mg Atropin i.v. fehlt ein adäquater Frequenzanstieg: Herzfrequenz bleibt < 80/min
   KI: Glaukom, benigne Prostatahyperplasie (BPH)
4. Sinusknotenerholungszeit verlängert (> 1.500 msek) = Zeit bis zum Wiedereinsetzen des Sinusrhythmus nach vorausgegangener schneller Vorhofstimulation (mittels Schrittmacher).

Th.: - Bei symptomatischer Bradykardie (Schwindel, Herzinsuffizienz oder Synkopen): Schrittmachertherapie
- Bei Tachykardie-Bradykardie mit klinischen Beschwerden: Schrittmacher + antiarrhythmische Behandlung

Karotis-Sinus-Syndrom [G90.00]

Def: Überempfindlichkeit der Barorezeptoren im Bereich der Karotisgabel mit klinischen Beschwerden nach Karotisreizung → 3 Typen:
- Kardioinhibitorischer Typ (90 % d.F.): Vagusreizung führt zu Asystolie oder Bradykardie
- Vasodepressorischer Typ (10 % d.F.): RR-Abfall > 50 mmHg ohne wesentliche Bradykardie
- Mischform

Ep.: Bei älteren Menschen häufig (bis 25 %), 90 % der Patienten sind beschwerdefrei.

Ät.: Meist arteriosklerotisch (bei älteren Männern)

KL.: Schwindel, Synkopen bei spontanen Kopfdrehbewegungen, einengenden Kragen oder nach Massage der Karotisgabel

Di.: Anamnese + Karotisdruckversuch: Asystolie > 3 Sekunden und/oder Blutdruckabfall > 50 mmHg nach einseitiger Karotissinusmassage (***Cave*** bei Patienten mit Stenose der A. carotis!)
Da der Karotisdruckversuch bei 25 % der Patienten > 65 J. positiv ausfällt, sollte er nur zusammen mit Anamnese/Klinik bewertet werden.

Th.: Nur bei typischen Beschwerden in der Anamnese (z.B. Synkopen bei spontanen Bewegungen im Kopf-/Halsbereich) und Pausen > 3 Sek bei Karotisreizung ist eine Schrittmachertherapie indiziert.

IV. TACHYKARDIEN

AV-KNOTEN-REENTRYTACHYKARDIE (AVNRT) [I47.1]

Def: AV-Knoten-Reentrytachykardie und atrioventrikuläre Reentrytachykardie wurden früher unter dem Oberbegriff „Paroxysmale supraventrikuläre Tachykardien“ (PSVT) zusammengefasst.

Ep.: Häufigste Form der PSVT, meist jüngere Patienten ab 10. - 12. Lebensjahr, w > m

Ät.: Normvariante im Bereich des AV-Knotens: Dual angelegte atrionodale Leitungsregionen mit unterschiedlichen Leitungskapazitäten sowohl der ante- als auch teilweise der retrograden AV-Knotenleitung, typischerweise in Form einer relativ langsamen und einer schnelleren AV-Knoten-Leitung („slow and fast pathway“).

Pg.: Die AV-Knoten-Reentrytachykardie wird typischerweise durch eine atriale Extrasystolie getriggert. Durch Unterschiede im Leitungsverhalten und dem Refraktärverhalten ermöglichen diese funktionell differenten AV-nodalen Leitungsregionen eine Min. bis Stunden anhaltende kreisende Erregung (AV-nodale-Reentry-Tachykardie). In 90 % handelt es sich um eine Tachykardie vom „slow-fast“ Typ, die antegrad die langsame, retrograd die schnelle Bahn benutzt. Seltener tritt die atypische Form mit Benutzung einer schnellen Bahn in ante- und einer langsamen Bahn in retrograder Richtung (fast-slow-type) oder einer langsamen Bahn in ante- und retrograder Richtung (slow-slow-type) auf.

Ekg: Bei Sinusrhythmus normales Ekg. Während Tachykardie normal konfigurierter und schmaler QRS-Komplex, typischerweise ohne sichtbare P-Welle. Seltener kann die P-Welle je nach Leitungsgeschwindigkeit auch kurz vor oder nach dem QRS-Komplex erscheinen. Tachykardiefrequenz zwischen 150 bis 220/min. Im Fall einer aberrierenden Überleitung zeigt sich ein schenkelblockartig verbreiterter QRS-Komplex, dann DD zu Kammertachykardie schwierig (siehe unten).

KL.: Plötzlich auftretender Anfall von Herzrasen. Dauer: Min. bis Stunden, meist ebenso schlagartige, teilweise schleichende Rückkehr zum normalen Sinusrhythmus. Bei Herzgesunden außer schnellem Herzschlag oft keine Symptome. Bei Patienten mit Herzinsuffizienz und/oder koronarer Herzkrankheit evtl. kritische Reduktion des Herzzeitvolumens mit Hypotonie, Angina pectoris, evtl. Schwindel, Synkopen; selten kardiogener Schock. Während und nach der Tachykardie kann eine Harnflut einsetzen (Wirkung über das atriale natriuretische Peptid - ANP). Bei simultaner Kontraktion von Vorhof und Kammern kann man an den Halsvenen sog. Pfropfungen beobachten ("Froschzeichen").

DD:
- Atrioventrikuläre Reentrytachykardie (bei verborgener akzessorischer Leitungsbahn)
- Atriale oder Sinustachykardie mit konstanter 1:1-AV-Überleitung und rel. langem PQ-Intervall, sodass die P-Welle von dem vorherigen QRS-Komplex überdeckt wird.
- Bei breitem QRS-Komplex: Kammertachykardie, antidrome atrioventrikuläre Reentrytachykardie.

Merke: Jede Tachykardie mit breitem QRS-Komplex wird bis zum Beweis des Gegenteils wie eine Kammertachykardie behandelt („treat the worst case“).

Di.: Klinik: Schlagartig einsetzende regelmäßige Tachykardie (Sinustachykardie nicht schlagartig) + Ekg (regelmäßige Tachykardie mit schmalen QRS-Komplexen), anamnestisch erfolgreiche Anwendung vagaler Manöver (siehe unten)
Oft junge, herzgesunde Menschen

Th.: A) Symptomatische Behandlung - immer mit laufender EKG-Aufzeichnung!
► Bei kreislaufstabilen Patienten (Mehrzahl):
1. Vagusreizung: Valsalva-Pressversuch (nach tiefer Einatmung möglichst lange pressen), schnell ein großes Glas kaltes, kohlensäurehaltiges Wasser trinken, Gesicht in kaltes Wasser eintauchen, Eiskrawatte u.a.
2. Medikamentös:
   - Adenosin: Mittel der 1. Wahl
     Wi.: Kurzfristige Blockierung der AV-Leitung im AV-Knoten (max. 8 Sekunden dauernd). Mittel der Wahl bei allen regelmäßigen Tachykardien mit schmalem Kammerkomplex.
     NW: Evtl. kurzfristige Asystolie, Blutdruckabfall, Flush, Dyspnoe, Druckgefühl in der Brust, Bronchospasmus
     KI: Atriale Tachykardie / Vorhofflimmern bei WPW-Syndrom (stark verbreiterter QRS-Komplex, oft mit irregulärer Abfolge - wegen potenziell beschleunigter Überleitung mit drohendem Kammerflimmern), Asthma bronchiale, AV-Block > I°, Sick-sinus-Syndrom, QT-Verlängerung, Vorhofflimmern oder -flattern
     Dos: Rasche i.v. Applikation von 6mg; bei Erfolglosigkeit 12 mg nach 3 Min. wiederholen. (Wegen der kurzen Halbwertzeit von Adenosin (ca. 20 Sek.) ist Theophyllin als Antidot i.d.R. entbehrlich.)

- Verapamil:
  Ind: Therapiealternative zu Adenosin
  NW: Negativ inotrope Wirkung, Blutdruckabfall, Asystolie u.a.
  KI: Atriale Tachykardie / Vorhofflimmern bei WPW-Syndrom (stark verbreiterter QRS-Komplex, oft mit irregulärer Abfolge -wegen potenziell beschleunigter Überleitung mit drohendem Kammerflimmern), Kammertachykardie, Hypotonie, manifeste Herzinsuffizienz (wegen negativ inotroper Wirkung), Sick-Sinus-Syndrom mit Bradykardieepisoden in der Anamnese, Vorbehandlung mit Betablockern
  Dos: 5 mg langsam über 10 Min. i.v. (evtl. Wiederholung nach 15 - 30 Min.)
- Ajmalin (Gilurytmal®): Mittel der Wahl bei Tachykardie mit breitem QRS-Komplex

  Merke: Ajmalin ist auch Mittel der Wahl, falls eine exakte Differenzierung zwischen supraventrikulärer und ventrikulärer Tachykardie nicht möglich ist, da es in beiden Fällen wirksam ist (Tachykardie mit breitem Kammerkomplex).

▸ Elektrotherapie - immer mit laufender Ekg-Aufzeichnung!:
1. Overdrive-Pacing zur Terminierung einer kreisenden Erregung
2. Elektrokardioversion
   Ind: - Versagen der medikamentösen Therapie
   - Kreislaufinstabile Patienten mit drohendem kardiogenen Schock und bei bewusstseinsklaren Patienten mit Hypotonie → i.v.-Kurznarkose (z.B. Propofol)
   Erste Energiedosis: 100 J, bei Erfolglosigkeit Wiederholung mit höheren Energiedosen
   KI: Digitalisintoxikation, Rezidiv einer PSVT nach vorangegangener Kardioversion

B) Intervallbehandlung:
Bei rezidivierender AV-Knoten-Reentrytachykardie HFS-/Cryo-Katheterablation:
„Slow-pathway-Ablation".
Erfolgsrate > 95 % - Rezidivrate 5 - 10 % - AV-Block III° < 0,5 %

ATRIOVENTRIKULÄRE REENTRYTACHYKARDIE (AVRT) [I47.1]

Syn: AV-Reentrytachykardie

Ep.: Zweithäufigste Form der paroxysmalen supraventrikulären Tachykardie (PSVT). Die Mehrzahl der Patienten ist herzgesund.

Def: Zugrunde liegendes Substrat ist immer eine akzessorische atrioventrikuläre Leitungsstruktur, die mit unterschiedlichen Leitungseigenschaften Vorhof- und Kammermuskulatur im Bereich des Atrioventrikularapparates verbindet. Rezidivierende Reentry-Tachykardien können unter Einbeziehung des spezifischen Reizleitungssystems, des Kammer- und Vorhofmyokards und der akzessorischen Leitungsbahnen entstehen. Erfolgt während der Tachykardie die antegrade (Vorhof-Kammer-)Leitung über das spezifische Reizleitungssystem und die retrograde (Kammer-Vorhof) über die akzessorische Bahn, resultiert typischerweise ein normal konfigurierter schmaler QRS-Komplex = orthodrome AVRT.
Bei umgekehrt kreisender Erregung, also in antegrader Richtung über die akzessorische Bahn resultiert ein maximal breiter QRS-Komplex = antidrome AVRT.

4 Varianten:

- **WPW-Syndrom (Wolff-Parkinson-White) [I45.6]:** (am häufigsten)
  Ursache ist eine (selten auch mehrere) akzessorische Leitungsbahn(en) (AL) = Leitungsbahn zwischen Vorhof und Kammer. Während Sinusrhythmus wird die atriale Aktivierung sowohl über den AV-Knoten als auch im Nebenschluss über die akzessorische Leitungsbahn in Richtung Kammer geleitet. Aufgrund der geringeren Leitungsverzögerung über die AL im Vergleich zum AV-Knoten kommt es zu einer relativ verfrühten Kammeraktivierung im Bereich der ventrikulären Insertion der AL (Präexzitationssyndrom). Diese findet ihren Niederschlag als vorzeitiger Beginn des QRS-Komplexes (Δ-Welle). Die Polarität und Konfiguration der Δ-Welle hängt von der ventrikulären Insertionsstelle ab:
  - Rechtsseitige AL: Negative Δ-Welle in V_1 und positiv in I, aVL
  - Linksseitige AL: Positive Δ-Welle in V_1 und negativ in I, aVL

  Das Ausmaß der Δ-Welle richtet sich nach dem rel. Anteil vorzeitig erregter Kammermuskulatur (Lage der AL, Leitungsgeschwindigkeit des AV-Knotens).
  Typischerweise weist die AL auch retrograde Leitungseigenschaften auf, welche dann die orthodrome atrioventrikuläre Reentrytachykardie vermitteln (schmaler QRS-Komplex!).

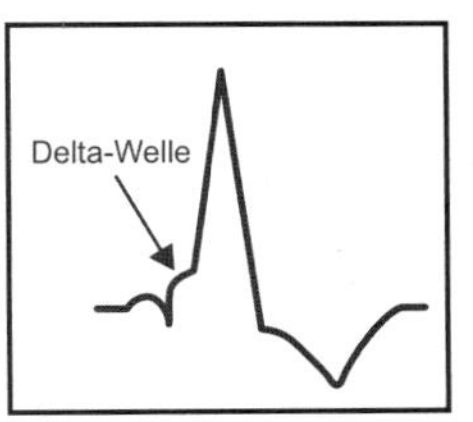

Leitet die akzessorische Leitungsbahn ausschließlich retrograd (Ventrikel → Vorhof), so findet sich ein normales Oberflächen-Ekg ohne Δ-Welle und man spricht von verborgener akzessorischer Leitungsbahn: Siehe unten

Ekg: PQ-Zeit meist < 0,12 sek + Δ-Welle (Verbreiterung des QRS-Komplexes durch Präexzitation mit trägem R-Anstieg)
Die Präexzitation kann permanent oder intermittierend auftreten.

KL.: Die AVR-Tachykardien können bereits im (Klein-)Kindesalter auftreten oder erst im Erwachsenenalter.

3 Gruppen von Patienten:

1. Asymptomatische Präexzitation: ohne Auftreten paroxysmaler Tachykardien (PSVT)
2. Gelegentliches Auftreten einer PSVT
   - Orthodrome Form der AVRT (am häufigsten): Kreisende Erregung antegrad über den AV-Knoten, retrograd über die akzessorische Bahn. QRS-Komplexe schmal ohne Δ-Welle während der Tachykardie. Die PSVT beginnt und endet abrupt (Frequenz 150 - 220/min).
   - Antidrome Form der AVRT (seltener): Antegrad über akzessorische Bahn, retrograd über den AV-Knoten: breite QRS-Komplexe
3. Patienten mit potenziell lebensbedrohlichen Tachyarrhythmien. Diese Gruppe hat eine kurze Refraktärzeit der akzessorischen Bahn. Vorhofflimmern kann bei diesen Fällen zu Kammertachykardie bis Kammerflimmern führen (plötzlicher Herztod).

Di.: - Anamnese, Klinik, Ekg, Langzeit-Ekg, Event-Recorder
- Intrakardiales Ekg mit Lokalisation der akzessorischen Bahn:
Wichtig ist es, Patienten mit kurzer Refraktärzeit der akzessorischen Bahn zu identifizieren (kürzestes R-R-Intervall bei Vorhofflimmern < 250 ms), denn diese sind potenziell durch plötzlichen Herztod bedroht.
Patienten, die im (Langzeit-) Ekg oder unter Ergometerbelastung einen abrupten (!) Verlust der Δ-Welle zeigen, haben eine lange Refraktärzeit der akzessorischen Bahn und sind in der Regel nicht gefährdet.

Th.: - Versuch einer Vagusreizung (siehe AVNRT)
- Bei AVRT im Rahmen eines Präexzitationssyndroms hat sich Ajmalin bewährt: 50 mg Gilurytmal® langsam i.v. unter Ekg-Kontrolle.
Mittel der Reserve: Propafenon

Merke: Bei Präexzitationssyndrom mit Vorhofflimmern sind Verapamil, Digitalis und Adenosin kontraindiziert, weil sie zu einer Verkürzung der Refraktärzeit des akzessorischen Bündels führen → Gefahr des Kammerflimmerns!

- Bei drohendem kardiogenen Schock infolge Tachykardie: Elektrokardioversion.
- Bei rezidivierenden AVRT: Selektive HFS-/Cryo-Katheterablation der akzessorischen Leitungsbahn. Erfolgsrate: > 95 %.

• **Mahaim-Faser (selten)**
Als arrhythmogenes Substrat liegt eine dem spezifischen Reizleitungssystem ähnliche Struktur zugrunde, welche aus embryonal versprengtem Gewebe des AV-Knotens, His-Bündels und Purkinjesystems besteht und mit Ursprung ausschließlich entlang des Trikuspidalklappenanulus und mit meist langstreckigem (isoliertem) Verlauf ins RV-Myokard oder RV-Faszikelsystem gefunden wird. Typischerweise nur antegrade, langsame und verzögernde Leitungseigenschaften - resultierende Tachykardie ist antidrom. Je nach Ursprungs- und Insertionsort werden atrio-faszikuläre, atrioventrikuläre, nodo-faszikuläre und nodoventrikuläre Fasern unterschieden.
Ekg bei Sinusrhythmus: Typischerweise normale PQ-Zeit, selten kleine Δ-Welle

• **Verborgene akzessorische Leitungsbahn** (AL)
In etwa 50 % d.F. leiten akzessorische Leitungsbahnen die elektrische Erregung nur von der Hauptkammer zum Vorhof zurück (ausschließlich retrograd leitende AL).
KL. Paroxysmale orthodrome atrioventrikuläre Reentrytachykardien (Frequenz: 180 - 200/Min), typischerweise schmaler QRS-Komplex und regelmäßig, Verbreiterung nur bei frequenzbedingter Aberanz (Schenkelblock). P-Welle meist nicht sicher erkennbar (schnelle retrograde Leitung). Bei fehlender antegrader Leitung über die akzessorische Leitungsbahn - kein erhöhtes Risiko für Kammerflimmern oder plötzlichen Herztod.

• **Permanente junktionale Reentrytachykardie (PJRT) - Selten**
Akzessorische Leitungsbahn mit ausschließlich retrograden, langsamen und verzögernden Leitungseigenschaften. Tachykardiefrequenz ist niedriger als bei der normalen verborgenen Leitungsbahn, wird häufig vom Patienten auch wegen deren Permanenz nicht wahrgenommen. Kann zu tachykardieinduzierter Kardiomyopathie führen.

Ekg: Schmaler QRS-Komplex mit langem R-P-Intervall (typisch R-P > P-R), P-Wellen-Polarität in II, III, aVF meist negativ, da diese Leitungsbahnen oft inferoseptal am Trikuspidal- oder Mitralklappenanulus liegen.

Anm.: Das Lown-Ganong-Levine-Syndrom (LGL-Syndrom: PQ-Zeit < 0,12 sek ohne Δ-Welle) ist eine Ekg-Variante ohne Nachweis eines pathologischen Substrates und ohne Krankheitswert.

FOKALE ATRIALE TACHYKARDIE (FAT) [I47.1]

- Unifokale atriale Tachykardie
  Vo.: Oft bei Gesunden, auch nach Herzoperationen
  Ekg: Bei unifokaler Vorhoftachykardie regelmäßige Tachykardie auf Vorhofebene mit veränderter, monomorpher P-Wellen-Konfiguration. Abhängig von der Frequenz der Vorhoftachykardie und der antegraden Leitungskapazität des AV-Knotens ist eine stabile 1 : 1- oder eine stabile 1:2-x (Mobitz-Typ-) oder wechselnde (Wenckebach-Typ-) AV-Überleitung möglich. Die QRS-Komplexe sind typischerweise schmal, können aber bei höherer Frequenz oder bei kardialer Fehlbelastung auch schenkelblockartig deformiert sein.
  Beginn und Ende der fokalen atrialen Tachykardie sind oft schleichend (warming-up/cooling-down).
- Multifokale atriale Tachykardie
  Vo.: Kardiale Fehlbelastung (nach Herz-Op., angeborene Herzfehler), Cor pulmonale, schwere Herzinsuffizienz, Theophyllin-Intoxikation u.a.
  Ekg: Mind. 3 unterschiedliche P-Konfigurationen, häufig mit wechselnden PP- und PQ-Intervallen

Th.: 1. Kausal: z.B. Therapie einer Digitalisintoxikation (siehe dort)
2. Symptomatisch (z.B. β-Blocker)

Merke: Eine Vorhoftachykardie mit AV-Block spricht bis zum Beweis des Gegenteils für eine Digitalisintoxikation → Glykosidspiegel bestimmen, Digitalisgabe kontraindiziert!

3. Bei dauerhafter Abhängigkeit von medikamentöser Therapie oder bei Gefahr einer tachykardieinduzierten Kardiomyopathie ist die Katheter-Ablation Therapie der Wahl (Erfolgsquote > 80 %).

Beachte: Auch bei geringer oder fehlender klinischer Symptomatik kann eine häufig auftretende fokale atriale Tachykardie unabhängig von deren Frequenz und unabhängig vom Vorhandensein eines strukturellen Herzfehlers bereits bei jungen Patienten zu einer tachykardieinduzierten Kardiomyopathie führen. Diese ist in der Regel nach definitiver Behandlung der Herzrhythmusstörung reversibel.

JUNKTIONALE EKTOPE TACHYKARDIE (JET) [I47.1]

Ät.: Oft organische Herzerkrankungen oder unmittelbar nach Herz-Op. (häufig Kleinkinder)

Pg.: Verstärkte Automatie mit Fokuslokalisation im Bereich des AV-Knotens

Ekg: Normale QRS-Konfiguration entweder mit dissoziierten P-Wellen (normale Konfiguration wie bei Sinusrhythmus, wenn die Tachykardie retrograd keinen Anschluss aus dem AV-Knoten in den Vorhof findet) oder mit meist nicht sicher erkennbaren P-Wellen im zeitlichen Verlauf des QRS-Komplexes (bei schnellem retrograden Anschluss an den Vorhof).
Die Tachykardiefrequenz ist oft sehr hoch mit Frequenzen bis zu 250/min

Th.: 1. Kausal (sofern möglich, z.B. Therapie(-optimierung) der Herzinsuffizienz)
2. Symptomatisch:
   - Klasse I C Antiarrhythmika, Amiodaron
   - Kühlung der Körperkerntemperatur (nur passager in der postoperativen Phase bei anästhesiertem Patienten möglich).
   - Katheter-Ablation (Ultima Ratio) mit dem Risiko der akzidentellen Blockierung des AV-Knotens (→ drohende Schrittmacher-Abhängigkeit)

VORHOFFLATTERN [I48.9]

Ät.: Häufigste Ursache sind organische Herzerkrankungen, gel. bei (meist) älteren Herzgesunden

Pg.: Makro-Reentry mit Erregungsausbreitung im rechten Vorhof entlang der Zirkumferenz der Trikuspidalklappe. Für die Aufrechterhaltung des Makro-Reentry verantwortliche anatomische Strukturen sind der cavo-trikuspidale Isthmus und die Crista terminalis.

Ekg: Flatterwellen („Sägezahnmuster"), zwischen den einzelnen Flatterwellen ist typischerweise keine isolelektrische Linie erkennbar; Einteilung:

- ▶ Isthmus-abhängiges Vorhofflattern:
  - Typisches Vorhofflattern (common type): „Sägezahn"-Flatterwellen in Abl. II, III, aVF negativ bei einer atrialen Frequenz von 220 - 270/min Makro-Reentry läuft gegen den Uhrzeigersinn um den Trikuspidalklappenanulus (mit Blick von ventrikulär auf den Anulus)
  - Umgekehrt-typisches Vorhofflattern (reverse common type): Wie typisches Vorhofflattern, nur spiegelbildlich, positive „Sägezahn"-Flatterwellen. Makro-Reentry läuft im Uhrzeigersinn.
- ▶ Nicht-Isthmusabhängiges atypisches Vorhofflattern (uncommon type):
  Atriale Frequenz 220 - 270/min mit gleichförmigen P-Wellen jeglicher Morphe und Polarität und evtl. unregelmäßiger Überleitung

Meist wird durch einen schützenden AV-Block II° (oft 2 : 1 oder 3 : 1) die Kammerfrequenz entsprechend dem Blockierungsverhältnis reduziert. Es besteht jedoch die Gefahr der 1 : 1-Überleitung mit bedrohlicher Kammertachykardie (entweder durch Verlangsamung atrialer Frequenz oder Erhöhung AV-Knoten-Kapazität) . Bei der häufigen 2 : 1-Blockierung zeigen die Ventrikel meist eine Frequenz um 140/min (DD: Paroxysmale supraventrikuläre Tachykardie: 160 - 200/min). Bei konstanter AV-Überleitung regelmäßige Tachykardie, bei inkonstanter AV-Überleitung unregelmäßige Tachykardie; Kammerkomplexe schmal (Ausnahme bei Leitungsaberranz → hier sind einzelne Kammerkomplexe verbreitert).

Transösophageale Echokardiografie (TEE): Zum Ausschluss von linksatrialen Thromben

Th.: 1. Symptomatisch:
- Thromboembolieprophylaxe mit Heparin
- Atriale Überstimulation („overdrive stimulation") ist i.d.R erfolgreich.
- Elektrokardioversion: Initial mit 100 - 200 J (Ws)
  Falls Elektrotherapie nicht verfügbar ist, kann ein Therapieversuch z.B. mit Amiodaron erfolgen (Dos./NW/KI: Siehe Kap. Vorhofflimmern).

2. Kurativ:
Katheter-Ablation: Elektrische Dissektion des cavo-trikuspidalen Isthmus mittels HFS-/Cryo-Ablation - bei rezidivierenden Ereignissen Therapie der Wahl (Erfolg: > 95 %).

ATRIALE REENTRY-TACHYKARDIE (ART) [I47.1]

Ät.: Oft organische Herzerkrankungen, insbesondere nach kardiochirurgischen Eingriffen im Langzeitverlauf

Pg.: Makro-Reentry mit kreisender intraatrialer Erregungsausbreitung im rechten oder linken Vorhof entlang chirurgisch oder degenerativ erworbener Myokardnarben, häufig unter Einbeziehung natürlich vorhandener Barrieren elektrischer Erregungsausbreitung (z.B. AV-Klappen-Anuli, Mündungen von Venen).

Ekg: Monomorphe P-Wellen, zwischen den einzelnen Flatterwellen ist typischerweise eine isoelektrische Linie erkennbar; atrioventrikuläres Überleitungsverhältnis wie bei Vorhofflattern

Th.: Grundsätzlich wie bei Vorhofflattern, die Katheter-Ablation erfordert ein individualisiertes lineares Ablationskonzept, heute i.d.R. abgeleitet aus 3-D-Rekonstruktion der individuellen elektroanatomischen Gegebenheiten (Erfolgsquote: ca. 80 %).

VORHOFFLIMMERN (VHF) [I48.9]

Internet-Infos: *www.kompetenznetz-vorhofflimmern.de*

Englisch: Atrial fibrillation (AFib; AF)

Ep.: Häufigste Herzrhythmusstörung des Menschen
Inzidenz altersabhängig: 5. Dezennium bis 1 %, 6. Dez. ca. 5 %, 7. Dez. und älter bis 15 %

Anm.: Bei Ausdauersportlern im mittleren/höheren Lebensalter ist AFib doppelt so häufig wie bei Nichtsportlern.
Frauen haben ein höheres Schlaganfallrisiko als Männer mit AFib.

Ät.: 1. Primär oder idiopathisch bei Herzgesunden ("lone atrial fibrillation" - ca. 15 % d.F., ca. 80 % bei Patienten < 50 J.), gel. familiäre Disposition

2. Sekundär (85 % d.F.):
   a) Kardial: Mitralvitien (häufigste Ursache bei jüngeren Patienten), koronare Herzkrankheit/Herzinfarkt, Herzinsuffizienz (bei NYHA I in ca. 5 %, bei NYHA IV in > 50 %), Kardiomyopathien, Myo-/Perikarditis, Herzoperationen, Sick-Sinus-Syndrom, Präexzitationssyndrom
   b) Extrakardial: Arterielle Hypertonie, Lungenembolie, Hyperthyreose, Herztrauma, alkoholtoxisch ("holiday heart syndrome"), medikamentös-toxisch (z.B. Betasympathomimetika, Theophyllin)

Pg.: Repetitive spontane Entladung von Zellen in oder am Mündungsbereich der Pulmonalvenen im linken Atrium (Trigger). Im Atrium kommt es in Folge zu multiplen ungeordneten Mikro-Erregungsfronten, die über die Vorhöfe kreisen. Durch die hohe Vorhofflimmerfrequenz von 350 -600/min findet keine hämodynamisch wirksame Vorhofkontraktion mehr statt. Der Wegfall der Vorhofpumpfunktion vermindert das Herzzeitvolumen bei Gesunden um ca. 15 %, bei Patienten mit Linksherzinsuffizienz bis zu 40 %! Dank der Filterfunktion des AV-Knotens wird nur ein Teil der Vorhoferregungen auf die Kammern übergeleitet. Durch die unregelmäßige Folge der Kammeraktionen mit unterschiedlicher diastolischer Füllungsdauer kommt es zu stark wechselnden Schlagvolumina mit Schwankungen des systolischen Blutdrucks und Pulsdefizit. Mit zunehmender Tachyarrhythmie sinkt das Herzzeitvolumen.

Ekg: Fehlende P-Wellen, unregelmäßige RR-Intervalle, Flimmerwellen (flimmerförmige Bewegung der isoelektrischen Linie, am deutlichsten in Abl. V_1). Die Kammerkomplexe sind meist schmal. Einzeln oder (seltener) salvenförmig auftretende verbreiterte Kammerkomplexe können die Folge aberrierender ventrikulärer Leitung (Schenkelblock) sein, typischerweise im Gefolge eines langen und danach kurzen Schlagintervalls (Ashman-Phänomen). - DD: Ventrikuläre Extrasystolie/Salven. Bei mittlerer Herzfrequenz über 110/min (LZ-Ekg) spricht man von Tachyarrhythmia absoluta, bei Frequenz < 60 /min von Bradyarrhythmia absoluta.

Verlauf:	Erstmals diagnostiziertes AF	AF, das bisher noch nicht diagnostiziert wurde.
	Paroxysmales AF	Endet von allein, meist binnen 48 Stunden. AF-Episoden, die binnen 7 Tagen zum Sinusrhythmus zurückkehren oder in diesem Zeitraum kardiovertiert werden, sollten als paroxysmal bezeichnet werden.
	Persistierendes AF	AF, das länger als 7 Tage anhält, einschl. von Episoden, die frühestens nach 7 Tage durch medikamentöse oder elektrische Kardioversion beendet werden.
	Lang anhaltendes persistierendes AF	Ununterbrochenes AF, das mind. 1 Jahr angehalten hat, bevor die Entscheidung zu einer Rhythmus-erhaltenden Behandlung getroffen wird.
	Permanentes AF	AF, dessen Vorliegen vom Patient (und Arzt) akzeptiert wird.

Paroxysmales Vorhofflimmern, kann im Laufe der Zeit (oft Jahre) in eine persistierende Form übergehen. Unterscheidung von 2 Typen:
- Vagotoner Typ: Vor Auftreten des AFib zeigt sich ein Absinken der Herzfrequenz; tritt meist nachts oder in Ruhe auf.
- Sympathikotoner Typ: Vor Auftreten des AFib zeigt sich eine Zunahme der Herzfrequenz; tritt oft morgens oder am Tag nach Stress oder körperlicher Belastung auf.

KL.: Symptome treten besonders bei paroxysmaler Form in Erscheinung: Herzklopfen, evtl. Schwindelgefühl, Synkopen und Dyspnoe bei Tachyarrhythmie mit sinkendem HMV, Angstgefühl, thorakaler Druck, Polyurie (ANP-Wirkung), unregelmäßiger Puls mit Pulsdefizit (= Differenz zwischen auskultatorisch bestimmter Herzfrequenz und Radialispuls bei Tachyarrhythmie). Vorhofflimmern kann bei einigen Patienten komplett asymptomatisch sein.

EHRA-Score zur Graduierung von Symptomen bei Vorhofflimmern:
EHRA I Asymptomatisch
EHRA II Leichte Symptome, Alltagskompetenz erhalten
EHRA III Schwere Symptome, Alltagskompetenz eingeschränkt
EHRA IV Massive Symptome, keinerlei Alltagskompetenz

Ko.: 1. Akute Linksherzinsuffizienz bei Tachyarrhythmie oder Bradyarrhythmie (kritisches Absinken des Herzzeitvolumens)
2. Entwicklung einer Tachykardiomyopathie: Linksherzvergrößerung und -schwäche durch langdauernde Tachyarrhythmie
3. Bildung von Vorhofthromben mit der Gefahr arterieller Embolien im großen Kreislauf (Hirnembolien!). 20 % aller Schlaganfälle werden durch AFib ausgelöst!

Geringeres Embolierisiko bei idiopathischem paroxysmalen Vorhofflimmern Herzgesunder, sofern das Vorhofflimmern < 48 h dauert.
Höheres Embolierisiko bei Vorhofflimmern und Vorhandensein von zusätzlichen Risikofaktoren

Thromboembolie-Risikofaktoren sind:

- Alter > 75 Jahre
- Früherer Hirninfarkt oder TIA
- Systemische Thromboembolie in der Anamnese
- Herzinsuffizienz
- Herzklappenersatz
- Mitralstenose
- Arterieller Hypertonus, Diabetes mellitus
- Im TEE: Vergrößerter Vorhof, Vorhofthromben, spontaner Echokontrast (SEC), Vorhofohr-Flussgeschwindigkeit < 20 cm/s

CHA_2DS_2-VASc-Score-Risikoklassifikation für Hirnembolien unter Berücksichtigung von 7 Risikofaktoren (Euro Heart Survey on AF):
- Herzinsuffizienz (linksventrikuläre Dysfunktion) = Congestive heart failure (C)
- Hypertonie = Hypertension (H)
- Alter (A) ≥ 75 J. (A_2 bedeutet 2 Punkte)
- Diabetes mellitus (D)
- TIA oder Schlaganfall = Stroke (S) (S_2 bedeutet 2 Punkte)
- Vascular disease (V): Z.n. Myokardinfarkt, KHK, pAVK, venöse Thrombose
- Alter 65 - 74 J. (A)
- Weibliches Geschlecht = sex category (Sc)

Anm.: Weibliches Geschlecht ist nach US-Richtlinien 2019 kein eigenständiger Risikofaktor.
Jeder Risikofaktor ergibt 1 Punkt; Alter ≥ 75 J., Anamnese mit TIA/Stroke ergeben 2 Punkte:

CHA_2DS_2-VASc-Score	**Nach der Literatur zu erwartende jährliche Thromboembolie (%)**
0	0
1	1,3
2	2,2
3	3,2
4	4,0
5	6,7
6	9,8

Das Risiko intrakranieller Blutungen unter Marcumartherapie (INR 2,0 - 3,0) beträgt ca. 0,3 %/J. Der Nutzen (Schlaganfallverhinderung) ist deutlich größer als das intrakranielle Blutungsrisiko! Das gilt auch für NOAK.
Das Risiko für schwere Blutungen kann mit dem HAS-BLED-Score kalkuliert werden (→ *Internet*).

Di.: Anamnese, Klinik (unregelmäßiger schneller Puls mit Pulsdefizit) + Ekg, Langzeit-Ekg, externe oder implantierbare Ekg-Recorder = Event-Rekorder (Erfassung kurzer AFib-Episoden, die auch Ursache unerklärlicher Schlaganfälle sein können)

Memo: Patienten ab dem 65. Lj. sollten auch bei Beschwerdefreiheit ein 24 h-Ekg erhalten zum Ausschluss von VHF.

Th.: ABC-Behandlungspfad (ESC 2020):
A = Antikoagulation (bevorzugt NOAK)
B = Bessere symptomatische Therapie
C = Identifikation und Therapie von Risikofaktoren

zu B:
- Symptomatisch: 2 Therapiestrategien, die prognostisch gleichwertig sind:

1. Frequenzkontrolle:

1.1. Tachyarrhythmia absoluta (TAA): Medikamentöse Senkung der HF (Tagesmittel < 110/min.)
- Betarezeptorenblocker: Ind.: Bes. Tachyarrhythmie durch Hyperthyreose sowie Tachyarrhythmie bei Herzinsuffizienz. Betarezeptorenblocker und Verapamil nicht kombinieren (Gefahr des AV-Blockes).
  NW, KI, Dosis: Siehe Abschnitt „Betablocker"
- Non-Dihydropyridin-Kalziumantagonisten: z.B. Verapamil, (Diltiazem)
  Bei Patienten ohne Herzinsuffizienz wirksame Substanz zur Normalisierung der Kammerfrequenz bei Tachyarrhythmie
  NW, KI, Dosis: Siehe Kap. Antiarrhythmika
- Digitalis (Digitoxin, Digoxin): Ind: Herzinsuffizienz + AFib trotz suffizienter β-Blockertherapie
  Digitalis senkt die Kammerfrequenz in Ruhe, nicht jedoch bei körperlicher Belastung.
  NW, KI, Dos: Siehe dort!

Beachte: In mehreren Studien fand sich bei den mit Digoxin behandelten Patienten mit AFib eine erhöhte Gesamtmortalität. Digitalis daher zurückhaltend einsetzen, niedrig dosieren, Blutspiegelkontrollen machen und WW mit anderen Medikamenten beachten!

- Wenn in seltenen Fällen eine ausreichende Reduktion der tachyarrhythmischen Kammerfrequenz medikamentös nicht erreichbar ist, besteht die Möglichkeit einer AV-Knotenablation + VVI-Schrittmacherimplantation. **Cave:** Verschlechterung der Herzinsuffizienz durch VVI-Stimulation möglich!

1.2. Bradyarrhythmia absoluta ist durch eine AV-Leitungsstörung verursacht. Bei symptomatischer Bradykardie Indikation zur Schrittmachimplantation: VVI(R)-Schrittmachertyp mit frequenzadaptiver Stimulation wegen der oft vorhandenen chronotropen Inkompetenz bei Belastung.

2. Rhythmuskontrolle (RK) = Konversion von Vorhofflimmern bzw. Verhinderung von Vorhofflimmern medikamentös; bei persistierendem Vorhofflimmern zunächst Überführen in einen Sinusrhythmus:
RK ist nach Studienlage (siehe AFFIRM-, RACE-Studie) der Frequenzkontrolle nicht überlegen
Da AFib-Rezidive häufig asymptomatisch sind (nicht bemerkt werden), wird auch bei RK eine Antikoagulation (nach CHA_2DS_2-VASc-Score) empfohlen.
Nachteil: Hohe Rezidivrate, Proarrhythmien durch die verwendeten Antiarrhythmika; andere NW durch die Antiarrhythmika, häufigere Notwendigkeit einer Schrittmachertherapie

Voraussetzungen für einen Regularisierungsversuch:

- Vorhofflimmern besteht nicht länger als ca. 12 Monate (Orientierungswert)
- Kardiale Grunderkrankung kompensiert
- Linker Vorhof < 50 mm ∅
- Therapierbare Ursachen beseitigt (z.B. Hyperthyreose)
- Kein Vorliegen eines Sick-Sinus-Syndroms (falls bekannt: Vorher Schrittmacher legen!)
- Mitralfehler nur im Stadium I oder II.
- Patienten mit kardialen Grunderkrankungen, insbes. Herzinsuffizienz, sollten stationär unter Monitorkontrolle regularisiert werden (Gefahr von proarrhythmischen NW bei medikamentöser Regularisierung!). Serum-Kalium und QT-Zeit müssen normal sein.
- Begleitende Gabe von Kalium-Magnesiumpräparaten kann möglicherweise proarrhythmische NW von Antiarrhythmika vermindern.
  Die Erfolgsaussichten eines Regularisierungsversuches verschlechtern sich:
  - Wenn der Durchmesser des linken Vorhofs > 4,5 cm beträgt
  - Bei reduzierter Pumpleistung des Herzens
  - Bei längerer Dauer des Vorhofflimmerns
- Wenn das Vorhofflimmern länger als 48 h besteht, erfolgt eine Thromboembolieprophylaxe mit Antikoagulanzien mind. 3 Wochen vor der Regularisierung oder sicherer Ausschluss von Thromben im linken Vorhof (TEE). Fortsetzen der Antikoagulanzientherapie nach erfolgter Re-Rhythmisierung für mind. 4 Wochen, da die atriale Kontraktion nach Kardioversion oft erst Tage bis Wochen nach der elektrischen Konversion einsetzt (atrial stunning); dadurch vorerst noch erhöhtes Thromboembolierisiko. Dauerantikoagulation bei Vorliegen von Risikofaktoren (siehe oben).

  Anm.: Falls durch TEE Thromben im Herzen sicher ausgeschlossen werden konnten, kann auf die 3-wöchige Antikoagulation vor Kardioversion verzichtet werden. In jedem Fall erfolgt Antikoagulation nach Kardioversion.

2 Alternativen zur Regularisierung (Kardioversion):

A) Medikamentöse Kardioversion:
- Patienten ***ohne*** kardiale Grunderkrankung und kurze Dauer AFib < 12 h: Gabe eines Klasse I-Antiarrhythmikums (z.B. Flecainid oder Propafenon) oder Vernakalant (NW + KI beachten).
- Patienten ***mit*** kardialer Grunderkrankung und Herzinsuffizienz (> NYHA I): Gabe von Amiodaron, welches die wirksamste Substanz zur Regularisierung ist (aber auch NW-reich). Rhythmisierungsversuch dieser Patienten unter stationärer Kontrolle (wegen des Risikos plötzlicher Todesfälle).
- Patienten mit paroxysmalem Vorhofflimmern können evtl. mit einer Einzeldosis eines der genannten Antiarrhythmika regularisiert werden. Bei Herzgesunden kann dies ambulant erfolgen (evtl. auch durch den geschulten Patienten: „pill in the pocket"-Konzept).

B) Ekg-getriggerte Elektrokardioversion bei AFib (Elektrodenposition anterior-posterior) mit einer initialen externen Energiedosis von 200 J in intravenöser Kurznarkose (z.B. mit Propofol).
Absolute Ind.: Drohender kardiogener Schock
Relative Ind.: Versagen einer medikamentösen Regularisierung
Serumkaliumspiegel muss normal sein! Eine vorbestehende Digitalistherapie ist keine Kontraindikation, sofern Digitalisspiegel nicht toxisch erhöht ist.

zu A:

Thromboembolieprophylaxe mit Antikoagulanzien bei nicht-valvulärem Vorhofflimmern unter Berücksichtigung des CHA_2DS_2-VASc-Scores (ESC 2016, vereinfachtes Schema)

Score	Risiko	Emboliepropylaxe
0	Niedrig	Bei Alter < 65 J. keine Emboliepropylaxe
Frauen ≥ 2 Männer ≥ 1	Erhöht	Vitamin K-Antagonisten = VKA (Phenprocoumon, Warfarin): INR 2,0 - 3,0 oder neue orale Antikoagulanzien)

*) Neue orale Antikoagulanzien (NOAK): Dabigatran, Rivaroxaban, Apixaban, Edoxaban (Einzelheiten siehe Kap. Thromboembolieprophylaxe)

Bei valvulärem Vorhofflimmern orale Antikoagulanzien vom Cumarintyp (kein NOAK!)
Der Begriff „valvuläres" AF bedeutet AF bei moderater bis schwerer Mitralstenose oder mechanischer Herzklappe.
Bei Vorhofflimmern plus KHK: Siehe Internet *ESC-Leitlinien 2016*
Bei KI oder Ablehnung von Antikoagulanzien besteht die Möglichkeit, das linke Vorhofohr (left atrial appendage = LAA) als Emboliequelle zu verschließen: LAA-Verschluss.

Rezidivprophylaxe:
Die Rezidivrate nach elektrischer Kardioversion von Vorhofflimmern beträgt 30 % nach einer Woche und bis zu 75 % nach 1 Jahr. Daher werden zur Rezidivprophylaxe Antiarrhythmika eingesetzt, deren Auswahl oben dargestellt ist. Amiodaron ist am wirkungsvollsten, aber der Einsatz durch NW und KI begrenzt. Die Rezidivrate unter Antiarrhythmika beträgt ca. 50 % über 1 Jahr. Auch ACE-Hemmer und AT1-Blocker (zur Therapie einer Hypertonie und/oder einer Herzinsuffizienz) sowie Gewichtsreduktion bei Adipositas können das Rezidivrisiko senken.

Kurative Verfahren:
- Katheterablationsverfahren: Die Pulmonalvenenisolation mit Hochfrequenzstrom oder Cryo-Technologie hat in geübten Händen eine Erfolgsrate von ca. 80 %. Häufig mehrere Interventionen erforderlich. NW werden in bis zu 3 % berichtet, z.B. Thromboembolien, Perikarderguss/-tamponade, Pulmonalvenenstenose, ösophagoatriale Fistel
  Ind: Unter AFib deutlich symptomatische Patienten. Fehlende Herzerkrankung, normale Vorhofgröße und junges Alter erhöhen die Erfolgsaussichten. Bei "lone atrial fibrillation" auch vor Antiarrhythmika-Therapie einsetzbar - sonst erst nach fehlgeschlagenem Therapieversuch.
- Maze-Operation (engl. maze = Irrgarten): Durchführung multipler Inzisionen im Vorhofendokard mit nachfolgenden Vernarbungen zur Blockierung der Mikro-Reentrys.

Prg: Abhängig von der kardialen bzw. extrakardialen Grundkrankheit, dem damit verbundenen Embolierisiko und einer guten Thromboembolieprophylaxe. Es besteht kein Prognoseunterschied zwischen Patienten, die eine Sinusrhythmus-erhaltende Therapie bekommen und Patienten, die eine medikamentöse Frequenzkontrolle erfahren bei Fortbestehen des Vorhofflimmerns (AFFIRM-Studie). Ausnahme: Patienten mit Herzinsuffizienz und Vorhofflimmern haben eine doppelt so hohe Sterblichkeit als solche mit erhaltenem Sinusrhythmus.
Antikoagulanzien reduzieren das Schlaganfallrisiko durch Hirnembolien bei Primärprävention um ca. 60 %, bei der Sekundärprävention um fast 70 %. ASS schützt nicht ausreichend vor Schlaganfällen und es erhöht das Risiko für Blutungskomplikationen (Gehirn, Darm).

Ventrikuläre Tachykardie (VT) = Kammertachykardie [I47.2]

Ät.:
- Meist schwere organische Herzerkrankungen, insbes. koronare Herzkrankheit und Herzinfarkt
- Primäre elektrische Erkrankungen des Herzens (jüngere Patienten!): LQTS, SQTS, Brugada-Syndrom, CPVT (siehe Kap. Kammerflattern/-flimmern)
- Arrhythmogene rechtsventrikuläre Dysplasie/Kardiomyopathie (ARVD = ARVCM)
- Idiopathisch: Ventrikuläre Tachykardie oder VES bei jungen, sonst gesunden Patienten
  - Idiopathische linksventrikuläre Tachykardie (ILVT)
  - Idiopathische rechtsventrikuläre Tachykardie (IRVT) als Ausflusstrakttachykardie (RVOT- oder seltener LVOT-Tachykardie)
- Selten: Überdosierung/Intoxikation mit Digitalis oder Antiarrhythmika

Pg.: Mechanismen:
- Gesteigerte Automatie
- Reentry

Im Falle gesteigerter Automatie findet sich der Fokus häufig im RV- oder LV-Ausflusstrakt.
Bei einem Reentry nach Herzinfarkt kreist die Erregung in Myokardnarben bzw. in der Übergangszone zwischen Infarktnarbe und vitalem Myokard, auch unter Einbeziehung anatomisch gegebener elektrischer Barrieren, häufig auch durch grenzwertig vitale Myokardkanäle innerhalb von vernarbten Myokardarealen (Reentry-Mechanismus).

KL.: Je nach Schwere und Dauer der VT sowie Funktionszustand des Herzens variieren die Symptome von Herzrasen, Dyspnoe, Angina pectoris bis zu Lungenödem und kardiogenem Schock.

Ekg:
- Regelmäßige Tachykardie (100 - 250/min) mit schenkelblockartig deformierten, breiten Kammerkomplexen (QRS ≥ 0,12 sek):
  - Monomorphe VT mit uniformen Kammerkomplexen
  - Polymorphe VT mit wechselnden Kammerkomplexen
  - Salve: 3 - 5 hintereinander folgende Kammerkomplexe
  - Nichtanhaltende VT: > 5 hintereinander folgende Kammerkomplexe, Dauer bis 29 Sek.
  - Anhaltende VT: Dauer ≥ 30 Sek. oder Notwendigkeit zur vorzeitigen Beendigung.
- AV-Dissoziation = Unabhängige Aktion von Vorhöfen und Kammern: P-Zacken schlagen in langsamer Frequenz unabhängig von den QRS-Komplexen.
- Sonderform: Torsade-de-Pointes (TdP)-Tachykardie bei long-QT-Syndrom = LQTS : Polymorphe Kammertachykardie vom Spitzenumkehrtyp, wobei die Kammerkomplexe mit wechselnder Ausschlagrichtung um die Null-Linie „tanzen" (spindel- oder schraubenförmig).

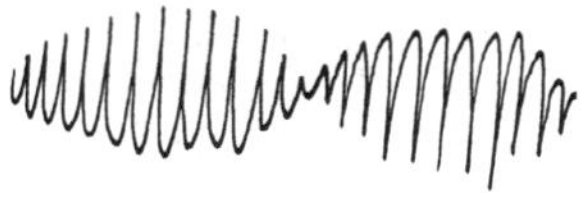

Langzeit-Ekg, Event-Recorder

DD: Bei Tachykardien mit breiten schenkelblockartig konfigurierten QRS-Komplexen:
1. SVT mit vorbestehendem Schenkelblock
2. SVT mit frequenzabhängigem Schenkelblock (aberrierender Leitung, funktionell)
3. SVT bei Präexzitationssyndrom (selten)
   - Antidrome WPW-Tachykardie
   - Vorhofflimmern mit schneller Überleitung

Beweisend für die VT ist eine AV-Dissoziation, d.h. unabhängige Aktion von Vorhöfen und Kammern. Diese ist nur in 50 % der Fälle vorhanden und im Oberflächen-Ekg oft schwer zu erkennen. Bei AV-Dissoziation kann gelegentlich eine Sinuserregung auf die Kammer übergeleitet werden und einen „Capture-beat" mit normaler QRS-Morphologie oder ein Mischbild zwischen normalem QRS und Schenkelblockbild („Fusionsschlag") auslösen.

Bei hämodynamisch stabilen Patienten sollte für den Nachweis von Capture-beats oder Fusionsschlägen ein langer Ekg-Streifen (10 mm/sec Papiergeschwindigkeit) sowie für die Anwendung des unten dargestellten Algorithmus (Modifikation nach Brugada/Wellens) ein 12-Kanal-Ekg dokumentiert werden. Hiermit ist eine korrekte Diagnose oft möglich!

Kriterien V_1/V_6 zur DD VT versus SVT mit Block

LSB-Morphologie		RSB-Morphologie		
VT	**SVT**	**VT**	**SVT**	
Kerbung in S	Steiler Abfall des S	„rabbit-ear"		V_1
Q-Zacke	kein Q	R/S<1	R/S>1	V_6

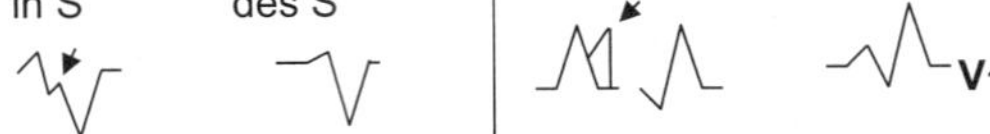

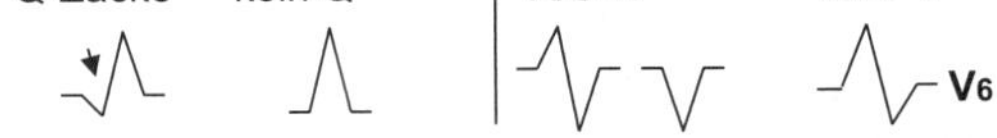

Flussdiagramm zur DD der Tachykardie mit breiten QRS-Komplexen:

Fehlen eines RS-Komplexes in V_1-V_6?	*Nein* →	RS-Dauer ≥ 120 ms in einer BWA?	*Nein* →	AV-Dissoziation ?	*Nein* →	Fusionsschläge, Capture-beats?	*Nein* →	Kriterien V_1, V_6 positiv? (siehe oben)	*Nein* →	**SVT mit Block**
Ja ↓		*Ja* ↓		*Ja* ↓		*Ja* ↓		*Ja* ↓		
VENTRIKULÄRE TACHYKARDIE										

Merke: Patienten mit Infarkt in der Vorgeschichte haben fast immer VT! Bei Tachykardie mit breitem QRS-Komplex stets nach "capture beats" und Fusionsschläge suchen (langer Ekg-Streifen), denn diese sprechen für ventrikuläre Tachykardie! Bis zum Beweis des Gegenteils wird jede Tachykardie mit breitem QRS-Komplex wie eine Kammertachykardie behandelt („treat the worst case").

Th.: VT oder Tachykardie mit breitem QRS-Komplex ist eine lebensbedrohliche Rhythmusstörung, unverzügliches Handeln ist geboten (drohendes Kammerflimmern, drohender kardiogener Schock)! Patienten nach stattgehabten Herzinfarkt fragen!

1. Akuttherapie:
   - O_2-Gabe per Nasensonde bzw. Maske
   - Antiarrhythmika:
     - Ajmalin: Mittel der 1. Wahl bei Patienten ohne Herzinsuffizienz. Es wirkt sowohl bei ventrikulärer als auch bei supraventrikulärer Tachykardie. Erfolgsrate > 60 %
       Dos: Erwachsene erhalten 50 mg langsam i.v. über 5 Min. (unter Ekg-Kontrolle)
     - Amiodaron: Mittel der 1. Wahl bei Patienten mit Herzinsuffizienz
       Dos: 300 mg langsam i.v. über 5 Min. oder Kurzinfusion (NW + KI: Siehe Antiarrhythmika)
   - Elektrokardioversion in Kurznarkose; initiale Energiedosis: 200 J (hoch beginnen, da sonst viele Abgaben notwendig), ggf. mit max. Energie wiederholen.
     Ind: Drohender kardiogener Schock, drohendes Lungenödem, Versagen der medikamentösen Therapie. Zur Sicherung des Kardioversionserfolges empfiehlt sich anschließend die Gabe von Amiodaron.
   - Bei Torsade-de-Pointes-Tachykardie oder polymorpher Kammertachykardie mit verlängerter QT-Zeit: Magnesiumsulfat-Infusion Mittel der Wahl. Dos: 2 g langsam i.v. über 5 Min.; evtl. atriales Overdrive-pacing (80 - 100/min)
2. Behandlung der Grundkrankheit: Nach Beendigung der VT am wichtigsten, z.B. Revaskularisationsmaßnahmen bei Infarkt oder instabiler KHK
3. Rezidivprophylaxe: Bei Postinfarktpatienten und bei Patienten mit eingeschränkter Herzleistung können Betablocker (ohne intrinsische Aktivität) die Inzidenz eines plötzlichen Herztodes um ca. 40 % vermindern. Eine prophylaktische Langzeitbehandlung mit Klasse IC-Antiarrhythmika (CAST-Studie) zeigte bei Postinfarktpatienten eine Prognoseverschlechterung. Auch Amiodaron und Sotalol können die Mortalität von Risikogruppen nicht senken. Durch Kammerflimmern gefährdete Patienten können nur durch einen implantierbaren Kardioverter-Defibrillator (ICD) geschützt werden. Wenn ICD-versorgte Patienten häufige VT haben, kann durch Katheterablation die Interventionshäufigkeit des ICD vermindert werden, evtl. auch durch adjuvante Gabe von Amiodaron und Betablockern.

   Bei idiopathischer VT erfolgt die Rezidivprophylaxe mit Betablockern und/oder Flecainid oder Katheterablation. Die Prognose ist gut.

Prg: Abhängig von der kardialen Grundkrankheit und der Rezidivprophylaxe.

KAMMERFLATTERN / KAMMERFLIMMERN [I49.0]

Def:
- Kammerflattern: Im Ekg hochamplitudige Haarnadelkurven mit einer Frequenz von 250 - 320/min Fließender Übergang von der Kammertachykardie zum Kammerflattern und -flimmern.
- Kammerflimmern: Pulslose Herzrhythmusstörung mit Kreislaufstillstand durch unkoordinierte ineffektive Erregung des Ventrikelmyokards und fehlendes Herzzeitvolumen.
  Ekg: Arrhythmische hochfrequente Flimmerwellen (anfangs grob, später fein) mit einer Frequenz > 320/min

Pg.: Mikroreentry-Mechanismus

Ät.: Erniedrigung der Flimmerschwelle durch:
1. Herzerkrankungen: Myokardischämie (koronare Herzerkrankung, Herzinfarkt), Kardiomyopathien, Myokarditis, schwere Herzinsuffizienz
2. Elektrolytstörung (Hypokaliämie, Hypomagnesiämie)
3. Elektrounfall, Herztraumata
4. Selten bei Schlaganfall und Enzephalitis
5. Kongenitale sympathische Dysinnervation des Myokards (autosomal-dominant erblich)
6. **Primäre elektrische Erkrankungen des Herzens:**
   Def: Ionenkanalerkrankungen des Herzens mit erhöhtem Risiko für Synkopen und plötzlichen Herztod (für ca. 5 - 10 % der plötzlichen Herztodesfälle verantwortlich). Oft familiäre Häufung und Nachweis spezifischer Ionenkanalmutationen.

   6.1 Long QT-Syndrom (langes QT-Syndrom) = LQTS [I45.8]:

   Vo.: Prävalenz 1:5.000 - 1:15.000

   Ät.: Mutation von Ionenkanälen mit Repolarisationsstörung des Myokards insbesondere durch verminderten K^+-Auswärtsstrom bzw. anhaltenden Na^+-Einwärtsstrom und resultierender Prädisposition für ventrikuläre Arrhythmien (Torsade de Pointes) und plötzlichen Herztod. Erbgang meist autosomal-dominant, seltener autosomal rezessiv. Auch spontanes Auftreten möglich.

LQTS1 (Gen KCNQ1), LQTS2 (Gen KCNH2) und LQTS3 (Gen SCN5A) machen mehr als 85% aller LQTS aus !

- ▶ Romano-Ward-Syndrom: LQTS1-6, Erbgang autosomal dominant
- ▶ Jervell- und Lange-Nielsen-Syndrom: LQTS1 oder 5 + hochgradige angeborene Innenohrschwerhörigkeit durch Ionenkanalstörung in den Marginalzellen der Stria vascularis in der Cochlea. 3 - 5 % aller Patienten mit LQTS. Erbgang autosomal rezessiv.
- ▶ Andersen-Tawil-Syndrom: LQTS7, Ekg mit polymorphen VES („Blickdiagnose"), häufig zierlicher Körperbau, Skelett-Anomalien, Erstdiagnose oft durch Neurologen bei sporadischer Muskelschwäche (Kalium-Kanäle)

KL.: Bereits im Kindesalter Synkopen durch polymorphe VT vom Typ Torsade de pointes (Tdp). Ein Tdp-Anfall wird meist durch plötzliche körperliche oder psychische Belastung ausgelöst, seltener bes. bei LQTS3 in Ruhe/Schlaf und dauert gewöhnlich 20 - 60 Sekunden. Bei Übergang in Kammerflimmern → Kreislaufstillstand, plötzlicher Herztod.

Ekg: Pathologisch verlängerte QT-Zeit (erste Abschätzung: QT > 50 % des RR-Abstandes), frequenzkorrigierte QT-Zeit (QTc) nach Bazett-Formel: QTc (ms) = QT (ms)/√RR (sec)(siehe Internet: *Bazett-Calculator*). Bei Frequenzen > 90/min sollte zur Berechnung der QTc die Fridericia-Formel (QTc = QT/RR^{0,33}) angewendet werden. Erhöhtes Risiko für TdP oder Kammerflattern/Kammerflimmern bei QTc > 500 ms.

Beachte: QT-Zeit schwankt im Tagesverlauf → ggf. Ekg mehrmals wiederholen.

Di.: Anamnese, Ekg, Herzecho, Langzeit-Ekg mit QT-Zeitvermessung über 24 h, Belastungs-Ekg (→ QT-Verlängerung), Diagnosestellung nach Schwartz-Score (Version 2011 → *siehe Internet),* Gentest: Zunächst Untersuchung auf LQTS1 - 3 (85 % aller LQTS)

DD: Erworbene QT-Zeit-Verlängerung durch

1. Elektrolytstörung (Hypokaliämie, Hypokalzämie, Hypomagnesiämie)
2. Medikamente, die die transmembranösen Kaliumströme hemmen (Antiarrhythmika Klasse IA (seltener IC) und III, Psychopharmaka, Azol-Antimykotika, Antibiotika u.a.; *siehe Internet www.qtdrugs.org*).

   Merke: Bei Verordnung von Medikamenten, die die QT-Zeit verlängern können, Ekg + Serum-Kalium kontrollieren!

3. Fortgeschrittene Herzerkrankungen: Myokardinfarkt
4. Hypothyreose u.a.

Th.: Mittel der Wahl bei Tdp ist Magnesiumsulfat 2 g i.v. (z.B. Cormagnesin®), anschließend 2 - 20 mg/min (bei zu schneller Injektion Gefahr des AV-Blockes!), evtl. Versuch mit „Overdrive Pacing", bei Kreislaufstillstand Reanimation

1. Betablocker (weniger effektiv bei LQTS3), evtl. ICD-Implantation (wenn Betablocker ineffektiv bei der Vermeidung von TdP / Synkopen oder QTc > 500 ms)
2. Bei LQTS1 und 2 kein Wettkampfsport, Vermeidung von „Triggermechanismen", insbes. kein Schwimmen, kein Tauchen
3. Keine Medikamente, die die QT-Zeit verlängern oder die zu Hypokaliämie führen.

Prg: Plötzlicher Herztod unbehandelt > 50 % d.F. Risikoprädiktoren sind Synkopen und QTc > 500 ms.

6.2 Short QT-Syndrom (kurzes QT-Syndrom) = SQTS [I45.8]

Vo.: Inzidenz unklar, jedoch deutlich seltener als LQTS

Ät.: Kaliumkanalmutationen mit beschleunigter Repolarisation, autosomal dominanter Erbgang, SQTS1 (Gen KCNH2), SQTS2 (Gen KCNQ1), SQTS3 (Gen KCNJ2)

KL.: Primär elektrische Erkrankung des Herzens mit Risiko für Vorhofflimmern, Synkopen und plötzlichen Herztod, auch plötzlicher Kindstod. Familienanamnese! Bei jungen Patienten mit Vorhofflimmern, Synkopen muss eine QT-Zeitverkürzung ausgeschlossen werden.

Ekg: Verkürzung der QTc Zeit < 320 ms, oft hohe T-Wellen, keine ST-Strecke, deutlich eingeschränkte Frequenzadaption der QT-Zeit unter Belastung, sehr kurze Refraktärzeiten

Di.: Ekg, Ausschluss anderer Ursachen einer QT-Zeit Verkürzung (Hyperkaliämie, Hyperkalzämie, Digitalisüberdosierung), Familienanamnese, elektrophysiologische Untersuchung

Th.: ICD-Implantation (***Beachte:*** Spezielle Programmierung bei T-Wellen-Oversensing!)

6.3 Brugada-Syndrom [I45.8]

Vo.: Prävalenz 1 : 2.000 - 1 : 5.000, m : w = 4 : 1; Erst-Manifestation meist um das 40. Lj.

Ät.: In ca. 25 % d.F. Mutationen des SCN5a-Gens des Natriumkanals. Familiäre Häufung, autosomal dominanter Erbgang

KL.: - Polymorphe schnelle VT bzw. Kammerflimmern (Schwindel, Synkopen)
- Plötzlicher (evtl. nächtlicher) Herztod

Ekg: Blickdiagnose!!

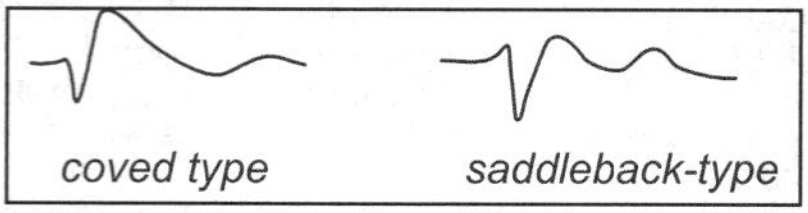

Ableitungen V_{1-3}

- Atypische „dachförmige“ Hebung der ST-Strecke ≥ 0,2 mV in Ableitungen V_{1-2} mit Übergang in negative T-Welle (sog. „coved-type“) (linkes Ekg-Beispiel)
- Ekg-Veränderungen können im Verlauf sehr variabel sein vom sog. saddleback-type (rechtes Ekg-Beispiel) bis zum völlig unauffälligen Ekg → mehrere Ekg-Ableitungen schreiben und vergleichen!
- Diagnose nur bei Nachweis eines coved-type-Ekg (spontan sichtbar oder durch Ajmalin-Test demaskiert)
- Bei unklaren Synkopen, positiver Familienanamnese, Nachweis eines saddleback-type-Ekg oder unauffälligem Ekg Durchführung eines Ajmalin-Testes (1 mg Ajmalin/kg KG i.v. fraktioniert unter kontinuierlicher Ekg-Ableitung) zur Demaskierung eines coved-type-Ekg. MEMO: fieberhafte Temperaturen können ebenfalls „coved-type“ EKG demaskieren; erhöhtes Akut-Risiko unter Fieber, daher großzügige antipyretische Therapie und Monitoring bei Fieber!

DD: Andere Ursachen einer rechtspräkordialen ST-Hebung (Myokardischämie, Herzinfarkt, akute Myokarditis, Schenkelblockbilder, arrhythmogene rechtsventrikuläre Kardiomyopathie u.a.)

Di.: Anamnese, Ekg, Ajmalin-Test, evtl. programmierte RV-Stimulation; unabhängige Risikostratifikatoren: Synkopen und (spontanes) „coved-type“ EKG
Ausschluss anderer Herzerkrankungen (KHK, Kardiomyopathien) und anderer Synkopen-Ursachen

Th.: ICD-Implantation (Programmierung nur als „Schock-Box“ ohne VT-Zone zur Vermeidung inadäquater ICD-Auslösungen!)

6.4 Katecholaminerge polymorphe Kammertachykardie (CPVT) [I45.8]

Polymorphe Kammertachykardie unter körperlicher oder emotionaler Belastung bei Kindern und jungen Erwachsenen. Synkopen und plötzlicher Herztod. Mutationen des Ryanodin-Rezeptorgenes 2-Gens (RyR2) und des Calsequestrin 2-Gens (CASQ2) mit Störung der elektromechanischen Kopplung am sarkoplasmatischen Retikulum.

Di.: Anamnese (Synkopen/ „Krampfanfälle“ insbesondere bei Sport und Spiel), Langzeit-Ekg bei Sport

Th.: β-Blocker, ggf. zusätzlich Flecainid, Ganglion-Stellatum-Blockade, ICD-Implantation

Th.: des Kammerflatterns/Kammerflimmerns: Wie bei Kreislaufstillstand (siehe dort)
Therapie der Grundkrankheit (z.B. KHK)

Pro: Abhängig von der Grunderkrankung und einer effektiven Prophylaxe (ICD)

V. HERZ-KREISLAUFSTILLSTAND und KARDIOPULMONALE REANIMATION

Def:
1. Tachysystolischer (hyperdynamer) Herzstillstand (80 %): Kammerflimmern oder -flattern (VF) und pulslose ventrikuläre Tachykardie (VT)
2. Asystolischer (hypodynamer) Herzstillstand (20 %): Non-VF/VT: Asystolie und pulslose elektromechanische Dissoziation (EMD = "weak action" = Hyposystolie) = pulslose elektrische Aktivität (PEA) = Herzaktionen im Ekg ohne Pumpleistung

Ep.: Plötzlicher Herztod ist die häufigste Todesursache in der westlichen Welt. In ca. 55 % ist plötzlicher Herztod die Erstmanifestation einer bisher nicht bekannten Herzerkrankung (d.h. nicht vorhersehbar).

Ät.:
1. Kardial (> 90 % aller Fälle): KHK/Herzinfarkt (70 %), Kardiomyopathien (10 %); hypertensive Herzkrankheit (5 %), Myokarditis, Vitien, primäre elektrische Erkrankungen des Herzens = Ionenkanalerkrankungen (jüngere Patienten!), Elektrounfall, Hypo- oder Hyperkaliämie, schwere Azidose, medikamentös-toxisch, Herzbeuteltamponade, Hypothermie
Wichtigster klinischer Risikofaktor ist der Schweregrad einer Herzinsuffizienz.
2. Zirkulatorisch: Kreislaufschock unterschiedlicher Genese, Lungenembolie
3. Respiratorisch (Hypoxie): Verlegung der Atemwege, Aspiration, zentrale Atemstörung, Intoxikation, neuromuskuläre Ursachen, O_2-Mangel der Atemluft (Ertrinken, Ersticken), Spannungspneumothorax

4. Terminalstadium verschiedener Erkrankungen
Reversible Ursachen:
HITS = Herzbeuteltamponade, Intoxikation, Thromboembolie, Spannungspneumothorax
4 H's = Hypoxie, Hypovolämie, Hypo-/Hyperkaliämie, Hypothermie

Pg.:
- Ventrikuläre Tachykardien (mit Degeneration in Kammerflimmern): 60 %
- Primäres Kammerflimmern: 10 %
- Bradykardien, einschließlich Asystolie: 20 %
- Torsade de pointes: 10 %

Di.:

• Bewusstlosigkeit: (nach 10 - 15 sek)	Keine Antwort bei Ansprechen Keine Reaktion auf Schulterschütteln
• Atemstillstand: (nach 30 - 60 sek)	Keine Atembewegung sichtbar Keine Atemgeräusche hörbar Keine Atmung fühlbar
• Kreislaufstillstand:	Keine Karotispulsation tastbar (ungenau)

- Weite reaktionslose Pupillen (nach 2 Min.): Störfaktoren beachten (z.B. weite Pupillen nach Gabe von Adrenalin oder Atropin).

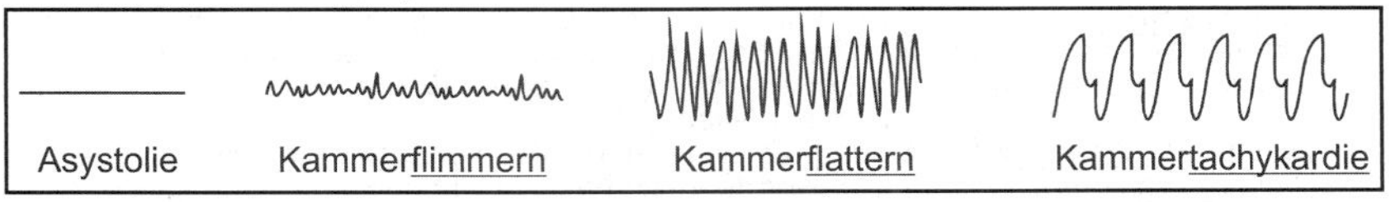

Th.: Cardiopulmonale Reanimation (CPR) = Herz-Lungen-Wiederbelebung (HLW) bei Erwachsenen:
ERC-Guidelines für Erwachsene, 2015, AHA Consensus Statement 2017, European Resuscitation Council (ERC) 2015

Merke: Sofort Rettungsdienst/Notarzt informieren (Tel. 112 D; 144 A/CH)! Keine Zeit verlieren durch Auskultation, Puls tasten, Blutdruckmessung, Ekg-Registrierung u.a., sondern sofort die nachstehenden Maßnahmen, Blick auf die Uhr! (Ein Kreislaufstillstand von 3 Min. kann irreversible Hirnschäden nach sich ziehen.) Die Rettungsleitstellen sollen untrainierte Laien am Notruftelefon nur in Herzdruckmassage und trainierte Laien in Herzdruckmassage und Beatmung (30 : 2) instruieren.

A) Basismaßnahmen (Basic Life Support = BLS):
C - A - B (chest compressions - airway - breathing)
1. Diagnose des Kreislaufstillstandes und Alarmierung von Rettungsdienst/Notarzt. Präkordialer Faustschlag in den ersten Sekunden nach beobachtetem Kreislaufstillstand kann manchmal nützlich sein.
2. Zuerst Herzdruckmassage (HDM); Kompressionstiefe 5 - 6 cm, Frequenz 100 - 120/min
3. Danach Herzdruckmassage: Beatmung = 30 : 2. Keine Unterbrechung der Herzmassage während der Beatmung! Austausch der Helfer möglichst alle 2 Min.
4. AED einsetzen

Allgemein: Pausen vermeiden! "chest-compression-fraction" (= prozentualer Anteil der Zeit, in welcher chest-compression erfolgt) > 80 % halten!

Wichtig: Wenn aus psychologischen oder infektionspräventiven Gründen Mund-zu-Mund-Beatmung abgelehnt wird, ist Nur-Kompressions-HLW erlaubt! Schutzhandschuhe tragen!

B) Erweiterte Maßnahmen nach Ekg-Analyse (Advanced Life Support = ALS)
1. Kammerflattern, Kammerflimmern, pulslose Kammertachykardie
   - Tritt Kammerflimmern unter den Augen von medizinischem Personal auf, ist eine sofortige Defibrillation meist erfolgreich. In allen übrigen Fällen wird erst die CPR durchgeführt.
   - 1 Defibrillation (D): 360 J bei monophasischer D. / 120 - 200 J (geräteabhängig) bei biphasischer D. Direkt danach 2 Min. CPR und anschließend Kontrolle.
   - Bei Erfolglosigkeit den Zyklus immer wiederholen: CPR 2 Min. - 1 Defibrillation (höchste Energiestufe).
   - Legen eines Venenzuganges möglichst ohne Unterbrechung der HDM. Falls i.v.-Zugang nicht möglich, intraossären Zugang schaffen.
   - Nach 3 erfolglosen Defibrillationen Einsatz von Adrenalin (= Epinephrin): 1 mg + 9 ml NaCl 0,9 % alle 3 - 5 Min. i.v. (bei fehlendem Venenzugang intraossäre Injektion + Nachspülen mit 20 ml isotonischer/isoionischer Lösung)
     Ist Adrenalin erfolglos, wird Amiodaron empfohlen (300 mg i.v.). Bei Erfolglosigkeit der nächsten Defibrillation evtl. 150 mg Amiodaron nachinjizieren (nur 1 x).
     Anm.: Weder für Adrenalin noch für Amiodaron ist ein Überlebensvorteil gesichert.

- Intubation und Beatmung: Die frühe endotracheale Intubation wird nur empfohlen, wenn die Unterbrechung der HDM nicht länger als 10 Sek. dauert! Als Alternative zur Intubation kann eine supraglottische Atemhilfe (Larynxmaske/-tubus) verwandt werden.
  Die Verwendung der Kapnografie (Messung von CO_2 in der Ausatemluft) wird empfohlen, um die Platzierung des Endotrachealtubus zu kontrollieren (kein CO_2-Nachweis = Fehlintubation) und die Qualität der Reanimation kontinuierlich zu überwachen. Unter HDM soll ein CO_2-Partialdruck von > 10 mmHg (> 1,4 kPa) erreicht werden.
  Die Reanimation wird mit hohem Sauerstoffanteil durchgeführt. Nach erfolgreicher Reanimation SpO_2 auf Normalwerte begrenzen (94 - 98 %).
  Nach Rückkehr der spontanen Zirkulation (= ROSC = return of spontaneous circulation) Hyperoxämie vermeiden.

2. Asystolie und elektromechanische Dissoziation:
   - CPR (2 Min.) - 1 mg Adrenalin alle 3 - 5 Min. i.v. (wie bei Kammerflimmern)
   - Bei Erfolglosigkeit Schrittmachertherapie (transthorakale Elektrostimulation)
   - Natriumbikarbonat (50 mmol) wird nur bei Kreislaufstillstand durch Hyperkaliämie oder Überdosierung von trizyklischen Antidepressiva gegeben.
   - Bei dringendem Verdacht auf Lungenembolie als Ursache des Kreislaufstillstandes und erfolgloser Reanimation Einsatz von Thrombolytika erwägen und CPR danach fortsetzen.
   - Bei Herzinfarkt/ACS als Ursache des Kreislaufstillstandes rasche PCI

Erfolgskontrolle in der Postreanimationsphase (ROSC = return of spontaneous circulation = Wiedereinsetzen der Spontanzirkulation): Engerwerden der Pupillen, tastbarer Karotispuls, verbesserte Hautfarbe, Spontanatmung, Pulsoxymetrie, Kapnometrie. Bei Erfolglosigkeit Reanimation mind. 30 Min. fortsetzen (bei Hypothermieunfällen > 1 h).
- Hypothermiebehandlung: Widersprüchliche Studienlage bezüglich Benefit.
- Blutglukose kontrollieren und im Normbereich halten, Hypoglykämie vermeiden.

Komplikationen durch die Reanimationsmaßnahmen:
- Rippen-/Sternumfrakturen mit evtl. Verletzungen von Herz/Lunge (z.B. Pneumothorax)
- Leber-/Milzverletzung, Magenüberblähung, Aorten-/Herzruptur, Perikarderguss u.a.
  ⇒ Sofortige Untersuchung nach erfolgreicher Reanimation! (Klinik, Röntgen Thorax, Sonografie des Abdomens u.a.). Sehr wichtig ist auch eine Kontrolle und evtl. Korrektur des Elektrolythaushaltes!

Komplikationen durch den Kreislaufstillstand:
Zerebrale Schäden bis zum Hirntod, akutes Nierenversagen u.a.

Prg: Die Erfolgsrate der Defibrillation ist zeitabhängig: Defibrillation unmittelbar nach Beginn des Kammerflimmerns (z.B. Intensivstation) führt in 95 % zum Erfolg. Jede Minute, die sich die Defibrillation verzögert, verringert die Überlebenschance um ca. 10 %. Die langfristige Prognose nach Herz-Kreislaufstillstand wird durch die Grundkrankheit bestimmt, z.B. KHK.

Merke: 1. Der implantierbare Kardioverter/Defibrillator (ICD) ist die wirksamste Maßnahme zur Rezidivprophylaxe eines Kammerflimmerns und zur Prävention des plötzlichen Herztodes (CASH-Studie, AVID-Studie)!
2. Nur durch flächendeckenden Einsatz von automatisierten externen Defibrillatoren (AED), die durch trainierte Laienhelfer bedient werden können, lässt sich die Erfolgsquote der Reanimation durch Frühdefibrillation steigern! (MADIT-Studie u.a.)

Risikofaktoren für plötzlichen Herztod (sudden cardiac death = SCD):
- Schwere myokardiale Grundkrankheiten:
  - KHK/Herzinfarkt (70 %)
  - Kardiomyopathien (10 %)
  - Hypertensive Herzkrankheit, Myokarditis, Vitien
- Primäre elektrische Erkrankungen des Herzens (jüngere Patienten)
- Herzinsuffizienz mit linksventrikulärer Funktionseinschränkung (Ejektionsfraktion < 35 %) und/oder höhergradigen ventrikulären Rhythmusstörungen
- Zustand nach Reanimation wegen Kammerflimmern/-flattern
- Verschiedene Teste lassen ein erhöhtes Risiko erkennen:
  - Ventrikuläre Spätpotenziale im hochverstärkten Ekg[1)]
  - Verminderte Baroreflexsensitivität
  - Pathologisch verlängerte QTc-Zeit
  - Verminderte Herzfrequenzvariabilität
  - Pathologische Herzfrequenzturbulenz (Analyse der RR-Intervalle nach VES)
  - T-Wellen-Alternans (variierende T-Wellenamplitude)
  - Erhöhte QT-Intervalldispersion (die Differenz zwischen der maximalen und minimalen QT-Intervalldauer in verschiedenen Standard-Ekg-Ableitungen)
  - Erhöhte BNP-Werte bei Herzinsuffizienz

1) Ventrikuläre Spätpotenziale werden beobachtet bei pathologischer Leitungsverzögerung im Randbezirk von Herzinfarkten und können Hinweis sein für ein erhöhtes Risiko ventrikulärer Tachyarrhythmien infolge Reentry-Mechanismus. Das Fehlen ventrikulärer Spätpotenziale ist ein guter prognostischer Indikator (geringes Risiko ventrikulärer Tachyarrhythmien). Das Risiko für tachyarrhythmische Komplikationen bei Postinfarktpatienten mit Spätpotenzialen liegt bei ca. 25 %.

Pro: 1. Behandlung der kausalen Krankheit / Beseitigung bzw. Therapie von Risikofaktoren
2. Prophylaxe eines SCD bei Risikopatienten durch ICD (siehe dort)
3. Medizinische Untersuchung von Sportlern und anderen Risikogruppen

Pararhythmien (Doppelrhythmen)

Def: Auftreten von 2 (oder mehreren) selbstständigen Schrittmachern, die entweder nebeneinander auftreten (Parasystolie) oder sich in ihrer Schrittmacherfunktion abwechseln (frequenzbedingte AV-Dissoziation).
DD: Beim AV-Block III. Grades schlagen Vorhof- und Kammerrhythmus völlig unabhängig voneinander.

1. Frequenzbedingte AV-Dissoziation: [I45.8]
   a) Ohne Rhythmusverknüpfung: Einfache AV-Dissoziation:
   Vorhöfe und Kammern schlagen vorübergehend unabhängig voneinander, wobei die Kammerfrequenz durch ein heterotopes Automatiezentrum im AV-Knoten oder in den Ventrikeln bestimmt wird.
   Ekg: P-Wellen und QRS-Komplexe zeigen ähnliche Frequenz, aber keine Beziehung zueinander; die P-Wellen durchwandern den QRS-Komplex.
   Urs: Flüchtige, oft harmlose Erscheinung bei vegetativer Dystonie, gel. bei Herzinfarkt oder toxischer Digitaliswirkung
   b) Mit Rhythmusverknüpfung: Interferenzdissoziation:
   Vorhöfe und Kammern schlagen wie bei der einfachen AV-Dissoziation unabhängig voneinander, obwohl die Frequenz des AV-Knotenrhythmus schneller als die des Sinusrhythmus ist (retrograder Schutzblock des Sinusknotens).
   Urs: Vegetative Labilität, toxische Ursachen (Digitalis, Chinidin u.a.), Herzinfarkt u.a. Herzerkrankungen
2. Parasystolie [I49.8] (selten)
   Die Kammerkontraktionen werden von 2 Schrittmacherzentren gesteuert, die unabhängig voneinander arbeiten. Neben dem Sinusrhythmus sieht man einen langsameren Kammerrhythmus (der infolge eines Schutzblockes nicht vom schnelleren Sinusrhythmus gelöscht wird).

ARTERIELLE HYPERTONIE [I10.90]

Internet-Infos: *www.hochdruckliga.de*

Def: Nach den Leitlinien der European Society of Hypertension (ESH) und der European Society of Cardiology (ESC) 2018 liegt eine Hypertonie vor, wenn die systolischen Blutdruckwerte 140 mmHg und/oder die diastolischen Blutdruckwerte 90 mmHg übersteigen.

Kategorie	Systolisch (mmHg)	Diastolisch (mmHg)
Optimal	< 120 und	< 80
Normal	120 - 129 und/oder	80 - 84
Hoch-normal	130 - 139 und/oder	85 - 89
Hypertonie Grad 1	140 - 159 und/oder	90 - 99
Hypertonie Grad 2	160 - 179 und/oder	100 -109
Hypertonie Grad 3	≥ 180 und/oder	> 110
Isolierte syst. Hypertonie	≥ 140 und	< 90

Anm.: Die US-Leitlinie 2017 definiert Blutdruckwerte > 130/80 mmHg als Hypertonie Grad 1. Diese niedrige Grenze wird von der ESH/ESC nicht übernommen.

Die Höhe des systolischen Blutdrucks ist der beste Prädiktor für Schlaganfall und KHK, der Pulsdruck (= $RR_{syst.}$ - $RR_{diast.}$) ist der beste Prädiktor für Herzinsuffizienz und Gesamtsterblichkeit. Ein hoher Pulsdruck ist bei älteren Hochdruckpatienten mit erhöhtem Risiko für Demenzentwicklung assoziiert.

Ep. Die arterielle Hypertonie ist die häufigste internistische Erkrankung. Nach der „Global Burden of Disease Study" von 2015 gilt die Hypertonie als bedeutendster Risikofaktor bezüglich Lebensqualität und Lebenserwartung.
In Europa liegt die Prävalenz der arteriellen Hypertonie bei Erwachsenen bei ca. 30 % (bei älteren Menschen höher). In den Industrienationen steigen der systolische Blutdruck und die Prävalenz des Hypertonus mit dem Lebensalter, während der diastolische Blutdruck ab dem 60. Lebensjahr absinkt. Die Häufigkeit des arteriellen Hypertonus ist auch abhängig vom Körpergewicht, sozioökonomischen Status und Geschlecht (häufiger bei Männern, aber zunehmend bei Frauen nach der Menopause).
Viele Hypertoniker wissen nichts von ihrer Erkrankung (→ Vorsorgeuntersuchung mit RR-Messung!).

PPh: Eine Hypertonie ist die Folge eines erhöhten Herzzeitvolumens, eines erhöhten peripheren Widerstandes oder beider Faktoren.
In Ableitung vom Ohm-Gesetz gilt: Blutdruck = Herzzeitvolumen x Gefäßwiderstand
Mit zunehmendem Alter überwiegt pathophysiologisch oft eine Erhöhung des peripheren Widerstandes sowie eine erhöhte Gefäßsteifigkeit mit vorwiegend systolischer Hypertonie. In akzelerierten Phasen (hypertensive Krisen) kann es zu fibrinoiden Arteriolonekrosen kommen, die zu Verschluss und Ischämie des nachgeschalteten Gefäßgebietes führen.

Ät.: 1. **Primäre Hypertonie** (ca. 90 % aller Hypertoniker):
Die primäre, essenzielle oder idiopathische Hypertonie ist definiert als hoher Blutdruck, bei dem sekundäre Ursachen nicht vorhanden sind (Ausschlussdiagnose!). Ein primärer Hypertonus wird in der Regel erst jenseits des 30. Lebensjahres apparent und stellt eine multifaktorielle, polygene Erkrankung dar. Ernährungsfaktoren (Übergewicht, Insulinresistenz, erhöhter Alkoholkonsum, vermehrte Kochsalzaufnahme), Stressfaktoren, Rauchen, zunehmendes Alter, Immobilität, niedriger sozioökonomischer Status sowie erniedrigte Kalium- und Kalziumaufnahme sind begünstigende Faktoren.

2. **Sekundäre Hypertonieformen** (ca. 10 % aller Hypertoniepatienten):
- Schlafapnoe-Syndrom
- Renale Hypertonie:
  - Renoparenchymatöse Erkrankungen (z.B. Glomerulonephritis, diabetische Glomerulosklerose, autosomal dominante polyzystische Nephropathie etc.)
  - Renovaskuläre Hypertonie (Nierenarterienstenose)
- Endokrine Hypertonie:
  - Primärer Hyperaldosteronismus (Conn-Syndrom); sekundärer Hyperaldosteronismus
  - Phäochromozytom
  - M. Cushing und Cushing-Syndrom
  - AGS, Akromegalie
  - Hyperthyreose

- Andere sekundäre Hypertonieformen:
  - Aortenisthmusstenose, Aortenklappensklerose
  - Neurogen (z.B. bei Enzephalitis)
  - Psychogen (z.B. bei Schmerzen)
  - SLE, Vaskulitiden
  - Iatrogen (Ovulationshemmer, Steroide, Erythropoetin, NSAR, Ciclosporin, Bevacizumab, Sunitinib, Sorafenib u.a.)
  - Lakritz
  - Toxisch/Drogen
- Monogenetische Hypertonieformen sind sehr selten: Liddle-Syndrom, Syndrom des apparenten Mineralokortikoidexzesses (AME), Glukokortikoid-supprimierbarer Hyperaldosteronismus, Gordon-Syndrom, Mutationen im CYP11B1- und CYP17A1-Gen, Glukokortikoidresistenz; Bilginturan-Syndrom (autosomal-dominante Hypertonie mit Brachydaktylie bei wenigen türkischen Patienten) u.a.

Hypertensive Schwangerschaftserkrankungen (HES): [O13]

Vo.: Ca. 15. % aller Schwangerschaften

Risikofaktoren: Mütterliches Alter > 40 J., Mehrlingsschwangerschaft u.a.

Hypertonie während der Schwangerschaft ist assoziiert mit erhöhtem Risiko für Frühgeburten, untergewichtigen und zu kleinen Neugeborenen. Auch ist das Risiko für perinatale Sterblichkeit von Mutter und Kind erhöht. Kinder von Müttern mit Gestationshypertonie zeigen im späteren Leben ein erhöhtes Risiko für Hypertonie und die Mütter ein erhöhtes kardiovaskuläres Risiko.

Klassifikation nach der International Society for the Study of Hypertension in Pregnancy (ISSHP)

1. Chronische Hypertonie: Arterielle Hypertonie bereits vor der Schwangerschaft. Da bei zahlreichen Patientinnen die Blutdruckwerte vor der Schwangerschaft nicht gemessen wurden, sind die RR-Werte im 1. Trimenon maßgebend, um eine Normotonie oder eine Hypertonie zu definieren.
2. Gestationshypertonie: De novo-Hypertonie nach der 20. SSW ohne Koexistenz von weiteren Abnormitäten, welche die Präeklampsie definieren. Die Prognose ist in der Regel günstig, allerdings kann sie in 25 % der Fälle in eine Präeklampsie übergehen.
3. Präeklampsie: De novo-Hypertonie nach der 20. SSW und Koexistenz von einer der folgenden neu aufgetretenen Abnormitäten:
   - Proteinurie (Protein-/Kreatinin-Ratio ≥ 0,3 mg/mg oder ≥ 300 mg/d)
   - Andere mütterliche Organdysfunktion:
     - Niereninsuffizienz (Kreatinin ≥ 90 µmol/l bzw. 1,02 mg/dl)
     - Leberbeteiligung (Transaminasen mind. auf das 2fache erhöht oder starke Schmerzen im rechten oder mittleren Oberbauch)
     - Neurologische Komplikationen (z.B. Eklampsie, veränderter Mentalzustand, starke Kopfschmerzen, Hyperreflexie mit Kloni, Erblindung, Schlaganfall)
     - Hämatologische Komplikationen (Thrombozytopenie, DIC; Hämolyse)
   - Uteroplazentare Dysfunktion: Fetale Wachstumsretardierung

Merke: Eine schwere Hypertonie ist ein signifikanter Prädiktor für erhöhte mütterliche und kindliche Komplikationen. Frauen mit einer Hypertonie in der Schwangerschaft, insbesondere mit einer Präeklampsie haben ein lebenslang gesteigertes kardiovaskuläres Risiko.

Unter HELLP-Syndrom versteht man die Kombination aus Hämolyse, erhöhten Leberenzymen und Thrombozytopenie. Diese Konstellation ist eine schwerwiegende Variante im Krankheitsspektrum der Präeklampsie und stellt keine isolierte oder separate Erkrankung dar.

Eine Gestationsproteinurie ist definiert durch eine neu aufgetretene Proteinurie in der Schwangerschaft ohne die genannten Kriterien der Präeklampsie oder Hinweise auf eine primäre Nierenerkrankung. In aller Regel verschwindet die Proteinurie post partum. Empfohlen werden häufigere Kontrolluntersuchungen.

Merke: In der Regel kommt es bei der Mehrzahl der Patientinnen in der Schwangerschaft zu einer Verschlechterung einer präexistenten Nierenerkrankung. Daher sorgfältige Planung in Kooperation zwischen Gynäkologen und Nephrologen und engmaschiges Monitoring.

Sonderformen der Blutdruckerhöhung:

1. Isolierter Praxishochdruck („Weißkittelhochdruck"):
   Praxisblutdruckwerte wiederholt ≥ 140/90 mmHg, aber normale Werte im ambulanten Blutdruckmonitoring (ABDM) oder bei häuslichen Messungen. Erhöhtes Mortalitätsrisiko.
2. Isolierter ambulanter Hypertonus (maskierter Hypertonus):
   Praxisblutdruckwerte normal (< 140/90 mmHg), aber erhöhte Blutdruckwerte bei den häuslichen Messungen oder bei ABDM. Der Begriff ist reserviert für Patienten ohne antihypertensi-

ve Behandlung. Bei Patienten mit behandeltem Hochdruck wird die Anwesenheit eines residualen maskierten Hypertonus „maskierter unkontrollierter Hypertonus" = MUCH genannt. Häufiger im jüngeren Alter bei männlichem Geschlecht, Rauchern, erhöhtem Alkoholkonsum, Stress, Diabetes mellitus und familiärer Hypertoniebelastung. Das Mortalitätsrisiko ist so hoch wie bei unbehandelter Hypertonie.

3. Juvenile isolierte systolische Hypertonie (ISH):
   Betrifft große, schlanke sportliche Jugendliche und junge Erwachsene mit normalem aortalen Blutdruck und erhöhten systolischen Werten bei der konventionellen brachialen Messung. Keine antihypertensive Therapie

Beurteilung des kardiovaskulären (CV) Gesamtrisikos (RF = Risikofaktor)
Das 10-Jahres-Risiko für kardiovaskuläre Erkrankungen kann mit Hilfe von Kalkulatoren berechnet werden (siehe Kap. KHK und Kap. Lipidstoffwechselstörungen). Der PROCAM-Risikokalkulator bezieht sich auf tödliche + nichttödliche Ereignisse (Herzinfarkte, Schlaganfälle); der ESC-Risikokalkulator bezieht sich nur auf tödliche Ereignisse.
Patienten mit hohem CV-Risiko haben ein 10-Jahresrisiko von > 5 % (ESC-Score) bzw. 20 % (PROCAM-Score). Im Internet finden sich die Kalkulatoren und auch Risikotabellen.

Folgende Risikofaktoren bedeuten in jedem Fall ein hohes kardiovaskuläres Risiko: Diabetes mellitus, klinisch manifeste kardiovaskuläre Erkrankungen (siehe unten), chronische Niereninsuffizienz (ab St. 3).

Faktoren, die das kardiovaskuläre Risiko und die Prognose bestimmen:

Risikofaktoren für kardiovaskuläre Erkrankung	Endorganschaden	Diabetes mellitus	Klinisch manifeste kardiovaskuläre oder renale Erkrankung
• Arterielle Hypertonie • Lebensalter: Männer > 55 Jahre, Frauen > 65 Jahre • Rauchen • Dyslipidämie: Gesamtcholesterin ↑, LDL-Cholesterin ↑, HDL-Cholesterin ↓ (siehe dort) • Abnorme Nüchternglukose • Familienanamnese für frühzeitige kardiovaskuläre Erkrankungen - im Alter von < 55 Jahre (m), < 65 Jahre (w) • Bauchfettleibigkeit (Bauchumfang m ≥ 102 cm, w ≥ 88 cm) • BMI ≥ 30 kg/m²	• Linksventrikuläre Hypertrophie (Echo) • Sonografische Karotisveränderungen (Carotis-IMT ≥ 0,9 mm*) oder atherosklerotische Plaques) • Serum-Kreatinin ↑ bzw. Kreatinin-Clearance ↓ • GFR ↓ (MDRD-Formel) • Mikroalbuminurie (30-300 mg/24h) • Pulsdruck**) bei Älteren ≥ 60 mmHg • Pulswellengeschwindigkeit > 10 m/s • Knöchel-Arm-Index < 0,9	Eigenständiger Risikofaktor: Erhöht das Risiko allein um über 100 %!	• Zerebrovaskuläre Erkrankungen: - Ischämischer Schlaganfall - Zerebrale Blutung - Transiente ischämische Attacke • Herzerkrankungen: - KHK, Myokardinfarkt, ACS - Herzinsuffizienz - Hypertrophe Kardiomyopathie • Chronische Niereninsuffizienz mit eGFR < 30 ml/min Proteinurie (> 300 mg/24 h) • PAVK • Fortgeschrittene Retinopathie: Hämorrhagie oder Exsudate, Papillenödem

*) IMT = intima media thickness = Intima-Media-Dicke; **) Pulsdruck = $RR_{syst.} - RR_{diast.}$

KL.: Beschwerden können längere Zeit fehlen, typisch ist der frühmorgendlich auftretende Kopfschmerz (bes. im Bereich des Hinterkopfes), der sich durch Höherstellen des Bettkopfendes oft bessert. Bei nächtlicher Hypertonie Schlafstörungen.
Schwindel, Ohrensausen, Nervosität, Präkordialschmerz, Herzklopfen, vasomotorische Labilität, Nasenbluten, Belastungsdyspnoe. Häufig wird eine arterielle Hypertonie erst durch Komplikationen klinisch auffällig.

Ko.: ► Hypertensive Krise und hypertensiver Notfall (siehe weiter unten)

► Gefäßsystem: Eine frühzeitige Arteriosklerose entwickeln die Mehrzahl aller Hypertoniker.
- Hypertoniebedingte Gefäßveränderungen am Augenhintergrund:
  4 Stadien der hypertensiven Retinopathie (Fundus hypertonicus) nach Keith & Wagner
  St. I: Funktionelle Gefäßveränderungen: Arterioläre Vasokonstriktion
  St. II: Zusätzlich strukturell veränderte Gefäße: Kupferdrahtarterien mit Kaliberunregelmäßigkeiten, Salus-Gunn-Kreuzungszeichen (an den arteriovenösen Kreuzungen)
  St. III: Zusätzlich Schäden der Netzhaut: Streifenhämorrhagien, "cotton-wool"-Herde), makuläre Sternfigur (kalkspritzerartige Herde um die Makula herum)
  St. IV: Zusätzlich bilaterales Papillenödem

- Sonografischer Nachweis einer Verdickung der Wand der A. carotis (Intima-/Mediadicke ≥ 0,9 mm) oder Nachweis arteriosklerotischer Plaques

▶ Herz: Linksherzinsuffizienz und koronare Herzkrankheit sind Todesursache bei 2/3 aller Hypertoniker. Unter hypertensiver Herzkrankheit versteht man alle krankhaften Hypertoniefolgen am Herzen:
- Druckhypertrophie des linken Ventrikels: Anfangs konzentrische Hypertrophie, jenseits des kritischen Herzgewichtes von 500 g Übergang in exzentrische Hypertrophie mit Vermehrung der Herzmuskelfasern (Hyperplasie)
  Hypertensive Kardiomyopathie (I11.90]: Diastolische Dysfunktion (Frühsymptom) und später auch systolische Funktionsstörung des Hypertonieherzens und Ausbildung einer Insuffizienz des linken Ventrikels.
  Anm.: Wenn bei dekompensierter Linksherzinsuffizienz der Blutdruck fällt, spricht man von "geköpfter" Hypertonie.
  Echokardiografie: Goldstandard zum Nachweis einer Linksherzhypertrophie: Septumdicke enddiastolisch > 11 mm (Messpunkt in Höhe der geöffneten Mitralklappe).
  MRT hat die höchste Sensitivität und Spezifität
  Röntgen: Bei leichter Linkshypertrophie keine Röntgenveränderungen im p.a.-Bild, später Verlängerung des Herzens nach links unten und Aortenelongation. Bei dekompensierter Insuffizienz des linken Ventrikels Verbreiterung des Herzens nach links.
  Ekg: Rel. niedrige Sensitivität bei der Erfassung einer Linksherzhypertrophie (Sokolow-Lyon-Index: S_{V1} + $R_{V5 \text{ oder } V6}$ > 3,5 mV), später Erregungsrückbildungsstörungen links präkordial
- Koronare Herzkrankheit (Makroangiopathie) mit ihren 5 Manifestationsformen: Angina pectoris, Herzinfarkt, Linksherzinsuffizienz, Herzrhythmusstörungen, plötzlicher Herztod
- Koronare Mikroangiopathie
- Endotheldysfunktion mit verminderter Bildung von vasodilatierendem NO (Stickstoffmonoxid) und vermehrter Bildung von vasokonstriktorisch wirkendem Angiotensin II und Endothelin

▶ Gehirn: Ca. 50 % der Schlaganfälle sind Folge einer Hypertonie und Todesursache bei ca. 15 % der Hypertoniker.
- Zerebrale Ischämie und Hirninfarkt meist auf dem Boden einer Arteriosklerose extra- und intrakranieller Gefäße.
- Hypertonische Massenblutung: Häufigkeitsrelation ischämischer Infarkt zu Massenblutung 85 : 15
- Akute Hochdruckenzephalopathie [I67.4]: Siehe oben

▶ Hypertensive Nephropathie [I12.90]- 3 Stadien:
- Mikroalbuminurie (30 - 300 mg/d oder 20 - 200 mg/l)
- Benigne hypertensive Nephrosklerose mit Albuminurie > 300 mg/d
- Arterio-arteriolosklerotische Schrumpfnieren mit Niereninsuffizienz

Über den Mechanismus einer verminderten Nierendurchblutung mit Aktivierung des Renin-Angiotensin-Aldosteron-(RAA-)Systems kann jede Hypertonie (sowohl die essenzielle wie auch die sekundäre renale Hypertonie) zu einer renalen Fixierung des Bluthochdrucks führen (sodass beispielsweise auch nach Beseitigung einer Nierenarterienstenose der Blutdruck erhöht bleibt).

▶ Bauchaortenaneurysma: 10 % der männlichen Hypertoniker > 65 J. (siehe dort)

▶ Aortendissektion: Ca. 80 % der Patienten sind Hypertoniker (siehe dort)

▶ Maligne Hypertonie:
- Diastolischer Blutdruck > 120 - 130 mmHg
- Aufgehobener Tag-Nacht-Rhythmus des Blutdrucks bei Langzeitmessung
- Vaskuläre Schäden, insbes. Augenhintergrundveränderungen St. III - IV
- Entwicklung einer Niereninsuffizienz

Maligne Hypertonien können sich auf dem Boden jeder Hochdruckform entwickeln.
Bei maligner Hypertonie kommt es zu einer sekundären malignen Nephrosklerose.

Hi.: Im Bereich der Vasa afferentia kommt es zu fibrinoiden Arteriolonekrosen. An den Interlobulärarterien findet sich eine proliferative Endarteriitis mit zwiebelschalenartiger Anordnung verdickter Intimazellen um das Gefäßlumen ("onion-skin"-Läsion) und Gefäßverschlüssen mit ischämischer Verödung der Glomeruli.

Therapieziel: Diastolischer Blutdruck 100 bis 110 mmHg innerhalb 24 h
Unbehandelt versterben 50 % der Betroffenen innerhalb eines Jahres!

Diagnostik der arteriellen Hypertonie:

1. Ein Screening auf eine arterielle Hypertonie sollte bei Erwachsenen bereits ab dem Alter von 18 Jahren und danach alle 5 Jahre, bei hochnormalem Blutdruck jährlich durchgeführt werden.
2. Bestimmung des Schweregrades der Hypertonie
3. Differenzierung zwischen primärer und sekundärer Hypertonie
4. Erkennen von:
   - Weiteren kardiovaskulären Risikofaktoren
   - Klinischen Organschäden
   - Folge- und Begleiterkrankungen

Blutdruckmessung:

- Messung des Blutdrucks durch den Arzt („Gelegenheitsmessung" oder „Praxismessung")
- Selbstmessung unter häuslichen Bedingungen durch den Patienten
- Ambulante 24-Std. -Blutdruckmessung
- Blutdruckmessung unter definierter Belastung

Messmethoden:

1. Direkte (blutige) Methode mit Statham-Druckwandler: Intensivstation, Op., Herzkatheter
2. Indirekte, sphygmomanometrische Methode nach Riva-Rocci (RR)

Blutdruckmessgeräte:

- Mechanische Geräte mit Auskultation der Korotkoff-Geräusche
- Oszillometrisch messende Vollautomaten (werten meist Pulswellenform des arteriellen Blutflusses aus)
- Automatische Handgelenkmessgeräte

Blutdruckmessungen am Handgelenk sind ungenauer als Oberarm-Messgeräte. Blutdruckmessgeräte für den Finger sind ungeeignet.
Die mit dem Prüfsiegel der Deutschen Hochdruckliga e.V. ausgezeichneten Geräte finden sich unter: *www.hochdruckliga.de/messgeraete-mit-pruefsiegel.html*

Regeln zur Blutdruckmessung:

- Blutdruckmessung im Liegen oder Sitzen (möglichst 3 - 5 Min. vorher Ruhe): Den zur Messung benutzten Arm in Herzhöhe lagern bei leichter Beugung im Ellbogen (bei durchgestrecktem Arm sind die Messwerte um ca. 10 % höher).
- Blutdruckmanschette anlegen, Unterrand 2,5 cm über der Ellenbeuge
- Mikrofon an der Innenseite des Oberarms über der Schlagader platzieren
- Manschette bis 30 mmHg über den systolischen Blutdruck aufpumpen
- Manschettendruck langsam um 2 mmHg pro Sekunde ablassen
- Der systolische Druck wird beim ersten hörbaren Korotkoff-Geräusch abgelesen, der diastolische Druck beim Verschwinden des Geräusches. Bei sofort hörbaren Geräuschen wird die Luft ganz abgelassen und nach 1 - 2 Min. neu aufgepumpt auf höhere Druckwerte (nicht sofort nachpumpen!).
- Mind. einmal an beiden Armen messen; Messung mind. 1 x wiederholen
- Bei erhöhten Blutdruckwerten stets auch den Femoralispuls kontrollieren und bei abgeschwächten Pulsen den Blutdruck am Oberschenkel messen, wo die Werte höher sein müssen als am Arm (30 - 40 mmHg Unterschied). Hypotonie an den Beinen bei Hypertonie an den Armen findet sich bei Aortenisthmusstenose.
- Zur Erfassung einer orthostatischen Hypotonie, z.B. im Rahmen einer autonomen Neuropathie oder unter medikamentöser Therapie, erfolgt eine Messung des Blutdrucks nach dem Aufstehen aus liegender Position (sofort und nach zwei Min.).
- Wenn man mit der üblichen Blutdruckmanschette misst, stimmt der Messwert nur bei normalen Oberarmumfängen (ca. 24 - 32 cm). Bei wesentlich dickeren Oberarmen ist der Wert ca. 10 mmHg zu hoch und bei sehr dünnen Oberarmen ist der Wert zu niedrig, sofern man keine angepasste Manschette benutzt: Oberarmumfang 24 - 32 cm → Manschette 13 x 24 cm; Oberarmumfang 33 - 41 cm → Manschette 15 x 30 cm.
- Bei erhöhtem HZV bzw. Hyperzirkulation können die Korotkoff-Töne bis 0 mmHg hörbar sein (z.B. Schwangerschaft, Fieber, Anämie). In diesen Fällen liest man den diastolischen Wert ab beim Leiserwerden der Korotkoff-Geräusche.

Beachte: Bei Hypertonie Gefahr der Fehlmessung durch sog. auskultatorische Lücke: Verschwinden der Korotkoff-Töne unterhalb des systolischen Blutdruckwertes: Ursache von fälschlich zu niedrig gemessenen RR-Werten! Daher Blutdruckmanschette immer hoch genug aufblasen und Kontrolle des Auskultationsbefundes durch gleichzeitige Radialispalpation!

Falsch erhöhte Werte misst man bei der Mönckeberg-Mediasklerose = M. Mönckeberg:
Ablagerung von Hydroxylapatit-Kristallen in der Media von Arterien vom muskulären Typ; Folge: Verminderte Kompressibilität der Arterien, besonders der Beine → Knöchel-Arm-Index bei der Diagnostik einer PAVK nicht verwertbar.
1. Primär - 2. Sekundär bei Diabetes mellitus
Di.: Röntgen: Skelettartige feingranulierte Gefäßverschattung, spangenartige Verkalkungen im CT, echogene Stufen in der Duplexsonografie

Blutdruckdifferenzen zwischen beiden Armen > 20/15 mmHg (syst./diast.) liegen außerhalb des Referenzbereiches und müssen abgeklärt werden. Patienten haben ein erhöhtes kardiovaskuläres Risiko.

Vorkommen:

1. Aortenbogensyndrom durch Arteriosklerose, selten Vaskulitis (Takayasu-Arteriitis, siehe dort)
2. Stenose/Verschluss der A. subclavia (z.B. durch Halsrippe oder Schlüsselbeinexostose)
3. Aortenisthmusstenose mit Abgang der A. subclavia sinistra distal der Stenose
4. Aortendissektion
5. In der Mehrzahl d.F. findet sich jedoch keine Ursache.

Di.: Voraussetzung für die Diagnose und Beurteilung des Schweregrades der Hypertonie sind 2 Praxis-Blutdruckmessungen pro Vorstellung bei mindestens 2 Untersuchungen. Ergänzende Praxis-unabhängige RR-Messungen sind unverzichtbar. Hierbei handelt es sich um Blutdruckmessung im häuslichen Umfeld sowie die ambulante Blutdruck-Langzeitmessung (ABDM), die bei allen Patienten mit arterieller Hypertonie zur Einschätzung des individuellen Risikos durchgeführt werden sollte.

Regel für die Praxismessung: RR-Registrierung im Sitzen nach 5 Min. Ruhe. Es sollten dann 3 Messungen im Abstand von 1 - 2 Min. durchgeführt werden. Es wird dann der Mittelwert aus den beiden letzten Messungen gebildet. Bei Patienten mit Vorhofflimmern Mittelwertbildung von 3 Messungen.

Merke: Das Nichtbeachten einfacher Regeln der Blutdruckmessung (z.B. nur eine Messung ohne Ruhebedingungen) ist eine der Hauptursachen für eine unzureichende Blutdruckkontrolle und Fehldiagnosen.

Eine Hypertonie liegt vor:	Praxismessung	Selbstmessung	24 h-Messung (ABDM) Tagesmittelwert:
	≥ 140 / 90 mmHg	≥ 135/85 mmHg	≥ 135/85 mmHg

Vorteile bei häuslicher Blutdruckselbstmessung:
- Aufdeckung einer Praxishypertonie (bei normalen Werten zu Hause)
- Bessere Reproduzierbarkeit der Messwerte
- Bessere Therapieüberwachung und Therapietreue
- Erfassung von Therapieeffekten bei der Einstellung und der Langzeittherapie

Eine Blutdruckselbstmessung durch den Patienten. sollte vermieden werden, wenn sie zu Angstgefühlen führt oder zu „Bedarfs"behandlung des Patienten führt, abweichend von ärztlichen Empfehlungen.

Vorteile bei 24-Stunden-Blutdruckmessung (ABDM = ambulante Blutdruckmessung):
- Aufdeckung einer Praxishypertonie („Weißkittel"-Effekt)
- Aufdeckung eines gestörten Tag-/Nachtrhythmus
- Screening auf sekundäre Hypertonie (Verdacht auf sekundäre Hypertonie bei Non-Dippern)
- Bessere Einschätzung des kardiovaskulären Risikos
- Optimierung der Therapieüberwachung (Vermeidung von Über- und Untertherapie)
- Aufdeckung einer Schwangerschafts-induzierten Hypertonie bei erhöhten Praxismessungen.

Normalwerte bei ABDM:
- Tagesmittelwert: ≤ 135/85 mmHg
- Nachtmittelwert: ≤ 120/70 mmHg
- 24-Stundenmittel: ≤ 130/80 mmHg
- Normale Nachtabsenkung („Normal Dipper")
  Nächtliche Blutdruckabsenkung > 10 % und < 20 % des Tagesmittelwertes der ABDM
- Verminderte nächtliche Blutdruckabsenkung ("Non-Dipper"):
  Nächtliche Blutdruckabsenkung > 0 % und < 10 % des Tagesmittelwertes der ABDM
- Inversion des Tag/Nacht-Rhythmus ("Inverted Dipper" oder "Reversed Dipper"):
  Nächtliche Blutdruckabsenkung < 0 % des Tagesmittelwertes bzw. nächtlicher Blutdruckanstieg mit einer Inversion des Tag/Nacht-Rhythmus.

  Die wichtigsten Ursachen für fehlende Nachtabsenkung des Blutdruckes sind:
  - Sekundäre Hypertonie
  - Obstruktives Schlaf-Apnoe-Syndrom
  - Diabetes mellitus (Nephropathie)
  - Schwangerschaftsinduzierte Hypertonie
  - Schlaflose Patienten können auch eine fehlende Nachtabsenkung zeigen.

Merke: Die in der ABDM während des Tages und der Nacht ermittelten Blutdruckwerte sind ein besserer Prädiktor hinsichtlich der Gesamt- und der kardiovaskulären Mortalität als die in der Praxis registrierten Blutdruckwerte, wobei dem systolischen Blutdruck eine größere prädiktive Bedeutung hinsichtlich der Mortalität zukommt als den diastolischen Werten.

Basisprogramm zur Hypertoniediagnostik:

1. Anamnese:
   - Dauer und Maxima bekannt erhöhter Blutdruckwerte, bisherige Diagnostik
   - Hypertoniebeschwerden/-komplikationen: Kopfschmerzen, Ohrensausen, Herzklopfen, Belastungsdyspnoe u.a.
   - Medikamentenanamnese: Antihypertonika (NW ?), blutdrucksteigernde Medikamente (z.B. NSAR, Kortikosteroide, Ovulationshemmer, Erythropoetin)
   - Nikotinkonsum, Alkoholkonsum, Kaffeekonsum, Drogen
   - Frühere Erkrankungen, Begleiterkrankungen, Schlafapnoe-Syndrom (Schlafqualität/-dauer; nächtliche Atemstillstände), Insomnie; Restless legs syndrome
   - Familienanamnese: Hypertonie, Herzinfarkt, Schlaganfall, Nierenerkrankungen
2. Untersuchung und Diagnostik:
   - Blutdruck an beiden Armen (!), Pulsstatus (an Armen + Beinen → Aortenisthmusstenose ?), abdominelle Auskultation (evtl. paraumbilikales Geräusch bei Nierenarterienstenose), evtl. Fundoskopie
   - Blutdruck-Selbstmessung protokollieren lassen
   - ABDM (24 h-Messung)
   - Lab: Harnstatus mit Test auf Mikroalbuminurie, Kreatinin i.S., Serumelektrolyte (Kalium ?) Screening auf weitere Risikofaktoren für eine vorzeitige Arteriosklerose (Blutzucker, Cholesterin, HDL-/LDL-Cholesterin, Triglyzeride u.a., siehe Kap. KHK)
3. Diagnostik auf sekundäre Hypertonie:
   Ind.: Junge Patienten, schwere Hypertonie, die mit einer 3er-Kombination nicht zu normalisieren ist, Non-Dipper/reversed Dipper, Endorganschäden u.a.
   - Bei Verdacht auf Nierenerkrankung Nierendiagnostik
   - Bei Verdacht auf Phäochromozytom: Katecholaminmetabolite (Metanephrine) im Plasma/ Urin
   - Bei Verdacht auf Cushing-Syndrom: Dexamethason-Kurztest (siehe dort)
   - Bei Hypokaliämie (die nicht therapiebedingt ist) Ausschluss eines Conn-Syndroms (siehe dort)
   - Bei Verdacht auf Nierenarterienstenose: Farbduplexsonografie
   - Bei Verdacht auf Schlafapnoe-Syndrom ambulantes Screening und Polysomnografie
4. Diagnostik subklinischer Organschäden: z.B.
   - Herz → Ekg, Echo (linksventrikuläre Hypertrophie, diastolische Dysfunktion ?)
   - Extrakranielle Arterien → Doppler/Sono (Arteriosklerose? Stenosen?)
   - Bauchaorta, Beinarterien → Pulse, Sono, Knöchel-Arm-Index
   - Nieren → Ausscheidung von Albumin im Urin, Kreatinin(-Clearance)
5. Kardiovaskuläres 10-Jahresrisiko ermitteln (Siehe Kap. KHK)

Th.: Bei der Indikationsstellung zur Hochdruckbehandlung spielen 3 Aspekte eine Rolle:
- Blutdruckhöhe (systolisch, diastolisch, Blutdruckamplitude, nächtliches Blutdruckverhalten)
- Individuelles KHK-Risiko, z.B. nach PROCAM- oder ESC-Score ermittelt (siehe dort)
- Hypertensive Organschäden

Wichtigstes Ziel ist die Verminderung des kardiovaskulären Risikos. Durch dauerhafte Absenkung des Blutdrucks auf Normalniveau lassen sich kardiovaskuläre Komplikationen vermindern: Linksherzinsuffizienz (- 50 %), Schlaganfälle (- 40 %), Herzinfarkte (- 25 %), Todesfälle an Herzinfarkt und Schlaganfall (- 20 %).

Empfehlungen der ESH/ESC 2018:
1. Für alle Patienten gilt ein Zielblutdruck von < 140/90 mmHg. (Regeln für die antihypertensive Therapie von älteren Patienten: Siehe unten).
2. Wenn die Verträglichkeit der antihypertensiven Therapie gut ist, sollte versucht werden, als Blutdruckziel bei Patienten < 65 J. 130/70 - 80 mmHg anzustreben (jedoch nicht < 120/70 mmHg). Bei Patienten > 65 - 80 J. ist der Zielblutdruck 130 - 139/70 - 80 mmHg. Da eine intensivere RR-Senkung mit mehr Nebenwirkungen einhergeht, regelmäßige klinische und labormedizinische Kontrollen!

Zielblutdruck bei chronischen Nierenerkrankungen (CKD): Siehe dort

A. Kausale Therapie einer sekundären Hypertonie (siehe Ätiologie)
B. Symptomatische Therapie

▸ **Allgemeinmaßnahmen = Basistherapie jeder Hypertonie!**
- Gewichtsnormalisierung: BMI ca. 25 kg/m², Bauchumfang < 102 cm (m) und < 88 cm (w)
- Salzarme Diät (5 - 6 g NaCl/d): Keine kochsalzreichen Speisen, Speisen nicht zusätzlich salzen. Keine Salzstreuer benutzen. Bis zu 50 % aller Hypertoniker sind salzempfindlich und profitieren mit Blutdrucksenkung von einer salzarmen Diät. Salzarme Diät vermindert

auch die Hypokaliämiegefahr durch Diuretika. Verwendung von Diätsalz auf der Basis von KCl: Kalium wirkt blutdrucksenkend.

- Mediterrane Kost (viel Obst, Gemüse, Salat; wenig tierisches Fett, fischreiche Ernährung, Nüsse, Verwendung von Olivenöl) vermindert das Herzinfarktrisiko um 50 % und senkt den Blutdruck! Ähnlich ist die sog. DASH-Diät (Dietary approach to stop hypertension → *siehe Internet*).
- Weglassen hypertoniebegünstigender Medikamente (NSAR, Kortikosteroide, Ovulationshemmer, Erythropoetin u.a.) - sofern möglich
- Regulierung der Lebensweise: Rauchen einstellen, Kaffeekonsum sparsam, Alkoholkonsum reduzieren (≤ 30 g Alkohol/d für Männer und ≤ 20 g/d für Frauen), Antistress-Training und Entspannungsübungen
- Dynamisches Ausdauertraining, z.B. Walken, Laufen, Schwimmen (3 - 4 x/Woche über 30 - 45 Min.) vermindert das Herzinfarktrisiko um 50 % und senkt den Blutdruck um 13/8 mmHg.
- Warme Bäder, milde Saunaanwendung (ohne anschließende Kaltwasser- oder Eisanwendung, die den Blutdruck erhöht).
- Beseitigung bzw. Behandlung anderer kardiovaskulärer Risikofaktoren (z.B. Hypercholesterinämie, Diabetes mellitus).

Merke: Allein durch Ausschöpfung der genannten Allgemeinmaßnahmen lassen sich 25 % der leichten Hypertonien (Schweregrad 1) normalisieren!

▸ **Medikamentöse Therapie:**
Empfohlen wird eine primäre Zweifach-Kombinationstherapie (möglichst Fixkombination), die die Therapietreue erhöht. Ausnahmen: Patienten mit Grad 1-Hypertonie und niedrigem kardiovaskulärem Risiko und bei Patienten von ≥ 80 Jahren. Empfehlenswerte Fixkombinationen sind ein ACE-Hemmer oder ein ARB in Kombination mit eine Dihydropyridin-Kalziumantagonisten oder einem Thiaziddiuretikum oder Thiazidanalogon.

Merke: Die 5 Medikamente der 1. Wahl sind Thiazide und Thiazidanaloga (Chlortalidon, Indapamid), ACE-Hemmer, Angiotensin-Rezeptorblocker (ARB), langwirksame Kalziumantagonisten und Betablocker. Für die Medikamente der 1. Wahl ist ein prognostischer Vorteil (Senkung der kardiovaskulären Morbidität und Mortalität von Hypertonikern) bewiesen.
Hinsichtlich der Betablocker gibt es Leitlinien (z.B. England), die diese Mittel nicht mehr als Antihypertonika der ersten Wahl empfehlen, da Studien (LIFE, ASCOT) eine geringere Senkung zerebrovaskulärer Folgeerkrankungen zeigten. Diese Daten beziehen sich aber nur auf Atenolol. Bei Postinfarktpatienten oder Herzinsuffizienz sind Betablocker aus prognostischer Sicht unverzichtbar.
ACE-Hemmer und Angiotensin-Rezeptorblocker können das Fortschreiten einer diabetischen Nephropathie und nicht-diabetischer Nierenerkrankungen verzögern. Eine Kombination von beiden sollte aber nicht erfolgen.

Auswahl des Antihypertonikums nach Begleiterkrankungen:

Begleiterkrankung (Beispiele)	Günstige (+) /ungünstige (-) Antihypertonika	Erklärung
Herzinsuffizienz	(+) ACE-Hemmer, ARB (+) Metoprolol, Bisoprolol, Carvedilol (+) Diuretika (–) Verapamil	Vor- und Nachlastsenkung, Prognoseverbesserung Vorlastsenkung Negativ inotrope Wirkung
Bradykardie	(–) Betablocker (–) Verapamil (–) Clonidin	Negativ chronotrope Wirkung
Koronare Herzkrankheit	(+) Kardioselektive Betablocker	Antianginöse Wirkung Prognoseverbesserung
Zustand nach Herzinfarkt	(+) Betablocker (+) ACE-Hemmer, ARB	Prognoseverbesserung
Lipidstoffwechsel	(-) Betablocker (-) Thiazide	} Trigylzeride + VLDL ↑
Metabol. Syndrom Diabetes mellitus	(+) ACE-Hemmer, ARB (-) Betablocker, Diuretika	Nephroprotektiv; stoffwechselneutral Erhöhtes Diabetesrisiko
Gicht	(–) Diuretika	Harnsäureanstieg
Asthma bronchiale	(–) Betablocker	Bronchospastische Nebenwirkung
Niereninsuffizienz	(–) Kaliumsparende Diuretika (+) Schleifendiuretika	Gefahr der Hyperkaliämie (KI!)

Die medikamentöse Therapie ist i.d.R. eine Dauertherapie über Jahre, meist über das gesamte weitere Leben des Patienten gute Kooperation zwischen Arzt und Patient sind Voraussetzung zum Erfolg. Man sollte die Patienten vor Beginn der Behandlung informieren, dass im Anfang Nebenwirkungen (Müdigkeit, Abgeschlagenheit, Antriebsarmut u.a.) - präparateunabhängig - auftreten können, diese aber nach Blutdrucknormalisierung i.d.R. wieder verschwinden. Zur Verlaufskontrolle eignen sich Blutdruckselbstkontrollen sowie ABDM.
Der Blutdruck soll nicht zu rasch/zu stark gesenkt werden (→ Sturzgefahr durch Orthostase), Antihypertonika nicht abrupt absetzen (Rebound-Gefahr mit Blutdruckanstieg).

Merke: Ziel ist es, den Blutdruck zu normalisieren mit dem nebenwirkungsärmsten Mittel. Die Auswahl richtet sich nach individueller Verträglichkeit, Begleiterkrankungen und evtl. Interaktionen mit anderen Medikamenten, die der Patient einnimmt. Aufgrund des zirkadianen Blutdruckverhaltens mit Höchstwerten am Morgen und Tiefstwerten im Schlaf sollten Antihypertensiva morgens nach dem Wachwerden genommen werden; evtl. weitere Dosen in Abhängigkeit vom RR-Tages- und Nachtprofil.

ABDM-Messungen lassen erkennen, ob eine abendliche Dosis eines Antihypertensivums erforderlich ist oder nicht (z.B. bei normalen Druckwerten in der Nacht). Nächtliche Hypotonien müssen vermieden werden, insbesondere bei älteren Patienten! (Gefahr der zerebralen Ischämie und des orthostatischen Kollapses beim Aufstehen mit evtl. Frakturfolgen!)

- **Bevorzugte Zweifach-Kombinationen:**

Kombination aus einem ACE-Hemmer oder einem ARB[1] mit einem Dihydropyridin-Kalziumantagonisten[2] oder einem Diuretikum[3]. Ein Betablocker[4] in Kombination mit einem Diuretikum[3] oder eine Substanz aus den anderen Hauptklassen ist eine Alternative, wenn es eine spezifische Indikation für einen Betablocker gibt (siehe oben).

1) ARB = Angiotensin-Rezeptorblocker = Angiotensin II-Antagonisten = AT1-Blocker = Sartane
2) Nur lang wirkende Kalziumantagonisten
3) Als Diuretikum werden HCT, Chlortalidon oder Indapamid eingesetzt, wobei eine Kombination mit Amilorid möglich ist (unter Kontrolle des Serum-Kaliums).
4) Betablocker nicht kombinieren mit Kalziumantagonisten vom Non-Dihydropyridin-Typ wie Diltiazem und Verapamil

Eine Kombination von ACE-Hemmern und ARB wird wegen ungünstiger Ergebnisse in der ONTARGET-Studie nicht empfohlen.
Die Kombination Betablocker + Diuretikum zeigt ein erhöhtes Diabetesrisiko.
Unter einer Kombinationstherapie von Diuretika und RAS-Blockern sollen NSAR wegen des erhöhten Risikos für ein ANV nicht eingesetzt werden.

- **Dreifach-Kombinationen:**

Kommt es nach Austestung verschiedener Zweierkombinationen nicht zu einer Blutdrucknormalisierung, fügt man ein geeignetes 3. Antihypertonikum hinzu. Die beste Kombination scheint hierbei Diuretikum + Kalziumantagonist + ACE-Hemmer (oder ARB) zu sein.

- **Therapieresistenz (resistente Hypertonie):**

Def.: Eine arterielle Hypertonie gilt als therapieresistent (durch ABDM und häusliche Messungen kontrolliert), wenn sie sich durch eine tatsächlich durchgeführte Dreifach-Therapie nicht leitliniengerecht einstellen lässt.
Hypertoniker mit echter Therapieresistenz haben ein um 50 % erhöhtes kardiovaskuläres Risiko.
Vo.: Prävalenz ca. 5 % aller Hypertoniker

Oft liegt eine **Pseudo-Resistenz** vor, verursacht durch
Diagnosefehler:
- Unerkannte sekundäre Hypertonie (Diagnostik einleiten)
- Unerkannte Weißkittelhypertonie oder maskierter Hypertonus
- Messfehler (falsche Manschettenbreite, Gerät defekt oder nicht geeignet)
- Unerkannte Veränderung des Hypertonus (engmaschige Kontrolle, Reevaluation)
- Selten maligne Hypertonie (siehe oben)

Therapiefehler:
- Mangelnde Compliance (lange Verschreibungsintervalle, NW, zu viele Tabletten)
- Missachtung von Allgemeinmaßnahmen (siehe oben)
- Medikamenteninteraktionen: Einnahme von Medikamenten, die eine Hypertonie begünstigen (Östrogene, Glukokortikosteroide, NSAR u.a.)
- Substanzmissbrauch (Drogen, andere Medikamente)

Maßnahmen bei echter Resistenz (nach Ausschluss therapierbarer Ursachen):
Überprüfung der bisherigen Antihypertensivakombination und Modifikation des Therapieschemas; Vierfach-Kombination und Einsatz von Mineralokortikoidrezeptor-Antagonisten = Aldosteronantagonisten (Spironolacton, Eplerenon), was sich gut bewährt hat. KI: GFR ≤ 45 ml/Min und/oder Kalium ≥ 4,5 mmol/l.
Bei Bedarf wird als 4. Mittel ein Antihypertonikum der Reserve eingesetzt.
Interventionelle Therapie wird nur in Zentren im Rahmen von klinischen Studien empfohlen:
- Renale Sympathikusdenervierung (RSD): Verödung sympathischer Nervenfasern in der Adventitia der Nierenarterien mittels intravasaler Radiofrequenzablation.
- Barorezeptorstimulation des Karotissinusknotens (Baroreflex-Aktivierungstherapie [BAT]) ist eine experimentelle Therapie zur Blutdrucksenkung, deren Effektivität nicht eindeutig belegt ist.

Antihypertonika der 1. Wahl (mit gesichertem prognostischen Nutzen):

- **Diuretika** werden als Antihypertonika niedrig dosiert (z.B. Chlortalidon (25 mg) oder HCT (12,5 mg) erhöht das Risiko für Nicht-Melanom-Hautkrebs - regelmäßiges Screening). Durch Dosissteigerung wird keine weitere Blutdrucksenkung erzielt. Diuretika werden oft als Kombinationspartner mit anderen Antihypertonika eingesetzt. Diuretika wirken ungünstig bei Diabetes mellitus. (Einzelheiten: Siehe Kap. Herzinsuffizienz)

  Beachte: Vorsicht bei der Kombination von HCT und Schleifendiuretikum. Hierbei kommt es durch eine sequenzielle Nephronblockade zu einer starken Natriurese!

- **Betablocker:** Die ESC-Leitlinien zählen Betablocker weiterhin zu den 5 Antihypertonika der ersten Wahl (die englischen und US-Leitlinien tun das nicht mehr). Bei Postinfarktpatienten oder Herzinsuffizienz sind Betablocker aus prognostischer Sicht unverzichtbar.
  Bevorzugt für die antihypertensive Therapie werden Beta$_1$-selektive Betablocker ohne sympathomimetische Eigenwirkung (Einzelheiten: Siehe Kap. Antiarrhythmika).

- **Antagonisten des Renin-Angiotensin-Aldosteron-Systems (RAAS):**

Angiotensinogen → Angiotensin I → Angiotensin II → AT_1-Rezeptor

Renin	ACE	Aldosteron	
⊥	⊥	⊥	⊥
Reninhemmer*)	ACE-Hemmer	Aldosteronantagonisten	AT_1-Blocker

*) Mittel der Reserve

Eine Kombination von ACE-Hemmern und ARB sollte unterbleiben (ungünstige Studienergebnisse).

- **ACE-Hemmer (Prilate):**
  Wi.: Blockierung des Angiotensin-Converting-Enzyme, das Angiotensin I in das vasokonstringierende Angiotensin II umwandelt → Folgen:
  - Senkung des peripheren Gefäßwiderstandes durch verminderte Angiotensin-II-Produktion
  - Verminderung der durch Angiotensin II induzierten Stimulation des sympathikoadrenergen Systems bzw. der Katecholaminfreisetzung
  - Drosselung der Aldosteron- und ADH-Sekretion und damit Verminderung der Natrium- und Wasserretention mit nachfolgender Volumenabnahme
  - Hemmung des Abbaus des Vasodilatators Bradykinin (→ synergistische Wirkung)
  - Hemmung der aldosteroninduzierten Myokardfibrose, Hemmung des Gefäßremodellings (über Bradykinin)
  - Prognoseverbesserung bei Patienten mit Herzinsuffizienz
  - Senkung der kardiovaskulären Mortalität bei kardiovaskulären Risikopatienten
  - Verzögerung des Fortschreitens einer diabetischen Nephropathie

  Die kardioprotektive Wirkung wird durch gewebsständige Wirkungen der ACE-Hemmer u.a. im Herz und in den Blutgefäßen erklärt (Gewebe-Renin-Angiotensin-System). Die Mehrzahl der ACE-Hemmer sind Prodrugs, die erst in der Leber zu biologisch aktiven "Prilaten" hydrolysiert werden. Captopril und Lisinopril sind aktive Wirksubstanzen. ACE-Hemmer verursachen keine negativen Veränderungen des Lipid- und Glukosestoffwechsels.

  WW: Hyperkaliämie bei Kombination von ACE-Hemmern mit kaliumsparenden Diuretika, Kaliumpräparaten, Ciclosporin oder Cotrimoxazol. Evtl. Wirkungsverminderung der ACE-Hemmer durch NSAR. Bei gleichzeitiger Lithiumtherapie kann der Serumlithiumspiegel steigen. Bei gleichzeitiger Gabe von Allopurinol ist das Leukopenierisiko erhöht. Bei Diabetikern und gleichzeitiger Therapie mit Insulin oder oralen Antidiabetika wurden Hypoglykämien beobachtet (→ evtl. Dosis reduzieren).

  NW: Reizhusten ist rel. häufig (5 -10 %), wird durch Bradykinin vermittelt und verursacht Therapieabbrüche; Kopfschmerzen, Schwindel, gastrointestinale Störungen; Hyperkaliämie (nicht mit kaliumretinierenden Diuretika kombinieren). Andere NW sind selten: Störungen des Geschmacksinns, Proteinurie, Nieren-/Leberfunktionsstörungen, Cholestase, Exantheme, Leukopenien, Agranulozytose, Angioödem (Th.: Icatibant - siehe dort), Vaskulitis, allergische Lungenveränderungen, Myalgien, erhöhtes Hypoglykämierisiko bei Diabetikern u.a.

Bei Patienten mit stimuliertem Renin-Angiotensin-System (z.B. Herzinsuffizienz, Nierenarterienstenose, Diuretikabehandlung) kann es zu Beginn der Therapie zu bedrohlichem Blutdruckabfall kommen → daher mit kleinster Dosis beginnen! Bei Niereninsuffizienz müssen die Dosen reduziert werden. Urin-, Kreatinin- und Blutbildkontrollen sind angezeigt.
Ind.: Arterielle Hypertonie, Zustand nach Herzinfarkt, Herzinsuffizienz
KI: Schwangerschaft (Risiko der ACE-Hemmer-Fetopathie), Stillzeit, beidseitige Nierenarterienstenose oder Nierenarterienstenose bei Einzelniere, Transplantatniere, gleichzeitige Therapie mit kaliumsparenden Diuretika, Hyperkaliämie, gleichzeitige immunsuppressive Therapie, Unverträglichkeitsreaktionen (Husten, Angioödem), Leberinsuffizienz, schwere Niereninsuffizienz (Kreatininclearance < 30 ml/min), Aorten- und Mitralstenose, obstruktive hypertrophische Kardiomyopathie, Hyposensibilisierungsbehandlung u.a.

Freiname	**Handelsnamen z.B.**	**Wirkungsdauer bei einmaliger Gabe (h)**	**mittlere Tagesdosis (mg)**
Captopril	**Generika**	bis 12	12,5 - 50
Cilazapril	Dynorm®	bis 18	2,5 - 5
Enalapril	**Generika**	bis 18	5 - 20
Benazepril	**Generika**	bis 24	5 - 20
Fosinopril	**Generika**	bis 24	5 - 20
Lisinopril	**Generika**	bis 24	5 - 20
Moexipril	Fempress®	bis 24	3,75 - 15,0
Perindopril	**Generika**	bis 24	4 - 8
Quinapril	**Generika**	bis 24	5 - 20
Trandolapril	Udrik®, Tarka®	bis 24	1 - 2
Ramipril	**Generika**	bis 48	2,5 - 5

- **Angiotensin II-Antagonisten = Angiotensin-Rezeptorblocker (ARB) = AT_1-(Rezeptor-)Antagonisten = AT_1-Rezeptorblocker = AT_1-Blocker = Sartane:**

Wi: AT_1-Rezeptorblocker hemmen die Wirkung von Angiotensin II am AT_1-Rezeptor → Blutdrucksenkung und Hemmung des Gefäßremodellings. Studien, die eine Verbesserung der klinischen Endpunkte belegen, liegen vor (z.B. ONTARGET-Studie für Telmisartan)

NW: Selten Kopfschmerzen, Müdigkeit, gastrointestinale NW, Diarrhö (Olmesartan-Enteropathie); Hyperkaliämie (WW siehe ACE-Hemmer), Kreatininerhöhung, Leberfunktionsstörungen. Husten und Angioödem werden im Gegensatz zu ACE-Hemmern nur sehr selten beobachtet (wegen fehlender Wirkung auf den Bradykininabbau); Einzelfälle von Stomatitis, Geschmacksverlust, Parästhesien u.a.

KI: Schwangerschaft (Risiko der Sartan-Fetopathie), Stillzeit, beidseitige Nierenarterienstenose, primärer Hyperaldosteronismus, Aorten- und Mitralklappenstenose, Hyperkaliämie, Leberinsuffizienz, Cholestase u.a.

Ind.: 1. Arterielle Hypertonie
2. Herzinsuffizienz (Losartan, Valsartan, Candesartan) bei Unverträglichkeit oder KI von ACE-Hemmern
3. Nach Herzinfarkt bei Unverträglichkeit/KI von ACE-Hemmern

Freiname	**Handelsname z.B.**	**Mittlere Tagesdosis (mg)**
Azilsartan	Edarbi®	40 - 80
Candesartan	**Generika**	4 - 32
Eprosartan	**Generika**	600
Irbesartan	**Generika**	75 - 300
Losartan	**Generika**	50 - 100
Olmesartan	**Generika**	10 - 40
Telmisartan	**Generika**	40 - 80
Valsartan	**Generika**	80 - 320

Bei der Therapie der Herzinsuffizienz oder nach Herzinfarkt wird mit der kleinsten Dosis begonnen und in Abhängigkeit von der Verträglichkeit langsam höher dosiert; das gilt auch für ACE-Hemmer und Betablocker.

- **Kalziumantagonisten (KA):**

Wi.: Die im Handel befindlichen L-Kanal-Antagonisten blockieren die L-(long lasting)Kalziumkanäle an den Gefäßen → arterielle Vasodilatation (Nachlastsenkung)

1. KA vom Non-Dihydropyridin-Typ (Verapamil, Diltiazem, Gallopamil)
   Sie wirken an Gefäßen und Herz! Am Herzen wirken sie negativ ino-, chrono-, dromo- und bathmotrop. Sie zählen zu den Klasse IV-Antiarrhythmika (siehe dort) und dürfen nicht mit Betablockern kombiniert werden (Gefahr von AV-Block u./o. Bradykardie)

2. KA vom Dihydropyridin-(DHP-) = Nifedipin-Typ:
Dihydropyridine sind gefäßselektiv; die Senkung des peripheren Widerstands kann zu einer Reflextachykardie führen und pektanginöse Beschwerden provozieren! Sie dürfen mit Betablockern kombiniert werden, wodurch die Reflextachykardie vermieden werden kann.

Freiname	Handelsname, z. B.	Mittlere Tagesdosis (mg)
Amlodipin	**Generika**	1 x 5
Felodipin	**Generika**	1 x 5
Isradipin	Vascal®	1 x 5
Lercanidipin	**Generika**	1 x 10
Manidipin	Manyper®	1 x 10
Nifedipin	**Generika**	2 x 20
Nilvadipin	Nivadil®, Escor®	1 x 8
Nisoldipin	Baymycard®	1 x 10
Nitrendipin	**Generika**	1 x 20

Beachte: Kurzwirksame KA zeigen in einigen Studien ungünstige prognostische Wirkung und sind daher zur Therapie der KHK und Hypertonie nicht indiziert; bei instabiler Angina pectoris und akutem Herzinfarkt sind sie sogar kontraindiziert. Indikationen für kurzwirksame KA sind supraventrikuläre Tachykardie (Verapamil) und Prinzmetalangina (Koronarspasmus). - Für die antihypertensive Therapie sollten nur lang wirksame Kalziumantagonisten eingesetzt werden.

NW: Flush, Kopfschmerzen, Schwindel, Müdigkeit, allergische Reaktionen, Parästhesien, Knöchelödeme (durch periphere Vasodilatation), selten Blutbildveränderungen u.a.

KI: Herzinsuffizienz (NYHA III und IV), instabile Angina pectoris und akuter Herzinfarkt, Schwangerschaft, Stillzeit u.a.

Zusätzliche KI für KA vom Non-Dihydropyridin-Typ: Kranker Sinusknoten, AV-Block > I°, Bradykardie; gleichzeitige Therapie mit Betablockern, Vorhofflimmern bei WPW-Syndrom u.a.

WW: Erhöhung des Digoxin-Plasmaspiegels → evtl. Dosisreduktion von Digoxin und Konzentrationsbestimmung im Plasma.
Eine Kombination von Betablockern und Verapamil/Diltiazem ist rel. kontraindiziert wegen Summation der negativ chronotropen und dromotropen Wirkung (Gefahr des AV-Blockes, insbesondere bei vorgeschädigtem Reizleitungssystem und der Bradykardie).

Antihypertonika der Reserve (ohne gesicherten prognostischen Nutzen):

1. Alpha1-(Rezeptoren)Blocker: Doxazosin, Bunazosin, Prazosin, Terazosin, Urapidil
   Nachdem Doxazosin in der ALLHAT-Studie hinsichtlich der Entwicklung einer Herzinsuffizienz ungünstiger abgeschnitten hat als das Diuretikum Chlortalidon, sollten Alpha1-Blocker nicht zur Monotherapie der Hypertonie verwendet werden.

2. Zentral wirkende Sympathikolytika (Antisympathotonika):
   - Alpha2-(Rezeptor-)Agonisten: Clonidin
     Wi.: Stimulation der Alpha2-Adrenorezeptoren (und evtl. Imidazol-Rezeptoren des Hirnstamms) → Zentral postsynaptisch: Sympathikussenkung; peripher präsynaptisch: Verminderte Noradrenalin-Freisetzung über gesteigertes, negatives Feedback. RR ↓, HF ↓, HZV ↓
     NW: Sedierung, Mundtrockenheit, Orthostasereaktion, Obstipation, Bradykardie, Schlafstörungen, evtl. Albträume, Potenzstörungen, depressive Verstimmung.

     Merke: Plötzliches Absetzen kann Blutdruckkrisen auslösen! Zu hohe Dosierungen können über periphere Alpha1-Rezeptoren den Blutdruck steigern!

     Ind: Clonidin bei hypertensiver Krise/Notfall

     KI: Sick-Sinus-Syndrom, Bradykardie, AV-Block > I°, Depressionen, Leber- oder Niereninsuffizienz, Schwangerschaft u.a.
     Dos: 0,15 - 0,9 mg/d
   - Moxonidin: Soll eine erhöhte Affinität zu Imidazolinrezeptoren der Medulla oblongata besitzen. Da es keinen Einfluss auf das RAAS hat, kann bei stationärer Hypertonieabklärung eine passagere Moxonidin-Einstellung sinnvoll sein.
   - Methyldopa
     Wi.: α-Methyldopa wird metabolisiert zu α-Methylnoradrenalin; dieser "falsche Neurotransmitter" stimuliert im ZNS zentrale α2-Rezeptoren und dadurch die Empfindlichkeit des Barorezeptorenreflexes → reflektorische Sympathikolyse.
     NW: Allergien, Coombs-positive autoimmunhämolytische Anämie, medikamentös induzierter Lupus, Sedierung, Mundtrockenheit, Natrium- und Wasserretention, Orthostasereaktion, Leberschäden, Potenzstörungen, Gynäkomastie, psychische Störungen u.a.
     Unter Einnahme von Methyldopa kommt es zu falsch positiven Werten der Katecholamine im Urin!

Ind: Nur noch Schwangerschaftshypertonie
KI: Lebererkrankungen, Niereninsuffizienz, Depressionen
Dos: 2 - 3 x täglich 250 mg oral; Methyldopa nicht abrupt absetzen (Gefahr der Blutdruckkrise); Dosisreduktion bei Niereninsuffizienz, Kontrolle von Blutbild, Coombs-Test, evtl. Anti-Histon-Ak

3. Arterioläre Vasodilatatoren:
Wi.: Arterioläre Vasodilatation durch direkte Wirkung an der glatten Gefäßmuskulatur.
Ind.: Therapierefraktäre Hypertonien, Dihydralazin auch bei Schwangerschaftshypertonie
- Dihydralazin (Nepresol®)
NW: Reflektorische Tachykardie mit evtl. Auslösung einer Angina pectoris → mit Betablockern kombinieren; Orthostase, Kopfschmerzen, gastrointestinale NW; die Häufigkeit eines medikamentös induzierten Lupus ist dosisabhängig (keine Tagesdosen > 100 mg!). Langsamazetylierer sind besonders gefährdet. Gesteigerte Na^+- und H_2O-Retention: Kombination mit Diuretikum.
KI: z.B. koronare Herzkrankheit
- Minoxidil (Lonolox®): Stärkster peripherer Vasodilatator
NW: Reflektorische Tachykardie, Natrium- und Wasserretention → daher immer Kombination mit Diuretikum und Betablocker, häufig Hypertrichose (störende NW bei Frauen) u.a.
KI: z.B. koronare Herzkrankheit, Herzinsuffizienz, rel. kontraindiziert bei Frauen wegen Hypertrichose

4. Reninhemmer (Renininhibitoren): Aliskiren (Rasilez®)
Wi.: Durch Hemmung des Enzyms Renin wird die Umwandlung von Angiotensinogen in Angiotensin I gehemmt. Die Spiegel von Angiotensin II und Aldosteron sinken. Wirkdauer bis 24 h. Prognostischer Nutzen nicht bewiesen.
NW: Oft Diarrhö, gel. Hautausschlag, selten Angioödem, periphere Ödeme, Kaliumanstieg u.a.
KI: Gleichzeitige Therapie mit ACE-Hemmern oder ARB zeigte ungünstige Resultate (ALTITUDE-Studie bei Typ 2-Diabetikern)
Dos: Mittlere Tagesdosis 150 - 300 mg

Regeln für die antihypertensive Therapie älterer Patienten (> 80 J.):
- Auch bei Patienten > 80 J. ist eine Hypertonietherapie indiziert und führt zu einer Reduktion der Gesamtmortalität sowie der Komplikationen durch Herzinsuffizienz und Schlaganfall. Ein RR > 160 mmHg systolisch sollte behandelt werden.
- Vorsichtige langsame Blutdrucksenkung. Zielwert auch 140/90 mmHg
- Verzicht auf Normalisierung des Blutdrucks, wenn anhaltende Störungen des Allgemeinbefindens oder Nebenwirkungen der medikamentösen Therapie, insbesondere Orthostase mit Sturzrisiko, auftreten. Bei > 80jährigen Hypertonikern mit reduziertem Allgemeinzustand führt eine straffe Blutdruckeinstellung zur Verschlechterung der Prognose mit erhöhter Mortalität!
- Wahl des Antihypertensivums unter Berücksichtigung von Begleiterkrankungen.
- Vermeidung von Schleifendiuretika und Alphablockern wegen potenzieller Sturzgefahr
- Behandlungsbeginn mit niedrigen Dosen und einfachem Therapieschema (Compliance!)
- Regelmäßige Blutdruckkontrollen, auch im Stehen (1 und 3 Minuten nach dem Aufstehen aus liegender Position). Ein orthostatischer Blutdruckabfall mit Symptomen ist zu vermeiden (Gefahr von orthostatischem Kollaps, Sturz und Fraktur).
- Regelmäßige Kontrolluntersuchungen mit Frage nach subjektiven Nebenwirkungen und Kontrolle wichtiger Laborparameter (z.B. Kalium, Kreatinin, Blutzucker u.a.)
- Nutzung von Blutdruck-Selbstmessungen (mit Protokollen) und ABDM

Therapie der Schwangerschaftshypertonie:
Eine antihypertensive Therapie dient der Vermeidung mütterlicher zerebro- und kardiovaskulärer Komplikationen. - Eine Blutdrucksenkung hat keinen Einfluss auf das Entstehen einer Präeklampsie.
- Zusammenarbeit zwischen Gynäkologen und Internisten/Nephrologen
- Bei leichter Gestationshypertonie ambulante Therapie, Schonung, Alkohol- und Nikotinkarenz
- Bei Präeklampsie stationäre Therapie
- Tägliche Selbstmessung des Blutdrucks morgens + abends (oft auch nächtliche Hypertonie!) + Kontrollen von Körpergewicht, Urinbefund, Nierenfunktion, Leberenzymen, Thrombozyten
- Indikation für eine medikamentöse Therapie asymptomatischer Schwangerer nach ESC 2018 bei RR-Werten ≥ 150/95 mmHg, bei Gestationshypertonie bei RR-Werten > 140/90 mmHg
- Zielblutdruck: < 140/90 mmHg
- Geeignete orale Antihypertensiva in der Schwangerschaft:
  - Mittel der 1. Wahl: Methyldopa
  - Mittel der 2. Wahl: $Beta_1$-selektive Betablocker (Metoprolol), Kalziumantagonisten (retardiertes Nifedipin).
    Anm.: HCT zeigte in Studien keine Nachteile. Die ESC rät jedoch von Diuretika ab.
  - ACE-Hemmer und AT_1-Blocker sind kontraindiziert!

- Notfalltherapie der Eklampsie mit generalisierten Krämpfen:
  - Magnesiumsulfat: 2 - 5 g langsam i.v. oder Diazepam: 5 - 10 mg langsam i.v.
  - Dihydralazin: 6,25 mg oder Urapidil 12,5 mg i.v.

Merke: Die einzige mögliche kausale Therapie der Präeklampsie ist die frühestmögliche Beendigung der Schwangerschaft; bei HELLP-Syndrom sofortiger Schwangerschaftsabbruch! Die konservative stationäre Therapie bis zur Entbindung besteht in parenteraler antihypertensiver + antikonvulsiver Therapie (siehe oben).

Kochsalzrestriktion ist bei Schwangerschaftshypertonie nicht indiziert, da hierdurch (wie auch durch Diuretika) das Plasmavolumen abnimmt und die Uterusdurchblutung ungünstig beeinflusst wird.

Prävention der Eklampsie:

Bei Frauen mit hohem Risiko: ASS in einer Dosierung von 100 mg/d ab der 12. bis zur 36. SSW führt zu einer deutlichen Reduktion der Präeklampsie-Inzidenz und zu einer Abnahme der Frühgeburten und der perinatalen Mortalität.

Hypertensive Krise und hypertensiver Notfall [I10.91]

Def: Hypertensive Krise: Kritischer Blutdruckanstieg (> 180/120 mmHg) ohne Symptome eines akuten Organschadens. - Memo: Unterschiedliche Grenzwerte in der Literatur!

Hypertensiver Notfall: Kritischer Blutdruckanstieg mit vitaler Gefährdung durch Organschäden: Hochdruckenzephalopathie, intrakranielle Blutungen, retinale Blutungen, Papillenödem, akute Linksherzinsuffizienz, Lungenödem, instabile Angina pectoris, Herzinfarkt, Aortendissektion. Blutdruckmessung an beiden Armen, engmaschige Kontrolle!

Th.:
- Bei hypertensiver Krise reicht es, den Blutdruck nach 30 Min. Ruhe zu kontrollieren und innerhalb von 24 h durch orale Gabe von Antihypertensiva zu senken. Der Blutdruck darf nicht massiv und abrupt gesenkt werden, insbes. bei Patienten mit kardialen oder zerebrovaskulären Erkrankungen. Bei ischämischen Schlaganfall ist der Blutdruck in 50 % d.F. reaktiv erhöht und normalisiert sich bei 2/3 der Patienten innerhalb von 24 - 48 h. Eine Indikation zur vorsichtigen Blutdrucksenkung besteht nur bei wiederholten Blutdruckwerten > 220/120 mmHg. Stets schonende RR-Senkung, nicht mehr als ca. 25 % gegenüber dem Ausgangswert!
- Bei einem hypertensiven Notfall mit vitaler Bedrohung muss die Therapie sofort beginnen, Einleitung durch den Notarzt und unverzügliche Klinikeinweisung mit Notarztbegleitung!
  Senkung des Blutdrucks um maximal 30 % innerhalb der ersten Stunde!
  Ausnahmen: Akute Linksherzinsuffizienz (dann innerhalb 15 Min. < 140/90 mmHg) oder Aortendissektion (< 120 mmHg systolisch anstreben); intrazerebrale Blutung (< 140 mmHg systolisch innerhalb 1 h).
  Oberstes Gebot: Primum nihil nocere! (Dem Patienten keinen Schaden zufügen!)

1. Ambulante Erstbehandlung (Therapiealternativen mit Wirkungseintritt nach ca. 10 Min.):
   - Nitroglyzerin (Glyceroltrinitrat): z.B. Nitrolingual® als Spray
     Mittel der 1. Wahl bei Angina pectoris, Linksherzinsuffizienz, Lungenödem
     Dos: 2 - 3 Hübe je 0,4 mg
   - Kurz wirkende Kalziumantagonisten (z.B. Nifedipin oder Nitrendipin in schnell resorbierbarer Form) sind bei akutem Koronarsyndrom und Herzinfarkt kontraindiziert.
     Dos: 5 mg oral (Kapsel zerbeißen oder hinunter schlucken)
   - Urapidil: Dos: 25 mg langsam i.v.
   - Clonidin: Dos: 0,075 mg langsam i.v. oder s.c.
   - Zusätzlich: - Bei Zeichen der Überwässerung Gabe von Furosemid (20 - 40 mg i.v.).
     - Bei Linksherzinsuffizienz sitzende Lagerung des Patienten u.a.

   Eine Wiederholung der Medikation ist bei allen genannten Medikamenten möglich.
2. Stationäre Therapie auf Intensivstation:
   - Fortsetzung der ambulant begonnenen Therapie per infusionem (Nitroglyzerin, Urapidil, Clonidin oder Dihydralazin) unter engmaschiger Blutdruckkontrolle; dabei wird die Infusionsgeschwindigkeit auf hochnormale bis leicht erhöhte Blutdruckwerte titriert. Dos: z.B. Nitroglyzerin 1 - 5 mg/h und mehr.
   - Zusätzliche Gabe von 20 - 40 mg Furosemid i.v., sofern keine KI vorliegen (z.B. Dehydratation)
   - Bei hypertensiver Krise infolge terminaler Niereninsuffizienz: Höhere Furosemiddosen, Hämomodialyse

RENOVASKULÄRE HYPERTONIE [I15.00]

Def: Eine renovaskuläre Hypertonie wird verursacht durch signifikante einseitige oder doppelseitige Nierenarterienstenose (NAST). Hämodynamisch relevant ist ein Stenosegrad ab 65 - 70 %. Von ischämischer Nephropathie spricht man bei eingeschränkter Nierenfunktion infolge einer NAST.

Vo.: 1 % aller Hypertonien; bei Patienten mit Hypertonie > 65 J. beträgt die Prävalenz ca. 7 %.

Ät.:
1. Arteriosklerotische Nierenarterienstenose (ANAST) (75 %): m > w; höheres Alter
2. Renale fibromuskuläre Stenose (25 %): w > m; jüngeres Alter; in 60 % bilateral
3. Selten andere Ursachen: z.B. Aneurysma der A. renalis; Arteriitis (z.B. Panarteriitis nodosa, Takayasu-Arteriitis)

Pg.: Eine Nierenarterienstenose mit einer Lumeneinengung von 60 % und mehr führt zum Goldblatt-Effekt (= Aktivierung des Renin-Angiotensin-Aldosteron-Systems) mit renovaskulärer Hypertonie. Die ANAST entwickelt sich meist sekundär auf dem Boden einer primären Hypertonie und evtl. weiteren arteriosklerotischen Risikofaktoren.

KL.: Als klinische Kriterien, die auf eine Nierenarterienstenose hindeuten, gelten:
1. Schwer einzustellende Hypertonie trotz Einsatz von ≥ 3 verschiedener Antihypertensivaklassen; fehlende nächtliche Blutdrucksenkung
2. Hypertonie bei gesicherter Atherosklerose (KHK, AVK oder zerebrovaskuläre Erkrankung)
3. Hypertonie mit epigastrischem Strömungsgeräusch, paraumbilikal oder an den Flanken
4. Plötzlich auftretendes Lungenödem im Rahmen einer hypertensiven Krise („flash pulmonary edema") oder wiederholte Phasen von akuter Herzinsuffizienz
5. Plötzlicher Beginn einer Hypertonie insbesondere vor dem 25. oder nach dem 50. Lebensjahr
6. Verschlechterung der Nierenfunktion (Kreatininanstieg > 30 - 50 %) nach Beginn einer Therapie mit einem ACE-Hemmer oder einem Angiotensin II-Rezeptorblocker
7. Hypertonie und Nierenschrumpfung oder Größendifferenz der Nieren > 1,5 cm

Di.:
1. Screeningverfahren, die nur bei Vorhandensein der o.g. klinischen Kriterien zur Anwendung kommen sollten:
   - Farbdopplersonografie (FKDS) (bestes Screeningverfahren, jedoch abhängig von der Erfahrung des Untersuchers). Stenosehinweise sind V_{max} A. renalis ≥ 2 m/s, intrarenaler Widerstandsindex (RI) < 0,5, Seitendifferenz des RI > 5.
   - Spiral-CT (Strahlenbelastung und potenziell nephrotoxische Röntgenkontrastmittel: Relative KI bei GFR < 30 ml/min)
   - MR-Angiografie (bei GFR < 30 ml/min ist die Gabe von Gadolinium als Kontrastmittel kontraindiziert → Gefahr der nephrogenen systemischen Fibrose).
2. Diagnosesicherung:
   Intraarterielle digitale Subtraktionsangiografie (i.a.-DSA) ist Goldstandard: Ermöglicht die Abschätzung einer hämodynamisch relevanten Stenose bei systolischem transstenotischen Druckgradienten > 10 - 15 %, evtl. ergänzend intravaskuläre Sonografie. Die DSA sollte nur bei gleichzeitiger Möglichkeit zur Ballonkatheterdilatation erfolgen und wenn der Patient mit evtl. PTA einverstanden ist!

Th.:
- Perkutane transluminale Angioplastie (PTA) der stenosierten Nierenarterie mit oder ohne Stent
  Ind.: 1. Fibromuskuläre Stenose: PTA ohne Stent - Erfolgsrate bis 50 %
  2. Bei ANAST > 70 % ist die PTA-Stent-Therapie meist nicht wirksam und daher nur in Ausnahmesituationen indiziert: Bei therapierefraktärer Hypertonie oder bei rasch progredienter Niereninsuffizienz oder nach hypertoniebedingtem Lungenödem. Bei einem intrarenalen Widerstandsindex = RI ≥ 0,8 profitieren die Patienten oft nicht mehr von einer Beseitigung der Stenose.

  Ko.: Intimadissektion, Cholesterinembolien, Restenosierung (> 30 % d.F. bei arteriosklerotischer Stenose), Nierenfunktionsverschlechterung durch Kontrastmittelanwendung
- Bei den übrigen Fällen mit hohem Alter, hoher Komorbidität, RI-Wert > 0,8 konservative Therapie mit mehreren Antihypertensiva unter Verwendung von ACE-Hemmern oder ARB

Ergebnisse nach Angioplastie bzw. Operation: Blutdrucknormalisierung in ca. 75 % d.F. bei fibromuskulärer Stenose, jedoch nur in ca. 20 % bei arteriosklerotischer Stenose (oft fixierte nephrogene Hypertonie). In der CORAL-Studie zeigte sich keine prognostische Verbesserung durch Stenttherapie. Die Prognose der ischämischen Nephropathie ist ungünstig: 5-Jahres-Mortalität ca. 50 %.

PHÄOCHROMOZYTOM [D35.0] (benigne); [C74.1] (maligne)

Vo.: Ca. 0,1 % aller Hypertonien; Inzidenz: < 1/100.000/Jahr. Medianes Alter bei den sporadischen Formen 40 - 50 J., bei den hereditären Formen < 40 J. Bei Screening-Untersuchungen werden auch asymptomatische Phäochromozytome gefunden.

Def: Phäochromozytome sind katecholaminproduzierende neuroendokrine Tumoren des chromaffinen Gewebes des Nebennierenmarks oder der extraadrenalen Paraganglien. 2/3 der Phäochromozytome sezernieren Adrenalin + Noradrenalin. Extraadrenal gelegene Tumoren oberhalb des Zwerchfells bilden nur Noradrenalin, maligne Phäochromozytome bilden auch Dopamin.
90 % der adrenalen Tumore sind gutartig; 10 % sind maligne (bei extraadrenalen Tumoren ca. 30 %).
90 % sind einseitig, 10 % sind doppelseitig.
80 % der Phäochromozytome sind im Nebennierenmark lokalisiert, der Rest extraadrenal im Bereich des abdominellen oder thorakalen Grenzstranges (Paragangliom). Bei Kindern sind 1/3 der Tumoren extraadrenal.
40 % der Pat. zeigen eine Keimbahn-Mutation. Phäochromozytome sind in bis zu 25 % d.F. hereditär:
1. Multiple endokrine Neoplasie (MEN), Typ 2 (Mutation des RET-Protoonkogens)
2. von-Hippel-Lindau-Syndrom Typ 2 (Mutation im VHL-Gen)
3. Neurofibromatose Typ 1 (M. Recklinghausen; Mutation des Neurofibromatose Typ 1-Gens)
4. Paragangliom-Syndrome 1 - 5 (Mutationen in den Succinatdehydrogenase-Genen SDHD, SDHAF2, SDHC, SDHB und SHA)
5. Hereditäres Phäochromozytom-Syndrom (Mutationen in den Genen TMEM127 und MAX)

Weitere Prädipositionsgene → Internet-Info *www.LOVD.nl*

KL.:
- Paroxysmale Hypertonie mit Blutdruckkrisen (50 % bei Erwachsenen)
- Persistierende Hypertonie (50 % bei Erwachsenen - bei Kindern jedoch 90 %)

Bes. während einer Blutdruckkrise, die manchmal durch Palpation des Abdomens ausgelöst werden kann, klagt der Patient oft (75 %) über Kopfschmerzen, Schwitzen, Herzklopfen, Tremor, innere Unruhe, evtl. Abdominal- oder Flankenschmerzen. Evtl. paradoxer Blutdruckanstieg nach Gabe von Betablockern.

Weitere Befunde:
- Blasse Haut!
- Hyperglykämie und Glukosurie (1/3 d.F.)
- Leukozytose
- Gewichtsverlust (Hypermetabolismus)

Beachte: Gewichtszunahme und Gesichtsröte sprechen gegen ein Phäochromozytom. Bei den nicht paroxysmalen Fällen mit Dauerhypertonie ist die Diagnose schwieriger.

DD:
- Blutdruckkrisen anderer Genese, insbes. bei fortgeschrittener Niereninsuffizienz
- Bei Hyperglykämie Diabetes mellitus
- Hyperthyreose
- Kokain- oder Amphetaminmissbrauch

Di.:
- ▸ Verdächtige Klinik: Hypertonie (-krisen) mit Herzklopfen, Kopfschmerzen, Schweißausbruch, Gesichtsblässe, 24 h-Blutdruckmessung (fehlende Nachtabsenkung)
- ▸ Nachweis einer autonomen Katecholaminüberproduktion:
  Eine biochemische Diagnostik sollte bei folgenden Patienten vorgenommen werden:
  - Patienten mit neu aufgetretener therapieresistenter Hypertonie
  - Patienten mit paradoxer Blutdruckreaktion während Anästhesie oder operativer Eingriffe
  - Patienten mit einer hereditären Prädisposition bezüglich eines Phäochromozytoms
  - Asymptomatische Patienten mit einem Inzidentalom der Nebennieren
  - Patienten mit plötzlichen Panikattacken

  Aufgrund der niedrigen Prävalenz des Phäochromozytoms wird ein biochemisches Screening bei asymptomatischen Patienten mit Hypertonie i.d.R. nicht durchgeführt.

  Beachte: 2 Wochen vor Labordiagnostik interferierende Medikamente möglichst absetzen (z.B. Sympathomimetika, Alpha-Blocker, Antidepressiva, Clonidin). Diuretika, Kalziumantagonisten, ACE-Hemmer und Sartane brauchen nicht unbedingt abgesetzt zu werden.

Leitlinie der Endocrine Society 2014:
1. Bestimmung der freien Plasma-Metanephrine unter strengen Abnahmebedingungen (Legen einer Venüle, mind. 30 Min. Ruhelagerung des Patienten vor Blutabnahme). Ein Phäochromozytom wird wahrscheinlich bei einzelnen Werten > 3fachem der Norm oder gleichzeitig erhöhtem Metanephrin und Normetanephrin.
2. Alternativ können auch die fraktionierten Metanephrine im angesäuerten 24 h-Urin bestimmt werden.

3. Bei Verdacht auf Phäochromozytom/Paragangliom zusätzliche Bestimmung von 3-Methoxytyramin, Dopamin und Homovanillinsäure im Plasma
4. Bestätigungstest:
   Ind.: Bei klinischem Verdacht auf Phäochromozytom und nur mäßig erhöhten Katecholaminmetaboliten
   Clonidin-Hemmtest (Voraussetzung: systolische Blutdruckwerte > 120 mmHg): Nach Gabe von Clonidin sinkt durch zentrale Hemmung des sympathischen Nervensystems bei gesunden Probanden die Plasmakonzentration der Katecholaminmetaboliten, nicht dagegen bei autonomer Katecholaminsekretion infolge eines Phäochromozytoms.
5. Lokalisationsdiagnostik:
   - (Endo-)Sonografie
   - CT oder MRT des Abdomens (Sensitivität ca. 95 % und Spezifität ca. 75 %)
   - Szintigrafie oder SPECT (Single Photonen-Emissions-CT) mit ^{123}Jod-MIBG (Metajodbenzylguanidin) zum Ausschluss oder Nachweis extraadrenaler Phäochromozytome. Bei negativem MIBG-Befund kann bei fortbestehendem Tumorverdacht auch eine Somatostatin-Rezeptor-Szintigrafie durchgeführt werden.
   - Ein ^{18}F-DOPA-PET kann zum Einsatz kommen, falls die genannten Verfahren negativ ausfallen, der Tumorverdacht aber weiter besteht, bes. bei ektopen Tumoren.
6. Genetische Beratung und Diagnostik: Alle Patienten mit einem Paragangliom sollten hinsichtlich einer Keimbahnmutation genetisch untersucht und beraten werden. Bei Nachweis einer Mutation empfiehlt sich eine Mutations-spezifische Testung von Verwandten 1. Grades.

Th.: Laparoskopische Tumorentfernung (falls das nicht geht: Offene Operation)
Beim unilateralen Phäochromozytom unilaterale Adrenalektomie. Bei MEN-2-Syndrom und bilateralen Tumoren bilaterale subtotale (organerhaltende) Adrenalektomie (zur Vermeidung einer lebenslangen Substitution von Glukokortikoiden).

Folgende Punkte sind zu beachten:
- "No touch"-Technik (um Ausschüttung von Katecholaminen zu verhindern)
- Präoperative Alphablockade (Phenoxybenzamin); bei Tachyarrhythmie in Kombination mit Betablockern (aber nur nach suffizienter Alphablockade)
- Perioperative Volumenauffüllung und natriumreiche Kost (zur Prophylaxe eines postoperativen Blutdrucksturzes)
- Postoperativ auf Hypoglykämie achten!
- Nachuntersuchungen in den ersten 5 Jahren

Ansonsten konservative Therapie:
- Therapie einer hypertonen Krise: Siehe dort
- Bei Inoperabilität: Therapie mit Alphablockern (Phenoxybenzamin, Prazosin) oder α-Methyl-p-Tyrosin = MPT (Demser®, in Deutschland nicht zugelassen), das die Tyrosinhydroxylase und somit die Synthese von Katecholaminen hemmt.
- Bei metastasierendem Phäochromozytom: Chirurgische Resektion soweit möglich, Therapie mit ^{131}J-MIBG oder ^{90}Y-DOTATE und ^{137}Lu-DOTATE, Thermoablation, Chemotherapie und Radiatio. Dadurch Verzögerung des Fortschreitens der Erkrankung.

Prg: > 50 % der Patienten mit benignem Phäochromozytom werden nach der Operation normotensiv, bei den übrigen Fällen liegt zusätzlich eine essenzielle Hypertonie vor. Im Langzeitverlauf zeigen ca. 15 % der Patienten ein Rezidiv; deshalb sind Kontrolluntersuchungen indiziert.

Conn-Syndrom als Ursache einer Hypertonie: Siehe Kap. Endokrinologie / Stichwortverzeichnis

CHRONISCHE ARTERIELLE HYPOTONIE [I95.9] UND ORTHOSTATISCHE HYPOTONIE [I95.1]

Def:
- Arterielle Hypotonie: RR < 100 mmHg systolisch.
  Eine regulative Hypotonie findet sich bei gut trainierten Menschen: Der Kreislauf befindet sich bei ihnen in Ruhe in einer parasympathikotonen Schonstellung.
- Orthostatische Hypotonie (OH):
  Gestörte Blutdruckregulation: Abfall des systolischen Blutdrucks um mind. 20 mmHg oder des diastolischen Blutdrucks um mind. 10 mmHg im Stehen innerhalb von 3 Min. nach dem Aufstehen im Vergleich zu den Ruhewerten nach 4 Min. Liegen. Ursache ist ein Versacken des venösen Blutes in den Beinen und im Splanchnikusgebiet. Dabei kann es zu Symptomen zerebraler Minderperfusion kommen: Schwindel, Benommenheit, Sehstörungen, Kopfschmerzen, evtl. Synkope. Bei intaktem autonomen Nervensystem kommt es reaktiv zu Sympathikus-

aktivierung mit Tachykardie, Blässe, kalten Extremitäten, Schweißausbruch, evtl. Übelkeit. Bei Erkrankungen mit Störung des autonomen Nervensystems fehlen diese reaktiven Symptome. Die Ruheblutdruckwerte können dabei hypo-, normo- oder sogar hyperton sein, sodass der Ruheblutdruck für die Diagnose nicht entscheidend ist! Bis zu 50 % der Patienten haben im Liegen hypertone Werte.

Anm.: Die Autoregulation der Hirndurchblutung, die über Tonusveränderungen der kleinen Hirngefäße die Hirndurchblutung im Bereich von 70 - 180 mmHg konstant erhält (Bayliss-Effekt), funktioniert nicht mehr vollständig bei arteriosklerotisch erstarrten Hirngefäßen; hier kann es schon bei plötzlichem Abfall des systolischen Druckes < 120 mmHg zu neurologischen Ausfallerscheinungen mit Sturzgefahr kommen.

Ep.: Orthostatische Hypotonien werden bei älteren Menschen > 65 J. in 25 % beobachtet.

Einteilung und Ätiologie:

A) Arterielle Hypotonie

1. Primäre (essenzielle) Hypotonien (häufigste Form):
   Bevorzugt junge Frauen von leptosomalem Habitus, familiäre Häufung wird beobachtet. Harmloser Befund, keine Krankheit.
2. Sekundäre Hypotonien:
   - Medikamentös induziert: z.B. Psychopharmaka, Antiarrhythmika, Antihypertonika, Diuretika, Koronarmittel, Vasodilatanzien
   - Endokrin bedingt: Hypothyreose, Nebennierenrindeninsuffizienz, HVL-Insuffizienz, Hypoaldosteronismus
   - Kardiovaskulär bedingt: z.B. Aortenklappenstenose, Herzinsuffizienz, Rhythmusstörungen, pulmonale Hypertonie, konstriktive Perikarditis
   - Immobilisation, lange Bettlägerigkeit, nach Infektionskrankheiten
   - Hypovolämie und Hyponatriämie unterschiedlicher Genese

B) Orthostatische Hypotonie

1. Im Rahmen einer Hypotonie, insbesondere sekundäre H.
2. Varikosis und postthrombotisches Syndrom
3. Störungen des autonomen Nervensystems mit asympathikotoner OH (fehlende reaktive Sympathikusaktivierung): z.B.
   - Diabetische autonome Neuropathie (häufig!)
   - Polyneuropathien verschiedener Genese, M. Parkinson
   - Isolierte autonome Insuffizienz (Bradbury-Egglestone-Syndrom)
   - Multisystematrophie (Shy-Drager-Syndrom u.a.)
   - Baroreflexversagen
   - Dopamin-β-Hydroxylase-Mangel, u.a.

   } selten

Nach dem Verhalten von Puls und Blutdruck im Schellong-Stehversuch 3 Reaktionstypen:

- Sympathikotone OH = häufigster Typ (2/3 aller Fälle)
  Abnahme des systolischen Blutdrucks > 20 mmHg bei unterschiedlichem Verhalten des diastolischen Blutdrucks, Anstieg der Pulsfrequenz um mehr als 16/min
- Asympathikotone OH:
  Absinken des systolischen (> 20 mmHg) und diastolischen Blutdruckes (> 10 mmHg), Pulsfrequenz gleich bleibend oder abfallend
- Orthostase-Intoleranz (Syn. Posturales orthostatisches Tachykardiesyndrom = POTS):
  Pulsanstieg um > 30/Min oder HF-Anstieg > 120/Min ohne Hypotonie

Schellong-Test:
10 Min. Liegen (L) + 10 Min. Stehen (S), Messen von Blutdruck + Puls im Abstand von 1 Minute (oder als Schnelltest nach 1, 3 und 5 Min.)

Normale Reaktion:
Blutdruckabfall systolisch < 20 mmHg/diastolisch < 10 mmHg. Da das Kreislaufverhalten eine Tagesrhythmik zeigt, sollte der Schellong-Test zu verschiedenen Tageszeiten wiederholt werden.

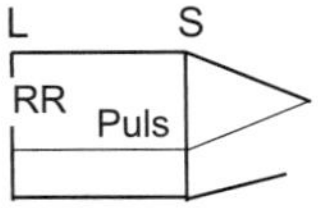

Sympathikotone Form der OH

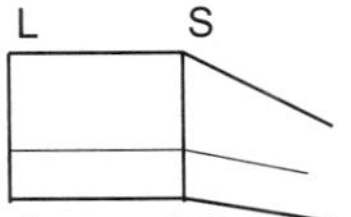

Asympathikotone Form der OH

KL.: 1. Eine arterielle Hypotonie hat meist keinen Krankheitswert. Ausnahme: Es treten Symptome der zerebralen Minderdurchblutung und Leistungsminderung auf:
- Nachlassen der Leistungsfähigkeit, rasche Ermüdbarkeit, lange morgendliche "Anlaufzeit", Störung der Konzentrationsfähigkeit
- Depressive Verstimmung, innere Unruhe, Schlafstörung
- Kalte Hände und Füße (DD: Vegetative Dystonie)

2. Orthostatische Hypotonie und Orthostase-Intoleranz (Blutdruckabfall > 20 mmHg systolisch und/oder 10 mmHg diastolisch im Schellong-Test): Schwindelgefühl, Schwarzwerden oder Flimmern vor den Augen beim Aufstehen aus dem Bett oder beim Bücken, evtl. orthostatischer Kollaps (Synkope): Plötzlicher Blutdruckabfall infolge akuter Verminderung des venösen Rückstromes zum Herzen mit Bewusstseinstrübung oder kurzfristigem Bewusstseinsverlust. Ko.: Frakturen!
- Kopfschmerzen, Ohrensausen
- Kardiale Sensationen: Herzklopfen, Schmerzen in der Herzgegend, Beklemmungsgefühl

Di. der Hypotonie:
Anamnese, Klinik, Schellong-Test, 24 h-Blutdruckmessung, kausale Diagnostik

Th.: a) Kausal: Bei den symptomatischen Hypotonien: z.B. Weglassen von Medikamenten, die eine Hypotonie oder Orthostasereaktion verursachen (z.B. Diuretika, Psychopharmaka u.a.)
b) Symptomatisch: Niedriger Blutdruck per se ist keine Behandlungsindikation. Bei Beschwerden infolge Hypotonie (hypotoner Symptomenkomplex) genügen meist Allgemeinmaßnahmen.

1. Allgemeinmaßnahmen:
- Vermehrte Kochsalzzufuhr (z.B. Salzbutterbrot zum Frühstück) + vermehrte Flüssigkeitszufuhr (2 - 3 ℓ/d); häufigere, kleine Mahlzeiten - KI: Herzinsuffizienz
- Kreislauftraining (Sport)
- Massagen, Hydrotherapie (Kneipp)
- Schlafen mit um 20 Grad angehobenem Oberkörper vermindert eine evtl. Hypertonie im Liegen, die nächtliche Diurese und Orthostasereaktion am Morgen
- Langsames Aufstehen nach Bettruhe
- Kompressionsstrumpf(hosen)
- Bei Neigung zu OH Überkreuzen der Beine im Stehen oder evtl. Hockstellung

2. Medikamente (ohne Evidenz für Nutzen)
- Sympathomimetika (Alpha-Adrenorezeptoragonisten), z.B. Midodrin (Gutron®), Etilefrin
  NW: Palpitationen, Herzrhythmusstörungen, innere Unruhe, Zittrigkeit, Piloerektion, Angina pectoris bei KHK, Miktionsstörung bei Prostatahypertrophie
  KI: KHK, Herzrhythmusstörungen, Prostatahypertrophie, Engwinkelglaukom, Hyperthyreose, Schwangerschaft und Stillzeit (Ausnahme: Etilefrin KI nur im 1. Trimenon der Schwangerschaft)
  Ind.: Hypo- und asympathikotone OH - Dos: z.B. Etilefrin 5 - 10 mg 1 - 3 x/d
- Mineralokortikosteroide: Fludrocortison (Astonin® H)
  Wi.: Natriumretention mit Vermehrung des zirkulierenden Blutvolumens
  NW: Hypokaliämie, Natrium-/Wasserretention, evtl. mit Ödemen und Gewichtszunahme, Hypertonie, Depressionen, Akne
  KI: Herzinsuffizienz u.a.
  Ind.: Asympathikotone OH (in Kombination mit Sympathomimetika)
  Dos: 0,1 mg/d (initial evtl. mehr)

SYNKOPE [R55]

Internet-Infos: *ESC-Leitlinie 2018, DGN-Leitlinie 2020*

Def: Plötzlich einsetzender, kurz andauernder, spontan reversibler Bewusstseinsverlust (TLOC = transient loss of consciousness) infolge zerebraler Minderperfusion mit oder ohne Hinstürzen. In 20 % kommt es dabei zu Verletzungen.

Ep.: Ca. 40 % aller Menschen erleiden in ihrem Leben mind. eine Synkope.

Einteilung (ESC und DGK):
1. Reflexvermittelte Synkopen:
   - Neurokardiogene Synkope (NCS): = Vasovagale Synkope (VVS): Häufigste Form der Synkope bei gesunden Personen.
     Prodromi einer NCS: Schwindel, Schwarzwerden vor den Augen, Herzklopfen, Schwitzen, Blässe, Übelkeit u.a.

Pg.: Angst, Schmerz und Stress lösen eine Reflexkaskade aus mit Verminderung der Sympathikus- und Zunahme der Parasympathikusaktivität → Blutdruckabfall und Bradykardie → NCS (Emotionssynkope).
Di.: Kipptischversuch: Der auf einem Kipptisch fixierte Patient wird nach 15 Min. Liegen um 60 - 80° passiv aufgerichtet und bis zu 45 Min. so positioniert. Tritt eine Synkope ein, ist der Test positiv und beweist die vasovagale Synkope.
- Karotis-Sinus-Syndrom mit Synkopen
- Hustensynkope } pressorische Synkopen
- Miktionssynkope
- Lachsynkope

2. Orthostatische Synkope: Auslösende Faktoren sind plötzliches Aufstehen aus liegender Position oder längeres Stehen
   Pg.: Versagen des vasokonstriktorischen Reflexes im Bereich der Kapazitätsgefäße (Venen) der Beine.
3. Kardiovaskuläre Synkope:
   - Arrhythmogene Synkope durch Bradyarrhythmien, Morgagni-Adams-Stokes-Anfall, Tachyarrhythmien
   - Synkopen durch Herz-/Lungenerkrankungen: z.B. Synkopen bei Aortenklappenstenose, HOCM, Lungenembolie

DD: Andere Ursachen eines Bewusstseinsverlustes:
Hypoxie, Hyperventilation/Hypokapnie, epileptischer Anfall (lateraler Zungenbiss), TIA (bei vertebrobasilärer Ischämie), dissoziativ-psychogene Anfälle (ungewöhnliche Verrenkungen in der Attacke, Augenschluss, psychische Auffälligkeiten u.a.)
Nichtepileptische Sturzanfälle (drop attacks) ohne Bewusstseinsverlust
Anamnese und Gesamtablauf des Anfalls sind dabei wichtig und zu erfragen!

Di.: - (Fremd-)anamnese (am wichtigsten!): Genaue Umstände der Bewusstlosigkeit erfragen!
- Medikamentenanamnese
- Klinik / Labor / Blutdruck / 12-Kanal-Ekg/Loop-Rekorder

Anamnese / Befund	Diagnose
Schmerz oder emotionale Stresssituationen, langes Stehen mit prämonitorischen Symptomen wie „weiche Knie“ oder „flaues Gefühl im Bauch“	Vasovagale Synkope (NCS = neurocardiogenic syncope)
Synkope unmittelbar nach dem Aufstehen. Abfall des systolischen Blutdrucks im Stehen > 20 mmHg bzw. auf < 90 mmHg	Orthostatische Synkope
Pathologisches EKG: • Sinusbradykardie < 40/min • Sinusknotenstillstand > 3 Sekunden • AV-Block Grad II (Typ Mobitz) / Grad III • Wechselnder Links- und Rechtsschenkelblock	Arrhythmogene Synkope (Morgagni-Adams-Stokes-Anfall)

Weitere Diagnostik:

Test	Vermutete Diagnose
Kipptisch-Untersuchung	NCS (vasovagale Synkope)
Schellong-Test (3 Minuten)	Orthostatische Synkope
Echokardiografie Ergometrie Langzeit-EKG Event-Rekorder (ILR = implant loop recorder)	Arrhythmogene Synkope (Morgagni-Adams-Stokes-Anfall)

- Ergänzende Diagnostik: Ausschluss eines Karotis-Sinus-Syndroms (siehe dort); evtl. neurologisches Konsil, evtl. elektrophysiologische Untersuchung (EPU) bei V.a. arrhythmogene Synkope

Th.: • der orthostatischen Synkope:
Flachlagerung mit angehobenen Beinen; weitere Einzelheiten: Siehe Kap. „Orthostatische Hypotonie“

• Optionen zur Prophylaxe einer NCS:
- Erlernen Prodromi zu erkennen und durch rechtzeitiges Setzen/Hinlegen eine NCS zu vermeiden. Isometrische Übungen: Kreuzen der Beine, Anspannen der Gesäßmuskulatur (physikalische Gegendruckmanöver). Jendrassik-Handgriff (Finger ineinander haken und mit beiden Armen kräftig nach außen ziehen). Salz- und Flüssigkeitszufuhr; Absetzen von Medikamenten mit blutdrucksenkender NW. Meiden von Dehydratation, Stress, Alkoholkonsum, heiße Räume u.a. Auslösern
- Verordnung von Kompressionsstrümpfen/-hosen
- Kipptisch-Training in spezialisierten Kliniken oder Stehtraining

- Arrhythmogene Synkopen: Therapie der kardialen Grundkrankheit, Indikation zur Herzschrittmacher-/ICD-Therapie prüfen.

Prg: Reflexvermittelte Synkopen und orthostatische Synkopen haben eine gute Prognose (sofern kein Unfall passiert).
Arrhythmogene Synkopen bei strukturellen Herzerkrankungen haben ein erhöhtes Sterberisiko durch plötzlichen Herztod in Abhängigkeit von der kausalen Erkrankung.

ANHANG:

SCHWINDEL (VERTIGO) [R42]

Vo.: Nach Kopfschmerzen zweithäufigste Ursache für ärztliche Konsultationen, Prävalenz im Alter zunehmend (bis zu 40 % der über 80-jährigen - Lebenszeitprävalenz mittelschweren und schweren Schwindels bis zu 30 %)

Def: Unangenehm empfundene verzerrte Wahrnehmung (Scheinwahrnehmung) des umgebenden Raumes oder von Bewegungen, häufig mit vegetativen Symptomen (insb. Übelkeit und Brechreiz) vergesellschaftet. Schwindel entsteht durch gestörtes Zusammenspiel von visueller, vestibulärer und somatosensorischer Wahrnehmung.

Schwindelformen (allgemein): Bewegungsschwindel (Dreh-, Schwank-, Liftschwindel) und unsystematischer Schwindel (Benommenheitsgefühl ohne Bewegungskomponente); Attacken- oder Dauerschwindel

Formen vestibulären Schwindels:

1. Benigner paroxysmaler Lagerungsschwindel
   Ep.: Im höheren Alter zunehmend: Bis zu 10 % bei 80-jährigen; w : m = 2 : 1
   PPh: Kanalolithiasis/Kupulolithiasis der Bogengänge
   KL.: Drehschwindelattacken (< 30 Sek. andauernd) mit oder ohne Übelkeit und Oszillopsien (Scheinbewegungen der Umwelt), ausgelöst durch Kopfwendung (insb. morgens)
   Di.: Körperliche Untersuchung mit Lagerungsmanövern nach Dix-Hallpike und Supine-Roll-Test (Auslösung des Nystagmus bei Störung im posteriorem Bogengang nach einigen Sekunden, für 15 - 30 Sekunden anhaltend, crescendo-decrescendoartiger Verlauf, rasches Abklingen von Nystagmus und Schwindel in Ruhe; bei gestörtem horizontalen Bogengang kaum ermüdbarer Nystagmus, Auftreten ohne Latenz, linear-horizontaler Nystagmus)
   Prg: Klingt häufig spontan innerhalb von Wochen ab, persistiert unbehandelt in 30 % d.F.
   Th.: Lagerungsmanöver nach Epley und Semont (sog. Befreiungsmanöver) für posterioren Bogengang, „Barbecue"-Rotation für horizontalen Bogengang
2. Neuritis vestibularis
   Syn: Neuropathia vestibularis, Neuronitis vestibularis
   Ep.: Inzidenz 3,5/100.000/J., Krankheitsgipfel 30. - 60. Lj.
   PPh: Akuter einseitiger teilweiser oder vollständiger Vestibularisausfall unklarer Genese
   KL.: Akut einsetzend Tage bis Wochen anhaltend, starker Dauerdrehschwindel mit Verstärkung bei Kopfwendung, Oszillopsien, ipsiversive Fallneigung, Übelkeit und Erbrechen, keine Hörstörung, horizontaler Spontannystagmus zur gesunden Seite (verstärkt beim Blick zum Nystagmus); pathologischer Halmagyi-Curthoys-Kopfimpulstest (rasche Kopfdrehung und Fixation eines stationären Punktes) und ggf. pathologische kalorische Prüfung; im Verlauf ggf. benigner paroxysmaler Lagerungsschwindel ipsilateral oder phobischer Schwankschwindel
   Th.: Antivertiginosa (z.B. Dimenhydrinat) nur innerhalb der ersten 48 h, sonst Verzögerung der zentralen Kompensation; Methylprednisolon initial 100 mg/d, Reduktion alle 4 Tage um 20 mg; physikalische Therapie und Physiotherapie
3. M. Ménière
   Ep.: Lebenszeitprävalenz 0,5%, Häufigkeitsgipfel: 40. - 60. Lj., m > w
   PPh: Endolymphhydrops des Labyrinths
   KL.: Drehschwindelattacken mit Übelkeit/Erbrechen, einseitige Hörminderung (Tieftonbereich), Tinnitus, Ohrdruck, im Verlauf bis 50 % beidseits
   Di.: Audiometrie, AEP
   Th.: Evidenzlage zur Therapie unsicher, ggf. Hochdosistherapie mit Betahistin (bis zu 3 x 48mg)

Weitere Form vestibulären Schwindels: Bilaterale Vestibulopathie und Vestibularisparoxysmie: Siehe HNO-Literatur/Internet

Formen nicht-vestibulären Schwindels:

1. Internistische Ursachen, z.B.:
   - Nichtkardial: Orthostatischer Schwindel (häufig bei ca. 20 % der > 65jährigen), Hyperventilation, Panikattacken, Anämie, Hypoglykämie, postinfektiös, Hypoxie, medikamentös (blutdrucksenkende Mittel, Sedativa, Antidepressiva, Antiepileptika u.a.)
   - Kardial: Synkopen (siehe dort), Herzrhythmusstörungen (Tachy-/Bradykardien), strukturelle Herzerkrankungen mit vermindertem Herzminutenvolumen (z.B. Myokardinfarkt, Klappenvitien, Kardiomyopathien)
2. Somatoformer Schwindel/phobischer Schwankschwindel (siehe auch Post-fall-Syndrom):
   KL.: Fluktuierender Dauerschwank- und Benommenheitsschwindel, seltener Drehschwindel; oft diffuse Symptomatik (Benommenheit, Leere im Kopf, Angst); subjektive Gang- und Standunsicherheit; häufig im Verlauf Kombination mit anderen somatoformen Störungen
   Th.: Psychotherapie, anfangs ggf. SSRI (ggf. kurzfristig Anxiolytika, z.B. Lorazepam), Gangschulung
3. Okulärer Schwindel (Störungen der Okulomotorik, Visusstörungen)
4. Zervikogener Schwindel:
   Ausschlussdiagnose, Besserung durch physikalische Maßnahmen und Krankengymnastik

   Memo: Bei älteren Patienten ist die Kombination mehrerer Ursachen für den Schwindel häufig (sensorische Defizite, z.B. Polyneuropathie - neurodegenerative Ursachen, z.B. Parkinson-Syndrom - Medikamente, Alkohol u.a.).

SCHOCK [R57.9]

Internet-Infos: *Deutsches Ärzteblatt, Heft 45/9.11.2018*

Def.: Allen Schockformen ist ein gravierendes Missverhältnis von O_2-Angebot und O_2-Bedarf gemeinsam. Klinischer Ausdruck eines Kreislaufversagens, welches zu einer inadäquaten zellulären Sauerstoff-Nutzbarmachung führt. Akute Minderperfusion vitaler Organsysteme, die zu einem globalen Missverhältnis zwischen Sauerstoffangebot und Sauerstoffbedarf auf zellulärer Ebene führt mit Hypoxie der Gewebe und metabolischen Störungen.

Pg.: Dem Blutdruckabfall im Schock folgt kompensatorisch eine Ausschüttung von Katecholaminen mit Herzfrequenzanstieg und Engerstellung von Arteriolen und venösen Kapazitätsgefäßen. Daher kann initial der arterielle Blutdruck noch normal sein. Aufgrund der unterschiedlichen Verteilung von α- und β-Rezeptoren erfolgt eine Umverteilung der zirkulierenden Restblutmenge (Zentralisation) um die Durchblutung lebenswichtiger Organe, wie Herz, Gehirn, Lunge und Leber zu gewährleisten. Bei Minderperfusion von Organen mit Gewebshypoxie kommt es zellulär zu einem Umschalten von aerober auf anaerobe Energiegewinnung mit Ausbildung einer Hyperlaktatämie und metabolischen Azidose. Entwicklung von Organdysfunktionen (siehe Abschnitt septischer Schock).

Ät.: **4 Hauptgruppen:**

I. Volumen:

1. Hypovolämischer Schock
   - Hämorrhagischer Schock
   - Traumatisch-hämorrhagischer Schock + Gewebeschädigung
   - Hypovolämischer Schock, Abnahme zirkulierendes Plasmavolumen ohne Blutung
   - Traumatisch-hypovolämischer Schock + Gewebeschädigung
2. Distributiver Schock (häufigste)
   - Septischer Schock
   - Anaphylaktisch / anaphylaktoider Schock
   - Neurogener Schock

II. Auswurf:

3. Kardiogener Schock
   - Myokardiales Pumpversagen
   - Brady- und Tachyarrhythmien
   - Herzklappen: Akute Insuffizienz, dekompensierte Stenose
4. Obstruktiver Schock
   Obstruktion großer Gefäße (z.B. Lungenembolie)

Ad 1.: Unzureichende Durchblutung von Organen aufgrund eines meist akuten intravasalen Volumenmangels ohne bzw. mit Blutung

Ad. 2.: Relative Hypovolämie infolge einer pathologischen Umverteilung des absoluten intravasalen Volumens (häufigste Form); endotheliale Dysfunktion: Fehlregulierte Steuerung des Gefäßtonus mit Vasodilatation, Verteilungsstörungen und Volumenverschiebungen in der Makro- und Mikrozirkulation sowie Erhöhung der vaskulären Permeabilität (kapilläres Lecksyndrom)
Ad 3.: Primär kardiale Funktionsstörung mit kritischer Verminderung der kardialen Pumpleistung, verursacht durch eine systolische oder diastolische Funktionsstörung mit Verminderung der Auswurfleistung oder Beeinträchtigung der ventrikulären Füllung
Ad 4.: Durch Obstruktion großer Gefäße oder des Herzens verursacht.

Oft Kombination dieser Mechanismen, wie im septischen Schock: Hypovolämie, Vasodilatation, kardiale Funktionsstörungen und mitochondriale Dysfunktion mit Gerinnungsstörungen.

Schockspirale: Der Circulus vitiosus kann unterschiedliche Ursachen haben. Einmal begonnen, schreitet das Geschehen ohne adäquate therapeutische Intervention mit zunehmender Dynamik kontinuierlich fort!

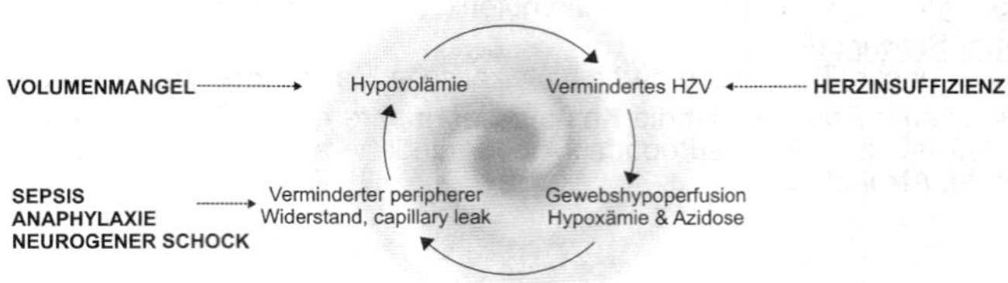

Vo.: Anhaltswerte bezüglich der Häufigkeitsverteilung: Distributiv ~ 65 % (~ 60 % septisch, ~ 5 % anaphylaktisch/neurogen), hypovolämisch ~ 20 %, kardiogen ~ 15 %, obstruktiv ~ 2 %

KL.: Klinische, hämodynamische, bildgebende und biochemische Zeichen
Schockindex = Puls / $RR_{syst.}$ (> 1 Schock)
Ad 1., 3., 4.: Feucht-kühle, blasse Haut, Durst, Oligurie
Ad 2.: Warme Haut, Flush; neurogen: RRsyst. < 100 mmHg und Bradykardie < 60/Min.
Anaphylaxie: Vier Schweregrade der anaphylaktischen Reaktion:
0: Lokal begrenzte kutane Reaktion ohne klinische Bedeutung
I: Allgemeinsymptome (Schwindel, Kopfschmerz, Angst u.a.) + Hautreaktionen (Flush, Juckreiz, Urtikaria u.a.)
II: Zusätzlich: Blutdruckabfall + Tachykardie sowie gastrointestinale Symptome (Übelkeit, Erbrechen u.a.), leichte Dyspnoe
III: Zusätzlich: Bronchospasmus (Asthmaanfall) und Schock, selten auch Larynxödem mit inspiratorischem Stridor
IV: Atem-, Kreislaufstillstand
Ad 3.: Feuchte Rasselgeräusche über den basalen Lungenabschnitten, Dyspnoe

Ko.: Mehrorgandysfunktion (reversibel) bzw. Multiorganversagen (irreversibel) als Folge der Imbalance zwischen O_2-Bedarf und O_2-Angebot

DD: Beim Volumenmangel kollabierte Venen, bei kardialen Faktoren und Obstruktion gestaute Venen, gut zu beurteilen am Zungengrund und am Hals.

Di.: Basiert auf klinischen, hämodynamischen und biochemischen Zeichen
3 Komponenten:
1. Arterielle Hypotension assoziiert mit Brady-/Tachykardie: RR_{syst} < 90 mmHg + MAP < 70 mmHg
2. Gewebshypoperfusion
   - Kutan (kalte und klamme Haut, Vasokonstriktion und Zyanose, Niedrig-Flusszustände)
   - Renal (Urinmenge < 0,5 ml/kg KG/h)
   - Neurologisch (veränderter Bewußtseinslage, Desorientiertheit, und Verwirrtheit)
3. Hyperlaktatämie (> 2 mmol/l): Abnormalen zellulären Sauerstoffmetabolismus anzeigend

- Anamnese: Nach Trauma mit Blutverlust hypovolämischer Schock wahrscheinlich
- Körperliche Untersuchung: Hautfarbe und Temperatur, Jugularvenenfüllung, periphere Ödeme
- Klinische Untersuchungen: ABCDE: Atemwege, Belüftung, Circulation (Kreislauf), Disability (Neurologie), Exposition; Puls, Blutdruck, Atmung, Auskultation, Bewusstseinslage, Sensorik, Motorik, Echo (bei jedem Patienten im Schock): Perikarderguss; Größe und Pumpfunktion linker und rechter Ventrikel; atemabhängige Füllung der Vena cava; Kalkulation des aortalen Velocity-time-Integrals als Maß für Schlagvolumen

Th.: **Therapieziele Hämodynamik:**

- Arterieller Druck
  MAP von 65 - 70 mmHg, ggf. höher in Abhängigkeit vom Erreichen einer Wiederherstellung der Gewebeperfusion, beurteilbar durch Urinproduktion, Hautdurchblutung, kognitive Funktion; dynamische den statischen Variablen vorziehen für Ansprechen auf Flüssigkeitszufuhr
- HZV: Nach Korrektur einer Hypoxie und einer schweren Anämie ist das HZV die Hauptdeterminante des Sauerstoffangebots
  Messung der gemischt-venösen Sauerstoffsättigung (SvO_2)
- SvO_2: Erniedrigt bei Patienten mit Niedrig-Fluss-Zuständen (hypovolämischer und kardiogener Schock) oder Anämie
  SvO_2: Normal oder erhöht bei Patienten mit distributivem Schock (anaphylaktischer und septischer Schock)
- Blutlaktatkonzentrationen
  Bei Niedrig-Fluss-Zuständen liegt der primäre Mechanismus für die Hyperlaktatämie in der Gewebshypoxie mit Entwicklung eines anaeroben Metabolismus. Serielle Laktatbestimmungen sind sinnvoll. Bei effektiver Therapie sollten die Laktatkonzentrationen innerhalb von Stunden abfallen. Ein Abfall von über 20 % innerhalb von 2 Stunden war mit einer reduzierten Krankenhausletalität verbunden.

Vier Therapiephasen:

1. Rettungsphase
   Ziel: Minimalen Blutdruck und HZV erzielen, vereinbar mit akutem Überleben
   Monitoring der Vitalparameter: Arterielle Druckmessung und ZVK
   - Arterielle Kanüle zum Monitoring des arteriellen Blutdrucks und zur Blutabnahme
   - Zentraler Venenkatheter zur Infusion von Flüssigkeit und von vasoaktiven Substanzen sowie zur Steuerung der Volumentherapie
2. Optimierungsphase
   Zelluläre Sauerstoffverfügbarkeit erhöhen. Adäquate Wiederherstellung des Kreislaufs
   Messung der SvO_2 (gemischtvenöse O_2-Sättigung) und der Laktatkonzentrationen zur Therapiesteuerung, evtl. HZV Monitoring
3. Stabilisierungsphase
   Organdysfunktionen vermeiden. Komplikationen minimieren. Organunterstützende Maßnahmen
4. Deeskalationsphase
   Entwöhnung von vasoaktiven Substanzen. Spontane Polyurie bewirken, Flüssigkeitselimination durch Diuretika oder Ultrafiltration, um negative Flüssigkeitsbilanz zu erzielen.
   Wiederherstellung der Kreislauffunktion schon während der Ursachenabklärung! Das initiale Management ist problemorientiert!

Schnelle Korrektur der Ursache:
- Kontrolle einer Blutung, Traumachirurgie
- Perkutane Koronarintervention bei Akutem Koronarsyndrom (ACS) - Perikarddrainage
- Thrombolyse oder Embolektomie bei massiver Lungenembolie
- Antibiose und Fokussanierung bei septischem Schock

VIP-Regel:
- Ventilation (Sauerstoffgabe: SaO_2 94 - 98 %, Hyperoxämie vermeiden
- Infusion (Wiederherstellung des Flüssigkeitsstatus)
- Pumpen (Gabe vasoaktiver Substanzen)

- Unterstützung der Atmung:
  Sofortige Sauerstoffgabe, um Sauerstoffangebot zu erhöhen und pulmonale Hypertension zu vermeiden. Maschinelle Beatmung (NIV/Intubation) bei schwerer Atemnot, Hypoxämie, oder persistierender bzw. sich verschlechternder Azidose (pH < 7,30). Zusätzlicher günstiger Effekt durch Verringerung des Sauerstoffbedarfs der Atemmuskulatur und der linksventrikulären Nachlast durch intrathorakale Druckerhöhung.
- Wiederherstellung des Flüssigkeitsstatus: Flüssigkeitsgabe, um den mikrovaskulären Blutfluss und das Herz-Zeit-Volumen zu verbessern. Ziel: Herz-Zeit-Volumen soll Vorlast-unabhängig sein, d. h. auf dem Plateauteil der Frank-Starling-Kurve. PICCO
  Flüssigkeits-Belastungs-Test durchführen, um die aktuelle Reaktion des Patienten auf Volumengabe zu bestimmen, z. B. passives Anheben der Beine.
  1. Art der Flüssigkeit: Erste Wahl Kristalloide
  2. Infusionsgeschwindigkeit: Initial 300 - 500 ml in 20 - 30 Min.
  3. Ziel der Flüssigkeitsgabe festlegen: Anstieg des arteriellen Druckes, Senkung der Herzfrequenz, Steigerung der Urinmenge
  4. Sicherheitsgrenzen bestimmen, um Lungenödem zu vermeiden

  Bei schwerer Hypotension und Persistenz trotz adäquater Flüssigkeitssubstitution

Akzeptierte Praxis: Vorübergehende Gabe vasoaktiver Substanzen während laufender Flüssigkeitsrekonstitution. Adrenerge Agonisten: Schnelles Ansprechen, hohe Potenz, kurze Halbwertszeit, leichte Dosisadjustierung.

- Noradrenalin: 1. Wahl, da α-adrenerge Eigenschaften, jedoch geringe β-adrenerge Effekte hilfreich, um HZV aufrechtzuerhalten (üblicherweise 0,1 - 2,0 µg/kg KG/min).
- Dobutamin: 1.Wahl, um HZV zu steigern, v.a. β-adrenerg, nicht mehr als 20 µg/kg KG/min

Cave: Dopamin nicht empfohlen. Adrenalin zeigte erhöhte Arrhythmierate u.a. nachteilige Effekte.

- Massivtransfusion: Verlust bzw. Austausch des zirkulierenden Blutvolumens innerhalb von 24 h, Verlust bzw. Austausch von 50 % des zirkulierenden Blutvolumens innerhalb von 3 h, anhaltender Blutverlust mit 150 ml/min, Transfusion von ≥ 10 Erythrozytenkonzentraten (EK) in 24 h, Substitutionsbedarf > 2 EK in 15 Min.

  Kritische Werte für die Gerinnung werden erreicht bei Verlust von 150 % des Blutvolumens für Fibrinogen, sowie von 200 % des Blutvolumens für Gerinnungsfaktoren und Thrombozyten.
  Stufenschema bei Massivtransfusion: 2.000 - 3.000 ml Vollelektrolytlösung + 5 EK, anschließend 5 EK + 5 Fresh Frozen Plasma (FFP), gefolgt von jeweils 5 EK + 5 FFP + 1 Thrombozytenkonzentrat (TK). Falls die Blutgruppe noch nicht bekannt ist, kann im Notfall verabreicht werden: Initial 4 - 6 EK „0 rh neg“ + 4 - 6 FFP der Blutgruppe AB (enthält weder anti-A noch anti-B) + 3 - 4 g Fibrinogen. Mind. 1-stündliche Bestimmung von Blutgasanalyse, Laktat, ionisiertem Calcium, Hb, Thrombozytenzahl, INR, PTT und Fibrinogen. Bei initial vorhandener Koagulopathie wird die Gabe von 3 - 4 g Fibrinogen, 15 ml/kg FFP sowie 2 Einheiten Thrombozyten empfohlen.

  - Bei Polytraumatisierten mit Massivtransfusion wird eine permissive Hypotension erwogen, d.h. bei Patienten ohne ZNS-Trauma ein MAP ≥ 65 mmHg (systol. RR 80 - 100 mmHg), sowie bei Patienten mit Schädelhirntrauma ein MAP ≥ 90 mmHg. Bei isotonen Vollelektrolytlösungen soll mind. das 2 - 3fache des Verlustes infundiert werden.
    Anm.: Die Gabe kolloidalen Volumenersatzes kann erwogen werden, der prognostische Nutzen ist aber nicht belegt.
  - Ein gepooltes TK aus 4 Vollblutspenden enthält ca. 2 - 4 x 10^{11} Thrombozyten. Die Therapieziele liegen bei einem Hb von 8 - 10 g/dL, sowie bei > 50 x 10^{9}/L für Thrombozyten.
  - Als Antifibrinolytikum kann Tranexamsäure 1 g als Bolus, gefolgt von 1 g/8 Stunden als Infusion verabreicht werden.
  - Das in den FFP zur Konservierung enthaltene Natriumzitrat führt zu einer Komplexbildung mit Calcium. In der Praxis werden 20 ml Calciumgluconat 10 % zur Kompensation des Citrats für jeweils 4 FFP appliziert.

- Risiko von Blutprodukten: Kontamination von Blutprodukten mit Bakterien, Parasiten und Viren und deren Übertragung wird mit ca. 1 : 3 Mio. angegeben und ist damit sehr niedrig. Das Risiko einer bakteriellen Kontamination ist bei Thrombozytenkonzentraten höher als bei Erythrozytenkonzentraten oder FFP, da Thrombozytenkonzentrate bei Raumtemperatur gelagert werden (22°C ± 2°C), wodurch bakterielles Wachstum begünstigt wird. Das Risiko für die Übertragung von Hepatitis B beträgt ca. 1 : 100.000 bis 1 : 1 Mio., von Hepatitis C weniger als 1 : 10 Mio., sowie von HIV ca. 1 : 10 Mio.
  Transfusion-related acute lung injury (= TRALI) mit Permeabilitätslungenödem durch Leukozyten-Ak im Spender-FFP ist als Komplikation sehr selten geworden, seit Frauen (Ak-Bildung im Rahmen der Schwangerschaft bzw. peripartal) nicht mehr als Spender für FFP sind.
  Fehltransfusion durch Verwechslung bei der Blutabnahme oder der Patientenidentifizierung (Vorkommen: 1 : 3.000 Patienten); leicht erhöhtes Risiko für TVT [tiefe Venenthrombose und LE [Lungenembolie]

- **Anaphylaxie - Therapie:**
  - Lagerung flach, Beine evtl. angehoben, O_2-Gabe
  - Weitere Antigenzufuhr stoppen, i.v.-Nadel nach Kontrastmittelapplikation liegen lassen! Großlumiger venöser Zugang.
  - Epinephrin (Adrenalin): Dos. Suprarenin®: 1 ml = 1 mg Epinephrin → 1 ml der Lösung mit 9 ml NaCl 0,9 % auf das 10fache verdünnen → 1 ml der 10fach verdünnten Lösung = 0,1 mg Adrenalin. Bei nicht reanimationspflichtigen Patienten sofort 0,3 - 0,5 mg i.m. Bei drohender Kreislaufdekompensation 0,1 mg i.v. (i.v.-Gabe kann nach einigen Min. wiederholt werden).
  - Rasche Volumensubstitution in ausreichender Menge (bei kardial suffizienten Erwachsenen 2.000 - 3.000 ml in 30 Min.)
  - Prednisolon: 500 - 1.000 mg i.v. (Wirkung erst nach 10 - 30 Min.!)
  - Histaminantagonisten:
    - H_1-Antagonisten: z.B. Clemastin (Tavegil®) 2 mg i.v.
    - H_2-Antagonisten: z.B. Ranitidin 50 mg i.v.

Ergänzende Maßnahmen:
- Bei Bronchospasmus: Rasch wirksame $Beta_2$-Sympathomimetika als Spray u.a. (siehe Kap. Asthma)
- Bei Anschwellen der oberen Atemwege ggf. Intubation, bei Atemwegsverlegung durch Larynxödem Koniotomie als Ultima Ratio
- Bei Kreislaufstillstand (Grad IV der anaphylaktischen Reaktion): Kardiopulmonale Reanimation
- Patienten mindestens 24 h stationär überwachen, da bis zu 20 % aller anaphylaktischen Reaktionen zweiphasig verlaufen mit einem Intervall von 1 - 24 h (selten länger).

Pro: Beratung, Schulung, Notfallausweis und Notfallset; spezifische Immuntherapie bei Bienen- oder Wespenallergie; Meidung von ACE-Hemmern und Betablockern (die den Verlauf der allergischen Reaktion verschlimmern können) u.a.

Anm.: Septischer Schock: Siehe nächstes Kap. Die übrigen Schockursachen sind in den entsprechenden Organkapiteln dargestellt.

Prg: Hohe Morbidität und Mortalität, daher frühzeitiges Erkennen und aggressives Management essentiell für Prognose von Schockzuständen.

SEPSIS [A41.9]

Internet-Infos: *www.sepsis-gesellschaft.de;www.esicm.org/ssc-2016-guidelines-access-in-intensive-care-medicine/;www.qsofa.org/index.php;www.survivingsepsis.org;www.survivingsepsis.org/bundles https://www.awmf.org/leitlinien/detail/ll/079-001.html; https://www.sccm.org/Research/Guidelines/Guidelines/Surviving-Sepsis-Campaign-Guidelines-on-the-Ma-(1); https://www.awmf.org/leitlinien/detail/ll/113-001.html*

Def: Sepsis-3-Definition 2016 ist an das Letalitätsrisiko geknüpft:
- **Sepsis** = Lebensbedrohliche Organdysfunktion aufgrund einer inadäquaten Wirtsantwort auf eine Infektion = akute Veränderung ≥ 2 Punkte im Gesamt SOFA-Score (Sequential Organ Failure Assessment), Letalität > 10 %. Inadäquate Wirtsantwort: Entzündungsreaktion, Gerinnung, Immunsystem, neuroendokrines System, zellulärer Metabolismus etc.
- Septischer Schock = Sepsis + Serum-Laktat > 2 mmol/l + Vasopressor-abhängige Hypotension trotz adäquater Flüssigkeitssubstitution (um MAP ≥ 65 mmHg zu halten), Letalität > 40 %.

Identifikation von Patienten in der Ambulanz, Notaufnahme und auf Normalstation mit Verdacht auf eine Infektion und Risiko für Organversagen: Risiko für eine Sepsis und Letalität 3 - 14 x erhöht, wenn ≥ 2 Parameter des quick-SOFA (qSOFA, Sensitivität 50 - 70 %) erfüllt:
1. Atemfrequenz ≥ 22/Min, 2. Verwirrtheit und/oder 3. systolischer Blutdruck ≤ 100 mmHg.

Memo: Die SIRS-Kriterien (systemic inflammatory response syndrome = generalisierte Entzündungsreaktion) von Sepsis-1, -2 als Frühwarnsystem einer Sepsis wurden bei Sepsis-3 ersetzt durch den qSOFA als Risikoabschätzung für Organversagen und Intenivtherapiepflichtigkeit. Ca. 1/3 der Fälle nach Sepsis-1, -2 werden nach Sepsis-3 nicht mehr als septischer Schock erfasst.
Die Sepsis-3 Definition mit Organdysfunktion mit > 10 % Letalitätsrisiko kann die frühe Erkennung und Behandlung einer Sepsis verzögern. Daher weiterhin Sepsis-1, -2 Definitionen verwenden: Sepsis = SIRS + Infektion.
Klinische Manifestation SIRS: ≥ 2 Symptome: 1.) Temperatur > 38 °C / < 36 °C, 2.) Herzfrequenz > 90/Min 3.) Atemfrequenz > 20/Min / $PaCO_2$ < 32 mmHg, 4.) Leukozyten > 12.000/mm^3 / < 4.000/mm^3; > 10 % unreife Granulozyten (Stäbe); schwere Sepsis = Sepsis + Organdysfunktion; septischer Schock = Sepsis + Vasopressor-abhängige Hypotension trotz adäquater Flüssigkeitssubstitution.

Ep.: - Inzidenz der Sepsis in Deutschland ca. 335/100.000 pro Jahr, davon 12 % septischer Schock
- Prävalenz schwere Sepsis/septischer Schock auf Intensivstationen 18 % (INSEP-Studie)

Ät.: Hauptursachen der Infektionen: Pulmonal (ca. 36 - 47 %), intraabdominal (ca. 29 - 36 %), urogenital (ca. 12 -14 %), Haut und Weichteile, Fremdmaterial (ca. 10 %), primäre Bakteriämien (ca. 1,5 - 2,2 %). Blutkulturen in 20 - 40 % positiv, 1/3 Kulturen vom potentiellen Infektionsort negativ.
Häufigste Erreger:
- Gramnegativ: Escherichia coli, Pseudomonas aeruginosa, Klebsiella
- Grampositiv: Staphylococcus aureus + epidermidis, Enterococcus, Streptococcus pneumoniae

S. aureus-Nachweis in Blutkulturen bedeutet fast immer S. aureus-Blutstrominfektion (SABSI) und praktisch nie Kontamination, in 10 - 15 % Methicillin-resistente Stämme (MRSA). Häufigste Eintrittspforten: Infizierte intravaskuläre Katheter (ZVK, Port, PVK), Respirationstrakt.

S. aureus im Urin bei SABSI infolge einer sekundären Ausscheidung über die Nieren in ca. 15 %. Endokarditis in > 5 % (nosokomiale SABSI) ggf. mit septisch-embolischen Komplikationen (z.B. Osler-Knötchen), Knochen- und Gelenkinfektionen, Spondylodiscitis, Meningitis, Abszesse in parenchymatösen Organen.

Pg.: Patienten mit einer Sepsis sind sehr heterogen auf der 1. Pathogenseite: Quelle der Infektion und auslösende Mikroorganismen (Menge und Virulenz) und 2. Wirtsseite: Alter, Geschlecht, genetischer Hintergrund, Komorbiditäten, chronische Medikation, Lebensführung. PIRO-Konzept: Prädisposition, Infektion, Patientenantwort auf Infektion (Response), Organdysfunktionen. Daraus resultiert hohe Variabilität bezüglich Immunantwort, Überlebensrate und Nutzen potentieller Therapien. Junge Patienten häufig „klassische Sepsis" mit SIRS. Ältere Patienten „nicht-klassische Sepsis" mit Organdysfunktion durch Hypoinflammation und andere Faktoren, wie Immunsuppression, chronische Erkrankungen. Durch Hyperinflammation bedingtes Organversagen häufigster Grund für frühes Versterben. Persistierende Inflammation, Immunsuppression und kataboles Syndrom (Post intensive care syndrome = PICS) sind Ursachen für sekundäre Infektionen auf Intensivstation.

Pathophysiologie der Organschädigungen: „Four Hit Model":
- „first hit" = akute Verletzung/akuter Infekt (z.B. Pneumonie)
- „second hit" = Multiorgandysfunktionssyndrom (z.B. Ischämie-Reperfusion, toxische Sauerstoffmetabolite, Verlust kapillärer Endothel-Barrierefunktion)
- „third hit" = global increased permeability syndrome (GIPS)
- „fourth hit" = negative kumulative Flüssigkeitsbilanz und resultierende Hypovolämie (oft iatrogen).

Entscheidender Wendepunkt: 3. Tag nach Schockbeginn. Auf distributiven Schock (arterielle Vasodilatation und transkapillärer Albuminverlust) folgen hämodynamische Stabilisierung mit „Verschließen" des kapillären Lecks, Wiederherstellung der Diurese und Mobilisation von extravaskulärer Flüssigkeit.

KL.: Diagnostische Kriterien für Sepsis und septischen Schock: Siehe Sepsis-3-Definition

SOFA-Score-Punkte	1	2	3	4
Lunge PaO_2/FiO_2, mmHg (Horovitz-Quotient)	< 400	< 300	< 200 mit maschineller Beatmung	< 100 mit maschineller Beatmung
Gerinnung Thrombozyten x $10^3/mm^3$	< 150	< 100	< 50	< 20
Leber Bilirubin, mg/dl µmol/l	1,2 - 1,9 20 - 32	2,0 - 5,9 33 - 101	6,0 - 11,9 102 - 204	> 12,0 > 204
Herz/Kreislauf Hypotension	MAP < 70 mmHg	Dobutamin (jede Dosierung)*)	Adrenalin ≤ 0,1 oder Noradrenalin ≤ 0,1*)	Adrenalin > 0,1 oder Noradrenalin ≤ 0,1*)
ZNS Glasgow Coma Scale	13 - 14	10 - 12	6 - 9	< 6
Niere, Kreatinin mg/dl µmol/l oder Diurese	1,2 - 1,9 110 - 170	2,0 - 3,4 171 - 299	3,5 - 4,9 300 - 400 oder < 500 ml/d	> 5,0 > 440 oder < 200 ml/d

*) Adrenerge Substanzen für mind. 1 h (Dosierung in µg/kg x Min)

Ko.: Mehrorgandysfunktion (reversibel) bzw. Mehrorganversagen (irreversibel)

Fulminante Verlaufsformen der Sepsis:
- Meningokokkensepsis (petechiale Hautblutungen und Verbrauchskoagulopathie, evtl. mit bilateraler Nebennierennekrose „Waterhouse-Friderichsen-Syndrom")
- Sepsis nach Splenektomie (siehe OPSI-Syndrom)
- Landouzy-Sepsis: Septische Verlaufsform der Tuberkulose bei Immunsuppression
- Toxic shock syndrome (TSS)
  - Staphylokokken-assoziiertes TSS durch TSS-Toxin 1 bei vaginalen Infektionen, z.B. „Tamponassoziiertes Schocksyndrom" (Bildung von Exotoxin C, Enterotoxin F); gynäkologisches Konsil
  - Streptokokken-assoziiertes TSS durch Enterotoxine von Bakterien der Gruppe A-Streptokokken bei nekrotisierender Fasziitis oder Myositis (chirurgisches Konsil !)

DD: Bei hypovolämischem Schock ZVD ↓, bei Herzversagen meist ↑! Volumenmangel: Kollabierte Venen; kardiogener Schock: Gestaute Venen. Gut zu beurteilen: Venen Zungengrund und Hals

Di.: Siehe Definition und Klinik. Echokardiographie mittels TEE bei allen SABSI-Patienten. Falsch-negative TTE-Befunde in bis zu 20 %!
DUKE-Kriterien der Endokarditis beachten (siehe dort).

Th.: Die **SSC 2016-Empfehlungen** stellen die Basis für das Management der Patienten nach den Sepsis-3-Definitionen, wobei sie auf personalisierte Versorgung adaptiert werden.

5 Sektionen: Hämodynamik, Infektion, supportive Therapie, Stoffwechsel und Atmung

Initial Gabe von 30 ml/kg Kristalloide, danach titrierte personalisierte Flüssigkeitszufuhr, Monitoring des Ansprechens der Patienten (Methoden: Vorlasttests oder Fußhebetest (passive leg raising test) oder endexpiratorischer Verschlusstest (15 Sekunden endexpiratorischer Verschlussdruck erhöht die Vorlast), sowie funktionelle hämodynamische Messungen, wie Schlagvolumen-Variabilität (SVV) oder Pulsdruck-Variabilität (PPV)).

Ein konservatives, auf den distributiven Schock folgendes Flüssigkeitsmanagement mit negativer Bilanz an zwei aufeinander folgenden Tagen innerhalb der ersten Woche ist ein unabhängiger Prädiktor für das Überleben. Bei Patienten, die nicht spontan ausschwemmen: Aktiver Flüssigkeitsentzug (late goal directed fluid removal) mit Diuretika (Furosemid) bzw. Nierenersatzverfahren.

Cave: Bei Sepsis-Patienten, die am ersten Tag 5 bis > 9 Liter Flüssigkeit erhielten, stiegen mit jedem zusätzlichen Liter über 5 Liter die Letalität um 2,3 %.

Als Ausführungsvereinfachung dienen Sepsis-Bündel, eine Auswahl der SSC 2016-Interventionen, die zusammen angewendet einen größeren Effekt als jede einzelne Intervention haben.

SSC – 1 h Bündel:

- Laktatmessung, Wiederholung, falls initiales Laktat > 2 mmol/l
- Blutkulturen vor Gabe von Antibiotika
- Gabe von Breitspektrum-Antibiotika
- Beginne schnelle Infusion von 30 ml/kg Kristalloide bei Hypotension oder Laktat ≥ 4 mmol/L
- Vasopressoren, falls Patient hypotensiv während/nach Flüssigkeitsgabe, um MAP ≥ 65 mmHg

Bei persistierender Hypotension Volumenstatus und Gewebeperfusion überprüfen: Vitalzeichen, kapilläre Füllungszeit oder Echokardiografie, dynamische Messung des Ansprechens auf Flüssigkeitszufuhr (s.o.).

3 Empfehlungsgrade der SSC 2016-Empfehlungen:

1. Starke Empfehlung (S): Sollte gemacht werden.
2. Schwache Empfehlung (W = weak): Sollte wahrscheinlich gemacht werden.
3. Falls keine Graduierung erfolgen konnte, wird „Best Practice Statement (BPS)" angegeben.

Die Qualität der Beweislage (Evidenz) wird vierstufig eingeschätzt: A hoch - D niedrig.

A. Initiale Wiederherstellung und Infektionsbelange
   - Sepsis und septischer Schock sind medizinische Notfälle: Sofortige Therapie
   - ≥ 30 ml/kg i.v. Kristalloide < 3 h (S), ggf. mehr
   - Ansprechen auf Flüssigkeitszufuhr überprüfen (Methode siehe oben) (W)
   - Initaler Ziel-MAP = 65 mmHg im septischen Schock bei Vasopressorengabe (S)
   - Laktatwerte normalisieren bei erhöhten Laktatwerten als Marker der Gewebehypoperfusion (W)

B. Routine-Screening potentiell infektiöser Schwerkranker im Krankenhaus (BPS)

C. Diagnose Infektion: Geeignete mikrobiologische Kulturen von klinisch indizierten Orten (einschließlich Blut) vor Antimikrobiotikagabe, ≥ 2 Blutkultursets (aerob + anaerob); danach ohne signifikante Verzögerung Antimikrobiotika

D. Antimikrobielle Therapie (entspricht Tarragona-Strategie: „look at your patient, listen to your hospital, hit hard and early")
   - Initial kalkulierte Breitspektrum-antimikrobielle Therapie i.v. (< 1 h: „golden hour") möglicher Pathogene (Bakterien, Pilze, Viren) (S), täglich Deeskalationsmöglichkeit überprüfen
   - Antimikrobielles Regime nach Keimidentifikation / klinischer Besserung deeskalieren (BPS)
   - Dosierung optimieren nach pharmakokinetischen / pharmakodynamischen Prinzipien (BPS)
   - Therapeutisches Drug Monitoring (TDM) zur Individualisierung
   - Empirische Kombinationstherapie selten indiziert - auch bei Neutropenie - deeskalieren
   - 7- 10 Tage antimikrobielle Therapie meist ausreichend
   - Längere Dauer antimikrobieller Therapie bei langsamem klinischen Ansprechen, nicht drainierbarem Fokus, Staphylococcus aureus-Bakteriämie (SAB), einigen Pilzen und Viren, Immundefizienzen (W). Bei SAB tgl. Blutkultur (BK) bis erste negative BK. „Unkomplizierte SAB" (vollständige Fokussanierung, keine Endokarditis, keine Knochen-/Gelenkbeteiligung, Bakteriämiedauer ≤ 5 Tage): Therapiedauer 14 Tage (i.v.) ab erster negativer BK. „Komplizierte SAB": Therapiedauer mind. 28 Tage.
     Cave: Bei zu kurzer Therapie hohe Rezidivgefahr!
   - Procalcitonin-Bestimmungen möglich, um Dauer der antimikrobiellen Therapie zu verkürzen (W)
   - SABSI-Therapie: Siehe Endokarditis

E. Identifikation und Kontrolle der Infektionsquelle
   - Anatomische Zuordnung der Infektion so schnell wie möglich und Intervention zur Fokussanierung so schnell wie medizinisch und logistisch praktikabel (BPS) (< 6 h Letalität ↓)
   - Entfernung infizierter Katheter und Fremdmaterial (BPS)

F. Flüssigkeitstherapie
   - Volumenbelastung solange hämodynamische Verbesserung nachweisbar ist. (BPS)
   - Kristalloide sind initial und anhaltend erste Wahl (S), balancierte Lösungen empfohlen (W)
   - Ggf. Albumin bei hohem Bedarf an Kristalloiden (W), kein HÄS (S), ggf. Gelatine (W)

G. Vasoaktive Medikation
   - Noradrenalin ist Vasopressor der 1. Wahl (S)
   - Ggf. zusätzlich zu Noradrenalin Vasopressin (bis 0,03 U/min) (W), Adrenalin (W), Dobutamin (W); kein Dopamin (S)
   - Allen Patienten mit Vasopressoren möglichst arteriellen Katheter legen.

H. - Keine Steroide bei Patienten ohne Schock oder mit Schock, die auf Volumengabe und Vasopressoren reagieren, bzw. mit Schock und maschineller Beatmung
   - Steroide 200 mg/d Hydrocortison i.v. nur bei persistierendem Schock trotz adäquater Volumengabe und Vasopressoren, eher kontinuierliche Gabe als Einzelgabe (W)
   - Risiko von Hyperglykämie, Hypernatriämie (Reduzieren bei Hypernatriämie, ggf. nur 30 - 60 mg/d Hydrocortison nötig, da Abbau im Schock vermindert ist)

I. Blutprodukte: Substitution Erythrozyten nur bei Hb < 7 g/dl, wenn keine Herzischämie, schwere Hypoxämie, Blutung (S), kein Erythropoietin (S), FFP bei Blutung/invasiven Prozeduren (W), Thrombozyten bei < 10.000/µl ohne, > 50.000/µl mit Blutung

J. Immunglobuline: Nein (W)

K. Blutwäsche: Keine Stellungnahme

L. Heparin: Siehe R

M. Maschinelle Beatmung der Sepsis-induzierten akuten Lungenschädigung (ARDS): Siehe dort

N. Sedierung, Analgesie: Kontinuierliche oder intermittierende Sedierung minimieren (BPS)

O. Glukose-Kontrolle: BZ-Management, wenn 2 x > 180 mg/dl, Ziel: BZ ≤ 180 mg/dl (S), BZ-Kontrolle alle 1 - 2 h, wenn stabil alle 4 h (W); ***Cave:*** Fehleinschätzung mit BZ-Schnelltestgeräten möglich: Falsch zu hoch, daher Gefahr der nicht erkannten Hypoglykämie.

P. Nierenersatzverfahren: Kontinuierlich oder intermittierend bei AKI; kontinuierliche bei hämodynamisch instabilen Patienten; keine lediglich bei Kreatininanstieg oder Oligurie (W)

Q. Bikarbonattherapie: Keine Azidosepufferung bei Hypoperfusion, solange pH ≥ 7,15 (W)

R. Prophylaxe tiefer Venenthrombosen: LMWH (***Cave*** Niereninsuffizienz) > UFH (S), + mechanische Prophylaxe (W)

S. Stressulkus-Prophylaxe: Nur mit Risikofaktoren (S), Protonen-Pumpen-Inhibitor oder H_2-Blocker

T. Ernährung: Keine parenterale Ernährung, wenn enteral möglich (S), alleine/in Kombination mit enteraler < 7 d, falls enteral nicht realisierbar (S); frühe minimale tropische enterale Ernährung, in ersten 48 h falls toleriert (W); Prokinetika bei gastrointestinaler Intoleranz (W); keine Empfehlung für Selen (S), Omega-3-Fettsäuren (S), Arginin (W)

U. Festlegen von Behandlungszielen: < 72 h (W), Prognose und Ziele diskutieren mit Patient + Angehörigen (BPS), End-of-Life-Konzepte und Palliativmedizinprinzipien miteinbeziehen (S).

SSC Empfehlungen für COVID-19: Kortikosteroide (S) (Dexamethason 6 mg / Tag); venöse Thromboseprophylaxe (S); antiviral Remdesivir bei nichtbeatmeten Patienten mit schwerem COVID-19 (W), nicht routinemäßig bei kritischem COVID-19. (→ *Aktualisierung Internet!*)

Prg: Letalitätsrisiko bei Sepsis > 10 %; bei septischem Schock > 40 % nach Sepsis-3-Kriterien. Die Hälfte der Überlebenden erholt sich, 1/3 verstirbt < 1 Jahr, bis 3/4 < 4 Jahre, 1/6 behält andauernde Beeinträchtigungen. Ca. 40 % Wiederaufnahme nach Krankenhausentlassung < 90 Tage. Bei ca. 30 - 40 % Sepsis-Überlebenden Critical Illness Polyneuropathy (CIP), CI Myopathy [CIM] (bis 100%), neurokognitive Einschränkungen, Angst, Depressionen, Posttraumatic Stress Disorder (PTSD). Ca. 2/3 der Angehörigen von Überlebenden PTSD.
Marmorierungs-Score als Maß für periphere Gewebsminderperfusion (Mottling-Score) korreliert mit Überleben: Score 0 = keine, 1 = Münzgröße; 2 = nicht oberhalb Kniescheibe, 3 = nicht oberhalb Mitte Oberschenkel, 4 = unterhalb des Leistenbandes, 5 = oberhalb des Leistenbandes.
Cave: Hyperlaktatämie erhöht unabhängig vom Vasopressorbedarf das Letalitätsrisiko.
Sepsis und septischer Schock sind die dritthäufigste Todesursache im Krankenhaus!
Jeder Zeitverlust vor Beginn einer effektiven Therapie verschlechtert die Prognose!

III. PNEUMOLOGIE

Internet-Infos: *www.pneumologie.de; www.atemwegsliga.de*

Ep.: Ca. 10 % der Menschen in den Industrieländern sterben an einer Lungenkrankheit; die 3 häufigsten Ursachen sind:
1. Lungenkarzinom (ca. 40 %)
2. COPD (ca. 25 %)
3. Pneumonien (ca. 20 %)

Aufbau einer Lungendiagnostik

- Anamnese und klinische Untersuchung mit Perkussion und Auskultation
- Labor: Klinische Chemie, Serologie
- Lungenfunktionsprüfungen, Blutgasanalyse
- Bildgebende Verfahren:
  Transthorakaler Ultraschall (TTUS) = Lungensonografie: Empfindliche Diagnose von Pleuraergüssen; Erkennung von Pneumothorax, Lungenödem und Pneumonie - Einzelheiten: siehe Internet *www.kkrn.de/Lungensonografie*
  Endobronchialer Ultraschall (EBUS): Nachweis zentraler, extrabronchialer Tumoren und Lymphknoten
  Röntgenaufnahmen des Thorax in 2 Ebenen
  CT, Spiral-CT mit 3D-Bildern und virtueller Bronchoskopie, hochauflösendes CT (HRCT)
  MRT, PET-CT
  (Bronchografie - nur noch selten angewandt)
  Perfusions- und Ventilationsszintigrafie
  Pulmonalisangiografie
- Mikrobiologische Untersuchungen
- Allergiediagnostik: Gesamt IgE, spezifisches IgE (RAST), Hautteste, Provokationsteste
- Endoskopisch-bioptische Verfahren:
  Bronchoskopie mit bronchoalveolärer Lavage (BAL), Bakteriologie, Zytologie und Biopsie, EBUS-gesteuerte Lymphknotenbiopsie, elektromagnetische Navigationsbronchoskopie zur Biopsie peripherer Herde
  Pleurapunktion und -biopsie
  Videoassistierte Thorakoskopie (VATS)
  Transthorakale Lungenpunktion mit Biopsie
  Mediastinoskopie
  Thorakotomie
- Ergänzende Rechtsherzdiagnostik (Echokardiografie, Rechtsherzkatheter u.a.)

Die Lungenerkrankungen sind charakterisiert durch:

a) Allgemeinsymptome:
- Appetitlosigkeit/Gewichtsverlust
- Fieber
- Nachtschweiß
- BSG-Beschleunigung
- Leukozytose
- Dysproteinämie

b) Vier spezifische Lungensymptome:
- Husten ohne Auswurf = unproduktiver Husten, mit Auswurf = produktiver Husten
- Bluthusten (siehe Lungenblutung)
- Dyspnoe
- Brustschmerz

Chronischer Husten (Definition uneinheitlich: > 3 - 8 Wochen Dauer)

Urs: Häufig: Upper airway cough syndrome (UACS) = Postnasal drip (PND) syndrome, Asthma bronchiale, Refluxkrankheit, COPD, ACE-Hemmer; nicht-asthmatische eosinophile Bronchitis (NAEB)
Ferner: Aspiration, Herzinsuffizienz, Lungenkarzinom, psychogener Husten u.a.

Lungen:

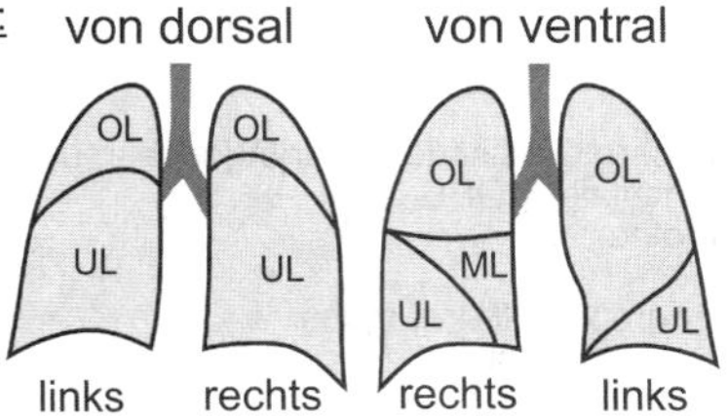

Rechts: 10 Lungensegmente:
3 Ober-/2 Mittel- und 5 Unterlappensegmente

Links: 9 Lungensegmente:
5 Oberlappensegmente (4 + 5 = Lingula)
4 Unterlappensegmente (Segment 7 fehlt oft)

Die Lokalisation eines physikalischen Befundes sollte den einzelnen Lungenlappen zugeordnet werden. Hierbei vermeide man die Begriffe "Ober-, Mittel- oder Unterfeld". Dies ist röntgenologische Sprache bei alleiniger Röntgenaufnahme im sagittalen Strahlengang, wobei sich die einzelnen Lungenlappen auf der Röntgenplatte überschneiden und man aus diesem Grunde keine sichere Lappenangabe machen kann.

STÖRUNGEN DER ATEMFUNKTION

Entsprechend den 3 Teilfunktionen der Lunge (Ventilation, Diffusion, Perfusion) unterscheidet man:

1. Ventilationsstörungen
2. Diffusionsstörungen
3. Perfusionsstörungen

Diese Teilfunktionen müssen in sämtlichen Lungenabschnitten gleichmäßig ablaufen und aufeinander abgestimmt sein; ist dies nicht der Fall, kommt es zu Verteilungsstörungen (4).

Bei Störungen des Atemzentrums kommt es zu Atemregulationsstörungen.

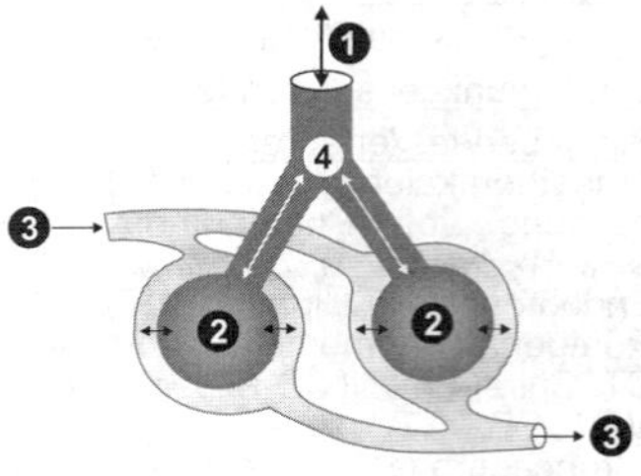

Ventilationsstörungen [R94.2]

Störung der Fähigkeit, Luft in und aus den Atemwegen zu bewegen.
Ventilationsstörungen führen zu einer vermehrten Atemarbeit, was der Patient als erschwerte Atmung (Dyspnoe) empfindet. Ausgeprägte Dyspnoe unter Einsatz der Atemhilfsmuskulatur = Orthopnoe.

DD: Dyspnoe

Ep.: 7% der Patienten in Notaufnahmen, 25 % der Patienten im ambulanten Bereich, bis zu 60 % der Patienten in lungenärztlichen Praxen

- Pulmonale und thorakale Ursachen der Dyspnoe
  - COPD
  - Asthma bronchiale
  - Aspiration, Glottisödem, vocal cord dysfunction (VCD)
  - Lungenemphysem
  - Pneumonie
  - Pneumothorax, Rippenfrakturen, Pleuraerguss
  - Lungenembolie

  u.a. Lungenerkrankungen
- Kardiale Ursachen der Dyspnoe
  - Herzinsuffizienz
  - Akutes Koronarsyndrom
  - Vitien, Kardiomyopathien
  - Myo-/Perikarditis
  - Perikarderguss/-tamponade
- Extrathorakale Ursachen der Dyspnoe
  - Anämie, Fieber
  - Metabolische Azidose
  - Erkrankungen von ZNS, Rückenmark, Nerven
  - Adipositas, großer Aszites
  - Emotionale Faktoren (Hyperventilationssyndrom)

  und weitere Ursachen

Einteilung nach dem zeitlichen Verlauf der Dyspnoe
- Akut: Lungenembolie, Pneumothorax, Aspiration, Asthmaanfall, Larynxödem, Lungenödem, VCD
- Subakut: z.B. Pneumonie
- Chronisch: COPD, Herzinsuffizienz, Emphysem u.a.

Diagnostische Hinweise bei akuter Dyspnoe

Stridor:	• Inspiratorisch: Trachealstenose, Glottisödem, Laryngospasmus • Exspiratorisch: Asthma bronchiale, COPD
Thoraxschmerz:	ACS, Lungenembolie, Pneumothorax
Fehlendes Atemgeräusch einseitig:	+ Dämpfung: Atelektase oder großer Pleuraerguss + hypersonorer Klopfschall: Pneumothorax

Basale Dämpfung: + fehlender Stimmfremitus: Pleuraerguss, Zwerchfellhochstand
Feuchte Rasselgeräusche: • Klingende RG + Fieber: Pneumonie
• Nicht klingende RG: Linksherzinsuffizienz, Lungenödem
Hyperventilation, Parästhesie, Tetanie: Hyperventilationssyndrom
Normaler Lungenbefund: Fluid lung? (Lungensonografie, Rö. Thorax), Lungenembolie? u.a.

Alarmsignale für vitale Gefährdung bei Dyspnoe (in der Notaufnahme immer bestimmen!):
- Sauerstoffsättigung SpO_2 < 90 %
- Atemfrequenz > 20/Min.
- Rasche Entwicklung der Dyspnoe

EINTEILUNG DER VENTILATIONSSTÖRUNGEN:

1. **Obstruktive Ventilationsstörungen:**
Def: Obstruktion = Verengung oder Verlegung der Atemwege
Ep.: 90 % aller Lungenfunktionsstörungen. Jeder 3. Raucher > 40 Jahre hat eine obstruktive Ventilationsstörung
A) Obstruktion der oberen (extrathorakalen) Atemwege von Mund/Nase bis Larynx
Leitsymptom: bes. inspiratorische Atembehinderung; inspiratorischer Stridor = pfeifendes Geräusch bei der Inspiration
Ät.: Zurückgefallene Zunge, Glottis-/Larynxödem, Epiglottitis, Pseudokrupp, Aspiration, Tumoren, obstruktives Schlafapnoesyndrom, Rekurrensparese, Vocal cord dysfunction (siehe dort)
B) Obstruktion der unteren (intrathorakalen) Atemwege von Larynx bis zu den Bronchioli terminales:
Leitsymptom: Exspiratorische Atembehinderung mit verlängertem Exspirium
Pg.: • Endobronchiale Obstruktion: z.B. durch
- Muskelspasmus, Schleimhautödem } Asthma bronchiale
- Hyper- und Dyskrinie, Mukostase } COPD
• Exobronchiale Obstruktion: z.B. durch exspiratorischen Bronchiolenkollaps infolge Wandinstabilität bei Emphysem
Ät.: • Erkrankungen der Trachea: Tumoren, Narbenstrikturen und -stenosen, Aspiration, Struma u.a.
• Chronisch-obstruktive Lungenerkrankungen (90 %)
COPD, obstruktives Lungenemphysem
• Asthma bronchiale
• Andere Lungenerkrankungen, bei denen komplizierend eine obstruktive Ventilationsstörung auftreten kann, z.B. Bronchiektasen, Silikose

2. **Restriktive Ventilationsstörungen:**
Eine restriktive Ventilationsstörung ist durch eine Behinderung der normalen Lungenausdehnung oder fehlendes Lungenparenchym charakterisiert (siehe Internet: *Leitlinie*).
Ät.:
- Pulmonale Restriktion: z.B. Lungenresektion, Lungenfibrosen, Lungenstauung
- Pleurale Restriktion: z.B. Pleuraschwarte, Pleuraerguss
- Thorakale Restriktion: z.B. Kyphoskoliose, Zwerchfellhochstand, neuromuskuläre Störungen der Atemmuskulatur
- Extrathorakale Restriktion: z.B. Adipositas

LUNGENFUNKTIONSDIAGNOSTIK

Lungenfunktionsprüfungen umfassen Ventilations-, Diffusions- und Perfusionsmessungen, ergänzt durch die Blutgasanalyse. Während Ventilationsmessungen mit preiswerten Geräten zur Routinediagnostik gehören, werden Diffusions- und Perfusionsmessungen nur in spezialisierten Lungenfunktionsabteilungen durchgeführt.

Die Lungenfunktionsdiagnostik soll in der Praxis insbesondere die folgenden 6 Fragen beantworten:
1. Besteht eine klinisch relevante Ventilationsstörung der Lungen?
2. Wenn ja, handelt es sich um eine obstruktive oder restriktive Ventilationsstörung?
3. Ist eine Obstruktion reversibel?
4. Wie verhalten sich die Lungenfunktionswerte unter einer Therapie?
5. Wie ist die pulmonale Leistungsbreite (z.B. hinsichtlich der Frage der Belastbarkeit oder Operabilität)?
6. Gibt es andere pulmonale Ursachen für Luftnot, z.B. im Gasaustausch

Die Lungenfunktionsprüfung erlaubt keine Diagnose einer speziellen Lungenerkrankung, sie trägt beispielsweise nichts bei zur Klärung der Differenzialdiagnose: Pneumonie - Tuberkulose - Lungenkarzinom.

Messmethoden und Lungenfunktionsparameter

I. Spirometrie:

Klassische Methode zur Beurteilung der Ventilation ist die Spirometrie, die heute im offenen System mit Atemrohr (Pneumotachograph) und elektronischer Integration der Strömungsgeschwindigkeit durchgeführt wird.

Bestimmung von:
a) Statischen Größen (z.B. Vitalkapazität) und
b) Dynamischen Größen (z.B. Einsekundenkapazität)

Messung der dynamischen Lungenvolumina im Normalzustand (rechts) und bei Atemwegsobstruktion (links):

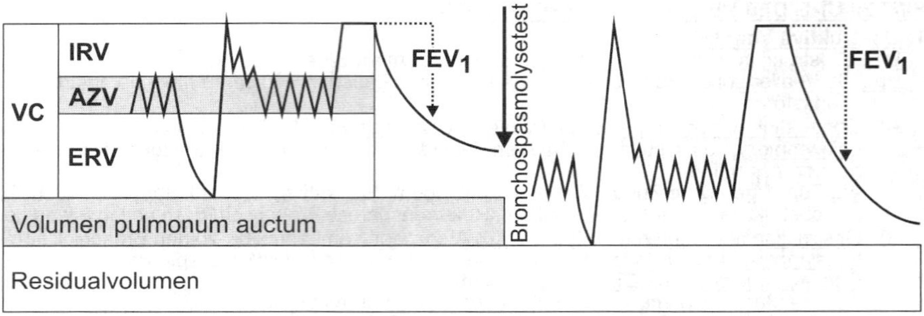

AZV	=	Atemzugvolumen
FEV_1	=	Atemstoßwert, Tiffeneau-Wert
VC	=	Vitalkapazität
VC	=	AZV + ERV + IRV
IC	=	Inspirationskapazität = AZV + IRV
IRV	=	Inspiratorisches Reservevolumen
ERV	=	Exspiratorisches Reservevolumen
RV	=	Residualvolumen
TLC	=	Totale Lungenkapazität = VC + RV

Volumen pulmonum auctum = Erhöhtes RV bei reversibler Obstruktion
Das RV kann spirometrisch nicht bestimmt werden (aber z.B. durch Bodyplethysmografie).

- **Vitalkapazität (VC):**
  Maximal mobilisierbares Lungenvolumen, gemessen nach zügiger (nicht forcierter) Inspiration nach vorheriger langsamer maximaler Ausatmung. Die forcierte Vitalkapazität (FVC), gemessen bei schneller Exspiration ist vor allem bei Obstruktion kleiner als die langsam ausgeführte inspiratorische VC. Die Sollwerte sind abhängig von Geschlecht, Körpergröße und Alter (z.B. Sollwerte der European Respiratory Society [ERS]). Die Sollwerte sind auf Körperbedingungen bezogen (BTPS-Bedingungen = body temperature, pressure, saturated).

  Interpretation einer verminderten VC:
  Restriktive Ventilationsstörungen gehen mit Verminderung der VC einher. Aber auch stärkere obstruktive Störungen können infolge Zunahme des Residualvolumens eine Verkleinerung der VC bewirken. Deskriptiv spricht man deshalb von Verkleinerung der ventilatorischen Volumenreserve. Zur exakten Interpretation sind weitere Untersuchungen erforderlich.

- **Atemstoßtest nach Tiffeneau (Einsekundenkapazität, FEV_1)** (siehe Internet *Leitlinie Spirometrie*):
  Nach zügiger maximaler Einatmung, wird sofort danach, ohne Pause, maximal schnellstmöglich ausgeatmet. Die FEV_1 ist das bei diesem Manöver in der 1. Sekunde ausgeatmete Volumen (forciertes exspiratorisches Volumen in der 1. Sekunde). Beurteilt werden der gemessene Absolutwert sowie die auf die Ist-FVC (= Messwert) bezogene relative Sekundenkapazität (FEV_1%FVC) = Tiffeneau-Index. Dieser ist wichtig zur Unterscheidung von Obstruktion und Restriktion. Auch die Sollwerte der FEV_1 sind altersabhängig.

  Interpretation eines verminderten FEV_1:
  Deskriptiv spricht man von einer Einschränkung der ventilatorischen Flussreserve.
  Urs.:
  - Endobronchiale und exobronchiale Obstruktion
  - Herabsetzung der Lungenretraktionskraft, Schwäche der Atemmuskulatur
  - Auch bei ausgeprägter Restriktion ist die FEV_1 vermindert, nicht aber der Tiffeneau-Index (FEV_1%FVC)!

  Nachteil des FEV_1-Wertes:
  Die Werte sind von der Mitarbeit des Patienten abhängig, was bei Begutachtung eine Rolle spielen kann. ("Viel blasen: Wenig Geld; wenig blasen: Viel Geld".)

  Normbereich für FVC, FEV_1, FEV_1%FVC, MFEF, FEF_{75}: (siehe Internet: nach *Leitlinie 2017 und Global Lung Initiative 2012*): Lower Limit of Normal (LLN), d.h. < 1,645 Standardabweichungen vom Mittelwert.

Unter "check valve"-Phänomen versteht man einen exspiratorischen Bronchiolenkollaps bei instabilen Atemwegen (z.B. bei Emphysem). Man erkennt das check-valve-Phänomen beim Tiffeneau-Test an einem frühexspiratorischen Knick mit anschließendem flacheren Kurvenverlauf in der Spirogrammkurve bzw. im Fluss-Volumen-Diagramm.

Ein exspiratorischer Bronchiolenkollaps führt auch zum "air trapping" (= eingefangene Luft) - Phänomen = Bildung alveolärer Luftkissen im Anschluss an tiefe Inspirationen. Im Spirogramm erkennt man dies an einem treppenförmigen Ansteigen der Atemmittellage zur Inspiration hin.

Fluss-Volumen-Diagramm

Aus der exspiratorischen Fluss-Volumen-Kurve lassen sich folgende Kenngrößen ableiten, die bei Obstruktion vermindert sind:

- PEF: Peak expiratory flow = Exspiratorischer Spitzenfluss in l/sec oder l/min Referenzwerte abhängig von Geschlecht, Alter, Körpergröße (→ Tabellen).
  Peak-Flow-Meter haben sich bei der zirkadianen Patientenselbstmessung bewährt.
- $FEF_{25,50,75}$: Maximale exspiratorische Flüsse bei 25, 50 und 75 % der FVC. FEF_{25} und FEF_{50} sollen unabhängig von der Ausatmungskraft sein. Eine isolierte Verminderung der FEF_{75} spricht für einen Elastizitätsverlust der kleinen Atemwege (small airways), ein typischer Befund bei Rauchern.

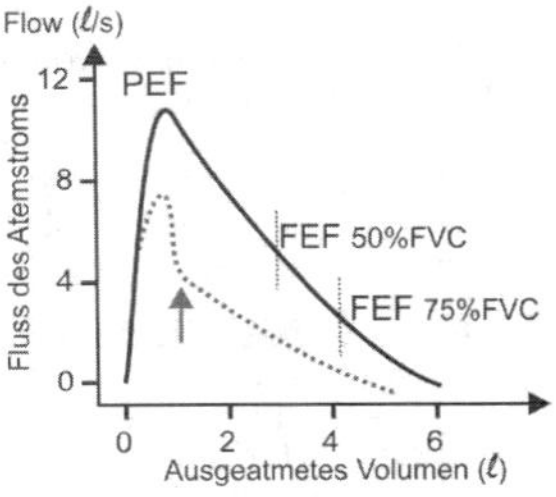

Die Abbildung zeigt ein normales Fluss-Volumen-Diagramm und ein solches bei Obstruktion mit frühexspiratorischem Knick bei instabilen Atemwegen (↑). Mit dem Schweregrad der Obstruktion nimmt die Konkavität des exspiratorischen Schenkels bei der Fluss-Volumen-Kurve zu.

II. Messung des Atem(wegs)widerstandes (Resistance = R)

Zum Nachweis oder Ausschluss einer endobronchialen Obstruktion
Die Resistance erfasst vorwiegend eine Obstruktion in den größeren Atemwegen. Obstruktionen der kleineren Atemwege können durch andere Untersuchungsverfahren erfasst werden (z.B. dynamische Compliance, siehe unten).

Methoden:
a) Offene Praxisgeräte: Oszillationsmethode und Unterbrechermethode
b) Kabinenmethode: Bodyplethysmografie

Die Resistance ist ein Maß für denjenigen intrabronchialen Druck (in kPa), der aufgewendet werden muss, um im Mund (bei zugeklemmter Nase) eine Atemströmung von 1 L Luft pro Sekunde zu bewirken. Obere Normgrenze der totalen Resistance (R_t): 0,35 kPa/l/s
Graduierung der Obstruktion mittels Resistance-Werten (in kPa/l/s):
• 0,35 - 0,6 leichte • 0,6 - 1,2 mittlere • > 1,2 schwere Obstruktion
Die mit den drei genannten Methoden gemessenen Atemwiderstände sind nicht ganz vergleichbar, korrelieren aber im Bereich leicht- bis mittelgradiger Obstruktion. Bei hochgradiger Obstruktion liefert nur die Bodyplethysmografie exakte Werte.

Die Resistance zeigt einen zirkadianen Rhythmus: Höchstwerte der Resistance am frühen Nachmittag und in den frühen Morgenstunden (5 Uhr) - Asthmatiker haben oft in den frühen Morgenstunden Asthmaanfälle → Objektivierung durch Peak-Flow-Patientenselbstmessung.

Interpretation einer verminderten FEV_1 durch Messung der Resistance:
a) FEV_1 erniedrigt und Resistance erhöht = endobronchiale Obstruktion (z.B. Asthma bronchiale)
b) FEV_1 trotz guter Mitarbeit des Patienten erniedrigt, aber Resistance normal:
  - Periphere Obstruktion (da FEV_1 die gesamten Atemwege, die Resistance aber nur die zentralen erfasst)
  - Verminderte Retraktionskraft von Lunge/Thorax (Emphysem) und/oder Schwäche der exspiratorischen Atemmuskulatur
  - Wandinstabilität der Luftwege, die bei forcierter Exspiration kollabieren = funktionelle exobronchiale Obstruktion bei Emphysem.
  - Restriktive Ventilationsstörung (relative Sekundenkapazität = FEV_1%VC = Tiffeneau-Index ist dabei normal)

- **Bronchospasmolysetest:**
  Reversible Obstruktionen (Bronchospasmus) müssen von irreversiblen Atemwegsobstruktionen (z.B. bei Emphysem) abgegrenzt werden durch Bestimmung von FEV_1 und Atemwiderstand (AW) vor und ca. 10 Min. nach Inhalation von Bronchospasmolytika ($Beta_2$-Sympathikomimetika, z.B. 400 µg Salbutamol). Ein positiver Bronchospasmolysetest bei reversibler Obstruktion liegt vor, wenn sich die FEV_1 um mind. 12 %/200 ml verbessert. Der Reversibilitätstest kann auch mit inhalativen Glukokortikoiden durchgeführt werden, die man 4 Wochen lang anwendet. FEV_1 und AW vor und nachher bestimmen.

- **Atemwiderstands-Volumen-Diagramm:**

Bei gleichzeitiger Registrierung von Atemwiderstand (AW) und Atemvolumen (V) kann man die Atemwiderstandsänderungen verfolgen in Abhängigkeit vom Atemzyklus. Der Gesunde zeigt bei normaler Atmung nur geringe Änderungen des AW während Ein- und Ausatmung, erkennbar an einer fast horizontal verlaufenden Kurve. Jugendliche können ca. 90 % ihrer VC mit normalem AW ausatmen, 70jährige nur noch 65 %. Mit zunehmender Obstruktion wird der Anteil der VC immer kleiner, der ohne erhöhten AW bzw. Atemarbeit genutzt werden kann! Aus der Atemwiderstands-Volumenkurve lässt sich direkt ablesen, welchen Teil der VC der Patient noch für die Ventilation einsetzen kann, ohne dass der AW und damit die Atemarbeit kritisch ansteigen. Außerdem erkennt man, ob der Proband optimal mitarbeitet bei der Spirometrie (AW-Anstieg endexspiratorisch - AW-Abfall endinspiratorisch).

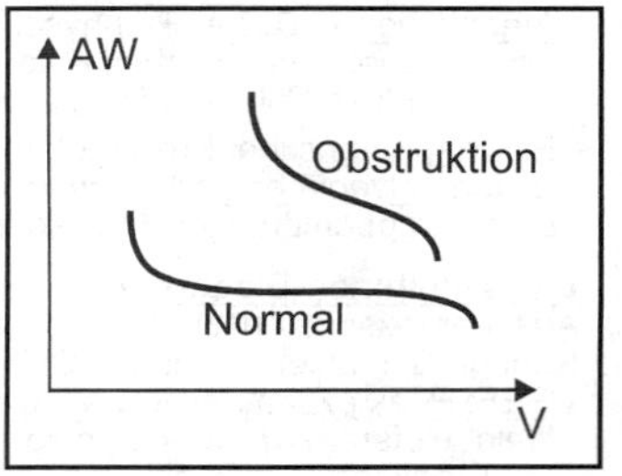

III. Messparameter der Ganzkörper-(body-)plethysmografie:

1. Resistance:
Die Bodyplethysmografie ermöglicht die Aufzeichnung einer Druck-Strömungskurve.
Da nach dem Ohmschen Gesetz gilt R = U/I, kann man "R", die Resistance, errechnen.
Durch Aufzeichnung der Messwerte mittels eines x-y-Schreibers erhält man eine Schleife, die mit zunehmender Obstruktion flacher verläuft. Eine Differenz zwischen Ein- und Ausatmungsdruck-Schleife geht nicht mehr durch den Nullpunkt - weist auf gefesselte Luft hin.

Bodyplethysmografische Atemschleifen:

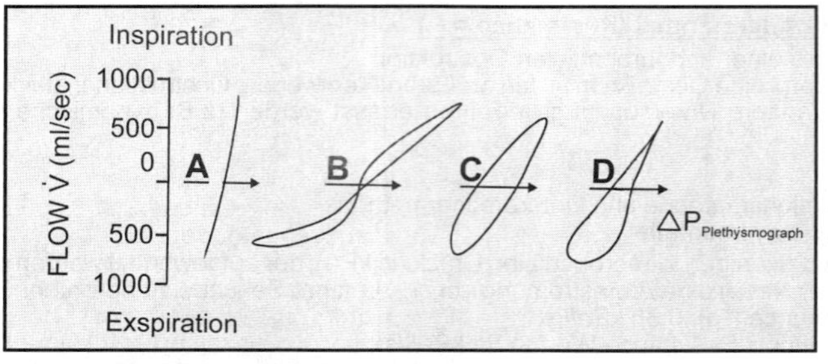

ΔPpl = Plethysmografendruck
A = Normales Druckströmungsdiagramm
B = Atemschleife bei homogener Obstruktion
C = Inhomogene Atemwegsobstruktion mit Null-Punktdurchgang bei unterschiedlichen Drucken
D = Keulenförmiger Verlauf der Resistanceschleife bei starker Obstruktion und Verlust elastischer Rückstellkräfte, exspiratorischer Atemwegskollaps

2. Intrathorakales Gasvolumen = IGV (Syn: thorakales Gasvolumen = TGV):
Intrathorakales Volumen am Ende einer normalen Ausatmung.
Erhöhte Werte finden sich oft bei obstruktiver Ventilationsstörung und stets bei Emphysem.

IV. Messung der Dehnbarkeit des Lungen-Thorax-Systems durch Bestimmung der statischen Compliance (C):

Sie dient als Maß für die Steifigkeit der Gewebe. Gemessen wird die Volumenänderung der Lunge pro Einheit der transpulmonalen Druckdifferenz (Messung als Ösophagusdruck zu Beginn und am Ende einer Inspiration): Mit anderen Worten: Welches Volumen kann ich mit einem bestimmten Druck bewegen? Je niedriger der Wert (die Compliance), desto steifer ist die Lunge.

$C = \Delta V / \Delta p$; Normbereich 50 - 70 ml/mbar

Beachte: Die Messung der statischen Compliance bedeutet: Messung der Druck- und Volumenänderung erfolgt bei Atemstillstand bzw. äußerst langsamer Atmung, weil im Falle erhöhter Strömungswiderstände - und die sollen ja mit der statischen Compliance nicht gemessen werden - die Lunge mehr Zeit braucht, um sich zu füllen.

Anm.: Bestimmt man die Compliance nicht bei Atemstillstand, sondern unter "dynamischen" Bedingungen (Patient atmet nach einer durch Metronom vorgegebenen Frequenz), so erhält man die dynamische Compliance, durch die erhöhte Atemwegswiderstände in den kleinen Bronchien erfasst werden.

Eine Verringerung der dynamischen Compliance mit Zunahme der Atemfrequenz gilt als empfindlicher Parameter für eine periphere Atemwegsobstruktion.
Gleichzeitig mit der dynamischen Compliance kann auch die Atemarbeit (Druck x Volumen) gemessen werden.

Zusammenfassung

	Restriktion	Obstruktion	Obstruktives Emphysem
Vitalkapazität (VC)	↓	(↓)	↓
FEV_1%VC	normal	↓	↓
TLC, TGV, RV	↓	(↑)	↑
Resistance	normal	↑	↑
Statische Compliance	↓	normal	normal

TLC = totale Lungenkapazität RV = Residualvolumen
TGV = thorakales Gasvolumen FEF_1%VC = Tiffeneau-Index

Obstruktive Ventilationsstörungen führen mit der Zeit zu einer Lungenüberblähung (obstruktives Emphysem) und relativ früh zu Hypoxämie und dann auch Hyperkapnie (= CO_2-Retention). Restriktive Störungen hingegen führen erst relativ spät zu Blutgasalterationen. Somit ergibt sich, dass obstruktive Störungen der Ventilation schwerwiegendere Folgen haben und frühzeitiger Beschwerden machen als restriktive Störungen!

Provokationsteste:
- Unspezifischer Met(h)acholin, Carbachol, Histamin u.a.) zur Diagnose eines hyperreagiblen Bronchialsystems
- Spezifische Inhalationsteste zur Identifikation von Allergenen (siehe Kap. Asthma bronchiale)

Ergospirometrie = Spiroergometrie (CPX = cardiopulmonary exercise testing):
Syn: Spiroergometrie
Methode zur quantitativen Bestimmung der körperlichen Leistungsfähigkeit. Bei steigender körperlicher Belastung erfolgt die Messung der maximalen Sauerstoffaufnahme (max. $\dot{V}O_2$) und der Sauerstoffaufnahme an der anaeroben Schwelle ($\dot{V}O_2AT$) nicht invasiv durch Atemanalyse. Max. $\dot{V}O_2$ steht nach Fick´schem Prinzip in linearem Verhältnis zum maximalen Herzzeitvolumen und gilt als Goldstandard der körperlichen Leistungsfähigkeit. An der anaeroben Schwelle, dem Bereich beginnender anaerober Energiegewinnung und Laktatproduktion steigt die CO_2-Abgabe stärker an als die O_2-Aufnahme: Die maximale $\dot{V}O_2$ ist motivationsabhängig. Die $\dot{V}O_2AT$ ist motivationsunabhängig und deshalb bei gutachterlichen Fragen interessant. Die Spiroergometrie erfasst eine kardiale Limitation (maximale Herzfrequenz vorzeitig erreicht; VO_2/HF reduziert), eine ventilatorische Limitation (Atemmechanik) und eine pulmonale Limitation (alveoloararterielle O_2-Differenz $AaDO_2$). Die Methode erlaubt eine Differenzierung zwischen kardial und pulmonal bedingter Dyspnoe.

DIFFUSIONSSTÖRUNGEN

Ät.:
- Lungenfibrosen mit Veränderungen der alveolokapillären Membran = Alveolarepithel (Pneumozyten 1 + 2), Basalmembran, Interstitium, Kapillarendothel
- Rarefizierung der Alveolen (Emphysem)
- Lungenstauung bei Linksherzinsuffizienz, Lungenödem
- Pneumonie
- Rezidivierende Lungenembolien
- Eine Verminderung der Diffusionskapazität findet sich auch bei ausgeprägter Anämie.

Da die Löslichkeit von CO_2 20 x größer als die von O_2 ist, führen Diffusionsstörungen zunächst nur zu einer Hypoxämie ohne Anstieg des pCO_2. Im Gegenteil: In den frühen Stadien kommt es durch kompensatorische Hyperventilation meist zu einer Hypokapnie.

Diffusionskapazität = Transferfaktor der Lunge (DL) = Gasmenge, die pro Zeiteinheit und alveolokapillärer Druckdifferenz ins Kapillarblut diffundiert (Einheit: ml/min/kPa).
Transferkoeffizient = Diffusionskapazität bezogen auf das ventilierte Alveolarvolumen (DL/VA)
Aus methodischen Gründen bestimmt man nicht die Diffusionskapazität für O_2, sondern für CO (DLCO).
Raucher haben aufgrund des erhöhten COHb -Gehaltes ihres Blutes erniedrigte DLCO-Werte.

Beachte: Diffusionskapazität ↓ und Transferkoeffizient ↓ = Diffusionsstörung (z.B. Lungenfibrose)
Diffusionskapazität ↓ und Transferkoeffizient normal = Verminderung der Diffusionsfläche ohne Diffusionsstörung (z.B. Z.n. Pneumektomie)

Normalwerte (DLCO)	≥ 75 % des Sollwertes
Leichte Einschränkung	74 - 60 % "
Mittelgradige Einschränkung	59 - 50 % "
Schwere Einschränkung	< 50 "

Ein empfindlicher Parameter für Diffusionsstörungen ist auch der Abfall des arteriellen pO_2 unter Ergometerbelastung. Die DLCO hat hohe Bedeutung in der präoperativen Funktionsdiagnostik.

PERFUSIONSSTÖRUNGEN

Pg.: 1. Störungen der arteriellen Blutzufuhr:
z.B. Lungenembolien
2. Beeinträchtigung des Kapillarbettes:
a) Schwund der Kapillaren bei destruktiven Lungenerkrankungen
b) Regionärer alveolokapillärer Reflex (Euler-Liljestrand) und regionale alveoläre Hypoventilation:
Regionale alveoläre Hypoventilation führt zu Konstriktion der kleinen Lungenarterien im unterbelüfteten Lungenbereich → Blutumleitung in belüftete Bereiche + pulmonale Hypertonie
3. Störungen des venösen Abflusses:
z.B. bei Linksherzinsuffizienz oder Mitralstenose

Spezialdiagnostik: Angio-MRT, Angio-CT, Perfusionsszintigrafie der Lunge (mit ^{99m}Tc-markiertem Albumin), Digitale Subtraktionsangiografie (DSA), Pulmonalisangiografie

VERTEILUNGSSTÖRUNGEN

a) Der Ventilation (unterschiedlich belüftete Lungenbezirke)
- Bes. bei obstruktiven Ventilationsstörungen -
b) Der Relation: Ventilation/Perfusion
(Normalerweise werden die Alveolen in Ruhe von 4 l Luft/min ventiliert und von 5 l Blut/min perfundiert: V/P = 4 : 5 oder 0,8).
- Durch Shunteffekt: Durchblutete, aber nicht genügend belüftete Alveolen (V/P < 0,8)
- Durch Totraumeffekt: Belüftete, aber mangeldurchblutete Alveolen (V/P > 0,8)

Durch O_2-Beatmung kann man einen funktionellen Shunt bei Verteilungsstörungen abgrenzen von einem anatomischen Shunt (z.B. bei Vitien mit Rechts-Links-Shunt): Nur bei funktionellem Shunt wird durch O_2-Beatmung die arterielle O_2-Sättigung wesentlich verbessert.

BLUTGASANALYSE (BGA)

Wesentliche Aufgaben der Lunge sind:
1. Oxygenierung des Blutes durch Aufnahme von O_2
2. Abgabe von CO_2 und damit Regulierung des Säure-Basen-Haushaltes

Messparameter, die den Erfolg (Wirkungsgrad) der Atmung beurteilen, sind:

- Arterieller pO_2 und arterielle O_2-Sättigung:

  Da aufgrund der S-förmigen O_2-Sättigungskurve im Bereich hoher Sättigungsgrade kleine Veränderungen der O_2-Sättigung mit großen pO_2-Veränderungen einhergehen, ist in diesem Bereich die pO_2-Bestimmung genauer. Dagegen ist im Bereich deutlich erniedrigter pO_2-Werte die O_2-Sättigung der empfindlichere Parameter.

  Methode: Kapillarblutentnahme aus dem hyperämisierten Ohrläppchen, Platinelektrode; Messung der O_2-Sättigung durch Fingerpulsoxymeter (SpO_2)
  Die pO_2-Werte nehmen physiologischerweise mit zunehmendem Alter ab:
  Normbereich des arteriellen pO_2: 70 - 100 mmHg (je nach Alter)
  der arteriellen O_2-Sättigung (%): • ≥ 95 normal • 90 - 94 mäßige
  • 85 - 89 mittelgradige • < 85 hochgradige Hypoxämie

- Arterieller pCO_2:
  Normbereich altersunabhängig:
  m: 35 - 46 mmHg
  w: 32 - 43 mmHg
- pH-Wert: Normbereich: 7,35 - 7,45 (Standardbikarbonat und weitere Einzelheiten siehe Kap. Säure-Basen-Haushalt)
  Eine manifeste respiratorische Insuffizienz zeigt sich bei der Blutgasanalyse in Ruhe, eine latente unter Ergometerbelastung oder im Schlaf.
- Sauerstoffgehalt:
  Für die Sauerstoffversorgung der Organe ist nicht nur der arterielle pO_2 und die arterielle Sauerstoffsättigung verantwortlich, sondern von noch größerer Bedeutung ist der Sauerstoffgehalt, also das Produkt aus Sauerstoffsättigung und Hämoglobingehalt des Blutes: CaO_2 (ml/dl) = SaO_2 [%]/100 x Hb [g/dl] x 1,34 (ml/g) + paO_2 [mmHg] x 0,0031 (1/mmHg x ml/dl). Normal bei Männern: 20,4, bei Frauen 18,4 ml O_2/dl. Der O_2-Gehalt berücksichtigt damit die Bedeutung der Sauerstoffträger für die Sauerstoffversorgung der Zellen. (Abb.: O_2-Bindungskurve)

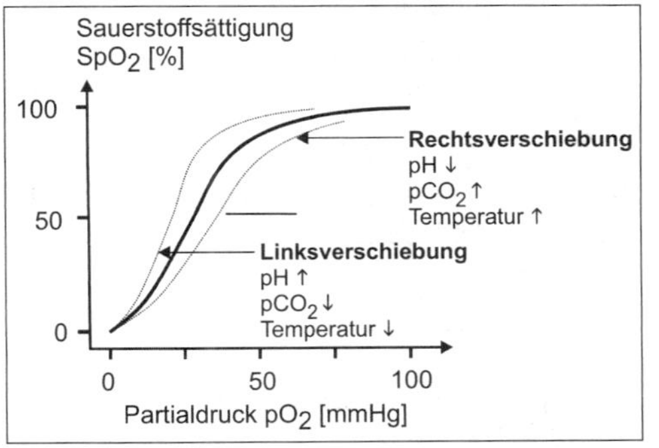

Kapnometrie

Def: I. CO2-Messung in der Ausatemluft (endtitale Kapnometrie): Nichtinvasive Methode zur kontinuierlichen Überwachung des CO_2-Anteils in der Ausatemluft (mittels Infrarotspektrometrie); dient der Überwachung von Beatmungspatienten in der Anästhesie und Intensivmedizin, der Erkennung von Fehlintubation (aus dem Magen kommt kein CO_2) u.a.
Der Normbereich des endexspiratorischen CO_2-Partialdruckes liegt bei 33 - 43 mmHg bzw. bei einem CO_2-Anteil in der Ausatemluft von 4,3 - 5,7 Vol%.
Referenzwerte: Nichtraucher: $\leq$ 5 ppm, Raucher: CO-Werte steigen proportional an (bis 50 ppm) entsprechend dem Zigarettenkonsum.

II. Transkutane Messung des CO_2-Partialdruckes:
Erlaubt gute Erfassung der Veränderung des CO_2-Partialdruckes über längere Zeitperioden (z.B. Nachtschlaf). Der transkutane CO_2-Druck ist jedoch höher (ca. 5 mmHg) als der kapilläre. Aus technischen Gründen sind die Absolutwerte nur eingeschränkt verwertbar, die Veränderungen sind jedoch sehr verlässlich. ***Cave:*** Hautanomalien, schlechte Mikrozirkulation.

RESPIRATORISCHE INSUFFIZIENZ [J96.99]

Def: Das respiratorische System besteht aus:
1. Lunge mit Bronchien und Alveolen zum Gasaustausch
2. Atempumpe, bestehend aus Brustkorb, Atemmuskulatur + Atemzentrum im Gehirn mit Nervenverbindung via Rückenmark zur Atemmuskulatur

Gasaustauschstörungen:

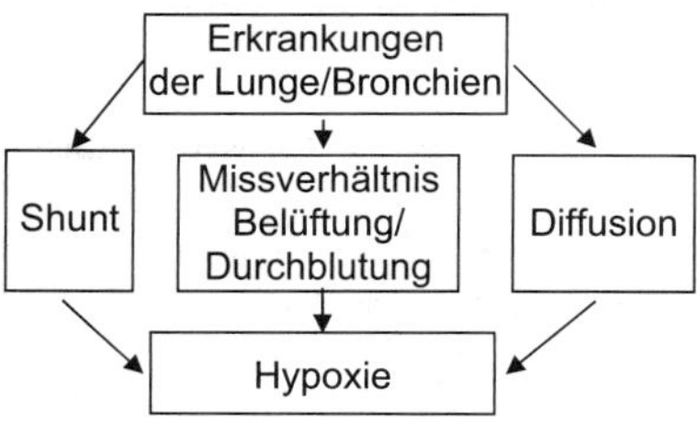

Hypoxämische respiratorische Insuffizienz (Typ I)
(Lungenparenchymversagen, pulmonale Insuffizienz)

Atempumpstörungen:

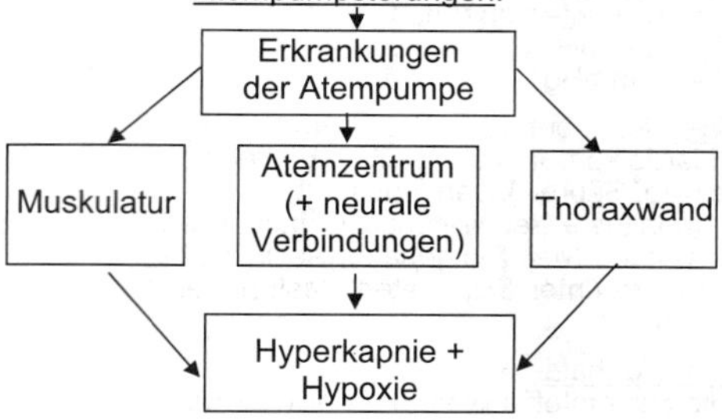

Hyperkapnische respiratorische Insuffizienz (Typ II)
(Atempumpversagen, ventilatorische Insuffizienz)

Ät.: A) Lungenerkrankungen unterschiedlicher Genese
B) Erkrankungen der Atempumpe:
1. Atemregulationsstörungen: z.B. Apoplexie, Intoxikationen, Schädel-Hirn-Trauma
2. Störungen des Rückenmarks: z.B. Poliomyelitis, traumatische Schäden
3. Neuromuskuläre Störungen: z.B. Myasthenia gravis, amyotrophe Lateralsklerose (ALS), Tetanus, Botulismus, Intoxikationen (Cholinesterasehemmer, Curare u.a.)
4. Erkrankungen von Thoraxwand oder Pleura: z.B. Rippenserienfrakturen, Spannungspneumothorax, großer Pleuraerguss
5. Obstruktion der oberen Luftwege: z.B. Glottisödem, Laryngospasmus, Fremdkörperaspiration

C) Kardiale Ursachen: Lungenödem

Pg.: Entsprechend den beiden Kompartimenten des respiratorischen Systems (Lunge und Atempumpe) unterscheidet man pathophysiologisch 2 verschiedene Formen der respiratorischen Insuffizienz:
1. Gasaustauschstörungen mit primärem Sauerstoffmangel (hypoxische Insuffizienz) aufgrund von Lungenerkrankungen
2. Vermindertes Atemminutenvolumen (Hypoventilation) durch Erkrankungen der Atempumpe. Hierbei kommt es primär zu erhöhtem arteriellen Kohlensäurepartialdruck (Hyperkapnie) und sekundär zu Hypoxämie (hyperkapnische Insuffizienz)

Lungenerkrankungen führen zuerst zur hypoxischen Insuffizienz. Solange die Ventilation ausreichend gesteigert werden kann, bleibt die CO_2-Spannung normal oder fällt durch Hyperventilation ab.

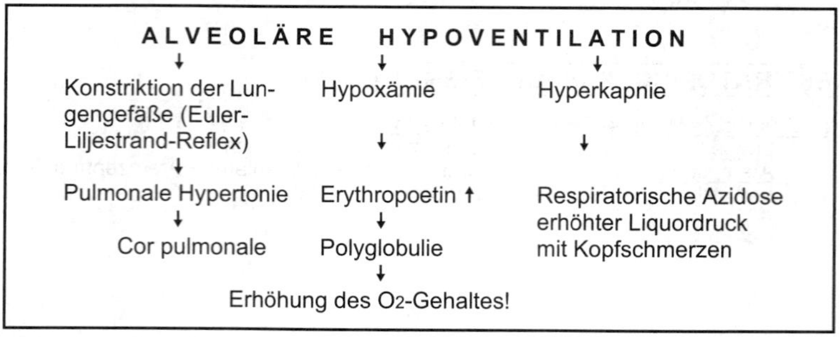

KL.: 1. Akute respiratorische Insuffizienz (z.B. Obstruktion der oberen Atemwege):
Schwerste Dyspnoe, Zyanose, Todesangst, Bewusstseinsstörung
2. Chronische respiratorische Insuffizienz:
- Typ I: Bei Lungenerkrankungen (hypoxämische respiratorische Insuffizienz = Lungenparenchymversagen):
Dyspnoe, Zyanose, motorische Unruhe, Verwirrtheit, Bewusstseinsstörungen, Tachykardie, evtl. Rhythmusstörungen. Bei länger bestehender Hypoxämie zusätzlich: Polyglobulie, Uhrglasnägel, Trommelschlegelfinger

- Typ II: Bei Atempumpstörungen mit Hypoventilation (hyperkapnische respiratorische Insuffizienz = Atempumpversagen):
  Atemnot, Schlafstörungen, morgendliche Kopfschmerzen, Einschlafneigung am Tage, mangelnde Leistungsfähigkeit mit Konzentrationsstörungen

Di.: **Arterielle Blutgasanalyse (BGA) und nächtliches Monitoring der Blutgase:**
Bei noch kompensierter Atempumpstörung wird durch eine Steigerung der Atmung der pCO_2 im Normbereich gehalten, eine Hyperkapnie tritt erst bei dekompensierter Störung auf. Oft sind die Werte tagsüber im Wachzustand noch normal, nachts im Schlaf jedoch schon deutlich erhöht. Zur nächtlichen kontinuierlichen Messung eignen sich die Kapnografie (Monitoring des CO_2-Gehaltes der Ausatmungsluft) oder die transkutane pCO_2-Registrierung, eingeschränkt auch die Pulsoxymetrie, da die Hyperkapnie immer von einer Hypoxämie begleitet wird.

- Hypoxämisches Versagen (Typ I): pO_2 ↓ (früher respiratorische Partialinsuffizienz)
- Hyperkapnisches Versagen (Typ II): Erst pCO_2 ↑, sekundär pO_2 ↓ (früher respiratorische Globalinsuffizienz)
- Latent: Blutgasveränderung nur unter körperlicher Belastung oder im Schlaf. Morgendliche Erhöhungen des HCO_3^- können ein Hinweis auf Hyperkapnie und Azidose im Schlaf sein.
- Manifest: Blutgasveränderung bereits in Ruhe

BGA unter O_2-Gabe:
Eine Zyanose (Hypoxämie) infolge pulmonaler Erkrankungen bessert sich unter O_2-Gabe, eine Zyanose (Hypoxämie) infolge Rechts-Links-Shunt-Vitien bessert sich unter O_2-Gabe nicht wesentlich.

BGA vor und nach dosierter Ergometriebelastung:
Bei respiratorischer Partialinsuffizienz infolge Ventilations-Perfusions-Verteilungsstörung zeigt sich unter Belastung ein Anstieg des arteriellen pO_2, bei Diffusionsstörungen ein Abfall.

Th.:
1. Kausale Therapie: Behandlung der Grundkrankheit
2. Symptomatische Therapie der chronischen respiratorischen Insuffizienz:
   - Langzeitsauerstofftherapie (LOT) bei hypoxämischer respiratorischer Insuffizienz
   - Nichtinvasive Beatmungstherapie bei hyperkapnischer respiratorischer Insuffizienz
   - Kombination von beiden bei hypoxischer und hyperkapnischer respiratorischer Insuffizienz

   Die Indikation zur Beatmung stellt sich aufgrund subjektiver Beschwerden und klinischem Bild, objektiver Messparameter und des Verlaufs der Erkrankung.

   A) Beatmungstherapie bei Atempumpenstörungen (ventilatorische Insuffizienz):
   - Intermittierende nichtinvasive Beatmung (Ventilation) = NIV = ISB (intermittierende Selbstbeatmung): Die Beatmung mit dem Respiratorgerät erfolgt über eine Nasenmaske oder eine Mund-Nasenmaske. NIV kann mit Druck- oder Volumengabe erfolgen. Die Beatmung mit Druckvorgabe wird am häufigsten mittels „pressure controlled ventilation" (PCV) oder „pressure support ventilation" (PSV) durchgeführt. PSV wird allein vom Patienten getriggert. Meist wird NIV als Positivdruckbeatmung angewendet (noninvasive positive pressure ventilation = NPPV).
     Ind: NIV ist sowohl als Kurzzeitmaßnahme bei akuter Verschlechterung einer vorbestehenden Lungenerkrankung als auch für die langfristige, intermittierende Selbstbeatmung zu Hause geeignet. Beatmungsindikationen sind z.B. das hypoxämische respiratorische Versagen bei kardial bedingtem Lungenödem und das hyperkapnische ventilatorische Versagen bei COPD, neuromuskulären Erkrankungen oder schweren Kyphoskoliosen. NIV erspart den geeigneten Patienten die Risiken und evtl. Komplikationen einer endotrachealen Intubation (nosokomiale Pneumonie, Entwöhnungs-/Weaning-Probleme).
   - Invasive Beatmung (Ventilation) = IV = Beatmung mit Intubation
     Ind: Schwere respiratorische Dekompensation mit muskulärer Erschöpfung, Hyperkapnie, Somnolenz, NIV-Versagen

   B) Kontrollierte O_2-Langzeittherapie (LOT oder LTOT = long term oxygen therapy: O_2-Therapie > 16 h/d)
   Ind: Chronische Hypoxie durch Lungenerkrankungen (PaO_2 < 55 mmHg - bei Cor pulmonale oder Polyglobulie liegt der Grenzwert bei 60 mmHg) ohne Tendenz zur Hyperkapnie
   Patienten, die in Ruhe nach diesen Richtlinien keinen Sauerstoff benötigen, aber unter Belastung (unterwegs, bei körperlicher Anstrengung) Sauerstoff brauchen, können mit entsprechenden Geräten nur für die Zeit der körperlichen Belastung ausgestattet werden, falls hierdurch die Leistungsfähigkeit gesteigert werden kann.
   Der Patient wird in Ruhe, unter Belastung sowie nachts ohne und mit Sauerstoff getestet. Die Literzahl pro Minute wird verordnet, die zu einem Anstieg des Sauerstoffdruckes in Ruhe bzw. unter Belastung auf mind. 60 mmHg führt. Im fortgeschrittenen Krankheitsstadium genügt auch ein Anstieg des pO_2 um mind. 10 mmHg. Die Zufuhr von O_2 darf nicht zu einem bedeutsamen CO_2-Anstieg führen (mit Gefahr einer Apnoe). Alle Angaben werden in einen „Sauerstoffpass" vermerkt. Als O_2-Quellen dienen O_2-Konzentratoren (COX = concentrate oxygen) für den stationären/Heimbetrieb. Flüssigsauerstoffsysteme (LOX = liquid oxygen) sind für den mobilen Einsatz geeignet (Internet-Infos: *www.sauerstoffliga.de*).

Gasförmiger O_2 in Druckflaschen = GOX wird nur gel. bei Bedarf verwendet (z.B. für Notfälle).
Atemzuggesteuerte Demandgeräte vermindern den O_2-Verbrauch der Geräte.
Die O_2-Langzeittherapie verbessert die Lebensqualität, die Belastbarkeit und kann die Überlebenszeit hypoxämischer Patienten verlängern!

Merke: Atemdepressive Mittel (z.B. Morphin, Diazepam, Barbiturate) sind bei respiratorischer Insuffizienz kontraindiziert! Bei Patienten mit terminalen pulmonalen Erkrankungen kann die Gabe von Morphin aus palliativen Gründen sinnvoll sein, wenn sie unter therapieresistenter Dyspnoe leiden. Engmaschige Kontrolle und Bereitschaft zur nicht-invasiven Beatmung ist notwendig.

Hinweise zur Behandlung mit O_2:

- Hypoxische respiratorische Insuffizienz (pO_2 ↓)
  Zyanotischer Patient mit Hypoxämie, pCO_2 nicht erhöht: O_2-Gabe ohne Gefahr
- Hyperkapnische respiratorische Insuffizienz (pO_2 ↓, pCO_2 ↑)
  Unter O_2-Gabe kann es zur Verstärkung der Hyperkapnie kommen. Dies erfordert eine gute Beobachtung des Patienten und bei Bedarf die Einleitung einer NIV.

C) Nasale Sauerstoff-High-Flow-Therapie (NHF): Bis zu 60 l O_2/Luftgemisch (bis 100 % O_2), Erwärmung und Befeuchtung (31 - 38°C, bis zu 100 % rel. Feuchte) notwendig, um Austrocknung zu vermeiden. NHF bewirkt positiven Atemwegsdruck von 0,5 - 1,0 cm H_2O/10 l/Min. in den oberen Atemwegen während Exspiration. Daher Totraumauswaschung, vermehrte CO_2-Elimination.
Ind: (noch nicht endgültig gesichert):
- Akutes hypoxämisches Versagen: Vermeidung der Intubation oder Re-Intubation
- Chronisches hyperkapnisches Versagen: Reduktion des $PaCO_2$ im Vergleich zur LOT

Cave: Gute Überwachung notwendig, Zeitpunkt für (nicht-invasive) Beatmung nicht verpassen.

3. **Lungentransplantation (LTX):**
Vo.: Deutschland: 300 - 400 LTX/J., häufigste Diagnosen: COPD; Lungenfibrose, Mukoviszidose
Verfahren:
- Bilaterale Lungentransplantation (BLTX): Ca. 80 % d.F. z.B. bei Lungenemphysem, Mukoviszidose
- Einseitige (single lung) Lungentransplantation (SLTX): z.B. bei Lungenfibrose
- Herz-Lungen-Transplantation (HLTX): Bei irreversibler Schädigung von Herz + Lungen, z.B. bei schwerer pulmonaler Hypertonie
  Organvergabe nach Dringlichkeit und Erfolgsaussicht. Der Lung Allocation Score (LAS) von 0 - 100 Punkte bewertet nicht die Wartezeit.

Ind: Terminale Lungenerkrankungen, Fehlen oder Insuffizienz einer medikamentösen Therapie, Lebenserwartung < 2 J., Rehabilitationspotenzial, Ernährungszustand zwischen 80 und 120 % des Idealgewichtes, befriedigende psychosoziale Situation und Umfeld, um die Nachbetreuung durchzuführen.

KI: Siehe Kap. Herztransplantation

Immunsuppressive Nachbehandlung mit Kortikoiden, Ciclosporin A, Azathioprin

Ko.:
1. Primäres Graftversagen (primary graft dysfunction = PGD)
2. Infektionen: Wichtigste virale Infektion: CMV
3. Akute Transplantatabstoßung
4. Chronisches Transplantatversagen (CTV; chronic lung allograft dysfunction = CLAD) in Form des Bronchiolitis obliterans Syndroms (BOS), das prognosebestimmend ist (50 %/5 J.). Frühsymptom ist ein Absinken des FEV_1; Th.: Optimierung der immunsuppressiven Therapie/Azithromycin-Therapie

Andere Komplikationen: Heilungsstörung der bronchialen Anastomose (Nahtdehiszenz, narbige Strikturen), NW durch die Immunsuppressiva, posttransplantationslymphoproliferative Erkrankungen (PTLD; siehe dort) und Malignome als Spätkomplikation.

Ergebnisse: 1-Jahresüberlebensrate: ca. 75 %, 10-Jahresüberlebensrate: ca. 40 %

Heroinintoxikation [T40.1]

Di.: Junger bewusstloser Patient mit Atemstörung und Miosis, Injektionsspuren an Armen oder anderen Körperteilen, Spritzenreste, Fremd-/Umgebungsanamnese

DD: Alkylphosphatvergiftung [T60.0]: Miosis, Hypersalivation, Lungenödem (→ Soforttherapie mit Atropin in hoher Dosis; Atemhilfe nur mit Atembeutel/Respirator, aber keine Mund-zu-Mund-/Nase-Beatmung → Vergiftungsgefahr des Helfers! Weitere Therapie auf Intensivstation)

Th.: **Helfer sollte sich vor HBV / HCV / HIV schützen!**
Evtl. Atemhilfe + Morphinantagonist Naloxon: Initial 1 Amp. = 0,4 mg (in 10 ml NaCl 0,9 %) i.v. (NW: Übelkeit, Erbrechen, Auslösen eines Opiatentzugssyndroms). Bei rechtzeitiger Injektion setzt die Atmung rasch wieder ein. Der Anstieg der O_2-Sättigung lässt sich am Pulsoxymeter ablesen! Da Naloxon nur 30 - 45 Min. wirkt, muss Patient weiter überwacht werden und die Naloxongabe muss bei erneuter Atemdepression wiederholt werden (Hospitalisierung); Vermittlung einer Drogenberatungsstelle, Entgiftung + Entwöhnungsbehandlung.

ACUTE RESPIRATORY DISTRESS SYNDROME (ARDS) = AKUTES LUNGENVERSAGEN [J80.09]

Def: Akute respiratorische Insuffizienz bei vorher lungengesunden Patienten durch pulmonale Schädigungen unterschiedlicher Genese.
- Akuter Beginn (innerhalb 1 Woche)
- Bilaterale diffuse Transparenzminderung im Röntgen-/CT-Thorax
- Ausschluss eines kardialen Lungenödems (Echo) oder einer Überwässerung
  PCWP < 18 mmHg/Echo

3 Schweregrade (American-European-Consensus Conference on ARDS 2012, Berlin):
- Schweres ARDS bei $PaO_2/FiO_2 \leq 100$ mmHg und PEEP ≥ 5 cm H_2O
- Moderates ARDS bei $PaO_2/FiO_2 = 101 - 200$ mmHg und PEEP ≥ 5 cm H_2O
- Mildes ARDS bei $PaO_2/FiO_2 = 201 - 300$ mmHg und PEEP ≥ 5 cm H_2O

Erklärungen:
PCWP = Lungenkapillarverschlussdruck
PaO_2 = Arterieller Sauerstoffpartialdruck
FiO_2 = Fraktion des inhalierten Sauerstoffs
PaO_2/FiO_2 = Oxygenierungsindex oder Horowitz-Index → Berechnungsbeispiel:
Gesunder: PaO_2 = 100 mmHg, FiO_2 = 0,2 (Raumluft 20 % O_2): $PaO_2/FiO_2 = 100 / 0,2 = 500$
PEEP = Positiver endexspiratorischer Druck

Ep.: Inzidenz: Unterschiedliche Angaben (5 - 50/100.000/J)

Ät.: 1. Direkte pulmonale Schädigung durch z.B.
- Am häufigsten Pneumonien verschiedener Ursache (auch COVID-19): Zusätzliche Lungenschädigung, die über das Ausmaß der eigentlichen Pneumonie hinausgeht.
- Lungentransplantation
- Aspiration von Mageninhalt
- Aspiration von Süßwasser/Salzwasser (Beinaheertrinken)
- Inhalation toxischer Gase (z.B. NO_2, Rauchgase)
- Inhalation von hyperbarem Sauerstoff
- Intoxikation mit Paraquat, Narkotika, Drogen

2. Indirekte pulmonale Schädigung durch z.B.
- Sepsis
- Polytrauma und Fettembolie, Verbrennung
- Massentransfusion (TRALI = transfusion-related acute lung injury)
- Schock, Verbrauchskoagulopathie
- Akute Pankreatitis

Pg.: 3 Stadien:
I. Exsudative Phase mit gesteigerter Kapillarpermeabilität und interstitiellem Lungenödem (Niederdruck-Lungenödem)
II. Untergang von Pneumozyten vom Typ II → dadurch verminderte Bildung des Surfactant factors (= oberflächenaktiver Stoff) → Flüssigkeitsübertritt in die Alveolen (alveoläres Lungenödem), Bildung hyaliner Membranen, Mikroatelektasen, Ausbildung intrapulmonaler Shunts → Hypoxie
III. Proliferative Phase mit Ausbildung einer Lungenfibrose und Endothelproliferation der Alveolarkapillaren → Perfusions- und Diffusionsverschlechterung; irreversibles Stadium.

KL.: 3 Stadien:
I. Hypoxämie + Hyperventilation mit respiratorischer Alkalose
II. Zunehmende Atemnot, beginnende Röntgenveränderungen der Lunge (beidseitige fleckige, streifige Verdichtungen)
III. Hyperkapnische respiratorische Insuffizienz (Hypoxämie + Hyperkapnie), respiratorische Azidose, zunehmende Röntgenveränderungen der Lunge (beidseitige Transparenzminderung)

Rö./CT-Thorax: Verlaufskontrollen! Beidseitige diffuse Infiltrate, bes. der abhängigen Partien (DD: Pneumonie: Oft einseitig)

Echo: Ausschluss einer Linksherzinsuffizienz (als evtl. Ursache eines kardialen Lungenödems)

Lufu: Compliance und Diffusionskapazität (Transferfaktor) sind frühzeitig vermindert, Blutgasanalyse: Anfangs nur Hypoxämie, später auch Hyperkapnie.

BAL: Erhöhte Granulozytenzahl

DD:
- Linksherzinsuffizienz mit Lungenödem (erhöhter pulmonaler Kapillarverschlussdruck (= PC) - beim ARDS normaler Druck < 18 mmHg).
- Pneumonie (meist einseitige Transparenzverminderung)
- Fluid lung bei Niereninsuffizienz (Kreatinin ↑)
- Lungenembolien (Phlebothrombose, Rechtsherzbelastung, Lungenperfusionsszintigrafie)

Di.: 3 Diagnosekriterien:
1. Vorhandensein eines Auslösefaktors
2. Therapierefraktäre arterielle Hypoxämie
3. Bildgebende Diagnostik:
   - Lungensonografie: Fokale B-Linienzunahme („spared areas"), ggf. Konsolidierungen, irreguläre Pleuralinie, Pleuraerguss und reduziertes Lungengleiten
   - Röntgen: Diffuse beidseitige Transparenzverminderung ohne Hinweis auf kardiales Lungenödem (Echo, normaler PC < 18 mmHg)

Th.:
1. Kausal: Beseitigung der auslösenden Ursache (siehe oben) (z.B. Pneumonie, Sepsis, Pankreatitis)
2. Symptomatisch: (Siehe auch Kap. „Respiratorische Insuffizienz")
   - Lagerung mit erhöhtem Oberkörper (45°) und lungenprotektive Beatmung mit niedrigem Spitzendruck (< 30 mbar), ausreichend hohem PEEP (9 -12 mbar) und niedrigen Tidalvolumina (5 - 8 ml/kg KG). Intermittierende Bauchlagerung zur Prophylaxe dorsaler Atelektasenbildung (PROSEVA-Studie).
     Eine leichte Hyperkapnie wird akzeptiert (permissive Hyperkapnie), solange der pO_2 > 60 mmHg bzw. SaO_2 > 92 % ist. Sobald die Spontanatmung es erlaubt, assistierte Spontanatmungsverfahren.
     Ind: Hypoxie trotz O_2-Zufuhr über Nasensonde
     Ko.: Bei längerer Anwendung droht eine weitere Lungenschädigung durch erhöhten Beatmungsdruck (Barotrauma) und toxische O_2-Konzentration der Beatmungsluft → O_2-Anteil in der Inspirationsluft (FiO_2) möglichst niedrig halten und bei Bedarf ECMO einsetzen.
   - Frühzeitige Spontanatmung unter BIPAP (siehe Kap. SAS)
   - Behandlung von Komplikationen: Infektionen, ANV u.a.
   - Extrakorporale Membranoxygenierung (ECMO):
     Eine ECMO ermöglicht die Oxygenierung des Blutes und CO_2-Elimination über eine künstliche Membran außerhalb des Körpers. Die ECMO wird als temporärer Lungenersatz (< 4 Wochen) eingesetzt. (Nutzen belegt durch die CESAR-Studie.)
     Vorteile sind ein niedriger Hämolysegrad gegenüber anderen Verfahren (z.B. Herz-Lungen-Maschine), eine mögliche hämodynamische Unterstützung und rasche Verfügbarkeit (in Zentren).
     Verfahren:
     - Venovenöse ECMO (VV-ECMO): Pumpengetriebenes Verfahren
     - Venoarterielle ECMO (VA-ECMO): Pumpengetriebenes Verfahren: Der Herz-Lungen-Kreislauf wird umgangen. Das Herz wird entlastet, zugleich sinken auch PAP und ZVD.
     - Pumpless extracorporal lung assist (PECLA) = interventional lung assist (ILA): Das Blut fließt passiv entlang eines arteriovenösen Druckgradienten. Voraussetzung ist ein stabiles und ausreichendes Herzzeitvolumen (HZV).

     Ind: Akutes Lungenversagen (ARDS), Pneumonie, Sepsis, Schock, unterstützend vor bzw. nach Lungentransplantation, nach Reanimation, nach Herz-Op.
     Ko.: Blutung, Infektion, Thromboembolie, Hämolyse, Luftembolie, Nierenfunktionsstörungen
   - Ultima Ratio: Lungentransplantation

Prg: Abhängig vom Überwinden der Grundkrankheit und einer frühzeitigen Therapie des ARDS. Alkoholanamnese und vorbestehende extrapulmonale Erkrankungen verschlechtern die Prognose.
Letalität: Mildes ARDS: ca. 25 %; moderates ARDS : ca. 30 %; schweres ARDS: 45 %
Kommen Sepsis und Multiorganversagen hinzu, verdoppelt sich die Letalität.

SCHLAFBEZOGENE ATMUNGSSTÖRUNGEN [G47.39]

Internet-Infos: *www.dgsm.de (Deutsche Gesellschaft für Schlafforschung und Schlafmedizin)*

Syn: Schlafapnoe-Syndrom (SAS)

Def: Schlafbezogene Atmungsstörungen (SBAS):
1. SBAS mit Obstruktion der oberen Atemwege:
   1.1. Obstruktives Schnarchen, schweres Schnarchen (heavy snorer)
   1.2. Obstruktives Schlafapnoesyndrom (OSAS)
   Sonderform: Overlap-Syndrom (OSAS + COPD)
   1.3. Upper airway resistance syndrome (UARS)
   Def: Verengung der oberen Atemwege im Tiefschlaf ohne Apnoen mit massiver Erhöhung des Atemwegswiderstandes beim Einatmen und Zerstörung der Schlafarchitektur durch Weckreaktionen. Dadurch Tagesschläfrigkeit mit Gefahr des Sekundenschlafes.
2. SBAS ohne Obstruktion der oberen Atemwege (zentrales SAS, Hypoventilationssyndrom)

Apnoe = Atempause während des Schlafens mit einer Dauer $\geq$ 10 Sek.

Hypopnoe: Verringerung des Atemflusses um $\geq$ 30 % (> 10 Sek.) mit O_2-Entsättigung $\geq$ 3 % oder Arousal

Apnoe-Hypopnoe-Index (AHI) = Anzahl der Apnoen und Hypopnoen pro Stunde Schlafzeit. - Apnoephasen während des Einschlafens, die auch bei Gesunden beobachtet werden, zählt man nicht mit.
Bewertung des AHI: < 5/h normal, 5 - 14/h leichtes, 15 - 29/h mittelgradiges, $\geq$ 30/h schweres SAS

Da Apnoen/Hypopnoen mit einem Abfall der O_2-Sättigung $\geq$ 3 % einhergehen, bestimmt man mittels Pulsoximetrie den O_2-Entsättigungsindex = O_2-Desaturierungsindex = ODI (= Anzahl der O_2-Abfälle pro Stunde Schlafzeit). Dieser korreliert zum AHI.

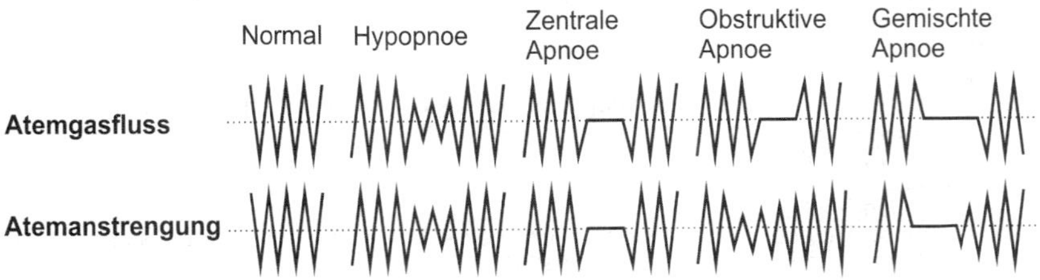

Ep.: Primäres Schnarchen: Ca. 25 % der Erwachsenen und ca. 50 % der Menschen > 65 J.
OSAS: 13 % der Männer und 7 % der Frauen > 40 J.; gehäuft bei Adipositas (80 % der SAS-Patienten sind adipös); zunehmende Häufigkeit nach dem 40. Lebensjahr (hohe Dunkelziffer)

PPh: der Schlafstadien:
Anhand von Elektroenzephalogramm (EEG), Elektrookulogramm (EOG) und Elektromyogramm am M. submentalis (EMG) wird der Schlaf in die Schlafstadien Non-REM N1 - N3 sowie den REM-Schlaf ("rapid eye movement": schnelle Augenbewegungen) eingeteilt.
Die 3 Non-REM-Schlafstadien zeichnen sich durch Frequenzabnahme der EEG-Wellen und Zunahme der Amplitude (δ-Wellen) aus. Tiefschlaf (Non-REM 3) dient der physischen Erholung des Körpers und nimmt mit zunehmendem Alter an der Gesamtschlafzeit ab, während der Leichtschlafanteil (Non-REM 1 und 2) zunimmt.
Im REM-Schlaf ähnelt der Verlauf der EEG-Kurven denen beim wachen Menschen (hohe Frequenzen mit niedriger Amplitude). Gleichzeitig werden im EOG schnelle Augenbewegungen gefunden und der Muskeltonus sinkt auf ein Minimum. Der REM-Schlaf soll der psychischen Erholung dienen. Besonders lebhaftes Träumen findet überwiegend im REM-Schlaf statt.
Im Laufe einer Nacht zeigt sich beim Gesunden eine charakteristische Abfolge der Schlafstadien. Es werden 4 - 6 Schlafzyklen von etwa 70 - 90 min Dauer durchlaufen, die aus einer initialen Leichtschlaf-, dann Tiefschlaf- und zuletzt REM-Schlafphase bestehen. Zu Beginn der Nacht sind die Tiefschlafphasen überproportional lang, während gegen Morgen der REM-Schlafanteil zunimmt. Bei normalem Schlaf verbringt man je etwa 20 - 25 % der Schlafzeit im Tiefschlaf und im REM-Schlaf und ca. 50 % im Leichtschlaf.

Ät.: 1. SAS mit Obstruktion der oberen Atemwege = obstruktives Schlafapnoesyndrom = OSAS (> 90 %):
Kollaps der Schlundmuskulatur (Oro-/Nasopharynx) durch nachlassenden Tonus der Pharynxmuskulatur im Schlaf, häufig im REM-Schlaf. Aktivität der Atemmuskulatur und damit Atembewegungen bleiben jedoch erhalten.
Begünstigende Faktoren sind Erkrankungen im Bereich des Oro-/Nasopharynx, z.B. Tonsillenhyperplasie, Makroglossie, Retrognathie

2. SAS ohne Obstruktion der oberen Atemwege (< 10 %):
- Zentrale Schlafapnoe (ZSA): Infolge verminderter Stimulierbarkeit der Chemorezeptoren kommt es zu intermittierender Innervationsstörung der Atemmuskulatur. Thorakale und abdominale Atembewegungen bleiben vollständig aus (bei reduzierter LV-EF, Insult, Therapie mit Opiaten). Ca. 50 % der Patienten mit Herzinsuffizienz ab dem NYHA-Stadium II haben ein überwiegend zentrales SAS, evtl. mit periodischer Atmung (spindelförmiger Wechsel zwischen Hypopnoe, Apnoe und reaktiver Hyperventilation). Diese kann z.B. bei Herzinsuffizienz auftreten = Cheyne-Stokes-Atmung.
- Therapieassoziierte zentrale Schlafapnoe: ZSA unter Positivdruck-Therapie
- Biot-Atmung und ataxic breathing: Chaotisches Bild von Atemzügen unterschiedlicher Tiefe und unterschiedlicher Frequenz unter Opiattherapie oder bei Schädigungen des Atemzentrums
- Sekundäre alveoläre Hypoventilation bei chronischen Lungenerkrankungen, neuromuskulären und skelettalen Erkrankungen, Adipositas-assoziierter Hypoventilation

Pg.: der obstruktiven Schlafapnoe: Anatomische Prädisposition (z.B. Unterkieferrückverlagerung) + nervale Schädigung (durch Vibrationstrauma vom Schnarchen) + funktionelle und strukturelle Veränderung der oberen Atemwegsmuskulatur (bes. M. genioglossus) → Kollaps der oberen Atemwege → Apnoe/Hypopnoe → verstärkte Atemarbeit → Aufweckreaktion (Arousal). Kollaps der oberen Atemwege → pO_2 ↓/ pCO_2 ↑, Bradykardie/Tachykardie → Ausschüttung von Stresshormonen → RR-Steigerung. Bei der Weckreaktion kommt es zur Tonisierung der erschlafften Muskulatur → Wiedereröffnung der Atemwege → Schnarchgeräusch → Hyperventilation und Tachykardie

KL.: ▶ des OSAS:
- 2 Leitsymptome:
  - Lautes und unregelmäßiges Schnarchen mit Atemstillständen (Fremdanamnese) - Ausnahme: Beim zentralen SAS fehlt Schnarchen
  - Gesteigerte Tagesschläfrigkeit mit Einschlafneigung (Sekundenschlaf) bei monotonen Tätigkeiten (z.B. Autofahren)

  Memo: Es gibt auch Patienten mit ausgeprägtem AHI und nur wenigen Beschwerden.
- Weitere Symptome:
  - Intellektuelle Leistungsminderung (Konzentrations- und Gedächtnisstörungen)
  - Depressive Verstimmung
  - Morgendliche Kopfschmerzen, morgendliche Mundtrockenheit
  - Potenzstörungen (erektile Dysfunktion)

▶ des zentralen SAS:
Meist geringe Tagesschläfrigkeit, oft Symptome der kardialen oder neurologischen Grundkrankheit im Vordergrund (Herzinsuffizienz, Insult)

Ko.:
- Nächtliche hypoxieinduzierte, teils bradykarde Herzrhythmusstörungen bis zum AV-Block 3°. Typisch ist eine apnoeassoziierte Sinusarrhythmie; während der Apnoe: Herzfrequenz ↓, mit Beginn der Weckreaktion: Herzfrequenz ↑
- Gehäuftes Auftreten/Verschlechterung einer vorbestehenden arteriellen Hypertonie (oft ohne nächtliche Blutdrucksenkung bei der 24 h-Blutdruckmessung). Bis 50 % der SAS-Patienten haben eine arterielle Hypertonie.

Merke: Eine arterielle Hypertonie nur dann als essenziell bezeichnen, wenn ein SAS ausgeschlossen wurde! SAS ist eine der häufigsten Ursachen einer sekundären Hypertonie!

- Verschlechterung einer vorbestehenden Herzinsuffizienz
- Respiratorische Insuffizienz, pulmonale Hypertonie, Cor pulmonale, Polyglobulie
- Erhöhtes Risiko für Herzinfarkt und Schlaganfall, erhöhte Mortalität
- Bis zu 7-fach erhöhtes Unfallrisiko durch Sekundenschlaf (25 % aller tödlichen Autounfälle!)

DD: DD der Tagesschläfrigkeit/Einschlafneigung:
- SBAS mit Obstruktion der oberen Atemwege: Sehr häufig
  - Obstruktives Schnarchen (50 % der Männer > 50 J.).
  - Schwerer Schnarcher (heavy snorer) UARS = Upper-airway-resistance syndrome
  - Obstruktives Schlafapnoe-Syndrom
  - Obesitas-assoziierte Hypoventilation
- Tagesschläfrigkeit ohne Obstruktion der oberen Atemwege:
  - Periodische Beinbewegungen/Restless legs-Syndrom
  - Insomnien mit Schlafdefiziten
  - Psychiatrische oder internistische Erkrankungen (Anämie, Hypothyreose u.a.)
- Narkolepsie [G47.4], primäre Hypersomnie: 4 Hauptsymptome:
  - Imperative Schlafattacken (plötzliches unkontrolliertes/zwanghaftes Einschlafen am Tag für kurze Zeit)
  - Kataplexien (plötzlicher kurzzeitiger Tonusverlust der Muskulatur, evtl. mit Hinstürzen ohne Bewusstlosigkeit, oft ausgelöst durch emotionelle Anlässe)

- Halluzinationen beim Einschlafen oder Erwachen
- Schlaflähmungen beim Übergang vom Schlaf- zum Wachzustand

Vo.: Idiopathisch (Assoziation mit HLA DR15); Hirnerkrankungen mit Zerstörung orexinhaltiger Neurone; NW nach Impfung gegen Schweinegrippe; Diagnose im Schlaflabor mit multiplem Schlaflatenz-Test: Narkoleptiker schlafen schon nach < 8 Min. ein (verkürzte Einschlaflatenz) und fallen sofort in den REM-Schlaf (Sleep-onset-REM = SOREM).

Di.:
1. (Fremd-)Anamnese und Verwendung standardisierter Fragebögen (Schnarchen? Nächtliche Atemstillstände, Tagesschläfrigkeit, Sekundenschlaf u.a.) → z.B. Berlin-Fragebogen (→ *Internet*)
2. Klinik, HNO-ärztlicher Befund
3. Schlafuntersuchung mit Registrierung verschiedener Parameter: Atemfluss, Schnarchen, Pulsfrequenz, Pulsoximetrie, Thoraxbewegungen, EEG und AHI u.a.
   a) Mit ambulant anwendbarer Polygrafie (ohne EEG, EMG, EOG)
   b) Im Schlaflabor mit umfangreicher Polysomnografie

Th.: A) Konservativ:

1. Behandlung präexistenter Risikofaktoren:
   - Adipositas: Gewichtsabnahme von 20 % kann AHI um bis zu 50 % reduzieren!
   - HNO-Konsil: Identifikation und Beseitigung evtl. Atemhindernisse, z.B. Nasenseptumdeviation, Polypen, Tonsillenhypertrophie
   - Schlafhygiene: Meidung schwerer Mahlzeiten und anstrengender Tätigkeiten vor dem Schlafen, regelmäßiger Schlafrhythmus, ausreichende Schlafphasen, Seitenlage im Schlaf (keine Rückenlage, evtl. Nutzung einer Rückenlageverhinderungsweste)
   - Verzicht auf Alkohol, Nikotin und apnoeverstärkende Medikamente (z.B. Sedativa, Schlafmittel, Betablocker sind nur bei bradykarden Herzrhythmusstörungen im Schlaf kontraindiziert)
2. nCPAP-Atmung (= nasal continuous positive airway pressure) = Positivdruck-Atmung: Mittel der Wahl bei symptomatischen OSAS-Patienten: Kontinuierliche, nächtliche Überdruckatmung mittels Nasen- oder Vollgesichtsmaske. Bei einem individuell zu ermittelnden positiven Druck von 5 - 13 mbar in In- und Exspiration kann eine pneumatische Schienung des hypotonen Pharynx erreicht werden.
   Ca. 80 % der Patienten, die eine Überdruckatmung benötigen, können mit CPAP gut eingestellt werden. Für Problempatienten stehen folgende Varianten zur Verfügung:
   - BIPAP ("bilevel positive airway pressure") appliziert während der Inspiration einen höheren und während der Exspiration einen niedrigeren Druck. Dadurch kann bei Hypoventilation das Therapiegerät die Atemtätigkeit unterstützen. So ist die Druckbelastung vermindert. Bei Hypoventilationssyndrom kann das Gerät mit einer festen Grundfrequenz (ST- oder T-Modus) arbeiten und so den Patienten bei fehlendem Atemantrieb beatmen.
   - Automatische nCPAP- oder BIPAP-Geräte passen den Behandlungsdruck selbsttätig den jeweiligen Erfordernissen an (Indikation z.B. bei lageabhängigem OSAS).
   - Adaptive Servoventilation (ASV): Für Patienten mit periodischer Atmung/Cheyne-Stokes-Atmung Dabei wird den Patienten in Phasen der Hypoventilation eine stärkere Druckunterstützung, in Hyperventilationsphasen eine geringe Druckunterstützung angeboten. Der Inspirationsdruck wird antizyklisch zum Atemantrieb variiert, der Exspirationsdruck wird entsprechend der Obstruktion der oberen Atemwege angepasst.
     Bei einer linksventrikulären Ejektionsfraktion < 45 % und überwiegend zentraler Schlafapnoe (ZSA) ist die ASV-Therapie kontraindiziert.

   NW der Beatmungstherapie: Maskenpassprobleme (Druckstellen, Undichtigkeit), Rhinitis (bis 25 %), Austrocknung der Nasen- und Rachenschleimhaut (→ Einsatz eines Luftbefeuchters), überschießende Gegenregulation am Morgen mit Ausbildung eines wässrigen Fließschnupfens, Reizung der Konjunktiven → Abhilfe durch Gerät mit Warmbefeuchtung.

   Ko. der Beatmungseinstellung: Hypoventilation bei nicht ausreichender Druckeinstellung, insbes. in REM-Phasen. Zentrale Atemregulationsstörung bei hohen Drücken.
   Therapieakzeptanz bei exakter Indikationsstellung und sorgfältiger Anleitung in ca. 80 % d.F.
   Regelmäßige Therapiekontrollen (mittels ambulanter Geräte, Polysomnografie im Schlaflabor bei Bedarf)
3. Mandibular Advancement Devices (MAD): Progenierende (den Unterkiefer vorverlagernde) Unterkiefer-Protrusionsschienen (UPS) aus Kunststoff, die ein Zurücksinken des Unterkiefers verhindern.
   Ind: Leichtes OSAS (AHI < 30/h) als Alternative zu CPAP, insbes. bei BMI < 30 kg/m^2 und rückenlageassoziiertem OSAS. In anderen Fällen nur bei CPAP-Versagen. Therapieerfolg polysomnografisch überprüfen.
4. Upper Airway Muscle Stimulation (UAMS): Einseitige Stimulation des N. hypoglossus (Zungen-Schrittmacher): Reserveoption bei Versagen von CPAP oder MAD (in Zentren)
5. Behandlungsverfahren im Versuchsstadium: Orokavitäres Unterdrucksystem, Zwerchfellstimulation, Lagetherapie mit Vibrationsimpuls (Verhinderung der Rückenlage)

B) Chirurgische Therapie:
Tonsillektomie bei obstruierenden Gaumenmandeln indiziert. Aufgrund der hohen Erfolgsrate der nCPAP-Therapie von > 90 % stellt sich die Frage nach anderen chirurgischen Maßnahmen nur selten, wenn die nCPAP-Therapie nicht vertragen wird:
- Maxillomandibuläre Osteotomie (Ober- u. Unterkiefer) effektiv wie CPAP, aber aufwendiger
- Bei nasaler Obstruktion (z.B. durch Septumdeviation): Rhinochirurgische Korrektur
- Uvuloplastik oder andere Weichgaumeneingriffe zur Verminderung des Schnarchens beeinflussen das SAS meist nicht, nur im Einzelfall zu erwägen.

Prg: Apnoe-Hypopnoe-Index > 5/h: Erhöhtes Risiko für Hypertonie und kardiovaskuläre Erkrankungen
Apnoe-Hypopnoe-Index > 30/h: 8-Jahresmortalitätsrate unbehandelt bis 40 % (Unfälle, Herzinfarkt, Schlaganfall)
Konsequente nCPAP-Therapie kann therapierefraktäre Hypertonie senken. Eine Verbesserung der Mortalität kann in prospektiven Kohorten gezeigt werden (noch kein Nachweis in randomisierten kontrollierten Studien). Das Unfallrisiko nimmt ab und das insgesamt erhöhte Mortalitätsrisiko der unbehandelten Patienten mit SAS wird durch nCPAP auf die Altersnorm gesenkt.

HYPERVENTILATIONSSYNDROM

[R06.4] und [F45.33 bei psychogener Ursache]

Vo.: 5 - 10 % der Erwachsenen; vorzugsweise im 2. und 3. Lebensjahrzehnt; w > m; meist psychogene Ursachen

Ät.:
1. Psychogen: Angst, Aufregung, Stress, Panik, Aggression, Depression u.a.
2. Somatogen: Lungenerkrankungen, Hypoxie, metabolische Azidose, Kalzium-, Magnesiummangel, hohes Fieber, hepatisches Koma, Salicylatintoxikation, Schädelhirntrauma, Enzephalitis u.a.

KL.:
1. Akuter Hyperventilationsanfall:
Hyperventilation mit respiratorischer Alkalose und Symptomen einer normokalzämischen Tetanie (Parästhesien, Pfötchenstellung u.a.)
2. Chronische Hyperventilation:
   - Neuromuskuläre Symptome: Parästhesien (Ameisenlaufen, Kribbeln), Hypästhesien an den Akren, evtl. auch perioral; Zittern
   - Zerebrale Symptome: Müdigkeit, Konzentrationsstörungen, Vergesslichkeit, Benommenheit, Kopfschmerzen, Schwindel (kein Dreh- oder Schwankschwindel), Sehstörungen
   - Vegetative Symptome: Schwitzen, kalte Hände/Füße, häufiger Harndrang
   - Funktionelle Herzbeschwerden (siehe dort)
   - Respiratorische Symptome: Seufzen, Gähnen, Hüsteln, unregelmäßige Atmung, Luftnot, Gefühl „nicht durchatmen zu können“
   - Psychische Symptome: Nervosität, Aufregung, Angst, Weinen, Depression, Schlafstörungen
   - Gastrointestinale Symptome: Luftschlucken (Aerophagie) mit Meteorismus, Flatulenz

DD:
- Ausschluss somatogener Ursachen einer Hyperventilation
- Hypokalzämische Tetanie
- KHK, Asthma bronchiale

Di.:
1. Anamnese + Klinik!
2. Provokation von Beschwerden durch Hyperventilation über 3 Min.
3. Blutgasanalyse: Respiratorische Alkalose → pCO_2 und Bikarbonat ↓, pH n / ↑. Bei der chronischen Hyperventilation metabolisch kompensierte Alkalose, bei der akuten Hyperventilation nichtkompensierte Alkalose.

Th.: der psychogenen Hyperventilation:
1. Aufklärung + Beruhigung des Patienten
2. Bei Hyperventilationstetanie evtl. kurzfristig Tütenatmung (CO_2-Anreicherung der Atemluft)
3. Atemschulung (Zwerchfellatmung üben), Entspannungstraining, autogenes Training, Yoga, evtl. psychosomatische Therapie

LUNGENBLUTUNG [R04.8]

Leitsymptom: Hämoptyse: Massives Aushusten von hellrotem (schaumigen) Blut (10 %) oder nur leichte Blutbeimischung im Auswurf (90 %)

Ät.: 1. - Lungen-TB (in den ärmeren Regionen der Erde häufigste Ursache)
- Lungenkarzinom

2. - Bronchiektasen
- Bronchitis, Pneumonie, Lungenabszess
- Lungeninfarkt
- Thorax-/Bronchustraumen; nach Lungenbiopsie

3. Andere Ursachen: Hämorrhagische Diathese, Blutungen unter Antikoagulanzien, M. Osler, Goodpasture-Syndrom, Granulomatose mit Polyangiitis, Lungenegel (Tropenanamnese)
4. Idiopathisch (bis 50 %)

Merke: Bei männlichen Rauchern > 45 J. ist das Lungenkarzinom die wichtigste Ursache.

DD: Blutung aus Nasen-Rachenraum, Ösophagus, Magen

Di.:
- Anamnese + Klinik
- Ausschluss einer Blutung aus Nase, Oropharynx, oberem Verdauungstrakt
- Labor (Blutbild, Quickwert, PTT, Thrombozyten, Blutgruppe, Blutgase)
- Röntgen des Thorax in 2 Ebenen, CT/-Angiografie; Bronchoskopie

Th.:
- Allgemeinmaßnahmen:
  - Monitoring der Vitalparameter
  - Schrägsitzende Lagerung mit blutendem Lungenflügel nach unten
  - O_2-Zufuhr (wichtigste Erstmaßnahme)
  - Vorsichtige Sedierung (Hustenreflexe nicht unterdrücken!)
  - Volumensubstitution, Blut bereithalten, Patient nüchtern lassen
  - Therapie einer evtl. hämorrhagischen Diathese; Überprüfung einer evtl. Behandlung mit Antikoagulanzien und Thrombozytenaggregationshemmern und Einleitung von Gegenmaßnahmen.
- Blutung aus zentralen Atemwegen: Bronchoskopische Entfernung von Blut und Blutstillung: Lokale Gabe von Adrenalin, Laserkoagulation; Verschließen des betroffenen Lappens durch Bronchusblocker, was Verlegung der übrigen Atemwege durch Blut verhindern soll.
- Blutung aus der Lungenperipherie: Interventionelle Radiologie und Versuch einer Bronchialarterienembolisation (die Bronchialarterien sind in 90 % die Blutungsquelle); evtl. endotracheale Intubation und Schutz der kontralateralen Lunge vor Aspiration durch doppellumigen Tubus
- Konsil mit Thoraxchirurgie

Prg: 90 % der Hämoptysen verlaufen leicht und selbstlimitierend, 10 % verlaufen schwer mit hoher Letalität

BRONCHIEKTASEN [J47]

Internet-Infos: *www.bronchiektasen-register.de, Leitlinie der European Respiratory Society (ERS)*

Def: Sackförmige oder zylindrische irreversible Ausweitungen der mittleren und distalen Bronchien als Folge einer Zerstörung der Muskulatur und des elastischen Bindegewebes; ein- oder beidseitig, diffus oder lokalisiert, überwiegend basal in den Unterlappen

Vo.: Inzidenz (Datenmangel): Ca. 10/100.000 Einwohner/Jahr; Prävalenz: 67/100.000

Ät.: 1. Bronchiektasen bei zystischer Fibrose (CF)/Mukoviszidose → siehe dort
2. Non-CF-Bronchiektasen:
- Angeboren: Primär ciliäre Dyskinesie (PCD), Immundefektsyndrome
- Erworben: COPD (20 %), Asthma bronchiale, Alpha$_1$-Antitrypsinmangel, Bronchusstenosen (Fremdkörper, Tumor), Lungentuberkulose, allergische bronchopulmonale Aspergillose (zentrale Bronchiektasen) u.a.

KL.: Leitsymptome: Husten, Auswurf, Atemnot, bronchiale Infekte
Mukostase und rezidivierende bakterielle Infekte führen zu produktivem Husten: Sputum oft dreischichtig (Schaum, Schleim, Eiter), süßlich-fade riechend
"Maulvolle" Expektoration, bes. morgens und nach Lagewechsel

Ko.:
- Rezidivierende bronchopulmonale Infekte: Erreger: H. influenzae, Pseudomonas aeruginosa, Staph. aureus u.a.; Pseudomonas verschlechtert die Prognose.
- Lungenabszess
- Obstruktive Ventilationsstörung

- Lungenblutung (bes. bei Ausbildung von Links-Rechts-Shunts zwischen bronchialen und pulmonalen Gefäßen)
- Bakteriell-metastatische Herde (z.B. Hirnabszess)
- Amyloidose
- Respiratorische Insuffizienz (selten mit Uhrglasnägeln, Trommelschlegelfingern), Cor pulmonale
- Wachstumsretardierung bei Kindern

Symptome einer Exazerbation:
- Zunahme des Sputums mit Husten
- Vermehrte Dyspnoe
- Fieber über 38°C
- Verstärktes Giemen
- Verschlechterung der Belastbarkeit
- Müdigkeit
- Verschlechterung der Lungenfunktion
- Radiologische Infektzeichen

Di.:
- Anamnese + Klinik; Auskultation: Feuchte RGs
- Labor: Blutbild, Immunglobuline, Sputumdiagnostik mit Antibiogramm auf ABPA
- Röntgen Thorax in 2 Ebenen
- HR-CT stellt Bronchiektasen gut dar (Methode der Wahl)
- Evtl. Bronchoskopie
- Ausschluss eines Immundefektsyndroms (siehe dort), einer Mukoviszidose (Schweißtest → siehe dort), einer Ziliendyskinesie (Spezialdiagnostik)

Th.:
1. Kausal
2. Symptomatisch (Evidenzlage unzureichend):
   - ▸ Chirurgisch: Mittel der Wahl bei einseitiger Lokalisation der Bronchiektasen (Segmentresektion oder Lobektomie)
   - ▸ Konservativ:
     - Sekretdrainage ("Bronchialtoilette“): Morgendliche Expektoration in Knie-Ellenbogenlage (Quincke-Lagerung), Lagerungs-/Vibrationsmassage, Nutzung von Vibrations-Hilfsmitteln (VRP1-Flutter, RC-Cornet u.a.), ausreichende Flüssigkeitszufuhr (zur Verflüssigung des Bronchialsekretes), Inhalationstherapie mit 3 - 7%iger Kochsalzlösung, Atemgymnastik
     - Bei Atemwegsobstruktion bronchospasmolytische Therapie (siehe COPD)
     - Therapie einer akuten Exazerbation der bronchialen Infektion: Azithromycin oder anderes Makrolid über 2 Wochen. Bei Nachweis einer P. aeruginosa-Infektion wird eine Eradikation des Erregers empfohlen. Wenn das nicht gelingt, langfristige inhalative Antibiotikatherapie.
     - Aktive Immunisierung gegen Influenza, Pneumokokken, Pertussis, Haemophilus influenzae Typ b
     - Körperliches Trainingsprogramm für Lungenkranke („Lungensport“) und Meidung inhalativer Noxen (Rauchen einstellen!)
     - Therapie einer respiratorischen Insuffizienz (siehe dort)
     - Ultima Ratio: Lungentransplantation

Prg: Wird bestimmt von der kausalen Erkrankung und einer optimalen Therapie (Sekretdrainage, Infektprophylaxe und -therapie)

ATELEKTASEN [J98.1]

Def: Luftleeres Lungengewebe ohne entzündliche Veränderungen

Ät.:
1. Primäre Atelektasen bei Früh-/Neugeborenen
2. Sekundäre Atelektasen bei bereits belüfteten Lungen
   a) Obstruktionsatelektasen (= Resorptionsatelektasen) = Folge eines Bronchialverschlusses durch Lungenkarzinom, Fremdkörper, Schleimpfropf
   b) Kompressionsatelektasen: = Folge einer Kompression des Lungengewebes von außen, meist in Form basaler Plattenatelektasen: Pleuraerguss, verminderte/aufgehobene Zwerchfellatmung, Zwerchfellhochstand, postoperativ nach abdominellen Operationen, aber auch nach Lungenembolie (DD!); Mittellappensyndrom: Atelektase des Mittellappens durch TB, vergrößerte Lymphknoten (DD: Lungen-Ca.).
   c) Entspannungsatelektase bei Pneumothorax

Verlauf: akut - chronisch

Ko.: Infektion, Abszess, respiratorische Insuffizienz

DD: Pneumonie (Anamnese, Klinik, Röntgen)

Di.: 1. Anamnese + physikalische Untersuchung: Abgeschwächter Stimmfremitus, Klopfschalldämpfung, abgeschwächtes Atemgeräusch mit Bronchophonie
2. Lungensonografie: Kompressionsatelektase bei relevantem Pleuraerguss, Resorptionsatelektase bei Atemwegsobstruktion
3. Röntgen des Thorax in 2 Ebenen (Zeichen der Volumenminderung):
   - Direkte Atelektasezeichen: Lokale Transparenzminderung mit bikonkaver Begrenzung oder basale Streifen-/Plattenatelektase; Verlagerung des Interlobärseptums
   - Indirekte Atelektasezeichen: Zwerchfellhochstand, Hilus-/Mediastinalverlagerung, fehlendes Bronchopneumogramm
4. CT
5. Bronchoskopie mit evtl. Biopsien

Th.: 1. Kausale Therapie: z.B. Fremdkörperentfernung, Absaugen eines Schleimpfropfes, Beseitigung einer Tumorstenose u.a.
2. Evtl. antibiotische Behandlung bei Pneumonie/Abszess
3. Bei chronischer Atelektase evtl. Segment- oder Lappenresektion

Pro: Postoperative Kompressionsatelektasen: Postoperative Mobilisierung, Atemgymnastik und -therapie

AKUTE BRONCHITIS [J20.9]

Ät.: 1. Viren (90 %): Bei Kindern am häufigsten RS-, Adeno-, Coxsackie-, ECHO-Viren. Bei Erwachsenen am häufigsten Rhinoviren, Coronaviren, Influenza- und Parainfluenzaviren, SARS-Coronavirus
2. Mykoplasmen und Chlamydien
3. Andere Bakterien spielen meist nur eine Rolle bei Patienten mit vorbestehenden Lungenerkrankungen (z.B. COPD), bei Krankenhauspatienten (nosokomiale Infektionen) sowie bei sekundärer bakterieller Infektion: Pneumokokken, Haemophilus influenzae, Moraxella catarrhalis, Staphylococcus aureus.
   Bei nosokomialen Infektionen, z.B. bei Beatmungs-assoziierter Bronchitis, finden sich am häufigsten 5 Keime: S. aureus (ca. 25 %), P. aeruginosa (ca. 20 %), Klebsiellen, Enterobacter und E. coli.
4. Im Rahmen einer anderen Erkrankung (Keuchhusten, Masern, Brucellose, Typhus)
5. Pilze (z.B. Soorbronchitis)
6. Reizstoffe (Gase, Staub)

Inf: Aerosol- und Schmierinfektion

Ink: Bei Viren ca. 2 - 6 Tage (Rhinoviren 1 - 4 Tage)

KL.: Akute respiratorische Erkrankungen (ARE) = Erkältungskrankheiten = „common cold“ [J00]
ARE verlaufen bei jungen Menschen meist mild. Bei älteren Menschen und vorbestehenden chronischen Erkrankungen (Herz, Lunge, Immunsystem) ist der Verlauf schwerer mit evtl. Komplikationen (z.B. Bronchopneumonie).
1. Symptome der akuten Bronchitis:
   - Hustenreiz, retrosternale Schmerzen beim Husten
   - Zäher, spärlicher Auswurf (eitriger Auswurf bei bakterieller Superinfektion)
   - Fieber, Kopfschmerzen, evtl. Muskel-/Gliederschmerzen

   Ausk.: Evtl. trockene RGs bei obstruktiver Bronchitis (Giemen, Brummen), bei peribronchitischen Infiltrationen evtl. feinblasige klingende RGs
   Lab.: Bei unkomplizierter Virusbronchitis Leukozyten n/↓, CRP und Procalcitonin (PCT) normal!
2. Evtl. andere Symptome einer ARE: Schnupfen, Niesen, Halsbrennen, Schluckbeschwerden
3. Myalgien und Arthralgien sind typisch für Virusinfektionen.

Ko.: der viralen Bronchitis
- Bronchopneumonie
- Sekundäre bakterielle Infektion (siehe oben; CRP ↑, Leukozytose)
- Verschlechterung einer vorbestehenden Herzinsuffizienz oder einer respiratorischen Insuffizienz

Hyperreagibles Bronchialsystem mit hartnäckigem Hustenreiz und evtl. spastischer Bronchitis

DD:
- Akute Exazerbation einer COPD
- Bronchiolitis (bei Säuglingen) (Bronchiolen < 1 mm ø) mit der Gefahr eines Verschlusses der Bronchiolen = Bronchiolitis obliterans:
  Vo.: Bes. RS-Virusinfektionen bei Säuglingen; KL.: Hohes Fieber, Tachypnoe, Dyspnoe u.a.
  Anm.: Toxische Bronchiolitis auch nach Reizgasinhalation (z.B. Phosgen)
- Pertussis

Di.: Anamnese / Klinik / Erregernachweis (Kultur, PCR, Antigennachweis), Ak-Nachweis

Th.: ▶ der viralen Bronchitis:
- Expektoranzien: Eventuell Inhalationen mit Emser Salz/Meersalz. Weder für Sekretolytika noch für Mukolytika gibt es einen ausreichend belegten Effekt.
- Evtl. Antitussiva: Nur bei quälendem Husten, der die Nachtruhe stört, z.B. Codein
  NW/KI: Atemdepression, Obstipation, Suchtpotential

  Merke: Antitussiva nur bei quälendem trockenen (nichtproduktiven) Husten einsetzen, weil der Hustenreflex für eine Expektoration wichtig ist! Ausreichend viel trinken/ausgeglichener Flüssigkeitshaushalt ist das Wichtigste zur Förderung der Sekretolyse.

- Brustumschläge, Schwitzkuren (zur subjektiven Symptomlinderung)
- Bei anhaltendem trockenen Reizhusten infolge hyperreagiblem Bronchialsystem bzw. spastischer Bronchitis temporäre Anwendung inhalativer Glukokortikosteroide und bronchospasmolytische Therapie (siehe Kap. Asthma bronchiale).
- Bei lebensbedrohlicher viraler Infektion und Abwehrschwäche evtl. Gabe von Immunglobulinen i.v.

▶ der bakteriellen Bronchitis:
- Patienten mit unkomplizierten akuten oberen Atemwegsinfektionen inklusive Bronchitis sollen nicht mit Antibiotika behandelt werden.
- Der Nachweis erhöhter Entzündungswerte wie C-reaktives Protein (CRP) oder Procalcitonin allein sollte keine Indikation für eine Antibiotikatherapie darstellen.
- Indikationen für Antibiotika: Vorbestehende Lungenerkrankungen, Krankenhauspatienten, Verdacht auf bakterielle Superinfektion (gelb oder grünlich verfärbter Auswurf), Gefahr einer Bronchopneumonie (insbes. bei alten Patienten oder Abwehrschwäche)
- Antibiotikaalternativen: Makrolide (z.B. Azithromycin oder Clarithromycin), Cephalosporine, Aminopenicillin + Betalaktamase-Inhibitor (z.B. Amoxicillin + Clavulansäure oder Ampicillin + Sulbactam); Reservemittel: Neue Fluorochinolone (siehe Kap. Pneumonie). NW + KI beachten!

▶ der Bronchiolitis:
Abschwellende Nasentropfen, O_2-Zufuhr bei Hypoxie, evtl. bronchospasmolytische Therapie; bei schwerer Symptomatik stationäre Therapie

▶ Nach Reizgasinhalation:
Auch bei geringen Reizerscheinungen muss der Patient 24 h stationär beobachtet werden, da nach symptomfreiem Intervall ein Lungenödem eintreten kann.
Prophylaktische Gabe von inhalativen Kortikosteroiden ist im Wert umstritten; z.B. Beclometason, initial alle 10 Min. mehre Hübe, evtl. zusätzlich Kortikosteroide i.v.

Therapie + Klinik von Pilzinfektionen: Siehe Kap. Systemische Mykosen

CHRONISCH OBSTRUKTIVE LUNGENKRANKHEIT (COPD) [J44.99] UND CHRONISCHE BRONCHITIS [J42]

Internet-Infos: *www.goldcopd.org; www.atemwegsliga.de; www.pneumologie.de; www.versorgungsleitlinien.de/themen/copd*

Def:
- COPD = chronic obstructive pulmonary disease (GOLD 2021): Heterogene Erkrankung, charakterisiert durch persistierende respiratorische Symptome und Atemflusslimitationen. Diese basieren auf Abnormitäten von Atemwegen und/oder Alveolen, die üblicherweise durch die Exposition ggf. schädliche Partikel/Gase verursacht und durch individuelle Faktoren des Patienten beeinflusst werden (z.B. abnormale Lungenentwicklung). Komorbiditäten können einen Einfluss auf Morbidität und Mortalität haben.
- Chronische Bronchitis: WHO: Eine chronische Bronchitis ist dann anzunehmen, wenn bei einem Patient in 2 aufeinanderfolgenden Jahren während mind. 3 aufeinander folgenden Monaten pro Jahr H u s t e n + A u s w u r f (= produktiver Husten) bestanden.

Ep.: Prävalenz der COPD in Deutschland: Ca. 13 % (Bevölkerung > 40 J., BOLD-Study), sehr hohe Dunkelziffer. m > w (Frauenanteil steigt), direkte Kosten 6 % des Gesamt-Gesundheitsbudgets der EU. COPD belegt weltweit den 3. Platz der Todesursachenstatistik (nach KHK und Schlaganfall). COPD ist die häufigste chronische Erkrankung der Atmungsorgane und häufigste Ursache des Cor pulmonale und der respiratorischen Insuffizienz!

Ät.: Multifaktoriell:
- Exogene Faktoren:
  1. Rauchen (Zigarette, Pfeife, Zigarre, Passivrauchen) ist mit fast 90 % die häufigste Ursache für die Entstehung einer COPD . Aufgrund einer polygenetischen Prädisposition entwickeln nur etwa 20 % der Raucher eine COPD.
  2. Luftverschmutzung (z.B. SO_2, NO_2,Feinstaub): Industrie und Straßenverkehr, Bergbau:

Nach einer kumulativen Feinstaubdosis von 100 Kohlegruben-Feinstaubjahren [(mg/m^3) x Jahre] verdoppelt sich das Risiko, an COPD zu erkranken (Berufskrankheit Nr. 4111 der Bergleute im Steinkohlenbergbau: Bergmannsbronchitis. In Deutschland werden Erkrankungen entschädigt, wenn sie nach dem 31.12.1992 aufgetreten sind).
In Drittweltländern ist neben dem Rauchen das innerhäusliche Heizen und Kochen mit offenem Feuer eine häufige Ursache.

3. Rezidivierende bronchopulmonale Infekte führen oft zu akuten Exazerbationen der COPD (AECOPD) und beschleunigen die Progression der COPD (z.B. Kolonisation mit Pseudomonas aeruginosa.
4. Alle Faktoren, die die Lungenentwicklung in Schwangerschaft und Kindheit hemmen (niedriges Geburtsgewicht, rezidivierende Infekte u.a.), erhöhten das Risiko für eine spätere COPD.

- Endogene Faktoren: Antikörpermangelsyndrome (z.B. IgA-Mangel), α_1-Proteaseninhibitormangel (= α_1-Antitrypsinmangel), primäre ziliäre Dyskinesie u.a.

Merke: COPD-Patienten < 50 J. auf α_1-Antitrypsinmangel untersuchen!

Pg.: Die COPD ist eine multifaktorielle Erkrankung. Von zentraler Bedeutung ist eine chronische Entzündung im Bereich der kleinen Atemwege, die durch inhalative Noxen ausgelöst wird. Umbauprozesse der Atemwege und Mukushypersekretion führen zu einer strukturellen und funktionellen Obstruktion. Die Störung des physiologischen Gleichgewichts zwischen Proteasen und Proteaseinhibitoren mit Destruktion des Lungenparenchyms und Entwicklung eines Emphysems spielt eine wichtige Rolle in der Pathogenese. Im Verlauf der Erkrankung kommt es zudem über eine systemische Inflammation zur Entwicklung und Progression systemischer Auswirkungen mit hoher klinischer Relevanz (z.B. verminderte Belastbarkeit bei Myopathie).
Die Obstruktion beruht auf verschiedenen Mechanismen: Remodeling (Fibrosierung durch aktivierte Fibroblasten), Parenchymverlust und bronchiale Instabilität (verstärkte Proteaseaktivität), mukoziliäre Dysfunktion (Hypersekretion, ziliäre Dysfunktion), unspezifische bronchiale Hyperreaktivität.
Typisch ist eine im Verlauf zunehmende Fixierung der Obstruktion (durch Bronchospasmolyse kaum beeinflussbar) mit Bronchialkollaps bei forcierter Exspiration. Dies führt zu Überblähung mit zunehmender Einschränkung der körperlichen Leistungsfähigkeit sowie zu ventilatorischer Verteilungsstörung mit Entwicklung einer pulmonalen Hypertonie und eines Cor pulmonale.

KL.:
- Der COPD geht meist eine mehrjährige chronische (nichtobstruktive) Bronchitis voraus (= "simple chronic bronchitis") = einfache chronische Bronchitis mit Husten + Auswurf (reversibel).
  Meist morgendliches Abhusten von Sputum, das bei bakterieller Infektion eitrig aussieht (bei großen Sputummengen an Bronchiektasen denken).
- **Kardinalsymptome der COPD:**
  1. Husten und Auswurf
  2. Dyspnoe: Zunehmend mit der Zeit, persistierend, zunehmend unter Belastung, zunehmende Einschränkung der körperlichen Leistungsfähigkeit
  Mögliche Begleiterscheinungen: Fatigue, Gewichtsverlust, Osteoporose, Depression, Angst

  Merke: Raucher > 40 J. gezielt nach AHA-Symptomen fragen: Atemnot, Husten, Auswurf. Wenn ein Patient alle 3 Fragen mit „Ja“ beantwortet, ergibt sich eine COPD-Wahrscheinlichkeit von 50 %.
- COPD-Assessment-Test (CAT) zur Erfassung und Verlaufsbeurteilung der Symptomatik der Patienten (Download unter *www.catestonline.org*).
  Er enthält 8 Fragen nach Husten, Auswurf, Engegefühl in der Brust, Luftnot bei körperlicher Belastung, Einschränkung in der häuslichen Aktivität, Angst das Haus zu verlassen, Schlaf und Energie. Die Antwortskala umfasst 6 Möglichkeiten und informiert den Arzt rasch über Beschwerden und Befinden der Patienten.
- Modified Medical Research Council Scale (mMRC) zur Erfassung der Dyspnoe:
  0 Atemnot nur bei außergewöhnlicher Belastung
  1 Atemnot beim Treppensteigen, Bergaufgehen
  2 Atemnot beim Gehen in der Ebene
  3 Patient muss wegen Atemnot nach 100 m anhalten.
  4 Atemnot beim An- und Ausziehen, Patient zu kurzatmig, um das Haus zu verlassen.

Ko.:
1. Rezidivierende akute Exazerbationen (AECOPD): Über normales Maß der Tagesschwankung hinausgehende (und > 24 h anhaltende) Verschlechterung, die der Intensivierung der Therapie bedarf.
2. Komorbiditäten: 2,5faches Risiko für kardiovaskuläre Erkrankungen, metabolisches Syndrom, Osteoporose, Depression, Muskelschwäche, Bronchialkarzinom (2 - 6faches Risiko)
3. Spätkomplikationen: Respiratorische Insuffizienz und Cor pulmonale (mit weiterer Leistungseinschränkung), Bronchiektasen

Leitsymptome der AECOPD:
- Zunehmende Atemnot (die kaum auf initiale Notfalltherapie anspricht)
- Vermehrt Husten
- Zunahme von Sputummenge und/oder gelb-grüne Verfärbung des Auswurfs
- Brustenge (DD: KHK)

Zeichen der schweren AECOPD:

- Tachypnoe
- Zentrale Zyanose
- Einsatz der Atemhilfsmuskulatur
- Periphere Ödeme
- Bewusstseinstrübung bis Koma

Die Symptomatik ist bei kaltem und feuchtem Wetter (Herbst und Winter) oft etwas verschlechtert. Ist eine zusätzliche Therapie notwendig, spricht man von einer Exazerbation. Diese ist meist infektgetriggert. Es gibt Patienten, die zu Exazerbationen neigen und andere, die trotz schwerer COPD selten eine Exazerbation bekommen. Jede akute Exazerbation der COPD (= AECOPD) bedeutet für den Patienten eine potenzielle Lebensgefahr, weil die eingeschränkte Lungenfunktion (mit zunehmender Hypoxämie und Erschöpfung der muskulären Atempumpe) innerhalb kurzer Zeit versagen kann!

Chronische nichtobstruktive Bronchitis
↓ Rauchen
Chronisch-obstruktive Bronchitis ← Rezidivierende Infekte
(= COPD) ↓ Endogene Faktoren
+/- Obstruktives Lungenemphysem
↓
zunehmende Atemflussbehinderung (Obstruktion)
↙ ↘
Pulmonale Hypertonie + Cor pulmonale | Respiratorische Insuffizienz

Di.: Anamnese (Rauchen/Passivrauchen) + Klinik (Husten/Auswurf, Belastungsdyspnoe) + LuFu

Ausk.: Häufig abgeschwächtes Atemgeräusch (silent lung) bei Überblähung. Exspiratorisches Giemen (Spastik) und ggf. feuchte Rasselgeräusche (Verschleimung, Infiltrationen bei Pneumonie).

COPD-Schweregrade (Global Initiative for Chronic Obstructive Lung Disease (GOLD) 2021):

Zur Definition einer Obstruktion bei COPD wird international vereinfachend die fixe Ratio FEV_1/FVC < 0,7 (< 70 %) postdilatatorisch nach Bronchospasmolyse genutzt, obwohl der Wert alters- und geschlechtsabhängig ist. Bei jüngeren Patienten (< 45 J.) kann dadurch eine COPD übersehen werden und bei älteren Patienten fälschlicherweise diagnostiziert werden. Bei zweifelhaften Grenzbefunden hilft eine Ganzkörperplethysmografie weiter mit Nachweis einer Überblähung mit Erniedrigung der FVC und zu hohen Werten für FEV_1/FVC (evtl. COPD trotz normaler Ratio FEV_1/FVC). Bei der Beurteilung der Symptomatik muss auch die Komorbidität erfasst werden, die maßgeblich die Symptomatik beeinflussen bzw. überlagern und die Prognose verschlechtern kann.

Im ABCD-Schema der GOLD-Klassifikation werden 2 Parameter berücksichtigt:

- Symptomatik (CAT-Score und mMRC)
- Exazerbationen und Krankenhausaufnahmen pro Jahr

Dadurch entsteht eine Klassifikation der COPD mit 4 Patientengruppen (A bis D):

Patienten-gruppe	Charakteristik	Exazerbationen/ Jahr*)	mMRC	CAT
A	Niedriges Risiko wenig symptomatisch	≤ 1	0 - 1	< 10
B	Niedriges Risiko stärker symptomatisch	≤ 1	≥ 2	≥ 10
C	Hohes Risiko wenig symptomatisch	≥ 2	0 - 1	< 10
D	Hohes Risiko stärker symptomatisch	≥ 2	≥ 2	≥ 10

*) 2 oder mehrere Exazerbationen oder 1 Exazerbation mit Hospitalisation sind als hohes Risiko zu werten (C oder D)

(Aus „Pocket Guide to COPD“ mit freundlicher Genehmigung der Global Initiative for Chronic Obstructive Lung Disease (GOLD); *www.goldcopd.org*)

Schweregrad der Atemflussbehinderung	GOLD-Klasse	FEV_1 % v. Soll nach Bronchodilatation
Leicht	GOLD 1	≥ 80
Mittel	GOLD 2	50 - 79
Schwer	GOLD 3	30 - 49
Sehr schwer	GOLD 4	< 30

Lungenfunktion (Lufu):

- Spirometrie: $FEV_1/FVC < 0,7$ (< 70 %). Bei Verminderung der VC kann die Ratio normalisiert und dadurch die Obstruktion maskiert sein.
  Keine oder nicht vollständige Reversibilität im Bronchospasmolysetest (siehe weiter unten)
  Verminderung der MEF_{25-75} als mögliches Zeichen einer beginnenden Obstruktion der peripheren, kleinen Atemwege (small airway disease): Frühzeitiger Befund bei Rauchern
- CO-Bestimmung in der Ausatemluft bei Rauchern: Nichtraucher haben Werte < 5 ppm
  Raucher haben in Abhängigkeit vom Zigarettenkonsum Werte bis > 50 ppm.
- HbCO-Bestimmung bei der Blutgasanalyse (bei Rauchern ↑)
- Diffusionstestung: Ein verminderter Transferfaktor (DLCO) und Transferkoeffizient (DLCO/VA ↓) spricht für einen Emphysemanteil und korreliert häufig mit dem Ausmaß des Emphysems.
- Bodyplethysmografie mit Bestimmung der FRC und Resistance
- Arterielle/kapilläre Blutgasanalyse:
  Hypoxische Insuffizienz pO_2 ↓
  Hyperkapnische Insuffizienz pO_2 ↓ und pCO_2 ↑
- Mit der Pulsoxymetrie hat man eine schnelle, nichtinvasive Einschätzung über die Sauerstoffsättigung und ein Instrument zur unmittelbaren Therapiekontrolle in der Akutsituation.

Sputumkultur + Antibiogramm:

Ind: Schwere AECOPD, Therapieversager

Materialentnahme vor Antibiotikatherapie: Tiefer Morgenauswurf nach gründlicher Mundspülung mit Wasser, günstiger ist eine endobronchiale Sekretgewinnung (blinde Absaugung oder im Rahmen einer Bronchoskopie). Schnelle Aufarbeitung oder Versand im Kühlgefäß.

Erreger der AECOPD:

- Bakterien: Haemophilus influenzae (40 %), Streptococcus pneumoniae = Pneumokokken (15 %); Moraxella catarrhalis (15 %); seltener Mykoplasmen, Staphylococcus aureus, Klebsiella pneumoniae u.a. Bei fortgeschrittenen, schweren Fällen Wandel im Erregerspektrum (Enterobakterien, Proteus, Klebsiellen, Pseudomonas u.a.).
- Viren: (z.B. Rhinovirus, Influenzaviren, RS-Viren, Coronaviren, Adenoviren)

Beachte: Nur ca. 80 % der Exazerbationen sind infektbedingt. Viren spielen oft eine Rolle als Schrittmacher für bakterielle Superinfektionen.

Lab: Ausschluss eines Antikörpermangelsyndroms (Immunglobuline quantitativ), eines α_1-Antitrypsinmangels; Entzündungsparameter bei AECOPD (CRP, Blutbild); ggf. D-Dimere bei Exazerbationen und fehlendem Hinweis auf Infekt (Thromboembolie ?), Eosinophile als Marker für Therapie mit inhalativen Steroiden (ICS)

Rö.: Thorax (p.a. + seitlich) bei unkomplizierter Bronchitis unauffällig, kleinere Fleck- oder Streifenschatten sind Ausdruck entzündlicher Infiltrationen oder von Minderbelüftungen (Dystelektasen); evtl. Emphysemzeichen/Bullae; Ausschluss einer Pneumonie, einer pulmonalvenösen Stauung, eines Pneumothorax, eines Tumors.

Evtl. Bronchoskopie mit Bakteriologie, Zytologie und Histologie (Biopsie)

Aktive Suche nach Begleiterkrankungen, kardiovaskulär, muskulo-skelettal, metabolisch, psychisch, Lungenkarzinom.

DD:

1. Asthma bronchiale: Anamnese: Anfallsartige Luftnot +/- Husten (ggf. bei Exposition mit Allergenen). Der Bronchitiker hustet sich aus seinem Anfall heraus, der Asthmatiker hustet sich hinein! Zwar kann eine Reversibilität der Obstruktion auch bei der COPD vorkommen, die Schwankungen der Obstruktion innerhalb eines Tages, zwischen den Tagen und auf Gabe von Medikamenten sind beim Asthma jedoch meist deutlich stärker ausgeprägt (hohe Variabilität). Asthma zeigt symptomfreie Intervalle, der COPD-Verlauf ist kontinuierlich mit Verschlechterungsphasen bei akuten Exazerbationen.

Merkmal	COPD	Asthma
Alter bei Erstdiagnose	Meist > 40 J.	Meist Kindheit, Jugend
Anamnese	Meist Raucher	Atopie
Beginn	Schleichend	Oft rasch
Husten	Produktiv	Nicht-produktiv
Atemnot	Bei Belastung	Anfallsartig auftretend
Allergie	Selten	Häufig
Reversibilität der Obstruktion	Nicht voll reversibel	Voll reversibel
Verlauf	Progredient	Variabel, episodisch
Therapiebasis	Bronchodilatation	Entzündungshemmung

2. Asthma-COPD-Overlap-Syndrom (ACO):
   Asthma-Patienten, die durch Zigarettenrauchen zusätzlich eine COPD bekommen. Also zwei eigenständige Erkrankungen, die sich in der Symptomatik überlagern.

3. Andere Lungenerkrankungen:
   - Tuberkulose (kultureller Erregernachweis)
   - Bronchiektasen (dreischichtiges Sputum, CT)
   - Sinubronchiales Syndrom = Post-Nasal-Drip-Syndrom = Chronische Sinusitis mit Schleimfluss in den Rachen als Ursache eines rezidivierenden Hustens → HNO-Arzt (Sonografie, Endoskopie, CT/MRT)
   - Fremdkörperaspiration → Bronchoskopie
4. Bronchialkarzinom

   Merke: Die chronische Bronchitis ist eine Ausschlussdiagnose!, d.h. es muss sichergestellt werden, dass sich hinter der Symptomatik von Husten und Auswurf nicht eine ganz andere Erkrankung verbirgt! Dies gilt insbes. für das Lungenkarzinom, bei dem die chronische Bronchitis eine der häufigsten Fehldiagnosen ist! Daher keine Diagnose ohne vorheriges Röntgen der Lunge; bei unklarer Diagnose ggf. CT und Bronchoskopie!

5. Lungenembolien (insb. bei Exazerbationen ohne Atemwegsinfekt)
6. Linksherzinsuffizienz mit „Asthma cardiale“
7. Gastroösophageale Refluxerkrankung (bei unklarem persistierenden Husten)

Th.: **A) Nichtmedikamentöse Therapie**

Konsequente und langfristige! Basistherapie der stabilen COPD:
- Noxen ausschalten: Rauchen aufgeben = wichtigste Maßnahme → siehe Kap. Rauchen! Inhalative Belastung am Arbeitsplatz prüfen und ggf. ausschalten.
- Aktive Immunisierung gegen Pneumokokken (PPSV23 bzw. PCV13) und Influenzavirus (jährlich und auch des Partners), Pertussis-Impfung (falls nicht in der Jugend erfolgt)
- Patientenschulung/rehabilitative Maßnahmen
- Atemgymnastik, Training der Atemmuskulatur + körperliches Training, der kardiopulmonalen Leistung angepasster „Lungensport“ (*www.lungensport.org*)
- Osteoporoseprophylaxe (Calcium + Vitamin D_3)
- Sanierung vorhandener Infektquellen (chronische Sinusitis)
- Konsequente Behandlung von Komorbiditäten, da sie Mortalität und Hospitalisation beeinflussen. Pneumologische Rehabilitation verbessert Symptome, Lebensqualität und aktive Teilnahme.

B) Medikamentöse Therapie der stabilen COPD

Kann Häufigkeit und Schweregrad von Exazerbation reduzieren, Lungenfunktion, Lebensqualität und Leistungsfähigkeit verbessern (GOLD-Empfehlungen 2021).
Aufgrund der Vielfalt der Inhalationsgeräte ist es wichtig, nicht nur die geeignete Substanz, sondern auch den für den Patienten passenden Inhalator auszuwählen und die korrekte Anwendung zu vermitteln und zu kontrollieren.(*www.youtube.com/atemwegsliga*)

Therapie-Algorithmus für die Ersttherapie der 4 Patientengruppen	
Gruppe A	Bronchodilatator (LAMA oder LABA) bei Bedarf
Gruppe B	Ein langwirksamer Bronchodilatator: LAMA oder LABA Bei unzureichender Symptomkontrolle: LAMA + LABA
Gruppe C	LAMA allein oder LAMA + LABA Bei weiteren Exazerbationen LAMA + LABA oder LABA + ICS*)
Gruppe D	LAMA + LABA Bei weiteren Exazerbationen oder Eos absolut ≥ 300/µl ICS + LABA oder LAMA + LABA + ICS Bei weiteren Exazerbationen evtl. zusätzlich Roflumilast

Abk: ICS*) Inhalative Glucocorticosteroide: ICS erwägen, wenn EOS absolut > 300/µl oder > 100/µl und mindestens 2 moderate Exazerbationen oder Hospitalisierungen
LAMA Long-acting muscarinic antagonist
LABA Long-acting Beta2-Agonist

Memo: Die Therapieempfehlungen werden vom Ausmaß der Symptomatik und der Exazerbations-Anamnese bestimmt. Immer auch begleitende Komorbiditäten berücksichtigen!

B1. Bronchodilatatoren: Zentrale Rolle in der Basis- und Bedarfstherapie

B1.1 Beta-2-Sympathikomimetika: Inhalativ: **Kurzwirksam** (SABA = short-acting beta2-agonist) oder **langwirksam** (LABA = long-acting beta2-agonist) mit schnellem oder langsamem Wirkeintritt, z.B.
- Salbutamol, Fenoterol (schnell- und kurzwirksam)
- Formoterol, Indacaterol, Olodaterol, Vilanterol (schnell- und langwirksam 12 - 24 h)
- Salmeterol (langsam- und langwirksam - 12 h)

B1.2 Parasympatholytika (Anticholinergika) mit Hemmung muskarinerger Rezeptoren
- SAMA (short acting muscarinic antagonist) = kurz wirksam: Ipratropiumbromid: 3 - 4 x/d
- LAMA (long acting muscarinic antagonist): Lang wirksam:
- Tiotropiumbromid: 1 x/d
- Glycopyrroniumbromid: 1 x/d
- Aclidiniumbromid: 2 x/d
- Umeclidiniumbromid: 1 x/d

Anm.: Parasympatholytika wirken beim Asthma bronchiale schwächer als Beta-2-Sympathomimetika. Dagegen sind sie bei COPD den LABA überlegen.
NW: Mundtrockenheit, selten Harnverhaltung, Verschlechterung des Augeninnendrucks bei Glaukom u.a.
Kombinationen der Bronchodilatatoren haben gegenüber den Einzelsubstanzen einen günstigen additiven bronchodilatatorischen Effekt (verstärken sich also gegenseitig).

B1.3 Kombinationspräparate LABA + LAMA (duale Bronchodilatation) zeigen in der FLAME-Studie bessere Reduktion von Exazerbationen als durch ICS + LABA.
Indacaterol/Glycopyrronium; Vilanterol/Umeclidinium; Formoterol/Aclidinium
Olodaterol/Tiotropium

B1.4 Kombinationspräparate aus LABA + ICS
Fluticason/Salmeterol, Fluticason/Vilanterol, Budesonid/Formoterol, Beclometason/Formoterol
Merke: ICS im Stadium 3 + 4 zu erwägen bei EOS absolut > 300/µl, wenig sinnvoll bei Eos absolut < 100/µl

B1.5 Triple-Kombinationspräparate aus LABA + LAMA + ICS
Merke: ICS bei COPD nur in Kombination mit LABA einsetzen. Indikation nur in der Patientengruppe C und D (also bei häufigen Exazerbationen). ICS erhöhen das Risiko einer Pneumonie. Nach der Auswahl einer Substanz/Kombination den Patienten zum jeweiligen Inhalationssystem schulen!

(Einzelheiten zu den Präparaten siehe Kap. Asthma bronchiale)

B2. Roflumilast
Wi: Selektiver PDE-4-Hemmer mit antiinflammatorischer Wirkung
Ind: Schwere COPD (GOLD - Gruppe D) mit ausgeprägter bronchitischer Komponente und gehäuften Exazerbationen → Senkung der Exazerbationsfrequenz und sekundäre Besserung der Lungenfunkton
NW: Gastrointestinale Beschwerden sind rel. häufig, Schlafstörungen, selten neurologische/ psychische Beschwerden u.a.
Dos: 500 µg/d (= 1 Tabl.); in den ersten 4 Wochen soll die halbe Dosis (250 µg/d) zu einer besseren Verträglichkeit beitragen.

Therapie von Komplikationen
AECOPD:
- Indikationen für stationäre Therapie:
Starke Dyspnoe/Tachypnoe, rasche Verschlechterung, höheres Alter, Komorbidität, vorbekannte FEV_1 < 30 % vom Soll, keine Besserung bei ambulanter Therapie u.a.
- Empfehlungen zur ungezielten Antibiotikatherapie (AB) bei akuter (infektbedingter) Exazerbation der COPD (AECOPD) (Paul-Ehrlich Gesellschaft für Chemotherapie, *siehe Internet S3-Leitlinie 2009*):
Leichte AECOPD (ambulant): AB nur bei purulentem Sputum, keine AB bei Procalcitonin < 0,1 ng/ml. Aminopenicillin; Alternative: Doxycyclin, Makrolide.
Mittlere/schwere AECOPD (stationär): Aminopenicillin mit Betalaktamase-Inhibitor, oder parenterales Cephalosporin Gr. II oder III, Alternative: pneumokokkenwirksame Fluorchinolone.
- Empfehlungen zur ungezielten Initialtherapie bei Risikofaktoren für das Vorliegen einer Infektion durch P. aeruginosa oder für Patienten auf Intensivstation:
  - Acylureidopenicillin + Betalaktamaseinhibitor (Piperacillin/Tazobactam)
  - Pseudomonaswirksames Carbapenem (Imipenem, Meropenem)
  - Pseudomonaswirksames Cephalosporin (Ceftazidim*), Cefepim)
  - Pseudomonaswirksames Fluorchinolon (Ciprofloxacin*), Levofloxacin)

  *) In Kombination mit einer pneumokokkenwirksamen Substanz
- Vorübergehende Intensivierung der inhalativen bronchodilatatorischen Therapie, zusätzlich systemische Glukokortikoide i.v. oder oral (40 mg Prednisolon/d über 5 Tage).
- Bei zähem Schleim ausreichend trinken, Aerosolbehandlung (siehe Therapie des Asthma bronchiale). Antitussiva sind bei produktivem Husten kontraindiziert. Ein Nutzen von Sekretolytika ist nicht belegt. In den GOLD-Empfehlungen wird dennoch Carbocistein erwähnt.
- Apparative Inhalationstherapie mit 0,9 %iger NaCl-Lösung; evtl. Zugabe von Beta-2-Sympathomimetika (z.B. Salbutamol als Fertiginhalat).
- Klopfmassage zur Förderung der Expektoration, evtl. Oszillationsgeräte zur Lockerung von zähem Schleim (z.B. RC-Cornet® oder Vibrationspfeife, wie z.B. GeloMuc®), dadurch leichteres Abhusten möglich.

- Bei Patienten mit schwerer AECOPD und stationärer Behandlungstherapie:
  - Sauerstoffbehandlung: Der pO_2 soll ≥ 60 mmHg betragen und wird über Blutgasanalysen eingestellt. Ein leichter Anstieg des pCO_2 ohne Bewusstseinstrübung ist in der Regel nicht gefährlich. Regelmäßige BGA-Kontrollen!
  - Beatmung: Die Indikation zur Beatmung besteht unter Beachtung des klinischen Bildes bei schweren Exazerbationen mit hyperkapnischer respiratorischer Insuffizienz (pO_2 < 60 mmHg + pCO_2 > 45 mmHg) und einem pH < 7,35. Unter Beachtung der Kontraindikationen sollte im pH-Bereich von 7,30 - 7,35 meist eine nichtinvasive Beatmung (NIV) eingeleitet werden. Dies sollte frühzeitig geschehen. Der Erfolg der Maßnahme ist engmaschig zu kontrollieren. NIV kann bei dieser Indikation die Intubationsfrequenz, die Krankenhausaufenthaltsdauer und die Letalität reduzieren (Heim-NIV). Bei Therapieversagen und/oder einem pH von < 7,30 ist meist eine Intubation und invasive Beatmung notwendig. Eine suffiziente Behandlung darf nicht verzögert werden!

  Vorteil von NIV im Vergleich zur invasiven Beatmung mit Intubation:
    - Verkürzte Entwöhnungszeit
    - Reduzierter Aufenthalt auf der Intensivstation
    - Reduktion der Häufigkeit nosokomialer Pneumonien
    - Verbesserte Prognose während eines Beobachtungszeitraumes von 60 Tagen
  - Invasive Beatmung bei respiratorischem Versagen trotz konservativer Therapie

    Ko.: Ventilatorassoziierte Pneumonie, Barotrauma, Entwöhnungsprobleme (Letalität ca. 25 %)
  - Behandlung von Spätkomplikationen (siehe Kap. Emphysem und Kap. Cor pulmonale)
- Kontrollierte O_2-Langzeittherapie (LOT) bei chronischer Hypoxie (siehe Kap. Respiratorische Insuffizienz und Kap. Cor pulmonale)
- In ausgewählten Fällen evtl. Lungenvolumenreduktion (siehe Kap. Emphysem)
- Langwirksame Opiate können zur Linderung der Dyspnoe bei fortgeschrittener Erkrankung eingesetzt werden (evtl. Benzodiazepine).
- Ultima Ratio: Lungentransplantation

Prg: Wichtig ist eine frühzeitige Diagnose und leitliniengerechte Therapie! Die Patienten verlieren in den Stadien GOLD 1 und 2 am stärksten Lungenfunktion und Belastbarkeit. 30 % aller COPD-Patienten befinden sich aber bei Diagnose bereits in den GOLD-Stadien 3 oder 4! Dann ist die Prognose und Lebenserwartung erheblich reduziert. Durch Rauchverzicht und O_2-Langzeittherapie (bei respiratorischer Insuffizienz) ist Lebensverlängerung nachgewiesen. Krankenhausletalität der schweren AECOPD ca. 10 %, bei intensivpflichtigen Patienten ca. 25 %.

Risikofaktoren für einen ungünstigen Verlauf:
- Häufige Exazerbationen
- Höheres Alter
- Hyperkapnie
- Vorbestehende Dauertherapie mit oralen Steroiden
- Vorliegen anderer schwerwiegender Begleiterkrankungen wie Herzinsuffizienz oder Diabetes mellitus

BODE-Index: Unter Berücksichtigung von 4 Parametern lässt sich die Prognose mit einem Punktwertsystem von 0 (niedriges Mortalitätsrisiko) bis 10 (hohes Mortalitätsrisiko) abschätzen:

Parameter	Punkte			
	0	1	2	3
BMI (kg/m^2)	> 21	< 21		
Obstruction, FEV_1 (% vom Soll)	> 65	50 - 64	36 - 49	< 35
Dyspnea, MMRC [modified Medical Research Council scale] (Punkte)	0-1	2	3	4
Exercise, 6 Min.-Gehtest (m)	> 350	250 - 349	150 - 249	< 149

Pro: Verzicht auf Rauchen, Raucherentwöhnungsprogramme; Staubbekämpfung (z.B. im Bergbau). Dauerantibiotikatherapie mit Azithromycin oder Erythromycin kann Exazerbationen reduzieren, kann jedoch mit erhöhten Resistenzen, Hörschädigungen oder QT-Verlängerungen assoziiert sein (Azithromycin).

Bronchospasmolysetest bei Asthma und COPD: Der Bronchospasmolysetest dient zur Erfassung der Reversibilität einer Atemwegsobstruktion. Die Reversibilität kann Ausdruck einer bronchialen Hyperreagibilität sein. Eine Reversibilität ist wesentliches Merkmal des Asthma, kommt jedoch auch in etwa 30 % der Fälle bei COPD vor, sie ist also kein Unterscheidungsmerkmal zwischen den beiden Erkrankungen. Beim Asthma wird jedoch die vollständige Reversibilität, bei der COPD maximal eine Teilreversibilität beobachtet.

Ergebnis des Bronchospasmolysetests nach Inhalation von 2 Hüben eines SABA:
- Keine Reversibilität, d.h. die FEV_1 steigt < 200 ml oder < 12 % vom Ausgangswert an.
- Teilreversibilität: FEV_1 steigt um mehr als 200 ml oder 12 % an, erreicht jedoch keine Normalwerte.
- Vollständige Reversibilität: Die FEV_1 normalisiert sich.

LUNGENEMPHYSEM [J43.9]

Internet-Infos: *www.emphysem-info.de; www.alpha-1-center.de; www.alpha-1-info.com*

Def: Irreversible Erweiterung der Lufträume distal der Bronchioli terminales infolge Destruktion ihrer Wand bei fehlender Fibrose.

Ep.: Bei 10 % aller Obduktionen aus Kliniken lässt sich ein Lungenemphysem nachweisen. In ca. 2 - 5 % stellt es eine wesentliche Todesursache dar.

Ät.: 1. COPD
2. Alpha-1-Antitrypsin-(AAT-)Mangel

Pat: des generalisierten Lungenemphysems:
1. Zentroazinäres (= zentrilobuläres) Lungenemphysem (am häufigsten): Meist COPD-Patienten
   Lok.: Bevorzugt Oberlappen
2. Panazinäres (= panlobuläres) Lungenemphysem (seltener)
   Patienten mit α1-Antitrypsinmangel
   Lok.: Bevorzugt Unterlappen

Andere Emphysemtypen sind meist lokalisierte Lungenemphyseme und spielen eine untergeordnete Rolle (→ Pathologie-Bücher)

Pg.: Beim AAT-Mangel: Proteasen-/Antiproteasen-Konzept:
Auch physiologischerweise kommt es in der Lunge zur Freisetzung von Proteasen (bes. Elastase) aus neutrophilen Granulozyten. Diese Proteasen werden durch Proteaseninhibitoren (Pi) neutralisiert. Alpha1-Antitrypsin (AAT) ist der Pi mit der höchsten Plasmakonzentration. Bei einem Ungleichgewicht zwischen Proteasen und Antiproteasen mit einem Überwiegen der Proteasen kommt es zu einer enzymatischen Zerstörung des Lungengerüstes und damit zum Emphysem.

Vermehrung durch bronchopulmonale Infekte → **Proteasen** —Δ— **Proteaseninhibitoren** ← Angeborener AAT-Mangel ← Inaktivierung durch Zigarettenrauchen

- Ursachen einer verstärkten Proteasenaktivität (aus Granulozyten):
  Bronchopulmonale Infekte, Pneumonien, COPD, Asthma bronchiale
- Ursache eines AAT-Mangels:
  Das AAT-Gen liegt auf Chromosom 14. Gesunde Menschen haben den Phänotyp PiMM (2 normale M-Allele). Mutationen im genetischen Code für AAT bewirken eine verminderte oder fehlende Synthese und Freisetzung aus der Leber.
  1. Angeborener AAT-Mangel: [E88.0] mit autosomal-kodominantem Erbgang, hetero- und homozygoten Merkmalsträger
     a) Homozygote schwere Form: Phänotyp PiZZ (oder Pi00, sehr selten, dann ohne AAT-Bildung).
        Starke Erniedrigung von AAT im Plasma < 0,30 g/l
        > 25 % entwickeln (ab Kindesalter) eine Hepatitis und später Leberzirrhose (AAT-Akkumulation in den Leberzellen) mit dem erhöhten Risiko der Entwicklung eines hepatozellulären Karzinoms. Fast alle entwickeln ein (ab dem Erwachsenenalter manifestes) Emphysem. Häufigkeit des schweren AAT-Mangels: 1 - 2 % aller Patienten mit Lungenemphysem bzw. 0,1 - 0,2 ‰ in der Bevölkerung. Von dieser zu erwartenden Zahl sind in Deutschland nur ca. 35 % bekannt (identifiziert).

        Anm.: Einen schweren AAT-Mangel erkennt man eventuell in der Serumelektrophorese am Fehlen der α1-Globulinfraktion (dies ist aber keine sichere Diagnostik)! Da AAT ein Akut-Phaseprotein ist, kann der AAT-Spiegel bei Infekten pseudonormal sein (Kontrolle durch gleichzeitige CRP-Bestimmung).
     b) Heterozygote leichte Form: Häufigkeit ca. 7 % in der Bevölkerung.
        Phänotyp PiMZ, PiMS (geringes Risiko) oder PiSZ (mittleres Risiko).
        AAT-Spiegel < 0,70 g/l. Als Schwellenwert für ein Erkrankungsrisiko gilt eine Serumkonzentration von < 0,80 g/l.
        Entscheidend für den Beginn des Lungenemphysems sind auslösende pulmonale Noxen (Infekte, Rauchen, Staub). Fehlen solche Noxen, können die betroffenen Merkmalsträger ein normales Lebensalter erreichen. Bei Einwirkung dieser Noxen sterben die Betroffenen 1 - 2 Jahrzehnte früher an den Folgen eines vorzeitigen Lungenemphysems.

AAT-Mangel	Phänotyp	AAT (g/l)
Gesunde	PiMM	0,9 - 1,8
Mittelschwer	PiMZ/PiSS/PiSZ	< 0,7
Schwer	PiZZ/PiZ0/Pi00	< 0,3

2. Inaktivierung des AAT durch Oxydanzien des Zigarettenrauchens (häufigste Ursache)
Während man beim angeborenen AAT-Mangel ein panlobuläres Emphysem beobachtet, entwickelt sich beim Raucher mit normalem AAT-Serumspiegel ein zentrilobuläres Emphysem. Ein Raucher mit gleichzeitig homozygotem schweren AAT-Mangel erleidet frühzeitig (zwischen 30 und 40 J.) schwere emphysematöse Veränderungen mit schwerer Einschränkung der Lungenfunktion und körperlichen Leistungsfähigkeit (jährlicher FEV1-Abfall ca. 100 ml, normal ca. 20 ml).

KL.: Bei COPD-Patienten liegen Emphysem und Obstruktion zu unterschiedlichen Anteilen und Schweregraden vor. Die unterschiedliche Gewichtung der Komponenten beschrieb man früher mit dem Bild des Pink Puffers (dyspnoisch-hagerer Typ ohne Zyanose) und des Blue Bloaters (bronchitisch adipöser Typ mit Zyanose).
Da es sich jedoch in der Mehrzahl der Fälle um Mischbilder handelt, hat diese Terminologie historische Bedeutung.
Hauptsymptome sind Husten, Auswurf und Dyspnoe.

Ko.:
- Respiratorische Insuffizienz:
  Die genannten Lungenfunktionsstörungen führen zu einer verminderten Gasaustauschfläche (rarefizierte Lungen- und Gefäßstruktur). Ab einer kritischen Grenze kommt es zur hypoxischen Insuffizienz (Hypoxämie) und bei zusätzlicher alveolärer Hypoventilation (Atemmuskelermüdung, Adipositas u.a.) schließlich zu einer hyperkapnischen Insuffizienz (Hypoxämie + Hyperkapnie).
- Evtl. leichte pulmonale Hypertonie und Cor pulmonale
- Pneumothorax bei bullösem Emphysem
- Eine Lebererkrankung (siehe dort) wird nur bei einer kleinen Zahl von Patienten mit homozygotem AAT-Mangel (PiZZ) beobachtet (Leberhistologie/Immunhistochemie: AAT-Ablagerung in den Hepatozyten).

Insp.:
- Fassförmiger Thorax
- Horizontal verlaufende Rippen
- Geblähte Schlüsselbeingruben
- Verminderte Differenz zwischen in- und exspiratorischem Brustumfang
- Exspiratorische Atembehinderung, Presslippenatmung
- Verstärkter Einsatz der Atemhilfsmuskulatur
- Paradoxe Bewegung der unteren Thoraxapertur
- "Sahlischer Venenkranz": Kleine Hautvenen im Bereich des Rippenbogens, die auch bei Gesunden vorkommen
- Evtl. Zyanose, Trommelschlegelfinger/Uhrglasnägel, periphere Ödeme

Perk.:
- Tiefstehende, wenig verschiebliche Atemgrenzen
- Hypersonorer Klopfschall (Schachtelton)
- Verkleinerte oder aufgehobene absolute Herzdämpfung
- Infolge Zwerchfelltiefstand ist auch der Leberrand weiter unterhalb des Rippenbogens tastbar (Fehldiagnose: Lebervergrößerung)

Ausk.:
- Leises abgeschwächtes Atemgeräusch, leise Herztöne
- Evtl. verlängertes Exspirium mit exspiratorischem Giemen

Rö.:
- Lungen vermehrt strahlentransparent mit Rarefizierung der peripheren Gefäßzeichnung
- Zwerchfell tiefstehend/abgeflacht
- Weite ICR und horizontaler Rippenverlauf
- Evtl. größere Emphysem-Bullae

Bei AAT-Mangel betrifft das Emphysem insb. die basalen Lungenbereiche

Röntgen bei Cor pulmonale:	• Prominenter Pulmonalisbogen • Erweiterung der hilusnahen Lungenarterien • Kaliberverengung in der Peripherie • Rechtsherzvergrößerung mit Ausfüllung des Retrosternalraumes im Seitenbild

Hochauflösende CT (HRCT): Sensitivste Methode zum Nachweis eines Lungenemphysems!

Lufu: 1. Obstruktive Ventilationsstörung:
Exobronchiale Obstruktion:
- Exspiratorische Abnahme der Lungenspannung (Elastizitätsverlust) mit exspiratorischer Einengung der Bronchien → exspiratorische Zunahme des Atemwiderstandes und Verminderung des exspiratorischen Reservevolumens. Bei Ruheatmung können die Strömungswiderstände noch normal sein, steigen aber bei körperlicher Anstrengung (erhöhte Atemfrequenz und forcierte Exspiration) mit Vertiefung der Atmung an, sodass (bei zunehmender Überblähung) dann schnell Dyspnoe auftritt.

- Evtl. exspiratorischer Kollaps der Bronchien infolge Wandinstabilität bei fortgeschrittenem Emphysem.

Endobronchiale Obstruktion:
Schwellung der Bronchialschleimhaut - Schleimsekretion - Bronchospasmus im Rahmen der begleitenden chronisch obstruktiven Bronchitis.
Die obstruktive Ventilationsstörung fördert die Emphysementwicklung durch Überblähung und weitere Destruktion der Alveolen. Durch den Elastizitätsverlust kommt es zu einer zunehmenden exspiratorischen Instabilität der distalen Atemwege mit exspiratorischem Kollaps der Bronchiolen. Diese verschließen sich, ehe die Alveolen entlüftet sind (air trapping-Phänomen = eingefangene Luft).

- Abnahme der (absoluten und relativen) Einsekundenkapazität (FEV_1 bzw. $FEV_1\%$)
  Die Einsekundenkapazität ist in der Praxis der einfachste Parameter zur Verlaufsbeobachtung eines Emphysems.
  Als Ausdruck des physiologischen Alterungsprozesses der Lunge vermindert sich die Einsekundenkapazität (etwa ab dem 30 Lj.) jährlich um folgende Durchschnittswerte:
  - Nichtraucher: 20 ml - Schwerer AAT-Mangel: 100 - 120 ml
  - Raucher: 40 - 60 ml - COPD: 60 - 80 ml
- Deformierung der exspiratorischen Fluss-Volumen-Kurve mit vermindertem Spitzenfluss (PEF) und raschem Abfall des Flusses zu Beginn der Exspiration als Zeichen der Obstruktion bzw. bronchialen Instabilität ("Emphysemknick")
- Erhöhung des Atemwiderstandes (Resistance) und sog. Keulenform der Atemschleife als Hinweis auf Instabilität der peripheren Atemwege.
- Im Bronchospasmolysetest Unterscheidung zwischen irreversiblen und reversiblen Anteilen der obstruktiven Ventilationsstörung.

2. Überblähung - Zunahme von thorakalem Gasvolumen (TGV), Residualvolumen (RV) und totaler Lungenkapazität (TLC).

Überblähung	TLC in % vom Soll	RV/TLC in % vom Soll	RV in % vom Soll
leicht	< 130	< 140	< 140
mittel	130-150	140 - 170	140 - 170
schwer	> 150	> 170	> 170

Normwert für RV in %TLC altersabhängig:
Jugendliche 20 - 25,
mittleres Alter 30,
höheres Alter bis 35 %

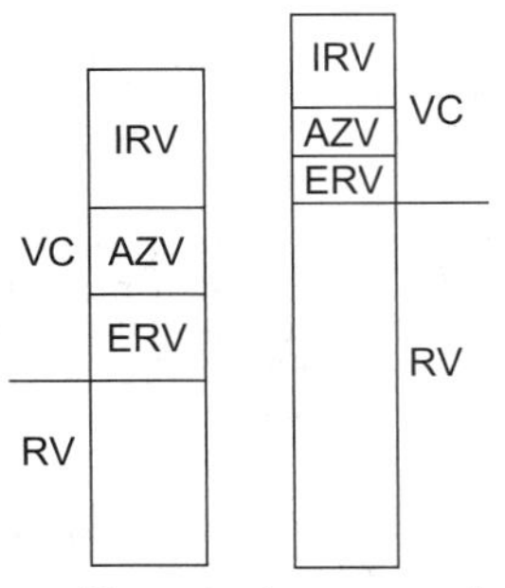

Normal Lungenemphysem mit Überblähung

AZV = Atemzugvolumen
ERV = Exspiratorisches Reservevolumen
IRV = Inspiratorisches Reservevolumen
RV = Residualvolumen
TLC = Totale Lungenkapazität = VC + RV
VC = Vitalkapazität

3. Die Diffusionskapazität (= Transferfaktor) ist bei Lungenemphysem vermindert (bei Asthma bronchiale und chronischer Bronchitis ohne komplizierendes Emphysem i.d.R. normal). Transferfaktor und -koeffizient (DLCO/VA) korrelieren gut mit dem Ausmaß der Destruktion (Verminderung der Gasaustauschfläche).

4. Arterielle Blutgasanalyse (mmHg):

Stadium	pO_2	pCO_2	pH
I Akute Hyperventilation	n	↓	↑ resp. Alkalose
II Hypoxische respiratorische Insuffizienz	↓	n	n
III Nicht-kompensierte (akute) hyerkapnische Insuffizienz	< 60	> 45	↓ resp. Azidose

Bei der chronischen hyperkapnischen Insuffizienz wird die Azidose kompensiert: pCO_2 ↑, pH n, HCO_3^- ↑. Der Normwert des Sauerstoffpartialdrucks (pO_2) ist altersabhängig und liegt zwischen 70 - 100 mmHg. Die Pulsoxymetrie erfasst mit der O_2-Sättigung eine Hypoxämie erst in fortgeschrittenem Stadium.

Di.: 1. Anamnese (chronische Bronchitis? Asthma bronchiale? Raucher?)
2. Klinik / Lungenfunktion / Röntgenbild des Thorax, HRCT
3. Ausschluss eines angeborenen α_1-PI-Mangels bei folgenden Patienten:
- Alle Patienten mit Lungenemphysem
- Alle COPD-Patienten (bes. < 50 J.)
- Asthma-Patienten mit inkompletter Reversibilität im Bronchospasmolysetest
- Patienten mit Bronchiektasen und unklaren Lungenerkrankungen

Merke: Klinik und Rö. Thorax ermöglichen keine Frühdiagnose; diese ist nur durch HRCT, CO-Diffusionstest und Bodyplethysmografie möglich. Alle Patienten mit chronisch obstruktiver Atemwegserkrankung sollten einmal im Leben auf α_1-AT-Mangel getestet werden.

DD: 1. Reversible Überblähung im Rahmen akuter Atemwegsobstruktion (volumen pulmonum auctum bei Asthmaanfall)
2. Fibrosebedingte Alveolarerweiterungen (Honigwabenlunge bei Fibrose).

Th.: 1. Verhinderung einer Progression der Emphysementwicklung:
- Meidung exogener Noxen (Zigarettenrauchen!), staubfreier Arbeitsplatz
- Konsequente Behandlung bronchopulmonaler Infekte (siehe Kap. COPD)
- Impfung gegen Influenzavirus und Pneumokokken
- Bei schwerem AAT-Mangel Substitutionsbehandlung mit AAT-Konzentraten (Prolastin®, Respreeza®) und Raucherabstinenz - Ind: AAT < 0,8 g/l und FEV_1 im Bereich von 30 - 60 %
  In Erprobung: Inhalative AAT-Applikation
  Zukunftsaussicht: Somatische Gentherapie bei schwerem AAT-Mangel

2. Bronchospasmolytische Behandlung einer COPD nach den GOLD-Empfehlungen (siehe Kap. COPD).
3. Atemgymnastik/Atemtherapie: Vermeidung von Pressatmung mit Gefahr des Bronchialkollapses: Der Emphysematiker muss lernen, durch Atmen mit gespitzten Lippen ("Lippenbremse") einen exspiratorischen Kollaps der Atemwege zu vermeiden. Ohne diesen "vorgeschalteten" Atemwiderstand, der den Innendruck der Bronchien so hoch hält, dass ein Kollaps der Luftwege vermieden wird, gerät der Emphysematiker bei unkontrolliertem Drauflosatmen rasch in dyspnoische Krisen.
4. Behandlung eines Cor pulmonale (siehe dort)
5. Behandlung der Hypoxie: Die Langzeit-O_2-Therapie (LOT) ist die wichtigste Maßnahme. Die O_2-Gabe wird unter BGA-Kontrolle titriert. Da die arterielle Hypoxie beim COPD-Patienten mit hyperkapnischer respiratorischer Insuffizienz der wichtigste Atemantrieb ist, ist eine unkontrollierte O_2-Gabe kontraindiziert!
6. Beatmungstherapie
- Nichtinvasive intermittierende Beatmung (Ventilation) = NIV = ISB (intermittierende Selbstbeatmung) mit positivem endexspiratorischen Druck = NIPPV (nasal intermittent positive pressure ventilation). Kontrollierte meist nächtliche Beatmung durch einen druckgesteuerten Respirator mit Nasenmaske oder Nase-Mund-Maske. Ind: Erschöpfung der Atemmuskulatur mit hyperkapnischer Insuffizienz → Reduktion der Mortalität in der Akutsituation
  Einleitung in der Klinik, regelmäßige Kontrollen
- Invasive Beatmung mit Intubation
  Ind: Schwere respiratorische Dekompensation mit muskulärer Erschöpfung, Hyperkapnie, Somnolenz bzw. KI für eine NIV oder ein Versagen eines NIV-Versuches.
- Kontrollierte O_2-Langzeittherapie (LOT) → Ind: Chronische Hypoxie ($paO_2 \le 55$ mmHg) ohne Tendenz zur Hyperkapnie (Einzelheiten siehe Kap. Respiratorische Insuffizienz und Kap. Cor pulmonale)
  Die O_2-Langzeittherapie kann die Überlebenszeit hypoxämischer Patienten verlängern!

Merke: Atemdepressive Mittel (z.B. Morphin, Diazepam) sind bei respiratorischer Insuffizienz kontraindiziert! (Ausnahme: Palliative Therapie einer Dyspnoe, wenn andere Maßnahmen versagt haben.)

7. Operative Lungenvolumenreduktion: Reduktion des emphysematösen Lungengewebes um ca. 20 % führt bei ausgewählten Patienten mit Oberlappen-betontem Emphysem zur Verbesserung der Lungenfunktion (Evidenzgrad B). Bullektomie: Entfernung einzelner großer Emphysemblasen.
8. Endoskopische Lungenvolumenreduktion
   Es stehen mehrere endoskopische Verfahren zur Verfügung (z.B. Ventile, Coils). Wichtigste Komplikation ist ein Pneumothorax. Nur wenige sorgfältig ausgewählte Patienten profitieren von

diesen Methoden. Die Entscheidung muss immer im Einzelfall durch ein in der Volumenreduktion erfahrenes Zentrum getroffen werden. Ein hoher Evidenzgrad für oder wider diese Verfahren liegt derzeit noch nicht vor.

9. Lungentransplantation (siehe Kap. Respiratorische Insuffizienz)
   Im Gegensatz zur Lungentransplantation ist die Lebertransplantation eine kausale Therapie bei schwerem AAT-Mangel (→ Normalisierung des AAT-Spiegels nach Lebertransplantation).

Prg: Wesentlich abhängig von einer frühzeitig einsetzenden optimalen Therapie. Ohne Einstellung des Rauchens ist eine Progression der Erkrankung nicht zu beeinflussen: Mittlere Lebenserwartung bei Rauchern 48 Jahre, bei Nichtrauchern 67 Jahre! Bei einem FEV_1-Wert < 1 L ist die Lebenserwartung erheblich reduziert und es besteht i.d.R. volle Minderung der Erwerbsfähigkeit (MdE). Häufigste Todesursachen sind respiratorische Insuffizienz und Cor pulmonale.

ASTHMA BRONCHIALE [J45.9]

Internet-Infos: *www.atemwegsliga.de; www.ginasthma.com; www.asthma.versorgungsleitlinien.de*

Def:
- Global Initiative for Asthma (GINA, Revision 2020): Asthma ist eine heterogene Erkrankung, normalerweise charakterisiert durch eine chronische Atemwegsentzündung. Es ist definiert durch die Anamnese von Atemwegssymptomen wie Giemen, Dyspnoe, thorakalem Engegefühl und Husten, die im Verlauf unterschiedlich ausgeprägt sind. Die Symptome werden von variabler exspiratorischer Atemflusslimitation begleitet. Dies wird unter anderem durch Reversibilitätstests mit Bronchodilatatoren dokumentiert. Asthma ist üblicherweise mit einer bronchialen Hyperreagibilität und Atemwegsentzündung assoziiert, auch wenn diese Phänomene fehlen können und alleine nicht ausreichend für die Diagnose sind. Demographische, klinische und/oder pathophysiologische Charakteristika bestimmen verschiedene Asthma-Phänotypen.
- Deutsche Atemwegsliga: Asthma ist charakterisiert durch variierende respiratorische Symptome (Luftnot, Brustenge, Giemen, Husten), Bronchialkonstriktion und/oder bronchiale Hyperreagibilität und typischerweise chronische Entzündungen der Atemwege in der Regel in Verbindung mit strukturellen Umbauprozessen.

Ep.: Prävalenz ca. 5 % der Erwachsenen und bis zu 10 % der Kinder; m : w = 2 : 1. Höchste Prävalenz in Schottland und Neuseeland; niedrigere Prävalenz in Osteuropa und Asien. Das allergische Asthma beginnt überwiegend im Kindesalter, das nichtallergische Asthma tritt erst im mittleren Alter auf (> 40 J.).

Häufigkeitsverteilung der einzelnen Asthmaformen:
Je 30 % der erwachsenen Asthmatiker leiden an reinem extrinsic bzw. intrinsic asthma, die übrigen an Mischformen aus beiden.

Ät./Phänotypen:

A) Allergisches Asthma (extrinsic asthma) [J45.0]
   1. durch allergisierende Stoffe in der Umwelt: Pollen, Hausstaubmilben, Insektenallergene, Tierhaare, Schimmelpilze (A. fumigatus) u.a.
   2. durch allergisierende Stoffe in der Arbeitswelt (z.B. Mehlstaub beim Bäckerasthma): Berufsasthma (5 %, Berufskrankheit Nr. 4301; bei Isozyanaten BK-Nr. 1315)

B) Nichtallergisches Asthma (intrinsic asthma) [J45.1]
   1. Asthma durch respiratorische Infekte
   2. Aspirin-Exacerbated Respiratory Disease (AERD - siehe nächste Seite)
   3. Sulfit-Asthma: Pseudoallergische Reaktion durch Sulfite in der Nahrung
   4. Asthma durch chemisch-irritativ oder toxisch wirkende Stoffe (sofern berufsbedingt: BK-Nr. 4302)
   5. Asthma-/Hustenbeschwerden infolge gastroösophagealen Refluxes (siehe GERD)
   6. Exercise Induced Bronchoconstriction: Körperliche Anstrengung kann asthmatische Beschwerden auslösen (über die bronchiale Hyperreagibilität); kann zum Remodeling und damit zum Dauerasthma führen. Bei Therapie Dopingregeln beachten.

C) Mischformen aus A und B [J45.8]

D) Late-onset-Asthma: Erstmanifestation bei Erwachsenen, überwiegend Frauen. Meist nicht allergisch, oft hoher Bedarf an inhalativen Steroiden oder wenig beeinflussbar durch Steroide

E) Cough-Variant-Asthma: Chronischer trockener Husten unbekannter Ursache, verbunden mit unspezifischer bronchialer Hyperreagibilität jedoch ohne weitere typische Asthmasymptome. Lungenfunktion normal. Gutes Ansprechen auf Asthma-typische Behandlung.

F) Asthma mit Adipositas: Adipositas ist ein Risikofaktor für Entwicklung, ungünstigen Verlauf, erhöhten Schweregrad und mangelndes therapeutisches Ansprechen des Asthmas (mechanische Faktoren und Mediatoren wie Adipokine).

Genetische Faktoren:
Atopische Krankheiten (Asthma bronchiale, allergische Rhinitis und Neurodermitis) haben eine Prävalenz von > 30 % und sind gekennzeichnet durch eine polygen vererbte Anlage zur überschießenden IgE-Bildung (Typ I-Reaktion). Nur ein Teil der Anlageträger erkrankt.
Leiden beide Elternteile an allergischem Asthma, so haben deren Kinder ein Erkrankungsrisiko für allergisches Asthma von 60 - 80 % (bei einem kranken Elternteil halbiert sich diese Zahl). Fast 1/4 der Patienten mit Pollenrhinitis entwickelt nach > 10 Jahren ein Pollenasthma ("Etagenwechsel").
50 % der Bevölkerung der Insel Tristan da Cunha leiden an Asthma infolge familiärer Vererbung.

Pg.: Genetische Anlage + exogene Auslöser (Allergene, Infekte), führen zu Entzündungen der Bronchien. Im Gefolge kommt es zu bronchialer Hyperreaktivität und evtl. Asthma bronchiale. Somit ergeben sich 3 Charakteristika der Erkrankung:
1. **Bronchiale Entzündung:** Zentrale Bedeutung bei der Pathogenese des Asthma hat eine Entzündungsreaktion der Bronchialschleimhaut, ausgelöst durch Allergene oder Infekte. Dabei spielen Mastzellen, T-Lymphozyten, eosinophile Granulozyten und Entzündungsmediatoren eine Rolle.
2. **Bronchiale Hyperreaktivität:** Bei allen Asthmatikern findet sich im Beginn und weiteren Verlauf der Erkrankung eine unspezifische bronchiale Hyperreaktivität = hyperreaktives Bronchialsystem. Bei 15 % der erwachsenen Bevölkerung lässt sich im Methacholin-Provokationstest eine Überempfindlichkeit der Atemwege nachweisen. Aber nur 5 % leiden an manifestem Asthma bronchiale.
3. **Endobronchiale Obstruktion** mit Limitierung des Atemflusses, verursacht durch:
   - Bronchospasmus
   - Schleimhautödem und entzündliche Schleimhautinfiltration
   - Hypersekretion eines zähen Schleims (Dyskrinie)
   - Umbauvorgänge der Atemwegswände (Remodeling)

▪ Pathogenese des allergischen Asthmas:
Die entscheidende Rolle spielt hier die IgE-vermittelte Soforttyp-Reaktion (Typ I). IgE löst in Wechselwirkung mit spezifischen Allergenen die Degranulation von Mastzellen aus mit Freisetzung von Mediatorstoffen wie Histamin, ECF-A (eosinophil chemotactic factor of anaphylaxis), Leukotriene und Bradykinin. Diese Mediatorstoffe bewirken eine **endobronchiale Obstruktion** (siehe oben).
Neben der IgE-vermittelten asthmatischen Sofortreaktion nach Allergeninhalation kann es auch zu IgG-vermittelten Spätreaktionen nach 6 - 12 Stunden kommen. Manche Patienten zeigen beide Reaktionsformen (dual reactions).
Im Beginn eines rein allergischen Asthmas steht meist ein einzelnes Allergen, im Laufe der Jahre kommt es jedoch oft zu einer Ausweitung im Spektrum der anfallsauslösenden Allergene, wodurch eine Prophylaxe durch Allergenausschaltung immer schwieriger wird.

▪ Pseudoallergische Reaktion (PAR) bei ASS-/NSAR-Intoleranz (Aspirin Exacerbated Respiratory Disease AERD):
Patienten mit ASS-/NSAR-induziertem Asthma zeigen eine erhöhte Aktivität der Leukotrien-C4-Synthase in eosinophilen Granulozyten und Mastzellen, was die Wirksamkeit von Leukotrienantagonisten erklären könnte.
Die PAR aktiviert die gleichen Mediatorsysteme wie allergische Reaktionen, unterscheidet sich aber von allergischen Reaktionen in folgenden Punkten:
- PAR sind nicht spezifisch für das auslösende Agens.
- Sie treten bereits bei der ersten Gabe auf (keine Sensibilisierung, nicht IgE-vermittelt).
- Sie sind nicht erworben, sondern genetisch determiniert.

Eine Intoleranz gegenüber ASS und NSAR findet sich bei ca. 10 % der erwachsenen Patienten mit nichtallergischem Asthma. Bei Kindern sowie bei allergischem Asthma ist eine ASS-/NSAR-Intoleranz selten. Oft besteht auch eine Kreuzintoleranz gegenüber Sulfiten (E 220 - 227; Sulfite in alkoholischen Getränken), Salicylate in Zitrusfrüchten, Nüssen, Weintrauben u.a.
Das Analgetika-Asthma-Syndrom kann assoziiert sein mit vasomotorischer Rhinitis, Sinusitis und nasaler Polyposis (Samter-Syndrom).

Auslösende Ursachen eines akuten Asthmaanfalles (akutes Asthma/Exazerbation):
- Antigenexposition, inhalative Reizstoffe
- Respiratorische Virusinfekte
- Asthmaauslösende Medikamente (ASS, Betablocker, Parasympathomimetika)
- Körperliche Anstrengung („Anstrengungsasthma")
- Kalte Luft
- Inadäquate Therapie

KL.: Asthmatische Beschwerden können auf bestimmte Jahreszeiten beschränkt sein (saisonales Asthma bei saisonaler Allergenexposition, z.B. gegen Pollen), ohne Zuordnung zu bestimmten Jahreszeiten oder ganzjährig auftreten (perenniales Asthma).

- Leitsymptom ist die anfallsweise auftretende Atemnot unter dem Bild des exspiratorischen Stridors (DD: Inspiratorischer Stridor bei Obstruktion der oberen Luftwege!).
- Patienten im Anfall aufrecht sitzend dyspnoisch mit Inanspruchnahme der Atemhilfsmuskulatur: verlängertes Exspirium.
- Bei Erschöpfung des Patienten evtl. respiratorischer Alternans = Wechsel zwischen thorakaler und abdomineller Atmung.
- Tachykardie; evtl. Pulsus paradoxus durch inspiratorischen Blutdruckabfall > 10 mmHg.
- Ausk.: Trockene Rasselgeräusche: Giemen bzw. pfeifendes Atemgeräusch, Brummen
  Bei hochgradiger Spastik mit Lungenüberblähung (Volumen pulmonum auctum) oder ausgeprägtem Emphysem kann man evtl. kaum etwas hören ("silent chest").
- Perk.: Hypersonorer Klopfschall, Zwerchfelltiefstand
- Lab.:
  - Evtl. Eosinophilie und ECP (= eosinophilic cationic protein) im Blut und Sputum ↑ (Sonderform: Eosinophiles Asthma mit ≥ 300 Eosinophile/µl Blut)
  - Bei allergischem Asthma evtl. Gesamt- und spezifisches IgE ↑
  - Bei nichtallergischem Infektasthma evtl. Leukozytose und BSG/CRP ↑
- Sputum: Spärlich, zäh, glasig (bei Infektasthma evtl. grünlich-gelblich verfärbt)
- Ekg: Sinustachykardie, evtl. Zeichen der Rechtsherzbelastung: P pulmonale, Rechtsdrehung der Herzachse beim Vergleich mit einem Vor-Ekg, evtl. Rechtsschenkelblock, evtl. S_I/Q_{III}-Typ oder $S_I/S_{II}/S_{III}$-Typ
- Rö. Thorax: Überblähte (vermehrt strahlentransparente) Lunge mit tiefstehendem Zwerchfell und schmaler Herzsilhouette
- Lufu:
  - FEV_1, FEV_1/FVC, PEF = peak expiratory flow rate und MEF_{50} vermindert
  - Peak flow-(PEF-)Messung (in l/Min) wichtig für die Patientenselbstmessung. Zirkadiane PEF-Variabilität mit Schwankungen > 20 % sind typisch für behandlungsbedürftiges Asthma bronchiale. Zunahme der Atemwegsobstruktion in den frühen Morgenstunden.
  - Bronchospasmolysetest (= Reversibilitätstest) mit:
    - Inhalativen Bronchodilatatoren (z.B. 400 µg Salbutamol)
    - Inhalativen Glukokortikoiden über 4 Wochen

    Ein Anstieg der FEV_1 > 200 ml bzw. um > 12 % gegenüber dem Ausgangswert ist typisch für behandlungsbedürftiges Asthma bronchiale.
  - Bei ausgeprägter Obstruktion Verminderung der Vitalkapazität bei erhöhtem Residualvolumen infolge intrathorakal gefesselter Luft ("trapped air") und Verschiebung der respiratorischen Mittellage zur Inspiration hin.
  - Erhöhter Atemwiderstand (R_{aw}); ab einer Resistance von 0,45 kPa/l/s verspürt der Patient sein Asthma als Luftnot. Abfall des R_{aw} ≥ 1 kPa/l/s im Reversibilitätstest.
  - Bei Anstrengungsasthma Abfall von FEV_1 (≥ 15 %) und Anstieg von R_{aw} unter Ergometerbelastung

  Merke: Da das Asthma bronchiale eine episodische Krankheit ist, kann die Lungenfunktion im anfallsfreien Intervall normal sein. In diesem Fall kann das hyperreagible Bronchialsystem durch den positiven Provokationstest nachgewiesen werden (siehe unten).
- Messung von Stickstoffmonoxid in der Ausatemluft: Fraktioniertes exhaliertes NO (FeNO):
  FeNO ist bei Asthma ein nicht-invasiver Biomarker der Schleimhautentzündung. Hohe Werte bei Asthmaformen mit stärkerer Zytokin-IL-5- und IL-13-Bildung, häufig steroidsensitiv. Höhere Werte bei allergischem Asthma als bei nicht-allergischem Asthma. FeNO kann in Diagnostik und Verlaufskontrolle genutzt werden. Die eosinophile allergische Entzündung korreliert gut mit den Werten der FeNO-Messung. Werte > 35 ppb sind hinweisend auf eine eosinophile Atemwegsentzündung. Die Messwerte können durch verschiedene Störfaktoren beeinflusst werden (erhöhte FeNO-Werte durch akute Atemwegsinfekte, Ozon, nitrithaltige Nahrungsmittel, allergischen Heuschnupfen - erniedrigte Werte durch Rauchen, verengte Bronchien u.a.)

Ko.:
1. Status asthmaticus = β_2-Adrenergika-resistenter Asthmaanfall mit vitaler Bedrohung
2. Schweres Asthma: Keine ausreichende Asthmakontrolle trotz hochdosierter inhalativer oder systemischer Glukokortikoidtherapie (in Verbindung mit einem zweiten Controlermedikament).
3. Obstruktives Lungenemphysem
4. Pulmonale Hypertonie mit Cor pulmonale
5. Respiratorische Insuffizienz

Schweregrade des akuten Asthma-Anfalls beim Erwachsenen:
1. Leichter und mittelschwerer Anfall mit Indikation zur umgehenden Arztkonsultation und Therapieintensivierung:
   - PEF > 50 % Soll- oder Bestwert
   - Sprechen normal
   - Atemfrequenz < 25/min
   - Herzfrequenz < 110/min

2. Schwerer Anfall mit Indikation zur umgehenden Krankenhauseinweisung mit Notarztbegleitung:
   - PEF < 50 % Soll- oder Bestwert
   - Sprech-Dyspnoe
   - Atemfrequenz ≥ 25/min
   - Herzfrequenz ≥ 110/min
3. Lebensbedrohlicher Asthmaanfall mit Indikation zur intensivmedizinischen Überwachung und Behandlung:
   - PEF < 33 % des Soll- bzw. Bestwertes oder PEF < 100 l/min
   - Patient spricht nur noch einzelne Worte.
   - SaO_2 < 92 % (PaO_2 < 8 kPa bzw. < 60 mmHg)
   - $PaCO_2$ normal oder erhöht (> 6 kPa bzw. > 45 mmHg)
   - Atemfrequenz > 35/min
   - Herzfrequenz > 140/min
   - Kein Atemgeräusch („stille Lunge")
   - Frustrane Atemarbeit / flache Atmung
   - Zyanose
   - Bradykardie oder arterielle Hypotension, Rhythmusstörungen
   - Erschöpfung, Konfusion, Somnolenz oder Koma

Arterielle Blutgasanalyse (mmHg) im Asthmaanfall: 3 Stadien

Stadium	pO_2	pCO_2	pH
I Hyperventilation	n	↓	↑ respiratorische Alkalose
II Hypoxische respiratorische Insuffizienz	↓	n	n
III Hyperkapnische respiratorische Insuffizienz	< 60 mmHg	> 45 mmHg	↓ respiratorische Azidose (+ metabolische Azidose)

DD: A) zu anderen Erkrankungen:

- COPD: Keine oder nur teilweise Reversibilität der Obstruktion (LuFu)
- Asthma cardiale = Atemnot bei Patienten mit Linksherzinsuffizienz und Lungenstauung (drohendes Lungenödem): Feuchte RG, Rö.-Thorax: Pulmonale Stauung
- ACOS (Asthma-COPD-Overlap-Syndrom): Asthma-Patienten, die durch Rauchen zusätzlich eine COPD bekommen.
- Upper airway cough syndrome (UACS) = Post-Nasal-Drip-Syndrom kann chronischen Husten verursachen.
- Atemnot bei Lungenembolie!

  Beachte: Bei beiden Erkrankungen kann eine Reflexbronchokonstriktion hinzutreten, sodass auch eine antiasthmatische Therapie zu teilweiser Beschwerdebesserung führen kann; dies darf aber nicht zur Fehldiagnose Asthma bronchiale führen!

- Vocal cord dysfunction (VCD)
  Def: Funktionelle, perakut auftretende, oft lebensbedrohlich erlebte Atemnotanfälle wegen intermittierend paradoxem Stimmbandschluss. Ggf. in Kombination mit vorbestehendem Asthma bronchiale („Asthmatherapie nicht mehr wirksam bzw. Asthma wird unbehandelbar").
  Vo.: 5 - 10 % aller vermeintlichen Asthmatiker, überwiegend Frauen.
  Auslöser: Vor allem laryngo-pharyngealer Reflux (LPR) (Cave: Im Larynx schon pH 5 - 6 irritierend → LPR sine GERD!), olfaktorische Reize (z.B. Parfüm), starker Husten, Post nasal drip (PND), seltener psychosomatische Ursachen
  KL.: Extreme, halsbezogene inspiratorische Atemnot von einem Atemzug zum anderen mit Stridor, meist sehr kurze Dauer (30 - 120 Sek.), fehlende Wirkung von Asthmatherapie. Häufige Notfallbehandlungen („Wenn Notarzt kommt, alles wieder normalisiert.").
  Oft sekundäre Angst-/Paniksymptome wegen Todesängsten im Rahmen der Attacken
  Di: Subtile Atemnotanamnese führt zur Diagnose! Lungenfunktion im Intervall völlig normal, ggf. inspiratorische Flusslimitation. Laryngoskopie (Goldstandard): Paradoxe, meist inspiratorische Stimmbandadduktion, Atemnot meist nur durch Provokation (z.B. inhalative/taktile Irritation, körperliche Anstrengung) auslösbar.
  Th.: Aufklärung → Angstabbau („kann nicht daran sterben"), spezielle Atemtechniken („throat relaxed breathing", Zwerchfellatmung). Reduktion Asthmamedikation (bis ggf. wirkliches Asthma erkennbar wird)
  Prg: Nach Aufklärung/Schulung fast immer günstige Prognose
- Inspiratorischer Stridor bei Obstruktion der extrathorakalen Luftwege:
  z.B. Fremdkörperaspiration, Glottisödem
- Spannungspneumothorax (Seitendifferenz bei der Auskultation!)
- Hyperventilationssyndrom
- Asthma bronchiale bei Karzinoid-Syndrom, bei EGPA (Churg-Strauss-Syndrom)

- Nichtasthmatische eosinophile Bronchitis (NAEB): Chronischer Husten mit Sputumeosinophilie ohne bronchiale Hyperreagibilität, Genese unklar, spricht gut auf inhalative Kortikosteroide an.
- Exogen-allergische Alveolitis (durch Inhalation verschiedener Antigene → Berufsanamnese)
- Allergische bronchopulmonale Aspergillose

B) DD extrinsic (allergisches) - intrinsic (nichtallergisches) Asthma:

	Extrinsic Asthma	**Intrinsic Asthma**
Atopiker in der Familie	Sehr häufig	
Allergische Rhinitis u./o. Konjunktivitis	Sehr häufig	
Überempfindlichkeit gegenüber Analgetika	–	10 %
Spezifisches IgE i.S. erhöht	Ja	–
Positiver Haut- u./o. Provokationstest	Ja	–
Krankheitsbeginn	Vorwiegend Kindesalter	Vorwiegend Erwachsenenalter

Di.: A) Diagnose einer variablen exspiratorischen Atemflusslimitation (GINA Revision 2020):

1. Peak Flow-Protokoll über 2 Wochen mit mittleren täglichen Schwankungen > 10 %
2. Variabilität der FEV_1 mit mind. einmaliger Reduktion der FEV_1/FVC unter 0,75 - 0,8.
3. Positiver Bronchospasmolysetest: Anstieg der FEV_1 > 12 % und > 200 ml.
4. Anstieg der Lungenfunktion nach 4 Wochen antiinflammatorischer Therapie (FEV_1 > 12 % und > 200 ml)
5. Methacholin (MCH)-Provokationstest:
   Zeigt ein Patient mit Verdacht auf Asthma normale Werte für FEV_1 und Resistance, empfiehlt sich die Durchführung eines Provokationstestes zum Nachweis einer variablen Atemwegsobstruktion und einer bronchialen Hyperreagibilität:
   Nach Inhalation von bronchospastisch wirkenden Testsubstanzen (z.B. Methacholin) kommt es im positiven Fall zu Verdopplung der Resistance oder Abfall der FEV_1 um mind. 20 %.
   PC 20 = Provokationskonzentration (PD 20 = Provokationsdosis), die einen mind. 20 %igen Abfall der FEV_1 bewirkt. Für Methacholin gilt eine PC 20 ≤ 8 mg/ml (bzw. eine PD < 0,30 mg MCH) als beweisend für ein hyperreagibles Bronchialsystem.
6. Positiver Belastungstest, Abfall der FEV_1 > 12 % und > 200 ml unter körperlicher Belastung.
7. Variation der Lungenfunktion zwischen den Arztbesuchen, FEV_1 > 12 % und > 200 ml (unabhängig von Infektionen).

B) Diagnose eines manifesten Asthma bronchiale: Anamnese + Klinik + Lungenfunktion mit Bronchospasmolysetest (= Reversibilitätstest)

C) Allergiediagnostik:

1. Allergieanamnese (Berufs-/Freizeitanamnese)
2. Karenzversuch (z.B. Beschwerdefreiheit im Urlaub) und Reexpositionstest (z.B. erneute Beschwerden am Arbeitsplatz)
3. Hautteste:
   Pricktest, Intrakutantest zum Nachweis einer IgE-vermittelten Soforttyp-Reaktion (Typ I)
   - Suchteste (Screening) auf häufige ubiquitäre Allergene:
     - Bei Verdacht auf Pollenallergie Identifikation der Leitpollen:
       - Bei Frühjahrspollinose Baumpollen von Hasel, Erle, Esche, Birke
       - Bei Frühsommerpollinose Gräser- und Getreidepollen
       - Bei Spätsommerpollinose Pollen von Beifuß und Sellerie (Sellerie-Beifuß-Gewürzsyndrom [J45.0])
     - Hausstaubmilben, Schimmelpilze, Tierhaare und -epithelien
     - Berufliche Allergene: Häufige Allergene sind Mehl- und Backprodukte, Staub von Nahrungs- oder Futtermitteln, Pflanzenallergene, Holz- und Korkstaub, Latexallergene, Antigene von Tieren, Friseurmittel, Kosmetika. Asthma durch Isocyanate = Berufskrankheit Nr. 1315
   - Bestätigungsteste mit verdächtigten Allergenen
     Hautteste werden nur im beschwerdefreien Intervall durchgeführt. Orale Kortikosteroide, Antihistaminika und Mastzellstabilisatoren müssen je nach Wirkungsdauer 1 - 4 Wochen vorher abgesetzt werden. Die Testbewertung (Quaddeldurchmesser) erfolgt nach 15 - 20 Min. Als Negativkontrolle (0) dient Lösungsmittel, als Positivkontrolle (+++) Histamin. Wegen evtl. seltener anaphylaktischer Reaktionsmöglichkeit Notfallmedikamente bereithalten!

     Beachte: Ein positiver Hauttest beweist noch nicht die pathogenetische Bedeutung des Allergens, beweisend ist nur der positive Provokationstest mit dem verdächtigen Allergen (siehe unten).

4. Immunologische Diagnostik:
   - Bestimmung von Gesamt-IgE: Gesamt-IgE-Werte sind erhöht bei Polysensibilisierungen, bei Monosensibilisierungen sind die Werte oft normal. Da auch 1/3 der Patienten mit nichtallergischem Asthma erhöhte Werte zeigt, hat das Gesamt-IgE keine große diagnostische Bedeutung.
   - Bestimmung spezifischer IgE-Antikörper: Beweis dafür, dass ein verdächtiges Allergen zu einer IgE-Antikörperbildung geführt hat (Methode: z.B. RAST = Radio-Allergo-Sorbent-Test oder EAST = Enzym-Allergo-Sorbent-Test)
   - Evtl. Histaminfreisetzungstest aus basophilen Granulozyten (kein Routinetest): In vitro werden verdächtige Allergene einer Leukozytensuspension zugegeben und die Histaminfreisetzung gemessen.
5. Inhalativer Allergenprovokationstest:
   Testung des verdächtigen Allergens bei unklaren Fällen an den Schleimhäuten des Zielorgans, ob ein abgeschwächtes allergisches Krankheitsbild ausgelöst werden kann bzw. ob eine Obstruktion messbar ist (= positives, beweisendes Ergebnis).
   Der Test ist nicht ungefährlich (Notfallmedikamente und Reanimationsbereitschaft!) und es muss mit Spätreaktionen nach 6 - 8 h gerechnet werden (solange ärztliche Kontrolle). 2 Tage vorher Medikamente absetzen, die Einfluss auf das Bronchialsystem haben.
6. Diagnose eines Berufsasthmas:
   - Zunahme der Bronchialobstruktion unter Exposition (Peak-Flow-Protokoll während Freizeit und Arbeit)
   - Identifikation des verdächtigen Allergens durch Arbeitsanamnese (Kontaktaufnahme mit Betriebsarzt), Hauttestung und Bestimmung spezifischer IgE-Ak
   - Provokationstest positiv
7. Schweregrad: Wird retrospektiv anhand des Medikamentenbedarfes bestimmt (siehe *Leitlinien*).
   Mildes Asthma: Gut mit Stufe I oder II (siehe unten) kontrolliert,
   Mittelgradiges Asthma: Gut kontrolliert mit Stufe III oder IV,
   Schweres Asthma: Nicht gut kontrolliert unter hochdosierter ICS/LABA-Therapie oder Verlust der Asthmakontrolle bei Reduktion Therapiestufe V.

Th.: Therapieziele (GINA 2020) sind die Symptomkontrolle und die Kontrolle von Risikofaktoren für spätere ungünstige Verläufe (Exazerbationen, fixierte Obstruktion, Medikamentennebenwirkungen). Die Symptomkontrolle richtet sich nach der Frequenz der Asthmasymptome am Tage und in der Nacht, dem Bedarf an Reliever-Medikamenten (Bronchodilatatoren) und körperlicher Aktivität. Risiko für zukünftige Exazerbationen: ≥ 1 schwere Exazerbation im Vorjahr, Zigarettenrauchexposition, FEV_1 < 60 %, Übergewicht, schwere psychologische oder sozioökonomische Probleme, Nahrungsmittelallergie, Exposition zu relevanten Allergenen, Sputumeosinophilie. Die Lungenfunktion ist ein wertvoller Risikoindikator und sollte alle 3 - 6 Monate wiederholt werden.

Die Asthmatherapie beinhaltet

A. Medikamente und Strategien zur Symptomkontrolle und Risikoreduktion
B. Selbstmanagement: Patientenschulung: Inhalationstechnik, Adhärenz, schriftlicher Asthma-Aktionsplan, Peak-Flow-Messung, regelmäßige ärztliche Kontrolle
C. Behandlung von Begleitkrankheiten und speziellen Situationen

Die medikamentöse Therapie folgt dem Stufenschema nach Step-up/Step-down-Konzept. Die Therapie sollte reduziert werden (step-down), wenn Asthmasymptome und Lungenfunktion über 3 Monate stabil sind. Ausnahme: Enge Überwachung bei Patienten mit Risiko für Exazerbationen.

Relevante Komorbidität: Gastroösophageale Refluxkrankheit, Angst und Depression, Rhinosinusitis und Polyposis nasi

▶ **Kausal:**

Nur teilweise in begrenztem Maße möglich

- Beseitigung von Feuchtigkeit und Schimmelpilzen reduziert Asthmasymptome bei Erwachsenen.
- Allergisches Asthma: Versuch einer Allergenkarenz oder Hyposensibilisierung (siehe unten)
- Nichtallergisches Asthma: Vermeidung und konsequente Therapie respiratorischer Infekte; Sanierung oft vorhandener Sinusitiden; Behandlung eines gastroösophagealen Refluxes
- Bei Analgetika-Intoleranz keine Anwendung von ASS und NSAR
  Adaptive Desaktivierung in spezialisierten Zentren zur Behandlung einer oft gleichzeitig bestehenden Polyposis nasi (nasale, inhalative oder orale Applikation von ASS repetitiv in aufsteigender Dosierung mit einer Enddosis von meist 500 mg ASS/d)

▶ **Symptomatische medikamentöse Therapie (GINA 2020 und Nationale Versorgungsleitlinie (NVL) 2018:**

- Antiinflammatorische Dauermedikation zur Langzeitkontrolle **(„Controller")**
- Bronchodilatatoren = Bedarfsmedikation **(„Reliever")**

Die inhalative Therapie wird, wenn immer möglich, bevorzugt.

Therapie in 5 Stufen: Symptomorientiert Step-up-/Step-down-Therapie

Basis: Patientenschulung und Kontrolle auslösender Faktoren

	Stufe I	Stufe II	Stufe III	Stufe IV	Stufe V
Bevorzugte Medikamente zur Asthma Kontrolle (Controller)	Niedrig-dosiert ICS-Formoterol bei Bedarf	Täglich niedrig-dosiertes Kortikosteroid oder bei Bedarf niedrig-dosiert ICS-Formeretol	Niedrig dosiertes ICS-LABA	Mittlere Dosis ICS-LABA	Hoch-dosiert ICS-LABA evtl. zusätzlich Tiotropium, anti-IgE, anti-IL5/5R, anti-IL4Rr
Alternative Controller-Therapie	LTRA oder niedrig- dosiert ICS bei jeder Einnahme von SABA		Mittlere Dosis ICS oder niedrig-dosiert ICS + LTRA	Hoch-dosiert ICS, zusätzlich Tiotropium oder LTRA	Niedrig-dosiert OCS (***Cave:*** Nebenwirkungen
Bevorzugte Öffner- (= Reliever) Therapie	Niedrig-dosiertes ICS-Formoterol bei Bedarf		Niedrig-dosiertes ICS-Formoterol bei Bedarf für Patienten unter Dauertherapie mit LABA-ICS-Kombination		
Alternative Reliver-Therapie	SABA bei Bedarf				

ICS = Inhalatives Corticosteroid; OCS = orales Corticosteroid; LTRA = Leukotrienrezeptorantagonist; SABA = Short acting Beta2 agonist; LABA = long acting Beta2 agonist

Anm.: SABA und ICS können auch Schwangere anwenden. Höchstdosis Bedarfsmedikation Budenosid/Formoterol 12 Hübe (200/6 µg), 6 Hübe Beclomethason/Formoterol 100/6 µg)

Therapieziel: Asthmakontrolle
Kontrolliert: Verminderung bis zur minimal nötigen Stufe.
Teilkontrolliert: Höherstufung erwägen.
Nicht kontrolliert: Höherstufen bis Kontrolle erreicht.

Definition der Asthmakontrolle (Atemwegsliga 2017):

Kriterium	Kontrolliert (alle Kriterien erfüllt)	Asthma teilweise kontrolliert (1 - 2 Kriterien in einer Woche erfüllt)	Nicht kontrolliert (3 oder mehr Kriterien des teilweise kontrollierten Status asthmaticus)
Symptome tagsüber	Keine (≤ 2 x/Woche)	> 2 x/Woche	
Nächtliche Symptome/ nächtliches Erwachen	Keine	Ja	
Bedarf an Reliever/ Notfallbehandlung	Keine (≤ 2 x/Woche)	> 2 x/Woche	
Einschränkung von Aktivitäten	Keine	Ja	
FEV1	Normal	Vermindert	
Exazerbation	Keine	Mind. 1 x/Jahr	In der aktuellen Woche

Jeder Patient sollte einen schriftlichen Therapieplan und eine Asthmaschulung erhalten!

Ziel der Behandlung ist nicht eine Maximierung der Monotherapie, sondern eine Optimierung durch die Kombinationstherapie! Das Stufenschema kann nur eine therapeutische Orientierungshilfe sein. Bei akuter Verschlechterung muss man im Stufenschema rasch treppauf gehen; nach Befundbesserung sollte eine Therapiereduktion jedoch langsam und vorsichtig erfolgen!
Zur Optimierung der Therapie gehört die Patientenschulung mit Patientenselbstmessung durch ein Peak-Flow-Meter.
Als Zielgröße ermittelt der Patient seinen persönlichen Bestwert = höchster Peak-Flow-Wert bei Beschwerdefreiheit. Alle Messwerte werden auf den persönlichen Bestwert bezogen → Ampelschema:

Grün: Peak-Flow-Wert 80 - 100 % des persönlichen Bestwertes: Beschwerdefreiheit
Gelb: Peak-Flow-Wert 50 - 80 % des persönlichen Bestwertes: Zunehmende Beschwerden → dringender Handlungsbedarf entsprechend dem Stufenschema, Einsatz von kurzwirksamen Betamimetika
Rot: Peak-Flow-Wert < 50 %: Notfallmedikamente anwenden und sofort Arztkonsultation (lebensgefährliche Situation)

4 Fragen bei „steroidresistentem" Asthma:
1. Nimmt der Patient die Medikamente (Compliance)?
2. Bestehen unerkannte Triggermechanismen (Allergene, Betablocker, ASS-Intoleranz u.a.)?
3. Stimmt die Diagnose Asthma bronchiale?
4. Liegt ein Steroid-Nonresponder vor?

A. Glukokortikosteroide (CS): Wirken am stärksten antiinflammatorisch! Evidenzgrad A

Wi.:
- Antiphlogistisch, antiallergisch, immunsuppressiv
- Betapermissiver Effekt an den Bronchien: Im Status asthmaticus wirken Bronchodilatatoren vorübergehend vermindert infolge schlechter Ansprechbarkeit der Betarezeptoren. CS stellen die Empfindlichkeit der Betarezeptoren wieder her.

▪ Topische Anwendung als inhalative Glucocorticosteroide (ICS) als Dosieraerosol oder inspirationsgetriggertes System: Evidenzgrad A

ICS sind sehr gut verträglich und wirken am stärksten entzündungshemmend. Daher sind sie die entscheidende Säule der antiasthmatischen Therapie.

ICS zeigen ihre Wirkung erst nach 1 Woche und sind daher keine Medikamente zur Behandlung akuter Asthmaanfälle. Im akuten Asthmaanfall werden CS stets parenteral angewandt (in Kombination mit Bronchodilatatoren).

Bei der Mehrzahl der Patienten, die temporär orale CS benötigen, gelingt der Ersatz durch ICS.

Äquivalenzdosen der ICS in µg (1 mg = 1.000 µg) für Erwachsene (Tagesdosen):

Medikament	Niedrige Dosis	Mittlere Dosis	Hohe Dosis	Höchst-dosis
Beclometason (BDP) - Pulver zur Inhalation	200 - 500	> 500 - 1.000	> 1.000	≥ 2.000
Beclometasondipropionat (BDP) - DA	100 - 200	> 200 - 400	> 400	≥ 1.000
Budesonid	200 - 400	> 400 - 800	> 800	≥ 1.600
Ciclesonid	80	160	≥ 320	≥ 320
Fluticasonfuroat	100	-	200	200
Fluticasonpropionat	100 - 250	>250 – 500	> 500	≥ 1.000
Mometason (Asmanex®)	200	400	> 400	≥ 800

Dosierung gem. ERS/ATS-Empfehlung bei schwerem Asthma bzw. in der Stufe 5 des Stufenschemas

DA = Dosieraerosol

Beclometason, Mometason und Ciclesonid sind Prodrugs, die zur vollen Wirkung enzymatisch aktiviert werden.

NW: Candidabefall der Mundhöhle, selten Heiserkeit. Systemische NW sind bei Tagesdosen < 1 mg unwahrscheinlich. Bei längerfristigen Dosen > 1 mg/d bei Erwachsenen muss mit systemischen NW gerechnet werden: Suppression der Nebennierenrinde, Osteoporose, Kataraktbildung; bei Kindern Wachstumsverzögerung schon bei Dosen > 0,5 mg/d.

Merke: Die Folgen eines unzureichend behandelten Asthmas sind wesentlich ernster als die Nebenwirkungen inhalativer Steroide (z.B. ist dann auch die Wachstumsverspätung stärker als unter ICS). Das gilt auch für Schwangere.

KI: Lungen-TB, Mykosen, bakterielle Atemwegsinfekte

Regeln zur inhalativen Anwendung:
- Bei gleicher Gesamtdosis ist die 2 x tägliche Gabe genauso wirksam wie die 4 x tägliche Inhalation.
- Die Verwendung von Inhalationshilfen (Spacern) verbessert die intrabronchiale Deposition von Medikamenten aus Dosieraerosolen.
- Nur maximal 30 % der Wirkstoffmenge des Dosieraerosols gelangen in die Atemwege, der Rest lagert sich im Oropharynx ab. Pilzbesiedlung des Oropharynx kann durch Applikation des Sprays vor den Mahlzeiten und durch anschließende Mundspülung meist vermieden werden.
- Die Therapie mit ICS ist keine intermittierende, sondern stets eine konsequente längerfristige Basistherapie.
- Bei vorhandener Spastik zeitlich gestaffelt zuerst $Beta_2$-Adrenergika anwenden und nach einsetzender Bronchospasmolyse ICS anwenden.
- Kombinationspräparate aus ICS + LABA können die Compliance verbessern.

▪ Systemische Anwendung: Evidenzgrad A

NW: Bei systemischer Therapie sind NW auch bereits unterhalb der Cushing-Schwelle von 7,5 mg Prednisolon (-äquivalent) täglich zu beachten (siehe Kap. Glukokortikosteroide)

Indikationen für eine befristete orale Steroidtherapie (OCS):
- Zunahme der Asthmabeschwerden trotz optimaler Dosierung von Bronchodilatatoren und inhalativen Steroiden.
- Steigende Anwendung von Bronchodilatatoren durch den Patienten
- Abfall der Peak Flow-Werte < 50 % des individuellen Bestwertes
- Nächtliche Asthmaanfälle trotz optimaler Therapie
- Akuter, bedrohlicher Anfall (Status asthmaticus).
- Stufe V der Dauertherapie, hier nur dann, wenn individualisierte Therapie (z.B. anti-IgE) nicht möglich oder indiziert ist. OCS kommen also nur in Frage, wenn sich durch hochdosierte ICS + LABA das Asthma immer noch nicht kontrollieren lässt

Dos. der OCS: Initial je nach Schwere 25 - 50 mg/d Prednisolon. Nach klinischer Besserung langsame stufenweise Reduktion bei Therapiedauer > 14 Tage, bei ≤ 14 Tage sofortiges Absetzen sinnvoll.

Indikation für eine intravenöse CS-Therapie:
Beim Status asthmaticus sind CS i.v. unverzichtbar!
Dos: Initial ca. 100 mg Prednisolon i.v., bei nachlassender Obstruktion 50 mg alle 4 h. Bei klinischer Besserung weitere Dosisreduktion und Übergang auf orale Behandlung. Unter Berücksichtigung der Klinik des Patienten tägliche Dosisreduktion um 5 mg. In der Regel gibt man die Gesamttagesdosis morgens. Bei nächtlichen Asthmaanfällen gibt man 1/3 der Tagesdosis gegen 15 Uhr. Bei Bedarf kann man das CS auf 3 Tagesdosen aufteilen (z.B. 7, 15 und 23 Uhr). Bei Unterschreiten von 20 mg Prednisolon/d werden inhalative CS hinzugefügt, bei Unterschreiten von 10 mg Prednisolon/d versucht man den Wechsel von oralen auf inhalative CS.

B) Bronchodilatatoren:

Die Bronchialmuskulatur besitzt 4 Arten von Rezeptoren: Nur eine Stimulation der Beta2-Rezeptoren kann zu einer Bronchodilatation führen, während eine Stimulation der übrigen Rezeptoren (Alpharezeptoren - histaminerge Rezeptoren - cholinerge Rezeptoren) eine Bronchokonstriktion bewirkt. Bronchodilatation auch durch Blockade der cholinergen Muskarin- (M_1- und M_3-)Rezeptoren.
Der Kontraktionszustand der Bronchialmuskulatur hängt ab vom Verhältnis cAMP/cGMP (zyklisches Adenosinmonophosphat/zyklisches Guanosinmonophosphat). Je größer der Quotient, umso schlaffer die Bronchialmuskulatur. β_2-Sympathikomimetika (Stimulantien der Adenylatzyklase) vergrößern diesen Quotienten.

Methode der Wahl ist die inhalative Anwendung (respirable Teilchengröße 1 - 6 µm), da die Wirkung innerhalb einer Minute eintritt. Volumenansatzstücke (Spacer) sorgen bei Dosieraerosol-Geräten für eine optimale Substanzverteilung. Trockenpulver-Geräte mit einatmungsgesteuerten Ventilen erleichtern die Synchronisation von Dosisfreigabe und Einatmung.
Bei inhalativer Anwendung benötigt man nur 10 % der Dosis der Oralpräparate!

1. **Beta2-Sympathomimetika (Beta2-Adrenergika, Beta2-Agonisten):** Evidenzgrad A
   Wi.: Vorwiegend an den mit β_2-Rezeptoren ausgestatteten Bronchien; kardiale Wirkungen treten in den Hintergrund (der Herzmuskel besitzt vorwiegend β_1-Rezeptoren). Beta2-Sympathomimetika sind die am stärksten wirksamen Bronchodilatatoren!
   - **SABA** (short acting beta2-agonists) sind auch rasch wirksame Beta2-Sympathomimetika (rapid acting beta2-agonists = RABA):
     Wirkdauer 4 - 6 h
     Ind: Soforttherapie des Asthmaanfalles oder Prophylaxe des Anstrengungsasthmas
     - Fenoterol (Berotec®)
     - Reproterol (Aarane®, Allergospasmin® = Kombinationspräparate mit Cromoglicinsäure, ein lokal wirksames schwaches Antiallergikum)
     - Salbutamol (Generika)
     - Terbutalin (Aerodur® Turbohaler®)
   - **LABA** (long acting beta2 agonists) = Lang wirksame Beta2-Sympathomimetika:
     Ind: Einsatz ab Stufe III des Stufenschemas; auch Prophylaxe nächtlicher Asthmaanfälle.
     Keine Monotherapeutika! Nur Anwendung in Kombination mit ICS ab Stufe III der Asthmatherapie!

     Salmeterol hat einen langsamen Wirkungseintritt und eignet sich daher nicht für die Soforttherapie. Formoterol hat einen schnelleren Wirkungseintritt und kann daher auch zur raschen Symptomkontrolle eingesetzt werden.

     - Formoterol
     - Salmeterol
     } Wirkdauer bis 12 h

   Kombinationspräparate ICS + LABA: Salmeterol + Fluticason (z.B. Viani®), Formoterol + Budesonid (z.B. Symbicort®); Formoterol + Beclometason (z.B. Foster®, Inuvair®), Formoterol + Fluticason (Flutiform®), Vilanterol + Fluticason (Relvar® Ellipta®)

NW: • Kardial: Tachykardie und Herzklopfen, ventrikuläre Rhythmusstörungen, Blutdrucksteigerung, Auslösung einer Angina pectoris bei KHK.
- Tremor, Unruhe, Schlafstörungen
- Evtl. Hypokaliämie bei höheren Dosen

In der SMART-Studie fanden sich unter lang wirksamen Betamimetika mehr Todesfälle als bei alleiniger Therapie mit inhalativen Steroiden. LABA sind erst ab Stufe III indiziert. Bei leichtem Asthma (St. I, II) wird nur eine symptomorientierte Gabe kurz wirkender $Beta_2$-Adrenergika empfohlen

KI: KHK, hypertrophische obstruktive Kardiomyopathie, Tachyarrhythmie, Hyperthyreose u.a.

Dos:
- Rasch wirksame $Beta_2$-Adrenergika werden zur Initialtherapie des Asthmaanfalls auf allen Therapiestufen eingesetzt. Dabei werden 2 - 4 Hübe eines rasch wirksamen $Beta_2$-Adrenergikums gegeben, bei Bedarf nach 10 - 15 Min. wiederholen. Tageshöchstdosen beachten.
- Lang wirksame Beta2-Adrenergika: 2 x 1 - 2 Hübe/d
  Lang wirkende Beta2-Adrenergika wirken auch gut bei nächtlichen Asthmabeschwerden.

Merke: Warnsymptome einer Verschlechterung sind: Absinken des Peak-Flow-Wertes > 20 % vom individuellen Bestwert, schlechtere Belastbarkeit, Auftreten nächtlicher Asthmabeschwerden, fehlende Besserung auf 2 Hübe eines kurz wirkenden Betamimetikums → Therapieplan überprüfen und höher stufen!

2. **Long acting muscarinic antagonists (= LAMA) = Anticholinergika:** Tiotropiumbromid (Spiriva®)
   Ind: Falls ICS und LABA nicht ausreichen bei Patienten mit Exazerbation in der Anamnese
3. **Theophyllin/-derivate (Methylxanthine):**
   Wi.: Bronchospasmolyse, Mastzellprotektion, zentrale Atemstimulation und Stimulation der Atemmuskulatur, positiv inotroper und chronotroper Effekt auf das Herz.

   Ind: Das deutsche Stufenschema nennt Theophyllin nur in begründeten Einzelfällen in Stufe IV als Reserveoption, da unter Theophyllin das kardiovaskuläre Mortalitätsrisiko erhöht ist.

   WW: Die Theophyllin-Clearance bzw. die Plasmahalbwertszeiten zeigen starke individuelle Schwankungen. 90 % des verabreichten Theophyllins werden primär durch die Leber verstoffwechselt. Das arzneimittelabbauende Enzymsystem Cytochrom P 450 wird durch verschiedene Faktoren beeinflusst → verlängerte Eliminationshalbwertzeit bei Patienten > 60 J., fieberhaften Infekten, Leberschädigung, Rechtsherzinsuffizienz (Cor pulmonale!) sowie nach Einnahme bestimmter Medikamente (z.B. Cimetidin, Makrolid-Antibiotika, Chinolone, Allopurinol). In diesen Situationen ist eine Dosisreduktion angezeigt. Auch Koffein wirkt bronchodilatatorisch und verstärkt Wirkung und NW von Theophyllin.
   Konsequenz: Wegen sehr unterschiedlicher individueller Clearance, die außerdem durch Einnahme anderer Medikamente verändert werden kann, sollte die Therapie durch Plasmaspiegelbestimmungen kontrolliert werden, insbesondere bei den genannten Situationen (z.B. Drugmonitoring mittels Teststreifen)!

   NW: • Zentralnervös: Unruhe, Schlafstörungen, Kopfschmerzen, Muskeltremor, Hyperventilation
   - Gastrointestinal: Sodbrennen, Übelkeit, Erbrechen, Durchfall
   - Kardial: Tachykardie, Extrasystolie, tachykarde Rhythmusstörungen
   - Andere NW: Hypokaliämie, allergische Reaktionen bei i.v.-Applikation von Ethylendiaminhaltigen Präparaten

   KI: Frischer Herzinfarkt, Tachyarrhythmie, hypertrophische obstruktive Kardiomyopathie u.a.

   Theophylline haben eine geringe therapeutische Breite. Der therapeutische Bereich liegt zwischen 5 - 15 mg/l (Plasmaspiegel). Bei höheren Spiegeln nehmen Häufigkeit und Schwere von NW zu (tachykarde Herzrhythmusstörungen, evtl. Krampfanfälle, Todesfälle).

   Anw: • Theophyllin-Präparate haben keinen Stellenwert in der Dauertherapie des Asthmas.
   - Intravenös (nur im Krankenhaus, nicht im ambulanten Notfalldienst): Wenn Patient mit Theophyllin nicht vorbehandelt ist initial 3 - 5 mg/kg KG als Kurzinfusion i.v., Erhaltungsdosis 0,5 - 0,7 mg/kg KG/h. Bei vorausgegangener Theophyllintherapie erst Serumkonzentration bestimmen, dann Dosisanpassung (***Cave:*** Intoxikation).

C) Leukotrien-Rezeptor-Antagonisten (= LTRA) = Antileukotriene:
LTRA sind nach den ICS die zweitbesten Entzündungshemmer. Nicht alle Patienten profitieren von Leukotrienantagonisten. Die MONICA-Studie hat auch langfristig noch Verbesserung unter LTRA gezeigt.

Montelukast (Singulair®)
Ind: Nur prophylaktische Anwendung als begründete Alternative ab Stufe II; ferner beim Analgetikaasthma; nicht geeignet zur Therapie des akuten Asthmaanfalles.
KI: Schwangerschaft, Stillzeit, allergische Reaktion u.a.
Dos: 10 mg/d oral zur Nacht
Wi.: Blockierung von Entzündungsmediatoren
NW: Kopfschmerzen, Abdominalbeschwerden, Risiko neuropsychiatrischer Ereignisse, sehr selten andere NW (→ Herstellerangaben)

D) Monoklonale Antikörper:

- Omalizumab (Xolair®)
  Ind: Therapierefraktäres allergisches Asthma bronchiale - hohe Therapiekosten
  Wi.: Monoklonaler anti-IgE-Ak, der s.c. angewendet wird.
  NW: z.B. Überempfindlichkeitsreaktionen bis Anaphylaxie; Kopfschmerzen u.a.
  KI zu beachten (siehe Herstellerangaben)
  Dos: Alle 4 Wochen eine Dosis s.c. (Dosis errechnet sich aus dem prätherapeutischen IgE-Wert und dem KG.)
- Mepolizumab (Nucala®) und Reslizumab (Cinqaero®); Benralizumab (Fasenra®)
  Wi.: Monoklonale Ak gegen Interleukin 5 (anti-IL-5-Ak)
  Ind: Therapierefraktäres eosinophiles Asthma bronchiale (≥ 300 Eosinophile/µl Blut) - Einzelheiten: Siehe Herstellerangaben
- Dupilumab (Dupixent®): anti-IL4-Rezeptor-Ak (siehe Hersteller-Angaben)

E) Bronchiale Thermoplastie (kontrollierte endoskopische Wärmeapplikation auf die glatte Muskulatur der Bronchien): Ultima Ratio-Therapie in Zentren; Langzeitdaten fehlen.

F) Weitere Therapiemaßnahmen:

- Antibiotikagabe bei Atemwegsinfekten:
  Auswahl des Antibiotikums: Siehe Kap. COPD
  Durch eine erfolgreiche Infektbehandlung werden die Betarezeptoren der Bronchien wieder ansprechbar auf die Gabe von Bronchodilatatoren!
- Ein Nutzen von Sekretolytika ist nicht belegt.

> ***Merke:***
> - Das beste Sekretolytikum ist die reichliche Flüssigkeitszufuhr unter Vermeidung einer Überwässerung.
> - Anfeuchten der Atemluft erleichtert das Abhusten, dazu genügt Wasser, evtl. mit einem Zusatz von Kochsalz.

- Antitussiva, z.B. Codein, sind nicht indiziert (außer bei nächtlichem Reizhusten mit Schlafstörung).
- Evtl. Unterstützung des Abhustens von Schleim durch eine Vibrationspfeife (z.B. VRP1-Desitin®)
- Atemschulung: Vermeiden von Pressatmen und Hyperventilation, Atmung mit gespitzten Lippen (= vorgeschalteter Atemwiderstand = "Lippenbremse") → Verhinderung eines exspiratorischen Kollapses der Bronchien; Erlernen eines produktiven Abhustens, Förderung der Expektoration durch Klopfmassage u.a.
- Therapie eines evtl. gastroösophagealen Refluxes; Rauchverbot
- Psychosomatische Therapie und geeignete Klimabehandlung können hilfreich sein.

Therapie des schweren Asthmaanfalls:

- Intensivstation: Überwachung von Herz-/Kreislauf und Lungenfunktion, Wasser- und Elektrolythaushalt
- Sitzende Lagerung!
- Sedierung: Beruhigende Einflussnahme auf den Patienten durch Arzt bzw. Pflegeperson. Sedativa, Anxiolytika und Morphin nur in Intubationsbereitschaft. Bei beginnender CO_2-Retention sowie unter ambulanten Bedingungen sind sie absolut kontraindiziert.
- Sauerstoffgabe: Unter Berücksichtigung von Pulsoxymetrie (Ziel-Sättigung 93 -95 %)/Blutgasanalyse bedarfsgerechte O_2-Zufuhr per Nasensonde. Dabei auf Zeichen der Atemdepression achten und bei Bedarf assistierte/kontrollierte Beatmung einleiten.
- Glukokortikosteroide i.v. sind unverzichtbar!
  Dos: 50 - 100 mg Prednisolon (-äquivalent) alle 4 - 6 h i.v.
- Bronchospasmolytika:
  - Rasch wirksame $Beta_2$-Sympathomimetika sind die wirksamsten Bronchodilatatoren. Initiale Dosierung: 3 Hübe alle 30 Min., danach Dosisintervall verlängern auf 2 - 4 h.

Beachte: Bei vorausgegangener Überdosierung von Betaadrenergika durch den Patienten ist die weitere Anwendung von Betaadrenergika nicht ungefährlich (tachykarde Rhythmusstörungen, Hypokaliämie u.a.).
Parenterale Therapie mit Betaadrenergika nur bei herzgesunden Patienten und bei Herzfrequenz < 130/min, Reproterol (z.B. Bronchospasmin®) 1 Amp. = 1 ml = 90 µg langsam i.v., weitere Zufuhr per infusionem (siehe Herstellerangaben).

- Ipratropiumbromid (4 Hübe à 20 µg alle 30 - 60 Min.) bei unzureichender Wirksamkeit der SABA zusätzlich einsetzen.
- Evtl. Theophyllin: Siehe oben
- Evtl. Magnesiumsulfat (2.000 mg in 50 ml NaCl 0,9 % langsam per Infusionem (20 Min.)

▪ Ausreichende parenterale Flüssigkeitszufuhr

▪ Bei Verdacht auf Infektasthma Gabe eines Antibiotikums (siehe Kap. COPD)

▪ Falls unter den genannten Therapiemaßnahmen keine Verbesserung eintreten sollte, ist vor Indikationsstellung zur invasiven Beatmung unbedingt ein Versuch mit nicht-invasiver Beatmung durchzuführen, da darunter die Komplikationsrate und auch die Mortalität deutlich niedriger sind als unter invasiver Beatmung. Muskuläre Erschöpfung des Zwerchfells mit paradoxer inspiratorischer Einziehung der Bauchwand sowie zunehmende Bewusstseinstrübungen sind Indikationen zur invasiven Beatmung.

▪ Prophylaxe eines Stressulkus mit H_2-Blockern oder PPI

***Cave* im Asthmaanfall:**
Antitussiva, Betablocker (auch als Augentropfen!), ASS/NSAR (PAR!), Sedativa (Atemdepression!), Parasympathomimetika (Pilokarpin, Carbachol u.a.), Subklaviakatheter (erhöhte Pneumothoraxgefahr!). Digitalis möglichst vermeiden und Blutspiegelkontrolle (Gefahr von Rhythmusstörungen durch Hypoxämie und Katecholamine). Im schweren akuten Asthmaanfall keine Pulverinhalatoren einsetzen.

Merke: Jeden Asthmaanfall ernst nehmen und im Notfalldienst in die Klinik bringen (mit Notarztbegleitung)! Patienten intensivmedizinisch überwachen! Keine voreiligen aggressiven Therapiemaßnahmen (Intubation und Beatmung) vor Ausschöpfung aller sonstigen Möglichkeiten.

Bei Nichtansprechen auf die Therapie müssen folgende mögliche Ursachen ausgeschlossen werden:
- Mangelhafte Therapietreue
- Falsche Inhalationstechnik
- Andere Erkrankungen: COPD? Zentrale Atemwegsstenose? EGPA (Churg-Strauss-Syndrom)? Vocal cord dysfunction? Angstzustände? Rezidivierende Lungenembolien? u.a.
- Anhaltende Exposition gegenüber Schadstoffen und Allergenen
- Gabe von ASS/NSAR bei ASS-/NSAR-Intoleranz
- Behandlung mit Betablockern u.a. Medikamenten, die ein Asthma verschlimmern/auslösen können.

Prophylaxe des Asthma bronchiale

1. Reizabschirmung des hyperreaktiven Bronchialsystems:
   - Allergenkarenz (bei saisonaler Pollenallergie Urlaubswahl nach Pollensaison)
   - Rauchen einstellen
   - Meiden von Kaltluft, Nebel, Staub, (beruflichen) inhalativen Schadstoffen
   - Infektprophylaxe
   - Aktive Immunisierung gegen Pneumokokken und Influenzavirus
   - Vermeiden übertriebener körperlicher Anstrengungen (Gefahr eines Anstrengungsasthmas)
   - Therapie eines evtl. gastroösophagealen Refluxes

   Karenzmaßnahmen bei Allergie gegen Hausstaubmilben:
   - Keine Haustiere, Zimmerpflanzen, Teppiche, Polstermöbel u.a. Staubfänger
   - Kunstfaserfüllung der Betten und Zwischenbezüge (Covers), die milbendicht sind, aber Wasserdampf durchlassen für Matratzen, Deckbetten und Kopfkissen
   - Nachts Schlafanzug tragen (Vermeidung von Epithelabschilferung ins Bett)
   - Relative Luftfeuchtigkeit und Raumtemperatur niedrig halten
   - Tägliches Staubsaugen mit Feinstaubfilter, häufiger Wechsel der Bettwäsche
   - Staubuntersuchung auf Milbenexkremente (Acarex®-Test) und evtl. Wohnungssanierung mit Akariziden (z.B. Acarosan®-Schaum und -Puder)
   - Urlaub im Hochgebirge oder Wüstenklima
2. Ca. 50 % aller kindlichen Asthmaerkrankungen sind vermeidbar durch Atopieprävention bei Säuglingen: Möglichst 4 Monate ausschließlich Stillen, Verzicht auf Haustiere und Passivrauchexposition (siehe auch Kap. Nahrungsmittelallergie)
3. Bei Pollenallergie Beachtung einer häufigen Kreuzallergie, z.B. zwischen Birkenpollen und rohem Kernobst (bes. Äpfel) und Karotten; zwischen Beifuß und Sellerie/Gewürzen (Sellerie-Beifuß-Gewürzsyndrom)

4. Keine Anwendung potenziell anfallsauslösender Medikamente, z.B.
   - Acetylsalicylsäure, NSAR (bei V.a. PAR): Chronische Sinusitis, Polyposis nasi, frühere Intoleranzreaktion
   - Betarezeptorenblocker
5. Bei lebensgefährlichen Allergien (z.B. Insektengift-Allergikern) Notfallset verschreiben + Schulung zur Erstbehandlung durch Patienten/Angehörige.
6. Behandlung einer begleitenden chronischen Rhinosinusitis
7. Allergenspezifische Immuntherapie (AIT) = Syn: Hyposensibilisierung
   Anw.: Subkutan (SCIT), sublingual (SLIT)
   Ind.: Patienten < 55 J., Beschwerdedauer nicht > 5 J. Möglichst monovalente Allergie.
   Prinzip: Hyposensibilisierung im asthmafreien Intervall. Durch subkutane oder sublinguale Zufuhr in subklinisch kleinen Dosen, die im Verlaufe der Therapie gesteigert werden, soll eine Toleranz gegenüber dem betreffenden Allergen erreicht werden.
   Dauer der Hyposensibilisierung: Mind. 3 Jahre.
   NW: In 5 - 15 % leichte Lokalsymptome an der Injektionsstelle, Bronchospasmus, selten anaphylaktische Reaktionen; Spätreaktionen nach 4 - 8 h sind möglich → Patient sollte mind. ½ Stunde (besser 2 Stunden) in der Praxis des Arztes bleiben und auf mögliche Spätreaktionen (Bronchospasmus) und ihre Selbstbehandlung hingewiesen werden.
   KI: Unkontrolliertes Asthma, Infektionen, asthmatische Beschwerden, konsumierende Erkrankungen, Therapie mit Betablockern (Verminderung der Wirksamkeit einer Adrenalintherapie bei anaphylaktischen Reaktionen); Erkrankungen, bei denen eine evtl. notwendige Schocktherapie mit Adrenalin den Patienten zusätzlich gefährdet (z.B. KHK), Immunerkrankungen, Gravidität u.a.
   Erfolgsrate: Altersabhängig bis 70 % (jüngere Patienten günstiger als ältere, monovalente Allergie günstiger als polyvalente Allergie)
   Durchführung der AIT möglichst beim Facharzt
8. Bei Adipositas Gewichtsreduktion
9. Rehabilitation/Anschlussheilbehandlung bei unzureichend kontrolliertem Asthma oder Exazerbation prüfen.
10. Evtl. psychotherapeutische Begleitung

Prg: Asthma bei Kindern: Beschwerdefreiheit im späteren Lebensverlauf in > 50 % d.F.
Asthma bei Erwachsenen: Beschwerdefreiheit in ca. 20 %, Besserung in ca. 40 % d.F.
Eine konsequente, längerfristige Therapie mit inhalativen Glukokortikoiden kann die Prognose entscheidend verbessern! Deutschland zählt z.Zt. noch zu den Ländern mit der höchsten Mortalitätsrate bei Asthma bronchiale (nach England, Australien und Neuseeland).

PNEUMONIEN [J18.9]

Internet-Infos: *www.capnetz.de* (Kompetenznetz Ambulant Erworbene Pneumonie), *S3-Leitlinie CAP 2021 - Behandlung von erwachsenen Patienten mit ambulant erworbener Pneumonie*

Def: Akute oder chronische Entzündung der Lunge, die Alveolarraum und/oder Interstitium betrifft.

Ep.: Häufigste zum Tode führende Infektionskrankheit in den Industrieländern. Pneumonien stehen weltweit in der Todesursachenstatistik auf Platz 4. CAP in Deutschland ca. 500.000 Fälle/Jahr bei einer Hospitalisierungsrate bis 50 %.

Einteilungsprinzipien

A. Pathologisch-anatomisch: Geringer Aussagewert für Diagnostik und Therapie
   1. Nach der Lokalisation der Pneumonie:
      - Alveoläre Pneumonien (oft bakterielle Infektionen)
      - Interstitielle Pneumonien (oft Virusinfektionen)
   2. Nach der Ausdehnung der Pneumonie:
      - Lobäre (Lappen-) Pneumonien
      - Lobuläre (Herd-) Pneumonien

B. Ätiologische Einteilung:
   1. Infektionen: Viren, Bakterien, Pilze, Parasiten
   2. Physikalische Noxen (Strahlen, Fremdkörper in den Bronchien)
   3. Chemische Noxen (z.B. Reizgase, Aspiration von Magensaft oder Öl → Lipidpneumonie)
   4. Kreislaufstörungen (z.B. Infarktpneumonie, Stauungspneumonie [J18.2])

C. Klinische Einteilungen:

1. Unter Berücksichtigung von Vorerkrankungen:
   - Primäre Pneumonien: Auftreten einer Pneumonie ohne kardiopulmonale Vorerkrankung
   - Sekundäre Pneumonien: Folge einer anderen pulmonalen oder kardialen Erkrankung, z.B.
     - Zirkulationsstörungen (Stauungspneumonie bei Linksherzinsuffizienz, Infarktpneumonie nach Lungenembolie, hypostatische Pneumonie bei bettlägerigen Patienten)
     - Bronchusveränderungen (Lungenkarzinom, Bronchusstenosen (z.B. durch Fremdkörper), Bronchiektasen)
     - Nach Aspiration (Aspirationspneumonie)
     - Bakterielle Superinfektion, z.B. bei Influenzainfektion

2. Nach dem Verlauf: Akut oder chronisch (DD: TB, Pilzinfektionen)

D. Einteilung nach Entstehungsort der Pneumonie

Diese Einteilung bestimmt ganz wesentlich die Therapie!

▶ Ambulant erworbene Pneumonien (**community-acquired pneumonias = CAP**): Manifestiert sich außerhalb der Klinik oder innerhalb der ersten 48 h eines Krankenhausaufenthaltes. Untergruppen: Healthcare-associated pneumonia (HCAP) und Nursing-home-acquired pneumonia (NHAP): Im Pflegeheim verstorbene Patienten mit erhöhtem Risiko für multiresistente Erreger

Häufigkeit bei CAP	**Erreger** (CAPNETZ-Daten Deutschland)
Sehr häufig (40 - 50 %)	Streptococcus pneumoniae
Gelegentlich (5 - 10 %)	Haemophilus influenzae Mycoplasma pneumoniae Enterobacteriaceae Respiratorische Viren: RS-Viren, Adenoviren, Influenzaviren
Selten (< 5 %)	Legionella spp. Staphylococcus aureus Chlamydophila pneumoniae
Ca. 20 - 25 %	Erreger ungeklärt

▶ Nosokomial (in der Klinik) erworbene Pneumonien (**hospital-acquired pneumonias = HAP**): Definitionsgemäß tritt sie frühestens 48 - 72 h nach Hospitalisierung auf oder innerhalb von 3 Monaten nach Klinikaufenthalt. Ausgangsherd nosokomialer Pneumonien ist meist die oropharyngeale Flora (Mikroaspiration). Ab dem 4./5. Tag der Hospitalisierung erfolgt oft eine Besiedlung des Oropharynx mit gramnegativen Darmbakterien. Auftreten einer Pneumonie bis 3 Monate nach Krankenhausaufenthalt gilt als nosokomial.

A) HAP ohne Risikofaktoren für Infektionen mit multiresistenten Erregern (MRE)

B) HAP mit Risikofaktoren für Infektionen mit MRE:
- Antimikrobielle Therapie
- Hospitalisierung > 4 Tage
- Invasive Beatmung > 4 Tage - Aufenthalt auf Intensivstation
- Strukturelle Lungenerkrankung
- Bekannte Kolonisation durch multiresistente Erreger
- Aufnahme aus Langzeitpflegebereichen, chronische Dialyse, Tracheostomaträger, offene Hautwunden, Malnutrition

Problem: Multiresistente Bakterien:
- Methicillin-resistente Staphylococcus aureus (MRSA) sind meist multiresistent gegen alle Penicilline, Cephalosporine und Fluorchinolone. Vo.: Niederlande, Skandinavien < 2 %, Deutschland 20 %, USA 40 %; 3 Gruppen:
  a) Health care-/hospital-associated MRSA = HA-MRSA (Sonderform: hospital associated community onset MRSA, erst nach Klinikentlassung auftretend)
  b) Community acquired MRSA = CA-MRSA
  c) Livestock (Tiermast) associated MRSA = LA-MRSA
- Vancomycin-resistente Enterokokken (VRE), z.B. Enterococcus faecium
- Extended Spectrum Beta-Lactamase-Bildner (ESBL) bei Enterobacteriaceae, bes. E. coli und Klebsiellen
- Carbapenem-resistente Enterobakterien (CRE) = Carbapenemase-produzierende E. (CPE)
- Chinolon-resistente Enterobakterien
- Stenotrophomonas maltophilia (multiresistenter Umweltkeim bei immundefizienten Patienten)
- Multiresistente gramnegative Bakterien (MRGN): 4MRGN = Resistenz gegen 4 Antibiotika (Acylureidopenicilline, Cephalosporine der 3./4. Generation, Carbapeneme, Fluorchinolone). 3MRGN-Bakterien sind sensibel gegen Carbapeneme.

Urs: Nichtsachgerechte zu häufige Antibiotikatherapie; mangelnde Hygiene in Krankenhäusern; Beimischung von Glykopeptidantibiotika zum Tierfutter u.a.

Merke: 4 Maßnahmen zur Reduktion von MRSA-Infektionen (*www.rki.de*):
1. Screening-Programm auf MRSA-Kolonisation (Nasen-/Rachenabstrich) und Sanierung von MRSA-Trägern (Mupirocin-Nasensalbe, Chlorhexidin-Waschungen u.a.)
   Memo: Ca. 20 % der Menschen sind gesunde Träger von S. aureus, bes. im Nasen-Rachenraum.
2. Strenge Isolation von MRSA-Infektionen oder -Kolonisationen
3. Restriktiver Einsatz von Antibiotika (strenge Indikationsstellung nach Leitlinien: Antibiotic Stewardship (ABS-Programme → *siehe Internet*)
4. Strenge Anwendung von Hygieneregeln (insbes. Händedesinfektion)

MRSA-Subtypen	HA-MRSA	CA-MRSA	LA-MRSA
Klinische Manifestationen	Postoperative Wundinfektionen, Osteomyelitis, Pneumonie	Eitrige Hautinfektionen, Abszesse, Pneumonie, Fasziitis	Wundinfektionen, beatmungsassoziierte Pneumonie
Infektionshäufigkeit in Deutschland	< 5 % aller nosokomialen Infektionen	Inzidenz unbekannt	< 1 % der nosokomialen MRSA-Infektionen
Risikofaktoren	Krankenhausaufenthalte, Alten-/Pflegeheimbewohner, Katheter, chronische Wunden, Antibiotikatherapie	Reisen in Risikogebiete, Kontakt zu Personen mit CA-MRSA-Infektion	Direkter Kontakt zu landwirtschaftlichen Nutztieren (z.B. bei Landwirten, Veterinären, Schlachthofmitarbeitern)
Prävention	Screening bei oder vor Krankenhausaufnahme, Dekolonisationsmaßnahmen, Hygienemaßnahmen in Einrichtungen des Gesundheitswesens (RKI-Empfehlungen beachten!)	Waschen von Kleidung, Bettwäsche, Handtüchern möglichst > 60° C; ggf. Dekolonisationsmaßnahmen	Sorgfältige Stallhygiene, Dekolonisationsmaßnahmen

II. Unter Immunsuppression erworbene Pneumonien:
Bei Patienten mit schwerer Immunsuppression (z.B. Neutropenie < 1.000/µl, Therapie mit Immunsuppressiva, Zytostatika, systemische Steroide, TNF-α, Organ-/Stammzelltransplantation, Antikörpermangelsyndrome, angeborene Immundefekte, HIV oder AIDS nach Leitlinie 2016) erweitert sich das mögliche Erregerspektrum um eine Reihe opportunistischer Erreger (die bei normaler Abwehrlage keine wesentliche Rolle spielen):
- Pneumocystis jirovecii
- Pilze
- Viren (z.B. Zytomegalie-, Herpes simplex-, Varizella-/Zostervirus)
- Atypische Mykobakterien u.a. seltene Erreger

III. Reise-/Arbeitsanamnese: z.B. bei Verdacht auf Legionellose

Pat: ▶ Lobärpneumonie [J18.1] (z.B. Pneumokokkenpneumonie) - 4 Stadien:
1. Anschoppung (1. Tag): Dunkelrote, blutreiche Lunge; Auskultation: Crepitatio indux (einzelne Alveolen enthalten noch Luft)
2. Rote Hepatisation (2./3. Tag): Fibrinreiches Exsudat führt zu leberartiger Konsistenz der grauroten Lunge
3. Graugelbe Hepatisation (4. - 8. Tag): Leukozyteninfiltration
4. Lösung (Lysis) (nach dem 8. Tag): enzymatische Verflüssigung des Fibrins, Leukozytenzerfall, Abhusten des eitrigen Auswurfes; Auskultation: Crepitatio redux (Alveolen wieder lufthaltig)

Die vollständige Resorption des fibrinösen Exsudates dauert ca. 4 Wochen. Tritt in seltenen Fällen keine Auflösung des Fibrins ein, so wird es durch ein Granulationsgewebe resorbiert, wodurch es zu irreversibler Induration kommt: "chronische karnifizierende Pneumonie".

▶ Lobuläre (Herd-) Pneumonie [J18.0](z.B. durch Pneumo-, Strepto-, Staphylokokken):
Häufigste Form ist die Bronchopneumonie = deszendierende Infektion von Bronchien und Lunge. Anfangs kommt es zu einzelnen alveolär-pneumonischen Herden, die später konfluieren können.

▶ Akute interstitielle Pneumonien (verursacht durch Viren, Mykoplasmen, Rickettsien, Chlamydien) - 3 Formen: Septale, peribronchioläre, fibrosierende Form
Anm: Chronische interstitielle Pneumonie: Siehe Lungenfibrosen

▶ Miliarpneumonie: Viele kleine Infiltrate durch hämatogene Erregerausbreitung und Abwehrschwäche (Miliartuberkulose, Histoplasmose, Coccidioidomykose)

KL.: Die Unterscheidung zwischen typischer Lobärpneumonie und atypischer Bronchopneumonie ist historisch, beschreibt jedoch das Spektrum der Klinik. Für Diagnostik und Therapie hat diese Einteilung keine Bedeutung.

A) Klinik typischer bakterieller Lobärpneumonien (z.B. Pneumokokken):

- ▶ Plötzlicher Beginn mit Schüttelfrost und hohem Fieber (Kontinua über etwa 1 Woche mit schwerem Krankheitsgefühl)
- ▶ Husten, Atemnot mit "Nasenflügeln", oft begleitender Herpes labialis
- ▶ Evtl. Thoraxschmerzen beim Atmen durch Begleitpleuritis, bei diaphragmaler Beteiligung Fortleitung des Schmerzes in den rechten Oberbauch, bei Kindern sogar bis in den Unterbauch (DD: akutes Abdomen, Appendizitis)
- ▶ Rotbraunes Sputum ab 2. Tag mit reichlich Granulozyten
- ▶ Physikalische Untersuchung: Infiltrationszeichen (Bronchialatmen, positive Bronchophonie, klingende Rasselgeräusche, positiver Stimmfremitus)
- ▶ Röntgen: dichte, relativ scharf begrenzte, großflächige Transparenzminderung (DD: tuberkulöse Pneumonie - Lungenkarzinom mit Atelektase)
- ▶ Labor:
  - • Zuerst CRP ↑, später auch BSG ↑
  - • Procalcitonin (↑) bei bakterieller Pneumonie oder Sepsis
  - • Blutbild: Leukozytose, Linksverschiebung, toxische Granulation, Eosino- und Lymphopenie. Bei septisch verlaufender Pneumonie evtl. Leukozytopenie!

Am 7. - 9. Krankheitstag kritische Entfieberung mit evtl. lebensbedrohlicher Herz-Kreislauf-Belastung!

Seit Beginn der Antibiotikaära findet sich dieser klassische Ablauf der Lobärpneumonie kaum noch. Aber: Trotz rascher Entfieberung unter Antibiotika werden die morphologischen Lungenveränderungen in ihrem zeitlichen Ablauf nicht abgekürzt. Daher auch bei subjektivem Wohlbefinden des Patienten nicht zu früh belasten, sonst kommt es zu Rezidiven oder anderen Komplikationen.

B) Klinik atypischer Pneumonien:

Pneumonien, deren klinisches Bild von dem der typischen Pneumokokkenpneumonie abweicht.
Überwiegende Erreger: Chlamydien, Mykoplasmen, Legionellen, Viren.
Alte Menschen haben oft eine atypische monosymptomatische Klinik!

- ▶ Die atypische Pneumonie beginnt meist langsam, evtl. verbunden mit Cephalgien, Myalgien, nur leichtem Fieber (ohne Schüttelfrost).
- ▶ Trockener Reizhusten mit spärlichem oder fehlendem Auswurf
- ▶ Missverhältnis zwischen geringem Auskultationsbefund und positivem Röntgenbefund!
- ▶ Normale (oder erniedrigte) Leukozytenzahl, evtl. relative Lymphozytose.

Merke: Leukozyten und CRP können nicht zwischen viraler und bakterieller Infektion unterscheiden.

Ko.:

- Septische Streuung der Erreger bei bakterieller Pneumonie mit: Otitis media, Meningitis, Hirnabszess, Endokarditis, septischer Schock
- Pleuritis
- Parapneumonische Pleuraergüsse (PPE) in bis zu 50 % d.F. und in ca. 10 % komplizierte PPE und Empyeme (siehe Kap. Pleuraerguss)
- Rezidivierende Pneumonie, "wandernde" Pneumonie (bei Abwehrschwäche), Lungenabszess (Anaerobierinfektion!)
- Fehlende Lösung des pneumonischen Exsudates → chronische Pneumonie
- Toxisches Herz-/Kreislaufversagen; Verschlechterung einer vorbestehenden Herzinsuffizienz
- Respiratorische Insuffizienz (Pulsoxymetrie, Blutgasanalyse)
- Thromboembolische Komplikationen (infolge Bettruhe)
- Evtl. reaktive Beteiligung der Leber und/oder der Nieren (Leberenzymveränderung/pathologisches Harnsediment), akutes Nierenversagen bei Exsikkose

DD:

1. Das Spektrum pneumonieverursachender Erreger
2. Andere Ursachen einer pulmonalen Infiltration, z.B.
   - Lungentuberkulose (Erregernachweis)
   - Lungenmykose (Erreger-, Antigen-, Ak-Nachweis, Lungenbiopsie)
   - Lungenkarzinom und Fremdkörperaspiration (Bronchoskopie + Biopsie)
   - Infarktpneumonie nach Lungenembolie (Lungenperfusionsszintigrafie, Nachweis einer TVT)
   - Sarkoidose (bihiläre Lymphadenopathie, BAL, transbronchiale Biopsie)
   - Exogen-allergische Alveolitis (Berufsanamnese, Nachweis präzipitierender Ak gegen das verdächtige Allergen)
   - Akute idiopathische eosinophile Pneumonie (akut auftretend mit Fieber, diffuse Lungeninfiltrate im Röntgenbild, Eosinophilie > 25 % in der BAL, evtl. auch Blut-Eosinophilie, oft respiratorische Insuffizienz; Th.: Kortikosteroide!)

- Chronische eosinophile Pneumonie (selten, unbekannte Ätiologie; Th.: Kortikosteroide über 6 Monate)
- Allergische bronchopulmonale Aspergillose (wechselnde Infiltrate, zentrale Bronchiektasen, Eosinophilie, hohes Gesamt-IgE > 1.000 U/l, Nachweis von IgE- und IgG-Ak gegen Aspergillus fumigatus)
- Bronchiolitis obliterans mit organisierender Pneumonie (BOOP)
  BAL: massenhaft Lymphozyten, Th.: Kortikosteroide!

Di.: Hauptkriterium + 2 Nebenkriterien

▸ **Hauptkriterium:**
Neu aufgetretenes Infiltrat im Thorax-Röntgenbild in 2 Ebenen, evtl. CT: Empfindlichste Diagnostik (= Hauptkriterium zur Diagnose einer Pneumonie)
- Lobärpneumonie: Großflächige Transparenzminderung im Bereich von Lungenlappen mit positivem Bronchopneumogramm ("air bronchogram") = Darstellung der luftgefüllten Bronchien
- Bronchopneumonie: Segmentale Transparenzminderung ohne "air bronchogram"
- Interstitielle Pneumonie: Fleckig-netzartige (retikuläre) Transparenzminderung

▸ **Nebenkriterien:**
- Fieber (≥ 38,5°C) oder Hypothermie (< 36,5°C)
- Purulenter Auswurf
- Leukozytose (> 10.000/µl) oder Leukopenie (< 4.000/µl)
- Physikalische Zeichen einer Infiltration (Pneumonie): Sensitivität + Spezifität rel. gering!
  - Bronchialatmen
  - Positive Bronchophonie ("66" flüstern lassen)
  - Feinblasige Rasselgeräusche (RG), die klingend sind, wenn die Infiltration bis zur Thoraxwand reicht
  - Positiver Stimmfremitus ("99" sprechen lassen)

  Anm.: Perkussion und Auskultation erfassen nur den Lungenmantel mit einer Tiefenausdehnung von etwa 5 cm. Eine sog. zentrale Pneumonie hört man nicht, aber man sieht sie im Röntgenbild!
- Nachweis einer infektiösen Genese der Pneumonie:
  Bei leichtgradiger ambulanter Pneumonie ist eine Erregerdiagnostik nicht notwendig, allerdings bei allen hospitalisierten Patienten, wenn Verarbeitung innerhalb von 2 - 4 h im Labor möglich ist. Materialgewinnung möglichst vor Antibiotikatherapie (die sich aber deshalb nicht verzögern sollte).
  - Erregernachweis (Kultur, Nukleinsäure-/Antigennachweis) aus:
    - Eitrigem Sputum (Problem der Kontamination mit oropharyngealer Bakterienflora)
    - Bronchoskopische Materialgewinnung: Optimal ist die Gewinnung einer Bronchiallavage. Die blinde endotracheale Aspiration ist mit Kontaminationsproblemen behaftet.
    - Lungengewebe (Eine transbronchiale Lungenbiopsie ist seltener indiziert.)
    - Bei allen hospitalisierten Patienten 2 Blutkulturenpaare durchführen (aerob/anerob) an separaten Punktionsstellen
    - Evtl. Pleuraflüssigkeit

    Ein Erregernachweis gelingt unter üblicher klinischer Diagnostik in 1/3 d.F., unter Ausschöpfung aller Möglichkeiten (inkl. Lungenbiopsie) in max. 2/3 d.F.
  - Serologische Diagnostik (Ak-Nachweis):
    Einschränkungen:
    - Bei immunsupprimierten Patienten versagt der Ak-Nachweis
    - Ak-Bildung benötigt mind. 1 Woche Zeit
  - Urinantigentest auf Legionellen bei HAP bei epidemiologischen Hinweisen auf nosokomiale Akquisition.
  - Pilzdiagnostik bei HAP: Nur bei definiertem Immundefizit. Aspergillusdiagnostik auch ohne definiertes Immundefizit erwägen bei strukturellen Lungenerkrankungen, rheumatologischer Grunderkrankung, Leberzirrhose oder Hinweisen im CT auf invasive Aspergillose.

Weitere Diagnostik:
- Thoraxsonographie: Nachweis pulmonaler Infiltrate, falls Röntgen nicht zeitnah verfügbar.
- Blutgasanalyse, Pulsoxymetrie
- Procalcitonin bei Verdacht auf pneumogene Sepsis im Rahmen der HAP
- **Einteilung nach Funktionsgruppe und Schweregrad (CAP-Leitlinie 2016):**
  - Funktionsgruppe charakterisiert die chronische Situation. Gruppe 1A: Bettlägerigkeit < 50 % des Tages; Gruppe 1B: Bettlägerigkeit ≥ 50 % des Tages; Gruppe 2: Palliativsituation.
  - Schweregrad charakterisiert die aktuelle Ausprägung der Erkrankung:
    Leicht: CRB-65 0, SAO_2 ≥ 90 %, keine dekompensierte Komorbidität
    Mittelschwer: Weder Kriterien von leicht noch schwer erfüllt.
    Schwere Pneumonie: Akute respiratorische Insuffizienz und/oder schwere Sepsis/septischer Schock und/oder dekompensierte Komorbidität.

- CRB-65-Score: C = Konfusion (Bewusstseinstrübung), R = Atemfrequenz ≥30/Min, B = Blutdruck diastolisch ≤ 60 mmHg, systolisch < 90 mmHg, 65: Alter ≥ 65; jedes zutreffende Kriterium ergibt 1 Punkt. Hinweis auf Mortalität: 0 Punkte ≤ 2 %, 1 - 2 Punkte 6 - 13 %, > 2 Punkte 23 - 34 %.
- Alle Patienten mit nosokomialer Pneumonie auf Sepsis evaluieren, auf Intensivstation Sepsis-Score zur Risikoprädiktion (SOFA = sepsis-related organ failure assessment) → siehe Kap. Sepsis

THERAPIE DER PNEUMONIEN

Ambulante Therapie bei Gruppe 1A und leichter Pneumonie (CRB-65-Score = 0) möglich. In den übrigen Fällen sollte zumindest initial stationär behandelt werden; dies gilt auch bei unsicherer häuslicher Versorgung. Bei Gruppe 2 (Palliation) stellt Pneumonie das terminale Ereignis bei schwerer Komorbidität mit infauster Prognose dar. Stationäre Therapie indiziert, wenn pflegerische Versorgung zu Hause nicht sichergestellt werden kann. Therapieziel bei Gruppe 2: Symptomatische Therapie (Sauerstoff, Morphine, nicht-invasive Beatmung), Erhaltung der Patientenautonomie, evtl. Verzicht auf Antiinfektiva.

1. Allgemeinmaßnahmen:
   - Körperliche Schonung; bei Fieber evtl. Bettruhe und Thromboembolieprophylaxe (Heparin in niedriger Dosierung, Kompressionsstrümpfe). Nach klinischer Besserung möglichst frühe Mobilisierung
   - Atemgymnastik, Inhalationsbehandlung (NaCl-Lösung)
   - Behandlung einer evtl. Herzinsuffizienz
   - Bei Hypoxie Sauerstoff per Nasensonde; bei unzureichender Oxygenierung NIV mit positivem exspiratorischen Druck; bei Entwicklung eines akuten Lungenversagens (ARDS) Beatmung
   - Ausreichende nicht übermäßige Flüssigkeitszufuhr (unter Berücksichtigung erhöhter Verluste bei Fieber)
   - Antibiotic-Stewardship-Programme in Kliniken empfehlenswert

   Merke: Ausreichende Flüssigkeitszufuhr ist die Voraussetzung für Sekretolyse!
2. Antibiotika:
   - Diagnostische Maßnahmen dürfen Therapiebeginn nicht verzögern. Antibiose innerhalb 8 h, bei Sepsis innerhalb 1 h.
   - Ungezielte Sofortbehandlung nach Abnahme von Bronchialsekret zur bakteriologischen Untersuchung. Auch Blutkultur abnehmen, die bei bakteriellen Pneumonien in 30 - 50 % d.F. positiv ausfällt. Diagnostische Maßnahmen dürfen Therapiebeginn nicht wesentlich verzögern!
   - Gezielte Behandlung unter Berücksichtigung des Antibiogramms

Umgebung des Kranken (ambulant, nosokomial), klinischer Zustand, Vorerkrankungen und Vorbehandlung, Reiseanamnese sind für die Auswahl des Antibiotikums entscheidend:

▸ **Ambulant (außerhalb der Klinik) erworbene Pneumonien (CAP):**
Risiko-adaptierte Auswahl des Antibiotikums (in Anlehnung an die S3-Leitlinie zur CAP)

▸ Patienten ohne Risikofaktoren haben keine schweren Begleiterkrankungen. Sie sind nicht mit Antibiotika vorbehandelt in den letzten 3 Monaten. Sie sind in einem stabilen klinischen Zustand.

▸ Patienten mit Risikofaktoren/Begleiterkrankungen:
- Antibiotikavortherapie (in den letzten 3 Monaten) und/oder
- Bewohner von Pflegeheimen und/oder
- Chronische Herzinsuffizienz, ZNS-Erkrankungen mit Schluckstörung; schwere COPD, Bronchiektasen

Therapiedauer: In Abhängigkeit von Risiko und Klinik 5 - 7 Tage. Wenn nach 48 h kein Fieberrückgang und klinische Besserung (Atemfrequenz ↓, O_2-Sättigung ↑) eintreten, müssen Diagnose und Therapie erneut überprüft werden. Tägliche Beurteilung des Patientenzustandes.

Nicht hospitalisierte Patienten	
Leichte CAP ohne Begleitkrankheit	**Leichte CAP mit Risikofaktoren**
Primärtherapie Aminopenicillin: Amoxicillin Alternativtherapie • Makrolide: - Clarithromycin - Azithromycin • Fluorchinolon Gr. 3/4: - Moxifloxacin - Levofloxacin • Doxycyclin ***Beachte:*** Pneumokokken sind in ca. 10 % resistent gegenüber Makroliden, dennoch können Makrolide eingesetzt werden.	Primärtherapie Aminopenicillin + BLI: • Amoxicillin/Clavulansäure Alternativen • Fluorchinolon Gr. 3/4: - Levofloxacin - Moxifloxacin • Bei V.a. Mykoplasmen, Chlamydien, Legionellen, kombiniert Betalaktam-Makrolid möglich

Hospitalisierte Patienten	
Mittelschwere CAP (i.v./orale Sequenztherapie)	**Schwere CAP (Beginn immer i.v.)**
Primärtherapie - Amoxicillin/Clavulansäure - Ampicillin/Sulbactam - Cefuroxim oder Ceftriaxon oder Cefotaxim } ± Makrolid für 3 Tage Alternativtherapien: Fluorchinolon Gr. 3/4: Moxifloxacin oder Levofloxacin	Primärtherapie: - Piperacillin + Tazobactam - Ceftriaxon - Cefotaxim } + Makrolid für 3 Tage Alternativtherapien: - Moxifloxacin - Levofloxacin

- Reevaluation der Therapie nach 48 h-Therapiedauer und bei klinischer Besserung evtl. Deeskalation der Therapie.
  Zeichen klinischer Besserung: Atemfrequenz < 24/Min; Entfieberung; Normalisierung von Puls + RR; klarer Bewusstseinszustand; O_2-Sättigung ≥ 90 %; gesicherte Nahrungsaufnahme
- Risikofaktoren für das Auftreten von CAP durch P. aeruginosa: Als wesentliche Begleitkrankheiten gelten: Chronische Herzinsuffizienz, ZNS-Erkrankungen mit Schluckstörungen, schwere COPD, Bronchiektasen, PEG oder Gastrostoma.
- Therapiedauer 5 - 7 d. Kürzere Therapie möglich, mind. jedoch 2 d über klinische Stabilisierung hinaus
- Orale Cephalosporine werden nicht empfohlen (keine ausreichende Dosierung, Risikofaktoren für Ausbreitung von ESBL, häufiges Therapieversagen mit nachfolgender Hospitalisierung, Selektion von Clostridioides difficile).

Ergänzungen zu einigen Antibiotika:

- Aminopenicilline
  Wi.: Im Vergleich zu Benzylpenicillin auch penicillinaselabil; doch zusätzlich gute Aktivität gegen Enterococcus faecalis (nicht E. faecium!), Listerien und die meisten Haemophilus influenzae-Stämme (z.Zt. bei uns ca. 5 % penicillinasebildende Stämme); Salmonellen können bei intrazellulärer Lagerung unter Umständen nicht erreicht werden.
  NW: Penicillinallergie; nicht-allergische Ampicillin/Amoxicillin-Exantheme bei manchen Virusinfektionen (z.B. bei einem nicht-indizierten Einsatz bei Mononukleose = EBV-Infektion). Bei Kombination von Aminopenicillinen mit Betalaktamasehemmern sind Leberfunktionsstörungen möglich u.a.
  Ind: Meningitis (in Kombination mit Cephalosporin der 3. Generation); Listeriose; CAP und Organinfektionen durch ampicillinsensible Enterobacteriaceae.
  KI.: Bekannte Penicillinallergie u.a.
  Dos: Ampicillin, Amoxicillin: Mind. 1 g alle 8 Std. p.o., i.m. oder i.v. Ampicillin zur oralen Einnahme wird zugunsten besser resorbierbarer Präparate (z.B. Amoxicillin) nicht empfohlen.
- Makrolid-Antibiotika:
  Präparate mit guter Bioverfügbarkeit: Clarithromycin, Azithromycin
  Wi: Wirksam gegen die meisten Stämme von Haemophilus, Mykoplasmen, Chlamydien, Legionellen. Pneumokokken sind in ca. 10 % resistent.
  NW: Gastrointestinale Störungen (10 %), allergische Reaktionen, Leberfunktionsstörungen, Cholestase; QT-Verlängerung mit evtl. ventrikulären Arrhythmien, sehr selten Torsade de pointes-Tachykardie, Erhöhung des kardiovaskulären Risikos, Störungen von Geschmack, Geruch, Gehör, Psychosen u.a.
  WW: Hemmung des Zytochrom P_{450}-Systems CYP3A4 der Leber → Erhöhung der Serumspiegel von Theophyllin, Carbamazepin, Digoxin; Verstärkung der Wirkung von Cumarinen und Dihydroergotamin u.a.
  KI: Bekannte QT-Verlängerung, gleichzeitige Einnahme von Medikamenten, die zu QT-Verlängerung führen können. Keine gleichzeitige Einnahme von Terfenadin (Gefahr ventrikulärer Arrhythmien!); Stillzeit, bekannte Allergie u.a.
  Dos: Clarithromycin: 2 x 500 mg/d
  Azithromycin: 1 x 500 mg/d
- Fluorchinolone Gruppe 3/4:
  Wirksam gegen Pneumokokken, Haemophilus influenzae, Legionellen, Mykoplasmen, Chlamydien u.a., z.B.:
  - Moxifloxacin (Avalox®) - Dos: 400 mg/d. Wegen Fällen von tödlicher Hepatitis sollte Moxifloxacin nur eingesetzt werden, wenn andere Antibiotika ungeeignet sind oder versagt haben.
  - Levofloxacin (Tavanic®) - Dos: 1 - 2 x 500 mg/d
  WW: Hemmung von Cytochrom P450 1A2 durch Chinolone; bei Kombination von Chinolonen mit Makroliden evtl. gefährliche Verlängerung der QT-Zeit
  NW: Tendinitis und Ruptur der Achillessehne, insbes. bei älteren Patienten; selten neurotoxische NW (Depressionen, Suizidalität); hepatotoxische, phototoxische, selten bullöse Hautreaktionen, ventrikuläre Arrhythmien u.a.
  KI: Epilepsie, Kinder/Jugendliche < 18 J., Lebererkrankungen, Schwangerschaft, Stillzeit u.a.

- Doxycyclin/Tetracycline: Gut wirksam bei Mykoplasmen, Chlamydien, Coxiella burnetii u.a. Resistenz gegenüber Pneumokokken eher selten.
  WW: z.B. Wirkungssteigerung von Cumarinen
  NW: Gastrointestinale Störungen, Photodermatose, Einlagerung von Tetracyclin in Knochen und Zähne, sehr selten allergische Reaktionen und Blutbildveränderungen (Leukozytopenie, Thrombozytopenie), intrakranielle Drucksteigerung u.a.
  KI: Tetracyclinallergie, Schwangerschaft, Stillzeit, Kinder bis zum 8. Lebensjahr, Leber-/ Niereninsuffizienz
  Dos: 2 x 100 mg/d am 1. Tag, danach genügen i.d.R. 100 mg/d

Kalkulierte antimikrobielle Therapie bei nosokomialer Pneumonie (HAP) (siehe Internet: *S3-Leitlinie 2017):*

A) Pat. ohne erhöhtes Risiko für multiresistente Erreger - Dosierung pro Tag:		
Aminopenicillin/Betalaktamaseinhibitor:	Ampicillin/Sulbactam	3 - 4 x 3 g
	Amoxicillin/Clavulansäure	3 x 2,2 g
oder		
Cephalosporin Gr. 3a:	Ceftriaxon	1 x 2 g
	Cefotaxim	3 x 2 g
oder		
Fluorchinolon:	Moxifloxacin	1 x 400 mg
	Levofloxacin	2 x 500 mg
B) Pat. mit erhöhtem Risiko für multiresistente Erreger - Dosierung pro Tag:		
Pseudomonaswirksames Betalaktam:	Piperacillin/Tazobactam	3 - 4 x 4,5 g
oder Cephalosporin Gr. 3/4:	Cefepim	3 x 2 g
	Ceftazidim	3 x 2 g
oder Carbapenem:	Imipenem/Cilastatin	3 x 1 g
	Meropenem	3 x 1 g
	Doripenem	3 x 0,5 - 1 g
plus		
Fluorchinolon*):	Ciprofloxacin	3 x 400 mg
	Levofloxacin	2 x 500 mg
oder		
Aminoglykosid (Gentamycin oder Tobramycin oder Amikacin)*)		

*) Bei Patienten ohne sepsisassoziierte Organdysfunktion und ohne invasive Beatmung wird eine initiale Monotherapie ohne Fluorchinolon oder Aminoglykosid bevorzugt.

Bei Verdacht auf Methicillin-resistente Staphylococcus aureus (MRSA = MRE) kommen zum Einsatz: Vancomycin, Linezolid, Teicoplanin, Tigecyclin u.a.

Die Antibiotika-Auswahl berücksichtigt Risikofaktoren, das lokale Erregerspektrum und Resistenzprofil.

Bei HAP ohne erhöhtes Risiko für MRE wird eine Monotherapie für 8 Tage empfohlen. Bei HAP mit erhöhtem Risiko für MRE sowie bei septischem Schock soll eine initiale Kombinationstherapie erfolgen, die 2 - 3 Tage später nach klinischer Besserung zu einer Monotherapie deeskaliert werden kann. Bei Therapieversagen (bis 15 % d.F.) erneute bronchoskopische Diagnostik zur Klärung der Ätiologie und möglichst gezielte Therapie nach Erregerbefund und Antibiogramm.

▶ **Therapie der Pneumonien bei Immunsuppression:**
Vo.: Angeborene oder erworbene Immundefekte; Neutropenie unter Chemotherapie; Therapie mit Biologicals, Organtransplantationen, HIV-Infektion, Asplenie u.a.
Wegen des breiten potentiellen Erregerspektrums einschl. opportunistischer Erreger und Pilze sorgfältige Diagnostik (CT-Thorax, Bronchoskopie) und Konsil mit Infektiologen/Zentren (Pilzinfektionen, CMV, PCP: Siehe in den jeweiligen Kapiteln)

▶ **Beim Lungenabszess überwiegen bakterielle Mischinfektionen mit Nachweis von Anaerobiern.**
Die Bronchoskopie ist unerlässlich, um eine bronchiale Obstruktion auszuschließen und gegebenenfalls auch zu beseitigen. In gleicher Sitzung kann eine gründliche Bronchialtoilette durchgeführt werden. Eine Ableitung des Sekretes ist notwendig, wobei die Drainage spontan durch Abhusten, als interne bronchoskopische oder als transthorakale Drainage erfolgen kann.
Th.: Aminopenicillin plus Betalaktamasehemmer oder Clindamycin plus Cephalosporin (Cefuroxim, Ceftriaxon, Cefotaxim)

Prg: Folgende Faktoren beeinflussen die Prognose einer Pneumonie ungünstig:
- Alter: Die Sterblichkeit steigt mit dem Alter an, sie nimmt nach dem 30. Lebensjahr pro Lebensdekade um 2 - 3 % zu.
- Vorbestehende Herz-/Lungenkrankheiten, Diabetes mellitus, Alkoholabhängigkeit

- Reduzierter Immunstatus, AIDS
- Klinik (Krankheitsschweregrad) und Komplikationen
- Nosokomiale Pneumonie: Letalität > 20 %; häufigste tödlich verlaufende Krankenhausinfektion

Die Prognose hängt außerdem vom Erregertyp und einer rechtzeitigen erregergerechten Therapie ab.

Bei ambulant erworbenen Pneumonien lässt sich die Prognose mit dem sog. **CRB-65-Score** abschätzen (siehe oben): Bei Score 0 liegt das Sterberisiko < 1 %. Bei einem Punkt steigt es auf etwa 2 %, bei vier Punkten auf über 25 %.

Pro:
- Therapie der Dysphagie, Meiden von Protonenpumpeninhibitoren und Sedativa (während Therapieeinleitung)
- Aktive Immunisierung gegen Influenza und Pneumokokken (siehe dort)
- Erhöhte Lagerung (> 30 °) vermindert das Risiko einer Beatmungspneumonie
- Grundkrankheiten, die besondere Erreger begünstigen: Chronische Herzinsuffizienz: Enterobakterien, ZNS-Erkrankungen mit Schluckstörungen: Staphylokokkus aureus, Anaerobier
- Schwere COPD (häufige Exazerbationen), Bronchiektasen: Pseudomonas aeruginosa
- Bettlägerigkeit, PEG: Staphylokokkus aureus, Enterobakterien, Pseudomonas aeruginosa.
- Nosokomiale Pneumonien: Strenge Beachtung der Hygieneregeln im Krankenhausbereich (RKI-Empfehlungen), entsprechende Schulung und Überwachung des Personals. Einhaltung strenger Kontrollmaßnahmen bei MRSA-Infektionen (*www.rki.de*).

BEATMUNGSASSOZIIERTE PNEUMONIE (BAP) [J18.9]

Syn: Ventilator-assoziierte Pneumonie (VAP)

Def: Nosokomiale Pneumonie (HAP), die bei beatmeten Patienten auftritt.

Ep.: Ca. 20 % aller beatmeten Patienten erkranken an einer BAP. Sie ist nach HWI die zweithäufigste nosokomiale Infektion auf Intensivstationen.
Mit je 30 % d.F. sind Pseudomonas aeruginosa und MRSA die häufigsten Verursacher. Besonders gefährdet sind langzeit-endotracheal beatmete Patienten nach Verbrennung, Trauma

Pg.: Mikroaspiration, verminderte Abwehrmechanismen, Besiedlung (Kolonisation) des Oropharynx mit pathogenen Keimen, Hygienefehler, Übersedierung, unnötige invasive Beatmung u.a.

KL.: Beginn meist schleichend. Purulentes Trachealsekret und Fieber, oft Dyspnoe und ein pneumonieverdächtiger Auskultationsbefund

Di.:
- Klinik
- Lab: Leukozytose oder Leukopenie, CRP/BSG ↑
- Rö.-Thorax (neu aufgetretene oder persistierende Infiltrate)
- Mikrobiologie (bronchoalveoläre Lavage zur Keimgewinnung vor Beginn der Antibiotikatherapie)

DD: ARDS, Lungenödem u.a.

Th.: Antibiotische Therapie wie bei nosokomialer Pneumonie (HAP = hospital acquired pneumonia): Siehe dort!

Prg: Letalität ca. 30 %. Dauer der Beatmung, Zeit bis zum Beginn der antibiotischen Therapie, Immunstatus und Begleiterkrankungen bestimmen die Prognose.

Pro:
- Strenge Hygienemaßnahmen und -kontrolle („Null-Toleranz-Programm"): Händehygiene, korrekte Desinfektion von Zubehör u.a.
- Nicht-invasive Beatmung besser als invasive Beatmung
- Möglichst kurze Intubations-/Beatmungszeit
- Oberkörper-/Kopfhochlagerung, falls keine Kontraindikation, Mundhygiene u.a.

SPEZIELLE PNEUMONIEERREGER

PNEUMOKOKKENINFEKTION [J13]

Ep.: Weltweit 2 Mio. Todesfälle/Jahr durch Pneumokokken-Erkrankungen; Pneumokokken verursachen lokale Infektionen (Otitis media, Sinusitis) und invasive Pneumokokken-Erkrankungen (= IPD): Meningitis, Pneumonie, Sepsis. Pneumokokken sind weltweit die häufigsten Erreger bei ambulant erworbenen Pneumonien, ferner die häufigsten Erreger einer bakteriellen Meningitis bei Kindern, Jugendlichen und Erwachsenen und einer Otitis media oder Sinusitis bei Kindern.
Risikofaktoren: Lebensalter (Kinder bis 2 J., alte Menschen), onkologische Patienten, Abwehrschwäche einschl. AIDS, Alkoholiker, chronische Herz- und Lungenerkrankungen (insbes. chronische Bronchitis), nephrotisches Syndrom, Patienten nach Splenektomie, Sichelzellanämie u.a. Diese Patienten sollten eine prophylaktische Impfung erhalten (bei geplanter Splenektomie vor dem Eingriff).

Err: Streptococcus pneumoniae, über 40 Serogruppen (gekennzeichnet durch eine Ziffer) mit insgesamt über 90 verschiedenen Kapsel-Polysaccharid-Typen (gekennzeichnet durch Ziffer + Buchstabe). Die Polysaccharidkapsel, ein Virulenzfaktor der Pneumokokken, hemmt die Phagozytose durch die Alveolar-Makrophagen.
Pneumokokken finden sich zu ca. 50 % in der Mundhöhle von Kleinkindern (bei Erwachsenen bis 10 %), wobei die Abwehrmechanismen des Respirationstraktes eine Erkrankung verhindern. Bei Stress oder starker Unterkühlung kommt es durch vorübergehende Minderung der unspezifischen Resistenz zu einem Ungleichgewicht zwischen Mikro- und Makroorganismus und so evtl. zur Pneumonie. Pneumokokkeninfektionen sind daher meist endogene Infektionen.

Inf: Tröpfcheninfektion; in 15 % hämatogene Streuung (→ evtl. Meningitis)

KL.:
- Pneumonie
- Meningitis
- Otitis media, Sinusitis
- Konjunktivitis und Ulcus serpens corneae
- OPSI (overwhelming postsplenectomy infection) bei Asplenie

Ko.: Invasive septische Verläufe mit septischer Arthritis, Osteomyelitis, Peritonitis, Empyem

Di.:
- Erregernachweis aus Blut, Sputum, Bronchialsekret (Mikroskopie, Kultur)
- Nachweis von Pneumokokkenantigenen im Urin

Th.: Leichte Pneumonie mit Risikofaktoren: Aminopenicillin + Beta-Lactamase-Inhibitor (z.B. Amoxicillin + Clavulansäure), weitere Details: siehe oben. Die Raten Penicillin-resistenter Pneumokokken sind regional unterschiedlich (z.B. USA > 50 %, Spanien, Ungarn und Frankreich bis 50 %, Deutschland < 10 %). Resistenzen gegen Makrolide finden sich in ca. 10 %! Bei Verdacht auf Resistenzen Therapiekontrolle durch Antibiogramm anstreben.
Therapiealternativen bei Pneumokokkeninfektionen mit verminderter Penicillin-Empfindlichkeit: Cephalosporine der 3. Generation (z.B. Cefotaxim), Telithromycin.

Pro: Aktive Immunisierung - Ind:
1. Grundimmunisierung ab dem 2. Lebensmonat bis zum Alter von 24 Monaten (Einzelheiten siehe STIKO)
2. Standardimpfung für Personen ≥ 60 J. mit PPSV23 (Schutzwirkung ca. 70 %)
3. Indikationsimpfung für Risikopatienten mit Immundefekten oder anderen Risikofaktoren: Sequenzielle Impfung mit PCV13 gefolgt von PSSV23 (siehe STIKO)

Impfstoffe:
- 23-valenter Polysaccharidimpfstoff PPSV23 (Pneumovax® 23): Ab dem Alter von 2 J.
- 13-valenter Konjugat-Impfstoff PCV13 (Prevenar13®)

Dos: 1 Impfdosis s.c. oder i.m., Auffrischungsimpfung nach 6 J. mit PPSV23 werden für Risikogruppen empfohlen, z.B. Immundefekte (→ siehe aktuelle STIKO-Empfehlung).
Polysaccharidimpfstoffe sind bei Kindern < 2 Jahren unzureichend immunogen → Verwendung von Konjugatimpfstoff.
KI: Schwere Pneumokokkeninfektion oder Pneumokokkenimpfung in den letzten 5 Jahren

Memo: Durch Pneumokokken-Impfungen sinkt die Inzidenz von IPD durch die im Impfstoff enthaltenen Serotypen!

HAEMOPHILUS INFLUENZAE b (Hib)-INFEKTION [A49.2]

Namentliche Meldepflicht für den direkten Labornachweis aus Liquor oder Blut!

Ep.: Invasive Hib-Infektionen sind schwer verlaufende Infektionen in den ersten 5 Lebensjahren. Manifestation als Nasopharyngitis, Epiglottitis; Pneumonie bei Kleinkindern sowie bei Erwachsenen mit chronischen Lungenerkrankungen oder Abwehrschwäche; 30 % der Meningitiden im Kleinkindesalter. Deutschland: 2014 ca. 460 Fälle

Err: Haemophilus influenzae sind gramnegative kokkoide Stäbchenbakterien, die den Nasopharynx besiedeln. Sechs Kapseltypen (Serotypen) sind bekannt (a - f), daneben gibt es auch Stämme ohne Kapsel (nicht typisierbar, NTHi). In Ländern ohne Vakzinierungsprogramm werden die meisten Infektionen (wie z.B. Meningitis, Pneumonie, Sepsis und Epiglottitis) durch H. influenzae Serotyp b (Hib) verursacht.

Übertragung: Tröpfcheninfektion

Ink: 2 - 5 Tage

Di.:
- Erregernachweis (z.B. aus Bronchialsekret, Blut, Liquor): mikroskopisch, kulturell, Antigennachweise
- Ak-Nachweis

Th.:
- Bei Erwachsenen: z.B. Chinolone
- Bei Kleinkindern: z.B. Cefotaxim

Pro: Aktive Immunisierung mit einem (Kombinations-)Impfstoff aus Haemophilus influenzae Typ b (Hib) bei allen Kindern ab dem 3. Lebensmonat (4 Impfungen: Im 3., 4. und 5. Lebensmonat sowie nach 1 Jahr)

MYKOPLASMEN-INFEKTION [A49.3]

Ep.: Erkrankungshäufung in der kalten Jahreszeit; größere Epidemien im Abstand von 3 - 6 Jahren. In Epidemiezeiten sind ca. 20 % der ambulant erworbenen Pneumonien verursacht durch Mycoplasma pneumoniae.

Err: Mycoplasma pneumoniae = kleinste frei vermehrbare Lebewesen ohne feste Zellwand (pleomorph)

Ink: 10 - 20 Tage

KL.: In 10 - 20 % klinisch inapparent, in 80 % Tracheobronchitis, in 5 - 10 % interstitielle Pneumonie mit der Klinik einer atypischen Pneumonie.

Ko.: Bakterielle Superinfektion, autoimmunhämolytische Anämie durch Kälteagglutinine

Di.:
- Erregernachweis: Nachweis von M. pneumoniae-Antigen oder -DNA aus Rachensekret, Sputum, Nasopharyngealsekret, Bronchiallavage
- Antikörpernachweis (versagt bei immunsupprimierten/-geschwächten Patienten)

Th.: Makrolide oder Doxycyclin über mind. 2 Wochen

LEGIONELLOSE [A48.1]

Namentliche Meldung bei Labornachweis

Internet-Infos: *http://ewgli.org, www.rki.de*

Def: Erstmals 1976 bei einem Treffen von Kriegsveteranen/Legionären in Philadelphia/USA diagnostizierte, fieberhafte respiratorische Erkrankung, die epidemisch oder sporadisch auftreten kann. 2001 größte Epidemie in Spanien mit > 800 Erkrankungen. Letzte Epidemie in Deutschland mit 165 Erkrankungen in Warstein (2013). Deutschland 2014 ca. 860 Fälle. Hohe Dunkelziffer!

Ep.: Wichtige umweltbedingte Infektionskrankheit (siehe Übertragung). Legionellen gehören zu den häufigsten Pneumonieerregern. Erkrankungen treten fast nur bei Erwachsenen auf. Risikopatienten sind ältere Menschen, Raucher, Alkoholiker, Diabetiker, Patienten mit chronischen Erkrankungen, Abwehrschwäche unter Immunsuppression oder Chemotherapie, intubierte Patienten. Bis 5 % aller Pneumonien sind Legionellosen.
- Sporadische Erkrankungen (reiseassoziiert oder in Pflegeeinrichtungen)
- Epidemische Erkrankungen (z.B. durch Whirlpools, Springbrunnen, u.a. Wasseranlagen)

- Ambulant erworbene Erkrankungen
- Nosokomiale Legionellen-Pneumonie: Jede L.-Pneumonie, die nach einer Inkubationszeit von 2 - 10 Tagen in der Klinik oder nach Klinikentlassung auftritt.

Err: Legionellen sind gramnegative, intrazellulär wachsende aerobe Bakterien. Es gibt 57 Legionella-Spezies mit 79 Serogruppen, davon weniger als die Hälfte Erreger von Legionellosen. Legionella pneumophila, bes. die Serogruppe 1 verursacht 90 % aller Erkrankungen. Genotypisierung zur Aufdeckung von Infektionswegen möglich. Legionellen kommen weltweit im Süßwasser vor und vermehren sich in Amöben und anderen Einzellern. Im Temperaturbereich von 20 - 55°C vermehren sich Legionellen, bes. bei Stagnation des Wassers. Bei Temperaturen < 20°C vermehren sich Legionellen nicht, bei Temperaturen ab 60°C sterben sie ab.

Inf: Durch Inhalation infizierter Aerosole aus Wasseranlagen: Kühltürme, Befeuchtungsanlagen (Klimaanlagen), Pflanzen-Berieselungsanlagen, Duschköpfe, Warmwasseranlagen, Whirlpools, Inhalationsgeräte, Dentaleinheiten u.a. Keine Ansteckungsgefahr von Mensch zu Mensch.

Ink: 1 - 3 Tage bei Pontiac-Fieber; 2 - 10 Tage bei Legionellenpneumonie

KL.: Verlaufsformen:
1. Nur 1 % gesunder exponierter Personen erkrankt, meist ist der Verlauf asymptomatisch.
2. Symptomatischer Verlauf überwiegend bei Abwehrschwäche, älteren Menschen, Nikotin- und Alkoholabusus
   - Pontiac-Fieber (ca. 90 % der Erkrankten)[A48.2]: Leichter Krankheitsverlauf ohne Pneumonie; grippeähnliche Symptome
   - Legionella-Pneumonie = Legionärskrankheit (ca. 10 % der Erkrankten) [A48.1]: Fieber, Schüttelfrost, Kopf- und Muskelschmerzen, trockener Husten mit Thoraxschmerzen, atypische Pneumonie, oft auch gastrointestinale Beschwerden mit evtl. Diarrhö, oft Hyponatriämie (Schwartz-Bartter-Syndrom), evtl. Verwirrtheit; Ko.: Akutes Nierenversagen

Di.:
- ▶ Dran denken (Pneumonien nach Reisen mit Hotelaufenthalt, Aufenthalt in der Nähe von Wasseranlagen, evtl. Erkrankung mehrerer Personen)
- ▶ Infektionsnachweis:
  - Nachweis von Legionella-Antigen aus Urin schon in den ersten Krankheitstagen (Sensitivität 90 %)
  - Erregernachweis (Kultur, Fluoreszenzmikroskopie) aus respiratorischem Material
  - Nachweis von Legionella-DNA (PCR) aus Sekreten des Respirationstraktes, Lungengewebe oder Pleuraflüssigkeit
  - Serologischer Antikörpernachweis (4-facher Titeranstieg innerhalb 2 Wochen) → nur retrospektive Bedeutung. Bei bis zu 30 % aller Patienten bleibt die Ak-Bildung aus!

Th.: Frühzeitig, schon bei Verdacht! Jede Pneumonie unbekannter Ursache antibiotisch so behandeln, dass auch Legionellen erfasst werden.
Makrolidantibiotika (z.B. Azithromycin) oder Fluorchinolone der Gruppe 3/4 (z.B. Levofloxacin oder Moxifloxacin). Therapiedauer: ca. 2 Wochen

Prg: Letalität der Legionella-Pneumonie bei vorher gesunden Patienten ca. 5 %; bei nosokomialen Erkrankungen ca. 15 %; bei Patienten mit Immunschwäche oder vorbestehenden Herz-/Lungenerkrankungen > 50 %.
Das Pontiac-Fieber hat eine gute Prognose, Todesfälle sind nicht bekannt. Legionella-Infektionen hinterlassen keine Immunität.

Pro: Infektionswege aufklären, um weitere Erkrankungen zu verhindern (Gesundheitsamt einschalten). Regelmäßige Wartung von Warmwasseranlagen, Kontrollen auf Legionellen; längere Zeit ungebrauchte Duschen mit heißem Wasser (70°C) durchspülen, Aerosol nicht einatmen.
Das Gesundheitsamt wird mittels Meldepflichten über einen positiven Labornachweis informiert und ermittelt mögliche Infektionswege, um weitere Erkrankungen zu verhindern.
Desinfektion kontaminierter Wassersysteme:
- Thermisch durch Erhitzen des Wassers auf 70°C, Ausflussstellen mind. 3 Min. durchspülen
- Chlorierung des Wassers (2 - 6 ppm)

Empfehlungen des Umweltbundesamtes beachten.

CHLAMYDOPHILA PNEUMONIAE-INFEKTION [J16.0]

Ep.: Bis 10 % aller ambulant erworbenen Pneumonien - 50 % aller Erwachsenen sind Ak-positiv

Err: Chlamydophila pneumoniae ist ein obligat intrazellulär lebender, den Bakterien verwandter Erreger. Weltweites Vorkommen, hoher Durchseuchungsgrad. Erregerreservoir ist der Mensch.

- 3 häufige humanpathogene Spezies der Chlamydien:
  C. trachomatis, C. pneumoniae, C. psittaci
  C. pneumoniae und C. psittaci können eine Pneumonie verursachen.
  Die Serotypen von C. trachomatis lösen 3 Erkrankungen aus:
  - Serotypen A - C verursachen das Trachom, eine in den Tropen verbreitete chronisch-rezidivierende Erkrankung der Bindehäute (Einschlusskörperchen-Konjunktivitis) und Hornhäute des Auges. Das Trachom ist die weltweit häufigste Augenerkrankung und nach dem Katarakt die zweithäufigste Ursache für Erblindung.
  - Serotypen D - K verursachen sexuell übertragbare urogenitale Infektionen → siehe Kap. Urethritis (und gelegentlich auch Infektionen der Augenbindehaut) sowie nach perinataler Übertragung Infektionen bei Neugeborenen.
  - Serotypen L_1, L_2 und L_3 verursachen das Lymphogranuloma venereum, eine sexuell übertragbare Infektion, die in den Tropen vorkommt, aber auch zunehmend in Europa (meist bei homosexuellen Männern).
- 2 seltene Chlamydien-Spezies:
  - C. abortus (pathogen für Schafe, selten Schwangerschaftskomplikationen bei Frauen, die Kontakt zu kranken Schafen haben)
  - Simkania negevensis (Erstbeschreibung bei Bewohnern der Negevwüste; kann respiratorische Infekte und Pneumonie verursachen.)

Ink: 1 - 4 Wochen

Inf: C. pneumoniae wird aerogen durch Tröpfcheninfektion von Mensch zu Mensch übertragen.

KL.: Die Mehrzahl der Infektionen durch C. pneumoniae verläuft rel. leicht mit Pharyngitis/Sinusitis/Bronchitis; schwere Verläufe mit Pneumonie bei älteren Menschen u./o. vorbestehenden Erkrankungen/Immunschwäche.

Di.: Erregernachweis (Kultur, PCR); serologisch (IgM-Ak ↑, IgG-Ak nach 4 - 8 Wochen ↑; bei Reinfektion IgA-Ak ↑).

Th.: Doxycyclin oder Makrolide über 3 Wochen geben wegen Rezidivneigung

ORNITHOSE [A70] Namentliche Meldung bei Labornachweis

Syn: Psittakose, Papageienkrankheit

Err: Chlamydophila psittaci (Reservoir sind Vögel)

Ep.: Deutschland: 2014 ca. 10 Fälle gemeldet

Inf: Aerogene Übertragung durch Kot- und Federstaub von Papageien, Wellensittichen u.a. Vogelarten (auch Enten und Tauben). Gefährdet sind bes. Personen, die (beruflich) häufig Kontakt mit Vögeln haben. Keine Mensch-zu-Mensch-Übertragung.

Ink: 1 - 4 Wochen

KL.: Grippeartig oder pneumonisch: schwerer Krankheitsverlauf, evtl. mit Schüttelfrost, hohem Fieber, Kontinua über 2 Wochen, Kopf-/Muskelschmerzen, Nasenbluten, trockener Husten, atypische Pneumonie; evtl. Exanthem, Splenomegalie

Ko.: Bakterielle Superinfektion; Endo-/Myo-/Perikarditis; selten enzephalitische Verlaufsform

Di.:
- Anamnese (Hausvögel, Geflügel), Klinik (Fieber, Husten)
- Erregernachweis (kulturell - nur in Laboratorien der Sicherheitsstufe 3), PCR
- Antikörpernachweis mittels C. psittaci-spezifischer MIF oder Immunoblot (Titeranstieg zwischen 2 Proben oder einmalig deutlich erhöhter Wert)

Th.: Doxycyclin oder Makrolide über 3 Wochen (bei zu kurzer Therapie Rückfallgefahr), Infektionsquelle sanieren! Untersuchung verdächtiger Vögel (Tierärzte)

Pro: Schutzmaßnahmen + Aufklärung im Vogelhandel sowie bei Vogelhaltern/-züchtern

Q-FIEBER [A78] Namentliche Meldung bei Labornachweis

Ep.:
Inf: Weltweite Zoonose (Deutschland: 2014 ca. 260 gemeldete Fälle), deren Erreger auch durch Schafzecken auf Rinder, Schafe, Ziegen u.a. Haustiere übertragen wird. Die Infektion verläuft bei Tieren asymptomatisch. Der Mensch infiziert sich insbes. durch aerogene Staubinfektion über infizierte Stalltiere oder infiziertes Material (z.B. Heu, Wolle). Infektionsgefährdet sind bes. Landwirte, Schäfer,

Tierfellverarbeiter, Schlachthofarbeiter, Tierärzte, Geburtshelfer (bei infizierten Schwangeren) und Laborpersonal. Hohe Kontagiosität.

Err: Coxiella burnetii vermehrt sich obligat intrazellulär und kann in 2 Formen existieren: Small cell variants (SCV) mit langer Überlebensfähigkeit in der Umwelt. Aus den SCV entstehen im Wirt large cell variants (LCV).

Ink: 2 - 3 Wochen

KL.: Ca. 50 % der Infektionen verlaufen asymptomatisch (30 - 70 % der beruflich Exponierten haben Antikörper gegen C. burnetii ohne Erkrankung in der Anamnese). Die symptomatischen Fälle verlaufen entweder grippeähnlich oder als schweres Krankheitsbild mit der Trias:
- Plötzliches Auftreten von hohem Fieber, evtl. mit Schüttelfrost, Fieber kann 1 - 3 Wochen anhalten.
- Kopfschmerzen (oft retrobulbär), evtl. Arthralgien/Myalgien, evtl. Exanthem
- Atypische Pneumonie (bei ca. 50 % der symptomatischen Patienten) mit trockenem Husten und Brustschmerzen

Ko.:
- Neurologische Symptome (z.B. Desorientierung, Verwirrtheit)
- Granulomatöse Hepatitis (30 %), die oft asymptomatisch verläuft.
- Seltener Meningoenzephalitis, Myokarditis/Perikarditis
- Selten (1 %) persistierende Infektion mit Endokarditis und chronischer granulomatöser Hepatitis (Monate bis Jahre nach Infektion!). Risikopatienten: Patienten mit Herzfehlern, Herzklappenprothesen
- Bei Infektion Schwangerer (bes. 1. Trimenon) evtl. intrauteriner Fruchttod, Abort oder Frühgeburt.
- Chronisches Müdigkeitssyndrom (CFS = „chronic fatigue syndrome")

Lab:
- Meist keine Leukozytose, aber deutliche Linksverschiebung
- CRP + BSG ↑, evtl. Transaminasen ↑

DD: Andere Ursachen einer Pneumonie

Di.: Berufsanamnese - klinische Trias (siehe oben)
Ak-Nachweis: Akute Infektion: Ak-Titer gegen Phase II-Antigen > Phase I-Antigen
Chronische Infektion: Ak-Titer gegen Phase I-Antigen > Phase II-Antigen
4facher Titeranstieg und IgM-Ak sprechen für frische Infektion.
Nachweis von C. burnetii-DNA; Erregerisolierung

Th.: Doxycyclin 2 x 100 mg/d über 2 - 3 Wochen (Leberwerte kontrollieren).
Bei Endokarditis Doxycyclin + Chinolon oder Rifampicin + Ciprofloxacin über mehrere Jahre (NW + KI beachten); Beratung in Zentren.

Prg: In den meisten Fällen Ausheilung. Letalität 1 - 2 %.

Pro:
- Ausschaltung der Infektionsquellen
- Arbeitsschutzmaßnahmen (Schutzkleidung, Staubmaske) bei beruflicher Gefährdung
- Evtl. aktive Immunisierung (Q-Vax®, australischer Impfstoff)

Bei Risikopatienten (Vitien, Herzklappenprothesen) schützt Doxycyclin in Kombination mit Hydroxychloroquin vor Endokarditis.

ANTHRAX-PNEUMONIE [A22.1+J17.0*]

Meldepflicht bei Verdacht, Erkrankung und Tod sowie bei Labornachweis meldepflichtig!

Internet-Infos: *www.rki.de*

Ep.: Milzbrand ist eine weltweit verbreitete Zoonose; sehr seltene Erkrankung bei Menschen. Missbräuchlicher Einsatz als biologischer Terroristen-Kampfstoff (USA 2001)

Err: Bacillus anthracis, ein Sporenbildner, Sporen äußerst widerstandsfähig. Die Virulenz beruht auf der Fähigkeit zur Exotoxin- und Kapselbildung.

Ink: Meist 1 - 7 Tage (selten bis 60 Tage, Rezidive sind möglich)

Inf/: KL.:
- Lungenmilzbrand - nach Einatmung sporenhaltiger Stäube oder Aerosole. Keine Infektion von Mensch zu Mensch. Innerhalb weniger Tage schwere Bronchopneumonie mit hohem Fieber; Schüttelfrost, blutigem Husten, Hypoxie; unbehandelt nach 2 - 3 Tagen tödlich.
- Hautmilzbrand - nach direktem Kontakt der Haut mit erregerhaltigen Materialien; schmerzlose Papel → Ulkus mit schwarzem Schorf. Ko.: Milzbrandsepsis
- Darmmilzbrand: Sehr selten; nach Verzehr von ungegartem Fleisch infizierter Tiere → blutige Diarrhö und Peritonitis
- Selten Injektionsmilzbrand („injectional anthrax") bei i.v.-Drogenkonsum mit ausgedehnter Haut-/Weichteilinfektion

Di.: Schwierig, da keine spezifische Klinik. Bei Verdacht:
- Erregerisolierung (kulturell) aus Blut oder Gewebeproben; PCR
- Immunfluoreszenzmikroskopischer Kapselnachweis

Th. Sofortiger Therapiebeginn bei Verdacht, auch prophylaktische Therapie aller potenziell Exponierten mit Ciprofloxacin 2 x 500 mg/d oder Doxycyclin 2 x 100 mg/d. Bei systemischer Ausbreitung parenterale Antibiotikagabe. In klinischer Erprobung sind Antitoxin-Präparate.
Bei Haut- und Injektionsmilzbrand Antibiotika + bei Bedarf chirurgisches Wunddebridement

Pro: Impfung (USA, GB) mit Bio Thrax®; Schutzmaßnahmen für Pflegepersonal von Patienten

Adenovirus-Infektion [B34.0]

Namentliche Meldepflicht bei Labornachweis im Konjunktivalabstrich; bei Gastroenteritis siehe infektiöse Durchfallerkrankungen

Ep.: Weltweites Vorkommen; gel. kleinere Epidemien

Err: Humanpathogene Adenoviren umfassen 52 Serotypen

Inf: Schmier-/Tröpfcheninfektion; iatrogen in der Augenheilkunde

KL.:
- Keratokonjunctivitis epidemica (Typen 8, 19, 37) - hochinfektiöse Erkrankung!
- Akute respiratorische Erkrankungen, Pharyngitis
- Pharyngokonjunktivalfieber } Typen 3, 7, 14
- Follikuläre Konjunktivitis } Typen 3, 7, 14
- Gastroenteritiden mit oder ohne mesenterialer Lymphadenopathie
- Pneumonien (Typen 1 - 4, 7, 14)
- Selten Urethritis

Di.: Virusisolierung, Nukleinsäurenachweis (PCR), Antigen-Nachweis, Antikörpernachweis (4facher Titeranstieg innerhalb 2 Wochen)

Th.: Symptomatisch; bei schweren Infektionen Versuch mit Cidofovir

Respiratorische Synzytial-Virus- (RSV-) Infektion

Err.: Das RSV ist ein RNA-Virus aus der Familie der Pneumoviridae (2 Genotypen A und B).

Ep.: Häufige Atemwegsinfektion bei Säuglingen und Kleinkindern; bis zum Ende des 2. Lj. haben die meisten Kinder eine Infektion durchgemacht; häufig in den Wintermonaten. Keine langfristige Immunität → Reinfektionen bei Erwachsenen möglich

Risikopatienten: Frühgeborene, chronisch kranke Kinder, Immundefekte, Immunsupprimierte

Inf: Tröpfcheninfektion von Mensch zu Mensch

Ink: 2 - 8 Tage

KL.: Breites Spektrum von asymptomatischer Infektion über Schnupfen, Pharyngitis, Tracheobronchitis mit keuchhustenähnlicher Symptomatik bis zur beatmungspflichtigen Pneumonie

Ko.: Akute Otitis media, Pneumonie, Bronchiolitis mit obstruktiver Ventilationsstörung, Apnoen bei Frühgeborenen; rezidivierende Atemwegsobstruktion

Di.: Erregernachweis (PCR, Antigennachweis, Viruskultur) aus Nasenrachenspülwasser, -aspirat, -abstrichen; Ak-Nachweis hat für die akute Erkrankung geringe Bedeutung

Th.: Bei Immundefizienz mit schwerer Infektion Ribavirin-Inhalation (Virazole®); bei Bedarf O_2-Gabe, ausreichende Hydrierung, evtl. nicht-invasive Beatmung; Antibiotika nur bei Verdacht auf bakterielle Superinfektion

Prg: Bis zu 2 % der RSV-Atemwegserkrankungen bei Kleinkindern enden letal.

Pro: Hygienemaßnahmen in Arztpraxen und Kliniken, Isolierung infizierter Kinder in den Kliniken (→ *www.rki.de*). Bei speziellen Risikopatienten evtl. passive Immunisierung mit Palivizumab (teuer).

CORONAVIRUS-INFEKTIONEN

Internet-Infos: *www.rki.de; www.who.int/csr/sars/en/*

1. Endemische humanpathogene Coronaviren (HCoV)

Weltweites Vorkommen; rel. häufige Ursache leichter respiratorischer Infekte

2. **Schweres akutes respiratorisches Syndrom (SARS)**

Namentliche Meldepflicht bei Verdacht, Erkrankung, Tod und bei Labornachweis!

Err: SARS-Coronavirus (SARS-CoV), natürliches Reservoir sind wahrscheinlich Fledermausarten.
Epidemie in China im Jahr 2003 (Ursprung: Guangdong-Provinz) mit > 8.000 Fällen und Letalität von fast 10 % (→ *siehe Internet*)

3. **Middle East respiratory syndrome (MERS)**

Namentliche Meldepflicht bei Verdacht, Erkrankung, Tod und bei Labornachweis!

Err: MERS-Coronavirus (MERS-CoV); Zoonose, Übertragung durch Dromedare

Ep.: Seit Sommer 2012 Fälle hauptsächlich in Saudi-Arabien (ca. 2.500 Fälle bis 2019), importierte Fälle in Nachbarländern, aber auch Südkorea. Mensch-zu-Mensch-Übertragung möglich.

Ink: 1 - 2 Wochen

KL.: Beginn wie grippaler Infekt, evtl. Diarrhö, schwere Pneumonie und Atemnotsyndrom
Ko.: Nierenversagen, Multiorganversagen

DD: Pneumonien anderer Genese

Di.: Reiseanamnese (arabische Halbinsel) + Klinik + Erregernachweis (PCR)

Th.: Symptomatisch / strenge Isolation + Hygienemaßnahmen; Empfehlungen des RKI beachten.

Prg: Hohe Letalität (34 %)

Pro: Impfstoff ist in klinischer Erprobung. In Infektionsgebieten Kontakt mit Infizierten und mit Dromedaren meiden; Reisewarnungen beachten!

4. **Corona-Virus-Krankheit 2019** **[U07.1!]**

Namentliche Meldepflicht bei Verdacht, Erkrankung, Tod und bei Labornachweis!

(Stand: Juli 2021)

Internet-Infos: *www.rki.de, www.who.int, virologie-ccm.charite.de*

Syn.: Covid-19, CoV-19, Covid-19-Erkrankung, Covid

Err: SARS-CoV-2; Reservoir wahrscheinlich Fledermäuse, Zwischenwirt Tiere, die in Südchina gegessen werden, z.B. Schleichkatzen.
Neuere Varianten des SARS-CoV-2: Britische Variante B.1.1.7 = „Alpha", südafrikanische Variante B.1.351 = „Beta", brasilianische Variante P.1 = Gamma, indische Variante B.1.617.2 = „Delta", Epsilon-, Eta- u.a. Mutationen können zu höherer Infektiosität und Letalität führen!

Ep.: Pandemie, Start 12/2019 in Wuhan/China. Bestätigte Fälle (Stand 6/2021) Deutschland: ca. 3,8 Mio (und > 90.000 Tote); weltweit ca. 180 Mio Fälle (und ca. 3,9 Mio Tote) [Quelle: John Hopkins University); Altersmedian in Deutschland 50 J., 48 % männlich, Manifestationsindex in Pflegeheimen bis 86 %
Basisreproduktionszahl R0 gibt an, wie viele Menschen von einer infektiösen Person durchschnittlich angesteckt werden, wenn kein Mitglied der Population gegenüber dem Erreger immun ist. Am Anfang der Covid-19-Pandemie wurde R0 auf 3,0 geschätzt. Im Durchschnitt steckte jeder Infizierte ca. 3 Personen an. Ziel aller Schutzmaßnahmen ist es, die effektive Reproduktionszahl R unter 1,0 zu bringen und so die Infektionswelle abzuflachen.
Inzidenzzahl = Anzahl von infizierten Personen pro 100.000 Einwohner innerhalb von einer Woche

Inf.: Meist Tröpfcheninfektion/Aerosol, evtl. Schmierinfektion

Ink.: 1 - 14 d, median 5 - 6 d
Ansteckungsfähigkeit ist am größten kurz vor und nach Symptombeginn, 10 Tage nach Symptombeginn geht diese deutlich zurück (bei schwerem Verlauf später). Wird der PCR-Test wieder negativ, besteht keine Infektiosität mehr.

KL.: 40 % asymptomatisch; > 40 % milder Verlauf mit unspezifischen Symptomen: Husten (ca. 40 %), Fieber (ca. 25 %), Halsschmerzen, Schnupfen (ca. 30 %), Verlust des Geschmacks- und/oder Geruchssinns (typisch !), evtl. Kurzatmigkeit, Myalgien/Arthralgien, Kopfschmerzen, evtl. gastrointestinale Symptome. Pulmonaler Verlauf - Pneumonie mit Milchglasmuster im CT, Hypoxie, jedoch wenig Dyspnoe.
Ambulantes Covid-Monitoring mittels Pulsoxymeter: Oft noch ausreichender SPO_2-Wert (Sauerstoffsättigung des Blutes) bei sog. gefährlicher „stiller Hypoxämie". Warnsignal: Steigerung der Atemfrequenz in Ruhe > 20/Min. (normal 12 - 16/Min.) - auch ohne Luftnot!

Verlauf:
- Asymptomatisch oder leicht (> 80 %)
- Moderat: Leichte Pneumonie
- Schwer: Fieber und Lungeninfiltrate mit Atemfrequenz > 30/min, schwerer Dyspnoe oder SpO_2 < 90 % unter Raumluft
- Kritisch: ARDS, Hyperinflammation mit Cytokine Sturm, evtl. Sepsis, septischer Schock mit Multiorganversagen
  Bis 40 % Co-/Superinfektionen (Bakterien 20 %, Pilze 3 %)

Ko.: Häufig thrombembolische Ereignisse, bei intensivpflichtigen Patienten bis 47 % Lungenembolien (seltener Apoplex); akutes Nierenversagen; seltener SARS-CoV-2-assoziierte Enzephalopathie, Myokarditis, Schock, Sepsis, ARDS u.a.

DD.: „Common cold" (z.B. Adeno-, Parainfluenza-, RS-Virus), Influenza, Pertussis, Pneumonien anderer Genese, Pneumocystis jirovecii-Pneumonie bei Immunsuppression u.a.

Di.:
- Virologie: Antigen-Schnelltest als Screening (auch als Laien-Schnelltest durch Abstrich aus vorderem Nasenraum); ***Goldstandard zur Diagnosesicherung ist der PCR-Test*** (Naso-/Oropharynx-Abstrich, BAL, Sputum, Trachealsekret), Typisierung von SARS-CoV-2-Varianten

  Cave: Sicherer Ausschluss durch negativen Naso-/Oropharynx-Test nicht möglich; falsch-negative Befunde möglich. Höchste Sensitivität Tag 3 nach Symptombeginn.

  Serologische Diagnostik: Nachweis von SARS-CoV-2-spezifischem IgG (gegen Nukleokapsid und Spike-Protein) hat Relevanz für epidemiologische Studien (Seroprävalenz) und individuelle Risikoeinschätzung (Immunität, z.B. bei Risikogruppen); für Akutdiagnostik ungeeignet!
- Lab: Häufig Lymphozytopenie, Thrombozytopenie, CRP/Transaminasen/LDH erhöht, Procalcitonin bei bakterieller Superinfektion, Troponin bei Covid-19-assoziierter Myokarditis, D-Dimere erhöht bei Verdacht auf Thromboembolie; Blutkulturen bei Verdacht auf bakterielle Co-/Superinfektion
- Bildgebung: Rö. Thorax/Thorax-CT: Milchglasartige Infiltrate, Verdichtungen und interstitielle Zeichnungsvermehrung

Th.:
- Allgemeine Maßnahmen:
  Prästationär: Budesonid 800 mcg 2 x täglich inhalativ
  Stationär: Thromboembolieprophylaxe mit Low-dose-Heparin bei allen hospitalisierten Pat., insbesondere bei erhöhtem Risiko [D-Dimer erhöht, Malignom, bekannte Thromboseneigung]; therapeutische Antikoagulation bei Lungenembolie oder Thrombose
  Restriktive Flüssigkeitstherapie (***Cave:*** Verschlechterte Oxygenierung)
  Antibiotika bei bakterieller Co-/Superinfektion
  Bei Hypoxie abgestufte Therapie: O_2 per Nasensonde, nasale High-Flow-Sauerstoffgabe, nicht-invasive und invasive Beatmung, ECMO
  Therapie eines septischen Schocks (siehe dort)
- Spezifische Therapie:
  - Remdesivir (Krankheitsdauer - 33 %, 28-Tage-Mortalität nicht verbessert, Therapiebeginn 5 - 7 Tage nach Symptombeginn bei O_2-Pflicht
  - Dexamethason (Reduktion der 28-Tage-Mortalität, Beginn > 7 Tage Krankheitsdauer bei O_2-Pflicht
  - Monoklonale Antikörper (frühe Phase)
  - Bei schwerem Verlauf evtl. Tocilizumab (soll den Zytokinsturm bremsen)
  - Andere Medikamente mit noch unsicherer Evidenz *siehe Internet.*

	St. I **Frühe Infektion**	**St. II** **Pulmonale Infektion**	**St. III** **Hyperinflammatorische Phase**
KL.	Leichte Symptome, evtl. Fieber, evtl. Husten evtl. Geschmacks-/ Geruchsstörungen	Atemnot ohne Hypoxie (IIA) mit Hypoxie (IIB) pulmonale Veränderungen im Röntgen/CT	ARDS Schock u.a Komplikationen
Th.	Budenosid inhalativ Monoklonale Antikörper →	Remdesevir → Sauerstoff bei Hypoxie → Dexamethason → Tocilizumab →	→ → → →

Prg: ≥ 80 % milder Verlauf; 20 % Hospitalisierung, 5 % intensivpflichtig. Letalität in Deutschland < 1 %; höher bei Risikogruppen: Senioren, Raucher, Adipositas, chronische Vorerkrankungen (insb. KHK, Hypertonie, chronische Lebererkrankungen, Asthma/COPD, Diabetes mellitus, Malignome), Immunsuppression. Höhere Letalität in Ländern mit unzureichender medizinischer Versorgung.

Long- oder Post-Covid-Syndrom (10 % der leichten Covid-Erkrankten, bis 50 % der schwer Erkrankten): Nach Abklingen des Infektes Symptompersistenz > 12 Wochen, insb. Belastungsdyspnoe und Leistungsschwäche (Fatigue-Syndrom). Appetitverlust, nachweisbare Schäden an zahlreichen Organen, z.B. Lunge, Herz (bes. Myokarditis), Gefäßen, Gehirn, periphere Nerven sowie psychiatrische Symptome (Depressionen, Angststörungen)

Pro: Einhaltung der AHA+L-Regel (Atemschutz (Mund + Nase), Hygieneregeln (Hände waschen/desinfizieren), Abstand halten + Lüften. Isolation von Infizierten und Kontaktpersonen, Quarantänemaßnahmen, keine Reisen in Infektionsgebiete (Reisewarnungen beachten !), Verbot von Großveranstaltungen
Bei gefährlich ansteigender Inzidenz Lockdown-Maßnahmen: *Siehe Internet*
Für medizinisches Personal virusprotektive Schutzkleidung + FFP2
Influenza- und Pneumokokken-Impfung für Risikogruppen
Impfung:
Vektorimpfstoffe (für Personen > 60 J.) z.B. AstraZeneca (2 x Impfung), Johnson & Johnson (1 x Impfung)
mRNA-Impfstoffe z.B. von BioNTech/Pfizer, Moderna (2 x Impfung)
Impfabstände unterschiedlich -> siehe Herstellerinformationen
NW: Allgemeine Impfreaktionen (wie bei anderen Impfungen); bei Vektorimpfstoffen sehr selten Sinus- oder Hirnvenenthrombosen (CVST, bes. bei Frauen < 60 J.) -> VITT: Vakzine-induzierte immune thrombotische Thrombozytopenie; Warnsymptom plötzliche anhaltende starke Kopfschmerzen und andere neurologische Symptome → bei Verdacht sofortige Labordiagnostik (Thrombozytopenie ?) und zielgerichtete bildgebende Diagnostik; Therapie: Heparin u.a. Maßnahmen (*siehe aktualisierte Leitlinie im Internet*)

Memo: Auch nach Impfung ist bei mangelndem Impfschutz eine Covid-19-Infektion möglich, jedoch in der Regel milder verlaufend.

Eine routinemäßige Ak-Kontrolle nach Impfung wird nicht empfohlen.
Solange die Mehrzahl der Menschen auf dieser Erde gegen Covid-19 nicht geimpft sind, wird es immer wieder zu neuen Ausbrüchen kommen und zu neuen Varianten. Daher benötigt die Welt Impfprogramme und preiswerten Impfstoff.
Armen Ländern sollte der Impfstoff möglichst geschenkt werden.

PNEUMONIEN BEI PATIENTEN MIT HERABGESETZTEM IMMUNSTATUS

■ **PNEUMONIEN DURCH PRIMÄR NICHT PNEUMOTROPE VIREN:**
- Zytomegalievirus (CMV)
- Herpes simplex-Virus (HSV)
- Varizella-Zoster-Virus (VZV)

Einzelheiten siehe Kap. Infektionskrankheiten - **Internet-Infos:** *www.dgho-infektionen.de*

Pneumocystis-Pneumonie (PCP) [B59+J17.3*]

Vo.: PCP ist mit 50 % die häufigste Erstmanifestation und mit 85 % die häufigste opportunistische Infektion bei AIDS-Patienten. Onkologische Pat. mit Neutropenie sind eine weitere Risikogruppe.

Err: Pneumocystis jirovecii (früher: P. carinii), ein Schlauchpilz, persistiert bei der Mehrzahl der Menschen latent in der Lunge.
Bei gestörter zellulärer Immunität kann es zur opportunistischen Infektion kommen unter dem Bild der plasmazellulären interstitiellen Pneumonie.

Pat: Alveolitis mit Ausfüllung der Alveolen durch schaumige PC-Kolonien

KL.: Dyspnoe, Tachypnoe, trockener Husten, Fieber - Die Auskultation ist meist unauffällig und anfangs oft auch das Thoraxröntgenbild, später symmetrische retikulo-noduläre Verdichtungen des Interstitiums und evtl. milchglasartige Trübung unter Aussparung von Lungenspitze und -basis.
Labortypisch ist eine LDH-Erhöhung, bei AIDS-Patienten außerdem erniedrigte CD4-Zellen (meist < 200 /µl).

Lungenfunktion/Blutgasanalyse: Frühe Erniedrigung von Vitalkapazität, Diffusionskapazität und arteriellem pO_2

Verlauf:
- Langsame Verlaufsform über Wochen und Monate
- Perakute Verlaufsform mit hoher Letalität

Ko.: ARDS, Rezidivneigung (bei der Mehrzahl der AIDS-Patienten kommt es zu Rezidiven innerhalb von 6 Monaten), Koinfektion mit bakteriellen Erregern oder CMV

Di.: Anamnese - Klinik - Rö. Thorax in 2 Ebenen/CT; Erregernachweis aus Sputum
Bronchoalveoläre Lavage (BAL) mit PCR und Immunfluoreszenzfärbung, evtl. transbronchiale Lungenbiopsie

Th.: Mittel der 1. Wahl: Cotrimoxazol in hoher Dosierung über 21 Tage, bei schweren Fällen i.v.
Mittel der Reserve: Atovaquon-Suspension oder Pentamidin-Infusion
NW: Nephro-, Hepato-, Myelotoxizität; auf Hypoglykämie und Hypotonie achten!

Prg: Abhängig von Immunstatus, Begleiterkrankungen, früher Therapie

Pro: Primärprophylaxe bei AIDS-Patienten: Spätestens bei Absinken der T-Helferzahl ≤ 200/µl.
Sekundär- (= Rezidiv-)prophylaxe bei AIDS-Patienten nach überstandener PCP: Cotrimoxazol in niedriger Dosierung (480 mg/d; schützt vor Pneumocystis + Toxoplasmose).
Mittel der 2. Wahl: Pentamidin-Inhalationen (300 mg alle 4 Wochen)

ASPIRATION VON MAGENSAFT [T17.9] = MENDELSON-SYNDROM [J95.4]

Begünstigende Faktoren: Notfalloperationen, Bewusstlosigkeit, schwere Krankheitszustände mit Zwerchfellhochstand, Schluckstörungen, Ösophaguserkrankungen, Schwangerschaft und Geburt u.a.

KL.: Einsetzen der Symptomatik nach einer Latenzzeit von 2 - 12 h:
- Bronchospasmus
- Bronchiale Hypersekretion
- Evtl. Glottiskrampf mit inspiratorischem Stridor
- Dyspnoe, Zyanose
- Tachykardie, Blutdruckabfall
- Subfebrile Temperaturen

Ko.: Aspirationspneumonie (in 90 % durch Anaerobier; zusätzlich gramnegative Bakterien), Lungenabszess, Lungenödem, ARDS

Merke: Bei Aspirationspneumonie, Lungenabszess, Pleuraempyem, stinkendem Auswurf stets an Anaerobierinfektion denken und danach suchen!

Rö. Thorax: Anfangs evtl. unauffällig, später Infiltrationen und evtl. Atelektasen auf der betroffenen Seite.

Blutgasanalyse: Anfangs pO_2 ↓, pCO_2 ↓,
Später pO_2 ↓, pCO_2 ↑ und Azidose

Th.:
- Absaugung in Kopf-Tieflage, möglichst gezielt unter bronchoskopischer Sicht (keine Bronchialspülung)
- Bronchospasmolytika ($Beta_2$-Adrenergika, Anticholinergika), evtl. Kortikosteroide
- O_2 per Nasensonde
- Breitbandantibiotika gegen Anaerobier und gramnegative Bakterien: Clindamycin + Cephalosporine parenteral
- In schweren Fällen Intubation + Beatmung mit positivem endexspiratorischen Druck (PEEP)

Lipidpneumonie [J69.1]

Def: Seltene Pneumonieform, verursacht durch endogene Ursachen (z.B. Tumorzerfall, tumoröse Bronchialobstruktion) oder exogene Ursachen (Aspiration von Fetten, Ölen u.a.)

KL.: Leichte Fälle evtl. asymptomatisch, ansonsten Husten, Dyspnoe, subfebrile Temperaturen u.a.

Di: CT der Lunge (besser als Röntgen-Thoraxbild) + Bronchoskopie mit Zytologie/Histologie (lipidbeladene Makrophagen)

Th.: Kausal am wichtigsten; ansonsten symptomatisch

SYSTEMISCHE MYKOSEN [B49]

In Europa kommen im Wesentlichen folgende systemische Mykosen vor:
- Hefepilze (Candida, Cryptococcus, Geotrichum (Saprochaete), Trichosporon)
- Schimmelpilze (Aspergillus, Non-Aspergillus [Mucorales, Fusarium, Scedosporium, Lomentospora])

Außerhalb Europas muss mit weiteren systemischen Mykosen gerechnet werden (Reiseanamnese): Blastomykose - Histoplasmose - Kokzidioidomykose

Ep.:
- ► Fakultativ pathogene Pilze (Hefe- und Schimmelpilze) sowie Cryptococcus neoformans verursachen sog. opportunistische Infektionen bei Patienten mit Immunschwäche (z.B. AIDS, Leukämie, Lymphom, langdauernde Therapie mit Kortikosteroiden, Zytostatika, Immunsuppressiva u.a., aber auch Intensivpatienten, z.B. pulmonale Aspergillose bei COVID-19).
- ► Obligat pathogene Pilze (Blastomykose, Histoplasmose, Kokzidioidomykose, Cryptococcus gattii) können auch bei immunkompetenten Patienten zu Erkrankungen führen.

CANDIDIASIS (CANDIDOSIS) [B37.9]

Err: Candida albicans (80 %) und Non-albicans (C. glabrata, C. tropicalis, C. parapsilosis, C. krusei, C. auris u. a.)

Ep.: Candida findet sich in geringer Konzentration bei der gesunden Bevölkerung in Stuhl (> 50 %), Oropharynx (30 %), Vagina (25 %), seltener auf der Haut (Kolonisation). Bei Abwehrschwäche (siehe oben) kann es zu einer klinisch relevanten Candidainfektion kommen.
1. Mukokutane Candidiasis
2. Invasive (systemische) Candidiasis

KL.: Candidiasis (Soor) der Mundschleimhaut (abwischbare weiße Beläge) oder der Speiseröhre (evtl. Dysphagie) ist oft die erste Manifestation von AIDS. Bei Patienten mit Risikofaktoren (Neutropenie, Antibiotikatherapie) kann es zu Candidämie und disseminierter Candidiasis kommen: Leber, Milz, Nieren, Augenhintergrund mit cotton-wool-Herden, Endokarditis, Osteomyelitis.

Di.:
- Mikroskopie
- Kultur
- Resistenztestung bei invasiver Candidiasis, Candidämie und therapierefraktärer Candidiasis
- β-D-Glukan-Nachweis aus Serum (zum Ausschluss, da hoher negativer prädiktiver Wert)
- Candida-Antigen- und -Antikörper-Nachweis unzuverlässig, klinische Bedeutung gering
- Molekularbiologisch PCR

Th.: Mukokutane Candidiasis: Fluconazol 50 - 100 mg/d.
Invasive Candidiasis: Echinocandine (siehe unten) bis Patient stabil, bei Fluconazol-sensiblem Erreger Wechsel auf Fluconazol 400 mg/d möglich, ggf. im gleichen Schritt oralisieren.

ASPERGILLOSE [B44.9]

Err: Meist Aspergillus fumigatus (Hyphen 2 - 4 µm breit, septiert, spitzwinklig verzweigt), Infektion durch Inhalation der Sporen. Hauptreservoir sind gelagerte pflanzliche Materialien (z.B. Heu, Korn, Kompost, „Biotonne"). Aspergillus ist ubiquitär, z.B. in Blumenerde (→ Risiko durch Blumentöpfe in Krankenzimmern ist nicht bewiesen).

Ep.: Invasiv bis 20 % bei akuter Leukämie, bis 20 % bei COVID-19 mit ARDS, ABPA bei 15 % der Mukoviszidose-Patienten

Manifestationen:
1. Allergische bronchopulmonale Aspergillose (ABPA)
   - Frühe Form: Fieber, Expektoration von Schleim(pfropfen), Bluteosinophilie, pulmonale eosinophile Infiltrate oder Atelektasen
   - Chronische Form: Asthma bronchiale, Bluteosinophilie, pulmonale Infiltrate und Ausbildung von Bronchiektasen

   Di.: Asthma bronchiale, pulmonale Infiltrate; IgE ↑, A. fumigatus-Ak-Titer (IgE, IgG) ↑; positiver Hauttest, Eosinophilie
2. Aspergillom („Pilzball" in einer vorbestehenden Kaverne)
   Di.: Röntgen, Multislice-CT, Ak-Nachweis, Bronchoskopie (Aspergillus im Bronchialsekret)

3. Invasive pulmonale Aspergillose und Aspergillus-Pneumonie
   Vo.: Immundefiziente Patienten (z.B. Neutropenie, SZT oder Organtransplantation, AIDS, zunehmend bei Intensivpatienten mit respiratorischer Virusinfektion, v.a. Influenza und COVID-19 beschrieben)
   Di.: Bronchoskopie (Aspergillus in BAL, Galaktomannan in Serum und BAL, Lungenbiopsie mit kultureller + histologischer Untersuchung + PCR)
4. Extrapulmonale Aspergillose:
   Otomykose, Sinusitis, Keratitis, ZNS, Endokarditis (Patienten mit Klappenersatz)
5. Allergisches Asthma auf A. fumigatus: Kann unabhängig von der ABPA auftreten und ist IgE-vermittelt. Klinik wie Asthma bronchiale.

DD: Eosinophile Pneumonie (Parasiten, Medikamentenallergie), EGPA (Churg-Strauss-Syndrom), Nokardiose u.a.

Di.:
- Aspergillus-/Galaktomannan-Antigennachweis aus Blut, Bronchialsekret, Liquor
- Histologischer Erregernachweis aus Biopsie
- Antikörpernachweis (nur bei ABPA und Aspergillom)

Th.:
- Invasive Aspergillose: First-Line-Therapie: Isavuconazol oder Voriconazol
  Alternativen: Liposomales Amphotericin B, ggf. Caspofungin
  Cave: 3 % der A. fumigatus sind azolresistent; A. terreus ist Amphotericin B-resistent.
- Akute Exazerbation einer ABPA: Systemische Kortikosteroidtherapie, Bronchodilatatoren wie bei Asthma bronchiale und Itraconazol-Dauertherapie zur Rezidivprophylaxe
- Aspergillom: Operative Entfernung

Pro: Bei Risikopatienten (z.B. Leukämie) Prophylaxe der invasiven Aspergillose mit Posaconazol

KRYPTOKOKKOSE [B45.9]

Err: Cryptococcus neoformans, ein Hefepilz in Erde und Vogelkot; seltener C. gattii (bes. in Vancouver Island → Reiseanamnese), auch an Baumrinden

Vo.: 4 % der AIDS-Patienten in Afrika (in Deutschland selten), AIDS-definierende Erkrankung, C. gattii bei Immunkompetenten

Inf: Inhalation der Pilzsporen (z.B. Erdstaub)

Ink: Bis zu mehreren Monaten

KL.: Lungenbefall: Pneumonie oder tumorartiger Lungenbefall (Kryptokokkome)
ZNS-Befall: Meningitis, Enzephalitis (ohne Therapie stets letal), evtl. Kryptokokkome des Gehirns

Di.: Erregernachweis (Kultur, Kapselantigen) aus Liquor, Blut, Bronchialsekret, Urin, Biopsie

Th.: Antimykotika (s.u.)

SONSTIGE SYSTEMISCHE MYKOSEN

MUCORMYKOSEN (ZYGOMYKOSEN) [B46.5]

Err: Schimmelpilze; humanpathogen v.a. Mucor, Rhizomucor, Rhizopus (R. oryzae), Lichtheimia (L. corymbifera)

Ep.: Ubiquitär, in Erde, faulendem Material, aerogene Verbreitung durch Staub

Inf: Inhalation, Ingestion, Hautkontakt, Wundkontamination

Inzidenz: Bis 2 % bei Patienten mit Risikofaktoren mit steigender Inzidenz

Risikofaktoren: Immunsuppression (Leukämie, SZT oder Organtransplantation, AIDS), Diabetes mellitus (DM), Neutropenie, längere Steroidtherapie, i.v.-Drogenabusus, Malnutrition, Trauma u.a.

KL.: Manifestationsformen:
- Rhino-orbito-zerebral: Inhalation; häufigste Form bei DM, auch bei Neutropenie; mögliche Symptome sind Sinusitis mit Gesichts- und Kopfschmerzen, Fieber, Rötung, Ulzeration, schwarze flächige Nekrosen, Gesichtsschwellung; periorbitale Schwellung, Proptosis, plötzlicher einseitiger Visusverlust; bei Hirnnervenbeteiligung: Ptosis, Mydriasis, Sinus cavernosus-Thrombose, zerebrale Abszesse
- Pulmonal: Rasch progrediente Pneumonie mit Fieber, Dyspnoe, Husten, Lungengewebsnekrosen, Hämoptysen

- (Sub-)Kutan: Traumatische Inokulation; Rötung, Schmerzen, schwarze flächige Nekrosen
- Gastrointestinal: Ingestion; Bauchschmerzen, Fieber, Hämatochezie, nekrotische Ulzeration mit Perforation und Peritonitis möglich
- ZNS: Meist sekundär durch hämatogene Ausbreitung oder per continuitatem (von rhino-orbital); Krampfanfälle, neurologische Ausfälle, Bewusstseinsverlust

Ko: Blutungen bei Angioinvasion mit hämorrhagischem Schock, Dissemination mit septischem Verlauf, rapide Progression

DD: Andere Fadenpilz-Mykosen

Di.: Rascher Nachweis entscheidend für die Prognose
- Histologie und Mikroskopie (Hyphen 6 - 25 µm breit, wenig septiert, teils rechtwinklig verzweigt)
- Kultur (oft steril), Resistenztestung
- PCR
- Multislice-CT der Lunge (Rundherde, inverses Halo-Zeichen, Pleuraerguss)
- CT-gesteuerte perkutane Lungenbiopsie, endoskopische oder thoraskopische Biopsie

Th.: ***Cave***: Primärresistenz gegenüber Voriconazol!
- Rasche Therapie mit hochdosiertem liposomalem Amphotericin B; Alternativ: Isavuconazol oder Posaconazol, evtl. Kombination beider Substanzen
- Radikale chirurgische Sanierung!
- Behandlung prädisponierender Faktoren

Anm.: Referenzzentrum kontaktieren - Internetinfo: *www.ecmm.info* (Excellence Centers)

Prg: Schlechte Prognose mit hoher Letalität, bei rhino-orbitaler Infektion bis 60 %, isoliert pulmonal bis 80 %, zerebral und disseminiert über 90 %

FUSARIOSE, SCEDOSPORIUM-INFEKTION

Err: Schimmelpilzinfektionen bei immunsupprimierten Patienten mit der Tendenz zur Angioinvasion mit hämorrhagischer Infarzierung, Ischämie und Gewebsnekrosen, typisch bei Fusarien: multiple kutane Nekrosen mit rotem Hof; ubiquitäres Vorkommen

KL.: - Lokalisierte Manifestation: Haut, Auge, Gelenke, Osteomyelitis, Respirationstrakt, ZNS
- Generalisierte Manifestation: Fieber, Myalgie, Haut- und Lungenbeteiligung, Fungämie

Di.: Kultureller Nachweis aus Blutkultur oder Biopsie mit Resistenztestung

Th:
- Fusariose: Voriconazol, Alternative: liposomales Amphotericin B
  Kombinationstherapie bis zum Eintreffen des Resistogramms; Echinocandine unwirksam!
- Scedosporiose/Lomentosporiose: Rascher Therapiebeginn mit Voriconazol, chirurgische Sanierung
- Therapie der Grundkrankheit/prädisponierender Faktoren

THERAPIE DER SYSTEMISCHEN MYKOSEN

A) Grunderkrankung (z.B. Neutropenie, Diabetes mellitus), Anhebung der Immunabwehr (z.B. G-CSF)

B) Antimykotische Therapie:
- Polyene: Porenbildung in der Pilzmembran durch Bindung an Ergosterol; keine Metabolite
  Amphotericin B: Liposomales Amphotericin B (AmBisome®), breites Wirkspektrum; nur i.v.
  Ind: Mittel der Wahl bei vielen lebensbedrohlichen Pilzinfektionen
  NW: Bei i.v.-Gabe infusionsabhängige Reaktionen wie Schüttelfrost, Blutdruckabfall (langsam infundieren, einschleichende Dosierung jedoch obsolet), Nephrotoxizität, Hypokaliämie u.a. (Dos.: 3 - 10 mg/kg KG)
- Flucytosin (Ancotil®)
  Wi: Antimetabolit, hemmt die DNA-Synthese
  Zur Kombinationstherapie mit liposomalem Amphotericin B bei Kryptokokkenmeningitis (first-line-Therapie), Endokarditis und Endophthalmitis (mit chirurgischer Sanierung!)
  Cave: Keine Monotherapie wegen rascher Resistenzentwicklung
- Triazol-Antimykotika: Hemmung der Ergosterolsynthese der Pilzmembran; CYP450-Metabolimus, z.B.
  - Fluconazol: Zur Therapie von unkomplizierten Candida-Infektionen; oral oder i.v.
  - Itraconazol (Generika): v.a. bei Lokalinfektionen (Onychomykose, Vulvovaginitis), außereuropäischen Mykosen (z.B. Blastomykose, Histoplasmose) sowie als Alternative bei Candidiasis und nichtinvasiver Aspergillose, z.B. APBA (allergische bronchopulmonale Aspergillose)
    Cave: Bei variabler Bioverfügbarkeit Wirkspiegel monitoren

- Isavuconazol (Cresemba®): First-line-Therapie der invasiven Aspergillose und der Mukormykose: Oral und i.v., enthält kein Cyclodextrin, daher bei Niereninsuffizienz geeignet.
- Voriconazol (Vfend®, Generika): First-line-Therapie der invasiven Aspergillose: Oral und i.v.
  Cave: Blutspiegel messen! Dosierung in mg/kg auch bei Oralisierung!
- Posaconazol (Noxafil®): Prophylaxe bei Hochrisikopatienten (Neutropenie bei Leukämie-Therapie, SZT, GvHD); Second-line-Therapie der invasiven Aspergillose und Mukormykose: Oral und i.v.,
  Cave: Dosisanpassung bei Wechsel von Suspension und Tabletten!

NW.: Gastrointestinale Beschwerden; neurologische Störungen durch Voriconazol (gute ZNS-Wirkspiegel), Herzinsuffizienz durch Itraconazol, Leberwerterhöhungen u.a., Isavuconazol: QT-Verkürzung

WW aller Azol-Antimykotika mit verschiedenen Medikamenten beachten (Interaktionen über Cytochrom P450)!

- Echinocandine: Synthesehemmung der Pilzzellwand
  - Caspofungin (Cancidas®), Micafungin (Mycamine®), Anidulafungin (Ecalta®) - alle mit gleichem Wirkspektrum; nur i.v.; für Candidämie, sonstige Candidainfektionen bei instabilen Patienten und alternativ bei invasiver Aspergillose. Bei Caspofungin: Dosisreduktion bei Leberinsuffizienz
  - Anidulafungin: Keine Dosisanpassung bei eingeschränkter Nieren- oder Leberfunktion
  - Micafungin: Auch zur Candida-Prophylaxe bei SZT oder Neutropenie; Reservemittel

  Weitere Infos zu Dosierung WW/NW/KI: Siehe Herstellerangaben

INTERSTITIELLE LUNGENERKRANKUNGEN (ILD) [J84.9]

Syn: Diffuse Lungenparenchymerkrankungen (DPLD)

Def: Gruppe von pulmonalen Erkrankungen, die mit einer Schädigung des Lungeninterstitiums und je nach Form auch mit der Beteiligung des Alveolarepithels, der Atemwege sowie pulmonaler Blut- und Lymphgefäße einhergehen.

Ep.: Inzidenz: 10 - 25/100.000/J.

Ät.: A) Bekannte Ursachen (50 % d.F.)

1. Infektionen (z.B. Pneumocystis jirovecii, Viren)
2. Inhalative Noxen:
   - Anorganische Stäube: Pneumokoniosen (Silikose, Asbestose, Berylliose, usw.)
   - Organische Stäube: Exogen-allergische Alveolitis (EAA)
   - Rauchen (Smoking related ILD [SR-ILD])
   - Gase, Dämpfe, Aerosole verschiedener Gefahrstoffe, Haarspray
3. Nichtinhalative Noxen, z.B.:
   - Pharmaka (z.B. Bleomycin, Busulfan, Amiodaron → Internet: *www.pneumotox.com*)
   - Herbizide (z.B. Paraquat)
   - Ionisierende Strahlen (Strahlenpneumonitis)
4. Kreislaufbedingte Lungenschäden, z.B.:
   - Chronische Stauungslunge bei Linksherzinsuffizienz
   - Fluid lung (bei chronischer Niereninsuffizienz)
   - Akutes Lungenversagen (ARDS)
5. Systemerkrankungen, z.B.:
   - Sarkoidose (M. Boeck)
   - Rheumatische Erkrankungen: Rheumatoide Arthritis und Kollagenosen (CTD-ILD), Vaskulitiden
   - Speicherkrankheiten: Amyloidose, M. Gaucher usw.
6. Aspirationspneumonie
7. Darm und Lebererkrankungen
   - M. Crohn, Colitis ulcerosa
   - Primäre biliäre Zirrhose, chronisch aktive Hepatitis
8. Pulmonale Hämorrhagiesyndrome: Goodpasture-Syndrom, idiopathische Lungensiderose, usw.
9. Angeborene Erkrankungen: Tuberöse Sklerose, Neurofibromatose, Niemann-Pick-Krankheit
10. Graft-versus-Host-Reaktion

B) Unbekannte Ursachen (50 % d.F.)

Idiopathische interstitielle Pneumonie (IIP) - Prävalenz: ca. 70 (w) bzw. 80 (m)/100.000

Klassifikation der IIP:

(ATS = American Thoracic Society und ERS = European Respiratory Society, 2013)

1. Hauptformen der idiopathischen interstitiellen Pneumonien (major IIPs)
   - Chronisch fibrosierende IIPs
     - Idiopathische pulmonale Fibrose (IPF, 55%)
     - Nicht-spezifische interstitielle Pneumonie (NSIP, 25%)
   - Tabakrauch-assoziierte IIPs (SR-ILD, 15%)
     - Respiratory bronchiolitis interstitial lung disease (RB-ILD)
     - Desquamative interstitielle Pneumonie (DIP)
     - Pulmonale Langerhans-Zell-Histiozytose (PLCH)

   } 95 %
   - Akute/subakute IIPs
     - Kryptogen organisierende Pneumonie (COP, 3%)
     - Akute interstitielle Pneumonie (AIP, 1%)
2. Seltene idiopathische interstitielle Pneumonien (rare IIPs)
   - Lymphozytäre interstitielle Pneumonie (LIP, <1%)
   - Pleuroparenchymale Fibroelastose (PPFE)
3. Unklassifizierbare idiopathische interstitielle Pneumonien (unclassificable IIPs)

Klinik der relevantesten ILD					
Klinische Diagnose	**IPF**	**NSIP**	**Sarkoidose**	**EAA**	**CTD**
Pathologisches Muster	UIP	NSIP	Nichtverkäsende Granulome	Nichtverkäsende Granulome	NSIP, UIP
Nikotin von Bedeutung	Ja	Nein	Nein	Nein	Ja
Mittleres Alter (Jahre)	60	50	20-40	57	59
Beginn	Schleichend	Schleichend bis akut	Akut oder schleichend	Akut oder schleichend	Subklinisch, schleichend/ fulminant
Ansprechen auf Steroide	Nein	Gut	Sehr Gut	Gut	Abhängig von CTD-Typ
Kompl. Remission möglich	Nein	Ja	Ja	Ja	Je nach CTD-Typ
Bronchoalveoläre Lavage (BAL)					
BAL-Befunde, die die klinische Diagnose unterstützen können	Keine Lymphozytose, Eosinophilie und Neutrophile erhöht	Makrophagen, Lymphozyten, Neutrophile erhöht	Lymphozyten erhöht (> 25 %), ggf. Neutrophile erhöht, CD4/CD8-Ratio > 3,5	Lymphozyten stark erhöht (> 50 %), ggf. Neutrophile, Mastzellen, Eosinophile erhöht	Abhängig von CTD: Lymphozyten, Neutrophile erhöht
CT-Thoraxbefunde					
Lokalisation	Peripher basal subpleural	Peripher basal subpleural	Apikal/Zentral	Apikal/Mitte	Peripher basal/subpleural
Retikuläre Zeichnung	Ja	Ja	Ja	Ja	Ja
Noduläre Zeichnung	Nein	Nein	Interlobär/ inter-lobulär, peribronchial, subpleural, scharf begrenzt	Zentrilobulär unscharf begrenzt	Zentrilobulär bei Sjögren-Syndrom, ILD
Milchglastrübungen	Kaum	Ja	Ja	Zentrilobulär	Ja
Konsolidierungen	Nein	Ja	Ja	Ja	Ja
Traktionsbronchiektasen	Ja	Ja	Ja	Ja	Ja

Abkürzungen (siehe auch oben): n = normal; BAL = Bronchoalveoläre Lavage; CDT = Connective Tissue Disease associated ILD

KL.:
- Progrediente Belastungsdyspnoe, später Ruhedyspnoe, Tachypnoe
- Trockener Reizhusten
- Müdigkeit, Gewichtsverlust
- Bei COP evtl. Fieber (Fehldiagnose: Pneumonie!)
- Im fortgeschrittenen Stadium: Zyanose, Trommelschlegelfinger, Uhrglasnägel, Cor pulmonale
- Die Atmung ist bei den Lungenfibrosen oberflächlich rasch und zeigt das "Door-stop-Phänomen": bei tiefer Inspiration tritt plötzlich Atemstopp ein
- Auskultation: Spätinspiratorisches Knisterrasseln = „Sklerosiphonie" (keine klingenden Rasselgeräusche wie bei Infiltrationen). Bei fortgeschrittener Lungenfibrose evtl. Quietschen/Knarren oder "Korkenreiben"

- Die Lungengrenzen sind bei fortgeschrittener Lungenfibrose hochgestellt.
- Symptome der Begleiterkrankung z.B. Gelenkschmerzen (Kollagenose)

Ko.: Pulmonale Hypertonie, Cor pulmonale, respiratorische Insuffizienz, Lungen-Ca

DD: Ausschluss bekannter Ursachen (siehe Ätiologie)

Di.: Durch interdisziplinäre Evaluation durch Pneumologen, Radiologen und Pathologen
- Anamnese
  - Erkrankungshistorie und Medikamentenanamnese
  - Expositionsanamnese im Beruf und Hobby
  - Raucheranamnese: Neben den SR-ILD ist Rauchen auch für andere ILD ein Risikofaktor
  - Parasiten/Infektionsanamnese: Reiseanamnese, HIV-Risikoverhalten
  - Familienanamnese
- Labor: Differentialblutbild, CRP, ANA (Kollagenosen), RF, Anti-GBM-Ak, ANCA (Vaskulitiden), ACE (Sarkoidose), LDH, präzipitierende Ak (EAA)
- Rö-Thorax: Vornehmlich retikuläre Transparenzminderung. Aber auch nodulär oder retikulonodulär möglich. ***Cave:*** 10 % ohne Auffälligkeiten im Rö-Thorax
- HRCT: Goldstandard. Ermöglicht eine frühere und genauere Diagnose der verschiedenen ILD als im Rö-Thorax. Bezüglich der radiologischen Muster der einzelnen ILD: Siehe Literatur
- Lufu: Restriktive Ventilationsstörung (TLC, VC erniedrigt), FEV_1/VC erhöht
- Diffusionsmessung (DLCO): Häufig erniedrigt, aber unspezifisch. Korreliert nicht mit Erkrankungsstadium
- Belastungstest: 6-Min.-Gehtest: Gehweite und Desoxygenierung sind gute Prognosefaktoren der ILD und korrelieren gut mit Erkrankungsstadium
- Bronchoalveoläre Lavage (BAL): Bei allen ILD mit Hämoptoe, akuter oder rascher Progression und bei V.a. Sarkoidose, EAA, cryptogen organisierende Pneumonie, Infektionen und Tumor
- Lungenbiopsie: Transbronchiale Biopsie, EBUS-TBNA (endobronchiale Ultrasonografie mit transbronchialer Nadelaspiration[sbiopsie] bei mediastinaler Lymphadenopathie), VATS (videoassistierte Thorakoskopie) oder offene Lungenbiopsie. Wahl des Verfahren ist abhängig von vermuteter ILD

Th.:
- Bei bekannter Ursache kausale Therapie, z.B.
  - bei infektiöser Genese Antibiotika
  - bei inhalativen Noxen Staub- bzw. Allergenkarenz; Rauchstopp
  - Therapie der Grunderkrankung z.B. der Kollagenose, Sarkoidose
- Medikamentös: Bei EAA, Sarkoidose, eosinophiler Pneumonie, COP, CTD, akuten Pneumokoniosen, akuter Strahlenpneumonitis, Medikamenten-assoziierter ILD: Prednison 0,5 - 1 mg/kg pro Tag. Je nach Verlauf und Ätiologie: Immunsuppressive Erhaltungstherapie mit Prednison 0,25 - 0,5 mg/kg KG/d
- Cyclophosphamid, Azathioprin, Mycophenolat-Mofetil
- Second line: Methotrexat und Ciclosporin A. Ausnahme: SSc-ILD: Keine Hochdosis-Steroidtherapie (***Cave:*** Renal Crisis)
  Medikamentöse Therapie der IPF: Siehe Kap. „Idiopathische pulmonale Fibrose [J84.1]
- Nichtmedikamentös: Bei hypoxischer respiratorischer Insuffizienz O_2-Langzeittherapie, pulmonale Rehabilitation, bei Ateminsuffizienz nichtinvasive Beatmung, Rauchstopp
- Ultima Ratio: Lungen- oder Herz-Lungen-Transplantation

Idiopathische pulmonale Fibrose (IPF) [J84.1]

Def: Form einer chronisch progredient verlaufenden, fibrosierenden interstitiellen Pneumonie unbekannter Ursache, die auf die Lunge begrenzt bleibt und mit dem histologischen und/oder radiologischen Muster einer gewöhnlichen interstitiellen Pneumonie (UIP) einhergeht.

Ep.: Primär bei älteren Erwachsenen > 50 Jahre, Inzidenz 10/100.000/J.

Risiko: Rauchen, gastroösophagealer Reflux, Umweltbelastung (z.B. Metallstäube), evtl. chronische Virusinfektionen

KL.: Belastungsdyspnoe, später Ruhedyspnoe, persistierender Husten, Trommelschlegelfinger, bibasales Knisterrasseln

Di.: Diagnosekriterien der IPF (American Thoracic Society and European Respiratory Society)
- Ausschluss anderer bekannter Ursachen einer ILD
- Bei Patienten ohne chirurgische Lungenbiopsie: Vorliegen eines UIP-Musters im HRCT
- Bei Patienten mit chirurgischer Lungenbiopsie: Passendes HRCT-Muster und Biopsiebefund mit vorwiegendem UIP-Muster

Ko.: Akute Exazerbation (Letalität > 50 %)

Th.: - Pirfenidon (Esbriet®): Bei leichter bis mittelschwerer IPF
Dos: Einschleichend bis 2.400 mg/d; NW: Photosensibilität
- Nintedanib (Ovef®): In allen Stadien der IPF
Dos: Keine Aufdosierung nötig:150 mg Kps. 2 x/d, NW: Diarrhö und Übelkeit.
- Alle Patienten mit IPF sollten Säureblocker oder H_2-Antagonisten erhalten, Sauerstofflangzeittherapie, pulmonale Rehabilitation
- Ultima Ratio: Lungentransplantation

Pg.: 5-Jahresüberleben: 20 - 40 %

Pulmonale Langerhans-Zell-Histiocytosis (PLCH) [C96.6]

Syn: früher pulmonale Histiocytosis X

Def: Seltene Erkrankung, die bei Kindern disseminiert verläuft, bei Erwachsenen (fast ausschließlich Raucher) meist pulmonale Manifestation; Entwicklung einer Lungenfibrose und Ausbildung von Lungenzysten. Ätiologie unbekannt.

Pat: Granulomatöse Entzündung des Lungeninterstitiums; die Granulome bestehen aus Histiozyten, eosinophilen Leukozyten, Lymphozyten, Plasmazellen und zentralen Langerhans-Zellen.

KL.: Belastungsdyspnoe, später Ruhedyspnoe

Rö./CT: Noduläre Verdichtungen + Zysten

Ko.: Spontanpneumothorax (Zystenruptur); respiratorische Insuffizienz, evtl. Osteolysen

Di.: Anamnese - Klinik - HR-CT - bronchoalveoläre Lavage [> 5 % CD1-positive Lymphozyten (= Histiozyten)] - Histologie

Th.: Rauchverbot, Glukokortikosteroide, evtl. Immunsuppressiva; bei Hypoxämie O_2-Therapie, evtl. Lungentransplantation(siehe auch *www.histio.org*)

PNEUMOKONIOSEN (STAUBINHALATIONSKRANKHEITEN) [J64]

Def: Pneumokoniosen sind Lungenerkrankungen, die durch Inhalation von anorganischem Staub hervorgerufen werden. Lungenerkrankungen durch Inhalation von organischen Stäuben zählen nicht zu den Pneumokoniosen im Sinne der ursprünglichen Definition.

Vo.: Häufigste zur Invalidität führende (meldepflichtige) Berufskrankheit der Lunge
1. Aktive Pneumokoniosen durch Quarzstaub (Silikose), Asbeststaub (Asbestose), Berylliumstaub/-rauch (Berylliose), Aluminiumstaub (Aluminose)
2. Inerte Pneumokoniosen (ohne wesentlichen Krankheitswert) z.B. durch Staubinhalation von Eisen

SILIKOSE [J62.8]

Meldepflichtige Berufskrankheit (BK) unter der BK-Nr. 4101 (Silikose), BK-Nr. 4102 (Siliko-TB) und BK-Nr. 4111 (COB und Emphysem von Steinkohlenbergleuten, wenn der Versicherungsfall nach dem 31.12.92 eintrat)

Syn: Quarzstaublungenerkrankung, Bergarbeiterpneumokoniose, coal worker's pneumoconiosis (CWP)

Vo.: Häufigste Pneumokoniose: Metallhütten und Walzwerke (Formsand), Steinbruchindustrie, Glas-/Porzellan-/Keramikindustrie, Sandstrahlarbeiten, Textilindustrie (Jeans-Produktion)
Häufiger als reine Quarzstaubsilikose sind Mischstaub-Pneumokoniosen bei Kohle- und Erzbergarbeitern: Bergarbeiterpneumokoniose (80 % d.F.).

Pat: Nur kristalliner Quarz sowie die SiO_2-Modifikationen Cristobalit und Tridymit mit einer alveolengängigen Korngröße < 5 µm (= Feinstaub) führen zur Silikose. Die SiO_2-Partikel werden von Alveolarmakrophagen aufgenommen, die dadurch untergehen und das SiO_2 wieder freisetzen; neue Makrophagen setzen den Fressprozess fort. Der Makrophagenzerfall übt eine fibroblastische Reizwirkung aus: im Lungeninterstitium entstehen durch Neubildung von kollagenem und retikulärem Bin-

degewebe Knötchen (bestehend aus staubbeladenen Histiozyten/Makrophagen, einem zellfreien Kern und einer kollagenen Faserhülle).
Typisch ist die Schrumpfungstendenz der Silikoseknötchen mit Ausbildung eines perifokalen Emphysems. Durch Konfluenz der Knötchen bilden sich größere Schwielen mit Deformierungen im Bereich der Lungen.

KL.: Die leichte Silikose ist i.d.R. symptomlos. Auffällig ist das Missverhältnis zwischen geringem auskultatorischen Befund gegenüber oft ausgedehnten röntgenologischen Veränderungen. Frühsymptom ist eine Belastungsdyspnoe, in fortgeschrittenen Fällen wird ein graues Sputum produziert.

Ko.: 1. Infektanfälligkeit der Lunge mit gehäuftem Auftreten bronchopulmonaler Infekte und in 10 % Lungentuberkulose (Siliko-TB): Rezidivneigung, langwierige Therapie!

2. Chronisch obstruktive Bronchitis (COB), Lungenemphysem, Cor pulmonale
Die BK-Nr. 4111 ermöglicht es, eine COB und/oder Lungenemphysem bei Steinkohlenbergleuten Untertage und bei Erreichen einer kumulativen Feinstaubdosis von 100 Staubjahren zu entschädigen, auch wenn noch keine Silikose vorliegt (Feinstaubjahre = mg/m^3 x Arbeitsjahre).
2. Verdopplung des Lungenkrebsrisikos im Vergleich zur Bevölkerung ohne Silikose: Lungenkrebs bei Silikose (BK-Nr. 4112)
3. Erhöhtes Risiko für die Entwicklung einer progressiven systemischen Sklerose (PSS)

Merke: Die obstruktive Ventilationsstörung bestimmt das Ausmaß der Beschwerden, die Leistungsminderung und die Prognose!

Sonderform:
Caplan-Syndrom [M05.1]: Kombination von Silikose mit RA (Silikoarthritis)

Rö.: Klassifikation röntgenologischer Staublungenbefunde nach der International Labour Organization - ILO (zum Vergleich der Befunde dient ein Standard-Filmsatz der ILO; beziehbar über den Hauptverband der Berufsgenossenschaften).

Anfangs kommt es zu einer maschenförmigen Verstärkung der Lungenzeichnung, aus der kleine rundliche Fleckschatten entstehen. Diese Herde werden eingeteilt nach ihrem Durchmesser in P (bis 1,5 mm), Q (bis 3 mm) und R (bis 10 mm).
Die Ausdehnung oder Streuung der röntgenologischen Veränderungen wird klassifiziert nach 3 Hauptstufen, von denen jede in 3 Drittelstufen unterteilt ist, sodass insgesamt 9 Stufen existieren: 0/1, 1/0, 1/1; 1/2, 2/1, 2/2; 2/3, 3/2, 3/3. Der Streuungsgrad 1/0 gilt als Verdacht, 1/1 als sichere eben beginnende Silikose.

Größere Schwielenbildungen werden klassifiziert nach ihrer Ausdehnung:
A (0 - 5 cm), B (zwischen A und C), C (größer als rechtes Lungenoberfeld).
Bei Beteiligung der Hiluslymphknoten mit Verkalkungen der Randsinus kann es zum Bild des "Eierschalenhilus" kommen.

Lufu: Es besteht häufig keine parallele Beziehung zwischen Ausmaß der Röntgenveränderungen und Lungenfunktionseinschränkung. Obwohl die Silikose als Erkrankung aus der Gruppe der Lungenfibrosen eine restriktive Ventilationsstörung erwarten lässt, bestimmen komplizierend hinzutretende obstruktive Ventilationsstörungen das Ausmaß der Lungenfunktionsstörung. Diese treten meist erst auf im Stadium der verschwielenden Silikose. Paracelsus sprach bereits vom "Bergmannsasthma“. In der gutachterlichen Praxis wird die Silikose erst als entschädigungspflichtige BK anerkannt bei Nachweis einer Einschränkung der Lungenfunktion und einem Streuungsgrad von mindestens 1/1 oder Vorliegen großer Schatten.

Di.: Berufsanamnese + Klinik + Röntgenbefund (wichtige Verlaufsuntersuchung); HRCT

Th.: Konsequente Behandlung von Infekten (Antibiotika) oder einer komplizierenden Obstruktion (Bronchodilatatoren, inhalative Steroide): siehe Therapie der chronisch-obstruktiven Bronchitis und des Asthma bronchiale.

Prg: Frühe Ausbildung einer Silikose bei massiver Quarzstaubexposition ist möglich, aber selten. Meist vergeht eine Latenz von 10 - 15 Jahren bis zur Ausbildung einer klinisch fassbaren Silikose. Auch nach Expositionsbeendigung kann die Erkrankung fortschreiten. Durch konsequente Behandlung obstruktiver Ventilationsstörungen kann die Prognose entscheidend gebessert werden.

Pro: Staubbekämpfung (Feuchtbohren, Staubabsaugung, Belüftung der Stollen), Masken mit Feinstaubfilter (Einzelheiten siehe Unfallverhütungsvorschriften), regelmäßige arbeitsmedizinische Vorsorgeuntersuchungen.

DURCH ASBEST VERURSACHTE PLEUROPULMONALE ERKRANKUNGEN

Meldepflichtige Berufskrankheit (BK) unter der BK-Nr. 4103 (Asbestose oder durch Asbestfasern verursachte Lungenfibrose und Pleuraerkrankungen), BK-Nr. 4104 (durch Asbest verursachter Lungen-, Larynx- und Ovarialkrebs), BK-Nr. 4105 (durch Asbest verursachte Mesotheliome der Pleura, des Peritoneums, des Perikards) und BK-Nr. 4114 (Lungenkrebs durch Asbest und PAK = polyzyklische aromatische Kohlenwasserstoffe)

Ep.: Asbestherstellende und -verarbeitende Industrie: Asbestzement-, Asbesttextil-, Asbestisolierindustrie u.a. Bei der Zentralstelle asbestgefährdeter Arbeitnehmer in Deutschland sind ca. 500.000 Personen registriert; man rechnet mit einer Dunkelziffer in gleicher Höhe. Aufgrund der Latenz von 15 - 50 Jahren bis zum Auftreten eines Mesothelioms oder Lungenkarzinoms rechnet man mit einem Gipfel der Erkrankungen um das Jahr 2020. Asbestinduzierte Malignome sind in Deutschland die häufigsten Berufskrebse.

Pat: Asbest ist ein Sammelbegriff für faserförmig kristallisierte silikatische Mineralien. Ca. 95 % aller gewonnenen Asbeste sind Chrysotil (Weißasbest). Der Rest umfasst Krokydolith (Blauasbest), Amosit (Braunasbest), Anthophyllit und Tremolit. Als kritische Abmessungen für die karzinogene Wirkung eingeatmeter Asbestfasern gelten Abmessungen von: Länge > 5 µm und Durchmesser < 3 µm (L : D > 3 : 1).
Eingeatmete Asbestfasern, die länger sind als 15 µm (= ∅ eines Alveolarmakrophagen), können vom Organismus nicht mehr eliminiert werden, weder durch mukoziliare Klärung noch durch Phagozytose der Alveolarmakrophagen. Asbestfasern können sich im Lungengewebe in zahlreiche Längsfibrillen aufspalten. Alveolär deponierte Asbestfasern zeigen eine Pleurotropie, d.h. sie driften in Richtung Pleura und akkumulieren subpleural. Typisch für Asbestose ist der pathologische Nachweis von Asbestkörperchen oder Asbestfasern in der Lunge.
Zur Abschätzung des Tumorrisikos dient der Begriff Faserjahre, der die Faserkonzentration in der Atemluft und die Expositionsjahre berücksichtigt:
1 Faserjahr = 1 x 10^6 Fasern/m^3 x 1 Jahr. Während sich das Lungenkrebsrisiko bei ca. 25 Faserjahren verdoppelt, können Mesotheliome schon nach geringeren Asbestexpositionen auftreten ohne Nachweis einer Minimalasbestose.

Pg.: 1. Fibrogene Wirkung (Bindegewebsbildung):
- Asbestose [J61]: Asbestinduzierte Lungenfibrose mit fibrosierender Alveolitis, Vermehrung der Alveolarmakrophagen und Aktivierung von Fibroblasten

  4 Schweregrade:
  I. Minimalasbestose: Nur mikroskopisch zu diagnostizieren (fibrosierende Lungenveränderungen + Asbestkörperchen)
  II. Fibrose der Alveolargänge
  III. Konfluierende Fibrosierungen
  IV. Fortgeschrittene Lungenfibrose, zusätzlich wabige Hohlräume
- Pleuraplaques [J92.9]
- Diffuse Pleurafibrose [J94.1]

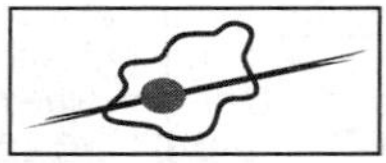

Makrophage mit Asbestfaser

2. Karzinogene Wirkung:
- Lungenkarzinom und Mesotheliome [C45.9] (meist der Pleura, seltener des Peritoneums, sehr selten des Perikards)
- Larynxkarzinom: Neben den Hauptrisikofaktoren Rauchen und Alkohol gilt auch Asbestexposition als Risikofaktor für Larynxkarzinom; Ovarialkrebs

Für die fibrogene Wirkung gibt es eine Dosis-Wirkungs-Beziehung, für die karzinogene Wirkung nicht.

Beachte: Bei der Kombination von Asbestexposition + Rauchen ist das Risiko, an einem Lungenkarzinom zu erkranken, größer als die Summe beider Risikofaktoren (überadditive oder multiplikative Wirkung)! Die Latenzzeit zwischen Beginn der Asbesteinwirkung und Auftreten von Tumoren beträgt 15 - 50 Jahre. Das Mesotheliom ist in der Allgemeinbevölkerung (ohne Asbesteinwirkung) so extrem selten, dass bis zum Beweis des Gegenteils jedes Mesotheliom als asbestinduziert angesehen werden muss ("Signaltumor"). Versicherungsrechtlich muss eine Exposition mit Asbest in der Arbeitsanamnese vorgelegen haben.

KL.: 1. Asbestose:
Fortgeschrittene Fälle zeigen die Symptom-Trias: Dyspnoe, Knistern über der Lunge, Fibrose im Röntgenbild. Die röntgenologische Klassifikation erfolgt nach Vorschlägen der International Labour Organization (ILO). Die Lungenveränderungen finden sich bevorzugt in den Unterlappen in Form streifiger bis klecksiger kleiner Verdichtungen, die nach zunehmender Größe mit s, t und u bezeichnet werden.

Lungenfunktion: restriktive Ventilationsstörung
Ko.: Lungenkarzinom, Mesotheliom, Larynxkarzinom; respiratorische Insuffizienz und Cor pulmonale

2. Pleuraplaques, diffuse Pleurafibrose und Asbestpleuritis:
Pleuraplaques sind Zeichen der Asbestexposition, jedoch keine Präkanzerose. Typisch für Pleuraplaques, die verkalkt sein können, ist oft der beidseitige Befall, der Befall der lateralen und diaphragmalen Pleura sowie eine Größenzunahme über die folgenden Jahre. Plaques verursachen keine Beschwerden.
Empfindlichster Nachweis: HRCT (High-Resolution-CT)

Merke: Fast alle Lungenasbestosen weisen pleurale Veränderungen auf. Bei Lungenfibrosen ohne Pleuraveränderungen (im HRCT) muss an die Möglichkeit anderer Ursachen gedacht werden.

Asbestpleuritis [J92.0] ist die häufigste pleuropulmonale Asbestkomplikation in den ersten 20 Jahren nach Exposition und äußert sich durch rezidivierende kleine Pleuraergüsse, oft ohne weitere Symptome.

3. Lungenkarzinom:
Die Anerkennung eines Lungenkarzinoms als durch Asbest verursachte Berufskrankheit erfordert den Nachweis sog. Brückensymptome:
   - In Verbindung mit Asbestose (auch Minimalasbestose) oder
   - In Verbindung mit durch Asbeststaub verursachter Erkrankung der Pleura oder
   - Bei Nachweis der Einwirkung einer kumulativen Asbestfaserstaubdosis am Arbeitsplatz von mind. 25 Faserjahren (Einzelheiten: Siehe Kap. Lungenkarzinom)
4. Durch Asbest verursachtes malignes Mesotheliom (bis zu 50 % aller berufsbedingten Todesfälle!):
Am häufigsten der Pleura, seltener des Peritoneums, sehr selten des Perikards
   - Pleuramesotheliom: Thoraxschmerzen, Luftnot, Husten, Pleuraerguss u.a.
   - Peritonealmesotheliom: Unklare Abdominalbeschwerden, Aszites u.a.
5. Larynxkarzinom: Frühsymptom z.B. Heiserkeit; Ovarialkrebs (*siehe Internet*)

Di.:
- Berufsanamnese + Klinik
- Bronchoskopie/Thorakoskopie/Laparoskopie mit Biopsie/Histologie
- Röntgen-Thorax, CT des Thorax
- Bronchoalveoläre Lavage (BAL) mit Nachweis von Asbestfasern und Alveolitis
- Selten wegweisend: Ergusszytologie (mit DNA-Zytometrie u.a. Spezialuntersuchungen)

Th.: Progrediente fibrosierende Asbest-bedingte Lungenfibrose: Nintedanib
Mesotheliom: Palliative Systemtherapie (Chemotherapie, z.B. Cisplatin + Pemetrexed); Immuncheckpoint-Inhibitoren, ggf. multimodale Therapie in Zentren; evtl. radikale Chirurgie mit kompletter Pleurektomie + Chemotherapie

Prg: des Mesothelioms: Schlecht; kurative Therapie meist nicht möglich; mittlere Überlebenszeit ca. 1 Jahr (Bronchialkarzinom: siehe dort)

Pro: Primärprävention: Verbot asbesthaltiger Arbeitsstoffe (Deutschland seit 1993, EU-weit seit 2005)
Sekundärprävention: Bei unvermeidbarer Exposition: Staubbekämpfung, Arbeitsschutzanzug + Feinstaubfilter, außerdem arbeitsmedizinische Vorsorgeuntersuchungen.

EXOGEN-ALLERGISCHE ALVEOLITIS (EAA) [J67.9]

Meldepflichtige Berufserkrankung (BK) unter der Nr. 4201 (Exogen-allergische Alveolitis) und Nr. 1315 (Isocyanat-Alveolitis)

Syn: Hypersensitivity pneumonitis, Hypersensitivitätspneumonitis

Def: Durch Inhalation verschiedener organischer Antigene kommt es bei genetisch disponierten Personen zu einer Hypersensitivitätsreaktion der Lunge (Alveolen, Interstitium).

Ät.: Am häufigsten berufliche Exposition gegen bestimmte Antigene (→ meldepflichtige Berufskrankheiten). Von den > 300 beschriebenen Antigenen werden hier nur die häufigsten aufgeführt:

Krankheit	Antigen	Antigenquelle
1. Tierische Proteine		
Vogelhalter-/Vogelzüchterlunge (am häufigsten)	Verschiedene Vogelproteine (IgA, Mucine aus Exkrementen)	Wellensittiche, Kanarienvögel, Tauben, Hühner, Truthähne
Tierhändlerlunge	Verschiedene Tierproteine (u.a. Urinproteine)	Ratten, Wüstenrennmäuse
Laborantenlunge	Verschiedene Tierproteine (u.a. Urinproteine, „Tierfellstaub")	Verschiedene Labortiere
2. Mikroorganismen		
Farmerlunge (am zweithäufigsten)	Thermoactinomyces vulgaris Saccharopolyspora rectivirgula Absidia corymbifera Eurotium amstelodami	Schimmliges Heu Schimmlige Silage
Befeuchterlunge	Thermoactinomyces vulgaris Thermoactinomyces sacchari Thermoactinomyces candidus	Kontaminierte Luftbefeuchter (vor allem Ultraschallvernebler) Kontaminierte Wasserreservoirs Kontaminierte Zierbrunnen usw.
Käsewäscherlunge	Penicillium casei	Schimmlige Käserinde
Pilzzüchterlunge	Thermoactinomyces sacchari	Schimmlige Komposterde
Saunalunge	Aureobasidium pullulans	Kontaminierter Saunawasserkübel, bzw. Saunaaufgusswasser
„Hot-tub-lung"	Mycobacterium avium	Whirlpools
Metallbearbeitungslunge	Mycobacterium immunogenum	Metallkühlwasser
3. Chemische Stoffe		
Chemiearbeiterlunge	Isocyanate Anhydride	Polyurethanschaum-Herstellung Sprayfarben Zweikomponentenklebstoffe
Epoxidharzlunge	Phthalsäureanhydrid	erhitzte Epoxidharze
Pyrethrum-Pneumonitis	Pyrethrum (aus Chrysanthemenblüten extrahiertes Stoffgemisch)	Insektizide

Seltenere Formen der EAA: Maschinenarbeiterlunge; Dampfbügeleisenalveolitis, Fußpflegealveolitis, Blasinstrumenten-Spielerlunge, Bettfedernalveolitis u.a. (→ *siehe Internet*)

Anm.: Isocyanate können sowohl ein allergisches Asthma bronchiale (häufiger) als auch eine exogen-allergische Alveolitis (seltener) verursachen.

Pg.: Kombinierte Immunkomplex- (Typ III-) und zellgebundene (Typ IV-) Hypersensitivitätsreaktion mit Ausbildung präzipitierender Antikörper vom Typ IgG. Da nur < 15 % aller Exponierten eine EAA entwickeln, spielen prädisponierende genetische Faktoren eine Rolle. Bei anhaltender Antigenexposition kann sich eine Lungenfibrose ausbilden. - Raucher haben ein geringeres Risiko für die Entwicklung einer EAA.

KL.: Verlaufsformen:

1. Akute Verlaufsform: Akuter Krankheitsbeginn (4 - 8 h nach Antigenexposition) mit Husten, Dyspnoe, Fieber, evtl. Glieder-/Kopfschmerzen, evtl. Schüttelfrost; Abklingen der Beschwerden meist nach 24 h, sofern keine weitere Antigenexposition besteht.
2. Subakute und chronische Form: Schleichender Beginn mit zunehmendem Husten, Luftnot, evtl. Müdigkeit, Gewichtsverlust

Ko.: Lungenfibrose, Cor pulmonale

Ausk: Häufig oberfeldbetonter Auskultationsbefund mit Rasselgeräuschen und Quietschen in der Inspiration

Röntgen Thorax und HRCT: Im akuten und subakuten Stadium evtl. unauffällig oder fleckige Infiltrate - im chronischen Stadium retikulo-noduläre Infiltrate.

Lufu: Restriktive Ventilationsstörung mit Verminderung der Vitalkapazität, Totalkapazität, Compliance und der Diffusionskapazität, (Belastungs-) Hypoxämie. In 40 % zusätzliche obstruktive Ventilationsstörung

Lab: Leukozytose, BSG ↑
Nachweis präzipitierender Antikörper (vom Typ IgG) gegen das verdächtige Antigen. Dabei ist zu beachten, dass präzipitierende Antikörper auch bei symptomlosen (gesunden) exponierten Personen gefunden werden können (z.B. 40 % aller Taubenzüchter!) und lediglich eine stattgefundene Exposition belegen.

Bronchoalveoläre Lavage (BAL): Sensitive Diagnostik der EAA. Im akuten Schub massenhaft neutrophile Granulozyten (Stunden bis wenige Tage anhaltend), im chronischen Stadium sind > 50 % aller Zellen Lymphozyten (CD8-Lymphozytose).
T-Helferlymphozyten/zytotoxische T-Zellen (CD4/CD8) < 1,0 (normal etwa 2,0)

Inhalative Provokationstests: Sind i.d.R. nicht erforderlich und auch nicht ungefährlich.

Lungenbiopsie: Nur bei unklaren Fällen. Bei chronischer EAA Trias: Interstitielle lympho-plasmozytäre Infiltrate, nicht-verkäsende Epitheloidzellgranulome mit Riesenzellen und in Bronchiolen hineinragende Bindegewebspolypen

DD:
- Im akuten Stadium: Bronchopulmonale Infekte, "unklare" Pneumonien, Asthma bronchiale, Metallrauchfieber, toxisches Lungenödem, Organic dust toxic syndrome (ODTS) = Drescherfieber durch Dreschstaub in der Landwirtschaft (evtl. schwierig abzugrenzen von Farmerlunge!).
- Im chronischen Stadium: Lungenfibrosen anderer Genese

DD	Allergisches Asthma bronchiale	Allergische Alveolitis
– Atopiker in der Familie	Häufig	–
– Allergische Rhinitis u./o. Konjunktivitis in der Eigenanamnese	Häufig	–
– Lokalisation	Bronchiolen und kleinere Bronchien (Ödem und zäher Schleim)	Alveolen und Interstitium (zelluläre Infiltration, Granulome)
– Klinischer Beginn	Asthma anfallsartig, sofort nach Antigenkontakt	Dyspnoe, Husten, Fieber, 4 - 8 h nach Antigenkontakt (bei der akuten Form)
– Auskultation	trockene RG	evtl. feuchte RG
– Röntgenbild	Unauffällig, evtl. Überblähung	Retikulo-noduläre Verdichtungen
– Lungenfunktion	Obstruktive Ventilationsstörung	Restriktive Ventilationsstörung, Diffusionsstörung
– Antikörpernachweis	Spezifische Ak vom Typ IgE	Präzipitierende Ak vom Typ IgG

Di.: Berufsanamnese mit Exposition gegenüber einem bekannten Auslöser + Klinik (anfallsartige respiratorische Symptome 4 - 8 h nach Exposition) + Nachweis präzipitierender Antikörper + BAL

Th.: Bei Expositionsprophylaxe (Berufswechsel) klingen die Beschwerden meist ab.
Bei akuten Beschwerden Kortikosteroide geben. Der Nutzen einer längerfristigen Steroidtherapie (evtl. auch in inhalativer Form) ist in Studien bisher nicht untersucht worden, wird aber oft praktiziert.

Prg: Im akuten Stadium günstig, im chronischen Stadium hängt die Prognose davon ab, wie weit die Lungenfibrose fortgeschritten ist.

Pro: Maßnahmen zur Vermeidung von Schimmelbildung, sorgfältige Wartung von Befeuchteranlagen, evtl. Tragen von Atemschutzgeräten; außerdem arbeitsmedizinische Vorsorgeuntersuchungen.

LUNGENKARZINOM [C34.9]

Syn: Bronchialkarzinom

Ep.: 25 % aller männlichen, 12 % aller weiblichen Krebspatienten; Inzidenz in Europa: 52/100.000 Personen/J.; m : w = 3 : 1 (Ausnahme Adenokarzinom → m : w = 1 : 6) Häufigste Krebstodesursache bei Männern. Bei Frauen auf Platz 2 nach Brustkrebs.
Häufigkeitsgipfel 55. - 60. Lebensjahr, 5 % der Patienten sind < 40 J.

Ät.: 1. Karzinogene:

- Zigarettenrauchinhalation ist für 85 % der Lungenkarzinome verantwortlich. Dauer und Ausmaß des Zigarettenkonsums bestimmen das Lungenkrebsrisiko. Entscheidend für die Höhe des Krebsrisikos sind die Packungsjahre (= Zahl der täglich gerauchten Packungen x Raucherjahre) = „pack years“ (py). 40 py → 10-faches Krebsrisiko. Bis 30faches Risiko bei Raucherbeginn im Jugendalter. Kombination von Zigarettenrauchen mit Exposition gegenüber beruflichen Karzinogenen potenziert das Lungenkrebsrisiko (z.B. Rauchen potenziert das Krebsrisiko durch Asbest ganz erheblich). Passivrauchen erhöht das Risiko für Lungenkrebs um den Faktor 1,3 - 2,0.
- Berufliche Karzinogene sind für ca. 5 % der Lungenkarzinome verantwortlich, davon fallen > 90 % d.F. zu Lasten von Asbest.

BK Nr.	11 Lungenkrebserzeugende Arbeitsstoffgruppen
1103	Chrom VI-Verbindungen: Insb. Zink-, Kalzium- und Strontiumchromat (Chromatlungenkrebs)
1108	Arsenverbindungen: Arsentrioxid (= Arsenik), Arsenpentoxid, arsenige Säure, Arsensäure und ihre Salze (Arsenlungenkrebs)
1310	Haloether, insb. Bischlormethylether (BCME-Lungenkrebs)
1311	Dichlordiethylsulfid: Lost, Senfgas (Lost-Lungenkrebs)
2402	Ionisierend strahlende Stoffe: Radon, Radonfolgeprodukte, Uran (Schneeberger Lungenkrebs, Wismut-Bergbau)
4104	Asbestarten: Chrysotil, Krokydolith, Amosit, Anthophyllit, Aktinolith, Tremolit (Asbestlungenkrebs)
4109	Nickelmetall, Nickelsulfid und sulfidische Erze, Nickeloxid, Nickelkarbonat (Nickellungenkrebs)
4110	Kokereirohgase
4112	Lungenkrebs durch Quarzstaub (Siliziumdioxid)
4113	PAH-Lungenkrebs durch polyzyklische aromatische Kohlenwasserstoffe bei Nachweis der Einwirkung einer kumulativen Dosis von mind. 100 Benz[a]pyren-Jahre [(µg/m³) x Jahre]
4114	Lungenkrebs durch das Zusammenwirken von Asbestfaserstaub und PAH bei Nachweis der Einwirkung einer kumulativen Dosis, die einer Verursachungswahrscheinlichkeit von mind. 50 % entspricht

- Umweltbedingte Kanzerogene: Radon in Wohnungen, Passivrauchen, Industrie- und Verkehrsabgase; Dieselabgase

2. Andere Risikofaktoren: Lungennarben ("Narbenkarzinom" und "Kavernenkarzinom"); unbekannte Faktoren (Adeno-Ca.)
3. Genetische Disposition: 2-3fach erhöhtes Risiko für Personen, bei denen ein Elternteil an Lungenkarzinom erkrankt ist. Bestimmte Genvarianten auf Chromosom 14 erhöhen bei Rauchern das Risiko, an Lungenkrebs zu erkranken.

Pg.: Mehrstufenkonzept bei Lungenkrebsentstehung:
1. Exposition gegenüber karzinogenen Stoffen } Latenzzeit ca. 30 Jahre
2. Genetische Schäden durch Karzinogene
3. Epitheldysplasie → Carcinoma in situ

Pat: Makroskopische Formen nach Lage und Ausbreitung:
1. Zentrales (hilusnahes) Lungenkarzinom (70 %), meist kleinzellige oder Plattenepithelkarzinome
2. Peripheres Lungenkarzinom (25 %) tritt oft als Rundherd röntgenologisch in Erscheinung. Sonderform: Pancoast-Tumor, der von der Pleurakuppel auf die Thoraxwand übergreift.
3. Diffus wachsendes Lungenkarzinom (3 %), z.B. Alveolarzellkarzinom (klinisch: "Krebspneumonie")

Hi.: Da bei jedem dritten Tumor verschiedene histologische Anteile in demselben Tumor kombiniert sein können, findet man unterschiedliche Prozentzahlen in der Literatur. Der Anteil kleinzelliger Lungenkarzinome nimmt immer mehr ab. Auch werden mehr periphere Karzinome beobachtet.

1. Kleinzelliges Lungenkarzinom = SCLC = "small cell lung cancer" (15 %):
   Vorwiegend zentral lokalisiert, schlechteste Prognose, in 80 % bei Diagnosestellung bereits metastasiert. Tumorverdopplungszeit nur 10 - 50 Tage (= Problem der Frühdiagnostik!). Zellen sehen oft wie Haferkörner aus ("oat cell carcinoma") und können Hormone sezernieren (z.B. ACTH, Calcitonin u.a.) → paraneoplastische Endokrinopathien
2. Nicht-kleinzelliges Lungenkarzinom = NSCLC = "non-small cell lung cancer" (85 %)
   - Plattenepithelkarzinom (ca. 35 %), vorwiegend zentral lokalisiert; Tumorverdopplungszeit ca. 300 Tage
   - Adenokarzinom (ca. 40 %; Häufigkeit steigend), oft peripher lokalisiert - häufigste Krebsform bei Nichtrauchern; aber auch Raucher können gel. daran erkranken. w > m; Tumorverdopplungszeit ca. 180 Tage. 40 % aller Narbenkarzinome sind Adenokarzinome.
     Das Adenokarzinom ist gekennzeichnet durch Schleimbildung oder durch drüsiges/azinäres Wachstum, eine papilläre Differenzierung oder tapetenförmige Ausbreitung entlang der Alveolarsepten und Bronchiolen beim bronchioloalveolären Karzinom.
   - Großzelliges Lungenkarzinom (ca. 10 %)
   - Adenosquamöses Karzinom
   - Sarkomatoides Karzinom
   - Karzinoidtumor
   - Bronchialdrüsentumor

Grade der Differenzierung: G_1 (gut), G_2 (mäßig), G_3 (schlecht differenziert), G_4 (undifferenziert)
Die Gradierung G_1 bis G_3 wird für Plattenepithelkarzinome, Adenokarzinome und adenosquamöse Karzinome angegeben. Kleinzellige Karzinome und großzellige Karzinome werden als G_4 (undifferenziert) eingestuft.

Immunphänotyp: Mit immunhistochemischen Zusatzuntersuchungen (auch Biomarker PD-L1) können die Typen klarer voneinander abgegrenzt werden und Unterscheidungen zwischen primären Lungenkarzinomen und pulmonalen Metastasen anderer Organtumoren besser differenziert werden.

Molekularpathologie: Mutationsanalyse von Oberflächenstrukturen der Zelle, die zielgerichtete Behandlungen ermöglicht. Zur Zeit EGFR, ALK, ROS1, BREF V600-Mutation, NTRK-Fusionen. Bei unzureichenden Biopsien für molekulare Diagnostik: Liquid Biopsy (Blutuntersuchung)

Metastasierung:
- Regionärer Lymphknotenbefall: Tritt frühzeitig in Erscheinung (siehe unten)
- Hämatogene Fernmetastasen sind beim kleinzelligen Karzinom häufig schon bei Diagnosestellung vorhanden.
  4 häufige Lokalisationen: Leber - Gehirn - Nebennieren - Skelett (insbes. Wirbelsäule)

TNM-Klassifikation (UICC 2017), Kurzfassung:

T_{is}	Carcinoma in situ
T_1	Größter Durchmesser ≤ 3 cm, umgeben von Lungengewebe oder viszeraler Pleura, Hauptbronchus nicht beteiligt.
$T_{1a(mi)}$	Minimalinvasives Adenokarzinom
T_{1a-c}	Größter Durchmesser T_{1a} ≤ 1 cm, T_{1b} 1 - ≤ 2 cm, T_{1c} 2 - ≤ 3 cm
T_2	Größter Durchmesser ≤ 5 cm oder Infiltration des Hauptbronchus unabhängig von Abstand von der Carina, keine direkte Invasion der Carina. Infiltration der viszeralen Pleura oder tumorbedingte partielle Atelektase oder obstruktive Pneumonie
T_{2a-b}	Größter Durchmesser T_{2a} 3 - ≤ 4 cm, T_{2b} 4 - ≤ 5 cm
T_3	Größter Durchmesser > 5 cm - ≤ 7 cm. Infiltration von Thoraxwand (inkl. parietale Pleura oder Sulcus superior), Nervus phrenicus oder parietales Perikard. Zusätzlich Tumorknoten im selben Lungenlappen wie Primärtumor.
T_4	Größter Durchmesser >7 cm oder mit direkter Infiltration von Zwerchfell, Mediastinum, Herz, großen Gefäßen, Trachea, Recurrens, Ösophagus, Wirbelkörper oder Carina Zusätzlich Tumorknoten in einem anderen ipsilateralen Lungenlappen
N_0	Keine Lymphknotenmetastasen
N_1	Metastasen in ipsilateralen, peribronchialen u./o. ipsilateralen hilären Lymphknoten u./o. intrapulmonalen Lymphknoten oder direkte Invasion der Lymphknoten
N_2	Metastasen in ipsilateralen mediastinalen u./o. subkarinalen Lymphknoten
N_3	Metastasen in kontralateralen mediastinalen, kontralateralen hilären, ipsi- oder kontralateral tief-zervikalen oder supraklavikulären Lymphknoten
M_0	Keine Fernmetastasen
M_{1a}	Separate Tumorknoten in einem kontralateralen Lungenlappen. Pleura mit knotigem Befall. Maligner Pleuraerguss. Maligner Perikarderguss
M_{1b}	Isolierte Fernmetastasen in einem extrathorakalen Organ
M_{1c}	Mehrere Fernmetastasen in einem oder mehreren Organen

Stadiengruppierung (Lungenkarzinom)			
St. 0	Tis	N0	M0
St. IA$_1$	T1$_{mi}$	N0	M0
St. IA$_2$	T1b	N0	M0
St. IA$_3$	T1c	N0	M0
St. IB	T2a	N0	M0
St. IIA	T2b	N0	M0
St. IIB	T1a, b, c	N1	M0
	T2a, b	N1	M0
	T3	N0	M0
St. IIIA	T1a,b,c T2a,b	N2	M0
	T3	N1	M0
	T4	N0, N1	M0
St. IIIB	T1a,b,c,T2a,b	N3	M0
	T3	N2	M0
	T4	N2	M0
St. IIIC	T3	N3	M0
	T4	N3	M0
St. IVA	Jedes T	Jedes N	M1a,b
St. IVB	Jedes T	Jedes N	M1 c

Untergruppen des Stadium III A (N2)	
IIIA1	Inzidenteller Nachweis von mediastinalen Lymphknotenmetastasen bei der postoperativen histologischen Untersuchung des Resektates
IIIA2	Intraoperativer Nachweis
IIIA3	Präoperativer Nachweis durch Mediastinoskopie, Feinnadelbiopsie oder PET
IIIA4	Ausgedehnte oder fixierte N2 Metastasen oder Metastasen in mehreren Lymphknotenstationen

T1$_{mi}$ = Minimal invasives Adenokarzinom

Da das kleinzellige Lungenkarzinom zum Zeitpunkt der Diagnose meist schon metastasiert ist, wird beim SCLC auch folgende Einteilung benutzt:

- Metastasen in mehreren Lymphknotenstationen - very limited disease (nach UICC T_{1-2} N_{0-1}): Ca. 5 %
- Limited disease (nach UICC T_{3-4} N_{0-1} und T_{1-4} N_{2-3}): Ca. 20 %
- Extensive disease (nach UICC M_1): Ca. 75 %

KL.: Im Frühstadium gibt es keine typischen Symptome. Die Erkrankung wird in der Mehrzahl der Fälle spät (zu spät) diagnostiziert. Husten, Dyspnoe und Thoraxschmerz sind unspezifische Symptome, Hämoptysen sind oft ein Spätsymptom.

Merke: Asthma und Bronchitis mit kurzer Anamnese, rezidivierende Pneumonien und sog. therapieresistente Erkältungskrankheiten sind im Alter > 40 J. immer auch karzinomverdächtig!

Rekurrensparese, Phrenikuslähmung, Pleuraexsudat (bes. wenn blutig), Einflussstauung sind beim Lungenkarzinom Spätsymptome und meist Zeichen der Inoperabilität, ebenso das

- Pancoast-Syndrom [C34.1]:
  Peripheres Lungenkarzinom der Lungenspitze, das Pleurakuppe und Thoraxwand arrodiert und dabei Halssympathikus und zervikale Nervenwurzeln schädigt:
  - Knochendestruktion der 1. Rippe und des 1. BWK
  - Plexusneuralgie (Armschmerzen), Interkostalneuralgie
  - Horner-Symptomenkomplex (Miosis, Ptosis, scheinbarer Enophthalmus)
  - Armschwellung (Lymph- und Venenstauung)
- Bronchioloalveoläres Adenokarzinom (selten)
  - Rö.: Vortäuschung einer chronischen Pneumonie
  - Reizhusten mit schleimig-wässrigem Auswurf
  - Meist inoperabel, weil diffus lokalisiert
- Paraneoplastische Syndrome (bes. beim kleinzelligen Karzinom, welches sich vermutlich von Zellen des APUD-Systems herleitet):
  - Paraneoplastische Endokrinopathien: z.B.
    · Cushing-Syndrom durch ektope ACTH-Produktion (häufigste paraneoplastische Erkrankung)
    · Syndrom der inadäquaten ADH-Sekretion (SIADH)
    · Tumorhyperkalzämie durch ektope Produktion parathormonverwandter Peptide (PTHrP)
    · Hypoglykämie (Produktion von Insulin-like-growth-factor II [IGF-II])
  - Paraneoplastische Neuropathien und Myopathien: z.B.
    · Lambert-Eaton-Syndrom mit myasthenieartiger Schwäche der proximalen Extremitätenmuskulatur (erschwertes Treppensteigen) und evtl. Doppelbilder/Ptosis; Labor: Ak gegen VGCC (voltage-gated calcium channel). Th.: der Grundkrankheit, evtl. Prednisolon, evtl. Immunglobuline i.v.
    · Paraneoplastische Kleinhirndegeneration (evtl. Nachweis von Anti-Yo-Ak)
    · Nachweis von Anti-Hu-Ak (15 %) mit oder ohne neurologische Störungen
    · Polymyositis und Dermatomyositis
  - Thrombozytose (1/3 d. Patienten) und Thromboseneigung!
  - Selten hypertrophe pulmonale Osteoarthropathie (Pierre-Marie-Bamberger-Syndrom) mit Trommelschlegelfingern, Uhrglasnägeln, Gelenkschmerzen in Knöcheln, Knien, Händen. Meist ist dieses Syndrom jedoch Folge einer chronischen Hypoxie.

- Erstmanifestation eines Lungenkarzinoms durch seine Metastasen bei vorerst unbekanntem Primärtumor: Cancer of unknown primary site = CUP-Syndrom (siehe dort)

Rö./CT: Es gibt keine Art von Transparenzminderung hinter der sich nicht auch ein Lungenkarzinom verbergen kann.

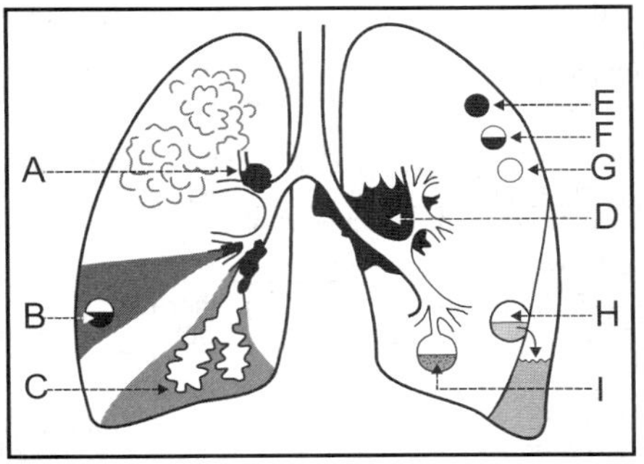

Erscheinungsbilder des Tumors:
A) Obstruktionsemphysem
B) Atelektase mit Abszedierung
C) Atelektase mit Bronchiektasen
D) Zentrales Lungenkarzinom, evtl. mit poststenotischer Pneumonie
E) Solitärer Rundherd
F) Rundherd mit Einschmelzung
G) Ringschatten
H) Nekrotischer Rundherd mit Einbruch in Pleurahöhle
I) Nekrotischer Rundherd mit Durchbruch in einen Bronchus und sekundärer Infektion

DD: eines isolierten Lungenrundherdes: [R91]
- Maligne: Lungenkarzinom(40 %)
  Isolierte Metastase (10 %)
- Benigne: Tuberkulom (25 %)
  Chondrom, Neurinom, Fibrom, andere seltene Ursachen

Bei einem Lungenrundherd sind folgende Faktoren besonders karzinomverdächtig:
- Raucheranamnese
- Alter > 40 J.
- Fehlende Verkalkung
- Spiculae, die vom Rundherd ins Lungenparenchym strahlen.
- Größenzunahme im Vergleich zu älteren Vergleichsaufnahmen

Merke: Ein Rundherd bei Patienten > 40 J. ist bis zum Beweis des Gegenteils ein Karzinom! (Möglichst alte Vergleichsbilder heranziehen.) Die Diagnose sollte ohne Zeitverlust geklärt werden.

Lab: Tumormarker haben beim Lungenkarzinom keine wesentliche Bedeutung (weder in der Diagnostik noch in der Nachsorge)

DD: Husten, Brustschmerzen anderer Genese

Merke: Im Alter > 40 J. bei Rauchern immer an Lungenkarzinom denken! Jeder Husten (neu aufgetretener Husten oder Veränderungen des Hustencharakters), der trotz Therapie länger als 3 - 4 Wochen andauert, muss definitiv abgeklärt werden!

Screening: Derzeit kein routinemäßiges Screening der Bevölkerung sinnvoll. Screening mit Low-dose-CT führte bei der umschriebenen Gruppe der 55 - 74jährigen mit mind. 30 Packyears Zigarettenrauchen zu einem Überlebensvorteil und kann daher nach Leitlinie 2018 angeboten werden.

Di.:
1. Lokalisationsdiagnostik:
   - Röntgen-Thoraxaufnahme in 2 Ebenen
   - CT, HRCT, Spiral-CT mit 3D-Bildern und virtueller Bronchoskopie (kein Ersatz für Bronchoskopie), CT sollte vor der Bronchoskopie erfolgen.
   - PET-CT: Empfindlichste Methode zum Aufspüren eines evtl. bislang unbekannten Primärtumors (CUP = Carcinoma of unknown primary [C80.0]) und evtl. Metastasen
2. Bioptisch-histologische Diagnose durch:
   - Bronchoskopie, evtl. elektromagnetisch gesteuerte Navigationsbronchoskopie
     Die bronchoskopische Identifikation kanzeröser Gewebeveränderungen kann durch Autofluoreszenz-Bronchoskopie verbessert werden (LIFE = Lung Imaging Fluorescence Endoscopy).
   - EBUS = endobronchialer Ultraschall, ggf. mit Feinnadelbiopsie mediastinaler Lymphknoten
   - Bei peripheren Rundherden > 2 cm CT oder sono-gesteuerte transthorakale Punktion.
   - Videoassistierte Thorakoskopie (VATS), Mediastinoskopie, diagnostische Thorakotomie
3. Diagnostik zum Ausschluss von Fernmetastasen (z.B. Sonografie der Leber, MRT oder CT des Gehirns, Knochenszintigrafie, PET, Knochenmarkpunktion)

4. Präoperative Lungenfunktionsdiagnostik: Diese soll vor eingreifenden diagnostischen Schritten stehen, denn bei schlechter Lungenfunktion verbietet sich von vornherein eine Lungenteilresektion (funktionelle Inoperabilität)! Operabilität für Pneumektomie bei FEV_1 > 2,0 l (80 % Soll) und Diffusionskapazität (DLCO) > 60 % Soll; für Lobektomie bei FEV_1 > 1,5 l und DLCO > 60 % Soll. Bei schlechten Werten Zusatzdiagnostik mit Blutgasen, Lungenfunktionsszintigrafie und Spiroergometrie. Berechnung der zu erwartenden postoperativen Lungenfunktion (Perfusionsszintigrafie und Lungenfunktion).
   Spiroergometrie: Geringeres Risiko bei maximaler Sauerstoffaufnahme > 20 ml/kg/min
   Bei 16 - 20 ml/kg/min mittleres Risiko; bei 10 - 15 ml/kg/min hohes Risiko, bei < 10 ml/kg/min Inoperabilität auch für Lobektomie.
5. Engmaschige Vorsorgeuntersuchungen von Risikogruppen (z.B. Asbestexponierte, ehemalige Arbeiter des Uranbergbaus): Sputumzytologie mit DNS-Zytometrie (sicherer Nachweis von Tumorzellen), Low dose Spiral-CT (0,2 - 1,0 mSv): Tumornachweis ab 2 mm ∅

Th.: S3-Leitlinie (2018) und Onkopedia Leitlinie Oktober 2019 Lungenkarzinom:

1. **Kleinzelliges Lungenkarzinom = SCLC (15 %):** Primär Radio-/Chemotherapie
   Da das kleinzellige Lungenkarzinom zum Zeitpunkt der Diagnose meist schon disseminiert ist, muss primär systemisch therapiert werden.
   - Die Operation ist keine Standardbehandlungsmethode.
   - Aufgrund nicht-randomisierter Studien kann im Stadium I (eventuell II) eine Operation erwogen werden. Neoadjuvante Chemo-/Radiotherapie kann den Tumor präoperativ verkleinern.

   A) Limited disease (25 %):
   - Resektion mit kurativer Zielsetzung + bimodale Therapie: Polychemotherapie und Radiatio (bis $T_2N_0M_0$)
   - Polychemotherapie: PE-Schema (Cisplatin + Etoposid) 4 - 6 Zyklen alle 3 Wochen (hohe Remissionsraten, geringe Dauer)
   - Radiatio: Mediastinum, 40 Gy, hyperfraktioniert, simultan im 1. Chemotherapiezyklus
   - Prophylaktische Schädelbestrahlung nach Erreichen einer Remission → verbesserte Prognose

   B) Extensive disease (75 %): Therapieansatz palliativ und unimodal
   - Polychemotherapie: Carboplatin + Etoposid + Atezolizumab
   - Radiatio bei Skelettmetastasen sowie oberer Einflussstauung
   - Prophylaktische Schädelbestrahlung bei Ansprechen auf Chemotherapie

2. **Nicht-kleinzelliges Lungenkarzinom = NSCLC (85 %):** Primär Chirurgie
   Stad. I/II/IIIA ($T_3N_1M_0$):
   - Radikale Operation mit Lymphknotendissektion
   - Bei funktioneller Inoperabilität parenchymsparende Operation oder definitive Radiatio
   - Bei Brustwandinfiltration zusätzlich postoperative Radiatio lokal
   - Adjuvante Chemotherapie in den Stadien II/IIIA1/IIIA2

   Pancoast-Tumoren Stad. II - IIIB: Neoadjuvante Radio-/Chemotherapie mit anschließender Operation

   Stad. IIIA mit inzidentellen N_2-Lymphknoten (IIIA1); Stad. III A2: Maligne Zellen erst im Operationspräparat nachgewiesen: Operation mit adjuvanter Chemotherapie und anschließender Radiatio des Mediastinums

   Stad. IIIA3 (präoperativer Nachweis von N_2-Metastasen): Neoadjuvante Radiatio mit anschließender Operation oder definitive Radio-/Chemotherapie

   Stad. IIIA4, IIIB (andere als $T_4N_{0/1}M_0$): Radio-/Chemotherapie, gefolgt von Durvalumab (falls PD-L1 positiv) für 1 Jahr als konsolidierende Immuntherapie

   Stad. IIIB, IV: Kombinierte Chemotherapie über 4 - 6 Zyklen mit einer Cisplatin-basierten Kombination. Nicht-Plattenepithelkarzinom zusätzlich Bevacizumab möglich.

   Oligometastatische Erkrankung (OMD, Stadium IVA): Definitive Lokaltherapie + Kombinationschemotherapie (z.B. Operation, stereotaktische Bestrahlung von Hirnmetastasen)

   Personalisierte Tumortherapie: 4 EGFR-TKIs: Gefitinib, Erlotinib, Afatinib, Osimertinib (bei aktivierenden Mutationen der EGFR-TK); Anti-EGFR-Antikörper: Necitumumab; ALK-Inhibitoren: Crizotinib, Ceritinib, Alectinib, Brigatinib (bei ALK-Positivität); ROS1-Translokation: Crizotinib. Bei BRAF-V600-Mutation Trametinib oder Dabrafenib. Immuncheckpoint-Inhibitoren: PD1-Inhibitoren: Nivolumab, Pembrolizumab; PDL1-Inhibitoren: Avelumab, Atezolizumab; Anti-CTLA-4-Ak: Ipilimumab

   Stad. IV: PD-L1 Expression ≥ 50%: Pembrolizumab oder platinhaltige Chemo- + Immuntherapie

   Stad. IV: PD-L1 Expression < 50%, ECOG 0 - 1 : Platinhaltige Kombinationschemotherapie, Alternative Immuntherapie: Carboplatin/Paclitaxel + Bevacizumab bei Nicht-Plattenepithelkarzinom

   Stad. IV, ECOG2: Platinbasierte Kombinationschemotherapie, evtl. Monotherapie

Stad. IV, Nicht-Plattenepithelkarzinom: Cisplatin/Pemetrexed anschließend Erhaltungstherapie mit Pemetrexed

Palliative Therapie: Schmerztherapie nach dem WHO-Stufenschema, Bisphosphonate bei Knochenmetastasen, Chemotherapie (z.B. Gemcitabin), Erhaltungstherapie mit Pemetrexed; Radiotherapie (extern und evtl. endoluminal mit ^{192}Iridium), bronchoskopische Verfahren (Stent, Lasertherapie, evtl. als photodynamische Therapie), bildgestützte Thermoablation.
Bei SIADH Einsatz von Tolvaptan (selektiver Antagonist des Arginin-Vasopressinrezeptors-2).

Prg: Schlecht: 5-Jahresüberlebensrate bei neu diagnostiziertem Lungenkarzinom bei Männern 16 %, bei Frauen 21 %.
Fast 2/3 aller Fälle bereits bei Diagnose, vom restlichen Drittel ein Teil intraoperativ, inoperabel! Die mediane Überlebenszeit im Stadium IIIB/IV beträgt bei unselektionierter Behandlung 8 - 18 Monate, kann jedoch bei therapeutisch angehbaren molekularen Veränderungen > 4 J. betragen.- Daher steht und fällt die Prognose des Lungenkarzinoms mit der Frühdiagnose.

Prognostische Faktoren:
1. Histologischer Typ
2. Tumorstadium (Ausbreitung)
3. Allgemeinzustand des Patienten, Alter und Geschlecht (Frauen zeigen höhere 5-Jahresüberlebensquoten)
4. Immunologisches Verhalten (niedrige Lymphozytenzahl und negative Hautteste vom verzögerten Typ → schlechte Prognose)

NSCLC: 5-Jahresüberlebensquoten:
St. IA (T_1,N_0,M_0): ≈ 70 % - St. IB (T_2,N_0,M_0): ≈ 50 % - St. IIA: ≈ 45 % - St. IIIA: ≈ 25 %

SCLC: Die Chemotherapie führt beim kleinzelligen Lungenkarzinom im Stadium limited disease zu hohen Remissionsraten, die jedoch häufig nur von begrenzter Dauer sind. In Kombination mit einer Strahlentherapie werden ca. 5 % definitive Heilungen beobachtet (ein solches Therapieregime ist allerdings rel. toxisch!).

Pro: Verzicht auf Rauchen, Raucherentwöhnungsprogramme anbieten! Nach Abstinenz sinkt das Krebsrisiko langsam und nähert sich nach 15 Jahren dem Risiko eines Nichtrauchers. Verzicht auf krebserzeugende Arbeitsstoffe, Arbeitsschutzmaßnahmen bei unvermeidbarem Umgang mit Karzinogenen! Langfristige Einnahme von ASS scheint bei Frauen das Lungenkrebsrisiko zu senken.

Merke: Ca. 30 % aller Krebserkrankungen und mehrere Millionen Todesfälle jährlich werden durch Rauchen verursacht! Was dies an Leiden und Kosten verursacht, kann man sich kaum vorstellen! Mit dem Rückgang des Zigarettenkonsums sinkt auch die Inzidenz des Lungenkrebses!

CUP-SYNDROM = cancer of unknown primary site syndrome [C80.0]

Def: Tumorerkrankungen, bei denen nach Abschluss der primären Diagnostik nur Metastasen, jedoch kein Primärtumor gefunden wird. Auch bei Obduktionen findet man den Primärtumor nur in ca. 70 % d.F. Häufigkeit der gefundenen Primärtumoren: Lungenkarzinom (27 %), Pankreaskarzinom (24 %), Tumor von Leber oder Gallenwege (bis 15 %), Nierenzellkarzinom (ca. 5 %), Darmkarzinom (ca. 5 %) u.a.

Vo.: Ca. 3 % aller Tumorkrankheiten

KL.:
- Kurze Anamnese mit unspezifischen Beschwerden, evtl. paraneoplastische Syndrome
- In 85 % d.F. disseminierte Metastasierung (Lymphknoten, Lunge, Leber, Knochen) bereits bei Diagnosestellung

Di.:
- Anamnese/Klinik
- Gynäkologische (bei Frauen) und urologische Untersuchung (bei Männern)
- CT: Hals, Thorax, Abdomen, Becken; evtl. PET
- Labor-Screening mit PSA (Männer > 40 J.), AFP, hCG,
- Histologie/Immunhistologie, evtl. molekulargenetische Diagnostik der Metastasen: Adeno-Ca. (80 %), Plattenepithel-Ca. (15 %)
- Evtl. Zytologie (Aszites, Pleuraerguss)

Th.: Keine evidenzbasierte Therapie; Polychemotherapie; mutationsspezifische Therapie nach dem Ergebnis einer Genexpressionsanalyse: EGFR-Inhibitoren und VEGF-Ak, Immuncheckpoint-Inhibitoren

Prg: Lebenserwartung meist < 12 Monaten

ANDERE EPITHELIALE LUNGENTUMOREN

1. Bronchialadenom [D38.1]:
   Altersgipfel: 3. - 4. Lebensjahrzehnt; oft zentral lokalisiert, wächst langsam in die Lichtung eines Bronchus mit den Folgen:
   - Bronchialverschluss, Atelektasen, rezidivierende Pneumonien
   - Bronchiektasenbildung, evtl. Lungenblutung
   Maligne Entartung möglich
2. Neuroendokrine Tumoren der Lunge - WHO-Klassifikation:
   • Low- bis intermediate-grade Karzinoidtumoren:
     - Typisches Karzinoid (TC)
     - Atypisches Karzinoid (AC)
   • High-grade Tumoren:
     - Kleinzelliges Lungenkarzinom (SCLC)
     - Großzelliges neuroendokrines Karzinom (LNEC)
     (Weitere Infos: *Siehe Internet*)
3. Adenoid-zystisches Karzinom (Zylindrom):
   Histologisches Bild ähnlich den adenoid-zystischen Karzinomen der Speicheldrüsen.
   Metastasierung mit perineuraler Ausbreitung → ungünstige Prognose

MESENCHYMALE LUNGENTUMOREN

1. Benigne: Am häufigsten Chondrome (= gutartige Hamartome)
   Ferner: Osteome, Lipome, Fibrome u.a.
2. Maligne: Sarkome (selten)

Metastatische (sekundäre) Lungentumoren

1. Lymphangiosis carcinomatosa [C79.88] durch lymphogene Metastasierung (bes. bei Magen- und Mammakarzinom)
2. Hämatogene Lungenmetastasen [C78.0](bei verschiedenen Malignomen)
   Einzelne Lungenmetastasen können operativ entfernt oder minimal-invasiv zerstört werden, z.B. durch Mikrowellenablation oder Lasertherapie.

STÖRUNGEN DES LUNGENKREISLAUFS

LUNGENÖDEM [J81]

Def: Massiver Austritt von Flüssigkeit aus den Lungenkapillaren in das Interstitium und den Alveolarraum.

Ät.: A) Kardiales Lungenödem (am häufigsten):
Linksherzinsuffizienz mit Druckanstieg im Lungenkreislauf: Herzinfarkt, Myokarditis, hypertone Krise, Herzrhythmusstörungen, dekompensierte Klappenvitien u.a.
Anm. zur Mitralstenose: Die leichte Mitralstenose neigt eher zum Lungenödem als die schwere Mitralstenose, weil sich bei letzterer eine Wandverdickung der Pulmonalgefäße (Pulmonalsklerose) ausgebildet hat, sodass Drücke bis 40 mmHg toleriert werden.

B) Nichtkardiales Lungenödem:
- • Herabgesetzter onkotischer Druck: Fluid lung bei Oligo-/Anurie (Niereninsuffizienz), Albumin < 25 g/l (Intensivpatienten)
- • Erniedrigter Alveolardruck:
  - Postexpansionsödem: Zu schnelle Abpunktion eines großen Pleuraergusses (nicht mehr als max. 1,5 l an einem Tag abpunktieren)
  - Höhenkrankheit: Oberhalb einer Höhe von ca. 1.500 - 2.000 m besteht das Risiko für eine Höhenkrankheit bei großer individueller und geographischer/klimatischer Schwankungsbreite. (Acute Mountain Sickness = AMS)
    Pg.: Erniedrigter Alveolardruck + O_2-Mangel mit pulmonaler Vasokonstriktion (Euler-Liljestrand-Reflex)

Leitsymptome sind Kopfschmerzen + 1 Zusatzsymptom (Übelkeit, Müdigkeit, Schwäche, Schwindel, Schlafstörungen)
Ab 4.000 m bekommen 7 % aller Bergsteiger ein Höhenlungenödem (high altitude pulmonary edema = HAPE), insbesondere bei mangelnder Höhenanpassung/zu schnellem Aufstieg.
Die schwerste Form der Höhenkrankheit ist das Höhenhirnödem (High Altitude Cerebral Edema = HACE).
Leitsymptome: Ataxie, Bewusstseinsstörungen, starke Kopfschmerzen, Erbrechen, Halluzinationen, Sehstörungen u.a.

- Permeabilitätssteigerung der Lungenkapillaren:
  - Allergisch (anaphylaktischer Schock)
  - Toxisch (Reizgase, Alkylphosphatester, Magensaftaspiration, Heroinintoxikation). Die Ursachen des toxischen Lungenödems sind z.T. die gleichen wie beim toxisch verursachten ARDS.
- Andere Ursachen: Lungenembolie, Schädelhirntraumen u.a.

PPh: Reabsorption < Filtration

Pg.: der respiratorischen Insuffizienz beim Lungenödem:
Lungencompliance und Vitalkapazität ↓
Atemwegswiderstand und Transferstrecke ↑

4 Stadien des Lungenödems:

1. Interstitielles Lungenödem: Ödem des Lungengewebes
2. Alveoläres Lungenödem: Exsudation und Transsudation von seröser Flüssigkeit in Alveolen und Bronchiolen
3. Schaumbildung mit Ausdehnung der ursprünglichen Flüssigkeitsmenge
4. Asphyxie

KL.:

- **Interstitielles Lungenödem:**
  Tachypnoe, verschärftes Atemgeräusch, evtl. Giemen,
  Dyspnoe, Orthopnoe, Husten (Asthma cardiale)

  Merke: Das interstitielle Lungenödem (z.B. "fluid lung" bei Niereninsuffizienz) ist nur röntgenologisch nachweisbar (symmetrische, schmetterlingsförmige Transparenzminderung perihilär und in den Unterfeldern), während man auskultatorisch außer evtl. Giemen nichts hören kann. Erst das alveoläre Lungenödem imponiert durch feuchte Rasselgeräusche, die im ausgeprägten Fall auch ohne Stethoskop hörbar sind.

- **Alveoläres Lungenödem:**
  - Schwerste Dyspnoe, Angst, Zyanose/Blässe
  - Feuchte Rasselgeräusche, die man im ausgeprägten Fall auch ohne Stethoskop hört (Rasseln und "Kochen" über der Brust).
  - Schaumiges Sputum
- Blutdruck unterschiedlich: · Bei hypertoner Krise ↑
  · Bei Schocksymptomatik ↓
- Lungensonografie: Deutlich höhere Sensitivität im Vergleich zum Rö. Thorax, Zeichen der pulmonalen Überwässerung (B-Linien-Zunahme) bei noch asymptomatischen Patienten möglich
- Rö. Thorax: Parahiläre schmetterlingsförmige Transparenzminderung, bei Linksherzinsuffizienz Herzverbreiterung, Kerley B-Linien bei interstitiellem Lungenödem (horizontale Streifen beidseits laterobasal im Bereich der Recessus costodiaphragmatici); Milchglaszeichnung bei alveolärem Lungenödem

DD:

- Kardiales Lungenödem: Zeichen der Linksherzinsuffizienz (Klinik, Echo). Pulmonaler Kapillardruck > 18 mmHg.
- Nichtkardiales Lungenödem und ARDS: Fehlende Zeichen der Linksherzinsuffizienz (Klinik, Echo). Pulmonaler Kapillardruck < 18 mmHg.
- Pneumonie (Fieber, oft einseitiger Lungenbefund mit Infiltrationszeichen bei der Auskultation)
- Asthma bronchiale:

Kardiales Lungenödem	Asthma bronchiale
Kardiale Anamnese	Pulmonale Anamnese
Meist feuchte Haut	Trockene Haut
Feuchte RG basal	Trockene RG

Di.: Anamnese + Klinik + Röntgen Thorax/Echokardiografie

Th.: A) Sofortmaßnahmen:

1. Sitzende Lagerung mit tief hängenden Beinen (Senkung des hydrostatischen Druckes in den Lungengefäßen)
2. Sedierung: Morphin oder Diazepam: 5 mg langsam i.v., kontraindiziert bei Atemdepression und Hypotonie → Antidot für Morphin: Naloxon
3. O_2 per Nasensonde + Sekretabsaugung
4. Vorlastsenkung beim kardialen Lungenödem:
   · Nitroglyzerin: Sublingual als Spray oder per infusionem, Vorsicht bei Hypotonie (hier evtl. Nitroglyzerin niedrig dosiert in Kombination mit Dopamin)
   · Furosemid: Initial 20 - 40 mg i.v. (kontraindiziert bei Polyglobulie → hier Aderlasstherapie)
5. Inhalative Kortikosteroide bei allergisch/toxischem Lungenödem:
   Ob eine prophylaktische Anwendung von Kortikoidspray (initial alle 10 Min. 5 Hübe) das toxische Lungenödem nach Reizgasinhalation verhindern kann, ist umstritten. Ein Lungenödem kann nach einer Latenz bis > 12 h nach Reizgasinhalation plötzlich eintreten! → Patienten mind. 24 h stationär überwachen!
6. Evtl. unterstützende CPAP-Atmung (continuous positive airway pressure). Falls erforderlich Intubation und maschinelle Überdruckbeatmung mit positivem endexspiratorischen Druck (PEEP) und 100 % O_2
   Bei schwerem toxischen Lungenödem, das konservativ nicht zu beherrschen ist, Einsatz der extrakorporalen Membranoxygenierung (ECMO)

B) Kausale Therapie: z.B.

1. Nachlastsenkung bei hypertoner Krise: z.B. Nitroglyzerin (Einzelheiten: Siehe Kap. Hypertone Krise)
2. Behandlung einer akuten Linksherzinsuffizienz: (siehe Kap. Herzinfarkt)
3. Behandlung einer Herzrhythmusstörung
4. Bei Niereninsuffizienz mit Überwässerung: Dialyse
5. Albuminmangel: Ausgleich eines Eiweißmangels über Ernährung, evtl. Albumin-Substitution
6. Bei den ersten Anzeichen einer Höhenkrankheit: O_2-Gabe + sofort Abstieg bzw. Abtransport auf niedrige Höhe (+ symptomatische Therapie: Kalziumantagonisten, z.B. Nifedipin, Überdrucksack, bei HACE zusätzlich Dexamethason u.a.; Internet-Infos: *www.bexmed.de*; *www.high-mountains.de*)

COR PULMONALE [I27.9]

Def: (American Thoracic Society) Hypertrophie u./o. Dilatation des rechten Ventrikels als Folge einer Struktur-, Funktions- oder Zirkulationsstörung der Lunge mit pulmonaler Hypertonie.

Durch eine primäre Widerstandserhöhung im kleinen Kreislauf kommt es zu einer Druckbelastung des rechten Herzens. (Linksherzvitien und Shuntvitien mit sekundärem postkapillären Druckanstieg im kleinen Kreislauf zählen nicht zum Cor pulmonale, obgleich auch sie im Endeffekt zu einer Rechtsherzbelastung führen.)

Der rechte Ventrikel ist muskelschwächer als der linke Ventrikel und besitzt auch nicht die Fähigkeit zur Hypertrophie in dem Maße wie der linke Ventrikel.

Unterscheide:

- Akutes Cor pulmonale [I26.0]: Meistens Lungenembolie (siehe dort); ferner akuter Asthma bronchiale-Anfall
- Chronisches Cor pulmonale [I27.9]: Ursachen siehe dort

PULMONALE HYPERTONIE (PH) [I27.28] UND COR PULMONALE CHRONICUM (CPC) [I27.9] PULMONAL-ARTERIELLE HYPERTONIE [I27.0]

Internet-Infos: Siehe *ESC-Guideline; World Symposium of Pulmonary Hypertension, Nizza 2018*

Def:
- Pulmonale Hypertonie: Chronische Erhöhung des mittleren Pulmonalarteriendruckes (mPAP) in Ruhe > 20 mmHg + pulmonal vaskulärer Widerstand (PVR) > 3 Wood-Einheiten (WU)
- Pulmonal-arterielle Hypertonie: mPAP > 20 mmHg und PVR > 3 WU in Ruhe, pulmonal-arterieller Verschlussdruck (PAWP) ≤ 15 mmHg.

Andere Ursachen einer präkapillären pulmonalen Hypertonie müssen ausgeschlossen werden.
Anm.: Da auch Gesunde unter körperlicher Belastung mPAP-Werte > 30 mmHg haben können, werden die Druckwerte unter Belastung nicht in die Definition der PH einbezogen.

- Isolierte postkapilläre pulmonale Hypertonie (IpcPH): mPAP > 20 mmHg, (PAWP) > 15 mmHg, PVR < 3 WU
- Kombinierte prä- und postkapilläre pulmonale Hypertonie (CpcPH): mPAP > 20 mmHg, (PAWP) > 15 mmHg, PVR ≥ 3 WU
- Lungengefäßwiderstand $f = \frac{(mPAP - PCWP)}{HZV}$

HZV= Herzzeitvolumen, f = Faktor (abhängig von der gewählten Einheit)
Normal: < 10 Pa · ml^{-1} · s oder < 100 dyn · s · cm^{-5} oder < 1,25 Wood-Einheiten (WU) = mmHg/(l/min)

Ep.: Inzidenz < 1/100.000/J. Häufigste Ursachen sind Linksherz- und Lungenerkrankungen.

Ät.: Klassifikation der pulmonalen Hypertonie nach Nizza-Konferenz (2018):

1. **Pulmonal-arterielle Hypertonie (PAH)** (3 %)
   1.1 Idiopathische PAH (IPAH), Inzidenz 1/100.000/J., meist jüngere Frauen
   1.2 Hereditäre PAH (HPAH; Genmutationen: BMPR-2, ALK-1, ENG, SMAD9, CAV1, KCNK3). Bei 25 - 30 % der IPAH wird eine genetische Genese angenommen.
   1.3 PAH assoziiert mit Medikamenten, Drogen, Toxinen (drug-associated PAH = DPAH)
   1.4 PAH assoziiert (APAH) mit
   - Bindegewebserkrankungen
   - HIV-Infektion
   - Portaler Hypertension
   - Angeborenen Herzfehlern
   - Schistosomiasis

   1.5 Langzeit-Responder auf Kalziumantagonisten
   1.6 Pulmonale venookklusive Erkrankung und/oder pulmonale kapilläre Hämangiomatose
   1.7 Persistierende pulmonale Hypertonie des Neugeborenen (PPHN)
2. **Pulmonale Hypertonie (PH) bei Linksherzerkrankungen** = Syn: Linksherz-PH (65 %)
   2.1 Diastolische Dysfunktion
   2.2 Systolische Dysfunktion
   2.3 Klappenerkrankungen
   2.4 Angeborene/erworbene Obstruktion des Linksherz-Ausflusstraktes und angeborene Kardiomyopathien
3. **Pulmonale Hypertonie (PH) bei Lungenerkrankungen und/oder Hypoxämie** (30 %)
   3.1 Obstruktive Lungenkrankheit
   3.2 Restriktive Lungenkrankheiten
   3.3 Andere Lungenerkrankungen mit gemischtem restriktiven und obstruktiven Muster
   3.4 Hypoxie ohne Lungenerkrankungen
   3.5 Entwicklungsstörungen der Lunge
4. **Chronische thromboembolische pulmonale Hypertonie (CTEPH)** (2 %):
   Organisierte Thromben nach Lungenembolie(n); Vo.: Ca. 4 % der Lungenembolien; 3 Typen:
   4.1. Chronisch thrombembolische pulmonale Hypertonie
   4.1.1 Typ 1 (20 %): Thrombus im Hauptstamm; verdickte Intima mit netzartigen Veränderungen
   4.1.2 Typ 2 (70 %): Befall der Lappenarterien; verdickte Intima mit netzartigen Veränderungen
   4.1.3 Typ 3 und 4 (10 %): Weiter distal gelegene Veränderungen der Lungenarterien
   4.2. Andere pulmonal-arterielle Obstruktionen
5. **Pulmonale Hypertonie unklarer und/oder multifaktorieller Genese** (selten)
   5.1 Hämatologische Erkrankungen: Chronisch hämolytische Anämie, myeloproliferative Erkrankungen
   5.2 Systemische und metabolische Erkrankungen: Sarkoidose, pulmonale Langerhans-Zell-Histiozytose, Glykogenspeicherkrankheiten, Morbus Gaucher, Neurofibromatose
   5.3 Andere Erkrankungen: Chronische Niereninsuffizienz mit/ohne Hämodialyse, fibrosierende Mediastinitis
   5.4 Komplexe, angeborene Herzerkrankungen

Pg.: Pathogenetische Trias in den Widerstandsgefäßen der Lunge:

- Vasokonstriktion
- Thrombosen
- Remodeling: Umbauvorgänge mit Intimafibrose, Endothelzellwucherung, Obliteration

Ein Ungleichgewicht von protektiven und aggressiven Faktoren fördert die pathogenetische Trias der pulmonalen Hypertonie:

- Protektiv: Prostacyclin, NO-System, ANP-System
- Aggressiv: Thromboxan (↑), Endothelin (↑)

Besonders das Ungleichgewicht von Prostacyclin (↓) und Thromboxan (↑) fördert die PH.

KL.: Im Anfang sehr diskret! Nur in 20 % d.F. ist die volle Symptomatik vorhanden.
- Progrediente Belastungsdyspnoe
- Dyspnoe beim Bücken (Bendopnoe)
- Rasche Ermüdung, abnehmende Leistungsfähigkeit
- Sinustachykardie, evtl. Rhythmusstörungen
- Schwindel (evtl. Synkope unter körperlicher Anstrengung oder Husten)
- Diskrete Zyanose
- Brustschmerzen - DD: Siehe Kap. Koronare Herzkrankheit
- Bei dekompensiertem CP: Zeichen der Rechtsherzinsuffizienz (Halsvenenstauung, Ödeme, Stauungsleber, Aszites)

Klinische Schweregrade: Einteilung nach WHO (entsprechend NYHA-Stadien → Kap. Herzinsuffizienz)

Auskultation: Lauter 2. Herzton über der Pulmonalklappe, evtl. mit fixierter (atemunabhängiger) Spaltung.
Bei Dilatation des rechten Ventrikels evtl. diastolisches Graham-Steell-Geräusch über der Pulmonalklappe (relative Pulmonalklappeninsuffizienz) und evtl. systolisches Geräusch über der Trikuspidalklappe (relative Trikuspidalinsuffizienz).

Ekg: Ekg-Veränderungen sind kein Frühsymptom und fehlen bei 50 % aller Patienten mit manifester pulmonaler Hypertonie (Vergleich mit früheren Ekg-Befunden sehr wichtig!).
- Kriterien hoher Spezifität:
  - Rechtshypertrophiezeichen:
    V_1 : R > 0,7 mV, R/S > 1
    $V_{5,6}$: S ≥ 0,7 mV
    Sokolow-Index für Rechtshypertrophie: R_{V1} + $S_{V5 \text{ oder } 6}$ ≥ 1,05 mV
  - Rechtsventrikuläre Repolarisationsstörung:
    ST-Senkung, T-Negativierung in V_{1-3}
- Kriterien geringer Spezifität:
  - P-pulmonale = P-dextroatriale (P in Ableitung II ≥ 0,25 mV)
  - Drehung der elektrischen Herzachse vom Indifferenz- zum Steil- bis Rechtstyp, zusätzliche Sagittalstellung der Herzachse (S_I/Q_{III} oder $S_I/S_{II}/S_{III}$-Typ)
- Unspezifische Zeichen:
  Rechtsschenkelblock, Tachykardie, Rhythmusstörungen

Lab: BNP/NT-proBNP ↑, ANA, Hepatitis-Serologie, HIV

Merke: Sind Ekg und BNP/NT-proBNP normal, ist eine pulmonale Hypertonie unwahrscheinlich!

Screening: Bei Patienten mit Sklerodermie, HIV, hereditärer hämorrhagischer Teleangiektasie, portopulmonaler Hypertension, kongenitale Herzerkrankungen
Methoden: Spirometrie und Diffusionsmessung, NT-proBNP, Echokardiographie

Bildgebende Verfahren:
- Doppler-Echokardiografie: Wichtigste Untersuchung! Bei Emphysem jedoch eingeschränkte Beurteilbarkeit der Echokardiografie
  - Rechtsventrikuläre Hypertrophie und Dilatation
  - Beschleunigter Pulmonalklappenregurgitationsjet
  - Verkürzte RV-Akzelerationszeit
  - Abschätzung des pulmonalarteriellen systolischen Druckes (PASP): Die Diagnose einer pulmonalen Hypertonie ist nach echokardiografischen Kriterien unwahrscheinlich, wenn die maximale Flussgeschwindigkeit der Trikuspidalklappen-Regurgitation ≤ 2,8m/sec beträgt, der systolische PAP ≤ 36 mmHg ist und keine anderen echokardiografischen Kriterien dafür sprechen. Die Diagnose ist wahrscheinlich, wenn die Geschwindigkeit > 3,4m/sec und der systolische PAP > 50 mmHg liegen.
- Rö. Thorax: im Anfang wenig ergiebig, später:
  - Prominenter Pulmonalisbogen
  - Erweiterte zentrale Lungenarterien (Pars descendens der rechten A. pulmonalis in Höhe des Zwischenbronchus > 18 mm)
  - Kalibersprung zu den engen peripheren Lungenarterien = "amputierter Hilus"
  - Peripher "helle Lunge" durch fehlende Gefäßzeichnung
  - Rechtsherzvergrößerung mit Ausfüllung des Retrosternalraumes im Seitenbild
- Perfusions-/Ventilationsszintigrafie: Segmenttypische Perfusionsausfälle bei normaler Ventilationsszintigrafie sprechen für Lungenembolien. Nachweis einer CTEPH

- HR-CT: Interstitielle Lungenerkrankungen, pulmonale venookklusive Erkrankung (PVOD)
- Angio-CT oder Pulmonalisangiografie: Ausschluss von Lungenembolien

Lungenfunktion: Diffusionskapazität (DLCO), Blutgasanalyse unter Belastung, Spiroergometrie: Sauerstoffaufnahme (VO_2), Atemäquivalent fCO_2 (VE/VCO_2), endtidales CO_2 ($PetCO_2$)

Rechtsherzkatheter:
Ein Rechtsherzkatheter ist nötig, um die Diagnose zu bestätigen, den Schweregrad zu erfassen, wenn eine spezifische medikamentöse Therapie eingeleitet werden soll und zur Überprüfung der Wirkung der Therapie (Vasoreagibilitätstest) oder Bestätigung einer klinischen Verschlechterung.

Hämodynamische Definition der pulmonalen Hypertonie (Nizza 2018)

Definition	Charakteristika	Klinische Gruppen
Pulmonale Hypertonie (PH)	mPAP ≥ 20 mmHg	
Präkapilläre pulmonale Hypertonie	mPAP ≥ 20 mmHg PCWP ≤ 15 mmHg PVR ≥ 3 WU CI normal oder reduziert	1, 3, 4, 5: PAH, PH bei Lungenerkrankung, CTEPH und andere Ursachen
Isolierte postkapilläre PH (IpcPH)	mPAP > 20 mmHg PCWP >15 mmHg PVR ≥ 3 WU	Nizza-Gruppe 2 Linksherz-PH
Kombinierte postkapilläre und präkapilläre PH	mPAP > 20 mmHg PCWP > 15 mmHg PVR ≥ 3 WU	

Alle Angaben sind Ruhewerte.
Unterscheide:
- Typische PAH: Jüngere Patienten, keine relevanten kardiopulmonalen Begleiterkrankungen
- Atypische PAH: Ältere Patienten, relevante kardiopulmonale Begleiterkrankungen

Th.: Möglichst in einem PH-Zentrum:
Allgemeine Maßnahmen: Schwangerschaftsverhütung (hohes Risiko durch Schwangerschaft und Geburt), Influenza- und Pneumokokken-Impfung, moderates Trainingsprogramm, Meidung körperlicher Überlastung. Bei operativen Eingriffen Epiduralanästhesie vor Vollnarkose vorziehen.

1. Kausal:
   - Konsequente Behandlung einer COPD und anderer Lungenerkrankungen, eines SAS, einer Herzerkrankung
   - Indikation für Antikoagulanzien: CTEPH und Begleiterkrankungen mit Indikation für Antikoagulanzien
   - Op.-Indikation (Pulmonale Endarteriektomie = PEA) der CTEPH:
     - NYHA III - IV
     - mPAP > 25 mmHg
     - Lungengefäßwiderstand (PVR) > 240 dyn · sec · cm^{-5} (bzw. > 3 WU)

     Op.-Letalität ca. 2,5 - 5 % an erfahrenen Zentren in Deutschland
2. Symptomatisch:

   Therapie der pulmonalen Hypertonie:
   - Langzeitsauerstofftherapie (LOT) (Heimtherapie) bei Cor pulmonale und COPD

     Ind: ▫ Chronische Hypoxie trotz optimaler Behandlung der Grunderkrankung:
     · PaO_2 in Ruhe bei 3 Messungen ≤ 55 mmHg
     · PaO_2 in Ruhe ≤ 60 mmHg und Cor pulmonale oder Polyglobulie
     ▫ Sichere Anhebung des PaO_2 > 60 mmHg unter O_2-Gabe
     ▫ Ausschluss eines bedrohlichen CO_2-Anstiegs unter O_2-Gabe
     ▫ O_2-Therapie mind. 16 h/d (Patientenkooperation muss vorhanden sein)

     Indikationsstellung und Einleitung in der Klinik, fachärztliche ambulante Überwachung erforderlich.
     Resultat: Pulmonalisdrucksenkung und Verbesserung der Überlebenszeit
   - **Medikamentöse Drucksenkung:**
     Standardmäßig wird initial Kombinationstherapie empfohlen. Ausnahmen: Lange bestehende effiziente Monotherapie, Alter > 75 J. mit multiplen Risikofaktoren für HFpEF, HIV, V.a. venookklusive PH, Kontraindikationen gegen Kombinationstherapie
     Hoch dosierte Kalziumantagonisten senken den mPAP nur bei ca. 5 % der Patienten (Evidenzgrad C). Indikation nur bei nachgewiesener Wirksamkeit (Rechtsherzkatheter mit Vasoreagibilitätstestung).
     Die im folgenden genannten Medikamente haben je nach Einzelsubstanz einen Evidenzgrad A und B für den Einsatz bei pulmonal-arterieller Hypertonie (= PAH = Gruppe 1 nach

Nizza). Für eine Therapie der PH bei Linksherz-/Lungenerkrankungen zeigen diese Medikamente keine Wirksamkeit.

- **Prostazyklin-Analoga** wirken vasodilatativ:
  - Parenteral anwendbare Präparate: Treprostinil s.c. (Remodulin®), Epoprostenol i.v. (Rotexmed®) - NW: Schmerzhaftes Erythem an der Injektionsstelle u.a.
  - Inhalativ anwendbare Präparate: Iloprost (Ventavis®), Treprostinil (Tyvaso®): Preiswerter, gute Drucksenkung, NW-arm, aber nur ein Teil der Patienten spricht gut an.
- **Selexipag:** Oral anwendbarer Prostazyklin-IP-Rezeptor-Agonist
- **Endothelin-Rezeptorantagonisten (ET_1-Antagonisten = ERA)**: Blockieren das vasokonstriktiv wirkende Endothelin: Bosentan (Tracleer®), Ambrisentan (Volibris®), Macitentan (Opsumit®): Oral anwendbar, gute Drucksenkung
- **Phosphodiesterase- (PDE-) 5-Inhibitoren** verlängern die vasodilatative Wirkung von endogenem NO → dadurch Senkung des mPAP.
  Sildenafil und Tadalafil sind für diese Indikation zugelassen.
  Dos: 3 x 20 mg/d Sildenafil oder 40 mg/d Tadalafil - NW + KI beachten
- **Riociguat** (Adempas®): Oraler Guanylatcyclase-Stimulator. Einziges Medikament, das außer für die PAH (Gruppe 1) auch für die CTEPH (Gruppe 4) zugelassen ist.
  Wi.: Stimuliert die Bildung von cGMP und wirkt so gefäßerweiternd.

Bei Patienten mit PH Gruppe 3 (chronische Lungenkrankheiten) finden sich meist nur geringe Druckerhöhungen. Bei stark erhöhten Werten ist differentialdiagnostisch zu erwägen, ob eine andere Gruppe (z.B. Gruppe 1) vorliegt. Therapie einer Herzinsuffizienz: Kein Digitalis; Diuretika bei Zeichen der Überwässerung; Ausgleich einer evtl. Anämie/ eines Eisenmangels

3. Interventionelle und chirurgische Therapie:
   Ind: Konservativ nicht beherrschbare Verläufe
   - Pulmonale Ballonangioplastie: Alternative bei CTPEH, falls OP nicht möglich.
   - Ballonatrioseptostomie (therapeutischer Rechts-Links-Shunt auf Vorhofebene) führt zu Entlastung des rechten Ventrikels, hat aber eine Letalität von ca. 10 % (Überbrückungsmaßnahme bis zur Lungentransplantation)
   - Herz-Lungen-Transplantation (HLTx) bei Patienten < 50 - 55 J.
     Ergebnisse: 5-Jahres-Überlebensrate ca. 50 %

Prg: Abhängig von:
- Der Höhe des mittleren Pulmonalarteriendruckes (= mPAP) und der Kontraktilität des rechten Ventrikels: Bei der vaskulären Form des CP einschl. IPAH finden sich die höchsten Druckwerte mit schlechtester Prognose:
- Vom Ausmaß der alveolären Hypoventilation (Hypoxämie) und der Schwere der bronchialen Obstruktion
- Vom Kompensationsvermögen des rechten Herzens: Rechtsherzdekompensation verschlechtert die Prognose. Der Tod kann schlagartig infolge Rhythmusstörungen eintreten!

3-Jahres-Überlebensrate bei pulmonal-arterieller Hypertonie mit Therapie 70 - 80 %

Alle Patienten werden 3 Risikogruppen zugeordnet (niedriges, mittleres, hohes Risiko), abhängig von Klinik, funktionellen und hämodynamischen Parametern.

TUBERKULOSE (TB)

[A15.0 - 19.9]

Namentliche Meldepflicht: Behandlungsbedürftige TB (Erkrankung, Tod) zusätzl. Therapieverweigerer + Therapieabbruch

Internet-Infos: *www.dzk-tuberkulose.de; www.rki.de/tuberkulose; www.explaintb.org; http://dzif.fz-borstel.de/; www.cdc.gov/tb/; www.ecdc.europa.eu/en/tuberculosis; https://theunion.org; www.who.int/topics/tuberculosis/en/; www.stoptb.org; www.bcgatlas.org; www.nationaltbcenter.ucsf.edu/*

Syn: Tbc, früher „Schwindsucht“

Ep.: Weltweit ist schätzungsweise 1/4 der Menschheit mit Tuberkulosebakterien (MTB) infiziert, wovon ca. 5 - 10 % im Laufe ihres Lebens an TB erkranken. 95 % der Erkrankungen und Todesfälle betreffen die armen Länder! Hauptgrund hierfür ist neben der schlechten Gesundheitsversorgung insbesondere die HIV-Epidemie. Weltweit ist die Tuberkulose (TB) mit geschätzten 10 Mio. neu Erkrankten und 1,4 Mio. Todesfällen jährlich eine der häufigsten Infektionskrankheiten. Mortalität und Morbidität haben in den meisten Industrienationen in den letzten Jahren abgenommen.
Problematisch ist auch die Zunahme multiresistenter Tuberkulosen (MDR-TB = multidrug-resistant tuberculosis), d.h. Resistenz gegen mind. Isoniazid (INH) und Rifampicin (RMP oder international R). Weltweit geschätzt sind 2019 ca. 362.000 Menschen an MDR-TB erkrankt. Hohe

MDR-TB-Raten finden sich insbesondere in Zentralasien und Osteuropa mit teilweise > 20 % bei nicht vorbehandelten Patienten und > 50 % bei vorbehandelten Fällen.
Bei schätzungsweise 6 % der Rifampicin-resistenten (RR)-/MDR-TB-Patienten liegt eine extensiv resistente TB (XDR-TB = extensively drug-resistant tuberculosis) vor, d.h. hier besteht eine zusätzliche Unempfindlichkeit gegenüber bestimmten Zweitrangmedikamenten (zumindest gegenüber einem der Fluorchinolone sowie einem der parenteralen Zweitrangmedikamente Amikacin, Kanamycin oder Capreomycin).
Durchschnittliche Inzidenzen (Neuerkrankungen an aktiver TB pro 100.000 Einwohner jährlich): Westeuropa ca. 10 (Deutschland 2019: 5,8 nach insbesondere im Jahr 2015 deutlicher Zunahme wieder rückläufig mit 4.721 Fällen, in Osteuropa höhere Inzidenzen, z.B. Ukraine (77), Kirgistan (96) und in der Mongolei (133). Entwicklungs- und Schwellenländer (Afrika, Asien) meist > 100 - > 350), regional noch weit höher geschätzt; m > w.
Risikogruppen/-faktoren: Kontakte mit TB-Pat./MTB, HIV-Infizierte (TB ist eine der häufigsten Todesursachen bei AIDS-Pat.) und andere Immunsupprimierte, Migranten aus Hochvalenzländern, Drogengebraucher, Alkoholkranke, Obdachlose und Unterernährte, Gefängnisinsassen, ältere Menschen, Menschen mit Diabetes mellitus, Niereninsuffizienz, Malignomen, Raucher

Err: Tuberkulosebakterien (MTB, Mycobacterium tuberculosis-Komplex) sind unbewegliche Stäbchenbakterien (Entdeckung durch Robert Koch 1882). Aufgrund ihrer intrazellulären Persistenz in mononukleären Phagozyten können MTB den humoralen Abwehrmechanismen des Infizierten entgehen. Glykolipide und Wachse der Zellwand ("Wachspanzer") bedingen u.a. Säurefestigkeit, langsame Vermehrung und Widerstandsfähigkeit gegen Noxen. Komplexe Immunmechanismen führen zur Granulombildung, die den oft erfolgreichen Versuch des Organismus darstellt, den Infektionsherd zu begrenzen.
Zum M. tuberculosis-Komplex gehören derzeit folgende Spezies:
- M. tuberculosis (> 95 %; Reservoir ist der Mensch)
- M. bovis (ssp. bovis und ssp. caprae, vor allem Rinder und Rotwild als Reservoir), M. africanum (Mensch als Reservoir), M. microti, M. canettii
- Tierpathogene MTB: M. pinnipedii, M. mungi, M. orygis, M. suricattae
- sowie der Impfstamm M. bovis BCG (nicht meldepflichtig)

Ink: Von der Erstinfektion bis zur Tuberkulin- bzw. Interferon-γ-Test-(IGRA-)Konversion (Testumschlag von negativ auf positiv) vergehen durchschnittlich ca. 8 Wochen. Zu Erkrankungen kommt es bei Immunkompetenten in ca. 5 - 10 % d.F. mit dem größten Erkrankungsrisiko innerhalb der ersten 2 Jahre nach Infektion, aber auch noch nach Jahrzehnten möglich.

Inf: In aller Regel über Aerosole (Tröpfchenkerne) Mensch zu Mensch. Atemwege praktisch wichtigste Eintrittspforte (nur noch selten Verdauungstrakt, Rarität: Kontakt mit infektiösem Material über verletzte Haut)
- Erstinfektion: Erste Ansteckung mit MTB
- Superinfektion: Ansteckung mit einem weiteren Mykobakterienstamm bei bereits bestehender TB - relativ selten.
- Exogene Reinfektion: Erneute Infektion eines bereits früher mit MTB Infizierten.
- Endogene Reaktivierung: Resistenzmindernde Faktoren (siehe unten) können zu einer Reaktivierung lebender MTB führen, die in verkalkten Narben "schlummern". Die Mehrzahl der Tuberkulosefälle bei uns entstehen durch endogene Reaktivierung!

Pat:
1. Exsudative Form der tuberkulösen Entzündung:
   Kennzeichen: Exsudation und Nekrose (Verkäsung; → in ausgeprägter Form als käsige Pneumonie)
   Sekundärveränderungen: Erweichung, Kavernenbildung (durch Anschluss an Ableitungsbronchus)
2. Produktive Form der tuberkulösen Entzündung:
   Kennzeichen: Tuberkel = tuberkulöses, knötchenförmiges Granulationsgewebe
   - Innen Epitheloidzellsaum mit Langhans-Riesenzellen (mit zentraler Nekrose)
   - Außen Lymphozytensaum.
   DD: Die histologisch ähnlich aufgebauten Granulome der Sarkoidose zeigen meistens keine zentrale Nekrose (Verkäsung).
3. Sekundärveränderungen: Vernarbung und Verkalkung
   Der erste Kontakt mit dem MTB erzeugt eine exsudative Antwort in Form des Primärkomplexes = Primärherd + Hiluslymphknotenherd. - Im weiteren Verlauf der TB über alle Stadien können alle 3 Gewebsreaktionen in unterschiedlichem Ausmaß auftreten.

Pg.: Eine Infektion mit MTB führt zu einer Erkrankung, wenn Zahl und Virulenz der MTB groß sind und/oder die Abwehrlage des Infizierten eingeschränkt ist.
- Natürliche Abwehrlage: Individuell verschieden, genetisch mitbestimmt
- Erworbene Abwehrlage: Spezifische Immunantwort der T-Lymphozyten (zelluläre Immunität)

T-Helferzellen produzieren Interleukine (z.B. Interferon-γ → diagnostische Bedeutung), welche die Makrophagen zur Abwehrreaktion aktivieren. Zytotoxische T-Lymphozyten lysieren infizierte Makrophagen, wodurch MTB aus Makrophagen freigesetzt werden.

Abwehrmindernde Faktoren, die zu einem erhöhten Tuberkuloserisiko führen:
- Malnutrition, Stress, hohes oder sehr junges Lebensalter, Rauchen
- Langzeittherapie mit Kortikosteroiden (> 15 mg/d Prednisolonäquivalent)
- Immunsuppressiva (z.B. TNFα-Inhibitoren und andere Biologika), Zytostatika
- Diabetes mellitus
- Alkoholkrankheit
- Drogengebrauch
- HIV-Infektion, AIDS (HIV/TB-Koinfektionsrate in Deutschland ca. 4,5%, daher immer HIV-Testung anbieten!) und andere Immundefekte
- Silikose ("Siliko-TB")
- Hodgkin-/Non-Hodgkin-Lymphome, Leukämien, andere Tumorerkrankungen

Merke: Bei intaktem Immunsystem erkranken ca. 5 - 10 % der Infizierten im Laufe ihres Lebens an TB; Kinder unter 5 Jahren haben ein deutlich höheres Risiko (bis zu 40 %); bei unbehandelten AIDS-Patienten beträgt das Erkrankungsrisiko an TB jährlich (!) 10 %.

Stadieneinteilung der TB:

1. Latente Infektion mit MTB (LTBI):
   Erstinfektion mit erfolgreicher Eindämmung der Erreger ohne Entstehung einer Primärtuberkulose
2. Primärtuberkulose:
   Alle Krankheitserscheinungen in Folge einer ersten Organmanifestation
3. Postprimäre Tuberkulose:
   Organtuberkulose nach durchgemachter Infektion oder Primärtuberkulose mit zeitlicher Latenz (bis zu Jahrzehnten). Ca. 75 % Lungen-TB, ca. 25 % extrapulmonale TB

Aktivität - Inaktivität der TB:

Um bei tuberkuloseverdächtigem Röntgenbefund die Aktivität beurteilen zu können, sind Röntgenverlaufskontrollen notwendig:

Radiologische Aktivitätszeichen der TB sind:
- Kaverne mit Ableitungsbronchus
- Weiche Transparenzminderung (Herdgebiet), ggf. mit Begleitpleuritis
- Vergrößerung eines älteren Herdes
- Tree in bud-Phänomen im Thorax-CT (→ siehe *Internet*)
- Positiver Erregernachweis

Konsequenz: Jede aktive TB (unabhängig vom Erregernachweis!) ist behandlungsbedürftig und meldepflichtig!

LATENTE TUBERKULÖSE INFEKTION (LTBI) [A16.9] UND PRIMÄRTUBERKULOSE [A16.7]

Der erste Kontakt mit Erregern des M. tuberculosis Komplex führt nach einer Latenz von ca. 8 Wochen durch Sensibilisierung spezifischer T-Lymphozyten zu einem positiven IGRA bzw. Tuberkulin-Hauttest (THT). Ohne gleichzeitigen radiologischen und/oder klinischen Nachweis eines Organbefundes wird dieser Zustand als latente Infektion mit M. tuberculosis (LTBI) bezeichnet. Insbesondere im Kindesalter ist jedoch zu beachten, dass Erkrankungen häufiger paucibazillär ablaufen und deswegen schwieriger zu diagnostizieren sind. Eine LTBI ist nicht meldepflichtig, denn es liegt keine Erkrankung an aktiver TB vor. Damit besteht auch keine Infektionsgefährdung für die Umgebung.

DIAGNOSE DER LTBI

Die Aussagekraft der nachfolgenden immunologischen Testverfahren ist am besten bei hoher Infektionsprävalenz, daher sollten sie nur gezielt eingesetzt werden! Sie erlauben keine Unterscheidung in latente Infektion mit M. tuberculosis und aktive Erkrankung sowie keine Unterscheidung zwischen alter und frischer Infektion, daher ist das Testergebnis immer im Gesamtkontext zu sehen und vor Diagnosestellung einer LTBI ist eine aktive TB, soweit möglich, auszuschließen. Beide Testverfahren eignen sich nicht zur Diagnose einer aktiven TB, da ein negativer Test eine Tuberkulose nicht sicher ausschließt. Die Testergebnisse sind quantitativ zu dokumentieren.

1. **Interferon-γ-Test (= Interferon-γ-Release-Assay = IGRA): Nachweis von Interferon-γ-Produktion durch sensibilisierte T-Zellen** (in vitro-Stimulation durch M. tuberculosis-spezifische Antigene wie ESAT-6 und CFP10):
   In-vitro-Testverfahren zum Nachweis einer Infektion ohne Beeinflussung durch BCG-Impfung und die meisten Umweltmykobakterien, dadurch höhere Spezifität als der THT. Der Test wird primär oder

bei kleinen Kindern als ergänzendes Diagnoseverfahren zum THT zur Diagnose einer LTBI eingesetzt. Für bestimmte Personengruppen (z.B. Immunsupprimierte, Schwangere) ist die Datenlage noch eingeschränkt. In Deutschland stehen kommerziell der QuantiFERON-TB Gold-Plus-Test sowie der T-SPOT TB-Test zur Verfügung.

2. **Tuberkulin-Hauttest (THT)** Intrakutantest nach Mendel-Mantoux:
Durch T-Zellen vermittelte Reaktion vom verzögerten Typ. In Deutschland meist nur noch bei Kindern angewendet. Verwendet wird das von der WHO als Referenztuberkulin empfohlene und in Deutschland zugelassene Tuberkulin PPD RT23 (sofern verfügbar). Intrakutane Injektion an der Unterarm-Beugeseite von 2 Tuberkulineinheiten PPD RT23 in 0,1 ml. Die Ablesung der Induration (nicht Rötung !) erfolgt in Transversalrichtung nach (48-) 72 h. Die Interpretation orientiert sich am vorliegenden Risiko der getesteten Person. Nach engem Kontakt zu infektiöser Tuberkulose gilt eine Induration > 5 mm nach Empfehlungen des Deutschen Zentralkomitees zur Bekämpfung der Tuberkulose (DZK) als positiv. Dokumentation von Indurationsdurchmesser und verwendetem Tuberkulin.
Falsch-positive Resultate können durch BCG-Impfung oder Kreuzreaktion nach Infektion durch nichttuberkulöse Mykobakterien (NTM) verursacht sein. Daher wird i.d.R. eine Überprüfung positiver Testresultate durch einen spezifischeren IGRA empfohlen. Ursachen für ein falsch-negatives Ergebnis sind hochakute Tuberkulosen (z.B. Miliar-TB, Meningitis tuberculosa); angeborene, iatrogene oder erworbene Immunschwäche (z.B. AIDS); Sarkoidose; M. Hodgkin und Non-Hodgkin-Lymphome; sehr junges oder hohes Lebensalter; Z.n. Virusinfekten (Masern, Röteln, Windpocken, Influenza), sowie ca. 6 Wochen nach Lebendimpfungen. Das DZK empfiehlt, bei begründetem Verdacht auf falsch- negative Reaktion einen IGRA.

PRÄVENTIVE THERAPIE DER LTBI

Siehe Ausführungen zu Chemoprävention und Chemoprophylaxe unter „Prävention der TB“

PRIMÄRTUBERKULOSE [A15.7, A16.7]

Lässt sich radiologisch ein Primärkomplex (intrapulmonaler spezifischer Herd [Ghon-Herd] mit lokaler Lymphknotenreaktion) oder eine andere pathologische Veränderung (z.B. Infiltrate) nachweisen, liegt eine manifeste Primärtuberkulose vor. Deren Klinik ist häufig asymptomatisch, fakultativ kann aber auch eine B-Symptomatik vorhanden sein (siehe unten).
Gelegentlich schmilzt der Parenchymherd ein; die so entstehende Primärkaverne kann bronchogen streuen.

In einem Teil der Fälle können bereits im Rahmen der Primärinfektion auf dem Blutwege kleine diskrete Organherde entstehen: "minimal lesions". Diese können später durch Reaktivierung zum Ausgangspunkt einer postprimären Organ-TB werden (auch extrapulmonal).
„Minimal lesions“ können in allen Organen entstehen, jedoch meistens in der Lunge in den Spitzenfeldern ("Simon-Spitzenherde", oft nur im CT nachweisbar).

Fakultative Symptome der Primär-TB:
- B-Symptomatik: Subfebrile Temperaturen, ätiologisch unklarer Husten, Nachtschweiß, Appetitverlust, Abgeschlagenheit
- Erythema nodosum (selten, Einzelheiten siehe Sarkoidose)

Seltener Keratoconjunctivitis phlyctaenulosa

Komplikationen und andere Manifestationen der progredienten Primärtuberkulose:

1. **HILUSLYMPHKNOTEN-TB**
2. **PLEURITIS TUBERCULOSA**
3. **MILIAR-TB**
4. **MENINGITIS TUBERCULOSA**
5. **KÄSIGE PNEUMONIE mit und ohne Einschmelzung**
   Prognose ohne Therapie schlecht ("galoppierende Schwindsucht")
6. **SEPSIS LANDOUZY**
   Seltene Komplikation vorwiegend bei Immunschwäche, AIDS, meist tödlich innerhalb weniger Tage

1. HILUSLYMPHKNOTEN-TB [A15.4, A16.3]

Im Rahmen der Primärtuberkulose können neben hilären auch die paratrachealen Hiluslymphknoten stark anschwellen: Hiluslymphknoten-TB mit "Schornsteinfigur" im Röntgenbild.

DD:
- Sarkoidose (Rö.: polyzyklisch begrenzte symmetrische Hilusvergrößerung)
- Lungenkarzinom, Metastasen
- M. Hodgkin, Non-Hodgkin-Lymphome

Ko.:
- Selten hämatogene oder bronchogene Streuung
- Atelektase durch Kompression eines Bronchus durch einen tuberkulösen Lymphknoten (klassischerweise beim Kind). Ist hierbei z.B. der Mittellappen betroffen, so kommt es zum Mittellappensyndrom [J98.1]: Typisches Röntgenbild (p.a.-Bild): Auslöschung am rechten Herzrand; seitliches Bild: Keilförmige Transparenzminderung ventral; DD: Lungenkarzinom!

2. PLEURITIS TUBERCULOSA [A15.6, A16.5]

Vo.: Die juxtaprimäre Pleuritis tritt simultan auf bzw. folgt in engem zeitlichen Zusammenhang einer Primärtuberkulose der Lunge. Die postprimäre tuberkulöse Pleuritis entsteht durch direkten Einbruch eines subpleuralen Herdes oder per continuitatem von einem pleuranahen Herd, seltener hämatogen (auch bilateral) oder auch als Begleitpleuritis.

KL.: Manchmal beginnt die Pleuritis "trocken" (Pleuritis sicca) mit Schmerzen beim Atmen und auskultatorisch wahrnehmbarem Pleurareiben während der Atmung. Häufig beginnt sie aber direkt als "nasse" Rippenfellentzündung (Pleuritis exsudativa) mit Pleuraerguss (Einzelheiten siehe dort).

Die Begleitpleuritis bei postprimärer Lungen-TB zeigt im Direktpräparat aufgrund ihrer Bakterienarmut meist keine Erreger im Exsudat. Der kulturelle Erregernachweis gelingt in 20 % d.F.

Das Pleurapunktat ist ein bernsteinfarbenes Exsudat mit hohem Lymphozytenanteil und niedrigem Glukosegehalt. Mittels Thorakoskopie gelingt die histologische Sicherung mit einer Trefferquote von über 90 % mit Nachweis von granulomatös-epitheloidzelligen Pleuraveränderungen. Auch die kulturelle Ausbeute ist mit einer Thorakoskopie am größten.

3. MILIAR-TB [A19.0 - A19.9]

Hämatogene Generalisation am häufigsten in folgenden Organen: Lunge, Meningen, Leber/Milz, Darm, Nieren, Nebennieren, Chor(i)oidea der Augen

Daher folgende Verlaufsformen:
- Pulmonale Form (am häufigsten): Rö.: Feinkörnige miliare scharf abgegrenzte Transparenzminderungen („Schneegestöber"-Lunge)
- Meningeale Form = Meningitis tuberculosa (in Deutschland selten; insbesondere beim Kind jedoch wichtige DD!): Fieber, Kopfschmerzen, Nackensteifigkeit u.a. Meningitiszeichen, Miliartuberkel im Augenhintergrund, basale Meningitis, Liquorbefunde: Siehe Kap. „Bakterielle Meningitis"
- Typhoide Form: Typhusähnliche Symptomatik (sogar gel. Roseolen)
  Blutbild: Leukopenie!

  Anm.: Nach Instillation von M. bovis BCG in die Blase zur Behandlung des Blasenkarzinoms kann es ebenfalls zu einer hämatogenen Streuung kommen (BCG-itis; mildere Symptomatik); die Behandlung erfolgt antituberkulotisch. (***Cave:*** Stets natürliche PZA-Resistenz!)

POSTPRIMÄRE TUBERKULOSE [A15.0 - A19.9]

Entstehungsmöglichkeiten:
1. Häufig durch endogene Reaktivierung alter Organherde mit noch lebenden TB oder bei LTBI
2. Seltener durch exogene Reinfektion (siehe oben)

Die postprimäre TB betrifft meist die Lunge, kann aber auch aufgrund alter „minimal lesions" in jedem anderen Organ manifest werden:
- Pulmonale TB: ca. 75 % d.F.
- Extrapulmonale TB: 25 % d.F. (bei Patienten mit Migrationshintergrund häufiger):
  1. Extrathorakale Lymphknoten
  2. Pleura
  3. Urogenitaltrakt
  4. Knochen/Gelenke
  5. Selten andere Organe (u.a. Verdauungstrakt, Haut, Hirnhaut, ZNS)

FRÜHINFILTRAT UND KAVERNÖSE LUNGEN-TB [A15.0-3; A16.0-2]

Durch Reaktivierung eines alten Spitzenherdes entsteht das sog. Assmann-Frühinfiltrat, welches meistens infra- und retroklavikulär gelegen ist. Durch Einschmelzung dieses Infiltrats kann es zur Ausbildung einer Frühkaverne kommen. Bei Anschluss von Kavernen an einen Bronchus liegt eine „offene" Lungentuberkulose mit Erregernachweis im Sputum vor.

Zeigt ein Patient unter Röntgenkontrolle eine rapide Vergrößerung einer anfangs kleinen Kaverne, sollte man an die Möglichkeit einer Blähkaverne denken (Ventilverschluss im Drainagebronchus). Typisch für die Blähkaverne ist, dass trotz vergrößertem Kavum die Erregerzahl im Sputum abnimmt!

Die chronische Kaverne kann abheilen:
1. Unter Hinterlassung einer sternförmigen Narbe.
2. Unter dem Bild einer gefüllten Kaverne = abgekapselter verkäster Herd.
3. Als offene Kavernenheilung = zystische Kavernenheilung

DD eines Ringschattens im Röntgenbild:
1. Tuberkulöse Kaverne
2. Emphysemblase
3. Bronchiektasen
4. Lungenzysten
5. Zerfallender Tumor
6. Lungenabszess
7. Echinokokkuszyste
8. Summation normaler Streifenzeichnung

Kennzeichen einer tuberkulösen Kaverne im Röntgenbild:
1. Aufhellung
2. Ringschatten
3. Ableitungsbronchus (CT)

Komplikationen und Residuen der kavernösen Lungen-TB:
- Infektionsgefahr für die Umgebung!
- Streuungsgefahr für den Patienten: Evtl. Bronchustuberkulose, käsige Pneumonie, Miliar-TB, Sepsis
- Lungenblutung (siehe dort)
- Spontanpneumothorax (siehe dort)
- Narbenkarzinom
- Respiratorische Insuffizienz und Cor pulmonale
- Amyloidose
- Aspergillom

TUBERKULOM [A16.9]

Eine gute Abwehrlage kann zum Tuberkulom führen (fibrotisch organisierter Rundherd). Keine Symptome, keine Infektionsgefährdung für die Umgebung, aber schwierige Differentialdiagnose, insbesondere wenn keine Verkalkung vorliegt! Zerebrale Tuberkulome bei oder nach tuberkulöser Meningitis können Symptome infolge der Raumforderung machen.

DD eines röntgenologischen Lungenrundherdes: Siehe Kap. Lungenkarzinom

KLINISCHE BESONDERHEITEN BEI HIV-POSITIVEN TUBERKULOSEPATIENTEN [B20]

- Häufig falsch-negativer Tuberkulin-Hauttest (THT); bei niedriger CD4-Zellzahl reduzierte IGRA-Sensitivität
- Bevorzugte Lokalisation: Lungenunterfelder und Mittellappen
- Häufig radiologisch relativ diskreter Befund
- Meist keine Kavernenbildung
- Häufig negative Sputummikroskopie
- Gehäuft Lymphknoten- und ZNS-Manifestationen
- Oft miliare Verlaufsform
- Sinken die T-Helferzellen < 100/µl, häufen sich disseminierte Verläufe bis zur Sepsis Landouzy.
- Im Zusammenhang mit dem Beginn einer antiretroviralen Therapie kann es, meist innerhalb der ersten Wochen einer TB-Behandlung, zu einem Immunrekonstitutionssyndrom (TB IRIS) kommen.
- DD: Erkrankungen durch NTM, z.B. M. avium (Differenzierung mittels z.B. PCR und Kultur)

DD DER TUBERKULOSE

Beim bakteriologischen Erregernachweis (positive Kultur bzw. positive Mikroskopie mit positiver NAT, siehe unten) ist die Diagnose gesichert (aber: Möglichkeit einer Zweiterkrankung nicht außer Acht lassen). Gelingt kein Erregernachweis, so müssen neben einer geschlossenen Tuberkulose auch andere Lungenerkrankungen in Betracht gezogen werden. Stets auch an das Lungenkarzinom denken!! Umgekehrt ist das Lungenkarzinom die häufigste Fehldiagnose von autoptisch entdeckten Tuberkulosen!

DIAGNOSE DER TB

Die Symptomatik der Tuberkulose ist uncharakteristisch! Fehldiagnosen sind häufig! Das wichtigste ist es, an TB zu denken! In ca. 15 % d.F. treten keine Symptome auf (Zufallsbefunde, z.B. bei medizinischem Checkup).

1. **Anamnese:**
   - Tuberkulosefälle in der Familie oder näheren Umgebung?
   - Tuberkulose in der Eigenanamnese ("Rippenfellentzündung, Lungenspitzenkatarrh, Hiluserkrankung")?
   - Resistenzmindernde Faktoren/Erkrankungen (siehe oben)?
   - Herkunft aus einem Land mit hoher TB-Inzidenz bzw. enger Kontakt mit TB-Risikogruppen?
2. **Klinik:**
   - Evtl. Beschwerdefreiheit oder:
   - Allgemeine Symptome: Subfebrile Temperaturen, Gewichtsverlust, Nachtschweiß, Schwäche
   - Bronchopulmonale Symptome: Husten, Auswurf, Dyspnoe, Brustschmerz, Hämoptysen
   - Labor: Evtl. unspezifische Entzündungszeichen
3. **Bildgebung:** Röntgenaufnahmen (p.a. + seitlich). Kleine retroklavikuläre Infiltrate kann man auf der normalen Thoraxaufnahme oft gar nicht erkennen → Diagnose durch CT. Bei unauffälligem Befund und Verdacht auf frische Infektion Röntgenkontrollaufnahme frühestens nach 3 Monaten! Erweiterte Bildgebung bei V.a. extrapulmonale TB oder besonderen Fragestellungen.
4. **Bakteriologische Untersuchung:**
   Material (abhängig von der Organlokalisation): Sputum (mind. 3 x an hintereinander folgenden Tagen, ggf. induziert), Magennüchternsaft (3 x - v.a. bei Kindern oder bei Kontraindikation gegen Bronchoskopie - ***Cave*** jedoch besonders häufig mikroskopisch falsch positive Befunde durch andersartige säurefeste Stäbchen), ggf. durch bronchoalveoläre Lavage gewonnenes Bronchialsekret und postbronchoskopisches Sputum, Urin bzw. Stuhl (3 x bei Verdacht auf Urogenital- bzw. Abdominal-TB); Stuhl nur bei zellulärem Immundefekt, endoskopische Bioptate sind hier vorzuziehen; Liquor (bei V.a. Meningitis tuberculosa), Abstriche (Haut, Schleimhäute), Punktion (z.B. Lymphknoten). Histologisch und bakteriologisch untersuchen (siehe unten): bronchoskopisch, thorakoskopisch, bioptisch (Lymphknoten) oder operativ gewonnenes Material; bei V.a. Urogenital-TB auch Menstrualblut, Plazenta oder Lochien von erkrankten Müttern.
   Cave: Keine Formalinfixierung!
   - Mikroskopisch (Anreicherung, Ziehl-Neelsen- oder Fluoreszenzfärbung)
     Ein negativer Befund spricht nicht gegen eine aktive TB, da die Nachweisgrenze bei 10^4 Bakterien/ml liegt! Positiver mikroskopischer Befund beweist bei unsterilen Materialien andererseits auch noch nicht eine TB, da Verwechslungen mit anderen säurefesten Stäbchen (NTM) möglich sind.
   - Mehrfache Kultur mit Resistogramm: Positive Kultur beweist eine aktive TB, negative Kultur schließt sie aber nicht aus.
     Methoden:
     - Der Bakteriennachweis mittels Kultur auf Festmedium dauert i.d.R. 3 - 4 Wochen, evtl. bis zu 12 Wochen.
     - Der Bakteriennachweis mittels Flüssigkultur (z.B. BACTEC-MGIT-Verfahren) dauert nur 1 - 2 Wochen.
   - Nukleinsäureamplifikationstechniken (NAT): z.B. PCR dauert 1 - 2 Tage; kann auch bei früher durchgemachter TB noch Monate bis Jahre positiv bleiben, daher nicht zur Verlaufskontrolle geeignet.
   - PCR-basierte Schnellresistenzverfahren (z.B. automatisiertes Real-Time-PCR-Nachweisverfahren und Line probe assays) erlauben direkt aus dem mikroskopisch positiven Untersuchungsmaterial bzw. regelhaft aus der Kultur eine schnelle Aussage (1 - 2 Tage) zum Vorhandensein von Mutationen, die auf eine Resistenz gegenüber Rifampicin und - je nach Test - auch Isoniazid und ggf. anderen ausgewählten Erstrang- sowie Zweitrangmedikamenten hinweisen und sind Ergänzung zu den phänotypischen Verfahren, insbesondere bei V.a. Vorliegen einer MDR-Tuberkulose.

- Aufspüren von Infektionsketten mittels molekularbiologischer Methoden, sog. „DNA-finger-printing", z.B. mittels MIRU-VNTR-Typisierung (mycobacterial interspersed repetitive units - variable number of tandem repeats)
- Gesamtgenomsequenzierung (whole genome sequencing [WGS]), inklusive Nachweis von Resistenzgenen bei speziellen Fragestellungen (aktuell noch keine Routinediagnostik)

5. **Histologischer Nachweis tuberkulöser Granulome in Gewebeproben**
6. **Interferon-γ-Test (= Interferon-γ-Release-Assay = IGRA) oder Tuberkulin-Hauttest (THT):**
Siehe Ausführungen unter „Diagnose der LTBI". IGRA und THT eignen sich nicht zum Ausschluss oder der Diagnose einer aktiven Tuberkulose, das Test-Ergebnis muss in der Gesamtschau aller Befunde interpretiert werden!

THERAPIE

Siehe auch Internet *S2k-Leitlinien zur Tuberkulose im Erwachsenenalter sowie im Kindes- und Jugendalter*

Jede aktive Tuberkulose muss behandelt werden! "Offene" Tuberkulosen (= Ausscheiden von Tuberkulosebakterien) werden isoliert (Verdachtsfälle bis zum Ausschluss einer infektiösen TB). Eine Krankenhausbehandlung ist bei schwerem bzw. kompliziertem Verlauf der Tuberkulose oder Problemen bei der Diagnostik und Behandlung indiziert, insbesondere wenn diese im häuslichen Umfeld nicht sichergestellt werden kann.

1. **Allgemeinbehandlung:**
   - Behandlung (immunschwächender) Begleiterkrankungen
   - Alkohol- und Tabakabstinenz
   - Symptomatische Therapie:
     - Bei Reizhusten Antitussiva (um die Umgebung des Patienten vor einer Streuung zu schützen)
     - Behandlung einer evtl. obstruktiven Ventilationsstörung.
     - Entlastung/Drainage eines evtl. Pleuraergusses u.a.
2. **Antituberkulotika:**

Erstrang- oder Standardmedikamente (in Klammern sind die Tagesdosen für Erwachsene bei normaler Nierenfunktion angegeben).
Cave: Für Kinder gelten andere Dosierungsschemata, siehe auch Internet *Leitlinien der pädiatrischen Fachgesellschaften*!). Zur gewichtsadaptierten Dosisberechnung findet sich auf der Internetseite des DZK ein Dosierungsrechner (*www.dzk-tuberkulose.de*)

- Isoniazid (INH oder H) (5 mg/kg KG; Maximaldosis 300 mg/Tag)
  NW: Häufig Transaminasenerhöhung, selten Hepatitis, Polyneuropathie, Krampfauslösung bei Epilepsie u.a.
  Pro: Pyridoxin = Vitamin B_6 (40 - 60 mg täglich)
  KI: Leberschäden, Polyneuropathie, Epilepsie u.a.
- Rifampicin (RMP oder R) (10 mg/kg KG; Maximaldosis 600 mg/Tag)
  NW: Häufig Transaminasenerhöhung, Cholestase; selten Hepatitis, anaphylaktische Reaktion, evtl. Hautreaktionen, Leukopenie, Immunthrombozytopenie, hämolytische Anämie, Flu-Syndrom bei intermittierender Behandlung (hyperergisches grippeartiges Syndrom mit Fieber, Schüttelfrost, Gelenk-/Muskelschmerzen), Rotfärbung von Körpersekreten (***Cave:*** Verfärbung von weichen Kontaktlinsen u.a.).
  WW: Zahlreiche Wechselwirkungen, z.B. mit Proteinaseinhibitoren und NNRTI bei HIV-Infektion; stärkster Enzyminduktor, z.B. Wirkverlust hormoneller Kontrazeptiva, Antikonvulsiva u.a.
  KI: Lebererkrankung u.a.
- Pyrazinamid (PZA oder Z) (25 mg/kg KG, Maximaldosis 2.500 mg/Tag)
  NW: Häufig Transaminasenerhöhung, Hepatitis, Übelkeit, Flush, Myopathie, Arthralgie, Hyperurikämie u.a. → Kontrolle von Nierenfunktion, Transaminasen, Harnsäure
  KI: Lebererkrankungen, Gicht u.a.
- Ethambutol (EMB oder E) (15mg/kg KG, Maximaldosis 1.600 mg/Tag)
  NW: Selten retrobulbäre Neuritis: Augenärztliche Kontrollen (Farbensehen und Visus); bei eingeschränkter Nierenfunktion Dosisreduktion
  KI: Sehstörungen, schwere Niereninsuffizienz u.a.

Streptomycin wird nicht mehr zu den Medikamenten der Standardtherapie gezählt und ist in Deutschland nicht mehr verfügbar.

Um eine sekundäre Resistenzentwicklung zu verhindern, werden grundsätzlich mehrere Antituberkulotika miteinander kombiniert: Die Initialphase der Behandlung besteht, sofern kein Anhaltspunkt für Resistenzen vorliegt (***Cave:*** Herkunft, Vorbehandlung, Kontaktanamnese) aus einer 4er-Kombination. In der anschließenden Stabilisierungsphase werden Isoniazid und Rifampicin kombiniert.

Die Standardtherapie muss mind. 6 Monate dauern, bei komplizierten Tuberkulosen 9 - 12 Monate: z.B. immunsupprimierte Patienten (z.B. AIDS), Rezidivfälle oder Komplikationen, tuberkulöse Meningitis. Persistierende Keime in Teilungsruhe sind für Rezidive verantwortlich. Sie werden bei ausreichend langer Chemotherapie erfasst, wenn sie wieder Stoffwechselaktivität zeigen.

Standardtherapie der unkomplizierten Tuberkulose beim Erwachsenen: Therapiedauer 6 Monate

Isoniazid Rifampicin Pyrazinamid Ethambutol	} 2 Monate	Isoniazid Rifampicin	} weitere 4 Monate

Nach Therapieabschluss wird der Patient in Abhängigkeit des individuellen Risikos für ein Rezidiv bis zu 2 Jahre lang nachkontrolliert (im Einzelfall auch länger).

Bei fragwürdiger Compliance sollte die Medikamenteneinnahme überwacht erfolgen (DOT = directly observed treatment).

Resistenzen: Bei Wildstämmen von M. tuberculosis existieren bei großen Erregermengen natürliche Mutanten, die gegen eines der Antituberkulotika resistent sind (= primäre Resistenz). Dies verursacht jedoch bei adäquater Kombinations-Chemotherapie keine Probleme. Durch inadäquate Therapie werden resistente Mutanten selektiert (= sekundäre Resistenz). Die WHO unterscheidet zwischen Resistenzen bei nicht vorbehandelten und Resistenzen bei vorbehandelten Patienten.
Einfach- oder Monoresistenz (single drug resistance = SDR): In Deutschland ca. 13 %
Sonderform der Mehrfachresistenz ist die Multiresistenz (multidrug resistance = MDR): Erreger sind mind. gegen INH + RMP resistent. In Deutschland ca. 3 %, wobei die Resistenzraten bei Patienten aus Herkunftsländern mit Resistenzproblemen deutlich höher sind (insbes. bei Patienten aus den Staaten der ehemaligen Sowjetunion). Extensively drug-resistant tuberculosis-Stämme (XDR-Stämme, Definition s.o.) sind auch gegen definierte Zweitrangmedikamente resistent.

Reserve- oder Zweitrangmedikamente:
Sind teilweise weniger gut wirksam und/oder haben stärkere unerwünschte Arzneimittelwirkungen.
Ind: Bekannte/bestätigte Resistenz; Kontraindikationen oder Unverträglichkeit der Erstrangmedikamente

- Orale Fluorchinolone der neueren Generation (Levo- und Moxifloxacin)
- Orale Substanzen wie Linezolid, Bedaquilin, Clofazimin, Cycloserin/Terizidon, Delamanid, Ethionamid/Protionamid und Para-Aminosalicylsäure, Rifabutin und Rifapentin
- Ausschließlich injizierbare Medikamente z.B. Amikacin, Carbapeneme
- Zur Behandlung der XDR-TB in Kombination mit Linezolid und Bedaquilin wurde 2019 das neue Antituberkulotikum Pretomanid in einigen Ländern zugelassen.

Bei MDR und XDR-Tuberkulosen ist in der Regel eine deutlich längere Gesamtbehandlungszeit notwendig (bis zu 24 Monate). Die Therapie resistenter Tuberkulosen sollte unbedingt durch Experten individuell resistenzgerecht und gemäß aktueller Therapieleitlinien erfolgen!

Merke:
- In jedem Fall bakteriologischen Erregernachweis (Resistenzbestimmung!) anstreben. Zumindest bei V.a. MDR-TB Einsatz auch von molekularen Schnellresistenzverfahren.
- Bei Nichtansprechen auf die Therapie Resistenzkontrollen durchführen. Niemals dem Regime nur ein Medikament hinzufügen (Gefahr der Monotherapie und Induktion weiterer Resistenzen!)
- Die Funktion der Organe regelmäßig kontrollieren, die durch unerwünschte Arzneimittelwirkungen gefährdet sind: Leberfunktion bei INH, RMP, PZA (additive Wirkung!); ophthalmologische Kontrollen bei EMB, Nierenfunktion und Audiogrammkontrollen bei Aminoglykosiden etc., QTc-Zeit (Ekg) bei Bedaquiline, Delamanid, Fluorchinolone und in Kombinationen.
- Die Zuverlässigkeit der Medikamenteneinnahme kontrollieren!

Therapeutische Besonderheiten der TB bei HIV-positiven Tuberkulose-Patienten:
Wegen der vielfältigen Wechselwirkungen bei antiretroviraler Therapie und dem erhöhten Risiko eines Immunrekonstitutionssyndroms (TB IRIS, s.o.) sollte die Behandlung von HIV-positiven Patienten nur durch erfahrene Spezialisten erfolgen. Unter antituberkulotischer Therapie kommt es häufiger als bei HIV-negativen Patienten zu UAW und WW mit anderen Medikamenten. Insbesondere bei Malabsorption/Diarrhö können Serumspiegelbestimmungen der Antituberkulotika notwendig werden.

3. **Mögliche Indikationen für eine ergänzende initiale Behandlung mit Kortikosteroiden:**
ZNS-Tuberkulose, Nebenniereninsuffizienz, Perikarditis, Miliartuberkulose

4. **Chirurgie:**
Bei erfolgloser antituberkulotischer Therapie (z.B. bei großen Kavernen, M/XDR) kommt ergänzend ggf. noch das chirurgische Resektionsverfahren zum Einsatz.

Prg: Bei rechtzeitiger resistenzgerechter antituberkulotischer Therapie ist die Tuberkulose heilbar. Die Prognose verschlechtert sich bei eingeschränkter Therapieadhärenz, Vorliegen von Mehrfachresistenzen und schweren Begleiterkrankungen sowie im hohen Alter.

Prävention der TB

- Isolierung von Patienten mit offener Lungentuberkulose → Bei Festlegung der Dauer müssen individuelle Faktoren berücksichtigt werden (Bakterienlast im Sputum, Resistenz, Therapieansprechen, Patientenmitarbeit): Bei unkomplizierten Tuberkulosen bis 3 mikroskopische Sputumuntersuchungen negativ sind (nach Einleitung einer antituberkulotischen Therapie, i.d.R. nach 2 - 3 Wochen). Ausschließlich kulturell bestätigte Lungentuberkulosen sind weniger infektiös als bereits mikroskopisch positive (dort ist die Erregerzahl im Sputum größer).
  Wichtig: Anweisungen für richtiges Verhalten für Patienten (Hustenhygiene) und Personal bzw. Kontaktpersonen (ausreichend Abstand halten, persönliche Schutzmaßnahmen wie Atemschutz etc.)
- Standardhygiene-, Desinfektions-, Sterilisationsmaßnahmen
- Umgebungsuntersuchungen durch die Gesundheitsämter: Suche nach frisch Infizierten/Erkrankten und ggf. der Infektionsquelle. Verhinderung einer weiteren Ausbreitung der Erkrankung
- Chemoprävention
  Ind: Personen mit positivem Interferon-γ-Test und/oder positivem Tuberkulin-Hauttest bzw. nachgewiesener Testkonversion von negativ zu positiv, insbesondere:
  - Enge Kontaktpersonen zu an offener Lungentuberkulose erkrankten Patienten
  - HIV-Infizierte oder Patienten mit Abwehrschwäche anderer Genese oder unter Immunsuppression (Organtransplantierte, Patienten vor TNF-alpha-Inhibitor-Therapie und anderen Biologika)
  - Kinder (***Cave:*** Bei Kindern andere Dosierungen beachten!)
  - Bei Personen mit anderweitigen Risikofaktoren für die Entwicklung einer aktiven TB (siehe oben)

  Präventive Therapieregime:
  Voraussetzung: Ausschluss einer Organ-TB, angenommene Empfindlichkeit des Erregers, Medikamenten-Verträglichkeit, Fehlen von Kontraindikationen

  INH + RMP über 3 - 4 Monate (Dosierung analog der jeweiligen Monotherapie); oder RMP über 4 Monate (10 mg/kg KG pro Tag bei Erwachsenen, maximale Tagesdosis 600 mg); oder INH über 9 Monate: Dos: 5 mg/kg KG pro Tag bei Erwachsenen (maximale Tagesdosis 300 mg)
  Kurzzeitregime mit einmal wöchentlicher Gabe von INH und Rifapentin in höherer Einzeldosis über 12 Wochen; allerdings ist Rifapentin in Deutschland noch nicht zugelassen.
  Unter bestimmten Bedingungen ist beim gesunden Erwachsenen eine abwartende, beobachtende Haltung mit Röntgenüberwachung vertretbar.
- Chemoprophylaxe der TB:
  Eine Chemoprophylaxe mit INH, d.h. die möglichst umgehende Behandlung (noch) IGRA- bzw. Tuberkulin-Test negativer Kontaktpersonen zur Verhinderung einer latenten tuberkulösen Infektion (LTBI), ist nur in seltenen Fällen notwendig (z.B. Kinder < 5 J., HIV-Infizierte wegen deutlich erhöhtem Erkrankungsrisiko, cave, höhere INH-Dosierung bei Kindern, s.o.). Bleibt der IGRA bzw. THT nach 8 Wochen nach letztem Kontakt negativ, so kann die Therapie beendet werden. Findet sich eine positive Reaktion, so wird, nach erneutem bildgebenden Ausschluss einer TB, i.S. einer Chemoprävention (siehe oben) weiter behandelt.
  Anm.: Eine aktive Impfung mit M. bovis BCG (Bacillus Calmette-Guérin), ein attenuierter Lebendimpfstoff wird von der STIKO (Ständige Impfkommission am RKI) seit 1998 in Deutschland nicht mehr empfohlen → Gründe: 1) Geringe TB-Inzidenz in Deutschland, 2) Mögliche Impfkomplikationen 3) Nicht sicher wirksam.
- Internationale Bekämpfungsstrategien (Internet-Infos: *www.who.int/tb/strategy/en/*)

NICHTTUBERKULÖSE MYKOBAKTERIOSEN [A31.0-A31.9]

Internet-Infos: *www.dzk-tuberkulose.de; www.bacterio.net/mycobacterium.html; Statement der ATS (2020) https://www.thoracic.org/statements/guideline-implementation-tools/treatment-of-ntm.php*

Syn: Umweltmykobakterien, ubiquitäre Mykobakterien, opportunistische Mykobakterien, Mycobacteria other than tuberculosis (MOTT), atypische Mykobakterien

Ep.: Prävalenz in Deutschland > 3/100.000. Nichttuberkulöse Mykobakterien (NTM) kommen vor allem in Böden und im Wasser weltweit in sehr unterschiedlicher Verbreitung vor und sind nur unter bestimmten Voraussetzungen menschenpathogen.

Err: Einteilung NTM nach Runyon (entsprechend dem Farbverhalten und der Wachstumsgeschwindigkeit in der Kultur):

1. Langsam wachsende NTM („slow growers“):
   - Photochromogene M.: z.B. Mycobacterium kansasii, M. marinum
   - Skotochromogene M.: z.B. M. scrofulaceum, M. szulgai, M. gordonae

- Nichtchromogene M.: z.B. M. avium mit 28 Serovaren, die sehr ähnlich sind und deshalb in der Routineuntersuchung nicht unterschieden werden können und M. intracellulare, M. chimaera, M. ulcerans, M. malmoense, M. xenopi.

2. Schnell wachsende M. ("rapid growers"): z.B. M. fortuitum/peregrinum, M. chelonae/abscessus.

Aufgrund der ständig wachsenden Anzahl neu entdeckter NTM (Stand 2020: Fast 200 valide beschriebene Spezies) werden diese von der American Thoracic Society (ATS) nach dem klinischen Erscheinungsbild eingeteilt (Lungenerkrankungen, Lymphadenitis, Haut-/Weichgewebe-/Knochenbefall, disseminierte Erkrankungen - siehe unten).

Infektionsquellen und Übertragungsmodus:

Infektion vor allem über Wasser (natürliche Gewässer, Trinkwasser) und Böden (z.B. Schmutz, Erde), aber auch über Biofilme (z.B. Rohre, Filter), Aerosole (z.B. Stäube) und Geräte (z.B. Bronchoskopie, Katheter). Mensch-zu-Mensch-Übertragungen sind nur als Einzelfallbeschreibungen dokumentiert. Eine Schwächung des Immunsystems (insbesondere HIV, Knochenmarksempfänger, Rauchen, Alkoholkrankheit), vorbestehende Lungenerkrankungen (z.B. COPD, frühere mykobakterielle Erkrankungen, Pneumokoniosen, Bronchiektasen, Lungenkarzinom, Emphysem, thorakale Fehlbildungen und Deformitäten, zystische Fibrose) sowie eine genetisch bedingte erhöhte Empfänglichkeit (genetische Defekte in der IFN-γ/IL-2-Achse) gelten als Risikofaktoren für nichttuberkulöse Mykobakteriosen. Assoziation zwischen Bronchiektasen und herdförmigen pulmonalen NTM-Infektionen (MAC) bei insbesondere postmenopausalen Frauen mit bestimmten Habitus (z.B. Skoliose, Trichterbrust, Mitralklappenprolaps, überdurchschnittliche Gelenkbeweglichkeit, „Lady Windermere“).

KL.: In Abhängigkeit vom Immunstatus des infizierten Menschen und der Mykobakterienspezies sind ganz unterschiedliche Krankheitsbilder möglich:

1. Tuberkuloseähnliche Lungenerkrankungen, insbes. durch M. kansasii und M. avium/M. intracellulare, seltener durch M. xenopi mit variablem klinischen und radiologischen Erscheinungsbild (Kavernen, Infiltrate) und unterschiedlicher Tendenz zum Fortschreiten. M. chelonae/abscessus-Lungeninfektion bei mukoviszidosekranken Kindern < 15 Jahren (in 3 - 5%). Bei Mukoviszidose-kranken Erwachsenen finden sich fast ausschließlich M. avium-Infektionen (ca. 5 %). Daher wird bei Mukoviszidose ein jährliches Screening auf NTM empfohlen.
   Seltene Sonderform ist die Hypersensitivitätspneumonie (durch M. avium; „hot tub“-Lunge, da gehäuft bei Nutzern heißer Innenraum-Bäder (z.B. Whirlpools) mit subakutem Krankheitsbeginn: Luftnot, Husten, Fieber bis hin zum Lungenversagen). Radiologisch diffuse Infiltrate mit Knoten in allen Lungenbereichen.
2. Zervikale Lymphadenopathie, häufig im Kindesalter durch M. avium/M. intracellulare, und M. scrofulaceum, M. malmoense, M. kansasii u.a.
   Meist einseitige schmerzlose Vergrößerung von Lymphknoten, die einschmelzen und fisteln können.
3. Weichteil-, Knochen- und Hautinfektionen, z.B.:
   - M. marinum: Granulome, bevorzugt an Händen, Ellbogen oder Knien bei Personen in der Fischindustrie, Schwimmern, Aquarienhaltern ("Schwimmbadgranulom [A31.1]")
   - M. ulcerans: "Buruli-Geschwür" (Australien, Afrika, Zentralamerika)
   - M. fortuitum und M. chelonae: Selten Erreger nosokomialer Wundinfektionen und Abszesse an Injektionsstellen
   - M. abscessus und M. fortuitum: z.B. Sternum-Osteomyelitis nach offener Herzchirurgie
4. Disseminierte Infektion, insbesondere bei AIDS-Patienten:
   Meist (> 90 %) M. avium/M. intracellulare
   Disseminierte Infektionen durch M. avium/M. intracellulare werden meist erst bei Absinken der T-Helferzellen < 50/µl beobachtet. Bei vielen AIDS-Patienten lassen sich im Frühstadium die Erreger im Atemtrakt nachweisen. Keimreservoir ist der Gastrointestinaltrakt. Die Unterscheidung zwischen Kolonisierung bzw. Infektion ohne Krankheitswert und behandlungsbedürftiger Erkrankung ist aufgrund anderer Infektionen im Rahmen der Grundkrankheit gelegentlich schwierig. Bei Erregernachweis aus Blut und Organbiopsien ist immer von einer Erkrankung auszugehen.
   Es kommt bei AIDS-Patienten im fortgeschrittenen Stadium der Immunsuppression häufig zu Disseminierung der Erreger in zahlreiche Organe, z.B. Leber, Milz, Dünndarm, Lunge, Lymphknoten, Knochenmark.
   KL.: Fieber, Nachtschweiß, chronische Diarrhö mit Abdominalschmerzen und Gewichtsverlust. Röntgenveränderungen der Lunge sind geringer ausgeprägt als bei TB, vom Bild her dennoch ähnlich. Bei disseminierten Infektionen durch M. avium/M. intracellulare bei HIV-negativen Personen (z.B. hämatologische Patienten) steht unklares Fieber im Vordergrund. Disseminierte Erkrankungen durch M. kansasii, M. chelonae, M. abscessus und M. haemophilum präsentieren sich meist mit multiplen subkutanen Knoten oder Abszessen, welche sich spontan entleeren können.

Lab: Unspezifische Veränderungen wie Infektanämie mit erhöhtem Ferritin i.S., AP ↑ (30 %)
Sono/CT: Evtl. vergrößerte mesenteriale + retroperitoneale Lymphknoten, Hepatosplenomegalie

DD:
- Bei pulmonaler Manifestation: Tuberkulose, Pneumonien unterschiedlicher Genese, Sarkoidose u.a., insbesondere wenn eine Erkrankung durch NTM auf dem Boden prädisponierender Erkrankungen möglich erscheint.
- Bei Lymphadenopathie: Virusinfektionen, Lymphome, Tuberkulose u.a.
- Bei Hautinfektionen: Granulome und Hautinfektionen anderer Genese
- Bei AIDS: Zahlreiche andere nosokomiale Infektionen

Di.: Anamnese - Klinik - Nachweis von Erregern (in Abhängigkeit von der Klinik aus Sputum - mind. 3 Proben untersuchen lassen - Urin, Blut, Stuhl, Biopsieproben, exzidierten Lymphknoten bei zervikaler Lymphadenopathie, evtl. Knochenmarkpunktion). M. avium-/M. intracelullare-Infektionen lassen sich auch durch Blutkultur nachweisen. Radiologische Diagnostik bei pulmonaler Erkrankung (Röntgen/CT des Thorax). Die Identifizierung der Spezies erfolgt in der Regel mit molekularbiologischen Methoden (DNS-Sequenzanalyse).

Für die Diagnose einer Erkrankung durch NTM werden u. a. von der American Thoracic Society (ATS 2020) folgende Kriterien empfohlen:

▸ Klinik:
1. Passende pulmonale Symptome (Husten, ggf. Auswurf, Abgeschlagenheit, Fieber, Gewichtsverlust, ggf. Hämoptysen)
2. Radiologische Befunde:
   - Röntgen-Thorax: Infiltrate mit nodulären oder kavernösen Strukturen und/oder
   - Im HR-CT: Multifokale Bronchiektasen mit multiplen kleinen nodulären Herden
3. Ausschluss anderer Erkrankungen (z.B. Tuberkulose - meist positiver THT bei negativem IGRA, Malignom)

▸ Mikrobiologie: Grundsätzlich Flüssig- und Festkulturen anlegen

Cave: Kontamination mit Leitungswasser!

1. Positive Kulturen aus mind. zwei unterschiedlichen Sputumproben oder
2. Positive Kulturen aus mind. einer Bronchiallavage oder
3. Transbronchiale oder andere Lungenbiopsie (Nativpräparat, keine Fixierung!) mit passendem histopathologischen Befund (granulomatöse Entzündung oder Nachweis säurefester Stäbchen) und positiver Kultur auf NTM oder mind. einer positiven Kultur aus Sputum bzw. Bronchiallavage

Verdachtsfälle, bei denen die diagnostischen Kriterien nicht erfüllt sind: Verlaufskontrolle bis zur sicheren Bestätigung bzw. Ausschluss der Diagnose.

Th.: Die Diagnose einer Erkrankung durch NTM bedeutet nicht zwangsläufig eine Therapieeinleitung, die Entscheidung zur Therapie basiert auf einer individuellen Nutzen-/Risikoabwägung. Je nach Schwere wird mit einer Drei- bis Vierfachtherapie kombiniert behandelt, die Therapiedauer beträgt bis zu 24 Monate, je nach Spezies mind. 6 - 12 Monate über die kulturelle Konversion hinaus. Die Therapieempfehlungen der internationalen Fachgesellschaften sind in einigen Punkten nicht ganz einheitlich und oftmals komplex. Anders als bei der Tuberkulose ist die Verwertbarkeit der Resistenzprüfung in vitro für die Therapie nicht ausreichend validiert, eine Resistenztestung wird daher für die Therapieentscheidung nur bei bestimmten Spezies und nur für einen Teil der zur Verfügung stehenden Medikamente (z.B. Makrolide) empfohlen. Gute Gründe für eine individuelle Entscheidung zur Testung in einem versierten Labor sind Therapieversagen und primär schwer zu behandelnde Spezies (M. avium u.a.). Grundsätzlich sollte eine Beratung durch Zentren erfolgen.

Zum Einsatz kommen:
- „Klassische" Antituberkulotika: Rifamycine (Rifampicin und - nur für Erwachsene zugelassen: Rifabutin), Ethambutol, Isoniazid
- Makrolide (z.B. Clarithromycin, Azithromycin)
- Chinolone (Moxifloxacin, Levofloxacin, Ciprofloxacin)
- Protionamid, Amikacin (intravenös; seit 2020 ist auch inhalatives liposomales Amikacin für schwere Fälle von M. avium-Komplex-Infektionen zugelassen)
- Tetrazykline und Imipenem (bei schnell wachsenden Spezies)
- Sulfonamide, Trimethoprim/Sulfamethoxazol
- Tigecyclin (Glycylcyclin) wirksam z.B. bei M. fortuitum, M. abscessus, M. chelonae

Auch ein chirurgisches Vorgehen (i.d.R. kombiniert mit einer Chemotherapie) kann indiziert sein; um den lokalen mindernden Resistenzfaktor und damit zugleich die Mykobakteriose zu beseitigen. Bei der kindlichen zervikalen Lymphadenitis reicht in aller Regel die chirurgische Exzision als alleinige Therapie aus.
Grundsätzlich kann sich eine allgemeine Verbesserung des systemischen als auch lokalen Immunstatus positiv auf den Heilungsprozess auswirken.

Therapieprobleme:
- Sehr umfassende Multiresistenz einzelner Spezies
- Oft unsichere Übertragbarkeit der in vitro-Wirksamkeit (aber additive und synergistische Effekte in Kombination)
- Rasche Resistenzentwicklung bei Monotherapie
- Lokale Diffusionsbehinderungen in vorgeschädigtem Lungengewebe
- z.T. erhebliche NW der eingesetzten Substanzen
- Vorliegen schwerer Begleiterkrankungen
- Wechselwirkungen mit Begleitmedikation (z.B. HIV: Interaktion von Rifampicin mit PI)
- Häufig chronischer Erkrankungsverlauf
- Lange Therapiedauer (meist 1 - 2 Jahre)
- Hohe Rezidivraten

Pro: Bei AIDS-Patienten mit T-Helferzellen < 50/µl, insbesondere bei vorausgegangener opportunistischer Infektion evtl. prophylaktische Behandlung (z.B. Azithromycin + Rifabutin). Eine aktive Mykobakteriose (mediastinale Lymphknoten u.a. Lokalisation) sollte ausgeschlossen werden.

SARKOIDOSE [D86.9]

Internet-Infos: *www.stopsarcoidosis.org; Delphi consensus recommendations*

Syn: M. Besnier - Boeck - Schaumann (Boeck → sprich: "buhk")

Def: Entzündliche Multisystemerkrankung unklarer Ursache, die charakterisiert wird durch epitheloidzellige Granulombildung mit Riesenzellen ohne zentrale Nekrose und die meist die Lunge, aber auch jedes andere Organ betreffen kann.

Ep.: Prävalenz Westeuropa bis 40/100.000 Einwohner; Inzidenz Deutschland: 10 - 12/100.000/Jahr
Die höchsten Erkrankungsraten finden sich in der schwarzen Bevölkerung der USA sowie in Skandinavien. Zwei Häufigkeitsgipfel mit 20 - 40 J. und > 50 J. w > m.

Ät.:
- Unbekannt: Diskutiert wird eine Begünstigung des Auftretens durch gemeinsame Einflüsse von zurückliegender infektiologischer Triggerung (z.B. Mykobakterien), perpetuierten immunologischen Prozessen und genetischer Prädisposition.
- Genetische Disposition: Erkrankungshäufigkeit bei Familienangehörigen eines Patienten; gehäuftes Vorkommen von HLA-DQB1 und HLA-DRB1. Genmutationen BTNL2 (Chromosom 6) und ANXA11 erhöhen das Risiko, an Sarkoidose zu erkranken.
- Mutationen des NOD2 (CARD 15)-Gens auf Chromosom 16p12-q21 prädisponieren für eine familiäre (Blau-Syndrom) oder spontane Form der frühen Sarkoidose (early onset sarcoidosis).

Pat: Typisch sind nicht-verkäsende epitheloidzellige Granulome mit Langhans-Riesenzellen und schmalem Lymphozytensaum; die mehrkernigen Riesenzellen enthalten z.T. laminare Kalzium-Protein-Körper (Schaumann-Körper) und sternförmige Einschlüsse (Asteroid-Körper).
DD: „Sarcoid like lesions" bei HIV-Infektion, maligne Erkrankungen, Tuberkulose (verkäsende Granulome), atypische Mykobakteriose, Mykose, Brucellose, Aspiration etc.

PPh: Aktivierung von Makrophagen durch Pathogen-assoziierte molekulare Muster (PAMPs). T-Zellen werden durch antigenpräsentierende Zellen aktiviert, die über MHC-II-Moleküle ein unbekanntes „Sarkoidose-Antigen" präsentieren. Ausschüttung der Zytokine IL-2, IFN-γ, IL-12, IL-18 sorgen für Th-1 Differenzierung und die Granulombildung. Makrophagen produzieren u.a. IL-8, ein potentes Chemotaxin für neutrophile Granulozyten, das neben TNF in bis zu 20 % d.F. für chronische Verläufe mit Fibrosierung sorgen kann.

KL.: A) Akute Sarkoidose (Löfgren-Syndrom [D86.8]): ca. 10 % d.F.
Es erkranken bevorzugt junge Frauen.
Typische Trias:
- (Sprunggelenks-)Arthritis
- Erythema nodosum
- Bihiläre Lymphadenopathie

Ferner: Fieber, Husten, BSG-Erhöhung

B) Chronische Sarkoidose: 90 % d.F.
- Anfangs meist symptomarm, Zufallsbefund im Thoraxröntgenbild bei 20 - 40 %
- Unspezifische Symptome: Fatigue (50 - 70 %), Fieber, Gewichtsverlust (20 %), Nachtschweiß (DD maligne Erkrankung, Tuberkulose)
- Später Reizhusten (50 %), Belastungsdyspnoe (50 %), Thoraxschmerz (30 %)
- In 95 % d.F. kommt es zu pulmonaler Manifestation.

C) Early onset sarcoidosis (EOS):
Vor dem 5. Lj. manifestiert sich EOS typischerweise als Kombination von Arthritis, Uveitis und Exanthem. Weitere Symptome umfassen Müdigkeit, Anorexie, Fieber und Hepatosplenomegalie. Die EOS kann isoliert oder familiär gehäuft auftreten (Blau-Syndrom).

Extrapulmonale Manifestationen (Auswahl):
1. Hautmanifestationen (ca. 15 %):
   - Kleinknotig disseminierte bis großknotige Form: Rotbräunliche Papeln unterschiedlicher Größe
   - Lupus pernio: Flächenhafte livide Infiltration der Nase und Wangen
   - Narbensarkoidose: Gelbbräunliche Plaques im Bereich bestehender Narben
   - Erythema nodosum [L52]: Subkutane rotbläuliche Knoten an den Streckseiten der Unterschenkel, sehr druckschmerzhaft, Ausdruck einer Überempfindlichkeitsreaktion
     Ät.: Infektionen (z.B. A-Streptokokken, Salmonellen, Shigellen, Yersinien, Mykobakterien), Medikamente (z.B. Kontrazeptiva), Sarkoidose (Löfgren-Syndrom), chronisch-entzündliche Darmerkrankungen; Schwangerschaft (1. Trimenon), selten Malignome, idiopathisch
2. Augen (15 - 20 %): Oft asymptomatisch → Erblindungsgefahr! Uveitis, Retinitis, Kalkablagerungen in Binde- und Hornhaut, Tränendrüsenbefall, Keratokonjunktivitis sicca
3. Leber (10 - 15 %) mit Transaminasenerhöhung
4. Parotitis (in Kombination mit Uveitis + Fazialisparese = Heerfordt-Syndrom)[D86.8]
5. Knochen (1 %): Ostitis multiplex cystoides (Jüngling-Syndrom)[D86.8] = zystische Umwandlung der Phalangen der Finger
6. ZNS und peripheres Nervensystem (ca. 10 %): Fazialislähmung, Diabetes insipidus, Hypophysenvorderlappeninsuffizienz, granulomatöse Meningitis; in jeweils 10 % sind Myelon bzw. peripheres Nervensystem betroffen; neuropsychiatrische Symptome, Krampfanfälle, „small-fibre neuropathy".
7. Kardiale Sarkoidose (autoptisch bis 25 %, klinisch bis 5 %). Fakultative Symptome: Rhythmusstörungen mit erhöhtem Risiko für plötzlichen Herztod, AV-Blockierungen, Linksherzinsuffizienz, Perikarderguss u.a.
8. Renale Sarkoidose (< 5 %): Am häufigsten in Form der granulomatösen interstitiellen Nephritis, gel. auch Glomerulopathien. Lab: Evtl. leichte Proteinurie, Mikrohämaturie
9. Nephrokalzinose durch Hyperkalzämie (ca. 15 %) und Hyperkalziurie (bis 50 %) (Urs.: Erhöhte Produktion von 1,25-$(OH)_2$-Vitamin D_3 in Epitheloidzellen)
10. °Andere Organe: Lymphknoten, Milz, Skelettmuskulatur u.a.

Ko.: Bronchiektasen, respiratorische Insuffizienz, pulmonale Hypertonie (6 %), Herzrhythmusstörung, Nephrokalzinose

Lab: - Kreatinin, AP, Calcium, Blutbild (evtl. Urinstatus)
- Tuberkulin-Hauttest oder Interferon-γ-Test (zum Ausschluss Tuberkulose)

Cave: Bluttests sind nicht sensitiv und nicht spezifisch für die Diagnose einer Sarkoidose und damit bei der Primärdiagnostik eher von untergeordneter Bedeutung (ACE = Angiotensin converting enzyme ↑ (75 %), S-IL-2R ↑ = löslicher Interleukin-2-Rezeptor (60 %).

Di.: 3 Diagnosekriterien müssen erfüllt sein:
1. Suggestiver klinisch-radiologischer Befund
2. Typische Histologie (siehe pathologischer Befund). Keine Histologiegewinnung erforderlich bei starkem klinischem Verdacht (Löfgren-Syndrom, Lupus pernio, Heerfordt-Syndrom)
3. Ausschluss anderer Ursachen für Granulombildung (Sarkoidose ist Ausschlussdiagnose)

Bildgebung zum Nachweis pulmonaler Manifestationen
- Röntgen-Thorax zur Einteilung der pulmonalen Sarkoidose (Siltzbach & Scadding)
  Typ 0: Normalbefund bei seltener isolierter extrapulmonaler Organsarkoidose oder typischer BAL-Befund ohne Röntgenbefund (5 - 10 %)
  Typ I: Bihiläre Lymphadenopathie: Polyzyklisch begrenzte Hilusvergrößerung (reversibles Stadium, bis 65 %)
  Typ II: Bihiläre Lymphadenopathie mit Lungenbefall (retikulo-noduläre Lungenzeichnung, 20 - 40 %)
  Typ III: Lungenbefall ohne Lymphadenopathie (10 - 15 %)
  Typ IV: Lungenfibrose mit irreversibler Lungenfunktionsminderung (5 %)
- CT und HRCT: Mediastinale/hiliäre Lymphadenopahtie, Mikronoduli (< 3 mm) vielfach auch im Ober- und Mittelfeld sowie perilymphatische Verteilung (peribronchovaskuläre Bündel, Subpleural- und Interlobulärsepten), ground-glass opacity, Spätstadium: Fibrose mit Honeycombing, Traktionsbronchiektasen
- Selten FDG-PET-CT

Ort der Histologiegewinnung: Empfohlen wird
- Bei vergrößerten mediastinalen Lymphknoten: Bronchoskopie mit endobronchialem Ultraschall (EBUS) gesteuerter transbronchialer Nadelaspiration (TBNA) aus mediastinalen Lymphknoten

(Sensitivität > 95 %)

- Bei alleiniger Lungenbeteiligung: Transbronchiale Lungenbiopsie (Sensitivität ca. 80 %), ggf. bronchoalveoläre Lavage mit Differenzialzytologie (oft diagnoseweisend, aber nicht beweisend): Lymphozytäre Alveolitis mit Verschiebung des CD4/CD8-Quotient ↑ (normaler Quotient ca. 1,5 - 2, bei aktiver Sarkoidose > 5): Sensitivität ca. 50 %.
- Bei extrapulmonaler Manifestation und fehlender thorakaler Manifestation: Biopsie des klinisch auffälligen Organs

Zusatzdiagnostik:
Ekg, augenärztliche Untersuchung (Augenbeteiligung ?); Lungenfunktion: Stad. II - IV restriktiv, z.T. obstruktiv, CO-Diffusionskapazität früh reduziert. 6-Minuten-Gehtest, ggf. Spiroergometrie.
Bei V.a. Neurosarkoidose: MRT und Liquordiagnostik: Lymphozytose, Proteinerhöhung (80 %), ACE ↑ (50 %), CD4/CD8-Ratio ↑
Bei V.a. Herzsarkoidose: Kardio-MRT besser als Echo oder PET
Bei V.a. pulmonale Hypertonie: Echo, ggf. Rechtsherzkatheter

Monitoring: Verlaufsbeobachtung von Klinik, Lungenfunktion und ggf. Röntgen-Bildgebung. In Einzelfällen CT, FDG-PET-CT

DD:
- Pulmonale Sarkoidose:
  Die Sarkoidose kann viele Krankheiten imitieren!

Typ I:	- Hiluslymphknoten-TB	- Berylliose
	- Lungenkarzinom	- Lymphome
	- M. Castleman (benigner mediastinaler Tumor)	
Typ II/III:	- Silikose, Asbestose, Berylliose	- Hypersensitivitätspneumonitis
	- Miliar-TB	- Lymphangiosis carcinomatosa
	- Ornithose	- Adenokarzinom mit lepidischem Wachstum
Typ IV:	Lungenfibrosen anderer Ätiologie (siehe Kap. ILD)	

- Akute Sarkoidose: Arthritiden anderer Genese

Th.:
- Standardtherapie: Orale Kortikosteroide (strenge Indikationsstellung)

Indikation für Kortikosteroide:
- Verschlechterung der Lungenfunktion: Abfall der totalen Lungenkapazität > 10 %, FVC > 15 %, Diffusionskapazität > 20 %, Pulsoxymetrie SO_2 > 4 % in Ruhe
- Progression in der Bildgebung: Fortschritt der interstitiellen Veränderung, Kavität, Fibrosierung mit Honeycombing, Zeichen für pulmonalen Hochdruck
- Hyperkalzämie und -urie
- Beteiligung von Augen, Leber, ZNS, Myokard, Nieren, Haut

Dosis: 20 - 40 mg Prednisolon/d für 4 - 6 Wo., stufenweise Reduktion auf möglichst 7,5 mg/d. Auslassversuch nach 6 - 12 Mon. Rückfall bei ca. 1/3 aller Patienten

Keine Indikation für systemische immunsuppressive Therapie
- Löfgren-Syndrom (meist Spontanremission - siehe unten, Gefahr des Rebounds nach Absetzen)
- Hautbeteiligung (meist allenfalls topische Therapie; Ausnahme Lupus pernio)
- Zurückhaltende Indikationsstellung bei asymptomatischem Verlauf bei Röntgen-Typ I, II und III und nur leichten Lungenfunktionseinschränkungen. Hier Kontrolle z.B. alle 3 - 6 Monate („Watchful Waiting")

- Kombination von Prednisolon mit Immunsuppressiva (z.B. MTX oder Azathioprin), evtl. auch Leflunomid, Mycophenolatmofetil oder Anti-TNFα-Therapie (z.B. Infliximab)
  Ind: Unzureichende Wirkung der Kortikosteroide oder NW/Unverträglichkeit der Kortikosteroide
- Lokale Steroidtherapie: ggf. bei Uveitis und Hautläsionen
- Bei Tuberkulose in der Eigenanamnese oder tuberkulösen Narben/Verkalkungen im Thorax-Röntgenbild sollte gleichzeitig eine INH-Chemoprophylaxe erfolgen.
- Bei arthritischen Schmerzen (Löfgren-Syndrom): NSAR
- Lungentransplantation: Ultima Ratio im Endstadium

Prg: Die akute Sarkoidose zeigt Spontanheilung in > 95 % innerhalb von 2 Jahren
Die chronische Sarkoidose vom Typ I hat eine Spontanheilungsrate bis 80 % innerhalb von 1 - 3 J. Bei Typ II beträgt die Spontanheilungsquote ca. 50 % und bei Typ III ca. 20 %.
20 % der Patienten zeigen eine permanente Verminderung der Lungenfunktion.
Risikofaktoren für progressiven oder chronischen Verlauf:
Alter > 40 J., Hyperkalzämie, Lupus pernio, chronische Uveitis, Neurosarkoidose, kardiale Beteiligung, Symptomdauer > 6 Monate, pulmonale Sarkoidose Typ III
Letalität der Erkrankung: Ca. 5 %

PLEURALE ERKRANKUNGEN

Pneumothorax (J93.9]

Syn: Pneu

Def: Luftansammlung im Pleuraraum
- Geschlossener Pneu: ohne Verbindung zur Außenluft
- Offener Pneu: Mit Verbindung zur Außenluft:
  - Äußerer offener Pneu durch Öffnung in der Thoraxwand
  - Innerer offener Pneu durch Verbindung zum Bronchialsystem

Ep.: Inzidenz des Spontanpneus: Ca. 9/100.000/J. Rezidivrate der Spontanpneus ca. 30 % (ohne thorakoskopische Therapie)

Ät.:
1. Spontanpneu [J93.1]
   - Idiopathisch (85 %): Bevorzugt jüngere asthenische Männer, z.B. durch Platzen einer subpleural gelegenen Emphysemblase; Rauchen gilt als Risikofaktor.
   - Sekundär (15 %): Bei Lungenvorerkrankungen
2. Traumatisch [S27.0]: Penetrierende Thoraxtraumen, Rippenfrakturen u.a.
3. Iatrogen: Nach Pleurapunktion, Subklaviakatheter, Überdruckbeatmung, Thoraxoperation u.a.

Pg.:
- Pneumothorax: Eröffnung des Pleuraraumes → Eindringen von Luft in den Pleuraraum → Aufhebung des physiologischen Unterdruckes im Pleuraraum → Lungenkollaps infolge Zugwirkung der elastischen Lungenkräfte
- Spannungspneu [J93.0]: Durch einen Ventilmechanismus gelangt bei jeder Inspiration Luft in den Pleuraraum, die bei der Exspiration nicht entweichen kann → Druckanstieg im Pleuraraum → Verlagerung des Mediastinums zur gesunden Seite mit Kompression der gesunden Lunge und Behinderung des venösen Rückstroms → ZVD ↑, HZV ↓

KL.:
- Stechende Schmerzen auf der betroffenen Thoraxseite
- Dyspnoe, evtl. Tachypnoe, Hustenreiz
- Asymmetrische Thoraxbewegung (Nachhinken)
- Bei posttraumatischem oder iatrogenem Pneu evtl. Hautemphysem an der Verletzungsstelle

Ko.:
- Spannungspneu (3 % - oft bei posttraumatischem Pneu): Zunehmende Dyspnoe, Zyanose, Tachykardie, Einflussstauung, respiratorische Insuffizienz, Schock
- Sero-/Hämatothorax, Empyem
- Pneumomediastinum = Mediastinalemphysem
- Infektion
- Pneurezidive bei idiopathischem Spontanpneu

DD: bei Spontanpneu: Pleuritis, Lungenembolie, Herzinfarkt, Perikarditis

Di.:
- Anamnese (evtl. früherer Pneu, Thoraxtrauma, ärztliche Eingriffe, s.o.)
- Perkussion/Auskultation: Hypersonorer Klopfschall/abgeschwächtes Atemgeräusch auf der betroffenen Seite (seitlich auskultieren und vergleichen!)
- Sono (sensitiver als Rö. Thorax im Liegen): Patient in Rückenlage, Sonokopf über der MCL: Bei Pneu kein Lungengleiten, kein "Seashore-Zeichen" im M-Mode. Dafür sieht man horizontale "Sky-Linien".

  Cave: Einen Pneu hört man oft nicht, sondern man sieht ihn im Röntgenbild. Daher beim geringsten Verdacht immer Röntgen! - Auskultation erlaubt keinen Ausschluss!
- Röntgen Thorax in Exspiration + Inspiration (kleiner Pneu bei Exspiration deutlicher)
- CT: Gute Diagnostik

Merke: Nach Pleurapunktion, Legen eines Subklaviakatheters u.a. Eingriffen, bei denen ein Pneu entstehen kann, stets Thorax röntgen zum Ausschluss eines Pneus!

Th.:
- Pleurasaugdrainage: Pleurapunktion im 2. ICR medioklavikulär (oder im 4. ICR in der hinteren Axillarlinie) am Rippenoberrand (Interkostalgefäße verlaufen am Rippenunterrand): Nach initialem Ansaugen Dauersog mit ca. 10 cm H_2O (zu starker Sog kann sehr selten ein Reexpansionsödem verursachen). Die Drainage muss so gelegt werden, dass die Pleurakuppe drainiert wird.
- Thorakoskopische Versorgung: Gute Ergebnisse, bei Vorhandensein Methode der 1. Wahl
- Bei Spannungspneu notfallmäßige Entlastung durch Punktion im 2. ICR/MCL mit großlumiger Kanüle, die mit eingeschnittenem Gummifingerling versehen ist oder Notfallventile benutzen (Tiegel, Heimlich u.a.) → Luft kann entweichen, aber nicht angesaugt werden.

Anm.: Bei kleinen Mantelpneus (bis zu einem Querfinger) und asymptomatischen Patienten kann man unter klinischen und Röntgenkontrollen zuwarten (spontane Luftresorption).

Pro: eines Rezidivs: Kein Tauchsport; gegen Flugreisen unter Druckausgleichsbedingungen bestehen nur Bedenken bei größeren Emphysemblasen. Verzicht auf Rauchen.

Pleuratumoren

1. Primäre Tumoren (3 %)
   Pleuramesotheliom [C45.0]: 2 Formen
   a) Selten lokalisiertes Pleuramesotheliom
   b) Diffuses malignes Pleuramesotheliom durch Asbestexposition
   (Siehe Kap. "Durch Asbest verursachte pleuropulmonale Erkrankungen")
2. Sekundäre Tumoren (97 %)
   Pleurakarzinose und Lymphangiosis carcinomatosa der Pleura [C79.88]
   Am häufigsten durch Lungen- und Mammakarzinom; ferner durch Karzinome des Magen-Darm-Traktes, von Pankreas, Leber, Nieren, endokrinen Organen; durch Sarkome und Melanome.

PLEURITIS UND PLEURAERGUSS

Def:
- Pleuritis: Entzündung der Pleura, die ohne Erguss auftreten kann (Pleuritis sicca), oft aber von Ergussbildung gefolgt ist (Pleuritis exsudativa).
- Pleuraerguss: Ergussbildung zwischen den beiden Pleurablättern durch entzündliche Ursachen (Pleuritis) und andere Erkrankungen

Pleuritis [R09.1]

Syn: Rippen- oder Brustfellentzündung

Ät.:
- Begleitpleuritis bei Pneumonien
- Coxsackie B-Virusinfektion
- Tuberkulose
- Malignome (siehe Pleuratumoren)
- Systemerkrankungen (Urämie, Kollagenosen)
- Begleitpleuritis bei Oberbaucherkrankungen, Lungenembolie/-infarkt u.a.

KL.:
- Pleuritis sicca (trockene Rippenfellentzündung, oft Vorläufer der exsudativen Form): Starke atemabhängige Schmerzen, Reizhusten ohne Auswurf, Nachschleppen der erkrankten Seite
- Pleuritis exsudativa („feuchte“ Rippenfellentzündung): Typischerweise keine Schmerzen, je nach Größe des begleitenden Pleuraergusses Dyspnoe, evtl. Fieber

Di.:
1. Nachweis der Pleuritis sicca: Klinik + Auskultation: Atemsynchrones Pleurareiben („Lederknarren“)
2. Nachweis eines Pleuraergusses (siehe unten)
3. Ätiologische Klärung

Th.:
1. Therapie der Grundkrankheit
2. Symptomatische Therapie: des Pleuraergusses (siehe unten), bei Bedarf Schmerztherapie

Pleuraerguss [J90]

Vo.: 400.000 - 500.000/J. in Deutschland

Ät.:
1. Malignes Exsudat - 5 häufige Ursachen:
   - Lungenkarzinom (40 %)
   - Metastasierendes Mammakarzinom (20 %)
   - Maligne Lymphome (10 %)
   - Ovarialkarzinom (5 %)
   - Gastrointestinale Malignome (5 %)
   - Seltener andere Malignome, z.B. Mesotheliom

2. Infektiöses Exsudat:
   - Tuberkulose
   - Bronchopulmonale Infekte, Pneumonien
   - Iatrogen nach Pleurapunktion/-drainage
3. Dekompensierte Herzinsuffizienz (Stauungstranssudat, oft rechts > links), Lungenembolie
4. Andere Ursachen:
   - Posttraumatisch
   - Bei subphrenischem Abszess, Pankreatitis u.a. abdominellen Erkrankungen
   - Bei rheumatischen Erkrankungen: Rheumatoide Arthritis, systemischer Lupus erythematodes (SLE)
   - Postmyokardinfarkt-Syndrom (= Dressler-Syndrom) und Postkardiotomie-Syndrom
   - Transsudat durch niedrigen kolloidosmotischen Druck des Plasmas:
     · Dystrophie
     · Nephrotisches Syndrom, Urämie
     · Leberzirrhose (hepatischer Hydrothorax)
     · Exsudative Enteropathie
   - Meigs-Syndrom: Ovarialfibrom mit Aszites und/oder Pleuraerguss (Trans- und Exsudat)

Merke: Die 3 häufigsten Ursachen eines Transsudates sind dekompensierte Linksherzinsuffizienz, Lungenembolie und Leberzirrhose. - Die 3 häufigsten Ursachen eines Exsudates sind Pneumonie, Malignome und Lungenembolie! (Lungenembolie kann Trans- und Exsudat machen.) Die häufigste Ursache des Pleuraergusses < 40 J. ist die TB.

KL.: 1. Bei größeren Ergüssen Dyspnoe
2. Symptom der ursächlichen Erkrankung (Anamnese ?)

Insp.: Nachschleppen der betroffenen Thoraxhälfte beim Atmen, evtl. Vorwölbung der Interkostalräume

Stimmfremitus: Über größeren Ergüssen aufgehoben.

Perk.: Absolute Dämpfung, Begrenzung nach lateral ansteigend (Ellis-Damoiseau-Linie). Ergussmengen < 300 ml sind nicht nachweisbar!

Ausk.: Abgeschwächtes bis aufgehobenes Atemgeräusch, oberhalb des Ergusses oft "Kompressionsatmen" (= streifenförmige Zone mit Bronchialatmen)

Bildgebende Diagnostik: Siehe unten

Lab:

Parameter	Transsudat	Exsudat
Gesamteiweiß (GE)	< 30 g/l	> 30 g/l
GE-Pleura/GE-Serum 1)	< 0,5	> 0,5
Spezifisches Gewicht	< 1.016	> 1.016
LDH 2)	< 200 U/l	> 200 U/l
LDH-Pleura/LDH-Serum 3)	< 0,6	> 0,6 (bei Malignom oft > 1)

1) 2) 3): Light-Kriterien

Anm.: In Einzelfällen kann im Stauungstranssudat nach diuretischer Therapie der Eiweißgehalt etwas höher als 30 g/l sein. Am genauesten sind die GE- und LDH-Quotienten.
Erhöhung der α-Amylase und Lipase im Erguss findet sich bei Pankreatitis.
Hohe Triglyzeridwerte > 110 mg/dl mit Nachweis von Chylomikronen finden sich bei Chylothorax [I89.8], der einen milchig-trüben Aspekt aufweist (Verlegung des D. thoracicus posttraumatisch oder durch Malignome).

Merke: Ein blutiger Pleuraerguss ist solange tumorverdächtig, bis das Gegenteil bewiesen ist! (Zytologie, Röntgen, CT, Pleurabiopsie, Thorakoskopie)

Ko.: Pleuraempyem, Pleuraschwarten

Klassifikation parapneumonischer Pleuraergüsse (PPE) und Pleuraempyeme:

	Unkomplizierter PPE	Komplizierter PPE	Pleuraempyem (PE)
Pleuramorphologie	Dünn, permeabel	Fibrinexsudation, Septierungen	Verdickt, Granulationsgewebe, Septen und Kammern
Pleurapunktat	Klar	Trüb	Eitrig
pH*)	> 7,3	7,1 -7,2 (7,3)	< 7,1
LDH (U/l)*)	< 500	> 1.000	> 1.000
Glucose (mg/dl)*)	> 60	< 40	< 40
Zytologie	PMN +	PMN ++	PMN +++
Kultureller Bakteriennachweis	Steriles Punktat	Gelegentlich positiv	Häufig positiv

*) Bestimmung im Pleurasekret
PMN = Polymorphkernige Neutrophile

DD:

	Pleuraerguss	Pleuraschwarte [J94.1]
Interkostalräume	Vorgewölbt	Eingezogen, verschmälert
Stimmfremitus	Bei größeren Ergüssen aufgehoben	Nur abgeschwächt
Perkussion	Absolute Dämpfung	Leichte Dämpfung, keine Ellis-Damoiseau-Linie

Di.: 1. Anamnese, Klinik, allgemeines Labor

2. Bildgebende Verfahren:
   - Sonografie: Empfindlicher Nachweis eines Pleuraergusses ab ca. 20 ml; Erkennung einer Pleuraschwarte, eines Pleuratumors
   - Röntgen des Thorax in 2 Ebenen (Liegendaufnahme im lateralen Strahlengang zeigt Ergüsse erst ab ca. 50 - 100 ml, bei der p.a.-Aufnahme im Stehen ab ca. 200 ml)
   - Spiral-CT
3. Pleurapunktion mit Untersuchung der Pleuraflüssigkeit
   Vier Röhrchen werden befüllt:
   - 1. Röhrchen (Mikrobiologie): Bakterienkultur, Gramfärbung und bei V.a. Tuberkulose Ziehl-Neelsen-Färbung und Mykobakterienkultur. Dieses Röhrchen muss steril sein.
   - 2. Röhrchen (klinische Chemie): Zellzahl, Glukose, Gesamteiweiß, pH-Wert, LDH
   - 3. Röhrchen: (Pathologie): Zytologischer Ausstrich, Nachweis von Tumorzellen
     Probe rasch verarbeiten, da die Zellen sonst degenerieren.
   - 4. Röhrchen: Für evtl. weitere Tests
4. Video-Thorakoskopie mit makroskopischer Beurteilung, gezielter Biopsie + Histologie, evtl. bakteriologischer Untersuchung.

Th.: A) Kausal, z.B. Therapie einer Linksherzinsuffizienz, einer Pneumonie, einer TB

B) Symptomatisch
   - Abpunktion bei einmaligem Erguss (Punktion am Rippenoberrand, 3-Wegehahn oder Rotanda-Spritze, sterile Handhabung, max. 1.500 ml auf einmal abpunktieren, sonst Gefahr eines Reexpansionsödems, anschließende Thorax-Röntgenaufnahme zum Ausschluss eines postpunktionellen Pneumothorax - Risiko 0,6 - 6,0 %)
   - Drainagebehandlung bei rezidivierendem Erguss (getunnelter Pleurakatheter)
   - Antibiotikatherapie bei bakterieller Infektion (nach Antibiogramm)
   - Antituberkulotika bei tuberkulöser Pleuritis (siehe dort)
   - Pleurodese (Pleuraverklebung) bei malignem Erguss mit asbestfreiem Talkum-Puder (am wirksamsten) oder Tetracyclin
   - Therapie eines Pleuramesothelioms: Siehe dort

   Therapie eines PPE/Empyems:
   - (Möglichst gezielte) Antibiose
   - Großlumige Drainagetherapie + regelmäßige Spülung
   - Videoassistierte Thorakoskopie (VATS)

Prg: Abhängig von der kausalen Erkrankung

IV. GASTROENTEROLOGIE

Internet-Infos: *www.dgvs.de* - Deutsche Gesellschaft für Verdauungs- und Stoffwechselerkrankungen
www.gastroatlas.com

FOETOR EX ORE UND HALITOSIS [R19.6]

1. Foetor ex ore = übler Mundgeruch bei lokalen Ursachen im Mund-/Nasen-/Rachenraum (90 %)

Ep.: Bis ca. 35 % aller Erwachsenen

Ät.: Meist liegt die Ursache des Foetor ex ore in der Mundhöhle selbst:
- Dentale und/oder gingivale Erkrankungen
- Mangelnde Reinigung der Interdentalräume und Zahnfleischtaschen: Bildung riechender Abbauprodukte durch Anaerobier: Buttersäure, Amine (Putreszin, Cadaverin), flüchtige Schwefelverbindungen (volatile sulfur compounds (VSC) → typischer Geruch benutzter Zahnseide, evtl. VSC-Messung beim Zahnarzt)
- Nahrungsreste und bakterielle Plaques auf der Zunge
- Knoblauch, Zwiebel, Zigarettenkonsum
- Bakterielle Entzündungen, z.B.
  Angina Plaut Vincenti (oft einseitig, fauliger Geruch)
  Diphtherie (süßlicher Geruch nach faulenden Äpfeln)
  Rhinitis atrophicans (Ozaena)
- Zerfallende Tumoren, Mukositis nach Chemotherapien, Ulzerationen bei Agranulozytose
- Verminderter Speichelfluss (Xerostomie): Mundatmung, Schnarchen, morgendlicher Mundgeruch durch zu geringe Speichelproduktion während der Nachtruhe, Fasten, Speicheldrüsenerkrankungen (z.B. Sjögren-Syndrom), anticholinerge Medikamente (Atropin, Psychopharmaka); alte Menschen.

2. Halitosis = übler Geruch der Atemluft (10 %)
(Die Ausatemluft riecht auch bei geschlossenem Mund unangenehm, also bei Ausatmung über die Nase.) Ursache sind Erkrankungen des Respirations- oder Gastrointestinaltraktes und bestimmte Stoffwechselerkrankungen.

Ät.:
- Erkrankungen der Lunge (z.B. eitrige Bronchitis, Bronchiektasen, Pneumonie, Lungenabszess)
- Erkrankungen des Verdauungstraktes (z.B. Ösophagusdivertikel, Ösophaguskarzinom, Achalasie, HP-Infektion, Magenausgangsstenose, Ileus, Fremdkörper im oberen Verdauungstrakt)
- Stoffwechselentgleisungen:
  Urämie (Harngeruch, Foetor uraemicus)
  Coma diabeticum (Azetongeruch)
  Coma hepaticum (Geruch nach roher Leber, Foetor hepaticus)
- Resorption von Geruchsstoffen im Darm und Abatmung über die Lunge:
  · Bei bekannter Ursache (z.B. Knoblauch, Zwiebeln)
  · Intoxikationen mit Phosphor, Arsen, Malathion, Selen, Tellur und organische Phosphorsäureester (z.B. Parathion = E605) → Knoblauchgeruch

Anm.: Essenzielle Halitosis: Abatmung übel riechender Fettsäuren aus unbekannter Ursache

3. Halluzinatorische Geruchsmissempfindung = Mundgeruch, der nicht zu objektivieren ist (Syn: Parosmie oder Phantosmie) bei psychiatrischen oder neurologischen Erkrankungen

Di.: Interdisziplinär unter Mitwirkung von Zahnarzt, HNO-Arzt, Internist

Th.: a) Kausal
b) Symptomatisch: Zahnärztliches Konsil: Regelmäßige Zahn(taschen-)reinigung und -sanierung (Gebrauch von Interdentalbürstchen + Zahnseide), evtl. Zungenreinigung; Anregung des Speichelflusses (z.B. Kaugummi, Äpfel)

ÖSOPHAGUS

LEITSYMPTOME BEI ÖSOPHAGUSKRANKHEITEN

PPh: Der Schluckakt (Bolustransport) geschieht in 3 Phasen:
1. Orale Phase: Willkürlicher Transport im Oropharynx bis zum Auslösen des Schluckreflexes
2. Pharyngeale Phase: Unwillkürlicher Transport vom Pharynx in den Ösophagus
3. Ösophagusphase: Unwillkürlicher peristaltischer Transport durch den Ösophagus und den unteren Ösophagussphinkter (UÖS) in den Magen

1. Schluckstörung [R13.9]:

Def: Dysphagie: Schmerzlose Schluckstörung mit Passagestörung
Odynophagie: Schluckstörung mit Schmerzen
Aphagie: Unvermögen zu schlucken bei komplettem Passagehindernis
Wichtigste Komplikation einer Schluckstörung ist die Aspiration!

Ursachen einer Dysphagie (systematische Aufzählung):

A) Oropharyngeale (= oroösophageale) Dysphagie:
Transport der Speise aus dem Rachen in die Speiseröhre gestört mit nasaler Regurgitation und rezidivierenden Aspirationen. Typisch sind Probleme beim Schlucken von Flüssigkeiten.
- Erkrankungen im Oropharynx: Entzündungen, Abszess, Tumor
- Zentralnervöse Störungen = neurogene Dysphagie (z.B. bei fortgeschrittener Demenz, nach Schlaganfall, bes. bei Hirnstammbeteiligung, Parkinson-Syndrom, multiple Sklerose, Schädel-Hirn-Traumata), neuromuskuläre Erkrankungen (z.B. Myasthenie, erbliche Erkrankungen)
- Altersbedingte Motilitätsstörungen (Presbyphagie)

B) Ösophageale Dysphagie: Typisch sind Probleme beim Schlucken fester Speisen (Abhilfe durch Nachtrinken): Hier muss ein Tumorausschluss mittels ÖGD erfolgen!
- Anatomische Veränderungen: Tumoren, Stenosen, Ösophagusdivertikel u.a.
- Gastroösophageale Refluxkrankheit mit Komplikationen, z.B. Schatzki-Ring
- Motilitätsstörungen: Achalasie, Sklerodermie, hypermotiler Ösophagus u.a.

Ursachen einer Dysphagie (nach der Häufigkeit):
- Häufige Ursachen im Alter > 45 J.: Ösophaguskarzinom mit progressiver Dysphagie, neurogene Dysphagien (siehe oben)
- Häufige Ursachen bei jüngeren Patienten < 45 J.: Refluxösophagitis und Motilitätsstörungen, insbes. der hyperkontraktile Nussknacker-Ösophagus, eosinophile Ösophagitis (Allergieanamnese)
- Weitere Ursachen: Divertikel, Fremdkörper, Verbrennungen, Verätzungen, Narbenstrikturen, ösophageale Webs = Membranen im oberen Drittel der Speiseröhre; Schatzki-Ring = verengter Oberrand einer Hiatushernie → evtl. Bolusobstruktion (= Steakhouse-Syndrom); Achalasie, Sklerodermie, Malignom im Hypopharynx oder Mediastinum, retrosternale Struma, Zustand nach Schlaganfall, Parkinson-Syndrom, neuromuskuläre Erkrankungen, Aortenaneurysma, Dysphagia lusoria (abnorm kreuzende A. subclavia dextra); Plummer-Vinson-Syndrom bei Eisenmangel. Tabletten-induzierte Ösophagusulzera (Tetracycline, Kalium, Bisphosphonate)
- Nach Ausschluss aller organischen Ursachen: Globusgefühl [F45.8]: = Würgendes Enge-/ Fremdkörpergefühl im Schlund-/Jugulumbereich; Schlucken bringt momentane Erleichterung. Urs: psychosomatisch, m < w, öfter in der 2. Lebenshälfte

2. Übelkeit (Nausea) und Erbrechen (Emesis):
Via Brechzentrum oder Chemorezeptor-Triggerzone kann durch zentrale oder viszerale Reize Übelkeit (Nausea) und Erbrechen (Emesis) ausgelöst werden; Ursachen: siehe unten, meist nicht durch Ösophaguserkrankungen ausgelöst.

3. Regurgitation ist im Gegensatz zum Erbrechen eine passive, retrograde Bewegung von Ösophagus- oder Mageninhalt ohne Steuerung über Brechzentrum oder Chemorezeptor-Triggerzone (z.B. Refluxkrankheit, Stenosen div. Ursache, Achalasie, Zenker-Divertikel)

4. Sodbrennen: Refluxkrankheit

5. Retrosternaler Schmerz: Refluxösophagitis, Ösophagusspasmen, Boerhaave-Syndrom (DD: Koronare Herzkrankheit!)

6. Husten: Durch Refluxkrankheit (am häufigsten); Aspiration bei neuromuskulären Erkrankungen, Achalasie, ösophagotrachealer Fistel

Di.:
- Inspektion des Oropharynx
- Endoskopie (ÖGD) mit Ösophagusbiopsien und ggf. Endosonografie
- Röntgenbreischluck des Ösophagus mit wasserlöslichem Kontrastmittel - Ind: Weiterführende Diagnostik bei Dysphagie; evtl. Kinematografie bei speziellen Fragestellungen.
- FEES: „fiberendoscopic examination of swallowing“ (= fiberendoskopische Evaluation des Schluckens)
- Ergänzende Spezialdiagnostik: Ösophagusmanometrie, 24 h-pH-Metrie, CT Thorax

ÜBELKEIT (NAUSEA) und ERBRECHEN (EMESIS) [R11]

Ät.:
- Gastrointestinale Erkrankungen:
  - Viszerale Schmerzen, z.B. Gallenkolik
  - Entzündliche Erkrankungen, z.B. akute Gastroenteritis (gleichzeitig Durchfall), Pankreatitis, Ulkuskrankheit, Peritonitis
  - Passagestörungen, z.B. Subileus, Ileus, Stenosen (narbig, entzündlich, maligne), diabetische Gastroparese
  - Postoperative Übelkeit und Erbrechen (postoperative nausea and vomiting = PONV), Syndrom der zuführenden Schlinge nach BII-Operation
  - Regurgitation von Speisen: Achalasie, Zenker-Divertikel
  - Erbrechen (blutig oder kaffeesatzartig) bei oberer Magen-Darm-Blutung
- Schwere Schmerzen verschiedener Ursache: z.B. Herzinfarkt, Nierenkolik, stielgedrehte Ovarialzyste, Hodentorsion, Glaukomanfall
- Migräne (einseitige Kopfschmerzen, Lichtscheu, Übelkeit, Anamnese), seltene Sonderform: cyclic vomiting syndrome (CVS)
- Erkrankungen des zentralen Nervensystems z.B. erhöhter Hirndruck, Meningitis, Enzephalitis, Schädel-Hirn-Traumen; oft Erbrechen ohne Vorsymptom
- Vestibuläre Ursachen: z.B. M. Menière, Neuronitis vestibularis, Reisekrankheit
- Intoxikationen und Medikamente: z.B. Alkoholexzess, Lebensmittelintoxikationen, Digitalisintoxikation, Zytostatika u.a. Medikamente
- Urämie, diabetische Ketoazidose
- Schwangerschaft (Emesis gravidarum): Bis 90 % aller Schwangeren, meist erste Schwangerschaftshälfte; Hyperemesis gravidarum: Erbrechen mit Exsikkose und Elektrolytentgleisung: Bis 2 % aller Schwangeren, HCG ↑
- Exposition mit ionisierenden Strahlen (Ganzkörperbestrahlung > 0,5 Gy)
- Psychogene Essstörungen: z.B. Anorexia nervosa, Bulimie

Diagnostische Hinweise	Vorkommen
Anamnese:	
Morgendliches Erbrechen	Schwangerschaft, Alkoholismus
Erbrechen im Schwall ohne begleitende Nausea (Übelkeit)	Afferent-loop-Syndrom, Hirndruckerhöhung, neurogene Ursache
Postprandiales Erbrechen	Magenausgangsstenose, Ulkuskrankheit
Inspektion:	
Galliges Erbrechen	Stenose aboral der Papilla vateri Afferent-loop-Syndrom
Fäkulentes Erbrechen (Miserere)	Ileus
Kaffeesatz-Erbrechen Bluterbrechen	} Obere Magen-Darm-Blutung, d.h. proximal des Treitz-Bandes
Begleitsymptome:	
Diarrhö	Gastroenteritis
Meningismus, Kopfschmerzen	Meningitis, Hirndruckerhöhung
Koliken	Gallenkolik, Nierenkolik
Drehschwindel, Ohrensausen	Morbus Menière
Augenschmerzen, Sehstörungen	Glaukomanfall
Bewusstseinsstörung	Intoxikation
Amenorrhö	Schwangerschaft
Kreatinin ⇑	Urämie
Glukose ⇑	Diabetische Ketoazidose
Komplikationen: Aspiration, Elektrolytenentgleisung, metabolische Alkalose, Dehydratation Selten: • Mallory-Weiss-Syndrom (Schleimhauteinrisse im Ösophagus-Kardiabereich mit Blutung) • Boerhaave-Syndrom (Ösophagusruptur mit retrosternalen Thoraxvernichtungsschmerzen)	

	Varizenblutung aus Ösophagus [I85.0] **oder Fundus** [I86.4]	**Mallory-Weiss-Syndrom** [K22.6]	**Boerhaave-Syndrom** [K22.6] (sprich: „Buhrhawe")
Def:	Blutung durch Varizeneinriss im Bereich von Ösophagus oder Fundus bei Pfortaderhochdruck	Longitudinaler Schleimhauteinriss (Mukosa + Submukosa) im Bereich des gastroösophagealen Übergangs	Komplette Ruptur aller Wandschichten in der unteren Ösophagushälfte
Auslösung	Portale Hypertension, mechanischer Einriss, Druckerhöhung bei Alkoholexzess	Alkoholismus, Refluxkrankheit, erhöhter gastraler und ösophagealer Druck durch Würgen und Erbrechen	Meist starkes Erbrechen
KL.:	Hämatemesis, Bluterbrechen, Zeichen der Leberzirrhose und portalen Hypertension	Epigastrischer Schmerz, Hämatemesis, anamnestisch oft initial erst Erbrechen ohne Blutbeimengung	Postemetischer, retrosternaler Vernichtungsschmerz mit Ausstrahlung in den Rücken, evtl. Dyspnoe, Schock, Blutung oft nicht im Vordergrund, Husten, evtl. Pneumothorax u./o. Pleuraerguss (links > rechts), Mediastinal- und Hautemphysem, evtl. Fieber
Di.:	Ösophagogastroduodenoskopie (ÖGD)		Röntgen von Thorax und Ösophagus (wasserlösliches Kontrastmittel)
Th.	1. Substitution von Volumen, FFP, Ery-Konzentraten 2. Endoskopische Blutstillung 3. Portale Blutdrucksenkung (Terlipressin, Somatostatin) 4. Notfalls Ballontamponade, Stent, TIPS (Siehe Kap. „Portale Hypertension")	Konservativ: Endoskopische Blutstillung, notfalls Op. (selten notwendig) ***Cave:*** Keine Ballontamponade!	Operative oder endoskopische Versorgung (Stent / EcoSponge / Clips) Breitspektrumantibiose Mortalität bis 60 % (wenn > 24 h bis zur Op.) ***Cave:*** Keine Ballontamponade!

Di.: Abdomen-Sono, Röntgen Thorax + Abdomen, evtl. Thorax-CT bei V.a. Perforation (Pneumomediastinum?), Endoskopie, Ekg, Labor-Screening, evtl. Schädel-CT (zerebrale Läsionen?)

Th.: 1. Kausal
2. Symptomatisch: Antiemetika, Wasser- und Elektrolytsubstitution parenteral
Antiemetika:
- Antihistaminika: z.B. Dimenhydrinat (z.B. Vomex A®) als Suppositorien oder i.v.
- Dopaminantagonisten: z.B. Metoclopramid, Domperidon
- 5-HT3-Rezeptorantagonisten (= Setrone): Ondansetron, Granisetron u.a.

Ind: Durch Radiatio oder Chemotherapie induziertes Erbrechen und postoperative Übelkeit und Erbrechen (postoperative nausea and vomiting = PONV)

Prophylaxe von Kinetosen (Reisekrankheit): z.B. Scopolamin-Pflaster (NW + KI sind zu beachten, z.B. Glaukom, benigne Prostatahyperplasie)

ACHALASIE [K22.0]

Def: Primäre Motilitätsstörung der Speiseröhre durch Untergang inhibitorischer Neurone des Plexus myentericus (Auerbach). Dadurch kommt es zu einer fehlenden Relaxation des unteren Ösophagussphinkters (UÖS).

Ep.: Selten, Inzidenz ca. 1 : 100.000 Einwohner/J. Meist mittleres Lebensalter (3. - 5. Dekade); sehr selten ist das autosomal-rezessive Triple-A-Syndrom (Achalasie, Alakrimie, adrenale Insuffizienz).

Ät.: Ursache unbekannt

Pg.: 1. Mangelnde Erschlaffung und erhöhter Ruhedruck des UÖS
2. Fehlen der propulsiven Peristaltik des Ösophagus mit prästenotischer Aufweitung

KL.:
- Dysphagie für feste und flüssige Speisen: Patienten müssen nach Essen oft trinken.
- Regurgitation von Speisen → Ko.: Aspirationspneumonie
- Retrosternale Schmerzen

- Gewichtsverlust, Eckardt-Score → *siehe Internet*
- Retentionsösophagitis mit erhöhtem Karzinomrisiko (etwa 30-fach zur Normalbevölkerung)

DD:
- Ösophaguskarzinom, Kardiakarzinom (kurze Anamnese!, Endoskopie!)
- Chagas-Krankheit mit Megaösophagus
- Motilitätsstörungen der Speiseröhre [K22.4]
  - Diffuser Ösophagusspasmus: Neuromuskuläre Funktionsstörung unbekannter Ätiologie
    KL.: Intermittierend auftretende krampfartige Schmerzen retrosternal (DD: KHK/Herzinfarkt)
    Rö.: Unkoordinierte Kontraktionen im distalen Ösophagus
    Manometrie: Simultane, verstärkte und langdauernde Ösophaguskontraktionen
  - Hyperkontraktiler Ösophagus (Nussknackerösophagus) [K22.4]: Manometrie: Qualitativ normale (= peristaltisch fortgeleitete) Ösophaguskontraktionen mit überhöhten Amplituden > 220 mmHg und Einzelamplituden > 200 mmHg. Verlängerte Kontraktionen > 5 Sek.
  - Hypertensiver unterer Ösophagussphinkter (UÖS)
    Der UÖS zeigt eine isolierte Tonuserhöhung von > 45 mmHg bei regelrechter Schluckrelaxation

  Th.: Versuch mit Nifedipin, Nitroglyzerin oder endoskopischer Botulinumtoxininjektion

Di.:
1. Anamnese / Klinik (Dysphagie seit Jahren → Karzinom: rel. kurze Anamnese)
2. Manometrie und High-resolution-Manometrie (HRM):
   - Fehlende Erschlaffung des UÖS beim Schlucken mit erhöhtem Ruhedruck
   - Aperistaltik im distalen Ösophagus
   - Chicago-Klassifikation mit drei Subgruppen der Achalasie: Typ 1 = klassische amotile Achalasie, Typ 2 = panösophageale Kompression, Typ 3 = spasmodische Achalasie

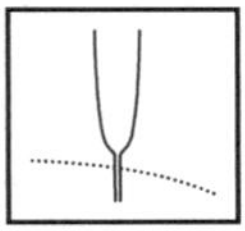

3. Ösophagogastroduodenoskopie (ÖGD) mit Biopsien (obligat!): Ausschluss eines Karzinoms
4. Röntgen-Breischluck des Ösophagus:
   Spitz zulaufende Stenose im terminalen Ösophagus; prästenotisch weitgestellter atonischer Megaösophagus (Sektglasform, bird's beak)

Th.:
1. Pneumatische Ballondilatation. Langfristige Erfolgsquote ca. 60 %; ggf. Rezidivdilatationen
   Ko.: Perforation (1 - 5 %) → ggf. Röntgen-Breischluck nach Dilatation
2. Operative oder laparoskopische extramuköse Myotomie des UÖS (Gottstein-Heller-Op.). Evtl. Kombination mit Hemifundoplicatio zur Prophylaxe einer postoperativ bedingten Refluxerkrankung
   Die perorale endoskopische Myotomie (POEM) erfolgt in spezialisierten Zentren.
   Ind: Therapiealternative zur Ballondilatation oder nach mehreren Dilatationen und nur kurzzeitigem Erfolg - Letalität < 0,3 %. Erfolgsquote: bis 90 %
3. Endoskopische Injektion von Botulinumtoxin in den UÖS: Ähnlich effektiv wie Dilatation, aber kürzer wirksam. Daher nur Reservemethode.

Anm.: 1. Eine Nifedipin-Therapie, die den Druck im UÖS senkt, hat schlechte Langzeitresultate.
2. Nach Dilatation, POEM oder Operation kann es zur Verschlussinsuffizienz des UÖS mit Refluxkrankheit (ca. 10 % d.F.) kommen.

Nachsorge: Regelmäßige Kontrollendoskopien alle 1 - 2 J. wegen des Ösophaguskarzinom-Risikos

GASTROÖSOPHAGEALE REFLUXKRANKHEIT [K21.9]

Internet-Infos: *DGVS-Leitlinie S2k (2014)*

Syn: GERD (gastroesophageal reflux disease), Refluxkrankheit

Def:
- Gastroösophagealer Reflux: Rückfluss von Mageninhalt in die Speiseröhre über einen insuffizienten Sphinkterschluss
- Physiologischer Reflux: Gelegentlich bei Gesunden, z.B. nach fettreicher Mahlzeit und Weinkonsum
- Gastroösophageale Refluxkrankheit: Gesundheitsrisiko und/oder Störung der Lebensqualität durch Reflux
  - Endoskopisch negative Refluxkrankheit (NERD = non-erosive reflux disease): Gehäufte Refluxbeschwerden ohne Nachweis einer Refluxösophagitis
  - Endoskopisch positive Refluxkrankheit = Refluxösophagitis (ERD = erosive reflux disease) [K21.0]: Refluxkrankheit mit makroskopischer oder histologischer Schleimhautentzündung

Ep.: Ca. 20 % der Bevölkerung der westlichen Industrieländer sind von GERD betroffen.
60 % der GERD-Patienten haben keine endoskopisch erkennbaren Läsionen (NERD).
40 % der GERD-Patienten haben endoskopisch erkennbare Läsionen (ERD) = Refluxösophagitis
Bis 5 % der GERD-Patienten entwickeln einen Barrett-Ösophagus [K22.7], m : w = 2 : 1

Ät.: 1. Primär: Insuffizienz des UÖS unklarer Genese (am häufigsten)
2. Sekundär bei bekannten Ursachen: Abdominelle Adipositas (häufig), bei fortgeschrittener Schwangerschaft (50 % aller Schwangeren, bes. häufig im letzten Trimenon), Op. bei Achalasie, Magenausgangsstenose, Sklerodermie u.a.

Pg.: 1. Insuffiziente Antirefluxbarriere durch den UÖS:
Der UÖS bildet eine konstante Druckbarriere zwischen Magen und Ösophagus. Der Ruhedruck im UÖS ist normalerweise 10 - 25 mmHg höher als der intragastrale Druck. Nur während des Schluckens kommt es zu einer kurzen reflektorischen Erschlaffung des UÖS.

Manometrie bei Refluxkrankheit:
- Inadäquate Erschlaffungen des UÖS außerhalb der Schluckakte (am häufigsten)
- Zu niedriger Druck im UÖS und fehlende Druckbarriere durch den UÖS
- Abnorme Kontraktionsabläufe im unteren Ösophagus → dadurch verzögerte Säureclearance mit verlängerter Kontaktzeit des sauren Refluates im Ösophagus.

Eine axiale Hiatushernie spielt offenbar nur eine geringe Rolle, denn die Refluxkrankheit ist bei Menschen mit Hiatushernie nicht signifikant häufiger als bei Menschen ohne Hiatushernie. Weitere Faktoren: Insuffizienz der Zwerchfellschenkel, Übergewicht mit hohem intraabdominellen Fettanteil wegen Erhöhung des intrabdominellen Drucks, späte abendliche größere Mahlzeiten, Alkohol, Kaffeegenuss u.a. (siehe unten)

2. Aggressives Refluat: Die Schädigung der Ösophagusmukosa entsteht meist durch sauren Reflux (HCl), selten durch alkalischen Reflux (Galle) bei Zustand nach Gastrektomie.
3. Gestörte Selbstreinigung (Clearance) der Speiseröhre
4. Gestörte Magenentleerung

Merke: Hauptursachen für GERD sind Insuffizienz des UÖS und aggressives Refluat!

KL.:
- Sodbrennen (75 %) = brennende retrosternale Schmerzen ("heart-burn"), bes. im Liegen und nach Mahlzeiten
- Druckgefühl hinter dem Sternum und dem Proc. xiphoideus (DD: KHK/Herzinfarkt)
- Luftaufstoßen (60 %), Luftschlucken, Meteorismus
- Schluckbeschwerden (50 %)
- Regurgitation von Nahrungsresten (40 %)
- Epigastrische Schmerzen und Brennen (30 %)
- Salziger oder seifiger Geschmack im Mund nach Aufstoßen; evtl. Zahnschmelzschäden
- Übelkeit, Erbrechen
- Extraösophageale Manifestation der Refluxkrankheit:
  - Evtl. stenokardische Beschwerden (cardia-cardiale Reflexbahn) → DD: KHK (Verschwinden der Beschwerden unter Therapie mit Protonenpumpenhemmern!)
  - Evtl. Reizhusten (Refluxbronchitis) und Auslösen/Verstärken eines Asthma bronchiale, einer chronischen Bronchitis (Urs.: Mikroaspirationen und/oder refluxinduzierte Vagusreizung)
  - Evtl. Heiserkeit (posteriore Laryngitis) durch laryngo-pharyngealen Reflux = LPR, Globusgefühl
  - Evtl. nächtliche Schlafstörungen

Beachte: Die Beschwerden werden verstärkt durch Bücken, Pressen, Rückenlage, Anstrengung, Stress, bestimmte Nahrungsmittel und manche Arzneimittel (siehe unten).

Ko.:
- Ulzerationen, selten Blutung, selten Stenosierung des Ösophagus
- Nächtliche Aspiration von Mageninhalt
- Barrett-Ösophagus (sog. Barrett-Syndrom)

Umwandlung des Plattenepithels der terminalen Speiseröhre durch spezialisiertes Zylinderepithel (SCE) vom intestinalen Typ mit Becherzellen (= spezialisierte intestinale Metaplasie = SIM). Der Übergang (Z-Linie) der Epithelien weist sog. Schleimhautinseln oder -zungen auf, die nach proximal ziehen. Barrett-Ösophagus ist eine fakultative Präkanzerose mit Entwicklung intraepithelialer Neoplasien (IEN). Aus dem Barrett-Ösophagus kann sich ein Adenokarzinom (Barrett-Karzinom) entwickeln.
Krebsrisiko beim Long-Segment-Barrett (LSB) (Länge > 3 cm): ca. 0,22%/Patientenjahr. Krebsrisiko beim Short-Segment-Barrett (SSB) (Länge < 3 cm): ca. 10 x kleiner (0,03 %/ Patientenjahr). Geringstes Krebsrisiko bei nur mikroskopisch nachgewiesenem Barrett. Je kleiner die Fläche des Barrettepithels, je geringer das Risiko.

Risikofaktoren einer Progression zum Karzinom: Männliches Geschlecht und genetische Faktoren (positive Familienanamnese für das Barrett-Ca.), Alter > 50 J., Adipositas, langjährige häufige Refluxsymptome, Rauchen, Länge des Barrett und als wichtigster Faktor das Vorliegen und die Graduierung der histologisch nachgewiesenen intraepithelialen Neoplasie (IEN).

- Potenzielle Entwicklung von GERD bis Barrett-Karzinom:

GERD →	Gastrale Metaplasie →	Intestinale Metaplasie →	LG-IEN →	HG-IEN →	Adenokarzinom

  1. Low grade IEN = Low Grade Dysplasie (LGD) = LG-IEN
  2. High grade IEN = High Grade Dysplasie (HGD) = HG-IEN
- Stenosierung des Ösophagus mit Schluckstörung

DD:
- Sekundäre Formen der Refluxkrankheit (siehe oben)
- Ösophagitis
- Ösophagusulzera durch Festkleben von Tabletten (z.B. Doxycyclin, Kalium, Eisen, NSAR, Bisphosphonate) → Pro: Tabletten stehend mit reichlich Flüssigkeit schlucken!
- Andere Ösophaguserkrankungen, z.B. Karzinom, Divertikel, Achalasie, Motilitätsstörungen
- Oberbaucherkrankungen (Ulkuskrankheit, Magenkarzinom)
- Koronare Herzkrankheit
  Anm.: Da beide Erkrankungen häufig sind, besteht auch die Möglichkeit einer Koinzidenz von Refluxkrankheit und KHK.
- Funktionelle Dyspepsie (Ausschlussdiagnose - siehe dort)

Di.:
- Anamnese/Klinik/probatorische Therapie mit Protonenpumpenhemmern (PPI) kann zur Diagnose einer Refluxkrankheit führen.
- Refluxösophagitis und Barrett-Dysplasien können nur durch Endoskopie mit Biopsien und Histologie diagnostiziert werden. Bei histologischem Nachweis einer IEN muss eine Zweitbefundung durch einen Referenzpathologen erfolgen.
- Endoskopische Spezialmethoden: Magnifikationsendoskopie, Chromoendoskopie mit Essigsäure oder Methylenblau, virtuelle Chromoendoskopie (NBI / FICE), experimentell: Endomikroskopie („In-vivo-Histologie“)

Los Angeles-Klassifikation: Einfach, international verbreitet, durch Leitlinie empfohlen

Stadium A: Nicht-konfluierende Erosionen < 5 mm ∅
Stadium B: Wie A, aber Erosionen ≥ 5 mm ∅
Stadium C: Konfluierende Erosionen bis < 75 % der Zirkumferenz
Stadium D: Konfluierende Erosionen ≥ 75 % der Zirkumferenz

Merke: Eine Korrelation zwischen Beschwerden und Endoskopiebefund besteht oft nicht. Bei etwa 6 % aller Gastroskopien finden sich Zeichen der Refluxösophagitis, ohne dass Symptome bestehen.

- Impedanz-pH-Metrie über 24 h mittels dünner nasaler Ösophagussonde: 24 h-Registrierung der Refluxzeiten von saurem Mageninhalt (pH ≤ 4). PPI 1 Woche vorher absetzen! Gesunde Personen zeigen nach Mitternacht keinen Reflux und postprandial nur kurze (5 Min.) Refluxepisoden. Bei Refluxkrankheit nachts Refluxepisoden. Messergebnis pathologisch, wenn Reflux tagsüber > 8 % oder nachts > 3 % der Messzeit oder > 6 % in 24 h. Korrelation der Refluxepisoden mit Symptomen. Symptome und Messungen gehen in den DeMeester-Score ein (*siehe Internet*).
- Oropharyngeale pH-Metrie: Nachweis eines laryngopharyngealen Refluxes
- Katheterfreie, kapselbasierte pH-Metrie (Bravo®-System) mit Registrierung über mehrere Tage: Wird vom Patienten besser toleriert; verlängerte Analysezeit möglich.

Th.: A) Konservativ (siehe auch Internet *S2k-Leitlinie*):

1. Allgemeinmaßnahmen haben bei leichter Refluxkrankheit einen positiven Effekt: Gewichtsnormalisierung, keine Mahlzeiten am späten Abend; nach dem Essen nicht sofort hinlegen; Meidung individuell unverträglicher Speisen und Getränke (z.B. süße Speisen, Weine, Tomatensoßen, Gurken), Nikotinkarenz, Reduktion des Alkoholkonsums. Bei nächtlichen Refluxbeschwerden, evtl. schräg gestelltes Bett mit erhöhtem Oberkörper (schiefe Ebene)u.a.
2. Medikamente sind erforderlich bei Refluxösophagitis oder häufigen Beschwerden:
   Protonenpumpeninhibitoren (PPI): Bei ausreichender Dosierung totale Säuresuppression → höchste und schnellste Heilungsraten (ca. 90 %) - Mittel der Wahl bei Refluxösophagitis

   Merke: Die Refluxkrankheit ist eine Säurekrankheit bei Verschlussstörung des UÖS. Eine zu kurz durchgeführte und zu niedrig dosierte PPI-Therapie führt oft nicht zu ausreichendem Therapieerfolg und zu Unzufriedenheit der Patienten: Eine blockweise und ausreichend hoch dosierte Therapie ist zu empfehlen.
   Auf der anderen Seite erhalten Patienten oft ohne hinreichende Indikation eine Langzeit(!)-Therapie mit PPI. Die NW und WW mit anderen Substanzen sind vielfältig und werden oft unterschätzt. Die PPI-Therapie senkt nicht das Karzinomrisiko!

Omeprazol, Pantoprazol, Esomeprazol (auch rezeptfrei erhältlich: OTC = over the counter) Rabeprazol, Lansoprazol, Dexlansoprazol

Wi.: Dosisabhängig bis zu 100 %ige Säuresuppression durch irreversible Hemmung der H^+/K^+-ATPase. Nach Absetzen wird die Sekretionshemmung erst wieder durch die natürliche Regeneration der Belegzellen aufgehoben.

NW: Bei längerer Einnahme von PPI leicht erhöhtes Risiko für bakterielle Infektion der Atemwege und des Verdauungstraktes (einschl. Clostridioides difficile), bakterielle Fehlbesiedlung des Dünndarmes, Resorptionsstörung von Vitamin B12, Hypomagnesiämie, Interaktion mit anderen Medikamenten, beschleunigte Atrophieentwicklung bei unbehandelter HP-Gastritis. Laborerhöhung von Chromogramm A

WW: Geringe Interferenz mit dem Leberenzym Cytochrom P_{450}, dadurch verzögerter Abbau einiger Medikamente (nur bei hoher Dosierung).

KI: Pantoprazol nicht mit Atazanavir kombinieren. Bei Schwangeren, Stillenden und Kindern gilt Omeprazol bei nicht ausreichender Wirksamkeit anderer Maßnahmen als sicher.

Dos: Äquipotente Standarddosen: Omeprazol, Rabeprazol, Esomeprazol: 20 mg/d
Lansoprazol, Dexlansoprazol: 30 mg/d
Pantoprazol: 40 mg/d

Therapieprinzipien:

1. Step-Down-Therapie" = initial hohe PPI-Dosis (→ rasche Abheilung von Läsionen), danach als Erhaltungsdosis halbe therapeutische Dosis
2. Einnahme des PPI 30 Min. vor einer größeren Mahlzeit, bei Einnahme vor dem Zubettgehen wird Wirkungspotenzial verschenkt.
3. Therapiemodifikation: Wechsel auf anderen PPI, ggfs. zusätzlich Anwendung eines Alginats (z.B. Gaviscon Dual oder Sucralfat). Rezidive nach Therapiebeendigung in > 50 %: Bei häufigen Rezidiven Langzeit-Rezidivprophylaxe mit PPI empfohlen.

Bei nur gelegentlichen Rezidiven: Bedarfstherapie: „On demand-Therapie"

Ursachen einer Therapieresistenz:

- Magenentleerungsstörung (→ Gastroskopie), führt zur gastralen Inaktivierung der PPI, dann mikroverkapselte PPI einsetzen.
- Zollinger-Ellison-Syndrom (→ basaler Gastrinspiegel ↑; ***Cave:*** Vorher PPI absetzen, sofern vertretbar, kann zur Spontanperforation führen!)
- Einnahme von NSAR
- Nächtlicher Säuredurchbruch; high volume reflux (→ 24 h pH-Metrie)
- Andere Krankheitsursache (Diagnostik überprüfen)

3. Andere Stoffe sind schwächer wirksam und werden nur bei PPI-Unverträglichkeit angewendet:

- H_2-Rezeptorantagonisten (H_2-Blocker):
  Cimetidin, Ranitidin, Famotidin
  WW: Verstärkte/verlängerte Wirkung einiger Medikamente und Alkohol!
- Antazida und Alginate: Rezeptfreie Selbstmedikation
  Wi.: Schwache und kurzfristige Wirkung. Aluminiumhaltige Antazida werden nicht mehr empfohlen.

B) Operative oder laparoskopische Fundoplicatio nach Nissen:

Eine Fundusmanschette wird um den unteren Ösophagus geschlungen: Druckerhöhung im unteren Ösophagussphinkter.

Ind: OP-Indikation erfordert multiple Kriterien (siehe Internet *S2k-Leitlinie*): Langjährige Beschwerden, Nachweis einer Hernie, positive PPI-Response mit Symptomverschlechterung beim Auslassversuch u.a.m.

Operationsletalität: In guten Zentren < 0,5 %, gutes Operationsergebnis in ca. 85 % d.F.

Postfundoplicatio-Syndrom [K91.1]: Beschwerden nach Fundoplicatio:

1. Rezidivbeschwerden einer Refluxösophagitis
2. „Gas bloat syndrome": Unverträglichkeit CO_2-haltiger Getränke mit Druckgefühl im mittleren/linken Oberbauch durch Luft im Magen oder Meteorismus, evtl. mit reflektorischen Herzbeschwerden (= Roemheld-Syndrom)
   Urs: Falsche Operationsindikation, Operationstechnik, neu aufgetretene Erkrankung

C) Überwachungsstrategie beim Barrett-Ösophagus:

Hochauflösende Endoskopie mit Biopsie aller auffälligen Befunde und Quadrantenbiopsien alle 1 - 2 cm. Chromoendoskopie kann die Erkennbarkeit der Läsionen verbessern. IEN müssen von 2 voneinander unabhängigen Pathologen festgestellt werden.

Endoskopische Prag-Klassifikation beim Barrett-Syndrom: Max. Längenausdehnung ab Kardia in cm (M); max. zirkumferenzielle Ausdehnung in cm (C); z.B. C5M9

IEN-Grad	
Keine IEN (Dysplasie)	Kontrolle nach 1 Jahr - bei unauffälligem Befund weitere Kontrolle alle 3 - 4 Jahre
Low grade IEN = Low grade Dysplasie	Nach Bestätigung durch Referenzpathologen endoskopische Resektion. Wenn endoskopisch nicht sichtbare IEN: Verlaufskontrolle nach 6 Monaten und dann jährlich
Hochgradige High grade IEN = High grade Dysplasie	Bei Bestätigung einer High grade IEN durch Referenzpathologen endoskopische Mukosaresektion (EMR) und nachfolgende Radiofrequenzablation des nichtdysplastischen Barrett-Ösophagus. Bei Infiltration der Submukosa durch ein Barrett-Karzinom Op.-Resektion

Die Radiofrequenzablation des Barrettepithels zeigt in Langzeitstudien eine hohe Rezidivrate.

Endoskopische Therapie beim Barrett-Ösophagus:
Die EMR (und ggfs. bei größeren Befunden die endoskopische Submukosadissektion = ESD) als endoskopisches Resektionsverfahren kann lokal die Barrett-Schleimhaut entfernen und gilt als Verfahren der Wahl bei IEN. Komplikationen können Strikturen sein, vor allem bei zirkulärer Anwendung. Eine Radiofrequenzablation kann auch großflächige Barrett-Epithelien entfernen. Nur im Einzelfall ist unter dem nachwachsenden Plattenepithel wieder Barrett-Epithel zu finden. Methode der Wahl bei Barrett-Epithel mit Dysplasie. Hier ist die Entwicklung eines Barrett-Karzinoms relativ groß.

HIATUSHERNIEN [K44.9]

1. Normalbefund
2. Kardiofundale Fehlanlage
3. Axiale Gleithernie
4. Paraösophageale Hernie
5. Mischform (keine Skizze)

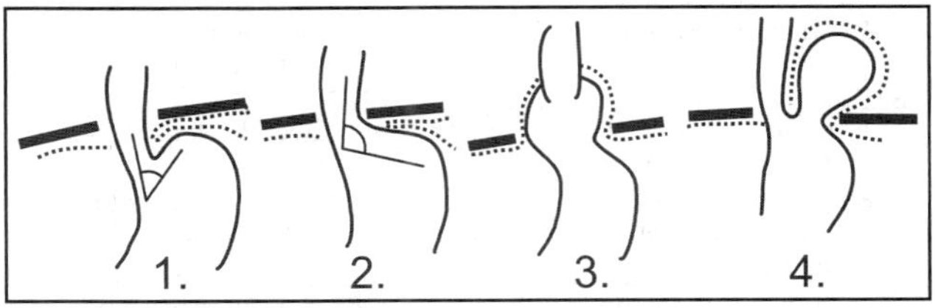

- **Kardiofundale Fehlanlage** (geöffneter ösophagogastraler Übergang):
  Vorstufe des Gleitbruchs, wobei die Speiseröhre infolge Lockerung des Kardia-Bandapparates unter stumpfem His-Winkel (= ösophagogastraler Winkel) in den Magen mündet.
- **Gleitbrüche (axiale Hernie):**
  Mit 90 % d.F. die häufigste Hiatushernie: Verlagerung der Kardia und des Magenfundus durch den Zwerchfellhiatus in den Thoraxraum unter Mitnahme des Peritoneums: Kardia oberhalb des Zwerchfells. Häufigkeit nimmt mit dem Alter und bei Adipositas zu: 50 % der Menschen > 50 J. haben eine Hiatusgleithernie.
- **Paraösophageale Hiatushernien:**
  Lage der Kardia und Funktion des unteren Ösophagussphinkters normal. Ein Teil des Magens schiebt sich mit peritonealem Bruchsack neben die Speiseröhre in den Thorax.
  Extreme Variante: sog. Thoraxmagen (Upside-down-stomach).

KL.: 1. Gleithernie: Refluxbeschwerden liegen in der Größenordnung der übrigen Bevölkerung.
Merke: 90% der Hiatushernien bleiben asymptomatisch und sind Zufallsbefunde bei einer Gastroskopie.
Der Oberrand einer axialen Hiatushernie kann als verengter Schatzki-Ring Ursache einer Bolusobstruktion durch ein Fleischstück werden (= Steakhouse-Syndrom)
2. Paraösophageale Hernie:
- Asymptomatisches Stadium
- Unkompliziertes Stadium: Aufstoßen, Druckgefühl in der Herzgegend, bes. nach dem Essen
- Komplikationsstadium: Passagestörung, Inkarzeration, Erosionen oder Ulcera am Schnürring (Cameron-Läsionen), chronische Blutungsanämie

Di.: Endoskopie, in Zweifelsfällen ggf. CT-Thorax

Th.: • Axiale Hernie: Diese ist nicht therapiebedürftig, nur evtl. Refluxbeschwerden (PPI)
• Paraösophageale Hernie: Operation auch im asymptomatischen Stadium erwägen: Drohende Komplikationen. Verfahren: transabdominale Gastropexie (Reposition und Fixation des Magens an der vorderen Bauchwand)

DIVERTIKEL

Def: **Echte Divertikel:** Ausstülpungen aller Schichten der Darmwand
Pseudodivertikel: Mukosaausstülpungen durch Muskellücken

Lok: Ösophagus, im Duodenum oft im Bereich der Papille, Meckel-Divertikel im Ileum, häufig im Kolon, besonders im Sigma, seltener im Magen und Dünndarm. Divertikel treten oft multipel auf.

ÖSOPHAGUSDIVERTIKEL [Q39.6]

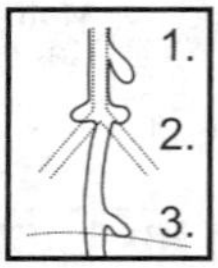

1. Zenker-Divertikel: Zervikales Pulsionsdivertikel [K22.5] - 70 %
   Vo.: Häufigste Form des Ösophagusdivertikels; bevorzugt ältere Männer
   Lok: Pseudodivertikel der dorsalen Wand des Hypopharynx. Der Divertikelhals liegt innerhalb des Killian-Dreiecks dorsalseitig an der oberen Ösophagusenge; häufig zur linken Seite lokalisiert.
2. Bifurkationsdivertikel (= Epibronchiale Traktionsdivertikel) - 20 %:
   Echte Divertikel in Höhe der Trachealbifurkation (z.B. Vernarbung nach TB), oft symptomlos
3. Epiphrenische Pulsionsdivertikel [K22.5] - 10 %
   Pseudodivertikel dicht oberhalb des Zwerchfelldurchtritts, asymptomatisch, gel. kombiniert mit Hiatushernie oder Achalasie
4. Pseudodivertikulose des Ösophagus: Ösophagus langstreckig narbig stenosiert mit multiplen kleinen Pseudodivertikeln: gel. bei Alkohol- / Nikotinabusus

KL.: Große Divertikel machen meist Beschwerden: Zenker-Divertikel: Druckschmerz und ein gurgelndes Geräusch beim Trinken, nach dem Aufwachen Speisereste auf dem Kopfkissen
Dysphagie, Regurgitation
Hustenreiz bei Nahrungsaufnahme, gel. Speisereste im Bett nach dem Erwachen, Mundgeruch

Ko.: Größere Zenker-Divertikel führen rel. häufig zu Aspiration(-spneumonie); seltene Komplikationen sind Entzündungen, Perforation (vorsichtige Endoskopie!) Fistelbildung, Blutung.

DD: Bes. Ösophaguskarzinom

Di.: Röntgen mit wasserlöslichen Kontrastmitteln (Aspirationsgefahr!) und vorsichtige Endoskopie

Th.: - Zenker-Divertikel: Endoskopische Mukomyotomie des M. cricopharyngeus (Therapie der ersten Wahl) oder operative Divertikelresektion; Letalität gering, Erfolgsquote ca. 95 %
- Bifurkationsdivertikel sind meist symptomlose Zufallsbefunde (keine Therapie)
- Große epiphrenale Divertikel mit Beschwerden: Divertikelresektion

ÖSOPHAGITIS [K20]

Ät.: • Infektiöse Ösophagitiden meist bei immunsupprimierten Patienten: Meist Candida albicans (Soorösophagitis [B37.81]), gel. auch Herpesviren (HSV und CMV) bei AIDS- und Tumorpatienten
Prädisponierende Faktoren:
- Resistenzminderung: Malignome, konsumierende Erkrankungen, AIDS, Therapie mit Zytostatika oder Immunsuppressiva sowie Kortikosteroiden: Häufig (geschluckte) inhalative Kortikosteroide bei Asthma und COPD), Breitbandantibiotika
- Reaktivierungen von Herpesinfektionen, gel. Stress/Traumen (z.B. Magensonde)
• Chemisch: Verätzungen, Reflux von Magensaft, Alkoholismus!
• Medikamente: z.B. Tetrazyklin- oder Kaliumkapseln, Bisphosphonat-Tabletten (Ulcera)
• Physikalisch: Magensonden, Bestrahlungsfolgen
• Stenosen: z.B. bei Ösophaguskarzinom oder Achalasie: Sog. Retentionsösophagitis

- **Eosinophile Ösophagitis (EoE)**
  Ep.: Oft Männer zwischen 30 - 50 Jahre - zunehmende Häufigkeit; m : w = 3 : 1)
  Def: - Chronisch-entzündliche, immunvermittelte ösophageale Erkrankung
  - Ösophageale Dysfunktion und
  - Eosinophile Schleimhautinfiltration (> 15 eosinophile Granulozyten/Gesichtsfeld)
  Ät.: z.T. unklar; Assoziation zu Nahrungsmittelallergien (Kuhmilch, Weizen u.a.) und atopischen Erkrankungen
  KL.: Dysphagie, Bolusobstruktion, evtl. Sodbrennen, das nicht auf PPI anspricht.
  Lab: Evtl. Eosinophilie; IgE ↑
  Di.: Oft atopische Erkrankungen in der Anamnese/Klinik/Endoskopie mit Stufenbiopsien
  Hi.: Infiltration der Schleimhaut mit Eosinophilen (> 15/Gesichtsfeld). Makroskopischer Aspekt (EREFS-Score (siehe *Internet*): Exsudate, Ringbildungen, Ödem, Furchen, Strikturen im Ösophagus („Baumringaspekt", „Crêpe-Papier-Mukosa")
  Th.: Ggfs. PPI-Therapieversuch zum Ausschluss einer PPI-responsiven EoE
  Ggf. Allergenkarenz; topisches Budesonid als Schmelztablette 2 x 1 mg täglich (Jorveza®), zunbächst 6 - 12 Wochen Therapiedauer

KL.:
- Schluckstörungen mit und ohne Schmerzen, retrosternales Brennen
- Candida-Ösophagitis: Evtl. symptomlos, oft auch Dysphagie/Odynophagie. Oft weißliche Beläge auch im Oropharynx und auf der Zunge

  Merke: Der Mund ist nur die "Spitze des Eisberges" der Erkrankung, Gefahren drohen durch eine systemische Candidainfektion (Meningitis, Endokarditis, Sepsis).

- HSV- und CMV-Ösophagitis: Aphthen und Ulzera

Di.:
- Endoskopie
- Bei Verdacht auf Candida-Ösophagitis Blickdiagnose oder bioptischer/zytologischer Nachweis von Pilzhyphen (PAS-Färbung), evtl. Pilzkultur mit Resistenzbestimmung. Die Candidaserologie hat keine Bedeutung bei reiner Lokalinfektion sowie bei AIDS.

Th.:
- Kausal: Therapie der Grundkrankheit, Beseitigung auslösender Faktoren
- Symptomatisch:
  - Protonenpumpenhemmer bei Refluxösophagitis (siehe dort)
  - Die Candida-Ösophagitis soll systemisch behandelt werden (siehe Internet: *AWMF-Leitlinie*):
    Fluconazol: Dos: initial 200 mg/d, danach 100 mg/d oral über mind. 5 Tage, bei Immunsupprimierten auch länger
    NW: Magen-Darm-Beschwerden, Hautausschlag, Transaminasenanstieg u.a.
    WW: Interferenz mit Zytochrom P450 in der Leber → verminderter Abbau einiger Medikamente; Serumkonzentrationen von Rifabutin, Zidovudin u.a. können ansteigen.
    KI: Schwere Lebererkrankungen, Gravidität, Stillzeit u.a.
    Therapie der systemischen Pilzinfektion (siehe dort)
  - Antivirale Substanzen:
    - HSV-Infektion: Aciclovir, Famciclovir } Siehe dort
    - CMV-Infektion: Ganciclovir, Valganciclovir, Foscarnet u.a. } Siehe dort

ÖSOPHAGUSKARZINOM [C15.9]

Internet-Infos: *S3-Leitlinie 2018*

Ep.: Inzidenz in Deutschland 4-8/100.000/J.; m : w = 5 : 1, in Westeuropa und USA Adeno-Ca. und Barrett-Syndrom stark zunehmend, Plattenepithel-Ca. abnehmend
- Adeno-Ca. >50%; Altersgipfel 55 J.
- Plattenepithel-Ca. etwa 40 %; Altersgipfel 65 J. - Hohe Inzidenz in Nordchina, Nordiran, Turkmenistan, Malawi, Südafrika, Chile, Japan
- Seltener undifferenzierte Karzinome

Ät./Hi.:
- Adeno-Ca: 60 % d.F. entwickeln sich aus einem Barrett-Syndrom (> 10 % der High grade IEN entwickeln sich zum Adenokarzinom); 40 % der Adenokarzinome entstehen ohne Anamnese einer Refluxkrankheit. → Risikofaktor: Übergewicht
- Plattenepithel-Ca. → Risikofaktoren: Konzentrierter Alkohol, Rauchen
- Achalasie, Narbenstenose nach Laugenverätzung, Plummer-Vinson-Syndrom bei chronischem Eisenmangel
- Zustand nach Bestrahlung der Speiseröhrenregion (z.B. wegen Mamma-Ca.)
- Papillomaviren (HPV 16)

Lok: Vorwiegend im Bereich der 3 physiologischen Engen:
Ösophaguseingang (engste Stelle) - Aortenbogen/linker Hauptbronchus - Zwerchfellenge
- Adeno-Ca.: In ca. 95 % im unteren Ösophagus
- Plattenepithel-Ca.: Zervikaler Ösophagus 15 %, mittlerer Ösophagus 50 %, distaler Ösophagus 35 %

Metastasierung: Durch fehlenden Serosaüberzug der oberen Speiseröhre zeigt der Tumor eine frühzeitige Infiltration benachbarter Strukturen und eine submuköse Ausbreitung und frühe lymphogene Metastasierung. Hämatogene Metastasierung - Leber, Lunge, Knochen - erfolgt relativ spät und wird von den Patienten oft nicht erlebt.

KL.: Symptome leider uncharakteristisch und spät: Bei Schluckbeschwerden (Dysphagie) im Alter > 40 J. stets ein Karzinom ausschließen! Das Karzinom ist in diesem Alter die häufigste Ursache einer Speiseröhrenstenose.
Weitere Symptome: Gewichtsverlust, Schmerzen retrosternal und im Rücken

TNM-Klassifikation (UICC, 2017):
Tumoren des ösophagogastralen Übergangs werden nach UICC 2017 bis 5 cm distal der Kardia als Ösophaguskarzinom klassifiziert.

TIS	Carcinoma in situ
T1a	Lamina propria, Muscularis mucosae
T1b	Submukosa
T2	Muscularis propria
T3	Adventitia
T4a	Pleura, Perikard, Peritoneum, V. azygos oder Zwerchfell
T4b	Aorta, Wirbelkörper oder Trachea
N0	Ohne regionäre Lymphknotenmetastasen (LK)
N1	1 - 2 LK
N2	3 - 6 LK
N3	≥ 7 LK
M0	Keine Fernmetastasen
M1	Mit Fernmetastasen

Di.:
- Ösophagoskopie/Chromoendoskopie + Histologie von mind. 10 Biopsien
- Radiäre Endosonografie (Beurteilung der Infiltrationstiefe und LK-Befall)
- CT von Thorax oder Oberbauch (anatomische Details, Nachweis von Fernmetastasen)
- PET, evtl. als PET-CT (empfindlichster Nachweis von Fernmetastasen)

Ergänzende Diagnostik: Laryngo-/Bronchoskopie, Sonografie des Oberbauches

Th.:
- Stadiengerechte Therapie mit Abstimmung in einer interdisziplinären Tumorkonferenz; frühzeitige (präoperative) Ernährungstherapie bei Mangelernährung verbessert die Prognose
- Operativ (in Zentren mit großen Patientenzahlen):
  - Frühe Adenokarzinome (St. T1a, max. 250 µm Tumordicke): Endoskopische Resektion (EMR, ESD) und nachfolgende RF-Ablation des nichtdysplastischen Barrett-Ösophagus (Zweistufentherapie). Hohe Heilungsrate, fehlende Operationsletalität.
  - Im St. T1b liegen in mind. 20 % d.F. Lymphknotenmetastasen vor. Patienten werden ab St. T1b mit kurativer Zielsetzung radikal operiert. Dabei hat sich beim lokal fortgeschrittenen Ösophaguskarzinom ein multimodales Therapiekonzept bewährt:
    - Perioperative Chemotherapie (z.B. mit 5-FU + Cisplatin bei Adeno-Ca. analog zum Magen-Ca.) Ziel: Down-sizing/down-staging des Karzinoms; danach Operation
    - Eine neoadjuvante Radio-/Chemotherapie (mit nachfolgender Op.) zeigt bessere Überlebenszeiten und wird bei beiden histologischen Typen bei Pat. in gutem AZ durchgeführt.
    - R0-Resektion des Ösophagus + radikale Lymphknotenresektion; Passagewiederherstellung z.B. durch Schlauchmagenhochzug - Operationsletalität in Zentren ca. 5 %

    5-Jahresüberlebensrate der radikal Operierten (R0-Resektion): Bis 35 %.
- Alternative für Patienten, bei denen eine Operation nicht möglich ist oder bei Karzinomen des oberen Ösophagusdrittels: Definitive Radio-Chemotherapie: 3-J.-Überleben ca. 30 %
- Palliative Therapie:
  - Palliative Chemotherapie verbessert die Prognose beim Adenokarzinom (beim Plattenepithelkarzinom bisher nicht bewiesen), z. B. Cisplatin + 5 FU plus Trastuzumab bei HER2-Positivität. In der Zweitlinientherapie Einsatz des VEGFR2-Ak Ramucirumab oder Irinotecan/Paclitaxel/Docetaxel
  - Therapie bei Stenosen:
    - Endoskopische Metallstenteinlage
    - Alternativen: Brachytherapie; endoskopische Argon-Plasmakoagulation
    - Bei Stenosen mit starkem Gewichtsverlust frühzeitig auch zusätzliche Ernährung über PEG-Sonde (= Perkutane endoskopische Gastrostomie, ggf. auch in Direktpunktionstech-

nik). Verlängerte Überlebenszeit, da die Patienten sonst i.d.R. an Komplikationen ihrer Tumorkachexie versterben.

Prg: Weniger als 10 % werden in einem frühen Stadium diagnostiziert. Die überwiegende Zahl der Patienten hat bei Diagnosestellung bereits ein lokal fortgeschrittenes Stadium (mind. T3 und lokale lymphogene Metastasierung). 5-Jahresüberlebensrate aller Patienten < 10 %.

Pro: Risikofaktoren ausschalten (z.B. Übergewicht, Alkohol, Rauchen). Regelmäßige ösophagoskopische Kontrollen von Risikopatienten (mit histologischem Barrett-Nachweis).

OBERBAUCHBESCHWERDEN [R10.1]

Ät.:
1. Erkrankungen der unteren Speiseröhre (Refluxkrankheit)
2. Erkrankungen an Magen, Duodenum (Gastritis, Ulkus, Karzinom)
3. Erkrankungen an Gallenwegen (Steine, Entzündung, selten Tumoren) oder Leber (Entzündung, Tumoren, zystische Lebererkrankungen)
4. Pankreaserkrankungen (Entzündung, Pseudozysten, Karzinom)
5. Kolonerkrankungen (Entzündung, Karzinom); Appendizitis
6. Thoraxerkrankungen (Herzhinterwandinfarkt, Lungenembolien, Aneurysma dissecans)
7. Funktionelle Dyspepsie und Reizdarmsyndrom sind die häufigsten Ursachen (50 %) von Oberbauchbeschwerden. Organische Erkrankungen müssen immer ausgeschlossen werden (Ausschlussdiagnose).

MAGEN

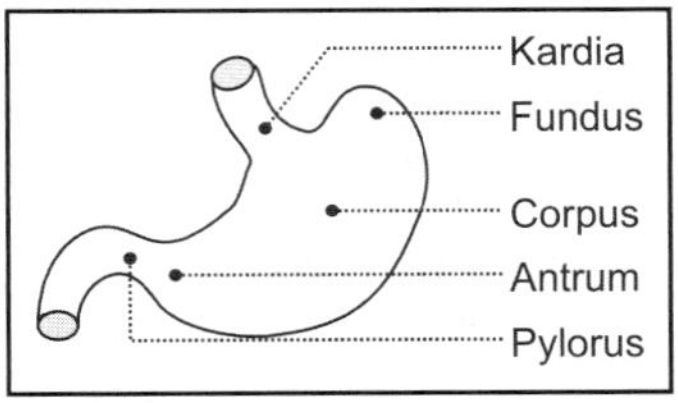

In Korpus und Fundus liegen drei magenspezifische Drüsenarten:
1. Schleimbildende Nebenzellen
2. Pepsinogenbildende Hauptzellen
3. Beleg- oder Parietalzellen, die Säure und Intrinsic Factor bilden

Sekretionsmechanismus des Magens:
1. Cephalische Phase: Sinneseindrücke, Chemorezeptoren der Mundschleimhaut → Vagusreizung → Magensaftsekretion
2. Gastrische Phase: Nahrungsaufnahme mit Antrumdehnung sowie Vagusreizung → Gastrinfreisetzung aus G-Zellen im Antrum → Magensaftsekretion
   Je höher osmolar und kalorienreicher die aufgenommene Nahrung ist, je höher die Verweildauer im Magen. Feste Nahrungsanteile werden ab einer Größe von 1 - 2 mm durch den Pylorus transportiert.
3. Intestinale Phase: Hemmung der Gastrinfreisetzung in der enteralen Verdauungsphase durch Hormone der Duodenal-/Jejunumschleimhaut (GIP = gastric inhibitory polypeptide, VIP = vasoactive intestinal polypeptide, Sekretin, Glukagon)

Merke: Stärkster Reiz zur Ausschüttung von Gastrin ist die Magendehnung. Deshalb führt eine Magenausgangsstenose zu Übersäuerung.

Der Magensaft besteht aus:
1. Salzsäure (HCl) (Belegzellen der Korpus-/Fundusschleimhaut)
   Männer bilden mehr Säure als Frauen, im Alter nimmt die Säureproduktion ab.
2. Alkalischer Schleim (Nebenzellen der Korpusschleimhaut + schleimbildende Antrumdrüsen)
3. Verschluckter Speichel und zurückfließender Duodenalsaft
4. Proteolytische Enzyme: Pepsinogen (Hauptzellen)
5. Intrinsic factor (Belegzellen)

GASTRITIS [K29.7]

Akute Gastritis [K29.1]

Ät.:
- Exogene Noxen: Alimentärer Exzess, Alkoholexzess [K29.2], Acetylsalicylsäure, nichtsteroidale Antiphlogistika, Kortikosteroide und Zytostatika, Lebensmittelvergiftung durch toxinbildende Staphylokokken, Salmonellen u.a. Bakterien

- Stress: Traumata, Verbrennungen, Schock, intrakranielle Erkrankungen, postoperativ, Leistungssport („Runner's stomach" mit evtl. hämorrhagischer Gastritis) u.a.

Hi.: Oberflächliche Leukozyteninfiltrate der Schleimhaut, oberflächliche Epitheldefekte bis zu größeren Erosionen → Sonderform: Erosive Gastritis

KL.: Appetitlosigkeit, Übelkeit, Erbrechen, Aufstoßen, Druckgefühl im Oberbauch, epigastrischer Druckschmerz, unangenehmer Geschmack im Mund

Ko.: Magenblutung bei erosiver Gastritis, Stress-Ulkus

DD: Andere Erkrankungen des Magens/Duodenums, Gallenblase, Pankreas u.a.

Di.: Klinik, Endoskopie, Histologie

Th.: Weglassen exogener Noxen, passagere Nahrungskarenz mit Verzicht auf feste Speisen; Säurehemmer: PPI; bei Brechreiz evtl. ein Antiemetikum, z.B. Dimenhydrinat (z.B. Vomex A®)

Prg: Spontane Abheilung

Chronische Gastritis [K29.5]

Def/Ät.: Klassifikationssystem der chronischen Gastritis:

ABC-Klassifikation der chronischen Gastritis (gebräuchlich):
Basis: Ätiologische + histologische Kriterien

- Typ A = **A**utoimmungastritis[K29.5]: Kardia- und Korpusgastritis
  Ät.: Bis zu 50 % d.F. sind induziert durch eine HP-Infektion.
  Pg.: Autoimmunerkrankung mit antikanalikulären Parietalzell-Ak (PCA) und H^+/K^+-ATPase-Ak in ca. 90 % d.F. sowie intrinsic factor-Ak (IFA) in ca. 70 % d.F. Durch Schwund der Belegzellen entwickelt sich eine Achlorhydrie (Anazidität). Gelegentlich Mischformen mit HP-Besiedlung.
  Spätfolge: Vitamin B_{12}-Mangelanämie (perniziöse Anämie) durch Fehlen des Intrinsic Factor.
  Anm.: Einige der Patienten haben weitere Autoimmunkrankheiten: M. Addison, Diabetes mellitus Typ 1, Hashimoto-Thyreoiditis u.a.
- Typ B = **B**akterielle Gastritis:
  Durch Infektion der Magenschleimhaut mit Helicobacter pylori (HP) (oral-oral oder fäkal-oral). Hohe Durchseuchung in Süd-/Osteuropa
  Hi.: • Grad der Gastritis: Schleimhautinfiltration mit Lymphozyten und Plasmazellen
  • Aktivität der Gastritis: Schleimhautinfiltration mit neutrophilen Granulozyten.
  Die Typ B-Gastritis zeigt eine aszendierende Ausbreitung, wodurch sich die Antrum-/ Korpusgrenze nach oben verschiebt und die Zahl der Belegzellen abnimmt → durch Atrophie der Drüsenkörper/Belegzellen kommt es zur Ausbildung einer Hypochlorhydrie (jedoch nie Achlorhydrie). Es kann auch zu intestinaler Metaplasie kommen.
  Selten: Helicobacter heilmannii-Gastritis (durch Hunde und Katzen übertragene Zoonose)
- Typ C-Gastritis = **C**hemische Gastritis:
  Durch NSAR (z.B. Diclofenac, Ibuprofen) oder Gallereflux induzierte chronische Antrumgastritis

Seltene Sonderformen: z.B.
- Crohn-Gastritis: Gastrale Manifestation des M. Crohn: Diskontinuierliche Granulozyteninfiltrationen der Magenschleimhaut + gel. Nachweis von Epitheloidzellgranulomen → Diagnostik auf M. Crohn
- Eosinophile Gastritis/eosinophile Gastroenteritis (allergische Genese, evtl. Erbrechen, Durchfälle u.a., evtl. IgE ↑ und Eosinophilie, histologischer Nachweis vermehrter eosinophiler Granulozyten in der Mukosabiopsie)
  Th.: Prednisolon ± Azathioprin
- Lymphozytäre Gastritis (siehe dort)

Ep.: Typ A: 5 % - Typ B: ca. 80 % (Häufigkeit in Deutschland rückläufig) - Typ C: ca. 15 % aller Patienten mit chronischer Gastritis
HP-Durchseuchung nimmt mit dem Lebensalter zu (Infektionsrate 1 % pro Lebensjahr).

KL.: Oft keine Symptome. Evtl. Halitosis bei HP-Infektion. Bei Antrumgastritis mit HP-Besiedlung evtl. unspezifische Oberbauchbeschwerden ("Non-ulcer-Dyspepsie" → siehe dort)

Lab: Gel. kann eine mikrozytäre Anämie (Hb, MCV, Ferritin) auf chronische Blutung hinweisen.

Ko.: 1. HP-Gastritis (Typ B):
- In ca. 5 % Entwicklung einer Typ A-Gastritis
- Ulcus duodeni (Risiko 5 %), Ulcus ventriculi (Risiko 1 %)
- Magenkarzinom (Risiko 1: 3.000)
- Gastrale B-Zell- oder MALT-Lymphome (Risiko 1 : 40.000)
- Idiopathische chronische Urtikaria (sehr selten)
- Evtl. Verschlechterung einer hepatischen Enzephalopathie bei Leberzirrhose
- Evtl. idiopathische thrombozytopenische Purpura (ITP), evtl. Guillain-Barré-Syndrom
- Ätiologisch unerklärliche Eisenmangelanämie

2. Autoimmune Gastritis (Typ A):
- a) präatrophische b) atrophische A-Gastritis
- Perniziöse Anämie = Vitamin B_{12}-Mangelanämie
- Magenkarzinom

3. NSAR-induzierte Gastritis (Typ C): Ulcera, Magenblutung u.a.

Di.:
- Gastroskopie mit Biopsien aus Antrum und Korpus
- Diagnostik auf Helicobacter pylori (HP):
  HP-Diagnostik nur mit Testen, die eine aktuelle Infektion nachweisen: Invasiv mit Histologie oder Helicobacter-Urease-Test (HUT), nicht-invasiv mit ^{13}C-Atemtest und HP-Nachweis im Stuhl. Kultur und PCR nur bei Frage nach Resistenzen (aufwändig, teuer)
- Ergänzende Diagnostik bei Typ A-Gastritis:
  Auto-Ak gegen Parietalzellen und intrinsic factor, Vitamin B_{12} i.S. erniedrigt

Merke: Eine chronische Gastritis kann nur endoskopisch/histologisch diagnostiziert werden! Dazu gehört auch eine Diagnostik auf HP. Die Befunde der Endoskopie (Erythem) und der Histologie (Gastritis) korrelieren oft nicht mit den Beschwerden des Patienten.

Th.:
- HP-Gastritis (Typ B): (siehe Internet *S2k-Leitlinie*)
  Die Erstlinientherapie zur HP-Eradikation hängt von der Resistenzlage gegen Clarithromycin ab. Diese beträgt in Deutschland 11 %, ist aber bei Vorbehandlung mit Clarithromycin sowie bei Menschen aus Süd- und Osteuropa wesentlich höher. Bei rel. niedriger Clarithromycin-Resistenz (< 20 %) bestehen 2 Alternativen:

  1. Tripel-Therapie über (10-) 14 Tage: Protonenpumpenhemmer = PPI + 2 Antibiotika → HP-Eradikationsquote von 55 - 80 %.

1) Französische Tripel-Therapie	2) Italienische Tripel-Therapie
– PPI (2 x 1 Standarddosis/d)*	– PPI (2 x 1 Standarddosis/d)*
– Clarithromycin (2 x 500 mg/d)	– Clarithromycin (2 x 250 mg/d)
– Amoxicillin (2 x 1.000 mg/d)	– Metronidazol (2 x 400 mg/d)

  PPI-Standarddosen: 20 mg Omeprazol, Esomeprazol, Rabeprazol oder 30 mg Lansoprazol oder 40 mg Pantoprazol

  2. Bismut-Quadrupeltherapie

  Bei Risikofaktoren für eine Clarithromycin-Resistenz > 20 % (Herkunft aus Süd-/Osteuropa oder frühere Makrolidbehandlung) wird eine bismutbasierte Quadrupeltherapie mit Bismut, Metronidazol und Tetracyclin (z.B. Pylera®) + Omeprazol 2 x 20 mg über 10 Tage mit einer Eradikationsquote von 80 % empfohlen (weitere Behandlungsmöglichkeiten: Siehe Internet *Leitlinie 2016*).

  Eradikationserfolg muss 4 Wochen nach Behandlung durch Gastroskopie oder Atemtest überprüft werden (14 Tage PPI-Therapiepause). Bei Therapieversagern Compliance überprüfen, Resistenzbestimmung und Zweitlinientherapie mit anderen Antibiotikakombinationen anwenden.
  Reinfektionen sind selten (1 - 2 %/J.).

  Indikationen einer HP-Eradikationstherapie:
  - Absolute Indikationen (= „Soll"):
    - Ulkuskrankheit (Ulcus duodeni oder ventriculi)
    - Vor Langzeitbehandlung mit ASS/NSAR bei Ulkusanamnese
    - Obere gastrointestinale Blutung unter ASS/NSAR
    - Idiopathische thrombozytopenische Purpura
    - MALT-Lymphome des Magens
    - HP-positives DLBCL im St. I (unter engmaschiger Kontrolle)
  - Relative Indikationen (="Sollte"):
    - Magenkarzinomprophylaxe bei Risikopatienten, z.B. Magenkarzinom-Verwandte I.°
    - Zustand nach Operation eines Magenfrühkarzinoms u.a.
    - Lymphozytäre Gastritis, Morbus Ménétrier

- Mögliche Indikation (= „Kann/sollte angeboten werden"):
  - Funktionelle Dyspepsie („Reizmagen")
  - Asymptomatische HP-Infektionen
  - Eisenmangelanämie (vollständig abgeklärt)
- Autoimmune Gastritis (Typ A): Bei positivem HP-Befund kann eine Eradikation einen Teil der Typ A-Gastritiden zur Ausheilung bringen. Bei evtl. Vitamin B_{12}-Mangel wird Vitamin B_{12} i.m. substituiert. Jährliche Gastroskopien mit Biopsien wegen erhöhten Karzinomrisikos.
- NSAR-induzierte Gastritis (Typ C): Th.: NSAR möglichst absetzen, ggf. Gabe von PPI

Lymphozytäre Gastritis [K29.6]

Vo.: Seltene Erkrankung

Ät.: Unklar: Evtl. assoziiert mit Helicobacter pylori- (HP-)Infektion; evtl. auch Zöliakie bei Kindern

Pat: Oft im Magenkorpus; Endoskopie: Noduläre Erosionen entlang der Magenfalten; lymphozytäre Infiltration des Oberflächenepithels (überwiegend CD8 + Lymphozyten); Vermehrung intraepithelialer Lymphozyten = IEL (> 25/100 Epithelzellen)

Ko.:
- Ausbildung einer Riesenfaltengastritis (Ménétrier-Syndrom) mit Diarrhö, Anämie, exsudativer Enteropathie [K90.4]
- Maligne Entartung

Di.: Gastroskopie mit Biopsie + Histologie + HP-Diagnostik (siehe HP-Gastritis)

Th.: HP-Eradikation (siehe oben) kann bei Infektion zur Rückbildung der lymphozytären Gastritis führen. Jährliche endoskopisch-bioptische Kontrollen, evtl. Gastrektomie bei schweren Dysplasien

GASTRODUODENALE ULKUSKRANKHEIT [K27.9]

Def:
1. Erosion: Oberflächlicher Epitheldefekt der Mukosa (Muscularis mucosae intakt). Oft multipel, gel. diffuse Blutungen mit Anämie (hämorrhagische Erosionen).
2. Ulkus: Tieferer Defekt der Mukosa (durchdringt Muscularis mucosae und meist auch tiefere Wandschichten, oft mit weißlichem Fibrinbelag)

Ep.: Inzidenz des Ulcus duodeni: 150/100.000 Erkrankungen jährlich
Inzidenz des Ulcus ventriculi: 50/100.000 Erkrankungen jährlich } Häufigkeit abnehmend
m : w = 3 : 1 beim Ulcus duodeni und 1 : 1 beim Ulcus ventriculi

Ät.:
1. Chronische HP-Gastritis mit Verminderung der defensiven Faktoren (z.B. Schleimbildung), Verstärkung der aggressiven Faktoren (Säuresekretion)
   HP findet sich bei 99 % der Patienten mit Ulcus duodeni, bei 75 % der Patienten mit Ulcus ventriculi und bei bis zu. 50 % gesunder Erwachsener > 50 Jahre in Deutschland (Häufigkeit nimmt pro Lebensjahr um ca. 1 % zu).

   Merke: HP-Gastritis = Kausale Erkrankung; Ulkus = Komplikation der HP-Gastritis, wobei genetische Disposition und exogene Faktoren eine Rolle spielen.
2. Ursachen eines HP-negativen Ulkus:
   - Am häufigsten Einnahme nichtsteroidaler Antirheumatika (NSAR), die die protektiv wirksamen Prostaglandine hemmen (z.B. Indometacin, Diclofenac, Ibuprofen).
     Merke: Glukokortikosteroide allein verursachen meist keine Geschwüre, NSAR erhöhen das Ulkusrisiko um den Faktor 4; beide Substanzen in Kombination: Ulkusrisiko 15fach erhöht.
   - Weitere Medikamente: SSRI, Chemotherapeutika, Bisphosphonate
   - Rauchen (ulkusbegünstigender Begleitfaktor), Schleimhautischämie
   - Selten Zollinger-Ellison-Syndrom, Hyperparathyreoidismus, Virusinfektionen (CMV/HSV)
3. Akutes Stressulkus [K25.3] und -erosionen als einmaliges Ereignis:
   Stressfaktoren, meist unter intensivmedizinischer Behandlung (nach Polytrauma, Verbrennung, großen Operationen, Hirntrauma, Langzeitbeatmung u.a.)

Lok:
- Häufig kleinkurvaturseitig und im Antrum
  Atypisch lokalisierte Magenulzera (Korpus/Fundus, große Kurvatur) sind selten und stets karzinomverdächtig. Multipel auftretende Ulcera im Magen u./o. Duodenum meist nach NSAR, selten bei Zollinger-Ellison-Syndrom.

• Ulcus duodeni: Oft am Ausgang des Bulbus duodeni, gel. zwei gegenüber liegende Ulcera ("kissing ulcers"). Distal gelegene postbulbäre Ulcera sind sehr selten und verdächtig auf Zollinger-Ellison-Syndrom.

KL.: Diagnose nur durch Endoskopie. Typische Beschwerden:
- Ulcus duodeni: Spät-, Nacht-, Nüchternschmerzen im Epigastrium (50 %); Besserung durch Essen
- Ulcus ventriculi: Sofortschmerz nach dem Essen oder nahrungsunabhängige Schmerzen
- Ulcera durch NSAR: Oft keine Schmerzen, jedoch gelegentlich (starke) Blutungen

Ko.: - Akut und oft ohne Vorboten: 1/3 der Ulkuspatienten zeigen erst Symptome bei Komplikationen:
1. Blutung (20 % aller Ulkuspatienten) gehäuft bei Stressulzera und Ulcera durch NSAR! → Hämatemesis, Melaena (siehe Obere Magen-Darm-Blutung)
2. Perforation (5 % aller Ulkuspatienten): Akute epigastrische Schmerzen mit Abwehrspannung (akutes Abdomen), freie abdominelle Luft (Röntgen Abdomen leer). Sofortige Operation, hohe Letalität bei Peritonitis [K65.9]!
3. Penetration, z.B. ins Pankreas → Rückenschmerzen, evtl. Pankreatitis

- Spätkomplikationen:
1. Narbige Magenausgangsstenose → Erbrechen, Gewichtsabnahme, "Sanduhrmagen"
2. Pylorusinsuffizienz mit Reflux von Galle, Duodenalsaft
3. Karzinomatöse Entartung eines chronischen Ulcus ventriculi in 3 % d.F.

DD:
- Refluxkrankheit (Sodbrennen, Endoskopie)
- Magenkarzinom (Endoskopie!)
- Cholelithiasis (Sonografie und Endosonografie)
- Pankreatitis (Lipase)
- Pankreaskarzinom (Endo-/Sonografie, CT, MRCP, ERCP)
- Erkrankungen des Kolons (Koloskopie)
- **Funktionelle Dyspepsie = Reizmagen-Syndrom:**
Definiert nach Rom IV-Kriterien als Beschwerden einer persistierenden/rezidivierenden Dyspepsie, die über mehr als 3 Monate in den letzten 6 Monaten anhält und ohne organische Ursache (inkl. Abklärung mittels ÖGD) bleibt. Damit ist die funktionelle Dyspepsie eine Ausschlussdiagnose!
Bis 50 % aller Patienten mit Oberbauchbeschwerden haben funktionelle Beschwerden: Druck-/Völlegefühl im Oberbauch, krampfartige Schmerzen, Übelkeit, Aufstoßen, Sodbrennen.
Nach Rom IV-Kriterien 2 Untergruppen:
- Epigastrischer Schmerz (EPS)
- Postprandiales Distress-Syndrom (PDS)
Bei Refluxbeschwerden sind Säurehemmer hilfreich, bei Hypomotilitätsbeschwerden Prokinetika (MCP), bei Krämpfen Spasmolytika; bei HP-Gastritis evtl. HP-Eradikation.

Di.: 1. Gastroduodenoskopie mit Biopsien aus Antrum + Korpus: Histologie + HP-Diagnostik

Merke: Jedes Magenulkus sollte biopsiert und endoskopisch kontrolliert werden - vor und nach Therapie bis zur Abheilung -um ein Magenkarzinom nicht zu übersehen!

2. Kausale Diagnostik:
• Diagnostik auf Helicobacter pylori (HP): (siehe Kap. Gastritis)
• Bei HP-negativen Ulzera ohne NSAR-Anamnese:
- Ausschluss Zollinger-Ellison-Syndrom: Gastrin basal und nach Sekretin i.v. stark erhöht
- Ausschluss primärer Hyperparathyreoidismus: Calcium und Parathormon i.S. ↑, Phosphat i.S. ↓

Th.: **A) KONSERVATIVE THERAPIE**

▶ Kausale Therapie der HP-positiven Ulkuskrankheit:
Helicobacter pylori (HP)-Eradikationstherapie: (→ siehe Kap. Gastritis und S2k-Leitlinie)
Erfolg > 90 % mit Ausheilung der Ulkuskrankheit!

▶ Symptomatische Therapie HP-negativer Ulcera:
• Noxen weglassen: NSAR, insbes. in Kombination mit Glukokortikosteroiden; Rauchen, Stress, Kaffee- und Alkoholkonsum einschränken u.a.
• Protonenpumpeninhibitoren (PPI) = Protonenpumpenhemmer: Mittel der ersten Wahl, z.B. Omeprazol, Lansoprazol, Pantoprazol (siehe Kap. Refluxkrankheit)

Bei Motilitätsstörungen (Stasemagen) werden PPI im Magen inaktiviert → zusätzlich Prokinetika (MCP, Domperidon) oder mikroverkapselte PPI geben.

Pro: Ulkusrezidivprophylaxe:

a) HP-positives Ulkus:
Ohne HP-Eradikation: 70 - 80 % Ulkusrezidiv. Die HP-Eradikation führt zur Ausheilung.

b) HP-negatives Ulkus ohne NSAR:
Rauchen aufgeben; PPI
Ausschluss von Zollinger-Ellison-Syndrom und Hyperparathyreoidismus

c) Stressulkus-Prophylaxe bei intensivmedizinischen Patienten: Evtl. PPI (umstritten wegen evtl. erhöhtem Pneumonierisiko)

d) HP-negatives Ulkus bei Einnahme von NSAR:
Falls möglich NSAR absetzen oder (falls dies nicht möglich ist) nicht mit Kortikosteroiden kombinieren! Zusätzlich Rezidivprophylaxe mit PPI

B) Chirurgie

Ind: für eine Operation:

1. Komplikationen: Endoskopisch unstillbare Blutung / Perforation / Magenausgangsstenose
2. Karzinom

Notfalloperation:

- Blutung: Ulkusumstechung und extraluminäre Gefäßligatur (A. gastroduodenalis) + anschließende HP-Eradikation (bei HP-positivem Ulkus)
- Perforation: Ulkusexzision + Übernähung und Pyloroplastik

Dadurch, dass die Ulkuskrankheit durch HP-Eradikation heilbar geworden ist, sind früher praktizierte Op.-Verfahren obsolet geworden:

- Zweidrittel-Magenresektion mit Gastroduodenostomie (= Billroth I) oder der funktionell ungünstigen Gastrojejunostomie (= Billroth II)
- Selektive proximale Vagotomie (SPV)

Ko.: nach Operation:

- **Postgastrektomie-Syndrom:** [K91.1]
  = Postalimentäre Beschwerden nach Magen(teil)resektion
  - Postalimentäres Frühsyndrom (Früh-Dumping): 20 Min. nach dem Essen intestinale Symptome (Borborygmi = hörbare Darmgeräusche, Bauchschmerzen, evtl. Diarrhö, Brechreiz) und kardiovaskuläre Symptome (Herzklopfen, Schwitzen, Schwäche, Schwindel)
    Urs: a) Sturzentleerung des Magenstumpfes → Überdehnung der abführenden Schlinge mit Zug am Mesenterium → Vagusreizung mit Freisetzung von vasoaktiven Stoffen (Serotonin, Bradykinin) und intestinalen Hormonen
    b) Passagere Hypovolämie durch hyperosmotische, leicht lösliche Kohlenhydrate
  - Postalimentäres Spätsyndrom (Spät-Dumping): Rel. selten
    1,5 - 3 h nach dem Essen Symptome der Hypoglykämie (Schwäche, Schwitzen, Unruhe, Heißhunger)
    Urs: Reaktive Hypoglykämie durch überschießende Insulinausschüttung
    Di.: Anamnese + oraler Glukosetoleranztest → Späthypoglykämie nach 1,5 - 3 h
    Th.: des Früh-Dumping: Häufig kleine Mahlzeiten, eiweißreiche, kohlenhydratarme Diät (kein Zucker, keine Milch), keine Flüssigkeit zu den Mahlzeiten, evtl. Einnahme des Quellstoffs Guar zu den Mahlzeiten, nach dem Essen ½ h hinlegen, evtl. Gabe von Spasmolytika (z.B. N-Butyl-Scopolamin).
    Th.: des Spät-Dumping: Kleine Kohlenhydratzufuhr ca. 3 h nach der Mahlzeit
  - Beschwerden des zu kleinen Magens: Völle- und Druckgefühl während oder kurz nach dem Essen (20 - 30 Min. postalimentär)

- **Postvagotomie-Syndrom** [K91.1]:
  Bei SPV ohne Pyloroplastik: Verzögerte Magenentleerung → Völlegefühl, Aufstoßen, Reflux. Nach SPV mit Pyloroplastik kommt es in 20 - 30 % zu Diarrhö.
  Th.: Durchfälle teilweise durch Gallensäuren verursacht, evtl. Versuch mit Colestyramin.

- **Ernährungsstörungen:**
  Mangelhafte Nahrungszufuhr aufgrund von Beschwerden, Maldigestion durch zu rasche Magenentleerung und asynchrone Sekretion von Pankreassaft und Galle → evtl. Gewichtsverlust: „postzibale Asynchronie".
  Vitamin B_{12}-Mangelanämie (Mangel an intrinsic factor nach Magenresektion) und Eisenmangelanämien als Spätkomplikationen (DD: Blutungsanämie infolge Ulkusrezidiv!) → Substitution von Vitamin B_{12} 1.000 µg i.m. alle 3 - 6 Monate; evtl. Eisensubstitution

- **Magenstumpfkarzinom:**
  Spätkomplikation nach Magenteilresektion: Erhöhtes Karzinomrisiko im Magenstumpf, bes. an der Anastomose, vor allem nach BII-Op. → Prophylaxe: HP-Eradikation + Patienten ab dem 15. postoperativen Jahr in zweijährigen Abständen gastroskopieren.

MAGENKARZINOM [C16.9]

Ep.: Hohe Inzidenz in China, Japan, Finnland, Chile, Kolumbien, Venezuela, kontinuierlich abnehmende Inzidenz in Westeuropa und USA. Inzidenz in Westeuropa: 13 (m) bzw. 7 (w)/100.000/J. Häufigkeitsgipfel jenseits des 50. Lebensjahres, aber 10 % d.F. auch schon zwischen 30. - 40. Lebensjahr! > 50 % d.F. werden leider in fortgeschrittenem Tumorstadium mit ungünstiger Prognose diagnostiziert.

Ät.: 1. Erkrankungen mit erhöhtem Karzinomrisiko:
- Helicobacter pylori (HP-)Gastritis (Typ B); HP ist für den Magen ein Klasse I-Karzinogen und der wichtigste Risikofaktor für das Magenkarzinom in Corpus und Antrum!

Memo: > 90 % aller Patienten mit Magenfrühkarzinom haben eine HP-Gastritis!

- Intestinale Metaplasie und chronische atrophische Autoimmungastritis (Typ A)
- Zustand nach Magenteilresektion (nach 15-20 Jahren)
- Adenomatöse Magenpolypen (Karzinominzidenz bis zu 20 %)
- M. Ménétrier (Karzinominzidenz bis zu 10 %)

2. Ernährungsfaktoren:
Hoher Nitratgehalt der Nahrung in geräucherten und gesalzenen Speisen → Hypothese: Bakterielle Umwandlung von Nitraten zu Nitriten + Bildung von karzinogenen Nitrosaminen aus Nitriten (auch aus Tabakrauch).
Mediterrane Ernährung mit reichlich Obst, Gemüse, Zwiebeln und Vitamin C soll protektiv wirken. Ernährungsfaktoren beeinflussen geografische Häufigkeitsunterschiede: z.B. Japaner, die nach USA ausgewandert sind, haben in der Nachfolgegeneration kein erhöhtes Risiko für Magenkrebs!

3. Genetische Faktoren:
- Verwandte 1. Grades von Patienten mit Magenkarzinom: 2 - 3-fach erhöhtes Risiko
- Hereditäres diffuses Magenkarzinom
- In 50 % Mutation des E-Cadherin-Gens (CDH1-Mutation): Selten
- Hereditäre Karzinomsyndrome (HNPCC = Lynch-Syndrom, FAP, Peutz-Jeghers-Syndrom, Li-Fraumeni-Syndrom)

Lok:

- Antrum-Pylorusbereich	35 %
- Kleine Kurvatur	30 %
- Kardiabereich	25 %
- Übrige Lokalisationen	10 %

Metastasierung erfolgt früh auf verschiedenen Wegen:
- Lymphogen: Ausbreitung in 3 Kompartimente:
  I. Alle direkt an der großen + kleinen Kurvatur lokalisierten Lymphknoten (LK)
  II. Alle LK im Bereich des Truncus coeliacus (bis Leberarterie und Milzhilus)
  III. Paraaortale + mesenteriale LK
  Ca. 70 % der Patienten mit Magenkarzinom haben zum Zeitpunkt der Diagnose LK-Metastasen; im St. T1a in ca. 3 %, im St. T1b bereits in 30 %
- Hämatogen: → Leber → Lunge → Knochen, Hirn
- Per continuitatem: Ösophagus, Duodenum, Kolon, Pankreas
- Per contiguitatem (über einen anatomischen Spalt hinweg): Bauchfellkarzinose mit Aszites
- Abtropfmetastasen eines Magenkarzinoms in den Ovarien (Krukenberg-Tumor) oder im Douglas-Raum

Siewert-Klassifikation der Adenokarzinome des ösophagogastralen Überganges (AEG):

AEG I (Barrett-Karzinom) und AEG II liegen innerhalb der proximalen 2 cm der Kardia und sind Ösophaguskarzinome.

AEG III (> 2 cm distal der Kardia) ist ein Magenkarzinom

Laurén-Klassifikation nach dem Wachstumsmuster:
- Intestinaler Typ: Expansiv (polypös) wachsend und gut begrenzt
- Diffuser Typ: Infiltrativ wachsend und schlecht begrenzt → Im fortgeschrittenem Zustand Linitis plastica; Neigung zu frühzeitiger Lymphknotenmetastasierung, großer Sicherheitsabstand bei Resektion erforderlich.
- Mischtyp

Die Laurén-Klassifikation hat Bedeutung für das Ausmaß des Resektionsverfahrens.

Hi. (WHO): Papilläres, tubuläres, muzinöses Adenokarzinom
Siegelringzellkarzinom (prognostisch schlechter)
Plattenepithelkarzinom und adenosquamöses Karzinom (beide selten)
Kleinzelliges Karzinom (selten)
Undifferenziertes Karzinom
Grading (= Differenzierungsgrad):
G_1 = hohe, G_2 = mittlere, G_3 = geringe, G_4 = fehlende Differenzierung

TNM-Klassifikation (UICC, 2017):

Präoperativ-klinisch: TNM-Stadien	Postoperativ-histopathologisch: pTNM-Stadien
T-Primärtumor nach Infiltrationstiefe	
TX	Primärtumor kann nicht beurteilt werden.
T_{is}	Carcinoma in situ: Intraepithelialer Tumor ohne Infiltration der Lamina propria, hochgradige Dysplasie
T_{1a}	Tumor infiltriert Lamina propria oder Muscularis mucosae
T_{1b}	Tumor infiltriert Submukosa
T_2	Tumor infiltriert Muscularis propria
T_3	Tumor infiltriert Subserosa
T_{4a}	Tumor perforiert Subserosa (viszerales Peritoneum)
T_{4b}	Tumor infiltriert benachbarte Strukturen (benachbarte Strukturen des Magens sind Milz, Colon transversum, Leber, Zwerchfell, Pankreas, Bauchwand, Nebennieren, Niere, Dünndarm und Retroperitoneum. Ein Tumor, der sich in das Ligamentum gastrocolicum oder gastrohepaticum ausbreitet - ohne Perforation des viszeralen Peritoneums - wird als T3 klassifiziert).
N - Regionäre Lymphknoten nach Anzahl der befallenen Lymphknoten (LK)	
N_X	Regionäre Lymphknoten können nicht beurteilt werden.
N_0	Keine regionären Lymphknotenmetastasen
N_1	Metastasen in 1 - 2 regionären Lymphknoten
N_2	Metastasen in 3 - 6 regionären Lymphknoten
N_{3a}	Metastasen in 7 - 15 regionären Lymphknoten
N_{3b}	Metastasen in 16 oder mehr regionären Lymphknoten
M - Fernmetastasen	
M_0	Keine Fernmetastasen
M_1	Fernmetastasen (Fernmetastasen schließen peritoneale Metastasen (Aussaat) und positive Peritonealzytologie sowie Tumoren im Netz mit ein, soweit diese nicht Teil einer kontinuierlichen Ausbreitung sind).

Stadiengruppierung: *Siehe Internet*

R-Klassifikation (Bestimmung des Resttumors nach Op.)	
R_0	Kein Residualtumor
R_1	Mikroskopischer Resttumor
R_2	Makroskopischer Resttumor

KL.: Anamnese: Kurz oder fehlend
Manche Patienten geben an, einen "unerschütterlichen" Magen gehabt zu haben. Beschwerden meist diskret und unbestimmt (und werden von den Patienten nicht selten auf exogene Ursachen bezogen, z.B. Diätfehler).

Theodor Storm, der an Magenkrebs verstorben ist, beschrieb seine Beschwerden so: "Ein Punkt nur ist es, kaum ein Schmerz, nur ein Gefühl empfunden eben; und dennoch spricht es stets darein und dennoch stört es dich zu leben."

Weitere Symptome, die evtl. vorhanden sein können:
- Gewichtsabnahme, Widerwille gegen Fleisch, Brechreiz, Druckgefühl im Oberbauch, Leistungsknick, subfebrile Temperaturen
- Tastbarer Oberbauchtumor bei fortgeschrittenem Karzinom
- Zeichen der Metastasierung: Hepatomegalie, Aszites, Virchow-Lymphknoten (links supraklavikulär) u.a.
- Akute Magenblutung
- Magenausgangsstenose und Tumorkachexie

Lab:
- Evtl. Eisenmangelanämie
- Evtl. positiver Nachweis für (okkultes) Blut im Stuhl (fehlt beim infiltrativen Typ!)
- Tumormarker: Keine Suchtests, Bedeutung nur für postoperative Nachsorge: CA 72-4 (Sensitivität ca. 50 %), weniger sensitive Marker: CA 19-9 und CEA.

DD: - Ulkuskrankheit (→ Endoskopie)
- Refluxkrankheit (→ Endoskopie)
- Erkrankungen an Gallenwegen, Leber, Pankreas (Sono, CT, Laborscreening)
- Reizmagen-Syndrom = funktionelle Magenbeschwerden mit Druck- und Völlegefühl (Ausschlussdiagnose!)

Di.:
- Videoendoskopie mit multiplen (7 - 10) Biopsien aller suspekten Veränderungen. Gute Zuverlässigkeit für das lokoregionäre Staging. Eine Gastroskopie ohne Biopsien/Histologie kann nicht unterscheiden zwischen benignem oder malignem Ulkus.
- Endosonografie: Erfassung von Tiefenausdehnung des Karzinoms und benachbarter Lymphknoten (T- und N-Staging in der Primärdiagnose), keine sichere Unterscheidung benigne oder maligne (was nur histologisch möglich ist)
- Diagnostik zum Ausschluss von Metastasen
(Sono Abdomen, CT Abdomen + Thorax, evtl. Staging-Laparoskopie)

Merke: Da die Prognose des fortgeschrittenen Magenkarzinoms schlecht ist, kommt alles auf die **FRÜHDIAGNOSE** an! Deshalb:
1. Bei Magenbeschwerden und Verdacht auf "Reizmagen" darf ein zeitlich begrenzter (drei Wochen) Therapieversuch (z.B. PPI) unternommen werden. Bei fortbestehenden Beschwerden nach einer dreiwöchigen Frist muss eine endoskopisch-bioptische Klärung erfolgen!
2. Bei Risikoerkrankungen (siehe oben) jährlich gastroskopieren (+ biopsieren)!

Th.: Stadiengerechte Therapie mit Abstimmung durch interdisziplinäre Tumorkonferenz (siehe Internet *S3-Leitlinie*):

- Die chirurgische R_0-Resektion ist die Standardtherapie für alle potenziell resektablen Magenkarzinome. Für die vollständige Klassifikation werden 16 Lymphknoten geprüft.
Eine Ausnahme bilden die auf die Mukosa begrenzten Karzinome ($T_{1a}N_0M_0$, $G_{1/2}$), wenn sie endoskopisch komplett R_0 reseziert werden können (endoskopische Mukosaresektion (= EMR).
- Bei lokal fortgeschrittenen Karzinomen ab T_3 (Mehrzahl der Fälle) hat sich ein multimodales Therapiekonzept bewährt:
  - Perioperative Chemotherapie: Beim lokal fortgeschrittenen, primär operablen Magenkarzinomen führt eine perioperative Chemotherapie (vor und nach Op.), die auf Platin, Docetaxel und 5-FU (FLOT) basiert, zu einem Downstaging und zu einer niedrigeren Rezidivrate.
  - Chirurgie mit kurativer Zielsetzung: R0-Resektion = Resektion ohne Residualtumor (in der Mehrzahl der Fälle totale Gastrektomie)
    - Regeloperation: Tumorentfernung unter Einhaltung eines ausreichenden Sicherheitsabstandes (intestinaler Typ: 5 cm, diffuser Typ: 8 cm) und Mitnahme des großen + kleinen Netzes + Lymphknotendissektion der Kompartimente D1 + D2:
      - Die D1-Lymphadenektomie umfasst die Entfernung der perigastrischen Lymphknoten (Nr. 1 - 6)
      - Bei der D2-Lymphadenektomie werden zusätzlich die Lymphknoten suprapankreatisch entlang der großen Gefäße ausgeräumt (Nr. 7 - 11).
    - Beim Adenokarzinom des ösophagogastralen Übergangs (Typ II/III nach Siewert): Zusätzlich distale Ösophagusresektion

      Anm.: Eine evtl. vorgeschaltete neoadjuvante Radiochemotherapie ist toxischer als die alleinige Chemotherapie (Einzelfallentscheidung).

      Passagewiederherstellung nach Gastrektomie durch Ösophagojejunostomie (Y-Roux) oder Interposition einer gestielten isoperistaltischen Jejunalschlinge zwischen Ösophagus und Duodenum.
      Passagewiederherstellung nach subtotaler Magenresektion, z.B. durch Gastrojejunostomie
- Bei isolierter Peritonealkarzinose:
Evtl. Kombination von radikaler Peritonealoperation (Entfernung sämtlicher Herde der Peritonealkarzinose) + hyperthermer intraperitonealer Chemotherapie (HIPEC) und systemischer Chemotherapie (nur im Rahmen klinischer Studien an Zentren)
- Palliative Chemotherapie mit Substanzen wie 5-FU oder Capecitabin (Prodrug von 5-FU) + Cisplatin oder Irinotecan oder Docetaxel. Einsatz von Trastuzumab bei HER-2-positivem Magenkarzinom. Der Nutzen einer systemischen Chemotherapie ist belegt (leicht verbesserte Überlebenszeiten).
- Andere palliative Therapiemaßnahmen:
  - Bei Magenausgangsstenose oder Tumorblutungen evtl. Versuch einer endoskopischen Argonplasma-Lasertherapie, sonst Gastroenterostomie oder palliative Gastrektomie
  - Bei stenosierendem Karzinom: Endoskopisches Einlegen eines Metallstents
  - Anlegen einer Ernährungsfistel: Perkutane endoskopisch kontrollierte Jejunostomie (PEJ)

Nachsorge:
- Prophylaxe und Behandlung von Postgastrektomieproblemen (siehe dort): Ernährungsberatung, Körpergewichtskontrollen, Gabe von Pankreasenzymen zu den Mahlzeiten, lebenslange Substitution von Vitamin B_{12} u.a.
- Erfassung evtl. Tumorrezidive (Endoskopie, Sonografie, Tumormarker, s.o.)

Prg: 5-Jahresüberlebensrate nach Operation mit kurativer Zielsetzung:
- pTis (Carcinoma in situ): 100 %
- pT_1 (Frühkarzinom): 90 %
- $pT_1N_1M_0$ oder $pT_2N_0M_0$: 70 %

Bei weiter fortgeschrittenen Karzinomen wird die Prognose hauptsächlich von der R-Klassifikation bestimmt: R0-Resektionen zeigen 5-Jahresüberlebensraten von 45 % und weniger (stadienabhängig). Bei R1- oder R2-Resektionen (= palliative Eingriffe zur Wiederherstellung der Nahrungspassage; Tumor nicht vollständig entfernt) überlebt kaum ein Patient 5 Jahre.
Die Erfahrung des Operateurs und die Vollständigkeit der Lymphadenektomie beeinflussen wesentlich das Risiko von Rezidiven und die Prognose!
Nachsorgeuntersuchungen: Zunächst alle 3 Monate (Rezidive häufig postoperativ innerhalb von 2 Jahren)

Pro:
- Aufklärung über gesunde Ernährung (siehe oben)
- Eradikation einer HP-Gastritis bei Risikopatienten
- Regelmäßige prophylaktische Gastroskopien bei Risikopatienten (siehe oben)

ANDERE MAGENTUMOREN

- Non-Hodgkin-Lymphome (NHL, MALT-Lymphome) des Magens: Siehe Kap. Non-Hodgkin-Lymphome
- Gastrointestinale Stromatumoren (GIST): Siehe dort
- Selten Lipome, Neurofibrome, Karzinoide

DD: Polypöse Magenschleimhautveränderungen:
1. Fokale foveoläre Hyperplasie = hyperplastischer Polyp: Keine Neoplasie
2. Hyperplasiogener Polyp = hyperplastisch-adenomatöser Polyp: Entartung möglich, insbes. bei multiplem Auftreten
3. Adenome sind rel. selten: Entartung in 20 - 40 %
4. Polypen bei Peutz-Jeghers-Syndrom (siehe Kap. Kolonpolypen)
5. Polypöse Wachstumsform eines Magenkarzinoms (!)
6. Ektopes Pankreas (endoskopischer Zufallsbefund)
7. Neuroendokrine Tumoren (NET), insbesondere bei Gastritis Typ A
8. Drüsenkörperzysten (häufig, Zunahme bei PPI-Therapie, keine Entartung)

Di.: Gastroskopie mit Biopsie/Histologie, Endosonografie, Röntgen, CT

Th.: Polypöse Magenschleimhautveränderungen:
- Hyperplastische Polypen bei HP-Gastritis verschwinden meist nach HP-Eradikationstherapie
- Endoskopische Polypenentfernung
- Bei maligner Entartung Resektionsbehandlung

DARM

DUODENALDIVERTIKEL [K57.10]

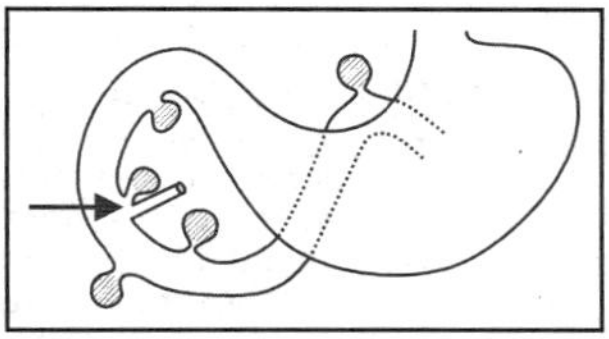

Vo.: Ca. 3 % der Bevölkerung; zunehmend im Alter
Meist parapapillär (→) oder juxtapapillär gelegen

KL.: Meist symptomlos (Zufallsbefund bei ERCP)
Evtl. nahrungsunabhängige Dauerschmerzen bei parapapillären Divertikeln.

Ko.: Sind selten: Papillenstenose mit Cholestase, evtl. Pankreatitis, Blutung, Perforation, bakterielle Fehlbesiedlung mit Malabsorption.

Th.: ERCP bei Cholestase, operative Therapie nur bei Komplikationen (z.B. Perforation) erforderlich.

MECKEL-DIVERTIKEL [Q43.0]

Def: Rest des embryonalen Dottergangs (Ductus omphaloentericus)

Vo.: 2 % der Bevölkerung; ca. 100 cm proximal der Ileozökalklappe (bei Neugeborenen ca. 50 cm)

KL.: Meist asymptomatischer Zufallsbefund bei Appendektomie. Beschwerden treten im Kleinkindesalter auf. Durch ektope Magenschleimhaut im Meckel-Divertikel evtl. ektope Säuresekretion: Ulkus mit Blutung, Entzündung, Perforation. Symptome bei Entzündung ähneln einer Appendizitis.

Di.: Bei Laparotomie wegen unklarer abdomineller Beschwerden sollte ein Meckel-Divertikel ausgeschlossen werden. Bei okkulter Blutung kann durch ^{99m}Tc-Pertechnetat-Szintigrafie ektope Magenschleimhaut im Meckel-Divertikel nachgewiesen werden.

Th.: Resektion (auch bei intraoperativem Zufallsbefund). PPI stoppen die ektope Säuresekretion.

GASTROINTESTINALE BLUTUNG (GIB) [K92.2]

Internet-Infos: *S2k-Leitlinie 2017, www.dgvs.de*

Syn: Magen-Darm-Blutung

Vo.: Häufigster gastroenterologischer Notfall. Breites klinisches Spektrum von nur im Labor fassbarer Anämie bis zum fulminanten Blutungsschock.

Ät.: **Obere GIB:**
Blutungsquelle proximal des Treitz'schen Bandes im Ösophagus, Magen und Duodenum
Inzidenz bis 100/100.000/J. - m : w = 2 : 1

1. Ulcera duodeni / ventriculi (3 : 1) 50 %
2. Gastroduodenale Erosionen, NSAR-Gastritis 15 %
3. Varizen (Ösophagus, Magenfundus bei portaler Hypertension) 15 %
4. Refluxöosphagitis 10 %
5. Andere Ursachen: Mallory-Weiss-Syndrom, Magenkarzinom, Angiodysplasien (Sonderform: Gastrale antrale vaskuläre Ektasie = GAVE = „Wassermelonenmagen" = streifenförmig gruppierte Angiodysplasien), Hämobilie nach Trauma oder Gallentumoren
6. Nicht identifizierbare Blutungen u.a.

Cave: Gelegentlich mehrere Blutungsquellen gleichzeitig!

Untere GIB:
Blutungsquelle distal des Treitz'schen Bandes, v.a. im Kolon und Rektum
Inzidenz ca. 20/100.000/J. (ohne Hämorrhoidalblutungen)

- Rektum: 1. Hämorrhoiden (80 %)
  2. Proktitis, Karzinome, iatrogen (z.B. Nachblutung nach Polypektomie, Biopsie, Hämorroidenligatur), , radiogene Proktitis, Verletzungen, seltene Ursachen, z.B. Endometriose
- Kolon: Oft abhängig von Patientenalter und Begleiterkrankungen
  < 25 J.: Colitis ulcerosa, M. Crohn, Polypen
  > 25 J.: Hämorrhoiden, Divertikulitis, mit steigendem Alter Karzinome
  > 80 J.: Oft Angiodysplasien (ileozökal und im Ascendens)

Mittlere GIB sind rel. selten: Blutungsquelle zwischen Treitz'schem Band und der Ileozökalklappe (häufig Angiodysplasien, aber auch M. Crohn, Meckelsches Divertikel, Tumoren, Mesenterialinfarkte u.a.)

Cave: Nie mit der Verdachtsdiagnose Hämorrhoiden zufrieden geben, da diese häufig und bei der Hälfte aller Patienten als Zweitbefund zu finden sind!

KL.: A) **Sichtbare Zeichen einer GIB**

- Hämatemesis (Bluterbrechen): Typisch, aber nicht obligat. Durch Kontakt des Hb mit der Magensäure entsteht kaffeesatzartiges Hämatin. Bei massiver Blutung oder fehlender Magensäure (z.B. PPI-Therapie) kann der kaffeesatzartige Aspekt fehlen.
- Teerstuhl (Meläna): Entleerung von schwarzem, glänzenden und klebrigen Stuhl mit typischem Geruch bei oberer GIB nach Kontakt von mind. 100 ml Blut mit Magensäure. Auch bei mittlerer und unterer GIB ist bei langsamer Darmpassage durch bakteriellen Abbau des Hb Schwarzfärbung des Stuhles möglich (iFOBT = immunologischer fäkaler Okkultbluttest).
  Das Zeitintervall zwischen Blutungsbeginn und Auftreten von Teerstuhl dauert im Durchschnitt 8 - 10 h. Teerstühle können noch bis zu 5 Tagen nach Sistieren einer Blutung auftreten.
- Hämatochezie (rote Darmblutung): Typisch für mittlere und untere GIB, kann aber auch bei massiver oberer GIB vorkommen. Bei Blutungen aus dem Rektum/Analkanal meist hellrotes Blut auf dem Stuhl aufgelagert, während bei Blutungsquelle im Kolon oft dunkelrotes Blut im Stuhl beigemischt ist oder sich dunkelrote geleeartige Blutspuren finden.

DD:
- Hämatemesis (Bluterbrechen): Durch Erbrechen von verschlucktem Blut aus Mund/Nase/Rachen/Lunge
- Hämoptoe (Bluthusten): Hellrotes schaumiges Blut + feuchte Rasselgeräusche über der Lunge
- Teerstuhl: Schwarze Stuhlverfärbung nach Aufnahme von Heidelbeeren, Lakritze, Kohle, Eisen oder Wismut
- „Roter Stuhl": Verfärbung nach Genuss von Roten Rüben (Rote Beete)

Anamnese, Blutungssymptomatik + Labor wichtig!

B) **Symptome der Blutungsanämie und evtl. des hypovolämischen Schocks**

Merke: Das erste Zeichen einer relevanten GIB ist der beschleunigte Puls!

Blutverlust	Leicht (< 250 ml/24 h)	Mittelschwer (bis 1.000 ml/24 h)	Schwer (> 1.000 ml/24 h)
Klinik	Oft unauffällig	Blässe, Schwäche, Schwindel, Müdigkeit, Dyspnoe u.a.	Schocksymptomatik
Kreislauf	Stabil	Puls ↑ RR/ZVD ↓	Puls ⇑ RR/ZVD ⇓
Hb-Abfall	Gering	Mittelstark (Hb > 9 g/dl)	Stark (Hb < 9 g/dl)

Merke: Erythrozytenzahl, Hämoglobin- und Hämatokritwerte ändern sich anfangs nicht, weil es sich hierbei um relative und nicht absolute Werte handelt. Die genannten Parameter sinken erst ab, wenn es zum kompensatorischen Einstrom von Gewebsflüssigkeit in die Blutbahn kommt. Daher kann es passieren, dass jemand mit einem "normalen" Hb verblutet! Der Hb-Wert kann jedoch auch bei stehender Blutung noch ein bis zwei Tage absinken: Verdünnung durch Einstrom von Gewebsflüssigkeit und i.v.-Infusionen. Klinisches Bild, Herzfrequenz und Blutdruck sowie Labor im Verlauf sind für die Diagnose entscheidend!

Kreislaufkompensationsmechanismen bei Blutung:

1. Phase: Hämodynamische Kompensation durch Vasokonstriktion: Hb anfangs noch stabil
2. Phase: Plasmatische Volumenkompensation. Gewebsflüssigkeit strömt in die Blutbahn (innerhalb von Stunden) und Ersatz der Plasmaproteine (innerhalb von Tagen): Hb fällt ab!
3. Phase: Zelluläre Kompensation: Ersatz durch Neubildung der Erythrozyten im Knochenmark (innerhalb von Wochen bis 3 Monaten): Hb steigt langsam wieder an.

(Weitere Einzelheiten: Siehe auch Kap. Schock!)

Di.: • Anamnese:

Anamnese / Inspektion	Vermutungsdiagnose
Nausea → Vomitus → Hämatemesis	Mallory-Weiss-Syndrom
Operation, Trauma, Verbrennung	Stressulkus
Arthralgien, Einnahme von NSAR	Medikamenten-Ulkus
Nüchternschmerz	Ulcus duodeni
Alkoholabusus	Mallory-Weiss-Syndrom, erosive Gastritis, Leberzirrhose mit Varizenblutung
Magenoperation in der Anamnese	Anastomosenulkus
Auslandsaufenthalt	Amöbenkolitis
Bekannte Leberzirrhose	Varizenblutung
Sodbrennen	Erosive Refluxösophagitis
Bekannte Colitis ulcerosa	Kolitisblutung
Bekannte Divertikulose, hohes Alter	Divertikelblutung
Schwere AVK, hohes Alter	Ischämische Kolitis

• **Lokalisation der Blutungsquelle:**

Merke: Grundsätzlich muss die Stabilisierung und Sicherung des Kreislaufes vor allen anderen Maßnahmen erfolgen!

1. Endoskopie des Verdauungstraktes
   Zuerst zügige Ösophagogastroduodenoskopie innerhalb von 12 h bei allen schweren und kreislaufwirksamen GIB, da die Blutungsquelle meist im oberen Gastrointestinaltrakt zu finden ist. Findet sich dort die Ursache nicht, folgt danach die Rektosigmoidoskopie und wenn möglich die Koloskopie.

   Endoskopische Forrest-Klassifikation der Blutungsaktivität bei oberen GI-Blutungen und Risiko für Rezidivblutungen (%):

Forrest I	Aktive Blutung	Ia:	Spritzende arterielle Blutung	90
		Ib:	Sickernde Blutung	20
Forrest II	Inaktive Blutung	IIa:	Läsion mit Gefäßstumpf	50
		IIb:	Koagelbedeckte Läsion	25
		IIc:	Hämatinbelegte Läsion	<10
Forrest III	Läsion ohne Blutungszeichen			< 5

   Exulceratio simplex Dieulafoy [K25.0] = starke arterielle Blutung aus arrodierter submuköser Arterie, meist im Magenfundus gelegen, selten

   Klassifikation der Ösophagusvarizen (nach Paquet):
   Grad 1: Varizen nur gering prominent, lassen sich durch Luftinsufflation komprimieren
   Grad 2: Mit Luftinsufflation nicht komprimierbar
   Grad 3: Lumeneinengend
   Grad 4: Lumenausfüllend
   3 endoskopische Kriterien für ein erhöhtes Blutungsrisiko:
   - Große Varizen (> 5 mm)
   - "Kirschrotflecken" = „cherry red spots": Rötliche Flecken auf den Varizen bei ausgedünnter Varizenwandung), „Huckepackvarizen": Varikös erweiterte Vasa vasorum auf den Varizen
   - Magenfundusvarizen: In Inversion sichtbare traubenförmige Varizen

   Bei nicht sicher durch Gastroskopie und Koloskopie lokalisierbarer Blutung und vermuteter fortbestehender Dünndarmblutung müssen weitere Verfahren erwogen werden.
2. Spiral-CT Abdomen mit Kontrastmittel
   Folgeuntersuchung, wenn endoskopisch keine Blutungsquelle gefunden wurde. Kontrastmittelaustritt in den Darm bei aktiver Blutung. Rasch verfügbar
3. Selektive Arteriografie (^{99m}Tc-markierte Erythrozyten oder Schwefelkolloid): Nur bei aktiver Blutung (mind. 0,1 ml/min) sinnvoll, wenn Endoskopie und CT ohne Blutungsquelle. Etwas ungenauere Lokalisation als CT.
4. Videokapselendoskopie (geschluckte Minikamera): Dauer 6 - 8 h, rel. gute Bilder, teuer, keine exakte Lokalisation einer georteten Blutungsquelle, keine Therapiemöglichkeit
   Ind: V.a. chronische Blutung bei unauffälliger Gastroskopie + Koloskopie; KI: Darmstenosen
5. Doppelballon- oder Singleballon-Enteroskopie bei Verdacht auf mittlere GI-Blutung: Diagnostisches und therapeutisches Verfahren
6. Ultima Ratio bei schwerer Blutung operative Exploration, evtl. mit intraoperativer Endoskopie

Risikoabschätzung bei stabilen Patienten (Glasgow-Blatchford-Score)
- Geringes Risiko - alle folgenden Punkte:
  - Puls und Blutdruck normal
  - Hb und Harnstoff normal
  - Keine Herz- oder Lebererkrankung
- Hohes Risiko - 2 oder mehr der folgenden Punkte:
  - Hypotonie
  - Hb erniedrigt oder Harnstoff erhöht
  - Herz- oder Lebererkrankung

  Bei hohem Risiko muss die Endoskopie rasch nach Kreislaufstabilisierung erfolgen.
  Instabile Patienten: Zuerst Kreislaufstabilisierung - dann zügig Endoskopie

Th.: 1. Sofortmaßnahmen
- Stabilisierung und Überwachung des Kreislaufes: Sofort Volumensubstitution mit kristalloiden Lösungen (siehe Kap. Schock)
  Blutgruppenbestimmung und Ery-Konzentrate bestellen (mind. 4, bei massiven Blutungen mehr). Transfusionen bei chronischer Anämie und normaler kardiopulmonaler Funktion ab ca. < 7 g/dl. Transfusion bei akuter Blutungsanämie früher, da der Hb-Abfall verzögert eintritt. Transfusionen i.d.R. bis zu einem Hb zwischen 7 - 9 g/dl. Bei > 4 Ery-Konzentraten auch Frischplasma (FFP) und Thrombozytenkonzentrate (ca. 1 TK pro 5 EK).
  Erfolgskriterien: Klinisch + hämodynamisch (Puls + RR)
- Nahrungskarenz, Aspirationsprophylaxe - Flachlagerung auf der Seite; bei Aspirationsrisiko Intubation
- Behandlung und Überwachung bei schweren Blutungen auf der Intensivstation, chirurgisches Konsil
- Noch vor der Endoskopie:
  1. PPI hoch dosiert, z.B. 80 mg Pantoprazol i.v. bei vermuteter oberer GI-Blutung (siehe Internet *2k-Leitlinie*)
  2. Terlipressin 1 - 2 mg i.v. bei vermuteter Varizenblutung (siehe Internet *2k-Leitlinie*)

2. Endoskopische Lokalisationsdiagnostik und gezielt Blutstillung
- Blutung aus gastroösophagealen Varizen: Endoskopische/medikamentöse Blutstillung mit Terlipressin/Ligaturbehandlung u.a. - siehe Kap. Portale Hypertension
- Nichtvariköse Blutungen, z.B. Ulkusblutung
  - Injektionsmethoden: Unterspritzung mit verdünnter Adrenalinlösung. Reservemethode: Injektion mit Fibrinkleber
  - Mechanische Blutstillung: z.B. Verschluss eines sichtbaren Gefäßstumpfes mit Hämoclip. Reservemethode und Alternative: „over-the-scope-clip“ (OTSC)
  - Argon-Plasmakoagulation; thermische Koagulation
  - Endoskopische topische Applikation von Blutstillern (Haemospray®, Purastat®, HaemoCer®, EndoClot ®). Nach Möglichkeit sollten bei GI-Blutung zwei Verfahren kombiniert eingesetzt werden (z.B. Unterspritzung mit Adrenalin und Hämoclip).

3. Prophylaxe des Blutungsrezidivs
- PPI-Therapie fortsetzen, z.B. Pantoprazol 2 x 40 mg i.v.
- Forrest Ia + b sowie IIa immer endoskopisch therapieren; sinnvoll ist die Kombination der Injektionstherapie mit mechanischen oder thermischen Verfahren. Bei Forrest IIb-Blutung Koagel entfernen - wenn leicht möglich, falls darunter aktive Blutung oder Gefäßstumpf ebenfalls therapieren (siehe oben)
- Bei Nachweis von Helicobacter pylori Eradikation nach Kostaufbau (siehe Ulkustherapie)

4. Vorgehen bei schweren Blutungen, z.B. aus der A. gastroduodenalis: Kreislaufstabilisierung (siehe oben). Wenn erfolglos oder nicht lokalisierbare GIB oder Rezidivblutung nach zweiter endoskopischer Intervention → Op. (z.B. Ulkusumstechung mit Ligatur der A. gastroduodenalis, evtl. Embolisation). Op.-Letalität im Blutungsschock und bei Rezidiv sehr hoch
5. GIB unter laufender Antikoagulation und/oder Thrombozytenaggregationshemmer (Einzelheiten siehe Internet *Leitlinie*)

Merke: Abwägung von Schweregrad der Blutung, Rezidivrisiko und von therapeutischen Optionen gegen das Thromboembolierisiko und die Begleiterkrankungen bei Pausierung der antithrombotischen Therapie. Bei Problemfällen interdisziplinäre Abstimmung und Beratung in Zentren.

Die antithrombotische Therapie muss bei akuter und/oder schwerer Blutung unterbrochen werden, ggf. zusätzlich Gabe von PPSB oder Gabe spezifischer Inhibitoren (z.B. Idarucizumab oder Andexanet alfa bei Vorbehandlung NOAK (= neue orale Antikoagulanzien) - sehr teuer!). Die Aufhebung der Thrombozytenaggregationshemmung z.B. unter Clopidogrel ist durch Gabe von Thrombozytenkonzentraten möglich.
Die frühest mögliche Wiederaufnahme der antithrombotischen Behandlung ist nach sicherer Blutstillung anzustreben. Thrombozytenaggregationshemmer als Monotherapie können nach sicherer

endoskopischer Blutstillung unter PPI-Schutz meist weiter gegeben werden (siehe Internet *Leitlinie*, Beratung in Zentren).

Prg: Prognose abhängig von der Art der Blutung. Bis 80 % der GIB sistieren spontan, 30 % rezidivieren innerhalb von 3 Tagen nach Blutstillung. Effektive Rezidivprophylaxe ist wichtig: PPI i.v. bei oberer GI-Blutung, Gerinnungsoptimierung (INR < 1,5, Thrombozyten > 50.000/µl)!
Die durchschnittliche Letalität aller oberen GI-Blutungen liegt zwischen 5 - 10 % (abhängig von Prognosefaktoren), die Letalität der Ösophagusvarizenblutung liegt bei 15 - 30 % (abhängig vom Child-Stadium der Leberzirrhose).

Ungünstige Prognosefaktoren:
- Forrest Ia + b sowie IIa, Ulzera > 2 cm sowie Lokalisation an der Bulbushinterwand, proximaler Magen/kleine Kurvatur
- Alter > 65 J.
- Begleiterkrankungen (z.B. Herzinsuffizienz, KHK, COPD, Leberzirrhose, Niereninsuffizienz)
- Massiver Blutverlust (initialer Hkt-Wert < 30 %), evtl. mit hypovolämischem Schock, anhaltender starker Blutverlust (Verbrauch an Erykonzentraten > 6/24 h); rezidivierende Blutung
- Komplikationen (z.B. akutes Nierenversagen, Aspirationspneumonie; Leberkoma nach Varizenblutung)

DIARRHÖ = DURCHFALL [A09.9]

Def:
1. Stuhlentleerungen zu häufig (> 3 x/d) und/oder
2. Stuhlkonsistenz vermindert oder flüssig (Wassergehalt > 75%) und/oder
3. Stuhlgewicht vermehrt (> 200 g/d)

Sonderformen:
- Paradoxe Diarrhö:
  Bei Stenosen im distalen Kolon (meist Karzinome, gel. Divertikulitis) werden kleine Mengen bakteriell verflüssigter und übel riechender Gärungsstühle abgesetzt.
- Reizdarm-Syndrom (vom Diarrhötyp): Erhöhte Stuhlfrequenz bei normalem Stuhlgewicht (sog. falsche Diarrhö); geformte Konsistenz, kleine Stuhlportionen, evtl. mit Schleimauflagerung, gel. „spritzende" Stühle.
- Nosokomiale Diarrhö: Diarrhö, die mindestens 48 Stunden nach Krankenhausaufnahme auftritt

Ep.: Ca. 30 % der deutschen Bevölkerung hat 1x/J. eine Diarrhöepisode.

PPh: Ca. 9 l/d Flüssigkeit gelangen in den Dünndarm (2 l durch orale Aufnahme, 7 l durch Sekretion aus Speicheldrüsen, Magen, Pankreas, Galle und Dünndarm). 90 % dieser Flüssigkeit werden im Dünndarm, 8 % im Kolon rückresorbiert; normaler Wassergehalt des Stuhls 100 - 200 ml/d. Die passive Diffusion von Wasser durch das Darmepithel folgt dem osmotischen Gradienten. Der osmotische Gradient wird beeinflusst durch die Konzentration von Elektrolyten und anderen osmotisch wirksamen Stoffen im Stuhl (Zucker, Aminosäuren u.a.). Natrium wird aktiv rückresorbiert und Chlorid wird ins Darmlumen sezerniert.

Elektrolytgehalt des normalen Stuhls:
K^+: ca. 90 mmol/l
Na^+: ca. 40 mmol/l
HCO_3^-: ca. 30 mmol/l
Cl^-: ca. 15 mmol/l

Osmolalität des normalen Stuhls:
ca. 290 mosm/kg

Einteilungsprinzipien:

A. Nach der Ätiologie:
1. Infektionen: Einzelheiten siehe Kap. "Infektiöse Durchfallerkrankungen"
   - Bakterien: Escherichia coli, Salmonellen, Yersinien, Campylobacter, Shigellen; in Deutschland selten: Vibrio cholerae, Darmtuberkulose
     Häufigste Erreger bei Reisediarrhö sind enterotoxinbildende E. coli (ETEC), Shigellen, Salmonellen und Campylobacter.
   - Viren: Norovirus, Rotavirus u.a.
   - Protozoen: Entamoeba histolytica, Giardia lamblia (Lamblien), Kryptosporidien u.a.
2. Antibiotikainduzierte Diarrhö:
   - Sekretorische Diarrhö: Dihydroxy-Gallensäuren, die durch die anaeroben Bakterien nicht zu sekundären Gallensäuren dehydroxyliert werden, üben im Dickdarm eine sekretagoge Wirkung aus.
   - Clostridioides difficile-assoziierte Diarrhö (CDAD): Häufigster Erreger einer nosokomialen Diarrhö. Bis zu 20 % der CDAD-Patienten entwickeln eine Pseudomembranöse Kolitis = PMC (Einzelheiten siehe dort).

- Segmental-hämorrhagische Kolitis: Nach Penicillin und Penicillinderivaten (vermutlich Hypersensitivitätsreaktion), akuter Beginn mit Tenesmen und Hämatochezie; Spontanheilung nach Absetzen des Penicillins.

3. Lebensmittelvergiftung durch bakterielle Toxine (S. aureus, B. cereus, Cl. perfringens)
4. Medikamente (z.B. Laxanzien, Metformin, Olmesartan (Sartan-Enteropathie), Röntgenkontrastmittel, Colchicin, UDCA, Zytostatika)
5. Intoxikationen (z.B. Arsen, Quecksilber, Kupfer, Giftpilze)
6. Nahrungsmittelallergie oder -intoleranzen (Laktose, Fruktose, Sorbit: z.B. in Kaugummi)
7. Zustände, die zu Maldigestion führen:
   - Z.n. Gastrektomie: Fehlende Säure, Synchronisation von Galle- und Pankreassekret gestört
   - Gallensäureverlustsyndrom (chologene Diarrhö)
   - Exokrine Pankreasinsuffizienz
8. Erkrankungen, die zu Malabsorption führen, z.B.:
   - Zöliakie
   - M. Whipple
   - Strahlenenteritis [K52.0]
   - Störungen der enteralen Durchblutung oder Lymphdrainage
9. Chronisch entzündliche Darmerkrankungen: M. Crohn, Colitis ulcerosa
10. Adenome, Karzinome des Kolons
11. Selten mikroskopische bzw. kollagene Kolitis (siehe dort)
12. Hormonelle Ursachen: z.B. Hyperthyreose, medulläres Schilddrüsenkarzinom, Karzinoid, Gastrinom, VIPom (sehr selten), Addison-Krise
13. Autonome diabetische Neuropathie
14. Reizdarmsyndrom vom Diarrhö-Typ (funktionelle Störung)
15. Runner's diarrhea und runner's colitis (mit Darmbluten) bei (Marathon-)Läufern
16. Akute Graft versus host disease (GvHD) mit schwerster Enteritis

B. Nach der Pathogenese:

1. Osmotische Diarrhö:
   Kennzeichen: Nach Fasten hören die Durchfälle auf, da durch luminale Faktoren verursacht.
   Urs.:
   - Kohlenhydratmalabsorption: z.B. Fruktosemalabsorption, Laktasemangel, Laktulosetherapie, Sorbitol bei Kaugummiabusus, exokrine Pankreasinsuffizienz
   - Zöliakie, Sartan-Enteropathie
   - Osmotisch wirksame Laxanzien (z.B. Natriumsulfat)
2. Sekretorische Diarrhö:
   Zum Teil durch Aktivierung der membranständigen Adenylzyklase durch Bakterientoxine, Hormone, Prostaglandine, Gallensäuren u.a. Stoffe → Anstieg von cAMP in den Mukosazellen → Elektrolyt- und Wassersekretion
   Kennzeichen:
   - Diarrhö hört durch Fasten nicht auf. (Ausnahme: Sekretorische Diarrhö durch Laxanzienabusus).
   - Wässrige, großvolumige Diarrhö ohne Beimengung von Blut oder Schleim
   Urs.:
   - Infektiös: Enterotoxine von Vibrio cholerae, Escherichia coli, Staphylococcus aureus, Bacillus cereus
   - Sekretorisch wirksame Laxanzien
   - Gallensäuren bei Gallensäureverlustsyndrom (chologene Diarrhö)
   - Fettsäuren (Pankreasinsuffizienz); Fettsäuren wirken auch osmotisch.
   - Sezernierende villöse Adenome (selten)
   - Hormonelle Ursachen (z.B. VIPom, sehr selten)
3. Entzündliche Diarrhö = Exsudative Diarrhö infolge Mukosaschäden:
   Kennzeichen: Oft Blut, Schleim oder Eiterbeimengungen zum Stuhl
   Urs.:
   - Infektiös: Campylobacter jejuni, Salmonellen, Yersinia enterocolitica, Clostridioides difficile (großes Problem im stationären Bereich, erhebliche Zunahme der Inzidenz, teilweise häufige Rezidive und schwere Verläufe), Shigellen, Amöben, Giardien (= Lamblien) u.a. Teilweise auch mit extraintestinalen Manifestationen (z.B. Yersinien, Amöben) oder sehr hoher Infektiosität (z.B. Noroviren).
   - Chronisch entzündliche Darmerkrankungen: insbes. Colitis ulcerosa
   - Kolonkarzinom (evtl. auch paradoxe Diarrhö bei Stenose im distalen Kolon)
   - Enterale Schäden durch Zytostatika, Strahlen, Ischämie
4. Motilitätsstörungen
   Urs.:
   - Reizdarm-Syndrom
   - Postoperativ: nach Magenresektion oder Vagotomie
   - Hormonelle Ursachen (siehe Ätiologie)
   - Autonome diabetische Neuropathie

Eine andere Klassifikation unterscheidet nur 2 Typen einer chronischen Diarrhö:
1. Malabsorptive Diarrhö: Pankreasinsuffizienz, Laktasemangel, Zöliakie, Kurzdarmsyndrom u.a.
2. Sekretionsbedingte Diarrhö: Chronisch entzündliche Darmerkrankungen, chologene Diarrhö, infektiöse Diarrhö, Laxanzienabusus u.a.

C. Nach der Lokalisation:

1. Dünndarmdiarrhö: Oft wässrige, voluminöse Diarrhö ohne Blut und Schleim, mit Ausscheidung unverdauter Nahrungsreste; Versagen der Eindickungsfunktion des Kolons bei
   - Hypersekretion des Dünndarms oder
   - Überangebot osmotisch wirksamer Stoffe
2. Dickdarmdiarrhö: Oft geringe Mengen mit Blut und Schleim

D. Nach dem Verlauf:

1. Akute Diarrhö
   Ät.: • Lebensmittelvergiftung durch bakterielle Toxine
   • Infektionen (Viren, Bakterien, Parasiten)
   • Medikamente: z.B. Laxanzien, Colchicin, Ursodesoxycholsäure
   Antibiotika: 1) Nichttoxinvermittelte Durchfälle nach Antibiotikagabe
   2) Immer häufiger wird die CDAD (siehe dort).
2. Chronische Diarrhö
   Dauer: > 4 Wochen
   Ät.: • Chronische Darminfektionen: z.B. Amöben, Giardia lamblia
   Chronische Diarrhö ist häufig bei AIDS-Patienten. Viele mögliche Erreger, oft mehrere Erreger beteiligt, Diagnostik und Therapie sind schwierig. Am häufigsten sind Cryptosporidien, Isospora belli, CMV, atypische Mykobakterien. Weitere Ursachen: HIV-bedingte Durchfälle (= HIV-Enteropathie) und NW der HIV-Medikamente.
   • Alle übrigen nichtinfektiösen Ursachen einer Diarrhö

Di.: A. Anamnese:
- Beschreibung der Diarrhö: Dauer, Frequenz, Konsistenz, Volumen, Farbe, Beimengungen (Blut, Schleim), begleitende Bauchschmerzen, Diarrhö auch beim Fasten / nachts?
- Stuhlvolumen:
  • Häufiges Absetzen von kleinen Stuhlmengen → Erkrankung des distalen Kolons bzw. Rektosigmoids, evtl. paradoxe Diarrhö bei (distalen) Stenosen
  • Große Stuhlmengen → Dünndarm- oder Pankreaserkrankung.
- Inspektion der Stühle:
  • Wässrige, schaumige, hellfarbene Stühle ohne sichtbare Blutauflagerungen, gelegentlich vermengt mit unverdauten Speiseresten → Dünndarmerkrankung
  • Häufiger Stuhldrang mit kleinen Stuhlvolumina, Schleim- und Blutauflagerungen, dunkelfarben → Kolonerkrankung
  • Fettglänzende, voluminöse, übel riechende Fettstühle mit unverdauten Nahrungsresten (Steatorrhö mit Neutralfett-Ausscheidung > 7 g/d) → exokrine Pankreasinsuffizienz, Zöliakie
- Beziehung zur Nahrungsaufnahme? (Nach außergewöhnlicher Mahlzeit; nach Milchgenuss bei Laktasemangel u.a.)
- Sistieren der Diarrhö nach Fasten? (Bei osmotischer Diarrhö sowie bei Steatorrhö infolge Pankreasinsuffizienz oder Gallensäureverlustsyndrom)
- Zusammenhang mit Medikamenteneinnahme? Laxanzieneinnahme? Antibiotika?
- Aufenthalt des Patienten: Altenheim, Schulen, Kindergärten (→ oft Noroviren); Auslandsreisen (Reisediarrhö), Krankenhaus (nosokomiale Diarrhö)
- Abdominelle Operationen, Bestrahlung?

B. Klinik:
Stuhlinspektion, Hydratationszustand, Abdominalbefund, Fieber, Begleitkrankheiten u.a.

C. Labor:
- Stuhluntersuchung: Evtl. Nachweis von Leukozyten, Blut, Fett; bakteriologische + parasitologische Untersuchung von frischem Stuhl. Bei Verdacht auf CDAD/PMC Stuhluntersuchung auf Clostridioides difficile-Antigen und die Toxine A und B.
  Calprotectin und Laktoferrin im Stuhl: Erhöht bei Entzündungen, Infektionen und Tumoren, oft normal bei Reizdarmsyndrom und Laktasemangel
  Merke: Sogenannte Mikrobiomanalysen („Stuhlpanels“) sollen laut der Fachgesellschaft DGVS nicht durchgeführt werden (teuer, keine diagnostische und therapeutische Evidenz).
- Elastase 1 im Stuhl: Ausschluss einer exokrinen Pankreasinsuffizienz
- Laborscreening (BSG, Blutbild, Elektrolyte, Kreatinin, serologische Erregerdiagnostik; Anti-Transglutaminase IgA-Ak (Anti-TG-Ak) zum Ausschluss einer Zöliakie
- Erregerdiagnostik mittels Stuhlkultur auf pathogene Keime (siehe Kap. „Infektiöse Durchfallerkrankungen“)

- Spezialuntersuchungen (z.B. bei Verdacht auf Laxanzienabusus: Stuhlanalyse auf Magnesium und Bisacodyl; bei V.a. chologene Diarrhö: Bestimmung der Gallensäuren im Stuhl)

D. Koloskopie und ÖGD bei chronischer Diarrhö mit Stufenbiopsien

E. Spezielle Diagnostik bei Verdacht auf Malabsorption oder Maldigestion (Xylose-Toleranztest); H_2-Atemtest zum Ausschluss eines Laktasemangels oder einer Fruktose- bzw. Sorbitintoleranz; Diagnostik auf Zöliakie (Anti-TG2-Ak i.S., Duodenalbiopsie [ÖGD])

Pro: Bei Antibiotikagabe evtl. zusätzliche Gabe von Probiotika. Dies senkt das Risiko der antibiotika-assoziierte Diarrhö und der Clostridioides difficile-induzierten Kolitis.

Th.: A. Kausal: z.B.

1. Infektiöse Diarrhö: (siehe auch Kap. "Infektiöse Diarrhö" und Internet *S2k-Leitlinie*)
   Antibiotika sind bei unkomplizierter Reisediarrhö nicht indiziert.
   NW: - Generell: Erhöhtes Risiko für CDAD; bei EHEC-Infektionen erhöhtes Risiko für HUS; bei Salmonellose erhöhte Rate an Dauerausscheidern
   - Spezifische NW der einzelnen Antibiotika

   Ind. für Antibiotika: Blutige Durchfälle, schwerer Krankheitsverlauf, insbesondere Fieber; Immunsuppression: Möglichst gezielt nach Stuhldiagnostik und Blutkultur; ansonsten ungezielte Therapie starten: Azithromycin 500 mg/d oder Ciprofloxacin (2 x 500 mg/d) oder Ceftriaxon (2 g/d i.v.)
   Metronidazol bei Amöbiasis oder Giardiasis
   Bei leichter Post-Antibiotika-Diarrhö: Therapieversuch mit Joghurt oder Probiotika (z.B. Perenterol® oder Mutaflor)
   Bei antibiotikainduzierter CDAD bzw. PMC Stuhldiagnostik, auslösende Antibiotikatherapie absetzen und Gabe von Metronidazol oder Vancomycin oral, evtl. Fidaxomicin oral. Reservetherapie: Stuhltransplantation
   Patientenisolierung + Hygienemaßnahmen: Händewaschen; Händedesinfektion zerstört nicht die Sporen (siehe auch Kap. CDAD)!
2. Evtl. Weglassen diarrhöauslösender Medikamente
3. Gezielte Behandlung nichtinfektiöser Darmerkrankungen

Weitere Einzelheiten: Siehe Kap. „Infektiöse Durchfallerkrankungen“

B. Allgemeine Maßnahmen:

1. Rehydrierung durch Flüssigkeits- und Elektrolytsubstitution
   Bei akuter Diarrhö ist dies die wichtigste und evtl. lebensrettende Maßnahme! Säuglinge und Kleinkinder sind sehr schnell durch Dehydratation gefährdet!
   Je nach Situation erfolgt die Zufuhr oral oder parenteral. Folgende orale Rezeptur hat sich bewährt (WHO-Empfehlung für Oral-R-Lösung): NaCl 2,6 g - Na-Citrat 2,9 g - KCl 1,5 g - Glukose 13,5 g - Aqua ad 1000 ml (Osmolarität 245 mosm/l). Fertigpräparate: z.B. Elotrans® oder Oralpädon®
2. Symptomatische Therapie z.B.
   - Motilitätshemmer (z.B. Loperamid) hemmen die Darmperistaltik, verzögern jedoch die Ausscheidung infektiöser Erreger , Gabe nur kurzfristig bzw. zur Nacht.
   - Evtl. Spasmolytika bei krampfartigen Bauchschmerzen, z.B. N-Butylscopolamin (Buscopan®).
   - Bei chologener Diarrhö und Reizdarmsyndrom mit Diarrhö Versuch mit Colestyramin

OBSTIPATION (Verstopfung) [K59.0]

Ep.: 20 - 30 % aller Menschen > 60 J., zunehmende Häufigkeit mit dem Alter; w : m = 2 : 1; hohe Dunkelziffer (unkontrollierter Laxanziengebrauch). Obstipation ist eine Zivilisationskrankheit, sie ist seltener in Afrika. Habituelle Obstipation und Reizdarmsyndrom sind die häufigste Ursache.

Ät.: 1. Chronische habituelle Obstipation als funktionelle Störung:
Häufigste Form der Obstipation; 10 % der Bevölkerung in den Industrieländern; w > m
Risikofaktoren: Weibliches Geschlecht, zunehmendes Alter, ungesunder Lebensstil, niedriger sozioökonomischer Status. Für folgende Risikofaktoren fehlt die Evidenz: Erniedrigte Ballaststoff- und Flüssigkeitszufuhr, mangelhafte Bewegung u.a. Dennoch spielen diese Faktoren in der Therapie eine Rolle.

Def: Rom III-Kriterien zur Diagnose der chronischen Obstipation (2006):
Mind. zwei der Kriterien unter A) über mind. 12 Wochen innerhalb eines Jahres:
A) Bei mind. 25 % der Defäkationen:
- Starkes Pressen zur Stuhlentleerung
- Klumpiger oder harter Stuhlgang
- Gefühl der unvollständigen Entleerung

- Gefühl der anorektalen Blockierung
- Manuelle Unterstützung der Stuhlentleerungen
- Weniger als drei Stuhlgänge pro Woche

B) Weicher ungeformter Stuhlgang selten ohne Laxanzien, Ausschluss eines Reizdarmsyndroms

Bei der chronischen Obstipation können 3 Typen unterschieden werden:

- Slow transit-Obstipation (constipation) = STC (idiopathische Darmträgheit):
  Normale gastrointestinale Transitzeit 2 - 5 Tage. Typisch für Patienten mit verlängerter Transitzeit (> 5 Tage): Völlegefühl und Meteorismus ohne spontanen Stuhldrang
- Normal transit-Obstipation (Reizdarmsyndrom vom Obstipationstyp)
- Anorektale Obstipation (outlet obstruction, Beckenbodendysfunktion):
  Ständiger Stuhldrang und Gefühl der unvollständigen Entleerung
  Urs: Kontraktion des M. sphincter ani externus bei Betätigung der Bauchpresse → dadurch Blockade des Analkanals (Anismus)

2. Obstipation bei Reizdarmsyndrom
3. Passagere oder situative Obstipation bei fieberhaften Erkrankungen, Bettlägerigkeit, Ernährungsumstellung auf Reise, Schichtarbeit u.a.
4. Medikamentös induzierte Obstipation:
   Aluminiumhaltige Antazida, Anticholinergika, trizyklische Antidepressiva, Anti-Parkinsonmittel, Codein, Opiate, Clonidin, Kalziumantagonisten, Eisen, Colestyramin u.a.
5. Elektrolytstörungen:
   Hypokaliämie (oft als Folge eines Laxanzienabusus, Circulus vitiosus!), Hyperkalzämie
6. Obstipation bei organischen Darmerkrankungen:
   - Obstruktion oder Striktur: Adenom, Karzinom, stenosierende Divertikulitis, Rektozele, Hernie, Bride, Fremdkörper u.a.
   - Entzündliche Darmerkrankungen: Divertikulitis, M. Crohn u.a.
   - Analerkrankungen: Fissuren, Abszesse, schmerzhafte Hämorrhoiden u.a.
   - Störungen der Entleerung: Paradoxes Pressen, interner Rektumschleimhautprolaps, Rektozele
7. Neurogene Störungen:
   z.B. diabetische autonome Neuropathie, M. Parkinson, Multiple Sklerose, M. Hirschsprung bei Kindern (kongenitales Megakolon)
8. Endokrine Ursachen: Hypothyreose, Diabetes mellitus (siehe 7.), Schwangerschaft, Hyperparathyreoidismus
9. Seltene Motilitätsstörungen des Darms: Akute kolonische Pseudoobstruktion (ACPO); chronische intestinale Pseudoobstruktion (CIPO) (*siehe Internet S2k-Leitlinie: www.dgvs.de*)

Ko.:
- Erhöhtes Risiko für Divertikulose und Divertikulitis, Hämorrhoiden
- Fraglich erhöhtes Risiko für kolorektale Karzinome
- Evtl. Bildung von Kotsteinen = Koprolithen oder Kotknollen = Skybala (DD: Tumor), evtl. mit paradoxen Durchfällen durch neben der harten Kotknolle verflüssigten Stuhl

Di.:
1. Anamnese: Akut oder chronisch, situative Obstipation, Medikamentenanamnese u.a.

   Merke: Akut auftretende Obstipation sowie Warnsymptome (insbes. Blut im Stuhl, Gewichtsverlust, Erbrechen, Ileus) bedürfen einer zeitnahen koloskopischen Abklärung! Bei Frauen mit Obstipation und Unterbauchbeschwerden muss zuvor eine gynäkologische Untersuchung erfolgen.

2. Klinik:
   - Untersuchungsbefund einschließlich digitaler Austastung des Rektums
   - Laborscreening einschließlich Elektrolyte (einschl. Kalium und Calcium!), TSH und Test auf okkultes Blut im Stuhl. Eine Stuhlanalyse auf Bakterien und Pilze ist nicht sinnvoll.
3. Kolorektale Diagnostik
   - Koloskopie, Sonografie
   - Abdomenübersichtsaufnahme bei Verdacht auf Ileus
   - Nur in Spezialfällen Hinton-Test: Orale Aufnahme von röntgendichten Markern und radiologische Kontrolle über 7 Tage. Test objektiviert die Obstipation und differenziert zwischen slow transit- und normal transit-Obstipation.
   - Bei Verdacht auf rektale Entleerungsstörungen: Funktionelle Proktoskopie, MR-Defäkografie, Analsphinktermanometrie, Beckenboden-EMG u.a.

Th.:
A. Kausale Therapie:
- Behandlung ursächlicher Erkrankungen
- Weglassen obstipierender Medikamente (siehe oben) und Nahrungsmittel (z.B. Weißbrot, Schokolade, Kakao, schwarzer Tee, Rotwein); Hypokaliämie ausgleichen
- Bei krampfartigem Anismus mit anorektaler Obstipation Biofeedback-Training

B. Symptomatische Therapie:

Stufenplan der Therapie bei chronischer funktioneller Obstipation:

I. Aufklärung über normalen Stuhl, Allgemeinmaßnahmen
II. Behandlungsversuch mit löslichen/quellenden Ballaststoffen über 1 Monat
III. Osmotisch wirksame Laxanzien, lokale Entleerungshilfen
IV. Intermittierend stimulierende Laxanzien

1. Allgemeinmaßnahmen:
   - Ballaststoff-/faserreiche Kost (Früchte, Gemüse, Salate, Vollkornbrot, Trockenobst u.a.) und reichliche Flüssigkeitszufuhr (1,5 - 2 l/d) - KI: Darmstenosen
   - Körperliche Bewegung + Beachtung des Defäkationsreizes (Gang zur Toilette nicht aus Zeitgründen verschieben, Stuhlgang ritualisieren)
   - Bahnung des gastrokolischen Reflexes: 1 Glas kaltes Wasser nüchtern trinken.

2. Laxanzien und Prokinetika:

   Cave: Bei Ileus-Verdacht sind alle Laxanzien kontraindiziert, aber keine Einläufe!

   NW: - Gewöhnung an Laxanzien ohne Veränderung der Lebensgewohnheiten
   - Hypokaliämie, die die Obstipation verstärkt (Circulus vitiosus).
   - Evtl. Melanosis coli bei langjährigem Laxanzienabusus (harmlos, aber diagnostischer Hinweis bei der Koloskopie)

   2.1 Ballaststoffe: Füll- und Quellmittel
   Leinsamen, Flohsamenschalen (Plantago ovata)
   NW: Meteorismus, Flatulenz
   KI: Darmstenosen (Ileusgefahr)
   Dos: 1 - 3 x/d 1 Beutel, einschleichend dosieren, mind. 1 Glas Wasser pro Dosis

   2.2 Osmotisch wirksame Laxanzien:
   - Laktulose:
     Nichtresorbierbares Disaccharid aus Galaktose + Fruktose → wird von Darmbakterien im Kolon gespalten unter Bildung von Milchsäure und osmotisch aktiven Teilchen.
     NW: Flatulenz
     KI: Galaktoseintoleranz, Ileus
     Dos: 10 - 20 g/die
   - Macrogol = Polyethylenglykol (PEG) (z.B. Laxofalk®): Lösliche Makromoleküle
     NW: Abdominalbeschwerden, Flatulenz, selten lebensbedrohliche Hyponatriämie u.a.
     Dos: 1 - 2 x/d 1 Beutel nach Herstellerangabe in Wasser aufgelöst

   2.3 Stimulatorisch wirkende Laxanzien:
   Früher befürchtete Langzeitnebenwirkungen (Schädigung des enterischen Nervensystems, erhöhtes Kolonkarzinomrisiko u.a.) haben keine wissenschaftliche Grundlage.
   Wirkstoffe: Bisacodyl, Natriumpicosulfat, Sennoside aus Sennesblättern = Cassia angustifolia
   Wi.: Gesteigerte Flüssigkeits- und Elektrolytsekretion im Kolon + verstärkte Peristaltik
   NW: Hypokaliämie mit Verstärkung der Obstipation → Kaliumsubstitution
   Ind: Chronische Obstipation. Hochdosierte Langzeittherapien sollen vermieden werden.

   2.4 Prucaloprid (Resolor®): Selektiver 5-HT_4-Rezeptor-Agonist mit prokinetischer Wirkung. Zugelassen bei chronischer Obstipation, die auf andere Mittel nicht anspricht; NW + KI: Siehe Herstellerangaben

   2.5 Linaclotid (Constella®) für das mittel- und schwere Reizdarmsyndrom mit Obstipation in Deutschland zugelassen

   2.6 Bei schwerer refraktärer Opiat-induzierter Obstipation ggf. Einsatz von Methylnaltrexon oder Naloxegol, Alvimopan

3. Lokale rektale Entleerungshilfen in Form von Suppositorien (mit Paraffin oder Glycerin), Lecicarbon supp. (Gasbildner), Microlax® oder Klysmen (Einläufe mit Wasser)
   Ind: Harte Kotballen (Skybala) im Enddarm, die die Stuhlentleerung erschweren.

4. Evtl. manuelle Entfernung harter Kotballen, die nicht ausgeschieden werden.

5. Chirurgische Therapie bei Stuhlentleerungsstörungen (in Spezialzentren): Beckenbodenplastik, Rektopexie, Sakralnervenschrittmacher u.a. . Keine funktionellen Resektionen bei Sigma elongatum oder chronischem Megakolon: Geringe Effektivität, hohe Morbidität.

Anm.: Salinische Laxanzien werden wegen Nebenwirkungen auf den Elektrolythaushalt nicht mehr verwendet.

Gastrointestinale Gasbeschwerden

Def: 1. Meteorismus: [R14]
- Objektiv: Pathologisch vermehrtes Gasvolumen im Magen-Darm-Trakt
- Subjektives Blähungsgefühl: Abdominelle Beschwerden in Form von Völlegefühl, Aufgebläht-sein

Die meisten Patienten mit subjektivem Blähungsgefühl haben keinen vermehrten Darmgasgehalt. Typische Beschwerden bei Reizdarmsyndrom. Normaler Darmgasgehalt: Bis 150 ml.

2. Luftaufstoßen (Rülpsen, Eruktation) [R14] und Luftschlucken (Aerophagie)[F45.31]:
Im Liegen und nach Fundoplicatio ist das Luftaufstoßen erschwert (durch aufgerichtete Körperposition wird das Rülpsen erleichtert: „Bäuerchen machen" bei Kleinkindern).
3. Flatulenz: [R14]
Individuell sehr verschieden und stark ernährungsabhängig. Pathologisch ≥ 24 Flatus/24 h. Normale Gasausscheidung 0,5 - 2,0 l/d.

Ep.: Meteorismus gehört zu den häufigsten Abdominalbeschwerden. Ca. 20 % der Erwachsenen klagen über gel. Blähungsgefühl. Am häufigsten sind Patienten mit Reizdarmsyndrom betroffen. Ein Teil der Patienten spricht über diese Beschwerden nicht spontan (evtl. auf Nachfrage).

Ph.: Ursachen gastrointestinaler Gasbildung:
1. Verschluckte Luft: Die Transitzeit vom Magen bis zum Anus beträgt für Gase etwa 35 Min. (für feste Nahrungsbestandteile ca. 57 h).
2. CO_2 durch kohlensäurehaltige Getränke und durch Neutralisation von HCl und Fettsäuren mit Bikarbonat der Verdauungsdrüsen. Resorption von CO_2 im Dünndarm und Abatmung über die Lunge. Bei mangelhaftem Abtransport von CO_2 (Pfortaderhochdruck, Rechtsherzinsuffizienz) kommt es zu Meteorismus.
3. Bakteriell-enzymatische Gasbildung im Kolon beim Abbau von Kohlenhydraten. Faserreiche Kost, Vollkornbrot, Müsli, Obst, Gemüse, Hülsenfrüchte, Zwiebeln führen zu verstärkter Gasbildung im Kolon infolge bakterieller Zersetzung. Die ins Kolon gelangenden Kohlenhydrate werden bakteriell zu kurzkettigen Fettsäuren, H_2 und CO_2 abgebaut. Substratangebot und Zusammensetzung der individuellen Kolonflora bestimmen dabei den Anteil von H_2 und CO_2.

Fünf geruchlose Hauptgase machen 99 % des Gasvolumens aus: N_2, CO_2, H_2, CH_4, O_2.

Bei 30 - 50 % der Menschen wird durch die Kolonflora auch Methan (CH_4) aus H_2 und CO_2 gebildet. Übelriechende Darmgase sind verursacht durch bakteriellen Abbau von Eiweißen: Bildung von H_2S, Dimethylsulfid, Methanthiol, NH_3, flüchtige Fettsäuren (Buttersäure, Propionsäure), Mercaptane u.a.

Ät.: I. Akuter Meteorismus:
Paralytischer oder mechanischer Ileus

II. Chronischer Meteorismus:
1. Vermehrtes Luftschlucken (Aerophagie):
   - Neurotische Verhaltensstörung (am häufigsten)
   - Emotionaler Stress, Angst
   - Refluxkrankheit
   - Gesteigerte Salivation (z.B. bei Kaugummikonsum) oder bei Mundtrockenheit
   - Falsche Essgewohnheiten: Hastiges Essen, kohlensäurehaltige Getränke
   - Tracheostoma
2. Gesteigerte intestinale Gasbildung:
   - Vermehrtes Substratangebot an die Kolonflora
     - Zufuhr an unverdaulichen Kohlenhydraten und Ballaststoffen: Zellulose aus Pflanzen; Stachyose und Raffinose (in Kohlgemüsen); Laktulose, Sorbit(ol), Xylit(ol); Acarbose
     - Zufuhr eingeschränkt absorbierbarer Kohlenhydrate: Laktose = Milchzucker; Fruktose
     - Sondenernährung
     - Zöliakie
     - Laktasemangel (Laktoseintoleranz); Fruktosemalabsorption (siehe dort)
     - Exokrine Pankreasinsuffizienz
     - Beschleunigte Dünndarmpassage, Kurzdarmsyndrom
   - Intestinale bakterielle Fehlbesiedlung (Ileoaszendostomie bei M. Crohn, Blindsacksyndrom, intestinale Stenosen)
   - Infektion mit Giardia lamblia
3. Verminderte Gasabsorption und H_2-Konsumption durch die Kolonflora:
   - Portale Hypertonie
   - Rechtsherzinsuffizienz
   - Darmatonie
   - Antibiotikatherapie

4. Störungen der gastrointestinalen Motilität
   - Reizdarmsyndrom (am häufigsten)
   - Darmparese, Magenparese (z.B. bei M. Parkinson oder Diabetes mellitus)
5. Seltene Ursachen: z.B. Pneumatosis cystoides intestinalis [K63.8]:
   Ät.: Unbekannt, seltene Komplikation bei schweren Erkrankungen (Sepsis, Darmischämie)
   KL.: Meist symptomloser Zufallsbefund
   Di.: Röntgen (Abdomenübersicht),Sono, Koloskopie: H_2-gashaltige Zysten innerhalb der Darmschleimhaut, positiver H_2-Atemtest nach Gabe von Glukose
   Th.: In 50 % Spontanrückbildung, bei Symptomen O_2-Therapie; Versuch mit Metronidazol

KL.: - Gefühl von Völle und Aufgeblähtsein; Engegefühl der Kleider
- Rumorende Darmgeräusche (Borborygmi)
- Schmerzen im linken oder rechten Oberbauch durch „eingeklemmte Winde" im Bereich der Kolonflexuren
- Häufiges Luftaufstoßen, Flatulenz
- Roemheld-Syndrom (= gastrokardialer Symptomenkomplex) [F45.37]: Durch Oberbauchmeteorismus mit evtl. Zwerchfellhochstand ausgelöste funktionelle Herzbeschwerden mit Herz-/Atembeklemmung, evtl. Auslösen von Herzrhythmusstörungen, evtl. pektanginöse Beschwerden

DD:
- Luftaufstoßen (Rülpsen) bei Magenausgangsstenose, Urämie
- Bei Schmerzen im linken oder rechten Hypochondrium:
  Ausschluss von Erkrankungen im Bereich von Kolon, Nieren sowie bei rechter Lokalisation Leber, Gallenblase, Duodenum; bei linker Lokalisation Magen, Milz u.a.

Di.:
- Anamnese: Prädisponierende Erkrankungen, Ernährungs-/Essgewohnheiten, Medikamentenanamnese, Dauer der Beschwerden, evtl. Hinweise auf ein Reizdarmsyndrom u.a.
- Körperliche Untersuchung: Meteorismus? (Inspektion, Palpation, Perkussion, Auskultation)
- Stuhlinspektion, Test auf Blut im Stuhl (iFOBT), allgemeines Laborscreening
- Sonografie
- Evtl. Abdomenleeraufnahme bei klinisch akutem Abdomen
- Spezielle Untersuchungen zum Ausschluss organischer Erkrankungen, z.B.:
  - Gastroskopie (Ausschluss eines Magenkarzinoms u.a. Erkrankungen)
  - Koloskopie (Ausschluss eines Kolonkarzinoms, einer CED)
  - H_2-Laktose-Atemtest (Ausschluss eines Laktasemangels)
  - H_2-Fruktose- und H_2-Sorbit-Atemtest (Ausschluss einer Fruktose- und/oder Sorbitintoleranz)
  - H_2-Glukose-Atemtest (Ausschluss einer intestinalen bakteriellen Fehlbesiedlung)
  - Evtl. Dünndarm- und Pankreasdiagnostik, evtl. mikrobiologische Stuhldiagnostik

Th.: des chronischen Meteorismus:

A. Kausale Therapie: z.B.
   - Ggf. Medikamente pausieren: z.B. Acarbose, Metformin, Orlistat
   - Beseitigung eines evtl. Passagehindernisses
   - Therapie einer Giardiasis, eines Blindsack-Syndroms
   - Glutenfreie Kost bei Zöliakie
   - Laktosearme Kost bei Laktasemangel; fruktosearme Kost bei Fruktosemalabsorption
   - Enzymsubstitution bei exkretorischer Pankreasinsuffizienz

B. Symptomatische Therapie:
   - Diät: Meidung blähender Speisen (Erbsen, Bohnen, Linsen, Rosenkohl, Zwiebeln, Knoblauch, Sellerie, Möhren, Rosinen, Bananen, Pflaumen, Aprikosen, Weizenkleie, Vollkornbrot u.a.), CO_2-haltiger Getränke und künstlicher Süßstoffe; langsames und ruhiges Essen und Trinken; häufige kleine Mahlzeiten, möglichst wenig sprechen beim Essen, nach dem Essen Verdauungsspaziergang (Bewegung)
   - Probiotika beim Reizdarmsyndrom (Blähtyp): Siehe dort
   - Stuhlregulierung (Vermeidung von Obstipation)
   - Bei "verklemmten" Winden infolge Darmspasmen - oft mit Schmerzen im Bereich der Kolonflexuren - Gabe von Karminativa aus Fenchel, Kümmel, Anis, Pfefferminz („Vier-Winde-Tee") und evtl. Anwendung von feuchter Wärme (Wärmeflasche mit nassem Tuch auf den Bauch).
   - Oberflächenaktive "Entschäumer" (z.B. Dimeticon) haben sich zur Behandlung des chronischen Meteorismus nicht bewährt.
   - Evtl. kurzfristig Gabe von Spasmolytika bei stärkeren Schmerzen (Spasmolytika verlangsamen die Darmpassage und können dadurch erneute Beschwerden auslösen).
   - Psychosomatische Hilfe: z.B. bei Aerophagie mit gehäuftem Luftaufstoßen

MALASSIMILATIONSSYNDROM

Def: Verdauungsstörung mit chronischer Diarrhö/Steatorrhö, Gewichtsverlust und Mangelsyndrome durch enteralen Verlust von Nährstoffen

Ät.: **A) Maldigestion:** [K30]
Störung der Vorverdauung im Magen, der Aufspaltung der Nahrungsbestandteile durch Pankreasenzyme oder der Emulgierung der Fette durch Galle.
1. Exokrine Pankreasinsuffizienz: Chronische Pankreatitis, Mukoviszidose, Pankreasresektion
2. Zustand nach Magenresektion
3. Mangel an konjugierten Gallensäuren:
   Cholestase
   Gallensäureverlustsyndrom:
   - Ileumresektion, M. Crohn
   - Dekonjugation von Gallensäuren durch bakterielle Fehlbesiedlung des Dünndarms bei Blindsacksyndrom (blind loop syndrome)

B) Malabsorption: [K90.9]
Resorptionsstörung der verdauten Nahrungsstoffe aus dem Darmlumen und/oder gestörter Abtransport über Blut- und Lymphbahnen
1. Dünndarmerkrankungen: z.B.
   - Zöliakie; Sartan-Enteropathie
   - Darminfektionen und Parasitosen (z.B. Giardiasis, Zöliakie, tropische Sprue, M. Whipple)
   - M. Crohn mit Dünndarmbeteiligung
   - Fruktosemalabsorption, Laktasemangel
   - Amyloidose mit Dünndarmbeteiligung
   - MALT-Lymphome des Dünndarms und Lymphknotenmetastasen
   - Strahlenenteritis nach Radiotherapie
2. Dünndarmresektion (Kurzdarm-Syndrom: primär Therapie mit Loperamid und Opiumtinktur in hohen Dosierungen, sehr selten Therapieversuch mit Teduglutid (extrem teuer) möglich)
3. Störung der enteralen Durchblutung:
   - Angina intestinalis
   - Schwere Rechtsherzinsuffizienz oder konstriktive Perikarditis
4. Störung der enteralen Lymphdrainage:
   - Idiopathisch: Primäre Lymphangiektasie (M. Waldmann, selten)
   - Sekundär bei intestinalen malignen Lymphomen, M. Whipple u.a.
5. Hormonell aktive Tumoren (selten)
   z.B. Zollinger-Ellison-Syndrom (Gastrinom), Verner-Morrison-Syndrom (VIPom, sehr selten), Karzinoid

PPh: Bei Maldigestion sind Fett- und Eiweißaufnahme gestört, weniger die Kohlenhydrataufnahme (Wirkung der Speichelamylase)
Die meisten Nahrungsstoffe werden nach enzymatischer Aufspaltung bereits im proximalen Dünndarm resorbiert. Ausnahme: Vitamin B_{12} und Gallensäuren werden ausschließlich im terminalen Ileum resorbiert. Im Kolon werden nur noch Wasser und Elektrolyte resorbiert.

KL.: 1. Chronische Diarrhö: Oft voluminöse Stühle > 300 g/d; evtl. Steatorrhö = glänzende Fettstühle
2. Gewichtsverlust
3. Mangelsyndrome infolge Malabsorption folgender Stoffe:
   - Eiweiße: Abmagerung, hypoproteinämische Ödeme (evtl. mit Nykturie); Grenze zur Ödembildung: Serumalbumin < 2,5 g/dl
   - Kohlenhydrate: Gärungsstühle, Flatulenz, geblähtes Abdomen, rel. niedrige Blutglukosewerte im oralen Glukosebelastungstest
   - Fettlösliche Vitamine (A, D, E, K)
     - Vitamin A: Nachtblindheit, verminderte Tränensekretion, trockene Haut u.a.
     - Vitamin D: Rachitis bei Säuglingen und Kleinkindern, Osteomalazie bei Erwachsenen
     - Vitamin K: Evtl. Blutungsneigung infolge Verminderung der Gerinnungsfaktoren des Prothrombinkomplexes (F. II, VII, IX und X) → erniedrigter Quickwert, der sich nach i.v.-Gabe von Vitamin K normalisiert (i.Gs. zu Leberzirrhose)
   - Vitamin B_{12}, Folsäure, Eisen → Anämie findet sich oft bei Malabsorption, nicht dagegen bei Maldigestion. (Einzelheiten siehe Kap. Anämien).
   - Kalium: Schwäche
   - Kalzium: evtl. Tetanie und sekundärer Hyperparathyreoidismus
4. Evtl. sekundäre endokrine Störungen, z.B. Amenorrhö

5. Symptome der ursächlichen Erkrankung, die zur Malassimilation geführt hat, z.B.
   - Symptome einer chronischen Pankreatitis
   - Symptome einer Cholestase
   - Symptome eines M. Crohn

Di.: 1. Diagnose eines Malassimilationssyndromes
   - Klinik (chronische Diarrhö/Steatorrhö, Gewichtsverlust und Mangelsymptome)
   - Fettbestimmung im Stuhl: > 7 g/24 h
   - Oft verminderter Serumspiegel von Karotin und Vitamin A (fettlösliche Vitamine)
   - ^{13}C-Triolein-Atemtest (vor und nach Pankreasenzymgabe): Keine Routinediagnostik

2. Differenzierung zwischen Malabsorption und Maldigestion

	Xylose-Belastungstest	**Vitamin B_{12}-Resorptionstest (Schilling)**
Maldigestion	Normal	Normal
Malabsorption:		
Im Jejunum	Pathologisch	Normal
Im Ileum	Normal	Pathologisch

Xylose-Toleranz-Test:
Nüchtern orale Gabe von 25 g D-Xylose mit Flüssigkeit, danach Sammelurin über 5 h (Normbereich: > 4 g Xylose/5 h-Sammelurin). Bei Malabsorption im Jejunum verminderte Xylosewerte. Voraussetzung: normale Nierenfunktion

3. Ätiologische Klärung

A. Maldigestion:
   - Gastrektomie: Anamnese
   - Exokrine Pankreasinsuffizienz (z.B. bei chronischer Pankreatitis):
     - Pankreaselastase-1 im Stuhl ↓
     - Bildgebende Verfahren: Sonografie, CT, ERCP, MRCP u.a.
   - Mangel an konjugierten Gallensäuren
     - Cholestase:
       - Anstieg des direkten Bilirubins und der cholestaseanzeigenden Enzyme (γGT, AP, LAP)
       - Bildgebende Verfahren: Sonografie, CT, ERCP, MRCP
     - Gallensäureverlustsyndrom (z.B. nach Resektion des terminalen Ileums): Siehe dort

B. Malabsorption
   - Bakteriologische, parasitologische Stuhluntersuchung
   - Bildgebende Verfahren: Sonografie, MRT-Untersuchung nach Sellink, evtl. CT
   - Endoskopie mit Biopsien: Single- oder Doppelballonenteroskopie

     Typische Biopsiebefunde finden sich bei einigen Dünndarmerkrankungen, z.B.
     - M. Whipple (Duodenal-/Dünndarm-Biopsien: PAS-positive Makrophagen, PCR-Nachweis von Tropheryma whipplei)
     - Intestinale Amyloidose (Amyloid in Biopsien aus Dünndarm: Kongorotfärbung)
     - Zöliakie (Zottenatrophie, Kryptenhyperplasie, intraepitheliale Lymphozyten [= IEL])
     - Intestinale Lymphangiektasie (Erweiterung der Lymphgefäße)
     - Intestinale (MALT-) Lymphome (histologisch: Infiltration der Lymphomzellen)
     - M. Crohn (Aphthen, evtl. Granulome)
   - H_2-Atemtest zum Ausschluss eines Laktasemangels sowie einer Fruktosemalabsorption: H_2-Bestimmung in der Ausatemluft vor und nach Gabe von Laktose bzw. Fruktose. Bei Laktasemangel bzw. Fruktosemalabsorption Anstieg von H_2 infolge bakterieller Zersetzung nicht-resorbierter Laktose bzw. Fruktose im Kolon.

Th.: A. Kausale Therapie: z.B.
- Bei exokriner Pankreasinsuffizienz: Enzymsubstitution
- Bei Fisteln oder Blindsäcken: Operative Korrektur
- Therapie entzündlicher oder neoplastischer Dünndarmerkrankungen
- Glutenfreie Diät bei Zöliakie
- Laktosearme Diät bei Laktasemangel

B. Symptomatische Therapie: z.B.
- Regulierung des Wasser- und Elektrolythaushaltes
- Parenterale Ernährung bei kritischem Ernährungszustand
- Parenterale Substitution der Stoffe, die mangelhaft resorbiert werden: Fettlösliche Vitamine (A, D, E, K), Vitamin B_{12}, Zink, Eisen u.a.

NAHRUNGSMITTELALLERGIE [T78.1]

Internet-Infos: *www.dgaki.de* (Deutsche Gesellschaft für Allergologie und klinische Immunologie)

Syn: Gastrointestinale Allergie

Def: Immunologisch vermittelte Reaktionen gegen Allergene in Nahrungsmitteln

Ep.: Bis 5 % der Erwachsenen; w : m = 2 : 1; Häufigkeitsgipfel im Kleinkindesalter. Bis zu 90 % aller Patienten haben zuerst eine Pollenallergie! 2/3 der Patienten leiden an atopischen Erkrankungen (allergische Rhinitis/Asthma bronchiale, atopische Dermatitis)

Ät.: Allergische Reaktion gegen Nahrungsbestandteile, -zusatzstoffe oder unerwünschte Beimengungen bei genetisch disponierten Patienten
7 häufige Allergene: Kuhmilch (häufigstes Allergen bei Kleinkindern), Hühnerei, Fisch, Schalentiere, Soja, Nüsse (bes. Erdnüsse), Mehlsorten. Die Mehrzahl der Pollenallergiker haben Kreuzallergien zu Nahrungsmitteln. Umgekehrt haben die meisten Frischobst-Allergiker eine Pollenallergie:
- Birkenpollen → Äpfel, (Stein-)Frischobst, Haselnuss (am häufigsten)
- Gras-/Getreidepollen → Hülsenfrüchte (Erdnuss, Soja)
- Beifußpollen → Sellerie, Gewürze (Sellerie-Beifuß-Gewürzsyndrom)

Bei Latexallergie oft Kreuzallergien mit Avocado, Banane, Kiwis u.a.

Merke: Im Einzelfall kann jedes Nahrungsmittel als Allergen wirken ("Es gibt nichts, was es nicht gibt").

Modulierende Faktoren: Frequenz und Menge der Allergenzufuhr, Zubereitungsart (roh oder denaturiert), kumulative Effekte bei polyvalenter Sensibilisierung, saisonale Einflüsse (Kreuzallergie bei vorbestehender Pollenallergie!), Reaktionslage (Hormone, Vegetativum), Triggerfaktoren (Wein, Kaffee, heißes Bad, Sport können allergische Reaktionen verstärken).

Pg.: Folgende Immunreaktionen werden beobachtet:
- Häufig Typ I/Sofortreaktion (nach 0 - 1 h) = IgE-vermittelte Histamin-Freisetzung (Mastzellen)
- Gel. Typ III/Intermediärreaktion (nach 1 - 20 h) = IgG-vermittelte Immunkomplexreaktion
- Gel. Typ IV/verzögerte Reaktion (nach > 20 h) = T-Zell-vermittelte Reaktion

Ausbreitungsgrad nach Raithel (1996)		Gefährdung	Häufigkeit
	Eine Organmanifestation		
IA:	Lokale intestinale Manifestation am GI-Trakt	--	35 %
IB:	Lokale extraintestinale Manifestation (z.B. Haut)	+	5 %
	Mehrere Organmanifestationen		
II:	Gastrointestinale Allergie + Manifestation an nur 1 extraintestinalem Organ	++	40 %
III:	Gastrointestinale Allergie + Manifestation an mehr als 1 extraintestinalem Organ	++	20 %
IV:	Gastrointestinale + mehrere extraintestinale Organmanifestationen mit Kreislaufreaktion und/oder anaphylaktischen Symptomen	+++	< 1 %

KL.: Häufigkeit von Organmanifestationen der Nahrungsmittelallergien
1. Symptome der Haut (Urtikaria, Angioödem, Juckreiz, Exanthem) 50 %
2. Symptome der Atemwege (Larynxödem, Asthma, Rhinitis mit Niesen, Schnupfen, nasaler Obstruktion) 20 %
3. Symptome des Gastrointestinaltraktes: Orales Allergiesyndrom = "Oral allergy syndrome": Juckreiz und pelziges Gefühl an Lippen und Gaumen nach Kauen von rohen Äpfeln, Steinobst, Haselnüssen u.a. (bes. bei Kreuzallergie mit Birken-, Erlen-, Haselnusspollen); seltener Bauchkrämpfe, Diarrhö oder Erbrechen 20 %
4. Kreislaufsymptome: Tachykardie, Blutdruckabfall, anaphylaktischer Schock 10 %
   Die gefährlichsten Allergene, die zu anaphylaktischem Schock führen können, sind (Erd-)Nüsse, Fische und Schalentiere.
5. ZNS: Kopfschmerzen u.a.

DD: Immunologische Nahrungsmittelallergien müssen von nichtimmunologischen Unverträglichkeitsreaktionen auf Nahrungsmittel (NM) abgegrenzt werden:

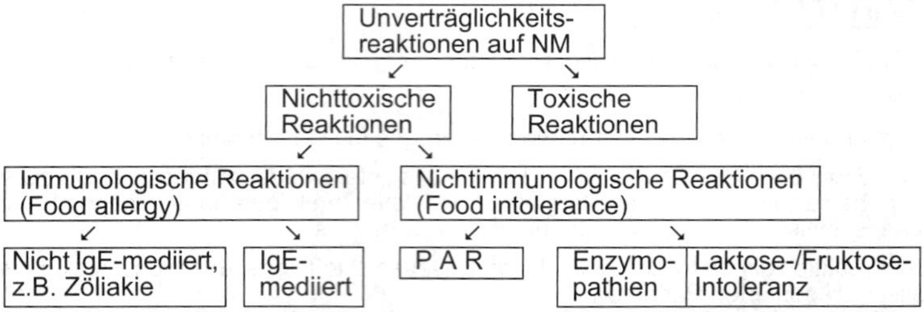

- Pharmakologische Intoleranzreaktionen: **P**seudo**a**llergische **R**eaktionen (PAR)
  Allergie und PAR zeigen gleiche Symptome durch Histaminfreisetzung aus Gewebsmastzellen. Die Degranulation der Mastzellen erfolgt bei Allergie durch IgE-Ak-Reaktionen an der Mastzellmembran, bei PAR erfolgt die Degranulation der Mastzellen direkt (Ak-unabhängig).
  - PAR durch Histaminintoleranz:
    Als Ursache einer Unverträglichkeit gegenüber oraler Zufuhr von Histamin wird ein gestörter Abbau von Histamin durch Mangel an DAO (Diaminoxidase) angenommen. Histamin, sein Vorläufer Histidin und andere biogene Amine sind in vielen Nahrungsmitteln in unterschiedlicher Konzentration enthalten. Daneben spielen Alkohol und DAO-blockierende Medikamente eine Rolle bei der Auslösung von Beschwerden.
  - PAR durch vasoaktive biogene Amine in Nahrungsmitteln: Histamin (Sauerkraut, Käse, Rotwein, Thunfischkonserven u.a.), Serotonin (Bananen, Walnüsse u.a.), Tyramin (Käse, Fisch, Wein, Hefe, Bananen, Tomaten, Avocados u.a.), Phenylethylamin (Schokolade u.a.)
  - PAR durch Lebensmittelzusätze: z.B. Tartrazin (E 102), Benzoesäure (E 214 - 219), Sulfit (E 220 - 227), Hydroxyzimtsäure
  - PAR durch natürlich vorkommende Stoffe: z.B. Sulfite (Bier, Wein), Salicylate (Salicylatintoleranz → siehe dort)
  - PAR durch Natriumglutamat (Glutamatintoleranz = Chinagewürz- oder Chinarestaurant-Syndrom). 0,5 - 2 h nach Genuss von Speisen, die Mononatriumglutamat enthalten (Sojasoße!), kann es bei individueller Disposition zu typischen Symptomen kommen: Schwächegefühl, Flush, Schwitzen, Herzklopfen, Kopfschmerzen; bei Asthmatikern evtl. Asthmaanfall.
- Fruktosemalabsorption
- Laktoseintoleranz infolge Laktasemangel (siehe dort)

  } Di.: H_2-Atemtest (siehe dort)

  Merke: 2 Ursachen der Kuhmilchintoleranz: Laktasemangel (häufig) und Allergie (selten) gegen Milchproteine (in 70 % Kasein, ferner Laktalbumin, selten β-Laktoglobulin). Während der Patient mit Enzymmangel entsprechend der Restkapazität an Laktase noch kleine Mengen Milch vertragen kann, reagiert der Allergiker auf kleinste Mengen Milch mit Beschwerden.
- Zöliakie → IgA-anti-Transglutaminase 2-Ak, Dünndarmbiopsie
- Reizdarmsyndrom
- Systemische Mastozytose (→ Bestimmung der Serumtryptase), Knochenmarkbiopsie
- Bakterielle Dünndarmüberwucherung (postoperativ, PPI-Therapie u.a.)
- Eosinophile Gastroenteritis = eosinophile gastrointestinale Erkrankung (EGID)(Hi.: Magen-/Darmmukosa: Eosinophile ↑)

Di.: ***Merke:*** Die Diagnose einer Nahrungsmittelallergie ist erst durch eine reproduzierbare allergeninduzierte Reaktion am Patienten. erlaubt. Diese Testung steht am Ende der erforderlichen Stufendiagnostik.

1. Anamnese (am wichtigsten) → Ernährungs-Tagebuch über 3 Wochen:
   Eingrenzung verdächtiger Nahrungsmittel, die gastrointestinale Beschwerden auslösen.
2. Ausschluss anderer gastrointestinaler Erkrankungen
3. Eliminationsdiät und strukturierter Kostaufbau
   Allergenarme Basiskost (z.B. Reis-Kartoffel-Wasser-Diät) über 7 Tage. Ist der Pat. danach nicht beschwerdefrei, ist eine Nahrungsmittelallergie als Ursache der Beschwerden unwahrscheinlich (ggf. Reis- oder Kartoffelallergie durch RAST und Hauttestung ausschließen). Bei Beschwerdefreiheit werden schrittweise einzelne Nahrungsmittel hinzugefügt, bis erneut Beschwerden auftreten. Das zuletzt hinzugefügte Nahrungsmittel ist verdächtig und wird wieder weggelassen, um zu testen, ob erneut Beschwerdefreiheit eintritt.
4. Labor: Gesamt-IgE ↑ und antigenspezifisches IgE (RAST), Methylhistamin im Urin ↑

5. Hauttestung (Prick-Test) + RAST auf die häufigsten Allergene (Nachweis spezifischer IgE-Antikörper) sind hilfreich (aber nicht zuverlässig) bei der Identifizierung möglicher Allergene. Nur der orale Provokationstest allein beweist die klinische Bedeutung eines durch RAST oder Hauttestung identifizierten Allergens! Bei Atopikern finden sich im RAST oft falsch positive Befunde, obwohl die entsprechenden Nahrungsmittel symptomlos vertragen werden!
6. Spezialdiagnostik in entsprechenden Zentren:
   - Koloskopischer Allergen-Provokationstest (COLAP) mit Mediatorenmessung
   - Endoskopisch gesteuerte segmentale Lavage: Intestinales Gesamt-IgE, antigenspezifisches IgE (intestinaler RAST)
   - Mediatoren- und Enzymbestimmung aus Gewebebiopsien: ECP, Histamin, Tryptase etc.
   - Direkte Austestung lebender Gewebebiopsien (Mediatorenrelease) bei Mukosaoxygenation
   - Basophilen-Allergenstimulationstest
7. Diagnose einer Histaminintoleranz:
   - Nahrungsmittel-/Medikamentenanamnese
   - Nachweis erhöhter Plasmahistaminspiegel zum Zeitpunkt der Beschwerden.
   - Besserung der Beschwerden durch histaminfreie Diät
   - Provokationstest im Anschluss an histaminfreie Diät

Th.: 1. Allergenkarenz ist die wichtigste Maßnahme → Ernährungsberatung!
Bei ubiquitär vorkommenden Grundnahrungsmitteln wie Milch und Eier ist eine strikte Allergenkarenz schwierig.
Allgemeine Diätempfehlungen, falls eine Allergenidentifikation und -karenz nicht möglich ist:
- Vermeidung unbewiesener Empfehlungen!
- Keine Fertigprodukte, sondern eigene Zubereitung
- Eine Positivliste erlaubter Speisen ist hilfreicher als eine reine Negativliste mit verbotenen Speisen.
- Keine Allergenüberladung (unüberschaubares Speisenrepertoire)
- Verwendung saisonaler, heimischer Lebensmittel
- Vermeidung "bunter" Obstsalate und exotischer Früchte
- Keine Rohkost und nur flüchtig erhitzte Speisen (Erhitzen inaktiviert manche Allergene); daher keine Vollwertkost
- Keine Würzmischungen (die z.B. oft Sellerie enthalten)
- Keine alkoholischen Getränke, Fruchtsäfte
- Keine kalten und voluminösen Mahlzeiten
- Histaminarme Kost (Meidung von Rotwein, Käse, Thunfisch, Schokolade u.a.)
- Gabe von Vitamin B_6 (= Coenzym der DAO)
- Hypoallergene Kostformen (Kartoffel-Reis-Diät, Elementardiäten)

Bei Anaphylaxiereaktionen auf Nahrungsmittel Diätschulung des Patienten und Verordnung eines Notbehandlungssets mit Patientenausweis: Adrenalin-Fertigspritze, wasserlösliches Kortikosteroid, Antihistaminikum (H_1- und H_2-Antagonisten), keine Betablocker (Abschwächung einer evtl. Adrenalintherapie).

2. Hyposensibilisierung kann bei Kuhmilchallergie sowie bei Kreuzallergie mit Pollen hilfreich sein, sollte aber Spezialisten überlassen werden. Sinnvoll nur bei 1 bis max. 3 Allergenen.
3. Medikamentöse Stufentherapie bei Versagen einer Allergenkarenz/Diät:
   - Mastzellstabilisatoren: z.B. Cromoglicinsäure, Ketotifen
     Anm.: Cromoglicinsäure kann auch diagnostisch eingesetzt werden: Tritt bei begründetem Verdacht auf Nahrungsmittelallergie unter probatorischer Therapie mit Cromoglicinsäure eine Besserung der Beschwerden ein, so unterstützt dies die Verdachtsdiagnose.
   - Antihistaminika
   - Topisch wirksame Kortikosteroide (z.B. Budesonid)
   - Versuch mit Mesalazin und evtl. Montelukast
4. Therapie einer Histaminintoleranz:
   Patientenschulung über histaminarme Diät; evtl. zusätzlich Antihistaminika, Mastzellstabilisatoren; DAO in Kapseln (Daosin®) kann prophylaktisch versucht werden.

Pro: Sinnvoll bei Neugeborenen mit positiver Familienanamnese hinsichtlich atopischer Erkrankungen: Keine Haustiere halten, Verzicht auf Rauchen! In den ersten vier Lebensmonaten ausschließlich Muttermilchernährung. Die American Academy of Pediatrics empfiehlt bei allen Kindern (auch Kinder mit familiärem hohem Risiko!) zwischen 4 und 11 Monaten sukzessive alle Antigene (inkl. Kuhmilch, Hühnerei, Fisch, Erdnüsse, Soja, Krustentiere, Nüsse, Weizen) in kindgerechter Form zuzufüttern (z.B. Erdnussbutter). Sogenannte hypoallergene Hydrolysatnahrung (HA-Nahrung) hilft nicht bei der Prophylaxe der Entstehung von Nahrungsmittelallergien.

Prg: Nach jahrelanger Allergenkarenz kann die Allergie verschwinden (bei Kindern > 50 %, bei Erwachsenen 30 % d.F.).

Kohlenhydratmalabsorption

Fruktose und Laktose zählen zu den häufigsten Stoffen im Zusammenhang mit einer Kohlenhydratmalabsorption. Die Kohlenhydrate gelangen bei den Patienten aufgrund unzureichender Aufspaltung und Resorption im Dünndarm ins Kolon. Es kommt hier zur Fermentierung durch Bakterien und es entstehen Gase (z.B. Wasserstoff: Nachweis im H_2-Atemtest) und kurzkettige Fettsäuren. Meteorismus, Diarrhö und Schmerzen sind die typischen Symptome.

Fruktosemalabsorption

Def: Unverträglichkeit von Fruktose (Fruchtzucker) infolge unzureichender intestinaler Absorption der Fruktose, die durch den intestinalen GLUT-5-Transporter limitiert wird. Der Verzehr von 35 - 50 g Fruktose/h führt auch bei Gesunden zu Abdominalbeschwerden. Bei Fruktosemalabsorption liegt die verträgliche Grenze bei < 25 g Fruktose/d.
Bei der seltenen hereditären Fruktoseintoleranz (Aldolase B-Mangel) kann die Aufnahme von Fruktose zu Erbrechen, Hypoglykämie und Koma führen.

Ep.: Unklar: Positiver H_2-Atemtest nach Fruktosebelastung ist rel. häufig, aber nur ein Teil der Betroffenen haben Beschwerden.

KL.: Wie bei Laktoseintoleranz: Blähungen, Diarrhö, Bauchschmerzen nach Fruktoseaufnahme

DD: Reizdarmsyndrom; andere Ursachen einer Malabsorption

Di.: Anamnese - Klinik - Ernährungsprotokoll - H_2-Atemtest nach Belastung mit 25 g Fruktose

Th.: Fruktosereduktion < 10 g/d (Austestung der persönlichen Toleranzschwelle für Fruktose); Alkoholverzicht. Rohr- oder Rübenzucker mit einem Glukose-Fruktoseverhältnis von 1 : 1 wird besser vertragen als Lebensmittel mit einem höheren Fruktoseanteil. Sorbit (E420) hemmt den GLUT-5-Transporter und sollte gemieden werden (Sorbit kann auch im Kaugummi sein).
Ernährungsberatung und -therapie. (Einzelheiten siehe Internet: *www.dge.de*)

Laktosemalabsorption / Laktoseintoleranz [E73.9]

Ep.: Vorkommen: Nordeuropa ca. 2 %, Deutschland ca. 15 %, Mittelmeerraum ca. 25 %, schwarze Bevölkerung bis 80 %, Asiaten > 95 % - autosomal-rezessive Vererbung

Ät.:
1. Primärer Laktasemangel: Am häufigsten adulte Form mit Abnahme der Laktaseaktivität im Kindes-/Jugendalter
   Ursache des primären Laktasemangels sind Mutationen auf dem langen Arm des Chromosoms 2 (2q21) im Regulator des Laktase-Gens. CC-Genotyp des C/T-13910-Polymorphismus oder GG-Genotyp des G/A-22018-Polymorphismus. Das Laktase-Gen ist intakt!
2. Sekundär = erworbener Laktasemangel bei Zöliakie u.a. Dünndarmerkrankungen

Pg.: Das Disaccharid Laktose (Milchzucker) wird durch das Enzym Laktase zu Glukose und Galaktose hydrolysiert. Bei Laktoseintoleranz gelangt Laktose ins Kolon und wird dort bakteriell gespalten in CO_2, H_2 und kurzkettige Fettsäuren. Folge: Blähungen, Diarrhö + abdominelle Schmerzen.

KL.: Die Restaktivität der Laktase ist individuell verschieden, daher unterschiedlich starke Symptome: Diarrhö, Bauchschmerzen, Blähungen nach Genuss von laktosehaltigen Lebensmitteln

DD:
- Selten Milcheiweißallergie gegen Lactalbumin oder Casein (Nachweis spezifischer IgE-Ak im RAST). Während der Patient mit Enzymmangel entsprechend der Restkapazität an Laktase noch kleine Mengen Milch vertragen kann, reagiert der Allergiker auf kleinste Mengen Milch mit Beschwerden.
- Auch bei Verdacht auf Reizdarmsyndrom Laktasemangel ausschließen.

Di.:
- Anamnese (Ernährungstagebuch)
- Klinik: Beschwerden nach Laktoseaufnahme - Beschwerdefreiheit unter Laktosekarenz
- Wasserstoffexhalationstest (H_2-Atemtest): Orale Gabe von 50 g Laktose führt zu bakterieller Fermentation unverdauter Laktose im Kolon: Bildung von freiem H_2, der aufgenommen und über das Atemsystem abgegeben wird, hierdurch vermehrte Abatmung von H_2 (> 20 ppm). 10 % der Menschen können aufgrund ihrer Darmflora kein H_2 produzieren. In diesen Fällen ist der Test nicht zu verwerten bzw. falsch negativ.

- Laktose-Toleranztest: Weniger sensitiv (75 %) und spezifisch (ca. 80 %) als der H_2-Atemtest. Nach Gabe von 50 g Laktose ausbleibender oder nur geringer Blutglukoseanstieg (< 20 mg/dl im venösen Blut, < 25 mg/dl im Kapillarblut) im Vergleich zum Ausgangswert sowie Auftreten von Blähungen, Tenesmen, Diarrhö.
- Gentest: Sicherer Nachweis eines primären Laktasemangels. Die sekundären Formen kann er nicht diagnostizieren.

Th.: Zuerst Meidung von Milch (-produkten). Nur wenn dies die Beschwerden bessert, ist eine Fortführung einer Laktose-freien/-armen Diät sinnvoll. Danach Austestung der individuellen Laktoseverträglichkeit durch vorsichtige Steigerung des Laktosekonsums. Oft werden kleine Mengen Laktose vertragen.

Ernährungsberatung: Je nach Schwere des Laktasemangels laktosefreie oder laktosearme Diät (mit max. 8 - 10 g Laktose/d). Fertigprodukte (u.a. Back- und Wurstwaren) enthalten oft Laktose.

Für leichten Laktasemangel gelten folgende Ratschläge:
- Fermentierte Milchprodukte wie Joghurt, Buttermilch, Quark, Kefir werden in kleinen Mengen oft vertragen. Butter und gereifter Käse enthalten keine oder wenig Laktose und werden meist vertragen.
- Verwendung laktosefreier Milchprodukte (z.B. Minus L-Produkte); Verwendung von laktosefreiem Milchersatz (Soja-, Kokosmilch) oder laktosehydrolysierter Milchprodukte
- Evtl. orale Substitution von Laktase vor unvermeidbarer Milchzufuhr (z.B. Lactrase®, Lactaid®, Lactase-Plus®), keine Erstattung durch Krankenkassen
- Ausreichende Kalziumzufuhr: Osteoporosegefahr

Zöliakie [K90.0]

Internet-Infos: S2k-Leitlinie *www.dgvs.de*; *www.dzg-online.de; ESPGHAN-Leitlinie*

Syn: Glutensensitive Enteropathie, einheimische Sprue

Def: Nicht-allergische immunologisch vermittelte glutenabhängige Multiorgankrankheit. Davon abzugrenzen ist die Nicht-Zöliakie-Gluten-Sensitivität (NCGS).

Ep.: Prävalenz in Deutschland: 1 : 500; w > m; hohe Dunkelziffer
2 Manifestationsgipfel: Säuglingsalter und 4. Lebensjahrzehnt
Einige Krankheiten treten gehäuft mit Zöliakie auf: Turner-Syndrom (8 %), Down-Syndrom (6 %), IgA-Mangel (5 %), Typ 1-Diabetes (5 %), Autoimmunerkrankungen (z.B. Hashimoto-Thyreoiditis, Autoimmunhepatitis, M. Basedow)

Ät.: Unverträglichkeit gegenüber Gliadin (alkohollösliche Fraktion des Glutens, Klebereiweiß aus Getreide) bei genetisch disponierten Personen: Assoziation mit HLA-DQ2 und HLA-DQ8. 98 % aller Zöliakie-Patienten haben diese HLA-Antigene , jedoch auch 30 % der Bevölkerung. Hiervon entwickeln nur 3 % entwickeln eine Zöliakie. Die Gewebs-Transglutaminase 2 (TG 2) ist das Autoantigen der antiendomysialen Antikörper (EMA).

KL.:
1. Klassische Zöliakie:
   Durchfälle, Gewichtsverlust, Malabsorptionssyndrom, Gedeihstörung im Kindesalter
   Häufig Leberwerterhöhung und Leberverfettung
2. Symptomatische Zöliakie, wie 1., aber ohne Malabsorptionssyndrom
   Gastrointestinale Symptome können fehlen! (40 %)
   Extraintestinale Symptome: Dermatitis herpetiformis Duhring (Erytheme, Plaques, herpetiforme Bläschen, bes. an den Streckseiten der Extremitäten); Eisenmangelanämie (häufigstes Symptom bei Erwachsenen); Zungenbrennen, atrophische gerötete Zunge; Osteoporose; chronische Hepatitis; Arthritis u.a.
3. Subklinische Zöliakie:
   Positive Antikörper und pathologische Dünndarmbiopsie ohne Krankheitssymptome
4. Potenzielle Zöliakie:
   Asymptomatische Menschen mit positivem Anti-TG2-IgA-Test und normaler Dünndarmbiopsie (Diagnose z.B. im Rahmen von Familienuntersuchungen)
5. Refraktäre Zöliakie (RCD): Zöliakie-Patienten, bei denen eine glutenfreie Diät innerhalb eines Jahres keine klinische Besserung bewirkt. 2 Typen: Bei Typ II kann sich ein Enteropathie-assoziiertes T-Zelllymphom (EATL) entwickeln.

Ko.: Sekundärer Laktasemangel (→ pathologischer H_2-Atemtest nach Gabe von Laktose)
Spätkomplikation: Enteropathieassoziiertes T-Zell-Lymphom des Dünndarms (EATL)
Selten gleichzeitiges Auftreten einer kollagenen Colitis bei schwerer Zöliakie

Lab: • Positive Zöliakie-Antikörper-Testung im Serum:
- IgA-Endomysium-Ak (EMA); IgG-Ak gegen deamidierte Gliadinpeptide (IgG-anti-DGP)
- IgA-anti-Transglutaminase 2 (Anti-Tg2-IgA) = spezifischster Ak (Spezifität > 95 %)

Beachte: Da bei Zöliakie in ca. 3 % ein IgA-Mangel vorkommt, versagen in diesen Fällen die IgA-Ak-Teste (falsch negativ) → IgG-anti-TG und Gesamt-IgA bestimmen. Ggf. HLA-Diagnostik als Ausschluss in Zweifelsfällen.

Sono: Unspezifische Befunde: Dünndarmschlingen mit vermehrter Flüssigkeitsfüllung und verdickter Wand; vor- und rückwärts gerichtete Peristaltik (Waschmaschinen-Phänomen)

DD:
1. Zottenatrophie in der Duodenalhistologie bei negativer Zöliakie-Serologie. Medikamentös-toxisch: Olmesartan, MTX, IgA/G/M-Mangelsyndrome (CVID); M. Crohn mit Duodenalbefall, HIV-Enteropathie, radiogene Enteritis, GvHD u.a.
2. Weizenallergie (IgE- und/oder T-Zellvermittelte Reaktion gegen Weizenproteine)
3. Nicht-Zöliakie-Glutensensitivität (NCGS): Intoleranz gegen Weizenbestandteile, keine Antikörper wie bei Zöliakie, Duodenal-Histologie unauffällig → Ausschlussdiagnose. Die Patienten entwickeln meist kein Malabsorptionssyndrom.

Di.:
- ÖGD mit Duodenalbiopsien (mind. sechs aus Duodenum und Bulbus duodeni) Nachweis einer Kryptenhyperplasie mit ≥ 40 IEL/100 Enterozyten (= Marsh 2) oder einer Zottenatrophie mit ≥ 40 IEL/100 Enterozyten (= Marsh 3) [IEL = intraepitheliale Lymphozyten]
- Anti-TG2-IgA-Test positiv
- Klinische Besserung unter glutenfreier Diät (GFD)

Anm.: Marsh-Kriterien bei der histologischen Beurteilung der Dünndarm- oder Duodenalbiopsie:
Marsh 1: ≥ 40 IEL/100 Enterozyten ohne Kryptenhyperplasie
Marsh 2: ≥ 40 IEL/100 Enterozyten mit Kryptenhyperplasie
Marsh 3: Zusätzlich zu den Kriterien von Marsh 2:
a) partielle, b) subtotale, c) totale Zottenatrophie

Bei unsicherer Diagnose: Kontrollbiopsie unter GFD und danach evtl. Glutenbelastungstest mit nochmaliger Biopsie.

Th.: Lebenslang **strikte** glutenfreie Diät (GFD): Kartoffeln, Mais, Reis, Hirse, Sojabohnen u.a.
Keine Produkte aus Weizen, Gerste (Bier !), Roggen, Dinkel, Grünkern, Kamut. Kleine Mengen Hafer werden oft vertragen. Bereits 10 - 50 mg Gluten/d können zu histologischen Veränderungen führen! Lebenspartner müssen mitgeschult werden (Gefahr der Glutenkontamination im Haushalt).
Anbindung der Patienten an DZG (Deutsche Zöliakie-Gesellschaft).
Meiden von Milch/-produkten bei sekundärem Laktasemangel.
Bei Malabsorptionssyndrom Substitution fehlender Vitamine und Mineralstoffe
Problem: Refraktäre Zöliakie (RCD - siehe oben)

Anm.: Unter einer GFD sollten die serologischen Marker (anti-TG2-IgA-Ak und anti-EMA-IgA-Ak) negativ werden.

Prg: Beschwerdefreiheit unter GFD; hierunter Verminderung des Lymphomrisikos und Abheilung einer Dermatitis herpetiformis Duhring. Rückgang der Antikörper innerhalb von 3 - 6 Monaten. Die HLA-Marker sind genetische Merkmale und bleiben bestehen! Selten Refraktäre Zöliakie (siehe oben) → Beratung in Zentren

Tropische Sprue [K90.1]

Ät.: z.T. infektiös, z.T. unbekannt

KL.: Malabsorptionssyndrom nach Auslandsaufenthalt; evtl. megaloblastäre Anämie (siehe dort)

Di.: Ausschluss einer Zöliakie u.a. Ursachen einer Malabsorption

Th.: Doxycyclin (200 mg/d) und Folsäure (5 mg/d) über 6 Monate, Substitution bei Mangelsyndromen (z.B. Zink, Folsäure, Vitamin B_{12})

Durchfälle bei AIDS [B23.8]

Siehe Kap. Diarrhö

Morbus Whipple [K90.8+M14.8*]

Internet-Infos: *www.whippledisease.info; www.dgvs.de; S2k-Leitlinie (2015)*

Ep.: ca. 1 : 1.000.000, Durchschnittsalter ca. 55 J., Männer ca. 3 x häufiger als Frauen

Ät.: Systemische bakterielle Infektion mit Tropheryma whipplei, der bei manchen Menschen ein apathogener oraler Kommensale ist, bei genetisch disponierten Personen zur Erkrankung führen kann. T. whipplei-DNS ist ubiquitär in Kläranlagen und Abwässern von landwirtschaftlichen Betrieben nachweisbar. Replikative Infektionen mit T. whipplei wurden ausschließlich beim Menschen nachgewiesen.

KL.:
1. Diarrhö/Steatorrhö, Abdominalschmerzen, Malabsorptionssyndrom, starker Gewichtsverlust
2. Extraintestinale Symptome:
   Enteropathische (seronegative) Arthritis (60 %) und Sakroiliitis (40 %). Die Arthritis ist oft Erstsymptom und kann den intestinalen Symptomen bis zu 10 Jahre vorausgehen.
   Fieber, Polyserositis, Vergrößerung der mesenterialen und retroperitonealen Lymphknoten, braune Hautpigmentierung, evtl. Manifestation am Herz (latent verlaufende Endokarditis, Klappeninsuffizienzen), ZNS (Störungen der Okulomotorik, Myoklonien, Ataxie u.a.) u.a. Organen

Lab: BSG, CRP ↑, Eisenmangelanämie, evtl. Leukozytose, Albumin / Stuhlfett ↑, β-Carotin ↓, Cholesterin und Triglyzeride ↓ (Malabsorption)

DD: Mycobacterium avium intracellulare (MAI)-Infektion des Dünndarms bei AIDS-Patienten können eine ähnliche Histologie zeigen.

Di.:
1. ÖGD mit mehreren Duodenal- und Dünndarmbiopsien: Infiltration mit Makrophagen, die PAS-positive Glykoproteineinschlüsse enthalten (SPC-Zellen = sickle particle containing cells), wodurch auch intestinale Lymphgefäße obstruiert werden. Oft sind endoskopisch bereits deutliche weißliche Lymphangiektasien der Duodenalmukosa sichtbar. Elektronenmikroskopie: Intrazellulär gelegene stäbchenförmige Bakterien
2. Liquorpunktion mit PCR-Nachweis von Tropheryma whipplei (vor Therapiebeginn) und evtl. im Gelenkpunktat. Bei Endokarditis evtl. Kultur aus der explantierten Herzklappe (Speziallabor). Der alleinige PCR-Nachweis in Lunge oder Darm reicht zur Diagnose nicht aus.

Th.:
1. Induktionstherapie i.v. über 2 Wochen mit Ceftriaxon (1 x tägl. 2 g)
   Alternativen: Penicillin G oder Meropenem, anschließend
2. Orale Erhaltungstherapie über 3 - 12 Monate mit Cotrimoxazol (2 x tägl. 160/800 mg plus Folsäuresubstitution); Alternative: Doxycyclin + Hydroxychloroquin (12 Monate)
3. Bei Zeichen eines IRIS (inflammatorischen Immunrekonstitutionssyndroms) nach Beginn der Antibiose (Fieber, Verschlechterung der Gelenkbeschwerden) ist ggf. eine begleitende und zeitlich befristete Therapie mit Prednisolon erforderlich.
4. Therapiekontrolle nach 6 und 12 Mon. (Liquor und Biopsie), danach klinische Kontrollen lebenslang jährlich.

Beachte: PAS-positive Makrophagen persistieren auch Jahre nach suffizient erfolgter Therapie, daher ist die Duodenalhistologie nicht geeignet, um den Therapieerfolg zu kontrollieren. Heute gilt die negative Tropheryma whipplei-PCR im Liquor und in der Duodenalbiopsie als kuratives Kriterium.

Prg.: Die Erregereradikation führt zur Heilung. Konsequente Verlaufskontrollen lebenslang (siehe oben). Viele diagnostische Umwege und Fehldiagnosen, i.d.R. zunächst rheumatologisch. Unbehandelt mit tödlichem Verlauf.

Gallensäureverlust-Syndrom (GSVS) [K90.8]

Syn: Gallensäuremalabsorption, Bile acid diarrhea (BAD), Bile acid malabsorption (BAM)

Ät.:
1. Ausfall der Gallensäureresorption im Ileum (M. Crohn, Ileumresektion)
2. Bakterielle Dekonjugation der Gallensäuren im Dünndarm (Blindsack-Syndrom, z.B. bei interenterischen Fisteln)

Ph.: Die Gallensäuren (GS), deren Pool ca. 4 g beträgt, zirkulieren im enterohepatischen Kreislauf zwischen Leber und Darm 6 x täglich. Nur ca. 0,5 g werden täglich mit dem Stuhl ausgeschieden und durch Synthese in der Leber ersetzt.

Pg.:
1. Bei Ausfall der Gallensäurerückresorption, die ausschließlich im terminalen Ileum erfolgt, gelangen Gallensäuren ins Kolon. Fallen > 40 cm des Ileums aus, kann eine chologene Diarrhö auftreten.

2. Bei partieller Ileumresektion (< 100 cm) kann der Gallensäureverlust meist noch durch Mehrsynthese der Leber kompensiert werden, sodass die Fettemulgierung und -resorption nur leicht gestört ist. Bei ausgedehnter Ileumresektion (> 100 cm) ist der Gallensäureverlust so stark, dass eine Steatorrhö resultiert.
3. Der Gallensäureverlust führt zu verstärkter Lithogenität der Galle und gehäufter Cholesterinsteinbildung (Cholelithiasis).
4. Durch die intestinale Bindung von Kalzium an Fettsäuren kommt es zu verstärkter Resorption von Oxalsäure → gehäufte Bildung von Oxalatnierensteinen.

2 Stadien:

1. Kompensiertes GSVS: Noch ausreichende Produktion von GS in der Leber, daher Diarrhöen durch laxierende Wirkung der Gallensäuren im Kolon
2. Dekompensiertes GSVS: Zu starker Verlust von GS ohne ausreichende GS-Produktion, Fettstühle (wie bei Maldigestion): Stuhlfett > 7 g/24 h: Stearrhö

KL.: Chologene Diarrhö/Steatorrhö

Ko.: Maldigestionssyndrom
Evtl. Cholesteringallensteine und Oxalatnierensteine

Di.: Anamnese, Klinik
Bei typischer Anamnese kann ein erfolgreicher Therapieversuch mit Colestyramin die Diagnose sichern.
- Bestimmung der Gallensäuren im Stuhl (↑ bei BAD)
- ^{14}C-Glykocholat-Atemtest oder nicht-radioaktiver ^{13}C-Atemtest (keine Routineuntersuchung): Nach oraler Gabe radioaktiv markierter Gallensäure (^{14}C-Glykocholat) werden normalerweise 95 % im terminalen Ileum resorbiert, der Rest gelangt ins Kolon und wird dort bakteriell dekonjugiert. Dabei wird radioaktives $^{14}CO_2$ frei, absorbiert und über die Lunge ausgeatmet. Gallensäureverlustsyndrom führt zu verstärkter $^{14}CO_2$-Abatmung.
- ^{75}SeHCAT-Test (kein Routinetest, langwierig - 7 Tage): Nach Aufnahme von ^{75}Se-markierter Homotaurocholsäure wird diese nach 1 h und 7 Tagen szintigrafisch gemessen.
- Glukose-H_2-Atemtest: Nachweis einer bakteriellen Fehlbesiedlung des Dünndarms

Th.: A) Kausale Therapie, z.B.
1. Behandlung eines M. Crohn
2. Bei Blindsack-Syndrom korrigierende Op.; evtl. Tetrazykline bei bakterieller Fehlbesiedlung

B) Symptomatische Therapie
1. des Malabsorptionssyndroms (siehe dort)
2. der Oxalatsteine: Calcium 1 g oral/d (bindet Oxalat), MCT-Fette, Trinkmenge steigern
3. der chologenen Diarrhö:
   - Bei kompensiertem GSVS: Austauscherharze (z.B. Colestyramin, Colestipol, Colesevelam) KI: Darmstenosen wegen Ileusgefahr können eine mäßige chologene Diarrhö vermindern. Bei massiver Steatorrhö werden keine Austauscherharze gegeben, weil sie die Steatorrhö verstärken.
   - Bei dekompensiertem GSVS: Diät: Fettrestriktion (< 40 g/d) und Ersatz der langkettigen durch mittelkettige Triglyzeride (MCT-Produkte, z.B. Ceres®-Margarine)

Enterales Eiweißverlust-Syndrom [K90.4]

Syn: Intestinales Eiweißverlustsyndrom, exsudative Enteropathie, protein losing enteropathy (PLE)

Def: Pathologisch erhöhter Eiweißverlust über den Verdauungskanal

Ät.: 1. Lymphstauung im Bereich des Darmes:
a) Mechanische Obstruktion der Lymphgefäße: z.B. Lymphangiektasie (M. Waldmann), maligne Lymphome, M. Whipple
b) Erhöhter Druck in den Lymphgefäßen: z.B. konstriktive Perikarditis, Z.n. Fontan-Operation

2. Schleimhauterkrankungen mit verstärkter Eiweißexsudation: z.B. chronisch-entzündliche Darmerkrankungen, Strahlenenteritis, familiäre Polyposis, M. Ménétrier (Riesenfaltenmagen)

PPh: 10 - 20 % des täglich umgesetzten Albumins gehen über den Verdauungstrakt verloren. Bei der exsudativen Enteropathie ist der enterale Eiweißverlust mehr als zweifach gesteigert. Dann kann auch eine vermehrte Albuminsynthese den Verlust nicht kompensieren. Der Eiweißverlust betrifft alle Eiweißfraktionen.

KL.: Die Symptome des enteralen Eiweißverlustsyndroms sind meist die gleichen wie beim Malabsorptionssyndrom, da beiden Syndromen häufig die gleichen Erkrankungen zugrunde liegen:
- Diarrhö/Steatorrhö, Gewichtsverlust, Malabsorptionssyndrom
- Hypoproteinämische Ödeme (bei Serumalbumin < 2,5 g/dl)
- Zusätzliche Symptome bei primärer intestinaler Lymphangiektasie (M. Waldmann = angeborene Fehlbildung der Lymphgefäße): Pleuraergüsse, Aszites, Lymphozytopenie

Lab: Albumin ⇓ ohne Leberzirrhose, Mangelernährung oder Nephropathie, Immunglobuline ↓
Außerdem können alle Laborparameter vermindert sein, die im Zusammenhang mit Mangelsymptomen stehen.

DD: Hypoproteinämische Ödeme renaler oder hepatischer Genese (Anamnese + Klinik!).

Merke: Bei unerklärlichen Ödemen (keine kardiale, venöse, renale, hepatische Ursache) auch an enteralen Albuminverlust denken.

Di.: 1. Diagnose eines enteralen Eiweißverlustsyndroms
- Anamnese/Klinik
- α_1-Antitrypsin (AT) im Stuhl ↑
  Exakter ist die Bestimmung der intestinalen AT-Clearance über 3 Tage, wobei der intestinale AT-Verlust auf die AT-Konzentration im Serum bezogen wird. Normalwerte bis 35 ml/d.
- Nuklearmedizinische Untersuchungen (z.B. mit radioaktiv markiertem Albumin) sind nicht aussagekräftiger als die AT-Clearance und daher entbehrlich.

2. Ätiologische Klärung
- Bildgebende Verfahren (Röntgen, CT u.a.)
- Endoskopisch-bioptische Untersuchung mit Histologie

Th.: A) Kausale Therapie
B) Symptomatische Therapie:
Diät: Natriumarme/eiweißreiche Kost, Fettrestriktion und Austausch der langkettigen durch mittelkettige Triglyzeride (MCT-Produkte, z.B. Ceres®-Margarine); Ausgleich von Mangelerscheinungen (Weitere Einzelheiten s. Kap. Malabsorptionssyndrom).

DÜNNDARMTUMOREN [D37.2]

A) Gutartige Tumoren:
Leiomyome, Lipome, Fibrome, Neurinome, Angiome, Adenome (und familiäre Polyposis-Syndrome, z.B. Peutz-Jeghers-Syndrom → siehe Kap. Polypen), Dünndarmendometriose (menstruationssynchrone Darmblutungen)

B) Bösartige Tumoren:
- Selten Adenokarzinome, gastrointestinale Stromatumoren (GIST → siehe dort), Sarkome
- Maligne Lymphome
- Neuroendokrine Tumoren (NET → siehe dort)

Vo.: Selten (< 5 % aller gastrointestinalen Tumoren)

KL.: Abdominelle Schmerzen; rezidivierender Subileus

Ko.:
- Enterale Blutung, Ileus
- Evtl. Karzinoid-Syndrom (siehe GEP-Tumoren)

Di.: Bildgebende Verfahren: Sono, MRT-Untersuchung nach Sellink (= Hydro-MRT) Single- und Doppelballon-Enteroskopie, Videokapselendoskopie (geschluckte Minikamera), evtl. Angiografie

Th.: Operative Entfernung; Gabe von Imatinib bei GIST (siehe dort), evtl. Chemotherapie nach entsprechender Histologie

Prg: Gut bei benignen, schlecht bei malignen Dünndarmtumoren

MALIGNE LYMPHOME DES DÜNNDARMS

→ Siehe Kap. Non-Hodgkin-Lymphome

GASTROINTESTINALE STROMATUMORE (GIST)

Internet-Infos: *www.lh-gist.org; www.liferaftgroup.com*

Def: Maligner mesenchymaler Tumor des Gastrointestinaltraktes (GI), Entwicklung aus interstitieller Cajal-Zelle oder deren Vorläuferzelle

Ep.: Inzidenz 1: 100.000/J.; Erkrankungsalter 50. - 70. Lj.

Ät.: Unbekannt; sehr selten familiäre GIST, gehäuft bei Neurofibromatose Typ 1

Pg.: Aktivierende Mutation in Tyrosinkinase-Rezeptoren c-kit (CD117) in ca. 90 % (in ca. 60 % im KIT-Exon 11) oder Mutation des PDGFRα-Gens (5 %); Rest ohne Mutation (wild-type)

KL.:
- 50 % Lokalisation im Magen; 25 % im Dünndarm, 10 % Kolon
- 50 % metastatisch (hämatogen, Leber, Peritoneum; selten extraabdominal)
- 2/3 symptomatisch (intraabdominale oder GI-Blutung, Perforation, Obstruktion)

Lab: Evtl. Anämie, sonst keine richtungsweisenden Befunde

Di.:
- Bildgebende Diagnostik: KM-CT oder -MRT; EUS, bei unklaren Fällen PET-CT
- Biopsie mit Histologie, Mutationszahl pro HPF und Immunhistochemie: ca. 90 % KIT (CD117) positiv, beweisend bei entsprechender Morphologie, Einteilung in verschiedene Risikogruppen
- Mutationsanalyse zur Planung der medikamentösen Therapie, 10 % primär Imatinib-resistent

Th.:
- Resezierbare GIST: Chirurgie, Ziel R0-Resektion
  Evtl. neoadjuvante Therapie mit Imatinib zur präoperativen Tumorverkleinerung. Adjuvante Imatinib-Therapie je nach Risikoeinteilung (großer Tumor, hohe Mitoserate, Tumorlokalisation) verlängert das rezidivfreie und das Gesamtüberleben. Adjuvante Therapie mit Imatinib über drei Jahre bei Pat. mit hohem Rezidivrisiko.
- Inoperable GIST: Tyrosinkinase-Inhibitoren (TKI), Erstlinientherapie 400 mg/d Imatinib (Glivec®), bei KIT Exon 9 Mutation 2 x 400 mg/d; bei Progression ggf. Dosiserhöhung oder Wechsel auf andere TKI: Sunitinib, danach Regorafenib. Weitere Therapie → *siehe Internet*

Prg: Kleine, vollständig resezierte GIST: Heilung
Fortgeschrittene GIST: Mittlere Gesamtüberlebenszeit stark abhängig von der molekularen Mutationsanalyse und damit vom Ansprechen auf die medikamentöse Therapie

DÜNNDARMTRANSPLANTATION

Ind: z.B. Versagen der total parenteralen Ernährung (TPN) bei Kurzdarmsyndrom

Verfahren: Nur Dünndarm (ITx: 43 %), ITx mit Leber (ILTx: 30 %), ITx mit Leber, Bauchspeicheldrüse und anderen Organen wie Magen (multiviszeral - MVTx: 24 %) oder ohne Leber (modifiziert multiviszeral - mMVTx: 3 %)

Immunsuppression: Verschiedene Protokolle

Voraussetzungen:
1. TPN-Versagen
2. Ausschluss schwerer Herz-Kreislauferkrankungen, Malignome und akuter Infektionen
3. Blutgruppenkompatibilität und negatives Cross match (mixed lymphocyte culture = MLC)

Ko.: Blutung, Thrombose, Abstoßung, Infektion, GvHD, Sepsis

Prg: 1-Jahres-Patienten überleben ca. 90 %, 1-Jahres-Transplantatüberleben ca. 80 %

CHRONISCH ENTZÜNDLICHE DARMERKRANKUNGEN (CED)

Internet-Infos: *www.dgvs.de; www.kompetenznetz-ced.de; www.dccv.de; www.ced-check.at*

Syn: (englisch) Inflammatory bowel disease (IBD)

Def: Chronisch entzündliche Darmerkrankungen: M. Crohn (MC) und Colitis ulcerosa (CU).

Ep.: Inzidenz in D: Colitis ulcerosa ca. 6/100.000/J. - M. Crohn ca. 6/100.000/J.
Häufigkeitsgipfel CU: 25 - 35. Lj., MC 15 - 35 Lj. In Deutschland wird jedes Jahr die Diagnose bei bis zu 1.500 Kindern gestellt! Stillen scheint protektiv bei Kindern zu wirken, eine häufige Antibiotikatherapie in der Kindheit ist mit einem erhöhten CED-Risiko assoziiert. Familiäre Häufung, insbes. bei M. Crohn (z.B. bei homozygoter NOD2-Genmutation - 17fach höheres Risiko). Mehr als 100 Gene sind mit CED assoziiert. Das Erkrankungsrisiko für Geschwister von Patienten mit CED ist 15 x (Colitis ulcerosa) bzw. 30 x (M. Crohn) höher als in der Bevölkerung.
Bestimmte Bevölkerungsgruppen (bes. Ashkenazi-Juden) erkranken häufiger an M. Crohn. Raucher erkranken seltener an Colitis ulcerosa, jedoch häufiger an M. Crohn.

Ät.: Unbekannt (genetische und Umweltfaktoren)

Pg.: Nicht geklärt. Möglicherweise gestörte Darmbarriere gegenüber normaler Darmflora. Einige CED-Patienten beschreiben eine zurückliegende Darminfektion.
3 hypothetische Phasen:
1. Barrierestörung mit Eindringen von Bakterien in die Darmschleimhaut
2. Pathologisch gesteigerte Abwehrreaktion (T-Zellen, Makrophagen, Entzündungsmediatoren)
3. Ausbildung lokaler Gewebsschädigungen mit Erosionen, Nekrosen, Ulzerationen, Fibrose

KL.: Leitsymptome: Chronisch-rezidivierende Abdominalschmerzen und Durchfälle plus extraintestinale Symptome (ca. 35 %)

Th.: Therapieziel: Steroidfreie langfristige Remission, Mukosaheilung, Vermeidung von Operationen und Krankenhausaufenthalten und Normalisierung der Lebensqualität..

ENTEROCOLITIS REGIONALIS (MORBUS CROHN) [K50.9]

Internet-Infos: S3-Leitlinie 2014, *www.dgvs.de*

Def: Diskontinuierlich und segmental auftretende transmurale Entzündung des gesamten Gastrointestinaltraktes. Häufigste Lokalisation: Terminales Ileum und proximales Kolon.

Ep./Ät./Pg.: Siehe oben

Genetik: Assoziationen mit NOD2-Genmutationen (R702W, G908R,1007fs u.a.). Heterozygote Patienten haben ein 2,5faches Risiko für M. Crohn, homozygote Personen haben ein 17fach erhöhtes Risiko. Weitere Assoziationen mit Genmutationen sind bekannt: Autophagiefaktor ATG16L1, Interleukinrezeptor IL23R u.a.

Pat: Lok: Meist Befall von terminalem Ileum und Kolon in 45 % d.F.; der gesamte GI-Trakt vom Mund bis zum Anus kann prinzipiell befallen werden.

Makroskopisch: Starke narbig-entzündliche Darmwandverdickung, mit transmuraler und segmentaler Entzündung, Ausbildung segmentaler Stenosen und Fisteln. Endoskopisches Bild: Siehe Diagnose.

Hi.: Epitheloidzellgranulome und mehrkernige Riesenzellen (40 % d.F.). Hyperplasie der zugehörigen Lymphknoten (70 % d.F.), Lymphangiektasie, aphthenähnliche Geschwüre der Schleimhaut mit Fissuren und Fistelbildung. Es gibt keine histologisch beweisenden Kriterien!

KL.: 1. Abdominalschmerzen und Durchfälle, meist nicht blutig, gel. Verstopfung, Meteorismus
2. Symptome wie bei Appendicitis:
- Kolikartige Schmerzen im rechten Unterbauch, evtl. druckschmerzhafte Resistenz tastbar
- Leichte Temperaturerhöhung

Je nach Befall können Abdominalschmerzen verschieden lokalisiert sein (Fehldiagnose: „Chronische Appendicitis")

Einteilung der Klinik nach der **Montreal-Klassifikation** (wichtig für Prognose und Verlauf):
- A: Manifestationsalter: A1 < 16. Lj.; A2 17. - 40. Lj.; A3 > 40. Lj.
- L: Lokalisation: L1 Ileum, L2 Kolon, L3 ileokolonisch, L4 oberer GI-Trakt (z.B. L1 + L4)
- B: Biologisches Verhalten: B1 nicht strikturierend / penetrierend, B2 strikturierend, B3 intern penetrierend, B3p perianal penetrierend

Ko.: 1. Extraintestinale Symptome (35 - 50 %, unterschiedliche Angaben)
a) Haut: Erythema nodosum (ca. 15 %), Pyoderma gangraenosum (selten), Aphthen u.a.
b) Augen (7 %): Episkleritis, Iritis, Uveitis, Konjunktivitis u.a.
c) Gelenke (20 %): Arthritis, ankylosierende Spondylitis, meist HLA-B27 positiv, Sacroiliitis
d) Leber: Fettleber, PSC (5 % - primär sklerosierende Cholangitis) ist bei M. Crohn seltener als bei C. ulcerosa

2. Fisteln (40 %) und anorektale Abszesse (25 %)
DD: Darmfisteln: M. Crohn, Divertikulitis, Tuberkulose, Karzinom

Merke: Analfisteln sind oft erstes Symptom eines M. Crohn: Crohn-Diagnostik durchführen!

3. Wachstumsstörungen im Kindes- und Jugendalter
4. Malabsorptionssyndrom mit Gewichtsverlust
Bei Ileumbefall bzw. nach Ileumresektion evtl. Vitamin B_{12}-Mangel mit megaloblastärer Anämie und evtl. Gallensäuren-Verlustsyndrom mit chologener Diarrhö → erhöhtes Risiko für Cholesterin-Gallensteine und Oxalat-Nierensteine. 1 x/Jahr Kontrolle von Vitamin B_{12}, Folsäure, Eisen u.a.
5. Darmstenosen mit (Sub-)Ileus, selten Perforation
6. NW der Kortikosteroidtherapie (Osteoporose, Diabetes, Infektionen, Linsentrübung u.a.)
7. Spätkomplikationen: Sehr selten Amyloidose; das Risiko für kolorektale Karzinome ist ca. 2fach erhöht, aber kleiner als bei Colitis ulcerosa; Risiko erhöht bei starkem Kolonbefall und in lange bestehenden Fisteln („Fistelkarzinom").

Verlauf: Schubweise mit einer Rezidivhäufigkeit von 30 % nach 1 J. und 70 % nach 2 J. Ein chronisch-aktiver Verlauf liegt vor bei Persistenz der Krankheitssymptome > 6 Monate.
Der Krankheitsverlauf kann mittels Aktivitätsindizes (z.B. CDAI = Crohn's Disease Activity Index) beurteilt werden → *siehe Internet.*
Prognostisch ungünstig sind junges Erkrankungsalter, Rauchen, von Beginn an perianaler Befall, schwerer erster Schub mit Gewichtsverlust > 5%, Steroidpflichtigkeit, Dünndarmbefall.

DD: Darm-TB, Yersiniose; weitere DD siehe Kap. Colitis ulcerosa

Di.: 1. Anamnese + Klinik

2. Endoskopie + Stufenbiopsien: Im Gegensatz zur Colitis ulcerosa (kontinuierlich oralwärts fortschreitend) zeigt der M. Crohn einen segmentalen diskontinuierlichen Befall ("skip lesions") abwechselnd mit gesunden unveränderten Darmsegmenten. Aphthoide Läsionen, scharf begrenzte landkartenartige Ulzera oder unregelmäßig länglich geformte Ulzerationen (snail trails = Schneckenspuren), Strikturen, Pflastersteinrelief der Schleimhaut (cobble-stone-pattern), kleinste hämorrhagische Läsionen (pin-point-lesions). Biopsien sollten auch aus perianalen Abszessen und Fisteln gewonnen werden! Kinder zeigen häufiger einen Befall auch des oberen GI-Traktes.

Merke: Bei V.a. M. Crohn muss der gesamte Verdauungstrakt nach Manifestationen abgesucht werden (Erstdiagnostik: ÖGD/Koloskopie/Sonografie oder MRT des Dünndarms nach Sellink). Unauffällige Laborwerte schließen eine CED nicht aus!

3. Schnittbildverfahren (Frage: Stenosen, Fisteln, Darmwandverdickungen):
- MRT nach Sellink (orale Gabe von 2,5 %iger Mannitol-Lösung): Verfahren der ersten Wahl. Sehr gute Darstellung einer verdickten Dünndarmwand und vergrößerter Lymphknoten, fehlende Strahlenbelastung. Auch Darstellung perianaler Fisteln durch MR-Becken.
- Sonografie (abdominal, transrektal, perineal): Evtl. Nachweis von Darmwandverdickungen (Kolon > 4 mm, Ileum > 2 mm), evtl. Nachweis von Abszessen und Fisteln

Anm.: CT Abdomen nur in begründeten Einzelfällen (hohe Strahlenbelastung)

4. Spezialdiagnostik (keine Routine)
4.1. Single- oder Doppelballonenteroskopie (SBE, DBE) des Dünndarms (spezielle Fragestellung)
4.2. Videokapselendoskopie (spezielle Fragestellung, nur nach Ausschluss von Stenosen)

5. Lab: Unspezifische Entzündungsparameter: Anämie; Leukozytose, CRP, Fibrinogen, BSG ↑ (können unauffällig sein). Mögliche Anämie-Ursachen: Enterale Blutverluste mit Eisenmangel, Mangel an Vitamin B_{12} und/oder Folsäure, chronische Entzündung, Myelosuppression (Azathioprin, 6-Mercaptopurin).
Calprotectin im Stuhl als Marker der Schleimhautentzündung
Bakteriologische Stuhldiagnostik: Ausschluss einer Darminfektion (z.B. Campylobacter und Clostridioides difficile)

Th.: Internet-Infos: *www.dgvs.de; S3-Leitlinie*

I. Konservativ:

1. Rauchverzicht: Rauchen verschlechtert die Prognose deutlich: Ein Rauchverzicht halbiert das Rezidivrisiko bei M. Crohn; es gibt kaum rauchende Crohn-Patienten ohne Komplikationen!

2. Diät und supportive Therapie:
   Bei nachgewiesener Laktoseintoleranz (30 % der Patienten!) laktosearme Kost. Meiden von Speisen, die der Patient nicht verträgt (Eliminationsdiät): Ernährungsberatung.
   Bei Dünndarmbefall mit Malabsorptionssyndrom Substitution von Eiweiß, Kalorien, Elektrolyten, Vitamin B_{12} und fettlöslichen Vitaminen (ADEK), Kalzium, Zink u.a. Bedarfsstoffen.
   Bei Kindern mit M. Crohn gilt die alleinige orale Ernährungstherapie (Formuladiät über 6 - 8 Wochen) als Therapie der ersten Wahl.
   Bei chologener Diarrhö Gabe von Colestyramin zur Gallensäurebindung. Im akuten Schub ballaststofffreie Kost. Bei hochakuten Verläufen evtl. kurzfristig parenterale Ernährung über ZVK (zentraler Venenkatheter).
   Eisensubstitution bei Eisenmangelanämie (mit niedrigem Ferritin), bei fortbestehender ausgeprägter Entzündungsanämie Therapieversuch mit Erythropoetin.
3. Osteoporoseprophylaxe: Vitamin D (1.000 IE/d) + Kalzium (1.000 mg/d)
4. Medikamentös:

▶ **Remissionsinduktion:**

4.1. Sulfasalazin/Mesalazin (5-ASA):

Bei einer Colitis Crohn mit leichter bis mäßiger Aktivität ist Sulfasalazin in einer Dosis von 3 - 6 g/d wirksam. Bei zusätzlichem Gelenkbefall besteht eine weitere Indikation für Sulfasalazin. Mesalazin ist bei M. Crohn nicht sicher wirksam (siehe Internet *S3-Leitlinie*).

4.2. Kortikosteroide:

- Topische Steroidtherapie: Bei leichtem bis mittelschwerem Schub mit Befall des Ileozökalbereiches ohne extraintestinale Manifestationen. Geringe NW durch hohen First-Pass-Effekt der Leber, jedoch keine Dauertherapie empfohlen.
  Dos: Budesonid (z.B. Budenofalk®, Entocort®) max. 9 mg/d, stufenweise Dosisreduktion
- Systemische Steroidtherapie über 8 - 12 Wochen (immer zeitlich begrenzt)
  Ind: Schwerer Schub, ausgedehnter Befall von Dünndarm, Ösophagus, Magen und extraintestinale Manifestationen
  Dos: 1. Woche z.B. 60 mg Prednisolon/d, stufenweise Dosisreduktion nach jeweils 1 Woche: Beispiel 60 → 50 → 40 → 30 → 25 → 20 → 15 → 10 mg/d; Erhaltungsdosis z.B. 5,0 - 7,5 mg/d für 3 - 6 Monate. Dauertherapie vermeiden.
  Bei Crohn-Kolitis mit Befall von Rektum oder Sigmoid werden zusätzlich Steroid- oder Mesalazinhaltige Klysmen, Rektalschaum oder Suppositorien eingesetzt. Klistiere können bis zur linken Flexur wirken.

  Drittel-Regel für den Erfolg einer Kortikosteroidtherapie:
  1/3 der Patienten stabile Remission; 1/3 wird steroidabhängig (= Prednisolon-Bedarf > 10 mg/d über 3 Monate oder länger. Beim Ausschleichen der Steroiddosis kommt es zum Rückfall); 1/3 der Patienten ist steroidrefraktär und benötigt Immunsuppressiva.

  Merke: Bei prognostisch ungünstigem Verlauf sollte frühzeitig eine Therapie mit Azathioprin und/oder Biologika erwogen werden: Verbesserung der Prognose (weniger Operationen, weniger Hospitalisationen, Erhalt der Arbeitsfähigkeit u.a.m!)

4.3. Immunsuppressiva:

Ind: Steroidabhängiger oder steroidrefraktärer Verlauf; mehr als 2 Schübe mit Steroidabhängigkeit/Jahr; Fisteln; wiederholte Crohn-Operation; Remissionserhaltung. Azathioprinwirkung beginnt erst nach ca. 3 Monaten.

- Azathioprin: Absinken der Schubinzidenz von 1,1 auf 0,2/Jahr + Reduktion der erforderlichen Prednisondosis. Auch das Risiko einer Rezidiv-Op. bei vorher Operierten reduziert sich.

  KI und NW sind zu beachten, z.B. Pankreatitis, cholestatische Hepatitis, Knochenmarkdepression, Makrozytose u.a. 1 % der Bevölkerung hat einen homozygoten Defekt des Enzyms TPMT (Thiopurinmethyltransferase), das Azathioprin abbaut. Sehr selten T-Zell-lymphom.

  Cave: Keine Kombination mit Allopurinol!
  Dos: Einschleichende Dosierung mit 50 mg/d oral und Steigerung um 50 mg pro Woche unter zunächst wöchentlichen Laborkontrollen (Leukozyten, Lipase, Leberwerte). Wirksame Zieldosis bei M. Crohn: 2 - 2,5 mg Azathioprin/kg KG/d.
- Methotrexat: Bei Intoleranz von Azathioprin oder Rezidiven, bei Gelenkbeteiligung

4.4. Biologika:

TNFα-Antikörper: Infliximab (Remicade®, Biosimilars), Adalimumab (Humira®, Biosimilars) s.c.

Integrin $\alpha 4\beta 7$-Ak: Vedolizumab (Entyvio®) i.v.
p40(IL-12/IL-23)-Ak: Ustekinumab (Stelara®) i.v./s.c.

NW: Opportunistische Infektionen und Reaktivierung einer abgeheilten Tuberkulose; allergische Reaktionen, Verschlechterung einer Herzinsuffizienz (= KI), Optikusneuropathie
Ind.: Gut wirksame Reservemittel für schwere Verläufe, die auf Kortikosteroide und Immunsuppressiva nicht ansprechen; therapierefraktäre Fisteln; Erfolgsrate bis 80 %; gel. Wirkungsverlust nach Monaten. Vorher TB (Rö-Thorax) und aktiven Abszess (MRT Becken) ausschließen! Die einzige Vergleichsstudie von verschiedenen Biologika zeigt einen leichten Vorteil von Vedolizumab über Adalimumab.

▶ **Remissionserhaltung:**
Etwa 30 % der Patienten erleiden nach medikamentös induzierter Remission innerhalb des ersten Jahres ein Rezidiv, insgesamt 70 % innerhalb von zwei Jahren.
Remissionserhaltung bei M. Crohn: Dauertherapie mit Azathioprin ± TNF-Antikörper über Monate bis Jahre (Erfolg bis 70 %). Eine Wirksamkeit von Azathioprin über 4 J. ist belegt.

▶ **Fisteltherapie:** Immer interdisziplinär und individuell
- Metronidazol (keine Dauertherapie) und/oder Ciprofloxacin
  Bakterizide Wirkung auf anaerobe Darmbakterien
  NW: Häufig: Alkoholunverträglichkeit, Polyneuropathie (30 % d.F.), gastrointestinale Beschwerden, Kopfschmerzen, Hautreaktionen, Leukopenien: Therapie max. 4 - 6 Wochen
  KI: Metronidazolallergie, Erkrankungen des Nervensystems, Schwangerschaft, Stillzeit; Patient auf Alkoholunverträglichkeit hinweisen.
- Falls therapierefraktär: Operative Fadendrainage oder anti-TNF-Antikörper ± Azathioprin; neues Therapieverfahren: Lokale Injektion von mesenchymalen Stammzellen (Alofisel®)

5. Psychosomatische Hilfe, Selbsthilfegruppen

II. **Interventionelle Endoskopie,** z.B.
- Ballondilatation stenosierter Darmabschnitte (z.B. Anastomosenstenose nach OP)
- Verschluss von Fisteln (Clip- oder Looptechnik)

III. **Chirurgie:**
Darmerhaltende Minimalchirurgie, laparoskopische Chirurgie
Indikation nur bei Komplikationen:
- Akut (Abszesse, Perforation, Peritonitis, Ileus u.a.)
- Elektiv (rezidivierende Fisteln oder Subileus u.a.)

Bei Stenosen und Versagen der Ballondilatation sparsame Resektion mit End-zu-End-Anastomose. Strikturoplastik bei kurzstreckigen Strikturen. Eine Heilung ist nicht möglich, daher OP-Indikation zurückhaltend stellen. Endoskopische Kontrolle 6 - 12 Wochen nach Op., dann weitere Therapieentscheidung.
Ko.: Fisteln, Obstruktion, Blutung,
Kurzdarm-Syndrom bei größeren Dünndarmverlusten:
- Mangelernährung mit Kachexie, Osteoporose, Zinkmangel, Vitamin D-Mangel
- Bei Verlust des terminalen Ileums evtl. chologene Diarrhö/Steatorrhö durch Verlust von Gallensäuren; erhöhtes Risiko für Kalziumoxalat-Nierensteine und Gallensteine (→ evtl. Gabe von Colestyramin oral und Substitution fettlöslicher Vitamine A, D, E, K)
- Megaloblastäre Anämie (Vitamin B_{12}-Mangel → Substitution i.m.)

Prg: Hohe Rezidivrate besonders bei Rauchern, hoher Entzündungsaktivität und Dünndarmbefall! Komplikationen zwingen früher oder später zu Operationen (70 % innerhalb von 15 Jahren). Bei optimaler Therapie hat die Mehrzahl der Patienten eine normale Lebenserwartung. Wegen erhöhtem Risiko für kolorektale Karzinome regelmäßige Kontrollkoloskopien.

COLITIS ULCEROSA [K51.9]

Internet-Infos: S3-Leitlinie 2018, *www.dgvs.de*

Def: Chronisch entzündliche Dickdarmerkrankung mit kontinuierlicher Ausbreitung und Ulzerationen der oberflächlichen Schleimhautschichten mit Blutung

Ep./Ät./Pg.: Siehe „chronisch entzündliche Darmerkrankungen" (CED)

Pat: Lok: Befall des distalen Rektums mit Ausbreitung nach proximal (Rektum stets befallen): Nur Rektosigmoid ca. 50 %, zusätzlich linksseitige Kolitis ca. 25 %, Pankolitis ca. 25 %. Einteilung nach der Montreal-Klassifikation: E1 Proktitis, E2 Linksseitenkolitis, E3 Pankolitis.
- „Linksseitenkolitis": Befall vom Rektum bis ca. linke Flexur
- Pankolitis: Befall des gesamten Kolons, häufig bei Colitis ulcerosa im Kindesalter

Makroskopisch:
- Frisches Stadium:
  Flächig gerötete, geschwollene Schleimhaut, mit Kontaktblutung, normale Gefäßzeichnung nicht erkennbar, punktförmige Schleimhautulzera mit weißlichen Fibrinbelägen
  Hi.: Granulozyteninfiltration der Schleimhaut mit Eiter in den Krypten = sog. „Kryptenabszesse" (typisch, aber nicht beweisend)
- Chronisch-fortgeschrittenes Stadium:
  Schleimhautzerstörung mit Verlust des normalen Faltenreliefs; Verlust der Haustrierung, restliche Schleimhautinseln sieht man als "Pseudopolypen".
  Hi.: Infiltration der Schleimhaut überwiegend mit Lymphozyten und Histiozyten, Schleimhautatrophie, DALM (= dysplasia associated lesion or mass), Epitheldysplasien sind Vorläufer einer karzinomatösen Entartung („low-grade"- und „high-grade"-Dysplasie).

KL.:
- Blutig-schleimige Durchfälle (Leitsymptom), evtl. Fieber, Anämie
- Abdominalschmerzen, z.T. krampfartig im linken Unterbauch vor der Defäkation (Tenesmen)

Ko.:
1. Extraintestinale Symptome (ca. 35 %, unterschiedliche Angaben):
   a) Haut: z.B. Erythema nodosum (10 %), Pyoderma gangraenosum
   b) Augen (ca. 7 %): Iritis, Uveitis, Episkleritis, Konjunktivitis
   c) Gelenke (am häufigsten): Arthritis, ankylosierende Spondylitis (meist HLA-B27 positiv)
   d) Leber: z.B. primär sklerosierende Cholangitis (PSC): Bei C. ulcerosa häufiger als bei M. Crohn; Fettleber
2. Wachstumsstörungen im Kindesalter
3. Gewichtsverlust
4. Massive Blutung
5. Toxische Kolondilatation (= toxisches Megakolon) mit Sepsis, Peritonitis, Perforationsgefahr. Kritische Kolondilatation > 6 cm im Röntgen des Abdomens.
6. Risiko für kolorektale Karzinome (KRK): Das Risiko korreliert mit dem Ausmaß der Kolonbeteiligung und der Dauer der Erkrankung. Bei Patienten mit CU ist das Risiko für KRK um das 2,4fache erhöht. Die „European Crohn's and Colitis Organisation" (ECCO) empfiehlt ab dem 8. Jahr nach Krankheitsbeginn Kontroll-Koloskopien (siehe unten).
   Bei gleichzeitig vorliegender PSC ist das KRK-Risiko stärker erhöht und es besteht auch ein Risiko für cholangiozelluläre Karzinome.
   Die Tumorentstehung erfolgt oft ohne Ausbildung von Polypen auf dem Boden einer Dysplasie-Karzinom-Sequenz, wobei Epitheldysplasien (= intraepitheliale Neoplasien = IEN) Vorläufer von Karzinomen sind, die multilokulär entstehen.
7. Seltene Spätkomplikation: Amyloidose

Verlauf:
1. Chronisch-rezidivierender (oder intermittierender) Verlauf (85 %)
   Rezidivierende Exazerbationen (die durch körperliche und psychische Belastungen ausgelöst werden können) wechseln mit Zeiten kompletter Remission. 5 - 10 % der Patienten bleiben nach einer einzigen Krankheitsattacke viele Jahre beschwerdefrei.
   Oft beschränkt sich die Erkrankung auf Rektum, Sigma und distales Kolon.
2. Chronisch-kontinuierlicher Verlauf ohne komplette Remissionen (10 %)
   Beschwerden unterschiedlicher Intensität ohne Zeiten der Beschwerdefreiheit.
3. Akuter fulminanter Verlauf (5 %)
   Plötzlicher Krankheitsbeginn mit Tenesmen und Durchfällen wie bei Cholera, septische Temperaturen, Dehydratation und Schock.
   Ko.: Toxische Kolondilatation (= toxisches Megakolon) mit Überblähung des Abdomens, Peritonitis [K65.9], Perforationsgefahr (Kolonkontrasteinlauf und Koloskopie kontraindiziert).
   Letalität: 30 %

DD:
1. Infektiöse Kolitis: (bakteriologische und parasitologische Diagnostik)
   - Akute Kolitis durch Campylobacter, Shigellen, Salmonellen, Yersinien, Escherichia coli (enteroinvasive Stämme), CMV bei Immunsupprimierten
   - Antibiotikaassoziierte pseudomembranöse Kolitis [A04.7] durch Clostridioides difficile-Toxine (siehe dort)
   - Parasitäre Infektionen: Entamoeba histolytica, Balantidium coli, Giardien, Schistosomiasis (Bilharziose): Tropenanamnese!
   - Sexuell übertragene Proktosigmoiditis: Gonokokken, Chlamydien, HSV-2
   - Durchfälle bei AIDS:
     a) Infektionen: Kryptosporidien, Mikrosporidien, Mycobakterium avium intracellulare (MAI), CMV u.a.
     b) Diarrhö durch HIV-Medikation (ART = antiretrovirale Therapie)
     c) HIV-Enteropathie (direkter viraler Effekt)

2. Nichtinfektiöse Kolitis:
- Ischämische Kolitis [K55.9] (ältere Patienten, meist > 65 J., plötzlicher Beginn mit kolikartigen Schmerzen bes. im linken Unter-/Mittelbauch)
- Strahlenkolitis (oft mit rektalen Blutungen, Bestrahlungsanamnese, z.B. Prostata-Ca.)
- Diversionskolitis: In operativ ausgeschalteten Darmsegmenten auftretende hämorrhagische Kolitis (Urs.: Mangel an kurzkettigen Fettsäuren; Th.: Operative Rückverlagerung eines Anus praeter, evtl. Einläufe mit kurzkettigen Fettsäuren).
- Mikroskopische Kolitis (siehe dort)
- Medikamentös-toxische Kolitis: NSAR-Kolitis (früher auch Gold, Ergotamin)
- Immunologisch vermittelte Kolitis durch Checkpoint-Inhibitor-Therapie (onkologische Patienten)

3. Andere Darmerkrankungen:
- M. Crohn (siehe Tabelle)
- Divertikulitis, Appendicitis
- Nahrungsmittelallergie, Zöliakie
- M. Whipple (Dünndarmbiopsie)
- Kolonkarzinom und -polypen, Karzinoid, maligne Lymphome des Dünndarms
- Reizdarm-Syndrom (typische Klinik, keine blutigen Durchfälle, Ausschlussdiagnose)

DD	Colitis ulcerosa	M. Crohn
Lokalisation	Kolon	Gesamter Verdauungstrakt
Rektumbeteiligung	Immer	20 %
Ileumbeteiligung	Selten („backwash ileitis“)	bis 80 %
Ausbreitung	Retikulär-kontinuierlich, von distal (Rektum) nach proximal	Diskontinuierlich von proximal (terminales Ileum) nach distal (Kolon)
Niveau	Schleimhaut	Transmural
Klinik	Blutig-schleimige Durchfälle	Abdominalschmerzen und Durchfälle meist ohne Blut, evtl. tastbare Resistenz im rechten Unterbauch
Extraintestinale Symptome	ca. 35 %	35 - 50 %
Typische Komplikationen	Toxisches Megakolon, Blutungen	Fisteln, Fissuren, Abszesse, Stenosen, Konglomerattumoren
Röntgen	Zähnelung, Pseudopolyposis, Haustrenschwund → langes glattes Rohr („Fahrradschlauch“)	Fissuren, Pflastersteinrelief, segmentale kurze Darmstenosen
Endoskopie	Diffuse Rötung, Vulnerabilität, Kontaktblutung, kontinuierlicher Befall mit nach distal zunehmender Aktivität, unscharf begrenzte Ulzerationen, Pseudopolypen	Aphthoide Läsionen, landkartenartige tiefe Ulzerationen mit „snail trail“ (Schneckenspuren), segmentaler Befall, Stenosen, Fisteln, Pflastersteinrelief
Histologie (nie beweisend)	Mukosa, Submukosa: Kryptenabszesse, Becherzellverlust, im Spätstadium Schleimhautatrophie und Epitheldysplasien	Gesamte Darmwand + mesenteriale Lymphknoten: Epitheloidzellgranulome (40 %); im Spätstadium: Fibrose

Beachte: In 10 % d.F. ist klinisch und histologisch eine sichere Differenzierung nicht möglich ("Colitis indeterminata"), ggf. muss die anfängliche Diagnose revidiert werden.

Di.:
- Anamnese + Klinik: Inspektion des Anus + digitale Austastung des Rektums
- Komplette Ileokoloskopie zur Diagnose einer Colitis ulcerosa mit Stufenbiopsien in mehreren Kolonabschnitten einschließlich Rektum, Biopsien auch aus makroskopisch unauffälligen Gebieten
- Intervall der Überwachungs-Koloskopie ab dem 8. Erkrankungsjahr nach Risikostratifizierung:
  - Hohes Risiko: 1 x/Jahr (ausgedehnte Kolitis mit hochgradiger Entzündung, IEN in den letzten 5 J., erstgradige Verwandte mit KRK < 50 J., PSC, Stenose)
  - Intermediäres Risiko: Alle 2 - 3 Jahre (mäßiggradige Kolitis, erstgradige Verwandte mit KRK ≥ 50 J., viele Pseudopolypen)
  - Niedriges Risiko: Alle 4 Jahre

  Bei reinem Rektumbefall kein erhöhtes KRK-Risiko. Bei Durchführung einer Chromoendoskopie oder einer High-Definition-Weißlichtendoskopie (HDWLE) mit Biopsien aus allen auffälligen Arealen kann evtl. auf zufällige („blinde“) Stufenbiopsien verzichtet werden.
  Bei eindeutiger und durch 2. Pathologen bestätigter IEN (= Dysplasie) stellt sich die Indikation zur elektiven, kontinenzerhaltenden Proktokolektomie (unabhängig vom Dysplasiegrad)

- Sonografie: Evtl. Nachweis von diffusen Wandverdickungen des Kolons
- Lab: Entzündungsparameter: Evtl. Anämie, Leukozytose, BSG und CRP ↑ in Abhängigkeit von der entzündlichen Aktivität, evtl. Thrombozytose
  Calprotectin und Lactoferrin im Stuhl als Marker der Schleimhautentzündung.
  Bei erhöhter γ-GT/AP → PSC ausschließen.
  Fakultativer Nachweis von pANCA = antineutrophile cytoplasmatische Antikörper mit perinukleärem Fluoreszenzmuster (ca. 60 % d.F.)
  Bakteriologische Stuhluntersuchung (Ausschluss einer infektiösen Kolitis) und evtl. Test auf Clostridioides-difficile-Toxin

Th.: Internet-Infos: *www.dgvs.de*

Therapie ist abhängig von:

1. Lokalisation: Proktitis und die Linksseitenkolitis können mittels Lokaltherapie (rektale Zäpfchen, Einläufe, Schaumpräparate), die Pankolitis muss systemisch behandelt werden.
2. Schweregrad der Entzündung und Ansprechen auf eine Steroidtherapie

I) Konservativ:

1. Diät und supportive Maßnahmen: Siehe M. Crohn

2. Medikamentöse Therapie:

▶ Remissionsinduktion:

Definition der Remission: Klinisch: Keine Diarrhö/Schmerzen
Endoskopisch: Keine entzündlichen Veränderungen

2.1 Mesalazin = Retardpräparat der 5-Aminosalicylsäure = 5-ASA

(z.B. Pentasa®, Salofalk®, Claversal®, Asacol®, Mezavant®):
Durch Fehlen der Sulfonamidkomponente sind NW wesentlich seltener als bei Sulfasalazin = SASP (das bei Colitis ulcerosa (Ausnahme Gelenkbeschwerden) nicht mehr empfohlen wird).
Mesalazin ist in unterschiedlichen Präparaten und Galeniken verfügbar, gesicherte Unterschiede in der klinischen Wirksamkeit bestehen nicht.
Ind: Standardtherapie der milden bis mäßig aktiven Colitis ulcerosa und zur Schubprophylaxe: Nach Erreichen einer Remission verringert es die Schubhäufigkeit. (Beim M. Crohn ist Mesalazin für die Rezidivprophylaxe nicht wirksam.)
NW: Kopfschmerzen, allergische Exantheme, Alveolitis, Alopezie, Blutbildveränderungen, interstitielle Nephritis, Transaminasenanstieg, Diarrhö, Pankreatitis, Peri-/Myokarditis u.a.
KI: Leber- oder Niereninsuffizienz, Schwangerschaft, Stillzeit, Salicylatallergie
Dos: Im Akutstadium 3 - 4,8 g/d oral; zur Remissionserhaltung 1,5 g/d. Bei alleiniger Proktitis topische Therapie (Suppositorien, Klysma, Schaumpräparat; bei isolierter linksseitiger Kolitis Klysma) oder Kombination von topischer + oraler Therapie

2.2 Kortikosteroide

- Topisch wirksame Steroide
  Ind: Leichte bis mittelschwere Kolitis und ungenügende Wirksamkeit von 5-ASA: z.B. Budesonid zur oralen Therapie (z.B. CortimentMMX®). Bei isolierter distaler Kolitis oder Proktitis: Budesonid als Klysma oder Schaumpräparat, etwas weniger wirksam als Mesalazin, hat aber kaum systemische Wirkung; Kombination mit Mesalazin empfehlenswert
- Systemisch wirksame Kortikosteroide:
  Ind: Mittelschwere bis schwere akute Schübe: z.B. Prednisolon über 8 - 12 Wochen.
  Dos: Initial 60 mg/d; NW + KI: Siehe Kap. Nebennierenrinde; Osteoporoseprophylaxe mit Vitamin D (1.000 IE/d) und Kalzium (1.000 mg/d)

Beachte: Kortikosteroide können die Symptome einer Perforation maskieren!

2.3 Immunsuppressiva:

Vor Beginn Screening auf Tuberkulose, Hepatitis B und C (da Infektionen unter Immunsuppressiva exazerbieren können).

- Azathioprin - Ind: Therapierefraktäre chronische Verläufe: Führt zum Absinken der Schubfrequenz von 1 auf 0,2/Jahr + Reduktion der erforderlichen Prednisondosis
  NW (z.B. erhöhtes Lymphomrisiko) und WW/KI: *Siehe Internet*
- Ciclosporin A i.v. - Ind: Steroidrefraktärer hochakuter Schub einer Kolitis
- Tacrolimus: Reservemittel

2.4 Biologika:

- TNF-α-Antikörper: Infliximab, Adalimumab s.c., Golimumab s.c.: Reservemittel bei mittelschwerer bis schwerer Colitis ulcerosa, wenn Steroidtherapie und Immunsuppressiva nicht ausreichend wirksam sind. Bei Wirkverlust ggf. Talspiegelbestimmung von Infliximab.

- Integrin $\alpha 4\beta 7$-Antagonist: Vedolizumab (Entyvio®) i.v.
  IL12/23-Ak: Ustekinumab (Stelara®) i.v./s.c.

2.5 JAK-Inhibitor: Tofacitinib (Xeljanz®) 2 x 5 (- 10) mg oral/d. Zugelassen bei mittelschwerer bis schwerer Colitis ulcerosa nach Versagen der Standardtherapie. Wirkungseintritt nach einigen Tagen. NW: Thromboembolien, Anämie, Lymphopenie, Infektneigung, Dyslipidämie u.a.m.

Stufentherapie des akuten Schubs:

Schweregrad	Geringgradig	Mäßiggradig	Schwer/Fulminant
– Blutige Durchfälle – Temperatur – Krankheitsgefühl	< 4/d < 37 °C Gering	4 - 6/d bis 38 °C Deutlich	> 6/d > 38 °C Schwer Puls > 100/min
Therapie	Mesalazin oral u./o. topisch	Zusätzlich Prednisolon, bei distalem Befall auch topisch (Budesonid)	Kortikosteroide i.v. Evtl. Ciclosporin A i.v. Evtl. Infliximab Evtl. Ernährung über ZVK

Wenn bei schwerem Schub die konservative Therapie innerhalb von 48 - 72 h keine Besserung bewirkt, ist eine Kolektomie zu diskutieren.

► **Remissionserhaltung:**
- Langfristig 5-ASA (reduziert auch das Risiko eines Kolonkarzinoms): 1 - 2 g/d oral; tägliche Einmalgabe; bei distalem Befall zusätzlich auch lokal (Suppositorien, Klysmen, Schäume). Bei Effekt mindestens 2 Jahre durchführen.
- E. coli Nissle-Präparat (Mutaflor®) - Ind: Bei 5-ASA-Unverträglichkeit
- Falls Schübe trotz Remissionstherapie auftreten: Eskalation auf Azathioprin ± Biologika. Ebenso nach fulminantem Schub und durch Ciclosporin A induzierte Remission, Steroidabhängigkeit

3. Evtl. psychosomatische Hilfe + Selbsthilfegruppen

II) **Chirurgisch:**
- Akute Operationsindikation: Fulminante Kolitis mit Sepsis, toxisches Megakolon, Perforation, schwere Blutung
- Elektive Operationsindikation: Schwere, rezidivierende Schübe, Verschlechterung des Allgemeinbefindens, Epitheldysplasie (durch 2. Pathologen bestätigt), retardiertes Wachstum bei Kindern, lokale oder systemische Komplikationen, Kontraindikationen gegen eine medikamentöse Langzeittherapie

Methoden:
- Bei akuter Operationsindikation wegen eines toxischen Megakolons: Zweizeitiger Eingriff: Zuerst nur subtotale Kolektomie mit Belassen des Rektumstumpfes, Schleimfistel + endständiges Ileostoma. Die totale Proktokolektomie wird in der akuten Phase wegen zu hoher Letalität nicht empfohlen. Später ileoanale Pouch-Operation.
- Bei elektiver Operationsindikation: Teilresektionen sind kontraindiziert wegen hoher Rezidivrate. Nur durch Proktokolektomie ist eine Heilung zu erreichen. Bei der kontinenzerhaltenden ileoanalen Pouch-Operation wird nach Entfernung der Rektumschleimhaut unter Erhaltung des Sphinkterapparates ein Dünndarmbeutel (= pouch) mit der anokutanen Grenze verbunden. Normale Stuhlfrequenz mit Pouch: 4 - 5 x/d, breiig.
  Operationsletalität der Elektiveingriffe ca. 3 %, der Notfalloperationen ca. 10 x höher. Spätkomplikation: Pouchitis (15 % nach 1 Jahr, 45 % nach 10 Jahren) → Th.: Metronidazol ist das Mittel der 1. Wahl. Evtl. Rezidivprophylaxe mit Probiotika (z.B. VSL#3)

Merke: Bei Versagen der Therapie zügig die Therapie eskalieren und ggf. eine Proktokolektomie anstreben, die das Substrat der Erkrankung beseitigt.

Prg: Bei Proktosigmoiditis gute Prognose, normale Lebenserwartung. Bei Pankolitis 20-Jahres-Überlebensrate bei > 80 %. Bei 25 % dieser Patienten wird eine Proktokolektomie durchgeführt. Wegen erhöhtem Risiko für kolorektale Karzinome regelmäßige Kontroll-Koloskopien.
Eine Langzeittherapie mit Mesalazin kann das Karzinomrisiko um ca. 75 % senken!

Merke: Die Colitis ulcerosa ist durch Operation (Proktokolektomie) heilbar, der M. Crohn ist bisher nicht heilbar.

MIKROSKOPISCHE KOLITIS [K52.8]

Def: 2 Formen: 1. Kollagene Kolitis, 2. Lymphozytäre Kolitis
Leitsymptom: Chronische wässrige Diarrhö bei endoskopisch unauffälligem Kolonbefund, jedoch mit charakteristischer Histologie

Ep.: Inzidenz: Kollagene Kolitis 2/100.000/J., Lymphozytäre Kolitis 3/100.000/J, seit Jahren zunehmend, m : w = 1 : 5, Frauen > 60 J. besonders häufig betroffen

Ät.: Unbekannt - Eine multifaktorielle Genese wird angenommen; verschiedene Medikamente können als Auslöser wirken (NSAR, Paroxetin, Omeprazol, Simvastatin u.a.)

Hi.:
1. Kollagene Kolitis: Verdickung des subepithelial gelegenen Kollagenbandes auf > 10 µm durch verminderten Kollagenabbau, entzündliches Infiltrat (Lymphozyten und Plasmazellen) in der Tunica propria
2. Lymphozytäre Kolitis: Vermehrung intraepithelialer Lymphozyten (IEL) in der Dickdarmmukosa (> 20 Lymphozyten/100 Deckepithelzellen); Epithel abgeflacht und verschmälert.

KL.:
- Wässrige Diarrhö > 4 Wochen auch in Schüben verlaufend (Leitsymptom); Rezidivneigung
- Gewichtsverlust (40 %), abdominelle Schmerzen (40 %), nächtliche Diarrhö (30 %)
- Übelkeit (20 %), Meteorismus (10 %)

DD: Laktoseintoleranz, Reizdarmsyndrom vom Diarrhötyp, Zöliakie, Olmesartan-Enteropathie

Di.: Bei Patienten mit wässriger Diarrhö > 4 Wochen lässt sich bei makroskopisch unauffälligem Koloskopiebefund in 10 % der Fälle histologisch eine mikroskopische Kolitis nachweisen. Da der Befall diskontinuierlich sein kann, müssen Stufenbiopsien aus rechtem und linkem Hemikolon entnommen werden. In 25 % ist nur das rechte Hemikolon befallen.

Merke: Bei ätiologisch unklarer chronischer Diarrhö immer koloskopieren und biopsieren!

Th.:
- Evtl. auslösende Medikamente (NSAR, PPI) absetzen: Oft Besserung der Symptome. Nikotinverzicht empfohlen.
- Topisch wirksame Kortikosteroide: Budesonid 9 mg/d oral über 8 Wochen, danach tritt in ca. 80 % eine Remission ein.
- Bei Rezidiven Therapie wiederholen; bei Erfolgslosigkeit evtl. Azathioprin
- Evtl. symptomatisch: Loperamid und bei Gallensäureverlustsyndrom: Colestyramin

Prg: 25 % d.F. Besserung; 75 % d.F. rezidivieren, z.T. mit langjährigen symptomfreien Intervallen
Kein erhöhtes KRK-Risiko

REIZDARMSYNDROM (RDS) [K58.9 / F45.32]

Syn: Irritables Kolon ("irritable bowel syndrome" = IBS), Reizkolon, spastisches Kolon

Def. nach der Reizdarm-S3-Leitlinie (DGVS 2011 - neue LL 2020 in Arbeit): Erfüllung von drei Kriterien:
- Länger als drei Monate anhaltende Beschwerden (z.B. Bauchschmerzen, Blähungen), die von Patienten und Arzt auf den Darm bezogen werden und meist mit Stuhlgangsveränderungen einhergehen.
- Relevante Einschränkung der Lebensqualität
- Es liegen keine für andere Krankheitsbilder charakteristische Veränderungen vor, die für diese Symptome verantwortlich sind.
  Subtypen: Diarrhö (RDS-D), Obstipation (RDS-O) und Mischtyp (RDS-M)
  Anm.: Definition nach Rom-III-Kriterien: *Siehe Internet*

Vo.: Sehr häufig! 50 % aller Pat. mit Magen-Darm-Beschwerden haben ein Reizdarmsyndrom.
w : m = 2 : 1

Ät.: Konstitutionelle und psychische Belastungsfaktoren → verstärkte Beschwerden nach Ärger und Stress. Nach abgelaufener Darminfektion kann ein Reizdarmsyndrom auftreten.

Pg.: Ungeklärt, verschiedene Hypothesen: Barrierestörung, gestörte Darmflora, enterale Motilitätsstörung; viszerale Hypersensitivität, genetische und psychosoziale Faktoren

KL.: Abdominale Schmerzen (krampfartig, brennend, stechend), Druckgefühl im Unterbauch oder im Bereich der linken oder rechten Kolonflexur, Sigma gel. schmerzhaft tastbar, Völlegefühl, hörbare Darmgeräusche (Borborygmi), Blähungen/Flatulenz, Obstipation u./o. Diarrhö (jedoch nicht nachts) - Stuhl evtl. schafskotartig, evtl. glasige Schleimbeimengungen (kein Blut). In der Regel kein Gewichtsverlust. Anamnese oft seit Jahren mit unauffälligen Untersuchungsbefunden.

Gel. Symptome eines Reizmagens: z.B. Magenschmerzen, postprandiales Völlegefühl
Beschwerdeintensität: Leicht - mittel - schwer

Lab: Folgende Laborbefunde sollten normal sein:
BSG, CRP, Blutbild, Leber- und Pankreasenzyme, FOBT, Stuhl auf Wurmeier, Calprotectin im Stuhl (bei Reizdarmsyndrom im Normbereich, bei CED oder kolorektalen Tumoren ↑); Transglutaminase 2-IgA-Ak (zum Ausschluss einer Zöliakie)

DD:
- Bei Schmerzen im linken Unterbauch: Divertikulitis u.a. Kolonerkrankungen, Ureterkolik, Leistenhernie, Adnexerkrankungen, Endometriose u.a.
- Bei Schmerzen im linken Oberbauch: Erkrankungen an Magen, Ösophagus, Kolon, Milz, Pankreas und Herz
- Ausschluss einer Zöliakie, einer mikroskopischen Kolitis, einer Laktose- oder Fruktoseintoleranz

Di.:
- Anamnese + Klinik: Ausschluss von Warnsymptomen
- Diagnosekriterien der *S3-Leitlinie* (siehe Internet)
- Sonografie des Abdomens
- Einmalig vollständige Magen-/Darmdiagnostik (digitale Austastung des Rektums, Ileo-Koloskopie, Gastroskopie) zum Ausschluss einer entzündlichen oder tumorösen Erkrankung.
- Evtl. erweiterte Abdominaldiagnostik bei unklaren Fällen oder Wechsel der Symptomatik (als möglicher Ausdruck neu aufgetretener Erkrankungen): Evtl. Laktose-, Fruktose-, Sorbit-H_2-Atemtest; Ausschluss einer Lambliasis, eines M. Whipple, einer Zöliakie u.a.

Th.: Symptomatische Therapie: Eine kausale Therapie ist nicht bekannt! Die Evidenzlage der meisten Therapieempfehlungen ist unzureichend (siehe auch Internet *S3-Leitlinie*).
- Kleine Psychotherapie: Aufklärung über die Harmlosigkeit des Befundes; bei Bedarf Entspannungstherapie, Stressmanagement
- Diätetische Maßnahmen im Einzelfall hilfreich (faserreiche Kost, Flohsamen, Weglassen unverträglicher Nahrungsbestandteile)
- Symptomatische Therapie:
  - Bei leichten Abdominalbeschwerden feuchte Wärmeanwendung
  - Bei Blähungen/Völlegefühl Fencheltee mit Zusatz von Kümmel, Anis, Pfefferminz, Kamille; Probiotika und Phytotherapeutika (z.B. Iberogast® - siehe Internet *Leitlinie*)
  - Bei Diarrhö Versuch mit Loperamid, Probiotika, Colestyramin (siehe Internet *Leitlinie*)
  - Bei Obstipation Zugabe löslicher Ballaststoffe + reichlich trinken, evtl. temporär milde Laxanzien (siehe dort).
  - Bei Schmerzen evtl. kurzfristig Spasmolytika (Butylscopolamin, Mebeverin) - NW + KI beachten.

DIVERTIKULOSE [K57.30] UND DIVERTIKELKRANKHEIT / DIVERTIKULITIS [K57.32]

Internet-Infos: S2k-Leitlinie, *www.dgvs.de*

Def: Divertikulose: Asymptomatisches Vorhandensein von Divertikeln
Divertikelkrankheit: Alle Symptome und Komplikationen, die aus einer Divertikulose entstehen können.

Ep.: Kolondivertikulose tritt als Zivilisationskrankheit bei ballaststoffarmer Ernährung auf, im Alter zunehmend. In Asien und Afrika selten. Prävalenz der Divertikulose in den Industrieländern: > 70. Lj. ca. 50 %
Patienten mit symptomloser Divertikulose entwickeln mit einer Häufigkeit von bis zu 4 %/Jahr als Komplikation eine symptomatische Divertikulitis (Divertikelkrankheit), wenn es zu Stuhlstau und Entzündung der Darmwand im Bereich der Divertikel kommt. Ist die Entzündung auf das Divertikel begrenzt, spricht man von Peridivertikulitis; greift die Entzündung auf den umgebenden Darm über, spricht man von Perikolitis.

A) Sigmadivertikel: (bis 90 % aller Fälle)
Meist handelt es sich um falsche Divertikel (= Pseudodivertikel) mit Ausstülpung der Darmschleimhaut durch Gefäßlücken der muskulären Darmwand. Hoher Darminnendruck bei Obstipation + zunehmende Bindegewebsschwäche im Alter sind ursächliche Faktoren.
Gehäuftes Zusammentreffen mit Adenomen.

B) Coecumdivertikel: Seltener, oft angeborene echte Divertikel mit Ausstülpung der gesamten Darmwand, gehäuft in Japan.

Klassifikation der Divertikelkrankheit (Classification of diverticular disease - CDD)
mittels Klinik, Sono, CT:

Typ 0: Asymptomatische Divertikulose (80 %)
Typ 1: Akute unkomplizierte Divertikulitis ohne (Typ 1a) oder mit phlegmonöser Umgebungsreaktion (Typ 1b)
Typ 2: Akute komplizierte Divertikulitis mit Mikroabszess ≤ 1 cm ∅ (Typ 2a), Makroabszess > 1 cm ∅ (Typ 2b) oder freie Perforation (Typ 2c)
Typ 3: Chronische rezidivierende oder anhaltende symptomatische Divertikelkrankheit
Typ 4: Divertikelblutung

KL.: A) Sigmadivertikulitis:
- Spontanschmerz, evtl. Tenesmen im linken Unterbauch ("Linksappendicitis")
- Stuhlunregelmäßigkeiten (Obstipation/Diarrhö), Flatulenz
- Evtl. druckschmerzhafte Walze im linken Unterbauch tastbar, evtl. subfebrile Temperaturen
- Labor: Evtl. Leukozytose, BSG und CRP ↑ (können normal sein!)

B) Coecumdivertikulitis: Schmerzen rechter Mittel-/Unterbauch: "Appendicitis trotz Appendektomie"

Ko.:
- Blutungen (meist Coecum-Divertikel) bis 15 % der Divertikulitis-Patienten, häufigste Ursache einer unteren gastrointestinalen Blutung (35 %)
- Gedeckte Perforation mit perikolischem Abszess, Douglasabszess
- Freie Perforation mit Peritonitis oder Stenose mit evtl. Ileus
- Divertikel-assoziierte Kolitis mit Tenesmen, Diarrhö, Blut im Stuhl
- Fisteln (DD: M. Crohn!), in ca. 65 % rektovesikal (Pneumaturie, Fäkalurie, rezidivierende Harnwegsinfekte); in 25 % rektovaginale Fisteln

Achtung: Ältere und immunsupprimierte Patienten haben oft geringe oder atypische Beschwerden.

DD:
- Chronisch entzündliche Darmerkrankungen, insbes. M. Crohn
- Kolonkarzinom
- Reizdarm-Syndrom
- Gynäkologische Erkrankungen (Adnexitis, stielgedrehter Adnextumor, Extrauteringravidität u.a.)

Merke: Niemals mit der alleinigen Diagnose Divertikulitis bzw. Divertikel zufrieden geben, da diese Diagnose sehr häufig ist. Ein Karzinom muss zusätzlich nach Abklingen der Entzündung endoskopisch ausgeschlossen werden! (Das Gleiche gilt für die Diagnose Hämorrhoiden!)

Di.: A) Divertikulose:
Häufiger Nebenbefund bei der Koloskopie (Ausschluss von Adenomen, Karzinomen)

B) Divertikulitis:
- (Divertikel-)Anamnese
- Klinik: "Linksappendicitis", evtl. Temperaturerhöhung
- Labor: Leukozyten/BSG/CRP ↑
- Sonografie zur Primär- und Verlaufsdiagnostik:
  - Darstellung von Divertikeln
  - Targetzeichen bei Divertikulitis (wandverdickte Kolonsegmente mit schießscheibenähnlichem Querschnitt), entzündliche Hypervaskularisation
  - Nachweis eines evtl. Douglasabszesses
- CT: Genauestes und sicherstes Verfahren zum Nachweis einer Divertikulitis und ihrer Komplikationen (Stadieneinteilung), bes. zur Klärung bei Notfällen (Op.-Indikation ?)
- Evtl. Abdomenübersichtsaufnahme (freie Luft bei Perforation, Spiegel bei Obstruktion)

Anm.: Möglichst auf Endoskopie im akuten Stadium verzichten (Perforationsrisiko).

Th.: A) Divertikulose: Stuhlregulierung, ballaststoff-/faserreiche Kost (evtl. auch Weizenkleie u.a.) + reichliche Flüssigkeitszufuhr, Bewegung

B) Divertikulitis
Während Typ 1a + 1b und 2a meist konservativ behandelt werden, besteht bei Typ 2b die Indikation für eine interventionelle Abszessdrainage und bei Typ 2c die dringende Indikation für eine Operation!

1. Konservativ: Je nach Schweregrad abgestufte Therapie:
   - Akute unkomplizierte Divertikulitis (Typ 1a und Typ 1b): Ambulante Behandlung, ballaststoffarme Kost oder dünndarmresorbierbare niedermolekulare Formeldiät
     Breitbandantibiotika (siehe unten)
     Ind: Risikoindikatoren für Progredienz oder Komplikationen (z.B. Immunsuppressiva, chronische Nierenerkrankungen)
     Bei Schmerzen Paracetamol. Bei symptomatischer unkomplizierter Divertikelkrankheit Versuch mit Mesalazin per os.
     Nach Erreichen von Beschwerdefreiheit (nach 2 - 4 Tagen) und Normalisierung von Leukozyten und BSG wieder Kostaufbau und faserreichere Kost

- Akute komplizierte Divertikulitis (Typ 2a): Stationäre Behandlung, Nahrungskarenz, i.v.-Ernährung, Breitbandantibiotika i.v. (mit Wirksamkeit gegen Anaerobier und Gramnegative), z.B. Metronidazol + Ciprofloxacin (oder Piperacillin + Tazobactam oder Ceftriaxon) + engmaschige Kontrolluntersuchungen
- Akute komplizierte Divertikulitis Typ 2b: Evtl. perkutane Drainage unter Sono- oder CT-Kontrolle. Tritt innerhalb von 2 - 3 Tagen keine Besserung ein oder gibt es Zeichen einer freien Perforation (Typ 2c): Operation!

2. Operativ

Ind: - Sofort: Freie Perforation (Typ 2c); massive, konservativ nicht zu stillende Blutung
- Dringlich: Frühelektive Op. nach Abszessdrainage; Fistelbildung, Stenose, wiederholte Blutungen, Unsicherheit im Ausschluss eines Kolonkarzinoms
- Elektive Operation chronisch-rezidivierende Divertikulitis (Typ 3): Individuelle Indikation unter Berücksichtigung von Alter und Begleiterkrankungen

Falls bei rezidivierender Divertikulitis eine Operation kontraindiziert ist oder vom Patienten abgelehnt wird, Versuch einer intermittierenden Gabe von Antibiotika (siehe oben) oder Mesalazin.

Operationsverfahren:
- Notfalloperation:
  - Einzeitige Operation: Wenn möglich (keine generelle Kontraindikation)
  - Zweizeitige Operation, z.B. Hartmann-Op.:
    1. Resektion des erkrankten Sigmas, blinder Verschluss des Rektums, Kolostoma (Anus praeter) des proximalen Kolonanteils
    2. Später Rückverlagerung der Kolostomie nach klinischer Besserung
- Rezidivierende Divertikulitis: Offene oder laparoskopische Sigmoidektomie

Operationsletalität: Bei elektiver Operation < 2 %, bei Notoperation bis > 10 %

Prg: Je früher im Leben eines Patienten und je schwerer der erste Divertikulitisschub auftritt, umso eher stellt sich eines Tages die Indikation zur Operation. Die erste Divertikulitis rezidiviert in bis zu 30 %. Letalität abhängig vom AZ und Stadium: Typ 1a/b, Typ 2a: < 5 %; Typ 2c bis 15 %

Pro: Ballaststoffreiche Kost, Obstipation vermeiden, körperliche Aktivität, Gewichtsnormalisierung (allerdings fehlen Therapiestudien zur Wirksamkeit einer Prophylaxe). Koloskopie ca. 6 Wochen nach Abklingen, um ein Kolonkarzinom als Auslöser der Beschwerden auszuschließen. Divertikel sind sehr häufig. Die Koinzidenz mit einem Karzinom daher ebenfalls. Ein CT kann ein Karzinom nicht ausschließen!

POLYPEN DES KOLONS [K63.5]

Vo.: Zunahme mit dem Alter (> 60. Lj. ca. 30 %). > 50 % der Polypen im Rektum. Polypen im Colon ascendens sind oft flach, im linksseitigen Kolon sind die Polypen meist polypoid-gestielt.

Def: Polyp: Schleimhautvorwölbung ins Darmlumen (gutartig / bösartig).
Pathogenese und Prognose richten sich nach der Histologie:
- Entzündlicher Polyp (z.B. Granulationsgewebspolyp, nach OPs oder bei chronisch-entzündlichen Darmerkrankungen)
- Hyperplastischer Polyp (= fokale Hyperplasie, harmlose Läsion, meist im distalen Dickdarm)
- Neoplastischer Polyp (= Tumor, epithelial oder mesenchymal, häufigster Tumor: Adenom = Neoplasie ausgehend vom Kolonepithel)
- Hamartom (angeborene tumorartige Läsion, gehäuft bei genetischen Syndromen)

Adenome:
- Klassisches Adenom (A) mit unterschiedlichen Histologien: Überwiegend tubulär (TA), tubulo-villös (TVA) oder rein villös (VA). Adenome kommen gestielt oder flach („sessil") vor. Weitere Unterformen:
- Sessiles serratiertes (gezähntes) Adenom (SSA): Kaum über dem Schleimhautniveau erhabener Tumor. Dadurch ist die endoskopische Erkennung erschwert. Sie können übersehen werden und Ursache sog. Intervallkarzinome sein (Definition: Siehe dort); Lokalisation: Überwiegend rechtsseitiges Kolon.
- Traditionell serratiertes Adenom (TSA): Polypoide Läsion mit serratierter Schleimhaut
- Gemischtes Adenom (SSA + TA, SSA + TVA, SSA + TSA, evtl. auch sog. Kollisionstumor = kombinierter adenomatös-hyperplastischer Polyp).

Ca. 70 - 80 % der KRK entstehen auf dem Boden eines klassischen Adenoms: Adenom-Karzinom-Sequenz. Ca. 20 - 30 % der KRK entstehen auf dem Boden eines serratierten Adenoms: Serratierter Karzinogeneseweg. Schrittweise und herdförmige Entstehung: Nach der WHO-Klassifikation 2019 unterscheidet man Adenome (= intraepitheliale Neoplasie [IEN]) mit low grade und high grade Dysplasie. Adenome mit hochgradiger Dysplasie gelten als Vorstufe des Karzinoms. Erst bei Überschreiten der Muscularis mucosae liegt ein invasives Karzinom vor. Die Größe der Adenome und das villöse Wachstumsmuster steigern das Dysplasierisiko (villöse Adenome ≥ 10 mm ∅ entarten in bis zu 45 %/10 J.). Den einzelnen Stadien der Adenom-Karzinom-Sequenz können genetische Veränderungen zugeordnet werden: Aktivierung von Onkogenen und Inaktivierung von Tumorsuppressorgenen (Tumor-Progessionsmodell: Siehe Kap. KRK). Beim serratierten Karzinogeneseweg finden sich andere genetische Befunde: Mikrosatelliteninstabilität (MSI). Dysplasierisiko bei SSA gering (hohe MSI), bei TSA hoch (niedrige MSI oder mikrosatellitenstabil). Serratierte Adenome (oft im rechten Hemikolon) wachsen offenbar schneller als klassische Adenome, was die sog. Intervallkarzinome (= KRK nach unauffälliger Koloskopie) erklären könnte und sich auf die Nachsorgeempfehlungen („Polypenmanagement") auswirkt. Eine exzellente Darmvorbereitung vor Koloskopie ist Voraussetzung für eine wirksame Krebsvorsorge!

Hereditäre Polyposis-Syndrome:

Internet-Infos: *www.familienhilfe-polyposis.de* u.a.

- Familiäre adenomatöse Polyposis (FAP)[D12.6]: Häufigkeit 1 : 10.000 Einwohner (1 % aller kolorektalen Karzinome)
  Autosomal-dominant erblich, in 25 % Neumutationen. Ursache der FAP sind Mutationen des APC-Tumorsuppressorgens auf Chromosom 5q21 (Mutationsnachweis in ca. 90 %).Es kommt zum Auftreten multipler (> 100) kolorektaler Adenome, am häufigsten nach dem 15. Lj.
  FAP: Obligate Präkanzerose mit sehr hohem Entartungsrisiko → Vorsorgekoloskopie ab 10. Lj.! Familie untersuchen!
  Extrakolonische Manifestationen der FAP:
  - Adenome des Duodenums und Drüsenkörperzysten im Magen (80 %), Risiko für Duodenalkarzinom: 10 % → regelmäßige Gastroskopien mit Inspektion der Papille
  - Epidermoidzysten (50 %) und Osteome (80 %) (Gardner-Syndrom)
  - Selten Glio-/Medulloblastome des Gehirns (Turcot-Syndrom)
  - Congenitale Hypertrophie des retinalen Pigmentepithels = CHRPE (85 %), ein harmloser Augenhintergrundbefund, der aber diagnostisch genutzt wird → Augenhintergrundspiegelung
- Attenuierte FAP (AFAP): Seltene Variante der FAP, Manifestationszeitpunkt der kolorektalen Karzinome im 5. Lebensjahrzehnt, Zahl der Adenome oft < 100
- MUTYH-assoziierte Polyposis (MAP): Rel. seltene Keimbahnmutation im MUTYH-Gen, autosomal-rezessive Vererbung; > 20 Kolonadenome mit KRK in jungen Jahren
- Birt-Hogg-Dubé-Syndrom (BHD-Syndrom):
  Selten, Mutation im BHD (FLCN)-Gen, autosomal-dominant erblich, multiple Kolonadenome mit hohem Entartungsrisiko für KRK + extrakolonische Manifestationen (Hauttumore, Nierentumore, Lungenzysten)
- Hamartomatöse Polyposis-Syndrome (selten):
  Alle Patienten mit hamartomatösen Polypen haben ein erhöhtes Risiko für kolorektale Karzinome.
  - Peutz-Jeghers-Syndrom [Q85.8]:
    · Polyposis des Dünn-, gel. auch Dickdarms; 50 % d.F. sind autosomal-dominant vererbt, 50 % sind Neumutationen, mittleres Erkrankungsalter 35 Jahre; Genmutation: STK11/LKB1
    · Melaninflecken an Lippen und Mundschleimhaut
    · Gel. Stieldrehung der Polypen mit hämorrhagischer Infarzierung, evtl. Subileus
    · Erhöhtes Risiko für Pankreas-Ca. (100fach) und Ovarial-Ca. (bis 10 % der Frauen)
  - Familiäre juvenile Polyposis: 1/3 d.F. treten familiär auf; Genmutation: SMAD4/BMPR1A
  - Juvenile Polyposis des Kindesalters: Sehr selten; Genmutation BMPR1A+PTEN
  - Cowden-Syndrom:
    Papeln im Gesicht, an Händen/Füßen, Papillome im Mundbereich, hamartomatöse Tumoren (Mamma, Schilddrüse) und Polypen im Magen-Darm-Trakt, Genmutation: PTEN/MMAC1
- Hyperplastisches Polyposis-Syndrom (HPS) = Serratiertes Polyposis-Syndrom (SPS): Selten; viele (> 20) oder große hyperplastische Polypen; KRK-Risiko 30 - 50 %
- Cronkhite-Canada-Syndrom: Nicht-erbliche generalisierte Polypose des Magen-Darm-Traktes und bräunliche Hautpigmentierung mit Alopezie und Nagelveränderungen, manifestiert sich nach dem 50. Lebensjahr; therapierefraktäre Diarrhöen mit Elektrolyt- und Eiweißverlusten. KRK-Risiko nicht erhöht.

KL.: Meist symptomloser Zufallsbefund im Rahmen einer Kolondiagnostik.

Ko.: Blutungen, Obstruktion, karzinomatöse Entartung

Di.: Digitale rektale Untersuchung, Rekto-/Koloskopie, HD-Endoskopie (= high definition-Endoskopie)
Bei größeren Rektumadenomen rektale Endosonografie zur Klärung der endoskopischen Abtragbarkeit
Evtl. MRT-Sellink des Dünndarms und Videokapsel-Endoskopie zum Nachweis von Dünndarmpolypen bei Polyposis-Syndromen

Merke: Es sollte immer das gesamte Kolon auf weitere Adenome abgesucht werden: Vollständige Koloskopie erforderlich (in bis zu 30 % findet sich mehr als 1 Adenom).

Th.: Ziel ist immer eine vollständige Entfernung des Adenoms im Gesunden. Welche Methode zum Einsatz kommt, hängt von Größe und Karzinomrisiko ab:

- Adenome: ≤ 5 mm: Abtragung mit Biopsiezange + Histologie
  > 5 mm: Schlingenabtragung in toto mit Basis + Histologie
  Größere Adenome, die nicht sicher mittels Schlinge komplett abgetragen werden können: Transanale endoskopische Mikrochirurgie (TEM), endoskopische Submukosadissektion (ESD) oder laparoskopische oder konventionelle Resektionsverfahren.
- FAP: Patienten und Familienmitglieder humangenetisch beraten. Vorsorgeuntersuchungen ab 10. Lebensjahr einschließlich Vorsorgeuntersuchungen auf extrakolonische Manifestationen. Durch Langzeittherapie mit NSAR nach Proktokolektomie kann das Auftreten neuer Adenome im Rektumstumpf reduziert werden. Prophylaktische Proktokolektomie (sphinktererhaltende ileoanale Pouchoperation) nach der Pubertät, jedoch vor dem 20. Lebensjahr.
- Bei hamartomatösen Polypen Vorsorgeuntersuchungen ab dem 10. Lj.

Pro: Vorsorgeempfehlungen:

1. Screening auf Polypen und KRK (siehe Kap. KRK)
2. Nachsorgeempfehlung („Polypenmanagement") bei sporadischen kolorektalen Polypen:

Situation (siehe Internet *Leitlinie 2017*)	**Nach wieviel Jahren erneute Koloskopie ?**
Unauffällige Koloskopie oder singulärer hyperplastischer Polyp	10
1 oder 2 kleine tubuläre Adenome (< 1 cm) ohne villöse Komponente, ohne hochgradige Dysplasie	5 - 10
3 oder 4 Adenome oder ≥ 1 Adenom ≥ 1 cm oder villöse Komponente oder hochgradige Dysplasie	3
≥ 5 Adenome	< 3
Serratierte Adenome	siehe klassische Adenome
Abtragung großer Adenome in mehreren Fraktionen (Piecemeal-Technik)	2 - 6 Monate

Memo: Immer histologische Untersuchung durchführen!

Anm.: Nach kompletter Abtragung eines traditionellen serratierten Adenoms oder eines sessilen serratierten Adenoms sollte die Nachsorge analog zu klassischen Adenomen erfolgen.

3. Vorsorgeempfehlungen für hereditäre Polyposis-Syndrome:
   Siehe Internet, z.B. www.familienhilfe-polyposis.de

KOLOREKTALES KARZINOM (KRK) [C19]

Internet-Infos: S3-Leitlinie (2017), *www.dgvs.de*

Def: Als Grenzmarke zwischen Kolon- und Rektumkarzinom gilt in Europa eine Distanz von 16 cm zwischen aboralem Tumorrand und Anokutanlinie - gemessen mit dem starren Rektoskop (USA: 12 cm).

Ep.: Inzidenz variiert in Europa von < 20 (Griechenland) bis 70/100.000/Jahr (Deutschland am höchsten); zweithäufigste krebsbedingte Todesursache bei Männern (nach Lungenkarzinom) und bei Frauen auf Platz 3 (nach Mamma- und Lungenkarzinom). 90 % der kolorektalen Karzinome finden sich nach dem 50. Lebensjahr, gel. Fälle aber auch schon vor dem 40. Lebensjahr. Ca. 25.000 Todesfälle in Deutschland im Jahr 2014. - Inzidenz verdoppelt sich bei über 40jährigen alle 10 Jahre!

Karzinomrisiko: (in Klammern Prozentangabe bezogen auf alle KRK)

1. Normalbevölkerung > 40 Jahre ohne Risikofaktoren (75 %) 6 %
2. Risikogruppen (25 %)
   - Patienten mit kolorektalen Adenomen: Siehe dort
   - Familiär gesteigertes Risiko für KRK:
     Verwandte 1. Grades von KRK-Patienten (KRK im Alter > 60 J.) 10 %
     Verwandte 1. Grades von KRK-Patienten (KRK im Alter < 60 J.) 30 %
     Patienten mit HNPCC (5 %) 60 - 70 %
     Patienten mit FAP u.a. hereditären Polyposis-Syndromen (1 %) 100 %
     Patienten mit Colitis ulcerosa > 15jähriger Krankheitsdauer 15 %

Ät.: 1. Genetische Faktoren (10 % d.F.):
- FAP = Familiäre adenomatöse Polyposis = obligate Präkanzerose: 1 % aller KRK; andere familiäre Polyposis-Syndrome (siehe dort)
- Kolorektale Karzinome in der Familienanamnese
- **Lynch-Syndrom = Hereditäres, nichtpolypöses Kolonkarzinom-Syndrom (HNPCC) [C18.9]**
  (*www.hnpcc.de*): 5 % aller KRK - autosomal dominante Vererbung. KRK-Risiko: Männer bis 70 %, Frauen bis 60 %; medianes Alter bei Auftreten von KRK ca. 45 Jahre (selten vor dem 25. Lj.); > 50 % der KRK sind im rechten Kolonabschnitt lokalisiert. Es besteht ein erhöhtes Risiko für extrakolonische Neoplasien: Risiko für Endometrium-Ca. bis 50 %, für Ovarial-, Magen- und Urothel-Karzinom jeweils < 10 %; seltener Karzinome von Dünndarm, Gallengängen, Pankreas.
  Kombination mit Talgdrüsentumoren = Muir-Torre-Syndrom; Kombination mit Hirntumoren = Turcot-Syndrom (kommt auch bei FAP vor).
  Urs.: Mutationen verschiedener DNA-Reparatur-Gene = Mismatch-Repair-Gene (MMR-Gene): MLH1, MSH2, MSH6, PMS2 und EPCAM-Deletionen mit Auftreten typischer Mikrosatelliteninstabilität (MSI). Häufigkeit der pathogenen MMR-Mutationen: 1 : 500. Familienuntersuchung auf diese Gendefekte!

  Amsterdam II-Kriterien zur Diagnose des HNPCC: Alle Kriterien müssen erfüllt sein:
  - Mind. 3 Familienangehörige mit HNPCC-assoziiertem Karzinom (Endometrium, Dünndarm, Urothel, Kolon, Rektum)
  - Einer davon Verwandter ersten Grades der beiden anderen
  - Erkrankungen in mind. zwei aufeinanderfolgenden Generationen
  - Mindestens ein Patient mit der Diagnose eines Karzinoms vor dem 50. Lebensjahr

  Überarbeitete Bethesda-Kriterien: Wenn mindestens eines der folgenden Kriterien erfüllt ist weiterführende molekular-pathologische Diagnostik: Immunhistochemie des Tumors auf MMR-Proteine MLH1, MSH2, MSH6 und PMS2. Davon abhängig Vorsorgeuntersuchungen
  - Diagnose eines KRK vor dem 50. Lj.
  - Diagnose von syn- oder metachronen kolorektalen oder anderen HNPCC-assoziierten Karzinomen (siehe oben) unabhängig vom Alter
  - Diagnose eines KRK vor dem 60. Lj. mit typischer Histologie eines MSI-H-Tumors (tumorinfiltrierende Lymphozyten, Crohn's like lesions, muzinöse oder siegelringzellige Differenzierung, medulläres Karzinom)
  - Diagnose eines KRK bei mind. einem erstgradig Verwandten mit einem HNPCC-assoziierten Tumor, davon Diagnose eines Tumors vor dem 50.Lj.
  - Diagnose eines KRK bei zwei oder mehr erstgradigen Verwandten mit einem HNPCC-assoziierten Tumor, unabhängig vom Alter

2. Ernährungsfaktoren: Risikofaktoren sind ballaststoffarme und fleischreiche (bes. rotes Fleisch) Ernährung; hoher Alkoholkonsum, Vermeidung von Obst und Gemüse
3. Risikoerkrankungen: Kolorektale Adenome; langjährige chronisch-entzündliche Darmerkrankungen (insbes. Colitis ulcerosa mit high grade IEN), Zustand nach Ureterosigmoideostomie, Karzinome von Mamma, Ovar und Corpus uteri; Schistosomiasis
4. Andere Risikofaktoren:
   - Alter über 40 Jahre, Übergewicht, Vorsorgeuntersuchung ignorieren
   - Langjähriges Zigarettenrauchen, hoher Alkoholkonsum

Protektive Faktoren: Fett- und fleischarme, gemüse-/salatreiche Kost (mediterrane Kost), Getreideballaststoffe; schnelle Stuhlpassage, ASS und NSAR, 5-ASA (bei Colitis ulcerosa), regelmäßige körperliche Aktivität, Nikotinabstinenz

Pg.: 1. Adenom/Dysplasie-Karzinom-Sequenz (70 - 80 %):
Kolorektale Karzinome entstehen aus intraepithelialen Neoplasien (IEN). Hierbei treten die IEN in Form von Adenomen auf. Bei langjähriger Colitis ulcerosa können Karzinome aus IEN entstehen, die im Schleimhautniveau liegen ("flache Adenome" und de-novo-Karzinome). Initiale Mutation des APC-Tumorsupressor-Gens.
2. Serratierter Karzinogeneseweg (20 - 30 %) (Siehe Kap. „Polypen des Kolons"). Initiale Mutation der Protoonkogene BRAF und KRAS

Molekularbiologische Veränderungen:
Tumorprogressions-Modell (nach Vogelstein und Fearon): Die Tumorprogression vom Normalgewebe über das Adenom zum Karzinom dauert ca. 10 Jahre und wird verursacht durch eine Akkumulation verschiedener genetischer Veränderungen. Dabei handelt es sich um Aktivierungen von Onkogenen und/oder Inaktivierung von Tumorsuppressor-Genen. Ist eine kritische Gesamtzahl an genetischen Veränderungen eingetreten, kann das anfangs noch kontrollierte Wachstumsverhalten in ein unkontrolliertes malignes Wachstum übergehen (maligne Transformation).

Mutation/Verlust des APC-Tumor-suppressor-Gens ↓ | Mutation des K-RAS-Onkogens ↓ | Mutation/Verlust des DCC-Tumor-suppressor-Gens ↓

Normal-epithel → Adenom I < 1 cm tubulär, geringgradige Dysplasie → Adenom II 1 - 2 cm tubolovillös, mittelgradige Dysplasie → Adenom III > 2 cm villös, hochgradige Dysplasie

Mutation/Verlust des p53-Suppressor-Gens → ↓ KRK

Tumorspezifische Mutationen:		
	Gen → chromosomale Lokalisation	Folge
Kolonkarzinom	DCC → del 18q21	Genverlust → Zelladhäsionsproteindefekt
FAP	APC → del 5q21	Genverlust → veränderte Signalvermittlung
HNPCC	MLH1 → 3p21 } 90 % MSH2 → 2p21 } MSH6 → 2p16 PMS2 → 7p22 EPCAM-Deletionen	Mutationen in DNA-Reparatur-Genen (MMR-Gene)

Hi.: Adenokarzinom; in 2 - 5 % multipel (stets Suche nach weiteren Tumoren!)
Histologisches Grading:
- Low-grade-Karzinome: G 1 = gut differenziert, G 2 = mäßig differenziert
- High-grade-Karzinome: Schlecht differenzierte muzinöse und nichtmuzinöse Adenokarzinome (G 3), Siegelringzellkarzinome, kleinzellige und undifferenzierte Karzinome (G 4). High-grade-(-high risk-)Karzinome zeigen frühe lymphogene Metastasierung.

Lok: Rektum (50 %) > Sigma (30 %) > Coecum/Colon ascendens (10 %) > Übriges Kolon (10 %)

Lymphogene Ausbreitung
des Rektumkarzinoms über 3 Metastasenstraßen in Abhängigkeit vom Tumorsitz:
Die Prognose ist umso ungünstiger, je tiefer (oder distaler) das Rektumkarzinom sitzt (Distanzangaben in cm von der Anokutanlinie - gemessen mit dem starren Rektoskop):
- Oberes Rektumdrittel (12 - 16 cm): 1 Metastasenstraße (→ paraaortale Lnn.)
- Mittleres Rektumdrittel (6 - < 12 cm): 2 Metastasenstraßen (zusätzlich Beckenwand)
- Unteres Rektumdrittel (< 6 cm): 3 Metastasenstraßen (zusätzlich inguinale Lnn.)

Hämatogene Metastasierung:
Leber + Lunge, erst danach andere Organe (Kaskadentheorie)
Bei 25 % der Patienten finden sich bereits zum Diagnosezeitpunkt Lebermetastasen. > 50 % aller KRK-Patienten entwickeln Lebermetastasen.
Die hämatogene Metastasenbildung folgt dem venösen Abfluss, d.h. V. portae → Leber: Nur beim distalen Rektumkarzinom kann via V. cava der Weg direkt in die Lunge gehen.

TNM-Klassifikation (UICC, 2010):

T_{is}	Carcinoma in situ: Intraepithelial oder Infiltration der Lamina propria
T_1	Submukosa
T_2	Muscularis propria
T_3	Subserosa, nicht peritonealisiertes perikolisches/perirektales Gewebe*)
T_{4a}	Viszerales Peritoneum
T_{4b}	Andere Organe oder Strukturen
N_0	Keine regionäre Lymphknotenmetastasen (LK) **)
N_{1a}	1 LK
N_{1b}	2 - 3 LK
N_{1c}	Tumorknötchen [= Satellit(en)] im Fettgewebe der Subserosa oder perikolischen/-rektalen Fettgewebe ohne regionäre LK
N_{2a}	4 - 6 LK
N_{2b}	≥ 7 LK
M_0	Keine Fernmetastasen (M)
M_{1a}	Fernmetastasen in 1 Organ
M_{1b}	Fernmetastasen in mehr als 1 Organ oder im Peritoneum

*) T_3a 0 - 1 mm, T_3b 1 - 5 mm, T_3c 5 - 15 mmm, T_3d > 15 mm außerhalb der Muscularis propria. Studien zeigen hier prognostische Relevanz nach Stadium.
**) Mind. 12 Lymphknoten sollten untersucht werden, um den Lymphknotenstatus sicher zu bestimmen.

Stadiengruppierung (UICC, 2010)

Stadium 0	T_{is}	N_0	M_0
Stadium I	T_1, T_2	N_0	M_0
Stadium IIA	T_3	N_0	M_0
Stadium IIB	T_{4a}	N_0	M_0
Stadium IIC	T_{4b}	N_0	M_0
Stadium IIIA	T_1, T_2	N_1	M_0
	T_1	N_{2a}	M_0
Stadium IIIB	T_3, T_4	N_1	M_0
	T_2, T_3	N_{2a}	M_0
	T_1, T_2	N_{2b}	M_0
Stadium IIIC	T_{4a}	N_{2a}	M_0
	T_3, T_{4a}	N_{2b}	M_0
	T_{4b}	N_1, N_2	M_0
Stadium IVA	Jedes T	Jedes N	M_{1a}
Stadium IVB	Jedes T	Jedes N	M_{1b}

KL.: Symptome leider uncharakteristisch. Es gibt keine zuverlässigen Frühsymptome!

- Blutbeimischung zum Stuhl: Am häufigsten bei Rektumkarzinom, aber nur etwa 1/6 der rechtsseitigen Kolonkarzinome, daher nie sagen: kein Blut, also kein Karzinom.

Merke: Nie mit der alleinigen Diagnose Hämorrhoiden zufriedengeben: Die Hälfte aller Karzinompatienten hat gleichzeitig auch Hämorrhoiden! Immer digitale Untersuchung + vollständige Koloskopie anstreben!

- Jede plötzliche Änderung der Stuhlgewohnheit im Alter > 40 J.! Symptom des "falschen Freundes" (= Flatus mit Stuhlabgang infolge schlaffen Sphinktertonus), konstant üble Windgerüche.

Ferner:
- Leistungsminderung, Müdigkeit, evtl. Gewichtsverlust, evtl. Fieber
- Ileuserscheinungen beim Sigma- und Rektumkarzinom (Spätsymptom)
- Chronische Blutungsanämie, Schmerzen, evtl. tastbarer Tumor, bes. bei rechtsseitigem Kolonkarzinom

Di.:
- Rektale Austastung
- HD-Koloskopie (high definition-Koloskopie) bis mind. Coecumboden, ggf. mit Histologie
- Evtl. 3D-Spiral-CT in low dose-Technik ("virtuelle Koloskopie"), falls vollständige Koloskopie nicht möglich ist.

Ergänzende Diagnostik:
- Beurteilung der Tumorausdehnung und lokalen Operabilität bei Rektumkarzinomen: Starre Rektoskopie vor geplanter Rektumoperation, rektale Endosonografie; MRT-Becken, Spiral-CT des Abdomens bei unklarem Sonobefund; Zystoskopie bei V.a. Blaseninfiltration; gynäkologische Untersuchung bei V.a. Infiltration von Vagina, Uterus, Adnexen
- Metastasensuche: Sonografie und CT oder evtl. MRT der Leber; Röntgen-Thorax, bei Rektumkarzinom Thorax-CT
- Tumormarker CEA:
  In Abhängigkeit vom Stadium der Erkrankung finden sich bei einem Teil der Patienten erhöhte Serumspiegel des carcino-embryonalen Antigens. Das CEA ist nicht tumorspezifisch und eignet sich auch nicht als Früherkennungstest. Die Bedeutung liegt nur in der Nachsorge nach Radikaloperation: Präoperativ erhöhte Werte normalisieren sich bei kompletter Tumorentfernung und steigen im Rezidiv wieder an (regelmäßige postoperative Kontrollen!).
- Diagnostik von (Lokal-)Rezidiven nach Op. (keine Routine): PET mit Fluordesoxyglukose (^{18}F-FDG)

Merke: 10 % aller kolorektalen Karzinome sind digital tastbar (abhängig vom Untersucher), 60 % sind durch Rektosigmoidoskopie erfassbar, der Rest nur durch komplette Koloskopie! Nur durch regelmäßige Vorsorgekoloskopie ist eine sichere Frühdiagnose mit hoher Heilungschance möglich! Es gibt keine zuverlässigen Frühsymptome!

Th.: *Siehe Internet*: S3-Leitlinie „Kolorektales Karzinom“

I. Kurative chirurgische Therapie

A) Rektumkarzinome:
- Sphinkter-(kontinenz-)erhaltende restaurative Resektionsverfahren: Anteriore Rektumresektion mit totaler Mesorektumexzision (TME) bei Karzinomen der unteren 2 Rektumdrittel:
  Ind: Tumoren im oberen + mittleren Rektumdrittel. T_2- und T_3-Karzinome im unteren Rektumdrittel, falls ausreichender distaler Sicherheitsabstand vorhanden: Karzinome des oberen Rektumdrittels 5 cm in situ (= 3 cm am frischen, nicht ausgespannten Resektat), Karzinome der unteren 2 Drittel des Rektums 2 cm in situ (= 1 cm am frischen nicht ausgespannten

Resektat). Nach Absetzen der A. mesenterica inferior komplette Entfernung des Mesorektums mit dem regionären Lymphabflussgebiet = totale Mesorektumexzision (TME) bei Karzinomen der unteren 2 Rektumdrittel. TME senkt die Lokalrezidivrate auf ca. 15 %/5 J. Bei Karzinomen im oberen Rektumdrittel partielle Mesorektumexzision (PME).
Die Grenze der kontinenzerhaltenden Chirurgie liegt bei ca. 5 cm zwischen distalem Tumorrand und Anokutanlinie (= 85 % aller Rektumkarzinome).

- Abdominoperineale Rektumexstirpation (APR)
  mit Anlage eines endständigen Anus praeter sigmoidalis (Kolostoma)
  Ind: Tumoren im unteren Drittel, sofern ein tumorfreier distaler Sicherheitsabstand nicht vorhanden ist. Der abdominelle Teil der Operation kann auch laparoskopisch erfolgen.
  Ko.: Anastomoseninsuffizienz, Lokalrezidive (Häufigkeit abhängig vom Stadium und der Operationstechnik bzw. dem Operateur: 10 - 30 %)
  Klinikletalität bei elektiver Operation ca. 2 %.
  Durch eine tägliche Kolonspülung über das Kolostoma kann erreicht werden, dass der Patient am Tag ohne Auffangbeutel auskommt (Abdeckung durch Stomakappe).
- Transanale Lokalexzision (TEM = transanale endoskopische Mikrochirurgie) nur bei Low-grade-T_1-Karzinomen ohne Lymphgefäßinvasion ($G_1/G_2/N_0$)

B) Kolonkarzinom:
Operative oder laparoskopische En-bloc-Resektion von tumortragendem Kolonabschnitt und Mesenterium unter Einhaltung einer ausreichenden Sicherheitszone normalen Gewebes + Mitentfernung des regionalen Lymphabflussgebietes nach Gefäßligatur des zu entfernenden Lymphabflussgebietes.
Je nach Tumorlokalisation bedeutet dies eine Hemikolektomie rechts bzw. links, eine Kolon-Transversumresektion oder eine Sigmaresektion. Bei Karzinomen im mittleren und distalen Sigma radikale Sigmaresektion. Um das Risiko einer intraoperativen Metastasierung gering zu halten, wurde eine sog. "no touch"-Technik entwickelt.

C) Resektable Leber- und Lungenmetastasen können mit kurativer Zielsetzung entfernt werden, evtl. nach vorgeschalteter neoadjuvanter Chemotherapie: Resektion (5-Jahres-Überlebensrate nach Resektion von Lebermetastasen bis 40 %).

D) Bei isolierter, begrenzter Peritonealkarzinose:
Evtl. multimodales Therapiekonzept: Kombination von Chirurgie (mit Entfernung aller Herde der Peritonealkarzinose), hyperthermer intraperitonealer Chemotherapie (HIPEC) oder intraperitoneale Druck-Aerosol-Chemotherapie (PIPAC) und systemischer Chemotherapie (nur im Rahmen klinischer Studien an Zentren)

II. Neoadjuvante Therapie:

Eine präoperative Kurzzeitbestrahlung oder Radio-/Chemotherapie (RT/CT) wird bei fortgeschrittenen Rektumkarzinomen der distalen zwei Rektumdrittel im UICC-Stadium II und III empfohlen: 5 % weniger Lokalrezidive, bessere Operabilität durch Tumorrückbildung (Verkleinerung nicht bei Kurzzeitbestrahlung). Die Operation erfolgt 6 - 8 Wochen nach der initialen RT/CT. T_{3a}-Rektumkarzinome des mittleren Drittels können primär operiert werden. Rektumkarzinome des proximalen Drittels werden ohne neoadjuvante Therapie analog zu Sigmakarzinomen primär operiert. Bei jüngeren Patienten im UICC-Stadion II und III wird das Konzept der totalen neoadjuvanten Therapie (TNT) verfolgt: FOLFIRINOX-Chemotherapie, danach klassische neoadjuvante Radiochemotherapie: Bessere Prognose, mehr Komplettremissionen.
Bei durch mehrere bildgebende Verfahren (EUS, MR) und bioptisch gesicherter kompletter Remission nach neoadjuvanter Radio-/Chemotherapie kann im Einzelfall bei engmaschiger Nachsorge und in Absprache mit dem Patienten auf eine Operation verzichtet werden.
Mögliche Langzeit-NW der Bestrahlung: Stenosen, Schrumpfblase, Fisteln, chronische Strahlenproktitis

III. Adjuvante Therapie:

Beim Kolonkarzinom im UICC-Stadium III = nodal positives Stadium N_{1-2} verbessert eine (4 - 6 Wochen postoperativ eingeleitete) 3- oder 6-monatige Gabe von Oxaliplatin + 5-FU + Folinsäure (FOLFOX) die 5-Jahresüberlebensrate um 15 - 20 %. Bei günstiger Risikokonstellation (T_{1-3}, N_1) ist eine 3- monatige Gabe von Oxaliplatin + Capecitabin (= orales 5-FU)(CAPOX, XELOX) ausreichend und wesentlich besser verträglich . Die 5-Jahres-Tumorfreiheit beträgt mit dieser Kombination ca. 70 %. Die adjuvante Therapie sollte baldmöglichst innerhalb von 8 Wochen nach Op. beginnen.
Im UICC-Stadium II wird nur bei Risikokonstellation eine adjuvante Therapie empfohlen (T_4-Tumor, Notfalloperation, Tumorperforation, weniger als 12 Lymphknoten entfernt).

IV. Konversionstherapie potentiell resektabler Metastasen:

Durch eine Chemotherapie von zunächst technisch nicht resektablen (Leber-)Metastasen kann in bis zu 40 % eine sekundäre Resektabilität erreicht werden. Üblich sind Doubletten oder Tripletten (Kombination von 2 bzw. 3 Substanzen) mit/ohne Antikörper über 2 bis 4 (6) Monate. Kontrolle des Befundes und Op. vor maximal erreichbarem Effekt der Chemotherapie, da die Leberfunktion mit zunehmender Dauer der Therapie schlechter wird und die postoperativen Komplikationen zunehmen. Op. 4 Wochen nach Ende der Chemotherapie.

V. Palliative Therapie (Planung in interdisziplinärer Tumorkonferenz):

A) Kolonkarzinome: Umgehungsanastomosen oder Anlage eines Anus praeter naturalis

B) Rektumkarzinom: Endoskopische Stenteinlagen oder lokale, endoskopische Argonlasertherapie

C) Metastasierendes KRK/ Erstlinientherapie bei gutem AZ:

1. Polychemotherapie mit 5-FU oder dem Prodrug Capecitabin + Oxaliplatin oder/und Irinotecan. Die letzten beiden Substanzen sind etwa gleich potent wirksam → Verlängerung der durchschnittlichen Überlebenszeit auf > 20 Monate.
   NW + KI beachten (z.B. Capecitabin: Gastrointestinale NW, Stomatitis, Hand-Fuß-Syndrom u.a.; Oxaliplatin: Gastrointestinale NW, Neuropathie u.a.; Irinotecan: Cholinerges Syndrom, Diarrhö, Leber-/Nierenschäden u.a.)
2. Kombination mit einer zielgerichteten Substanz:
   Voraussetzung ist eine molekularbiologische Diagnostik (Genomanalyse) zur Identifizierung therapierelevanter Mutationen:
   Analyse des Mutationszustands der RAS-Gene KRAS und NRAS (Hotspot-Regionen der Exone 2, 3 und 4), des BRAF-Gens (Hotspot-Region in Exon 15) sowie des Status der Mikrosatelliteninstabilität (MSS = Mikrosatteliten-stabil, MSI-H = hochgradig Mikrosattelitten-instabil)
   RAS-Wildtyp:
   Patienten, die in einer erweiterten RAS-Analytik (KRAS und NRAS, Exone 2 - 4) einen RAS-Wildtyp (RAS-wt) zeigen und eine linksseitige Lokalisation des Primärtumors (Kolonkarzinom) aufweisen, sollen in der Erstlinientherapie der metastasierten Erkrankung präferentiell mit einer Chemotherapie-Doublette (2 Substanzen) plus anti-EGFR-Therapie behandelt werden.
   Linksseitige Tumoren sprechen besser, rechtsseitige schlechter auf anti-EGFR-Therapie an.
   RAS-Mutation:
   Hier sollte primär eine Chemotherapie-Doublette zum Einsatz kommen. Keine Indikation für anti-EGFR-Therapie. Ob eine Triplette (3 Substanzen) besser ist oder ob Bevacizumab zum Einsatz kommen sollte, ist durch Daten nicht belegt.
   BRAF-Mutation:
   Schlechte Prognose. Hier sollte primär eine möglichst effektive Chemotherapie, z.B. mit einer Triplette oder der Einschluss in eine klinische Studie erfolgen.
3. Erstlinientherapie bei herabgesetztem Allgemeinzustand und Zweitlinientherapie: Siehe Internet *S3-Leitlinien (2017)*. Einzelheiten zu den zielgerichteten Substanzen: Siehe Kap. „Internistische Tumortherapie"
4. Sono-/CT-gesteuerte lokale Therapieverfahren oder eine stereotaktische Bestrahlung können bei einzelnen Lebermetastasen zu besserer Lebensqualität und evtl. Lebensverlängerung führen: z.B. Radiofrequenz- (RAF), Mikrowellen- oder Kryoablation (KA)
   TACE = transarterielle Chemoembolisation u.a. (siehe Kap. „Maligne Lebertumoren")
   Einzelne Lungenmetastasen können auch minimal-invasiv, z.B. durch Mikrowellenablation oder RFA zerstört werden mit evtl. verbesserter Prognose.

Nachsorge: Lokoregionale Tumorrezidive treten nach "kurativer" Resektion kolorektaler Karzinome in ca. 10 - 30 % auf (abhängig von der chirurgischen Technik, vom Chirurgen und dem Tumorstadium), die Mehrzahl (70 %) in den ersten beiden postoperativen Jahren. Günstig lokalisierte Rezidive können evtl. mit kurativer Zielsetzung operiert werden (R_0-operierte Lebermetastasen führen in bis zu 25 % zu Langzeitüberleben). Nachuntersuchungen erfolgen in Zeitabständen, die vom Tumorstadium abhängig sind: CEA, Koloskopie, Sonografie der Leber, Röntgen-Thorax, bei Rektumkarzinom Spiral-CT des Beckens.
Bei FAP und HNPCC regelmäßige Vorsorgeuntersuchungen, um extrakolonische Zweittumoren frühzeitig zu erkennen.

Prg: 5-Jahresüberlebensrate:
- Rektumkarzinom (UICC-Stadium I - IV): bis 95 % - bis 85 % - bis 55 % - 5 %
- Kolonkarzinom (UICC-Stadium I - IV): bis 95 % - bis 85 % - bis 65 % - 5 %

Die Erfahrung und Sorgfalt des Operateurs beeinflusst die Prognose erheblich.

Pro: Screening auf Polypen und kolorektale Karzinome:

A) Koloskopie aller Nicht-Risikopersonen ab dem 50. Lebensjahr: Adenome werden als prämaligne Veränderungen entfernt. Wiederholung bei unauffälligem Befund und fehlenden Risikofaktoren im Abstand von 10 Jahren. Bei Koloskopie-Screening erübrigt sich der FOBT.
Anm.: „Intervallkarzinome" sind KRK, die innerhalb von 3 J. nach einer Polypektomie oder innerhalb 10 J. nach primär unauffälliger Koloskopie auftreten. (Risikofaktoren: Schlechte Darmreinigung, unvollständige Polypektomie)

B) ▶ Fäkaler Okkultblut-Test (FOBT):
Der quantitative immunologische Test zum Nachweis von nicht sichtbarem Blut im Stuhl (iFOBT) hat den guajakbasierten Test (gFOBT) abgelöst, da iFOBT deutlich sensitiver ist. Er kann aber eine Koloskopie zum Ausschluss eines KRK nicht ersetzen.
▶ Inspektion des Anus und rektale Austastung

C) Prophylaktische Koloskopie von Risikogruppen:
Die erste Koloskopie bei Verwandten 1. Grades sollte 10 Jahre vor dem Alterszeitpunkt des Auftretens des KRK oder bei Nachweis von Adenomen vor dem 50. Lebensjahr mit 40 Jahren erfolgen. Bei polypfreiem Darm Kontroll-Koloskopie mindestens alle 10 Jahre.
- HNPCC: Erste Koloskopie mit 25 Jahren bzw. 5 Jahre vor der jüngsten Manifestation in der Familie; dann jährlich + Vorsorgeuntersuchung auf extrakolische Tumoren.
- FAP: Bei bestätigter oder nicht ausgeschlossener Mutation ab dem 10. Lebensjahr jährliche Rektosigmoidoskopie, bei Nachweis von Adenomen jährliche Koloskopie. Vorsorgeuntersuchung auf extrakolische Tumoren.
- Colitis ulcerosa: Siehe dort

Anm.: Perforationsrisiko bei Koloskopien ca. 1 - 2 ‰ (meist im rektosigmoidalen Übergang)
Letalitätsrisiko gering (1 : 10.000)

Analkanalkarzinom [C21.1]

Internet-Info: *S3-Leitlinie Analkarzinom (2020)*

Def: Distale Karzinome des Afters, die sich vom kolorektalen Karzinom therapeutisch und prognostisch deutlich unterscheiden:
Analkanalkarzinom: Der Analkanal erstreckt sich von der Linea anorectalis (Oberrand des M. puborectalis) bis zur Linea anocutanea Hilton
Analrandkarzinom [C44.5]: Unterhalb der Linea anocutanea gelegen - 25 % aller Plattenepithelkarzinome der Analregion

Ep.: Selten, Inzidenz: < 1/100.000/Jahr; deutlich höher bei HIV-Infizierten und Homosexuellen; mittleres Alter bei Erkrankung ca. 60 J., therapiebedürftige Präkanzerose: anale Dysplasie

Ät.: HPV (Humanes Papillomvirus - 90%), meist Typ 16 (70 %), ferner Typ 18 und 33

Hi.: In ca. 80 % d.F. Plattenepithelkarzinome; in 15 % Adenokarzinome, selten andere histologische Typen.
Metastasierung:
- Lymphogen: Je nach Lokalisation:
  Karzinome oberhalb (proximal) der Linea dentata: Becken- und Mesenteriallymphknoten
  Karzinome unterhalb (distal) der Linea dentata: Inguinallymphknoten
- Direkte Tumorinvasion in Sphinkter, Vagina, Blase, Prostata
- Hämatogen: Leber, Nieren, Knochen

TNM-Klassifikation (UICC, 2010):

TIS	Carcinoma in situ, M. Bowen, hochgradige squamöse intraepitheliale Läsion (HISL), anale intraepitheliale Läsion (AIN II - III)
T1	≤ 2 cm
T2	> 2 - 5 cm
T3	> 5 cm
T4	Nachbarorgan(e)
N0	Keine regionäre Lymphknotenmetastasen (LK)
N1	LK perirektal
N2	LK unilateral an A. Iliaca interna/inguinal
N3	LK perirektal und inguinal, bilateral an A. iliaca interna/inguinal
M0	Keine Fernmetastasen (M)
M1	Mit Fernmetastasen

KL.: Schmerzen, Juckreiz, Blutung, Kontinenzstörungen

DD: 1. Gutartige Analerkrankungen (häufigste Fehldiagnose: "Hämorrhoiden")
2. Seltene andere Tumore (z.B. malignes Melanom, M. Bowen, malignes Lymphom, maligner neuroendokriner Tumor)

Di.: Digitale Untersuchung, Rektoskopie, Biopsie mit Histologie, Endosonografie, CT/MRT, evtl. PET-CT

Th.: Nur bei im Analkanal und am Analrand gelegenen Stadium TIS und T1 lokale Exzision im Gesunden. Bei allen übrigen Analkanalkarzinomen RCX = simultane Radiotherapie + Chemotherapie (5-FU + Mitomycin C)
Klinische Kontrollen des Therapieerfolges sollen ab Beginn der RCX nach 11, 18 und 26 Wochen erfolgen. Bei klinischer Remission ist erst danach eine abschließende Beurteilung des Therapieerfolges der RCX möglich Bei kleinem Restkarzinom (T_1 und T_2,N_0) kontinenzerhaltende Lokalexzision; nur bei größeren Karzinomen radikale Resektion (Salvage-Operation).
Nachuntersuchungen: Bis zum 2. Jahr alle 6 Monate, danach alle 12 Monate; MR Becken nach 6 und 24 Monaten. Die Nachsorge endet nach 5 Jahren.

Prg: St. T_{1-2} N_0: 80 - 90 %/3 Jahre; St. T_{3-4}: 30 - 60 %/3 Jahre

Pro:
- Impfung gegen HPV (Cervarix®, Gardasil, Gardasil® 9) bei Mädchen und Jungen im Alter von 9. - 14. Lebensjahr
- HIV-Positiven Vorsorgeuntersuchungen auf Analkarzinom anbieten (1 x/Jahr).

PANKREAS

Internet-Infos: *www.pancreas.de*

1. Exokrine Funktion - 2. Endokrine Funktion
Während Erkrankungen des endokrinen Pankreas (Diabetes mellitus) keine exokrine Funktionsstörung zeigen, kommt es bei fortgeschrittener chronischer Pankreatitis zu exokriner Funktionseinschränkung und gel. auch zu Symptomen einer endokrinen Funktionsminderung: Insulinmangeldiabetes.

Exokrine Funktion:
Täglich werden etwa 1,5 l alkalisches Pankreassekret produziert, dieses besteht aus:
1. Wasser und Ionen (bes. HCO_3^- und Cl^-)
   HCO_3^- und Cl^- werden im umgekehrten Verhältnis sezerniert: Mit Steigerung der Sekretmenge steigt die HCO_3^--Konzentration, während die Cl^--Konzentration abfällt.
2. Verdauungsenzyme:
   - Proteolytische Enzyme werden zum Schutz des Pankreasgewebes als inaktive Zymogene produziert: Trypsin, Chymotrypsin, Elastase, Carboxypeptidase. Die inaktiven Zymogene werden erst im Duodenum durch die dort gebildeten Enterokinasen aktiviert. Dies gilt auch für die Phospholipase A.
   - Proteaseninhibitoren: Diese inaktivieren vorzeitig aktivierte Proteasen.
   - Amylase, Lipase, Nuklease (die nicht in der Lage sind, eigenes Gewebe anzugreifen) werden in aktiver Form sezerniert.

   Symptome einer Maldigestion treten erst auf, wenn 90 % der exokrinen Pankreasfunktion ausgefallen sind.

Regulierung der exokrinen Funktion:
1. Nerval: N. vagus stimuliert vorzugsweise die Enzymsekretion
2. Hormonell: Der Reiz der Duodenalschleimhaut durch HCl, Gallensäuren und Nahrungsmittel führt zur Sekretion von Hormonen der Duodenalschleimhaut:
   - Sekretin: Stimuliert das Pankreas zur Sekretion von Wasser und HCO_3^-
   - Pankreozymin (= Cholezystokinin): Stimuliert das Pankreas zur Produktion von Enzymen

Pankreasdiagnostik:
- Bildgebende Diagnostik: (Endo)Sonografie, (Angio-)CT, MRCP, ERCP, Pankreatikoskopie
- Labordiagnostik:
  - Entzündungsparameter: Lipase
  - Tumormarker: CA 19-9 (Bedeutung nur für Tumornachsorgeuntersuchungen)
- Pankreasfunktionsteste:
  - Direkt: Sekretin-Pankreozymin- (oder Ceruletid-)Test: Wird selten verwendet.
  - Indirekt: Elastase-1 im Stuhl
- Bakteriologische, zytologische Diagnostik: Feinnadelpunktion unter Endosonografie-Kontrolle

AKUTE PANKREATITIS [K85.90]

Ep.: Bis 20/100.000/J. in Deutschland; höher in USA und Finnland; m > w

Ät.:
1. Gallenwegserkrankungen = akute biliäre Pankreatitis (ca. 40 %): Choledochussteine, Stenose der Papilla Vateri
2. Alkoholabusus (ca. 35 %); ca. 5 % aller Alkoholiker entwickeln eine akute Pankreatitis. Eine Schwellendosis oder -dauer der Alkoholaufnahme ist nicht bekannt!
3. Andere Ursachen (ca. 15 %):
   - Medikamente (bis zu 10 %): Diuretika, Betablocker, ACE-Hemmer, Methyldopa, Östrogene, Glukokortikosteroide, Antibiotika (Erythromycin, Rifampicin, Tetracycline), Virostatika, Antikonvulsiva (Valproat, Carbamazepin), NSAR, Mesalazin, Sulfasalazin, Ciclosporin A, Zytostatika (Azathioprin, Mercaptopurin u.a.)
   - Hereditäre Pankreatitis: Selten, autosomal-dominanter Erbgang:
     - Mutation im kationischen Trypsinogen = PRSS1-Gen: Häufigste Mutation R122H [~ 50 %] und N29I [~ 20 %].
     - Mutationen des Serinprotease-Inhibitors Kazal Typ 1 = SPINK1-Gen (am häufigsten N34S)

     Beide Gruppen von Genmutationen können auch zur chronischen Pankreatitis führen.
   - Andere seltenere Ursachen
     - Bauchtraumen, nach Abdominaloperationen, Post-ERCP-Pankreatitis
     - Virusinfektionen (z.B. Mumps, AIDS, Virushepatitis)
     - Duodenaldivertikel (parapapillär), penetrierendes Ulcus duodeni/ventriculi
     - Ausgeprägte Hypertriglyzeridämie (> 1.000 mg/dl); Hyperkalzämie
     - Autoimmunpankreatitis (siehe Kap. chronische Pankreatitis)
     - Wurmbefall mit Ascariden in den Gallengängen
     - Pancreas divisum
     - Pankreastransplantation → 2 Formen der Transplantatpankreatitis: Frühform (= postischämische Transplantatpankreatitis) - Spätform durch Abstoßungsreaktion, Abflussbehinderung oder CMV-Infektion.
   - Idiopathisch (Ausschlussdiagnose): Bis 10 %

Schweregrade	Häufigkeit	Letalität
I. Akute interstitielle (ödematöse) Pankreatitis	80 - 85 %	0 %
II. Akute nekrotisierende Pankreatitis	15 - 20 %	
▶ mit Teilnekrose		ca. 15 %
III. ▶ mit Totalnekrose		> 50 %

Verlauf:

1. Phase: Pankreasödem oder -nekrose: Anstieg von Pankreasenzymen, CRP, Leukozyten
2. Phase: Ausheilung
3. Phase: Fakultativ bei nekrotisierender Pankreatitis: Infektion der Nekrosen, Sepsis, Abszess: Wiederanstieg von CRP und ausgeprägte Leukozytose

Pg.:

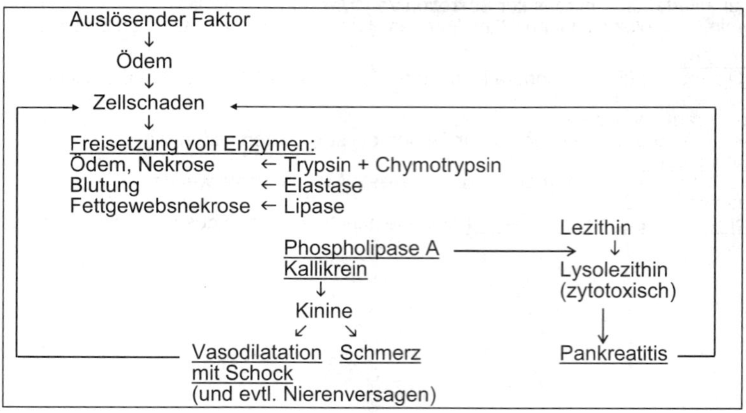

KL.: Leitsymptome: Oberbauchschmerzen + Anstieg von Pankreasenzymen i.S. + i.U.
Akuter Beginn mit heftigen Abdominalschmerzen (90 %), die nach allen Seiten ausstrahlen können (auch in den Thorax → DD: Herzinfarkt!). Oft zieht der Schmerz gürtelförmig um den Leib.

Weitere Symptome:	Häufigkeit (%)
- Übelkeit, Erbrechen	85
- Meteorismus, paralytischer (Sub-)Ileus	80
- Aszites	75
- Fieber	60
- Hypotonie, Schockzeichen	50
- Ekg-Veränderungen (ST-Strecke)	30 (!)
- Pleuraerguss links (rechts)	25
- Ikterus	20
- Gesichtsrötung	

- Selten Hautzeichen: Bläuliche Flecken periumbilikal (Cullen-Zeichen → sprich "Kallen") oder im Flankenbereich (Grey-Turner-Zeichen) → prognostisch ungünstig (ca. 1 % der Patienten)

Ko.:
- Infektion (Bakterien / Pilze) von Nekrosen mit septischen Komplikationen
- Kreislaufschock
- Verbrauchskoagulopathie
- ARDS, akutes Nierenversagen
- Arrosion von Gefäßen mit massiver Magen-Darm-Blutung, Arrosion von Dünn- oder Dickdarm mit Ausbildung intestinaler Fisteln
- Milzvenen- und Pfortaderthrombose
- Pankreasabszess
- Postakute Pankreas-Pseudozysten (ca. 10 %)[K86.3]
  Di.: - Fieber, Leukozytose
  - Druckgefühl im Oberbauch, Magenentleerungsstörung, Erbrechen
  - Evtl. tastbare Resistenz
  - Sonografie, CT, MRT

Lab:
▶ Pankreasenzymdiagnostik:
- Lipase und Elastase 1 i.S.: Pankreasspezifisch! Bei akuter Pankreatitis genügt die Bestimmung der Lipase im Serum. In der Regel liegen die Lipase-Werte über dem 3-fachen der Norm. Das Maximum ist i.d.R. 24 h nach Beginn der akuten Pankreatitis erreicht.
  Anm.: Die Bestimmung der Amylase i.S. erbringt keinen Zusatznutzen. Amylase ist nicht pankreasspezifisch (z.B. Erhöhung bei Parotitis oder nach Erbrechen)

Andere Ursachen falsch-positiver Enzymerhöhungen:
- Makroamylasämie (ca. 0,5 % aller Menschen; bei ca. 15 % aller Patienten mit Zöliakie) → Ursache: Komplexbildung von Amylase mit Proteinen, Polysacchariden oder Hydroxyäthylstärke (HÄS); da diese Komplexe nicht renal eliminiert werden können, sind die Amylasewerte im Urin normal und Lipase/Elastase 1 i.S. normal; harmloser Befund.
  Di.: Niedrige Urinamylase, normale Lipase und Elastase 1 i.S.
- Familiäre idiopathische Hyperamylasämie: Autosomal dominant vererbt, meist ohne Krankheitswert
- Gullo-Syndrom: Seltene benigne Pankreas-Hyperenzymämie
- Bei Niereninsuffizienz finden sich erhöhte Amylase- und Lipasewerte (bis zum 3fachen der Norm), da beide Enzyme renal eliminiert werden.

▶ Laborparameter, die bei engmaschiger Verlaufskontrolle den Verdacht auf nekrotisierende Pankreatitis begründen: Persistierende oder erneut ansteigende Werte von CRP (> 15 mg/dl), LDH. Andere Laborparameter sind kaum aussagekräftiger als das CRP: PMN-Elastase, Phospholipase A_2, Trypsin-aktiviertes Peptid (TAP) und Pankreatitis-assoziiertes Protein (PAP)

▶ Bei Obstruktion des D. choledochus:
Anstieg der cholestaseanzeigenden Enzyme (γGT, AP) und des direkten Bilirubins

▶ Prognostisch ungünstige Parameter → Verlegung auf die Intensivstation erforderlich
- Vorliegen eines SIRS (≥ 2 der folgenden Kriterien: Puls > 90/min, AF > 20/min oder pCO_2 < 32 mmHg, Temperatur > 38°C oder < 36°C, Leukozyten > 12.000/µl oder < 4.000/µl)
- Serum-Kalziumkonzentration < 2 mmol/l, Hyperglykämie
- Hkt > 50 %: Volumenmangel
- Laktatdehydrogenase > 350 U/l
- Vigilanzstörung, Pleuraerguss (meist links)
- Anstieg der Nierenretentionsparameter Harnstoff und Kreatinin
- Alter > 60 Jahre, BMI > 30

Diese Parameter sind in Risiko-Scores enthalten (z.B. Ranson-Kriterien oder BISAP-Score).

Merke: Bei jedem unklaren Abdomen muss die Lipase bestimmt werden! Die Höhe des Lipasewerts korreliert nicht mit Schwere und Prognose der akuten Pankreatitis. Die Prognose ist abhängig vom Ausmaß, von Organversagen und Organzerstörung!

Bildgebende Verfahren:

- Sonografie und Endosonografie: Vergrößerte, unscharf begrenzte Pankreasloge, Nekrosen, Abszesse, Pseudozysten; Nachweis eines Peritoneal-/Pleuraergusses, Nachweis von Gallensteinen und einer extrahepatischen Cholestase bei akuter biliärer Pankreatitis. Die Endosonografie ist das bildgebende Verfahren mit der höchsten Ortsauflösung.

  Anm.: Der fehlende Nachweis von Gallensteinen schließt eine biliäre Genese nicht aus, da Steine bereits abgegangen sein können.
- Abdomenübersicht: Pankreasverkalkungen? (chronische Pankreatitis), Gallensteinschatten. Häufig finden sich bei Pankreatitis luftgeblähte Magen-Darm-Abschnitte, bes. im linken Ober-/Mittelbauch.
- CT mit Kontrastmittel: Nach 3 - 5 Tagen bei fehlender klinischer Besserung des Patienten
  - Leichte Pankreatitis: Interstitielles Pankreasödem
  - Schwere Pankreatitis: Pankreasnekrosen, evtl. Abszessstraßen

  Beachte: Ein CT mit Kontrastmittel am ersten Tag der Symptomatik ist in der Aussagekraft unsicher und erhöht das Risiko für ein Nierenversagen. Nekrosen lassen sich jedoch nur im Kontrastmittel-unterstützten CT sicher nachweisen.
- Thorax-Röntgen: Plattenatelektasen, Pleuraergüsse, komplizierend basale Pneumonie
- MRCP und ERC

  Ind: Bei Verdacht auf Obstruktion des D. choledochus durch Steine oder Cholangitis
- Evtl. sonografiegesteuerte Feinnadelpunktion nekroseverdächtiger Pankreasareale mit Zytologie (Nachweis nekrotischer Zellen) und Mikrobiologie (Nachweis infizierter Nekrosen; am häufigsten finden sich Bakterien und Pilze der Darmflora: E. coli, Enterokokken, Klebsiellen, Pseudomonas aeruginosa, C. albicans u.a.)

  Ind: Erregernachweis bei Verdacht auf Superinfektion von Pankreasnekrosen

DD: Fehldiagnosen sind leider häufig! Wichtig ist die Lipasebestimmung in der Notaufnahme!

► Akutes Abdomen:

- Leitsymptome des akuten Abdomen sind:
  - Heftige Bauchschmerzen (umschrieben oder diffus)
  - Peritoneale Symptomatik (Abwehrspannung)
  - Störung der Darmperistaltik (Meteorismus, Übelkeit, Erbrechen)
  - Schlechter Allgemeinzustand, Kreislaufstörungen
- Harnleiter-/Nierenkolik (Mikrohämaturie, viszeraler (schlecht lokalisierbarer) krampfartiger Schmerz, Steinanamnese, CT)
- Gallenkolik (evtl. gemeinsam mit Pankreatitis): Krampfartiger Schmerz im rechten Oberbauch, evtl. Ausstrahlung in die rechte Schulter; Sonografie: Dreischichtung der Gallenblasenwand bei akuter Cholecystitis, Gallenblasenhydrops (Länge der Gallenblase > 11 cm), Steinnachweis
- Perforation von Magen/Duodenum (Ulkus), Darm (z.B. Sigmadivertikulitis), Gallenblase. Nach initial starkem Schmerz evtl. temporäres Nachlassen der Schmerzen (Stadium der „Illusion“) und danach erneute Zunahme der Schmerzen. Abdomen bei Pankreatitis nicht bretthart („Gummibauch“).

  Nachweis freier Luft im Abdomen: Bei V.a. Hohlorganperforation soll primär eine CT des Abdomens durchgeführt werden, da sowohl die Sonografie als auch die Röntgen-Leeraufnahme des Abdomens nicht ausreichend sensitiv sind. Die Abdomenleeraufnahme in Linksseitenlage weist größere Luftmengen nach: Subphrenische Luftsichel.
- Mechanischer Ileus:
  1. Dünndarmileus (Bridenileus in 50 %, Hernien, Malignome, M. Crohn u.a.)
  2. Dickdarmileus (Karzinome in 50 %, Divertikulitis, Hernien, Volvulus u.a.)

  Jeder akute Bauch geht mehr oder minder mit einem paralytischen Ileus einher. Daher muss in erster Linie ein mechanischer Ileus ausgeschlossen werden:
  - Hyperperistaltik an umschriebener Stelle mit klingenden Darmgeräuschen; Sono: Kalibersprung des Dünndarms bei mechanischem Dünndarmileus mit dilatierten flüssigkeitsgefüllten Dünndarmschlingen vor der Stenose, Dünndarm mit Klaviertasten-Zeichen, Pendelperistaltik; Röntgenaufnahme im Stehen: Spiegelbildung, CT (Goldstandard); Suche nach Bruchpforten, alten Bauchnarben (Bridenileus) u.a.
  - Fäkulenter Mageninhalt (Sonde!) bzw. Koterbrechen (= Miserere): Spätzeichen bei distaler Obstruktion.
- Akute Appendicitis:
  - Somatischer (gut lokalisierbarer) Schmerz
  - (Klopf-, Loslass-)Schmerz bei McBurney, Lanz (initial oft epigastrisch oder paraumbilikal)
  - Blumberg-Zeichen: kontralateraler Loslassschmerz als Zeichen peritonealer Reizung
  - Rovsing-Zeichen: Schmerz bei retrograder Kolonkompression

- Psoasschmerz (Schmerzen im rechten Unterbauch bei Anheben des gestreckten Beines)
- Douglasschmerz (Schmerz bei rektaler Untersuchung)
- Temperaturdifferenz (rektal - axillär ≥ 1°C)
- Leukozytose, Neutrophilie, CRP ↑
- Sonografie (evtl. Kokarde = target sign, tubuläre Struktur, Abszess), evtl. CT

- Eingeklemmte Bauchwandhernie (Suche nach Hernien, Prüfung der Bruchpforte; positiver Carnett-Test: Schmerz gleich oder stärker nach Anspannung der Bauchdecken)
- Mesenteriale Ischämie: 2 Formen: Okklusive Form (OMI) bei Mesenterialinfarkt und nicht-okklusive Form (NOMI): Anamnese: Angina visceralis mit postprandialen Bauchschmerzen? Oft erhebliche Gewichtsabnahmen, evtl. blutige Durchfälle? → Angiografie
- Gynäkologische Erkrankungen: Extrauteringravidität (ausgebliebene Periode, positiver Schwangerschaftstest, Sonografie), stielgedrehte oder rupturierte Ovarialzyste/Tumor (Sono), akute Salpingitis, tuboovarieller Abszess

▶ Akuter Schub einer chronischen Pankreatitis (Anamnese)

▶ Herzinfarkt, bes. Hinterwandinfarkt: Schwierige DD:
Infarkt und Pankreatitis können ähnliche Symptome (Schmerzen, Kollaps, Ekg-Veränderungen) zeigen: Bei Pankreatitis gelegentlich typisches Bild eines Außenschichtschadens (terminal negatives T), andererseits kann beim frischen Infarkt das Ekg innerhalb der ersten 24 h negativ sein. Gel. leichte Transaminasenerhöhung bei akuter Pankreatitis. Entscheidende Hinweise durch Lipase und Troponin I oder T.
Solange differenzialdiagnostisch ein Herzinfarkt nicht ausgeschlossen ist, keine i.m.-Injektionen (wegen CK-Erhöhung und evtl. Lysetherapie)

▶ Lungenembolie mit infradiaphragmaler Symptomatik (Anamnese, Echo, D-Dimer, Troponin I/T, BNP)

▶ Aneurysma dissecans (Echo, transösophageal)

▶ DD eines unklaren Kollapses:
Nur etwa 5 % aller Fälle mit akuter Pankreatitis zeigen überhaupt keinen Schmerz, sodass diese Patienten u.U. nur kollaptisch sind (evtl. statt Blässe der Haut leichte Rötung!).

▶ Pseudoperitonitis: Praecoma diabeticum / Porphyrie / Addison-Krise / vasookklusive Krise bei Sichelzellanämie u.a.

Vorgehen bei akutem Abdomen (interdisziplinäres Konsil):

1. Anamnese: Ulkus? Gallensteine? Letzte Periode, Schwangerschaftstest (bei Frauen)?
2. Entwicklung des Schmerzes (perakut: Perforation)
3. Schmerzcharakter: Konstant (peritonitisch) oder rhythmisch (kolikartig)
4. Ausstrahlung (z.B. bei Ureterstein ins äußere Genitale)
5. Abwehrspannung (bretthart bei generalisierter Peritonitis [K65.9])
6. Bruchpforten (Leisten, Nabel)
7. Auskultation (paralytische "Grabesstille" oder klingende Geräusche bei Obstruktion ?)
8. Rektale, gynäkologische Untersuchung
9. Temperatur (rektal, axillär)
10. Labor, bes.:
    - Troponin I/T : Herzinfarkt
    - Lipase : Pankreatitis
    - Blutzucker : Coma diabeticum
    - PBG + δ-ALA im Urin : Akute Porphyrie
    - Harnstatus : Mikrohämaturie bei Ureterstein
    - Blutbild, Kreatinin, Elektrolyte u.a.
11. Ekg, Echokardiografie
12. Sonografie, Röntgen Thorax + Abdomenübersichtsaufnahme, Spiral-CT

Di.:

- Atlanta-Klassifikation: Die Diagnose ist auf der Basis von mind. 2 der drei Kriterien zu stellen: Bauchschmerzen / Lipaseerhöhung (> 3-faches der Norm) / pathologischer Befund bei Ultraschall oder KM-verstärkter CT-Abdomen
- Einer akuten Pankreatitis: Anamnese/Klinik + Lipase + Sono
- Einer biliären Pankreatitis: Anstieg von Transaminasen, Cholestaseparameter: γGT, AP, Bilirubin und Steinnachweis durch (Endo)Sono, MRCP und ERCP
- Einer nekrotisierenden Pankreatitis: Engmaschige Verlaufskontrollen von Klinik (Schmerzen, Fieber) und Entzündungsparameter (CRP, Leukozyten u.a.), Angio-CT oder MRT: Nur die fehlende KM-Anreicherung beweist die Nekrose!
- Einer Nekroseinfektion: Angio-CT: Evtl. Gaseinschlüsse in Nekroseherden; Feinnadelaspiration (endosono- oder CT-gesteuert) zur bakteriologischen Untersuchung

Th.: a) **KONSERVATIV**

1. Engmaschige Überwachung des Patienten (bei schweren Fällen auf Intensivstation):
   - Abdomenbefund: Schmerzen?, Palpation, Auskultation (Peristaltik?) + Sonografie
   - Evtl. Röntgenübersicht des Abdomens, Röntgen-Thorax, Angio-CT
   - Kreislauf-/Volumenstatus (RR, Puls, ZVD, PiCCO), Pulsoxymetrie
   - Flüssigkeitsbilanzierung, Nierenfunktion, Elektrolyte
   - Pankreatitisrelevante Laborparameter: Lipase, CRP, Kalzium, Glukose, Blutbild + Hkt, Kreatinin i.S., Blutgasanalyse, Gerinnungsstatus
2. I.v.-Hydrierung innerhalb der ersten 24 h, Elektrolyt- und Glukosesubstitution: Da oft eine erhebliche Hypovolämie besteht, sind im Regelfall mind. 3 - 4 L/24 h erforderlich (evtl. mehr)! Volumenzufuhr bis zur Kreislaufrekompensation fortsetzen.

   Merke: Eine ausreichend bemessene und zügig begonnene Hydrierung verbessert die Prognose der akuten Pankreatitis!
3. Es sollte so früh wie möglich ein oraler Kostaufbau erfolgen. Bei Übelkeit/Brechreiz kurzfristig enterale Ernährung über nasogastrische Sonde. Eine routinemäßige Nahrungskarenz bei akuter Pankreatitis ist nicht indiziert. Eine totale parenterale Ernährung führt zu vermehrten Infektkomplikationen und ist nur im Einzelfall indiziert.
4. Analgetika nach Bedarf:
   - Leichte Schmerzen: z.B. Novaminsulfon oder Tramadol i.v.
   - Starke Schmerzen: Opioide, z.B. Pethidin oder Buprenorphin

   Anm.: Morphinderivate werden eingesetzt, auch wenn die Rote Liste Anwendungsbeschränkungen bei akuter Pankreatitis vermerkt. Die früher befürchtete Druckerhöhung im Sphincter Oddi durch Gabe von Morphin ist bewiesenermaßen klinisch irrelevant.
5. Thromboembolieprophylaxe (low dose Heparin, Kompressionsstrümpfe)
6. O_2-Gabe per Nasensonde bei O_2-Sättigung ≤ 95 %
7. Prophylaxe eines Stressulkus bei schweren Verlaufsformen (Protonenpumpenhemmer)
8. Indikation für Antibiotika: Biliäre Verlaufsform, infizierte Pseudozysten, Abszess. Bei nekrotisierender Pankreatitis ist die prophylaktische Antibiotikagabe umstritten. Antibiotika i.v. bei infizierten Nekrosen: Carbapeneme (Imipenem oder Meropenem) bzw. Ciprofloxacin oder Cephalosporine der 3. Generation in Kombination mit Metronidazol. Dauer: ca. 10 Tage.
9. Therapie von Komplikationen: Kontinuierliche venovenöse Hämofiltration oder Hämodialyse bei akutem Nierenversagen, kontrollierte Beatmung bei ARDS, bei Sepsis erregergerechte Antibiotikatherapie u.a.

b) **MINIMAL INVASIVE THERAPIE:**

1. Choledochussteine (meist präpapillär eingeklemmt): Endoskopische Papillotomie (EPT) + Steinextraktion im Rahmen einer ERCP
2. Pankreaspseudozysten können sich in bis zu 50 % d.F. spontan zurückbilden. Asymptomatische Pseudozysten müssen nicht behandelt werden. Symptomatische Pseudozysten > 5 cm ∅ werden interventionell drainiert, wenn sie sich nicht innerhalb einer Woche spontan zurückbilden (endoskopische Drainage = endosonografische Zystogastrostomie oder -duodenostomie). Ko. (ca. 10 %): Blutungen, Infektion u.a. Letalität ca. 0,5 %. Die Drainage erfolgt frühestens 6 Wochen nach Ausbildung der Pseudozyste (nach Ausbildung einer Zystenwand)
3. Infizierte Nekrosen und Pankreasabszesse: „Step up"-Vorgehen:
   - CT-gesteuerte perkutane oder endoskopische Drainage
   - Bei ausbleibender Besserung: Endoskopische oder minimal-invasive retroperitoneale Nekrosektomie

   Das „Step up"-Verfahren zeigte im „Panter-Trial" der Dutch Pancreatitis Study Group weniger Komplikationen als bei primärer chirurgischer Therapie.

c) **CHIRURGISCHE THERAPIE:**

Ind: Versagen der minimal-invasiven Therapie
Methoden: Laparoskopisch assistierte Nekrosektomie oder Laparotomie mit digitaler Nekrosektomie + Lavage-Verfahren, heute nur sehr selten angewandt
Krankenhausletalität: 15 %

Prg: Der Verlauf einer akuten Pankreatitis ist schwer vorausschaubar. Verschiedene Prognosescores sind entwickelt worden. (z.B. BISAP-Score → *siehe Internet*). Entscheidend ist aber eine engmaschige Kontrolle, um frühzeitig eine schwere nekrotisierende Pankreatitis mit ihren Komplikationen zu erkennen und konsequent evtl. intensivmedizinisch zu therapieren. Die Letalität hängt vom Schweregrad der Erkrankung ab (siehe oben). Infizierte Nekrosen haben eine schlechtere Prognose als sterile Nekrosen. Häufigste Todesursache sind septische Komplikationen im Rahmen der nekrotisierenden Pankreatitis.

Pro: Rezidivprophylaxe zur Beseitigung der Ursachen: z.B. Cholezystektomie, vollständige Alkoholkarenz, Behandlung einer Hyperlipidämie, eines Hyperparathyreoidismus, Weglassen pankreastoxischer Medikamente; Prophylaxe einer Post-ERCP-Pankreatitis: Gabe von 100 mg Diclofenac- oder Indometacin-Supp. und ausreichende Hydrierung vor der ERCP, ggf. prophylaktische Stentung des Pankreasganges

CHRONISCHE PANKREATITIS [K86.1]

Internet-Info: *www.dgvs.de* (S3-Leitlinie 2012)

Def: Chronische, fast immer mit Schmerzen einhergehende Pankreasentzündung mit progredientem Verlust der exo- und endokrinen Pankreasfunktionen

Ep.: Inzidenz in Deutschland ca. 7/100.000/J.; m > w

Ät.:
1. Chronischer Alkoholabusus: ca. 80 %
   5 % der Menschen mit chronischem Alkoholabusus entwickeln eine chronische Pankreatitis.
2. Idiopathisch (keine erkennbare Ursache): 15 %
3. Andere Ursachen (5 %):
   - Rauchen ist ein unabhängiger Risikofaktor, Pankreaskarzinomrisiko deutlich erhöht!
   - Medikamente (siehe akute Pankreatitis)
   - Hyperparathyreoidismus
   - Frühere Strahlentherapie
   - Hereditäre Pankreatitis (ca. 1 % der Patienten): Verschiedene Mutationen, die zu chronischer Pankreatitis disponieren:
     1) PRSS1 (kationisches Trypsinogen): Ca. 2/3 der hereditären P. (autosomal-dominanter Erbgang)
     2) CTRC (Chymotrypsinogen C)
     3) SPINK1 (Serinprotease-Inhibitor, Kazal Typ 1)
     4) CFTR (cystische Fibrose)
   - Autoimmune Pankreatitis (AIP) in der Bildgebung „wurstartig" aufgetriebener Pankreas, evtl. sehr schwer zum Pankraskarzinom abzugrenzen
     • Typ 1 (LPSP = lympho-plasmozytische sklerosierende Pankreatitis) = IgG4-assoziierte AIP: Vorwiegend in Asien. In ca. 30 % Assoziation mit anderen Autoimmunerkrankungen und mit der retroperitonealen Fibrose. In 80 % d.F. tumorartige Raumforderung im Pankreaskopf (DD: Pankreas-Ca.); evtl. Nachweis von Auto-Ak (ANA, Ak gegen Carboanhydrase II). Oft IgG4 (> 135mg/dl) und IgG4/gesamt IgG Quotient i.S. erhöht (> 8 %). IgG4-positive Plasmazellen und T-Lymphozyten können verschiedene Organe infiltrieren („IgG4-assoziierte Autoimmunerkrankungen"). Evtl. IgG4-assoziierte tubulointerstitielle Nephropathie (siehe dort)
       Hi.: Lymphoplasmazelluläre Infiltrate (CD4-/CD8-positiv)
     • Typ 2 (IDCP = idiopathische duktozentrische Pankreatitis) = AIP ohne erhöhtes IgG4: In ca. 30 % Assoziation mit chronisch-entzündlichen Darmerkrankungen
     Th.: Prednisolontherapie: Ausschleichend über 9 - 12 Monate, ggf. Azathioprin

   Anm.: Gallensteine spielen bei der Ätiologie der chronischen Pankreatitis keine Rolle.

KL.: Häufig ist das Krankheitsbild oligosymptomatisch.
1. Leitsymptom ist der rezidivierende Schmerz, der nicht kolikartig ist (DD: Gallenkolik) und Stunden bis Tage dauern kann. Schmerz findet sich in über 90 % d.F. Der Schmerz findet sich in der Tiefe des Oberbauches (Palpation!) und kann nach beiden Seiten bis in den Rücken ausstrahlen (gürtelförmig); gel. als Spätschmerz nach dem Essen.
2. Nahrungsintoleranz (Fett): Auslöser für dyspeptische Beschwerden, Übelkeit, Erbrechen und Schmerz
3. Maldigestion: Gewichtsabnahme, Fettstühle, Meteorismus, Diarrhö. Symptome einer Maldigestion treten erst auf, wenn die exokrine Pankreasfunktion auf 10 % der Norm vermindert ist.
4. Insulinmangeldiabetes (ca. 1/3 der Patienten mit fortgeschrittener Erkrankung)
5. Selten rezidivierender Ikterus durch Kompression des Ductus hepatocholedochus

Ko.:
- Pankreaspseudozysten (ca. 20 %), evtl. mit Einblutungen und Hämobilie; Abszess
- Milz- und Pfortaderthrombose mit portaler Hypertension
- Stenosen des Pankreasgangsystems, Ausbildung multipler intraduktaler Konkremente (Pankreatikolithiasis); Pankreasgangfisteln

- Stenose des distalen Ductus choledochus mit (rezidivierendem) Ikterus; Duodenalstenose
- Pankreaskarzinom als Spätkomplikation (insbes. bei hereditärer Pankreatitis und bei Rauchern)

DD:
- Akute rezidivierende Pankreatitis
- Andere Oberbaucherkrankungen, z.B. Ulkuskrankheit, Magenkarzinom, Cholelithiasis
- Pankreaskarzinom (Endosonografie, MRCP/ERCP; HRCT, PET)

Di.: ***Merke:*** Ein normaler Lipasewert schließt eine chronische Pankreatitis nicht aus!

A) Nachweis eines pankreatitischen Schubes: Evtl. Erhöhung von Pankreasenzymen i.S.: Lipase, Elastase 1 (spezifisch), Amylase (weniger spezifisch). Normale Pankreasenzyme schließen eine chronische Pankreatitis nicht aus!

B) Ätiologische Klärung (bei Patienten < 20 Jahren mit idiopathischer Pankreatitis hereditäre Pankreatitis ausschließen → Beratung in Zentren)
Bei V.a. falsche Angaben zum Alkoholkonsum: Ethylglucuronid (ETG) im Urin - kann Alkoholkonsum bis zu 3 Tage nach Konsum nachweisen.

C) Nachweis einer exokrinen Pankreasinsuffizienz:
Bestimmung der Pankreas-Elastase-1 im Stuhl: Wegen der fehlenden Spaltung der Elastase-1 durch andere Enzyme während der Darmpassage korreliert die Elastase-1-Sekretion in das Duodenum linear mit der Elastase-1-Konzentration im Stuhl. Sensitivität bei milder Pankreasinsuffizienz ca. 60 %, bei mittelschwerer und schwerer Pankreasinsuffizienz bis 100 %. Spezifität ca. 90 %. Normal > 200 µg, bei Pankreasinsuffizienz < 100 µg Elastase-1/g Stuhl. Pankreasenzympräparate (mit Schweine-Pankreatin) stören die Bestimmung nicht, da spezifisch humane Elastase-1 erfasst wird. Falsch pathologische Ergebnisse bei Diarrhö, Malabsorption und Z.n. Billroth II-Op.

Memo: Bestimmung der Pankreas-Elastase-1 im Stuhl derzeit sensitivste und in der klinischen Routine praktikabelste indirekte Bestimmung der exokrinen Pankreasfunktion. Andere Testverfahren haben an Bedeutung verloren.

D) Bildgebende Verfahren:
- Nachweis morphologischer Pankreasveränderungen:
  - Pankreasverkalkungen: (Endosonografie und Sonografie, CT) beweisen eine chronische Pankreatitis und finden sich am häufigsten bei der alkoholtoxischen chronischen Pankreatitis.
  - Pankreasgangsteine, Fibrosierungen des Parenchyms und Kaliberunregelmäßigkeiten der Pankreasgänge (Endosonografie, MRCP, ERCP, Pankreatikoskopie): Kurzstreckige Stenosierungen und Dilatationen des Pankreasganges (perlschnurartig)
- Nachweis von Komplikationen:
  - Choledochusstenose (MRCP, ERCP)
  - Duodenalstenose (MDP)
  - Pseudozysten (Endo-/Sonografie, Computertomografie)

Zur Diagnosesicherung werden Score-Systeme verwendet (z.B. Score der Mayo Clinic oder der Lüneburg-Score → Einzelheiten *siehe Internet*).

Th.: (Siehe auch Internet: *S3-Leitlinie*)

A) Kausal: z.B. Alkoholabstinenz, Rauchverzicht

B) Symptomatisch:

▶ Konservativ:

1. Therapie entzündlicher Schübe (wie bei akuter Pankreatitis, siehe dort)
2. Therapie der exkretorischen Pankreasinsuffizienz:
   - Kohlenhydratreiche Ernährung mit häufigen (5 - 7) kleinen Mahlzeiten, Alkoholverbot, Rauchstopp. Bei Steatorrhö Erhöhung der Lipasedosis und evtl. Fettanteil vermindern und Zufuhr mittelkettiger Fettsäuren (MCT-Fette), die auch ohne Aufspaltung resorbiert werden können.
   - Pankreasenzymsubstitution: Die meisten Präparate enthalten Schweine-Pankreatin und müssen hohe Enzymaktivität haben, gegen den inaktivierenden Einfluss des Magensaftes geschützt sein (magensaftresistente Mikropellets) und rasch am Wirkort freigesetzt werden. Die Dosis muss an die Mahlzeiten adaptiert werden (3 x 1 Dosis/d ist immer falsch!).
   Effektive und ausreichende Lipasesubstitution: 25.000 - 50.000 IE Lipase/Hauptmahlzeit (2.000 IE Lipase/1 g Nahrungsfett), im Einzelfall noch höher dosiert. Die Enzympräparate werden zu den größeren Mahlzeiten eingenommen. Ob Pankreasenzyme bei einem Teil der Patienten die Schmerzen lindern können, ist umstritten.
   - Evtl. parenterale Substitution fettlöslicher Vitamine (A,D,E, K) bei Mangel
3. Therapie der endokrinen Pankreasinsuffizienz:
   Bei pankreatogenem Diabetes mellitus kleine Insulingaben + ausreichende Enzymsubstitution (sonst Hypoglykämiegefahr).

4. Therapie der Pankreasschmerzen:
   - Beseitigung von Drainagehindernissen im Pankreasgangsystem (Eiweißpräzipitate, Steine, Strikturen), ERP mit Pankreas-Stenteinlage vermindert in 50 % d.F. die Schmerzen, da Schmerzen mit prästenotischem Druck korrelieren.
     Operative resezierende Verfahren
   - Schmerzbehandlung analog zum WHO-Stufenschema: Kombination von Paracetamol/Metamizol mit niedrig- oder hochpotenten Opioiden

▶ Endoskopische Therapie:
1. Endoskopische Behandlung bei Pankreasgangsteinen mit Papillotomie + extrakorporale Stoßwellenlithotripsie (ESWL). Restfragmente werden mittels ERP endoskopisch entfernt; evtl. Pankreatikoskopie + Laser- oder elektrohydraulische Lithotripsie.
2. Endoskopische Behandlung von Pankreasgangstenosen: Ballondilatation, seltener mit Einlage von Kunststoff-Endoprothesen (Stents). Stents sind komplikationsreich (Blutungen, Pankreatitis, Stentokklusion, Stentmigration), sodass alle 8 - 12 Wochen ein Prothesenwechsel erforderlich ist.
3. Endoskopische Behandlung von Pankreaspseudozysten und Abszessen: Symptomatische Pseudozysten > 5 cm ∅ werden interventionell drainiert. Klärung durch ERCP, ob die Zyste oder der Abszess Anschluss an das Pankreasgangsystem hat oder ob eine Gangstenose die Ursache ist. Je nach Befund erfolgt eine transpapilläre oder transmurale Drainage (zystogastral, zystoduodenal). Bei asymptomatischen Pseudozysten kann abgewartet werden.
   Ko. (ca. 10 %): Blutungen, Infektionen u.a.; Letalität ca. 0,5 %
4. Bei therapierefraktären Schmerzen: Evtl. endosonografisch gesteuerte Zoeliakusblockade

▶ Chirurgie:
1. Drainageoperationen → Ind.:
   - Isolierte Obstruktion des Pankreasganges → Pankreatikojejunostomie
   - Isolierte Choledochusstenose → Choledochojejunostomie
   - Große Pseudozyste (bei erfolgloser innerer Drainage) → Zystojejunostomie
2. Pankreasteilresektionen → Ind.: Chronische therapierefraktäre Schmerzsymptomatik, Stenosekomplikationen (D. pancreaticus, D. choledochus, Duodenum), Pfortader- und Milzvenenthrombose, innere Fistelbildung, Karzinomverdacht
   Standardmethode: Duodenumerhaltende Pankreaskopfresektion (Op. nach Beger)

Prg.: Keine Ausheilung; Rauchen und Alkoholkonsum verschlechtern die Prognose. Das Risiko für Pankreaskarzinom ist bei Rauchern stark erhöht.

MUKOVISZIDOSE [E84.9]

Internet-Infos: *www.muko.info; S3-Leitlinie „Lungenerkrankungen bei Mukoviszidose"*

Syn: Zystische Fibrose (CF)

Def: Autosomal-rezessive Erbkrankheit, bei der die apikalen Epithelzellmembranen exokriner Drüsen defekte Chloridkanäle aufweisen.
CFTR-Genmutation auf Chromosom 7 (7q31.2). 6 Mutationsklassen mit ca. 2.000 Mutationen des CFTR-Gens in Westeuropa, am häufigsten die Aminosäuredeletion deltaF508 mit 70 %. Folge ist ein defektes „zystische-Fibrose-Transmembran-Regulator-(CFTR-)Protein". Defekte CFTR-Proteine stellen defekte Chloridkanäle dar, die in allen exokrinen Drüsen die Bildung zäher Schleimsekrete bewirken: Pankreas, Dünndarm, Bronchialsystem, Gallenwege, Gonaden, Schweißdrüsen.

Ep.: (Nach der Hämochromatose) zweithäufigste angeborene Stoffwechselkrankheit der weißen Bevölkerung Europas und der USA.
Erkrankungshäufigkeit in Europa ca. 1 : 2.500 Geburten; in Deutschland 1 : 3.300 bis 1 : 4.800 Geburten; Anlageträgerhäufigkeit (Heterozygotenfrequenz) ca. 4 % der Bevölkerung.

KL.: Unterschiedlich ausgeprägte Verläufe je nach CFTR-Mutation

Leitsymptome:
- Atemwege (99 %): Individuell sehr variabel. Chronischer pertussiformer Husten, rezidivierende Bronchialinfekte mit Staphylococcus aureus, Pseudomonas aeruginosa (80 %), Burkholderia cepacia (ungünstig: B. cenocepacia und B. multivorans u.a. gramnegative Problemkeime)
  Bronchiektasen, obstruktives Emphysem, Rhinosinusitis
  Ko.: Pulmonale Hypertonie und respiratorische Insuffizienz, Pneumothorax in ca. 10 % d.F., Hämoptysen; allergische bronchopulmonale Aspergillose (ABPA 15 %)
- Pankreas (87 %): Exokrine Pankreasinsuffizienz mit chronischen Durchfällen und Maldigestionssyndrom mit Kachexie; evtl. pankreatogener Diabetes mellitus

- Darm: Mekoniumileus bei der Geburt (10 %). Bei älteren Kindern und Jugendlichen kommt es in 20 % d.F. zu distalen intestinalen Obstruktionssyndromen (DIOS) = Mekoniumileus-Äquivalente
- Leber und Gallenwege: In 10 % Entwicklung einer biliären Zirrhose; Cholelithiasis
- Gedeihstörung und mangelhafte Gewichtszunahme des Kindes
- Bei Frauen verminderte Fertilität, bei Männern Infertilität (bilaterale Vas deferens-Obliteration)

Di.:
- Neugeborenen-Screening - Ohne Neugeborenenscreening werden ca. 5 % der Patienten erst im Erwachsenenalter diagnostiziert: Bestimmung des immunreaktiven Trypsins (IRT) und pankreasassoziierten Proteins (PAP)
- Pilokarpin-Iontophorese-Schweißtest: Chlorid-Gehalt des Schweißes > 60 mmol/l (Graubereich: 30 - 60 mmol/l) bei zwei unabhängigen Messungen
- Elektrophysiologische Spezialverfahren bei unklaren Fällen:
  - Nasal-Potenzial-Differenzmessung (NPD)
  - Messung des intestinalen Ionenstroms an Rektumbiopsien (ICM)
- CFTR-Genanalyse: Nachweis zweier Mukoviszidose-verursachender CFTR-Mutationen

Th.:
- Beratung durch Mukoviszidose-Ambulanz.
- Transitionsprogramme zur nahtlosen Versorgung von Jugendlichen auf dem Weg ins Erwachsenenalter
- Symptomatisch:
  - Ausreichende Zufuhr von Kochsalz und Flüssigkeit
  - Sekretolyse: Inhalation mit Dornase alfa und hypertoner Kochsalzlösung
  - Tägliche konsequente Drainage des zähen Bronchialsekrets (Drainagelagerung, Klopfmassage)
  - CFTR-Modulatoren: Werden mutatinonsspezifisch entwickelt. Sie verbessern den Chloridtransport und verflüssigen dadurch den zähen Schleim.
    - Ivacaftor - Lumacaftor/Ivacaftor-Kombination
    - Tezacaftor/Ivacaftor-Kombination
    - Elexacaftor-/Tezacaftor/Ivacaftor-Tripel-Kombination

    Verbesserung der Lebenserwartung; hohe Therapiekosten
  - Antiinflammatorische Therapie mit Azithromycin (6 - 12 Monate)
  - Antibiotikatherapie: Problemkeim ist Pseudomonas aeruginosa (PA)
    - Versuch einer Eradikation einer frühen, nichtmukoiden Besiedlung mit Pseudomonas aeruginosa: z.B. Inhalation mit Tobramycin über 4 Wochen
    - Gezielte Therapie einer chronischen Pseudomonas aeruginosa-Infektion (4 inhalative Antibiotika sind zugelassen: Tobramycin, Colistin, Aztreonam, Levofloxacin). Auswahl und Anwendung der antibiotischen Therapie → *siehe S3-Leitlinie*
  - Bronchospasmolytika bei Spastik
  - Substitution von Pankreasenzymen + parenterale Gabe fettlöslicher Vitamine (ADEK).
  - Ursodeoxycholsäure lebenslang per os bei biliärer Zirrhose
  - Bei intestinaler Obstruktion N-Acetylcystein 3 x 200 mg/d per os und orale Applikation von Macrogol-haltigen Darmreinigungslösungen
  - Bei zunehmender respiratorischer Insuffizienz O_2-Langzeittherapie und evtl. Lungentransplantation
- Somatische Gentherapie: Transfer gesunder CFTR-Gene (in klinischer Erprobung)

Prg: Mittlere Lebenserwartung ca. 40 Jahre (m > w)

PANKREASKARZINOM [C25.9]

Syn: Duktales Adenokarzinom des Pankreas (PDAC)

Internet-Infos: *www.fapaca.de (Familiäres Pankreaskarzinom); www.dgvs.de (S3-Leitlinie - 2013)*

Vo.: Inzidenz: 15/100.000 Einwohner jährlich; nach Kolon- und Magenkarzinom dritthäufigster Tumor des Verdauungstraktes. Mittleres Erkrankungsalter m: 70 J. - w: 76 J.; m = w

Ät.: Unbekannte Faktoren; genetische Disposition spielt eine Rolle; Risikofaktoren sind Zigarettenrauchen (30 % der duktalen Pankreaskarzinome!), hoher Alkoholkonsum und Adipositas (BMI ≥ 30 kg/m²), chronische Pankreatitis und zystische Neoplasien des Pankreas.
Rauchen ist der epidemiologisch am besten belegte Risikofaktor.

Hereditäre Syndrome mit erhöhtem Risiko für Pankreaskarzinom (Auswahl)

Tumorprädispositionssyndrom	Gen	Lebenszeitrisiko für Pankreaskarzinom*)
Peutz-Jeghers-Syndrom	STK 11	ca. 40 %
Hereditäre Pankreatitis	PRSS 1	40 %
Familiäres Pankreaskarzinom	PALB2	?
FAMMM- und Pankreaskarzinom-Melanom-Syndrom	CDKN2A	17 %
Hereditäres Mamma- und Ovarialkarzinom	BRCA1/2	10 %

*) Für Träger der entsprechenden Anlage bzw. Keimbahnmutation

Definition des familiären Pankreaskarzinoms:
≥ 2 Verwandte ersten Grades mit histologisch gesichertem Pankreas-Ca. (unabhängig vom Alter)

Pg.: Tumorprogressionsmodell des duktalen Adenokarzinoms (DAC): Die Tumorprogression vom Normalgewebe über präneoplastische Gangläsionen zum DAC wird verursacht durch eine Akkumulation verschiedener Genmutationen: Aktivierung des Onkogens K-ras (100 %) und Inaktivierung von Tumorsuppressor-Genen: p53, p16, DPC4.
Präneoplastische Gangläsionen: Muzinöse Gangzellhypertrophie (PanIN1A) → Duktale papilläre Hyperplasie = DPH (PanIN1B) → DPH mit mäßiger intraepithelialer Neoplasie = IEN (PanIN2) → Schwere duktale IEN (PanIN3) → DAC

Pat: Meist Adenokarzinome, die am häufigsten den Pankreaskopf betreffen (70 % d.F.). Ausgangspunkt ist in 90 % das Epithel der kleinen Pankreasgänge (duktales Karzinom), in 10 % das Azinusepithel (azinäres Karzinom), frühe lymphogene und hämatogene Metastasierung.
Papillen-(Ampullen-)Karzinome werden als eigenständige Tumorgruppe mit besserer Prognose abgegrenzt.
Das Pankreaskarzinom zeichnet sich aus durch:
1. schwierige Diagnose, 2. schwierige Therapie, 3. schlechte Prognose

KL.: Großes diagnostisches Problem ist das Fehlen von Frühsymptomen!
1. Symptome wie bei chronischer Pankreatitis (schwierige DD!!):
   - Appetitverlust, unspezifische Oberbauchbeschwerden/-schmerzen, Übelkeit, Gewichtsverlust
   - Begleitpankreatitis ! (Lipaseerhöhung)
   - Rückenschmerzen (oft auf Höhe LWK1/2) sind oft das erste Zeichen eines Pankreaskarzinoms. Viele Patienten sind deshalb orthopädisch vorbehandelt. Manchmal findet sich vor Diagnose des Pankreaskarzinoms ein neu aufgetretener Diabetes.
2. Evtl. Ikterus: Kann bei Pankreaskopfkarzinom ein Frühsymptom sein (25 %), beim Papillenkarzinom kann der Ikterus intermittierend auftreten; im Spätstadium ist der Ikterus meist vorhanden (90 %). Das Courvoisier-Zeichen (= prallelastische tastbare schmerzlose Gallenblase + Ikterus) ist Folge eines tumorbedingten Verschlusses des Ductus choledochus.
3. Seltenere Symptome:
   - Thromboseneigung (wie auch bei anderen Tumoren), Thrombophlebitis migrans

     Merke: Bei unerklärlichen rezidivierenden Thrombosen auch an Karzinome von Pankreas, Magen, Lunge und Prostata denken!
   - Pathologische Glukosetoleranz oder Diabetes mellitus

Stadium (UICC 2017)	TNM-System		
Stadium 0	Tis (Carcinoma in situ)	N0	M0
Stadium IA	T1 (Tumor bis 2cm ∅)	N0	M0
Stadium IB	T2 (Tumor 2 - 4 cm ∅)	N0	M0
Stadium IIA	T3 (Tumor > 4 cm ∅)	N0	M0
Stadium IIB	T1 - T3	N1	M0
Stadium III	T1 -T3	N2	M0
	T4 (infiltriert Tr. coeliacus, A. mesenterica und/oder A. hepaticus communis	Jedes N	M0
Stadium IV	Jedes T	Jedes N	M1

DD: Chronische Pankreatitis, Ikterus anderer Genese, autoimmune Pankreatitis

Di.:
- Sonografie und Endosonografie, ggf. mit Feinnadelpunktion
- „One stop-shop"-MRT = MRT mit MRCP und MR-Angiografie (3D-MRA): Nachweis von Pankreastumor, Gangveränderungen (Pankreasgangabbruch, prästenotische Gangdilatation mit Atrophie des vorgeschalteten Drüsenparenchyms, Choledochusstenose), Gefäßabbrüchen

  Merke: Endosonografie und „one stop-shop"-MRT erzielen die größte Trefferquote (90 %). 10 % d.F. sind erst intraoperativ eindeutig zu klären. Tumoren mit einem Durchmesser unter 1 cm sind präoperativ nur in der Endosonografie nachweisbar.

- Spiral-CT, Angio-CT: Alternative zur „one stop-shop MRT“
- Zusatzuntersuchungen bei Bedarf:
  - PET mit ^{18}FDG (^{18}Fluorodesoxyglukose): Früher Tumornachweis, hohe Kosten
  - ÖGD: Nachweis von Spätkomplikationen: Magenausgangs- oder Duodenalstenose
  - Tumormarker CA 19-9 (niedrige Sensitivität und Spezifität) und CEA: Keine Frühdiagnose, aber geeignet zur postoperativen Kontrolle auf Rezidivfreiheit. Erhöhte CA 19-9-Werte auch bei Cholestase und entzündlichen Erkrankungen des Magen-Darm-Traktes.
  - Evtl. Staging-Laparoskopie zur Klärung der Frage der Operabilität
  - Bei Verdacht auf familiäres Pankreaskarzinom molekulargenetische Diagnostik

  Merke: Bei Feinnadelbiopsie besteht die theoretische Gefahr der Stichkanalmetastasierung (seeding)! Sprechen alle Befunde für ein kurativ resektables Pankreaskarzinom, sollte auf eine Feinnadelbiopsie verzichtet und direkt laparoskopiert bzw. reseziert werden. Bei inoperablen Fällen, bei denen eine Chemotherapie geplant ist, ist die histologische/zytologische Sicherung obligat.

Th.: Planung in interdisziplinärer Tumorkonferenz:

1. R0-Resektion mit Lymphadenektomie ist die einzige potenziell kurative Therapie (siehe auch Internet *S3-Leitlinie*):
   - Pankreaskopfkarzinom im UICC-Stadium I - II:
     Die weniger radikale pyloruserhaltende partielle Duodenopankreatektomie wird bei vergleichbaren Ergebnissen der partiellen Duodenopankreatektomie nach Kausch-Whipple bevorzugt.
   - Pankreaskorpus/-schwanzkarzinom: Pankreaslinksresektion mit Splenektomie
2. Adjuvante Chemotherapie im St. I - III nach R0-Resektion verlängert das Überleben: Die besten Ergebnisse mit mFOLFIRINOX. Bei eingeschränkten Patienten: Gemcitabin oder 5-FU/Folinsäure für 6 Monate
   Borderline oder lokal inoperabel: Es kann eine intensivierte neoadjuvante Chemotherapie mit mFOLFIRINOX oder nab-Paclitaxel/Gemcitabin bei Patienten in gutem Allgemeinzustand versucht werden, um eine Resektabilität zu erreichen. Kontrollen der Operabilität ca. alle 2 Monate.
3. Palliative Therapie bei Inoperabilität oder Metastasen:
   - Systemische Chemotherapie mit Gemcitabin oder Kombinationen aus Gemcitabin + nab-Paclitaxel oder 5-Fluorouracil/Folinsäure + Irinotecan ± Oxaliplatin (FOLFIRINOX)
   - Bei Ikterus: Endoskopische transpapilläre Stenteinlage mittels ERC; falls nicht möglich: Stentanlage über perkutane transhepatische Cholangiografie (PTC) oder chirurgische Anlage einer biliodigestiven Anastomose
   - Bei Magenausgangsstenose: Endoskopisches Einbringen eines Duodenalstents oder Anlage einer Ablauf-PEG oder chirurgische Anlage einer Gastroenterostomie
   - Bei Tumorschmerzen: Schmerztherapie nach dem WHO-Stufenschema, ggf. endoskopische Blockade des Ganglion coeliacum oder rückenmarksnahe Analgesieverfahren.

Prg: Nur bei ca. 15 % d.F. kann das Pankreaskarzinom radikal (R_0) reseziert werden.
5-Jahresüberlebensraten: Im Durchschnitt ca. 8 %, bei Resektion im Stadium IA =$T_1N_0M_0$ bis 40 %.
Bei Lymphknotenbefall sinkt die Prognose.

Pro: Verzicht auf Rauchen; bei hereditären Syndromen (siehe oben) regelmäßige Vorsorgeuntersuchungen + Familienuntersuchung; Überwachung und ggf. Resektion zystischer Neoplasien des Pankreas

ZYSTISCHE PANKREASNEOPLASIEN [C25.9]

Vo.: CT-Studien fanden eine Prävalenz von ca. 2,5 %; MRT-Studien bis 20 % (in 80 % im Pankreaskopf).

1. Intraduktal-papillär-muzinöse Pankreasneoplasie (IPMN): Mit 25 % häufigste Entität
   Malignitätsrate: Hauptgang- und Mischtyp-IPMN ca. 60 %
   Seitengang-IPMN: Entartungsrisiko variabel, abhängig von Histologie und Risikofaktoren; Zysten > 3 cm sollten reseziert werden.
2. Solide pseudopapilläre Pankreasneoplasie (SPN)
   Selten; meist junge Frauen; Malignität in ca. 10 %
3. Muzinös-zystische Pankreasneoplasie (MCN)
   Meist Frauen; Malignitätsrisiko 30 %
4. Serös-zystische Pankreasneoplasie (SCN)
   Überwiegend Frauen im mittleren Alter; Malignität rel. selten (< 5 %)

KL: Meist asymptomatisch; zufällige Diagnostik
Bei den symptomatischen Patienten sind die Beschwerden ähnlich wie bei chronischer Pankreatitis.

Di.: Transabdominale Sonografie, Endosonografie, evtl. mit Feinnadelaspiration + Zytologie; MRT + MRCP, ERCP; oft ergibt sich die genaue Diagnostik erst histologisch. Die Unterscheidung zwischen

Haupt- und Nebengangs-IPMN erfolgt am genauesten mittels MRT. Beim Vorliegen von „worrisome features“ nach der Fukuoka-Einteilung (siehe *Internet*): Operationsindikation

Th.: Indikation für chirurgische Resektion: MCN > 40 mm sowie Hauptgang- und Mischtyp-IPMN; Nebengang-IPMN: Verlaufsbeobachtung, bei Malignitätsverdacht Resektion

Prg: Bei frühzeitiger Resektion rel. hohe Heilungschancen

PAPILLENKARZINOM [C24.1]

Vo.: Selten

KL.: Frühzeitiger cholestatischer Ikterus

Di: ERCP mit Biopsie, MRCP, CT

Th.: Whipple-Operation (= partielle Duodenopankreatektomie)

Prg: 5-Jahresüberlebensrate der R0-Resezierten 30 %

NEUROENDOKRINE TUMOREN (NET) / NEOPLASIEN (NEN) DES GASTROENTERO-PANKREATISCHEN SYSTEMS (GEP) [D44.9]

Internet-Infos: *www.gep-net.com; www.dgvs.de / www.enets.org* (Leitlinien)

Def: GEP-NET: „Neuroendokrin“ werden die Tumore genannt, weil sie sich von Zellen des diffusen neuroendokrinen Systems (DNES) ableiten, die die morphologischen und funktionellen Charakteristika von endokrinem Gewebe zeigen sowie eine Expression sekretorischer Vesikel mit Synaptophysin und Chromogranin A. Oft mit Überexpression von Somatostatinrezeptoren: Diagnostische und therapeutische Bedeutung. Historisch verschiedene Namen (APUDom, Karzinoide oder Neuroendokrinome). Abhängig von den jeweiligen Sekretionsprodukten, die zu Hormonhypersekretionssyndromen führen, werden die funktionell aktiven NET als Gastrinome, Insulinome usw. bezeichnet. Die Kombination Synaptophysin und Chromogranin A wird zur immunzytochemischen Diagnostik verwendet. Die Prognose der NET hängt wesentlich vom Grading (G1-G3) bzw. der Proliferationsrate (z.B. Ki-67-Index in der Histologie: Anteil der Tumorzellen in Mitose), der Tumorgröße, der Primärlokalisation, dem TNM-Stadium und dem Hormonhypersekretionssyndrom ab.

Ep.: Inzidenz in Europa 3/100.000/J.

Pat: WHO-Klassifikation der NEN/proliferationsbasiertes Grading:
- Hoch/gut differenzierter neuroendokriner Tumor (G1) - Ki-67-Index: ≤ 2 %/10 HPF
- Hoch/gut differenzierter neuroendokriner Tumor (G2) - Ki-67-Index: 3 - 20 %/10 HPF
- Gering differenziertes neuroendokrines Karzinom (G3) = NEC - Ki-67-Index: > 20 %/10 HPF (großzellige und kleinzellige Variante)
- Gemischtes adeno-neuroendokrines Karzinom (MANEC) (G3 - Ki-67-Index: > 20 %/10 HPF) (HPF = high power microscopic field)

KL.: Das klinische Bild der NET hängt von ihrem Sekretionsmuster ab. Danach unterscheidet man funktionelle (40 %) und nicht-funktionelle Tumoren (60 %).

Sekretionsprodukte der NET und assoziierte Symptome

Hormon/Neurotransmitter	Tumor	Symptom/Syndrom
Vorderdarm-Tumore (Pankreas, Magen, Duodenum) 50 % d.F.		
Insulin	Insulinom	Hypoglykämie
Gastrin	Gastrinom	Peptische Ulzera, Diarrhö
Glukagon	Glukagonom	Diabetes mellitus, Exanthem
Somatostatin	Somatostatinom	Diabetes mellitus, Gallensteine
VIP = vasoaktives intestinales Polypeptid	VIPom	Wässrige Durchfälle
Mitteldarmtumore (Jejunum, Ileum, Colon ascendens, Bronchien) 35 % d.F.		
Serotonin Neurotensin B	NET mit Lebermetastasen	Karzinoidsyndrom
Hinterdarmtumore (Colon transversum, Colon descendens, Sigma, Rektum) 10 % d.F.		
Chromogranin A		Nicht funktionell

Ca. 5 % unbekannte Lokalisation (CUP-Syndrom → siehe dort)

NET des Magens

4 verschiedene Typen; der mit 75 % häufigste Typ 1 entwickelt sich auf dem Boden einer autoimmunen chronisch-atrophischen Korpusgastritis (Typ A) und metastasiert selten. Typ 2 entwickelt sich in Verbindung mit MEN 1. Typ 2 metastasiert in ca. 30 %, Typ 3 in > 50 % und Typ 4 in > 80 %.

NET des Duodenums und proximalen Jejunums

5 verschiedene Typen der duodenalen NET. Im Duodenum finden sich in 65 % d.F. Gastrinome.
NET des Duodenums: 90 % in den ersten 2/3 des Duodenums, meist als kleine Tumoren (< 2 cm ∅), 15 % periampullär

NET des Ileums und der Appendix [E34.0]

Def: Epitheliale Tumoren, ausgehend von den enterochromaffinen Zellen (EC-Zellen) des DNES (diffuses neuroendokrines System) mit Produktion von Serotonin, Kallikrein, Tachykininen und Prostaglandinen. In 25 % multiple Lokalisation im Ileum.

Vo.: Inzidenz: 1/100.000 Einwohner/Jahr. Häufigkeitsgipfel zwischen 40. - 70. Lj. (Ausnahme: Der NET Grad 1 (früher als sog. „Karzinoid" bezeichnet) der Appendix findet sich als Zufallsbefund bei 0,5 % aller Appendektomien, oft bei jüngeren Patienten, meist Tumore < 1 cm).

Lok: 1. Intestinal (ca. 90 %): Am häufigsten Appendix (50 %) und distale 60 cm des Ileums (15 %)
2. Extraintestinal (10 %), meist sog. Bronchialkarzinoide

Das solitäre „Appendixkarzinoid" ist meist ein gutartiger Zufallsbefund. Die übrigen NET metastasieren wie ein Karzinom (regionale Lnn. → Leber). Mit Ausnahme einiger Bronchialkarzinoide machen sie erst durch ihre Lebermetastasen Symptome (Karzinoid-Syndrom). Solange keine Lebermetastasen vorhanden sind, wird Serotonin durch Monoaminooxidasen der Leber abgebaut. Die Metastasierung ist abhängig von Lokalisation und Größe des Tumors: Zwischen 1 - 2 cm ∅ in 10 % Metastasierung, > 2 cm ∅ in 80 % Metastasierung.

Merke: Bei folgenden Kriterien nach Appendektomie muss eine onkologische Hemikolektomie als Zweiteingriff erfolgen (ENETS-Kriterien [European Neuroendocrine Tumour Society]): Tumor > 2 cm, tiefe Infiltration der Mesoappendix > 3 mm, R_1-Resektion

PPh: Serotonin → Diarrhö und Endokardfibrose
Kallikrein → Umwandlung von Kininogen zu Bradykinin, welches Flushsyndrome verursacht und die Prostaglandinsynthese aktiviert → Prostaglandin F: Asthmaanfälle.

KL.: Non-funktionelle NET des Dünndarms (2/3 d.F.) werden oft als Zufallsbefund oder durch Lebermetastasen diagnostiziert, seltener durch abdominelle Schmerzen oder Stenosesymptome.
Funktionelle NET (1/3 d.F.) sind Ausdruck einer Metastasierung mit **Karzinoid-Syndrom:**
Das Karzinoid-Syndrom, bestehend aus der Trias Flush, Diarrhö und kardiale Symptome, kann mitunter durch Stress, Alkohol-, Nahrungsaufnahme sowie Manipulationen am Abdomen provoziert werden. Bei länger anhaltenden Symptomen mit Blutdruckabfall und Tachykardie spricht man auch von Karzinoid-Krise.
- Flush (80 %): Anfallsweise Hitzewallung, Rötung von Gesicht und Hals, die in Zyanose umschlägt, Herzjagen, Schwitzen
- Evtl. abdominelle Krämpfe und intermittierender Subileus (50 %) bei Mesenterialfibrose
- Durchfälle (70 %), Gewichtsverlust
- Kardiale Manifestation des Karzinoid-Syndroms (Hedinger-Syndrom): Endokardfibrose des rechten Herzens (Linksherzbefall ist eine Rarität) und evtl. dadurch bedingte Trikuspidalinsuffizienz, evtl. Pulmonalklappenstenose bzw. kombinierte Vitien der Klappen
- Evtl. Asthmaanfälle
- Evtl. Teleangiektasien
- Evtl. pellagraartige Hautveränderungen (durch Mangel an Tryptophan, welches die Tumorzellen zu Serotonin umwandeln)
- Evtl. Cushing-Syndrom durch ektope ACTH-Bildung
- Evtl. palpabler Lebertumor

DD: Systemische Mastozytose: Flushanfälle mit Pruritus, Kopfschmerzen, Fieber und Tachykardie, Kollapszustände, Brechdurchfälle, Bauchschmerzen (siehe dort)

Di.: 1. 5-Hydroxyindolessigsäure (= Abbauprodukt des Serotonins) im 24 h-Urin ↑ (um falsch positive Befunde zu vermeiden, sollten vorher serotoninreiche Nahrungsmittel weggelassen werden:

Bananen, Auberginen, Avocados, Melonen, Tomaten, Walnüsse, Ananas u.a.; möglichst keine Antihistaminika, Antihypertensiva, Neuroleptika)
2. Serotonin i.S. ↑ (1 Woche vorher PPI absetzen). Unter PPI-Therapie, Niereninsuffizienz sowie bei chronischer Gastritis falsch positive Werte.
   Chromogranin A (CgA) eignet sich nicht als Suchtest, wohl aber zur Therapiekontrolle, falls die Werte vor Behandlung erhöht sind.
3. Nachweis des Primärtumors: Somatostatin-Rezeptorbestimmung und -szintigrafie, ^{68}Ga-DOTATOC-PET-CT, ^{18}F-2-Fluoro-2-deoxy-D-Glukose (FDG)-PET, Endoskopie, Endosonografie, CT, MRT, bei Verdacht auf Karzinoid des Bronchialbaumes Bronchoskopie.
4. Leber auf Metastasen absuchen: Sonografie mit Biopsie, Kontrastmittel-Sonografie, CT
5. Bestimmung des Ki-67-Indexes in der Histologie zur Abschätzung der Proliferationsaktivität

Th.: 1. Chirurgische Entfernung des Primärtumors und der regionalen Lymphknoten. Auch eine Tumorreduktion kann bei langsam wachsenden NET angezeigt sein.
2. Bei Metastasen evtl. Metastasen-Chirurgie, lokal ablative Therapieverfahren (siehe Kap. Lebertumore) und konservative Therapie zur Symptomkontrolle:
   - Somatostatinanaloga (Octreotid, Lanreotid) hemmen die Hormonsekretion und sind bei symptomatischen NET (Karzinoid-Syndrom) Mittel der 1. Wahl. Octreotid und Lanreotid wirken auch progressionshemmend.
   - Serotoninsynthesehemmer Telotristatethyl (Xermelo®)
   - Peptidrezeptor-Radionuklidtherapie = PRRT (Anwendung eines Betastrahlers) bei Somatostatin-Rezeptor-exprimierenden NET (z.B. ^{90}Y-DOTATOC oder ^{177}Lu-DOTATATE)
   - Targeted therapy: Sunitinib, Everolimus in Studien: Bevacizumab bei Pankreas-NET
     Dünndarm-NETs gelten als nicht chemotherapiesensibel; schlecht-differenziertes NET: Platinbasierte Standardtherapie, TEM/CAP (Off-label)

Prg: Das Wachstum von neuroendokrinen Tumoren und damit die Prognose variiert sehr. NET mit hohem Ki-67-Index (> 20 %, G3) werden als neuroendokrines Karzinom (NEC) bezeichnet und haben eine ähnlich ungünstige Prognose wie kleinzellige Bronchialkarzinome und werden auch ähnlich behandelt. Andererseits gibt es NET mit niedriger Proliferationsrate, die über Jahre keinen Progress zeigen.
10-Jahresüberlebensrate:
- NET G1 der Appendix (sog. Appendixkarzinoid): 99 %
- NET ohne Metastasen > 90 %; bei Metastasen ca. 50 %

NET des Kolons / Rektums

Meist funktionell (hormonell) nicht aktiv. Ab 1 cm Durchmesser erhöhtes Metastasierungsrisiko. Rektum-NET sind mit Ösophagus- und Magenkarzinomen assoziiert, daher werden eine ÖGD und eine vollständige Ileokoloskopie empfohlen. Keine standardisierten Therapie-Algorithmen.

NET des Pankreas ca. 35 %

In Abhängigkeit von der vorherrschenden Hormonsekretion werden diese Tumore bezeichnet als Insulinome, Gastrinome, VIPome, Glukagonome u.a. (siehe dort). Insulinome sind meist benigne, die übrigen NET des Pankreas sind häufig maligne.

INSULINOM [D13.7]

Def: Häufigster endokrin aktiver Pankreas- (B-Zell-)Tumor - w : m = 2 : 1, meist gutartig (> 90 %), meist solitär (90 %) und oft klein (wenige Millimeter). In ca. 10 % multiple Adenome, in 4 % im Rahmen einer multiplen endokrinen Neoplasie Typ I (MEN I). Insulinome produzieren in 50 % d.F. nur Insulin, in den übrigen Fällen auch andere gastrointestinale Hormone.

KL.: Whipple-Trias:
1. Durch Nahrungskarenz ausgelöste Spontanhypoglykämie < 45 mg/dl (< 2,5 mmol/l)
2. - Autonome Symptome: Schwitzen, Hitzegefühl, Palpitationen, Tachykardien, Zittern, Schwäche, Angst, Heißhunger, Übelkeit
   - Neuroglukopenische Symptome: Sehstörungen, Schwindel, Kopfschmerzen, Verwirrtheit, Verhaltensänderungen (Konzentrationsstörungen, Aggressivität), Parästhesien, Hemiplegie, Aphasie, Krämpfe, Koma, Tod
     (Fehldiagnose: Neuropsychiatrische Erkrankung!)

3. Prompte Besserung nach oraler oder i.v.-Glukosezufuhr. Oft Gewichtszunahme durch Heißhunger

DD: Hypoglykämien anderer Genese (Einzelheiten siehe dort)

Di.:
- Fastentest (Hungerversuch): Einfachster und sicherster Test ist die Provokation einer Hypoglykämie durch den Fastentest (stationär über maximal 72 h) mit engmaschigen Blutzuckerkontrollen sowie Bestimmungen von Insulin und C-Peptid. Beendigung bei symptomatischer Hypoglykämie. Typisch für Insulinom ist die fehlende physiologische Insulinsuppression bei Abfall des Blutzuckers im Hungerversuch. Der Insulin-/Glukose-Quotient (µU/ml)/(mg/dl) fällt bei Gesunden ab und steigt bei Insulinompatienten auf > 0,3.
  Bei Hypoglycaemia factitia infolge Insulininjektionen findet sich ein hohes Insulin und ein niedriges C-Peptid im Serum.
- Proinsulin ↑ im Serum
- Lokalisationsdiagnostik:
  - Präoperative Lokalisationsdiagnostik: Bei kleinen Tumoren < 1 cm ∅ unsicher (30 % d.F.): Endosonografie mit Zytologie, „one stop-shop"-MRT (= MRT mit MRCP und MR-Angio); ^{68}Ga-DOTATOC-PET-CT, evtl. perkutane transhepatische Pfortaderkatheterisierung (PTP) mit selektiver Insulinbestimmung
  - Intraoperative Lokalisationsdiagnostik: Palpation, Sonografie, evtl. selektive Insulinbestimmung in der Pfortader

Th.: Methode der Wahl ist die chirurgische Entfernung eines Adenoms. Präoperativ sowie bei Inoperabilität medikamentöse Hemmung der Insulinsekretion durch Diazoxid (Proglicem®), Octreotid, Lanreotid (Somatuline Autogel®). Diese Präparate wirken nur bei Insulinomen mit typischen Sekretgranula - nicht dagegen bei agranulären Tumoren (= 50 % d.F.).
Bei Inoperabilität palliative Chemotherapie (z.B. Streptozotocin + 5-FU).
Sunitinib (ein Tyrosinkinasehemmer) kann die Überlebenszeit verlängern.

Optionen bei Lebermetastasen: Siehe Kap. Lebertumore

GASTRINOM [D37.78]

Syn: Zollinger-Ellison-Syndrom [E16.4]

Def:
- Im Pankreas (80 %) oder Duodenum, Antrum, Ligamentrum hepatoduodenale lokalisierter, meist maligner Tumor (60 - 70 %), der bei Diagnosestellung bereits in 50 % d.F. metastasiert ist.
- Übermäßige Säuresekretion des Magens und multiple Ulzerationen im oberen Gastrointestinaltrakt
- Bildung von Gastrin und oft auch anderen gastrointestinalen Hormonen
- In 75 % treten Gastrinome sporadisch auf, in 25 % im Rahmen eines MEN-I-Syndroms. Manifestationsalter meist zwischen 20 - 50 Jahren

KL.:
- Therapieresistente, rezidivierende, oft atypisch lokalisierte Ulcera (95 %) im Magen, Duodenum; seltener im Jejunum
- Diarrhöen (ca. 50 % d.F.), gel. Steatorrhöen (da Magensäure die Lipasen inaktiviert)

DD: Andere Ursachen einer Hypergastrinämie (< 500 ng/l)
- Therapie mit Protonenpumpenhemmern (PPI) und H_2-Blockern
- Chronisch-atrophische Typ A-Gastritis, HP-Gastritis
- Antrumrest bei Patienten nach Magenteilresektion; Magenausgangsstenose
- Niereninsuffizienz

Di.:
- Gastrinwert basal = nüchtern erhöht (Werte > 1.000 ng/l gelten als beweisend). PPI-Therapie mind. 7 Tage vorher absetzen, da sonst falsch hohe Gastrinwerte! Eine Ersatzmedikation mit Ranitidin bis max. 2 Tage vor der Messung ist möglich.
  Cave: Bei schweren Fällen ist wegen einer Perforationsgefahr ein Absetzen der PPI evtl. nicht möglich.
- Bei Gastrinwerten basal >100ng/l Sekretintest: Anstieg des Gastrinspiegels um > 120 ng/l nach i.v.-Sekretingabe ist beweisend für Gastrinom
- Lokalisationsdiagnostik:
  - der Ulcera: ÖGD
  - der Tumoren/Metastasen: Bildgebende Diagnostik (siehe Kap. Insulinom)

Th.:
- Tumorresektion mit kurativer Zielsetzung ist nur bei Fehlen von Metastasen möglich (ca. 30 %).
- Medikamentöse Säureblockade mit Protonenpumpenhemmer.
- Therapieoptionen bei Metastasierung/Inoperabilität: Siehe Insulinom

VIPOM [D37.70]

Syn: Verner-Morrison-Syndrom, WDHA-Syndrom (water diarrhea, hypokaliemia, achlorhyria)

Def: Sehr seltener, meist maligner Pankreastumor mit vermehrter Produktion von VIP ("vasoaktives intestinales Polypeptid") und anderen pankreatischen Polypeptiden.

KL.: WDHA-Syndrom: Schwere wässrige Durchfälle mit Elektrolytentgleisung: Hypokaliämie, Hypochlorhydrie oder Achlorhydrie (VIP aktiviert wie Choleratoxin die intestinale und pankreatische Adenylatcyclase, was zu starker Pankreas-/Dünndarmsekretion führt). Diabetes mellitus, Gewichtsverlust, Dehydrierung, abdominelle Krämpfe, Verwirrtheitszustände

Di.: Bestimmung von VIP im EDTA-Plasma (> 200 ng/l, gekühlter Transport), bildgebende Diagnostik (siehe Kap. Insulinom)

DD: Ganglioneuroblastome (bes. bei Kindern), andere gastroenteropankreatische Tumore, Laxanzienabusus, mikroskopische Colitis

Th.: Operative Tumorentfernung selten möglich. Therapieoptionen: Siehe Insulinom

GLUKAGONOM [D13.7]

Extrem seltener, meist maligner Inselzelltumor der A-Zellen mit vermehrter Glukagonsekretion

KL.: Erythema necrolyticum migrans im Gesicht und akral, Diabetes mellitus

Di.: Klinik, Glukagon i.S. > 200 ng/l, bildgebende Diagnostik (siehe oben)

Th.: Therapieoptionen: Siehe Insulinom

MULTIPLE ENDOKRINE NEOPLASIEN (MEN) [D44.8]

Die multiple endokrine Neoplasie kann in verschiedenen Organen vorkommen und wird in 4 Untergruppen eingeteilt: Die MEN-Syndrome werden autosomal-dominant vererbt. MEN 1 wird verursacht durch Mutationen im Menin-Gen (11q13), einem Tumor-Suppressorgen. Genetische Ursache des MEN 2- und 3-Syndroms sind Mutationen im Ret-Protoonkogen (10q11.2), einem für eine Transmembran-Tyrosinkinase kodierenden Gen. Sporadische Fälle des MEN 3 erklären sich durch Neumutationen. Bei der MEN 4 wurden Mutationen im CDKN1B-Gen (12p13) nachgewiesen, welches den Zellzyklusinhibitor p27 kodiert.

Vo.: Ca. 1 : 50.000 (jeweils für MEN 1 und MEN 2)

MEN 1: Wermer-Syndrom: Kombinationsmuster in den einzelnen Generationen variabel
Primärer Hyperparathyreoidismus (95 %)
Leittumor: Pankreastumore: Gastrinom, Insulinom, selten andere (50 %)
Hypophysentumore (ca. 30 %)
Familienangehörigen von MEN 1-Patienten sollte im Rahmen einer humangenetischen Beratung eine Genotypdiagnostik angeboten werden. Bei Genträgern werden regelmäßige Vorsorgeuntersuchungen durchgeführt zur Früherfassung der beschriebenen Tumoren (weitere Informationen im *Internet*).

MEN 2: Sipple-Syndrom (ehemals MEN 2a)
Leittumor: Medulläres (C-Zellen-) Schilddrüsenkarzinom (100 %)
Phäochromozytom (50 %)
Primärer Hyperparathyreoidismus (20 %)

MEN 3: Gorlin-Syndrom (ehemals MEN 2b):
C-Zellkarzinom + Phäochromozytom + Schleimhautneurinome + Ganglioneuromatose (Zunge, Intestinum u.a.) + marfanoider Habitus (leptosomaler, schlanker Körperbau, lange Extremitäten, Arachnodaktylie, Überstreckbarkeit der Gelenke u.a.)

MEN 4: Primärer Hyperparathyreoidismus (80 %), Hypophysenadenome (40 %), selten auch andere Tumore. Bislang nur wenige Fälle beschrieben.

Weitere Einzelheiten zu MEN siehe auch Kap. Schilddrüsentumoren

Merke: Bei medullären Schilddrüsenkarzinomen, endokrinen Pankreastumoren (Gastrinome, Insulinome), Phäochromozytomen und primärem Hyperparathyreoidismus immer an die Möglichkeit eines MEN-Syndroms denken (insbes. bei positiver Familienanamnese mit gleichen Erkrankungen) und bei begründetem Verdacht genetische Diagnostik anbieten.

LEBER

Untersuchungsgang:

1. Anamnese:
   Familien- und Eigenanamnese (Lebererkrankungen?), vermehrte Müdigkeit?, Frage nach Bluttransfusionen, Auslandsreisen, Alkoholkonsum, Medikamenteneinnahme, Nadelstich-/Skalpellverletzungen (medizinisches Personal), Tattoos, Drogenkonsum (i.v. und nasal), Umgang mit lebertoxischen Stoffen u.a.

2. Ärztliche Untersuchung:
   - Inspektion:
     Leberhautzeichen (Spider naevi, Palmarerythem, Lacklippen, Lackzunge, Weißnägel u.a.), Ikterus und evtl. Kratzeffekte durch Juckreiz, Kollateralgefäße im Bereich der Bauchwand, Aszites, Gynäkomastie, femininer Behaarungstyp, Hautblutungen, Foetor hepaticus u.a.
   - Untersuchung der Leber:
     - ▶ Größenbestimmung bei der physikalischen Untersuchung:
       Die Angabe der Lebergröße in cm unterhalb des rechten Rippenbogens ist ungenau, da dieser Wert vom Zwerchfellstand abhängig ist (bei Lungenemphysem z.B. Zwerchfelltiefstand). Man misst den Abstand zwischen Lungen-Lebergrenze und unterem Leberrand in der Medioklavikularlinie (MCL): Normal bis 12 cm beim Erwachsenen.

       Lungen-Lebergrenze und unteren Leberrand bestimmt man durch:
       - Perkussion in der rechten MCL (Bestimmung der Lungen-Lebergrenze und des Überganges von Tympanie des Bauchraumes zur Leberdämpfung).

       Den unteren Leberrand bestimmt man außerdem durch:
       - Palpation (bei der tiefen Inspiration stößt die Leber gegen die palpierende Hand): Konsistenz, Oberflächenbeschaffenheit, Druckdolenz
       - Kratzauskultation: Stethoskop im Epigastrium rechts auf eine Stelle sicherer Leberdämpfung legen und von distal dem Stethoskop entgegen kratzen, bis das Geräusch plötzlich lauter wird.
     - ▶ Größenbestimmung sonografisch: Kraniokaudale Distanz in der MCL: Max. 14 cm

3. Biochemische Laborparameter:
   a) Enzymdiagnostik
   - Indikatoren einer Leberzellschädigung:
     - ▶ Glutamat-Pyruvat-Transaminase (GPT) = Alanin-Aminotransferase (ALT [= ALAT])
       Leberspezifisches Enzym, im Zytoplasma lokalisiert.
     - ▶ Glutamat-Oxalazetat-Transaminase (GOT)= Aspartat-Aminotransferase (AST [= ASAT])
       Nicht leberspezifisch, DD Herzinfarkt/Muskeltrauma
     - ▶ Glutamat-Dehydrogenase (GLDH)
   - Cholestaseparameter
     Bei intra- und extrahepatischer Cholestase kommt es zum Anstieg folgender Enzyme:
     - ▶ Gamma-Glutamyl-Transferase (γGT)
       Die γGT ist der empfindlichste Indikator bei Störungen der Leber und des Gallengangsystems. Die höchsten Werte finden sich bei Cholestasen und alkoholtoxischer Hepatitis (empfindlichster Parameter einer alkoholtoxischen Leberveränderung). Bei erhöhter Osteoblastenaktivität ist die γGT normal, wodurch eine osteogen bedingte Erhöhung der alkalischen Phosphatase abgegrenzt werden kann.
     - ▶ Alkalische Phosphatase (AP):
       Die Aktivität der AP ist die Summe verschiedener Isoenzyme (Leber-, Dünndarm-, Knochen-, Plazenta-AP)
       Die Plazenta-AP tritt physiologisch ab der 12. SSW ins Plasma über. Die Keimzell-AP ist erhöht bei manchen Tumoren (Seminom, Ovarial-Ca., Hypophysen- und Thymustumoren).
       Ursachen erhöhter AP:
       - ■ Physiologisch:
         - Bei Kindern/Jugendlichen durch Knochenwachstum (Knochen-AP)
         - Im letzten Trimenon einer Gravidität (Plazenta-AP)
       - ■ Pathologisch:
         - Osteogen (Knochen-AP):
           Vermehrte Osteoblastenaktivität: Rachitis, Osteomalazie, Frakturheilung, Therapie mit Fluoriden, Hyperparathyreoidismus, M. Paget, Knochentumoren, osteoblastische Metastasen u.a.
         - Hepatisch/biliär:
           - ◦ Gering erhöhte Werte bei Hepatitis (Leber-AP)
           - ◦ Hohe Werte bei Cholestasesyndrom (Gallengang-AP)

▶ Leucin-Aminopeptidase (LAP; Leucin-Arylamidase) und 5-NT (5'-Nucleotidase):
Sind nicht aussagekräftiger als die AP und spielen in der Routinediagnostik keine Rolle.

Enzym	Lokalisation Zytoplasma	Lokalisation Mitochondrien	Leberspezifisch
GOT = AST	+ 30 %	++ 70 %	Nein DD: Herzinfarkt Muskeltrauma
GPT = ALT	++ 85 %	+ 15 %	Ja
γGT	Membrangebunden	Ja	

Die Höhe des Enzymanstieges korreliert mit dem Umfang der Leberzellschädigung.
De Ritis-Quotient: AST/ALT bzw. GOT/GPT
Leichte Leberzellschäden führen zu einem Anstieg der membrangebundenen γGT und der zytoplasmatischen Enzyme (GPT und teilweise GOT). Dabei ist der de Ritis-Quotient GOT / GPT < 1.
Schwere Leberzellschäden führen zusätzlich zu einem Anstieg mitochondrialer Enzyme (teilweise GOT). Hierbei verschiebt sich der de Ritis-Quotient zugunsten der GOT (> 1).

b) Syntheseleistungen der Leber

- Cholinesterase (CHE) (Syn.: Pseudo-Cholinesterase [PCHE])
  Bildung in der Leber → Verminderung bei Leberzelluntergang (z.B. nekrotisierende Hepatitis) und Leberzirrhose. Erniedrigte Werte finden sich auch bei schweren Krankheitsbildern mit Katabolismus, Kachexie und bei Vergiftung mit organischen Phosphorsäureestern (bei schwerer Intoxikation z.B. mit E 605 ist die CHE nicht mehr messbar).
- Vitamin K-abhängige Gerinnungsfaktoren:
  Die Mehrzahl aller Faktoren des Gerinnungs- und Fibrinolysesystems werden in der Leber gebildet, wobei die Synthese folgender Faktoren Vitamin K-abhängig ist:
  - Faktor II, VII, IX und X (sog. Prothrombinkomplex) - Merke: „1972"
  - Protein C und Protein S

  Vitamin K ist ein mit der Nahrung zugeführtes oder von der Darmflora gebildetes fettlösliches Vitamin. Bei Vitamin K-Mangel bildet die Leber funktionsuntüchtige Vorstufen der Gerinnungsfaktoren, bei denen die γ-Carboxylierung der Glutamylseitenketten fehlt.

  Ursachen für eine Verminderung der Vitamin K-abhängigen Gerinnungsfaktoren:
  1. Synthesestörung der Leber: Leberschaden
  2. Vitamin K-Mangel:
     - Neugeborene (→ orale Vitamin K-Prophylaxe!)
     - Malabsorptionssyndrom
     - Gestörte Darmflora durch Antibiotika
     - Verschlussikterus mit gestörter Fettresorption infolge Gallemangel
  3. Therapie oder Intoxikation mit Vitamin K-Antagonisten (Cumarine: Phenprocoumon)
     Der Koller-Test wird i.d.R. nicht mehr durchgeführt: Intravenöse Gabe von Vitamin K_1 und Bestimmung des "Quickwertes" nach 24 h.
     Vitamin K-Mangel (z.B. durch Resorptionsstörung oder Verschlussikterus): Quickwert normalisiert sich. Parenchymschaden (z.B. schwere Hepatitis): Keine Normalisierung des Quickwerts.
     Vorsicht bei i.v.-Gabe von Vitamin K: Selten allergischer Schock, Thrombosegefahr

  - Andere Gerinnungsfaktoren:
    Bei schweren Leberfunktionsstörungen sinken auch die Faktoren V, XI, XII, XIII, Fibrinogen und Antithrombin. Differenzierung zwischen leichter (Faktor V normal) und schwerer Synthesestörung der Leber (Faktor V erniedrigt).
  - Albumin: Wird in der Leber gebildet. Bei Leberzirrhose oft niedriges Serumalbumin mit generalisierten Ödemen..

c) Ammoniak:
Bestimmung im EDTA-Blut bei fortgeschrittener Leberinsuffizienz (bes. bei hepatischer Enzephalopathie) aufgrund verminderter Entgiftungsleistung der Leber. Dieser Test wird wegen der vielen Störfaktoren nicht mehr häufig durchgeführt.

Cave: Blutprobe gekühlt zum Labor bringen oder Plasma abzentrifugieren und einfrieren. Große Schwankungsbreite der Werte, daher Aussagekraft eingeschränkt. Die Höhe der Ammoniakkonzentration im Serum korreliert nur schwach mit dem Schweregrad der Enzephalopathie!

d) Virusserologie und immunologische Diagnostik (siehe Kap. Hepatitis)
e) Tumormarker: α_1-Fetoprotein ist bei ca. 50 % der Leberzellkarzinome erhöht.

4. Bildgebende Verfahren:
   - Sonografie, Endosonografie, Kontrastmittel-Sonografie, Elastografie:
     - Lage, Form, Größe der Leber, Blutgefäße
     - Echostruktur (z.B. diffuse Reflexverdichtung bei Fettleber)
     - Nachweis umschriebener Leberveränderungen. Differenzierung zwischen soliden und zystischen (echofreien) Veränderungen; Lebermetastasen zeigen oft ein typisches Muster in der KM-Sonografie (Spätaussparung)- Beurteilung von intra- und extrahepatischen Gallenwegen und Gallenblase
     - Beurteilung der Strömungsverhältnisse in Leber, Pfortader und Milzvene (Duplex-Sonografie), z.B. bei Stauungsleber, Thrombosen oder Budd-Chiari-Syndrom
     - Nachweis extrahepatischer Zeichen einer portalen Hypertension (Aszites, Splenomegalie)
     - Nachweis einer Fibrose und Zirrhose (Elastografie: „Fibroscan", ARFI, etc.) -
   - ERCP (siehe Kap. Gallenwegserkrankungen)
   - CT in Spiraltechnik nativ und nach i.v.-Gabe von Kontrastmitteln
   - „one stop-shop"-MRT (= MRT mit MRCP und MR-Angio)

5. Invasive Diagnostik
   - Ultraschallgesteuerte perkutane Leberbiopsie mit Histologie: Goldstandard in der Diagnostik von unklaren Lebererkrankungen und Rundherden
     Ko.: Blutungen (1 %), gallige Peritonitis [K65.8], Pneumothorax, Hämatothorax, Risiko letaler Komplikationen ca. 0,1 ‰ (abhängig von der Erfahrung des Arztes)
     KI: Hämorrhagische Diathese, Therapie mit Plättchenaggregationshemmern, Aszites, schweres Lungenemphysem, subphrenischer Abszess, eitrige Cholangitis, Verschlussikterus, Echinokokkuszysten u.a.
   - (Mini-)Laparoskopie mit gezielter Biopsie + Histologie (nur noch selten durchgeführt); makroskopische Beurteilung einer Leberzirrhose, auch bei schwerem Aszites möglich
     Ko.: Blutungen, gallige Peritonitis (nach Punktion), Hautemphysem, Luftembolie, Verletzung von Leber oder Darm
     Risiko letaler Komplikationen: ca. 0,4 ‰

IKTERUS - CHOLESTASE

Def:
- Ikterus [R17]: Gelbfärbung von Haut/Schleimhäuten und Skleren durch Ablagerung von Bilirubin im Gewebe. Der Sklerenikterus ist ab einem Gesamtbilirubin i.S. > 2 mg/dl (> 34 µmol/l) erkennbar.
  DD: "Pseudoikterus" durch Farbstoffablagerungen (z.B. intensiver Karottengenuss (Skleren ausgespart); nach Fluoreszenzangiografie)
- Cholestase [K83.1]: Gestörter Abfluss von Galle in den Darm ("Gallestauung") mit Ikterus, Pruritus und Erhöhung der sog. Cholestaseenzyme (AP, γGT)

PPh: Bilirubin ist zu 85 % ein Abbauprodukt des Hämoglobins. Pro Tag werden ca. 300 mg Bilirubin gebildet und an Albumin gekoppelt zur Leber transportiert. Mithilfe der UDP-Glukuronyltransferase werden Bilirubin und Glukuronsäure zur wasserlöslichen Form konjugiert, die über die Gallenwege ausgeschieden wird.

Im Darm wird Bilirubin zu Urobilinogen reduziert; 80 % davon werden mit dem Stuhl ausgeschieden, 20 % gelangen nach Rückresorption über den enterohepatischen Kreislauf zur Leber; ein Teil wird renal ausgeschieden.

Der physiologische Neugeborenenikterus hat seine Ursache in einer verminderten Aktivität des Schlüsselenzyms, der UDP-Glukuronyltransferase sowie einer verkürzten Lebensdauer fetaler Erythrozyten.

Einteilung und Ursachen des Ikterus:

1. Hämolytischer Ikterus (prähepatischer Ikterus):
   Hämolytische Anämien, ineffektive Erythropoese (Einzelheiten: Siehe dort)
2. Hepatozellulärer Ikterus (hepatischer oder Parenchymikterus):
   a) Familiäre Hyperbilirubinämiesyndrome (siehe unten)
   b) Infektiöse Hepatitis (Viren, Bakterien, Malaria)
   c) Chronische Hepatitis und Leberzirrhose
   d) Medikamentös oder toxisch bedingte Hepatitiden (z.B. Phenprocoumon, Paracetamol, Ajmalin, Amiodaron, Phenothiazine, Sexualhormone, Alkohol, Tetrachlorkohlenstoff, Knollenblätterpilze)
   e) Stauungsleber (z.B. bei Rechtsherzversagen)
3. Cholestatischer (Verschluss-) Ikterus:
   Folge des gestörten Galleflusses; die Ursache kann vom Leberparenchym bis zur Papilla Vateri lokalisiert sein. Bei einer schweren Cholestase können alle gallepflichtigen Stoffe ins Blut übertreten (Bilirubin, Gallensäuren, Cholesterin, Gallenenzyme).

KL.: Ikterus, entfärbte (acholische) Stühle, bierbrauner Urin, Pruritus (Ablagerung von Gallensäuren in der Haut)

Lab: - Anstieg der Cholestaseparameter
- Anstieg des direkten (konjugierten) Bilirubins
- Resorptionsstörung fettlöslicher Vitamine (A, D, E und bes. Vitamin K → verminderte Synthese der Gerinnungsfaktoren II, VII, IX, X (merke „1972") mit evtl. erniedrigtem Quick-Wert (INR ↑))

3.1 Intrahepatische Cholestase: Störung der Gallensekretion in der Leber → Ursachen:

a) Hepatitis, Leberzirrhose:
- Virushepatitiden (A - E), hepatotrope Viren (CMV, EBV)
- Bakterien (z.B. Leptospiren), Protozoen (Malaria, Amöben)
- Autoimmunhepatitis
- Speicherkrankheiten (Hämochromatose, M. Wilson)
- Medikamentös oder toxisch bedingte Leberschäden (siehe oben)
- „Fat overloading syndrome" bei parenteraler Ernährung

b) Progressive Destruktion oder Hypoplasie der Gallenwege:
- Primär biliäre Cholangitis (PBC) und primär-sklerosierende Cholangitis (PSC)
- „Vanishing bile duct syndrome" nach Lebertransplantation
- Idiopathische Duktopenie des Erwachsenen (Ausschlussdiagnose)
- Angeborene Störungen mit Cholestase bereits bei Kleinkindern: Byler-Syndrom, Alagille-Syndrom, biliäre Atresie und andere seltene Formen

c) Vaskuläre Erkrankungen (selten):
- Ischämische Cholangitis nach Infusion von 5-FU oder nach Lebertransplantation
- Budd-Chiari-Syndrom (siehe dort)

d) Idiopathische funktionelle Cholestase (selten):
- Schwangerschaftscholestase (siehe dort)
- Summerskill-Tygstrup-Syndrom (siehe dort)
- Idiopathischer postoperativer Ikterus (Spontanremission nach 2 - 3 Wochen)

e) Cholestase durch Mangel an Transportern in der kanalikulären Membran (selten):
Krankheitsmanifestation nach der Geburt
- Cholestase bei Mukoviszidose (CFTR-Mutation)
- Dubin-Johnson-Syndrom (MRP2-Mutation mit Störung der Bilirubinsekretion)
- Byler-Syndrom mit erhöhter γ-GT (Mangel des MDR-Transporters)
- Progrediente familiäre idiopathische Cholestase (PFIC) → *siehe Internet*

f) Gallensäuren-Synthesestörung bei angeborenen Enzymdefekten:
z.B. Zellweger-Syndrom mit Schädigung der Peroxisomen

3.2 Extrahepatische Cholestase: Abflussstörungen der Galle in den extrahepatischen großen Gallengängen

a) Intrakanalikulärer Verschluss (Choledochussteine, Papillenstenose, Cholangitis, Tumor, Striktur, Parasiten: Askariden, Bilharziose, Fasciola hepatica, Clonorchis sinensis)

b) Extrakanalikuläre Gangkompression (Pericholezystitis, Pankreatitis, Pankreaskarzinom u.a. Tumoren, Pankreaspseudozysten, Leberechinokokkus, Leberabszess)

Familiäre Hyperbilirubinämiesyndrome:

A) Mit erhöhtem unkonjugierten (indirekten) Bilirubin:

- Icterus intermittens juvenilis (M. Meulengracht oder Gilbert-Syndrom) [E80.4]

Ät.: Verminderte UDP-Glukuronyltransferase-Aktivität, Konjugationsstörung mit gestörter Bilirubinaufnahme in die Leberzelle. Mutation im UGT1A1-Gen mit autosomaler Vererbung

Ep.: Häufigstes familiäres Hyperbilirubin-Syndrom: Ca. 9 % der Bevölkerung; überwiegend Männer; Manifestationsalter: Meist um das 20. Lebensjahr

KL.: Meist symptomlos, evtl. uncharakteristische Symptome: Kopfschmerzen, Müdigkeit, depressive Verstimmung, dyspeptische Beschwerden u.a.

Lab: Erhöhung des indirekten Bilirubins < 6 mg/dl, übrige Laborwerte normal, keine Hämolysezeichen. Fasten- oder Nikotinsäuretest (Anstieg des indirekten Bilirubins nach Fasten oder nach Gabe von Nikotinsäure); Nachweis der Mutation (UDPGT-Analyse).

Hi.: Unauffällig, verminderte UDPGT im Leberstanzzylinder

Th.: Keine

Prg: Gut (harmlose Anomalie)

Beachte: Der Abbau mancher Arzneimittel ist vermindert (Ketoconazol, Amitriptylin, Ketoprofen, Irinotecan u.a.)!

- Crigler-Najjar-Syndrom: [E80.5]

- Typ I:
Fehlen der UDPGT, Vererbung autosomal rezessiv, bereits Kernikterus nach der Geburt, Lichttherapie beschleunigt den Bilirubinabbau; ohne Lebertransplantation letal endend, evtl. Gentherapie

- Typ II (= Arias-Syndrom):
  Starke Verminderung der UDPGT, autosomal-dominanter Erbgang, Ikterus innerhalb des 1. Lebensjahrs
  Th.: i.d.R. keine Therapie
  Prg: Günstig

B) Mit erhöhtem konjugierten (direkten) Bilirubin (sehr selten):

- Dubin-Johnson-Syndrom: [E80.6] Autosomal-rezessiv vererbte Ausscheidungsstörung für Bilirubin (Konjugation normal): Direktes Bilirubin erhöht; Urs.: Mutationen des Multidrug Resistance Protein MRP2
  Vo.: w > m; Manifestation gel. erst bei Gravidität oder Östrogentherapie; vermehrt Koproporphyrin I im Urin.
  Cave: Kontraindikation für orale Kontrazeptiva!
  Diagnose durch Leberbiopsie: Braunschwarzes Pigment zentroazinär
  Th.: Keine
  Prg: Gut
- Rotor-Syndrom [E80.6] (histologisch ohne Pigment): Ausscheidungsstörung mit erhöhtem direkten Bilirubin, vermehrt Koproporphyrin I und III im Urin
  Cave: Kontraindikation für orale Kontrazeptiva!
  Th.: Keine; Prognose gut.
- Idiopathische rezidivierende Cholestase (Summerskill-Tygstrup) [K83.1]: Seltene autosomal-rezessiv vererbbare Störung mit intermittierend auftretendem intrahepatischen Verschlussikterus bei Kindern und jungen Erwachsenen; gute Prognose.

DD des Ikterus:	**Prähepatisch hämolytischer Ikterus**	**Posthepatisch Verschlussikterus (Cholestase)**	**Intrahepatisch Ikterus**
Serum - Indirektes Bilirubin - Direktes Bilirubin	 ++ normal	 normal ++	 + +
Urinfarbe - Bilirubin - Urobilinogen	normal*) – ++	bierbraun ++ –	bierbraun + +
Stuhlfarbe	braun	entfärbt (acholisch)	
Zusätzliche Untersuchungen	Haptoglobin ↓ Retikulozytose	γ-GT, AP ⇑	ALT/GPT ⇑ AST/GOT ↑

*) Urinfarbe nur bei Hämoglobinurie braun

Anm.: Indirektes = unkonjugiertes Bilirubin; direktes = konjugiertes Bilirubin

DD der Cholestase:

1. Intrahepatische Cholestase:
   - Cholestatischer Verlauf einer Virushepatitis, Leberzirrhose
     Für Virushepatitis und gegen mechanischen Verschluss sprechen:
     - Positive Virusserologie
     - Sono/ERCP: Gallengänge nicht erweitert
     - Typische Leberhistologie
   - Medikamentös bedingte / toxische Hepatitis (siehe dort)
   - Primär biliäre Cholangitis (PBC, siehe dort)
   - Primär sklerosierende Cholangitis (PSC, siehe dort)
2. Extrahepatische Cholestase bei mechanischem Verschlussikterus:
   - Sonografie, Endosonografie: Gestaute Gallenwege bei extrahepatischer Cholestase, Ort der Obstruktion proximal (hoch) oder distal (tief) (→ Abb.) Steine? Tumor (Pankreas-Ca., Lymphom)?

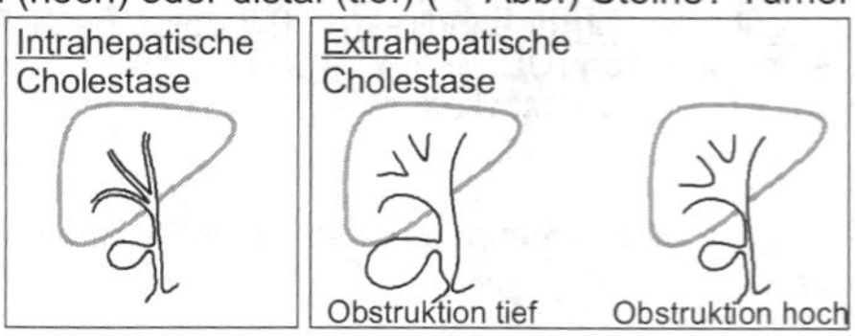

   - ERCP: Therapeutisches Verfahren (Papillotomie und Stenteinlage bei extrahepatischer Cholestase möglich). Eine rein diagnostische ERCP ist aufgrund des Komplikationsrisikos heute obsolet: Zunächst Sonographie, ggfs. EUS oder MRCP.

- „one stop-shop"-MRT (= MRT mit MRCP (keine therapeutische Intervention möglich) und MR-Angio)

Merke: Bei Verschlussikterus sind Sonografie, Endosonografie, MRCP und erst sekundär therapeutisch die ERCP die wichtigsten Diagnoseverfahren.

DD des Pruritus:

- Allergische Hautreaktionen
- Niereninsuffizienz
- Darmparasiten
- Polycythaemia vera
- Cholestase
- Eisenmangel
- PBC und PSC
- Seniler Pruritus, trockene Haut
- Diabetes mellitus
- Maligne Lymphome
- Psychogener Pruritus (Ausschlussdiagnose)
- Ektoparasiten (z.B. Scabies)

LEBERERKRANKUNGEN IN DER SCHWANGERSCHAFT

A) Schwangerschaftsunabhängige Lebererkrankungen:
Akute Virushepatitis: Häufigste Ursache für einen Ikterus in der Schwangerschaft.

B) Schwangerschaftsspezifische Lebererkrankungen:

1. Intrahepatische Schwangerschaftscholestase [O26.6]
Ep.: Ca. 0,1 %, regional und ethnisch bedingt bis 15 %, zweithäufigste Ursache für einen Schwangerschaftsikterus
KL.: Im letzten Trimenon bei familiärer Disposition auftretende leichte intrahepatische Cholestase (Leitsymptom ist starker Juckreiz palmoplantar, stärker nachts mit Ikterus (Bilirubin i.S. bis 5 mg/dl), gel. Übelkeit/Erbrechen).
Prg: Für die Mutter gut; für das Kind erhöhte perinatale Mortalität (10 %) und erhöhte Frühgeburtenrate (20 %) → Th.: Gabe von Ursodeoxycholsäure (10 - 15 mg/kg KG), evtl. vorzeitige Entbindung
2. Ikterus bei Hyperemesis gravidarum: [O21.1]
Nausea bei bis zu 50 % aller Schwangeren, in 0,3 % d.F. schwerer Verlauf mit unstillbarem Erbrechen: Hyperemesis gravidarum. Bilirubin + Transaminasen evtl. erhöht. Hi.: Verfettung der Leber mit azinuszentralen Läppchennekrosen.
Prg: Gut, meist keine Therapie erforderlich.
3. Ikterus bei hypertensiven Schwangerschaftserkrankungen
Klassifikation der schwangerschaftsinduzierten Hypertonien (SIH = Gestationshypertonien):
I. Gestationshypertonie (SIH) ohne Proteinurie
II. Gestationshypertonie (SIH) mit Proteinurie und evtl. Ödemen = Präeklampsie
Ko.: • HELLP-Syndrom [O14.2] (haemolysis, elevated liver enzymes, low platelet count); klinisches Leitsymptom: Oberbauchschmerzen (Leberkapselspannung)
• Eklampsie mit neurologischen Symptomen (Augenflimmern, Hyperreflexie, Krämpfe)

Merke: Das Ausmaß der Hypertonie bestimmt die perinatale Sterblichkeit von Mutter + Kind.

Vo.: 10 % aller Schwangeren entwickeln eine Gestationshypertonie ohne Proteinurie, bis 5 % eine Gestationshypertonie mit Proteinurie; 0,5 % ein HELLP-Syndrom; 0,1 % eine Eklampsie. Bei 20 % der HELLP-Patienten fehlen Hypertonie und Proteinurie (HELLP-Syndrom sine preeclampsia).
Hi.: Thromben in den Pfortaderästen, hämorrhagische Lebernekrosen (außerdem Nierenschäden und bei Eklampsie Hirnödem).
DD: Siehe Tabelle
Th.: Unverzügliche Schnittentbindung, supportive Therapie
4. Akute Schwangerschaftsfettleber = akute Schwangerschaftshepatitis [O26.6]:
Ep.: 1 : 7.000 - 1 : 20.000, häufiger bei Zwillingsschwangerschaften und untergewichtigen Müttern, tritt regelhaft nach der 28. SSW auf
Urs.: Akkumulation von langkettigen Fettsäuren durch genetischen Defekt der 3-Hydroxyacyl-CoA-Dehydrogenase
Hi.: Rasch auftretende mikrovesikuläre läppchenzentrale Leberverfettung, Einzelzellnekrosen, Rundzellinfiltrate.

Memo: Eine Leberbiopsie ist wegen Blutungsneigung = Diathese meist kontraindiziert!

KL.: Fulminantes Leberversagen mit Erbrechen, Somnolenz, Aszites; Transaminasen nur relativ moderat erhöht (DD: Akute Virushepatitis → massiv erhöhte Transaminasen)
Ko.: Verbrauchskoagulopathie, Schock, Nierenversagen, Letalität maternal und fetal bis 20 %, Rezidive bei erneuten Schwangerschaften
Th.: Intensivtherapie, sofortige Schnittentbindung, supportive Therapie, evtl. Lebertransplantation

DD.:

Kriterien	HELLP	Akute Schwanger-schafts-Fettleber	Virus-hepatitis	Intrahep. Schwanger-schafts-cholestase	Thrombotische Mikroangiopa-thie (HUS/TTP)
Hämolyse (Haptoglobin ↓)	++	(+)	–	–	+++
Transaminasen ↑	++	++	+++	+	(+)
Thrombozytopenie	++	+	–	–	+++
Hypertonie	90 % d.F.	40 % d.F.	–	–	(+)
Proteinurie	+++	--	–	–	+
Leukozytose	–	+++	++	–	(+)
Niereninsuffizienz	+ → +++	+	–	–	++
Neurologische Symptome	+ → +++	++	–	–	++
Ikterus	(+)	+	+++	++	++
Andere	DIG	Hypoglykämie DIG → Blutungen	Bilirubin ↑ Serologie	Pruritus Cholestase	Siehe Kap. TMA (HUS/TTP)

DIG = Disseminierte intravasale Gerinnung
TTP = Thrombotisch-thrombozytopenische Purpura — (+) = unregelmäßig
HUS = Hämolytisch-urämisches Syndrom — + bis +++ = Ausprägungsgrad

VIRUSHEPATITIDEN

Namentliche Meldepflicht bei Verdacht auf bzw. bei Erkrankung und Tod an einer akuten Virushepatitis sowie bei Labornachweis Hepatitis A bis E

Internet-Infos: *www.kompetenznetz-hepatitis.de*

Def: Diffuse (nichteitrige) Leberentzündung, verursacht durch verschiedene Viren. Zwischen den einzelnen Hepatitisformen (HA, HB, HC, HD, HE) besteht keine Kreuzimmunität.

Err: 5 Virustypen, die mit Großbuchstaben von A bis E bezeichnet werden, verursachen ca. 95 % aller Virushepatitiden. Für den Rest sind CMV, EBV und unbekannte Hepatitisviren verantwortlich.

Ep.: Häufigkeit in % der Weltbevölkerung:
1) HAV: Häufigste akute Virushepatitis - 2) HBV: Bis 5 % Virusträger - 3) HCV: 3 % Virusträger - 4) HDV: 5 % der HB-Virusträger - 5) HEV: Spezielle Risikogebiete, zunehmend auch Deutschland

Inf.

Hepatitis	A	B und D	C	E
Fäkal-oral	+	–	–	+
Blut/-produkte	(–)	+	+	(–)
Sexuell	(–)	+	(+)	(–)
Perinatal	–	+	+	–

(–) Die HAV- und HEV-Infektion werden fäkal-oral übertragen und sind nur selten durch Blut oder sexuell übertragbar in der kurzen Phase der Virämie.

Die sexuelle Übertragung der HBV-Infektion ist häufig, der HCV-Infektion selten.

Ink:

Hepatitis	A	B und D	C	E
Tage	15 - 50	30 - 180	15 - 180	15 - 60

Anm.: Die Inkubationszeiten variieren etwas bei verschiedenen Autoren.

KL.: Die Symptomatik der einzelnen Virushepatitiden ist grundsätzlich nicht verschieden. 2/3 d.F. verlaufen im Kindesalter asymptomatisch.

Akute Hepatitis [B17.9]

1. Prodromalstadium:
   Dauer: Ca. 2 - 7 Tage (bei Hepatitis B länger als bei Hepatitis A)
   - Grippale Symptome: Subfebrile Temperaturen, Abgeschlagenheit (Fehldiagnose: "grippaler Infekt").
   - Gastrointestinale Beschwerden: Appetitlosigkeit, Übelkeit, Druckschmerz im rechten Oberbauch (Lebervergrößerung mit Kapselspannung), evtl. Diarrhö
   - Evtl. Arthralgien und flüchtiges Exanthem (rash); Immunkomplexbildung von HBsAg und anti-HBs bei der Hepatitis B.

2. Stadium der hepatischen Organmanifestation:
   Dauer: Ca. 4 - 8 Wochen (bei Hepatitis A am kürzesten)
   - Anikterischer Verlauf (Mehrzahl der Kinder)
   - Ikterischer Verlauf (oft bei Erwachsenen)
     - Dunkelfärbung des Urins + Entfärbung des Stuhls
     - Ikterus (zuerst an den Skleren, dann an der Haut)
     - Juckreiz (durch intrahepatische Cholestase)

     Mit Beginn des Ikterus geht es dem Patienten meist besser!
   - Häufig Lebervergrößerung (mit Druckempfindlichkeit)
   - Evtl. leichte Milzvergrößerung und Lymphknotenschwellung (je 10 - 20 % d.F.)

Ko.:
- **Cholestatische Verlaufsform** (ca. 5 %)
  Starker Anstieg von Bilirubin und Cholestaseparametern
  DD: - Intrahepatische Cholestase (siehe dort)
  - Extrahepatische Cholestase (siehe dort)

  Di.: Sono, ERCP oder MRCP unauffällig; typische Virusserologie, ggfs. Leberhistologie
  Prg: Meist gut.
- **Protrahiert verlaufende und rezidivierende Hepatitis:**
  Transaminasenerhöhung (konstant bzw. rezidivierend) > 3 Monate
  DD: 1. Entwicklung einer chronischen Hepatitis nach > 6 Monaten
  2. Zusätzliche Lebernoxen (z.B. Alkohol, Medikamente, Rauchen) oder weitere Infektionen

  Memo: Mehrere Lebernoxen führen zu einer exponentiellen Steigerung des Zirrhoserisikos!
- **Fulminante Hepatitis:**
  Vo.: HA (0,2 %); HB (1 %); HC (0,5 %); HD (> 2 %); HE (bis 3 %; bei Schwangeren bis 20 %)
  Pat: Brückenbildende/multilobuläre Nekrosen im Rahmen eines akuten Leberversagens
  KL.: Trias: Ikterus, Gerinnungsstörung, Somnolenz (siehe Kap. Akutes Leberversagen)
- **Extrahepatische Manifestationen:**
  - Arthralgien und evtl. Exanthem (5 - 10 % aller HB-Patienten), Immunkomplexbildung
  - Selten: Andere extrahepatische Manifestationen (aplastische Anämie, Myokarditis)
- **Viruspersistenz (Virusträger):** HBV, HCV, HDV, HEV
  Vo.: - HBV: Gesunde Erwachsene: 5 % - Neugeborene: > 90 %; Immunsupprimierte: 50 %
  - HCV: Symptomatische ikterische Patienten mit akuter HCV-Infektion: Ca. 50 %. Asymptomatische HCV-Infektionen werden in 50 - 70 % chronisch.
  - HDV-Superinfektionen eines HBsAg-Trägers: > 90 %
  - HDV-/HBV-Simultaninfektion wie bei HB
  - HEV: Chronische Verläufe mit Viruspersistenz nur bei Immunsuppression

  Memo: Die Höhe der Viruslast bestimmt das Ausmaß der Infektiosität und das Risiko für HCC!
- **DD:** A) Begleithepatitiden bei anderen Infektionskrankheiten:
  1. Virusinfektionen:
     - Herpesviren: EBV, CMV, bei Immunsupprimierten auch HSV und VZV
     - Coxsackieviren
     - "Exotische" Viren: Arboviren (Gelbfieber, Dengue-Fieber, Rift-Valley-Fieber), Arenaviren (Lassa-Fieber, südamerikanisches hämorrhagisches Fieber), Marburg-Virus, Ebola-Virus → Reiseanamnese, Konsultation eines tropenmedizinischen Institutes!

     Merke: Das EBV betrifft immer die Lymphknoten und relativ selten die Leber (die Mononukleose kann selten mit massiver Hepatitis und Ikterus einhergehen); Hepatitisviren beteiligen immer die Leber und selten die Lymphknoten.
  2. Bakterielle Infektionen:
     - Brucellosen, Q-Fieber (Coxiella burnetii)
     - Leptospirosen (z.B. M. Weil mit Hepatitis und Nephritis, Ikterus, Hämaturie, Albuminurie; Konjunktivitis, Gelenk-/ Wadenschmerzen).
  3. Parasitäre Infektionen: Malaria, Amöbiasis, Echinokokkose, Bilharziose (= Schistosomiasis), Leberegelbefall u.a. tropische Infektionen

  B) Medikamentös und toxisch bedingte Hepatitiden

  C) Akuter Schub einer chronischen Hepatitis (siehe dort)

  D) Andere Lebererkrankungen (z.B. Autoimmunhepatitis (AIH), primär biliäre Cholangitis (PBC), hereditäre Stoffwechselkrankheiten, hepatische Sarkoidose, Tumoren)

Di.: Anamnese + Klinik und Bildgebung + Labor mit Virusserologie und evtl. Histologie

Akute Virushepatitis	HA	HB	HC	HD Superinf.	HD Simultaninf.	HE
anti-HAV-IgM	+	–	–	–	–	–
anti-HBc-IgM	–	+	–	–	+	–
HCV-RNA	–	–	+	–	–	–
anti-HDV-IgM	–	–	–	+	+	–
anti-HEV-IgM[1)]	–	–	–	–	–	+
HBs-Antigen	–	+	–	+	+	–

1) und HEV-RNA

Anm.: Zu den Screening-Markern bei V.a. akute Virushepatitis gehört auch das HBsAg, das bei Hepatitis B in 90 %, bei Hepatitis D immer positiv ist. Im frühen Stadium der akuten HC ist die HCV-RNA positiv und anti-HCV noch negativ. Anti-HCV wird 1 - 5 Monate nach Infektion positiv und eignet sich durch diese diagnostische Lücke nicht zum sicheren Ausschluss einer akuten Hepatitis C → HCV-RNA-Bestimmung!

Lab:
- Anstieg der Transaminasen (500 - 3.000 U/l), GPT > GOT (sog. de Ritis-Quotient GOT/GPT < 1).
- Bei ikterischem Verlauf: Bilirubin > 2 - 3 mg/dl, Cholestaseparameter ↑
- Evtl. nur leichte Erhöhung der γGT und alkalischen Phosphatase
- Ferner: Anstieg des Serumeisens; Eiweißelektrophorese: Evtl. Anstieg der Gammaglobulinfraktion; Blutbild: Evtl. Lymphozytose, evtl. BSG beschleunigt und CRP erhöht
- Bei schwerem (und fulminantem) Verlauf: Akutes Leberversagen mit verminderter Syntheseleistung: Abfall von Cholinesterase, Albumin i.S. und Quick ↓
- Virusserologie: Siehe dort

Hi.: Histologische Kennzeichen der akuten Virushepatitis:
1. Entzündliche Infiltration der Portalfelder und Überschreiten der Grenzlamelle mit Lymphozyten, Plasmazellen, Histiozyten
2. Proliferation der Kupffer-Sternzellen
3. Einzelzellnekrosen und Councilman-Körperchen (= nekrotische Zellreste)
4. Ballonierte Leberzellen
5. Anhäufung von Ceroidpigment und Eisen in Phagozyten im abklingenden Stadium der Hepatitis

Th.: A) Allgemeinmaßnahmen:
- Noxen meiden! Alkoholverbot und Weglassen ***aller*** potenziell hepatotoxischer Medikamente zwingend erforderlich!
- Körperliche Schonung, ggf. Bettruhe

B) Antivirale Therapie:
- Akute Hepatitis B/D: Therapie nur bei eingeschränkter Leberfunktion (siehe Kap. Hepatitis B)
- Akute Hepatitis C: Direkt wirksame antivirale Substanzen (siehe Kap. Hepatitis C)
- Akute Hepatitis E: Evtl. Therapie bei Immunsupprimierten (siehe Kap. Hepatitis E)

Isolierung: Bei Hepatitis A bei Kleinkindern und stuhlinkontinenten Patienten obligat.

Prg: Spontane Heilungsraten der akuten Virushepatitiden bei Erwachsenen:
- HBV-Infektion: ca. 95 % (5 % Viruspersistenz i.S. einer chronischen Hepatitis-Infektion)
- HDV-Simultaninfektion mit HBV: Ähnlich wie HBV-Infektion
- HDV-Superinfektion eines HBs-Ag-Trägers: Geringe Heilungsaussicht
- HCV-Infektion: Symptomatische ikterische Patienten mit akuter HC haben eine 50 %-Chance für spontane Viruselimination. Asymptomatische Infektionen verlaufen meist chronisch (ca. 80 %). Durch antivirale Therapie heilt die akute HCV-Infektion so gut wie immer aus.
- HAV-Infektion: Fast 100 % (bei HBV-Carriern in 10 % fulminanter Verlauf; bei Patienten > 50 J. beträgt die Letalität ca. 3 %.)
- HEV-Infektion: 98 % (bei Schwangeren in 20 % fulminanter Verlauf)

Heilungsraten: Siehe Kap. Virushepatitiden, die chronisch verlaufen können.

Pro: ▶ **Allgemeine hygienische Maßnahmen:**
1. Desinfektions- und Entsorgungsmaßnahmen in medizinischen Einrichtungen; vorsichtiger Umgang mit Blut/-produkten + Körperschutz: Einmalhandschuhe, Sicherheitskanülen, Sicherheitslanzetten u.a. verletzungssichere Instrumente → Beachtung der Technischen Regeln für biologische Arbeitsstoffe (TRBA 250 in Deutschland)
2. HAV/HEV: Nahrungsmittel-/Trinkwasserhygiene, Händedesinfektion
3. HBV/HCV/HDV:
   - Blutspenderscreening auf Virusmarker + Transaminasen
   - Räumliche Trennung von Hepatitis-Virusträgern auf Dialysestationen
   - Meiden von Promiskuität, Benutzung von Kondomen speziell bei HBV
   - Kein „needle sharing" bei Drogenkonsum (Aufklärung)

- Arbeitsmedizinische Vorsorgeuntersuchung und aktive Immunisierung gegen HB bei beruflich gefährdeten Personen
- Screening aller Schwangeren nach der 32. SSW auf HBsAg
- Hepatitis B-Impfung: Hepatitis B aktive + passive Immunisierung bei Neugeborenen von HB-infizierten Müttern (Wirksamkeit in > 95 %)

▶ **Aktive Immunisierung:**

1. **HAV:** Impfung mit formalininaktivierter Vakzine
   - NW: Siehe Impftabelle im Anhang
   - KI: Überempfindlichkeit gegen Bestandteile des Impfstoffes, fieberhafte Infekte u.a.

   Dos: z.B. Havrix® 1440, HAVpur®: 2 Dosen i.m. (M. deltoideus) zu den Zeitpunkten 0 und 6 Monate. Schutzdauer bei Immunkompetenten > 30 J., wahrscheinlich lebenslang; bei geschwächtem Immunsystem und Hämodialyse-Patienten Titerkontrolle empfohlen; Serokonversionsrate > 99 %.

   Kinder vom vollendeten 1. bis zum 12. Lj. erhalten die halbe Impfdosis (z.B. Havrix® 720).

   Bei last-minute-Reisenden kann die 1. Impfung auch noch kurz vor Abreise gegeben werden, da bei der rel. langen Inkubationszeit der Impfschutz auch in diesen Fällen ausreicht. Eine Vortestung auf anti-HAV lohnt sich aus Kostengründen nur in Populationen mit erhöhtem Durchseuchungsgrad.

   - Ind:
   - HAV-gefährdetes Personal in bestimmten Berufen (Gesundheitsdienst, Laboratorien, Kinderheime, psychiatrische Einrichtungen, Kanalarbeiten u.a.)
   - Andere gefährdete Personen (Patienten mit chronischen Lebererkrankungen, Patienten in psychiatrischen Einrichtungen, homosexuell aktive Männer u.a.)
   - Reisende in HAV-Endemiegebiete (siehe Empfehlungen des Auswärtigen Amtes)

2. **HBV und HDV:** Gentechnologisch hergestellter Impfstoff aus dem Oberflächenantigen (HBsAg) schützt vor HBV-Infektion und HDV-Simultaninfektion und senkt die Inzidenz des hepatozellulären Karzinoms (Taiwan-Studie).

   NW: Siehe Impftabelle im Anhang

   KI: Wie bei HAV-Impfung

   Dos: z.B. HB-Vax Pro®, Engerix®-B, 3 x 1 Dosis i.m. (M. deltoideus) zu den Zeitpunkten 0, 1, 6 Monate.

   Ind: • Präexpositionell:
   - Säuglinge/Kinder/Jugendliche bis 18 Lj.: Seit 1995 generelle Impfung ohne Vor- und Nachtestung (WHO-Impfprogramm)
   - Erwachsene: Aus Kostengründen Beschränkung auf Risikogruppen:
     1. Risikopatienten, bei denen ein schwerer Verlauf einer HBV-Erkrankung zu erwarten ist: Immundefizienz oder -suppression, HIV-/HCV Infektion, Dialyse u.a.
     2. Risikopersonen mit erhöhter nicht-beruflicher Exposition, z.B. Kontakt mit HBsAg-Trägern in Familie/Wohngemeinschaft/Partnerschaft; Sexualverhalten mit erhöhter Infektionsgefährdung, i.v.-Drogenkonsum, Gefängnisinsassen, Patienten psychiatrischer Einrichtungen u.a.
     3. Risikopersonen mit erhöhter beruflicher Exposition: z.B. medizinische Einrichtungen (einschl. Auszubildende/Studierende, Labor- und Reinigungspersonal), Ersthelfer, Polizisten, Personal von Einrichtungen mit erhöhter HBV-Prävalenz (Gefängnisse, Asylbewerberheime, Behinderteneinrichtungen)
     4. Reiseindikation (hier individuelle Gefährdungsbeurteilung notwendig → siehe Empfehlungen des Auswärtigen Amtes)

   Vortestung auf HBV-Infektion ist routinemäßig nicht notwendig. Impfung von HBV-Infizierten kann gefahrlos durchgeführt werden, ist allerdings bei diesen wirkungslos. Serologische Testung kann in Einzelfällen sinnvoll sein (z.B. aus Kostengründen, zur Vermeidung unnötiger Impfungen, bei hohem anamnestischen Expositionsrisiko wie z.B. HBsAg-positiven Sexualpartner).

   Nachtestung auf Impferfolg (anti-HBs-Titer) ist für die 3 Risikogruppen erforderlich: anti-HBs-Kontrolle 4 - 8 Wochen nach der 3. Impfstoffdosis.

   Bei im Säuglingsalter gegen HBV-geimpften Personen mit neu aufgetretenem Hepatitis-B-Risiko und unbekanntem anti-HBs Titer sollte eine weitere Impfstoffdosis gegeben werden mit serologischer Kontrolle in 4 - 8 Wochen.

   - Postexpositionell (PEP = Postexpositionsprophylaxe: Schnelle Reaktion erforderlich! HBV-Exposition im Gesundheitswesen als Arbeitsunfall melden! Maßnahmen erfolgen in Abhängigkeit des HBV-Status des Indexpatienten (von dem das Infektionsrisiko ausgeht):
     - Indexpatient HBsAg negativ: Wenn Exponierter ungeimpft oder unvollständig geimpft, Grundimmunisierung beginnen bzw. komplettieren. Weitere Maßnahmen erübrigen sich.

- Indexpatient ist HBsAg positiv: Weitere Maßnahmen in Abhängigkeit vom Impfstatus des Exponierten:
  - Geimpft und bekannter ausreichender Titer von anti-HBs > 100 IE/l: Keine Maßnahmen erforderlich.
  - Geimpft, aber anti-HBs-Titer < 100 IE/l oder unklarer anti-HBs-Titer: Auffrischungsimpfung mit Hepatitis B-Impfstoff
  - Ungeimpft oder bekannter Nonresponder: Impfung mit Hepatitis B-Impfstoff und Gabe von Hepatitis B-Immunglobulin
- Status des Indexpatienten unbekannt: Umgehend HBsAg (innerhalb von 48 h) beim Indexpatienten bestimmen. In Abhängigkeit vom Testergebnis Vorgehen wie beschrieben. Wenn Testung nicht möglich ist (z.B. Stichverletzung durch Kanüle im Müllsack), wird der Indexpatient grundsätzlich als HBsAg positiv eingestuft. Weiteres Vorgehen siehe oben.

HBV-Impfantwort nach Grundimmunisierung: Normalresponse anti-HBs ≥ 100 IE/l, Lowresponse 10 - 99 IE/l, Nonresponse < 10 IE/l.
96 % der Impflinge zeigen Normalresponse! Ursachen für Low-/Nonresponse: HIV-Infektion, Niereninsuffizienz u.a. Zustände mit Immundefizienz.

Optionen bei Low- oder Nonrespondern:
- Bei Lowrespondern weitere Boosterimpfung und anti-HBs nach 4 - 8 Wochen kontrollieren. Bei Nonresponse Hepatitisimpfstoff der dritten Generation (Fendrix® - enthält alle drei HBV-Hüllproteine: HBsAg + PreS2-S + PreS1-S).
- Bei Nonrespondern stets Bestimmung von HBsAg und anti-HBc zum Ausschluss einer bestehenden HBV-Infektion. Falls beide Parameter negativ sind, weiteres Vorgehen siehe Lowresponder.

Auffrischimpfungen nach abgeschlossener Grundimmunisierung werden von der STIKO im Allgemeinen nicht empfohlen, außer bei den 3 Risikogruppen (anti-HBs Kontrolle nach 10 Jahren) oder Patienten mit humoraler Immundefizienz (hier jährliche anti-HBs Kontrollen). Bei Risikogruppen empfiehlt die STIKO das weitere Vorgehen in Abhängigkeit vom anti-HBs-Titer, gemessen 4 - 8 Wochen nach Beendigung der 3. Impfung: anti-HB_s-Titer < 100 IE/l: Sofortige Wiederimpfung und Kontrolle nach 4 - 8 Wochen

3. **Kombinierter HAV-/HBV-Impfstoff (Twinrix®):** Dos.: 3 x 1 Dosis i.m. (M. deltoideus) zu den Zeitpunkten 0, 1, 6 Monaten
4. **HEV:** Rekombinanter Impfstoff in Europa noch nicht zugelassen, Wirksamkeit ca. 90 % nur bei Genotyp 1

► **Passive Immunisierung:**

1. **HAV:** Normales Immunglobulin (NIg) = Standard-Immunglobulin = Immunglobulin (human) = Gammaglobulin: Bietet einen relativen Schutz für 3 Monate.
   Ind: Nur noch simultan mit der aktiven Immunisierung für Risikopersonen bei akuter Exposition. Postexpositionsprophylaxe innerhalb von 10 Tagen nach engem Kontakt mit HA-Kranken verhindert in 80 % eine Infektion.
   Dos: Erwachsene: z.B. Beriglobin® 0,02 ml/kg i.m.
2. **HBV und HDV:** Hepatitis B-Immunglobulin (HBIg)
   Postexpositionsprophylaxe (PEP) erfolgt in Abhängigkeit des HBV-Status des Indexpatienten (Patienten, von dem das infektiöse Blut stammt) - s.o.
   Ind:
   - Neugeborene HB_sAg-positiver Mütter (Screening aller Schwangeren auf HB_sAg nach der 32. Schwangerschaftswoche)
   - Ungeschütztes/ungeimpftes medizinisches Personal bei Verletzung mit HBV-haltigem Material (anti-HBs-Titer unbekannt, oder Titer nicht innerhalb von 48 h zu bestimmen, oder anti-HBs < 10 IE/l)
     Verletzungen als Arbeitsunfall der Berufsgenossenschaft melden!

   Dos: Für Erwachsene: 8 - 12 IE/kg KG i.m. + aktive HB-Immunisierung

VIRUSHEPATITIDEN, DIE CHRONISCH VERLAUFEN KÖNNEN

Internet-Infos: *www.kompetenznetz-hepatitis.de*

HEPATITIS B [B16.9]

Namentliche Meldepflicht bei Verdacht auf bzw. bei Erkrankung und Tod an einer akuten Virushepatitis sowie bei Labornachweis (alle Nachweise)

Err: Das Hepatitis B-Virus (HBV) gehört zur Familie der Hepatitis-DNA-(Hepadna-)Viren. Elektronenmikroskopisch entspricht das HBV dem sog. Dane-Partikel. Das HBV besteht aus einer Hülle (Surface), dem Kern (Core), der DNA und DNA-Polymerase. Einziges DNA-haltiges Hepatitis-Virus, die anderen Hepatitis-Viren sind RNA-Viren. Eintritt des Virus in die Leberzelle über einen Na^{+}- Gallensäure-Co-Transporter (HBV-Rezeptor).

- **Virusbestandteile in der Diagnostik:**
  - HBV-DNA
  - Surface-Antigen (HBsAg) (Protein)
  - Envelope-Antigen (HBeAg): Protein wird vom pre-Core/Core-Gen kodiert. Entspricht der sekretorischen Form des HBc-Ag.
  - Core-Antigen (HBc-Ag) und HBcr-Ag (HB-core-related antigen)

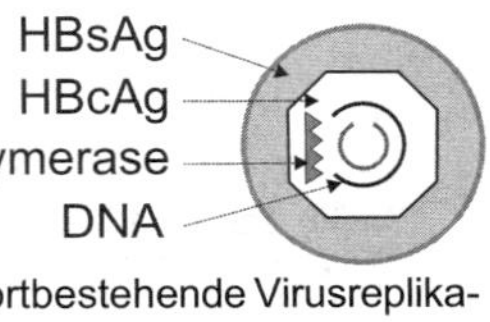

Nachweis von HBV-DNA und/oder HBsAg i.S. bedeutet Infektiosität (fortbestehende Virusreplikation).
HBc-Ag lässt sich nur histologisch in Leberzellkernen nachweisen, während die übrigen Bestandteile serologisch und immunhistologisch im Leberpunktat nachweisbar sind (HBsAg im Zytoplasma der Hepatozyten, HBeAg in den Leberzellkernen).

Die korrespondierenden Antikörper heißen: anti-HBs , anti-HBc, anti-HBe
- HBV-Mutanten: Klinisch relevant wegen Resistenzbildung gegen Virostatika
- Pre-Core Stopcodon-Mutante (HBe-minus-Mutante):
  Durch ein Stopcodon in der pre-Core-Region des HBV-Genoms wird trotz Virusreplikation die Bildung des HBeAg verhindert → HBeAg-negative chronische HB (in Deutschland mehr als 50 % der chronischen HBV-Infektionen). Die Viruslast fällt dabei meist um den Faktor 10 - 100 ab.

Ep.: Weltweit 3 - 5 % HBV-Träger und ca. 1 Mio. Todesfälle/Jahr. Die Häufigkeit der Hepatitis B wird bestimmt durch die Prävalenz der Virusträger in einer Bevölkerungsgruppe → 3 Zonen: ≥ 8 % (Zentralafrika, China); 2 - 7 % (mittlerer Orient, Nordafrika, Ost/Südeuropa); < 2 % übrige Gebiete (Deutschland < 1 %).
- Endemisches Vorkommen: In Gegenden mit hoher Zahl an Virusträgern (siehe oben).
- Sporadisches Vorkommen: Besonders gefährdete Risikogruppen: i.v.-Drogengebraucher, Sextouristen und promiskuitive Hetero- oder Homosexuelle, Tätowierte, Empfänger von Blut/-produkten, Dialysepatienten. Wichtige berufsbedingte Infektionskrankheit: Beschäftigte im medizinischen Bereich, im Rettungsdienst (einschl. Reinigungspersonal!), geistig Behinderte in Heimen, Personen mit engem Kontakt zu HBsAg-Trägern, Reisende in HBV-Endemiegebiete bei engen Kontakten zur einheimischen Bevölkerung, Neugeborene HBsAg-positiver Mütter.

Inf:
- Sexuelle Übertragung (dominiert seit einigen Jahren: 65 % der Hepatitis B-Neuinfektionen in D)
- Parenteral: Unmittelbar durch Blut/-produkte, mittelbar durch kontaminierte (unsterile) Instrumente (Zahnarzt, Friseur, Nagel-/Tatoostudio); 20 % d.F. werden durch gemeinsam benutzte Nadeln bei i.v.-Drogenkonsum übertragen, Fälle bei nasalem Drogenkonsum beschrieben.

  Memo: Mittleres Infektionsrisiko nach Nadelstichverletzung mit HBV-haltigem Blut: 6 - 40 %, abhängig von der Menge übertragenen Blutes und der Viruslast darin.
- Perinatal (= vertikal): In Ländern mit hoher Inzidenz an Virusträgern (z.B. Afrika, Südostasien) erfolgt die Übertragung des HBV häufig perinatal von der Mutter auf das Kind. → Screening aller Schwangeren auf HBsAg nach der 32. Schwangerschaftswoche.

Ink: 30 - 180 Tage (Anamnese bis zu ½ Jahr!)

Di.: Anamnese (½ Jahr!) + Klinik / Labor
Serologie: Bei akuter Hepatitis B ist anti-HBc-IgM immer, das HBsAg in 90 % d.F. positiv.

Akute HBV-Infektion mit Ausheilung:

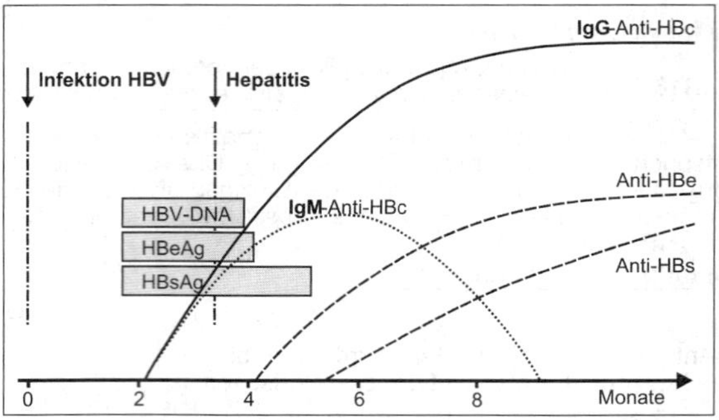

Die zelluläre Immunreaktion bestimmt den Verlauf einer HBV-Infektion. Das HBV ist selbst nicht zytopathogen. Bei der Elimination des HBV spielen zytotoxische T-Zellen und α-Interferon eine wesentliche Rolle.

- HBV-DNA: 2 - 4 Wochen vor dem HBsAg nachweisbar
- HBsAg bereits vor Beginn klinischer Symptome nachweisbar; bei Krankheitsbeginn in 90 % d.F. positiv (in 10 % ist HBsAg nicht nachweisbar). HBsAg-Quantifizierung kann hilfreich sein.
- Anti-HBs wird erst positiv, wenn HBsAg verschwunden ist und signalisiert eine Ausheilung der Hepatitis B (10 % der Patienten bilden kein anti-HBs). In den Fällen, bei denen HBsAg überhaupt nicht nachweisbar ist sowie in der Zeitspanne zwischen Verschwinden des HBsAg und Bildung von anti-HBs ("diagnostische Lücke") kann die akute HBV-Infektion nachgewiesen werden durch die HBV-DNA sowie durch anti-HBc-IgM.
- Anti-HBc-IgG: Zeigt stattgehabten Kontakt zum HBV an.

Memo: 1) Durchgemachte Hepatitis B: anti-HBs positiv (90 %) und anti-HBc-IgG **positiv**
2) Z.n. HBV-Impfung: anti-HBs positiv und anti-HBc-IgG **negativ**

Infektiosität: Keine Isolierungspflicht. HBsAg positiv: Potenzielle Infektiosität; Infektionsrisiko abhängig von der Höhe der HBV-DNA im Serum

Verlaufsmöglichkeit der HBV-Infektion:

1. Asymptomatische Infektion (Erwachsene 65 %) und Heilung mit Viruselimination
2. Akute Hepatitis mit Heilung und Viruselimination (Erwachsene 30 %)
3. Tod an fulminanter Hepatitis (bis 1 % der hospitalisierten Patienten)
4. Viruspersistenz → HBsAg-Träger (HBV-Träger):
   - Immunkompetente Erwachsene: 5 % (m : w = 2 : 1)
   - Drogengebraucher: Bis 20 %
   - Hämodialysepatienten: Bis 30 %
   - Immunsupprimierte Nierentransplantierte: Bis 50 %
   - Neugeborene HBV-infizierter Mütter: > 90 %
   - Säuglinge: 70 %
   - Kleinkinder: 35 %

   Ca. 5 % (bei perinataler Infektion 90 %) der HBV-Infizierten können das Virus nicht eliminieren und werden HBsAg-Träger, die entweder gesund sind oder eine chronische Hepatitis entwickeln.

Definition: Chronische Hepatitis = Hepatitis, die nach 6 Monaten nicht ausgeheilt ist.
Chronische Hepatitis B: Persistenz von HBsAg oder aktive Virusreplikation (HBeAg, HBV-DNA). Anti-HBe und anti-HBs sind nicht nachweisbar (fehlende Serokonversion).

Verlaufsmöglichkeiten der HBV-Infektion bei gesunden Erwachsenen (jeweils in % der Fälle):

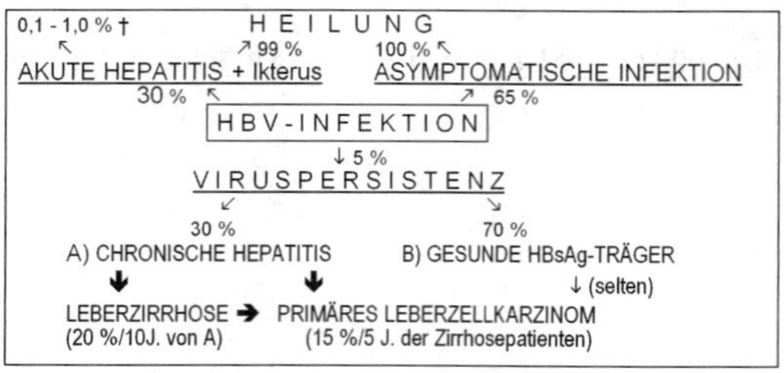

Phasen der chronischen HBV-Infektion:

▸ HBeAg-negative chronische HBV-Infektion: Asymptomatischer HBsAg-Träger (Carrier):
- HBV-DNA < 2.000 IU/ml, HBsAg positiv
- HBeAg negativ, ALT normal
- Leberhistologie bei 80 % d.F. normal, HBsAg-haltige Leberzellen erscheinen als sog. Milchglashepatozyten (= HBV-haltige Leberzellen mit Hyperplasie des glatten endoplasmatischen Retikulums mit Überproduktion von HBsAg).
- Bei HBV-DNA-negativen Personen ist das Infektionsrisiko gering. Günstige Prognose, HCC-Risiko nur leicht erhöht.

▸ HBeAg-positive chronische HBV-Infektion:
- HBV-DNA und HBsAg hoch positiv
- HBeAg positiv, ALT normal
- Nach Jahren kann es zum Übergang in eine chronische Hepatitis kommen.

Cave: Reaktivierung unter Chemotherapie (z.B. myeloablative Chemotherapie; Rituximab): Vorbeugende Therapie mit Nukleos(t)id-Analogon bis zu 12 Monate über das Ende der Immunsuppression hinaus fortsetzen.

▸ HBeAg-positive chronische Hepatitis B:
- HBeAg und HBsAg positiv, HBV-DNA und ALT hoch
- Deutliche histologische Aktivität
- Es drohen Leberzirrhose (20 %/10 J.) und HCC (um den Faktor 60 erhöhtes Risiko).

▸ HBeAg-negative chronische Hepatitis B:
- HBeAg negativ, HBsAg positiv, HBV-DNA und ALT erhöht
- Histologie + Prognose ähnlich wie bei HBeAg-positiver chronischer Hepatitis B

Ko.:
- Extrahepatische Manifestationen einer chronischen Hepatitis B: Polyarteriitis nodosa, membranöse und membranoproliferative Glomerulonephritis
- Leberzirrhose: 20 % der Patienten mit chronischer Hepatitis B nach 10 Jahren
- Hepatozelluläres Karzinom (HCC): Das Risiko beim asymptomatischen HBV-Carrier, der HBeAg negativ ist und der eine geringe Viruslast hat ($< 2 \times 10^3$ IU/ml), ist gering. Bei chronischer Hepatitis B mit hoher Viruslast ist das Risiko bis zum Faktor 60 erhöht (im Vergleich zum Gesunden). Bei Leberzirrhose: HCC-Risiko 3 %/J.
- Simultane oder (häufiger) Super-Infektion mit HDV

Memo: Jeder HBs-Ag-positive Pat. sollte auf HDV-Koinfektion getestet werden (mittels anti-HDV-IgG)

Th.:
- Akute HBV-Infektion: Symptomatische Therapie (antivirale Therapie nur bei eingeschränkter Leberfunktion, dann nur Nukleosid- oder Nukleotidanaloga, KEIN Interferon), alle 3 Mon. Laborkontrolle bis HBsAg negativ und Anti-HBs > 10 IU/l
- Chronische HBV-Infektion (HBsAg > 6 Monate positiv):

Therapieindikation nach S3-Leitlinie: „Alle Patienten mit chronischer HBV-Infektion sind grundsätzlich Kandidaten für eine antivirale Therapie."

Ziel der Therapie: Dauerhafte Suppression der HBV-DNA unterhalb der Virusnachweisgrenze
Der Verlust von HBeAg und die Serokonversion wird als partielle Immunkontrolle angesehen und der HBsAg-Verlust als funktionelle Heilung - beides kommt mit heutigen Therapie selten vor.
Die Therapie der Wahl ist eine Monotherapie mit einem der 3 Nukleos(t)idanaloga mit hoher genetische Resistenzbarriere - Entecavir, Tenofovirdisoproxilfumarat (TDF) oder Tenofoviralafenamid (TAF).

1. Antivirale Substanzen (Nukleosid- und Nukleotidanaloga):
   Ind:
   - Versagen oder NW/KI der Interferon-Therapie
   - Patienten mit niedriger Entzündungsaktivität (Transaminasen, Histologie) sollten primär nicht mit Interferon behandelt werden (schlechtes Ansprechen)
   - Bei Leberzirrhose oder Viruslast > 10^6 IU/ml: Substanz mit hoher genetischer Resistenzbarriere wählen (Entecavir oder Tenofovir).
   - Bei HIV-koinfizierten Patienten ohne HIV-Therapie sollte auf Tenofovir verzichtet werden: Gefahr der HIV-Resistenzbildung.

- Entecavir (Baraclude®): Bis 70 % partielle Serokonversion, Resistenzen < 1 %/J.; hohe genetische Resistenzbarriere, Mittel der Wahl z. B. bei eingeschränkter Nierenfunktion
  NW: Kopfschmerzen, gastrointestinale NW u.a.
  KI: Schwangerschaft u.a.
  Dos: Bei Ersttherapie („naive" Patienten): 0,5 mg/d; bei Lamivudinresistenz 1,0 mg/d.
- Tenofovir Disoproxilfumarat (Viread®): Ca. 70 % partielle Serokonversion, auch HIV-wirksam. Hohe genetische Resistenzbarriere, bislang keine Resistenzen bekannt. Mittel der Wahl in der Schwangerschaft
  Dos: 245 mg/d

Anm.: Sind die Patienten bereits HBeAg-negativ, liegen die Raten für Suppression der HBV-DNA unter die Nachweisgrenze höher (bis ca. 90 %).
- Tenofovir Alafenamid (Vemlidy®) ist ein Prodrug von Tenofovir
  Dos: 25 mg/d
  Anm.: Bei Niereninsuffizienz oder Osteoporose einsetzbar, Reservemittel [hoher Preis]
- Neu zugelassen bei HBV-HDV-Koinfektion: Bulevirtid (Hepcludex) → siehe bei HDV

Therapiedauer: Nach bestätigtem HBsAg-Verlust kann die Therapie beendet werden (weitere Einzelheiten siehe Internet: *S3-Leitlinie*). Bei HBeAg-negativen Patienten gibt es keine Faktoren, die den Erfolg bei Absetzen der Therapie vorhersagen können (Langzeittherapie).

2. Alpha-Interferon, z.B. Peginterferon (Peg-IFN)-alfa-2a (Pegasys®)
   Wi. / NW / KI (z.B. fortgeschrittene Leberzirrhose u.a.): Siehe Kap. Zytokine
   Dos: Peginterferon wird 1 x/Woche injiziert. Dosierung siehe Leitlinien/Herstellerangaben
   Dauer: Bis 24 - 48 Wochen.
   Interferon beendet bei geeigneten Patienten (hohe entzündliche Aktivität, hohe Transaminasen, niedrige Viruslast, HBeAg positiv, Genotyp A) in ca. 40 % die Virusreplikation. Therapiesteuerung u.a. mittels HBs-Antigenquantifizierung (Einzelheiten siehe Internet: *S3-Leitlinie*)
   In klinischer Prüfung: Therapeutische Impfungen, Small-molecules, siRNA, CRISPR-Cas9-Genschere, Antisensetherapie, Kapsidinhibitoren

Prg: - Asymptomatische Virusträger: Günstig
- Chronische Hepatitis B (Histologie): Leberzirrhose (20 %/10 J.), HCC (3 %/J. bei Zirrhose). Die Höhe der Viruslast korreliert mit dem Risiko für HCC! Sono + AFP-Bestimmung (alle 6 Monate, je nach Verlauf)
- Therapie mit Peginterferon: Beendigung der Virusreplikation in ca. 40 % der Fälle möglich (partielle Serokonversion).
- Therapie mit Nukleosid-/Nukleotidanaloga: Absenkung der HBV-DNA unter die Nachweisgrenze in der Mehrzahl der Fälle möglich. Durch Kontrollen der HBV-DNA Therapie-Ansprechen dokumentieren.

Memo: Gelingt es, dauerhaft die Viruslast unterhalb der Nachweisgrenze zu supprimieren, ist das HCC-Risiko nicht mehr erhöht. Eine effektive antivirale Therapie führt zum teilweisen Rückgang einer Leberzirrhose! Wichtigstes Therapieziel bei HBV-Infektion: HBV-DNA-PCR im Serum negativ (keine Resistenzbildung, rückläufige Leberumbauvorgänge)

Pro: Hepatitis B-Impfung (siehe Virushepatitis/allgemeiner Teil)

Namentliche Meldepflicht bei Verdacht auf bzw. bei Erkrankung und Tod an einer akuten Virushepatitis sowie bei Labornachweis (alle Nachweise)

HEPATITIS D (HD) [B18.0]

Err: Hepatitis D-Virus (HDV), früher auch Delta-Virus genannt, inkomplettes ("nacktes") RNA-Virus (Virusoid), das für seine Replikation die Hülle (HBsAg) des HBV benötigt.
8 Genotypen: I: westliche Welt und Deutschland, II und IV: Ostasien, III: Südamerika, V - VIII: Afrika

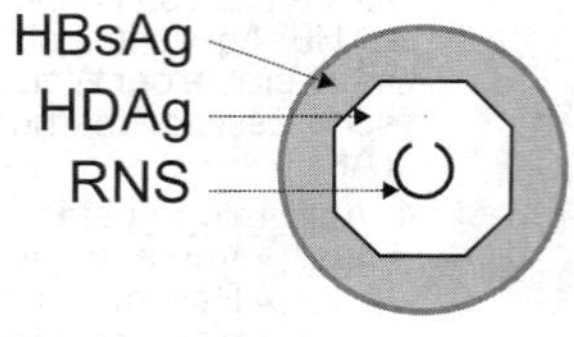

Am HDV lassen sich folgende Bestandteile nachweisen:

	Korrespondierende Antikörper
• Hülle mit HBsAg	anti-HBs
• Kern mit HD-Ag	anti-HDV (IgG und IgM)
• HDV-RNA	

Ep.: Die Verbreitung des HDV ist an das Vorhandensein des HBV gebunden. Weltweit sind ca. 5 % der HB-Virusträger mit HDV koinfiziert. In Europa Prävalenz durch HBV-Impfung deutlich rückläufig. Laut Robert-Koch-Institut 65 gemeldete Fälle in Deutschland (2019).
- Endemisches Vorkommen: z.B. Mittelmeerraum, Rumänien, Vorderer Orient, einige Länder Afrikas, Amazonasgebiet u.a.
- Sporadisches Vorkommen: In HBV-Risikogruppen (siehe oben); HBsAg-Träger sind in Endemiegebieten bes. gefährdet für eine HDV-Infektion.

Inf: Infektionsmodus wie bei HBV:
- Parenteral - häufigster Übertragungsweg
- Sexuell } selten
- Perinatal (= vertikal) } selten

Ink: Akute HDV-HBV-Koinfektion: i.d.R. 4 - 12 Wochen (Inkubationszeit kürzer bei einer Superinfektion)

Di.: Anamnese (Endemiegebiete, Risikogruppen) - Klinik / Labor - Serologie

Infektionsverläufe:

▶ Superinfektion eines HBsAg-Trägers mit HDV (am häufigsten) [B17.0]:
Oftmals mit Umstellung der HBV-Infektion von einer replikativen in eine nicht-replikative Form (Verlust von HBe-Ag und Auftreten von anti-HBe). Prognostisch ungünstig!
Di.: - anti-HDV-IgM und HDV-RNA positiv
- anti-HBc-IgM negativ, HBsAg persistierend positiv
- Leberbiopsie (HBV + HDV in der Immunhistochemie positiv)

▶ Simultaninfektion (= Koinfektion) HBV + HDV (seltener) [B16.1]:
Hierbei häufig zwei Transaminasengipfel: 1. durch HBV, 2. durch HDV
Di.: - anti-HDV-IgM und HDV-RNA positiv
- anti-HBc-IgM positiv, HBsAg anfangs positiv, nach Ausheilung negativ

Verlauf: Simultan- oder Koinfektionen (HBV + HDV) führen in der Mehrzahl der Fälle zu Elimination beider Viren. In 5 - 20 % fulminanter Verlauf.
Superinfektionen eines HBsAg-Trägers mit HDV: Verlaufen meist chronisch (90 %) mit Übergang in eine Zirrhose und HCC-Risiko.

Th.:
- Neu zugelassene spezifische Therapie (2020): Hepcludex (Bulevirtide) 1 x/d s.c. Sehr hohe Therapiekosten, nur vorübergehende Absenkung der Viruslast unter Therapie, optimale Therapiedauer noch nicht bekannt. Peginterferon alfa-2a über mind. 48 Wochen; bei Ansprechen (Abfall des HBs-Ag oder HBs-Serokonversion) längere Therapiedauer; führt in ca. 25 % d.F. zur Viruselimination (Hep-Net-Studie).
- In klinischer Erprobung Lonafarnib
- Antivirale Therapie der HBV-Infektion (siehe dort)
- Lebertransplantation (bei Dekompensation der chronischen Hepatitis) unter Einsatz von HB-Ig und antiviraler Therapie zur Verhinderung einer Reinfektion.

Prg: Die chronische Hepatitis B-/D-Koinfektion hat ein deutlich erhöhtes Zirrhoserisiko und eine höhere Letalität als eine alleinige chronische Hepatitis B.

Pro: Hepatitis B-Impfung

HEPATITIS C [B17.1]

Namentliche Meldepflicht bei Verdacht auf bzw. bei Erkrankung und Tod an einer akuter Virushepatitis sowie bei Labornachweis (alle Nachweise)

Internet-Infos:
www.hepatitis-c.de; www.kompetenznetz-hepatitis.de; *www.dgvs* (Leitlinie)

Err: Hepatitis C-Virus (HCV), ein RNA-Virus (aus der Familie der Flaviviren), 6 HCV-Genotypen (1 bis 6) + ca. 100 Subtypen (a bis n). Genotypen unterscheiden sich um mehr als 30 %, Subtypen um 20 - 25 % in der Nukleotidsequenz. Mehrfachinfektionen mit verschiedenen Subtypen sind möglich → abgelaufene HCV-Infektion schützt nicht vor Reinfektion!

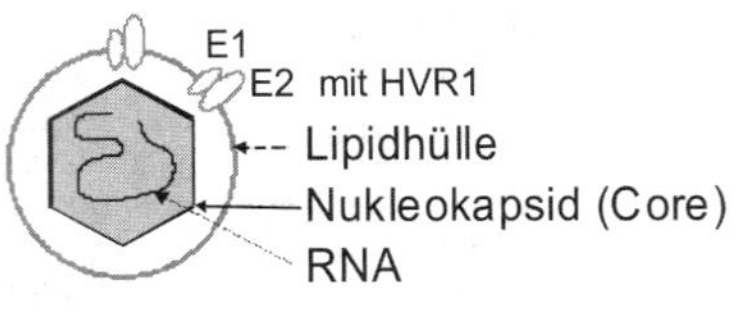

Weltweit verbreitet sind 1a (60 %), 1b, 2 und 3a.
In Deutschland findet man am häufigsten folgende Genotypen: GT 1 (78 %), GT 2/3 (18 %), GT 4 (3 %), GT 5/6 (1 %).

Ep.: 2 - 3 % der Weltbevölkerung sind chronisch mit dem HCV infiziert. Prävalenz in Deutschland 0,3 % - 0,5 %, Mittelmeerraum 2 - 3 % (Italien höher), einige Länder Afrikas bis 15 % (Ägypten 22 %). Weltweit verursacht die HCV-Infektion ca. 30 % der Zirrhoseerkrankungen und ca. 25 % der primären Leberzellkarzinome (HCC).

Folgenden Risikogruppen soll ein HCV-Screening angeboten werden:
- Personen mit Leberentzündungen oder chronischer Lebererkrankung
- Empfänger von Blutprodukten (z.B. nach Multitransfusionen, Hämophiliepatienten vor 1992) und Transplantatempfänger (vor 1992)
- Hämodialysepatienten
- Aktive und ehemalige Drogengebraucher i.v./nasal (ca. 85 % sind HCV-positiv, häufiger Genotyp 3)
- Insassen von Justizvollzugsanstalten
- Personen, die Tätowierungen oder Piercings tragen
- Haushaltsangehörige bzw. Sexualpartner HCV-Infizierter (Risiko bei HCV deutlich geringer als bei HBV)
- Patienten mit Hochrisiko-Sexual-Praktiken und STI

- Personen mit Migrationshintergrund aus Regionen mit erhöhter HCV-Infektionsrate
- HIV- und/oder HBV-Infizierte
- Kinder HCV-positiver Mütter
- Personen mit beruflich bedingtem Infektionsrisiko (medizinisches Personal bei Nadelstichen, Verletzungen, Blutspritzer in die Augen u.a.)

Inf: - Parenteral (ca. 65 % aller in Deutschland diagnostizierten HCV-Infektionen, bei denen der Übertragungsweg bekannt war): Parenteraler Drogenkonsum (needle-sharing)

Memo: Mittleres Infektionsrisiko nach Nadelstichverletzung mit HCV-haltigem Blut: ca. 1 %. Bei Risikopatienten sofortige Durchführung einer HCV-PCR. Eine empfohlene HCV-Postexpositionsprophylaxe existiert derzeit nicht!

- Das Risiko für transfusionsbedingte HCV-Infektion beträgt in Deutschland < 1 : 5 Mio.
- Sexuell (Infektionsrisiko bei heterosexuellem Sex mit einem HCV-infizierten Partner mit 3,1 % rel. klein; MSM [Männer die Sex mit Männern haben] ca. 6 %.)
- Perinatal (seltener als bei HBV: Eine vertikale Transmission findet nur bei virämischen Müttern statt und beträgt dann ca. 5 % (bei Koinfektion mit HIV > 5 %). Eine Sectio vermindert das HCV-Übertragungsrisiko nicht, Müttern wird bei alleiniger HCV-Infektion nicht vom Stillen abgeraten (sofern keine Entzündungen oder Verletzungen der Mamille vorliegen).
- Stechen von Piercings oder Tattoos (5,3 %)
- Berufliche Exposition durch Patienten/Material (1,8 %)
- Sporadische Infektion: Infektionsweg unbekannt (bis 45 %)

Ink: 15 - 180 Tage

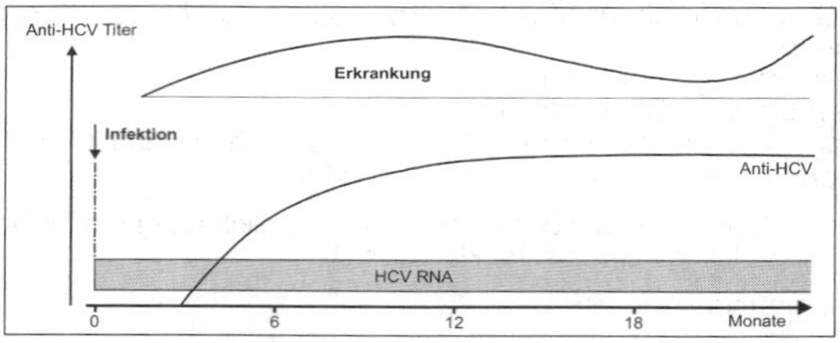

Verlauf: • Akute HCV-Infektion: Verlauf in 75 % asymptomatisch und in 25 % symptomatisch
Asymptomatische HCV-Infektionen verlaufen meist chronisch.
Symptomatische, ikterische HCV-Infektionen können in bis zu 50 % spontan ausheilen. Keine bleibende Immunität!

• Chronische HCV-Infektion (siehe Abbildung): Ca. 80 % aller HCV-Infektionen bei Erwachsenen verlaufen chronisch.20 % der Patienten mit chronischer HCV-Infektion entwickeln innerhalb von 20 Jahren eine Leberzirrhose. 2 - 4 %/Jahr entwickeln ein primäres Leberzellkarzinom (HCC). Dabei spielen Kofaktoren eine Rolle (Alkoholkonsum, Diabetes, Fettleber, Infektion mit anderen Hepatitisviren). Bei HIV- und HCV-Doppelinfektionen (Drogengebraucher, Empfänger von Blut-/produkten) sind die Verläufe oft rasch progredient und häufiger cholestatisch.
HCV-Infektionen im Kindesalter: Nur selten chronische Hepatitis und Leberzirrhose

Extrahepatische Komplikationen durch Immunphänomene:
Essenzielle gemischte Kryoglobulinämie, membranoproliferative und membranöse Glomerulonephritis, Hashimoto-Thyreoiditis, Sjögren-Syndrom, Porphyria cutanea tarda, idiopathische Thrombozytopenie u.a.

Di.: - Anamnese (Risikogruppen! - Anamnese ½ Jahr!) / Klinik: Nur bei 20 % treten unspezifische Symptome wie Müdigkeit, Abgeschlagenheit, Übelkeit oder rechtsseitige Oberbauchschmerzen auf. Relativ selten ikterische Verläufe (25 %), fulminante Verläufe (ca. 0,5 %).
- Labor:
  • Anti-HCV (Such- und Bestätigungstest): Anti-HCV-positive Patienten haben in ca. 80 % d.F. auch HCV-RNA im Blut und sind daher als infektiös zu betrachten.

  Memo: Anti-HCV wird ca. 7 - 8 Wochen nach Infektion positiv (diagnostische Lücke). Daher zusätzlich bei Verdacht HCV-RNA bestimmen.

  Bei Neugeborenen können mütterliche Ak bis zum Alter von 18 Monaten im Blut persistieren (→ HCV-RNA-Bestimmung !).
  • Hochsensitive quantitative HCV-RNA-PCR im Blut (bei positivem anti-HCV-Test immer mitbestimmen) beweist die Virämie und damit Infektiosität des Patienten. Die Höhe der Viruslast korreliert NICHT mit dem Schädigungsmuster der Leber (im Gegensatz zur HBV-Infektion). Bei V.a. eine akute HCV-Infektion bzw. HCV-Reinfektion soll direkt eine HCV-PCR durchgeführt werden.
  • Bestimmung des HCV-Genotyps (EDTA-Blut) wichtig für Prognose und Auswahl der Therapie

- Transaminasen, γ-GT/AP (in 50 % ↑), großes Blutbild, Kreatinin und Harnstoff, Bilirubin, INR, Albumin (Lebersyntheseparameter)
- Sonografie, Fibroscan, evtl. Leberbiopsie (Bestimmung der entzündlichen Aktivität (Grading) und der Fibroseentwicklung (Staging). Geringere Ansprechraten auf eine antivirale Therapie bei fortgeschrittener Leberfibrose/Leberzirrhose
- Immer antivirale Resistenztestung bei erfolgloser Vortherapie mit Protease-/Polymeraseinhibitoren

Beachte: Bei chronischer Hepatitis C können sich Autoantikörper finden: ANA (20 %), auch anti-LKM1 (20 %) → Fehldiagnose: Autoimmunhepatitis.
Bei Verdacht auf Zirrhose Elastometrie zur Bestimmung des Fibrosegrades (staging) und evtl. Biopsie zur Bestimmung der entzündlichen Aktivität (grading). Normale Transaminasen schließen eine chronische Hepatitis C-Infektion nicht aus! Leberbiopsie ist keine Voraussetzung vor einer Therapie.

Th.: - **Akute Hepatitis C:** Symptomatische ikterische Patienten mit akuter HC haben eine 50 %-Chance für spontane Viruselimination. Die Mehrzahl der asymptomatischen Pat. mit akuter HC entwickeln einen chronischen Verlauf (ca. 80 %), insbesondere wenn kein ausgeprägter Abfall der Virämie auftritt (zweimalige HCV-RNA-Messung im Abstand von 4 Wochen). In der Regel kann der Spontanverlauf abgewartet werden. In besonderen Fällen (z.B. nach Nadelstichverletzung) kann eine frühzeitige Indikation zur antiviralen Therapie bestehen (wie bei chronischer HC).

- **Chronische Hepatitis C:** Stellt grundsätzlich eine Indikation zur antiviralen Therapie dar! Immer eine Kombinationstherapie wählen. Substanzkombination und Therapiedauer (meist zwischen 8 und 12 Wochen) in Abhängigkeit vom Zirrhosestatus, Genotyp, antiviralen Vortherapien, viralen Resistenzen (Resistenztestung immer bei DAA-Re-Therapien, Therapiedauer 12 bis 24 Wochen). Möglichkeit der Therapieverkürzung prüfen. Komedikation und evtl. Komorbiditäten prüfen. Interferonbasierte Therapien werden generell nicht mehr empfohlen. Dringlich indiziert ist eine Behandlung bei fortgeschrittener Leberfibrose oder -zirrhose. Unbedingt jeweils aktuelle Empfehlungen der Fachgesellschaft beachten (Internet: *www.dgvs.de*)!

Therapieregime der Hepatitis C ohne Zirrhose - teils pangenotypische Kombinationen, z.B.:
Velpatasvir + Sofosbuvir für 12 Wochen
Glecaprevir + Pibrentasvir für 8 Wochen
Grazoprevir + Elbasvir für 12 Wochen bei Genotyp 1b
Ledipasvir+Sofosbuvir für 8-12 Wochen bei Genotyp1/4

Re-Therapie nach Versagen der Ersttherapie mit 2 DAA [direct antiviral agent]: Siehe Internet: *S3-Leitlinie* mit weiteren Kombinationen (z.B. Sofosbuvir + Velpatasvir + Voxilaprevir) und nur nach vorhergehender Resistenzanalyse (Bestimmung von resistenzassoziierten Varianten = RAV)

Besondere Patientengruppen: Siehe Internet *S3-Leitlinie*
- Fortgeschrittene (dekompensierte) Zirrhose, HCV-Koinfektionen mit HBV/HIV (selten HBV Reaktivierung unter DAA Therapie)
- Therapie vor und nach Lebertransplantation: Patienten mit (prä)terminaler Niereninsuffizienz
- Substitutionstherapie bei Drogengebrauchern ist kein Grund, eine Therapie zu verweigern!

Antiviral wirksame Substanzen (= DAA, teilweise nur in Fixkombination erhältlich):

1. NS3/4A-Proteaseinhibitoren (-previrs), NS5A-Inhibitoren (-asvirs) und RNA-Polymeraseinhibitoren (=NS5B-Inhibitoren) (-buvirs): Einzelheiten siehe Fachinformation
   - Velpatasvir + Sofosbuvir über 12 Wochen, alle Genotypen, auch bei fortgeschrittener Zirrhose, als Single-Tablet-Regimen (Epclusa®) - Dos: 100 mg/400 mg oral/d
   - Glecaprevir + Pibrentasvir (Maviret®): Dos. 100mg/40 mg oral/d über 8 (12) Wochen, alle Genotypen, auch bei fortgeschrittener Niereninsuffizienz/Dialyse
   - Elbasvir + Grazoprevir über 12 Wochen, Genotyp 1(b) + 4, als Single-Tablet-Regimen (Zepatier®) - Dos. 50 mg/100 mg oral/d

   Selten verwendet:
   - Ledipasvir + Sofosbuvir, über 8 (12) Wochen, bei Genotyp 1, 4, 5 + 6, als Single-Tablet-Regimen (Harvoni®) - Dos: 90 mg/400 mg oral/d
   - Sofosbuvir + Velpatasvir + Voxilaprevir,alle Genotypen, nur bei Resistenzen und Retherapie, als Single-Tablet-Regimen (Vosevi®) - Dos: 400mg/100 mg/100 mg oral/d
2. Ribavirin (Generika): In Kombination mit anderen Substanzen zur Erst- und Re-Therapie für alle HCV Genotypen (Indikation selten und nur in Sonderfällen)
   Tagesdosis in Abhängigkeit vom Körpergewicht: Siehe Fachinformation

Beachte: Wechselwirkungen unter Protease- und/oder Polymeraseinhibitor-Therapie bei Begleitmedikation durch Interaktionen des Cytochrom-P450-Systems oder P-Glykoprotein-abhängige Prozesse beachten! Therapie nur nach aktuellen Leitlinien und immer als Kombinationstherapie (siehe Internet: *www.dgvs.de*)!

Therapiekontrolle:
- Woche 0 (Beginn der Therapie): Quantitative HCV-RNA-Bestimmung (Ausgangsviruslast)
- Woche 8 bzw. 12: Quantitative HCV-RNA bestimmen: Therapieabschluss (End of Treatment = EoT)

Die endgültige Erfolgskontrolle einer kombinierten antiviralen Therapie erfolgt frühestens 12 Wochen nach Therapieende (SVR 12) durch Bestimmung der HCV-RNA quantitativ! Ist zu diesem Zeitpunkt kein Virusmaterial nachweisbar, besteht „anhaltendes virologisches Ansprechen" (sustained virological response = SVR). Spätrückfalle < 1 %, d.h. selten Relapse, jedoch relevante Reinfektionsraten in Risikogruppen (nur hier Empfehlung zur jährlichen HCV-RNA-Nachkontrolle)

Prg / Therapieergebnisse:
Sehr hohe SVR-Raten (> 95 %) mit neuen antiviralen Substanzen („DAA"). Erfolgsrate ist abhängig von HCV-Genotyp, Vortherapien, ggf. viralen Resistenzen (sog. Resistenz-assoziierte HCV-Varianten [RAV]) und Stadium der Lebererkrankung.
Bei Patienten mit ungünstigen Prädiktoren (dekompensierte Fibrose/Zirrhose, DAA-Vortherapie/viralen Resistenzen) sind die SVR-Raten kleiner.

Prognose bei fortbestehender chronischer HCV-Infektion:
Zirrhoserisiko: 20 %/20 J. Von den Zirrhosepatienten entwickeln 1 - 4 %/J. ein HCC. Der natürliche Verlauf ist nicht sicher vorhersagbar (schlechte Korrelation zwischen Transaminasen und Leberumbauvorgängen). Bei höhergradiger Fibrose/Zirrhose lebenslanges HCC-Screening alle 6 Monate mittels Abdomensonografie und AFP-Bestimmung (bei erhöhtem Risiko und/oder verdächtigem Leberherd)! Ggf. weitere Schnittbildgebung (z.B. Primovist®-[Gadolinium-basiertes Kontrastmittel] MRT)

Merke: Diabetes mellitus, Übergewicht und Alkoholkonsum sind bedeutsam bei der Entstehung der Leberzirrhose und sollten konsequent behandelt werden.

VIRUSHEPATITIDEN, DIE AKUT VERLAUFEN UND BEI IMMUNKOMPETENTEN PERSONEN NICHT CHRONISCH WERDEN

HEPATITIS A (HA) [B15.9]

Namentliche Meldepflicht bei Verdacht, Erkrankung und Tod an einer akuten Virushepatitis sowie bei Labornachweis

Err: Hepatitis A-Virus (HAV), RNA-Hepatovirus aus der Familie der Picorna-Viren
HAV ist sehr temperatur- und trockenheitsresistent. Bei Kälte kann es unbegrenzt überleben, im Meerwasser 3 Monate infektiös, bei Trockenheit ca. 1 Monat. Normale Seifen können das Virus nicht inaktivieren.

Ep.: Die meisten HAV-Infektionen in Industrieländern betreffen Urlaubsrückkehrer aus südlichen Ländern mit mangelhaften hygienischen Verhältnissen. Hohe Dunkelziffer durch anikterische Verläufe.
- Endemisches Vorkommen: Länder mit niedrigem Hygienestandard. Viele Infektionen verlaufen dort oligo- oder asymptomatisch und unerkannt im Kindes- und Jugendalter. Durchseuchungsgrad in Europa mit Süd-Nord-Gefälle und Altersabhängigkeit. In Deutschland sind < 10 % der 20jährigen anti-HAV-positiv, im 5. Lebensjahrzehnt sind es ca. 40 %.
- Epidemisches Vorkommen: Letzte große Epidemie in Shanghai 1987 mit 300.000 Erkrankten; kleine Epidemien in Gemeinschaftseinrichtungen (Kindergärten, Heime für geistig Behinderte, Kasernen u.ä.)
- Sporadisches Vorkommen: Bes. gefährdet sind Urlauber, die in endemische Gebiete reisen; ferner: (medizinisches) Personal in Kinderkliniken, Kindergärten, Medizinlabors, Kanalarbeiter, Homosexuelle, Drogengebraucher u.a.

Inf: Meist fäkal-oral (verunreinigtes Wasser, Nahrungsmittel, rohe Meeresfrüchte, mit Fäkalien gedüngte Gemüse, Salate u.a.); sehr selten parenteral (i.v.-Drogengebraucher) oder durch anal-orale Kontakte

Ink: 15 - 50 Tage

Di.: - Anamnese / Klinik / Labor
- Serologie: Anti-HAV-IgM: Frische Infektion
Anti-HAV-IgG: Frühere Infektion (bleibt lebenslang positiv)

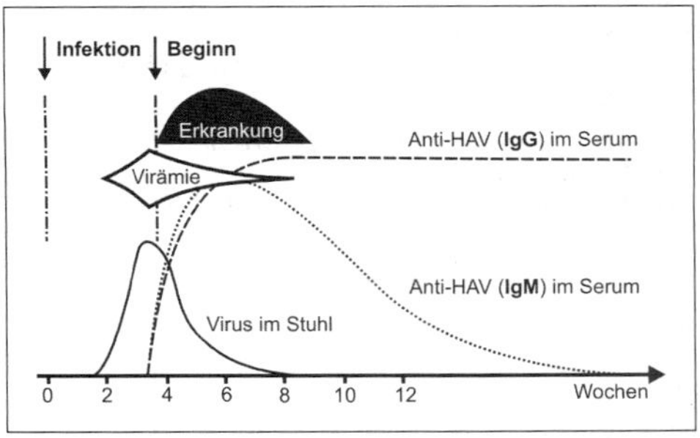

Infektiosität: Entspricht der Dauer der HAV-Ausscheidung im Stuhl (2 Wochen vor bis 2 Wochen nach Krankheitsbeginn bzw. 1 Woche nach Auftreten eines evtl. Ikterus).

Th.: Symptomatisch

Prg:
- Fast regelmäßig Ausheilung
- Ikterischer Verlauf: Kinder < 6 J.: < 10 %
  Kinder 6 - 14 J.: ca. 45 %
  Erwachsene: ca. 75 %
- Fulminanter Verlauf relativ selten (0,2 %), bei HBV-Trägern bis 10 %
- Bei Patienten > 50 J. beträgt die Letalität ca. 3 %.
- Keine Virusträger, keine chronische Hepatitis
- Lebenslange Immunität

Pro: Hepatitis A-Impfung (siehe Virushepatitis/allgemeiner Teil)

HEPATITIS E [B17.2]

Namentliche Meldepflicht bei Verdacht, Erkrankung und Tod an einer akuten Virushepatitis sowie bei Labornachweis

Err: Hepatitis E-Virus (HEV), RNA-Virus (Familie der Hepeviridae), 5 humanpathogene Genotypen (in D vorwiegend GT3); natürliches Reservoir bei Tieren, z.B. Schweine (unzureichend gegartes Fleisch vom (Wild)Schwein, Mett, Innereien), selten Muscheln

Ep.: Weltweites Vorkommen vor allem in Asien und Afrika: Dort häufigste Ursache einer akuten Virushepatitis! Stark zunehmend in D: 2018 wurden 3396 Fälle gemeldet, davon 83 % in D erworbene Infektionen., höchste Inzidenz bei Männern zwischen 50 und 79 Jahren.
Antikörperprävalenz in Ägypten bis 85 %, in USA bis 20 %, in Deutschland 17 %. In England sind 0,4 ‰ der Blutspender infiziert (HEV-RNA positiv).

Inf:
- Fäkal-orale Übertragung, bes. über kontaminiertes Trinkwasser: Wichtigster Übertragungsweg bei den Genotypen 1 + 2 in Asien/Afrika (wie Hepatitis A; auch über Verzehr von Muscheln)
- Zoonotische Übertragung, bes. über rohes oder unzureichend gegartes Schweinefleisch: Wichtigster Übertragungsweg in den Industrieländern (keine Mensch-zu-Mensch-Übertragung bekannt, bei uns in den letzten Jahren deutlich zunehmende Inzidenz)
- Über Blutprodukte und transplantierte Organe in der virämischen Phase möglich (selten)

Ink: 15 - 64 Tage, Mittel 40 Tage

KL.: Bei immunkompetenten Gesunden verläuft die HEV-Infektion asymptomatisch. Selten sind extrahepatische Manifestationen (z.B. Guillain-Barré-Syndrom oder MGUS = monoklonale Gammopathie unbestimmter Signifikanz)

Di.:
- Anamnese / Klinik + Labor
- Serologie: Nachweis einer frischen Infektion: anti-HEV-IgM sowie HEV-RNA (PCR) in Blut und Stuhl. Ist nur anti-HEV-IgG nachweisbar, spricht das für eine frühere Infektion

Verl.:
1. Heilung bei Immunkompetenten
2. Fulminanter Verlauf: Bis 3 % (bei Schwangeren bis 20 %)
3. Selten chronischer Verlauf mit Zirrhose bei Immunsupprimierten/Organtransplantierten

Th.:
- Akuter Verlauf bei Immunkompetenten: Symptomatische Therapie
- Fulminanter oder chronischer Verlauf: Antivirale Therapie (z.B. Ribavirin und PEG-IFN-α; siehe Leitlinien)

Prg: Ausheilung wie bei Hepatitis A; Letalität < 1 % - 2 Ausnahmen:
1. HEV-Infektionen in der Schwangerschaft oder bei vorgeschädigter Leber können fulminant verlaufen.
2. Nach Organtransplantation sind chronische Verläufe möglich.

Pro: Hygieneregeln wie bei Hepatitis A - Kein Verzehr von rohen (Wild)Schweinprodukten
Aktive Immunisierung (Impfstoff nur in China zugelassen)
Eine durchgemachte HE-Infektion schützt nicht vor einer erneuten HE-Infektion.

CHRONISCHE HEPATITIS (CH) [K73.9]

Internet-Infos: *www.kompetenznetz-hepatitis.de*

Def: Hepatitis, die nach 6 Monaten nicht ausgeheilt ist.

Ät.:
1. Virusinduzierte CH (HBV, HCV, HDV): 60 % d.F.
2. Autoimmunhepatitis (AIH)
3. Erkrankungen, die unter dem Bild einer chronischen Hepatitis verlaufen können (siehe DD)

Pat: Histologische Klassifizierung der chronischen Hepatitis mit drei Kernaussagen:
1. Ätiologie
2. Grad der entzündlichen Aktivität (Hepatitis-Grading):
   - Minimal = ausschließlich geringe portale entzündliche Infiltration
   - Mild = portale und periportale entzündliche Infiltration mit Destruktion der Grenzlamelle und einzelnen Leberzellnekrosen (= Mottenfraßnekrosen = piece-meal-Nekrosen)
   - Mäßiggradig = zahlreiche Mottenfraßnekrosen und nekroinflammatorische Aktivität, Läppchen mit einzelnen Gruppennekrosen
   - Schwergradig = ausgeprägte Mottenfraßnekrosen und Brückennekrosen im Läppchen
3. Stadium entsprechend dem Ausmaß der Fibrose (Hepatitis-Staging):
   - Minimal = leichte portale Bindegewebsvermehrung
   - Mild = verstärkte portale Bindegewebsvermehrung mit leichter bindegewebiger Ausziehung
   - Mäßiggradig = portale Bindegewebsvermehrung mit Bildung einzelner inkompletter und auch kompletter Septen
   - Schwergradig = Ausbildung zahlreicher kompletter Septen mit Übergang in Zirrhose

   Anm.: Milchglashepatozyten = Typisch bei chronischer Hepatitis B: Leberzellen mit verändertem Zytoplasmaaspekt infolge Hyperplasie des glatten endoplasmatischen Retikulums mit Einlagerung von HBsAg.
   Verschiedene histologische Scoring-Systeme sind vorhanden: z.B. METAVIR-Score:
   - ▸ Fibrose-Score: F0 = keine Fibrose - F1 = Portale Fibrose (PF) ohne Septen
     F2 = PF mit wenig Septen - F3= PF mit vielen Septen - F4 = Zirrhose
   - ▸ Aktivitäts-Score: A0 = keine - A1 = milde - A2 = mäßiggradige (moderate)
     A3 = starke Aktivität

KL.:
- ▸ Bei minimaler und milder entzündlicher Aktivität:
  - Meist Beschwerdefreiheit und normal große Leber
  - Evtl. Leistungsminderung, Müdigkeit, uncharakteristische Oberbauchbeschwerden
- ▸ Bei mäßiggradiger und schwergradiger entzündlicher Aktivität:
  - Leistungsminderung, Müdigkeit, evtl. vermehrte Reizbarkeit

    Memo: Müdigkeit ist das häufigste Symptom bei Leberkrankheiten!
  - Appetitlosigkeit
  - Druckschmerz in der Lebergegend
  - Evtl. Arthralgien
  - Im entzündlichen Schub evtl. Ikterus mit dunklem Urin
  - Leber meist vergrößert und konsistenzvermehrt
  - Milz in 1/3 d.F. vergrößert, evtl. leichte Leuko-/Thrombozytopenie (Hypersplenismus)
  - Leberhautzeichen, z.B.:
    - Glatte, rote Lackzunge, Lacklippen
    - Palmar- und Plantarerythem
    - Gefäßspinnen (Spider naevi)
    - Prurigo simplex mit oft starkem Juckreiz und Kratzspuren
    - Hautatrophie mit Teleangiektasien
    - Weißnägel (Leukonychie), Dupuytren-Kontraktur
  - Bei Frauen oft Regelstörungen und sekundäre Amenorrhö
  - Bei Männern Hypotrichose der Körperbehaarung, Hodenatrophie und evtl. Gynäkomastie
    Urs: 1. Hormonelle Störung: Testosteron ↓ / Östrogen ↑
    2. Iatrogen: Gynäkomastie als NW einer Therapie mit Spironolacton

Ko.: 1. Leberzirrhose mit entsprechenden Komplikationen
2. Primäres Leberzellkarzinom
3. Extrahepatische Manifestationen bei chronischer HBV- und HCV-Infektion (siehe dort)

DD: 1. Toxische und medikamentöse Leberschäden (siehe dort)
2. Primär biliäre Cholangitis (PBC) (siehe dort)
3. Hereditäre Stoffwechselkrankheiten:
- Hämochromatose (Eisen i.S. + Ferritin + Transferrinsättigung ↑, Leberhistologie)
- M. Wilson (Gesamtkupfer i.S. + Coeruloplasmin ↓)
- Alpha1-Antitrypsinmangel

Di.:
- Anamnese + Klinik
- Labor mit Virusmarkern + Autoantikörpern
- Lebermorphologie (Sono, evtl. CT, MRT, Laparoskopie)
- Leberhistologie
- Transiente Elastografie (z.B. Fibroscan - Bestimmung der Lebersteifigkeit mittels Ultraschall zur Beurteilung des Fibrosegrades → siehe auch Kap. Leberzirrhose)

Th.: Allgemeinmaßnahmen:
- Weglassen aller potenziellen Lebernoxen (Alkohol, Medikamente, Rauchen)
- Kaffeekonsum wirkt protektiv
- Im entzündlichen Schub körperliche Schonung, evtl. Bettruhe.
- Alle Patienten mit chronischer Hepatitis gegen HA/HB impfen (sofern sie mit diesen Viren nicht infiziert waren), weil zusätzliche Hepatitisinfektionen zu schwerem Verlauf führen mit erhöhter Letalität.

Antivirale Therapie: Siehe Kap. Virushepatitiden

Prg: Siehe Kap. Virushepatitis und Kap. Autoimmunhepatitis

AUTOIMMUNHEPATITIS (AIH) [K75.4]

Internet-Infos: *DGVS-S2k-Leitlinie (2017)*

Ep.: Inzidenz: 0,1 - 1,0/100.000/J.
80 % d.F. betreffen Frauen; zwei Altersgipfel (20. - 30. und 40. - 50. Lebensjahr)
Familiäre Disposition, Assoziation mit den HLA-Haplotypen B8, DR3 oder DR4

KL.: Chronische Lebererkrankung mit erheblichen Beschwerden, oft mit extrahepatischen Autoimmunerkrankungen assoziiert (Autoimmunthyreoiditis, rheumatoide Arthritis, Vaskulitis, chronisch entzündliche Darmerkrankungen, Vitiligo u.a.)

Ko.: Leberzirrhose; Rückfall nach Beendigung der Therapie (70 %), fulminante Hepatitis (rel. selten)

DD: Ausschluss anderer Lebererkrankungen, speziell Hepatitis C und medikamentös-toxische Hepatitis

Di.:
- Kontinuierlich erhöhte Transaminasen mit Spitzen während entzündlicher Schübe.
- Frühzeitige Verminderung der Syntheseleistung der Leber (Quickwert, Albumin).
- Gesamteiweiß und Gammaglobulin (IgG) erhöht
- Histologisches Bild einer chronisch aktiven Hepatitis („Interface-Hepatitis")
- Virusmarker negativ, Nachweis typischer Autoantikörper (u.a. ANA und ASMA) in > 90 % der Fälle
- Bei diagnostischer Unsicherheit Nutzung des AIH-Scores (→ *Internet*)
- Promptes Ansprechen auf eine Steroidtherapie

	ANA, ASMA	LKM1
Typ 1 Klassische (lupoide) autoimmune Hepatitis (80 %)	+	
Typ 2 LKM1-positive autoimmune Hepatitis (selten, bes. Kinder)		+

Abkürzungen:
ANA = Antinukleäre Ak / ASMA = Ak gegen glatte Muskulatur (F-Actin)
LKM1 = liver kidney microsome-Ak gegen Cytochrom P450 2D6

Merke: Die Höhe der Antikörpertiter korreliert nicht mit der Schwere der Erkrankung!

Gelegentlich sind Überlappungssyndrome („overlap syndrome") zu beobachten: .
- AIH/PBC-Überlappungssyndrom. Histologische Kriterien der PBC + Laborkonstellation der AIH (Syn: Autoimmuncholangitis)
- AIH/PSC-Überlappungssyndrom: Assoziation mit Colitis ulcerosa

Th.: I.d.R. Immunsuppression mit Budesonid oder Prednisolon + Azathioprin (zum Steroideinsparen) über mind. zwei Jahre. Therapieziel: Normalisierung der Transaminasen und des IgG! Steroid langsam

ausschleichen und Absetzen nur bei histologisch nachgewiesener Remission. Budesonid gleich wirksam aber weniger systemische NW in höheren Dosierungen (Einzelheiten: *Siehe Internet www.dgvs.de*) - Osteoporoseprophylaxe mit Kalzium + Vitamin D. Therapiedauer in > 80 % lebenslang.
Zweitlinientherapien: MMF, 6-MP - Bei Therapieversagen evtl. Lebertransplantation (Wiederauftreten der AIH im Transplantat in bis zu 30 %). Therapie der Überlappungssyndrome in hepatologischen Zentren.
Bei AIH + PBC oder PSC: Therapie der AIH + Einsatz von Ursodesoxycholsäure (UDCA) p.o.

Prg: Ohne Therapie schlecht, unter immunsuppressiver Therapie jedoch rel. günstig mit fast normaler Lebenserwartung (10-Jahresüberlebensrate ca. 90 %; 20-Jahresüberlebensrate ca. 80 %).
Risikofaktoren für ungünstigen Verlauf: Typ 2-AIH, späte Diagnose, hohe Entzündungsaktivität, junges Alter bei Diagnose u.a. Engmaschige Verlaufskontrollen (alle 3 - 6 Monate) notwendig, um die Entwicklung der AIH einzuschätzen. Jährliche nichtinvasive Fibrosebestimmung

PRIMÄR BILIÄRE CHOLANGITIS (PBC) [K74.3]

Def: Früherer Name: „Primäre biliäre Zirrhose“: Chronische nichteitrige destruierende Cholangitis der peripheren Gallenwege unbekannter Ursache. Ohne Therapie Übergang in zirrhotisches Spätstadium

Ep.: Inzidenz ca. 5/100.000/Jahr; ca. 1 % aller Zirrhosefälle; > 90 % Frauen, meist > 40 J., gel. familiäre Häufung, Assoziation mit HLA-DR 8 u.a.

Ät.: Unbekannt, erhöhtes Risiko bei Zöliakiepatienten

Pg.: Fragliche Autoimmunerkrankung. Eine immunsuppressive Therapie ist jedoch unwirksam.

Pat: 4 histologische Stadien:
St. I: Lymphoplasmazelluläre Infiltration der Portalfelder mit Zerstörung des Gallengangepithels
St. II: Gallengangproliferation mit Pseudogallengängen
St. III: Obliteration und Vernarbung der Portalfelder; Mottenfraß- (= piece-meal)-Nekrosen + Untergang kleiner Gallengänge (Duktopenie)
St. IV: Leberzirrhose (meist mikronodulär), makroskopisch dunkelgrüne Leber

KL.: Im Frühstadium asymptomatisch (zufälliger Laborbefund); später:
- Pruritus: Frühsymptom ist ein quälender Juckreiz lange vor Auftreten eines cholestatischen Ikterus.
- Müdigkeit, Leistungsknick
- Hepatomegalie (70 %), Splenomegalie (20 %)
- Maldigestion als Folge verminderter Gallensäureexkretion → evtl. Steatorrhö/Vitaminmangel
- Gel. Xanthelasmen/Xanthome, dunkle Hauttönung (Melanin)
- Extrahepatische Erkrankungen, die mit PBC gehäuft assoziiert sind: Autoimmunthyreoiditis Hashimoto (20 %), Sjögren-Syndrom (ca. 70 %), rheumatoide Arthritis u.a.
- Überlappungssyndrome: PBC in ca. 10 % d.F. assoziiert mit Autoimmunhepatitis, in 10 % d.F. mit einem CREST-Syndrom (siehe Kap. Kollagenosen)

Ko.: Leberzirrhose mit portaler Hypertonie (Aszites, Varizenblutung), Malabsorptionssyndrom mit Steatorrhö und Vitaminmangel, Osteoporose u.a.

Lab:
- Antimitochondriale Antikörper (AMA): > 95 % d.F.
  Von den 9 AMA-Subtypen sind Anti-M_2 spezifisch für PBC. Zielantigen: E2-Untereinheit des Pyruvatdehydrogenasekomplexes (PDH-E2).
- PBC-spezifische ANA (sp100 oder gp210): 50 % d.F.
- Starke IgM-Erhöhung
- Erhöhte Cholestaseparameter, Transaminasenerhöhung (GOT/GPT) erst im späteren Verlauf
- Hypercholesterinämie

DD: 1. DD einer Cholestase (siehe dort)
2. DD eines Pruritus (siehe dort)

Di.:
- Klinik (Juckreiz) + Labor (Cholestaseenzyme + IgM ↑, AMA-M2, wenn AMA-M2 negativ, dann ANA-Fluoreszenzmuster bestimmen: gp210/sp100 (PBC-spezifische ANA) bestätigen ebenfalls die PBC)
- Ausschluss einer extrahepatischen Cholestase (sonografisch normale Gallenwege)
- Leberhistologie (Laparoskopie)

Th.: - Eine kausale Therapie ist nicht bekannt.
- Ursodeoxycholsäure (UDCA) bessert den Ikterus („Choleretikum") und die Prognose. Hohe Dosierung erforderlich: 13 - 15 mg/kg KG/d, bei unzureichendem Therapieansprechen Kombination mit Bezafibrat 400 mg. Seltener Obeticholsäure (Ocaliva®) - Anfangsdosis 5 mg/d, ungünstiges NW-Profil (Juckreiz), hoher Preis

Symptomatische Therapie:
- Juckreiz: Colestyramin bindet die Gallensäuren im Darm und senkt den Cholesterinspiegel → Substitution der fettlöslichen Vitamine (A, D, E, K) eventuell notwendig. Colestyramin zeitversetzt ca. 3 h nach UDCA einnehmen.
- Maldigestionssyndrom: Fettarme Diät, Gabe mittelkettiger Triglyzeride, Lipasegabe zu den Mahlzeiten, evtl. Vitaminsubstitution (ADEK)
- Osteoporoseprophylaxe (Einzelheiten: Siehe dort)
- Lebertransplantation bei terminaler Leberzirrhose (kurativ in 80 % d.F.)

Prg: 5-J.-Überleben bei Patienten ohne Symptome ca. 90 %; bei symptomatischen Patienten ca. 50 % Bei Überschreiten eines Bilirubinwerts von 6 mg/dl liegt die Lebenserwartung meist < 2 J. und eine Lebertransplantation sollte erwogen werden. Der Begriff primär biliäre Zirrhose wird nicht mehr verwendet, da die PBC frühzeitig diagnostiziert werden kann und zwei Drittel der Patienten unter Therapie keine Zirrhose entwickeln.

Primär sklerosierende Cholangitis (PSC) [K83.0]

Def: Sklerosierende chronische Entzündung und Destruktion der extra- und intrahepatischen Gallengänge

Ep.: Inzidenz ca. 1/100.000/J; m : w = ca. 2 : 1; meist zwischen 30. - 50. LJ. Bis zu 70 % der Patienten mit einer PSC haben eine CED, meist eine Colitis ulcerosa (aber nur 5 % der Patienten mit Colitis ulcerosa haben eine PSC). Assoziation mit HLA-B8 und -DR3 sowie mit verschiedenen Autoimmunerkrankungen (z.B. Autoimmunhepatitis oder Sjögren-Syndrom)

Ät.: Unbekannt

KL.: Im Frühstadium asymptomatisch (zufälliger Laborbefund); später: Ikterus, Juckreiz, unklare Oberbauchbeschwerden, Gewichtsverlust u.a.

Ko.: Biliäre Zirrhose mit allen Komplikationen, cholangiozelluläres Karzinom (CCC) mit einer Inzidenz von 1,5 %/J., auch erhöhtes Risiko für kolorektale Karzinome und Pankreaskarzinome

Lab: Erhöhte Cholestaseparameter, PSC-spezifische Auto-Ak sind nicht bekannt. Nachweis von ANA und antineutrophilen cytoplasmatischen Antikörpern (ANCA) mit perinukleärem Fluoreszenzmuster (pANCA) in 60 %. Gel. auch Nachweis von Rheumafaktor und ASMA (= Ak gegen glatte Muskulatur)

Di.: Klinik (Juckreiz, Colitis ulcerosa) + Labor (Cholestaseparameter ↑) + MRCP oder ERCP (sensitiver als MRCP): Perlschnurartige Gangunregelmäßigkeiten
Im Zweifelsfall Leberhistologie: Periduktale Fibrose mit zwiebelschalenartiger Ummauerung intrahepatischer Gallengänge durch Bindegewebsfasern; entzündliche Infiltrate und Gallengangproliferate
Selten „small-duct-PSC" mit PSC-typischer Leberhistologie und normalem ERCP-Befund: Günstigere Prognose als bei klassischer PSC.
Karzinom-Screening auf CCC (Sono alle 6 Monate, CA 19-9 alle 6 Monate, MRT alle 12 - 24 Monate) und KRK (Koloskopie alle 2 Jahre).

DD:
- Intra- oder extrahepatische Cholestase (siehe dort)
- Pruritus verschiedener Genese (siehe dort)
- IgG4-assoziierte Cholangitis: IgG4 i.S. ↑ und IgG4-positive Zellen in der Gallengangzytologie; evtl. Assoziation mit Autoimmunpankreatitis Typ 1 u.a. IgG4-assozierten Erkrankungen. Diese Erkrankungen sprechen auf Kortikosteroide an.
- Sekundär sklerosierende Cholangitis (SSC): Selten, z.B. bei manchen Autoimmunerkrankungen. Prognose von der Grunderkrankung mitbestimmt.
- Überlappungssyndrom PSC/Autoimmunhepatitis (AIH) in 6 %

Th.: Wie bei PBC mit UDCA (siehe oben): Senkung der Cholestaseparameter, Prognoseverbesserung ist jedoch nicht gesichert. - Dosis: 13 - 15 mg/kg KG/d
- Bei Gallenwegsinfektion: Antibiotika (z.B. Ceftriaxon i.v.)
- Bei Gallengangstenosen: ERCP mit Ballondilatation und evtl. kurzfristiger Stent-Einlage
- Lebertransplantation bei terminaler PSC, evtl. im Rahmen einer standard exception (PSC-SE)

Prg: Keine Heilung möglich. 10-J-Überleben nach Diagnose ca. 65 %; mittlere Überlebenszeit (ohne Lebertransplantation): 10 - 20 Jahre.

IgG4-assoziierte Cholangitis (IAC)

Die IAC ist eine von mehreren Manifestation einer IgG4-assoziierten Erkrankung (siehe dort).
HISORt-Kriterien: Erhöhtes Serum-IgG4, bildgebende Auffälligkeiten des Pankreas (Pseudotumor); Befall weiterer Organe; histologischer Nachweis vermehrter IgG4-positiver Zellen in der Gallengangbiopsie
Th.: Kortikosteroide

Chronische Cholestase bei genetischen Erkrankungen

- Zystische Fibrose (siehe dort)
- Schwangerschaftscholestase (siehe dort)
- Progressive familiäre intrahepatische Cholestase (PFIC)
- Benigne rekurrierende intrahepatische Cholestase (BRIC) durch Mutationen in 3 verschiedenen ATP-abhängigen Transportproteinen (ATP8B1; ABCB11; ABCB4)
- LPAC (Syndrom der low phospholipid-associated cholestasis and cholelithiasis) durch ABCB4-Mutation (2/3 der Patienten); vorwiegend Frauen vor dem 40. Lebensjahr - Th: UDCA

Die PFIC endet in der biliären Zirrhose; die BRIC hat eine günstigere Prognose.

PHSF (persistierendes hepatozelluläres Sekretionsversagen)

Seltene, lebensbedrohliche Komplikation einer akuten Leberschädigung
Therapieversuch: Rifampicin

Nichtalkoholische Fettlebererkrankungen (= NAFLD)

(Englisch: Non-alcoholic fatty liver disease)

Internet-Infos: *DGVS-S2k-Leitlinie (2015)*

Def: 3 Stadien:
1. Reine Fettleber (NAFL, Steatosis hepatis) [K76.0]
   Grad 1: Milde Fettleber: Fetteinlagerung in < 1/3 der Hepatozyten
   Grad 2: Mäßige Fettleber: Fetteinlagerung in < 2/3 der Hepatozyten
   Grad 3: Schwere Fettleber: Fetteinlagerung in > 2/3 der Hepatozyten
2. Nichtalkoholische Steatohepatitis (NASH) [K75.8]: NAS ≥ 4
   Leberzellschaden (Verfettung, Ballonierung, Zelltod) + entzündliche Zellinfiltrate (neutrophile Granulozyten > mononukleäre Zellen) ± Fibrose
   Die histologischen Läsionen bei NASH sind von denen bei alkoholischer Steatohepatitis (ASH) nicht zu unterscheiden, ohne dass ein Alkoholkonsum von > 20 g/d vorliegt.
3. Mikronoduläre Leberzirrhose („Fettzirrhose")
   Histologisches Grading: NAFLD activity score (= NAS → *siehe Internet*) bewertet Steatosis hepatis, ballonierte Hepatozyten und lobuläre Inflammation (max. 8 Punkte).

NAFL → NASH → NASH-Zirrhose
NASH ↘ HCC ↙ NASH-Zirrhose

Ep.: Häufigste Lebererkrankung in mehreren westlichen Ländern, pandemisches Ausmaß: Ca. 30 % der erwachsenen Bevölkerung in den Industrienationen haben eine NAFLD; 1/4 dieser Patienten entwickelt eine NASH. Ursache ist in 90 % das metabolische Syndrom und der Diabetes mellitus Typ 2

Ät.:
- ▶ Adipositas und metabolisches Syndrom (Definition siehe Kap. Diabetes)
- ▶ Diabetes mellitus Typ 2
- ▶ Medikamente
  - Amiodaron (führt in ca. 25 % zu NASH)
  - Glukokortikoide
  - Nifedipin, Diltiazem
  - Tamoxifen, synthetische Östrogene
  - Antiretrovirale Therapie (ART) u.a.
- ▶ Seltene Ursachen:
  - Polyzystisches Ovarialsyndrom
  - Magen-Darm-Operationen: Jejunoilealer Bypass, ausgedehnte Dünndarmresektion, Pankreatiko-Duodenektomie, Gastroplastik
  - Totale parenterale Ernährung

- M. Wilson, M. Crohn, Zöliakie (oft schlanke Patienten mit Diarrhö und ausgeprägter NAFLD)
- M. Gaucher, Cholesterinesterspeicherkrankheit CESD = LAL-D (lysosomal acid lipase deficiency)

KL.: Bei Fettleber fehlen Beschwerden, bei NASH in 50 % unspezifische Beschwerden

Lab: Bei Fettleber oft γ-GT ↑, bei NASH zusätzlich Transaminasen ↑, de Ritis-Quotient (GOT/GPT oder AST/ALT) bei NASH oft < 1, bei ASH > 1

Sono:
- Große Variationsbreite der Befunde der oft vergrößerten Fettleber:
- Bei diffuser Fettleber Echomuster homogen verdichtet ("helle" Leber)
- Abrundung des Leberunterrandes
- Bei starker Ausprägung evtl. distale Schallschwächung
- Evtl. fokale Verfettungen oder Nichtverfettungen (polyzyklisch begrenzte Areale, typische Lokalisation oft im Bereich der Pfortadergabel und des Gallenblasenbettes; keine Beeinträchtigung der Gefäße) - DD: Tumor
- Selten inhomogene Verfettung: Landkartenähnliche echoreiche Areale ohne Beeinträchtigung der Gefäße - DD: Metastasen

DD: Alkoholische Leberschäden (siehe unten)

Di. Anamnese, Labor/Sono; dieLeberhistologie ist zur Abgrenzung NAFL/NASH notwendig, wegen fehlender spezifischer Therapiekonsequenz aber selten durchgeführt.

Th.: Kausale Therapie: Gewichtsnormalisierung (0,5 bis 1 kg Gewichtsreduktion pro Woche), körperliche Bewegung und optimale Diabetestherapie! Weglassen auslösender Medikamente, Alkoholabstinenz, Kaffeekonsum empfohlen.
Vitamin E, UDCA, Metformin und Pentoxifyllin verbessern die Prognose der Erkrankung nicht.
Keine gesicherte medikamentöse Therapie

Prg: Richtet sich nach der Kausalerkrankung (siehe Ätiologie). Die reine Fettleber hat eine günstige Prognose. Bei NASH entwickeln 5 % d.F./10 J. eine Leberzirrhose (oft als kryptogene Leberzirrhose verkannt). NASH und Leberzirrhose haben ein erhöhtes Risiko für HCC.

Alkoholische Fettlebererkrankungen = AFLD

Anm. D steht für Disease = Erkrankung

Def: 3 Stadien:
1. Alkoholische Fettleber (AFL, Steatosis hepatis) ohne entzündliche Reaktion [K70.0]
   Histologisches Grading:
   Grad 1: Milde Fettleber: Fetteinlagerung in < 1/3 der Hepatozyten
   Grad 2: Mäßige Fettleber: Fetteinlagerung in < 2/3 der Hepatozyten
   Grad 3: Schwere Fettleber: Fetteinlagerung in > 2/3 der Hepatozyten
2. Alkoholische Fettleberhepatitis = alkoholische Steatohepatitis (ASH) [K70.1]:
   Fettleber mit entzündlicher Reaktion
   Hi.: Fettleberhepatitis:
   - Fettleber
   - Wabige Leberzellen
   - Intrazelluläre Hyalinablagerung („Mallory-bodies“)
   - Granulozytäres Infiltrat
   - Gequollene und nekrotische Hepatozyten
   - „Maschendrahtfibrose“
   - Entzündlich infiltrierte Portalfelder
3. Mikronoduläre Leberzirrhose ("Fettzirrhose")

Ep.: Prävalenz: 5 - 10 % der Bevölkerung Westeuropas. 1/3 aller Lebererkrankungen sind bei uns verursacht durch Alkoholkonsum.

Ät.: Alkoholkonsum
Alkoholtoleranz der Leber individuell verschieden, abhängig von Vorerkrankungen, Geschlecht (Kapazität der Alkoholdehydrogenase bei Frauen wesentlich geringer als bei Männern), Mangel- und Fehlernährungen u.a.
Die risikoarme maximale Trinkmenge für alkoholische Getränke pro Tag beträgt für gesunde Männer 24 g reinen Alkohols, für gesunde Frauen mit 12 g die Hälfte. Bei chronischem Alkoholkonsum über diesem Grenzwert entwickeln 30 % der Betroffenen eine Fettleberhepatitis und das Risiko für Leberzirrhose ist 6-fach erhöht.

Memo: Eine risikoarme Trinkmenge alkoholischer Getränke (siehe oben) kann das Risiko für Herzinfarkt und ischämischen Schlaganfall mindern.

Alkoholmenge (g) = Vol% x $\frac{\text{Getränkevolumen (ml)}}{100}$ 0,8 (spez. Gewicht von Alkohol: 0,8 g/ml)

24 g Alkohol entspricht 0,6 L Bier (bei 5 Vol% Alkohol), 0,3 L Wein (bei 10 Vol%), 0,25 L Sekt (bei 12 Vol%), 0,1 L Likör (bei 30 Vol%), 0,075 L Whisky (bei 40 Vol%).

Pg.: Induktion des Cytochrom-P_{450}-abhängigen mikrosomalen ethanoloxydierenden Systems (MEOS) durch chronischen Alkoholabusus mit gesteigertem O_2-Verbrauch im Leberparenchym: Läppchenzentrale Hypoxie. Das Alkoholabbauprodukt Acetaldehyd ist lebertoxisch. Ein mangelnder Fettsäureabbau führt zur Fetteinlagerung in die Leberzellen und Fettleber, Chemokine induzieren eine Fettleberhepatitis. Durch interstitielle Bildung von Kollagenfasern entwickeln sich Fibrose und Zirrhose.

KL.: Alkoholische Fettleber: Diskrepanz zwischen tastbarer Lebervergrößerung und meist beschwerdefreien Patienten

Alkoholische Fettleberhepatitis:
- Hepatomegalie (90 %), Splenomegalie (30 %)
- Appetitlosigkeit, Übelkeit, Gewichtsverlust (bei fortgeschrittener Erkrankung)
- Schmerzen im rechten Oberbauch
- Ikterus (50 %)
- Fieber (45 %)

Ko.:
- Zieve-Syndrom (alkoholtoxischer Leberschaden + hämolytische Anämie + Hyperlipidämie)
- Leberzirrhose mit Leberinsuffizienz, portaler Hypertension und deren Folgen
- Selten fulminante Hepatitis
- Neigung zu Hypoglykämien (Hemmung der Glukoneogenese durch Alkohol)
- Extrahepatische Alkoholschäden (siehe Kap. Alkoholkrankheit)

Lab:
- Akuter Alkoholkonsum: Nachweis von Äthanol in der Ausatemluft oder im Serum
- Forensischer Alkoholnachweis: Ethylglucuronid i.U. (bis 80 h nach Alkoholkonsum)
- Chronischer Alkoholkonsum: CDT (Carbohydrate-Deficient-Transferrin) i.S. Marker für chronischen Alkoholabusus (Spezifität oft nicht ausreichend; Sensitivität bei Männern gut, bei Frauen schlecht). Erhöhte Werte für CDT außerdem bei PBC und AIH
- Bei reiner Fettleber: γGT und IgA ↑
- Bei Fettleberhepatitis: Zusätzlich Transaminasen ↑ (de Ritis-Quotient GOT/GPT oft > 1)
- Bei Leberinsuffizienz verminderte Syntheseleistung der Leber: Cholinesterase, Albumin, Gerinnungsfaktoren des Prothrombinkomplexes ↓ (Quick-Wert)
- MCV häufig erhöht (gel. auch durch Folsäuremangel)

Sono: Befunde bei Fettleber („helle“ Leber) und Leberzirrhose: Siehe dort

DD:
- Nichtalkoholische Fettleber, nichtalkoholische Steatohepatitis (NASH) und Leberzirrhose: Die Leberhistologie ist das einzige Verfahren zur sicheren Unterscheidung
- Akute und chronische Hepatitis anderer Genese
- Bei Ikterus mit Fieber: Gallengangverschluss, Cholangitis

Di.:
- (Alkohol-) Anamnese + Klinik
- Typischer Sonografiebefund (helle, echoreiche Leber)
- Leberhistologie
- Maddrey-Score (gebildet aus Prothrombinzeit und Gesamt-Bilirubin → *siehe Internet*) dient zur Abschätzung der Prognose der ASH. Ein Wert > 32 Punkte zeigt eine schlechte Prognose.

Th.: Keine wirksame medikamentöse Therapie bekannt. Einzig wirksame Therapie ist Alkoholabstinenz. - Siehe auch Kap. Alkoholkrankheit.

Eine Substitution von Folsäure und Thiamin (= Vitamin B_1) ist bei Alkoholkrankheit sinnvoll (Prophylaxe der Wernicke-Enzephalopathie).

Bei schwerer Alkoholhepatitis (Maddrey-Score > 32 Punkte) verbessert die temporäre Gabe von Kortikosteroiden (Prednisolon 40 mg/d) nur die kurzfristige Prognose, es resultiert jedoch keine langfristige Mortalitätsreduktion. Weitere Informationen unter *www.lillemodel.com*

Bei terminaler Leberzirrhose und Alkoholabstinenz evtl. Lebertransplantation. Rückfallquote ca. 25 %.

Prg: Im St. 1 und 2 recht gut (reversibel), wenn Noxe (Alkohol) ausgeschaltet wird. Im St. 3 der alkoholischen Leberzirrhose drohen Komplikationen durch Leberinsuffizienz, Pfortaderhochdruck und HCC.

REYE-SYNDROM [G93.7]

Vo.: Selten Kinder bis etwa zum 15. Lebensjahr

Ät.: Unklar, gehäuft nach respiratorischen Infekten und Einnahme von Acetylsalicylsäure (ASS)

Pg.: Diffuse Mitochondrienschädigung

KL.:
- Heftiges Erbrechen, Hypoglykämie
- Hepatische Enzephalopathie mit Hirnödem und evtl. Krampfanfällen
- Fettleberhepatitis (diffuse kleintropfige Verfettung)

Th.: Symptomatisch

Prg: Letalität bis 50 %, in 30 % neurologische Schäden

Pro: Kinder < 15 J. bei fieberhaften Infekten kein ASS geben.

TOXISCHE LEBERKRANKHEITEN [K71.9]

Def: Lebertoxische Stoffe werden in 2 Gruppen unterteilt:

A) Obligate Hepatotoxine: Leberschädigung tritt nach kurzer Latenz dosisabhängig bei allen Menschen ein und ist damit vorhersehbar. Das Zeitintervall zwischen Exposition und Manifestation der Leberschädigung ist kurz. Beispiel: α-Amanitin, Aflatoxine, Tetrachlormethan, Paracetamol (in toxischer Dosis)

B) Fakultative Hepatotoxine (Mehrzahl): Leberschädigung tritt nach unterschiedlich langer Latenz (bis zu 6 Monaten) dosisunabhängig bei einer kleinen Zahl der Betroffenen ein und ist damit nicht vorhersehbar.
1. Metabolische Idiosynkrasie bei genetisch bedingten Enzymdefekten
2. Immunologisch bedingte Idiosynkrasie infolge Hypersensibilitätsreaktionen

Ep.: Medikamenten-induzierte Leberschäden (drug-induced liver injury = DILI) zeigen oft ein cholestatisches Reaktionsmuster: Häufigste Ursache für akutes Leberversagen in den USA: Paracetamol. Die meisten Medikamente und Nahrungsergänzungsmittel (insbesondere pflanzlicher Herkunft, z.B. Kava Kava und Aloe vera) sind potenziell lebertoxisch.
Hepatotoxische UAW (unerwünschte Arzneimittelwirkungen) sind der häufigste Grund für die Rücknahme bereits zugelassener Medikamente durch die FDA in den USA.
Fatale hepatotoxische UAW relativ selten (1 : 10.000 - 1 : 100.000), deshalb häufig in Zulassungsstudien unentdeckt: Schwere Leberfunktionsstörungen fallen meist erst bei breiter Anwendung auf.

Ät.: Beispiele für potenziell lebertoxische Medikamente und ihr vorwiegendes Schädigungsmuster:
- Hepatozelluläre Schädigung (GPT = ALT-Anstieg):
  Paracetamol, Allopurinol, Amiodaron, antiretrovirale Medikamente, Isoniazid, Ketoconazol, Lisinopril, Losartan, Methotrexat, NSAR (Ibuprofen, Diclofenac), Omeprazol, Pyrazinamid, Rifampicin, Statine, Tetracycline, Valproinsäure; pflanzliche Substanzen (Kava Kava, Aloe vera, Johanniskraut u.a.)
- Cholestatische Schädigung (γGT-, AP- und Bilirubin-Anstieg)
  Amoxicillin-Clavulansäure, anabole Steroide, Chlorpromazin, Clopidogrel, orale Kontrazeptiva, Erythromycin, Östrogene, Phenothiazine, trizyklische Antidepressiva
- Gemischte Schädigung (GPT = ALT- und AP-Anstieg)
  Amitriptylin, Azathioprin, Captopril, Carbamazepin, Clindamycin, Enalapril, Nitrofurantoin, Phenytoin, Sulfonamide, Cotrimoxazol, Verapamil

PPh: Die Biotransformation von Arzneimitteln und Chemikalien erfolgt in 2 Schritten:
1. Oxidation durch Monooxygenasesystem Cytochrom P 450; Enzyminduktion (z.B. durch Phenobarbital, andere Medikamente oder Alkohol). Durch verschiedene Medikamente sind Arzneimittelwechselwirkungen möglich.
2. Konjugation (z.B. Glukuronidierung durch Glukuronyltransferase → Erhöhung der Wasserlöslichkeit und erhöhte Elimination)

Die Biotransformation kann zu toxischen Zwischenprodukten führen (z.B. bei Tetrachlormethan: Lebertoxisches Radikal $\bullet CCl_3$). Bei Hypersensibilitätsreaktionen bindet das Medikament oder sein Metabolit als Hapten an die Leberzellmembran: Entstehung eines Neoantigens mit Auto-Ak-Bildung.

KL.: Das gesamte Spektrum möglicher Leberschäden kann in Erscheinung treten. Häufig kein Rückschluss auf die Art der auslösenden Noxe in der Histologie.
- Akute oder chronische Hepatitis: z.B. durch Isoniazid (INH), Methyldopa
- Fulminante Hepatitis: z.B. Halothan (Risiko = 1 : 30.000), Paracetamol-Intoxikation, Tetrachlorkohlenstoff

- Fettleber: z.B. Ethanol, organische Lösungsmittel, Tetrazykline
- Intrahepatische Cholestase: z.B. durch Chlorpromazin, Thyreostatika, Ajmalin, Anabolika und Antibabypille (Risiko für östrogenhaltige Kontrazeptiva 1 : 10.000)
- Mischtyp aus Hepatitis und Cholestase: z.B. Sulfonamide, PAS
- Induktion einer Autoimmunhepatitis: z.B. durch Minocyclin, Interferon-Alpha
- Lebertumoren: z.B.
  - Adenome durch östrogenhaltige Kontrazeptiva: Kontrazeptivum absetzen.
  - Fokal noduläre Hyperplasie (FNH): Hormonabhängigkeit nicht klar belegt
  - Angiosarkome durch Vinylchlorid, Arsen, Thorotrast (historische Bedeutung)

Bei allergisch bedingten Arzneimittelschädigungen der Leber beobachtet man gel. extrahepatische Hypersensitivitätssymptome (Exanthem, Arthralgien, Fieber, Eosinophilie)

Di.: ***Merke:*** Entscheidend ist die sorgfältige Medikamentenanamnese bis 6 Monate vor dem Auftreten der Lebererkrankung, die auch Fragen nach Drogenkonsum, pflanzlicher Medikation, Nahrungsergänzungsmittel (Internethandel), Konsum exotischer Teesorten und nach Injektionen umfasst.

- Klinische Symptome der Leberschädigung, ggf. Leberhistologie
- Ausschluss anderer Ursachen einer Lebererkrankung.
- Befundbesserung nach Weglassen der vermuteten Noxe

Anm.: Schwierig ist die Beurteilung, wenn mehrere lebertoxische Stoffe eine Rolle spielen (z.B. Alkohol! + Medikamente oder Chemikalien).

Th.:
- Absetzen aller verdächtigen Medikamente und Meiden jeglicher Lebernoxen.
- Evtl. bei allergisch bedingten Arzneimittelschädigungen mit extrahepatischen Symptomen kurzfristige Gabe von Glukokortikosteroiden

Prg: Rückbildung der Leberschäden bei rechtzeitigem Absetzen der Lebernoxe; ungünstige Prognose bei fulminanter Hepatitis und bösartigen Lebertumoren. Bei progredienten Transaminasen- und Bilirubinwerten über 5 mg/dl sollte ein Lebertransplantationszentrum konsultiert werden.

HEREDITÄRE STOFFWECHSELERKRANKUNGEN DER LEBER

1. HÄMOCHROMATOSE (Erbliche Eisenspeicherkrankheit) [E83.1]

Def. (klinisch): Durch erhöhte Eisenresorption und -ablagerung in Parenchymzellen von Leber, Pankreas (Beta-Zellen), Hypophyse, Myokard u.a. Organen gekennzeichnete hereditäre Eisenspeicherkrankheit

Def. (Pathologie): Hämochromatose: Erbliche Eisenablagerung mit Gewebeschädigung
Hämosiderose: Eisenablagerung ohne Gewebeschädigung

PPh: Der Eisen-Bedarf reguliert die Eisenresorption im Dünndarm (normaler Eisengehalt des Körpers bis 3,5 g [m] und 2,2 g [w]). Eisenüberladung ist meist Folge einer Hämochromatose oder exogener Eisenzufuhr (z.B. durch Transfusionen). Anämien mit Eisenüberladung (z.B. hämolytische Anämie oder myelodysplastisches Syndrom) zeigen eine gesteigerte Eisenresorption.
Der Defekt des HFE-Gens bei Hämochromatose führt über einen Hepcidinmangel zu einer vermehrten Eisenresorption durch die Dünndarmepithelzellen (unregulierte Eisenresorption). Dadurch Erhöhung des Körpereisens bis zum 10fachen der Norm: Eintreten von Organmanifestationen. Das Muster der Organmanifestationen hängt vom genetischen Typ ab (siehe Tabelle). Die Eisenüberladung erreicht bei den sekundären Hämosiderosen nicht das Ausmaß wie bei primärer Hämochromatose. Organschäden ab ca. 10 g Speichereisen im Körper nachweisbar.

Vererbung:
- Autosomal-rezessiv mit unvollständiger Penetranz (Typ 1 - 3)
- Autosomal-dominant (Typ 4)

Einteilung und Ätiologie:

Typ	Genlokus	Mutiertes Gen	Typisches Manifestationsalter	Häufigkeit	Organmanifestation (Organe nach Häufigkeit)
1	Chr 6p21.3	HFE	30 – 50 J.	1 : 1.000	Leber → Zirrhose Pankreas → Diabetes Herz → Insuffizienz Gelenke → Arthralgie Hypophyse → Hypogonadismus
2a	Chr1q21	HJV (Hämojuvelin-Gen)	10 – 20 J.	~ 1 : 1 Mill.	Herz → Insuffizienz Hypophyse → Hypogonadismus Leber → Zirrhose

Typ	Genlokus	Mutiertes Gen	Typisches Manifestationsalter	Häufigkeit	Organmanifestation (Organe nach Häufigkeit)
2b	Chr 19q13	HAMP	5 – 15 J	Rarität	wie Typ 2a
3	Chr 7q22	TFR2*)	10 – 50 J.	Rarität	
4	Chr 2q32	SLC11A3 Ferroportin-1-Gen	10 – 50 J	~ 1 : 1 Mill.	Leber → Zirrhose Knochenmark → Anämie (Milz → Eisenablagerung)

*) Transferrinrezeptor-2-Gen

1. Klassische (adulte) Hämochromatose (Typ 1):
   Ep.: Häufigste autosomal-rezessiv vererbte Krankheit; Prävalenz der klinisch manifesten Hämochromatose in Europa 1 : 1.000. m : w = 10 : 1
   (Urs.: Physiologischer Eisenverlust durch Menstruation)
   Genetik: Über 90 % der Patienten sind homozygot für die C282Y-Mutation (= Cys282Tyr) im HFE-Gen. Die Penetranz der C282Y Homozygotie beträgt nur ca. 25 % (unterschiedliche Zahlenangaben), d.h. nur ca. 25 % der Homozygoten entwickeln manifeste Hämochromatose. Ca. 5 % der Hämochromatosepatienten sind „compound-heterozygot" für die C282Y-Mutation mit H63D-Mutation (selten S65C) auf dem anderen Genallel. Alleinige H63D-Mutation (= His63Asp), heterozygot oder homozygot, führt **nicht** zu Hämochromatose. Heterozygote C282Y-Träger ohne zusätzliche H63D-Mutation (Häufigkeit 1 : 10) erkranken nicht an Hämochromatose, entwickeln jedoch mäßige Eisenakkumulation. Bei Kombination mit anderen Lebernoxen/-erkrankungen (z.B. Alkoholkonsum oder Hepatitis C) sind durch die toxische Wirkung des Eisens schwere Leberschäden möglich.
2. Juvenile Hämochromatose (selten): Eisenüberladung vor dem 30. Lebensjahr. Häufig Herzinsuffizienz und Hypogonadismus; seltener Leberzirrhose.
3. Neonatale Hämochromatose (Rarität): Intrauterine Leberzirrhose. Häufigste Indikation zur Lebertransplantation (LTX) innerhalb der ersten 3 Lebensmonate. Ohne LTX meist letal.

KL.:
- Leberzirrhose, Lebervergrößerung, Milzvergrößerung
- HCC als Komplikation der Zirrhose, aber auch in nicht-zirrhotischer Leber auftretend
- Diabetes mellitus ("Bronzediabetes" wegen dunkler Hautpigmentierung)
- Dunkle Hautpigmentierung insbesondere in den Axillen - dort auch fehlende Achselhaare (75 %)
- Sekundäre Kardiomyopathie durch Eiseneinlagerung, evtl. mit Rhythmusstörungen und "digitalisrefraktärer" Herzinsuffizienz
- Endokrine Störungen: z.B. hypophysärer Hypogonadismus bei juveniler Hämochromatose, Impotenz bei Erwachsenen, Schädigung Nebennierenrinde
- Schmerzhafte Arthropathie: Typisch Fingergrundgelenke MCP II und III

Merke: Durch frühere Diagnose werden Zirrhose und Diabetes bei Hämochromatose heute seltener beobachtet. Arthralgien und chronische Müdigkeit sind heute die häufigsten Symptome.

2 Stadien der Hämochromatose:
1. Latentes, präzirrhotisches Stadium
2. Manifestes, zirrhotisches Stadium

DD: 1) Sekundäre Siderosen (sekundäre Eisenspeicherkrankheiten):
- Anämien mit Eisenüberladung: Bei hämolytischen Anämien (z.B. Thalassämien) und myelodysplastischen Syndromen ist die Eisenaufnahme aus dem Darm erhöht, zusätzlich führen wiederholte Transfusionen zu parenteraler Eisenzufuhr (250 mg Eisen in 500 ml Vollblut). Typische Organmanifestation: Herzinsuffizienz und Hypogonadismus. Ggf. Therapie mit Chelatbildnern (siehe unten) indiziert.
- Alkoholische Siderose: Bei Alkoholkrankheit (wahrscheinlich vermehrte Eisenaufnahme)
- Siderosen im Rahmen chronischer Lebererkrankungen: Praktisch jede fortgeschrittene Lebererkrankung kann mit einer sekundären Eisenablagerung in der Leber einhergehen.

2) Erhöhte Ferritinwerte bei Entzündungen (Ferritin ist ein Akutphaseprotein)

Di.:
- Anamnese, Klinik
- Lab: Plasmaferritin ↑ (w > 200 µg/l - m > 300 µg/l); Transferrinsättigung ↑ (w > 45 % m > 50 %)

$$\text{Transferrinsättigung (\%)} = \frac{\text{Serumeisen (µg/dl)}}{\text{Serumtransferrin (mg/dl)}} \times 70{,}9$$

Eine normale Transferrinsättigung schließt eine Hämochromatose weitgehend aus.

- HFE-Gendiagnostik (***Cave:*** Inkomplette Penetranz (siehe oben)). Ein normaler HFE-Genotyp schließt eine Hämochromatose nicht sicher aus (sog. „non-HFE-Hämochromatose"). Der Genbefund ist nur in Zusammenschau mit Klinik und Serum-Eisenparametern beurteilbar.
- Leberbiopsie mit Histologie (Berliner-Blau-Färbung) und Eisenkonzentrationsbestimmung. Bei erhöhten Eisenparametern im Labor und positivem Gentest kann auf eine Leberbiopsie verzichtet werden. MRT und Biomagnetometrie spielen in der Praxis keine Rolle in der Diagnostik.

- Vorsorgeuntersuchungen zur Früherkennung eines primären Leberzellkarzinoms (α–Fetoprotein + Sonografie der Leber alle sechs Monate)
- Familienuntersuchung bei primärer Hämochromatose mit bekanntem HFE-Gendefekt

Th.: Therapieziel ist eine Senkung des Serumferritins < 50 µg/l.

1. Eisenarme Diät: Verringerung der Eisenaufnahme durch schwarzen Tee zu den Mahlzeiten
2. Aderlasstherapie: Mittel der Wahl bei hereditärer Hämochromatose. Alternativ: Erythrozytapherese. Mit 500 ml Blut werden 250 mg Eisen entfernt. Zunächst wöchentliche Aderlässe bis zum Eintreten einer (mikrozytären) Anämie. Danach seltenere Aderlässe (Erhaltungstherapie), bis die Serumferritinkonzentration auf < 50 µg/l abgesunken ist. KI: Anämie, Herzinsuffizienz.
3. Eisenchelatoren: Deferoxamin (Desferal®, parenteral), Deferasirox (Exjade®, oral) Reservemittel: Deferipron (Ferriprox®, oral).
   Ind: Bei KI gegen Aderlasstherapie, bei juveniler Hämochromatose und bei transfusionsbedingten sekundären Siderosen.
   NW: Deferoxamin (neurotoxisch: Innenohrschwerhörigkeit, Tinnitus, Sehstörungen durch Retinaschäden u.a.). Deferasirox: Anstieg von Kreatinin, Transaminasen, gastrointestinale Beschwerden, Hautausschlag u.a.

Pro: Patienten, die in der präzirrhotischen Phase therapiert werden, haben eine normale Lebenserwartung. Bestehende Arthralgien, Diabetes und Impotenz bessern sich jedoch kaum.

2. MORBUS WILSON [E83.0]

Syn: Hepatolentikuläre Degeneration, Kupferspeicherkrankheit

Internet-Infos: *www.morbus-wilson.de*

Def: Kupferspeicherkrankheit infolge Mutation des Wilson-Gens

Genetik: Autosomal-rezessiv vererbter Defekt des ATPase 7B-Gens auf Chromosom 13q14.3. Mehr als 370 verschiedene Mutationen: Erschwerte Diagnostik. Am häufigsten in Mitteleuropa (40 %) ist die Punktmutation His1069Gln.

Ep.: Prävalenz ca. 1 : 30.000; hohe Dunkelziffer. Manifestation frühestens nach dem 6. Lj. als Lebererkrankung; nach dem 10. Lj. zusätzlich neurologische Symptome (Basalganglien)

PPh: Der Gendefekt bewirkt eine verminderte biliäre Kupferausscheidung durch das defekte Wilson-Protein (Kupfertransporter) mit pathologischer Kupferspeicherung in Leber und Stammganglien (ZNS). Trotz erhöhter Kupferausscheidung im Urin Kupferakkumulation im Körper. Starke Verminderung von Coeruloplasmin (akutes Phasenprotein - bindet normalerweise 95 % des Serumkupfers); dadurch vermehrt freies zytotoxisches Kupfer mit Kupferablagerungen. Normal: 50 - 150 mg Gesamtkupfer (Erwachsene), tägliche Kupferaufnahme ca. 4 mg. Leberkonzentration: 20 - 50 µg Kupfer/g Trockengewicht; bei M. Wilson bis mehr als fünffach gesteigert.

KL.:
- Hepatische Manifestation (100 %): Spektrum reicht von asymptomatischer Erhöhung der Transaminasen über Fettleber bis zur fulminanten Hepatitis. Endstadium: Leberzirrhose mit allen Komplikationen

  Merke: Bei unklaren Lebererkrankungen im Alter < 35 Jahren stets den M. Wilson ausschließen!
- Neurologisch-psychiatrische Manifestation (45 %) nach dem 10. Lebensjahr: Parkinsonähnliches Syndrom mit Rigor, Tremor, Dysarthrie, psychiatrischen Störungen → MRT
- Augensymptome (augenärztliche Untersuchung): Typisch ist der Kayser-Fleischer-Kornealring (goldbraun-grüne Verfärbung des Kornealrandes durch Kupferablagerung), der bei neurologischer Manifestation immer vorhanden ist, evtl. Sonnenblumenkatarakt.
- Coombs-negative hämolytische Anämie (bes. bei akutem Leberversagen), evtl. akute hämolytische Krisen
- Seltener: Nierenfunktionsstörung (sekundäres Fanconi-Syndrom); Kardiomyopathie mit Rhythmusstörungen

Di.:
- Spaltlampenuntersuchung (Kayser-Fleischer-Kornealring)
- Coeruloplasmin i.S. < 20 mg/dl
- Gesamtkupfer und freies Kupfer i.S. spielen diagnostisch keine Rolle
- Kupfer i.U. > 100 µg/24 h
- Leberbiopsie ist beweisend (Goldstandard): Kupfergehalt der Leber > 250 µg/g Trockengewicht

Bei diagnostischer Unsicherheit Zusatzuntersuchungen:
- Penicillamin-Belastungstest: Nach Gabe von Penicillamin deutliche Steigerung der Kupferausscheidung im 24 h-Urin.
- Nachweis einer Mutation des Wilson-Gens
- Familienuntersuchung auf evtl. weitere Krankheitsfälle bei bekanntem Gendefekt

Th.:
- Kupferarme Diät (***Cave***: kupferhaltiges Wasser aus Kupferleitungen → Wasseranalyse).
- Chelator-Therapie:
  - Trientin (Triethylentetramin, Syprine®): Mittel der 1. Wahl, meist gute Verträglichkeit.
  - D-Penicillamin Häufig NW: Hautausschlag, Fieber, Leuko-/Thrombozytopenie, nephrotisches Syndrom, Goodpasture-Syndrom, SLE, Myasthenie (regelmäßige Harnkontrollen: Bei Albuminurie Therapie absetzen: Toxische Nephrose)
- Evtl. Gabe von Zink (z.B. Wilzin®), das die Kupferresorption hemmt.
- Bei fulminanter Hepatitis oder terminaler Leberzirrhose: Heilung durch Lebertransplantation durch Beseitigung des hepatischen Gendefekts

Prg: Bei früh einsetzender Therapie gut, unbehandelt letal endend.

3. ALPHA1 -PROTEASENINHIBITORMANGEL [E88.0]

Syn: Alpha1-Antitrypsinmangel (AAT-Mangel)

Def: Autosomal-rezessiv vererbbarer AAT-Mangel mit Lungen- und Lebermanifestation

Vo.:
- Homozygote schwere Form: Phänotyp PIZZ oder PI00
  1 : 10.000 in der Bevölkerung; α_1-PI-Konzentration < 50 mg/dl
- Heterozygote leichtere Form: Phänotyp PIMZ oder PISZ:
  α_1-PI-Konzentration > 50 mg/dl

Pg.: Alpha1-Antitrypsin (α_1-AT = AAT) = Alpha1-Proteaseninhibitor (α_1-PI): Mit 90 % wichtigster Proteinaseninhibitor im Serum; macht 85 % der α_1-Globuline in der Serumeiweißelektrophorese aus. Funktion: Inaktivierung von Serinproteasen (Neutrophilen-Elastase, (Chymo)Trypsin, Kollagenase u.a.). AAT-Chromosomenlocus: 14q32.1.
α_1-PI wird als Akutphaseprotein überwiegend in den Hepatozyten gebildet: Erhöhte bzw. falsch normale α_1-PI-Werte bei Entzündung möglich (CRP mitbestimmen). Lungenemphysem durch α_1-PI-Mangel; Leberschädigung ist Folge einer Abbaustörung des veränderten α_1-PI-Moleküls mit Akkumulation in den Hepatozyten: AAT in der Leberhistologie, besonders beim homozygoten PIZZ-Phänotyp

KL.: der schweren homozygoten Form:
- Prolongierter Ikterus des Neugeborenen (mit direkter Hyperbilirubinämie)
- Emphysementwicklung (siehe Kap. Lungenemphysem)
- Chronische Hepatitis und Leberzirrhose (beim PIZZ-Typ in > 25 %)
  Ko.: Hepatozelluläres Karzinom

Di.:
- Verminderung der Alpha1-Zacke in der Elektrophorese (keine sichere Diagnostik!)
- α_1-PI-Konzentration i.S. ↓
- Leberbiopsie mit Immunhistochemie: Nachweis von α_1-PI-Ablagerungen in den Hepatozyten
- Phänotypisierung

Th.:
- α_1-PI-Substitution i.v. (Prolastin®: 1 Kurzinfusion /Woche) bei schwerem α_1-PI-Mangel mit Emphysementwicklung (Zielwert > 80 mg/dl), bei Leberzirrhose kontraindiziert
- Symptomatische Therapie der Leberzirrhose und des Lungenemphysems; Nikotinkarenz u.a.
- Ultima Ratio: Lebertransplantation (diese ist i.Gs. zur Lungentransplantation eine kausale Therapie → Normalisierung des AAT-Spiegels).

Siehe auch Kap. Lungenemphysem!

4. MUKOVISZIDOSE → Siehe Kap. Pankreas

LEBERZIRRHOSE [K74.6]

Def: Zerstörung der Läppchen- und Gefäßstruktur der Leber mit entzündlicher Fibrose, Ausbildung bindegewebiger Brücken (Septen) zwischen benachbarten Portalfeldern (portoportal) und zwischen Portalfeldern und Zentralvenen (portozentral) sowie Ausbildung von Regeneratknoten.
Funktionelle Folgen sind:
- Leberinsuffizienz
- Portale Hypertension (reduzierter Gesamtgefäßquerschnitt der Leber)
- Bildung intrahepatischer porto-systemischer Shunts zwischen Portalgefäßen und Lebervenen mit Minderperfusion der Leber

Ep.: Inzidenz in Europa und USA: ca. 250/100.000/Jahr; m : w = 2 : 1

Pat:
1. Mikronoduläre Leberzirrhose: Regeneratknötchen bis 3 mm ∅
2. Makronoduläre Leberzirrhose: Regeneratknötchen 3 mm - 3 cm ∅
3. Gemischtknotige Leberzirrhose: Mischbild aus 1 + 2

Ät.: Leberzirrhose ist die Spätfolge verschiedener Lebererkrankungen. Die pathologische Einteilung erlaubt im Regelfall keinen Rückschluss auf die Ätiologie:
1. Alkoholabusus (in den Industrieländern ca. 55 %)
2. Virushepatitis B,C,D (in den Industrieländern ca. 40 %)
3. Andere Ursachen (ca. 5 %):
   - Autoimmunhepatitis
   - Primär biliäre Cholangitis (PBC) und primär sklerosierende Cholangitis (PSC)
   - Toxische Lebererkrankungen
   - Stoffwechselkrankheiten: Hämochromatose, M. Wilson, α_1-Antitrypsinmangel, Mukoviszidose u.a.
   - Kardiale Zirrhose: Chronische Stauungsleber (Rechtsherzinsuffizienz, konstriktive Perikarditis)
   - Budd-Chiari-Syndrom (Verschluss der Lebervenen)
   - Tropenerkrankungen (Bilharziose, Leberegel)
   - Nicht-alkoholische Steatohepatitis (NASH) z.B. bei metabolischem Syndrom

KL.:
1. Allgemeinsymptome:
   - Müdigkeit, Abgeschlagenheit, Leistungsminderung (70 %)
   - Druck- oder Völlegefühl im Oberbauch, Meteorismus (60 %)
   - Evtl. Übelkeit, Gewichtsabnahme, oft Eiweißmangelernährung
2. Leberhautzeichen, z.B.
   - Gefäßspinnen (Spider naevi), bes. am Oberkörper und im Gesicht kommen nicht nur bei Zirrhose vor (z.B. auch in der Schwangerschaft).
   - Palmar- und Plantarerythem
   - "Lacklippen, Lackzunge", Mundwinkelrhagaden
   - Prurigo simplex (Juckreiz) mit evtl. Kratzspuren
   - Hautatrophie („Geldscheinhaut") mit Teleangiektasien
   - Weißnägel (Leukonychie)
   - Dupuytren-Kontraktur (unspezifisch)

   Beachte: In etwa 50 % aller Schwangerschaften kann es zum Auftreten diskreter Leberhautzeichen kommen (Palmarerythem, Spider-Naevi), die sich postpartal meist zurückbilden.
3. Hormonelle Störungen:
   - Beim Mann oft Verlust der männlichen Sekundärbehaarung (Bauchglatze), Potenzstörungen, Hodenatrophie (Urs: Testosteron ↓, Östrogen ↑), evtl. Gynäkomastie (hormonell bedingt oder als NW einer Spironolacton-Therapie)
   - Bei der Frau Menstruationsstörungen, evtl. sekundäre Amenorrhö
4. Ätiologiespezifische Symptome: z.B. dunkles Hautkolorit bei Hämochromatose; neurologische Symptome bei M. Wilson
5. Dekompensationszeichen = Komplikationen:
   - Ikterus
   - Blutungsneigung (Quick ↓ wegen verminderter Synthese, Thrombozyten ↓ wegen Splenomegalie bzw. Hypersplenismus und reduziertem Thrombopoietin, das in der Leber gebildet wird)
   - Malnutrition, Kachexie
   - Portale Hypertension und deren Folge: Varizen(-blutung), Aszites, Ödeme, Hypersplenismus
   - Hepatische Enzephalopathie und Leberausfallkoma
   - Primäres Leberzellkarzinom als Spätfolge

Anm.: Die Komplikationen der Leberzirrhose werden aufgrund ihres Umfanges im Anschluss an diese Ausführungen separat dargestellt.

Palpation: - Leber kann vergrößert oder verkleinert sein, evtl. verhärtet und mit höckriger Oberfläche.
- Milz: Splenomegalie (75 %)
- Abdomen: Meteorismus, evtl. Aszites

Lab:
- Indikatoren verminderter Syntheseleistung der Leber:
  - Vitamin K-abhängige Gerinnungsfaktoren des Prothrombinkomplexes (Faktoren II, VII, IX, X - merke „1972") ↓, messbar an einer Erniedrigung des Quickwertes bzw. Erhöhung des INR; keine Normalisierung nach i.v.-Gabe von Vitamin K (Koller-Test, historisch)
  - Antithrombin (AT) ↓
  - Albumin i.S. ↓
  - Cholinesterase (CHE) ↓
- Bilirubin ↑
- Hypergammaglobulinämie (ca. 80 %)
  DD: 1. Unspezifisches Symptom bei Leberzirrhose
  2. Typisches Symptom bei Autoimmunhepatitis
- Thrombozytopenie bei Hypersplenismus und verminderter hepatischer Thrombopoetinbildung
- Bei hepatischer Enzephalopathie:
  Ammoniak ↑, evtl. respiratorische Alkalose, evtl. mit Hypokaliämie
- Bei entzündlichen Schüben Anstieg der Enzyme, die eine Leberzellschädigung anzeigen:
  Transaminasen (GPT, GOT), GLDH
- Bei PBC, PSC und cholestatisch verlaufendem Hepatitisschub Anstieg der Cholestaseparameter (AP, γGT) und evtl. Bilirubin.

Sono:
- Unregelmäßige wellige Leberoberfläche (DD: Metastasenleber)
- Inhomogenes Leberparenchym mit Regeneratknoten (DD: Primäres Leberzellkarzinom)
- Rarefizierte Lebervenen, verminderte Verformbarkeit, Leberrand abgerundet
- Bei portaler Hypertonie Verminderung der maximalen Flussgeschwindigkeit im Hauptstamm der Pfortader < 12 cm/s, evtl. sogar Flussumkehr oder Pendelfluss (typisch bei Stauungsleber)
- Indirekte Hinweise auf portale Hypertonie: Evtl. sichtbare Kollateralen (Farbduplex), Aszites, Splenomegalie, weite Pfortader

Nichtinvasive Lebersteifigkeitsmessung: Transiente Elastometrie = Elastografie: Mittels Ultraschall Messung der Lebersteifigkeit als Maß des Fibrosegrades (Staging der Lebererkrankung). Bei gesunder Leber liegen die Werte bei 3,0 - 7,5 kPa. Empfindlichkeit der Methode für frühe Stadien der Fibrose geringer als die Leberhistologie. Methode ungeeignet bei akuter Hepatitis, Aszites, Adipositas u.a.

Child-Pugh-Kriterien oder -Score (5 Kriterien) zur Einteilung des Schweregrades einer Zirrhose:

	1 Punkt	2 Punkte	3 Punkte
• Albumin i.S. (g/dl)	> 3,5	2,8 - 3,5	< 2,8
• Bilirubin i.S. (mg/dl)	< 2,0	2,0 - 3,0	> 3,0
Bilirubin (μmol/l)	< 35	35 - 50	> 50
Bilirubin bei PBC und PSC (mg/dl)	< 4	4 - 10	> 10
Bilirubin bei PBC und PSC (μmol/l)	< 70	70 - 170	> 170
• Quick (%) bzw. INR	> 70 / < 1,7	40 - 70 / 1,7 - 2,3	< 40 / > 2,3
• Aszites (Sono)	0	Leicht	Mittelgradig
• Enzephalopathie	0	I - II	III - IV
Addition der Punkte: Child A = 5 - 6 Child B = 7 - 9 Child C = 10 - 15			

DD:
- Hepatomegalie anderer Genese, z.B. Metastasenleber, Leberzellkarzinom (Spätkomplikation)
- Splenomegalie anderer Genese (siehe Kap. Milz)
- Aszites anderer Genese (siehe Kap. portale Hypertension)
- Enzephalopathie anderer Genese
- Ikterus anderer Genese (siehe Kap. Ikterus)
- Bei Ösophagusvarizenblutung → andere Ursachen einer oberen Magen-Darm-Blutung (siehe dort)

Di.: ▶ der Leberzirrhose:
- Anamnese, Klinik (siehe oben)
- Labor
- Evtl. Nachweis einer portalen Hypertension
- Bildgebende Diagnostik (Sono, Elastografie, CT, Laparoskopie)
- Evtl. Leberpunktion (sonogesteuert oder bei Laparoskopie) mit Histologie, wenn hierdurch die Therapie beeinflusst wird.

▶ der portalen Hypertension:
- Anamnese, Klinik, Farbduplexsonografie
- Nachweis von Ösophagusvarizen und hypertensiver Gastropathie (Endoskopie)
- Nachweis von Kollateralen und Blockadehindernis: Farbduplex, MRT- oder CT-Angiografie

▶ der hepatischen Enzephalopathie:
- Anamnese, Klinik (Somnolenz, verwaschene Sprache, langsamer „flapping" Tremor u.a.)
- Labor (Ammoniakbestimmung im Blut)
- Flimmerfrequenzanalyse, Zahlenverbindungstest

▶ Ätiologische Diagnostik: Siehe Kap. Virushepatitis, Autoimmunhepatitis, PBC, PSC, Stoffwechselkrankheiten (Hämochromatose, M. Wilson, AAT-Mangel)

Th.: A) Allgemeinmaßnahmen:
- Alkoholverbot, Weglassen aller potenziell lebertoxischen Medikamente
- Ausreichende Kalorien- und Eiweißzufuhr (Richtwert: Nichteiweißenergie 25 kCal/kg KG/d; 1,2 - 1,5 g Protein/kg KG/d), bei Alkoholismus Substitution von Folsäure und Thiamin = Vitamin B_1, ggf. Zinkgabe. Bei biliärer Cholangitis Substitution fettlöslicher Vitamine (A, D, E, K und Gabe von UDCA).

Merke: Adäquate Ernährungstherapie bessert die körperliche Verfassung und Prognose!

B) Behandlung der Grundkrankheit, z.B.:
- Weglassen der ursächlichen Noxe (Alkohol, Medikamente, Gifte)
- Immunsuppressive Therapie bei Autoimmunhepatitis (siehe dort)
- Antivirale Therapie bei chronischer Virushepatitis (siehe dort)
- Eisenentfernung bei Hämochromatose (Aderlässe bzw. Chelator-Therapie, siehe dort)
- Kupferentfernung bei M. Wilson (Trientin bzw. D-Penicillamin, siehe dort)

C) Behandlung von Komplikationen (Varizenblutung, Aszites, hepatische Enzephalopathie): Siehe unten

D) Regelmäßige Diagnostik zur Früherkennung eines primären Leberzellkarzinoms (HCC): Alle 6 Monate Sonografie und Bestimmung des Alpha-Fetoprotein (AFP)

E) Lebertransplantation

Prg: Abhängig von:
- Ätiologie der Leberzirrhose und kausalen Behandlungsmöglichkeiten. Die Rückbildung einer Fibrose ist möglich, z.B. alkoholtoxische Leberfibrose bei konsequenter Alkoholabstinenz)
- Komplikationen: Varizenblutung (30 % d. Patienten), Leberversagen, primäres Leberzellkarzinom
- Stadium der Leberzirrhose:

1-Jahres-Überlebensraten:	Child A:	Fast 100 %
	Child B:	85 %
	Child C:	35 %

Häufigste Todesursachen: Leberversagen u./o. Varizenblutung; ferner: Leberzellkarzinom

PORTALE HYPERTENSION (PFORTADERHOCHDRUCK) [K76.6]

Internet-Infos: *www.dgvs.de; S3-Leitlinie Aszites; S2k-Leitlinie Gastrointestinale Blutung 2017*

Def: Druckerhöhung in der Pfortader (V. portae hepatis) > 10 mmHg

Ät.: Klassifikation und Ursachen:

1. Prähepatischer Block
Pfortader- (Portalvenen-)Thrombose (PVT) (Thrombosen der Milzvene führen streng genommen nicht zum Hochdruck in der Pfortader, können aber auch Varizen bedingen.)
Ät.: - Blande Thrombose bei Thromboseneigung (z.B. Polycythaemia vera, Einnahme östrogenhaltiger Kontrazeptiva, PNH u.a. → siehe Kap. Tiefe Venenthrombose)
- Polycythaemia vera (Nachweis der JAK2-Mutation)
- Septische Thrombose durch Nabelschnurinfektion des Neugeborenen
- Pfortaderkompression (Tumoren, Pankreaszysten, Lymphknoten)
- Verletzungen, Peritonitis u.a.

KL.: Hyperspleniesyndrom bei normaler Leberfunktion
Di.: Farbdoppler-Sonografie
Th.: Bei frischer PVT: Fibrinolyse; Antikoagulanzien; bei älterer PVT evtl. Stent-Therapie

2. Intrahepatischer Block (> 90 % d.F.)
   a) Präsinusoidal (Lebervenenverschlussdruck meist normal)
      Ät.: - Bilharziose (Schistosomiasis - häufige Ursache in den Tropen)
      - Myeloproliferative Erkrankungen, Lebermetastasen (häufigste Ursache bei uns)
   b) Sinusoidal
      Ät.: Leberzirrhose (80 % d.F. mit portaler Hypertension)
   c) Postsinusoidal (Lebervenenverschlussdruck erhöht) = venookklusive Erkrankungen (VOD) = sinusoidales Obstruktionssyndrom (SOS)
      Ät.: Meist toxische Schäden durch Zytostatika
      Di.: Farbdoppler-Sonografie

   Klinisch ist eine Unterscheidung kaum möglich, da oft alle Gefäßabschnitte verändert sind.
3. Posthepatischer Block
   a) Budd-Chiari-Syndrom [I82.0] = Verschluss der Lebervenen durch Thrombosen, Tumorkompression oder angeborene membranöse Verschlüsse (Asien)
      Di.: Farbdoppler-Sonografie
      Th.: Bei inkomplettem Verschluss durch Thromben evtl. Antikoagulanzien; ansonsten TIPS
   b) Kardialer Aszites: Konstriktive Perikarditis, Rechtsherzversagen, schwere Herzinsuffizienz

PPh: Beurteilung des portalen Druckes:
- Duplex-Sonografie (rel. ungenau)
- Invasive Messung des Lebervenenverschlussdruckes (via Lebervenenkatheter) = WHVP (wedged hepatic vein pressure). WHVP und Pfortaderdruck korrelieren gut miteinander.

Die Gesamtdurchblutung der Leber beträgt ca. 1.500 ml Blut/min. Ca 2/3 dieses Blutes stammen aus der Pfortader, 1/3 aus der Leberarterie. Die O_2-Versorgung der Leber erfolgt normalerweise je zur Hälfte durch arterielles und portales Blut. Widerstandserhöhung im portalen Stromgebiet ("backward flow") + erhöhter arterieller Blutfluss im Splanchnikusgebiet ("forward flow") führen zum Pfortaderhochdruck.
Portosystemischer (transhepatischer) Druckgradient = HVPG (hepatic venous pressure gradient): Differenz zwischen Druck der Pfortader und Druck der V. cava inf. (Normalwert 3 - 5 mmHg). Bei Werten > 10 mmHg ist die Bildung von Ösophagusvarizen wahrscheinlich, bei Werten > 12 mmHg besteht für diese erhöhte Rupturgefahr. Als Folge der portalen Hypertension entwickeln sich Kollateralkreisläufe vom portalen zum kavalen Venensystem:
- Porto-gastro-ösophageale Kollateralen → Ösophagus-/Fundusvarizen
- Umbilikale Kollateralen: Venöse Verbindung zwischen Umbilikalvenen und epigastrischen Venen (Cruveilhier-von Baumgarten-Syndrom) → Di.: Farbduplex; klinisch: "Caput medusae"
- Mesenterico-hämorrhoidale Kollateralen
- Gastro-phreno-(supra)renale Kollateralen

Durch diese extrahepatischen Shunts wird der First-Pass-Metabolismus der Leber umgangen → verminderte Entgiftung potenziell toxischer Stoffe.

KL.: ▶ Kollateralkreislauf:
- **Ösophagus- und Corpus-/Fundusvarizen, evtl. mit Blutung** [I85.0/I86.4]
  (siehe auch Kap. Gastrointestinale Blutungen)
  1/3 der Patienten mit Leberzirrhose erleidet Varizenblutungen - Risikofaktoren für das Auftreten einer Varizenblutung sind: Vorangegangene Varizenblutung, Endoskopiebefund (Varizen Grad 3 - 4, „red colour sign" u.a.), persistierender Alkoholkonsum. Die Letalität der Erstblutung korreliert mit dem Child-Stadium: Child A: < 10 % - Child B: ca. 25 % - Child C: ca. 50 %. Ohne Rezidivprophylaxe erleiden 70 % der Patienten innerhalb eines Jahres Rezidivblutungen (am häufigsten innerhalb der ersten 6 Wochen nach der Erstblutung).

  Beachte: Bei erster Dekompensation der Zirrhose Varizen-Screening. Das Auftreten einer ersten Varizenblutung bei einem Patienten mit Aszites zeigt das Endstadium der Leberzirrhose und eine drastisch verschlechterte Prognose an. Jedoch blutet nicht jeder Zirrhosekranke aus Varizen; in 25 % d.F. liegt ein Ulkus, in 25 % eine erosive Gastritis vor!
- Sichtbare Kollateralvenen an der Bauchhaut, selten periumbilikal als sog. "Caput medusae externum" (nur bei offener V. umbilicalis = 1 % d.F.). Häufiger ist das "Caput medusae internum" an der Innenseite der Bauchwand (sichtbar im Farbduplex).

▶ Kongestive Splenomegalie, evtl. mit Hypersplenismus
Evtl. Thrombo-, Leukozytopenie, Anämie (siehe Kap. Hypersplenismus)

▶ **Aszites:** Seröse Flüssigkeitsansammlung in der freien Peritonealhöhle

Unterscheidungsmerkmale	Transsudat	Exsudat
– Spezifisches Gewicht – Eiweißgehalt – Serum-Aszites-Albumin-Gradient	< 1.016 g/l < 2,5 g/dl > 1,1 g/dl	> 1.016 g/l > 2,5 g/dl < 1,1 g/dl
DD: 1. Portaler Aszites (80 % d.F.) 2. Kardialer Aszites	Leberzirrhose, Rechtsherzinsuffizienz, Budd-Chiari-Syndrom, Pericarditis constrictiva	
3. Maligner Aszites (bis 10 % d.F.) *www.maligner-aszites.de*		Aszites oft hämorrhagisch *), evtl. Tumormarker: CEA, CA125, CA19-9, maligne Zytologie, Cholesterin im Aszites!
4. Entzündlicher Aszites		Bakterielle Peritonitis, Granulozyten ↑, positive Kultur (Bakterien, Tb)
5. Pankreatogener Aszites		Akute Pankreatitis: Lipase ↑
6. Hypalbuminämischer Aszites	Nephrotisches Syndrom Exsudative Enteropathie	

*) Anm.: Hämorrhagischer Aszites bei Leberzirrhose ist in 25 % durch ein primäres Leberzellkarzinom bedingt.

Ferner: Chylöser Aszites (Lab: Triglyzeride) und Uroperitoneum (Lab: Kreatinin), z.B. nach abdominalchirurgischen/urologischen Eingriffen.

Pathogenese des Aszites bei Leberzirrhose:
1. Portale sinusoidale Hypertension mit Hypervolämie der Splanchnikusgefäße
2. Vermehrte Lymphproduktion
3. Hypalbuminämie mit Erniedrigung des kolloidosmotischen Druckes
4. Gesteigerte Natriumrückresorption im proximalen Tubulus mit renaler Natrium- und Wasserretention, ausgelöst durch eine Aktivierung von volumenregulierenden Hormonen (Renin-Aldosteron-Angiotensin-System = RAAS, ADH, Katecholamine) als Antwort auf ein vermindertes Blutvolumen. Es entwickelt sich meist eine Verdünnungshyponatriämie.

KL.: - Bauchumfangszunahme, Gewichtszunahme, vorgewölbtes Abdomen
- Im Liegen ausladende Flanken, verstrichener Nabel oder Nabelhernie
- Missverhältnis zwischen Abmagerung der Extremitäten und Abdomen mit Aszites
- Evtl. Dyspnoe durch Zwerchfellhochstand und begleitenden Pleuraerguss

Di.: Nachweis eines Aszites:
- Klinisch (untere Nachweisgrenze ca. 1.000 - 1.500 ml)
  - Ballottement (Fluktuationswelle)
  - Flankendämpfung und Dämpfungswechsel bei Lageänderung
  - Perkussion in Knie-Ellenbogen-Lage
- Sonografisch (untere Nachweisgrenze ca. 50 ml: Prädilektionsstellen: Paravesikal, perisplenisch oder -hepatisch)
- Als Nebenbefund im CT/MRT

Merke: Eine diagnostische Punktion sollte bei jeder Hospitalisierung, Auftreten einer Enzephalopathie oder Nierenfunktionsverschlechterung erfolgen!

Aszites Untersuchung (nach diagnostischer Punktion unter Sonografiekontrolle):
- Laborchemisch (Eiweißgehalt, LDH: im Serumröhrchen einsenden)
- Serum-Aszites-Albumin-Gradient (SAAG) in g/dl (Albumin [Serum] minus Albumin [Aszites])
- Bakteriologisch (je 10 ml Aszites in Blutkulturflaschen einsenden)
- Zytologisch (Leukozyten, Erythrozyten: Einsendung in Blutbildröhrchen; Tumorzellen)

Anm.: Transsudat und Exsudat sind nicht in allen Fällen eindeutig zu differenzieren.

Komplikationen des Aszites:
- Refluxösophagitis, Luftnot, Bauchwandhernien, Pleuraerguss
- **Spontane bakterielle Peritonitis = SBP**

  Vo.: ca. 15 % aller Patienten mit portalem Aszites
  Je geringer der Eiweißgehalt im Aszites, umso größer ist das Risiko einer SBP.
  Erreger: E. coli (50 %), grampositive Kokken (30 %), Klebsiellen (10 %) u.a.
  Di.: Fieber + Abdominalschmerzen sind die Ausnahme, klinisch i.d.R. blande; Aszitesuntersuchung: > 250 Granulozyten/µl oder > 500 Leukozyten/µl, Keimnachweis im Aszites oft negativ (aerobe + anaerobe Blutkulturflaschen beimpfen).

Das Auftreten einer SBP ist ein Zeichen für eine schlechte Prognose des Patienten (Letalität der SBP bis 50 %).
- Erhöhtes Risiko von Varizenblutungen

▶ **Hepatorenales Syndrom (HRS):** [K76.7]
Def./Ep.: Potenziell reversible Abnahme der GFR bei Pat. mit dekompensierter Leberzirrhose als wesentliche Komplikation. Diagnose nur nach Ausschluss von prärenalen, renalen und postrenalen Ursachen. Wahrscheinlichkeit bei Leberzirrhose nach 1 J. ca. 20 %, nach 5 J. ca. 40 %. Zwei klinische Erscheinungsformen:
Typ 1: Rasch progressive Verschlechterung der Nierenfunktion mit einer Verdopplung des initialen Serumkreatinins auf > 2,5 mg/dl innerhalb von 2 Wochen. Ein auslösendes Ereignis ist in > 50 % d.F. vorhanden. Ein refraktärer Aszites kann vorliegen.
Typ 2: Langsam progressive Verschlechterung der Nierenfunktion mit S-Kreatinin von 1,5 - 2,5 mg/dl, kein auslösendes Ereignis; tritt mit Aszites auf.

Pg.: Renale Vasokonstriktion mit Zunahme des Widerstandsindex bei Pat. mit Leberzirrhose und portaler Hypertension. Reduktion der kortikalen renalen Perfusion mit entsprechender Abnahme der GFR. Durch Kompensationsmechanismen (Vasodilatation der Splanchnikusregion mit Aktivierung des RAAS und des Sympathikus sowie Sekretion des ADH) weitere Verminderung der Nierenperfusion.

Merke: Der verminderte renale Blutfluss kann nicht durch eine Steigerung der Filtrationsfraktion ausgeglichen werden. ACE-Hemmer, ARB und NSAR vermindern die GFR weiter (Dilatation des Vas efferens mit Reduktion des glomerulären Drucks und der GFR) und sind kontraindiziert.

Auslösende Faktoren des HRS:
- Gastrointestinale Blutung
- Großvolumige Parazentese ohne ausreichenden Ersatz des Plasmavolumens
- Forcierte Diuretikatherapie
- Spontane bakterielle Peritonitis (SBP)
- Laktuloseüberdosierung (Diarrhö, Hypovolämie)
- Nephrotoxische Medikamente (z.B. NSAR, auch ACE-Hemmer und Sartane)

Diagnostische Kriterien des HRS:
- Zirrhose mit Aszites (oder alkoholische Steatohepatitis)
- Serumkreatinin > 1,5 mg/dl (> 133 µmol/l); bei Kachexie/Sarkopenie evtl. auch nur geringe Kreatinin-Erhöhung
- Keine Besserung des Serumkreatinins auf Werte < 1,5 mg/dl unter mind. 2-tägiger Pausierung aller Diuretika und i.v. Human-Albumingabe (1 g/kg KG/d i.v., max. 100 g/d).
- Ausschluss eines Schockgeschehens
- Keine Therapie mit nephrotoxischen Medikamenten
- Ausschluss einer parenchymatösen Nierenerkrankung (Urinanalyse + Sono unauffällig)

▶ **Hepatopulmonales Syndrom (HPS):** Lungenfunktionsstörungen mit evtl. Hypoxämie im Rahmen einer Leberzirrhose

▶ **Portopulmonale Hypertonie:** Patienten mit portaler Hypertonie können in ca. 5 - 10 % d.F. auch eine pulmonale Hypertonie entwickeln, deren Pathogenese unklar ist (siehe Kap. „Pulmonale Hypertonie").

Di.: A) einer portalen Hypertension:
- Nachweis von Ösophagus-/Fundusvarizen (Endoskopie)
- Nachweis von Splenomegalie, Aszites (Sono)
- Nachweis von portokavalen Kollateralen, Flussverlangsamung und evtl. Flussumkehr in der Pfortader, Pfortadererweiterung (Farbduplexsonografie)
- Beurteilung des portalen Druckes (siehe oben)
- Im Zweifelsfall Angiografie mit Darstellung der Kollateralgefäße und der Perfusionsphasen

B) der kausalen Erkrankung: z.B.
- Leberzirrhose (Klinik + Labor, evtl. Laparoskopie)
- Thrombosen in Milz, Pfortader oder Lebervenen (Farbduplex u.a.)

Th.: A) Behandlung der ursächlichen Erkrankung
B) Behandlung und Prophylaxe der Ösophagus-/Fundusvarizenblutung:
- Kreislaufstabilisierung: Substitution von Volumen, Optimierung der Gerinnung (z.B. Thombozytenkonzentrate), Ausgleich von Blutverlusten bis zu einem Hb von ca. 9 g/dl. Wegen Gefahr der Übertransfusion bei CHILD-Score A + B Transfusion erst bei Hb< 7g/dl. (Siehe Kap. Gastrointestinale Blutung)
- Bei Verdacht auf Varizenblutung vor der Endoskopie mit Vasopressinanaloga, z.B. Terlipressin und Antibiotika beginnen (siehe unten).

- Blutstillung:
  1. Endoskopische Blutstillung:
     - Die Ligaturbehandlung (mit Multi-Band-Ligatur-Systemen) ist die Methode der Wahl, da sie bei korrekter Anwendung selten schwerwiegende Komplikationen aufweist. Reservemethode: Einlage eines ummantelten selbstexpandierenden Metallstents (SEMS) in den distalen Ösophagus für 1 - 2 Wochen
     - Die endoskopische Injektion von Histoacryl empfiehlt sich z.B. bei Magenfundusvarizen, die durch Ligaturen nicht sicher behandelt werden können.
  2. Medikamentöse Senkung des portalen Druckes mit Vasopressin oder Somatostatin und ihren Analoga, meist Terlipressin für 3 - 5 Tage. Absetzen frühestens 24 h nach Erreichen der klinischen Stabilität
     Wi.: Portale Drucksenkung durch Vasokonstriktion, effektiv in der akuten Blutungssituation
     Dos: - Terlipressin (Glycylpressin®, Haemopressin®) 1 - 2 mg i.v. alle 4 - 6 h
     KI: KHK, arterielle Hypertonie
     - Somatostatin 250 µg i.v.; danach Dauerinfusion von 250 µg/h für einige Tage, abhängig vom Rezidivrisiko
  3. Ballontamponade der Varizen (Reservemethode)
     Ind: Massive Varizenblutung, frustrane endoskopische und medikamentöse Blutstillung
     - Sengstaken-Blakemore-Sonde oder Minnesota-Sonde:
       Bei Varizen der terminalen Speiseröhre und Kardiaregion
     - Linton-Nachlas-Sonde (birnenförmiger Ballon):
       Bei Varizen im Magenfundus

     Anm.: Der Ösophagusballon der Sengstaken-Sonde wird mit einem Druck von ca. 40 mmHg gefüllt und sollte alle 5 - 6 h für 5 Min. entblockt werden (Gefahr der Drucknekrose). Die Linton-Nachlas-Sonde wird mit einem Zug von ca. 1 kg belastet, um den Ballon im Fundus zu halten.

     Ko. (häufig: 10 - 20 %): Drucknekrose, Atemwegsobstruktion im Falle eines Hochrutschens des Ösophagusballons (Überwachung auf Intensivstation erforderlich), Aspiration von Blut und Sekret (regelmäßiges Absaugen!), Aspirationspneumonie, Kardiaruptur.
  4. Weitere Therapiemöglichkeit bei unstillbarer Blutung (Versagen der konservativen Therapie) oder hohem Rezidivrisiko: TIPS(S): Transjugulärer intrahepatischer portosystemischer Stent-Shunt: siehe unten
- Infektionsprophylaxe: Patienten mit Varizenblutungen sollten umgehend prophylaktisch eine i.v.-Antibiose erhalten: Hohes Risiko von Infektionen mit gramnegativen Enterobacteriaceae. Eine Antibiose (z.B. mit Ceftriaxon i.v. 1 x 2 g/d über 5 - 7 d) vermindert die Infektrate und frühe Blutungsrezidive und steigert signifikant das Überleben.
- Prophylaxe eines Leberkomas nach Varizenblutung: Absaugen des blutigen Mageninhaltes, (Eiweißbelastung der Leber!), Gabe von Laktulose oral ggf. und als Einlauf (siehe Therapie der hepatischen Enzephalopathie). Orale Gabe des nicht-resorbierbaren Antibiotikums Rifaximin.
- Prophylaxe einer Varizenblutung:
  1. Primärprophylaxe (Verhinderung der 1. Blutung): Da das Risiko der 1. Blutung nur 30 % beträgt, ist eine Primärprophylaxe nur bei erhöhtem Blutungsrisiko indiziert.
     Mittel der Wahl: Nichtselektive Betablocker (z.B. Propranolol oder Carvedilol; Zieldosis: Absenken der Herzfrequenz auf 50 - 55 Schläge/Min) senken das Blutungsrisiko um 50 %, verhindern aber das Fortschreiten der Varizen nicht. Bei hohem Blutungsrisiko ist alternativ eine endoskopische Ligatur als Primärprophylaxe indiziert.
     TIPS(S) und Shuntchirurgie sind zur Primärprophylaxe nicht indiziert!
  2. Sekundärprophylaxe (Verhinderung eines Blutungsrezidivs nach der 1. Blutung). Da das Risiko einer Rezidivblutung groß ist (ca. 35 % innerhalb 10 Tage, bis 70 % innerhalb eines Jahres), ist eine Sekundärprophylaxe obligat!

     - Transjugulärer intrahepatischer portosystemischer Stent-Shunt (= TIPS(S): Methode der ersten Wahl:
       - Ziel: Senkung des Pfortaderdruckes
       - Kontraindikation: Chronische hepatische Enzephalopathie > Grad I, Bilirubin > 5 mg/dl, pulmonalarterielle Hypertonie > 45 mmHg
       - TIPS senkt das Risiko für eine Rezidivblutung und damit die Mortalität nach einer Ösophagus- und Fundusvarizenblutung!
       - Methode: In Angiographie wird ein Verbindungstrakt zwischen Pfortader und Lebervene angelegt: Portalvenöses gestautes Blut fließt ohne Passage der Leberkapillaren in die Vena cava ab. Durch Einlegen eines selbstexpandierenden Stents wird dieser Shunt offen gehalten. Wesentliche NW: Zunahme der hepatischen Enzephalopathie

und eine Verschlechterung der Leberfunktion durch die verringerte hepatische Perfusion und eine Rechtsherzbelastung. In der Regel ist eine Thrombozytenaggregationshemmung erforderlich.

- Endoskopische Ligaturbehandlung in mehreren Sitzungen: Methode der 2. Wahl bei der Sekundärprophylaxe, falls ein TIPS nicht möglich ist. Zusätzliche Gabe eines nichtselektiven Betablockers (Propanolol oder Carvedilol), der den portalen Druck senkt (siehe oben)
- Reserveverfahren: Shuntoperation mit meist hoher Mortalität
  - Selektive portosystemische Shunts, z.B. distaler splenorenaler Shunt (Warren-Shunt)
  - Komplette portosystemische Shunts, z.B. portocavale End-zu-Seit-Anastomose (PCA): Selten

	TIPS	PCA	Warren	Ligatur
Klinikletalität	< 1 %	ca. 10 %	ca. 10 %	< 1 %
Portosystemische Enzephalopathie	ca. 20 %	ca. 35 %	ca. 15 %	ca. 15 %
Thrombosierung des Shunts	Beschichtete Stents 15 %	5 %	ca. 20 %	—
Blutungsrezidive	< 10 %	ca. 5 %	ca. 10 %	bis 50 %

Die 5-Jahresüberlebensraten unterscheiden sich bei den verschiedenen Shuntmethoden wahrscheinlich nicht erheblich (wenn auch die Angaben verschiedener Autoren erhebliche Streubreite zeigen). Langzeitprognose wesentlich abhängig von: Child-Stadium, Ätiologie des Pfortaderhochdruckes und Komplikationen.

C) Behandlung des Aszites (siehe auch Internet *S3-Leitlinie*):

- Leichte Fälle (Stufe 1):
  - Eine Natriumrestriktion wird nur empfohlen, wenn Diuretika unzureichend wirksam sind. Die Hyponatriämie bei Leberzirrhose ist meist eine Verdünnungshyponatriämie (Serum-Osmolalität < 280 mOsm/kg, Urin-Osmolalität > 100 mOsm/kg). Daher die Hyponatriämie nicht durch Natriumgabe ausgleichen, da dann das Ausschwemmen von Aszites erheblich erschwert wird. Die Hyponatriämie bessert sich meist spontan mit genereller klinischer Besserung.
  - Gabe von Aldosteronantagonisten: Spironolacton; Dos: 100 - 200 (bis 400) mg/d (NW: Siehe Kap. Diuretika). Der Therapieerfolg von Spironolacton tritt erst nach 1 Woche ein und ist erkennbar an gesteigerter Natriurese und Gewichtsabnahme. ***Cave:*** Hyperkaliämie
  - Engmaschige Gewichts- und Elektrolytkontrollen (im Serum und Urin)
  - Flüssigkeitsbilanz (Ein-/Ausfuhr) ziehen, damit der Patient nicht mehr Flüssigkeit aufnimmt als einer ausgeglichenen Bilanz entspricht.
- Mittelschwere Fälle (Stufe 2):
  Zusätzlich Gabe eines Schleifendiuretikums: Furosemid (2 x 20 mg/d, bis 160 mg/d), Xipamid (10 - 40 mg) oder Torasemid (2 x 5 - 20 mg/d) → Siehe Kap. Diuretika

  Achtung: Schonende Aszitesausschwemmung anstreben, Gewichtsabnahme max. 500 g/d

  NW und KI einer Diuretikatherapie:
  - Verschlechterung der Nierenfunktion durch Hypovolämie → hepatorenales Syndrom = HRS
  - Verschlechterung einer hepatischen Enzephalopathie (bis zum Leberkoma)
  - Elektrolytstörungen: Hyponatriämie < 125 mmol/l, Hypokaliämie
    Bei einer fraktionellen Natriumexkretion (FE_{Na}) < 0,2 % ist ein Therapieerfolg von Diuretika nicht mehr wahrscheinlich.

$$FE_{Na} = \frac{U_{Na} / S_{Na}}{U_{Krea} / S_{Krea}}$$

- Schwere Fälle (Stufe 3):
  Dosiserhöhung von Spironolacton (bis max. 400 mg/d) und dann Furosemid (bis max. 2 x 80 mg/d), bei hohen Dosierungen entsprechend hohes Risiko der Entstehung eines HRS.
- Therapierefraktärer Aszites (Stufe 4):
  Def: Fehlendes Ansprechen auf Kochsalzreduktion und hoch dosierte diuretische Therapie (max. 400 mg/d Spironolacton / max. 160 mg/d Furosemid)
  Prognose ungünstig (Letalität 50 %/6 Mon.) → Therapieoptionen:
  - Parazentese: Therapeutische Aszitespunktion + Infusion kochsalzarmer Albuminlösung (6 - 8 g Albumin pro l Aszites); anschließend Aszitesprophylaxe mit Diuretika (s.o.)

- TIPS(S) kann den Aszites in ca. 70 % vermindern oder beseitigen.
  KI: Child-Stadium C, hepatische Enzephalopathie, Serum-Bilirubin > 5 mg/dl u.a.
- Lebertransplantation

Cave: Vor Diagnose eines therapierefraktären Aszites immer spontane bakterielle Peritonitis ausschließen (SBP) → Aszitesuntersuchung: > 250 Granulozyten/µl!

D) Therapie einer spontanen bakteriellen Peritonitis (SBP):
Bei ambulanter erster SBP Chinolone der Gruppen 2/3 oral. Alle anderen SBP-Fälle erhalten Cephalosporine der 3. Generation (z.B. Cefotaxim, Ceftriaxon i.v.). Da die Letalität ohne Therapie > 50 % beträgt, wird sofort nach Aszitespunktion und Beimpfung von Kulturen mit der Therapie begonnen. Da die Rezidivrate mit 80 % hoch ist, empfiehlt sich bei rezidivierender SBP eine Sekundärprophylaxe (Norfloxacin 400 mg/d). - Keine Therapie mit nichtselektiven Betablockern, die die Prognose verschlechtern.
Bei gastrointestinaler Blutung bei Leberzirrhose immer Primärprophylaxe einer SBP!

E) Behandlung des hepatorenalen Syndrom (siehe Internet *S3-Leitlinie*):
Th.: 1. Beseitigung auslösender Faktoren
2. Lebertransplantation (beste Therapieoption)
3. Symptomatische Therapie:
   - Bei Patienten mit HRS Typ 1 Therapie mit Terlipressin (initial 2 - 4 mg/d i.v.) in Kombination mit Albumin: 20 - 40 g Albumin/d i.v. Dauer der Therapie: Mind. 3 Tage Zielkriterium: Reduktion des Serumkreatinins auf < 1,5 mg/dl.
   - Bei Patienten mit suffizienter Restfunktion der Leber (Child-Pugh-Score < 12 Punkte, Serumbilirubin nicht über 5 mg/dl, keine ausgeprägte Enzephalopathie) ist ein TIPS zu erwägen.

Prg: Schlecht, insbesondere bei hepatorenalem Syndrom Typ 1: Überlebenszeit ohne Therapie < 1 Monat. Bei etwa jedem zweiten mit Terlipressin und Albumin behandelten Patienten mit hepatorenalem Syndrom Typ 1 kann eine Normalisierung der Nierenfunktion mit Überlebensverlängerung um etwa 3 Monate erzielt werden. Bei Typ 2 Überlebenswahrscheinlichkeit nach 2 Jahren bei knapp 20 % (durchschnittliches Überleben 7 Monate).

Merke: Verbessert sich die Leberfunktion, bessert sich auch das hepatorenale Syndrom! Diuretika absetzen! Stabilisierung des intravasalen Volumens.

Pro:
- Vermeidung einer Hypotension
- Vermeidung von nephrotoxischen Medikamenten und Röntgenkontrastmitteln
- Prophylaxe einer spontanen bakteriellen Peritonitis (z.B. Gabe von Ciprofloxacin)

HEPATISCHE ENZEPHALOPATHIE (HE) [K72.9]

Syn: Portosystemische Enzephalopathie (PSE)

Def: Rel. häufige, reversible Funktionseinschränkung des Gehirns bei Zirrhosepatienten

Ät.: Leberzirrhose unterschiedlicher Genese

Pg.: Mangelnde Entgiftung ZNS-toxischer Stoffe durch die Leber (Ammoniak, Mercaptan, Phenole, Fettsäuren, γ-Aminobuttersäure = GABA, endogene Benzodiazepine u.a.) infolge
- Leberinsuffizienz im Rahmen der Leberzirrhose
- Teilweises Vorbeileiten portalen Blutes an der Leber (via Kollateralen und evtl. therapeutisch angelegtem Shunt) → daher auch die Bezeichnung portosystemische Enzephalopathie mit verminderter First-Pass-Clearance der Leber

Auslösende Faktoren für eine Verschlechterung der PSE mit Gefahr des Leberkomas:
- Vermehrte Ammoniakbildung im Darm:
  - Nach gastrointestinalen (z.B. Varizen-)Blutungen (1.000 ml Blut = 200 g Eiweiß)
  - Nach eiweißreichem Festessen u./o. bei Obstipation
- Verstärkte Diffusion von freiem Ammoniak ins Gehirn bei Alkalose
- Verstärkter Eiweißkatabolismus bei fieberhaften Infektionen
- Iatrogen: Therapie mit Benzodiazepinen u.a. Sedativa, Analgetika, zu intensive Diuretikatherapie mit Hypovolämie und Elektrolytstörungen

KL.: Alle biochemischen Tests leisten bei der Diagnose einer beginnenden HE nicht so viel wie eine sorgfältige klinische Beobachtung (mit Schriftproben, Rechentest, Zahlenverbindungstest!).
Flimmerfrequenzanalyse: Erst unterhalb einer Frequenz von ca. 39 Hz kann das menschliche Auge ein Flimmern wahrnehmen. Bei Patienten mit HE ist die kritische Flimmerfrequenz (CFF) frühzeitig vermindert (Hepatonorm Analyzer®).

Stadien der PSE (HE): West-Haven-Klassifikation:

St. 0: Asymptomatische HE, nur durch pathologische psychometrische Tests erfassbar.

St. I: Beginnende Schläfrigkeit, Verwirrung, Konzentrationsschwäche, Verlangsamung, Stimmungsschwankungen, verwaschene Sprache, Schlafstörungen

St. II: Stärkere Schläfrigkeit, Apathie, Desorientierung, Veränderungen von Schriftproben, Flapping tremor (Asterixis) = grobschlägiges Händezittern (Flattertremor); EEG: Triphasische Wellen

St. III: Patient schläft fast stets, ist jedoch weckbar, Korneal- und Sehnenreflexe erhalten, einsetzender Foetor hepaticus (Geruch nach roher Leber), Flapping tremor noch vorhanden, EEG-Veränderungen: Triphasische Wellen

St. IV: Leberausfallkoma (Coma hepaticum): Tiefer Schlaf, Patient reagiert nicht mehr auf Schmerzreize, Kornealreflexe erloschen, unverkennbarer Foetor hepaticus, Flapping tremor fehlt meistens, EEG-Veränderungen: Delta-Aktivität

Lab: Ammoniak im gekühlten EDTA-Blut > 100 µg/dl (normale Werte schließen eine HE nicht aus!)

Th.: A) Kausale Behandlung der Leberzirrhose

B) Symptomatische Behandlung:

- Beseitigung auslösender Faktoren: z.B. bei gastrointestinalen Blutungen Blutstillung + Darmreinigung und prophylaktische Antibiotikagabe. ***Wichtig:*** Behandlung von Infektionen
- Absetzen von Diuretika und Sedativa, evtl. kurzfristige Gabe von Benzodiazepinantagonisten (Flumazenil) bei Nachwirkungen von Benzodiazepinen
- Reduktion ZNS-toxischer Eiweißmetabolite des Darms (Ammoniak, GABA, Mercaptane u.a.):
  - Verminderung eines Eiweißkatabolismus durch ausreichende Kalorienzufuhr (ca. 30 - 45 Kcal/kg KG/d), ggf. Glukosegabe i.v. nach Thiamin i.v.
    Eine Proteinrestriktion wird nicht mehr empfohlen, Bevorzugung von pflanzlichem Eiweiß und Milcheiweiß (Richtwert: 1 g/kg KG/d).
  - Reinigung des Darmes von ammoniakbildenden Substanzen: Laktulose oral + hohe Darmeinläufe (unter Zugabe von Laktulose).
  - Unterdrückung der ammoniakbildenden Darmflora durch Disaccharide:
    - Laktulose: Nicht resorbierbares Disaccharid aus Galaktose und Fruktose → wird von Darmbakterien im Kolon gespalten unter Milchsäurebildung mit pH-Absenkung, dadurch Verschiebung des Keimspektrums und Hemmung der Bakterienurease im Darm: Verminderte Ammoniakbildung und Umwandlung des resorbierbaren NH_3 in das schwer resorbierbare NH_4^+-Ion. Laktulose wirkt leicht laxierend und eignet sich zur Langzeittherapie der hepatischen Enzephalopathie.
      NW: Blähungen, Diarrhö, Übelkeit
      Dos: 3 x 10 - 40 ml/d oral; Ziel: 2 – 3 weiche Stühle/d
      Im Koma: 100 ml per Magensonde + 20 %ige Lösung über Darmeinlauf
    - Lactitol (Importal®): Aus Laktose gewonnener Zuckeralkohol - Wi. + NW wie Laktulose, etwas günstigeres Nebenwirkungsprofil
  - Rifaximin (Xifaxan®): Orales nicht-resorbierbares Antibiotikum - Dos: 2 x 550 mg/d
  - Flumazenil i.v.: Kurzfristig bei somnolenten Patienten wirksam, keine Dauertherapie
- Überwachung und Korrektur des Wasser- und Elektrolythaushaltes, Intensivmedizin
- **Lebertransplantation (LTX)**
  Ind: Terminale Leberinsuffizienz unter Beachtung der Transplantationsgesetze. Die Wartezeit hängt ab vom MELD-Score (model for end-stage liver disease), der die 3-Monatsmortalität abschätzt, basierend auf S-Kreatinin, S-Bilirubin und INR-Wert.
  Vo.: Ca. 800 LTX/a (Deutschland), davon ca. 10 % Lebendspenden
  Voraussetzungen und KI: Siehe Kap. Organspende
  Spender: Verstorbenen-Organspende: Übertragung der Leber von Spendern mit dissoziiertem Hirntod. Durch Splitting (SLTX) kann die Leber auf 2 Patienten aufgeteilt werden.
  Leberteil-Lebendspende (LLS) vorwiegend bei Kindern (z.B. durch die Eltern).
  Technik: Orthotope Transplantation nach Hepatektomie klassisch (mit supra- und infrahepatischer Vena Cava-Anastomosierung) oder in Piggy Back-Technik (nur eine V. cava-Anastomose mit Erhalt der Empfänger-V. cava)
  Immunsuppression: 1 Calcineurininhibitor (Tacrolimus oder Ciclosporin) und temporär Prednisolon (für 3 Monate)
  Hospitalletalität (30 Tage) ca. 5 - 10 %; 1-Jahresüberlebensrate > 90 %, 10-Jahres-Überlebensrate > 70 %
  Hospitalletalität der Spender bei linkslateraler Leberspende ca. 0,1 %, bei Spende des rechten Leberlappens bis 0,5 %.

Ko.: 1. Primäres Transplantatversagen (Präservationsschaden) → Retransplantation
2. Gefäß- oder Gallengangkomplikationen:
Nachblutungen, Verschluss der Transplantatgefäße, Leckage oder Obstruktion des Gallenganges; ITBL (Ischemic type biliary lesion)
3. Transplantatabstoßungsreaktionen:
Akute Abstoßungen sind gut therapierbar; chronische Abstoßungen sind schwer zu therapieren und können zu Transplantatverlust führen.
- Akut: Periportale Hepatitis, nichteitrige Cholangitis, venöse Endotheliitis
Di.: Anstieg der Cholestaseparameter größer als Anstieg der Transaminasen, Leberbiopsie
Th.: Kortikosteroide, monoklonale Antikörper gegen T-Lymphozyten. IL-2-Rezeptorantagonisten (z.B. Basiliximab)
- Chronisch (ca. 10 %): Nichteitrige progressive Destruktion der kleinen Gallengänge = vanishing bile duct syndrome (VBDS)
Di.: Anstieg der Cholestaseparameter, Leberbiopsie
Th.: s.o., evtl. erneute Lebertransplantation
4. NW durch die immunsuppressive Therapie:
- Infektionen (häufigste virale Infektionen: CMV, HSV, EBV, VZV)
- Medikamenten-NW: Kortikosteroide (Osteoporose, Infektneigung, evtl. Diabetes mellitus), Cyclosporin A und Tacrolimus (Nephrotoxizität, Hypertonie u.a.)
- Gehäuftes Auftreten späterer Malignome - Basalzellkarzinome der Haut (fast 40 %); posttransplantationslymphoproliferative Erkrankungen = PTLD (siehe dort); B-Zell-Lymphome u.a.
5. Rezidiv der Grundkrankheit: Während beim M. Wilson durch die Transplantation der genetische Defekt geheilt wird, besteht bei allen chronischen Virushepatitiden (B, C, D) das Problem eines Rezidivs. Daher sollte eine HB und HC bereits vor der LTX therapiert werden. Bei chronischer Hepatitis B kann die postoperative Gabe von anti-HBs-Immunglobulinen und Nukleosidanaloga die Reinfektion verhindern.

AKUTES LEBERVERSAGEN (ALV) [K72.0]

Syn: Acute (fulminant) hepatic failure, acute liver failure

Def: Ausfall der Leberfunktion bei Patienten, die vorher keine chronische Leberkrankheit hatten; klinische Trias: Ikterus, Gerinnungsstörung, Bewusstseinsstörung.
Nach dem Zeitintervall zwischen Ausfall der Leberfunktion und Beginn der Enzephalopathie 3 Verlaufsformen: fulminant (< 7 Tage) - akut (7 - 28 Tage) - subakut oder protrahiert (> 4 Wochen)

Ep.: Rel. seltene Erkrankung (Deutschland: Ca. 200 Fälle/Jahr)

Ät.: 1. Virushepatitis (Südeuropa, Afrika, Asien ca. 50 %; USA, England, Skandinavien ca. 10 %; Deutschland ca. 20 %):
- Häufigkeit: HA 0,2 %; HB 1 %; HC selten
- HD: Ca. 5 % (bei Koinfektion mehr)
- HE: Bis 3 %, bei Schwangeren bis 20 % (vor allem in Asien)
Selten auch Doppelinfektionen mit 2 verschiedenen Hepatitisviren.
Selten Herpesviren (CMV, EBV, HSV)
2. Medikamentös-toxisch (je nach Region 20 - 40 %):
- Medikamente: z.B. Paracetamol-Intoxikation (Skandinavien, England, USA 40 %); Halothan: Dosisunabhängige Idiosynkrasie bei Sensibilisierung durch frühere Halothannarkose (Ak-Nachweis möglich), Phenprocoumon
- Drogen: Ecstasy u.a.
- Knollenblätterpilz (Amanita phalloides): Gastrointestinale Beschwerden 6 - 12 h nach Ingestion; danach beschwerdefreies Intervall von 1 - 3 Tagen, anschließend ALV durch Amanita-Toxine (Nachweis im Urin)
- Gel. Phytotherapeutika (Johanniskraut, Kava Kava u.a.)
- Chemikalien (z.B. Tetrachlorkohlenstoff)
3. Andere Ursachen (5 %): Akute Schwangerschaftsfettleber, HELLP-Syndrom, Autoimmunhepatitis, Schockleber, M. Wilson, Budd-Chiari-Syndrom
4. Kryptogene Hepatitis (unbekannte Genese) bis 20 % d.F.

KL.: • Hepatische Enzephalopathie mit Bewusstseinsstörungen von Somnolenz bis Koma (4 Stadien, siehe Kap. Hepatische Enzephalopathie)
• Ikterus, Foetor hepaticus (Geruch nach roher Leber), Flapping tremor

- Abnehmende Lebergröße (infolge Leberzerfall)
- Hämorrhagische Diathese durch Mangel an Gerinnungsfaktoren und disseminierte intravasale Coagulation (DIC)
- Arterielle Hypotonie infolge Vasodilatation (systolische Blutdruckerhöhung bei fortgeschrittener Enzephalopathie spricht für intrakranielle Druckerhöhung)
- Hyperventilation (Ammoniakwirkung)

Ko.:
- Hirnödem (bis 80 % der Patienten mit Enzephalopathie St. 4)
- Magen-Darm-Blutungen (> 50 %)
- Akutes Nierenversagen (bis zu 80 %)
- Respiratorische Infektionen, Harnwegsinfektionen, Sepsis u.a.
- Hypoglykämie durch verminderte Glukoneogenese

Lab:
- Transaminasen ↑, Bilirubin ↑
- Ammoniak ↑
- INR ↑ (> 1,5), Gerinnungsfaktoren ↓, Thrombozytopenie
- Oft Hypokaliämie, Hypoglykämie
- Alkalose: Initial metabolische Alkalose (Urs: Harnstoffsynthese und Bikarbonatverbrauch vermindert), später durch Hyperventilation gemischte Alkalose

DD: Rasch progredienter terminaler Leberausfall bei Leberzirrhose („acute on chronic" Leberversagen oder „acute on cirrhosis" Leberversagen)

Di.: Anamnese (rückwirkend über 6 Monate) + Klinik mit Labor
Duplex-Sonografie
Spezialdiagnostik: EEG, Hirndruckmessung

Scoring-Systeme (z.B. MELD = model for end-stage liver disease) dienen zur Abschätzung von Schweregrad und Prognose des ALV und zur rechtzeitigen Entscheidung zur Lebertransplantation (LTx). Sie enthalten meist 3 Laborparameter (INR, Bilirubin, Kreatinin), den Grad der hepatischen Enzephalopathie und evtl. die Ätiologie des ALV. Bei Paracetamol-Intoxikationen Kings College Criteria-Score (*siehe Internet*)

Th.:
- Patient frühzeitig in ein Transplantationszentrum verlegen!
- Kausale Maßnahmen, z.B.
  - Schwangerschaftsassoziiertes akutes Leberversagen und HELLP-Syndrom: Schwangerschaft beenden.
  - Entgiftungsmaßnahmen bei Aufnahme von Hepatotoxinen (Magenspülung, hohe Einläufe, forcierte Diurese, Kohleperfusion, Plasmapherese)
  - Antidotgabe, z.B.
    - ° Bei Paracetamol-Intoxikation: Hochdosierte Gabe des Antidots Acetylcystein (Fluimucil®) nach Nomogramm (bis 300 mg/kg KG Gesamtdosis i.v.)
    - ° Bei Knollenblätterpilz-Intoxikation: Hochdosierte Gabe der Antidote Silibinin i.v. (Legalon® SIL) 20 - 50 mg/kg KG/d und Penicillin G i.v. (1 Mio. IE/kg KG/d)
  - Fulminanter Verlauf der Hepatitis B: Einleitung einer antiviralen Therapie (siehe Kap. Hepatitis B)
- Symptomatische (supportive) Therapie:
  - Überwachung + Substitution von Elektrolyten, Glukose, Gerinnungsfaktoren (FFP = fresh frozen plasma), AT-Substitution auf > 50 % des Sollwertes, Quick-Wert > 20 % halten; i.v.-Ernährung
  - Prophylaxe eines Leberkomas: Hohe Darmeinläufe, Gabe von Laktulose, Rifaximin
  - Ulkusprophylaxe (PPI oder Ranitidin)
  - Hämodialyse bei akutem Nierenversagen
  - Ev. Albumindialyse (OPAL®, MARS®) als supportives Verfahren und Bridging zur geplanten LTX
  - Bei Hirnödem und normaler Nierenfunktion: Gabe hyperosmolarer Mannitol-Lösung; Oberkörper auf 30° anheben; Therapie einer Hyponatriämie, ggfs. physikalische Fiebersenkung, RR hochhalten (arterieller Mitteldruck muss 50 mmHg über dem Hirndruck liegen → Hirndrucksonde); Hyperoxygenierung; Hyperventilation auf $paCO_2$-Werte von 30 - 35 mmHg ist nur im Frühstadium erfolgversprechend; im Spätstadium Gabe von Thiopental (Verminderung des O_2-Bedarfs).
- Lebertransplantation: Frühzeitige Kontaktaufnahme mit einem Transplantationszentrum! Indikationsstellung mithilfe spezieller Prognosescores (siehe oben)
- Variante der LTx: Bei potenziell reversiblem ALV bis die Regeneration der eigenen Leber erfolgt ist: Auxiliäre partielle orthotope Lebertransplantation (APOLT): Ersatz des linken Leberlappens des Patienten durch ein Spendertransplantat
- Hepatozytentransplantation: In klinischer Erprobung

Prg: Abhängig von: Ätiologie des ALV, Alter, evtl. Vorerkrankungen und Geschwindigkeit der Entwicklung des ALV (fulminant günstiger als protrahiert). Leichte Enzephalopathiegrade (1 + 2) haben günstigere Prognose. Prognostisch günstig ist auch ein Abfall des Hepatozyten-Wachstumsfaktors (HGF) und ein Anstieg des α-Fetoproteins. Häufigste Todesursache (70 %) ist das Hirnödem.
50 % der Patienten benötigen eine Lebertransplantation. Patienten, die ein ALV überleben, erholen sich meist vollständig.

TUMOREN DER LEBER [D37.6]

A) Gutartige Tumoren (siehe auch *Internet*: EASL-Guidelines)

Einteilung:

1. Leberhämangiom: [D18.03]
   - Vo.: Häufigster benigner Lebertumor; 10 % bei Autopsien; 80 % der Hämangiome haben ∅ < 3 cm.
   - KL.: Meist symptomloser Zufallsbefund (der keiner Therapie bedarf)
   - Sono: Echoreicher ("weißer") rundlich-ovaler oder lobulierter Tumor, glatt begrenzt; zentripetale Füllung: Irisblenden-Phänomen bei Kontrastmittel-Sono (CEUS) oder Angio-CT; typische MRT-Befunde; Farbduplex: mehrere zu-/abführende Gefäße im Randbereich. Bei (kleineren) Hämangiomen besteht in bis zu 15 % ein arterioportaler Shunt (Shunt-Hämangiom). Größere Hämangiome zeigen oft nicht das typische KM-Verhalten der kleinen Herde.
   - Ko.: Sehr selten Spontanruptur + Blutung in die Bauchhöhle bei oberflächlicher Lage großer Hämangiome
2. Fokale noduläre Hyperplasie (FNH) [K76.8]
   - Def: Polyklonale unspezifische Hyperplasie der Leberzellen
   - Vo.: Zweithäufigster benigner Lebertumor (3 %), w: m = 6 : 1
   - Ät.: Unbekannt. Die Mehrzahl der FNH-Patientinnen haben östrogenhaltige Kontrazeptiva eingenommen; Absetzen oder Fortführen dieser Medikation hat jedoch bei der Mehrzahl der Patientinnen keinen Einfluss auf das Wachstum der FNH.
   - Pat: Hamartom mit allen Zellen des normalen Lebergewebes (beim Adenom nur Hepatozyten). Die FNH zeigt meist eine zentrale Narbe mit sternförmigen Septen (Radspeichenstruktur).
   - Sono: Meist gleiche Echogenität wie das Lebergewebe; im Farbdoppler oft radiäre Gefäße, im Powerdoppler Nachweis der versorgenden Arterie in 80 %; Kontrastmittel-Sono (CEUS): Früharteriell zeigt sich eine zentrale Arterie und Radspeichenmuster. Die zentrale Narbe zeigt sich gut im MRT.
3. Leberzelladenom (LZA) = Hepatozelluläres Adenom (HCA) [D13.4]:
   - Def: Monoklonal entstandener Lebertumor
   - Einteilung: - HNF-1α-inaktivierte Adenome
     - β-Catenin-aktivierte Adenome
     - Inflammatorische Adenome
   - Vo.: Relativ selten, w : m = 4 : 1; Adenomgröße bis > 10 cm ∅
   - Ät.: Einnahme östrogenhaltiger Kontrazeptiva oder Anabolika (Sportler)
   - Sono: Kleine HCA < 5 cm ∅ sind isoechogen zum Lebergewebe. Das große oberflächlich gelegene HCA kann Komplikationen machen (siehe unten) und ist eine Op.-Indikation! Venöse Signale im Farbdoppler und Kontrastmittel-Ultraschall (CEUS). MRT kann meist differenzieren zwischen HNF-1α-HCA und inflammatorischem HCA.
   - Hi.: Bei unsicherer Diagnose Biopsie! Fehlen von Zentralvenen und Gallengängen, oft Nekrosen und Einblutungen
   - Ko.: Infarzierung mit akuten Abdominalschmerzen, Ruptur des Tumors mit lebensbedrohlicher Blutung
4. Gallengangadenom (selten) [D13.5]
5. Intrahepatisches Gallengangzystadenom: [D13.4]
   Selten, Frauen im 5. Lebensjahrzehnt, Größe bis 30 cm ∅, hohes Entartungsrisiko!
6. Intrahepatische Gallengangpapillomatose: [D37.6] Seltene Präkanzerose

KL.: Gutartige Lebertumoren sind meist symptomlos (sonografische Zufallsbefunde), Leberzelladenome können zu Komplikationen führen (siehe oben)

DD: 1. Fokale Fettverteilungsstörungen:
- Fokale Mehrverfettung (Sono: Echoreicheres/"helleres" Areal, scharf begrenzt; CT: Dichtemessung von Fett)
- Fokale Minderverfettung (Sono: Echoärmeres/"dunkleres" Areal, scharf begrenzt)

2. HCC und Lebermetastase

Di.: Bildgebende Stufendiagnostik:
- Farbduplex- und Power-Doppler-Sonografie, Kontrastmittel-Ultraschall = CEUS (empfindlichster Nachweis)
- CT in Spiraltechnik nach i.v.-Kontrastmittelgabe
  Typisch für die ersten 3 Tumoren ist ein Dichteangleich im CT zum umgebenden Lebergewebe nach Kontrastmittelgabe (was für Lebermetastasen nicht zutrifft).
- MRT nach Kontrastmittelgabe
- PET/CT (Kombination von KM-CT + PET): Sehr sensitives Verfahren zur Diagnostik maligner Tumoren!

Th.: Leberhämangiom und FNH: Bei Beschwerdefreiheit keine Therapie
Leberzelladenom: Kontraindiziert sind Östrogene und anabole Steroide; Gewichtsnormalisierung
Indikation für Resektion des HCA:
1. Solitäre HNF-1α-inaktivierte und inflammatorische Adenome, die > 5 cm sind oder wachsen (Ruptur- und Einblutungsrisikos)
2. β-Catenin-mutierte Adenome (erhöhte maligne Transformationsgefahr)

Bei der seltenen Adenomatose der Leber mit > 10 Adenomen in der Leber besteht Entartungsrisiko zum HCC → engmaschige (3-monatige) Sonokontrollen! Bei Entartung Resektion, evtl. Lebertransplantation.

B) Maligne Lebertumoren

1. Hepatozelluläres Karzinom (HCC)[C22.0]:

Syn: Primäres Leberzellkarzinom

Ep.: In Europa und USA zunehmend; Inzidenz: Ca. 5/100.000 Einwohner jährlich, m : w = 3 : 1; in den Tropen (Afrika, Asien, bes. China) z.T. häufigstes Malignom bei Männern! Weltweit fünfthäufigster maligner Tumor. Inzidenz > bis 100/100.000/Jahr; Häufigkeitsgipfel in Afrika + Asien: 3. - 4. Lebensjahrzehnt; in Europa und USA: 5. - 6. Lebensjahrzehnt.

Ät.:
- Leberzirrhose jeder Genese (> 90 %): Bis 4 % der Zirrhosepatienten pro Jahr!
  Das größte HCC-Risiko haben Zirrhosepatienten auf dem Boden einer chronischen Hepatitis B (ca. 50 % aller HCC) oder C (ca. 25 % aller HCC). Auch Zirrhose durch Alkohol oder Hämochromatose spielt eine wichtige Rolle. Hohes Risiko haben auch Patienten mit neonataler HBV-Infektion. HBV- und HCV sind Karzinogene für die Leber.
- Chronische Virushepatitis (auch ohne Leberzirrhose), NASH, langjähriger Androgenabusus
- Aflatoxin B_1 des Pilzes Aspergillus flavus, der auf Getreide, Nüssen u.a. Nahrungsmitteln bei feuchtem Klima wächst.

Pat:
- Wachstum: Solitär, multizentrisch, diffus infiltrierend
- Histologie: Unterschiedliche Differenzierung, frühzeitige Metastasierung
- Stadieneinteilung nach verschiedenen Klassifikationen (*siehe Internet*)

TNM-Klassifikation (UICC, 2017):

T1a	Solitärer Tumor bis 2 cm ∅ mit/ohne Gefäßinvasion
T1b	Solitärer Tumor > 2 cm ∅ ohne Gefäßinfiltration
T2	Solitärer Tumor > 2 cm ∅ mit Gefäßinvasion *oder* multiple Tumoren, keiner > 5 cm ∅
T3	Multiple Tumoren > 5 cm ∅
T4	Tumor(en) mit Beteiligung größerer Äste der Portal- oder Lebervenen, direkte Invasion von Nachbarorganen, ausgenommen Gallenblase *oder* Tumor(en) mit Perforation des viszeralen Peritoneums
N0	Ohne regionäre Lymphknotenmetastasen (LK)
N1	Mit regionären LK
M0	Keine Fernmetastasen
M1	Mit Fernmetastasen

KL.:
- Druckschmerz rechter Oberbauch, Abmagerung, evtl. tastbarer Tumor, evtl. Strömungsgeräusch über der Leber, evtl. Aszites
- Evtl. Dekompensation einer vorbestehenden Leberzirrhose
- Evtl. paraneoplastische Syndrome (Fieber, Polyglobulie u.a.)

Zum Diagnosezeitpunkt in 50 % multilokuläres Wachstum, in 25 % Pfortaderthrombose und in 10 % Infiltration von Lebervenen und V. cava inferior.

Lab: Alpha-Fetoprotein (AFP):
Embryonales Tumorantigen, dessen Bildung nach der Geburt durch Repression des zugeordneten Gens stark gedrosselt wird → normale Serumkonzentration bei Erwachsenen < 15 µg/l. Physiologisch erhöhte Werte finden sich bei Schwangeren. Bei HCC ist AFP nur in ca. 50 % d.F. erhöht (geringe Sensitivität), wobei die Spezifität in Abhängigkeit von der Höhe des Wertes ansteigt bis zu 95 %.

Andere Ursachen einer pathologischen AFP-Erhöhung: Nichtseminomatöse Hodentumoren (hohe Sensitivität), gel. gastrointestinale Tumoren (in 20 % d.F.); Lungenkarzinom. Undulierend erhöhte AFP-Werte finden sich gel. auch bei chronischer Hepatitis. Ein hypervaskularisierter Leberherd mit einem AFP > 400 ng/ml kann als gesichertes HCC gelten.

Di.: Anamnese (Leberzirrhose, chronische HBV-/HCV-Infektion) - Klinik - AFP-Erhöhung - bildgebende Diagnostik: Farbduplex- und Kontrastmittel-Sonografie, MRT- und CT-Verfahren, intraoperativer Ultraschall. Wichtiges Kriterium ist die Hypervaskularisation. Für die Diagnose eines HCC > 1 cm bei Zirrhose (!) reicht ein typisches Kontrastmittelverhalten in einer Bildgebung (CT, MR oder CEUS - EASL-Kriterien). Lediglich bei Fehlen einer Zirrhose ist eine histologische Sicherung notwendig.
Keine Feinnadelpunktion bei potenziell kurativem Tumorbefund (da in 2 % Implantationsmetastasen entstehen!).

Th.: Stadiengerechte Therapie (siehe Internet *S3-Leitlinie*) nach dem Barcelona-Clinic-Liver-Cancer (BCLC)-System:
St. 0 Singulärer Herd < 2 cm
St. A Singulärer Herd oder 2 - 3 Herde < 3 cm
St. B Multinodulär - inoperabel
St. C Pfortaderinvasion, extrahepatische Metastasierung
St. D Nicht transplantables HCC, terminale Leberzirrhose

- HCC in nicht-zirrhotischer Leber (selten): Operative Resektion ist die kurative Therapie; postoperative Mortalität < 3 %
- Bei HCC und Leberzirrhose kommt in ca. 20 % die Lebertransplantation in Betracht.
  Für die Indikationsstellung zur Lebertransplantation bei Patienten mit Leberzirrhose und maximal 3 HCC-Herden gelten die Milan-Kriterien: 1. Ein HCC-Herd < 5 cm oder 2. Bis zu 3 HCC-Herde < 3 cm, 3. Keine Gefäßinvasion, 4. Keine extrahepatische Manifestation
  Vor LTX werden oft lokal-ablative Verfahren angewendet (bridging to LTX).
- Lokale ablative Therapieverfahren: Verschiedene Methoden
  Ind: 1. Bei Beachtung der Milan-Kriterien potentiell kurative Therapie
  2. Überbrückungsmaßnahmen bis zur Transplantation
  · Radiofrequenzablation = RFA
  · Mikrowellenablation
  · Stereotaktische Bestrahlung
- Palliative Therapie:
  · SIRT (selektive interne Radiotherapie) = Radioembolisation
  · Transarterielle Chemoembolisation = TACE (bei Pfortaderthrombose kontraindiziert)
  · Palliative systemische Therapie: Erstlinie: Sorafenib, Lenvatinib, Atezolizumab + Bevacizumab; Zweilinie: Regorafenib, Cabozantinib, Ramucirumab

Prg: • Bei kurativer Zielsetzung sind die 5-Jahresüberlebensraten abhängig vom Stadium der kausalen Lebererkrankung und des HCC sowie von der Radikalität der Tumorentfernung:
- Nach Lebertransplantation: 40 - 70 %
- Nach Leberteilresektion: 20 - 50 %
- Nach (lokalablativer) Therapie (RFA oder TACE): 20 - 50 %

• Bei palliativer Therapie betragen die medianen Überlebenszeiten 6 - 12 Monate.

Früherkennung: Alle Patienten mit Leberzirrhose, chronischer Virushepatitis und NASH: Sonografie alle 6 Monate und AFP-Bestimmung (Sensitivität jedoch nicht hoch)

Pro: Hepatitis B-Impfung senkt die HCC-Inzidenz in Endemiegebieten (REVEAL-Studie, Taiwan)
Rechtzeitige Therapie einer HBV-/HCV-Infektion, Hämochromatose u.a. kausaler Erkrankungen. Statine sollen das Risiko für HCC um bis zu 50 % senken.

2. **Embryonales Hepatoblastom** [C22.2] (seltener Tumor bei Kindern)
3. **Angiosarkom** [C22.3]:
   At.: Vinylchlorid (= Monomer des PVC), Arsen, Thorotrast (seit 1955 nicht mehr verwendetes Röntgenkontrastmittel aus Thoriumdioxid)
4. **Lebermetastasen** [C78.7] im Rahmen extrahepatischer Tumorerkrankungen: Häufigste Form der malignen Lebertumoren, oft multipel auftretend

   Di.: Sono: Sonografisch unterschiedliches Erscheinungsbild: Echoreich oder echoarm, evtl. zentrale Echoverstärkung ("bulls eye"), echoarmer Halo, selten Verkalkungen, Kompression/ Verlagerung von Gefäßen; Kontrastmittel-Sono: Spätaussparung und irreguläre Tumorgefäße in der arteriellen Phase
   CT, MRT, evtl. PET

   Th.: Eine bis wenige günstig lokalisierte Lebermetastasen können bei Abwesenheit weiterer Metastasen mit kurativer Zielsetzung reseziert werden, wenn R0-Resektion möglich ist und ausreichend restliches Lebergewebe vorhanden ist (z.B. bei KRK). Evtl. auch lokal-ablative Therapieverfahren (siehe HCC). Vorher Leber-CT mit Kontrastmittel, evtl. intraoperativer Ultraschall.

In allen übrigen Fällen bestehen nur palliative Therapiemöglichkeiten: Systemische Chemotherapie, lokal ablative Therapieverfahren.

Alveoläre Echinokokkose [B67.5]

Err: Fuchsbandwurm (E. multilocularis) kommt nur auf der nördlichen Hemisphäre vor; Übertragung durch Füchse und Hunde

Ink: 10 - 20 Jahre!

KL.: Die alveoläre Echinokokkose breitet sich in der Leber wie ein maligner Tumor infiltrativ aus (mit Verkalkungen) und kann im fortgeschrittenen Stadium auch metastasieren (Gehirn, Lunge)

Di.: Nachweis eines Leberbefalls: Sono/CT + positive Serologie: Ak-Nachweis (Em2- und Em18-Elisa, Em-Westernblot)

Th.: Kurative Resektion nur bei 1/4 d.F. möglich + anschließend blockweise Langzeittherapie mit Albendazol 2 x 400 mg/d (Kontrollen mittels Sonographie und Titerverläufen der Antikörper) Jährliche Nachsorge (Sono, CT)

Pro: Entwurmung von Hunden, Fleischbeschau, bodennahe Beeren + Pilze gründlich waschen, evtl. erhitzen

DD: Zystische Leberveränderungen

1. Multiple dysontogenetische Zysten (oft auch in Nieren/Pankreas)
2. Solitäre Leberzysten [K76.8] bei 3 - 5 % der Menschen > 50 Jahre: Meist asymptomatischer Sonobefund: Sonokriterien: Rund, echofrei, glatt begrenzt, keine erkennbare Wand, Randschatten, distale Schallverstärkung, betontes Ein- und Austrittsecho.
   Zysten < 5 cm ∅ können selten Komplikationen machen (Einblutung, Infektion)
3. Zystische Echinokokkose: [B67.0] Infektion durch den Hundebandwurm (E. granulosus)
   Sono/CT: Glatt begrenzte Raumforderung unterschiedlicher Echogenität, Wandverkalkungen, evtl. Nachweis von typischen Tochterzysten mit Doppelkontur der Wand (Zysten in der Zyste) und Waben- oder Radspeichenstrukturen durch Septen; Ak-Nachweis im Serum
4. Leberabszess:
   - Bakterieller = pyogener Abszess [K75.0] infolge Bakteriämien in der Pfortader, z.B. durch Appendizitis, Divertikulitis; Cholangitis, postinterventionell. Häufigste Erreger sind E. coli und Klebsiellen (70 %); Schmerzen im rechten Oberbauch, intermittierendes Fieber, BSG, Leukozyten, AP ↑
     Sono: Meist echoarm, gasbedingte Spiegelbildung, Debris-Echos, sekundäre entzündliche Umgebungsreaktion, Kontrastmittel-Ultraschall (CEUS)
   - Amöbenabszess [A06.4] durch Infektion mit Entamoeba histolytica
     Di.: Evtl. Fieber, BSG ↑, Amöbenserologie, Sono: (anfangs wenig, später stärker) echoarme Raumforderung mit Binnenechos, evtl. Gaseinschlüsse, meist runde Form mit Abszesswand
     Anm.: Amöbenabszesse sind oft asymptomatisch, pyogene Abszesse meist symptomatisch.
5. Leberhämatom [traumatisch S36.11][nichttraumatisch K76.8]
   Sono: Änderung der Morphologie im Zeitverlauf ist typisch: Anfangs echoarm, später zunehmende Echogenität; Traumaanamnese. Gesamtes Abdomen und Milz untersuchen; freie Flüssigkeit im Abdomen?
6. Peliosis hepatis: Seltene Folge einer Bartonella-Infektion mit Blutzysten in der Leber, Assoziation auch zu Therapie mit Hormonen (orale Kontrazeptiva, Anabolika)

Di.: Sono, CT, MRT, evtl. Angio-Verfahren

Th.:
- Solitäre Leberzysten werden nur behandelt bei größeren Zysten (> 5 cm ∅), die Beschwerden machen: Sonogesteuerte Punktion mit Kathetereinlage + Verödung mit 96 %igem Alkohol
- Echinokokkuszyste: PAIR-Therapie (Perkutane Alkoholinjektion und Reaspiration)
  KI: Biliäre Infiltration (vorher durch ERCP ausschließen)
  Erfolgsrate der PAIR: 95 %; begleitende Chemotherapie mit Albendazol ist obligat. Bei KI für PAIR operative Zystektomie + begleitende Chemotherapie
  Bei Ruptur, operativer Entfernung oder Punktion der Echinokokkuszyste besteht die Gefahr der peritonealen Aussaat von Protoskolizes sowie einer anaphylaktischen Reaktion. Daher sollten bei ultraschallgesteuerter Feinnadelpunktion mind. 2 cm Lebergewebe zwischen Zyste und Leberoberfläche liegen.
- Pyogener Abszess:

1. Antibiotika über mind. 3 Wochen (z.B. Ceftriaxon + Metronidazol i.v.), Anpassung nach Antibiogramm
2. Sono- oder CT-gesteuerte Abszesspunktion (mit Mikrobiologie + Zytologie), Spülung mit 0,9 %iger NaCl-Lösung; bei größeren Abszessen (> 4 cm ∅) Drainage + tägliche Spülungen; bei Verschlechterung Operation

- Amöbenabszess: Metronidazol über 10 Tage ist meist erfolgreich; Abschlussbehandlung mit Diloxanid (siehe Kap. Amöbiasis). Die sonografische Rückbildung des Amöbenabzesses dauert oft länger.

ERKRANKUNGEN DER GALLENBLASE UND -WEGE (CHOLEPATHIEN) [K82.9]

ANGEBORENE ERKRANKUNGEN

Gallengangatresie [Q44.2]

Einteilung nach Kasai:

I. Extrahepatische Gallengangatresie:
Typ I: D. choledochus - Typ II: D. hepaticus communis - Typ III: Dd. hepatici
II. Intrahepatische Gallengangatresie
III. Gallenganghypoplasien

Ep.: 1 : 12.000 Geburten

KL.: Progressiver Ikterus unmittelbar nach der Geburt oder wenig später

Di.: Sono, MRC (= Magnetresonanz-Cholangiografie), evtl. intraoperative Cholangiografie

Th.: Biliodigestive Anastomose (z.B. durch Y-förmige Jejunumschlinge, Portojejunostomie nach Kasai); Lebertransplantation (evtl. partielle Transplantation eines Lebersegmentes von lebenden Verwandten)

Prg: Ohne Lebertransplantation ungünstig.

Choledochuszysten [Q44.4]

Klassifikation nach Todani / Alfonso-Lej:

I: Extrahepatische Erweiterung des Ductus hepatocholedochus (DHC) (zylindrisch / fusiform): 80 % d.F.
II. Isoliertes Divertikel des mittleren DHC
III. Intraduodenales Divertikel: Choledochozele
IV Multiple Gallengangs-Zysten (a) intra-/extrahepatisch; b) extrahepatisch)
V. Caroli-Syndrom: Disseminierte ausschließlich intrahepatische Gallengangszysten mit Leberfibrose/Zirrhoseentwicklung; autosomal-rezessiv vererbt. Erhöhtes Risiko für cholangiozelluläre Karzinome (ca. 10 %).

KL.: Manifestation im 1. Lebensjahr (25 %), bis zum 10. Lebensjahr (35 %) oder im Erwachsenenalter: Rezidivierender Ikterus, kolikartige Schmerzen unter dem rechten Rippenbogen, Pruritus

Di.: Sono, MRC, ERC, intraoperative Cholangiografie

Th.:
- Endoskopische Papillotomie, Steinextraktionen, Dilatation und Stentversorgung von Stenosen
- Biliodigestive Anastomose bei Cholestase; Resektionen
- ESWL und mechanische Lithotripsie von Gallensteinen
- Antibiotika bei bakterieller Cholangitis
- Lebertransplantation

ERWORBENE ERKRANKUNGEN

GALLENSTEINE (CHOLELITHIASIS) [K80.20]

Internet-Info: *S3-Leitlinie 2018*

Ep.: Prävalenz ca. 15 - 20 % (w : m = 2 : 1); Prävalenz bei Leberzirrhose und M. Crohn 25 - 30 %. Zunahme ab dem dritten Lebensjahrzehnt

Steinarten:
1. Cholesterinsteine und gemischte Steine (die > 70 % Cholesterin enthalten): 80 %
2. Bilirubin- (Pigment-)Steine (20 %)
   Urs: Chronische Hämolysen, Leberzirrhosen, z.T. unbekannt.

Bilirubinsteine und Cholesterinsteine geben im Röntgenbild keinen Schatten. Pigmentsteine sedimentieren am Boden der Gallenblase, während Cholesterinsteine in der Gallenblase schweben. Im CT kann man durch Dichtemessung die beiden Steinarten differenzieren.

20 % der Patienten haben verkalkte Steine im Gefolge entzündlicher Prozesse. 10 - 15 % der Patienten mit Gallenblasensteinen haben gleichzeitig Steine im Ductus choledochus!

Gallengangsteine bilden sich entweder primär im Gallengang (meist braune Pigmentsteine) oder stammen aus der Gallenblase (meist Pigmentsteine mit Cholesterinkern). Sie führen in ca. 50 % zu Komplikationen (Verschlussikterus, Cholangitis, Pankreatitis).

Ät.: Risikofaktoren für die Bildung von Cholesterinsteinen:
- Hereditäre Faktoren: z.B. gehäuftes Auftreten von Cholesterinsteinen in sog. "Gallensteinfamilien" oder bei Pima-Indianern, Fehlen von Gallensteinen bei zentralafrikanischen Massai.
  Gen-Mutationen, die zu Cholesterin-Gallenblasensteinen führen, sind: ABCG8 und ABCB4.
  Anm: Die seltene Mutation im ABCB4-Gen ist Ursache der „Low phospholipid associated cholelithiasis" (LPAC), die jüngere Gallenstein-Patienten < 40 J. betrifft.
- Geschlecht (w : m = 2 : 1 bis 3 : 1), Gravidität, peri-/postmenopausale Hormontherapie
- Alter (Zunahme von Gallensteinen im höheren Alter)
- Ernährung (cholesterinreiche, ballaststoffarme Diät, parenterale Ernährung, Fasten)
- Adipositas und „weight cycling" = „yo-yo"-Effekt (Übergewicht von 20 % verdoppelt das Gallensteinrisiko)
- Therapie mit Somatostatinanaloga oder Fibraten
- Gallensäureverlust-Syndrom (siehe dort)

Merke: 6 F-Regel: female, fair (hellhäutig), fat (Adipositas, Hyperlipidämie), forty (mind. 40 J.), fertile (mind. 1 Kind), family

Pg.: Galle besteht zu ca. 80 % aus Wasser. Gallensäuren und Phospholipide halten normalerweise das unlösliche Cholesterin in Form von Mizellen in Lösung. Die normale (nichtlithogene) Galle enthält Cholesterin, Phospholipide und Gallensäuren in einer Relation von etwa 5 : 25 : 70.
Typisch für die lithogene (steinbildende) Galle ist der hohe Anteil an Cholesterin u./o. der verminderte Anteil an Gallensäuren, sodass die Galle mit Cholesterin übersättigt ist. Dabei ist der lithogene Index (LI) oder Cholesterinsättigungsindex (CSI) = Verhältnis von gelöstem zu maximal löslichem Cholesterin größer als 1. Erster Schritt für die Entstehung von Cholesteringallensteinen ist die Bildung von Cholesterinmonohydratkristallen.
Hypomotilität der Gallenblase mit verlängerter Verweildauer der Galle in der Gallenblase oder unvollständiger Entleerung der Gallenblase begünstigt die Cholesterinsteinbildung.

KL.: A) Gallensteinträger ohne Beschwerden (= stumme Gallensteine): 75 %

B) Gallensteinkranke mit Beschwerden (= symptomatische Gallensteine): 25 %
1. Gallenkoliken: Gut erinnerliche Schmerzattacken (15 Min. - 5 h) im Epigastrium oder rechten Oberbauch, gel. mit Ausstrahlung in den Rücken oder die rechte Schulter. Nicht selten besteht Übelkeit, gelegentlich Erbrechen. Auslöser: Steineinklemmung/Steinpassage im Bereich Ductus cysticus oder Papilla Vateri.
   DD: u.a. gastroduodenale Ulzera, Pankreatitis, Herzinfarkt und Lungenembolie
2. Unspezifische Oberbauchbeschwerden:
   Druck-/Völlegefühl im (rechten) Oberbauch, Meteorismus, Unverträglichkeit bestimmter Speisen und Getränken (z.B. fette, gebratene, blähende Speisen, Kaffee, kalte Getränke). Im Gegensatz zur Gallenkolik finden sich diese unspezifischen Beschwerden nicht nur bei Cholelithiasis, sondern auch bei anderen Abdominalerkrankungen (Leber, Magen, Darm). In der Mehrzahl d.F. handelt es sich um rein funktionelle Beschwerden eines Reizdarm- bzw. Reizmagensyndroms.
3. Murphy-Zeichen als Hinweis auf akute Cholezystitis: Plötzliches schmerzbedingtes Stoppen der tiefen Inspiration bei tiefer Palpation im rechten Oberbauch.

Ko.: Die Mehrzahl der symptomatischen Gallensteinkranken muss im weiteren Leben mit rezidivierenden Beschwerden oder Komplikationen rechnen!

1. Akute Cholezystitis [K81.0], Cholangitis [K83.0] und ihre Komplikationen:
   - Bakterielle Infektion der Gallenblase und -wege; häufigste Erreger: E. coli, Streptococcus faecalis (Enterokokken), Klebsiellen, Enterobacter, Clostridioides perfringens
     Charcot-Trias bei Cholangitis: Schmerzen im rechten Oberbauch, Ikterus und Fieber; oft rezidivierend; Lab: Leukozyten, CRP ↑, γ-GT, AP, Bilirubin/GPT ↑

     Ko.: Gallenblasenempyem, gangränöse Cholezystitis, Leberabszess, Sepsis

     Merke: Eine Cholezystitis entsteht in 90 % d.F. durch eine temporäre Verlegung des D. cysticus oder des Gallenblaseninfundibulums durch Gallensteine; Entzündungen ohne Steine sind selten: Akalkulöse Cholezystitis (z.B. bei Intensivpatienten unter parenteraler Ernährung oder bei Salmonelleninfektion).
   - Steinperforation (selten):
     - In den Darmtrakt mit Obstruktion des Duodenums (Bouveret-Syndrom) oder Obstruktion des terminalen Ileums und Gallensteinileus → klinische Trias: Aerobilie (röntgenologisch Luft in Gallenblase/-wegen) + Dünndarmileus + evtl. Steinschatten. Selten perforiert der Stein in die rechte Kolonflexur.
     - Gedeckte Perforation mit evtl. subhepatischem Abszess (Sonografie!)
     - Freie Perforation in die Bauchhöhle mit galliger Peritonitis [K65.8]
   - Mirizzi-Syndrom: Sehr seltene Form des Verschlussikterus, wobei ein Gallenblasenhydrops oder ein Gallenblasenhalsstein zu einer Kompression des benachbarten Ductus hepaticus geführt hat.
2. Chronisch-rezidivierende Cholezystitis: Schrumpfgallenblase, "Porzellangallenblase", Spätkomplikation: Gallenblasenkarzinom
3. Steinwanderung und ihre Komplikationen:
   - Zystikusverschluss [K82.0] (ERC: Negatives Cholezystogramm)
     KL.: Gallenkolik (akuter Verschluss)
     Ko.: Gallenblasenhydrops, bakterielle Cholezystitis, Gallenblasenempyem (tastbare Gallenblase), Gallenblasengangrän, Perforation
   - Choledocholithiasis [K80.50]
     Ko.: Ikterus, bakterielle Cholangitis, Leberabszesse, sekundäre biliäre Zirrhose, Pankreatitis

DD:
- Pankreatitis (DD + Ko.! → Lipasebestimmung)
- Ulkus (Anamnese, Gastroskopie)
- Appendizitis bei hochgeschlagener Appendix
- Nephrolithiasis mit Harnleiterkolik, Pyelonephritis (pathologischer Urinstatus)
- Herzhinterwandinfarkt (CKMB, Troponin T/I, Ekg)
- Lungenembolie (Anamnese, Klinik, pO_2, Ekg, Echokardiografie, Farbduplex der Beine)
- Bei Ikterus andere Ursachen eines Ikterus (siehe dort)
- Fibrinöse Perihepatitis (Fitz-Hugh-Curtis-Syndrom [A54.8+K67.1*]): Komplikation einer sexuellen Infektion mit Gonokokken oder Chlamydien (jüngere Frauen, Schmerzen rechter Oberbauch, gynäkologischer Nachweis der Infektion)
- Primär biliäre Cholangitis (PBC): Cholestasezeichen (AP, γ-GT, Bilirubin), IgM-Erhöhung, antimitochondriale Antikörper = AMA-M2, typische Histologie
- Primär sklerosierende Cholangitis (PSC): Destruierende nichteitrige Cholangitis, oft bei CED
  Di.: MRC oder ERC (höhere Aussagekraft als MRC), evtl. p-ANCA
- Tumoren (Leber, Gallenblase, Gallengänge, Papilla Vateri, Pankreas, Kolon)
- Leber-/Gallengangparasiten sind in Europa selten (Askariden, Echinococcus, Bilharziose, tropische Leberegel [Fasciola hepatica, Clonorchis sinensis])
- Papillitis sclerosans: Nahrungsaufnahme-abhängige Schmerzen ohne Konkrementnachweis
  Di.: Endosonografie oder MRC; ERC zur Therapie mittels Papillotomie

Di.:
1. Anamnese + klinische Untersuchung
2. Labor:
   - Bei Cholezystitis: CRP + BSG ↑, Leukozytose, leichte Erhöhung von γGT und Bilirubin möglich
   - Bei Obstruktion des D. choledochus: Erhöhte Cholestasewerte (γGT, AP, direktes Bilirubin)
   - Bei aszendierender Cholangitis: evtl. leichter Transaminasenanstieg, LDH und CRP ↑
3. Diagnose von Gallensteinen:

   3.1. Ultraschalluntersuchung:
   Empfindlichste und schnellste Nachweismethode von Gallensteinen.
   Ev. Gallenblasenhydrops (> 11 cm Länge), von Form- und Wandveränderungen, Nachweis eines erweiterten/gestauten Ductus choledochus: Bei Patienten mit Gallenblase

> 7 mm ∅; nach Cholecystektomie > 9 mm ∅. Die Weite des Ductus choledochus kann mit dem Lebensalter ansteigen.
Akute Cholecystitis: Wanddicke > 3 mm (postprandial > 5 mm), Dreischichtung der Gallenblasenwand, evtl. Ödem des Gallenblasenbetts mit umgebender freier Flüssigkeit

Cave: Wandverdickung mit Dreischichtung auch bei akuter Hepatitis und portaler Hypertension.

Merke: Zuverlässiges Zeichen ist die druckschmerzhafte Gallenblase in der Sonografie!

Befunde an Gallenblase und -wegen:

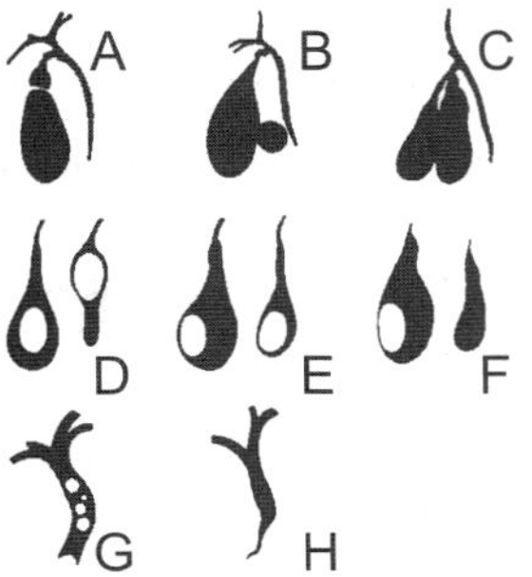

A Septierte Gallenblase
B Divertikel der Gallenblase
C Doppelt angelegte Gallenblase
D Lagewechsel des Steins
E Konstante räumliche Beziehung zwischen Tumor und Wand
F Verschwinden eines extravesikalen Tumors
G Choledocholithiasis mit papillennahem Stein, negative. Cholezystografie
H Papillenstenose (Zustand nach Cholezystektomie)

3.2. MRC: Kernspintomografische Darstellung des Gallenganges und evtl. Steine
3.3. CT des Oberbauches: Eingeschränkte Sensitivität bei nicht-verkalkten Steinen
3.4. Direkte Cholangiografie:
- ERC = endoskopisch-retrograde Cholangiografie: Methode der Wahl bei Verschluss durch Gallengangsteine und Cholangitis mit therapeutischer Papillotomie und ggf. Steinextraktion. Heute gilt die rein diagnostische ERC als obsolet!
  Ko.: Blutung nach Papillotomie, Post-ERC-Pankreatitis ca. 5 %, Post-ERC-Cholangitis, Sepsis, Perforation
- PTC = perkutane, transhepatische Cholangiografie
  Wegen höherer Komplikationsrate Reservemethode, falls ERC nicht möglich ist.
  Ko.: Gallige Peritonitis, Hämobilie u.a.

4. Abgestufte Diagnostik von Gallengangsteinen (Choledocholithiasis):
- Ultraschall: D. choledochus erweitert?
- Endosonografie: Empfindlichste Nachweismethode für präpapilläre Steine
- MRCP
- ERC als Therapie, ggfs. Cholangioskopie

Th.: A) Symptomatische Behandlung einer Gallenkolik:
Leichte Kolik:
Alternativen: Butylscopolamin u./o. Metamizol, NSAR, Nitroglyzerin (KI: PDE-5-Hemmer)
KI für Butylscopolamin beachten (Glaukom, Blasenentleerungsstörung u.a.)
Schwere Kolik:
Opioide (z.B. 50 mg Pethidin) + 20 mg Butylscopolamin i.v.
Anm.: Metamizol (= Novaminsulfon) kann Agranulozytose auslösen und wird daher in einigen Ländern nicht mehr eingesetzt.
- Nahrungskarenz für mind. 24 h, anschließend Diät: Keine fetten, keine gebratenen Speisen - was der Patient verträgt, ist erlaubt.
- Antibiotika bei Verdacht auf bakterielle Infektion der Gallenwege (Cholecystitis, Cholangitis):
  Häufigste Erreger: E. coli und Enterokokken (siehe oben)
  Leichte Cholangitis: Ceftriaxon + Metronidazol (oder Ampicillin + Sulbactam)
  Schwere Cholangitis: Piperacillin + Tazobactam oder Carbapeneme
- Die akute Cholezystitis ist eine Indikation zur frühelektiven laparoskopischen Cholezystektomie innerhalb 24 h

B) Therapie eines Verschlussikterus durch Gallensteine:
Bei Cholestase durch Steine im D. choledochus ist eine ERC mit Steinextraktion angezeigt. Bei Cholangitis im Rahmen eines Verschlussikterus (Entzündungszeichen wie z.B. Fieber, Leukozytose u.ä.) Notfall-ERC erforderlich, da eine potentiell letale Cholangiosepsis droht.

- Therapie von Choledochussteinen:
  Ein therapeutisches Splitting ist bei simultanem Nachweis einer Cholezystolithiasis und einer Choledocholithiasis indiziert. Dieses erfolgt zunächst durch eine ERC mit Gallengangsanierung, wobei die anschließende Cholezystektomie möglichst innerhalb von 72 Stunden durchgeführt werden sollte.
  Methoden der Steinentfernung
  • Steinextraktion mit Dormia-Körbchen/Ballonkatheter
  • Endoskopische Papillotomie (EPT)
    Ko. nach EPT: Pankreatitis, Blutung, Cholangitis mit evtl. Sepsis, Perforation (0,1 %). Ausreichende Hydrierung und Diclofenac Supp. 100 mg vor ERCP senkt das Risiko für eine Post-ERCP-Pankreatitis signifikant!
    Bei größeren Konkrementen erfolgt eine Ballondilatation der Papille, nachfolgend endoskopische Lithotrypsie und Konkrementextraktion
    Endoskopische direkte Cholangioskopie mit elektrohydraulischer Lithotripsie (EHL) oder Laserlithotripsie unter Sicht mit nachfolgender Fragmentextraktion

  • Reservemethoden: PTC mit perkutaner endoskopischer Lithotripsie; ESWL = Extrakorporale Stoßwellenlithotripsie des Gallengangssteins mit nachfolgender ERC
    Choledochusrevision im Rahmen einer operativen Cholecystektomie

C) Indikation zur Cholecystektomie (CHE):

▶ Stumme Gallensteine: Da nur 25 % der Betroffenen im Laufe von 25 Jahren Beschwerden oder Komplikationen entwickeln, besteht keine Behandlungsnotwendigkeit.
  CHE bei erhöhtem Entartungsrisiko:
  1. Begleitender Gallenblasenpolyp > 10 mm
  2. Stumme Porzellangallenblase
  3. Große Gallenblasensteine > 3 cm Durchmesser

▶ Symptomatische Steine (Kolik, Cholezystitis): Indikation zur Cholezystektomie

- **Vorteil der Cholecystektomie (CHE)**:
  Vorteil: Definitive Sanierung, in der Regel keine Rezidivsteine.
  Ind: Symptomatische Gallensteine sind grundsätzlich eine Indikation zur CHE, bei Komplikationen besteht absolute Operationsindikation. Bei akuter Cholecystitis wird innerhalb von 24 h eine frühzeitige CHE empfohlen. Die Frühoperation im komplikationsfreien Stadium hat bei elektivem Eingriff eine Letalität von ca. 0,1 %. Im Alter > 70 J. sowie im Komplikationsstadium ist die Letalität ca. 100 x höher (bis 10 % und mehr).
  • Laparoskopische CHE (> 90 % in D): Methode der 1. Wahl - Vorteile:
    1. Vermeidung eines größeren Bauchdeckenschnittes → keine Komplikationen seitens der Bauchwunde und späteren Narbe; kosmetische Vorteile
    2. Keine postoperative Darmatonie
    3. Rasche Mobilisation, geringes Thromboserisiko, kürzerer Krankenhausaufenthalt
  • Offene CHE + evtl. Sanierung der Gallenwege (falls a) nicht möglich)
- **Versuche einer Steinauflösung** werden wegen geringer Wirksamkeit und hoher Rezidivrate nicht mehr empfohlen (orale Gabe von UDCA, ESWL der Gallenblase)

Sog. POSTCHOLEZYSTEKTOMIESYNDROM [K91.5]

Irreführender Begriff für verbliebene Beschwerden nach Cholezystektomie durch folgende Ursachen:
1. Übersehene Papillenstenose, Choledochuskonkremente, Gallengangstriktur: Endosonografie und präoperative ERCP mit Papillotomie und Steinextraktion
2. Andere Abdominalerkrankungen als Ursache der weiter bestehenden Beschwerden (Refluxerkrankung, Pankreatitis, Ulcus u.a.)

Hämobilie [K83.8]

Def: Blutung aus dem Gallengangsystem über die Papilla Vateri in den Dünndarm

Ät.: Iatrogene Verletzung, Traumen, Leberpunktion, Steine, Tumoren, Blutungen aus einer Pankreaspseudozyste, Aneurysmen u.a.

Di.: Sono, MRC, ERC mit Inspektion der Papille und Blutstillung, evtl. Angiografie, fäkaler Bluttest

TUMOREN DER GALLENBLASE UND GALLENWEGE

A) GUTARTIGE TUMOREN

Gallenblasenpolypen [K82.8]

Meist sonografische Zufallsbefunde; Prävalenz 5 %

- Cholesterinpolypen (95 % aller Gallenblasenpolypen) sind keine echten epithelialen Tumoren, sondern Cholesterineinlagerungen in die Mukosa.
- Adenome und Zystadenome mit Schleimproduktion; adenomatöse Hyperplasien

Th.: Bei Gallenblasenpolypen ≥ 1 cm ∅ Cholecystektomie empfohlen (Karzinomrisiko)

B) BÖSARTIGE TUMOREN

Ep.: Ca. 5/100.000/Jahr; Gallenblasenkarzinome: ca. 65 % (w > m); hiläre Gallengangkarzinome (= Klatskin-Tumore): ca. 25 %; der Rest sind extrahepatische und intrahepatische Gallengangkarzinome; Häufigkeitsgipfel nach dem 60. Lj.

Gallenblasenkarzinom [C23]

Vo.: Inzidenz: ca. 3/100.000/Jahr; w > m, Häufigkeitsgipfel jenseits des 70. Lebensjahres.

Ät.: Cholelithiasis und chronische Cholezystitis sind Risikofaktoren: In 80 % d.F. finden sich gleichzeitig Gallensteine! Erhöhtes Risiko besteht auch bei Salmonellen-Dauerausscheidern; Entartungsrisiko bei Gallenblasenpolypen > 1 cm ∅

Pat: Meist Adenokarzinome; Entstehung folgt der Dysplasie-Karzinom-Sequenz nach Akkumulation genetischer Mutationen (K-ras, p16, p53 u.a.)
TNM-Klassifikation: *Siehe Internet* (UICC, 2017)

KL.:
- Keine Frühsymptome, evtl. Zufallsbefund nach Cholecystektomie
- Auftreten von Symptomen ist ein Spätbefund: Evtl. tastbarer Tumor im Gallenblasenlager, evtl. Verschlussikterus (Spätsymptom)

Lab: Cholestaseparameter ↑ (γGT, AP u.a.), evtl. CA 19-9 ↑

DD: Cholelithiasis, Cholecystitis

Di.:
- Sonografie, Endosonografie
- MRT + MRC + MR-Angio; Spiral-CT
- ERC oder perkutane transhepatische Cholangiografie (PTC)

Th.: Die Cholecystektomie ist nur beim zufällig entdeckten Carcinoma in situ (Tis) und $T_1N_CM_0$-Karzinom (beschränkt auf Gallenblasenwand) onkologisch ausreichend. Bei fortgeschritteneren Stadien muss geprüft werden, ob eine erweiterte Resektion kurativ möglich ist (Therapie in Spezialzentren).
Ggf. neoadjuvante Chemotherapie vor Resektion. Auch eine adjuvante Chemotherapie mit Capecitabin kann bei Risikokonstellation angeboten werden. Bei Inoperabilität Palliativmaßnahmen (z.B. ERC mit Metallstenteinlage), um den Galleabfluss wiederherzustellen.
Ggfs. palliative Chemotherapie: Keine wesentliche Verlängerung der Überlebenszeit.

Prg: Ohne R_0-Resektion schlecht

Gallengangkarzinom [C22.1] **und Klatskin-Tumor** [C24.0]

Syn: Cholangiozelluläres Karzinom (CCC oder CCA), Cholangiokarzinom [C22.1]

Ep.: Inzidenz ca. 3/100.000/J., weltweit zunehmend; Häufigkeitsgipfel 60 - 70 Jahre

Pat: Meist Adenokarzinome, im Kindesalter embryonales Rhabdomyosarkom
Einteilung des CCA:
- Intrahepatisches CCA (iCCA)
- Perihiläres CCA (pCCA) = CCA der Hepatikusgabel = Klatskin-Tumor
- Distales CCA unterhalb des Zystikusabgangs (dCCA)

Bismuth-Klasssifikation:
Typ I: Tumor liegt knapp unterhalb der Hepatikusgabel.
Typ II: Tumor bezieht die Hepatikusgabel gerade mit ein.
Typ IIIa und IIIb: Tumor betrifft den rechten bzw. linken Hepatikushauptast
Typ IV: Tumor betrifft beide Hepatikushauptäste

TNM-Klassifikation: *Siehe Internet* (UICC, 2017)

Ät.: Risikoerkrankungen sind z.B. chronische Entzündungen der Gallenwege, primär sklerosierende Cholangitis und parasitäre Erkrankungen der Gallenwege in Südostasien: Trematoden, Leberegel (Opisthorchis felineus = Katzenleberegel; Clonorchis sinensis = chinesischer Leberegel)
Die meisten CCA treten jedoch sporadisch ohne Risikofaktoren auf.

KL.: Keine Frühsymptome; Courvoisier-Zeichen = schmerzloser Ikterus + tastbar vergrößerte Gallenblase bei CCA

DD: Pankreaskopfkarzinom, Lebermetastasierende Karzinome des GI-Traktes

Di.: Siehe Gallenblasenkarzinom (MRT und MRCP)

Th.:
- Resektionsverfahren (in Zentren): Durch erweiterte Leberteilresektion (Trisektorektomie) mit En-bloc-Resektion extrahepatischer Gallengänge, evtl. Pfortaderteilresektion und Lymphknotendissektion sind in ca. 50 % d.F. R_0-Resektionen möglich. Nach Resektion etwas verbesserte 5-Jahres-Überlebensraten bis 40 %.
- Lebertransplantation in Einzelfällen
- Palliativmaßnahmen:
  Beim hilären CCC: ERC mit Stenteinlage und ggf. Radiofrequenzablation oder fotodynamischer Therapie; ggf. Gallendrainage nach außen mittels PTCD; palliative Chemotherapie mit Gemcitabin + Cisplatin, 5-FU

Prg: Schlechte Prognose, nach kurativer R_0-Resektion 30 % 5-Jahres-Überlebensrate; bei Inoperabilität 2 - 6 Monate mittlere Überlebenszeit

V. WASSER- UND ELEKTROLYTHAUSHALT

Ph.: Der Wassergehalt beträgt beim erwachsenen Mann 60 % des Körpergewichtes (KG), bei der Frau 50 % KG (größerer Fettanteil) und beim Säugling 75 % KG.
Das Körperwasser verteilt sich zu 2/3 intrazellulär, zu 1/3 extrazellulär. Die extrazelluläre Flüssigkeit umfasst die interstitielle und die intravasale Flüssigkeit.

Intrazelluläre Flüssigkeit (ICF)	: 40 % KG
Extrazelluläre Flüssigkeit (ECF)	: 20 % KG
Interstitielle Flüssigkeit (ISF)	: 15 % KG
Intravasale Flüssigkeit (IVF) (= Plasmavolumen)	: 5 % KG

Transzelluläre Flüssigkeit ("dritter Raum"):
Bildet sich durch Sekretion innerhalb verschiedener Hohlräume (z.B. Zerebrospinalraum, Pleura-, Peritonealraum, Gastrointestinaltrakt).

Elektrolyte:
In der extrazellulären Flüssigkeit überwiegen unter den Kationen Natrium, unter den Anionen Chlorid und Bikarbonat, während in der intrazellulären Flüssigkeit Kalium und Phosphatester vorherrschen. Aufgrund des unterschiedlichen Eiweißgehaltes ergeben sich geringe Ionenverschiebungen zwischen interstitieller und intravasaler Flüssigkeit: Nach dem Gibbs-Donnan-Mechanismus ist die eiweißarme interstitielle Flüssigkeit etwas Cl^--reicher als das eiweißreiche Blutplasma.

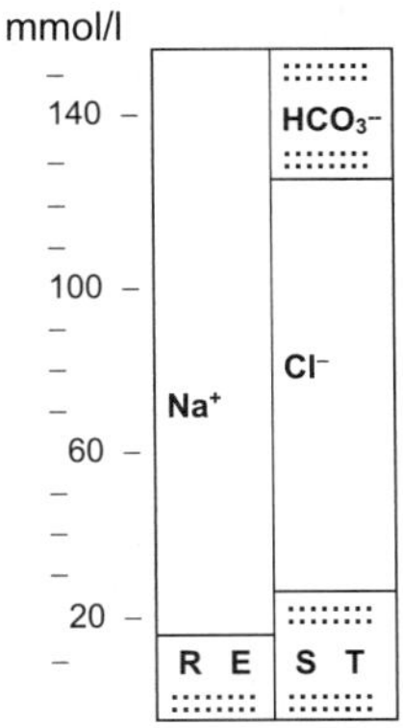

Ionenstruktur des Plasmas

Anionenrest = Anionenlücke: Organische und anorganische Säuren, Sulfat, Phosphat, anionische Eiweiße

Kationenrest = K^+, Ca^{++}, Mg^{++}

Vereinfachte Berechnungsformel: Anionenlücke ≈ $Na^+ - (Cl^- + HCO_3^-)$
Normbereich: 3 - 11 mmol/l

Osmotischer Druck und Osmolalität bzw. Osmolarität:

Der osmotische Druck des Plasmas verhält sich proportional zur Anzahl der gelösten Teilchen.
Die Osmolalität bezieht die Konzentration aller gelösten Teilchen pro kg Lösungswasser (die Osmolarität pro Liter).
Normwert: 280 - 296 mmol/kg H_2O

Berechnung der Osmolalität im Plasma oder Serum:
- mmol/kg H_2O = 1,86 x Natrium + Glukose + Harnstoff + 9 (Angaben in mmol/l) oder
- mmol/kg H_2O = 1,86 x Natrium + 0,056 x Glukose + 0,17 x Harnstoff + 9 (Angaben von Natrium in mmol/l, Glukose und Harnstoff in mg/dl)

Die Konstanterhaltung der Osmolalität im physiologischen Bereich nennt man Isoosmolalität oder Isotonie. Die Isotonie der extrazellulären Flüssigkeit wird im Wesentlichen durch Natrium bestimmt. Änderungen auf der Seite der Anionen haben keine bedeutende Rückwirkung auf die Isotonie, weil sich die beiden wesentlichen Anionen der Extrazellulärflüssigkeit, HCO_3^- und Cl^-, aus Gründen der Elektroneutralität gegenseitig vertreten können. Konzentrationsänderungen von K^+, Ca^{++} und Mg^{++}

haben keinen Einfluss auf die Isotonie, weil Störungen dieser Elektrolyte von ihrer spezifischen Wirkung her (z.B. elektrische Erregbarkeit des Herzens) mit dem Leben bereits nicht mehr vereinbar sind, bevor sich ihre Konzentrationsänderung auf die Osmolalität auswirken kann. - Allerdings können Nichtelektrolyte wie Glukose und Harnstoff die Osmolalität wesentlich steigern (z.B. Coma diabeticum, Niereninsuffizienz).

Onkotischer Druck:

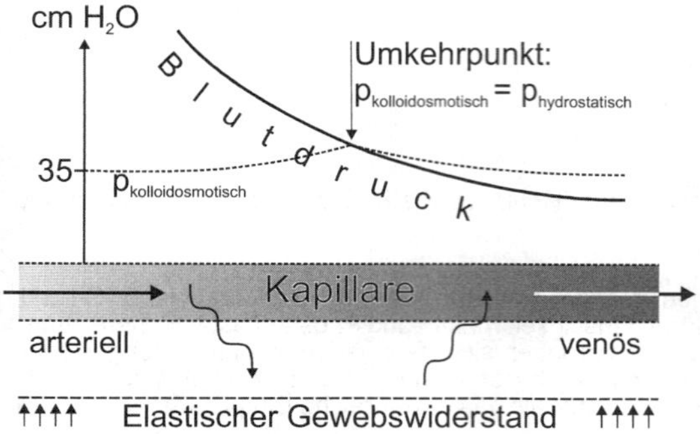

Ein Spezialfall des osmotischen Drucks ist der kolloidosmotische (oder onkotische) Druck, der an Membranen auftritt, die für Kolloide (z.B. Eiweiße) undurchlässig, für kleine Moleküle (z.B. Elektrolyte) aber durchlässig sind. Solche Membranen stellen die Blutkapillaren dar. Aufgrund des unterschiedlichen Eiweißgehaltes zwischen Plasma und interstitieller Flüssigkeit herrscht im Plasma ein onkotischer Druck von etwa 35 cm Wasser (wobei die Albumine der wesentliche Träger des onkotischen Drucks sind). Das Wechselspiel von hydrostatischem und onkotischem Druck in den Kapillaren ist von großer Bedeutung für den Flüssigkeitsaustausch zwischen Plasma und Interstitium.
Insgesamt überwiegt im arteriellen Schenkel der Kapillare der hydrostatische über den onkotischen Druck. Im venösen Schenkel der Kapillare überwiegt der onkotische Druck. Ein Ungleichgewicht in diesem Wechselspiel führt zu einer Ansammlung von Flüssigkeit im Interstitium = Ödeme.

Flüssigkeitsbilanz:

Ungefährer Wasserumsatz eines gesunden Erwachsenen in 24 h:

Aufnahme (ml)		**Abgabe (ml)**	
Flüssigkeit	1.000 - 1.500	Niere	1.000 - 1.500
Feste Nahrung	700	Haut + Lunge =	
Oxidationswasser	300	Perspiratio insensibilis	900
		Darm	100
	2.000 - 2.500		2.000 - 2.500

Beachte: Bei Säuglingen ist das extrazelluläre Flüssigkeitsvolumen (ECF) im Verhältnis zum Wasserumsatz wesentlich kleiner als bei Erwachsenen. Säuglinge sind daher sehr rasch gefährdet durch Störungen im Wasserhaushalt.

Wasserumsatz in l/die:		ECF	
	Säugling : 0,7 →	1,4	→ 0,7
	Erwachsener : 2,0 →	13,0	→ 2,0

Unter pathologischen Umständen können die Wasserverluste beträchtlich ansteigen. Der Wasserverlust durch Haut + Lunge (= Perspiratio insensibilis) beträgt bei normaler Körper- und Außentemperatur fast 1 l/24 h, bei Fieber ist der Wasserverlust erhöht: Je 1° > 37°C zusätzlich 0,5 - 1,0 L Wasserverlust. Während hierbei durch die Lunge elektrolytfreies Wasser in Form von Dampf verloren geht, muss man bei starkem Schwitzen trotz relativer Hypotonie des Schweißes mit Verlust von Wasser und Elektrolyten (NaCl) rechnen, was sich dann bemerkbar macht, wenn man durch Trinken nur das Wasser ersetzt.
Bei Flüssigkeitsverlusten aus dem Magen-Darm-Trakt (Durchfall, Erbrechen, Fisteln, Absaugsonden) ist der Verlust an bestimmten Elektrolyten ganz besonders zu beachten: Bei Verlust von Magensaft bes. Cl^- und H^+ (→ metabolische Alkalose!), bei Verlust von Galle und Pankreassaft bes. HCO_3^- (→ metabolische Azidose!). Außerdem kommt es zum K^+-Verlust.

REGULATION DES NATRIUM- UND WASSERHAUSHALTES

Ziel der Regulation des Natrium- und Wasserhaushaltes ist die Aufrechterhaltung von Isotonie und Isovolämie im Intravasalraum. ADH steuert die Wasserbilanz des Körpers: Erhöhung der Plasmaosmolalität und/oder Volumenmangel führen über eine ADH-Sekretion der Neurohypophyse zu Antidiurese (Wasserretention) und Durst (→ orale Wasseraufnahme). Weitere hormonale Signale (Renin-Angiotensin-Aldosteron-System, natriuretische Peptide: ANP, BNP und CNP) modifizieren die Natrium- (und Wasser-) Ausscheidung der Nieren.

Schema der Osmo- und Volumenregulation:

Messgröße	Zirkulier. Blutvolumen ↓	Zirkulier. Blutvolumen ↑	Osmolalität ↑
Rezeptoren	Barorezeptoren (juxtaglomeruläre Zellen der Nieren) ↓	Volumenrezeptoren (Herz) ↓	Osmorezeptoren (Hypothalamus) Barorezeptoren (bei Volumenmangel) ↓
Hormone	**Renin** ↓ Angiotensinogen → Angiotensin I A. Converting enzyme → ↓ Angiotensin II ↓	**ANP, BNP** und **CNP*** ↓	**ADH**** (Antidiuretisches Hormon) ↓
Wirkungen	1. Vasokonstriktion 2. Aldosteronsekretion (NNR) ↓ Renale Natrium- und Wasserretention ↓	1. Vasodilatation 2. Hemmung des Renin-Angiotensin-Aldosteron-S. ↓ Renale Natrium- und Wasserausscheidung ↓	Antidiurese (Wasserretention) ↓
Feed-back	Zirkul. Blutvolumen/EZV ↑	Zirkulier. Blutvolumen ↓	Osmolalität ↓

*ANP = atriales natriuretisches Peptid (aus dem Atrium/Vorhof)
BNP = brain natriuretic peptide (aus dem Ventrikel/Herzkammer)
CNP = Typ C natriuretisches Peptid (Vorkommen in Blutgefäßen)

** Gauer-Henry-Reflex: Erhöhte Vorhofdehnung vermindert die ADH-Freisetzung → vermehrte Wasserausscheidung

STÖRUNGEN IM WASSER- UND NATRIUMHAUSHALT

Abweichungen von der Isovolämie und Isotonie sind eng miteinander verknüpft. Dabei sind Abweichungen von der Isotonie am häufigsten verursacht durch Konzentrationsänderungen des Serumnatriums (Serumosmolalität hauptsächlich von der Na^+-Konzentration abhängig); aber auch starke Hyperglykämie und Harnstoffanstiege können die Osmolalität empfindlich steigern.
Die Volumenregulation läuft vorrangig und schneller ab als die Osmoregulation.

A) VOLUMENÄNDERUNGEN, DIE VORZUGSWEISE DEN INTRAVASALRAUM BETREFFEN:

1. Hypovolämie [E86]

Siehe Kap. Hypovolämischer Schock!

2. Hypervolämie [E87.7]

Ät.: Niereninsuffizienz + Überwässerung

Merke: Akute Hypervolämien entstehen i.d.R. nur bei Kombination von eingeschränkter Nierenfunktion mit einem Flüssigkeitsüberangebot, denn die normal funktionierenden Nieren scheiden Flüssigkeitsüberschüsse rasch aus.

KL.:
- Husten, Dyspnoe → Fluid lung und Lungenödem (feuchte RGs)
- ZVD ↑, gestaute Venen (Hals, Zungengrund), Puls und Blutdruck ↑
- Kopfschmerzen, Krampfneigung
- Rasche Gewichtszunahme
- Hämoglobin ↓

Th.: A) Kausal

B) Symptomatisch:
- Sitzende Lagerung mit tief hängenden Beinen (Senkung des hydrostatischen Druckes in den Lungengefäßen)
- Rasch wirksames Schleifendiuretikum: Furosemid 20 - 40 mg i.v. (evtl. wiederholte Gaben)
- Bei Lungenödem zusätzlich Vorlastsenkung (Nitroglyzerin, unblutiger Aderlass) und Überdruckbeatmung mit positivem endexspiratorischen Druck (PEEP) und 100 % O_2
- Bei hypertoner Krise Nitroglyzerin u.a. Antihypertensiva
- Bei Niereninsuffizienz mit Überwässerung Dialyse, Flüssigkeitsbilanz und täglich wiegen!

B. VOLUMENÄNDERUNGEN DES EXTRAZELLULARRAUMES

Betreffen sekundär auch den Intrazellularraum. Unter Betrachtung des Hydratationszustandes und der Osmolalität ergeben sich 6 mögliche Störungen:

	Serum-Natrium Serum-Osmolalität Mittlere Hämoglobinkonzentration des Einzelerythrozyten (MCHC)	**Mittleres Erythrozyten-volumen (MCV)**	**Hämatokrit Hämoglobin Serumeiweiß**
Dehydratation			↑
Isoton	normal	normal	
Hypoton	↓	↑	
Hyperton	↑	↓	
Hyperhydratation			↓
Isoton	normal	normal	
Hypoton	↓	↑	
Hyperton	↑	↓	

DEHYDRATATION [E86]

Abhängig von der Serumosmolalität - d.h. meist von der Serum-Natrium-Konzentration - unterscheidet man 3 Formen der Dehydratation:

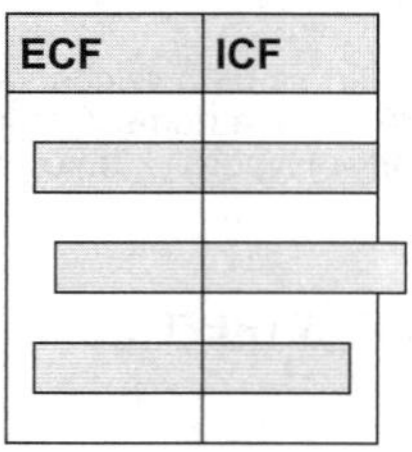

Normal

Isotone Dehydratation

Hypotone Dehydratation

Hypertone Dehydratation

1. Isotone Dehydratation

Def: Extrazellulärer Natrium- und Wasserverlust in isotonem Verhältnis

Ät.: 1. Renale Verluste
- Primär-renale Verluste: Polyurische Phase des akuten und chronischen Nierenversagens, salt-losing nephritis
- Sekundär-renale Verluste: Diuretikatherapie, M. Addison

2. Extrarenale Verluste
   - Enterale Verluste: Erbrechen, Durchfälle, Fisteln
   - Verluste in den "dritten Flüssigkeitsraum": Pankreatitis, Peritonitis, Ileus
   - Verluste über die Haut: Verbrennungen

KL.: Hypovolämiesymptome:
Durst, Tachykardie, Kollapsneigung, funktionelle Oligurie

Lab:
- Hämatokrit, Hämoglobin, Serumeiweiß ↑
- Serumnatrium und -osmolalität normal
- Bei normaler Nierenfunktion ist das spezifische Uringewicht erhöht.

2. Hypotone Dehydratation

Def: Salzverlust > Wasserverlust → extrazelluläre Dehydratation, intrazelluläres Ödem

Ät.: Wie bei isotoner Dehydratation (siehe oben), wobei oft zu viel kochsalzfreies Wasser substituiert wird.

Pg.: Die Verminderung des extrazellulären Volumens führt via ADH-Sekretion zu renaler Wasserretention. Die Hyponatriämie bewirkt eine intrazelluläre Volumenzunahme mit zerebralen Symptomen.

KL.:
- Hypovolämiesymptome (wie bei isotoner Dehydratation) mit ausgeprägter Kollapsneigung
- Zerebrale Symptome: Benommenheit, delirante Zustände, zerebrale Krämpfe

Lab:
- Hämoglobin, Hämatokrit, Serumeiweiß ↑
- Serumnatrium und -osmolalität ↓
- Urin-Na^+ < 20 mmol/l bei extrarenalen Verlusten
  Urin-Na^+ > 20 mmol/l bei renalen Verlusten

3. Hypertone Dehydratation

Def: Defizit an freiem Wasser mit Verminderung des extra- und intrazellulären Volumens

Ät.:
- Mangelnde Wasserzufuhr (Dursten)
- Wasserverluste über: Haut (Schwitzen), Lungen (Hyperventilation), Nieren (diabetisches Koma, Diabetes insipidus), Magen-Darm-Trakt
- Iatrogen (übermäßige Zufuhr osmotisch wirksamer Flüssigkeiten)

Pg.: Infolge des osmotischen Gradienten vorzugsweise intrazellulärer Wassermangel mit relativ geringen Hypovolämiesymptomen.
Da im Rahmen einer hypertonen Dehydratation besonders die Zellen Wasser verlieren und die Erythrozyten daher kleiner werden, wird in diesem Fall trotz bedrohlicher Dehydratation der Hämatokrit nur relativ wenig ansteigen.

KL.:
- Starker Durst
- Haut und Schleimhäute trocken, Hautfalten
- Fieber
- Benommenheit, Verwirrtheit
- Oligurie,

Anm.: Kreislauf rel. lange stabil!

Lab:
- Hämatokrit, Hämoglobin, Serumeiweiß ↑
- Serumnatrium und -osmolalität ↑
- Urinosmolalität ↑ bei Patienten mit normaler Nierenfunktion
- Urinosmolalität ↓ (< Serumosmolalität) bei Diabetes insipidus (D.i.). Nach ADH-Gabe steigt bei zentralem D.i. die Urinosmolalität an, nicht dagegen bei nephrogenem D.i.

Th.: **der Dehydratation**
a) Kausal
b) Symptomatisch:
1. Bilanzierung von Ein- und Ausfuhr, Wiegen, Überwachung des Elektrolythaushaltes
2. Wassersubstitution:
   Schätzung des Wasserverlustes (Erwachsener, 70 kg):
   - Nur Durst: bis 2 L
   - Zusätzlich trockene Haut/Schleimhäute: 2 - 4 L

- Zusätzlich Kreislaufsymptome (Puls ↑, Blutdruck ↓, ZVD ↓): > 4 L
Kreislaufsymptome treten am frühesten auf bei hypotoner Dehydratation (zusätzliche Wasserverschiebung von extra- nach intrazellulär!)

Merke: Bei Exsikkose keine Plasmaexpander geben, da sie das extravasale Flüssigkeitsdefizit verstärken. Bei Herz- oder Niereninsuffizienz vorsichtige Flüssigkeitssubstitution → ZVD + Körpergewicht kontrollieren! (Gefahr des Lungenödems).

3. Korrektur des Natriumhaushaltes:
Leichte Abweichungen des Serumnatriums von der Norm sind im Bereich von 125 - 150 mmol/l meist symptomlos. Hierbei steht im Vordergrund der Therapie eine Beseitigung der auslösenden Ursache (z.B. Absetzen einer Diuretikatherapie).

Merke: Länger bestehende Abweichungen vom Serum-Natrium haben auch zu entsprechenden Liquorveränderungen geführt und dürfen nur langsam über Tage ausgeglichen werden. Rascher Ausgleich führt zu lebensgefährlichen osmotischen Gradienten zwischen Liquor und extrazellulärer Flüssigkeit! Dies gilt für länger bestehende Hypo- wie auch Hypernatriämien.

Bei symptomatischen schweren Hyponatriämien sollte der Gesamtanstieg des Serumnatriums 6 mmol/l/24h nicht überschreiten, wobei das Serumnatrium auf maximal 125 - 130 mmol/l angehoben werden darf.

- Bei isotoner Dehydratation:
Zufuhr isotonischer, isoionischer Flüssigkeit (z.B. Ringer-Lösung)
- Bei hypotoner Dehydratation:
Sehr langsame und vorsichtige Substitution von Natrium → Achtung: Bei zu schnellem Anstieg der Serumosmolarität fällt der Liquordruck rapide! → Gefahr der zerebralen Schädigung und zentralen pontinen Myelinolyse oder Blutung.
- Bei hypertoner Dehydratation:
Zufuhr osmotisch freien Wassers in Form von 5 %iger Glukoselösung, wobei allerdings 1/3 des Flüssigkeitsdefizits durch isotonische, isoionische Elektrolytflüssigkeit ersetzt werden soll.
Auch hierbei den Ausgleich langsam über Tage herbeiführen; bei zu schnellem Ausgleich drohen Anstieg von Liquordruck und ein Hirnödem.

HYPERHYDRATATION [E87.7]

Abhängig von der Serumosmolalität - d.h. meist von der Serum-Natrium-Konzentration - unterscheidet man 3 Formen der Hyperhydratation:

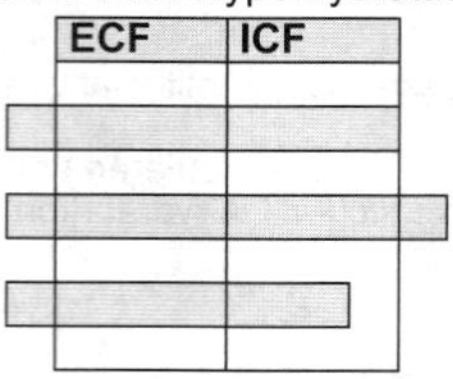

Normal
Isotone Hyperhydratation
Hypotone Hyperhydratation
Hypertone Hyperhydratation

Ät.: Relatives Überangebot an Flüssigkeit und/oder Kochsalz bei folgenden Störungen:
1. Niereninsuffizienz
2. Herzinsuffizienz
3. Hypoproteinämie:
   - Eiweißverlust: Nephrotisches Syndrom, exsudative Enteropathie
   - Verminderte Zufuhr: Hungerödem
   - Verminderte Albuminsynthese: Leberzirrhose
4. Regulationsstörungen
   - Sekundärer Hyperaldosteronismus
   - Therapie mit Gluko- oder Mineralokortikoiden
   - Syndrom der inadäquaten ADH-Sekretion = SIADH = Schwartz-Bartter-Syndrom (siehe dort):
   Urs: • Paraneoplastisch (meist kleinzellige Lungenkarzinome)
   • Zerebrale Erkrankungen
   • Lungenerkrankungen
   • Hypothyreose
   • Medikamentös induziert (z.B. Zytostatika)

Beachte: Beim SIADH finden sich keine Ödeme.

5. Andere Ursachen: z.B. TUR(P)-Syndrom: Durch intravasale Einschwemmung von elektrolytfreier Spülflüssigkeit während einer transurethralen Prostataresektion [TUR(P)] kann es zu hypotoner Hyperhydratation kommen.

Pg.: Abhängig von Osmolalität bzw. Natriumkonzentration im Serum unterscheidet man eine isotone, hypotone und (seltene) hypertone Hyperhydratation. Dies hängt davon ab, in welcher Relation Wasser und Kochsalz zugeführt werden. Bei Abweichungen von der normalen Osmolalität (Serum-Natrium-Konzentration) kommt es zu gefährlichen Veränderungen im Flüssigkeitsgehalt des Gehirns:
Hypoosmolalität → Flüssigkeitszunahme im Gehirn bis Hirnödem
Hyperosmolalität → Flüssigkeitsentzug aus dem Gehirn

KL.:
- Gewichtszunahme
- Symptome der Hypervolämie:
  - Im großen Kreislauf: Ödeme
  - Im kleinen Kreislauf: Luftnot, Fluid lung, Lungenödem
- Evtl. Pleuraergüsse, Aszites
- Bei Abweichungen von der normalen Osmolalität bzw. Serum-Natrium-Konzentration zusätzlich zerebrale Symptome: Kopfschmerzen, evtl. Krämpfe, Koma.
- Der Blutdruck ist bei Hyperosmolalität (Hypernatriämie) oft erhöht, bei Hypoosmolalität (Hyponatriämie) eher erniedrigt.

Lab:

	Spezifisches Uringewicht	Serum-Natrium Serum-Osmolalität
Hypertone Hyperhydratation	↑	↑
Isotone Hyperhydratation	↓	Normal
Hypotone Hyperhydratation	↓	↓

- Hämatokrit, Hämoglobin, Serumeiweiß ↓

Th.: A) Kausal: z.B. Behandlung einer Herzinsuffizienz, einer Niereninsuffizienz u.a.

B) Symptomatisch:

1. Bilanzierung von Ein- und Ausfuhr, Wiegen, Elektrolytkontrolle

   Merke: Eine Hyponatriämie bei Hyperhydratation (Dilutionshyponatriämie) darf nicht als Natriummangel fehlgedeutet und mit Natrium substituiert werden! Bei ödematöser Herzinsuffizienz, Leberzirrhose mit Aszites, nephrotischem Syndrom und Niereninsuffizienz sind in der Regel Wasser- und Kochsalzrestriktion angezeigt (+ Diuretika).

2. Diuretika:
   - Bei nicht-bedrohlicher Überwässerung ohne Zeichen der Hypervolämie im kleinen Kreislauf: Langsame Entwässerung unter Beachtung insbesondere des Kaliumhaushaltes, z.B. Kombination eines Thiazid-Saluretikums mit einem antikaliuretischen Saluretikum (um eine Hypokaliämie möglichst zu vermeiden).
   - Bei bedrohlicher Überwässerung mit Zeichen der Hypervolämie im Lungenkreislauf: Gabe eines rasch wirksamen Schleifendiuretikums, z.B. Furosemid: 20 - 40 mg i.v., Dosis nach Bedarf wiederholen (weitere Einzelheiten s. Therapie der Hypervolämie)
3. Bei Überwässerung infolge Niereninsuffizienz Dialyse

ÖDEME [R60.9]

Def: Pathologische Ansammlung von Flüssigkeit im interstitiellen Raum - diskrete prätibiale Ödeme nach langem Sitzen/Stehen und prämenstruelle Ödeme können auch physiologischerweise beobachtet werden.
Generalisierte Ödeme finden sich zuerst an den abhängigen Körperpartien: Beim liegenden Patienten Steißbeinregion, bei gehfähigen Patienten symmetrisch im Knöchelbereich und prätibial.

Ät.:
1. Erhöhter hydrostatischer Druck in den Kapillaren
   - Generalisiert: Niereninsuffizienz, Rechtsherzinsuffizienz (siehe auch Hyperhydratation)
   - Lokalisiert: Venöse Abflussstörung (Phlebödem): Phlebothrombose, postthrombotisches Syndrom und chronisch-venöse Insuffizienz (siehe dort)
2. Verminderter onkotischer Druck im Plasma infolge Hypalbuminämie (< 2,5 g/dl):
   - Eiweißverlust: Nephrotisches Syndrom, exsudative Enteropathie
   - Verminderte Zufuhr: Hungerödeme
   - Verminderte Albuminsynthese: Leberzirrhose

3. Gesteigerte Permeabilität der Kapillaren:
   - Generalisiert: Akute postinfektiöse Glomerulonephritis, Angioödeme (siehe unten)
   - Lokalisiert: Allergisches und entzündliches Ödem, posttraumatisches Ödem, M. Sudeck
4. Verminderte Lymphdrainage: Lymphödem (siehe dort)
5. Ödeme durch Arzneimittel: Kalziumantagonisten, Minoxidil, NSAR, Glukokortikosteroide, Östrogene, Antidepressiva (ADH-Wirkung) u.a.
6. Zyklische Ödeme (meist prämenstruell, gel. auch periovulatorisch)
7. Idiopathische Ödeme (überwiegend Frauen vor der Menopause)
8. Artifizielles Ödem: Psychopathologisches Selbstabschnüren einer Extremität (auf Schnürfurchen achten!)

KL.:
- Schwellungen der Fußrücken, Unterschenkel, drückende Schuhe, nicht mehr passende Fingerringe
- Gewichtszunahme (periphere Ödeme werden erst sichtbar nach interstitieller Wasseransammlung von einigen Litern/Kilogramm)
- Lebensbedrohliche Dyspnoe bei Lungenödem (Angioödem mit inspiratorischem Stridor)
- Evtl. Lidödeme bei generalisierten Ödemen

DD:
- Myxödem bei Hypothyreose: Haut von teigiger Konsistenz, hinterlässt nach Fingerdruck keine Delle (i.Gs. zum echten Ödem durch Wassereinlagerung).
- Lipödem (anlagebedingte Fettverteilungs- und -vermehrungsstörung): Auftreibung beider Beine mit Wülsten an den Oberschenkeln, in 30 % d.F. auch Arme durch Fettpolster, erhöhte Kapillarfragilität (Hämatomneigung), Druckschmerzhaftigkeit der Gewebe, sekundäres Lymphödem, spart die Füße aus; fast nur bei Frauen im Rahmen einer hormonellen Umstellung.
  Ät.: Unbekannt
  Di.: Rein klinisch
  Th.: Manuelle Lymphdrainage, Kompressions- und Bewegungstherapie, Gewichtsreduktion, Liposuktion bei schweren Fällen (siehe auch Internet *S1-Leitlinie*)

Di.:
- Anamnese + Klinik
- Labor: Harnstatus, Kreatinin, Elektrolyte, Gesamteiweiß, Albumin, Elektrophorese, D-Dimer bei Verdacht auf TVT; BNP bei Verdacht auf kardiale Ödeme (Herzinsuffizienz)
- Bildgebende Diagnostik (Echokardiografie, Duplex-Sonografie bei Verdacht auf Phlebödem)

Th.:
1. Kausale Therapie
2. Symptomatische Therapie
   - Bei generalisierten Ödemen Diuretika, evtl. Natrium- und Flüssigkeitsrestriktion
   - Bei chronisch venöser Insuffizienz Kompressionstherapie
   - Lymphödem: Siehe dort
   - Angioödem: Siehe dort

ANGIOÖDEM (AE) [T78.3]

Syn: veraltet Quincke-Ödem, angioneurotisches Ödem

Def: Akutes Ödem des tieferen Bindegewebes, meist an Lippen, Augenlidern, Zunge und Rachen lokalisiert. - Ko.: Glottisödem mit akuter Erstickungsgefahr; Rezidivneigung!

Ät.:
1. Histaminvermitteltes AE (h-AE) = Allergisches AE:
   Hauptmediator ist Histamin aus Mastzellen. Auslösung durch Allergene u.a. Triggerfaktoren
2. Nichthistaminvermitteltes AE (nh-AE) = Nichtallergisches AE:
   Meist Bradykinin-vermittelt
   2.1. Erworbenes AE (AAE)
   RAAS-Inhibitor induziertes A. (RAE): Durch ACE-Hemmer, seltener AT1-Blocker; sehr selten andere Ursachen
   2.2. Hereditäres A. (HAE) [D84.1]: Durch C_1-Esterase-Inhibitor (C_1-INH)-Mangel
   Prävalenz ca. 1 : 30.000: *www.angioedema.de*
   Autosomal-dominant vererbter (80 %) Defekt des Komplementsystems auf Chromosom 11:
   - Typ I (85 %): Verminderte Aktivität und Konzentration des C_1-Inhibitors
   - Typ II (15 %): Verminderte Aktivität bei normaler (erhöhter) Konzentration des C_1-Inhibitors
   - Typ III (selten): C_1-INH in Konzentration und Funktion normal; 3 verschiedene Formen
   2.3. Idiopathisches A. (selten)

	Histaminvermitteltes AE	Nichthistaminvermitteltes AE
Auslöser (Trigger-faktoren)	- Allergene, physikalische Einflüsse, Infektionen - Häufig keine erkennbaren Auslöser	Medikamente (Östrogene, ACE-Hemmer. AT1-Blocker), Stress, Trauma, Infektionen, Menstruation u.a.
Anamnese	Beginn oft im Erwachsenenalter Oft Urtikaria und Juckreiz in der Anamnese	Positive Familienanamnese Beginn meist vor dem 20. Lj. Keine Urtikaria in der Anamnese
Symptome	Angioödem meist periorbital und an den Lippen; oft Urtikaria/Pruritus Keine Magen-Darm-Symptomatik	Angioödeme (Gesicht, Hände, Füße, Genitale), oft Bauchschmerzen Keine Urtikaria
Labor	Keine spezifischen Laborbefunde	Typ I: C_1-INH-Aktivität/-Konzentration ↓ Typ II: C_1-INH-Aktivität ↓ und Konzentration normal
Symptomatische Therapie	Kortikosteroide und Antihistaminika i.v. Evtl. Adrenalin (inhalativ, parenteral) Bei Bedarf Atemhilfe	Icatibant (Firazyr®): Bradykinin-B_2-Rezeptorantagonist C_1-INH (Berinert®, Cinryze®); Conestat alfa (Ruconest®); Lanadelumab oder Berotralstat zur Langzeitprophylaxe
Prophylaxe	Auslösende Faktoren meiden	Auslösende Faktoren meiden
	Notfallausweis und Notfallmedikamente, Patientenschulung, Familienuntersuchung	

Anm.: Bei C_1-INH-Mangel ist der Komplementfaktor C4 erniedrigt (Screening-Marker).

Th.:
- Histaminvermitteltes allergisches AE: Antihistaminika, Kortikosteroide, Adrenalin
- HAE durch C_1-INH-Mangel: Therapie in Zentren: Gabe von C_1-INH (siehe Tabelle, siehe Internet *Leitlinie für das HAE*)

Memo: Bei C_1-INH-Mangel sind Antihistaminika, Kortikosteroide und Adrenalin wirkungslos!

HYPONATRIÄMIE [E87.1]

Def: Serum-Natrium < 135 mmol/l. In der Regel ist auch die Serum-Osmolarität vermindert (hypotone Hyponatriämie). Eine Hypertriglyzeridämie und Paraproteinämien können zu falsch niedrigen Bestimmungen des Serum-Na^+ führen, wenn eine photometrische Methode verwendet wird (Pseudohyponatriämie). Eine nichthypotone Hyponatriämie kann auch bei Hyperglykämien, starken Hyperurikämien und nach Gabe von Immunglobulinen oder Mannitol auftreten.

Ep.: Bei > 15 % aller Krankenhauspatienten; häufigste Elektrolytstörung in der Notaufnahme

PPh: Natrium ist das entscheidende Kation im Extrazellulärraum und für die Osmolarität und das Extrazellulärvolumen (ECV) von großer Bedeutung. Eine Hyponatriämie ist Ausdruck eines Flüssigkeitsexzesses im Verhältnis zur Natriumkonzentration im Blut. Eine Hyponatriämie geht nicht mit einer Veränderung der Natriummenge im Körper einher, sondern spiegelt in erster Linie eine Störung im Wasserhaushalt wider. Die physiologische Normnatriämie wird reguliert durch die Wasserzufuhr (Durst) und die Wasserausscheidung (Nierenfunktion und antidiuretisches Hormon ADH). ADH wird durch osmotische (Erhöhung der Serum-Osmolarität) und nichtosmotische Stimuli (Verminderung des effektiven Plasmavolumens, Nausea, Hypoxie, Hypotonie, Hypoglykämie, Schmerz, Pharmaka) ausgeschüttet, außerdem kann eine ektope Sezernierung bei Malignomen erfolgen. Die Einteilung der Hyponatriämie orientiert sich am Füllungszustand des extrazellulären Raums.

Einteilung:

1. Hypovolämische Hyponatriämie
   Natrium- und Wassermangel, der Natriumverlust ist jedoch stärker ausgeprägt als der Wassermangel.
   Niedriges effektives arterielles Blutvolumen (EABV), das die ADH-Sekretion stimuliert; klinisch Orthostasezeichen, Na^+-Konzentration im Spontanurin < 20 mmol/l bei extrarenalem Salzverlust und > 20 mmol/l bei renalem Salzverlust, Serum-Kreatinin, und -Harnstoff (überproportional) erhöht.
   Urs.:
   1.1. Renaler Salzverlust: Diuretika (meist Thiazide), Salzverlustniere bei interstitieller Nephritis, Hypoaldosteronismus, renal tubuläre Azidose, Ketonurie, osmotische Diurese
   1.2. Extrarenaler Salzverlust: Erbrechen, Diarrhö, Pankreatitis, Peritonitis
   1.3. Zerebrale Erkrankungen: Verlust von Na^+ und Cl^- im Urin nach Kopfverletzungen oder neurochirurgischen Eingriffen: Niedriges EABV und vermehrte ADH-Sekretion (Wasserretention)

2. Euvolämische (normovolämische) Hyponatriämie:
Diese Form ist häufig Folge einer ADH-vermittelten Reduktion der renalen Ausscheidung von freiem Wasser.
Keine Zeichen der Volumendepletion, Na^+-Konzentration im Spontanurin > 20 mmol/l, Unterscheidung einer leichten Form der Volumendepletion von der Euvolämie: Testinfusion mit 0,9 %iger NaCl-Lösung: Eine schnelle Korrektur der Hyponatriämie spricht für eine Volumendepletion; Natriurese und der fehlende signifikante Anstieg des Na^+ im Serum sprechen für eine Euvolämie (Normovolämie).
Urs:
2.1. SIADH (Syndrom der inadäquaten ADH-Sekretion): Hyponatriämie, Hypourikämie, Hypoosmolarität, Euvolämie, Urin-Osmolalität > 300 mmol/kg, Na^+ im Urin > 20 mmol/l. Das SIADH ist die häufigste Ursache einer Hyponatriämie!
Urs: Paraneoplastisch bei Malignomen, bei zentralnervösen Störungen, pulmonalen Prozessen und Pharmaka (Opioide, NSAR, Barbiturate, Cyclophosphamid, Antidepressiva, Antipsychotika, Carbamazepin u.a.)
2.2. Physiologische ADH-Stimulation bei vermindertem effektiven arteriellen Blutvolumen (EABV):
- Glukokortikoiddefizienz bei sekundärer Nebenniereninsuffizienz
- Hypothyreose (selten)
- Sportliche Extrembelastungen (bei Marathonläufern vermehrte Sekretion von ADH, bei Zufuhr von zu viel Wasser in diesem Zustand: Akute symptomatische Hyponatriämie)
2.3. Erkrankungen bei denen die ADH-Wirkung unterdrückt ist:
Primäre (psychogen) Polydipsie; Wasserintoxikation u.a.

3. Hypervolämische Hyponatriämie
Überschuss an Natrium und Wasser des Extrazellulärvolumens, ausgeprägter ist jedoch der Wasserüberschuss. Klinisch zeigen die Patienten Ödeme und evtl. Ergüsse in Körperhöhlen, der Blutdruck ist erniedrigt; Kreatinin, Harnstoff und Harnsäure im Serum sind erhöht, die Na^+-Konzentration im Urin beträgt < 20 mmol/l.
Urs.:
3.1. Leberzirrhose
3.2. Chronische Herzinsuffizienz
3.3. Nephrotisches Syndrom

KL.: Die klinische Symptomatik der Hyponatriämie hängt vom Ausmaß und der Geschwindigkeit ihrer Entwicklung ab. Leichte Formen sind meist asymptomatisch, auch eine sich langsam entwickelnde mittelschwere Hyponatriämie kann asymptomatisch sein; bei Serum-Na^+-Werten von 120 - 130 mmol/l: Adynamie, Appetitlosigkeit, Übelkeit, Erbrechen, Kopfschmerzen und Somnolenz; bei sich rasch entwickelnder ausgeprägter Hyponatriämie: Sturzneigung, Gedächtnisstörungen, Verwirrtheit, Krampfanfälle, Koma, Tod (Gefahr der Einklemmung des Hirnstamms).

Di.:
- Anamnese/Klinik
- Beurteilung des Volumenstatus
- Labor: Na^+ im Serum und Urin, Nierenfunktionsparameter, Urinosmolarität
- Diagnostik des SIADH: Siehe dort

5 wichtige Fragen bei Hyponatriämie:
1. Zufuhr von zu viel Wasser?
2. Diuretika-Therapie?
3. Gastrointestinale Symptomatik (Diarrhö, Erbrechen) mit Flüssigkeitsverlust?
4. Klinische Zeichen einer Herzinsuffizienz, einer Leber- oder Nierenerkrankung?
5. Grunderkrankung, die zu einem SIADH führen kann?

Th.: A. Kausale Therapie: Behandlung der Grunderkrankung

B. Symptomatische Therapie:

1. Hyponatriämie mit schwerer Symptomatik:
Infusion von 2 ml/kg KG/h einer 3 %igen NaCl-Lösung . Nach Anhebung des Serum-Na^+ um 2 - 4 mmol/l meist Besserung der klinischen Symptomatik, anschließend Infusion beenden oder Infusionsgeschwindigkeit reduzieren (z.B. 0,5 ml/kg KG/h)

2. Hyponatriämie mit moderater Symptomatik:
Bei moderater symptomatischer Hyponatriämie können die Korrekturen langsam mit isotoner NaCl-Lösung erfolgen. Ein rascher Anstieg der Na^+-Konzentration im Serum muss vermieden werden und kann zu einem osmotischen demyelinisierenden Syndrom (ODS) mit meist pontiner oder auch extrapontiner Myelinolyse führen. Die Na^+-Konzentration sollte um nicht mehr als 10 mmol/l in 24 h ansteigen. Engmaschige Kontrollen des Serum-Na^+ sind in jedem Fall indiziert.

3. Asymptomatische Hyponatriämie:
Hier ist eine Substitutionstherapie meist nicht indiziert.

4. Hyponatriämie beim SIADH
Beim SIADH sollte die Trinkmenge auf 500 - 1000 ml/d beschränkt werden. Desweiteren Absetzen der potenziell ursächlichen Pharmaka, Therapie der Grunderkrankung, evtl. Gabe von Schleifendiuretika. Eine unangemessene Therapie mit 0,9%iger NaCl kann das Serum-Natrium weiter absenken! Einsatz von Tolvaptan (siehe SIADH).

HYPERNATRIÄMIE [E87.0]

Def: Serum-Natrium > 145 mmol/l

1. Mit Zeichen des Wassermangels:
   = Hypovolämische Hypernatriämie
   - Urin-Osmolalität > 800 mmol/kg:
     Extrarenaler Wasserverlust und/oder ungenügende Wasserzufuhr
   - Urin-Osmolalität < 800 mmol/kg:
     Renaler Wasserverlust:
     a) Anstieg der Urin-Osmolalität nach ADH-Gabe = zentraler Diabetes insipidus
     b) Fehlender Anstieg der Urin-Osmolalität nach ADH-Gabe: nephrogener Diabetes insipidus oder osmotische Diurese
2. Mit Zeichen der Hypervolämie (selten)
   = Hypervolämische Hypernatriämie durch unkontrollierte Infusion von NaCl-Lösungen

KL.: - Symptome der ursächlichen Störung
- Muskeleigenreflexe (MER) ↑, Ruhelosigkeit, evtl. muskuläres Faszikulieren, evtl. Krampfanfälle u.a.

Th.:
1. Kausal
2. Symptomatisch:
   - Hypovolämische Hypernatriämie: Volumensubstitution mit 5 %iger Glukoselösung + 1/3 des Flüssigkeitsdefizites als isotonische Elektrolytlösung
   - Hypervolämische Hypernatriämie: Evtl. Zufuhr von hypertonen Lösungen stoppen. Bei einem Serumnatrium > 160 mmol/l: 5 %ige Glukoselösung + Furosemid. Bei Nierenversagen: Hämodialyse.

CHLORID

Normbereich: 97 - 108 mmol/l i.S.

Änderungen der Chloridkonzentration i.S. gehen meist parallel mit denen des Natriums. Isolierte Abweichungen von der normalen Serumchloridkonzentration findet man bei Störungen im Säure-Basen-Haushalt (siehe unten).

KALIUM

Ph.: Referenzbereich: Kinder: 3,2 - 5,4 mmol/l - Erwachsene: 3,6 - 5,0 mmol/l

Die tägliche Kaliumzufuhr beträgt bei gemischter Kost ca. 50 - 150 mmol, die Ausscheidung erfolgt zu 90 % renal und 10 % enteral. Bei Niereninsuffizienz wird kompensatorisch vermehrt Kalium über den Dickdarm ausgeschieden.

Nur 2 % des Gesamtkörperkaliums befinden sich extrazellulär (K_e), 98% befinden sich intrazellulär (K_i). Der K_i/K_e-Quotient, der durch aktiven Transport (Na^+/K^+-ATPase) aufrechterhalten wird, bestimmt das Membranpotenzial.

Das Ruhemembranpotenzial beträgt ca. - 85 mV, das Schwellenpotenzial zur Auslösung eines Aktionspotenzials liegt bei - 50 mV.

PPh:
- Akute Hypokaliämie führt durch Vergrößerung des Quotienten K_i/K_e zu einer Abnahme der neuromuskulären Erregbarkeit; im Extremfall kommt es zur Muskellähmung infolge Hyperpolarisationsblock.
- Akute Hyperkaliämie führt anfangs zur Steigerung der neuromuskulären Erregbarkeit; im Extremfall kommt es zu Muskellähmung infolge Depolarisationsblock. Hyperkaliämie wirkt am Herzen negativ inotrop (Kontraktionskraft ↓) und negativ dromotrop (Erregungsleitung ↓).

- Bei chronischen Kaliumstörungen sind die neuromuskulären Störungen geringer, da die extrazelluläre Kaliumveränderung zu einer gleichsinnigen Störung des intrazellulären Kaliums führt (wodurch sich der K_i/K_e-Quotient z.T. wieder normalisiert). Bei Patienten mit chronischer Hypo- bzw. Hyperkaliämie können daher EKG-Veränderung fehlen.
- Die Verteilung von Kalium zwischen Intra- und Extrazellulärraum hängt von folgenden Faktoren ab:
  1. Säure-Basen-Haushalt: Bei Azidose der Extrazellulärflüssigkeit kommt es zu einem Einstrom von H^+ in die Zellen im Austausch gegen Kalium → Azidose führt zu Hyperkaliämie. Umgekehrt führt Alkalose zu Hypokaliämie.
  2. Insulin, Aldosteron und Adrenalin fördern den Kaliumeinstrom in die Zellen. Daher kann man mit Glukose-/Insulininfusion kurzfristig eine Hyperkaliämie behandeln.
  3. Magnesiummangel führt zu Kaliumverlust aus Herz- und Skelettmuskelzellen (durch Hemmung der Na^+/K^+-ATPase).

Beachte:
- ▶ Da 98 % des Kaliums intrazellulär sind, ist die Serumkonzentration kein ausreichender Repräsentant des Kaliumhaushaltes.
- ▶ Daher muss man zusätzlich die Funktion kaliumabhängiger Organe prüfen. Bei akuten Kaliumstörungen eignet sich hierzu das Ekg.
- ▶ Durch Messung der Kaliumausscheidung i.U. kann festgestellt werden, ob ein Kaliumverlust renal oder enteral erfolgt.
- ▶ Da die Kaliumkonzentration der Erythrozyten 25fach höher als im Serum ist, muss zu untersuchendes Blut hämolysefrei abgenommen werden und innerhalb einer Stunde abzentrifugiert werden, da sonst eine Hyperkaliämie vorgetäuscht wird. Aus dem gleichen Grund enthalten ältere Erythrozytenkonzentrate vermehrt Kalium.

<table>
<tr><td>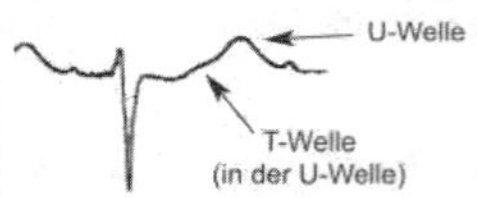
</td><td>Hypokaliämie:
• ST-Senkung, T-Abflachung
• TU-Verschmelzungswelle
• PQ-Verkürzung</td></tr>
<tr><td>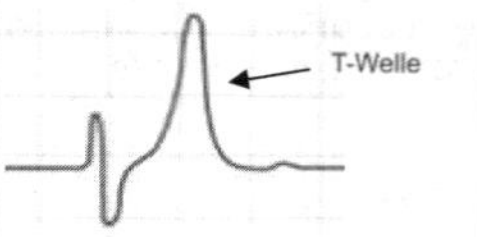
</td><td>Hyperkaliämie:
• Zeltförmiges T mit schmaler Basis (≤ 0,20 sec)
• P-Abflachung
• PQ-Verlängerung
• Schenkelblockartige Deformierung des Kammerteils
• Terminal Übergang in Sinuswellen</td></tr>
</table>

Hypokaliämie [E87.6]

Def: Serumkalium bei Erwachsenen: < 3,6 (Kinder < 3,2) mmol/l

Ät.: A) Verlustbedingte Hypokaliämie (externe Bilanzstörung)
1. Reduzierte orale Zufuhr
2. Intestinale Verluste:
   - Diarrhö, Laxanzienabusus, Fisteln, Erbrechen
   - Mukorrhö (gesteigerte enterale Schleimabsonderung) bei villösem Adenom

   Merke: Chronischer Laxanzienabusus [F55.1] ist die häufigste Ursache einer unklaren Hypokaliämie. Junge Frauen mit unklaren Beschwerden (Apathie, Obstipation!) stets nach Gebrauch von Abführmitteln fragen! Hypokaliämie verstärkt die Obstipation!
3. Renale Verluste:
   - Primär renaler Kaliumverlust durch Nierenerkrankungen:
     - Chronische interstitielle Nephritiden
     - Polyurische Phase des akuten Nierenversagens
     - Renale tubuläre Azidose
     - Bartter-Syndrome (siehe dort)
   - Sekundärer renaler Kaliumverlust:
     - Diuretikatherapie (häufige Ursache!)
       Daher bei Diuretikatherapie Kalium substituieren oder Kombinationsbehandlung mit kaliumsparenden Saluretika.
     - Primärer oder sekundärer Hyperaldosteronismus
     - Pseudohyperaldosteronismus durch Lakritzenabusus (Glycyrrhizinsäure)
     - Hyperkortisolismus
     - Therapie mit Gluko- oder Mineralokortikoiden
     - Therapie mit Amphotericin B

B) Verteilungshypokaliämie (interne Bilanzstörung)
Verlagerung von Kalium aus dem Extrazellulärraum in die Zellen:
- Alkalosen
- Insulinbehandlung eines Coma diabeticum
- Beta-2-Sympathomimetika
- Hypokaliämische paroxysmale Lähmung (seltene familiäre Erkrankung)

KL.: Je schneller eine Hypokaliämie auftritt, umso ausgeprägter sind die Symptome. Chronische Hypokaliämien sind meist symptomlose Zufallsbefunde im Rahmen einer Laborbestimmung.

1. Adynamie bis zu Paresen, Bildung von Muskelwülsten bei Beklopfen der Muskulatur
2. Obstipation bis zum paralytischen Ileus (auch Blasenlähmung)
3. Abschwächung bis Fehlen der Reflexe
4. Ekg: Abflachung von T, ST-Senkung, U-Welle (U-Welle höher als T), TU-Verschmelzung, Extrasystolen (Auftreten von Extrasystolen unter Digitalistherapie ist verdächtig auf Hypokaliämie oder Digitalisüberdosierung).

   Merke: Hypokaliämie führt zu Digitalisunverträglichkeit! Umgekehrt kann die Verträglichkeit einer Digitalistherapie durch Anheben des Kalium- (und Magnesium-) Spiegels i.S. auf hochnormale Werte verbessert werden!

5. Hypokaliämische Nephropathie:
   Evtl. Ausbildung einer vakuolären Tubulopathie mit Polyurie + Polydipsie, die ADH-refraktär ist (renaler Diabetes insipidus). Bei chronischer Hypokaliämie kann es zur interstitiellen Nephritis kommen.
6. Metabolische Alkalose

Di.:
- Anamnese + Klinik
- Kalium i.S. + i.U.: Urin-Kalium > 20 mmol/l: Renaler Kaliumverlust
  Urin-Kalium < 20 mmol/l: Enteraler Kaliumverlust
- Säure-Basenstatus
- Bei hypokaliämischer Hypertonie an Conn-Syndrom und Nierenarterienstenose denken!

Th.: A) Kausal: Beseitigung der auslösenden Ursache, z.B. Absetzen von Laxanzien, kaliumneutrale Diuretikatherapie

B) Symptomatisch: Kaliumsubstitution unter Berücksichtigung des pH.
- Kaliumreiche Ernährung (Obstsäfte, Bananen u.a.)
- Kaliumchlorid: Gleicht neben der Hypokaliämie auch die oft gleichzeitig vorhandene metabolische Alkalose aus. Evtl. Anwendung in Tomatensaft
  Per os besteht bei normaler Nierenfunktion meist keine Gefahr der Überdosierung; Kaliumchlorid in Tablettenform ist obsolet, da Dünndarmulzera entstehen können; daher Applikation des Kaliums zu oder nach den Mahlzeiten mit reichlich Flüssigkeit (z.B. als Granulat).
  Parenteral: Berechnung des K^+-Defizits mittels eines Nomogramms (unter Berücksichtigung des pH). Intravenöse Kaliumzufuhr mit Kaliumkontrollen, evtl. Ekg-Monitoring.

  Merke: 1 mmol extrazelluläres Serum-Kaliumdefizit entspricht einem Mangel von 100 mmol Kalium. Parenteral nicht mehr als 20 mmol/h geben (maximale Tagesdosis 3 mmol/kg KG). Kaliumlösung ausreichend verdünnen, da Kalium venentoxisch ist! Bei Hypokaliämie und Azidose zuerst Kaliumdefizit ausgleichen, erst danach evtl. Korrektur der Azidose (im umgekehrten Fall verschlimmert sich die Hypokaliämie!).

Hyperkaliämie [E87.5]

Def: Serumkalium bei Erwachsenen > 5,0 (Kinder > 5,4) mmol/l

Ät.: A) Externe Bilanzstörung:

1. Übermäßige Kaliumzufuhr

   Merke: Weil die renale Ausscheidungskapazität mehr als das Doppelte der normalerweise mit der Nahrung aufgenommenen Kaliummenge von 100 mmol beträgt, ist eine exogen bedingte Hyperkaliämie bei normaler Nierenfunktion kaum möglich. Denn bei hoher Kaliumzufuhr bewirkt Aldosteron eine verstärkte Sekretion ins Tubuluslumen.
   Bei fortgeschrittener Niereninsuffizienz kann schon übermäßiger Genuss von Obst oder Diätsalz auf Kaliumbasis eine lebensbedrohliche Hyperkaliämie verursachen.
   Parenteral ohne Kontrollmöglichkeit nie mehr als 20 mmol K^+/h geben!

2. Verminderte renale Kaliumausscheidung:
   - Akutes Nierenversagen: Bei Anurie steigt das Serumkalium infolge Zellkatabolismus täglich um ca. 1 mmol/l an.

- Chronische Niereninsuffizienz: Solange die Kreatininclearance > 20 ml/min beträgt bzw. keine Oligurie auftritt, kommt es meist nicht zur Hyperkaliämie, da Kalium verstärkt tubulär sezerniert und über den Dickdarm ausgeschieden wird. Lebensbedrohliche Hyperkaliämien drohen jedoch bei unkontrollierter Kaliumzufuhr (z.B. Obst, Diätsalz auf Kaliumbasis) oder bei Einnahme von Medikamenten, die eine Hyperkaliämie induzieren können.
- Hyporeninämischer Hypoaldosteronismus bei Diabetes mellitus
- M. Addison (Mineralokortikoidmangel)

3. Iatrogen verursachte Hyperkaliämie:
   - Medikamente, die das Renin-Angiotensin-Aldosteron-System (RAAS) hemmen (RAAS-Hemmer): ACE-Hemmer, Sartane, Aldosteronantagonisten, Reninhemmer, NSAR
   - Medikamente, die die Kaliumsekretion im distalen Tubulus hemmen: Ciclosporin A, Amilorid, Triamteren (= kaliumsparende Diuretika), Cotrimoxazol, Pentamidin

Memo: Auch bei normaler Nierenfunktion Kaliumkontrollen bei Kombination von ACE-Hemmern mit kaliumsparenden Diuretika! Eine relevante Hyperkaliämie ist eine KI für RAAS-Hemmer.

B) Interne Bilanzstörung (Verteilungshyperkaliämie)
durch Verlagerung von intrazellulärem Kalium in den Extrazellulärraum.
1. Azidose, diabetisches Koma (Insulinmangel), schwere Digitalisintoxikation (Blockierung der Na^+/K^+-ATPase mit passivem K^+-Ausstrom in den EZR)
2. Freisetzung von Kalium bei Zellschaden
   - Große Weichteilverletzungen mit Myolyse, Rhabdomyolyse, Verbrennungen
   - Hämolytische Krise, Transfusion kalter Erythrozytenkonzentrate
   - Zytostatische Behandlung von Malignomen
   - Hyperkaliämische periodische Lähmung (Gamstorp-Syndrom [G72.3])
   - Nach verspäteter Eröffnung von kompletten arteriellen Gefäßverschlüssen (Tourniquet-Syndrom)

C) Pseudohyperkaliämie:
1. Hämolyse der Blutprobe:
   Häufig werden falsch hohe Werte als Folge einer artifiziellen Hämolyse gemessen (zu lange Stauung + Pumpen mit der Hand bei der Blutabnahme, schnelle Aspiration des Blutes durch englumige Kanülen, verspätete Zentrifugation)!
2. Kaliumfreisetzung in der Blutprobe bei exzessiver Thrombozytose oder Leukozytose (bei CML)
   - Di.: Serumkalium ↑, aber Plasmakalium normal!

KL.: Oft symptomarmer Verlauf!

Merke: Es gibt kein zuverlässiges Symptom, welches auf die Gefahr einer Hyperkaliämie hinweist!

- Evtl. neuromuskuläre Symptome: Parästhesien ("Ameisenlaufen" um den Mund, Pelzigwerden der Zunge), Muskelzuckungen, Paresen
- Ekg: - Überhöhtes zeltförmiges T
  - Schenkelblockartige QRS-Verbreiterung
  - QT verkürzt, P-Abflachung
  - Kammerflattern/-flimmern oder Asystolie

Di.:
- Serum-Kaliumkontrollen + Ekg-Kontrollen
- Ausschluss einer Niereninsuffizienz (Kreatinin)
- Säure-Basen-Status
- Ausschluss einer Pseudohyperkaliämie

Th.: A) Kausal: z.B. Absetzen kaliumretinierender Medikamente bei Niereninsuffizienz!
B) Symptomatisch:
1. Kaliumzufuhr stoppen, keine kaliumreichen Lebensmittel (z.B. Bananen u.a. Früchte)
2. Förderung des Kaliumeinstromes in die Zellen:
   - Glukose und Insulin: z.B. 50 ml 40 %ige Glukoselösung + 10 IE Normalinsulin i.v. über 30 Min., anschließend Blutzuckerkontrollen; Wirkdauer: 4 - 6 h
   - Natriumbikarbonat wirkt nur bei metabolischer Azidose; Dos.: 50 - 100 ml einer einmolaren (8,4 %igen) Lösung über 30 Min. i.v.; Wirkdauer: 2 h
   - Kalziumglukonat wirkt nur kurzfristig durch Membranstabilisierung (30 Min.) und ist bei digitalisierten Patienten sowie bei Hyperkalzämie kontraindiziert. Dos: 10 ml 10 % Kalziumglukonat
   - Salbutamol (Beta-2-Sympathomimetikum) hoch dosiert per inhalationem kann den Kaliumspiegel ebenfalls temporär absenken (NW + KI: Siehe Kap. Asthma bronchiale).
3. Entfernung von Kalium:
   - Forcierte Diurese (NaCl 0,9 %-Infusion + Furosemid)
   - Hämodialyse bei akutem Nierenversagen und chronischer Niereninsuffizienz

- Kationenaustauscherharze, die im Darm Natrium (oder Kalzium) gegen Kalium austauschen. Wirkdauer: 4 - 6 h; z.B. Resonium® A, kontraindiziert bei Hypernatriämie und Hypertonie; Anwendung oral und als Klysma. NW beachten (selten Darmnekrosen)
- Patiromer (Veltassa®)

Merke: Serumkaliumwerte > 6,0 mmol/l sind akut bedrohlich und erfordern eine rasche Kaliumsenkung!

MAGNESIUM

Gesamtbestand an Magnesium im Körper ca. 12,4 mmol (0,3 g)/kg KG, Tagesbedarf für Männer 400 - 420 mg, für Frauen 310 - 320 mg, Schwangere 360 mg. Dies wird bei ausgewogener Ernährung meist erreicht.

Magnesiumverteilung im Körper:
- 1 % im Plasma (zu 30 % an Albumin gebunden, zu ca. 70 % ionisiert)
  Normaler Plasmaspiegel: 0,75 - 1,05 mmol/l
- Ca. 65 % im Knochen
- Ca. 35 % intrazellulär in der Skelettmuskulatur

Intrazellulär ist Magnesium überwiegend an ATP gebunden (MgATP) und steht im Gleichgewicht mit freien Magnesiumionen. Magnesium ist an der Aktivierung zahlreicher Enzyme beteiligt, u.a. aktiviert es die Na^+/K^+-ATPase und beeinflusst dadurch die Kaliumverteilung. Außerdem hemmt Magnesium die intrazelluläre Kalziumbereitstellung ("natürlicher Kalziumblocker").

Hypomagnesiämie [E83.4]

Def: Serummagnesium < 0,75 mmol/l

Ät.: 1. Angeborene Magnesiumverlusterkrankungen (selten):
- Intestinal bedingte Hypomagnesiämie mit sekundärer Hypokalzämie und Krampfanfällen; autosomal-rezessiver Erbgang
- Renal bedingte primäre Hypomagnesiämie; autosomal-dominanter Erbgang; Genmutation FXYD2
- Mutationen des CASR-Gens (Ca^{2+}-Mg^{2+}-Sensing-Rezeptor). Aktivierende und inhibierende Mutationen sind bekannt.
- Familiäre Hypomagnesiämie mit Hyperkalziurie und Nephrokalzinose (FHHNC); Mutation im Paracellin 1-Gen (PCLN1); Häufigkeit ca. 1 : 100.000
- Gitelman-Syndrom (siehe dort)

2. Sekundäre (erworbene) Hypomagnesiämie: Die meisten Fälle
- Einseitige Ernährung (Alkoholismus, parenterale Ernährung; Anorexia nervosa)
- Malabsorptionssyndrom
- Vermehrter Bedarf (Schwangerschaft, Leistungssport, Stress u.a.)
- Erhöhte renale Ausscheidung: Polyurische Störungen
- Therapie mit Diuretika, Ciclosporin A, Cisplatin, Aminoglykosiden, PPI
- Akute Pankreatitis
- Laxanzienabusus
- Endokrine Störungen: Diabetes mellitus, Hyperthyreose u.a.

KL.: Da gleichzeitig eine Hypokaliämie und/oder Hypokalziämie vorliegen kann, sind die klinischen Symptome einer Hypomagnesiämie nicht spezifisch
- ZNS/Psyche: Reizbarkeit, Depressionen; Magnesiummangeltetanie, Parästhesien u.a.
- Herz: Extrasystolie, erhöhte Digitalisempfindlichkeit, erhöhte Bereitschaft der Koronararterien zu Spasmen mit evtl. Angina pectoris
  Ekg: ST-Senkung, T-Abflachung, QT-Verlängerung
- Magen/Darm: evtl. Darmspasmen u.a.

Di.: Klinik (uncharakteristisch), Magnesium i.S. ↓, Magnesium im 24 h-Urin
Ausschluss einer Hypokaliämie/Hypokalzämie

Th.:
- Kausale Therapie
- Symptomatische Therapie: Magnesiumgabe
  Ind: 1. Orale Substitutionstherapie bei Magnesiummangel
  Dos: 10 - 30 mmol Magnesium/d

2. Pharmakologische Therapie bei normalem Magnesiumspiegel i.S.: z.B.
   - Ventrikuläre Arrhythmien durch Digitalis
   - Extrasystolie kann durch Anheben des Magnesium- und Kaliumspiegels auf hochnormale Werte oft günstig beeinflusst werden
   - Torsade-de-pointes-Kammertachykardie → Magnesiumsulfat 2 g langsam i.v. über 5 Min. (Off-Label-Use)
   - Eklampsie mit generalisierten Krämpfen (2 - 5 g Magnesiumsulfat i.v.)
   - Vorzeitige Wehentätigkeit

Hypermagnesiämie [E83.4]

Def: Serummagnesium > 1,05 mmol/l

Ät.: Am häufigsten Niereninsuffizienz und Therapie mit magnesiumhaltigen Antazida
Ferner: Rhabdomyolyse; parenterale Magnesiumtherapie u.a.

KL.: Meist asymptomatischer Laborbefund. Bei gleichzeitig bestehender Hypokalzämie und/oder Hyperkaliämie kann es eher zu Symptomen kommen:
- Muskelschwäche, Nausea, Parästhesien im Gesicht
- Hypoventilation
- Somnolenz bis Magnesium-Narkose
- Ekg: Verlängerung der PQ-Zeit, Verbreiterung des QRS-Komplexes

Th.: Bei parenteraler Überdosierung von Magnesium wirkt Kalzium i.v. als Antidot.
Bei Hypermagnesiämie/Hyperkaliämie infolge terminaler Niereninsuffizienz: Dialyse

KALZIUM

PPh: Siehe Kap. Nebenschilddrüse.

Hypokalzämie [E83.58]

Def: Gesamtkalzium i.S. < 2,2 mmol/l; ionisiertes Kalzium < 1,1 mmol/l

Ät.:
1. Bei normalem ionisiertem Kalzium: Hypoalbuminämie unterschiedlicher Genese
2. Bei erniedrigtem ionisiertem Kalzium:
   a) mit normalem Magnesiumspiegel
      - PTH niedrig, Phosphat hoch:
        - Hypoparathyreoidismus
        - Passager nach Parathyroidektomie wegen primärem Hyperparathyreoidismus
      - PTH hoch, Phosphat niedrig:
        - Vitamin D-Mangel
        - Therapie mit Antikonvulsiva (z.B. Phenytoin)
        - Pankreatitis
      - PTH hoch, Phosphat normal oder erhöht:
        - Pseudohypoparathyreoidismus
        - Rhabdomyolyse
        - Hyperalimentation
        - Renale tubuläre Azidose
        - Chronische Niereninsuffizienz
   b) mit niedrigem Magnesiumspiegel, z.B.
      - Alkoholismus
      - Malabsorptionssyndrom
      - Medikamentös induziert (z.B. Therapie mit Schleifendiuretika, Gentamicin, Cisplatin)

KL.:
- Hypokalzämische Tetanie: Krampfanfälle bei erhaltenem Bewusstsein, oft mit Parästhesien verbunden, Pfötchenstellung, Stimmritzenkrampf
- Chvostek-Zeichen: Beim Beklopfen des N. facialis im Bereich der Wange wird im positiven Fall Zucken der Mundwinkel ausgelöst.
- Trousseau-Zeichen (sprich: "trusso"): Nach Anlegen einer Blutdruckmanschette am Arm - einige Min. arterieller Mitteldruck - kommt es im positiven Fall zur Pfötchenstellung.
- Ekg: QT-Verlängerung

DD: Hyperventilationstetanie (Gesamtkalzium normal, vermindertes ionisiertes Kalzium infolge respiratorischer Alkalose) - Th.: Beruhigung des Patienten, evtl. Tütenatmung

Di.: Klinik + Serumkalzium < 2,2 mmol/l (wiederholte Bestimmung); kausale Diagnostik

Th.: A) Kausal
B) Symptomatisch:
- Bei Tetanie: Kalzium i.v. (z.B. 10 ml Calciumglukonat 10 % langsam i.v.); evtl. Ausgleich eines gleichzeitig bestehenden Magnesiummangels
- Langzeitbehandlung: Orale Substitution von Kalzium, evtl. zusätzlich Vitamin D

Hyperkalzämie [E83.58]

Def: Gesamtkalzium i.S. > 2,7 mmol/l; ionisiertes Kalzium > 1,3 mmol/l

Ep.: Ca. 1 % der Krankenhauspatienten haben eine Hyperkalzämie.

Ät.:
1. Endokrine Ursachen: Primärer Hyperparathyreoidismus (bis 80 %*)), tertiärer Hyperparathyreoidismus, Hyperthyreose, NNR-Insuffizienz
2. Tumorinduzierte Hyperkalzämie (< 20 %*)). Häufigste Tumoren: Bronchial-, Mamma-, Prostatakarzinom, multiples Myelom. Bei Tumorhyperkalzämie ist das intakte PTH regelmäßig supprimiert.
   - Osteolytische Hyperkalzämie bei Knochenmetastasen (z.B. bei Mammakarzinom) und bei Plasmozytom. Die Tumorzellen bewirken indirekt über eine Freisetzung von Zytokinen (TGFα, TNF, IL-1 u.a.) eine Stimulierung der Osteoklasten → Osteolyse → Hyperkalzämie.
   - Paraneoplastische Hyperkalzämie durch ektope Bildung parathormonverwandter Peptide (PTHrP) durch Tumoren (z.B. Lungenkarzinom). Ca. 90 % der Patienten mit Tumor-Hyperkalzämie haben erhöhte PTHrP-Spiegel unabhängig davon, ob Knochenmetastasen vorhanden sind oder nicht. Dabei ist das PTH intakt erniedrigt.
   - Synthese von 1,25-Dihydroxy-Vitamin D3 = Kalzitriol in den Tumorzellen (z.B. bei malignen Lymphomen)

   *) Anm.: Im nicht-selektionierten Patientenkollektiv ist primäre HPT die häufigste Ursache einer Hyperkalzämie, in onkologischen Praxen/Kliniken sind Tumore der häufigste Grund.
3. Medikamentös induziert: Thiaziddiuretika, Vitamin D- oder Vitamin A-Intoxikation, kalziumhaltige Phosphatbinder, kalziumhaltige Kationenaustauscher, Lithium, Tamoxifen
4. Seltene Ursachen:
   - Immobilisation
   - Sarkoidose (Bildung von 1,25(OH)$_2$D$_3$ in den Epitheloidzellen der Granulome)
   - Familiäre hypokalziurische Hyperkalzämie (FHH): Autosomal dominante Erkrankung; 3 Typen:
     Typ 1: Loss of Function-Mutationen im Kalziumsensing-Rezeptor (CaSR)
     Typ 2: Mutationen im dazugehörigen G-Protein
     Typ 3: Mutationen im Adapterprotein
   - Gel. bei Thrombozytosen und essenzieller Thrombozythämie
   - Mutationen im Vitamin D-katabolisierenden Enzym 25-(OH)-Vitamin D3-24-Hydrolase (CYP24A1) - Folge: Akkumulation von 1,25-(OH)2-VitaminD3, daher Kontraindikation für eine Vitamin-D-Prophylaxe.
     Autosomal-rezessive Mutationen im SLC34A1, das den renalen Natrium-Phosphat-Kotransporter kodiert. Hier ist eine Phosphat-Supplementierung erforderlich.

KL.: A) Evtl. Symptome der kausalen Erkrankung (z.B. bekanntes Tumorleiden)
B) Hyperkalzämiesymptome: Die Hälfte der Patienten hat keine spezifischen Hyperkalzämiesymptome (zufälliger Laborbefund)
- Niere: Polyurie, Polydipsie (= renaler Diabetes insipidus); bei fehlendem Volumenersatz kommt es zu Exsikkose und Anurie; Nephrolithiasis, Nephrokalzinose
- Magen/Darm: Übelkeit, Erbrechen, Obstipation, selten Pankreatitis
- Herz/Skelettmuskulatur: Rhythmusstörungen, QT-Verkürzung im Ekg, Adynamie, Muskelschwäche bis zur Pseudoparalyse
- ZNS/Psyche: Psychose, Somnolenz bis Koma

Eine hyperkalzämische Krise droht bei einem Serumkalzium > 3,5 mmol/l:
- Polyurie, Polydipsie, Niereninsuffizienz
- Erbrechen, Exsikkose mit Hyperpyrexie
- Psychotische Erscheinungen, Somnolenz, Koma

Di.: Bestimmung von Kalzium i.S., von ionisiertem Kalzium und Bestimmung der Urin-Kalzium-Ausscheidung (die bei FFH niedrig ist und bei primärem HPT erhöht ist)
1. der Hyperkalzämie: Serumkalzium ↑
2. der Ursache der Hyperkalzämie:
- Parathormon (PTH intakt) ↑ bei primärem Hyperparathyreoidismus, ↓ bei Tumor-Hyperkalzämie
- Parathormonverwandtes Peptid (PTHrP) ↑ bei Tumor-Hyperkalzämie
- 1,25-$(OH)_2$-Vitamin D_3 ↑ bei Hyperkalzämie infolge Sarkoidose
- 25$(OH)D_3$ ↑ bei Vitamin D-Intoxikation
- Tumorsuche (Rö. Thorax, bei Frauen Mammografie, Abdomen-Sono, Untersuchung von Serum/Urin auf monoklonale Immunglobuline und Leichtketten)

Th.: Eine länger bestehende asymptomatische Hyperkalzämie mit Kalziumwerten < 3,5 mmol/l kann auch ambulant behandelt werden. Werte > 3,5 mmol/l erfordern eine unverzügliche stationäre Therapie.
A) Kausal
B) Symptomatisch:
- Universale Maßnahmen:
  1. Wichtigste Therapiemaßnahme ist die forcierte Diurese (5 l/die und mehr) mit physiologischer Kochsalzlösung und Furosemid unter Kontrolle des Wasser- und Elektrolythaushaltes (Substitution von Kalium).
  2. Kalziumzufuhr stoppen (z.B. in Mineralwässern)

     Cave Herzglykoside und Thiaziddiuretika!
  3. Bisphosphonate: Mittel der Wahl bei tumorinduzierten Hyperkalzämien (auch prophylaktisch wirksam)
     Wi.: Hemmung der Osteoklastenaktivität
     NW: Kiefernekrosen (Häufigkeit 1,5 %); weitere NW siehe Kap. Osteoporose
     Dos: z.B. Pamidronsäure 15 - 90 mg i.v. über 2 h oder Zoledronsäure 4 mg i.v. über 15 Min.; bei Bedarf Wiederholung im Abstand von 3 - 4 Wochen
  4. Calcitonin wirkt nur rel. kurz und bis zu 30 % der Patienten reagieren nicht mit einer ausreichenden Kalziumabsenkung
- Zusatzmaßnahmen:
  - Glukokortikosteroide sind Antagonisten des Vitamin D → Anwendung bei Vitamin D-bedingten Hyperkalzämien (Sarkoidose, maligne Lymphome)
  - Hämodialyse mit kalziumfreiem Dialysat bei Niereninsuffizienz

Prg: Letalität der hyperkalzämischen Krise bis 50 %

PHOSPHAT

Ph.: Referenzwerte (Serumphosphat): 0,84 - 1,45 mmol/l (2,6 - 4,5 mg/dl) für Erwachsene
Der Serumspiegel weist eine zirkadiane Rhythmik auf mit Minimum vormittags und Maximum um Mitternacht. Kleinkinder haben ca. 50 % und Kinder ca. 30 % höhere Werte als Erwachsene.

Gesamtphosphat des Körpers ca. 600 - 800 g, davon etwa 85 % im Knochen (Hydroxylapatit), 15 % im Weichteilgewebe und 0,1 % als Orthophosphat im Plasma . Der Serumspiegel erlaubt keine Rückschlüsse auf das Gesamtphosphat. Tagesbedarf: ca. 700 mg

Phosphat spielt eine wichtige Rolle u.a. für Knochenstabilität, Zellstrukturen, Zellmetabolismus, Enzymphosphorylierung und Säure-Basen-Haushalt. Im Erythrozyten reguliert es als 2,3-Diphosphoglycerat (2,3-DPG) die Affinität des Hämoglobins zu Sauerstoff und in Zytosol und Mitochondrien ist es wichtig für die ATP-Synthese aus ADP und damit für die Energieversorgung.

Phosphatmetabolismus: 65 - 90 % des mit der Nahrung aufgenommenen Phosphats werden im Jejunum resorbiert. Phosphat wird in der Niere glomerulär filtriert und im proximalen Tubulus je nach Phosphatgehalt der Nahrung zu 70 - 100 % rückresorbiert. Intestinale Resorption und tubuläre Rückresorption erfolgen über verschiedene Na^+/PO_4^{2-}-Cotransporter. Parathormon setzt Phosphat aus dem Knochen frei und vermindert die tubuläre Reabsorption. Vitamin D steigert die intestinale Resorption, Wachstums- und Schilddrüsenhormone fördern die tubuläre Rückresorption. Insulin verschiebt Phosphat zusammen mit Glucose und Kalium in die Zellen. Ein Schlüsselhormon zur Kontrolle des Phosphathaushalts ist der von Osteozyten sezernierte Fibroblast Growth Factor 23 (FGF-23), der durch verstärkte Phosphaturie den Phosphatspiegel senkt.

HYPOPHOSPHATÄMIE [E83.38]

Def: Serumphosphat (nüchtern) < 0,84 mmol/l (2,6 mg/dl) für Erwachsene
Schweregrade: Leicht 0,50 - 0,83 mmol/l / mittel 0,30 - 0,50 mmol/l / schwer < 0,30 mmol/l

Ep.: Aufgrund des hohen Phosphatgehalts vieler Nahrungsmittel ist eine Hypophosphatämie in der Allgemeinbevölkerung selten, findet sich aber bei etwa 2 % aller Krankenhauspatienten und 30 % der Intensivpatienten (in Fällen mit gramnegativer Sepsis in bis zu 80 %). Patienten mit vorbestehendem Phosphatmangel, wie z.B. bei chronischem Alkoholabusus, Mangelernährung, längerer Nahrungskarenz oder Antazida-Einnahme, sind besonders gefährdet.

Ät.:
1. Verminderte intestinale Phosphataufnahme
   - Mangelernährung (bei chronischem Alkoholabusus, Anorexia nervosa, Demenz, Malignomen u.a.), Nahrungskarenz
   - Malabsorption (Zöliakie, Kurzdarmsyndrom, chronische Diarrhö u.a.); Vitamin D-Mangel
   - Phosphatbinder: z.B. Sevelamer, hochdosierte Kalziumsalze, Al- oder Mg-haltige Antazida
2. Erhöhter renaler Phosphatverlust durch verminderte tubuläre Rückresorption
   - Primärer und sekundärer Hyperparathyreoidismus
   - Phosphatdiabetes (Fanconi-Syndrom), onkogene Osteomalazie
   - Hyperaldosteronismus, Hypomagnesiämie, Cushing-Syndrom, entgleister Diabetes mellitus
   - Medikamente: Hochdosiert Kortikosteroide und Östrogene, Diuretika, Paracetamol u.a.
   - Alkoholabusus
   - Große Operationen, schwere Verbrennungen
3. Phosphatumverteilung von extrazellulär nach intrazellulär
   - Akute respiratorische Alkalose durch Hyperventilation
   - Refeeding-Syndrom, Hyperalimentation
   - Sympathomimetika, Insulin, Glukagon, Glucose-Infusionen u.a.
   - Therapie der diabetischen Ketoazidose, Aufwärmung nach Hypothermie
   - Schwere Infektionen, toxisches Schocksyndrom, Sepsis
   - Akute Zellproliferation bei Leukämien und schnell wachsenden Tumoren u.a.
4. Erhöhter Bedarf: z.B. Schwangerschaft, Stillperiode, Wachstum, Extremsport, Bodybuilding
5. Sonstiges: z.B. Langzeithämodialyse, akute Pankreatitis; X-chromosomale Hypophosphatämie (XLH)

Merke: Ein akuter Abfall des Serumphosphats lässt sich meist auf eine Phosphatumverteilung vom Extrazellularraum in die Zellen, eine chronische Hypophosphatämie auf eine verminderte intestinale Resorption oder einen erhöhten renalen Verlust zurückführen. Am häufigsten entsteht eine schwere Hypophosphatämie durch einen extra-/intrazellulären Shift (z.B. durch therapeutische Maßnahmen oder Hyperventilation) bei schwerkranken oder mangelernährten Patienten mit vorbestehender Phosphatdepletion.
Cave: Bei Alkoholikern im Entzug können phosphatfreie Glukose-Infusionen zum Tode führen!

KL.: Klinische Symptome treten bei Hypophosphatämie meist erst ab Werten < 0,5 mmol/l auf und sind Ausdruck eines generalisierten zellulären Energiedefizits, verursacht durch eine reduzierte ATP-Synthese und ein vermindertes 2,3-DPG mit Linksverschiebung der Sauerstoffdissoziationskurve. Als Folge der entstehenden Gewebehypoxie und ATP-Depletion stellen Zellen und Organellen (z.B. Mitochondrien) zunächst ihre spezifischen Funktionen (reversibel) ein und werden schließlich durch Ausfall der Membrantransportsysteme (ATPasen) irreversibel geschädigt.

Merke: Ein chronischer Phosphatmangel manifestiert sich aufgrund einer permanenten Phosphatverschiebung vom Knochen ins Plasma oft nur als Knochenmineralisationsstörung, während eine (zusätzliche) akute Hypophosphatämie zu einem (Multi-)Organversagen führen kann.

Knochen (= Phosphatspeicher) und Mineralstoffwechsel: Osteopenie und Osteomalazie durch vermehrte Knochenresorption mit Freisetzung von Kalzium, Hyperkalziurie; oft gleichzeitig Hypomagnesiämie und Hypokaliämie
Gastrointestinaltrakt: Inappetenz, Übelkeit, Oberbauchschmerzen, Leberfunktionsstörungen, Bakteriämie durch gestörte Barrierefunktion der Darmschleimhaut
Stoffwechsel: Erhöhte Insulinresistenz
Nieren: Schädigung v.a. des proximalen Tubulus, akute Tubulusnekrose, Nierenversagen
Nervensystem: Polyneuropathie, Guillain-Barré-artige Symptome, extrapontine Myelinolyse, Verwirrtheit, zerebrale Krampfanfälle, Koma
Muskulatur: Herzinsuffizienz, respiratorische Insuffizienz (verzögerte Entwöhnung vom Respirator!), Dysphagie, Ileus, Schwäche der proximalen Skelettmuskulatur; bei Alkoholabusus und Refeeding-Syndrom gelegentlich Rhabdomyolyse mit sekundärem Anstieg des Serumphosphats
Hämatologisches System: Hämolytische Anämie (meist erst bei Phosphat < 0,2 mmol/l), Leukozytendysfunktion mit erhöhter Infektanfälligkeit, Thrombozytendysfunktion und Thrombozytopenie

Di.: Daran denken, dass einige Patientengruppen ein erhöhtes Risiko für Phosphatmangel haben! Phosphat i.S. und i.U., Ca, Mg, K, AP, Kreatinin, CK; ggf. Vitamin D, Parathormon, Blutgase. Das Phosphat im Serum kann trotz eines intrazellulären Defizits zunächst unauffällig sein, unter bestimmten therapeutischen Maßnahmen aber rasch abfallen, sodass ggf. mehrfache Kontrollen notwendig sind.
Bei Hypophosphatämie und normaler Nierenfunktion weist eine Phosphatausscheidung im Urin von unter 20 mmol/ 24h auf eine verminderte intestinale Resorption bzw. ein Umverteilungsproblem hin, von über 50 mmol/24h auf einen renalen Verlust.

Th.: Kausal
Symptomatisch: Bei moderater Hypophosphatämie genügt es meist, die orale Zufuhr zu steigern und Vitamin D zu verabreichen. Milch ist mit etwa 1 mg Phosphat/ml eine sehr gute Phosphatquelle. Bei Laktoseintoleranz Kalium- oder Natriumphosphat oral 1 - 3 g über den Tag verteilt.
Bei schwerer und unter Beatmung auch bei moderater Hypophosphatämie parenterale Therapie mit Infusion von 4 - 8 mmol Phosphat/h über 6 h (Gesamtmenge 24 - 48 mmol) unter Kalzium- und Phosphatkontrollen alle 6 - 8 h; ggf. wiederholen bis Serumspiegel stabil bei 0,8 mmol/l liegt (Dosisreduktion bei eingeschränkter Nierenfunktion !).

Cave: Hyperphosphatämie und Hypokalzämie vermeiden! Therapie muss rechtzeitig erfolgen (solange Ausfälle noch reversibel sind)! Ggf. gleichzeitig bestehenden Kalium- und/oder Magnesiummangel beheben.
Merke: Schwere Symptome, wie z.B. Rhabdomyolysen oder zentralnervöse Störungen können durch prophylaktischen Zusatz von ausreichend Phosphat zu Glucose-Infusionen und zu parenteraler Ernährung (Details siehe dort!) vermieden werden.

Anm.: Bei XLH Einsatz von Burosumab

HYPERPHOSPHATÄMIE [E83.38]

Def: Serumphosphat (nüchtern) > 1,45 mmol/l (> 4,5 mg/dl) für Erwachsene

Ät.:
1. Verminderte renale Phosphatausscheidung durch reduzierte glomeruläre Filtration und/oder erhöhte tubuläre Rückresorption
   - Akutes oder chronisches Nierenversagen (häufigste Ursache)
   - Hypoparathyreoidismus, Pseudohypoparathyreoidismus, Suppression der Parathormonaktivität (durch Vitamin D- oder Vitamin A-Intoxikation, Milch-Alkali-Syndrom, Sarkoidose u.a.)
   - Hyperthyreose, Akromegalie, juveniler Hypogonadismus
2. Massive Phosphatüberladung des Extrazellularraumes
   - Zu rascher (parenteraler) Ausgleich einer Hypophosphatämie
   - Metabolische oder respiratorische Azidose (ca. 95 % aller Patienten mit diabetischer Ketoazidose sind vor Therapiebeginn hyperphosphatämisch!)
   - Gewebszerfall, z.B. durch schweres Trauma, fulminante Hepatitis, massive Hämolyse, Rhabdomyolyse, Tumorlyse unter Zytostatikatherapie

KL.: Meist asymptomatisch; evtl. Symptome durch Hypokalzämie; bei Kalzium-Phosphat-Produkt > 5,5 $(mmol/l)^2$ besteht ein erhöhtes Risiko für Gefäß- und Weichteilverkalkungen

Th.: Kausal: Siehe auch Kap. chronische Nierenerkrankungen
Symptomatisch: Verminderung der Phosphatzufuhr; Phosphatbinder; in schweren Fällen Hämodialyse

SÄURE-BASEN-HAUSHALT

Ph.: Die physiologische Wasserstoffionenkonzentration (Isohydrie) mit einem pH-Wert von 7,37 - 7,45 im Blut wird trotz ständigem Anfall saurer Metabolite durch 3 Regulationsvorgänge aufrechterhalten:
1. Pufferung
2. Respiratorische Regulation bei der Abatmung von CO_2
3. Renale Regulation bei der Ausscheidung von Wasserstoffionen

Zu 1 + 2: Pufferung:
Der Organismus verfügt über 2 extrazelluläre und 2 intrazelluläre Puffersubstanzen:
- Extrazellulär: Bikarbonat (HCO_3^-): 75 %
  Plasmaproteine: 24 % (1 % Phosphat)
- Intrazellulär: Phosphat (HPO_4^{2-})
  Hämoglobin

Durch die Fähigkeit, CO_2 durch die Lungen abzurauchen und HCO_3^- durch die Nieren zu regulieren, hat das Kohlensäure-Bikarbonatsystem die wichtigste Bedeutung. Seine Funktion lässt sich durch die Henderson-Hasselbalch-Puffergleichung beschreiben:

$$pH = 6,1 + \log \frac{[HCO_3^-]}{[H_2CO_3]} = 6,1 + \log \frac{20}{1} = 6,1 + 1,3 = 7,4$$

zu 3.: Die renale Regulation der Wasserstoffionenkonstanz ist langsamer und träger als die respiratorische und umfasst **3 Mechanismen:**

- Bikarbonatrückresorption:
  Da Bikarbonat durch Pufferung und anschließende pulmonale Abatmung von CO_2 verbraucht wird, muss es in der Niere regeneriert werden. Dabei spielt das Enzym Carboanhydrase eine wichtige Rolle: Für jedes regenerierte HCO_3^- wird ein H^+ sezerniert, wobei zur Wahrung der Elektroneutralität Na^+ reabsorbiert wird.
- Bildung titrierbarer Säure
- Bildung von Ammoniumionen, die der Neutralisation überschüssiger Wasserstoffionen im Tubuluslumen dienen.

PPh: 3 Gruppen von Störungen im Säure-Basen-Haushalt:

1. Respiratorische Störungen entstehen durch vermehrte oder verminderte Abatmung von CO_2, wodurch sich der Nenner der Puffergleichung verändert.
2. Metabolische Störungen gehen einher mit veränderter Bikarbonatkonzentration, wodurch sich der Zähler der Puffergleichung verändert.
3. Gemischte Störungen durch Kombination metabolischer + respiratorischer Störungen

Kompensationsmechanismen:
Um die Konstanz der Wasserstoffionen (Isohydrie) aufrechtzuerhalten, besteht die Kompensation des Organismus darin, Veränderungen der Bikarbonatkonzentration durch gleichsinnige Veränderungen der CO_2-Konzentration auszugleichen und umgekehrt.

Merke: Respiratorische Störungen werden metabolisch kompensiert. Metabolische Störungen werden respiratorisch kompensiert.
Wenn sich im Rahmen der Kompensation der pH innerhalb der Grenzen von 7,37 - 7,45 bewegt, spricht man von kompensierter Störung, sonst von nichtkompensierter Störung. Ein normaler pH ist daher nicht gleichzusetzen mit einem normalem Säure-Basen-Haushalt. Normaler pH besagt nur, dass die Kompensationsmechanismen noch funktionieren.

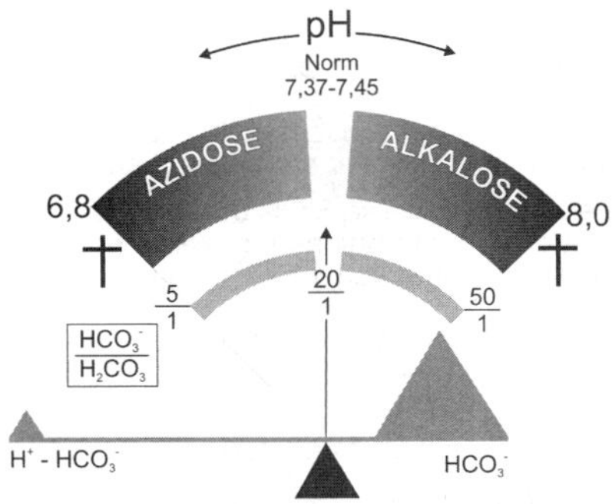

Di.: Sind 2 der 3 Variablen der Puffergleichung bekannt, so kann die 3. Größe errechnet werden und damit eine Störung im Säure-Basen-Haushalt diagnostisch eingeordnet werden.

Arterielle Normalwerte:

pCO_2 im Blut	m 35 - 46 / w 32 - 43 mmHg
Standardbikarbonat	21 - 26 mmol/l
pH	7,37 - 7,45

Base excess (BE)
Abweichung vom Normalwert der Pufferbasen.
Der Referenzbereich beträgt ± 2,0 mmol/l.

Störungen im Säure-Basen-Haushalt mit Kompensationsmechanismen:

	Alkalose dekomp.	Alkalose kompens.	Azidose kompens.	Azidose dekomp.	
Metabolisch:					Metabolisch:
pH	↑	n	n	↓	pH
HCO_3^-	↑	↑	↓	↓	HCO_3^-
pCO_2	n (↑)	↑	↓	n (↓)	pCO_2
Respiratorisch:					Respiratorisch:
pH	↑	n	n	↓	pH
HCO_3^-	n (↓)	↓	↑	n (↑)	HCO_3^-
pCO_2	↓	↓	↑	↑	pCO_2

Merke: pCO_2 und HCO_3^- sind bei einfachen Störungen des Säure-Basen-Haushaltes gleichsinnig verändert im Sinne der Kompensation (diese Regel gilt nicht für gemischte Störungen).
Starke Abweichungen des HCO_3^- (< 15 bzw. > 40 mmol/l) sprechen dafür, dass die kausale Störung auf der metabolischen Seite liegt (metabolische Azidose bzw. Alkalose).

AZIDOSE

Allgemeine Rückwirkungen auf den Organismus bei Azidose:
1. Durch Kaliumverschiebung aus den Zellen in den Extrazellulärraum kommt es oft zu einer Hyperkaliämie, die aber mit Beseitigung der Azidose verschwindet (oder sogar in Kaliummangel umschlagen kann).
2. Eine Azidose vermindert die Reaktivität der Gefäßmuskulatur auf Katecholamine (z.B. beim kardiogenen Schock) und wirkt auf das Herz negativ inotrop.
3. Starke Azidose führt zu Minderdurchblutung der Niere (Schock + Azidose → Anurie).
4. pH des Urins ist meist sauer.
5. Da die Blut-Liquor-Schranke für CO_2 gut durchgängig ist (im Gegensatz zu Stoffwechselsäuren und Bikarbonat), führen respiratorische Störungen zu einer schnelleren pH-Verschiebung im Liquor als metabolische Störungen.

Metabolische Azidose [E87.2]

Def: Störung des Säure-Basen-Haushalts mit primärer Abnahme des Bikarbonats (HCO_3^-) im Serum, einem sekundären Abfall des CO_2-Partialdrucks ($PaCO_2$) und einer Reduktion des Blut-pH. Sie kann akut (einige Min. bis wenige Tage, insbesondere bei Intensivpflegepatienten) oder chronisch (Wochen bis Jahre bei abnehmender Nierenfunktion) auftreten.

Pg: Cl^- und HCO_3^- machen normalerweise 85 % der Anionen im Serum aus, den Anionenrest (Proteinat, Sulfat, Phosphat, organische Anionen) bezeichnet man als Anionenlücke.
Vereinfachte Berechnungsformel: Anionenlücke ≈ $Na^+ - (Cl^- + HCO_3^-)$
Normbereich: 3 - 11 mmol/l
Einige Faktoren können den Wert der Anionenlücke verändern. So wird sie um etwa 2,3 mmol/l reduziert für jede Abnahme des Serum-Albumins um 10 g/l. Eine Zunahme der Anionenlücke findet sich z.B. bei der Hyperphosphatämie.
Durch Berechnung der Anionenlücke lassen sich die metabolische Azidosen in 2 Gruppen unterteilen, nämlich in die, die durch Zufuhr von starker Säure entstehen und diejenigen, die durch den Verlust oder die fehlende Bildung von HCO_3^- verursacht werden.

Ät.: Nach den Befunden von Cl^- und Anionenlücke 2 Konstellationen:

1. Metabolische Azidose mit erhöhter Anionenlücke (normochlorämische Azidose)
- Ketoazidose: Präkoma/Coma diabeticum (mit Bildung von Keto(n)körper: Acetoacetat, β-Hydroxybutyrat und Aceton), Hungerstoffwechsel, Alkoholismus; Therapie mit Gliflozinen
- Laktazidose: Kann bei einer raschen Laktatproduktion schnell entstehen, z.B. bei Hypoxämie. Eine exzessive Laktatproduktion findet sich auch bei gesteigerter Glykolyse bei Hochleistungssportlern.
  Selten kann es unter Metformin-Einnahme zu gefährlicher Laktatazidose kommen (bei Nichtbeachten von KI)
  Hochgradiger Vitamin B_1- (Thiamin-) Mangel (sehr selten)
- D-Laktatazidose: Bei Kurzdarmerkrankungen ist das Wachstum von Bakterien erleichtert, die D-Laktat bilden können. Nach reichlicher Kohlenhydratzufuhr entstehen metabolische Azidosen, die mit der üblichen L-Laktatbestimmung nicht erkannt werden.

- 5-Oxoprolin-Azidose unter Therapie mit Paracetamol (selten)
- Glykol-, Methanol- und Acetylsalicylsäure-Vergiftung
- Akute und chronische Niereninsuffizienz

2. Metabolische Azidose mit normaler Anionenlücke (hyperchlorämische Azidose)

- Gastrointestinale Bikarbonatverluste (Diarrhöen, Drainagen von Pankreas-, Galle- und Dünndarmsekret)
- Renal: Fehlende Bikarbonat-Rückresorption oder verminderte HCO_3^--Bildung: Ureterosigmoideostomie, renale tubuläre Azidosen. Die Hyperchlorämie entsteht durch eine vermehrte Cl^--Rückresorption als elektrochemischer Ausgleich für das verloren gegangene bzw. zu wenig gebildete Bikarbonat. Zur Unterscheidung zwischen gastrointestinalen HCO_3^--Verlusten und renalen Azidifizierungsstörungen kann die Bestimmung der Urinionen-Nettobilanz durchgeführt werden: Urin-NH_4^+ = (Urin-Cl^-) - (Urin-Na^+ + Urin-K^+) + 80

Bei intestinalem Bikarbonatverlust liegt die Urin-NH_4^+-Ausscheidung zwischen 80 und 300 mmol/d, bei tubulärer Azidose < 80 mmol/d.

KL.: Vertiefte Kussmaul-Atmung, Luftnot, bei zunehmender Azidose Somnolenz, Desorientiertheit, Agitiertheit, verminderte Reaktivität der Gefäßmuskulatur

Di.: Klinik + Blutgasanalyse
HCO_3^- ↓, kompensatorisch auch pCO_2 ↓
pH normal (kompensiert) oder ↓ (dekompensiert)

Respiratorische Azidose [E87.2]

Ät.: Respiratorische Insuffizienz mit alveolärer Hypoventilation unterschiedlicher Genese (siehe Kap. Lunge)

KL.:
- Hypoventilation i.R. der respiratorischen Insuffizienz
- Schwäche, Desorientiertheit bis Koma

Di.: Klinik + Blutgasanalyse:
pCO_2 ↑, kompensatorisch auch HCO_3^- ↑
pH normal (kompensiert) oder ↓ (dekompensiert)
pO_2 ↓

ALKALOSE

Allgemeine Rückwirkung auf den Organismus bei Alkalose:

1. Durch Kaliumverschiebung aus dem Extrazellulärraum in die Zellen und tubuläre Sekretion von Kalium kommt es zu einem Kaliummangel.
2. Die Alkalose führt zur Verminderung der ionisierten Ca^{++}-Fraktion (→ evtl. Tetanie).
3. Der pH des Urins ist meist alkalisch. Außer bei metabolischer Alkalose infolge eines extrarenalen Kaliumverlustes: Hier scheidet die Niere, um K^+ zurückzuhalten, einen leicht sauren Urin aus ("paradoxe Azidurie").

Metabolische Alkalose [E87.3]

Ät.:
1. Verlust von saurem Magensaft (z.B. Erbrechen)
2. Diuretikatherapie mit Hypokaliämie: Bei Kaliummangel wird vermehrt H^+ renal ausgeschieden.
3. Mineralokortikoidexzess (Conn-Syndrom, Therapie mit Mineralokortikoiden): Mineralokortikoide stimulieren die Sekretion von K^+ und H^+ im distalen Tubulus der Niere.
4. Vermehrte Bikarbonatzufuhr

KL.:
- Evtl. verminderte (flache) Atmung (= Kompensationsmechanismus)
- Evtl. Tetanie
- Evtl. kardiale Symptome: Extrasystolen

Di.: Klinik + Blutgasanalyse:
HCO_3^- ↑, kompensatorisch auch pCO_2 ↑
pH normal (kompensiert) oder ↑ (dekompensiert)

Nach der renalen Cl^--Ausscheidung unter Kochsalzzufuhr unterscheidet man 2 Gruppen:
- Chloridresponsive Form:
  Chloridausscheidung im 24 h-Urin < 20 mmol/l: Verlust von Magensaft, Diuretikatherapie → Alkalose korrigierbar durch Infusion 0,9 %iger NaCl-Lösung.
- Chloridresistente Form:
  Cl^--Ausscheidung im 24 h-Urin > 20 mmol/l: Mineralokortikoidexzess

Respiratorische Alkalose [E87.3]

Ät.: Verstärkte alveoläre Ventilation:
- Psychogene Hyperventilation (am häufigsten!) - Siehe Kap. Hyperventilationssyndrom
- Kompensatorische Hyperventilation bei Hypoxie
- Zerebrale Störungen mit Hyperventilation
- Andere seltene Ursachen: septischer Schock, hepatische Enzephalopathie u.a.

KL.:
- Hyperventilation als kausales Symptom
- Evtl. Hyperventilationstetanie [R06.4] mit Parästhesien, Muskelzittern
- In ausgeprägten Fällen evtl. Minderung der zerebralen Durchblutung mit Reizbarkeit, Konzentrations-/Bewusstseinsstörungen

Di.: Klinik + Blutgasanalyse:
pCO_2 ↓, kompensatorisch auch HCO_3^- ↓
pH normal (kompensiert) oder ↑ (dekompensiert)

Beachte: Sowohl eine respiratorische Alkalose zeigt Hyperventilation (= Ursache) als auch eine metabolische Azidose (= kompensatorisch), wobei die Hyperventilation mit respiratorischer Alkalose meist psychogen aus voller Gesundheit auftritt.

BEHANDLUNG VON STÖRUNGEN IM SÄURE-BASEN-HAUSHALT

A) Kausale Behandlung: Ursache beseitigen!
B) Symptomatische Behandlung behutsam durchführen unter engmaschigen Laborkontrollen.
- Respiratorische Azidose:
  Apparative Ventilationssteigerung, um CO_2 abzurauchen
- Metabolische Azidose wird bedrohlich, wenn pH < 7,15
  Bikarbonatzufuhr → Effekt: $HCO_3^- + H^+ \rightarrow H_2O + CO_2 \rightarrow$ Abatmung über Lunge
  Voraussetzung: intakte Atmung, damit CO_2 abgeraucht werden kann.

  $$\text{Bedarf an } NaHCO_3 \text{ in mmol} = \text{Negativer Base excess} \times \frac{\text{kg KG}}{3}$$

  Beachte: Bei rel. rasch reversiblen Erkrankungen (z.B. diabetische Ketoazidose) ist die Indikation zur Bikarbonatzufuhr zurückhaltend zu stellen. Bikarbonat langsam und in Teilschritten infundieren → drohende Hypokaliämie! Plasmabikarbonat nicht > 15 mmol/l anheben.
- Respiratorische Alkalose:
  Bei der häufigen psychogenen Hyperventilation beruhigende Einflussnahme auf den Patienten, Anreicherung der Luft mit CO_2 durch Vergrößerung des Totraumes (Giebelrohr, Tütenatmung unter ärztlicher Kontrolle).
- Metabolische Alkalose wird bedrohlich, wenn pH > 7,55
  - Bei chloridsensibler Form (z.B. Verlust von Magensaft): Infusionen 0,9 %iger NaCl-Lösung. Bei Gefahr der Natriumüberlastung Gabe von Argininhydrochlorid-Lösung.
  - Bei Hypokaliämie: Kaliumsubstitution

Anhang:

Ernährungsmedizinische Diagnose- und Behandlungsstrategien von Patienten mit Unter-/Mangelernährung

- Systematische Erfassung des Ernährungszustandes bei jedem Patienten anhand etablierter Screeningverfahren, z.B. SGA = Subjective Global Assessment oder NRS = Nutritional Risk Score → *siehe Internet*
- Identifikation der Patienten mit einer Unter-/Mangelernährung
- Bei Vorliegen einer Unter-/Mangelernährung: Einleitung einer gezielten ernährungsmedizinischen Behandlung:
  Stufe I: Evaluation und konsequente Therapie der individuellen Ursachen
  Stufe II: Ernährungsmodifikation, Ernährungsberatung, individuelle Wunschkost
  Stufe III: Anreicherung der Nahrung (z.B. Maltodextrin, Eiweißkonzentrate)
  Stufe IV: Trink-Zusatznahrung (Getränke, Suppen, Joghurt etc.)
  Stufe V: Supportive enterale Ernährung (PEG-/PEJ-Sonde)
  Stufe VI: Supportive künstliche parenterale Ernährung

Enterale Ernährung (EN)

Def: Die EN ist im Vergleich zur parenteralen Ernährung (PN) die physiologischere und komplikationsärmere Form der Nahrungszufuhr.
Prinzipiell sollte bei jeder Ernährungstherapie folgende Priorität eingehalten werden: Die normale Ernährung des Patienten bleibt immer das wichtigste Ziel, dem die Gabe von Trinknahrung, die EN über Ernährungssonden, die kombinierte EN + PN sowie die totale PN unterzuordnen sind. Eine PN sollte somit möglichst rasch durch eine Form der EN ersetzt werden.
Soll die EN länger als 2 - 4 Wochen durchgeführt werden, ist die Anlage einer perkutanen endoskopischen Gastrostomie (PEG) indiziert. In der Regel ist eine standardisierte hochmolekulare Formuladiät mit Ballaststoffen ausreichend.

Ind: 1. Allgemein:
Vorbestehende oder drohende Mangelernährung; inadäquate orale Nahrungszufuhr (< 500 kcal/d) voraussichtlich über mehr als 7 Tage
2. Speziell:
Passagestörungen, Schluckstörungen, M. Crohn (akute Schübe), Kurzdarm-Syndrom; starkes Untergewicht bei verschiedenen Erkrankungen (z.B. Anorexia nervosa), Patienten mit konsumierenden Erkrankungen (z.B. Tumorerkrankungen, AIDS), kachektische geriatrische Patienten. - Mangelernährung ist mit verzögerter Wundheilung, häufigeren nosokomialen Infektionen, längerer Beatmungsdauer, einem längeren Krankenhausaufenthalt und hoher Mortalität verbunden.

KI.: Ernährung von Patienten gegen ihren erklärten Willen.
Polytrauma, Schock, metabolische Azidose (pH < 7,25), Hyperlaktatämie, schwere Gerinnungsstörungen, Akutphasen schwerer Stoffwechselentgleisungen (Coma diabeticum, hepaticum oder uraemicum u.a.); Erbrechen, Aspirationsgefahr, Ileus, Blutungen, Perforationen, Peritonitis, schweres Malabsorptionssyndrom u.a.

NW + Ko.: Eine besondere Gefahr der Ernährung über Sonden ist die Aspirationspneumonie → Prophylaxe: Leichte Oberkörperhochlagerung (30°), niedrige Infusionsrate, evtl. Sondenlage im Jejunum
Patienten unter enteraler Sondenernährung haben in der Regel dünnen Stuhlgang, ohne dass dies Durchfall gleichzusetzen ist. Ein häufiges Problem bei EN ist Diarrhö, verursacht durch zu rasche Steigerung der Kostmenge, bakterielle Kontamination der Nahrung, zu hohen Laktosegehalt, Fettintoleranz, zu schnelle Applikation, zu große Volumina oder zu kalte Sondenkost, aber auch durch pathologisch veränderte Darmflora. Ein weiteres Problem kann Erbrechen sein. Bei Übelkeit, Erbrechen kann eine zeitweise Reduktion der Nahrungsmenge, die Gabe von Prokinetika oder die Anlage einer Dünndarmsonde hilfreich sein. Bei einigen Patienten steigen unter hochkalorischer Ernährung die Transaminasen und die alkalische Phosphatase; meist kehren sie jedoch spontan in den Normalbereich zurück. Elektrolytstörungen sind möglich (→ regelmäßige Kontrollen)
„Tube-feeding"-Syndrom: Auftreten einer schweren Exsikkose mit Nierenfunktionsstörung, verursacht durch Zufuhr hyperosmolarer Sondenkost mit Auftreten von Diarrhö + unzureichende Flüssigkeitszufuhr.
Bei EN sollten der Allgemeinzustand sowie das Gewicht des Patienten häufig kontrolliert und auf eventuellen Reflux, Darmgeräusche, Stuhlverhalten und Flatulenz geachtet werden.

Zusammensetzung/Inhaltsstoffe:

Energiegehalt: Standardnahrung: 1 kcal/ml; energiereiche Nahrung: 1,5 - 2,4 kcal/ml

Enterale Nährlösungen sollten grundsätzlich die gleiche Zusammensetzung wie eine ausgewogene Normalkost haben. Dabei werden 15 - 18 % des Energiebedarfs durch Proteine, 30 - 35 % durch lang- oder mittelkettige Triglyzeride und etwa 50 - 55 % durch Kohlenhydrate gedeckt. Darüber hinaus müssen ausreichend Elektrolyte, Spurenelemente und Vitamine zugeführt werden. Industriell hergestellte Sondennahrung ist standardisiert. Als Kohlenhydratkomponente empfiehlt sich ein ausgewogenes Gemisch aus Poly-, Oligo- und Disacchariden. Laktose ist wegen der häufigen Laktoseintoleranz ungeeignet. Fette sollten zu je 1/3 als mehrfach ungesättigte Fettsäuren, einfach ungesättigte Fettsäuren und gesättigte Fettsäuren vorhanden sein. Niedermolekulare Sondenkost wird eingesetzt bei schweren Resorptionsstörungen (z.B. bei Kurzdarm-Syndrom).

Enterale Diäten:

- Ballaststofffreie Nahrung: z.B. bei akutem Schub einer CED; einer akuten Divertikulitis
- Energiereiche Nahrung
- MCT (medium-chain triglycerides) -haltige Nahrung: Bei Gallensäureverlustsyndrom. MCT (mittelkettige Triglyzeride mit C8-C10-Fettsäuren) werden ohne Pankreaslipase und ohne Gallensäuren resorbiert und über die Pfortader abtransportiert.
- (Oligo)Peptid-Diät: Niedermolekulare Kost mit Eiweißhydrolysaten und MCT-Anteil
- Immunonutrition (unzureichende Evidenz): Zusatz von Omega-3-Fettsäuren, Aminosäuren, Vitaminen, Spurenelementen

Präparate-Beispiele:
- Ballaststofffrei: Nutrison, Isosource® Standard, Osmolite®, Fresubin® original
- Ballaststoffreich: Nutrison MultiFibre, Isosource® Faser, Jevity®
- Energiereich: Nutrison Energy, Isosource® Energy, Osmolite® HiCal
- MCT-haltig: Nutrison MCT, Biosorbin® MCT, Isosource® MCT

Täglicher Energiebedarf: Erwachsener Patient: In Abhängigkeit vom Ernährungszustand und der Grundkrankheit: 30 - 35 kcal/kg KG und mind. 1 g Protein/kg KG

Applikationstechnik:

1. Orale Zufuhr (trinken):
   Ind: Bewusstseinsklare Patienten ohne Schluckstörungen, ohne Ösophaguserkrankungen
2. Nasogastrale Sonde:
   Ind: Kurzfristige Sondenernährung
   NW/Ko.: Fremdkörpergefühl im Rachen, Refluxösophagitis, Druckulcera, Dislokation, psychische Belastung u.a.
   Die Lage der Sonde sollte vor Beginn der Ernährung röntgenologisch überprüft werden. Die Sondenkost kann bei Sondenlage im Magen im Bolus oder kontinuierlich mithilfe einer Infusionspumpe erfolgen. Bei Sondenlage im Duodenum oder Jejunum erfolgt sie ausschließlich kontinuierlich zur Vermeidung eines Dumping-Syndroms. Auch bei Verwendung von niedermolekularen Sondennahrungen ist eine kontinuierliche Gabe obligat. Bei kontinuierlicher Infusion werden Adaptionsschemata mit anfänglichen Infusionsgeschwindigkeiten von 20 - 40 ml/h und Steigerung auf die volle Dosis binnen 2 - 3 Tagen empfohlen. Limitierend für die Infusionsmenge sind hoher Reflux in den Magen, Durchfälle, Blähungen, Völlegefühl und Subileus. Duodenal-/Jejunalsonden werden z.B. bei Patienten mit Erkrankungen oder nach Operationen im Bereich des oberen Intestinaltrakts oder bei starkem gastroösophagealem Reflux unter gastraler Ernährung eingesetzt. Die Positionierung erfolgt durch röntgenologische bzw. endoskopische Kontrolle.
3. Enterostomie:
   3.1 PEG = Perkutan-endoskopische Gastrostomie (häufigste Form)
   3.2 PEJ = Perkutan-endoskopische Jejunostomie
   Ind: Langzeiternährung > 3 - 4 Wochen, Tumoren des Ösophagus oder Hypopharynx, neurologische Erkrankungen mit anhaltender Schluckstörung
   KI: Gerinnungsstörungen/Blutungsneigung, Peritonitis, Peritonealkarzinose, Aszites
   Bei der Anlage ist - zumindest bei Risikopatienten - die prophylaktische Gabe eines Antibiotikums (z.B. einmalig 1 g Ceftriaxon i.v.) ratsam. 3 h nach der Anlage kann mit der Ernährung begonnen werden. Bei Aspirationsgefahr Applikation im Sitzen oder in 45 °-Lage.
   Ko. der PEG/PEJ: Selten Fehlpunktion, Blutung, Peritonitis, peristomale Wundinfektion. Einwachsen der PEG-Platte auf der gastralen Seite („buried bumper") → Prophylaxe durch tägliche geringfügige Mobilisierung der PEG-Sonde. Regelmäßige Haut- und Stomapflege, Verbandswechsel, Schulung von Patienten und Angehörigen

Nach Operationen ist mit der EN erst nach Einsetzen der Darmmotorik zu beginnen, wobei man sich nach der Toleranz des Patienten richtet. Das Volumen der Sondennahrung sollte in täglichen Schritten von 250 - 500 ml in Abhängigkeit von Grunderkrankung, Lage der Sondenspitze und subjektiver Verträglichkeit langsam gesteigert werden. Die Sondennahrung sollte vor der Anwendung auf Zimmertemperatur gebracht werden (nicht zu kalt!). Treten während des Nahrungsaufbaus Diarrhö, Überblähung oder Erbrechen auf, wird entweder die EN reduziert oder 1 - 2 Tage lang ausschließlich Tee gegeben.

Danach kann die Ernährung vorsichtig wieder aufgebaut werden. Bevor die optimale Energie- und Flüssigkeitsmenge erreicht ist, werden noch fehlende Flüssigkeit, Elektrolyte und Nährstoffe zusätzlich parenteral zugeführt.
Bei der EN ist es günstig, wenn entsprechend der normalen zirkadianen Ernährungsrhythmik nächtliche Pausen von 6 - 8 Stunden eingehalten werden. Tragbare netzunabhängige Pumpen ermöglichen eine Mobilität des Patienten.

Sondennahrung bei speziellen Indikationen:
Neben den standardisierten hochmolekularen Diäten wird von der Industrie eine Vielzahl modifizierter Sondennahrungen angeboten. Es fehlen aber in der Regel gut kontrollierte, prospektive Studien, die den klinischen Nutzen von Spezialdiäten gegenüber einer standardisierten hochmolekularen Diät bei isokalorischer Ernährung belegen.
Für Diabetiker wurden Diäten entwickelt, bei denen Glukoseersatzstoffe verwendet werden. Durch diese Ersatzstoffe können jedoch gastrointestinale Unverträglichkeitsreaktionen entstehen. Häufig ist eine ballaststoffreiche Standard-Sondennahrung unter Anpassen der antidiabetischen Therapie genauso gut geeignet und besser verträglich. Eine spezielle Sondenernährung für intensivmedizinisch betreute Diabetiker ist unnötig, da der Glukosestoffwechsel durch entsprechende Insulingaben sicher gesteuert werden kann.

EN bei chronisch entzündlichen Darmerkrankungen:
Gesichert ist die Indikation für eine EN bei Kindern mit M. Crohn und Wachstumsrückstand. Beim akuten Schub einer Colitis ulcerosa ist die Behandlung mit enteralen Diäten nicht gesichert.

EN bei Tumorpatienten:
Malnutrition ist ein wichtiger Risikofaktor für Komplikationen und für eine ungünstige Prognose. Daher wird die prophylaktische Anlage einer PEG bei geplanter Radiochemotherapie von Tumoren im HNO-Bereich oder des Ösophagus wegen der drohenden Mukositis mit Dysphagie empfohlen.

EN bei Leberzirrhose:
Ausreichende Eiweißzufuhr sicherstellen: 1,2 - 1,5 g/kg KG/d (nur bei symptomatischer Enzephalopathie Eiweißzufuhr vermindern)

PARENTERALE ERNÄHRUNG (PN)

Die PN ist eine unphysiologische Ernährungsform, bei der es zu schwerwiegenden Komplikationen kommen kann.

Ind: Möglichst nur kurzfristig bei Unvermögen oder Kontraindikationen für eine orale oder Sondenernährung. Der Übergang von PN zu oraler Ernährung kann erleichtert werden durch Zwischenschaltung einer bedarfsdeckenden bilanzierten Formeldiät.

Die PN wird industriell als „All-in-one"-Lösung angeboten: Alle drei Komponenten zusammen, wobei das Fett bis zur Mischung vor der Anwendung in einer separaten Kammer gelagert ist oder getrennt in zwei Anteilen (Glukose und Aminosäuren zusammen und Fett getrennt).

Tagesbedarf: Mobile Patenten 30 - 35 kcal/kg KG; immobile Patienten 25 kcal/kg KG
1 kcal = 4,2 kJ

Parenteral können zugeführt werden (Dosis für Erwachsene):

1. Kohlenhydrate in Form hypertoner Glukoselösung, z.B.
   Glukose 20 % = 0,8 kcal/ml - Glukose 40 % = 1,6 kcal/ml
   Dos: 100 - 400 g Glukose/d bei gleichmäßiger Infusionsgeschwindigkeit über 24 h. Bei Nichtdiabetikern ist eine Zugabe von Normalinsulin im Allgemeinen nicht erforderlich.
   Indikation für Insulin: Persistierende Hyperglykämie oder Glukosurie unter der Infusion von Glukose. Bei Sepsis auf Normoglykämie achten (Prognoseverbesserung).
   Dosierung in Abhängigkeit vom Blutzuckerspiegel und der Glukosezufuhr (Orientierungsregel: 1 E Normalinsulin deckt ca. 5 g Glukose ab).
   Andere Zucker sind nicht zu empfehlen, weil sie ohnehin alle über Glukose metabolisiert werden und weil sie in der Niere schlechter rückresorbiert werden und somit zu einem Kalorienverlust führen!

2. Aminosäurengemische
   Tagesbedarf ca. 1,0 - 1,5 g/kg KG

3. Fettemulsionen

   Präparate aus Sojabohnenöl mit mittelkettigen Triglyzeriden (MCT). Fettlösung 10 % = 1,0 kcal/ml, Fettlösung 20 % = 2,0 kcal/ml. Fettemulsionen sollten bei > 3 Tage dauernder parenteraler Ernährung zugeführt werden, um ein Mangelsyndrom an essenziellen Fettsäuren (u.a. hyperkeratotische Dermatose) zu vermeiden.

   Dabei Kontrolle der Triglyzeride, deren Konzentration < 250 mg/dl liegen sollte.

   Dos: Wie bei oraler Ernährung ca. 30 % der Gesamtkalorienzufuhr. Initial 1 g/kg KG/d; später evtl. Dosiserhöhung auf maximal 100 g/d.

   KI: Unmittelbar postoperativ, Schockzustände, Azidosen, Schwangerschaft, Leberschaden.

4. Elektrolytsubstitution

   Die Elektrolytverluste müssen ersetzt werden:

   Bei kompletter PN und ausgeglichenem Elektrolythaushalt werden 1 l Kombinationslösung (Aminosäuren + Kohlenhydrate) mit ca. 1.000 kcal (4.187 kJ) folgende mittlere Elektrolytmengen zugesetzt:

Na^+ (+ Cl^-) :	50 mmol	Mg^{++} :	3 mmol
K^+ :	30 mmol	Ca^{++} :	3 mmol
Phosphat :	15 mmol		

   Anm.: Phosphat und Kalzium nicht zusammen in eine Flasche geben!

5. Zusatz von Vitaminen und Spurenelementen

Die Nährstoffe müssen in möglichst großkalibrige Venen (obere Hohlvene) zugeführt werden, evtl. unter Zugabe von Heparin in niedriger Dosis (1 IE/1 ml) zur Verhinderung von Fibrinablagerung um den Katheter.
Tägliche Bilanzierung von Ein- und Ausfuhr sowie Kontrolle des Wasser-/ Elektrolythaushaltes:
- Klinik (Hautturgor, Schleimhäute, Ödeme?, Durst?, Fieber?)
- ZVD
- Körpergewicht
- Hb, Hkt, Thrombozyten, Serumeiweiß, Serum-Elektrolyte
- Urinbilanzierung (Menge, Osmolalität, Glukose, Elektrolyte)

Ko.:
- Thrombosen, die meist von der Katheterspitze ausgehen.
- Infektionen; Katheterinfektionen (meist mit Hautkeimen) mit der Gefahr einer Sepsis
  Anm.: Totale PN führt zur Reduktion des lymphatischen Gewebes im Dünndarm (GALT = gut associated lymphoid tissue) und zur Verminderung des sekretorischen IgA.
- Störungen im Wasser-/Elektrolythaushalt (Na^+, K^+, Ca^{++}, Mg^{++}, Phosphat)
  Bei der parenteralen Hyperalimentation (bes. kachektischer) Patienten ist auch der Phosphatspiegel i.S. zu kontrollieren: Forcierte Kohlenhydratzufuhr steigert auch Phosphorylierungsprozesse → Hypophosphatämie mit Polyneuropathie.
- Hypertriglyzeridämie, reversible Leberzellverfettung, evtl. "fat overloading syndrome"
  - Transaminasen, Bilirubin ↑
  - Thrombozytopenie + Funktionsstörung der Thrombozyten mit evtl. Blutungsneigung
  - Verminderung der O_2-Diffusionskapazität
- Hyperglykämie
- Selten Laktatazidose bei Überangebot an Kohlenhydraten oder Mangel an Vitamin B_1 (Thiamin)
- Gallensteinbildung
- Bei monatelanger parenteraler Ernährung evtl. Osteopathie mit Knochenschmerzen (metabolic bone disease).
- Symptome infolge Mangel an Spurenelementen (bei langfristiger parenteraler Ernährung).

REFEEDING-SYNDROM

Def: Potenziell lebensbedrohliche Komplikationen beim Beginn der Nahrungszufuhr nach langer Zeit der Unterernährung

Ät.: Rascher Wiederbeginn der Ernährung bei Patienten mit Anorexie, unterernährten geriatrischen Patienten, onkologischen Patienten, Obdachlosen, Alkoholikern und Katastrophen-/Kriegsopfern
Risikofaktoren: Nahrungskarenz > 5 d, KG < 70 % des Idealgewichts, rascher Gewichtsverlust

Pg.: Reaktive Hyperinsulinämie mit Umverteilung von vor allem HPO_4^{2-}, K^+ und Mg^{2+} in die Zellen, Thiaminverbrauch und Na^+- und Wasserretention

KL.: Volumenüberladung (Ödeme, kardiopulmonale Dekompensation), Arrhythmien, neurologische und pulmonale Störungen; meist innerhalb der ersten 4 d nach Nahrungsbeginn

Th.: Reduktion der Kalorienzufuhr, Korrektur der Elektrolytstörungen + Elektrolytkontrollen

Pro: Dran denken! Vorsichtiger Ernährungsbeginn mit ca. 1.000 kcal/d und langsame Steigerung (ca. + 300 kcal/d alle 3 - 4 d), ausreichende Zufuhr von Phosphat, Vitaminen (vor allem Thiamin)

VI. NEPHROLOGIE

Internet-Infos: *www.nephrologie.de; www.nierengesellschaft.de*
www.asn-online.org - American Society of Nephrology
www.isn-online.org - International Society of Nephrology

Diagnostisches Vorgehen:

A. Anamnese:

1. Störung der Diurese und Miktion:
   - Polyurie: > 2.000 ml Harn/d
   - Oligurie: < 500 ml Harn/d
   - Anurie: < 100 ml Harn/d
   - Pollakisurie: Häufiger Harndrang, oft bei Zystitis
   - Algurie: Schmerzhaftes Wasserlassen bei Zystitis und Urethritis
   - Strangurie: Krampfartig schmerzhafte Miktion bei Zystitis und Urethritis
   - Dysurie: Erschwertes Wasserlassen/schwacher Harnstrahl bei Blasenentleerungsstörungen (z.B. Benigne Prostatahyperplasie = BPH)
2. Schmerzen im Nierenlager:
   - Akut einsetzend im Sinne einer Kolik (im typischen Fall strahlen die Schmerzen ins Genitale aus, sind begleitet von Harndrang und Hämaturie): z.B. Ureterstein
   - Anhaltende dumpfe Schmerzen im Nierenlager und/oder Nierenlagerklopfschmerz: z.B. bei Pyelonephritis
3. Ödeme (Glomerulonephritis, nephrotisches Syndrom, Niereninsuffizienz)
4. Kopfschmerzen (z.B. durch Hypertonie, Pyelonephritis, Niereninsuffizienz)
5. Fieber (z.B. bei akuter Pyelonephritis)
6. Frühere Erkrankungen

B. Untersuchungsbefund:

1. Blässe? (z.B. renale Anämie), Café-au-lait-Kolorit? (Anämie bei Urämie)
2. Urämischer Fötor?
3. Bluthochdruck? Ödeme?
4. Stenosegeräusche paraumbilikal? (z.B. durch Nierenarterienstenose)
5. Perikarditisches Reiben? (z.B. im Rahmen einer Urämie)
6. Leise Herztöne + gestaute Halsvenen? (z.B. durch Perikarderguss im Rahmen einer Urämie)
7. Tachypnoe und feuchte RG? (z.B. als Hinweis auf alveoläres Lungenödem bei Niereninsuffizienz mit Überwässerung)

C. Laborbefunde:

1. Urinuntersuchung:

Die standardisierte Urindiagnostik besteht aus einer Teststreifenuntersuchung und bei Hämaturie und/oder Proteinurie der mikroskopischen Beurteilung des Urinsediments.

Merke: Von zentraler Bedeutung ist die sachgemäße Präanalytik: Gewinnung eines sauberen Mittelstrahlurins sowie die umgehende Verarbeitung innerhalb von maximal 2 Stunden.

Voraussetzung für die Gewinnung der Spontanurinprobe:
- Starke körperliche Anstrengungen sollten 72 h vor der Urinprobe unterbleiben, um eine anstrengungsbedingte Proteinurie und Mikrohämaturie auszuschließen.
- In der Klinik wird in der Regel der erste Morgenurin untersucht; in der ambulanten Praxis wird meist die zweite Portion des Tages für die Urinanalyse verwendet. Vorher möglichst wenig trinken, damit ein konzentrierter Urin entsteht.
- Bei Frauen möglichst keine Urinprobe während der Menstruation
- Mittelstrahlurin: Vom Urinstrahl wird die erste Urinportion verworfen.

Mit dem Urin-Teststreifen können verschiedene Parameter nachgewiesen werden: Erythrozyten/Hämoglobin, Leukozyten, Albumin, Nitrit, pH, spezifisches Gewicht, Glukose, Bilirubin, Urobilinogen, Ketonkörper.

▸ **Inspektion:**

Der Urochromgehalt des Harns und damit die Intensität der normalen Harnfarbe verhalten sich gegensätzlich zum Harnvolumen und proportional zum spezifischen Gewicht:
- Nach Dursten: Harnfarbe dunkel-bernsteinfarben + hohes spezifisches Gewicht (bis maximal 1.035 g/l) bzw. hohe Osmolalität (bis 1.200 mosm/kg)
- Nach Wasserbelastung: Wasserheller Urin mit niedrigem spezifischen Gewicht (bis 1.001 g/l) bzw. niedriger Osmolalität (bis 50 mosm/kg)
  Klassische Ausnahme: Diabetes mellitus: Starke Diurese und helle Harnfarbe, aber relativ hohes spezifisches Gewicht durch Glukosurie. Auch bei Proteinurie erhöht sich das spezifische Gewicht.

- Verfärbung des Urins durch Arzneimittel: z.B. Amitriptylin, Triamteren (grün bis blau), L-DOPA, Methyldopa, Metamizol (rötlich)

Reaktionen des Harns:
Der Urin-pH beträgt nahrungsabhängig 4,6 - 8,0.
- Saurer Urin: Bei fleischreicher Kost, bei Azidose u.a.
- Alkalischer Urin: Bei vegetarischer Kost, sekundär bei zu langer Lagerung einer Urinprobe, bei Harnwegsinfekt mit ammoniakbildenden Keimen (Proteus), bei Alkalose

▶ **Proteinurie:** [R80]
Im Ultrafiltrat der gesunden Nieren erscheinen nur niedermolekulare Proteine, die zu 90 % im proximalen Tubulus rückresorbiert werden. Unter Proteinurie versteht man eine Ausscheidung von > 150 mg Eiweiß/24 h oder eine Abweichung vom physiologischen Proteinuriemuster. Als Mikroalbuminurie bezeichnet man eine Albuminausscheidung von 30 - 300 mg/g Kreatinin im Urin. Die Mikroalbuminurie ist Frühsymptom einer diabetischen oder hypertensiven Nephropathie. Bei Frauen kann eine geringe Proteinurie durch Fluor vorgetäuscht sein.
Eine Albuminurie kann auf die Kreatininausscheidung im Urin bezogen werden: Albumin-Kreatinin-Ratio (AKR) in mg Albumin/g Kreatinin (normal < 30 mg/g)
Funktionelle Proteinurie: Passagere leichte Proteinurie, z.B. bei Fieber
Findet sich eine leichte Proteinurie (< 1 g/d) nur am Tage, während der Nachturin eiweißfrei ist, spricht dies für orthostatische Proteinurie [N39.2] (meist harmloser Befund, vorwiegend bei jüngeren Männern mit körperlicher Belastung).

Ursachen einer Proteinurie:

Proteinurie	Proteintyp	Vorkommen
30 - 300 mg/d 20 - 200 mg/l	Mikroalbuminurie	Frühphasen der diabetischen und der hypertensiven Nephropathie
Bis 1,5 g/d	Kleinmolekulare Proteine: Großmolekulare Proteine:	Tubulopathien Geringe Glomerulopathien
1,5 bis 3,0 g/d	Klein- und großmolekulare Proteine:	Chronische Glomerulonephritiden, Transplantatniere, Nephrosklerose
> 3,0 g/d	Großmolekulare Proteine:	Nephrotisches Syndrom

1. Globaler Eiweißnachweis:
   • Teststreifen weisen fast nur Albumin nach; andere Proteine wie z.B. das Bence-Jones-Protein (= L-Ketten bei monoklonaler Gammopathie) werden nicht erfasst! Eine Mikroalbuminurie kann man z.B. durch Schnelltests auf immunologischer Basis nachweisen. Die normalen Eiweiß-Teststreifen erfassen nur den Makroalbuminbereich (> 200 mg/l).
   • Biuret- und Trichloressigmethode erfassen ein breiteres Proteinspektrum.

2. Elektrophoretische Differenzierung der Proteinurie:
   Molekulargewichtsbezogene Auftrennung der Urinproteine mit der Mikro-Sodium dodecyl Sulfate-Polyacrylamidgel-Elektrophorese (Mikro-SDS-PAGE; Disk-Elektrophorese). Dabei unterscheidet man folgende Proteinuriemuster:
   2.1. Großmolekulare glomeruläre Proteinurie (P.)
      • Selektiv-glomeruläre P. (mit Größenselektion): Überwiegende Ausscheidung von Albumin (= Leitprotein der glomerulären Proteinurie) und Transferrin
        Vo.: Leichte glomeruläre Schäden, z.B. bei "minimal-change-nephritis"
      • Unselektiv-glomeruläre P. (ohne Größenselektion): Ausscheidung von IgG, Albumin
        Vo.: Schwere glomeruläre Schäden
   2.2. Kleinmolekulare tubuläre Proteinurie:
      Das niedermolekulare β_2-Mikroglobulin wird glomerulär filtriert und tubulär rückresorbiert. Bei tubulären Läsionen finden sich im Urin erhöhte Werte.
   2.3. Glomerulär-tubuläre Mischproteinurie:
      Vo.: Glomerulopathien mit tubulärer Beteiligung
   2.4. Prärenale Proteinurie ("Überlauf"-Proteinurie):
      Wenn durch übermäßigen Anfall von Leichtketten, Myoglobin oder Hämoglobin die tubuläre Rückresorptionskapazität überschritten wird, kommt es zu einem Überlaufen dieser Proteine in den Urin.
      • Bence-Jones-Proteinurie = L-Ketten-Ausscheidung bei monoklonaler Gammopathie
        Nachweis: Immunfixationselektrophorese
      • Myoglobinurie (nach Muskeltrauma) } mit rotbraunem Urin
      • Hämoglobinurie (bei hämolytischer Krise) } mit rotbraunem Urin
   2.5. Postrenale Proteinurie mit Nachweis tubulär sezernierter Proteine (z.B. Tamm-Horsfall-Protein)

3. Quantitative Bestimmung der Leitproteine für verschiedene Proteinurieformen

Molekulargewichtsverteilung der Leitproteine:

IgG	Transferrin	Albumin	α1-Mikroglobulin	β2-Mikroglobulin
20,0	8,0	6,9	3,0	1,17 x 10^4 Dalton

- ▶ **Glukosurie:** [R81]
Glukose im Urin normal < 15 mg/dl Nüchternurin; < 30 mg/dl postprandial. Während beim Diabetes mellitus die normale Nierenschwelle für Glukose von 160 - 180 mg/dl (8,9 - 10,0 mmol/l) durch die Hyperglykämie überschritten wird, ist bei der sog. renalen Glukosurie (bei bestimmten tubulären Nierenerkrankungen) die Nierenschwelle für Glukose pathologisch erniedrigt (Glukosurie bei Normoglykämie). Auch in der Schwangerschaft kann es zu einer physiologischen Senkung der Nierenschwelle für Glukose kommen.

- ▶ **Sediment:** Eine Urin-Mikroskopie von frischem Mittelstrahlurin ist indiziert, wenn der Teststreifen wiederholt eine Hämaturie und/oder Proteinurie zeigt.

1. Hämaturie: [R31]:

- Mikrohämaturie: ≥ 3 Erythrozyten/Gesichtsfeld („high power field") im Mikroskop bei Beurteilung des Sediments in 2 von 3 ordnungsgemäß gesammelten Urinproben - noch keine sichtbare Rotfärbung des Urins. Prävalenz im klinischen Alltag: 4 - 5 %.
- Makrohämaturie: Sichtbare Rotfärbung des Harns durch Erythrozyten. Sie muss immer zügig abgeklärt werden.

Bei der Erythrozyturie unterscheidet man zwischen einer glomerulären (Glomerulonephritiden) und nichtglomerulären Erythrozyturie (tubulointerstitielle Nierenerkrankungen, urogenitale Erkrankungen). In der phasenkontrastmikroskopischen Untersuchung lassen sich bei der glomerulären Form > 5 % Akanthozyten nachweisen. Hierbei handelt es sich um dysmorphe Erythrozyten in typischer Ringform mit Ausstülpungen („Mickymaus-Ohren"). Iso- oder eumorphe (morphologisch unveränderte) Erythrozyten weisen auf einen postglomerulären Ursprung hin.

Beachte: Der Streifentest weist die peroxidatische Wirkung von Hämoglobin und Myoglobin nach. Keine Differenzierung zwischen Hämaturie, Hämoglobinurie und Myoglobinurie! Deshalb muss bei positivem Streifentest eine mikroskopische Sedimentuntersuchung erfolgen. Nach Einnahme hoher Dosen Vitamin C kann der Urinstreifentest negativ ausfallen.

DD: Symptom : Roter Urin

Schnellteststreifen auf Blut
↙ ↘
positiv → Mikroskopie
- ↙ keine Erythrozyten: Myoglobinurie (klares Serum, CK ↑); Hämoglobinurie (rötliches Serum, Hämolysezeichen)
- ↘ Erythrozyten: Hämaturie
  - Eumorphe Erys: Postrenale Blutung
  - Akanthozyten und Erythrozytenzylinder: Renaler Ursprung

negativ → umgekehrte Aldehydprobe
- ↓ positiv: Porphyrie
- ↓ negativ: Ziegelmehl, rote Rüben, Pharmaka (z.B. Rifampicin)

Ursachen eines positiven Schnelltests auf Blut:

- ▶ Hämaturie:
  - Bei Frauen: Kontamination durch Periodenblutung?
  - Prärenal: Hämorrhagische Diathese, Antikoagulanzien
  - Renal: Glomerulonephritis, Pyelonephritis, Hypernephrom, Papillennekrose, Niereninfarkt, Nierentuberkulose, Traumen; familiäre benigne Hämaturie (Nephropathie mit dünner glomerulärer Basalmembran; autosomal-dominante Vererbung)
  - Postrenal: Urolithiasis, Tumoren, Zystitis, Traumen, „runner's bladder" bei langem Laufen, Joggen

Bei der asymptomatischen nichtglomerulären Mikrohämaturie handelt es sich in bis zu 80 % der Fälle um eine sog. idiopathische konstitutionelle Mikrohämaturie ohne Krankheitswert. Bei Patienten mit Risikofaktoren (Tabakrauchen, höheres Alter, männliches Geschlecht) erweiterte Diagnostik mittels Urethrozystoskopie, Urinzytologie und gegebenenfalls CT-Urografie (CTU).

In ca. 15 % d.F. findet man keine Ursachen bei Mikrohämaturien.
Eine sichtbare Rotfärbung (Makrohämaturie) tritt schon nach Zusatz von 0,2 ml Blut zu 500 ml Harn auf.
Nach längerem Stehen bildet sich bei niedrigem pH-Wert saures Hämatin → der Harn wird kaffeefarben.

Merke: Eine Makrohämaturie noch während der Blutungsphase einer urologischen Klärung zuführen! (Sono, CT, Urethrozystoskopie → Seitenbestimmung bei renaler Blutungsquelle!).

Für einen glomerulären Ursprung (z.B. Glomerulonephritis) einer Mikrohämaturie sprechen:
- > 5 % Akanthozyten im Phasenkontrastmikroskop
- Gleichzeitiges Vorhandensein von Erythrozytenzylindern
- Gleichzeitiges Vorhandensein einer deutlichen Albuminurie (> 500 mg/24 h)

▸ Hämoglobinurie: [R82.3]
Folge einer intravasalen Hämolyse (Inkompatibilität nach Bluttransfusion, hämolytische Krisen bei hämolytischen Anämien, Seifenabort, Marschhämoglobinurie nach langem Marschieren u.a.)

▸ Myoglobinurie [R82.1]: Nach Muskeltraumen

2. Leukozyturie [R82.8]: > 10 Leukozyten/µl
Referenzbereich bis 10 Leukozyten/µl → Leukozyturie: > 10 Leukozyten/µl
Die Nachweisgrenze der Papierstreifenteste liegt bei ca. 20 Leukozyten/µl. Der Papierstreifentest ist bei Frauen durch Fluor in 40 % falsch positiv (geringe Spezifität bei Frauen).
   • Sind die Leukozyten im Harn so zahlreich, dass der Urin gelblich getrübt ist, spricht man von Pyurie.
   • Leukozyturie findet sich besonders bei Harnwegsinfektionen. Leukozytenzylinder sprechen für renalen Ursprung der Leukozyten, meist bei Pyelonephritis.
   • Leukozyturie bei sterilem Harn findet man bei: Schwangerschaft, anbehandeltem Harnwegsinfekt, Gonorrhö, nichtgonorrhoischer und postgonorrhoischer Urethritis, Urogenital-Tbc, Reiter-Syndrom, Analgetikanephropathie u.a.
3. Epithelien:
Polygonale Zellen: Meist renaler Herkunft
Plattenepithelien und geschwänzte Epithelien: Aus dem ableitenden Harntrakt (unbedeutend)
4. Zylinder:
Sie entstehen in den Harnkanälchen der Niere durch Ausfällung und sind daher beweisend für eine renale Herkunft.
   • Hyaline Zylinder:
   Dem Nachweis hyaliner Zylinder kommt die gleiche diagnostische Bedeutung zu wie einer Proteinurie, daher können hyaline Zylinder gelegentlich auch bei Gesunden beobachtet werden (z.B. nach körperlicher Anstrengung).
   • Erythrozytenzylinder:
   Pathognomonisch für Glomerulonephritis
   • Leukozytenzylinder (positive Peroxidasereaktion):
   Finden sich bei chronischer Pyelonephritis in > 80 % d.F.
   • Epithelzylinder:
   Sie entstehen durch Verschmelzung abgeschilferter Tubulusepithelien, wandeln sich später um in granulierte Zylinder und Wachszylinder. Sie sind nicht spezifisch für eine bestimmte Nierenerkrankung.
   Vo.: z.B. nach akuter Anurie, bei Schrumpfnieren, nephrotischem Syndrom
5. Harnkristalle (unbedeutend)

▶ **Bakteriurie:** [N39.0]
Harngewinnung: Orientierend per Mittelstrahlurin (MS-Urin): Nach Reinigung der Periurethralregion mit Wasser wird während der Mitte der Miktion (reinigender Spüleffekt!) eine Harnprobe mit einem Becher abgenommen.
Nachteil: Oft kontaminiert.
Vorteil: Screeningtest, bei sterilem Ergebnis eindeutig.
Suspekt auf das Vorliegen eines Harnwegsinfektes ist der zweimalige Nachweis von 10^5 Keimen und mehr pro ml Urin ("Kass-Zahl" = "signifikante Bakteriurie") im Mittelstrahlurin, der sofort aufgearbeitet werden muss: Orientierend mit handelsfertigen Eintauchnährböden, genauer durch ein bakteriologisches Labor (mit Antibiogramm). Hierbei schneller Transport (nicht per Post!) in gekühlten Gefäßen!
Fragliche bakteriologische Befunde im Mittelstrahlurin sollten durch suprapubische Blasenpunktion geklärt werden.
Jeder Keimnachweis im Punktionsurin ist pathologisch (unabhängig von der Keimzahl!).
Die diagnostische Harngewinnung durch Blasenkatheter (K-Urin) sollte nur noch erfolgen, wenn eine suprapubische Punktion nicht möglich ist (und dann unter sterilen Bedingungen!). Da die vordere Harnröhre physiologischerweise oft nicht keimfrei ist, ist auch der "steril" abgenommene Katheterurin oft kon-

taminiert. In 2 % d.F. kommt es nach Blasenkatheterisierung zu einer Harnwegsinfektion! Das Verwenden eines sog. Invaginationskatheters vermindert diese Gefahr.

2. **Beurteilung der Nierenfunktion**

Die glomeruläre Filtrationsrate (GFR) ist der beste Parameter zur Evaluierung der Nierenfunktion. Sie ist definiert durch die Menge an Primärharn, die durch glomeruläre Filtration pro Zeit gebildet wird.

Bestimmung von Markern im Urin:

- Kreatinin: Ist ein Filtrationsmarker, da es aus dem Muskelstoffwechsel in konstanter Weise anfällt, nicht metabolisiert und im Glomerulus frei filtriert wird. Allerdings unterliegt das Serum- oder Plasmakreatinin zahlreichen Einflussgrößen wie Muskelmasse, Ernährungszustand, Leberfunktion, Alter, Geschlecht, ethnische Zugehörigkeit, tubuläre Nierenfunktion u.a.

  Beachte: Die Serumkreatininwerte steigen erst dann über die obere Normgrenze (1,1 mg/dl = 97 µmol/l) an, wenn die glomeruläre Filtrationsrate (GFR) um mehr als die Hälfte vermindert ist!
  Ein Nachteil des Serumkreatinins als Maß für die GFR ist die fehlende Linearität des Anstiegs. Ein Anstieg um 1 mg/dl kann sowohl einen GFR-Verlust von 60 ml/min als auch von 2 ml/min bedeuten in Abhängigkeit, ob das Kreatinin im niedrigen oder im hohen Bereich um 1 mg/dl ansteigt (siehe Abbildung).
  Daher ist Kreatinin i.S. als Frühmarker einer Nierenerkrankung nicht geeignet.
  Die Kreatininwerte sind bei verminderter Muskelmasse (Kinder, Frauen, schmächtige Menschen im Alter) etwas erniedrigt. Daher kann bei älteren Patienten mit noch normalen Kreatininwerten bereits eine leichte Einschränkung der GFR vorliegen.
  Bei Muskelläsionen und Akromegalie (mit vermehrter Muskelmasse) werden leicht erhöhte Kreatininwerte bei normaler GFR beobachtet.
  Bereits ein leicht erhöhtes Serumkreatinin ist assoziiert mit einer 70 %igen Risikoerhöhung für vorzeitigen Tod (Cardiovascular Health Study).

- Harnstoff:
  Bestimmung: Farbstoffreaktion oder enzymatisch (Ureasemethode)
  Harnstoff ist das Endprodukt des Eiweißstoffwechsels. Der Harnstoffspiegel im Serum hängt von verschiedenen Faktoren ab:
  - Renal: Größe des Glomerulumfiltrates und Harnstoffrückdiffusion, die zwischen 40 % (bei Diurese) bis 70 % (bei Antidiurese) schwanken kann.
  - Extrarenal: Eiweißzufuhr und Katabolismus (Fieber, Verbrennung, Kachexie) erhöhen die Harnstoffwerte.

  Erst bei einem Absinken des Glomerulumfiltrates unter 25 % wird die obere Normgrenze des Serumharnstoffes von 50 mg/dl (8,3 mmol/l) überschritten.

- Cystatin C wird in den Nieren frei filtriert und nicht sezerniert und ist somit ein geeigneter endogener Marker für die Nierenfunktion, spielt aber wegen der höheren Kosten und der noch unsicheren Studienlage eine untergeordnete Rolle.

3. **Clearanceverfahren:**

Clearance: Plasmavolumen, das innerhalb einer Zeiteinheit durch Harnbildung von einer bestimmten Substanz gereinigt wird.

- **Bestimmung der Kreatininclearance:** Während das Serumkreatinin noch im Normbereich liegen kann, zeigt die Kreatininclearance bei eingeschränkter Nierenfunktion schon sehr früh pathologische Werte.
  Testablauf: Sammeln eines 24 h-Urins, Bestimmung der Kreatininkonzentration im Serum und im Sammelurin → Berechnung:

$$C\ (\text{ml/min}) = \frac{U \cdot UV}{S \cdot t}$$

U = Kreatininkonzentration i.U.
S = Kreatininkonzentration i.S.
UV = Urinvolumen in 24 h
t = Sammelzeit in Min. (24 x 60 = 1440)

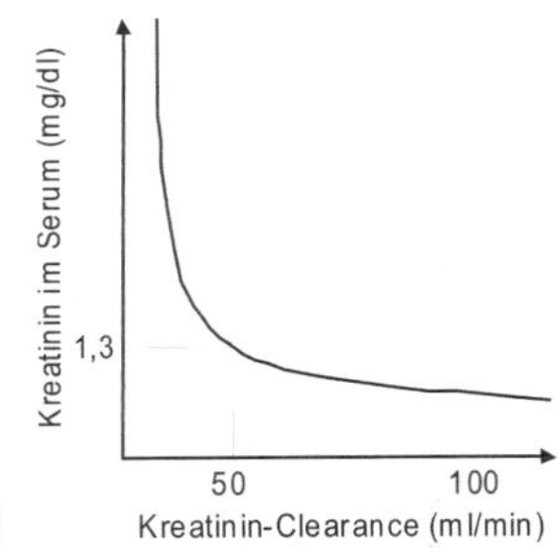

Das Glomerulumfiltrat zeigt mit zunehmendem Alter eine physiologische Abnahme.
Referenzbereich: 110 (m) bzw. 95 (w) ml/min; Werte gelten bis zum 30. Lebensjahr; danach -10 ml/min für jede weitere Dekade (*www.nierenrechner.de*).

Merke: Die Kreatininclearance überschätzt die GFR, da Kreatinin nicht nur glomerulär filtriert, sondern auch tubuläre sezerniert wird.
Sie wird heutzutage in der Praxis nur noch selten gemessen, da sie eine gute Instruktion der Patienten erfordert und zahlreiche potenzielle Fehlerquellen in sich birgt.

- **Schätzung der Kreatininclearance**
  Aufgrund der Schwierigkeiten bei der Bestimmung der GFR wurden verschiedene Kalkulationsalgorithmen entwickelt:
- **Abschätzung der Kreatininclearance mit der Cockcroft und Gault-Formel:**

  $$Cl_{Krea} = \frac{(140 - \text{Alter}) \times \text{Körpergewicht (kg)}}{\text{Faktor} \times \text{Serumkreatinin}}$$

  Faktor = 72 bei Kreatinin in mg/dl / Faktor = 0,82 bei Kreatinin in µmol/l
  Bei Frauen ist das Ergebnis mit 0,85 zu multiplizieren.
  Die Formel berücksichtigt die mit dem Körpergewicht ansteigende und mit dem Alter abfallende Kreatininproduktion.
- **Abschätzung (e = estimated) der glomerulären Filtrationsrate (GFR) nach der MDRD-Formel**
  Anwendung: Bei Pat. mit stabiler GFR von 20 - 60 ml/min/1,73 m^2. Außerhalb dieses GFR-Bereiches sowie bei Kindern, Schwangeren, adipösen Patienten, Patienten mit Anorexie, Erwachsenen > 75 J. sowie bei Patienten mit AKI ist die MRD-Formel nicht zuverlässig.
  eGFR (ml/min/1,73 m^2) = Serumkreatinin$^{-1,154}$ x Alter$^{-0,203}$ x Faktor*)
  *) Bei konventionellen Einheiten (mg/dl) beträgt der Faktor 186, bei SI-Einheiten (µmol/l) beträgt der Faktor 32.788. Bei Frauen ist das Ergebnis mit 0,742, bei Menschen mit größerer Muskelmasse mit 1,21 zu multiplizieren.
- **Schätzung der eGFR nach der CKD-EPI-Formel:** Diese nutzt die gleichen Parameter wie die MDRD-Formel, schätzt jedoch die GFR in höheren Bereichen exakter, da unterschiedliche Kreatininbereiche berücksichtigt werden (→ Formel *siehe Internet*).
  Merke: Die CKD-EPI-Formel hat sich in den letzten Jahren als die präziseste Methode etabliert und sollte daher sowohl zum Screening als auch zur Verlaufsbeobachtung eingesetzt werden.

4. **Immunologische Untersuchungen** werden bei den jeweiligen Nierenerkrankungen erklärt.

D. **Bildgebende Diagnostik:**
- Sonografie und Duplexsonografie:
  - Bestimmung von Lage und Größe der Nieren (normale Länge: 9 - 13 cm bei Erwachsenen)
  - Nachweis von Zysten, Steinen, Tumoren
  - Nachweis eines gestauten Nierenbeckens bei Harnsperre
  - Engmaschige Verlaufskontrollen (fehlende Strahlenbelastung)
  - Beurteilung der arteriellen/venösen Durchblutung (Farbduplex)
  - Kontrolle nach Nierenpunktion, Trauma, Überwachung von Transplantatnieren
- Farbkodierte Duplexsonografie
  - Nachweis oder Ausschluss einer Nierenerkrankung
  - Rejektionsdiagnostik nach Nierentransplantation
  - Nachweis einer intrarenalen AV-Fistel und Malformation
  - Detektion einer Nierenvenenthrombose
- Röntgenleeraufnahme und intravenöses Urogramm
  Weitgehend verdrängt durch die im Folgenden dargestellten Untersuchungsverfahren.
- Miktionszystourethrografie (vesiko-uretero-renaler Reflux, Restharn?)
  Kontraindikationen für die Gabe jodhaltiger Kontrastmittel:
  1. Jodallergie (Therapie eines anaphylaktischen Schocks siehe Kap. Schock)
  2. Hyperthyreose
  3. IgM-Paraproteinose (Gefahr des Nierenversagens)
  4. Leber- und Niereninsuffizienz (bei Serumkreatininwerten > 3 - 4 mg/dl ist die renale Kontrastmittelanreicherung nur noch gering!)
- Computertomografie, Magnetresonanztomografie:
  Die Angiografie wird nur selten zu ausschließlich diagnostischen Zwecken benötigt.
  Indikation für CT oder MRT:
  - Darstellung und Graduierung von Nierenarterienstenosen
  - Raumforderung der Nieren und Nebennieren, Abszess
  - Anatomische Anomalien
  - Urolithiasis und Obstruktion der ableitenden Harnwege
  - Darstellung der Nierengefäße vor Lebendspende
  - Diagnose einer Analgetikanephropathie im frühen Stadium (CT)
  - Diagnose einer juvenilen Nephronophthise (CT)
- **Nuklearmedizinische Nierendiagnostik** hat an Bedeutung verloren:
  Dynamische Nierenfunktionsszintigrafie mit ^{99m}Technetium-MAG3, seltener ^{123}Jod-Hippuran
  Ind: Identifikation ektopen Nierengewebes, Röntgenkontrastmittelallergie, seitengetrennte Funktionsdiagnostik, Beurteilung einer Abflussstörung bei Ren mobilis (Untersuchung im Sitzen und Liegen),

Nachweis einer Durchblutungsstörung bei anurischen, transplantierten Nieren.
Durch gleichzeitige Gabe eines ACE-Hemmers lassen sich behandlungsbedürftige Nierenarterienstenosen nachweisen. Die in der Harnblase gesammelte Aktivität kann zur Refluxdiagnostik genutzt werden.

E. Nierenbiopsie:
Vorwiegend zur differenzialdiagnostischen Abklärung von glomerulären Erkrankungen und bei Verdacht auf Transplantatabstoßung
KI: Einzelniere, Blutungsneigung, maligne Hypertonie u.a.

GLOMERULONEPHRITIS (GN) [N05.9]

Def: Der Terminus Glomerulonephritis umfasst eine Reihe von immunvermittelten Erkrankungen, die eine intraglomeruläre Inflammation und eine zelluläre Proliferation verursachen.

- Primäre GN: Erkrankungen, die sich primär an den Glomeruli abspielen ohne Zeichen einer Systemerkrankung.
- Sekundäre GN: Renale Beteiligung bei verschiedenen Systemerkrankungen: z.B. Kollagenosen, Vaskulitiden, Endokarditis lenta; Einzelheiten siehe dort.

Der Pathologe kann zwischen primärer und sekundärer GN nicht unterscheiden; dies ist nur möglich unter Einbeziehung von Histologie, Klinik und serologischen Markern.
Von den Glomerulonephritiden abzugrenzen sind nicht-entzündliche Glomerulopathien z.B. bei Amyloidose, Diabetes mellitus (diabetische Glomerulosklerose), Eklampsie

Ep.: Die meisten Patienten mit Glomerulonephritis entwickeln eine chronische Nierenerkrankung mit den Risiken einer vorzeitigen kardiovaskulären Erkrankung und progressiven Niereninsuffizienz. Mit 19 % ist die Glomerulonephritis die zweithäufigste Ursache der terminalen Niereninsuffizienz (siehe Kap. CKD). Viele Fälle von Glomerulonephritis zeigen einen milden, asymptomatischen Verlauf, der vom Patienten nicht bemerkt und meist nicht diagnostiziert wird.

Pg.: Sowohl humorale als auch zellvermittelte Immunmechanismen spielen eine Rolle in der Pathogenese der glomerulären Inflammation.

1. Bei der Anti-GBM-Antikörper vermittelten Glomerulonephritis finden sich lineare Ablagerungen von IgG gegen das Goodpasture-Antigen. Dieses Autoantigen ist ein normaler Bestandteil der nicht kollagenhaltigen Domäne von der Alpha3-Kette des Typ IV Kollagens.
2. Bei der Immunkomplex-vermittelten Glomerulonephritis liegen die Immunkomplexe über die ganze glomeruläre Kapillarwand verteilt wie bei der Lupusnephritis oder der postinfektiösen Glomerulonephritis.
3. Bei der Anti-Neutrophilen zytoplasmatische Antikörper-(ANCA)-assoziierten Glomerulonephritis induzieren ANCA eine glomeruläre Schädigung durch Interaktion mit Komponenten der neutrophilen Granula.
4. Auch die Aktivierung der zellvermittelten Immunvorgänge kann eine glomeruläre Schädigung induzieren. Bei Menschen konnten T-Zellen sowohl bei proliferativen und nicht-proliferativen Glomerulopathien identifiziert werden.

Nach der Initiierung der glomerulären Schädigung wird eine Vielzahl von proinflammatorischen Mediatorsystemen sowohl in den infiltrierenden Zellen als auch in den glomerulären Zellen aktiviert: Komplementaktivierung, Influx von zirkulierenden Leukozyten, Zytokinsynthese, Freisetzung von proteolytischen Enzymen, Aktivierung der Gerinnungskaskade und Generation von proinflammatorischen Lipidmediatoren. Bei den proliferativen Glomerulopathien kommt es zu einer Zunahme der glomerulären Zellzahl und zu einer Proliferation der glomerulären Zellen als Reaktion auf Wachstumsfaktoren wie epidermaler Wachstumsfaktor (EGF) und Platelet-derived Growth Factor (PDGF). Die proliferierenden Zellen sind Mesangiumzellen und Endothelzellen.

KL.: Klinische Präsentation der GN:

1. Asymptomatische Auffälligkeiten des Urinbefundes:
   Asymptomatische Mikrohämaturie bei normaler glomerulärer Filtrationsrate und Ausschluss einer renalen Beteiligung bei Systemerkrankung. Zahlreiche, aber nicht alle Patienten mit asymptomatischer Hämaturie weisen eine Proteinurie auf, die in der Regel < 1,5 g/d liegt. Eine Hypertonie besteht nicht.
   Urs:
   - IgA-Nephropathie (M. Berger)
   - Syndrom der dünnen Basalmembran
   - Alport-Syndrom
   - Overflow-Proteinurie (Leichtketten) bei multiplem Myelom
   - Funktionelle Proteinurie bei Fieber, Herzinsuffizienz, körperlichen Anstrengungen u.a.

- Orthostatische Proteinurie (< 1 g/d) bei Kindern und jungen Erwachsenen (keine Proteinurie im Morgenurin!)

2. Makro- oder Mikrohämaturie: z.B. bei interkurrenten Infekten; bei IgA-Nephropathie
3. Nephritisches Syndrom: z.B. akute postinfektiöse GN
4. Nephrotisches Syndrom (siehe dort)
5. Rapid progressive GN (siehe dort)
6. Chronische GN: Bei geringen subjektiven Beschwerden finden sich Erythrozyturie, Proteinurie, evtl. nephrotisches Syndrom und meist auch Hypertonie in Verbindung mit einer langsam fortschreitenden Niereninsuffizienz. Nieren sonografisch verkleinert. Eine Nierenbiopsie ist in diesem Stadium der Erkrankung wegen mangelnder therapeutischer Konsequenz meist nicht mehr indiziert.

Di.: Entsprechende Basisabklärung (Klinik, Labor) kann in der Praxis erfolgen. Die Nierenbiopsie ist die beste Methode zur abschließenden Klassifikation der entsprechenden Glomerulonephritis. Die histologischen Befunde bilden die Basis für die folgende Therapie und die Einschätzung der Prognose.

IgA-NEPHROPATHIE (M. BERGER) IgAN [N02.8]

Internet-Infos: *www.stop-igan-study.rwth-aachen.de*

Def: Immunkomplexerkrankung mit Bildung von galaktosedefizienten Gd-IgA1-Autoantikörpern mit Ablagerung von toxischen Immunkomplexen im Mesangium

Ep.: Häufigste Form der idiopathischen Glomerulonephritis (10 - 20 % aller Glomerulonephritiden im kaukasischen Raum); vorwiegend jüngere Patienten, m > w; in 90 % d.F. sporadisch; eine familiäre Genese ist selten.

Ät.: Idiopathisch und exogene Faktoren (Ernährung, Glutenempfindlichkeit, Infektionen u.a.)

Pat: MEST-C-Klassifikation der IgAN:

• Mesangiale Hyperzellularität:	0 = < 50 %	1 = > 50 % der Glomeruli	
• Endokapillare Proliferation:	0 = nein	1 = ja	
• Segmentale Sklerose / Adhäsionen:	0 = nein	1 = ja	
• Tubulusatrophie, interstitielle Fibrose:	0 = 0 - 25 %	1 = 26 - 50 %	2 = > 50 %
• Extrakapillare Proliferate (Crescents)	0 = 0	1 = 1 - 24 %	2 = ≥ 25 %

KL.: 1 - 3 Tage nach unspezifischen Infekten der oberen Luftwege kann es zu intermittierender Makrohämaturie kommen, die spontan verschwindet. Bei der Mehrzahl der Patienten findet sich eine asymptomatische Mikrohämaturie mit oder ohne Proteinurie. Eine Hypertonie haben ca. 40 % der Patienten sowie alle Patienten mit Niereninsuffizienz.

Lab: Urinbefund: Hämaturie, Nachweis von Erythrozytenzylindern im Sediment bzw. dysmorphen Erythrozyten bei Phasenkontrastmikroskopie; unselektiv glomeruläre Proteinurie meist < 3 g/d. Bis 10 % der Patienten hat ein nephrotisches Syndrom.
Erhöhter IgA-Spiegel i.S. (40 % d.F.)

DD: Akute postinfektiöse GN (2 - 3 Wochen nach Infekt, z.B. mit Streptokokken)

Di.: Klinik und Nierenbiopsie (mit Nachweis von IgA und oft auch C3 im glomerulären Mesangium)

Th.:
1. Lifestyleanpassung (Nikotinkarenz, Gewichtsreduktion, salzreduzierte Kost, körperliche Aktivität)
2. ACE-Hemmer oder Angiotensinblocker bei einer Proteinurie > 0,5 g/d unabhängig davon, ob eine Hypertonie vorliegt oder nicht. Bei Normotonie initial niedrige Dosierung des RAAS-Blockers.
3. Kortikosteroide nur bei Hochrisikopatienten, die nach einer mindestens dreimonatigen optimalen supportiven Therapie weiterhin eine Proteinurie > 1 g/d aufweisen.
4. Cyclophosphamid in Kombination mit Steroiden nur bei IgAN mit gleichzeitiger RPGN und einen eGFR-Verlust von > 50 % innerhalb von 3 Monaten
5. Ein vielversprechender neuer Therapieansatz ist enterales Budenosid (NEFIGAN-Studie).

Prg: Prognoseabschätzung mithilfe des internationalen IgAN-Prognose-Score unter Berücksichtigung von MEST-C-Klassifikation, eGFR, Blutdruck, Proteinurie u.a. (→ *Internet*). Von entscheidender prognostischer Bedeutung ist das Ausmaß der Proteinurie:
Patienten mit einer Proteinurie > 3 g/24 h weisen einen Verlust der Nierenfunktion von 9 ml/min GFR pro Jahr auf, während die mit einer Proteinurie zwischen 1,0 - 3,0 g/24 h einen GFR-Verlust von 6 - 7 ml/min pro Jahr zeigen.
Bei ca. 10 % der Patienten treten Spontanremissionen auf. Ca. 25 % der Patienten entwickeln in-

nerhalb von 20 Jahren nach Diagnosestellung eine terminale Niereninsuffizienz. Nach Nierentransplantation Rezidiv in ca. 40 %. Raucher haben ein erhöhtes Risiko für ein terminales Nierenversagen.

Syndrom der dünnen Basalmembran (benigne Hämaturie) [N02.9]

Ep.: Bei Patienten mit asymptomatischer Hämaturie genauso häufig wie die IgA-Nephropathie; ca. 1 % der Bevölkerung.

Ät.: Familiär (hereditär) oder sporadisch. Heterozygote COL4/A3- und COL4/A4-Mutationen. Bei familiärem Auftreten besteht ein autosomal dominanter Erbgang mit einem Defekt im Gen für die Alpha3- oder Alpha4-Kette vom Kollagen Typ IV.

KL.: Persistierende Hämaturie, selten auch intermittierende Mikrohämaturie; Exazerbation bei Infekten der oberen Luftwege. Selten extrarenale Symptome (Innenohrschwerhörigkeit, Augenveränderungen).

Di.: Familienanamnese, Hämaturie
Bei zusätzlicher Proteinurie Nierenbiopsie: In der Licht- und Immunfluoreszenzmikroskopie normale Niere. In der elektronenmikroskopischen Untersuchung ist die glomeruläre Basalmembran auffällig dünn, (meist < 265 nm bei Erwachsenen).

Th.: Keine spezifische Therapie

Prg: In der Mehrzahl der Fälle gut, ein kleiner Prozentsatz der Patienten kann jedoch eine Hypertonie und eine progrediente Niereninsuffizienz entwickeln. Bei diesen Patienten werden ACE-Hemmer eingesetzt.

Alport-Syndrom (hereditäre Nephritis) [Q87.8]

Def: Hereditäre, progredient verlaufende Erkrankung der glomerulären Basalmembran mit Innenohrschwerhörigkeit und Augenveränderungen durch Gen-Mutationen des Typ IV Kollagens.

Ep.: Prävalenz des X-chromosomal-dominanten Alport-Syndroms 1 : 5.000 bis 1 : 10.000. Nach der polyzystischen Nephropathie ist das Alport-Syndrom die zweithäufigste hereditäre Ursache einer terminalen Niereninsuffizienz. - Die Prävalenz des autosomal-rezessiven Alport-Syndroms beträgt 1 : 50.000.

Ät.: In bis zu 85% der Fälle X-chromosomaler Erbgang mit Mutation des COL4/A5-Gens, das die Alpha 5-Kette des Typ IV-Kollagens kodiert.
In 10 - 15 % autosomal-rezessiver Erbgang mit Mutationen der COL4/A3- und COL/A4-Gene, die die Alpha 3- und 4- Ketten des Typ IV-Kollagens kodieren.

KL.: Männer mit X-chromosomalem Alport-Syndrom und Patienten beiden Geschlechts mit homozygotem autosomal rezessivem Erbgang entwickeln die komplette Krankheitspalette:
- Mikrohämaturie und Proteinurie bereits im frühen Kindesalter
- Terminale Niereninsuffizienz im Jugend- oder frühem Erwachsenenalter
- Innenohrschwerhörigkeit (im Mittel- und Hochtonbereich) und Augenveränderungen (Katarakt, Lentikonus, Retinitis pigmentosa)

DD: IgA-Nephropathie, familiäre benigne Hämaturie (Syndrom der dünnen Basalmembran)

Di.:
- Familienanamnese
- Nierenbiopsie mit Elektronenmikroskopie (Verdickungen der Basalmembran mit Aufsplitterung der Lamina densa mit netzartiger bis korbgeflechtartiger Strukturveränderung)
- Audiometrie und augenärztliche Untersuchung
- Familienuntersuchung
- Gendiagnostik mit Nachweis der Mutation

Th.: Eine kausale Therapie gibt es nicht. ACE-Hemmer oder ARB führen zur Reduktion der Proteinurie und zur Progressionshemmung der Niereninsuffizienz insbesondere bei Hypertonie. Sie verzögern den Beginn der Dialysebehandlung deutlich.

Prg: Etwa 3% der Patienten entwickeln nach Nierentransplantation eine Anti-GBM-Erkrankung, die zum schnellen Transplantatverlust führt.
Heterozygote X-chromosomale Alport-Syndrom-Carrier zeigen eine große Variabilität im Krankheitsverlauf. 18 % entwickeln eine terminale Niereninsuffizienz (in 60 % vor dem 40. Lebensjahr).

AKUTE POSTINFEKTIÖSE (INFEKTASSOZIIERTE) GLOMERULONEPHRITIS [N00.9]

Ep.: In Industrieländern selten, in armen Ländern jedoch häufiger

Ät.: Immunkomplexnephritis nach verschiedenen Infekten: Früher besonders β-hämolysierende Streptokokken der Gruppe A (= akute Poststreptokokken-GN), heute zunehmend andere Erreger: Staphylokokken, gramnegative Erreger, auch im Rahmen einer bakteriellen Endokarditis oder nach Infektion eines ventrikulo-atrialen oder ventrikulo-jugulären Shunts.

Pat: Endokapilläre diffuse proliferative und exsudative GN: Mesangiumzellen und Endothelzellen geschwollen und vermehrt, Ablösung des Endothels von der Basalmembran; starke Einengung der Kapillarlichtung; z.T. finden sich Ag-Ak-Komplexe oder C_3-Komplement als "humps" (Höcker) an der Außenseite der Basalmembran. Leukozyten-/Monozyteninfiltrate.

Pg.: Immunkomplexnephritis

KL.: Die Rekonvaleszenz nach einem Streptokokkeninfekt (Pharyngitis, Angina tonsillaris, Impetigo) wird plötzlich unterbrochen: Nach einem beschwerdefreien Intervall von 1 - 2 Wochen nach Pharyngitis/Tonsillitis bzw. 4 - 6 Wochen nach Impetigo fühlt sich der Patient erneut krank. 50 % d.F. verlaufen asymptomatisch und werden nur zufällig oder nicht diagnostiziert.

Leitsymptome:
- Obligat: Mikrohämaturie + Proteinurie (< 3 g/24 h)
- Fakultativ: Ödeme (bes. periorbital), Hypertonie
  Volhard-Trias: Hämaturie, Hypertonie, Ödeme
- Andere fakultative Symptome:
  - Makrohämaturie (rötlich-braun verfärbter Urin)
  - Gesichtsödem, Kopfschmerzen, Gliederschmerzen, evtl. Fieber
  - Schmerzen in der Lendenregion (Nierenkapselspannung)
  - Epileptische Anfälle, Somnolenz (Hirnödem)
  - Hypertone Krise mit Dyspnoe und Lungenödem

Lab.:
- Urinbefund: Erythrozyturie, Erythrozytenzylinder, Proteinurie (< 3 g/24 h); unselektive Ausscheidung auch großmolekularer Eiweiße

  Anm.: Die bei Scharlach und gel. auch anderen Infektionskrankheiten zu beobachtende intrainfektiöse Hämaturie ist relativ harmlos und verschwindet wieder spontan. Dagegen zeigt die postinfektiöse Hämaturie nach Streptokokkeninfekten die ernste GN an!
  Erythrozyturie ist mehrdeutig, Erythrozytenzylinder machen eine GN dagegen wahrscheinlich.
- ASL-Titer in 50 % d.F. erhöht.
- Anti-DNAse-B = ADB-Titer in 90 % d.F. erhöht bei Streptokokkeninfektionen der Haut.
- Komplement (C_3) im Serum während der 1. Woche erniedrigt.
- Harnstoff, Kreatinin können leicht ansteigen.

Sono: Relativ große geschwollene Nieren

DD: Rapid progressive GN (Retentionswerte ↑), IgA-Nephritis (Makrohämaturie)

Di.: Anamnese + Klinik + Labor, evtl. Nierenbiopsie (Ind: Anstieg der Retentionswerte → Ausschluss einer rapid progressiven GN)

Th.: der akuten GN:

1. Evtl. temporär Bettruhe, körperliche Schonung, salzarme, eiweißarme Kost, engmaschige Gewichts-/Laborkontrollen

   Merke: Mind. 2 x/Woche Kreatinin kontrollieren: Bei Anstieg des Kreatinins über die Normgrenze muss eine Nierenbiopsie erfolgen zum Ausschluss einer rapid-progressiven Glomerulonephritis!
2. Therapie eines Streptokokkeninfektes mit Penicillin: 3 Mega IE/d über 10 Tage. Bei Penicillin-Allergie Makrolide. Der therapeutische Nutzen einer Herdsanierung (z.B. Tonsillektomie) unter Penicillinschutz im freien Intervall hat keine gesicherte Evidenz.
3. Behandlung von Komplikationen stationär:
   Bei Anzeichen von Flüssigkeitseinlagerung (Gewichtszunahme, Ödeme, Erhöhung des ZVD, Lungenstauung, Hirnödem, Hypertonie, Oligurie): Natrium- und Wasserentzug (diätetisch und durch Schleifendiuretika, z.B. Furosemid); Behandlung einer Hypertonie, z.B. mit ACE-Hemmern.
4. Nachuntersuchungen der Patienten über mehrere Jahre (um eine evtl. chronische Verlaufsform zu erfassen).

Prg:

1. Heilung: Während es bei Kindern in > 90 % d.F. zur Ausheilung kommt, zeigen Langzeituntersuchungen bei Erwachsenen, dass eine völlige Heilung nur in etwa 50 % d.F. eintritt, bei immungeschwächten Patienten < 50 %.
2. Fortbestehen von Urinsymptomen (z.B. Mikrohämaturie, Proteinurie): Hier kann nur die weitere

Verlaufsbeobachtung zeigen, ob eine Verschlechterung der Nierenfunktion (mit Übergang ins chronische Stadium) droht oder ob es sich um bedeutungslose Restsymptome ohne Nierenfunktionseinschränkung handelt.

3. Selten Tod an akuten Komplikationen (z.B. infolge hypertoner Krise mit Linksherzversagen und Lungenödem)

RAPID PROGRESSIVE GN (RPGN) [N01.9]

Syn: Rasch progrediente GN

Def: Die RPGN ist eine seltene Form der GN und charakterisiert durch
- einen raschen renalen Funktionsverlust mit rapidem Anstieg des Serumkreatinins innerhalb von Wochen/Monaten und
- histologisch durch eine extrakapilläre Proliferation mit Halbmondbildung

Ep.: < 1/100.000/Jahr

Ät.: 1. Sekundäre RPGN: Renale Manifestation einer Vaskulitis (z.B. GPA)
2. Primäre (idiopathische) RPGN

Pat: Extrakapilläre proliferierende GN mit Entstehung glomerulärer Halbmonde (> 50 % der Glomerula), gel. auch nekrotisierende Vaskulitis

Einteilung:
- Typ 1 (ca. 10 %): Antibasalmembran-RPGN: Serologischer Nachweis von Antikörpern gegen glomeruläre Basalmembran (GBM-Ak). Zusätzlich MPO-ANCA in 30 % d.F. Histologischer Nachweis (mittels Immunfluoreszenz) von IgG und C_3-Komplement in linearer Ablagerung an der glomerulären Basalmembran (lineare Immunfluoreszenz).
  - Ohne Lungenbeteiligung (35 %)
  - Mit Lungenbeteiligung = Goodpasture-Syndrom: [M31.0] Infolge Antigenverwandtschaft zwischen alveolärer und glomerulärer Basalmembran (C-terminale Domäne NC1 der α_3-Kette des Typ IV-Kollagens) kommt es zur Kombination von RPGN + Lungenblutung (Hämoptysen, feuchte Rasselgeräusche, röntgenologisch Lungenverschattungen), sehr seltene Erkrankung, bevorzugt Männer < 40 Jahren.
- Typ 2 (ca. 40 %): Immunkomplex-RPGN: Granuläre Ablagerung von Immunkomplexen an der glomerulären Basalmembran, z. T. in Form von Haufen ("humps") an der glomerulären Basalmembran (granuläre Immunfluoreszenz).
  Vo.: Oft postinfektiös, ferner SLE (anti-DNS-Ak; siehe Lupusnephritis), IgA-Nephropathie
- Typ 3 (ca. 50 %): ANCA-assoziierte Vaskulitiden (ohne Ablagerung von Immunglobulinen oder Komplement)
  - Renale Verlaufsform einer mikroskopischen Polyangiitis (mPA)
    Lab: Nachweis antineutrophiler cytoplasmatischer Antikörper mit perinukleärem Fluoreszenzmuster (p-ANCA) oft mit dem Zielantigen Myeloperoxidase: Anti-Myeloperoxidase-Antikörper (MPO-ANCA). Zusätzlich h-LAMP-2-Ak gegen Lysosomen-assoziiertes Membranprotein 2.
  - Renale Verlaufsform der Granulomatose mit Polyangiitis (GPA)
    Lab: Nachweis antineutrophiler cytoplasmatischer Antikörper mit cytoplasmatischem Fluoreszenzmuster (cANCA) = Antiproteinase-3-Antikörper (PR3-ANCA). Zusätzlich h-LAMP-2-Ak.

KL.:
- Allgemeinsymptome wie Abgeschlagenheit, Müdigkeit, Gewichtsverlust, Hämaturie, milde bis moderate Proteinurie, Hypertonie erst im Spätstadium
- Rasch progrediente Niereninsuffizienz bei sonografisch normal großen Nieren
- Zusätzlich Lungenblutung beim Goodpasture-Syndrom
- Nachweis zirkulierender Anti-GBM-Antikörper in 30 % d.F. (Typ 1), zirkulierende Immunkomplexe (Typ 2), cANCA oder pANCA (Typ 3), CRP und BSG erhöht
- Bei erniedrigten C3-/C4-Werten Ausschluss von SLE, essenzieller gemischter Kryoglobulinämie und bakterieller Endokarditis

DD:
- Akutes Nierenversagen (Anamnese eines auslösenden Ereignisses)
- Akute abakterielle interstitielle Nephritis (Medikamentenanamnese)

Di.:
- Klinik mit rasch ansteigenden Retentionswerten, immunologische Diagnostik
- Nierenbiopsie mit Histologie (absolute Indikation zur Nierenbiopsie)

Th.: Ein rascher Abfall der GFR ist als medizinischer Notfall zu betrachten, sodass eine umgehende Nierenbiopsie erforderlich ist. Eine rasche immunsuppressive Therapie ist prognoseentscheidend!

Typ 1: Anti-GBM-RPGN:
Intensivierte tägliche Plasmapherese (8 - 10 Behandlungen) zur raschen Reduktion der Anti-GBM-Antikörper. Eine therapeutische Alternative ist die Immunabsorption.
Zusätzlich Methylprednisolon initial 250 - 500 mg/d i.v. über 3 Tage und im weiteren Prednisolon per os in einer Dosierung von 1,5 mg/kg KG mit anschließender schrittweiser Reduktion. Zusätzlich Cyclophosphamid per os in einer Dosierung von 2 - 3 mg/kg KG. Bei Unverträglichkeit von Cyclophosphamid alternativ Rituximab. Da es bei dieser Erkrankung nur sehr selten Rezidive gibt (außer bei zusätzlichen Anti-MPO-Ak), kann die Immunsuppression abgesetzt werden, wenn 3 Monate nach Krankheitsbeginn keine Antikörper mehr nachweisbar sind.
Der Therapiebeginn darf keinesfalls verzögert werden. Bereits bei dringendem Diagnoseverdacht sollte eine Hochdosis-Glukokortikoid-Therapie vor Bestätigung der Diagnose begonnen werden. Bei Patienten, die zum Diagnosezeitpunkt schon dialysepflichtig sind und keine Lungenbeteiligung haben, ist eine PP und immunsuppressive Therapie meist nicht mehr indiziert.
Eine Nierentransplantation ist erst dann indiziert, wenn die Anti-GBM-Antikörper über einen Zeitraum von mind. 6 Monaten nicht mehr nachweisbar sind.

Typ 2: Immunkomplex-RPGN:
Methylprednisolon 1 g pro Tag über 3 Tage i.v. mit anschließender dosisreduzierter oraler Steroidbehandlung plus Cyclophosphamid-Stoßtherapie mit 500 mg/m² Körperoberfläche (Tag 1 und Wiederholung nach 28 Tagen über einen Zeitraum von 6 Monaten), anschließend Re-Biopsie zur weiteren Therapieplanung.

Typ 3: ANCA-assoziierte RPGN:

	Serum-Kreatinin (mg/dl)	Vitalorgane bedroht	Remissions-induktion	Remissions-erhaltung
Begrenzt	< 1,4	Nein	KS und/oder MTX	KS und/oder MTX
Früh generalisiert	> 1,4	Nein	KS + MTX oder KS + CYC	KS + AZA oder KS + MTX
Aktiv generalisiert	< 6,0	Ja	KS + CYC oder R	KS + AZA oder R
Schwer	> 6,0	Ja	KS + CYC oder R	KS + AZA oder R

KS = Kortikosteroide; MTX = Methotrexat; CYC = Cyclophosphamid; AZA = Azathioprin;
PP = Plasmapherese; R = Rituximab als gleichwertige Alternative zu CYC

Anm.: PP bei pulmonaler Hämorrhagie, bei Overlap-Syndrom von ANCA-Vaskulitis und Anti-GMB-RPGN und bei Subgruppen von aggressiver ANCA-assoziierter RPGN

Prg: Bei frühzeitiger Behandlung (bei noch erhaltener Restfunktion der Nieren) Besserung der Nierenfunktion in > 60 % d.F.!
Typ 1/Anti-GBM-RPGN limitiert sich selbst und rezidiviert selten (außer bei zusätzlichen Anti-MPO-Ak). Typ 2 und 3 können jedoch rezidivieren und müssen deshalb länger behandelt werden.

NEPHROTISCHES SYNDROM (Allgemeiner Teil) [N04.9]

Def: Kennzeichnung durch eine erhöhte Permeabilität der Kapillaren für Plasmaeiweiße mit Auftreten einer
- Proteinurie > 3,5 g/d
  Wenn der renale Eiweißverlust die kompensatorisch gesteigerte Albuminsyntheseleistung der Leber überschreitet, entwickeln sich die klassischen Symptome eines nephrotischen Syndroms mit
- Hypalbuminämie und Hyperlipoproteinämie
- Ödemen
- Hyperkoagulabilität
  Die Hyperkoagulabilität gehört zu den bedrohlichsten Komplikationen des NS; Thrombosen und Thromboembolien werden bei etwa 25 % der Patienten im Verlauf der Erkrankung beobachtet.

Die begleitende Lipidurie ist auf die Proteinurie und nicht auf Veränderungen der Plasmalipide zurückzuführen.

Pg.: 2 Konzepte werden diskutiert:
1. Underfill-Hypothese: Proteinurie → Hypalbuminämie → Aktivierung des Renin-Angiotensin-Aldosteron-Systems → Natrium- und Wasserretention → Ödeme
2. Overfill-Hypothese: Primärer tubulärer Defekt mit Natrium- und Wasserretention → Ödeme

Auch die Syntheserate für Serumalbumin spielt eine Rolle. Das Gleichgewicht zwischen Proteinurie und Albuminsynthese bestimmt das Ausmaß der Hypalbuminämie.

Ät.: 1. Glomerulonephritiden mit nephrotischem Syndrom:
- Glomeruläre Minimalläsionen = minimal change-Glomerulopathie (disease) = MCD [N05.0]
- Fokal segmentale Glomerulosklerose (FSGS) [N05.1]

- Membranöse GN [N05.2]
- Membranoproliferative GN (MPGN) Typ 1
- Dense Deposit Disease (DDD)
- Kryoglobulinämische MPGN

2. Diabetische Nephropathie (siehe dort)
3. Seltene Ursachen: Multiples Myelom, Amyloidose, Nierenvenenthrombose u.a.

KL.:
- Leitsymptome des nephrotischen Syndroms (siehe oben)
- Klinik der ursächlichen Erkrankung
- Evtl. erworbener IgG-Mangel mit Infektanfälligkeit bei starkem Eiweißverlust
- Im fortgeschrittenen Stadium Symptome einer Niereninsuffizienz, evtl. Hypertonie
- Gehäufte thromboembolische Komplikationen (Urs: Veränderung von Gerinnungsfaktoren durch den renalen Proteinverlust, gestörte Thrombozytenfunktion u.a.)

Lab:
- Serumelektrophorese: Albumine und γ-Globuline ↓, relative Zunahme von α_2- und β-Globulinen
- Diagnostik auf Auto-Ak (z.B. Anti-PLA2R-Ak bei idiopathischer membranöser GN)
- Bei Niereninsuffizienz: Harnstoff, Kreatinin ↑, Kreatinin-Clearance ↓
- Evtl. IgG und Antithrombin (AT) ↓
- Cholesterin + Triglyzeride ↑
- Urinuntersuchung: Das spezifische Gewicht des Harns ist durch den Eiweißgehalt hoch. Die Durchlässigkeit der Glomerula für Eiweiße verschiedener Molekulargröße kann man mittels der sog. Differenzialprotein-Clearance erfassen.

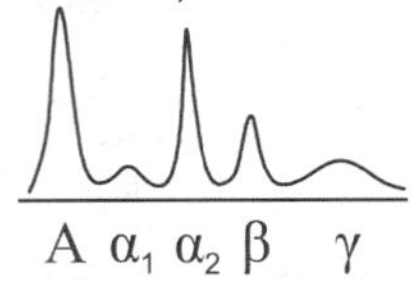

  Eine relativ "niedermolekulare" Proteinurie bezeichnet man als "selektive Proteinurie" im Gegensatz zur "nicht-selektiven", bei der Proteine von hohem Molekulargewicht (bis zu den Beta-Lipoproteinen mit 25 x 10^5 Dalton Molekulargewicht) ausgeschieden werden. Patienten mit nicht-selektiver Proteinurie und hoher Ausscheidung von Beta-Lipoprotein und Alpha2-Makroglobulin sprechen nicht auf die Steroidtherapie an. Ihre Glomerula weisen bereits lichtmikroskopisch schwere Basalmembranveränderungen auf.
- Lipidurie mit Fetttröpfchenzellen und Fetttröpfchenzylindern im Urin

Di.:
- Klinik / Labor
- Sonografie der Nieren
- Nierenbiopsie: Aus diagnostischen, therapeutischen und prognostischen Gründen ist eine Nierenbiopsie mit Histologie erforderlich! Evtl. Ausnahme: MCD bei Kindern (die sehr gut auf eine Therapie mit Kortikosteroiden ansprechen).

Th.:
A. Therapie der Grundkrankheit bzw. Beseitigung toxischer Ursachen, antivirale Therapie einer Hepatitis C
B. Symptomatische Therapie

▶ **Allgemein:**
- Körperliche Schonung
- Diät: Eiweißarme Diät (0,8 g/kg KG/d) und kochsalzarme Kost (ca. 3 g NaCl/d)
- Eine Steigerung der Trinkmenge über das übliche Maß (unter normalen Umständen ca. 1,8 L/d) führt bei Glomerulonephritis nicht zu einer Verbesserung der Nierenfunktion. Bei Überwässerung Restriktion der Trinkmenge.
- Diuretische Therapie: Kombination aus kaliumsparendem Diuretikum + Thiazid. Bei nachlassender Thiazidwirkung und Ödemen: Gabe eines Schleifendiuretikums; Kontrolle des Elektrolythaushaltes (bes. K^+ und Na^+) und Flüssigkeitsbilanzierung.

  Beachte:
  Eine unvorsichtige zu hohe Dosierung der Diuretika führt zu Hypovolämie, Hyponatriämie und sekundärem Hyperaldosteronismus, wodurch die Wirksamkeit der Diuretika nachlässt. Außerdem besteht infolge AT-Mangel erhöhte Thrombosegefahr → vorsichtige Ödemausschwemmung + Thromboseprophylaxe mit NMH und Kompressionsstrümpfen. Bei Serum-Albumin < 2 g/dl oder Nachweis thromboembolischer Komplikationen orale Antikoagulanzien-Therapie.
- Bei schweren, lebensbedrohlichen Ödemen passageres Anheben des kolloidosmotischen Druckes durch Infusion einer hyperosmolaren salzarmen Humanalbuminlösung.
- Bei bakteriellen Infekten Antibiotika + Immunglobulinsubstitution.
  Impfung gegen Pneumokokken und Influenzavirus.
- Therapie einer Hypercholesterinämie (CSE-Hemmer)
- Konsequente Therapie einer Hypertonie, da diese die Nieren zusätzlich schädigt! Zielbereich (DHL 2011): Bei Niereninsuffizienz < 130/80 mmHg; bei zusätzlicher Proteinurie ≥ 1 g/l ≤ 125/75 mmHg (bevorzugt mit ACE-Hemmern oder Sartanen).
- Regelmäßige Kontrollen von Proteinurie, Nierenfunktion und Blutdruck

▶ **Spezielle Therapie der Glomerulonephritiden:** Siehe nachfolgendes Kapitel

GLOMERULONEPHRITIDEN MIT NEPHROTISCHEM SYNDROM (Spezieller Teil)

1. Glomeruläre Minimalläsionen = minimal change-Glomerulopathie (disease) = MCD [N05.0]:

Ep.: Häufigste Ursache des nephrotischen Syndroms im Kindesalter. Bei Erwachsenen ist sie in 10 - 25% Ursache eines nephrotischen Syndroms.

Ät.: a) Idiopathisch
b) Sekundär: Hämatologische Neoplasien, Einnahme von NSAR, Gold, Penicillamin, Lithium, Quecksilber; nach Bienenstichen u.a.

Pat: Lichtmikroskopie: Normalbefund; Elektronenmikroskopie: Verschmelzung der Fußfortsätze der Podozyten, keine Komplementablagerungen

KL.: Plötzlicher Beginn eines nephrotischen Syndroms; evtl. Mikrohämaturie, häufige Rezidive, in der Regel kein Hypertonus, Entwicklung einer terminalen Niereninsuffizienz selten, Infektions- und Thromboserisiko erhöht. Wichtigster prognostischer Prädiktor: Ansprechen auf die initiale Steroidtherapie

Di.: Nephrotisches Syndrom mit selektiver Proteinurie, d.h. einer isolierten Albuminurie in der Urinelektrophorese.
Bei Kindern wird ohne bioptische Sicherung ex juvantibus mit Kortikosteroiden behandelt.
Bei Erwachsenen oft unselektive Proteinurie, dann Nierenbiopsie erforderlich

Th.: A. Allgemeintherapie: Therapie mit RAAS-Inhibitoren und Statinen nur, wenn es zu keiner raschen Remission kommt.
B. Spezielle Therapie:
- Kortikosteroide (Therapieerfolg in bis zu 90 % d.F., bes. bei Kindern). Dosierung: Siehe FSGS. Nach Absetzen der Kortikosteroide kommt es in ca. 50 % d.F. zu einem Rezidiv innerhalb 6 - 12 Monaten → erneute Steroidtherapie. Bei Steroidresistenz Diagnose überprüfen! (Evtl. Rebiopsie)
- Bei häufigen Rezidiven u./o. Unverträglichkeit von Kortikosteroid: Gabe von Cyclophosphamid oder Cyclospirin A sowie Mycophenolatmofetil (MMF) - Reserveoptionen: Rituximab

Prg: Die „minimal change"-Nephropathie kann spontan ausheilen und führt i.d.R. nicht zu einer terminalen Niereninsuffizienz.

2. Fokal-segmentale Glomerulosklerose (FSGS) [N05.1]

Def: Die FSGS ist eine histologische Diagnose. Es kommt zur Ablösung der Podozyten-Fortsätze von der glomerulären Basalmembran und Entwicklung einer Proteinurie (Podozytenerkrankung).

Ep.: In Europa ist die FSGS in 12 % d.F. Ursache eines nephrotischen Syndroms (in den USA in 35 %)

Ät.: 1. Primäre (idiopathische) FSGS
2. (Mal-)adaptive FSGS: Bei allen chronischen Nephropathien mit Nephronverlust > 70 %
3. Genetische FSGS

Erkrankung	Lokus	Erbmodus	Gen	Protein
Kongenitales nephrotisches Syndrom	19q13	rezessiv	NPHS 1	Nephrin
Steroidresistentes nephrotisches Syndrom	1q25-31	rezessiv	NPHS 2	Podocin
Familiäre FSGS	19q13	dominant	ACTN4	Alpha-Aktinin-4
Familiäre FSGS		dominant	TRPC6	Kationenkanal
Kongenitales nephrotisches Syndrom			CD2AP	CD2-assoziiertes Protein
Charcot-Marie-Tooth-Krankheit		dominant	INF2	Formin 2
Steroidresistentes nephrotisches Syndrom	15q21	rezessiv	MYO1E	Myosin1E
Steroidresistentes nephrotisches Syndrom		rezessiv	NEIL 1	DNA-Reparations-Enzym
FSGS bei Afro-Amerikanern			APOL1	Apolipoprotein L1
ADCK4-assoziierte Glomerulopathie		rezessiv	ADCK4	Coenzym Q10

3. Andere Ursachen:
- Virusassoziiert (HIV, Parvovirus B19, CMV, EBV, HCV)
- Medikamenteninduziert (z.B. Interferon, Lithium, Pamidronsäure, NSAR, Anabolika)
- Drogen: Heroin

- Unspezifische FSGS-Histologie bei anderen glomerulären Erkrankungen
- Bei malignen Lymphomen

Pat: Fokal - und segmental-sklerosierende glomeruläre Veränderungen mit kollabierenden Kapillaren und Adhäsionen zwischen den Kapillarschlingen und der Bowman-Kapsel, Verschmelzung der Podozyten-Fußfortsätze. Sonderformen: Kollabierende FSGS („collapsing FSGS") mit kollabierten und sklerosierten glomerulären Kapillaren und Podozytenhypertrophie; TIP-Läsion mit Adhäsionen und segmentaler Sklerose am tubulären Pol der Glomeruli.

KL.:
- Primäre Form: Rasch auftretendes nephrotisches Syndrom mit schwerem Eiweißverlust (> 10 g/Tag) und progredienter Niereninsuffizienz, oft Hypertonie
- Alle anderen Formen der FSGS: Moderate Proteinurie (< 1 - 2 g/Tag); die Nierenfunktion bleibt oftmals auf eingeschränktem Niveau stabil, Hypertonie.

Merke: Um ein nephrotisches Syndrom korrekt zu diagnostizieren, muss der Blutdruck normoton eingestellt sein. Dabei kann es zu einem Anstieg der Retentionsparameter und zu einem scheinbaren nephrotischen Syndrom kommen, das nach RR-Normalisierung wieder verschwindet.

Di.: Labor eines nephrotischen Syndroms, Nierenbiopsie, evtl. genetische Testung

Th.: A. Allgemeintherapie des nephrotischen Syndroms (siehe dort)
B. Spezielle Therapie: Grundsätzlich sollten nur Patienten mit einer idiopathischen und nephrotischen Form einer FSGS immunsuppressiv behandelt werden.
Prednisolon 1 mg/kg KG/d (max. 80 mg/d) oder 2 mg/kg KG/jeden 2. Tag für 16 Wochen. Nach Erreichen einer kompletten Remission die Steroidtherapie langsam über 6 Monate schrittweise reduzieren.
- Eine Steroidresistenz liegt vor, wenn es nach 16 Wochen zu keiner Reduktion der Proteinurie gekommen ist → Therapie: Calcineurininhibitoren (Tacrolimus; Cyclosporin A) oder MMF
- Patienten mit KI/Intoleranz für Kortikoide können zur Reduktion der Steroiddosis mit Ciclosporin A oder Mycophenolatmofetil (MMF) behandelt werden.
- Therapie eines Relaps: 2. Prednisolonzyklus oder Ciclosporin A oder MMF; Drittlinientherapie: Cyclophosphamid und Rituximab

Prg: Ohne Remission sind 60 % der Patienten nach 10 J. terminal niereninsuffizient, bei Vollremission dagegen nur 10 %. Prognostische Indizes sind die Nierenfunktion bei Diagnosestellung, das Ausmaß der Proteinurie, die Therapieantwort auf Kortikosteroide und die histologische Subklasse. Die kollabierende Variante hat die schlechteste Prognose, während die „TIP"-Läsionen in der Regel gut auf die Therapie ansprechen und eine gute Prognose aufweisen. Rekurrenz der primären FSGS (bis zu 50 %) im Nierentransplantat. Therapie: Plasmaaustausch und Rituximab.

3. Membranöse GN (MGN) [N05.2]

Vo.: Mit ca. 30 % häufigste Ursache eines nephrotischen Syndroms im Erwachsenenalter.

Ät.:
- Idiopathisch (75 %)
- Sekundär (25 %): Bei Infektionskrankheiten (Hepatitis B oder C, HIV, Syphilis, Malaria), Autoimmunerkrankungen (z.B. SLE), Malignomen, Pharmaka (z.B. Therapie mit Gold oder Penicillamin) u.a.

Pg.: Bei der MGN finden sich in 70 - 80 % zirkulierende Ak gegen das Phospholipase-A_2-Rezeptorprotein 1 (PLA_2R1); dabei besteht eine enge Korrelation zwischen den Ak-Spiegeln und der Krankheitsaktivität. Selten finden sich THSD7A-Ak.

Hi.: Verdickung der glomerulären Basalmembran durch subepitheliale Ablagerung von Immunkomplexen und Komplement an der Außenseite der glomerulären Basalmembran mit Ausbildung spikesartiger Protuberanzen der Basalmembran zwischen den Immunkomplex-Präzipitaten; 4 Stadien, wobei im Stadium IV die Immunkomplexe komplett von Basalmembranmaterial umschichtet sind. Immunhistologische granuläre Ablagerungen von IgG4 inklusive Anti-PLA_2R-Ak und Komplement C_3 und C_{5b-9} entlang der glomerulären Kapillarschlingen.

KL.: Nephrotisches Syndrom (ca. 65 %), Proteinurie (< 3,5/d, ca. 35 %), Mikrohämaturie (ca. 50 %), Hypertonie (ca. 50 %), normale GFR (80 %)

4 Risikogruppen (KDIGO 2020):
- Niedriges Risiko: Nicht-nephrotische Protein (< 3,5 g/d) und/oder Serumalbumin > 30 g/l, normale eGFR
- Moderates Risiko: Normale eGFR und Proteinurie > 4 g/d, die nicht gut auf eine RAAS-Blockade anspricht und Anti-PLA_2R < 50 RU/ml
- Hohes Risiko: eGFR < 60 ml/min/1,73m², Proteinurie > 8 g/d für 6 Mon. sowie anti-PLA_2R > 150 RU/ml
- Sehr hohes Risiko: Lebensbedrohliche Komplikationen des nephrotischen Syndroms und schneller eGFR-Abfall

Memo: Bei nephrotischem Syndrom erhöhtes Thrombose-Risiko! Antikoagulation bei Serum-Albumin < 20 g/l

Di.: 1. Nachweis von Anti-PLA2R1-Ak im Blut mittels IFT (Suchtest) und exakte Quantifizierung der Ak-Spiegel mit dem ELISA. Untersuchung auf THSD7A-Ak mittels IFT.

Merke: Die Differentialdiagnose ist bedeutsam für das diagnostische Vorgehen (Tumorsuche) sowie die Therapie und Prognose der Erkrankung.

2. Nierenbiopsie mit immunhistologischer Analyse (Unterscheidung zwischen PLA2R1 oder THSD7A-assoziierter Form). Die PLA2R1-Ak-Spiegel haben Bedeutung für Therapie und Prognose. THSD7A-Ak sind mit einer erhöhten Inzidenz für Malignome assoziiert.

Th.: Kausaltherapie: Therapie einer sekundären Ursache (z.B. Hepatitis B-/C-Infektion)
Bei allen übrigen Formen individuell angepasste Therapie

- Bei „niedrigem Risiko": Supportive Therapie mit engmaschigen Kontrollen der PLA2R-Antikörper
- Bei „moderatem Risiko": Supportive Therapie mit engmaschige Kontrollen der PLA2R-Antikörper oder Rituximab oder Calcineurininhibitoren
- Bei „hohem Risiko": Supportive Therapie + immunsuppressive Therapie. Hierfür stehen Cyclophosphamid, Rituximab und Calcineurin-Inhibitoren + Rituximab zur Verfügung.
- Bei „sehr hohem Risiko": Immer Cyclophosphamid, denn nur hierfür gilt als gesichert, dass die Dialyse vermieden werden kann.
- Bei Vorliegen von THSD7A-Ak und Malignom: Tumortherapie

Prg: 30 % Spontanremissionen, 35 % partielle Remissionen mit stabiler Nierenfunktion über Jahre, 25 % Progression zur Niereninsuffizienz, 10 % versterben an extrarenalen Ursachen.

Rekurrenz nach Nierentransplantation:
Ca. 30 % mit Verschlechterung der Prognose des Transplantats: 5-Jahres-Transplantatüberleben: 40 %

4. Immunglobulin- und komplementvermittelte Erkrankungen mit MPGN-Muster

Dabei handelt es sich um folgende Erkrankungen:

A) Glomerulonephritis mit dominanten C3-Ablagerungen (C3G) in der immunhistochemischen bzw. Immunfloreszenzdiagnostik mit folgenden Untergruppen:
   1. Membranoproliferative C3G
   2. Mesangiale C3G
   3. Membranöse C3G („dense deposit disease")

B) Glomerulonephritis mit dominanten C4-Ablagerungen

C) Immunkomplexvermittelte membranoprpoliferative Glomerulonephritis (IC-MPGN): Überwiegend IgG-Ablagerungen

Ät. der IC-MPGN:
- Primäre Form (Ausschlussdiagnose)
- Sekundäre Form: HCV (mit oder ohne Kryoglobulinämie), HBV, andere Infektionskrankheiten, Kollagenosen, Neoplasisen u.a.

Ät. der C3G:
Genetische Dysregulation des Komplementsystems, Autoimmunerkrankungen, Infektionen, hämatologische Erkrankungen (MGUS, multiples Myelom, CLL)

KL. der IC-MPGN und C3G:
Nephrotisches Syndrom in 50 % der Fälle, Mikrohämaturie, Hypertonie und progrediente Niereninsuffizenz

Di.: Bei allen Formen der C3G und IC-MPGN umfassende Komplementanalytik, Antikörperscreening und humangenetische Analyse
Nierenbiopsie

Th.: der Grunderkrankung, RAAS-Blockade, RR-Kontrolle, Lipidsenkung und Diuretika
- Bei der IC-MPGN mit nephrotischem Syndrom mit normaler oder nur gering eingeschränkter GFR: Supportive Therapie + zeitlich begrenzte Steroidtherapie
- Bei der IC-M PGM mit eingeschränkter eGFR ohne Halbmonde, aber aktivem Sediment mit oder nephrotische Proteinurie: Steroidtherapie + Immunsuppression (MMF)
- Bei der IC-MPGN mit raschem Funktionsverlust: Hochdosis-Steroidtherapie und Cyclophosphamid (oder Rituximab)
- Bei moderater bis schwerer C3G ohne monoklonale Gammopathie: Steroide + MMF, bei Versagen Eculizumab, evtl. Plasmapherese

Prg: Bei der idiopathischen Form der MPGN werden innerhalb von 10 J. ca. 50 % d.F. dialysepflichtig.

NEPHROPATHIEN MIT EINER HIV-INFEKTION ASSOZIIERT [B22]

Def: AKI und CKD im Rahmen einer HIV-Infektion. Das Spektrum von HIV-assoziierten Nierenerkrankungen beinhaltet Erkrankungen, die
- direkt mit der Infektion assoziiert sind
- auf eine systemische Immunantwort auf die Infektion zurückzuführen sind
- als Folge von Superinfektionen zu betrachten sind
- mit der Therapie der HIV-Infektion assoziiert sind.

Di.: Eine Differenzierung ist oftmals nur durch eine Nierenbiopsie möglich.

1. HIV-assozierte Nephropathie
   Prävalenz deutlich rückläufig seit der Einführung der antiretroviralen Therapie; betroffen sind sowohl die Glomeruli als auch die Tubuli und das Interstitium. Typische Manifestation ist die kollabierende FSGS mit unterschiedlich ausgeprägter Proteinurie und progredienter Niereninsuffizienz. Eine genetische Prädisposition liegt bei Afro-Amerikanern aufgrund der APOL1-Gen-Varianten vor.
   Th.: Antiretrovirale Therapie: ACE-Hemmer, ARB
2. HIV-assoziierte immunvermittelte Nephropathien
   Zunehmende Prävalenz, häufigste histopathologische Diagnose (HIV-assoziierte IgA-Nephropathie, postinfektiöse GN, Lupus-like GN, MPGN). Ursache: Modulation des Immunsystems durch die antiretrovirale Therapie mit Ablagerung von Immunkomplexen in den glomerulären Kapillaren.
   KL.: Proteinurie, Erythrozyturie, verminderte GFR, Hypokomplementämie
   Th.: Antiretrovirale Behandlung erfolgt wegen der HIV-Infektion weiter, Immunsuppression wird kontrovers diskutiert.
3. Thrombotische Mikroangiopathie (siehe dort)
4. Andere CKD bei Patienten mit HIV-Infektion
   Die Dauertherapie mit antiretroviralen Pharmaka ist mit der Entwicklung eines metabolischen Syndroms, eines Diabetes mellitus sowie einer arteriellen Hypertonie verbunden, die ihrerseits eine CKD verursachen können.
5. Medikamentös bedingte tubulointerstitielle Nierenerkrankungen
   Antiretrovirale Medikamente können in seltenen Fällen eine Kristallnephropathie (Indinavir, Atazanavir) herrufen, Tenofovir eine tubuläre Dysfunktion mit Fanconi-Syndrom, nephrogenem Diabetes insipidus und akuter tubulärer Nekrose.

CHRONISCHE GLOMERULONEPHRITIS [N03.9]

Def: Chronisches Stadium verschiedener Glomerulopathien. In der Mehrzahl der Fälle findet sich in der Anamnese keine akute GN.

KL.:
- Schleichender Krankheitsbeginn
- Erythrozyturie, Proteinurie
- Evtl. nephrotisches Syndrom
- Hypertonie
- Symptome einer langsam fortschreitenden Niereninsuffizienz

Di.: Anamnese / Klinik
Wegen mangelnder therapeutischer Konsequenzen ist eine Nierenbiopsie meist nicht mehr indiziert.

Th.: Bezüglich einer kausalen Behandlung bestehen beim chronisch-progredienten GN-Syndrom keine Chancen mehr, sodass keine differenten Medikamente mehr eingesetzt werden sollten (Steroide, Antiphlogistika, Immunsuppressiva). Die Behandlung beschränkt sich auf symptomatische Maßnahmen, wobei eine dauerhafte Normalisierung einer evtl. Hypertonie am wichtigsten ist (siehe Kap. Chronische Nierenerkrankungen).

Prg: Keine Ausheilung, Progression in Richtung terminale Niereninsuffizienz

HARNWEGSINFEKTIONEN [N39.0] UND PYELONEPHRITIS [N12]

Def:
- Symptomatische Harnwegsinfektion (HWI): Anwesenheit von infektiösen Erregern im Harntrakt mit Symptomen. Eine isolierte Infektion der Harnröhre distal vom Sphincter urethrae internus (Urethritis) wird von einer Infektion der höher gelegenen Harnwege abgegrenzt. Die echte HWI muss differenzialdiagnostisch von einer bakteriellen Urinkontamination abgegrenzt werden, bedingt durch die Methode der Uringewinnung.
- Rezidivierende HWI: ≥ 2 HWI/6 Monaten oder ≥ 3 HWI/J.
- Unkomplizierte HWI: Liegt vor, wenn im Harntrakt keine funktionellen oder anatomischen Anomalien ursächlich vorliegen; keine Nierenfunktionsstörung oder begünstigende Begleiterkrankungen (z.B. Diabetes mellitus) vorhanden sind.
- Komplizierte HWI: Liegt vor, wenn Risikofaktoren für einen schweren Verlauf bestehen (siehe Ätiologie, Punkte 1 - 4) oder Folgeschäden vorliegen. Alle HWI bei Kindern, Männern und Schwangeren werden als komplizierte HWI angesehen.
- Zystitis: Akute Entzündung und Symptomatik auf den unteren Harntrakt begrenzt: Dysurie, imperativer Harndrang, Pollakisurie, Schmerzen oberhalb der Symphyse
- Pyelonephritis: Durch eine HWI verursachte tubulo-interstitielle Nephritis mit der Symptomatik: Flankenschmerzen, klopfschmerzhaftes Nierenlager und/oder Fieber (> 38°C)
- Asymptomatische Bakteriurie: Asymptomatische Kolonisation der Harnwege mit Bakterien

Ep.: Etwa 5 % der prämenopausalen Frauen haben eine asymptomatische Bakteriurie (ältere Frauen bis 19 %, Diabetikerinnen bis 27 %). 30 % der Schwangeren mit unbehandelter asymptomatischer Bakteriurie erkranken während der Schwangerschaft an einer akuten Pyelonephritis.
60 % der Frauen erkranken mind. einmal im Leben an einer symptomatischen HWI (häufigste Ursache für Arbeitsunfähigkeit bei Frauen). HWI sind die häufigsten nosokomialen Infektionen. Danach folgen Pneumonien und postoperative Wundinfektionen.
Die Häufigkeit von HWI bei Frauen hat anatomische Ursachen: Kurze Harnröhre in unmittelbarer Nähe der kontaminierten Analregion; evtl. falsche Reinigung der Intimregion (richtig: von vorn nach hinten).
Der erste Gipfel der Erkrankung an HWI liegt im Säuglings- und Kleinkindesalter, oft auf dem Boden eines Harnrefluxes (bei unklarem Fieber, unklarer Anämie im Kleinkindesalter immer an Pyelonephritis denken!).
Im Erwachsenenalter sind bei Frauen Schwangerschaft und postpartale Phase besonders gefährdete Zeiträume (übrigens auch Flitterwochen → "Honeymoon-Zystitis"!).

Bei Frauen nimmt die Prävalenz von HWI mit dem Alter zu.

Bei Männern treten HWI erst im höheren Alter gehäuft auf und haben dann überwiegend obstruktive Ursachen (z.B. Prostataerkrankungen).

Ät.: A) Prädisponierende Risikofaktoren:

1. Harnabflussstörungen
   - Anatomische Anomalien der Nieren und der abführenden Harnwege
   - Obstruktionen (Steine, Tumoren, BPH, Urethrastrikturen, Urethralklappen)
   - Blasenfunktionsstörungen (Querschnittslähmung u.a. neurogene Störungen)
   - Vesiko-uretero-renaler Reflux (VUR): [N13.7]
     Def: Normalerweise wird die submukös verlaufende vesikale Uretermündung durch den Blaseninnendruck verschlossen. Beim VUR besteht ein verkürzter submuköser Harnleitertunnel mit Lateralposition der deformierten Ostien. Folge ist ein insuffizienter Ventilmechanismus. Bei Kindern mit fieberhafter HWI findet sich in 30 % und mehr ein VUR.
     Die Graduierung umfasst 5 Grade: Grad I und II: Ohne Dilatation des Harnleiters; Grad III - V: Zunehmende Dilatation des Ureters, des Nierenbeckens und der Kelche.
     - Primärer (kongenitaler) VUR: 40 % der Kinder mit rezidivierendem HWI (w : m = 4 : 1)
     - Sekundärer (erworbener) VUR durch infravesikale Obstruktionen oder Innervationsstörungen der Blase
2. Instrumentationen an den Harnwegen und Harnwegskatheter-assoziierte HWI:
   Das Risiko einer nosokomial (im Krankenhaus) erworbenen HWI beträgt bei transurethralem Blasenkatheter ca. 3 - 5 % pro Tag. Nach 30 Tagen haben fast alle eine Bakteriurie. In der Mehrzahl d.F. handelt es sich um „catheter-associated asympatomatic bacteriuria" (A-ABU). Bei < 5 % finden sich behandlungsbedürftige symptomatische Katheter-assoziierte HWI, die 15 % der nosokomialen Septikämien ausmachen (Mortalität 10 %).
3. Abwehrschwäche, immunsuppressive Therapie
4. Gravidität
5. Analgetikaabusus
6. Stoffwechselstörungen (Diabetes mellitus, Gicht, Hyperkalzämie, Hypokaliämie)
7. Niereninsuffizienz

8. Zusätzliche auslösende Faktoren:
   - Durchnässung, Unterkühlung (auch kalte Füße)
   - Sexuelle Aktivität ("Honeymoon-Zystitis" der Frauen)
   - Geringe Harnbildung bei mangelnder Flüssigkeitszufuhr u./o. Flüssigkeitsverlusten

B) Erregerspektrum bei HWI:
Bei der akuten Pyelonephritis handelt es sich in der Mehrzahl der Fälle um eine Monoinfektion meist mit E. coli, während bei der chronischen Pyelonephritis und nosokomialen HWI sowie nach Instrumentationen und Eingriffen an den Harnwegen Mischinfektionen häufiger sind.

Prozentuale Häufigkeit von Bakterien

1. Akute unkomplizierte HWI (ohne prädisponierende Risikofaktoren - ARESC-Studie):
E. coli fast 80 %. Es folgen Proteus mirabilis, S. salprophyticus und Klebsiella pneumoniae. Enterokokken werden vorwiegend bei Mischinfektionen gefunden; zunehmend auch multiresistente Erreger sowie ESBL (extended spectrum betalactamase)-Enterobakterien

2. Komplizierte HWI (mit prädisponierenden Risikofaktoren - siehe oben):

Enterokokken	ca. 30 %	Proteus mirabilis	ca. 5 %
E. coli	ca. 20 %	Klebsiellen	ca. 5 %
Staphylokokken	ca. 20 %	Andere Keime	ca. 5 %
Pseudomonas aeruginosa	ca. 10 %		

Bei nosokomialen HWI finden sich gehäuft Problemkeime wie Enterokokken, Pseudomonas, Proteus, Enterobacter und Citrobacter. Candida im Urin findet sich bei ca. 20 % der DK-Träger, meist asymptomatisch.

Pg.: Infektionsweg:
1. Meist aszendierende Infektion (kanalikulär - bis 90 %): Meist mit Erregern der Darmflora
2. Deszendierende Infektion bei Bakteriämien (z.B. Staphylokokken)
3. Selten Infektion per continuitatem (z.B. Fistelbildung)

Während die vordere Harnröhre physiologischerweise mit Keimen besiedelt ist, ist die Harnblase bei Gesunden keimfrei. Die Schrankenfunktion des Blasensphinkters kann durch die genannten prädisponierenden Faktoren durchbrochen werden. Coli-Bakterien haben die Fähigkeit zur Adhäsion an den Schleimhäuten.

Pat: der Pyelonephritis [N12]:
1. Akute bakterielle abszedierende Pyelonephritis: Ein- oder beidseitig finden sich im Nierenparenchym keilförmige Abszessstraßen im Bereich zwischen Papille und Rinde (streifenförmige Granulozytenansammlungen). Komplizierend kann es zu Abszessbildungen und Pyonephrose (Eiteransammlung im Nierenbecken) kommen.
2. Chronische herdförmige destruierende Pyelonephritis:
Keilförmige Narbenbildungen mit Einziehung der Nierenoberfläche, Deformierungen der Nierenkelche, evtl. Papillennekrosen. Histologisch: Herdförmige chronisch-destruierende Entzündung im Tubulusbereich.

KL.: HWI können sich klinisch unterschiedlich äußern:

A) **Asymptomatische Bakteriurie:**
Zufällig nachgewiesene Bakteriurie bei normalem Harnsedimentbefund und beschwerdefreien Personen

B) **Symptomatische HWI:**
1. Unkompliziert: Fehlen von prädisponierenden Risikofaktoren; meist Infektionen mit E. coli
2. Kompliziert: Vorhandensein prädisponierender Risikofaktoren (siehe oben); am häufigsten Enterokokken, E. coli und Staphylokokken

3 Schweregrade:

I. Ohne Nierenbeteiligung
II. Mit Nierenbeteiligung (morphologische Nierenveränderungen im Sono/Röntgenbild, evtl. Einschränkung der Nierenfunktion)
III. Nicht zu beseitigende Abflussbehinderung, Patienten mit Dauerkatheter oder suprapubischer Harnableitung. Eine dauerhafte Sanierung der HWI ist nicht möglich.

- **Akute Zystitis:** [N30.0]
Schmerzhafte Entzündung der Harnblase
Ät.: - Bakterielle HWI (50 % d.F.) überwiegend bei (sexuell aktiven) Frauen („Honeymoon-Zystitis") oder bei prädisponierenden Risikofaktoren
- Seltener andere Infektionen (Trichomonaden, Soor u.a.)
KL.: - Dysurie (erschwertes Wasserlassen), Algurie (schmerzhaftes Wasserlassen)
- Pollakisurie (häufiger Harndrang mit geringen Urinmengen), evtl. Nykturie (DD: Herzinsuffizienz, benigne Prostatahyperplasie = BPH)

- Suprapubische Schmerzen, evtl. Tenesmen (schmerzhafter, spastischer Harndrang) - keine Schmerzen im Nierenlager!

Ko.: - Hämorrhagische Zystitis mit Makrohämaturie
- Aszendierende Infektion mit Pyelonephritis
- Rezidivierende Zystitis

DD: • (Chronische) Interstitielle Zystitis: Vorwiegend Frauen, chronische Pollakisurie, suprapubische Schmerzen (Algurie) - Di.: Zystoskopie (Schleimhautblutungen nach Hydrodistension), Histologie (Mastzellinfiltration); Ät.: Unklar; Th.: Keine kausale Therapie bekannt
• Tuberkulöse Zystitis
• Parasitäre Zystitis durch Infektion mit Schistosoma haematobium
• Radiogene Zystitis (nach Bestrahlung)
• Medikamentös induzierte Zystitis: z.B. durch NSAR, Cyclophosphamid oder Ifosfamid (oft als hämorrhagische Zystitis)
• Andere Blasenerkrankungen (Tumor, Stein, Fremdkörper u.a.)
• Adnexitis, Prostatitis, Darmerkrankungen u.a.

■ **Akute Pyelonephritis** [N10]:

Durch eine bakterielle Infektion des oberen Harntraktes kommt es zu einer akuten interstitiellen Nephritis mit der klinischen Trias:
- Fieber, evtl. Schüttelfrost, beeinträchtigtes Allgemeinbefinden
- Dysurische Beschwerden und
- (Klopf-)Schmerzen im Nierenlager (Flankenschmerzen)

Atypische Bilder:
- Unklares Fieber! (insbesondere zu berücksichtigen bei Kindern und alten Leuten!)
- Gastrointestinale Beschwerden (Brechreiz und Erbrechen, Leibschmerzen, Subileus)
- Kopfschmerzen

Memo: Bei älteren Männern und Patienten mit Blasenkatheter immer an die Möglichkeit einer Harnsperre denken (gestaute Harnblase ?)

Fehldiagnosen:
- Lumbago/LWS-Syndrom
- Abdominalerkrankungen

■ **Chronische Pyelonephritis (CPN)** [N11.9]

Chronische interstitielle Nephritis auf dem Boden obstruktiver Veränderungen im Bereich des Harntraktes oder eines Harnrefluxes mit sekundärer bakterieller HWI. Die meisten Fälle nehmen ihren Ausgang im frühkindlichen Alter, oft auf dem Boden eines vesikoureteralen Refluxes.

Merke: Eine CPN entwickelt sich nur bei Vorhandensein prädisponierender Faktoren, die den Harnfluss behindern.

KL.: Die Differenzierung zwischen akuter Pyelonephritis und akutem Schub einer chronischen Pyelonephritis ist klinisch - ohne Kenntnis der Vorgeschichte - nicht möglich.
Oft sind die Symptome nur uncharakteristisch:
- Kopfschmerzen, Abgeschlagenheit, Fieber
- Gewichtsabnahme
- BSG-Erhöhung, Anämie
- Dumpfe Rückenschmerzen

Komplikationen der Pyelonephritis:
1. Eitrige Nephritis und Nierenkarbunkel (multiple konfluierende Rindenabszesse)
2. Urosepsis: In 65 % d.F. nach instrumentellen Eingriffen an den Harnwegen. Lebensbedrohliche Komplikation! (Siehe Kap. Sepsis)
3. Paranephritischer Abszess (der sich aus 1. entwickeln kann): Flankenschmerz, Fieber; Rö.: Verschattung des Psoas, Wirbelsäule konkav zur kranken Seite hin; Sonografie, Urografie: Niere verlagert, nicht atemverschieblich.
4. Bei Obstruktion der ableitenden Harnwege kann sich eine Hydronephrose und Pyonephrose und pyelonephritische Schrumpfniere entwickeln.
5. Entwicklung einer Niereninsuffizienz bei chronischer Pyelonephritis, insbes. bei fortbestehenden prädisponierenden Faktoren (Anstieg von Harnstoff, Kreatinin i.S., Abnahme der Kreatininclearance).
6. Tubuläre Partialfunktionsstörungen:
   - Störung der Konzentrationsfähigkeit mit Polyurie + Polydipsie
   - Natriumverlustniere
   - Kaliumverlustniere, renale tubuläre Azidose
7. Bei chronischer Pyelonephritis kommt es in 30 - 50 % d.F. zu Hypertonie mit evtl. Folgekomplikationen
8. Entwicklungsverzögerung beim Kleinkind

Di.: **Umfang der Diagnostik:**

- Screening auf asymptomatische Bakteriurie: Nur bei Schwangeren
- Diagnostik bei V.a. Zystitis: Urinkultur (außer bei gesunden, nichtschwangeren Frauen in der Prämenopause). Bei Schwangeren sollte nach der Antibiotikatherapie die Erregereradikation durch Urinkultur verifiziert werden.
- Diagnostik bei V.a. Pyelonephritis: Urinkultur + Sonografie
- Diagnostik bei HWI von Männern: Urinkultur, Sonografie, Prostatauntersuchung
- Diagnostik bei rezidivierenden Harnwegsinfektionen: Urinkultur, Sonografie; bei Patienten mit persistierender Hämaturie oder persistierendem Nachweis von anderen Erregern als E. coli Durchführung einer Urethrozystoskopie und weitere Bildgebung

I. Anamnese, z.B. Dysurie, Pollakisurie, imperativer Harndrang, Inkontinenz, Makrohämaturie, suprapubischer Schmerz, Flankenschmerz, Fieber, Geruch und Trübung des Urins, bei Frauen Fluor vaginalis, Risikofaktoren für eine komplizierte HWI

II. Labor:

1. Urinuntersuchung:
   - **Leukozyturie**, evtl. Leukozytenzylinder als Hinweis auf Pyelonephritis, evtl. Erythrozyturie

     Ursachen einer Leukozyturie bei sterilem Urin ("sterile" Leukozyturie):
     - Genitale Verunreinigung durch Fluor
     - Antibiotisch anbehandelter HWI (Nachweis durch Teststreifen)
     - Gonorrhö (→ Kultur von frischem Urethralabstrich bzw. Verwendung eines speziellen Transportmediums)
     - Urethritis durch Chlamydien oder Mykoplasmen
     - Urogenitaltuberkulose
     - Reiter-Syndrom (Trias: Urethritis, Konjunktivitis, Arthritis)
     - Analgetikanephropathie

     Anm.: Urin-Test auf Nitrit (Schnellteststreifen): Ein positiver Test kann eine Infektion mit nitritbildenden Bakterien anzeigen, ein negativer Test schließt eine HWI nicht aus!
   - **Bakteriurie:** Voraussetzung für eine richtige Interpretation der bakteriologischen Befunde ist eine korrekte Gewinnung der Harnprobe (Spreizen der Labien, sorgfältige Reinigung des Meatus urethrae der Frau bzw. der Glans penis des Mannes mit Wasser, danach Gewinnung von Mittelstrahlurin) und eine sofortige Aufarbeitung oder ein rascher Transport per Kühlkette oder Verwendung von Spezialmedien für Urinkulturen: Fehldiagnosen und überflüssige Therapie sind vorprogrammiert, wenn dies nicht beachtet wird! Außerdem sollten die Harnproben vor Antibiotikatherapie gewonnen werden! Keine Urinentnahme aus Katheterbeuteln!
     - Signifikante Bakteriurie:
       Nach Kass gilt, dass im frisch aufgearbeiteten Mittelstrahlurin eine Keimzahl von 10^5 und mehr pro ml Urin Hinweis auf eine echte Bakteriurie ist (möglichst 2 x bestimmen), während bei Harnkontaminationen niedrigere Keimzahlen gefunden werden. Bei klinischen Symptomen einer HWI oder antibiotisch vorbehandelte Patienten müssen aber auch niedrigere Keimzahlen (< 10^3 bis 10^4/ml Urin) als pathologisch angesehen werden.
     - Jeder Keimnachweis im Blasenpunktionsurin ist echt, d. h. eine Kontamination (bei richtiger Technik) ausgeschlossen.
     - Bei 10^5 (und mehr) Keimen/ml im Mittelstrahlurin oder Keimnachweis im Blasenpunktionsurin ist eine Keimdifferenzierung mit Antibiogramm anzustreben.
     - Positiver Keimnachweis (siehe oben) in Verbindung mit klinischen Beschwerden spricht für eine therapiebedürftige HWI. Finden sich bei rezidivierenden HWI im MS-Urin Enterokokken oder eine Mischinfektion, so empfiehlt es sich, diesen Befund durch Blasenpunktion zu kontrollieren, da oft Kontamination vorliegt.
     - Es gibt asymptomatische passagere Bakteriurien, bes. bei Frauen, die auch ohne Therapie immer wieder verschwinden und offensichtlich keine krankmachende Bedeutung haben. Im Gegensatz zu diesen Fällen sind asymptomatische Bakteriurien in der Schwangerschaft und im Kindesalter stets behandlungsbedürftig!
2. Blutuntersuchung (bei V.a. auf Pyelonephritis):
   - BSG/CRP und Procalcitonin ↑
   - Bestimmung der Retentionswerte (Harnstoff, Kreatinin) und Kreatininclearance
   - Blutbild: Evtl. Leukozytose bei Pyelonephritis, bes. bei eitrigen Nierenkomplikationen, evtl. Anämie bei chronischer Pyelonephritis und Niereninsuffizienz
   - Evtl. Blutkultur bei Verdacht auf Urosepsis

III. Bildgebende Diagnostik:

1. Sonografie: Obligat bei V.a. Pyelonephritis
   - Lage, Form und Größe der Nieren
   - Evtl. Nachweis eines gestauten Nierenbeckens

- Evtl. Nachweis von Konkrementen
- Evtl. Nachweis eines Parenchymschwundes bei pyelonephritischer Schrumpfniere

2. CT kontrastverstärkt: Indikation bei unklarem Sonografiebefund
   - Nachweis anatomischer Anomalien
   - Nachweis von Obstruktionen und Harnsteinen (evtl. Verkalkungen auf der Leeraufnahme)
   - Röntgenzeichen der chronischen Pyelonephritis: Deformierungen und Verplumpungen der Nierenkelche, Verschmälerung des Parenchyms u.a.
3. MRT: Alternative bei KI gegen CT oder jodhaltige Kontrastmittel
4. DMSA-Scan (^{99}Tc-Dimercaptosuccinat-Szintigrafie): Nachweis frischer Parenchymveränderungen bei Pyelonephritis (kein Routinetest)

IV. Miktionsurosonografie oder Miktionszystourethrografie: Bei V.a. VUR

1. **Diagnose eines vesiko-uretero-renalen Refluxes (VUR):**
   - Miktionssonografie mit Farbdoppler
   - Miktionszystourethrografie (MCU): 5 Schweregrade (*siehe Internet/Urologie*)

2. **Diagnose eines akuten HWI:**
   - Anamnese, Klinik
   - Bakteriurie, Leukozyturie

3. **Diagnose einer CPN:**
   - Anamnese, Klinik
   - Bakteriurie, Leukozyturie
   - Nierenfunktionsstörung
   - Morphologische Nierenveränderungen (bildgebende Diagnostik)
   - Nachweis prädisponierender Faktoren

Th.: **Therapie akuter HWI:**

a) Kausale Therapie:
- Beseitigung von Abflussstörungen
- Ausschaltung bzw. Behandlung anderer prädisponierender Faktoren.

Empfehlungen bei primärem VUR (siehe Internet *Leitlinie*):
- Grad I + II: Unter Langzeitchemoprophylaxe zuwarten (Spontanheilung (Maturation) von ca. 60 %/5 Jahren)
- Höhere Grade: Antirefluxplastik

b) Symptomatische Maßnahmen:
- Allgemeinmaßnahmen:
  - Evtl. Bettruhe bei akuter Pyelonephritis
  - Reichlich Flüssigkeitszufuhr, häufige Entleerung der Blase
  - Regulierung der Darmtätigkeit
  - Spasmolytika bei Bedarf
  - Weglassen nephrotoxischer Analgetika!
  - Phytotherapeutika (Rosmarin, Tausendgüldenkraut, Liebstöckelwurzel).

- **Antibiotikatherapie:**
  Da die Diagnose HWS oft klinisch gestellt wird, besteht die Gefahr, dass Antibiotika zu oft eingesetzt werden mit dem Risiko der Resistenzentwicklung (siehe S3-Leitlinie: Antibiotic stewardship")

  ▸ **Unkomplizierte ambulant erworbene Zystitis**
  Obwohl Fluorchinolone gut wirksam sind, sollten sie bei unkomplizierter Zystitis nicht eingesetzt werden, um die Selektion multiresistenter Bakterien zu vermeiden. Empfohlen werden z.B.:
  - Fosfomycin (Monuril®) 1 x 3.000 mg als Einmalgabe
    NW: Gastrointestinale Beschwerden, selten Überempfindlichkeitsreaktion
    KI: Kinder < 12 J., Kreatinin-Clearance < 20 ml/min
  - Nitrofurantoin retard 2 x 100 mg/d über 5 Tage (zugelassen nur für Frauen)
    NW: Appetitlosigkeit, Ataxie, Nystagmus, Polyneuropathie, Lungen-/Leberschädigungen, allergische Reaktionen u.a. Nitrofurantoin penetriert nicht ins Gewebe (daher keine Indikation bei Pyelonephritis!; KI: Niereninsuffizienz, keine Zulassung für Männer)
  - Weitere Alternativen: Nitroxolin (KI: schwere Niereninsuffizienz u.a.)

  ▸ **Unkomplizierte akute Pyelonephritis:**
  Fluorchinolone der Gruppe 2 oder 3:
  Ciprofloxacin (Gruppe 2) 2 x 500 mg/d über 7 - 10 Tage
  Levofloxacin (Gruppe 3) 1 x 500 mg/d über 7 - 10 Tage
  Alternativen: Cephalosporine der Gr. 3 (oral Cefpodoxim oder Ceftibuten; parenteral in der Klinik Ceftriaxon)

- ▸ **Antibiotikatherapie bei Schwangeren:**
  Therapie auch der asymptomatischen Bakteriurie nach Antibiogramm, z.B. mit Cephalosporinen der Gruppen 2 und 3
- ▸ **Therapie der asymptomatischen Bakteriurie:**
  Ind: Schwangerschaft, transplantierte oder immunsupprimierte Patienten, Harnabflusshindernisse; vor transurethraler Prostataresektion, progrediente Niereninsuffizienz

Ergänzung zu Fluorchinolonen (Gyrasehemmer):
Bei HWI mit E. coli sind Fluorchinolone in ca. 15 % d.F. unwirksam, bei nosokomialen HWI sogar in ca. 25 %. Daher bei rezidivierenden, komplizierten oder nosokomialen HWI sowie in der Schwangerschaft Antibiogramme anstreben!

NW: Gastrointestinale Beschwerden, allergische Reaktionen, Störungen des zentralen und peripheren Nervensystems, Depressionen, Verwirrung, Halluzinationen, Blutbildveränderungen, Erhöhungen von Leberenzymen, QT-Verlängerung und evtl. Herzrhythmusstörungen, Sehnenscheidenentzündungen und -risse (bes. bei gleichzeitiger Therapie mit Kortikosteroide), Aortenaneurysma u.a.

WW: Erhöhung der Theophyllin- und Cumarinspiegel

KI: Kindes-/Jugendalter vor Abschluss der Wachstumsphase (Knorpelwachstumsschäden), Schwangerschaft, Stillzeit, Vorsicht bei Epilepsie und älteren Patienten

Beachte:
- Allergieanamnese des Patienten
- NW und KI
- Dosisempfehlungen bei Kindern (Herstellerangaben)
- Dosisreduktion bei Niereninsuffizienz

Erfolgskriterien:
Nach 24 h sollte eine klinische Besserung eintreten und evtl. vorhandenes Fieber abklingen und nach 3 Tagen sollte der Harnbefund sich normalisieren und der Urin steril sein. Klingt das Fieber nach 3 Tagen nicht ab, an evtl. Komplikationen denken (z.B. paranephritischer Abszess → CT!), Antibiogramm veranlassen.
Bei rezidivierenden HWI: Versuchsweise Gabe eines Immunprophylaktikums aus einem E. coli-Lysat OM-89 (Urovaxom®) oral über 3 Monate. Ansonsten antibiotische Langzeitprävention über 3 - 6 Monate.

Therapie der chronischen Pyelonephritis:
- Abwarten der bakteriologischen Untersuchung, wenn möglich
- dann ca. 1 Woche antibiotische Therapie nach Antibiogramm
- Bei mehrfacher erfolgloser ambulanter Chemotherapie stationäre Aufnahme und Gabe von Chemotherapeutika parenteral.
- Eine trotz dieser Maßnahmen weiterbestehende symptomlose Bakteriurie belassen und nur bei akuter Exazerbation mit klinischen Symptomen Einleitung einer erneuten Antibiotikabehandlung nach Antibiogramm.
- Behandlung von Komplikationen: Therapie einer renalen Hypertonie, einer Niereninsuffizienz u.a.

Prg:
- Akute HWI: Gut, Ausheilung unter antibiotischer Behandlung
- Rezidivierende HWI:
  Die Gefahr des Überganges in eine CPN ist rel. klein, sofern keine prädisponierenden Faktoren (z.B. Obstruktionen, vesikoureteraler Reflux) vorliegen.
- CPN: Keine Ausheilung zu erwarten.

Pro:
1. Bei rezidivierenden Zystitiden der Frau in der Prämenopause: Ausführliche Beratung, orales Immunstimulanz (Urovaxom®), erst dann ggf. antibiotische Langzeitprävention über 3 - 6 Monate, postkoitale Einmalprävention; in der Postmenopause: Topisches Östradiol
2. Sorgfältige Indikationsstellung, korrekte Handhabung und strenge Beachtung der Hygieneregeln für Harnwegskatheter, die die häufigste Ursache für nosokomiale HWI darstellen. Bei Katheter-assoziiertem HWI besteht kein Unterschied zwischen transurethralem und suprapubischem Katheter.

URETHRITIS [N34.2]

Def: Eine isolierte Harnwegsinfektion (HWI) der Pars anterior urethrae distal vom Sphincter urethrae internus wird aus ätiologischen, klinischen und prognostischen Gründen von HWI der höher gelegenen Harnwege abgegrenzt.

Ep.: Große Dunkelziffer; symptomlose Chlamydien-Träger: In Deutschland ca. 5 % der Frauen und 10 % der Männer. Bei allen sexuell übertragbaren Erkrankungen (STD) an mögliche Mehrfachinfektionen denken und Diagnostik auf Gonorrhö, Syphilis und HIV anbieten!

Ät.: 1. NGU (nicht-gonorrhoische Urethritis):
- Chlamydia trachomatis, Serotypen D - K (40 - 80 %) ; Inkubationszeit : 1 - 3 Wochen
- Ureaplasma urealyticum (20 %)
- Mycoplasma genitalium
- Trichomonas vaginalis (4 %)
- Herpesviren (HSV) Typ II (seltener Typ I); selten Adenoviren
- E. coli u.a. Bakterien, die man bei HWI findet.

2. GU (Gonokokken-Urethritis) - Einzelheiten siehe Kap. Gonorrhö

KL.:
- Urogenitale Chlamydien-Infektionen verlaufen bei 50 % der Männer und 80 % der Frauen asymptomatisch!
- Evtl. Harnröhrenausfluss, evtl. nur morgendliches "Bonjour-Tröpfchen bei GU"
- Evtl. Jucken, Brennen oder Schmerzen in der Harnröhre beim Wasserlassen

Ko.: Bei Männern Entzündung von Prostata und Samenblase. Bei Frauen PID = pelvic inflammatory disease: Infektion von Uterus, Eileitern, Ovarien; Perihepatitis nach Gonokokken- oder Chlamydieninfektion = Fitz-Hugh-Curtis-Syndrom; evtl. Tubargravidität nach Chlamydieninfektion. Gemeinsame Ko.: Sterilität (20 % nach Chlamydieninfektion), reaktive Arthritis und Reiter-Syndrom (Trias: Arthritis, Konjunktivitis, Urethritis)

Di.: Bei Männern urologische Untersuchung auch der Prostata
- Evtl. Leukozyturie im Morgenurin
- Erregernachweis: Kultur von frischem Urethral- bzw. Zervixabstrich, evtl. Verwendung spezieller Transportmedien; Chlamydien, Gonokokken und HSV werden am sensitivsten durch Nukleinsäureamplifikationstest (NAT) diagnostiziert: Erststrahlurin bzw. Urethralabstrich bei Männern; Zervikalabstrich bei Frauen. Der Antigennachweis ist unsicher.

Th.:
- Allgemeinmaßnahmen:
  Viel trinken + häufig Wasser lassen (Spüleffekt) - Diagnostik + Therapie von Sexualpartnern - vorübergehend sexuelle Pause
- Antibiotika:
  - Chlamydia trachomatis, Ureaplasma urealyticum und Mykoplasmen: Makrolide (z.B. Azithromycin). Bei Chlamydia trachomatis ist auch Doxycyclin wirksam; Therapiedauer 1 Woche. Da Chlamydien intrazellulär in Form inaktiver Elementarkörperchen persistieren können, werden bei chronischer Infektion längere und wiederholte Therapien empfohlen (3 Wochen bis 3 Monate).
  - Trichomonaden: z.B. Metronidazol (Einmalgabe 2 g oder 2 x 400 mg über 6 Tage)
  - Therapie einer Gonorrhö: siehe dort
  - HSV: Siehe dort

Pro: Meidung von Promiskuität, Benutzung von Kondomen; Screening aller sexuell aktiven Frauen und Schwangeren auf Chlamydien-Infektion u.a.
Sexualhygiene; nach dem Beischlaf urinieren; richtige Reinigung der Intimregion (von vorn nach hinten); Vermeiden von Intimsprays und Seifen im Genitalbereich; keine intravaginalen spermiziden Substanzen; keinen nassen Badeanzug tragen, Füße warm halten; ansäuernde Fruchtsäfte (Johannisbeeren, Preiselbeeren, Moosbeeren = Cranberries)

HANTAVIRUS-INFEKTIONEN

Namentliche Meldepflicht bei Labornachweis sowie im Falle einer hämorrhagischen Verlaufsform bei Verdacht/Erkrankung/Tod

Syn: Hantavirus-Erkrankung (Hantan = Fluss in Südkorea)

Ep.: Weltweite Zoonose; erstmals 1951 im Korea-Krieg beobachtet; Deutschland ca. 250 - 500 gemeldete Fälle/Jahr

Err: Hantaviren (RNA-Viren aus der Familie der Bunyaviridae) mit verschiedenen Serotypen. Das Tulavirus ist nur gering pathogen und wird in der Tabelle nicht erwähnt.

Serotyp	Verlaufsformen	Hauptreservoir	Verbreitungsgebiet
Hantaanvirus (HTNV) Seoul-Virus (SEOV) Dobrava-Belgrad-Virus (DOBV)	Hämorrhagisches Fieber mit renalem Syndrom (HFRS [A98.5+N08.0])	Mäuse Ratten Mäuse	China, Korea, Ostrussland Weltweit Wie bei Puumala-Virus
Puumala-Virus (PUUV)	Meist „Nephropathia epidemica" mit günstiger Prognose	Rötelmaus	Balkan, Europa, Westrussland Deutschland: > 90 %
„Neuwelt"-Hantavirus (SNV, NYV, BCCV, BAYV) Andes-Virus (ANDV)	Hantavirus-kardiopulmonales Syndrom (HCPS) = Hantavirus pulmonales Syndrom (HPS [B33.4+J17.1*])	Mäuse Ratten	USA, Kanada Südamerika

Inf: Erregerreservoir sind Mäuse und Ratten, Infektion durch Einatmen von virushaltigen Ausscheidungen/Aerosole dieser Tiere, bes. gefährdet sind Land-/Waldarbeiter, Jäger, Soldaten, Flüchtlinge. Eine Übertragung von Mensch zu Mensch erfolgt nicht. Nur beim Andesvirus besteht Verdacht auf Übertragung von Mensch zu Mensch.

Ink: 2 - 4 Wochen (ausnahmsweise 5 - 60 Tage)

KL.: Ein Teil der Infektionen verläuft asymptomatisch oder leicht. Art und Schwere des klinischen Verlaufes wird durch den Hantavirustyp mitbestimmt.

I. Klinik des HFRS - 3 Phasen:
1. Plötzlicher Beginn mit hohem Fieber, Schüttelfrost, Cephalgien, Myalgien, evtl. Konjunktivitis, Gesichtserythem
2. Lumbalgien, Abdominalschmerzen, Übelkeit, Erbrechen, Durchfall
3. Interstitielle Nephritis mit starker Proteinurie, Mikrohämaturie, Oligurie, Anstieg der Retentionswerte

II. Klinik des HPS:
Fieber, Myalgien, Übelkeit, Abdominalbeschwerden, trockener Reizhusten, interstitielles Lungenödem, hämorrhagische Pneumonie
Labor-Trias: Leukozytose mit Linksverschiebung + atypische Lymphozyten + Thrombozytopenie

Ko.: Das HFRS verläuft schwerer als die Nephropathia epidemica mit häufigen Komplikationen: Thrombozytopenie, Petechien, evtl. Blutungen, Schock, Lungenödem, akutes Nierenversagen (bis 10 %). ARDS bei HPS

DD: Respiratorische Infekte, Leptospirose, Nierenerkrankungen anderer Genese

Di.:
- (Berufs-)Anamnese + Klinik (Fieber, Lumbalgie, Kreatininanstieg, Thrombozytopenie)
- Serologische Diagnostik (IgM-Ak ↑), Virusnachweis im Blut (PCR) ist nur in den ersten Krankheitstagen möglich.

Th.: Therapieversuch mit Ribavirin; supportive Therapie von Komplikationen: z.B. bei akutem Nierenversagen Hämodialyse; Therapie eines ARDS (siehe dort)

Prg: Leichter Krankheitsverlauf bei Nephropathia epidemica mit günstiger Prognose. Letalität der PUUV-Infektion < 1 %, der DOBV-Infektion 1 - 10 %, des HPS bis 40 %

Pro: Expositionsprophylaxe; Mäusebekämpfung in Wohngebieten; Impfstoff noch nicht verfügbar.

TUBULO-INTERSTITIELLE NIERENKRANKHEITEN (TIN)

Def: Heterogene Gruppe von Nierenerkrankungen, die durch eine akute oder chronische primäre Schädigung des Tubulusapparates und des Interstitiums gekennzeichnet ist. Nach klinischem Verlauf werden akute und eine chronische Form unterschieden.
Tubulointerstitielle Nephropathien können durch eine primäre Schädigung des Tubulointerstitiums oder sekundär als Folge einer Glomerulopathie oder einer renovaskulären Erkrankung auftreten. Die chronische interstitielle Fibrose ist die irreversible Endstrecke aller Nierenerkrankungen unabhängig von der renalen Grundkrankheit.

1. Akute tubulointerstitielle Nephritis (ATN) = akute interstitielle Nephritis (AIN):

Ät.: 1. Medikamentös bedingte ATN (bis 80 %):
Pg.: T-Zell-vermittelte Hypersensitivitätsreaktion (Typ IV) auf Medikamente
- Antibiotika (Penicilline, Cephalosporine, Rifampicin u.a.)
- NSAR (außer ASS); Protonenpumpenhemmer (PPI: 5-fach erhöhtes Risiko für ATN)
- Virustatika (z.B. Aciclovir), Diuretika, Checkpoint-Inhibitoren u.a.

Im Einzelfall können viele andere Medikamente Auslöser sein.

2. Infektassoziierte ATN (ca. 5 %): z.B. mit Streptokokken, Legionellen, CMV
3. ATN durch Autoimmunerkrankungen (ca. 10 %): Sjögren-Syndrom, SLE, Sarkoidose u.a.
4. Selten idiopathische ATN: Sonderform: TINU-Syndrom (tubulointerstitielle Nephritis + Uveitis) bes. bei Jugendlichen, Ursache unbekannt, günstige Prognose

KL.:
- Mikrohämaturie, Leukozyturie und Leukozytenzylinder, Proteinurie < 1 g/d
- Medikamentös bedingte ATN zeigen in 30 % allergische Symptome: Fieber, Exanthem, Arthralgien, Eosinophilie, Eosinophilurie (selten alle Befunde). Bei NSAR und PPI fehlen systemische Symptome.

Ko.: Akutes Nierenversagen (ANV)

DD: Medikamentös bedingte Nierenschäden:
1. Akut toxisch (dosisabhängig), z.B. Aminoglykoside, Cephalosporine, Chinolone
2. Chronisch toxisch (dosisabhängig), z.B. Phenacetin oder Paracetamol
3. Hypersensitivitätsreaktion (dosisunabhängig): ATN
4. Akutes Nierenversagen durch Medikamente → siehe Kap. ANV

Di.: Medikamentenanamnese + Klinik/Urinbefund, Sono; evtl. Nierenbiopsie: Lymphoplasmazelluläre Infiltrate im Interstitium der Nierenrinde
Indikation zur Nierenbiopsie: Ausbleibende Erholung der Nierenfunktion innerhalb von 3 - 5 Tagen

Th.: Weglassen der auslösenden Medikamente, Kortikosteroide sind indiziert, wenn eine Typ IV-Hypersensitivitätsreaktion vorliegt, das Absetzen der auslösenden Substanz nicht ausreicht oder eine Verbesserung der Nierenfunktion ausbleibt. Kortikosteroidtherapie bis zur Normalisierung der Nierenfunktion (auch bei TINU-Syndrom); Dialyse bei ANV u.a.

Prg: Nach Absetzen des auslösenden Medikamentes erholt sich die Nierenfunktion in 70 % d.F.

2. Chronische tubulointerstitielle Nierenkrankheiten (CTN):

Ät.:
- Infektiös: Chronische Pyelonephritis; vesikoureteraler Reflux (VUR)
- Medikamentös-toxisch: Analgetika-Nephropathie, Lithium-Nephropathie, Schwermetall-Nephropathie (z.B. Cadmium)
- Immunvermittelt: Sarkoidose, Sjögren-Syndrom, SLE, Amyloidose, IgG4-assoziierte CTN
- Hämatologisch-neoplastisch: Multiples Myelom, Leichtkettenerkrankung, Sichelzellanämie
- Metabolisch: Hypokaliämische und hyperkalzämische Nephropathie, Uratnephropathie
- Hereditäre Stoffwechselkrankheiten: Zystinose, primäre Hyperoxalurie
- Physikalisch: Strahlennephropathie (nach Strahlendosis ≥ 23 Gy)
- Sekundär: Glomeruläre, vaskuläre und zystische Nierenerkrankungen

Seltene Sonderform der CTN: IgM-positive Plasmazell-CTN (*siehe Internet*)

KL.: Anfangs symptomlos, später evtl. Klinik der chronischen Niereninsuffizienz

Th.: 1. Kausal: Weglassen von Nephrotoxinen, Therapie einer Grunderkrankung
2. Therapie einer chronischen Niereninsuffizienz

IgG4-ASSOZIIERTE NEPHROPATHIE

Def: IgG4-assoziierte autoimmune Erkrankungen wurden erstmals 2001 beschrieben und können sich an verschiedenen Organen manifestieren (Pankreas: IgG4-assoziierte Autoimmunpankreatitis (siehe dort); Nieren: IgG4-assoziierte Nephropathie; Gallenwege: IgG4-assoziierte Cholangitis; Speichel- und Tränendrüsen (Mikulicz-Syndrom), Schilddrüse (→ Riedel-Struma) u.a.)

Ep./Ät.: Nicht bekannt

KL.: Proteinurie, evtl. Niereninsuffizienz

3 Diagnosekriterien für IgG4-assoziierte Nephropathie (2011):

1. Klinik: Evtl. diffuse oder lokalisierte Anschwellung (Pseudotumor) der Niere
2. Labor: Erhöhte Serum-IgG4-Konzentration
3. Nierenbiopsie: Lymphoplasmazelluläre Infiltration der Nierenkapsel; IgG4-positive Plasmazellen, „storiforme" Form der Fibrose und Immunkomplexe entlang der tubulären Basalmembran

Th.: Gutes Ansprechen auf Kortikosteroide

ANALGETIKA-NEPHROPATHIE [N14.0]

Def: Langsam progressive chronische tubulointerstitielle Nephropathie verursacht durch langjährigen täglichen Gebrauch von Mischpräpraten, die mind. 2 Analgetika (z.B. ASS, Paracetamol, Pyrazolone, Phenacetin) und Coffein, Codein und/oder Barbiturate enthalten, die zur psychischen Abhängigkeit und zum Abusus führen.

Ep.: In Baseler Autopsien 1980 ca. 3 %, im Jahre 2000 nur noch 0,2 % infolge Verschwinden von analgetischen Mischpräparaten vom Markt. w : m = 7 : 1

Pg.: Phenacetin (in Deutschland nicht mehr im Handel) wird metabolisiert zu Paracetamol (80 %) und p-Phenitidin und weiter zu p-Aminophenol, das direkt nephrotoxisch ist. Sowohl aus Paracetamol als auch aus p-Aminophenol kann im Organismus wiederum Phenacetin entstehen, die den Kreislauf erneut durchlaufen. p-Phenitidin hat eine COX-2-inhibitorische vasokonstriktorische Wirkung → Ausbildung von Papillennekrosen.

KL.: Im Frühstadium oft keine Symptome; evtl. Kopfschmerzen, Müdigkeit, schmutzig-graubräunliches Hautkolorit und Anämie (Urs.: Gastrointestinale Blutverluste, Hämolyse, Met- und Sulfhämoglobinbildung; erst später renale Anämie)

Ko.:
- Papillennekrose: Flankenschmerz, Hämaturie, oft Fieber, evtl. Nachweis von Papillengewebe im Urin und Papillendefekte im Urogramm.
- Tubulusschädigung mit herabgesetztem Konzentrationsvermögen; tubuläre Azidose
- Lipofuszinähnliche Pigmente lagern sich in den Markkegeln und in der Leber ab.
- Evtl. bakterielle HWI
- Spätkomplikationen: Niereninsuffizienz; erhöhtes Risiko für Urothelkarzinome (10 %) → regelmäßige Kontrolluntersuchungen (Urinzytologie, Sonografie)

Urin: Leukozyturie ohne Bakteriurie (bei komplizierendem HWI mit Bakteriurie), evtl. Erythrozyturie, evtl. geringe Proteinurie vom Typ der tubulären Proteinurie.

Sono + CT: Verkalkungen der Papillen und Papillennekrosen, narbige Einziehungen der Rinde über den Markkegeln, Schrumpfnieren mit irregulärer Kontur

DD:
- Chronisch tubulointerstitielle Nephropathien anderer Genese (siehe oben)
- Papillennekrosen anderer Genese: 1. Diabetische Nephropathie, 2. Obstruktive Nephropathie, 3. Urogenital-TB, 4. Sichelzellanämie

Di.: Klinik + Medikamentenanamnese: Wurden ≥ 1.000 g Phenacetin oder Paracetamol kumulativ über Jahre eingenommen, wird die Diagnose wahrscheinlich.
Nachweis von Analgetikametaboliten im Urin
Sono + CT ohne Kontrastmittel: Siehe oben

Th.: Weglassen der auslösenden Noxe, Therapie einer Niereninsuffizienz

Prg: Wird ein Analgetikaabusus vor Einsetzen einer höhergradigen Niereninsuffizienz (Kreatinin i.S. < 3 mg/dl) beendet, so kommt die Erkrankung zum Stehen.

ARISTOLOCHIASÄURE-NEPHROPATHIEN

1. Endemische Balkan-Nephropathie [N15.0]

Def: Chronisch tubulointerstitielle Nierenerkrankung

Ep.: Endemisch in den ländlichen Gebieten von Bosnien-Herzegowina, Bulgarien, Kroatien, Rumänien und Serbien. Die Erkrankung tritt im Bereich der Donau-Zuflüsse auf.

Ät.: Chronische Vergiftung mit Aristolochiasäure-haltigem Mehl. Kontamination des Mehls durch Osterluzei-Samen

KL.: Beginn im jugendlichen Alter mit asymptomatischer Proteinurie, langsam progredienter Verlauf über 2 - 3 Jahrzehnte, in 5 - 10 % terminale Niereninsuffizienz. Erhöhtes Risiko für Urothelkarzinome

Th.: Symptomatisch

2. Chinesische Kräuter-Nephropathie [N15.8]

Syn: Chinese herbs nephropathy

Verursacht durch bestimmte chinesische Kräuterpräparate, die die nephrotoxische Aristolochiasäure enthalten. Diese entstammt Osterluzei-Gewächsen, mit denen die Kräuter kontaminiert sind. In 50 % d.F. kommt es zu einer irreversiblen Niereninsuffizienz. Spätkomplikation: Urotheliome.

Th.: Symptomatisch

Orellanus-Syndrom

Seltene Ursache eines akuten Nierenversagens, ausgelöst durch Ingestion des Giftes Orellanin, das z.B. in dem Pilz Organgefuchsiger Rauhkopf (Cortinarius orellanus) vorhanden ist, der in zahlreichen europäischen Ländern heimisch ist.

Pat: Tubulointerstitielle Nephritis mit Tubulusepithelschaden

KL.: Akutes Nierenversagen, das evtl. zur terminalen Niereninsuffizienz führt.

Th.: Nur supportive Maßnahmen

Lithium-Nephropathie [N14.1]

1. Chronische tubulointerstitielle Nephropathie nach langjähriger Einnahme von Lithiumsalzen (bei bipolarer Störung). Eine Verminderung der eGFR findet sich bei ca. 50 % der Patienten, die Lithium 20 J. einnehmen → regelmäßige Kontrollen des Lithiumspiegels und der Nierenfunktion.
2. Lithium-induzierter nephrogener Diabetes insipidus
3. Akutes Nierenversagen bei Lithiumintoxikation ist nicht selten (USA > 6.000 Fälle/J.)

   Memo: Lithium hat eine geringe therapeutische Breite → Spiegelbestimmung!

   Th.: Lithium-Präparat absetzen, Na^+-arme Kost, evtl. HCT (Hydrochlorothiazid)

SCHWANGERSCHAFTSNEPHROPATHIEN [O26.81]

1. Hypertensive Schwangerschaftserkrankungen (siehe Kap. Arterielle Hypertonie)
2. Akute Pyelonephritis
   Bei jeder 3. Frau mit asymptomatischer Bakteriurie kommt es im Verlauf einer Schwangerschaft zu einer akuten Pyelonephritis. Daher gehört zu jeder Schwangerschaftsvorsorgeuntersuchung die Urinkontrolle! Eine asymptomatische Bakteriurie in der Schwangerschaft muss antibiotisch behandelt werden.
3. Schwangerschaft und vorbestehende Nierenerkrankungen

   Merke: Alle Nierenerkrankungen (außer bei SLE) führen in der Schwangerschaft zu einer Verschlechterung der Nierenfunktion. Deshalb sollte man bei Frauen mit Nierenerkrankungen einem Schwangerschaftswunsch nur zuraten, wenn Nierenfunktion und Blutdruck normal sind.

PARAPROTEIN-ASSOZIIERTE NIERENERKRANKUNGEN

(siehe auch Kap. Multiples Myelom und Amyloidosen)

Def: Heterogene Gruppe von Nierenerkrankungen, die mit einer Ablagerung von intakten Immunglobulinen oder Immunglobulinfragmenten (Schwerketten und Leichtketten) assoziiert sind.

▶ **Monoklonale Gammopathie renaler Signifikanz (MGRS)**

Diese Erkrankung wird durch ein monoklonales Immunglobulin eines nichtmalignen B-Zellklons verursacht. Falls Hinweise auf eine renale Schädigung diagnostiziert werden, sollte an eine MGRS gedacht und therapeutische Maßnahmen zum Erhalt der Nierenfunktion eingeleitet werden.
Erhöhtes Risiko für multiples Myelom

Merke: Auch bei stabiler MGUS (siehe dort) kann es zu extramedullären Organschäden kommen.

Di.: eGFR, Elektrolyte, Urinstatus mit Sediment, Eiweiß quantitativ im 24-Stundenurin, Urinelektrophorese und Immunfixation im Serum, quantiative Bestimmung der Immunglobuline und der freien κ- und λ-Leichketten im Serum („serum free light chain assay" = sFLC).
Sofern eine klonale Leichtkettenbildung nachgewiesen werden kann und Hinweise auf eine renale Schädigung vorhanden sind, ist eine Nierenbiopsie indiziert. Bei Nachweis einer MGRS weitere hämatologische Abklärung.

▶ **Myelomniere (Cast-Nephropathie)** [Cast = Proteinzylinder]

Ep.: Etwa 30 % der Patienten mit multiplem Myelom entwickeln eine Myelomniere.

Pg.: Bis zu 85 g monoklonale Leichtketten werden bei dieser Erkrankung pro Tag synthetisiert, verglichen mit 0,9 g polyklonalen Leichtketten/d bei gesunden Personen. Beim multiplen Myelom akkumulieren die Leichtketten in den Lysosomen und können von Proteasen nicht abgebaut werden. Die resultierende Atrophie der proximalen Tubuluszellen ist einer der entscheidenden Faktoren für die Niereninsuffizienz. Die nicht-resorbierten Leichtketten gelangen in den distalen Tubulus und in die Sammelrohre, wo die Präzipitation von Leichtketten mit Tamm-Horsfall-Protein die Bildung von Urinzylindern verursacht, die schließlich zur Tubulusobstruktion führen.

KL.: Niereninsuffizienz bei normal großen Nieren und blandem Urinsediment. Proteinurie < 3 g/24 h, Nachweis von vorwiegend Bence-Jones Proteinen und niedrigen Mengen von Albumin.

Merke: Eine Albuminexkretion im Urin von > 25 % schließt eine Cast-Nephropathie praktisch aus.

Di.: 1. Diagnose eines MM
2. Nierenbiopsie

Th.: Siehe Kap. MM

▶ **AL-Amyloidose**

Def: Bei der Immunglobulin Leichtketten-Amyloidose (AL-Amyloidose) produzieren klonale Plasmazellen überwiegend Leichtketten vom λ-Typ entweder als intaktes Immunglobulin (dann Ig λ) oder als Fragment (FLC λ), die sich zu einer β-Faltblattstruktur zusammenlagern und als unlösliche Aggregate im Gewebe ablagern. Schwerketten-assoziierte Amyloidosen sind sehr selten.

Ep.: AL-Leichtketten-Amyloidosen sind typische Komplikationen von monoklonalen Gammopathien und prädestinieren zum MRGS. Ursache ist in 90 % der Fälle eine Plasmazelldyskrasie und in 10 % ein Multiples Myelom oder eine B-Zell-Lymphom verantwortlich. Die Prävalenz liegt bei 8/1 Mio.

KL.: Eine renale Beteiligung findet sich in 50 % der Patienten, bei 30 % der Fälle wird eine restriktive Kardiomyopathie diagnostiziert.

Renale Manifestation:
Schweres nephrotisches Syndrom mit hoher prozentualer Albuminexkretion (70 %)
- 50 % der Patienten weisen bei Diagnosestellung eine verminderte glomeruläre Filtrationsrate auf.
- Eine Hypertonie findet sich bei 25 % der Patienten.
- Die Nieren sind meist normal groß oder leicht vergrößert.

Di.:
- Klinik
- Serum- und Urindiagnostik
- Rektumbiopsie und subkutane paraumbilikale Fettbiopsie zeigen in ca. 70 % der Patienten Amyloidablagerungen (Licht- und Polarisationsmikroskopie; Immunhistologie oder Immunfluoreszenz); Elektronenmikroskopie zeigt fibrilläre Struktur der Ablagerungen. Eine Nierenbiopsie hat eine sehr hohe Trefferquote, wenn ein klinischer Nachweis für eine Nierenbeteiligung vorliegt.

Th./Prg: Die Prognose von Patienten mit AL-Amyloidose ohne Therapie ist schlecht mit einem Medianüberleben von 18 Monaten. Die kardiale Beteiligung ist für 40 % der Todesfälle verantwortlich.
Durch Therapie mit Lenalidomid, Pomalidomid, Bortezomib, Ixazomib allein oder in Kombination mit Dexamethason und Cyclophosphamid werden Komplett- oder Teilremissionen von 50 - 60 % erreicht. In Erprobung ist der monoklonale Antikörper NEOD001, der AL-Ablagerungen auflösen kann.

▶ **Monoklonale Immunglobulin-/Leichtkettenablagerungserkrankung (MIDD)**

Def: MIDD (monoclonal Ig deposition disease) ist durch eine monoklonale Leichtketten- (light chain deposition disease = LCDD) oder selten Schwerkettenablagerung (heavy chain deposition disease = HCDD) gekennzeichnet. Charakteristisch ist die nicht-fibrilläre Ablagerung von monoklonalen Leichtketten und ihrer Fragmente in verschiedenen Organen. Die LCDD ist die häufigste Manifestation der MIDD.

Ep.: Die renale Manifestation dominiert häufig bei der Erkrankung. 2/3 der Patienten haben ein multiples Myelom, aber ein Drittel erfüllt nicht die Kriterien des multiplen Myeloms und in 6 % kann kein monoklonales Protein im Urin oder im Serum durch Standardlabormethoden nachgewiesen werden.

KL.:
- Zum Zeitpunkt der Diagnosestellung haben die meisten Patienten eine schwere Niereninsuffizienz.
- Nephrotisches Syndrom (40 %), Mikrohämaturie (30 %), mäßiggradige Proteinurie (2,5 g/d) und erhöhte prozentuale Albuminausscheidung (55 %) in der Urin-Elektrophorese
- Bei einem kleinen Teil der Patienten findet sich eine tubulointerstitielle Nephropathie ohne glomeruläre Proteinurie.
- Symptomatische Beteiligung von Herz und Leber in ca. 30 %

Th.: Bortezomib in Kombination mit Dexamethason; Hochdosis-Chemotherapie mit autologer Stammzelltransplantation

Prg: Große Streuung der Überlebenszeit von weniger als 1 Jahr bis 10 Jahre

▶ **Immunotaktoide Glomerulopathie und fibrilläre Glomerulonephritis**

Ep.: 1 % aller Diagnosen in Nierenbiopsieserien

Ät.: Unbekannt; die immunotaktoide Glomerulopathie ist in ca. 30 % mit einem B-Zelllymphom oder einer CLL assoziiert.

Pat:
- Immunotaktoide Glomerulopathie: Lichtmikroskopie: Membranöse GN oder lobuläre MPGN: Kapilläre und mesangiale Ablagerungen einer PAS-positiven Substanz, endokapilläre Hyperzellularität. Immunhistologisch: IgG und C3 im Mesangium und entlang der glomerulären Basalmembran. Elektronenmikroskopisch: Nachweis von fast parallel angeordneten Mikrotubuli (> 30 nm ∅)
- Fibrilläre Glomerulonephritis: Lichtmikroskopie: Mesangiale Proliferation und Aspekte der MPGN, in 30 % d.F. glomeruläre Halbmondbildung, immunfluoreszenzmikroskopisch IgG4-Ablagerungen mesangial. Elektronenmikroskopisch: Fibrillendurchmesser 12 - 22 nm, kleiner als bei der immunotaktoiden Glomerulopathie. Nachweis des DNAJB9-Proteins in den Glomeruli.

KL.:
- Proteinurie bei fast allen Patienten, bei mehr als 50 % der Patienten ein nephrotisches Syndrom
- Hämaturie, Hypertonie und Niereninsuffizienz bei der Mehrzahl der Patienten

Th.: Behandlung einer evtl. kausalen hämatologischen Erkrankung. Symptomatische Therapie; evtl. Rituximab; bei terminaler Niereninsuffizienz Dialyse bzw. Nierentransplantation

Prg: 50 % der Patienten entwickeln innerhalb von 1 - 10 Jahren eine terminale Niereninsuffizienz.

Andere seltene Paraprotein-assoziierte Nierenerkrankungen: *Siehe Internet*

RENALE TUBULÄRE PARTIALFUNKTIONSSTÖRUNGEN

1. Primär: Meist angeboren
2. Sekundär: Folge einer Nierenerkrankung, bes. interstitieller Nephritiden

A) Störungen des Aminosäurentransportes:

Cystinurie: Autosomal-rezessiv vererbte Störung der proximal-tubulären Rückresorption von Aminosäuren. 2 Mutationen: SLC3A1 und SLC7A9 → Folge: Zystinnierensteine schon im Kindesalter; typische hexagonale Kristalle im Urin

Di.: Analyse des 24-Stundenurins auf Cystin, Steinanalyse, Rasterkraftmikroskopie, molekulargenetische Analyse

Th.: Steigerung des Urinvolumens auf ca. 3 l/d; mäßige NaCl- und Eiweißrestriktion; Urin-Alkalisierung; evtl. Cystin-bindende Medikamente

Weitere Erkrankungen: Syndrom der blauen Windel (intestinale Transportstörung von Tryptophan → durch bakteriellen Abbau entsteht Indigoblau), Homocystinurie, Cystathioninurie, Glycinurie u.a.

B) Störungen der Glukoserückresorption (Melliturie): z.B.

Renale Glukosurie: Mutation des SLC5A2-Gens für den Natrium-Glukose-Cotransporter SGLT2. Harmlose angeborene Störung der proximal-tubulären Rückresorption von Glukose → Glukosurie bei Normoglykämie (DD: Diabetes mellitus); sehr selten

C) Störungen des Wasser- und Elektrolyttransportes:

- **Phosphatdiabetes:** Loss of function-Mutation im PHEX-Gen, dadurch exzessive Bildung des Fibroblast Growth Factors 23 (FGF-23). Die vermehrte FGF-23-Konzentration hemmt die renale Rückresorption von Phosphat und führt zur Hypophosphatämie, Hyperphosphaturie sowie zur verminderten Synthese von 1,25-$(OH)_2$-Vitamin D.
  Kl.: Familiäre hypophosphatämische Rachitis
  Th.: Phosphat-Substitution, Calcitriol, Burosumab
- Abnahme des Konzentrationsvermögens der Nieren mit Polyurie
- Nephrogener (renaler) Diabetes insipidus (NDI): Siehe Kap. Diabetes insipidus
- Natriumverlustniere: Kommt es bei fortgeschrittener Niereninsuffizienz zu einem Natriumverlustsyndrom, kann eine kochsalzarme Diät zu einer Nierenfunktionsverschlechterung führen (die sich nach Kochsalzgabe bessert). Daher muss sich die Natriumzufuhr nach dem Verlust richten (Urinbilanzierung!).
- Kaliumverlustniere, meist kombiniert mit sekundärem Hyperaldosteronismus
- **Renale tubuläre Azidose (RTA)** - Kennzeichen: Metabolische Azidose mit normaler Anionenlücke + inadäquate Ansäuerung des Urins (Urin-pH > 5,5)
  - Typ I-RTA = Distale RTA. Tubuläre Erkrankung mit Defekt in den Sammelrohren, die zu einer inadäquaten Ausscheidung von Protonen, Ammonium und titrierbaren Säuren führt.
    Ät.: 1. Kongenitale Formen:
    - Autosomal-dominante dRTA mit Mutationen im Anionenaustauscher AE1 (SLC4A1-Gen)
    - Autosomal-rezessive Form mit Mutationen in 2 verschiedenen Untereinheiten der H^+-ATPase (B1-Untereinheit [ATP6V1B1-Gen], A4-Untereinheit (ARP6V0A4-Gen]
      Die autosomal-rezessive dRTA geht mit einer unterschiedlich ausgeprägten Innenohrschwerhörigkeit einher.

    2. Erworbene Formen durch Medikamenten, Sjögren-Syndrom, Kryoglobulinämie
    KL.: Hyperchlorämische metabolische Azidose bei Unvermögen der Nieren, den Urin-pH unter 6 zu senken; Hypokaliämie, Hyperkalziurie, Hyperphosphaturie, Nephrokalzinose, Nephrolithiasis (Apatit-Steine); evtl. Niereninsuffizienz
    Th.: Hochdosierte Substitution von Bikarbonat und Kalium
  - Typ II-RTA = Proximale RTA:
    Ät.: 1. Teilsymptom des Fanconi-Syndroms
    2. Erworbene Formen durch Medikamente u.a. Ursachen
    Rückresorptionsstörung für Bikarbonat (Bikarbonatverlustazidose). Klinisch weniger schwerwiegend als Typ I (kein Auftreten einer Nephrokalzinose)
    Th.: Orale Substitution von Bikarbonat oder Zitrat
  - Typ III und IV-RTA sind selten. Ursache von Typ III ist eine Mutation der zytoplasmatischen Karboanhydrase CAII. Typ IV beobachtet man beim Pseudohypoaldosteronismus und führt als einzige RTA zu Hyperkaliämie.

D) Syndromale Tubulusfunktionsstörungen, z.B. Debré-Toni-Fanconi-Syndrom:

- Angeborene oder erworbene (proximale) Tubulopathie mit Hyperaminoazidurie, Glukosurie, Hyperphosphaturie, häufig mit chronischer Azidose und Hypokaliämie
- Sekundäre Form u.a. bei Cystinose, multiplem Myelom, interstitieller Nephritis

Beim genetischen Fanconi-Syndrom Mutation (p.E3K) des Enzyms EHHADH. Beim autosomal-dominant vererbten Fanconi-Syndrom Mutatin im GATM-Gen

HEREDITÄRE NEPHROPATHIEN

Einteilung:

1. **Zystische Nephropathien** [Q61.9]:
   1.1. Dysplastische Nierenerkrankungen mit variabler Zystenausbildung
   - Multizystische Dysplasie
   - Nierendysplasie mit Zysten

   Abgrenzung von den eigentlichen polyzystischen Nierenerkrankungen. Wesentliches Kriterium zur Unterscheidung ist meistens der unklare Vererbungsgang, da Dysplasien i.d.R. keinen klaren Erbgang haben, sondern allenfalls familiäre Häufungen.

   Nierenzysten kommen solitär, multipel ein- oder beidseitig vor. Meist sind sie ein symptomloser Zufallsbefund ohne therapeutische Konsequenz.
   Ko.:
   - Bei großen Zysten evtl. Schmerzen im Rücken oder Abdomen
   - Evtl. Polyglobulie
   - Evtl. Hypertonie
   - Selten maligne Entartung

DD: • Sekundäre Nierenzysten bei chronischer Niereninsuffizienz, bes. unter Dialyse
• Zystische Dilatation der Kelchhälse
• Hämatom
• Zystisches Malignom!
• Zystische Nierenerkrankungen mit klassischem Erbgang (siehe unten)
• Echinokokkuszyste
• Abszess
• Tuberkulöse Kaverne
• Dermoidzyste

Di.: • Sonografie
• Bei Verdacht auf maligne Entartung Kontrastmittel-CT oder MRT, Zytologie und Endoskopie

Th.: • Symptomlose Zysten bedürfen keiner Behandlung.
• Bei großen Zysten mit Komplikationen evtl. Abpunktion (mit Zytologie) + Verödungsbehandlung; bei Malignomverdacht Zystenresektion

Prg: Kein Nierenfunktionsverlust, günstige Prognose, sofern keine Komplikationen auftreten.

1.2. Zystische Nierenerkrankungen mit klassischem Erbgang

Merke: Bei zystischen Nierenerkrankungen stets Suche nach extrarenaler Manifestation!

1.2.1. Autosomal dominante polyzystische Nephropathie (ADPKD) [Q61.2]

Inzidenz: Häufigste autosomal-dominante Erkrankung, Prävalenz bei Dialysepatienten bis 10 %: Genfrequenz 1 : 400 bis 1 : 2.000; Familienanamnese in ca. 30 % unauffällig!

ADPKD1 (85 %): PKD1-Gen 16p13.3: Polycystic breakpoint gene (Genprodukt: Polycystin 1)

ADPKD2 (15 %): PKD2-Gen 4q21-q23 (Genprodukt: TRPP2)

ALG9 ist ein neues Krankheitsgen im genetisch heterogenen ADPKD-Spektrum.

Manifestationsalter nach dem 20. Lebensjahr, terminale Niereninsuffizienz in der 5. Dekade, bei ADPKD2 oft erst in der 7. Dekade

KL.: - Meist doppelseitige Zysten bis mehrere cm ∅. Meist finden sich gleichzeitig Leberzysten (> 90 %); Klinik variabel von asymptomatisch bis Probleme durch zu große Zysten; Hirnbasisarterienaneurysmen (in ca. 10 %) mit der Gefahr einer Aneurysmablutung (bes. bei Hypertonie), Pankreaszysten in 10 %.
- Evtl. Flankenschmerzen, evtl. Makrohämaturie
- Pathologisches Harnsediment (90 %): Proteinurie, Erythrozyturie

Ko.: - HWI, evtl. mit Infizierung der Zysten (→ Nierenabszess)
- Renale Hypertonie (50 %, bei Niereninsuffizienz 100 %)
- Nierensteine (20 %)
- Terminale Niereninsuffizienz (bei ADPKD2 ca. 20 J. später als bei ADPKD1)

Zwei häufige Todesursachen: Niereninsuffizienz und Aneurysmenblutung

Di.: 1. Sono meist ausreichend

Diagnostische Kriterien bei Patienten mit positiver Familienanamnese:

Patientenalter	Sonografischer Befund
< 40 Jahre	≥ 3 Zysten (unilateral oder bilateral)
40 - 60 Jahre	≥ 2 Zysten in jeder Nieren
> 60 Jahre	≥ 4 Zysten in jeder Niere

2. CT oder MRT zur Bestimmung des Gesamtnierenvolumens (total kidney volume = TKV) - Das TKV ist ein Maß der Wachstumsgeschwindigkeit der Zysten und der renalen Prognose → 2 Klassifizierungssysteme: Mayo-Clinik-Classification und PRO-PKD-Score (*siehe Internet*)

1.2.2. Autosomal rezessive polyzystische Nephropathie (ARPKD)[Q61.1]: Mutation des PKHD1-Gens

Inzidenz: 1 : 20.000

Genort: PKHD1-Gen 6p21.1-p12 (Genprodukt: Fibrocystin)

KL.: Stets doppelseitig + kombiniert mit kongenitaler Leberfibrose. 50 % der Kinder mit ARPKD versterben bereits im Neugeborenenalter an respiratorischen Komplikationen (Lungenhypoplasie, Atemnotsyndrom).

1.2.3. Nephronophthise (einschl. Joubert-Syndrom, Senior-Loken-Syndrom u.a.)

Gruppe seltener genetisch bedingter tubulointerstitieller Nephropathien, die autosomal rezessiv vererbt werden. Unterscheidung von infantiler, juveniler und adoleszenter Verlaufsform. Bisher sind mind. 7 unterschiedliche Gene bekannt. Die Mehrzahl der Fälle wird auf eine Deletion des NPHP1-Gens auf Chromosom 2q12-q13 (juvenile Form) zurückgeführt.

KL.: Über lange Zeit symptomarm, Polyurie und Polydipsie, Erythrozyturie und tubuläre Proteinurie. Häufigste genetisch bedingte Form der terminalen Niereninsuffizienz in den ersten 3 Lebensdekaden. In 10 - 15 % d.F. weitere Organmanifestationen, vor allem Auge und ZNS. Kausale Therapie nicht möglich, Behandlung der Niereninsuffizienz

1.2.4. Alström-Syndrom: Autosomal-rezessive Ziliopathie (Mutationen im Gen ALMS1 an Genlokus 2p13.1) mit einem breiten Spektrum klinischer Manifestationen (Retinopathie, Adipositas, Diabetes mellitus Typ 2, dilatative Kardiomyopathie)

1.2.5. Autosomal-dominante tubulointerstitielle Nierenerkrankung (ADTKD)

Bezeichnung	Verändertes Protein	Besonderheiten (nicht obligat)
ADTKD-UMOD	Uromodulin (= Tamm-Horsfall-Protein	Frühe Entwicklung von Hyperurikämie und Gicht, gel. Nierenzysten
ADTKD-MUC1	Mucin 1	Gel. Nierenzysten
ADTKD-REN	Renin	Hypotonie, erhöhtes Risiko für AKI, Anämie in der Kindheit, Hyperkaliämie
ADTKD-HNF1B	"Hepatocyte nuclear factor 1β"	Bilaterale Nierenzysten, Elektrolytstörungen, urogenitale Malformationen, MODY5
ADTKD-SEC61A1	SEC61A1	Kongenitale Anämie, Neutropenie, Kiefer-Gaumenspalte
ADTKD-NOS	Gen nicht identifiziert	

KL: Schleichender, oft asymptomatischer Verlauf mit oft unauffälligem Urinsediment, normalem Blutdruck. Niereninsuffizienz im Alter von 30 - 50 J.

1.2.6. Markschwammniere:
Angeborene Fehlbildung der Nieren mit einer Malformation der terminalen Sammelrohre in den Markpyramiden und Papillen und Bildung medullärer Zysten. Die Häufigkeit liegt bei ca. 1 : 5.000. In 75 % der Fälle sind die Veränderungen doppelseitig. Hyperkalziurie, Nephrolithiasis mit Steinabgängen und Koliken und/oder Nephrokalzinose (50 %) stehen im Vordergrund. Durch die Nephrokalzinose kann sich eine Niereninsuffizienz entwickeln.
Di.: Anamnese, Klinik, Röntgen (Kalkablagerungen in den Papillenspitzen)

1.3. Polyzystische Nierenerkrankungen mit syndromalem Erscheinungsbild (selten)
- Bardet-Biedl-Syndrom (BBS)
- Meckel-Gruber-Syndrom (MGS)
- Jeune-Syndrom

} *Siehe Internet*

Th.: Nur symptomatisch, z.B.
- Behandlung einer Hypertonie (die die Nierenfunktion verschlechtert)! Zielwert: ≤ 120/80 mmHg (bei eGFR < 30 ml/Min RR-Zielwert ≤ 140/90 mmHg). Die Therapie sollte ACE-Hemmer oder ARB enthalten.
- Symptomatisch: Behandlung von HWI, einer Niereninsuffizienz
- Tolvaptan (Vasopressin-Rezeptorantagonist): Zielgerichtete Therapie bei Patienten mit ADPKD und CKD in den Stadien 1 - 3 und hohem Progressionsrisiko - Indikationskriterien der European Renal Association (*siehe Internet*)
  KI, WW und NW beachten (z.B. Anstieg der Leberenzyme und der Harnsäure; Polyurie und Polydipsie)
  Screening bezüglich Hirnarterienaneurysma bei Risikopatienten
  Genetische Beratung

2. Glomeruläre Erkrankungen:

2.1. Alport-Syndrom (AS): Siehe dort

2.2. Familiäre benigne Hämaturie (Syndrom der dünnen Basalmembran): Siehe dort

2.3. Nagel-Patella-Syndrom (NPS, hereditäre Onychoosteodysplasie)
Def: Autosomal dominante Erkrankung mit Veränderungen an Nägeln, Knochen und Nieren
Ät.: Mutationen des LMX1B Gens, das das NPS-Protein kodiert, einen Transkriptionsfaktor, der in die Differenzierung der Extremitäten und der Entwicklung der Augen und Nieren involviert ist.
KL./ Di.:
- Dysplasie oder Hypoplasie der Nägel
- Hypoplastische oder fehlende Patella
- Dysplasien der Ellenbogen und Beckenknochen
- Röntgenologisches Zeichen: Iliakale Hörner der Beckenknochen (ca. 50 %)
- Nierenbeteiligung (ca. 40 %): Proteinurie und Hämaturie, terminale Niereninsuffizienz (ca. 15 %)
- Nierenbiopsie: Verdickung der glomerulären Basalmembran durch Kollagenfibrillen

Th.: Nur symptomatisch

2.4. Kongenitales und infantiles nephrotisches Syndrom
Das Auftreten eines nephrotischen Syndroms unmittelbar nach der Geburt und in den ersten 3 Monaten ist definiert als kongenitales nephrotisches Syndrom; tritt es nach dem 3. Lebensmonat auf, so spricht man vom infantilen nephrotischen Syndrom. Unter dem Begriff des kongenitalen nephrotischen Syndroms vom finnischen Typ fasst man Mutationen im NPHS 1-Gen zusammen (siehe Fokal segmentale Glomerulosklerose = FSGS).

3. Metabolische hereditäre Nephropathien:

3.1. Morbus Fabry: Siehe dort

3.2. Zystinose
Syn: Zystinspeicherkrankheit
Def: Autosomal rezessiv vererbte Stoffwechselerkrankung, die durch eine Akkumulation von Zystin in den Lysosomen fast aller Körperzellen verursacht wird. Inzidenz: 1 : 100.000 Lebendgeburten.

Ät.: Mutationen des CTNS-Gens, das das lysosomale Zystin-Transporter-Protein Zystinosin kodiert.
KL:
- Infantile Zystinose:
  - Fanconi-Syndrom
  - Schwerer Flüssigkeits- und Elektrolytverlust
  - Osteomalazie durch renalen Phosphatverlust
  - Wachstumsverzögerung
  - Terminale Niereninsuffizienz in der Regel vor dem 10. Lebensjahr
  - Ablagerung von Zystinkristallen in der Cornea (Photophobie, Visusminderung)
  - Hepatosplenomegalie
  - Diabetes mellitus, Hypothyreose, Hypogonadismus
  - Myopathie und Beteiligung des Nervensystems
- Intermediäre Form:
  - Erste Symptome nach dem 8. Lebensjahr
  - Terminale Niereninsuffizienz nach dem 15. Lebensjahr
- Adulte Form:
  - Patienten häufig asymptomatisch
  - Korneale Zystinkristalle als Zufallsbefund

Di.: Wichtig ist eine frühzeitige Diagnose und Therapie! Pränatale Diagnostik aus DNA von Chorionzotten oder Fruchtwasser. Bestimmung des Zystin-Gehalts peripherer Lymphozyten oder Fibroblasten; Spaltlampe: Zystinkristalle in der Kornea; Gendiagnostik (CTNS-Gen)
Th.: Lebenslange Gabe von Cysteamin (bei Zystinkristallen in der Kornea auch als Augentropfen) + symptomatische Therapie
Prg: Abhängig von extrarenalen Komplikationen, frühzeitige Cysteamin-Therapie verbessert die Prognose.

3.3. Primäre Hyperoxalurie

Def/Ät.: Beim Typ 1 (80 %) findet sich eine Oxalat-Kumulation durch einen Defekt der leberspezifischen peroxisomalen Alanin-Glyoxylat-Aminotransferase (AGT); beim Typ 2 kumuliert Oxalat durch eine Defizienz der Glyoxylatreduktase/Hydroxypyruvatreduktase (GRHPR). Patienten mit Typ 3 entwickeln keine terminale Niereninsuffizienz. Autosomal-rezessive Vererbung
KL.: Rezidivierende Urolithiasis (Kalziumsteine und Oxalatkristalle)
Di.: - Nephrokalzinose, Hyperoxalurie (24 h-Urin)
- Nachweis eines AGT-Mangels im Lebergewebe (Leberbiopsie); Mutationsanalyse

Merke: Bei Kalziumoxalatsteinen primäre Hyperoxalurie ausschließen!

Th.: Symptomatisch: Viel trinken, oxalatarme Ernährung, Pyridoxin (= Vitamin B_6) hoch dosiert, Kaliumcitrat, Orthophosphat, Thiazide. Neu ist Stiripentol, das die Laktatdehydrogenase 5 hemmt und damit die hepatische Oxalatsynthese und die Urin-Oxalat-Exkretion herabsetzt.
Nierentransplantation; bei Typ1 kombinierte Leber- und Nierentransplantation (kuriert den Enzymdefekt)
Prg: Typ 1 hat eine schlechtere Prognose: systemische Oxalose (Herz, Gefäße, Leber, Beeinträchtigung des Skelettsystems), Niereninsuffizienz

3.4. Lipoprotein-Glomerulopathie

Def: Angeborene Glomerulopathie mit Ablagerung abnormer Lipoproteine, die aus ApoE-Mutanten bestehen, innerhalb des Glomerulums
KL.: Hyperlipoproteinämie Typ III, Proteinurie, evtl. nephrotisches Syndrom
Th.: Fibrate u.a.

4. Phakomatosen

4.1. Von-Hippel-Lindau-Erkrankung (VHL): Siehe dort

4.2. Tuberöse Sklerose

Def.: Hereditäre autosomal dominante Erkrankung mit multiplen, benignen neuroektodermalen Fehlbildungen (Hamartome in Haut, Gehirn, Niere, Lunge, Herz und Retina).
Ät: Mutationen im TSC1 (Hamartin)- oder TSC2 (Tuberin)-Gen; ca. 50 % Neumutationen
KL.: Epilepsie, geistige Retardierung und Adenoma sebaceum (Morbus Pringle), multilokuläre Angiomyolipome der Nieren, zystische Nierenveränderungen bis hin zum Vollbild polyzystischer Nieren treten bei großen Deletionen auf, die neben dem TSC2 auch das PKD1-Gen umfassen.
Renale Angiolipome > 3 cm, Aneurysmen > 0,5 cm, die sich aus den Tumoren entwickeln, steigern das Risiko einer lebensbedrohlichen renalen Blutung signifikant.
Tuberöse Hirnsklerose, subependymale Riesenzell-Astrozytome, periunguale Koenen-Tumoren, retinale Angiomatose, Entwicklung einer reninabhängigen Hypertonie und terminalen Niereninsuffizienz im mittleren Alter
Th.: mTOR-Inhibitor Everolimus bewirkt eine deutliche Reduktion des Volumens der renalen Angiolipome und damit des renalen Blutungsrisikos, so dass operative Eingriffe fast immer vermieden werden können. Die Nierenfunktion kann dadurch meist erhalten werden. Bei subependymalen Riesenzellastrozytomen: Neurochirurgische Resektion oder Everolimus

5. Störungen der tubulären Nierenfunktion

5.1. Bartter-Syndrome

Def: Autosomal-rezessiv vererbte Gruppe renaler Tubulusfunktionsstörungen (am dicken aufsteigenden Teil der Henle-Schleife) mit hypokaliämischer Alkalose, Salzverlust und Hypotension, die mit einer Hyperkalziurie und bei Typ I und II mit einer Normomagnesiämie einhergeht.

- Bartter-Syndrom Typ I
  Manifestation im Säuglingsalter. Alle Patienten sind Frühgeburten von Frauen mit Polyhydramnion und entwickeln eine schwere Dehydratation in den ersten Lebensmonaten.
  Urs: Mutation des Gens SLC12A1/15q15-q21, das den Natrium-Kalium-2-Chlorid-Kotransporter (NKCC2) im dicken aufsteigenden Teil der Henleschen Schleife kodiert. Folge: Herabgesetzte Reabsorption von Natrium und Chlorid im aufsteigenden Teil der Henleschen Schleife mit Salzverlust und Hypovolämie. Durch Aktivierung des Renin-Angiotensin-Aldosteron-Systems kommt es zu einer hypokaliämischen Alkalose. Die Abhängigkeit der Kalziumreabsorption von der Aktivität des Natrium-Kalium-2-Chlorid-Kotransporters im aufsteigenden Teil der Henleschen Schleife erklärt die Hyperkalziurie beim Bartter-Syndrom.
- Bartter-Syndrom Typ II
  Phänotypisch kein Unterschied zu den Patienten vom Typ I.
  Urs: Mutationen des Gens KCNJ1/11q24-q25, welches den apikalen ATP-abhängigen Kaliumkanal (ROMK) kodiert.
- Bartter-Syndrom Typ III
  Syn: Klassisches Bartter-Syndrom
  Die Patienten mit Bartter-Syndrom Typ III sind phänotypisch unterschiedlich von den beiden vorigen Typen, da bei diesen Patienten eine Nephrokalzinose nicht beobachtet wird. 30 % der Patienten haben eine Hypomagnesiämie.
  Urs: Mutationen des Gens CLCNKB/1p36 von Chloridkanälen, die die Chloridreabsorption entlang der basolateralen Membran der Tubuluszellen des aufsteigenden Schenkels der Henleschen Schleife vermitteln.
- Bartter-Syndrom Typ IV
  Mutation des Gens BSND/1p31-32 (Genprodukt BART: Barttin-Protein)
  Trias: Bartter-Syndrom, Niereninsuffizienz, Schwerhörigkeit
- Bartter-Syndrom Typ V
  Mutation des Gens CASR/3q13-21 (Genprodukt: FHH/CaSR: Ca^{2+}-sensing Rezeptor). Führt zu Hypokalzämie bei erniedrigtem PTH.

5.2. Gitelman-Syndrom

Def: Autosomal-rezessiv vererbte Erkrankung, die mit hypokaliämischer Alkalose, Salzverlust, Hypotension, Hypomagnesiämie und Hypokalziurie einhergeht und im frühen Erwachsenenalter manifest wird.

Ep.: Häufigste hereditäre Salzverlust-Erkrankung; Prävalenz 1 : 40.000

Ät.: > 100 inaktivierende Mutationen des Gens, welches den Natrium-Chlorid-Kotransporter im Bereich des distalen Tubulus des Nephrons kodiert (SLC12A3-Gen/16q13)

Th. der Bartter-Syndrome und des Gitelman-Syndroms:
Kaliumsubstitution, Prostaglandinsynthesehemmer (NSAR) haben nur einen kurzen Effekt; zusätzlich Spironolacton oder Triamteren (ohne Thiazid). Bei Hypomagnesiämie auch Magnesiumsubstitution.

5.3. EAST-Syndrom

Def: EAST-Syndrom (Epilepsie, Ataxie, Schwerhörigkeit und Tubulopathie): Renaler Salzverlust ähnlich dem Gitelman-Syndrom, im Säuglingsalter auftretende Krampfanfälle, später Ataxie und Innenohrschwerhörigkeit

Ät.: Rezessive Mutationen des Kaliumkanals KCNJ10, der in Nieren (distales Nephron), Gehirn und Innenohr (Stria vascularis) lokalisiert ist.

Th.: Substitution von Kalium und Magnesium, Antiepileptika

5.4. HNF1B-Nephropathie

Def: Heterozygote Mutation im HNF1B-Gen. Diese Mutation wurde zuerst beim seltenen MODY5-Diabetes beschrieben (siehe dort).

Der renale Phänotyp ist sehr variabel; in 50 % d.F. Hypomagnesiämie und Hypokalzämie

PSEUDO-BARTTER-SYNDROM [E26.8]

Vo.: Oft junge Frauen in medizinischen Berufen, evtl. Anorexia nervosa

Ät.: - Laxanzienabusus
- Diuretikaabusus

KL.: Wie beim Bartter-Syndrom

Di.: Anamnese + Klinik, evtl. Nachweis von Diuretikaspuren im Urin

Th.: Psychosomatische Hilfe, Weglassen der auslösenden Medikamente

KONTRASTMITTEL-ASSOZIIERTE NEPHROPATHIE [N14.2]

Def: Eine Kontrastmittel-Nephrotoxizität liegt vor, wenn innerhalb von 3 Tagen nach Kontrastmittel-Exposition das Serum-Kreatinin um > 0,5 mg/dl bzw. um > 25 % des Ausgangswertes ansteigt.

Ep.: Inzidenz ca. 1 %, bei vorbestehender Niereninsuffizienz 15 %. Die Häufigkeit des dialysepflichtigen Nierenversagens (acute kidney injury = AKI) liegt bei ca. 0,5 %.
Die Kontrastmittel-Nephropathie ist in der Regel transient mit einem maximalen Serumkreatininanstieg 3 Tage nach Kontrastmittelapplikation; nach 10 Tagen werden in > 70 % d.F. die präexistenten Werte wieder erreicht. Bei den restlichen Fällen evtl. bleibende Nierenfunktionsstörung.

Risikofaktoren:
- Vorbestehende Niereninsuffizienz, insbesondere bei Diabetes mellitus und multiplem Myelom
- Anämie, Herzinsuffizienz, Dehydratation
- Einnahme von NSAR
- Hochosmolare Kontrastmittel (1.200 mosmol/l - am wenigsten toxisch ist mit 300 mosmol/l das isoosmolare Iodixanol) und Kontrastmittelvolumen > 250 ml (Koronarangiografien u.a.)

Pg.: Kontrastmittel führen zu einer renalen Vasokonstriktion und damit zu einer Abnahme der Nierenperfusion und haben an der Tubuluszelle einen toxischen Effekt.

Pro:
1. Zurückhaltende Indikationsstellung für Röntgenuntersuchung mit Kontrastmittelgabe bei Risikopatienten
2. Vermeidung von Kontrastmittelgaben in kurzen Intervallen (24 - 72 Std.)
3. Verabreichung möglichst geringer Mengen iso- oder niedrigosmolarer Kontrastmittel
Bei Hochrisikopatienten (höhergradige Niereninsuffizienz + Diabetes mellitus) sollten nichtionische Kontrastmittel, möglichst isoosmolar zur Anwendung kommen.
4. Absetzen von NSAR, möglichst auch von Diuretika (sofern klinisch vertretbar). Metformin am Diagnostiktag absetzen (Gefahr der seltenen Laktatazidose) und erst wieder geben, wenn Nierenfunktion normal bleibt.
5. Adäquate Hydrierung der Patienten vor und nach der Untersuchung: Infusion von mind. 1.000 ml 0,9 %iger Kochsalzlösung über 6 h vor bis 12 h nach Kontrastmittelexposition (1 ml/kg KG/h)
6. Kontrollen des Serumkreatinins

Anm.: Keine prophylaktische Hämodialyse oder Hämofiltration zur Entfernung des Kontrastmittels (im Wert nicht gesichert).

AKUTES NIERENVERSAGEN (ANV) = Acute kidney injury (AKI) [N17.99]

Ep.: Ca. 20 % aller hospitalisierten Patienten und 16 - 39 % der Patienten auf Intensivstation. Das Spektrum der AKI reicht von einer Nierenschädigung ohne Funktionsverlust bis zum Organversagen mit der Erfordernis einer Nierenersatztherapie, die bei 5 - 25 % der Patienten durchgeführt werden muss.

Def: Die Definition für ein AKI beschreibt den Nierenschaden und nicht das Nierenversagen.
Akut einsetzende Abnahme der Nierenfunktion, die über Tage anhält, die bei voller Ausprägung im Nierenversagen enden kann und prinzipiell reversibel ist.
Folgen: - Retention harnpflichtiger Substanzen
- Störung des Flüssigkeits-, Elektrolyt- und Säure-Basen-Haushalts

Leitsymptom ist das Versiegen der Harnsekretion mit Oligo-/Anurie und Anstieg des Serumkreatinins > 50 % des Ausgangswertes.
Oligurie: < 500 ml Urin/d
Anurie: < 100 ml Urin/d

Bis 30 % der AKI verlaufen normo- oder polyurisch, hierbei ist das einzige Leitsymptom der Anstieg des Serumkreatinins.

Definition nach KDIGO (Kidney Disease: Improving Global Outcomes):
- Anstieg des Serum-Kreatinins um ≥ 0,3 mg/dl (≥ 26,5 µmol/l) innerhalb von 48 h oder
- Anstieg des Serum-Kreatinins auf das ≥ 1,5-fache des Ausgangswertes innerhalb der letzten 7 Tage oder
- Urinvolumen < 0,5 ml/kg/h über 6 h

Anm: Andere Definitionen des AKI wie RIFLE und AKIN: *Siehe Internet*

Memo: Das Serum-Kreatinin steigt erst an, wenn die GFR schon deutlich reduziert ist!

3 Schweregrade des AKI nach KDIGO:

	Serum-Kreatinin	Urinmenge
1	1,5 - 1,9 x Ausgangswert in 7 Tagen oder Anstieg um ≥ 0,3 mg/dl in 48 h	< 0,5 ml/kg/h für 6 - 12 h
2	2,0 - 2,9 x Ausgangswert	< 0,5 ml/kg/h über ≥ 12 h
3	≥ 3,0 x Ausgangswert oder Anstieg auf ≥ 4,0 mg/dl oder Beginn der Nierenersatzbehandlung oder bei Patienten < 18 J. Abfall der eGFR auf < 35 ml/min/1,73 m²	< 0,3 ml/kg/h über ≥ 24 h oder Anurie über ≥ 12 h

Ät/Pg:

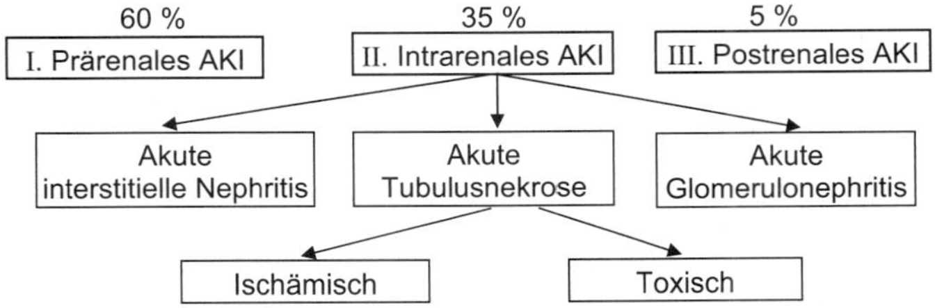

I. Prärenales AKI (60 %)

PPh: Beim prärenalen Nierenversagen ist die renale tubuläre und glomeruläre Struktur zunächst noch völlig intakt. Eine verminderte Perfusion ist Ursache für den Funktionsverlust der Nieren. Die Verminderung des effektiven Blutvolumens führt reaktiv zur Aktivierung des Renin-Angiotensin-Aldosteron-Systems sowie zur Ausschüttung von Katecholaminen und ADH. Diese hormonellen Gegenregulationen bewirken eine Abnahme der Natriurese und einen Anstieg der Urinosmolalität. Patienten mit Herzinsuffizienz, Leberzirrhose und zum Teil mit nephrotischem Syndrom zeigen nicht selten ein prärenales Nierenversagen mit Kontraktion des Intravasalraumes trotz klinischer Zeichen der Überwässerung. Werden in diesen Fällen Diuretika verabreicht, so nimmt das effektive Blutvolumen weiter ab mit der Gefahr des Übergangs in ein intrarenales Nierenversagen. Wenn eine Beseitigung der auslösenden Ursache gelingt, ist ein prärenales Nierenversagen unmittelbar reversibel.

Ursachen / Risikofaktoren:
1. Abnahme des zirkulierenden Blutvolumens, Dehydratation
2. Abfall des HZV und des arteriellen Mitteldrucks; Kreislaufschock unterschiedlicher Genese; größere operative Eingriffe, Verbrennungen u.a.
3. Systemische Vasodilatation (z.B. bei Sepsis)
4. Zytokin-vermittelte renale Vasokonstriktion
5. Renale Vasokonstriktion beim hepatorenalen Syndrom

Ursachen eines AKI bei Intensivpatienten (AKI-EPI-Studie):
Sepsis (40 %), Hypovolämie (34 %), medikamentös-toxisch (14 %), akute Herzinsuffizienz/kardiogener Schock (12 %) - Prädisponierende Faktoren: Fortgeschrittenes Alter, CKD, Diabetes mellitus, Hypertonie, Herzinsuffizienz, COPD

II. Intrarenales AKI (35 %)

PPh: Morphologisches Korrelat der akuten Tubulusnekrose sind Tubulusnekrosen, die zu einer Obstruktion der Tubuli durch sich von der Basalmembran ablösende Epithelien führen. Ursache dieser Tubulusnekrose ist eine O_2-Mangelsituation durch herabgesetzte Nierenperfusion und gestörte Gefäßautoregulation der Nieren. Die glomeruläre Filtration wird durch den tubuloglomerulären Feedback-Mechanismus kontrolliert. Eine unzureichende Natriumrückresorption durch die geschädigten Tubuluszellen induziert in der Macula densa Signale, die zur Konstriktion des Vas afferens führen. Dies und weitere Faktoren führen zu einer Abnahme der glomerulären Filtration. Nephrotoxische Substanzen können die ischämischen Veränderungen in der Niere verstärken. Bis zum Abschluss der Regeneration der Tubulusepithelien vergehen in der Regel 3 - 4 Wochen.

Ursachen des intrarenalen AKI:

1. Akute Tubulusnekrose (tubulotoxisches AKI):
   - Ischämisch
   - Medikamentös-toxisch
   - Röntgenkontrastmittel: Siehe Kap. „Kontrastmittel-Nephropathie"

     Merke: Bei Patienten mit eingeschränkter Nierenfunktion strenge Indikationsstellung bei der Gabe von Röntgenkontrastmitteln. Anwendung alternativer bildgebender Verfahren; Einsatz nichtionischer, isoosmolarer Kontrastmittel + prophylaktische Maßnahmen (ausreichende Hydrierung, Absetzen potenziell nephrotoxischer Medikamente).

   - Pigment-Nephropathie durch Hämolyse (Transfusionszwischenfall) oder Rhabdomyolyse: Trauma (Crush-Syndrom), Drogenabusus, Alkoholentzugsdelir, exzessive körperliche Belastung, Lipidsenker (CSE-Hemmer, Fibrate) u.a.
   - Tubuläre Verstopfungen: Durch Leichtketten (bei multiplem Myelom), Urate (bei Hyperurikämie), Oxalate (z.B. bei Glykolvergiftung)
   - Septisch (meist im Rahmen eines Multiorganversagens)
   - Hepatorenales Syndrom
2. Makrovaskuläre Erkrankungen:
   - Vaskulitis
   - Atheroembolien
   - Thromboembolien
3. Mikrovaskuläre Erkrankungen:
   - Rapid-progressive Glomerulonephritis
   - IgA-Nephropathie
   - Thrombotische Mikroangiopathie
   - Cholesterinembolien, Sichelzellkrise
4. AKI in der Schwangerschaft
5. Infektiöses AKI (Hantaviren, Leptospirose, HIV)
6. Akute tubulointerstitielle Nephritis (ATN):

   Memo: Medikamente können über zwei verschiedene Mechanismen zum AKI führen: Toxisch über die akute Tubulusnekrose oder über die akute tubulointerstitielle Nephritis (ATN).
   Oft bestehen gleichzeitig weitere das AKI begünstigende Faktoren wie Exsikkose, Herzinsuffizienz; vorbestehende Niereninsuffizienz („acute-on-chronic" Nierenversagen).

III. Postrenales AKI = Harnsperre (5 %) → Ursachen:

1. Angeborene Fehlbildungen im Bereich der Nieren, Harnleiter, Blase und Urethra
2. Erworbene Abflusshindernisse im Bereich der Nierenbecken, Harnleiter, Blase oder Urethra
3. Maligne Tumoren
4. Gynäkologische Erkrankungen und operative Komplikationen
5. Fehlplazierte oder verstopfte Harnblasenkatheter
6. Medikamentös induziert (Anticholinergika, Neuroleptika) bei vorbestehender Abflussbehinderung (z.B. Benigne Prostatahyperplasie = BPH)

KL.: Die Klinik des AKI ist unspezifisch. In der Regel herrschen die Symptome der zum AKI führenden Grunderkrankungen vor. Da in manchen Fällen das Leitsymptom - die Oligurie - fehlen kann, kommt es darauf an, bei Erkrankungen, die zu einem AKI prädisponieren, sorgfältig die Nierenfunktion zu überwachen! (Flüssigkeitsbilanz, Retentionswerte, Urinuntersuchung).

Drei Phasen des AKI:

- **Initialphase**
  Die Initialphase ist asymptomatisch oder durch Symptome des Grundleidens gekennzeichnet.
- **Phase des manifesten Nierenversagens**
  Die Phase des manifesten Nierenversagens ist durch eine fortbestehende Verminderung der glomerulären Filtrationsrate mit progredientem Anstieg der Retentionswerte charakterisiert. Je nach Diurese wird zwischen oligurischem und nicht oligurischem Verlauf mit besserer Prognose unterschieden.
  Hauptgefahren: - Überwässerung, Linksherzinsuffizienz und Lungenödem, Hirnödem
  - Hyperkaliämie, metabolische Azidose, Urämie
- **Diuretische oder polyurische Phase**
  Hauptgefahren: Verlust von Wasser, Natrium und Kalium

Ko.: 1. Lunge:
- Lungenödem (fluid lung), Pleuraergüsse
- Pneumonie (z.B. im Rahmen einer Beatmung)
- Schocklunge (ARDS) im Rahmen eines Multiorganversagens

2. Kardiovaskulär:
- Perikarditis
- Rhythmusstörungen durch Elektrolytentgleisung
- Hypertonie

3. Gastrointestinal:
- Hämorrhagische Gastritis, Ulzera
- Gastrointestinale Blutung

4. Zentralnervensystem:
- Enzephalopathie mit Flapping Tremor
- Krampfanfälle, Somnolenz, Verwirrtheit, Koma

5. Hämatologisches System:
- Rasche Anämieentwicklung
- Urämische Blutungsneigung

6. Infektionen:
- Nosokomiale Infektionen
- Sepsis (Wundinfektionen, Kathetersepsis, Harnwegsinfektion)

DD: der Oligo-Anurie:

1. Funktionelle Oligurie (z.B. nach langem Dursten)
Sowohl bei der funktionellen Oligurie als auch beim AKI ist der Harnstoff i.S. erhöht (wobei bei der funktionellen Oligurie das Kreatinin aber nur wenig erhöht ist).

Urinbefunde	**Funktionelle Oligurie**	**A K I**
Spezifisches Gewicht (g/l)	> 1.025	< 1.015
Osmolalität (mosm/kg)	> 1.000	< 600

Beachte: Wird eine funktionelle Oligurie nicht durch Flüssigkeitssubstitution behandelt, kann sich ein AKI ausbilden!

2. Prärenales AKI:
Anamnese (!): Schock? Narkose(protokoll)? Mangelhafte Flüssigkeitssubstitution bei Fieber, starkem Schwitzen, Diarrhö u.a.?

3. Intrarenales AKI:
Vorbestehende Nierenerkrankungen? Medikamentenanamnese; vorausgegangene Gabe von Röntgenkontrastmitteln? Vorangegangene Infekte? Systemerkrankungen? Transfusionen? Hämolyse(zeichen)? Rhabdomyolyse?
Bei Oligurie + Bluthusten an Goodpasture-Syndrom denken!
Ausschluss einer Hantavirusinfektion durch Ak-Nachweis (IgM ↑).

4. Postrenales AKI:
Mechanische Abflussbehinderung des Urins aus den Nieren oder der Blase bei urologischer, gynäkologischer Vorerkrankung, Operationen in Blasennähe. Palpation der Harnblase!
Sonografie: Mit Flüssigkeit gefülltes Nierenbecken, "trockene" Blase bei Verlegung der Ureteren, volle Blase bei distal der Blase lokalisierter Harnsperre (Harnröhre, Prostata). Beurteilung der Blasenfüllung durch Perkussion/Palpation.

5. Chronische Niereninsuffizienz:
Nierenerkrankung in der Anamnese? Renale Anämie? Langjährige Hypertonie? (Sonografie: Kleine Schrumpfnieren - AKI: Große Nieren)

Di.: 1. Anamnese + Klinik + Diuresemenge

2. Labor:
- Urin: Urinstatus und Urinsediment, Akanthozyten
- Blut: Kreatinin, Harnstoff, evtl. endogene Kreatinin-Clearance, Natrium, Kalium, Kalzium, Blutgase, Blutbild, CK, LDH, Lipase, Elektrophorese, Blutkultur

Bei Vorliegen eines intrarenalen Nierenversagens mit Verdacht auf eine mikrovaskuläre Erkrankung ist eine entsprechende Antikörperdiagnostik erforderlich (siehe dort).
Die fraktionierte Natriumexkretion bietet eine Hilfe, zwischen prärenalem und intrarenalem AKI zu differenzieren. Die fraktionelle Exkretion des Natriums entspricht der Natrium-Clearance bezogen auf die Kreatinin-Clearance:

$$\text{Fraktionelle Exkretion Na} = \frac{(\text{Urin-Natrium x Serum-Kreatinin})}{(\text{Serum-Natrium x Urin-Kreatinin})} \text{ x } 100$$

	Urin-Natrium (mmol/l)	Urin-/Plasma-osmolalität (mosm/kg)	Urin-/Plasma-kreatinin	Fraktionelle Na-Exkretion (%)
Prärenales AKI	< 10	> 1,1	> 15	< 1
Intrarenales AKI	30 - 90	0,9 - 1,05	< 15	> 1

Die Formel beruht auf der Überlegung, dass bei prärenaler Azotämie zwar die glomeruläre Filtrationsrate eingeschränkt ist, die Tubuli jedoch noch funktionstüchtig sind. Bei prärenaler Azotämie wird daher ein eher konzentrierter Urin mit niedrigem Natriumgehalt ausgeschieden; bei akuter tubulärer Nekrose wegen der mangelnden Rückresorption von Wasser und Natrium ein eher verdünnter Urin mit hohem Natriumgehalt.

3. Bildgebende Diagnostik:
   - Sono:
     AKI: Große Nieren
     Chronische Niereninsuffizienz: Verkleinerte, echodichte Nieren
     Bei postrenalem AKI: Nierenbeckenstau, Füllungsgrad der Harnblase
   - Farbkodierte Duplexsonografie: Diagnose von Störungen der arteriellen und venösen Perfusion
   - Angio-MRT bei Verdacht auf Thrombose der Nierengefäße
     Cave Gadolinium-induzierte nephrogene systemische Fibrose (NSF; siehe dort) und evtl. Ablagerung im Gehirn!
   - Angio-Spiral-CT bei Abflusshindernissen (postrenales AKI)
     Cave Röntgenkontrastmittel bei Schilddrüsenautonomie!
4. Perkutane Nierenbiopsie: Ind: Verdacht auf rasch progrediente Glomerulonephritis

Th.: Behandlung der zum AKI führenden Grunderkrankungen, z.B.:
- Optimale Schocktherapie und Volumenersatz mit kristalloiden Lösungen
- Absetzen verdächtiger Pharmaka bei akuter interstitieller Nephritis
- Revaskularisationsmaßnahmen bei renovaskulären Verschlusserkrankungen
- Urologische Behandlung beim postrenalen AKI (z.B. transurethrale oder suprapubische Harnableitung). Danach setzt eine starke Diurese mit evtl. Hypokaliämie ein.
- Therapie einer rapid progressiven Glomerulonephritis (Immunsuppressiva)

Prävention und Therapie der AKI beim kritisch kranken Patienten (Empfehlungen der Sektionen Niere der DGIIN, ÖGIAIN und DIVI 2018)

1. Optimierung der renalen Perfusion
   - Unverzüglicher Volumenersatz bevorzugt mit kristalloiden Lösungen. Falls die zusätzliche Gabe eines Kolloids erforderlich ist, sollte Humanalbumin verabreicht werden.
   - Flüssigkeits- und Elektrolytbilanzierung, tägliches Wiegen, evtl. hämodynamisches Monitoring. Die Flüssigkeitszufuhr muss an den Flüssigkeitsverlust angepasst werden:
     • Perspiratio insensibilis (ca. 1 L/d, bei Fieber mehr, pro Grad Celsius über 37°C 500 ml mehr)
     • Renale Ausscheidung
     • Extrarenale Verluste (Erbrechen, Durchfälle, Schweiß, Verluste durch Magensonde, Wundsekret etc.)

     Die Flüssigkeitszufuhr bei Anurie errechnet sich aus extrarenalen Verlusten + 600 ml (ca. 1 L Perspiratio insensibilis minus 400 ml Oxidationswasser und endogen freigesetztes Wasser). Ein täglicher Gewichtsverlust von 200 - 300 g (Katabolismus) entspricht einer ausgeglichenen Bilanz.

     Merke: Ziel ist eine Normhydrie; eine Hyperhydration führt zu einem Mortalitätsanstieg bereits dann, wenn der Flüssigkeitsüberhang um 10 % über dem Ausganswert liegt.
   - Bei Hypotension gilt Norepinephrin als Vasopressor der 1. Wahl zur Nierenprotektion. Ein MAP > 65 mmHg ist anzustreben; bei vorbestehender Hypertension MAP 80 - 85 mmHg.
   - Diuretika sollten nicht eingesetzt werden, um ein AKI zu verhindern oder zu behandeln. Ausnahme: Notfallmäßiges Management einer Flüssigkeitsüberladung vor Einsetzen der Nierenersatztherapie
2. Vermeidung potenziell nephrotoxischer Pharmaka (z.B. Aminoglykoside, Amphotericin B, NSAR, ACE-Hemmer, ARB, Kontrastmittel)
3. Vermeidung einer Hyperglykämie, die sich negativ auf die Nierenfunktion auswirken kann. Anstreben eines Blutzuckerspiegels < 180mg/dl (10 mmol/l))
4. Ernährungsbeginn innerhalb von 24 h nach Aufnahme bzw. hämodynamischer Stabilisierung wie bei anderen Intensivpatienten. Keine frühe enterale Ernährung bei hämodynamisch instabilen Patienten.
   - Die Kalorienzufuhr sollte in der Frühphase der Akuterkrankung etwa 70 % des Energieziels betragen, das normokalorische Ziel soll nach 4 - 7 Tagen erreicht werden. Die Kalorienzufuhr sollte bei 20 - 25 (maximal 30) kcal/kg KG/d liegen (regelmäßige Blutzuckerkontrolle!)

- Die Protein-/Aminosäurenzufuhr sollte wie auch bei anderen Intensivpatienten 1,2 - 1,5 g/kg KG/d betragen. Bei Nierenersatztherapie muss der therapiebedingte Verlust berücksichtigt werden.

5. Nierenersatztherapie bei AKI
   Die Ziele der extrakorporalen Behandlung des AKI liegen in der Therapie der Azotämie, des Ausgleichs der Elektrolyt- und Flüssigkeitsbilanz und Korrektur der metabolischen Azidose.
   Ind: Lebensbedrohliche Komplikationen im Rahmen eines Multiorganversagens sowie Hyperkaliämie, schwere Azidose, Diuretika-resistente Hyperhydratation und anhaltende Oligurie.
   Intermittierende Hämodialyse (mind. 3 x/Woche) oder kontinuierliche venovenöse Hämofiltration (mit einem Austausch von 20 - 25 ml/kg/h) sind gleichwertig. Siehe Nierenersatztherapie

Prg: Selbst geringe temporäre Einschränkungen der Nierenfunktion zeigen ein erhöhtes Mortalitätsrisiko. Mortalitätsrate von Intensivpatienten mit AKI unverändert hoch. Sie liegt bei Patienten mit Sepsis und AKI bei 40 - 60 %. In erster Linie ist dafür die Schwere der Grunderkrankung verantwortlich, insbesondere bei Multiorganversagen. Das Mortalitätsrisiko ist auch nach stationärer Entlassung erhöht, ca. 10 % aller Patienten bleiben chronisch dialysepflichtig. Das Risiko für die Entwicklung einer CKD bleibt nahezu 9-fach erhöht. Das AKI ist auch ein Risikofaktor für spätere kardiovaskuläre Ereignisse, insbes. Herzinsuffizienz.

Anhang:

RHABDOMYOLYSE [M62.89/T79.6]

Def: Nekrose der quergestreiften Skelett- oder Herzmuskulatur unter Freisetzung von intrazellulären Muskelbestandteilen mit konsekutiven Elektrolyt- und Nierenfunktionsstörungen

Ät.:
- Mechanisch: Kompression von außen (Lagerungsschäden, Quetschungen), Kompartmentsyndrom
- Hyperkinetisch: Krampfanfälle, Delirium tremens, maligne Hyperthermie, malignes neuroleptisches Syndrom, exzessive körperliche Anstrengung
- Toxisch: Medikamente (z.B. Statine, Fibrate, Colchicin), Pilzgifte (z.B. Grünling), Schlangengifte
- Elektrolytstörungen: Vor allem Hypokaliämie, Hypophosphatämie
- Infektiös: Vor allem viral (Coxsackie, EBV), Mycoplasmen, Gasbrand u.a.
- Metabolische Myopathien: z.B. CPT2-Mangel, M. McArdle
- Andere Ursachen: Krisen bei Sichelzellanämie; rascher Entzug von intrathekalem Baclofen

KL.: Myalgien, Muskelschwäche, Myoglobinurie (rötlicher bis bräunlicher Urin)

Ko.: Elektrolytstörungen (Hyperkaliämie, Hyperphosphatämie, Hypokalziämie), Hyperurikämie, Nierenversagen, DIC; Kompartmentsyndrom

Di.: Klinik, Muskelenzyme (CK meist > 10.000 U/l, CK-MB-Anteil meist < 6 %), Myoglobin im Urin

Th.: Kausal: Ausschalten auslösender Faktoren
Symptomatisch: Korrektur von Elektrolytstörungen, forcierte Diurese, Alkalisierung des Harns, evtl. Nierenersatztherapie; Entlastungstherapie eines Kompartmentsyndroms u.a.

CHRONISCHE NIERENERKRANKUNGEN = CHRONIC KIDNEY DISEASE (CKD) [N18.9]

Internet-Infos: *www.kdigo.org (Kidney Disease Improving Global Outcomes)*

In den internationalen Leitlinien hat man den Begriff der chronischen Niereninsuffizienz verlassen und spricht von chronischer Nierenerkrankung („chronic kidney disease = CKD").

Def: Über einen Zeitraum > 3 Monate finden sich:
Eine Reduktion der eGFR < 60 ml/min/1,73 m² und/oder Zeichen einer Nierenschädigung (pathologische Veränderungen im Serum und/oder Urin oder in der Bildgebung oder Histologie). Eine Albuminurie ist der wichtigste Risikofaktor für das kardiovaskuläre Risiko und für eine Progression der CKD.

CKD-Stadien - nach KDIGO:

Stadium	Bezeichnung	GFR (ml/min/1,73m^2)	Aufgaben/Therapie
1	Nierenschädigung bei normaler Nierenfunktion	≥ 90	Di. + Th. der Begleiterkrankungen, Progression + kardiovaskuläres Risiko vermindern
2	Nierenschädigung mit leicht verminderter eGFR	60 - 89	Wie 1
3a	Mittelschwere Verminderung der eGFR	45 - 59	Zusätzlich Di. + Th. der Komplikationen
3b		30 - 44	
4	Schwere Verminderung der eGFR	15 - 29	Vorbereitung der Nierenersatztherapie
5	Nierenversagen	< 15	Nierenersatztherapie

Die CKD-Stadien werden um den Faktor Albuminurie ergänzt: Albuminurie (mg/24 h)
A1: < 30 - A2: 30 - 300 - A3: > 300
Dadurch ergibt sich eine Risikotabelle: Je niedriger die eGFR und je höher die Albuminurie, umso höher die kardiovaskuläre und Gesamtmortalität.

Ep.: In Deutschland werden derzeit ca. 80.000 Patienten mit terminaler CKD mit Hämo- bzw. Peritonealdialyse behandelt. Etwa 23.000 Pat. befinden sich in Nachsorge nach erfolgter Nierentransplantation. Eine Nierenerkrankung in der Kindheit erhöht das spätere Risiko einer CKD und Niereninsuffizienz.

Inzidenz der CKD in Europa 13,5/100.000/Jahr
Prävalenz einer eGFR < 60 ml/Min/1,73m^2: 2,3 % der Bevölkerung; steigende Prävalenz im Alter. Viele der Betroffenen wissen es nicht. Patienten mit einer eingeschränkten eGFR haben eine erhöhte Gesamtmortalität.
Eine Albuminurie ≥ 30 mg/l findet sich bei ca. 11,5 % der Menschen.

Ät.: Am häufigsten führen folgende Nierenerkrankungen zur terminalen CKD (GCKD-Studie 2015):
1. Vaskuläre hypertensive Nephropathie (23 %)
2. Primäre Glomerulonephritis (19 %)
3. Diabetische Nephropathie (15 %)
4. Systemerkrankungen (8 %); interstitielle Nephropathie (4 %); hereditäre Nierenerkrankungen u.a.
5. Unbekannte Ursachen (20 %)

PPh: Unabhängig von der Ätiologie der Grunderkrankung führen einige chronische Nierenerkrankungen über Jahre hinweg progredient zur terminalen CKD. Dabei kommt es in den verbliebenen gesunden Glomeruli im Rahmen der Aufrechterhaltung der Nierenrestfunktion zu einer intraglomerulären Drucksteigerung mit Hyperfiltration, die durch das Vorhandensein einer arteriellen Hypertonie erheblich verstärkt wird. Angiotensin II ist ein wesentlicher Vermittler dieser glomerulären Hyperfiltration und führt über eine vermehrte Produktion von Zytokinen und Wachstumsfaktoren zu einer glomerulären Hypertrophie und Hyperplasie. Angiotensin II führt auch zu einer erhöhten glomerulären Permeabilität mit Verlust der glomerulären Siebfunktion. Folge ist eine Proteinurie, die ihrerseits als direktes Nephrotoxin zur progressiven Glomerulosklerose und konsekutiven Entwicklung von Schrumpfnieren führt.

Folgen einer CKD:
1. Gestörte sekretorische Nierenfunktion
2. Störungen im Wasser-, Elektrolyt- und Säure-Basen-Haushalt
3. Störungen der Blutdruckregulation
4. Störungen des Mineral- und Knochenstoffwechsels (im Anschluss an das CKD-Kap.)
5. Hämatologische Komplikationen (siehe Kap. „Renale Anämie")
6. Kardiovaskuläre Komplikationen
7. Neurologische Komplikationen
8. Dermatologische Komplikationen

Zu 1: Gestörte sekretorische Nierenfunktion
Zu einem Anstieg der Retentionswerte im Serum kommt es erst dann, wenn mehr als 60 % des funktionstüchtigen Nierengewebes ausgefallen sind (Glomerulusfiltrat < 50 ml/min). Hierbei steigt die Plasmakonzentration von körpereigenen und körperfremden Substanzen (z.B. Medikamente) im Plasma an, wobei der Anstieg der Plasmakonzentration dieser Substanzen gleichzeitig eine Erhöhung ihrer Konzentration im Primärharn zur Folge hat. Auf diese Weise entsteht ein neues Fließgleichgewicht zwischen anfallenden und ausgeschiedenen Substanzen. Die Kreatininkonzentration im Serum bzw. die endogene Kreatinin-Clearance repräsentieren am besten das Glomerulusfiltrat.

Frühzeitig kommt es zu einer Einschränkung der max. Konzentrationsfähigkeit der Nieren. Die abnehmende Zahl der Nephren führt für das Einzelnephron zu einem Überangebot an gelösten Stoffen (z.B. Harnstoff), es resultiert eine osmotische Diurese mit Nykturie, Polyurie und Polydipsie. Während gesunde Nieren die anfallenden osmotischen Substanzen von etwa 900 mosmol/Tag bei maximaler Konzentrierung mit etwa 750 ml Endharn ausscheiden können, sind bei CKD mit Isosthenurie (spezifisches Harngewicht bei ca. 1.010 g/l fixiert) etwa 3 L Urin notwendig. Eine Diurese von > 3 L pro Tag führt zu keiner wesentlichen Steigerung der Harnstoffausscheidung.

Zu 2: Störungen im Wasser-, Elektrolyt- und Säure-Basen-Haushalt

- Natriumbilanz:
  Die fraktionelle Ausscheidung von Natrium (Natriumausscheidung pro Einzelnephron) steigt exponentiell mit der Abnahme der glomerulären Filtrationsrate. Erst bei Abfall der glomerulären Filtrationsrate unter 10 - 20 ml/min ist die Adaptationsfähigkeit der erkrankten Nieren erschöpft, sodass es zu einer Salz- und Wasserretention mit progressiver Zunahme des Extrazellulärvolumens kommt, die einen Schrittmacher für die Entwicklung der Hypertonie des urämischen Patienten darstellt. Aus diesen Gründen sind Diuretika zumindest bei fortgeschrittener CKD ein unverzichtbarer Bestandteil eines jeglichen antihypertensiven Kombinationsschemas. Dagegen kommt es in manchen Fällen (tubulointerstitielle Nephropathie) schon recht frühzeitig zu einer tubulären Funktionsstörung im Sinne einer Salzverlustniere. Bei diesen Patienten führt eine zu strenge Kochsalzrestriktion zu einer zunehmenden Kochsalzverarmung, welche sich nach Ersatz des NaCl-Defizites wieder bessert. Eine generelle strikte kochsalzarme Diät ist daher nicht in allen Fällen indiziert.
- Eine ausgeglichene Kaliumbilanz beobachtet man selbst bei fortgeschrittener CKD durch Zunahme der distalen tubulären Kaliumsekretion pro Einzelnephron und durch eine Erhöhung der intestinalen Kaliumsekretion. Außerdem kommt es bei akuter Kaliumzufuhr zur Umverteilung von Kalium aus dem Extrazellulärraum in die Zellen. Bei terminaler CKD muss man mit einer Hyperkaliämie rechnen, wenn bei übermäßiger Kaliumzufuhr und/oder Azidose die Sekretionskapazität überschritten wird, bei Oligurie die Diurese 500 ml pro Tag unterschreitet und wenn durch Natriummangel im distalen Tubulus nicht mehr genügend Natrium zum Austausch gegen Kalium zur Verfügung steht. Bei Einnahme von kaliumsparenden Diuretika (die bei CKD kontraindiziert sind) und bei Auftreten eines hyporeninämischen Hypoaldosteronismus (z.B. bei diabetischer Nephropathie) muss mit einer Hyperkaliämie gerechnet werden.

Säure-Basen-Haushalt:
Erst bei einer Abnahme der glomerulären Filtrationsrate < 30 ml/min entwickelt sich häufig eine metabolische Azidose. Die Nieren sind dann nicht mehr in der Lage, die täglich im Proteinstoffwechsel anfallenden 60 bis 100 mmol H-Ionen zu eliminieren, da sie nicht mehr über die Fähigkeit zur tubulären Bildung von Ammoniumionen verfügen.

Folgen einer anhaltenden metabolischen Azidose:
- Zunehmende ossäre Kalziumfreisetzung
- Zunahme gastrointestinaler Beschwerden (Übelkeit, Erbrechen, Appetitlosigkeit)
- Tendenz zur Hyperkaliämie
- Subjektives Empfinden von Dyspnoe
- Zunahme des Eiweißkatabolismus

Zu 3: Störungen der Blutdruckregulation

- Arterielle Hypertonie:
  Diese entsteht frühzeitig im Verlauf der CKD, ab einem CKD-Stadium 3 findet sie sich bei 70 - 85 % der Patienten. Mit Eintritt ins Dialysestadium manifestiert sie sich bei 90 % der Patienten. Bei etwa 25 % der CKD-Patienten liegt sogar eine Therapieresistenz vor, die die CKD-Progression akzeleriert.
  Pathophysiologisch liegt der arteriellen Hypertonie eine Imbalanz zwischen vasopressorischen (RAAS, Sympathikus, Endothelinsystem) und vasodilatatorischen Systemen (NO-System, Prostaglandinen) zugrunde. Bei den fortgeschrittenen Stadien der CKD findet sich im Wesentlichen eine Volumenhypertonie.
- Arterielle Hypotonie:
  Häufiger bei CDK-Stadium 4 und 5 durch intravasalen Volumenmangel (übermäßige Diuretikatherapie, Hypotension durch die Dialyse)

Zu 5: Renale Anämie (siehe Hämatologie)

Zu 6: Kardiovaskuläre Komplikationen
Die CKD ist ein eigenständiger kardiovaskulärer Risikofaktor, der mit dem Schweregrad der CKD korreliert. So steigt die kardiovaskuläre Mortalität im CKD-Stadium 3b auf das 11-fache und im Stadium 4 auf das 21-fache eines nierengesunden Kollektivs, verursacht durch die bekannten CV-Risikofaktoren (Hypertonie, Diabetes mellitus, Rauchen, Fettstoffwechselstörungen) und andere Risikofaktoren.

Etwa 75 % der Patienten mit nichtdialysepflichtiger CKD weisen eine schwere Linksherzhypertrophie auf. Die retinale Gefäßanalyse gibt Hinweise auf das Mortalitätsrisiko von Dialysepatienten.

Zu 7: Neurologische Komplikationen

a) Urämische Enzephalopathie: Korreliert mit dem Schweregrad der Nierenfunktionseinschränkungen. Pathogenetisch wird eine neurotoxische Schädigung des zentralen und peripheren Nervensystems durch die Akkumulation von Urämietoxinen angenommen. Die klinische Symptomatik reicht von Stimmungsschwankungen und depressiver Verstimmung bis hin zum zerebralen Koma.
Sonderform: Akkumulation von Aluminium in der grauen Substanz des Gehirns durch aluminiumhaltige Phosphatbinder in der Vergangenheit.

b) Dysäquilibriumsyndrom: Entsteht bei der Einleitung der Dialysetherapie infolge eines osmotischen Gradienten, der sich bei effektiver Dialyse zwischen dem Plasma und dem ZNS ausbildet.
KL.: Kopfschmerzen, Ruhelosigkeit, Muskelkrämpfe, Erbrechen, Verwirrtheit, zerebrale Krämpfe

c) Autonome Neuropathie: Kann sich bei Patienten mit CKD auf dem Boden eines Diabetes mellitus oder eine Amyloidose entwickeln. Klinisch ist eine orthostatische Dysregulation insbesondere durch Hypotensionen durch die Dialyse bedeutsam.

d) Polyneuropathien: Treten überwiegend bei Dialysepatienten auf.
KL.: Sensibilitätsstörungen, Dysästhesien, Verlust des Kälteempfindens

e) Restless-Legs-Syndrom: Findet sich bei ca. 20 - 30 % der dialysepflichtigen Patienten mit CKD und führt nicht selten zu chronischen Schlafstörungen. Als Ursache werden neurotoxische Wirkungen von Urämietoxinen angenommen.

f) Kognitive Dysfunktion und Demenz: Bei hoher kardiovaskulärer Komorbidität vorwiegend vaskuläre Demenzform

Zu 8: Dermatologische Komplikationen:

a) Urämischer Pruritus: Tritt bei ca. 25 - 50 % aller Hämodialysepatienten auf. Die Lokalisation des Pruritus variiert erheblich. Die Haut zeigt außer der häufigen Xerosis und Hyperpigmentierung keine auffälligen Veränderungen. Sekundär finden sich Kratzläsionen und kleine juckende Knoten (Prurigo nodularis). Th.: Topische Therapieformen (fetthaltige Cremes und Hautpflegemittel), Intensivierung der Dialysetherapie, UV-B-Fototherapie und medikamentös Gabapentin/Pregabalin (off-label). Erfolgreiche Nierentransplantation führt in der Regel zum Verschwinden der Symptomatik. Die i.v.-Gabe von Difelikefalin (selektiver Agonist des κ-Opioid-Rezeptors) kann bei Dialysepatienten helfen.

b) Bullöse Hautveränderungen: Bei ca. 20 % der Dialysepatienten, erinnern an die Porphyria cutanea tarda.
Th.: Schutz vor übermäßiger Lichtexposition

KL.:
Di.: Die CKD ist in aller Regel bis zu den späten Stadien 4 oder 5 asymptomatisch und fällt häufig erst bei einer Routinekontrolle durch erhöhtes Serum-Kreatinin und verminderte eGFR auf. Bei fortgeschrittener CKD ist die klinische Symptomatik durch eine reduzierte körperliche Leistungsfähigkeit, Ödem und Atemnot infolge pulmonaler Überwässerung oder Ausbildung von Pleura- und Perikardergüssen charakterisiert. Urämische Spätsymptome (Gastroenteropathie, Sehstörungen, Enzephalopathie etc.) werden bei uns kaum mehr beobachtet.
Bei eingeschränkter eGFR bzw. Vorliegen einer Proteinurie ist zunächst zwischen einer akuten und einer chronischen Nierenerkrankung zu differenzieren. Folgende Befunde sprechen für eine chronische Nierenerkrankung:

Kriterien	Hinweise auf eine chronische Nephropathie
Anamnese	Positive Familienanamnese bzgl. Nierenerkrankungen, früher bestimmtes erhöhtes Serum-Kreatinin, Einnahme nephrotoxischer Pharmaka, Diabetes mellitus, Hypertonie, Vaskulitis, Multiples Myelom
Labor	Ausgepägte normochrome und normozytäre Anämie, Hyperphosphatämie, Parathormon erhöht
Sonografie	Verkleinerte Nieren mit verschmälertem Parenchymsaum, arteriosklerotische Gefäßveränderungen
Echokardiografie	Konzentrische Linksherzhypertrophie

Bei bereits deutlich geschrumpften Nieren ist eine kausale Zuordnung in der Regel nicht mehr möglich. Bei Patienten im CKD-Stadium 3 - 4 mit sonografisch noch normal großen Nieren besteht eine Indikation zur Nierenbiopsie zur Evaluierung eines kausaltherapeutischen Ansatzes, ansonsten sind die verschiedenen Maßnahmen zur Progressionsverzögerung der CKD einzuleiten:

1. Nicht-modifizierbare Risikofaktoren
   - Höheres Alter
   - Männliches Geschlecht
   - Genetische Faktoren und ethnische Zugehörigkeit
2. Modifizierbare Risikofaktoren
   - Arterielle Hypertonie
   - Proteinurie

- Übergewicht und metabolisches Syndrom mit Insulinresistenz, Dyslipidämie (Triglyzeride ↑/HDL-Cholesterin ↓) und Hyperurikämie
- Zigarettenrauchen
- Metabolische Azidose
- Nephrotoxische Substanzen

Th.: ***Merke:*** Wird eine CKD diagnostiziert, so sollte eine umgehende Vorstellung beim Nephrologen erfolgen.

I. Behandlung der Grunderkrankung (sofern möglich)

II. Falls eine kausale Therapie nicht möglich ist, sind progressionsverzögernde Maßnahmen einzuleiten.

A) Maßnahmen zur Progressionshemmung:

1. Behandlung der arteriellen Hypertonie
   Zielblutdruck bei CKD:
   - Bei CKD-Patienten mit Albuminurie < 300 mg/dl und ohne Diabetes mellitus < 140/90 mmHg. Falls tolerabel können Zielwerte um 130/80 mmHg angestrebt werden.
   - Bei CKD- Patienten mit Albuminurie > 300 mg/d: Zielwert ≤ 130/80 mmHg

   Meist ist eine Kombinationstherapie mit mehreren Antihypertensiva erforderlich.
   ACE-Hemmer, bei Unverträglichkeit Angiotensin-Rezeptorblocker (ARB) sind erste Wahl (keine Kombination von beiden!).

   Merke: ACE-Hemmer oder ARB bei Verschlechterung der Nierenfunktion nicht absetzen (das kann die Mortalität steigern)!

   Evtl. Kombination mit lang wirksamen Thiazid-Diuretika (ab CKD 3b Schleifendiuretika). Eine unkritische Verabreichung von Diuretika ist zu vermeiden (Exsikkose, Nephrotoxizität, unerwünschte metabolische Effekte). Weitere Kombinationen: Siehe Kap. Hypertonie.
   Bei Dialysepatienten mit Hypertonie ist es wichtig, auf eine Normovolämie zu achten (Steuerung durch reduzierte Natrium-Konzentration im Dialysat und zusätzliche Ultrafiltration).
2. Reduktion der Proteinurie
   Die initiale Proteinurie sowie die medikamentös erreichte Senkung der Proteinurie sind für die renale Prognose von großer Bedeutung. Die Therapie mit einem ACE-Hemmer oder einem ARB führt unabhängig von der Blutdrucksenkung zu einer Reduktion der Proteinurie von 30 - 45 %. Die Angiotensin-Hemmstoffe sollten soweit wie möglich ausdosiert werden, um eine optimale Senkung der Proteinurie zu erzielen.
   Eine moderate Eiweißzufuhr soll die Hyperfiltration der restlichen Nephrone vermindern (Hyperfiltrationstheorie) und die Proteinurie reduzieren. Aufgrund der derzeitigen Studienlage ist eine gemäßigte Proteinrestriktion auf 0,8g/kg KG/d ab CKD Stadium 3 empfehlenswert. Eine Proteinzufuhr von > 1,2 g/kg KG/d sollte vermieden werden. Bei einer Proteinrestriktion < 0,6g/kg KG/d besteht die Gefahr der Malnutrition mit Prognoseverschlechterung.
   Kontrolle der Kochsalzaufnahme. Derzeit wird bei der CKD eine tägliche Kochsalzaufnahme von 5,0 - 7,5 g NaCl/d empfohlen, sofern kein renales Salzverlustsyndrom vorliegt.
3. Kontrolle einer Hypercholesterinämie und des metabolischen Syndroms (Einzelheiten siehe dort)
   Die neuen Leitlinien der European Society of Cardiology (ESC) stufen Patienten mit einer GFR von 30 - 70 ml/min als Hochrisiko-Patienten und mit einer GFR von 15 - 30 ml/min als Höchstrisiko-Patienten ein. Empfehlung: Senkung des LDL-Cholesterins < 100 bzw. 70 mg/dl.
   Nach den KDIGO-Leitlinien wird als Parameter das Gesamt-Cholesterin empfohlen, da das LDL-Cholesterin bei CKD keine prognostische Aussagekraft aufweisen soll (Einzelheiten siehe KDIGO-Leitlinien und Kap. Hypercholesterinämie).
4. Therapie einer Hyperurikämie
5. Nikotinkarenz
6. Therapie der metabolischen Azidose / Azidoseausgleich:
   Gabe von Natriumbikarbonat (mit rel. hoher Natriumzufuhr, was einen RR-Anstieg begünstigen kann). Alternative: Alkalisierende Ernährung
   Präparate: z.B: Nephrotrans®: 1 - 3 g/d. Eine metabolische Alkalose sollte verhindert werden.
   Eine medikamentöse Korrektur der renalen Azidose sollte vorgenommen werden, wenn das Serumbikarbonat < 22 mmol/l abfällt. Diese Empfehlungen basieren auf der Tatsache, dass eine chronische metabolische Azidose die Knochenresorption steigert. Eine optimale Korrektur der Azidose verzögert die Progression des sekundären Hyperparathyreoidismus bei Patienten mit High-turnover-Osteopathie, stimuliert den Knochen-Turnover bei Patienten mit Low-turnover-Osteopathie und verzögert eine Progredienz der CKD.
   Eine Therapiealternative zu Natriumbikarbonat ist das Polyamin Veverimer, das Salzsäure im Gastrointestinaltrakt bindet, so dass sie ausgeschieden werden kann.

7. Arzneimitteltherapie bei CKD
Vermeidung nephrotoxischer Substanzen und Berücksichtigung der veränderten Pharmakokinetik für renal eliminierte Pharmaka
Vermeidung nephrotoxischer Substanzen: z.B. Aminoglykoside, Analgetika, NSAR und selektive COX-2-Inhibitoren; Vermeidung bzw. restriktive (strenge) Indikationsstellung für die Anwendung von Röntgenkontrastmitteln. Als Präventivmaßnahmen zur Abschwächung der Kontrastmitteltoxizität gelten adäquate Hydrierung der Patienten vor der Untersuchung (siehe Kap. „Kontrastmittel-Nephropathie").
   - Beachtung von Kontraindikationen bei CKD: z.B. Pethidin (→ Konvulsionen); Lithium (→ Nephro-, Neurotoxizität); Metformin (bei eGFR < 30 ml/Min/1,73 m^2 kontraindiziert wegen Gefahr der Laktatazidose); Sulfonylharnstoffe (→ Hypoglykämiegefahr); MTX (→ Myelotoxizität); Spironolacton und Eplerenon (→ Hyperkaliämie); Gadolinium (→ nephrogene systemische Fibrose); Cefepim (→ ZNS-Störungen) u.a.
   - Berücksichtigung der veränderten Pharmakokinetik für renal eliminierte Medikamente: Therapiebeginn mit normaler Startdosis/Erstdosis, jedoch Reduktion der Erhaltungsdosis entsprechend der verlängerten Halbwertzeit bei CKD ($T_{1/2}$ nimmt zu mit abnehmender Kreatininclearance). Zu bevorzugen sind Medikamente, deren Dosierung trotz CKD nicht verändert werden muss. Im Zweifelsfall Blutspiegelbestimmung der Pharmaka. (Herzglykoside bei CKD: siehe Kap. Herzinsuffizienz!).
   Besonders wichtig ist eine Dosisanpassung, sofern
   - die eGFR < 60ml/min/1,73 m^2 und
   - der Q_0-Wert (extrarenaler Ausscheidungsbruchteil bei normaler Nierenfunktion) des Arzneimittels < 0,5 ist. (*www.dosing.de, www.uni-ulm.de/nephrologie*)
8. Therapie der Hyperkaliämie (siehe auch Kap. Hyperkaliämie)
Ursachen beseitigen (z.B. kaliumreiche Kost? Katabolismus?), Azidose behandeln, Gabe von Ionenaustauscherharzen (je nach Situation auf Na^+- oder Ca^{++}-Basis): Kaliumsparende Diuretika sind kontraindiziert! Auch ACE-Hemmer und Cotrimoxazol können zu Hyperkaliämie beitragen.
9. Prüfung und Auffrischung des Impfstatus (nach STIKO)

B) Nierenersatzbehandlung:

Ziele: Elimination von Wasser + harnpflichtigen Substanzen (Kreatinin, Harnstoff, Urämietoxine), Korrektur von Störungen im Elektrolyt- und Säure-Basen-Haushalt; Vermeidung von Komplikationen der CKD

Verfahren:

B1: **Hämodialyse (HD)** ist das am häufigsten (65 % in Deutschland) angewandte Dialyseverfahren. Ziel ist die Wiederherstellung des intra- und extrazellulären Flüssigkeitshaushaltes wie bei normaler Nierenfunktion. Über eine semipermeable Membran, die für Substanzen bis zu einem MG von ca. 25.000 Dalton durchlässig ist, diffundieren die harnpflichtigen Stoffe entlang einem Konzentrationsgefälle aus dem Blut in die isotonische/isoionische Dialysatflüssigkeit. Der Konzentrationsunterschied zwischen Blut und Dialysat wird maschinell aufrechterhalten. Besteht außerdem ein osmotisches oder physikalisches Druckgefälle vom Blut zum Dialysat, kann dem Blut (und dem Körper) Wasser entzogen werden (= Ultrafiltration).
Um einen leicht und wiederholbar zu punktierenden Gefäßzugang zu haben, wird bei Patienten, die ins chronisch-intermittierenden Dialyseprogramm gehen, eine arteriovenöse Fistel angelegt (z.B. Cimino-Brescia-Shunt zwischen A. radialis und einer Unterarmvene). Vor Shuntanlage dürfen keine Blutabnahmen an dem entsprechenden Unterarm vorgenommen werden. Als Therapiestandard gilt die chronisch-intermittierende Hämodialyse (HD). Die HD wird überwiegend in Dialysezentren (Zentrums-HD) oder seltener als Heimdialyse durchgeführt. Die Heimdialyse zeigt in Studien reduzierte Morbidität und Mortalität bei höherer Lebensqualität. Bei der Heimdialyse werden täglich kurze oder 3x/Woche 8-stündige Dialysebehandlung durchgeführt.

Beurteilung der effizienten Hämodialysebehandlung:

1. Klinische Daten: Allgemeines Wohlbefinden, Gewichtsverlauf, Ernährungszustand, Blutdruck, Anämiegrad, Calcium-Phosphatprodukt, Parathormon, Zustand des Gefäßzuganges (Dialyseshunt)
2. Bestimmung Kt/V: Die Harnstoffclearance (K) des Dialysators wird mit der Dialysedauer (t) multipliziert und durch das Harnstoffverteilungsvolumen (V) des Patienten dividiert. Kt/V sollte bei HD > 1,2 betragen. Dieser Parameter ist bedeutsam für die Festlegung der Dialysedosis.
3. Bestimmung des Ausmaßes des Proteinumsatzes (PCR = protein catabolic rate) oder der mittleren wöchentlichen Harnstoffkonzentration (TAC = time average concentration)

Kt/V und PCR sollten regelmäßig in Abständen von 3 Monaten oder bei Therapieänderung ermittelt werden.

B2: **Peritonealdialyse (PD)** ist neben der Hämodialyse ein adäquates Nierenersatzverfahren, welches eine vergleichbare, in den ersten 2 - 3 Behandlungsjahren sogar eine geringere Mortalität aufweist. Bei Langzeit-PD-Patienten steigt jedoch die Mortalität im Vergleich zu HD-Patienten an. Das in den letzten Jahren entwickelte Konzept der „integrated care" (primärer PD-Beginn, später Wechsel zur HD) wird in vielen Studien unterstützt. Der bessere Erhalt der Nierenrestfunktion, die Schonung der Armgefäße für eine spätere Shuntanlage und die fehlende kardiale Belastung durch einen Shunt sprechen für eine Bevorzugung der PD als initiales Dialyseverfahren, besonders bei Diabetes-Patienten. Weltweit liegt der Anteil der Patienten, die mit Peritonealdialyse behandelt werden, jedoch nur bei ca. 10 %.

KI: CED; Erkrankungen mit erhöhtem Peritonitisrisiko, Hernien, COPD, Eiweißmangel, Psychosen u.a.

Bei der Peritonealdialyse dient das Peritoneum als semipermeable Membran (mit einer Austauschfläche von ca. 1 m^2), die Bauchhöhle als Behälter für das Dialysat, welches über einen PD-Katheter instilliert wird. Als Basis der PD dienen glukosehaltige Lösungen. Empfehlenswert sind neue glukosehaltige Lösungen mit einer niedrigen Konzentration von Glukoseabbauprodukten (Glucose Degradation Products = GDPs), die eine bessere Biokompatibilität aufweisen. Icodextrinhaltige Lösungen (Icodextrin ist ein Stärkederivat) eignen sich aufgrund der besseren Ultrafiltration und Natrium-Elimination bei Patienten mit automatisierter PD (APD) und anurischen Patienten sowie auch bei Diabetikern und adipösen Patienten (geringere Glukosezufuhr).

Formen der Peritonealdialyse (PD)

1. Nicht maschinell unterstützte PD: CAPD (kontinuierliche ambulante PD)
2. Maschinell unterstützte PD → Varianten:
   - APD (automatisierte PD)
   - CCPD (kontinuierliche zyklische PD)
   - NIPD (nächtliche intermittierende PD)

   Bei der NIPD sind die Patienten am Tag mobiler und kosmetisch weniger beeinträchtigt. Die Peritonealdialyse ist für Kinder, für berufstätige und auch für ältere Patienten mit Familienanschluss zu bevorzugen. Häufige Reisetätigkeit lässt sich mit der PD einfacher verwirklichen.

Beurteilung der effizienten PD-Behandlung:

Regelmäßige peritoneale Funktionstests dienen der Therapieoptimierung und der Erfassung von Membranänderungen. Derzeit empfiehlt sich der kombinierte modifizierte peritoneale Äquilibrationstest (PET) mit 3,86 %iger Glukoselösung. Zur Beurteilung der individuellen Membraneigenschaft Messung der Clearance-Rate von kleinmolekularen Substanzen wie Harnstoff und Kreatinin sowie Bestimmung der Absorption der osmotisch wirksamen Substanz Glukose aus dem Dialysat. Die gleichzeitige Bestimmung des freien Wassertransports erlaubt eine genauere Erfassung und Charakterisierung von Ultrafiltrationsstörungen. Außerdem korreliert der freie Wassertransport mit dem Ausmaß der peritonealen Fibrose. (Früherkennung der enkapsulierenden Peritonealsklerose). Der Test der Membranfunktion sollte 4 Wochen nach PD-Beginn und alle 12 Monate bzw. bei klinischen Problemen durchgeführt werden.

Mind. halbjährlich sollte bei PD-Patienten mit bestehender Urinausscheidung die Nierenrestfunktion bestimmt werden. Der Erhalt der Nierenrestfunktion ist von zentraler Bedeutung, da er einen Prädiktor für die Morbidität und Mortalität der PD-Patienten darstellt.

B3: **Hämofiltration (HF)/Ultrafiltration:**

Das Prinzip der Hämofiltration (HF) unterscheidet sich von der Hämodialyse (HD) dadurch, dass keine Dialyseflüssigkeit durch den Dialysator geleitet wird, sondern eine Hämofiltrationslösung intravenös infundiert wird, die im Hämofilter per Ultrafiltration wieder entfernt wird. Durch Mitnahmeeffekt werden die harnpflichtigen Substanzen mit dem ultrafiltrierten Wasser aus dem Blut entfernt. Der Vorteil ist, dass auch größere Moleküle entfernt werden, die bei der herkömmlichen Hämodialyse nicht so effektiv eliminiert werden können. Die Hämofiltration ist dem Dialyseverfahren gleichwertig und bietet den Vorteil der geringeren Kreislaufbelastung. Üblicherweise werden 3 x/Wo. 14 - 18 l ausgetauscht.

2 Varianten:

- Kontinuierliche arteriovenöse Hämofiltration (CAVH): Erfolgt unter Ausnutzung des physiologischen Druckgefälles zwischen Arterien und Venen.
- Kontinuierliche venovenöse Hämofiltration (CVVH): Erfolgt unter Einschaltung einer Pumpe

B4: **Hämodiafiltration:**

Dieses Verfahren kombiniert die Vorteile der Hämodialyse (gute Elimination niedermolekularer Stoffe) mit denen der Hämofiltration (gute Elimination mittelmolekularer Stoffe). Bei terminaler CKD werden 3 Behandlungen/Woche von 3,5 - 5 h Dauer durchgeführt → Reduktion der Gesamtmortalität.

Ind: 1. Dauerdialysetherapie bei terminaler CKD:
Indikationen zum Dialysebeginn
- Urämische Symptome (Übelkeit, Erbrechen, Abnahme der Leistungsfähigkeit, gestörter Schlaf-Wach-Rhythmus, Pruritus, urämische Perikarditis, urämische Enzephalopathie)
- Therapierefraktäre Hypertonie
- Hyperhydratation mit Fluid lung/Ödemen
- Hyperkaliämie (Serumkalium > 6,5 mmol/l: Notfallindikation)
- Renale Azidose, pH < 7,2; Base excess > -10 mmol/l
- Renale Anämie, Hb < 8,5 g/ dl trotz adäquater Substitution mit Eisen/Erythropoetin
- Verminderung der glomerulären Filtrationsrate (GFR): Die GFR wird absolut (ml/min) oder relativ zur Körperoberfläche gemessen (ml/min/1,73 m^2) → Dialyseindikation: GFR < 7 ml/min bei Fehlen von Urämiesymptomen und sorgfältiger nephrologischer Betreuung (IDEAL-Studie). Früherer Beginn der Dialyse bei zusätzlichem Diabetes mellitus oder bei Malnutrition.

2. Akutes Nierenversagen (AKI)
- Anurie > 12 h nach konservativer Therapie
- Serumkreatininanstieg > 1,0 mg/dl in 24 h
- Hyperkaliämie, Azotämie, Azidose, Hyperhydratation, Urämiesymptome (siehe oben)
- Hyperurikämie > 12 mg/dl (z.B. Tumor-Lyse-Syndrom)

3. Intoxikationen mit dialysablen bzw. ultrafiltrierbaren Giften

4. Kardial bedingte Überwässerungszustände

Ko.: ▶ **Komplikationen der PD:**
- Exit-site-Infektion und Tunnelinfektionen:
Häufigkeitsangaben liegen zwischen 0,1 - 1,0 Episode/Jahr. Eine Exit-site-Infektion liegt vor bei eitriger Sekretion mit oder ohne Rötung. Eine Tunnelinfektion liegt vor bei Infektionen des den Katheter umgebenden Gewebes in der Bauchwand.
Frühdiagnose: Sonografie: echoarme Areal um Katheter und/oder Muffe. Keimabstrich für bakterielle Kultur + Antibiogramm
Th.: Antibiotische Therapie. Zur Verlaufskontrolle eignet sich die Sonografie.
- PD-assoziierte Peritonitis:
Inzidenz: 0,2 - 0,6 Episoden/Jahr
Pg.: Überwiegen von grampositiven Erregern, Infektionswege können sein: Kontamination (intraluminal), Katheter-assoziiert (periluminal), gastrointestinal
Di.: Eine PD-Peritonitis liegt vor, wenn 2 von 3 Kriterien erfüllt sind:
- Abdominelle Schmerzen
- Trüber Auslauf (Leukozyten > 100/µl und Granulozytose > 50 %
- Kultureller Nachweis von Keimen in der Dialysatkultur
Gramfärbung des Dialysats (früher Nachweis einer Pilzinfektion)
Aerobe und anaerobe Blutkultur
Th.:
1. Prävention der Peritonitis: z.B. Optimierung der Katheter-Implantationstechniken, prophylaktische Antibiotikatherapie, optimierte Konnektionstechniken, Patiententrainingsprogramme, Pflege der Katheter-Austrittsstelle, Antibiotikaprophylaxe bei einer Koloskopie und bei gynäkologischen Eingriffen
2. Empirische Primärbehandlung nach der mikrobiologischen Asservierung: Kombination aus Vancomycin mit Cephalosporin (Cephalosporine entweder intermittierend 1 x täglich oder kontinuierlich in den Beutel)
3. Temporäre Umstellung von APD (automatisierte PD) auf CAPD (kontinuierliche ambulante PD)
4. Nach Identifizierung des verantwortlichen Keims Fortsetzung der Antibiose mit wirksamem Antibiotikum mit engem Wirkspektrum
Behandlung mit Aminoglykoside über die Dauer von 5 Tagen ist nur dann indiziert, wenn kein anderes verlässlich wirksames Antibiotikum zur Verfügung steht. Behandlungsdauer mindestens 14 Tage, bei Nachweis von Staphylococcus aureus, Enterokokken oder gramnegativen Erregern mindestens 21 Tage
5. Bei Peritonitiden mit grampositiven Erregern tritt in der Regel nach 48 Stunden Therapie klinische und laborchemische Besserung ein. Bei Ausbleiben erneute Dialysat-Kulturen.
6. Bei refraktärer Peritonitis ist die Entfernung des PD-Katheters indiziert. Das gleiche gilt für die Pilzperitonitis, auch im Falle einer erfolgreichen antimykotischen Therapie.

▶ **Komplikationen der HD:**
- Am Shunt: Stenosen, Thrombosen, Blutungen, Infektionen, Sepsis, Steal-Syndrom (mit Schmerzen in den Fingern), Aneurysmen, Herzinsuffizienz
- Hypotonie durch zu hohe Ultrafiltrationsraten (bei intermittierender Hämodialyse)
- Muskelkrämpfe

- Dysequilibrium-Syndrom durch zu schnelle Entfernung von Harnstoff → evtl. Hirnödem: Kopfschmerzen, Übelkeit, Erbrechen, Sehstörungen; in schweren Fällen Desorientiertheit bis Koma, Krampfanfälle. Prophylaxe: Schonende Dialyse, insbes. initial bei akutem Nierenversagen.
- Selten Überempfindlichkeitsreaktionen, z.B. gegen Membranmaterial
- Überwässerung und Hypertonie bei unkontrollierter Flüssigkeitsaufnahme (täglich wiegen!)
- Lebensbedrohliche Hyperkaliämie bei unkontrollierter Kaliumaufnahme
- Hepatitis B (aktive Schutzimpfung!) und Hepatitis C
- HIT II durch Antikoagulation mit Heparin (→ Thrombozytenkontrollen)
- Aluminiumablagerungen im Gehirn (Dialysedemenz) und Knochen (***Cave*** aluminiumhaltige Phosphatbinder)
- Kachexie infolge Katabolismus
- Polyneuropathie
- Selten β2-Mikroglobulin-assoziierte Amyloidose mit Karpaltunnelsyndrom und Amyloidarthropathie
- Psychische Probleme

Prognose unter Dialyse: 10-Jahresüberlebensrate bei Heimdialyse ca. 55 %, wobei die Prognose mit steigendem Lebensalter abnimmt.

C) Nierentransplantation (NTX):

Internet-Infos: *www.kdigo.org*

Ep.: Deutschland: ca. 2.500 NTX/a (davon ca. 30 % Lebendspenden)

Ind: NTX ist die Behandlungsmethode der Wahl bei Patienten mit terminaler CKD. Auch eine optimale Dialyse ist nicht so gut wie die Funktion einer transplantierten Niere. NTX ist quoad vitam besser als Dialyse!

Voraussetzungen und Kontraindikationen: Siehe Kap. Organspende

Voraussetzung für eine Organtransplantation ist die Blutgruppenkompatibilität zwischen Spender und Empfänger im AB0-System.

Für hochimmunisierte Patienten mit HLA-Ak, die in das „Acceptable Mismatch"-Programm aufgenommen wurden, gelten folgende Blutgruppenregeln:

Spender Blutgruppe	Empfänger Blutgruppe
0	→ 0, A, B, AB
A	→ A, AB
B	→ B, AB
AB	→ AB

Bei der Nierenlebendspende besteht auch die Möglichkeit zur AB0-inkompatiblen Transplantation: Mittels Gabe von Rituximab und Immunglobulinen sowie Durchführung von Immunadsorptionen vor der Transplantation wird eine Immuntoleranz des Empfängers herbeigeführt.

Bei Patienten mit präformierten Antikörpern gegen Spender HLA-Antigene (immunisiert z.B. durch vorangegangene Transplantationen, Blutprodukte oder Schwangerschaften) besteht eine höhere Gefahr der Abstoßung. Das Vorliegen präformierter Antikörper wird während der Wartezeit vierteljährlich untersucht (Panel-Reaktivitäts-Bestimmung). Bei Patienten mit HLA-Ak, bei denen sich ein passender Spender findet, kann die immunologische Barriere überwunden werden durch Desensibilisierungsmaßnahmen (Plasmapherese, Immunadsorption, Gabe von hochdosierten Immunglobulinen sowie Rituximab u.a.).
Unmittelbar vor der Transplantation werden bisher nicht bekannte Antikörper durch einen Lymphozyten-Cross-match-Test ausgeschlossen. Positiver Cross-match-Test bedeutet KI für die vorgesehene Transplantation.

Leichenspende: Wartezeit: ca. 5 - 6 Jahre
Alle Patienten werden über das betreuende Transplantationszentrum bei Eurotransplant Leiden angemeldet. Eurotransplant führt die Wartelisten der beteiligten Länder (BeNeLux, Österreich, Slowenien, Kroatien, Ungarn, Deutschland) zusammen und vermittelt die gespendeten Organe. Für Regionen außerhalb Eurotransplant gibt es noch Balttransplant, Scandiatransplant und UK-Transplant. Die Zuteilung erfolgt nach einem Punktesystem (ETKAS), das Dringlichkeit, HLA-Kompatibilität (Gewebeübereinstimmung), Wartezeit, Entfernung zum Explantationsort u. a. beinhaltet.
Als erste warme Ischämiezeit bezeichnet man die Zeit vom Sistieren der Durchblutung bis zur Herabkühlung des Organs auf 4 Grad Celsius (wenige Min.). Die kalte Ischämiezeit bezeichnet die Zeitspanne zwischen Kühlung und Beginn der Anastomosierung (bis 36 h). Die zweite warme Ischämiezeit ist die Zeit zwischen Anastomisierungsbeginn und Freigabe der Durchblutung.

Op.: Die Niere wird i.d.R. extraperitoneal in die Fossa iliaca transplantiert.

Anm.: Bei etwa 50 % der Leichennieren-Transplantationen findet sich eine verzögert einsetzende Nierenfunktion (Dialysebedarf für 7 Tage nach Transplantation) mit reduzierter Langzeitfunktion. Verbesserte Resultate finden sich bei leichter Hypothermie des hirntoten Spenders.

Lebendnierenspende: Ca. 30 % aller Nierentransplantationen in Deutschland. Spenden können nahe Verwandte oder Personen mit einem engen persönlichen Verhältnis.
Die Prognose hinsichtlich der Nierenfunktion ist auch bei fehlender HLA-Kompatibilität besser als bei der Leichenspende (kurze Ischämiezeit, evtl. bessere post-operative Compliance).
Eine Lebendnierenspende führt in den meisten Fällen nicht zu verminderter Lebenserwartung des Spenders. Das Risiko für eine terminale CKD wird durch die Nierenspende meist nicht erhöht, in einer Studie traten jedoch bei 1 % der Spender eine Niereninsuffizienz auf (höchstes Risiko bei Spendern afroamerikanischer Abstammung). Das Risiko für eine Präeklampsie und Gestationshypertonie ist leicht erhöht (siehe auch Internet *KDIGO-Leitlinie zur Nierenlebendspende*).

Impfschutz vor der Transplantation.
Regelimpfungen (Polio, Diphtherie, Tetanus), Hepatitis B, Pneumokokken, Influenza

Postoperative Infektionsprophylaxe:
Gegen Pneumocystis jirovecii: Cotrimoxazol, 480 mg täglich oder 960 mg jeden 2. - 3. Tag für mind. 4 Monate. Bei Cotrimoxazol-Unverträglichkeit: Pentamidin-Inhalation 300 mg 1 - 2 x monatlich
Gegen CMV (bei positivem Spender und negativen Empfänger): z.B. Valganciclovir, 3 - 4 Mon. (Dosisanpassung nach Nierenfunktion)

Lebenslange Immunsuppression nach Transplantation:
Leitliniengerechte Kombinationstherapie: z.B. Calcineurin-Inhibitor (Tacrolimus oder Ciclosporin A) + Interleukin 2 (IL-2)-Rezeptorantagonist (Basiliximab) + Mycophenolat + Kortikosteroid (verschiedene Protokolle der Transplantationszentren), im Verlauf ggf. Reduktion auf Zweierkombination nach ausschleichender Steroiddosierung. Belatacept sollte bei EBV-seronegativen Patienten nicht angewendet werden.

Impfungen nach der Transplantation: In den ersten 6 Monaten nach Transplantation sollten Impfungen vermieden werden (Ausnahme: Influenza-Impfung). Danach kann mit inaktivierten Totimpfstoffen geimpft werden (keine Lebendimpfstoffe).

Komplikationen nach Transplantation:
1. Postoperative Komplikationen:
   Blutungen oder Thrombosen der Nierengefäße, Lymphozelen, Ureterleckagen, akutes Nierenversagen der transplantierten Niere u. a.
2. Abstoßungsreaktion (Banff-Klassifikation der Transplatatpathologie):
   - Normal
   - Antikörper-vermittelte Rejektion
   Die chronisch aktive Form ist die wichtigste Ursache für ein spätes Transplantationsversagen. Nachweis durch donorspezifische Antikörper (DSA) im Patientenserum, die sich gegen HLA-Antigen des Spenders richten. Etwa 30 % aller Nierentransplantationspatienten haben präformierte Ak (bereits bestehend vor der Transplantation), weitere 20 - 30 % entwickeln DSAs de novo. Histomorphologische Endothelschädigung und Mikrozirkulationsstörung, C4d-positiv
   - Borderline-Veränderungen
   - T-Zell-vermittelte Abstoßung
   - Interstitielle Fibrose und tubuläre Atrophie, keine spezifische Ursache; früher: chronische Allograft-Nephropathie (CAN)
   - Akute oder chronische Veränderungen ohne Hinweis auf eine Abstoßung

   Essentiell ist die Früherkennung einer Abstoßung. Bei hochimmunisierten Patienten Antikörper-Screening. Bei allen anderen kann bei Kreatininanstieg oder bei de novo-Proteinurie zunächst eine Transplantatbiopsie erfolgen. Bei C4d-Positivität bzw. Mikrozirkulationsstörung Stufendiagnostik mit Ak-Suchtest und ggf. DSA-Subdifferenzierung.
   Akute Abstoßungen können i.d.R. durch Kortikoidpulstherapie bzw. Intensivierung der Immunsuppression (Gabe von Tacrolimus statt Cyclosporin A) erfolgreich behandelt werden. Steroidresistente Abstoßungen werden mit Antithymozytenglobulin (ATG) oder dem monoklonalen Ak OKT3 behandelt. IL-2-Rezeptor-Ak (Basiliximab) werden präoperativ zur Prophylaxe akuter Abstoßungen eingesetzt.
3. Folgen der immunsuppressiven Therapie:
   - Infektionsschwerpunkte nach dem zeitlichen Verlauf nach Transplantation:
     - < 1 Monat nach Transplantation: Katheter-/Wundinfektionen (auch mit MRSA, Pilzen), Sepsis
     - 1 - 6 Monate nach Transplantation: Pneumocystis jirovecii (→ 6 Monate lang nach Transplantation Gabe von Cotrimoxazol, dadurch auch Prophylaxe von Harnwegsinfektionen) und CMV (→ Prophylaxe und Therapie mit Ganciclovir oder Valganciclovir)

HSV- und VZV-Infektion: Therapie mit Aciclovir u.a. antiviralen Mitteln (siehe dort). VZV-negative Patienten nach Exposition mit i.v.-Immunglobulinen schützen.
EBV-Erkrankung und PTLD (post-transplant lymphoproliferative disorder): Immunsuppressive Medikation reduzieren, notfalls absetzen.
Polyoma-BK-Virus: Bis zu 80 % der Patienten mit Polyoma-BK-Virus-Nephropathie verlieren ihr Transplantat. Di.: Decoy-Zellen im Urinsediment (= Epithelzellen mit vergrößerten Kernen und intranukleären Viruseinschlüssen), PCR (Virus-DNA), evtl. Nierenbiopsie. Th.: Reduktion der Immunsuppression bei BK-Virus-Nephropathie, auch schon bei erheblicher BK-Virämie. Bisher keine wirksame antivirale Therapie bekannt.

- > 6 Monate nach Transplantation: Harnwegsinfektionen (häufigste Infektkomplikation. Im 1. Jahr nach NTX haben bis zu 50 % der Patienten asymptomatische Bakteriurien), häuslich erworbene Pneumonie (CAP), Infektionen mit Herpesviren, Pilze u.a.

- Malignomentwicklung: Hauttumoren, bes. Plattenepithelkarzinome (→ Sonnenexposition meiden, Lichtschutzmittel, jährliche Vorsorgeuntersuchung beim Hautarzt; Calcineurin-Inhibitoren ersetzen durch Sirolimus); posttransplantationslymphoproliferative Erkrankungen (PTLD) = EBV-assoziierte B-Zell-Lymphome (Prophylaxe durch EBV-Ak-Präparate?)
- Toxizität/NW der Medikamente: Gingivahyperplasie (CyA), Leukopenie, Thrombozytopenie, Nephrotoxizität (CyA), Wundheilungsstörungen (Sirolimus), Pneumonitis (Sirolimus), arterielle Hypertonie (Kortikosteroide, Calcineurininhibitor), steroidinduzierte Osteoporose (siehe dort), Hypercholesterinämie, diabetogene NW der Kortikosteroide und Calcineurininhibitoren → regelmäßige Screeningteste auf Diabetes mellitus („New Onset Diabetes After Transplantation“ = NODAT)
  Um das NW-Potenzial der Calcineurin-Inhibitoren zu vermeiden, werden Calcineurin-Inhibitorfreie Therapieprotokolle erprobt (z.B. mit Belatacept).

4. Rekurrenz der Grundkrankheit im Transplantat (z.B. Glomerulonephritis)
   Falls eine Transplantat-Nierenbiopsie eine Minimal-change-Nephropathie oder ein erneutes Auftreten einer fokal segmentalen Glomerulosklerose ergibt, sollte eine Plasmaseparation durchgeführt werden.
   Bei Rekurrenz einer ANCA-assoziierten Vaskulitis oder einer Anti-GBM-Erkrankung im Transplantat empfiehlt sich eine hochdosierte Kortikosteroidtherapie + Cyclophosphamid.
   Bei rekurrenter Glomerulonephritis und Proteinurie sollten außerdem ACE-Hemmer oder Angiotensin-II-Blocker verabreicht werden.

Prg: Transplantatüberleben bei Leichenspenden 77 % nach 5 J. (85 % bei Lebendspenden). Im Vergleich zur Dialysetherapie erhöht sich die Lebenserwartung durch Nierentransplantation um 17 Jahre (in der Altersgruppe 20 - 40 J.). Mittlere Transplantatüberlebenszeit ca. 14 J. (bei Lebendspende länger)
Die 3 häufigsten Todesursachen nach Nierentransplantation sind:
- Kardiovaskuläre Komplikationen (ca. 50 %)!
- Infektionen (ca. 20 %)
- Malignome (ca. 6 %): Hauttumore (Plattenepithelkarzinome, Basaliome), Karzinome der Cervix uteri; B-Zell-Lymphome u.a.

Wichtig für die Prognose der Nierenfunktion nach Transplantation: Optimale RR-Einstellung (≤ 140/90 mmHg, bei Proteinurie ≤ 130/80 mmHg) sowie Behandlung einer Hyperlipidämie und Proteinurie; Gewichtsnormalisierung und Nikotinverzicht.
Weitere Einzelheiten bezüglich Betreuung von Nierentransplantat-Empfängern: Siehe Internet *KDIGO-Leitlinie*

ANHANG: Organspende

Internet-Infos: *www.dso.de; www.bundesaerztekammer.de*
Im deutschen Transplantationsgesetz (TPG) werden Spende, Entnahme, Vermittlung und Übertragung von Organen geregelt, die nach dem Tod oder zu Lebzeiten gespendet werden.
Kernpunkt des Gesetzes ist die strikte organisatorische und personelle Trennung der Bereiche Organ- und Gewebespende auf der einen Seite sowie Vermittlung (Allokation) und Transplantation auf der anderen Seite.
Die postmortale Organspende wird von der Deutschen Stiftung Organtransplantation (DSO) koordiniert. Sie unterstützt alle Krankenhäuser in allen Belangen des Organspendeprozesses. (DSO Infotelefon Organspende: 0800-9040400).
Für die Vermittlung von Spenderorganen in den Beneluxstaaten, Deutschland, Österreich, Kroatien, Slowenien und Ungarn ist die Stiftung Eurotransplant (ET) mit Sitz in Leiden zuständig. Ziele der Allokationssysteme für die einzelnen Organe sind zum einen Verteilungsgerechtigkeit, Chancengleichheit und Vermeidung von Benachteiligungen einzelner Patientengruppen mit speziellen Problemen.

Die Richtlinienkompetenz für die Organtransplantation liegt laut TPG bei der Bundesärztekammer (→ *Internet*)

Voraussetzungen für eine Organspende sind:

1. Nachweis eines irreversiblen Hirnfunktionsausfalls

Mind. 2 nicht an der Transplantation beteiligte Ärzte müssen unabhängig voneinander den irreversiblen Hirnfunktionsausfall feststellen. Sie müssen dokumentiert nicht nur über eine mehrjährige intensivmedizinische Erfahrung verfügen, sondern auch Fachärzte sein. Mind. einer der Ärzte muss ein Facharzt für Neurologie oder Neurochirurgie sein. Das Ergebnis ihrer Untersuchung muss schriftlich dokumentiert werden. Die neuen Richtlinien enthalten Präzisierungen bei der klinischen Diagnostik wie dem Apnoetest, Nachweis des zerebralen Zirkulationsstillstands wie Doppler-/Duplexsonografie, zerebrale Perfusionsszintigrafie oder CT-Angiografie.

2. Zustimmung zur Transplantation

In Deutschland gilt die Entscheidungslösung. Demnach dürfen einem Menschen nur Organe und Gewebe entnommen werden, wenn die verstorbene Person zu Lebzeiten oder stellvertretend die Angehörigen zugestimmt haben. Im Organspendeausweis wird die Entscheidung dokumentiert.

Seit 2020 werden Bürger im Rahmen der erweiterten Entscheidungslösung mindestens alle 10 Jahre beim Abholen eines Ausweises auf Organspende angesprochen. Hausärzte sollen eine Vergütung erhalten, wenn sie die Patienten hinsichtlich Organspende beraten

Etablierung eines bundesweiten Online-Registers über die Spendenbereitschaft

Merke: Die Patientenverfügung sollte auch die Frage der Organspende enthalten. In der Mehrzahl der europäischen Länder gilt die sog. Widerspruchslösung (sie ermöglicht eine Organentnahme, wenn der Verstorbene zu Lebzeiten nicht widersprochen hat).

3. Keine medizinischen Kontraindikationen

Infektiöse Kontraindikationen: HIV-, HTLV-, Masern-, Enterovirusinfektionen, Sepsis, insbesondere Staphylokokkensepsis, floride Tuberkulose, i.v.-Drogensucht, fehlende Compliance u.a.

Maligne Tumoren, wobei in Abhängigkeit vom Tumortyp 2 - 5 Jahre nach der kompletten Sanierung eine Organspende erwogen werden kann. Nichtmelanotische Hauttumoren und nichtmetastasierende Hirntumoren sind keine Kontraindikationen.

Aufgrund des Organmangels erweiterte Spenderkriterien: Höheres Spenderalter, vorbestehende arterielle Hypertonie, Diabetes mellitus und auch ein Serumkreatinin > 1,5 mg/dl sind keine Kontraindikationen mehr.

4. Weitere Voraussetzungen

Blutgruppenkompatibilität - siehe Kap. Nierentransplantation

Bemühungen zu einer Verbesserung der Organspendesituation in Deutschland sind eingeleitet worden (Aufklärung, verbesserte Transparenz bei der Organvergabe u.a.).

Störungen des Mineral- und Knochenstoffwechsels CKD-MBD = chronic kidney disease - mineral bone disorder

[N25.0]

(siehe Internet *KDIGO-Leitlinien 2017*)

Syn: Renale Osteodystrophie (renale Osteopathie)

Im Verlaufe einer CKD treten bedeutsame Veränderungen des Mineralstoffwechsels und der endokrinen Regulation auf, die zu nachhaltigen Störungen des Knochenstoffwechsels führen.

Bei einer CKD auftretende ossäre Veränderungen:

1. Ost(e)itis fibrosa als ossäre Manifestation des sekundären Hyperparathyreoidismus (sHPT - 45 %) charakterisiert durch eine konstant gesteigerte Osteoklasten- und Osteoblastenaktivität (hyperresorptiver Knochenstoffwechsel) mit Ausdünnung der Knochensubstanz und fibrotischem Gewebeersatz (herabgesetzte Knochenstabilität)
2. Adyname Knochenkrankheit (ca. 45 %) als Manifestation eines herabgesetzten Knochenumbaus. Sie beruht vorwiegend auf einer PTH-Resistenz des Knochens mit vermindertem Remodeling und einer verminderten Mineralisation. Risiko der Hyperkalzämie bei exogener Kalziumzufuhr mit Weichteil-und Gefäßkalzifikation. Assoziation mit hoher Kalziumbeladung (Dialysat, Phosphatbinder, diätetisch), relativem Hypoparathyreoidismus, intensive Supplementation mit aktiven Vitamin D-Präparaten , hohes Alter, Peritonealdialyse, Diabetes mellitus
3. Osteomalazie (< 1 %) als Manifestation eines Mineralisationsdefektes des neu formierten Osteoids, häufig verursacht durch Aluminiumablagerung; mit herabgesetztem Knochenturnover
4. Osteopenie oder Osteoporose

5. Gemischte renale Osteodystrophie als Kombination aus gesteigertem Knochenumsatz und einem Mineralisationsdefekt
6. Knöcherne Manifestationen bei chronischer metabolischer Azidose und β-2-Mikroglobulin-Amyloidose

PPh: 1. Phosphatregulation und FGF-23
Am Anfang der Mineralstoffwechselstörung bei CKD steht die verminderte Phosphatelimination im proximalen Tubulus aufgrund des progressiven Nephronverlusts. Einer vorzeitigen Hyperphosphatämie wirkt der Organismus entgegen durch die phosphaturische Wirkung von FGF-23 (fibroblast growth factor, der vorwiegend in den Osteozyten der Knochenmatrix gebildet und sezerniert wird). FGF-23 und PTH hemmen die renalen Phosphattransporter NaPi-2a und NaPi-2c, was zu einer verminderten tubulären Phosphatrückresorption und damit zur gesteigerten Phosphatausscheidung führt. Daher treten erhöhte Phosphatspiegel erst bei einer GFR-Reduktion auf < 30 ml/min auf. Die Hyperphosphatämie ist bei CKD von zentraler Bedeutung für die Entstehung von kardiovaskulären Erkrankungen.
Der zweite Effekt von FGF-23 besteht in der Hemmung der renalen 1-α-Hydroxylase-Aktivität mit dadurch verminderter Synthese von Calcitriol. Dieser Effekt führt indirekt zu einer vermehrten PTH-Sekretion und damit zum sHPT.
Die Wirkungen von FGF-23 auf die Niere und Nebenschilddrüse werden über einen dimeren Rezeptor vermittelt, der aus dem eigentlichen FGF-Rezeptor und dem Ko-Rezeptor klotho besteht. Mit zunehmender Einschränkung der GFR wird die klotho-Synthese herunter reguliert.
FGF-23 ist ein bedeutsamer Risikoprädiktor für Mortalität und kardiovaskuläre Ereignisse bei Patienten mit CKD und ist mit hoher Wahrscheinlichkeit für die linksventrikuläre Hypertrophie (LVH) bei CKD-Patienten verantwortlich.

2. Kalziumstoffwechsel
Als Folge der Phosphatretention, der verminderten Bildung von 1,25- (OH)2 Vitamin D (Calcitriol) in der Niere, der reduzierten intestinalen Resorption von Kalzium sowie der Resistenz des Knochens gegenüber der kalzämischen Wirkung von PTH kommt es im Verlaufe der CKD zu einer tendenziellen Erniedrigung des Gesamt-Serum-Kalziums. Bei der Mehrzahl der Patienten bleibt der Serum-Kalziumspiegel aufgrund des kompensatorischen sHPT jedoch im Normbereich.

3. Vitamin D-Stoffwechsel
Der bei der CKD häufig vorliegende 25-(OH)-Vitamin D-Mangel und die bei progredientem Nephronverlust verminderte 1-α-Hydroxylierung des 25-(OH)-Vitamin D im proximalen Tubulus führen zu einem Mangel an aktivem 1,25-$(OH)_2$-Vitamin D3 (Calcitriol), der durch die FGF-23-Sekretion verstärkt wird (siehe oben). Die erniedrigten Spiegel von Calcitriol tragen über folgende Mechanismen zur Pathogenese des sHPT bei:
- Intestinal verminderte Kalziumresorption
- Resistenz des Knochens gegenüber der kalzämischen Wirkung von PTH
- Abnahme der Vitamin D-Rezeptoren in der Nebenschilddrüse

4. Störungen der Funktion der Nebenschilddrüse
- Diffuse oder noduläre Hyperplasie der Parathyreoidea
- Verminderte Expression des Vitamin D-Rezeptors
- Verminderte Expression des Kalzium-Rezeptors
- Störung des Kalziumsensors der Nebenschilddrüsen

KL.: Obwohl radiologische Veränderungen bei etwa 30 - 40 % der Patienten und histologische Zeichen der renalen Osteopathie nahezu bei allen Patienten mit fortgeschrittener CKD nachgewiesen werden können, treten Beschwerden vonseiten des Skeletts nur bei 5 - 10 % aller Patienten auf.
Folgende 3 Leitsymptome deuten auf das Vorliegen einer renalen Osteopathie hin:
- Oft schlecht lokalisierbare Knochenschmerzen im Bereich des Achsenskeletts, der Rippen und der Hüft-, Knie- und Sprunggelenke.
- Auftreten von Spontanfrakturen an Rippen, Wirbelkörper und im Bereich der Hüftgelenke.
- Muskelschwäche, vor allem der proximalen Beinmuskulatur (evtl. Watschelgang).

Di.: - Labor: Calcium, Phosphat im Serum, intaktes PTH, alkalische Phosphatase, 25-(OH)-Vitamin D (bei einer eGFR < 45 ml/Min, also ab CKD-St. 3b)

Merke: Da einzelne Laborwerte für eine Therapieentscheidung keine Bedeutung haben, sind sequentielle Messungen erforderlich, um Trends zu erkennen, außerdem müssen die biochemischen Parameter in ihrer Gesamtheit und Interkorrelation betrachtet werden.

- Messung der Knochendichte (DXA-Messung) bei Patienten in den CKD-Stadien 3a - 5 mit klinischen Hinweisen auf eine CKD-MBD und/oder Risikofaktoren für eine Osteoporose zur Identifikation des Frakturrisikos
- Evtl. Knochenbiopsie mit Histologie bei Patienten in den CKD-Stadien 3a - 5 nur sinnvoll, wenn die Kenntnis des Typs der renalen Osteodystrophie Auswirkungen auf die Therapieentscheidung hat.

- Für die Detektion der vaskulären Kalzifikation konventionelle Bildgebung, für die Diagnostik der valvulären Kalzifikation Echokardiographie

Th.: der Hyperphosphatämie und Kontrolle des Serumkalziums

Merke: Bei Patienten mit CKD Stadium 3a - 5 sollte das Serumphosphat „in Richtung Normalwerte" korrigiert werden; Hyperkalzämien sollten unbedingt vermieden werden.

- Diätetische Phosphatrestriktion auf 0,8 - 1,0 g/d: Reduktion von Milchprodukten, Brühwurst, Innereien, Eigelb, Hülsenfrüchte, Vermeidung von Nahrungsmitteln mit Phosphatzusatz (Fertigprodukte)
- Pharmakologische phosphatsenkende Therapie (CKD-Stadien 3a - 5) erst bei progressiv steigenden oder dauerhaft erhöhten Phosphatwerten beginnen!
- Bei allen Patienten (CKD-Stadien 3a - 5) außer Kindern und Jugendlichen generelle Zurückhaltung beim Einsatz von kalziumhaltigen Phosphatbindern! (Dosisbegrenzung; Gefahr der kardiovaskulären Kalzifikation!)
- Kalziumfreie Phosphatbinder:
  - Sevelamer (Renagel®, Renvela®, mehrere Generika)
  - Lanthancarbonat (Fosrenol®)
  - Eisencitrat-Komplex (Fexeric®)
  - Sucroferric Oxhydroxid (Velphoro®)

Memo: Keine aluminiumhaltigen Phosphatbinder, da sie zur Aluminiumintoxikation führen können mit Enzephalopathie, Anämie und Osteomalazie

- Bei Patienten im CKD-Stadium 5 sollte das Dialysatkalzium zwischen 1,25 und 1,5 mmol/l liegen
- Milde, klinisch nicht apparente Hypokalzämien können toleriert werden

Therapie mit Vitamin D und Vitamin D-Derivaten

In den Stadien 3 - 5 der CKD sind oft die Spiegel der Speicherform 25-(OH)-Vitamin D als auch der aktiven Form des Vitamin D erniedrigt. Die Korrektur eines basalen Vitamin D-Mangels kann die Progression eines sHPT aufhalten. Daher sollte der Vitamin D-Status in allen Stadien der CKD gemäß den Empfehlungen für die Normalbevölkerung korrigiert werden.

Bei noch nicht-dialysepflichtigen CKD-Patienten in den Stadien 3a - 5 ist der optimale PTH-Wert unbekannt. Calcitriol oder andere aktive Vitamin D-Analoga sollen nicht routinemäßig zum Einsatz kommen. Moderate und stabil erhöhte PTH-Werte können toleriert werden. Eine Therapieindikation für Vitamin D-Analoga besteht lediglich bei CKD-Patienten ohne Dialyse in den Stadien 4 - 5 mit schwerem und progressivem sHPT.

Bei Dialysepatienten sollen zur PTH-senkenden Therapie Calcimimetika, Calcitriol oder andere Vitamin D-Analoga oder Kombinationen dieser eingesetzt werden.

Beachte:
1. Das Risiko einer Hyperkalzämie unter Therapie mit Calcitriol und anderer Vitamin D-Analoga darf nicht unterschätzt werden, daher konsequentes Monitoring
2. Zu starke Hemmung der PTH-Sekretion → Gefahr der adynamen Knochenkrankheit

- Kalzimimetika:
  - Cinacalcet (Mimpara®)

    Wi.: Aktivierung des Calcium-Sensing-Rezeptors in den Nebenschilddrüsenzellen → dadurch erhöht sich die Sensitivität gegenüber extrazellulärem Calcium → PTH-Sekretion und Calcium-Phosphat-Produkt sinken. Cinacalcet hat keinen Einfluss auf die (kardiovaskuläre) Letalität (EVOLVE-Studie). Die Rate an Parathyreoidektomien geht jedoch zurück.

    Ind: Nicht beherrschbare Hyperkalzämien bei sekundärem oder tertiärem Hyperparathyreoidismus, Kontraindikationen für Vitamin D-Analoga aufgrund von Hyperkalzämien oder wenn eine Parathyreoidektomie nicht möglich ist.
  - Etelcalcetid (Parsabiv®):

    Ind.: Sekundärer Hyperparathyreoidismus bei CKD-Patienten unter Hämodialyse
- Parathyreoidektomie (in spezialisierten Zentren):

  Ind: - Durch Vitamin D und Cinacalcet nicht kontrollierbarer Hyperparathyreoidismus (intaktes Parathormon = iPTH > 800 pg/ml)
  - Fortschreitende extraossäre Kalzifikationen in Verbindung mit nicht kontrollierbarer Hyperphosphatämie
  - Schwere Myopathie
  - Ausgeprägter, nicht beherrschbarer urämischer Pruritus
  - Calciphylaxie

  Eine erfolgreiche Parathyreoidektomie senkt die Gesamt- und kardiovaskuläre Letalität.
- Therapie und Prävention der Low-turnover-Osteopathie:
  - Meidung aluminiumhaltiger Phosphatbinder bzw. aluminiumhaltiger Dialysate
  - Behandlung der Aluminium-induzierten Osteopathie mit Deferoxamin (Desferal®)
  - Vermeidung einer zu ausgeprägten PTH-Suppression

- <u>Adyname Knochenkrankheit</u>
  - Aktive Vitamin D-Analoga reduzieren oder absetzen
  - Kalziumhaltige Phosphatbinder durch kalziumfreie Phosphatbinder ersetzen
  - Niedrige Dialysat-Kalzium-Konzentrationen verwenden
  - Meidung der Aluminiumzufuhr (medikamentös und nutritiv)

Calciphylaxie [E83.50]

Internet-Infos: *www.calciphylaxis.de*

Def: Seltenes, lebensbedrohliches Syndrom einer vaskulären Verkalkung, charakterisiert durch eine Okklusion von kleinen und mittleren arteriellen Gefäßen im subkutanen Fettgewebe und der Haut, die zu stark schmerzhaften ischämischen Hautläsionen führt. Die Erkrankung tritt überwiegend bei Patienten mit terminaler Niereninsuffizienz auf, aber auch in früheren Stadien der CKD und beim AKI.

Klinische Klassifizierung: Urämisch und nichturämisch, zentral (Abdomen, Oberschenkel) und peripher

Ep.: Inzidenz 4 Fälle/10.000 Hämodialysepatienten/Jahr in Deutschland

Ät.: Unklar
<u>Risikofaktoren:</u> Fortgeschrittene CKD; Hyperphosphatämie, Hyperkalzämie, Hyperparathyreoidismus, Überdosierung von Kalzium- und Vitamin D-Präparaten, weibliches Geschlecht, Adipositas, Diabetes mellitus, Vitamin K-Antagonisten

Pat: Histologische Kalzifizierung, fibrointimale Hyperplasie und Thrombosen der kleinen Gefäße im subkutanen Fettgewebe und in der Dermis

KL.: Beginn mit einer schmerzhaften Livedo reticularis, danach Ausbildung von subkutanen indurierten Plaques, vorwiegend im Bereich der Haut der Beine und der Hüften aber auch abdominal und an den Akren

Di.: Klinisch, eine Hautbiopsie ist nur bei frühen, atypischen Läsionen ohne CKD indiziert.

Th.: Interdisziplinäres Management:
- Analgesie und Wundmanagement
- Hyperbare Sauerstofftherapie insbesondere bei peripheren Läsionen
- Elimination der Risikofaktoren
  - Korrektur einer Hyperkalzämie und Hyperphosphatämie
  - Beendigung der Einnahme von Kalzium- und Vitamin D-Präparaten
  - Vermeidung von zu hohen und niedrigen PTH-Werten
  - Bevorzugung von Calcimimetika bei sekundärem und tertiärem Hyperparathyreoidismus gegenüber einer Parathyreoidektomie
  - Ersatz von Vitamin K-Antagonisten durch Heparin
- Natriumthiosulfat (antioxidative und vasodilatatorische Eigenschaften); Vitamin K_1-Supplementation in klinischer Erprobung

Prg: Letalität > 50 % 12 Monate nach Diagnosestellung vorwiegend an Sepsis

ANHANG: Kardiorenales Syndrom (CRS)

Def: Funktionsstörungen des Herzens können die Nierenfunktion ungünstig beeinflussen und umgekehrt.

Einteilung nach Ronco (2008):

Typ 1: Akutes kardiorenales Syndrom:
Akutes Herzversagen löst akutes Nierenversagen aus:
- Hypertensives Lungenödem
- Akut dekompensierte chronische Herzinsuffizienz
- Kardiogener Schock
- Akutes Rechtsherzversagen

Wenn der Zustand der kardialen Dekompensation nur von kurzer Dauer ist, kann sich die Nierenfunktion auch relativ rasch wieder erholen. Ansonsten geht das CRS in den Typ 2 mit permanentem Verlust der Nierenfunktion über.

Typ 2: Chronisches kardiorenales Syndrom:
Chronisch eingeschränkte Herzfunktion verursacht chronische Nierenerkrankung:
- Periphere Minderperfusion („low output"-)Ischämie
- Makro- und Mikrovaskulopathie

Therapeutisch besteht bei Typ 2 die Schwierigkeit, für einen ausgeglichenen Flüssigkeitshaushalt zu sorgen. Eine zu forcierte Diuretikatherapie ist ein häufiger Grund für eine weitere Verschlechterung der Nierenfunktion. Andererseits kann aber auch eine Volumenüberladung die Nierenfunktion durch Erhöhung des venösen Rückstaus bis in das Nierenvenensystem hinein negativ beeinflussen.

Typ 3: Akutes renokardiales Syndrom:
Akutes Nierenversagen (AKI) verursacht kardiale Dysfunktion:
- Überwässerung - Lungenödem
- Elektrolytentgleisungen (Hyperkaliämie) - Arrhythmien, Herzstillstand
- Urämie - Perikarditis, myokardiale Kontraktilität ↓

Eine sehr seltene Ursache für ein CRS Typ 3 ist die beidseitige Nierenarterienstenose bzw. die Nierenarterienstenose einer Einzelniere.

Typ 4: Chronisches renokardiales Syndrom:
eine CKD verschlechtert die kardiale Funktion:
- Linksventrikuläre Hypertrophie und Dysfunktion
- Akzelerierte Atherosklerose
- Kardiovaskuläre Ereignisse ↑

Typ 5: Sekundäres kardiorenales Syndrom:
Systemerkrankungen können zu Schädigungen von Herz und Nieren führen:
- Sepsis, septischer Schock
- Autoimmunerkrankungen
- Diabetes mellitus

Th. 1. der Herzinsuffizienz
2. einer Hypervolämie (evtl. mit Aszites, Pleuraergüssen, Lungenödem).
Ultima Ratio: Ultrafiltrationstherapie

NIERENTUMOREN

WHO-Klassifikation der Nierentumoren: *siehe Internet*

Gutartige Nierentumoren

- Papilläres Adenom der Niere
  Kleine Tumoren mit papillärer oder tubulärer Architektur und einem Durchmesser < 5 mm, oft fokale Verkalkungen, Zufallsbefund bei Nierenbiopsien
- Onkozytome
  Gutartige epitheliale Neoplasien, ca. 5 % aller Nierentumoren. Wichtig ist die Abgrenzung vom chromophoben Nierenzellkarzinom
- Angiomyolipome
  Sie sind häufig mit der tuberösen Sklerose assoziiert und können sich lokal aggressiv verhalten.

Renal cell carcinoma (RCC) = Nierenzellkarzinom (NZK) [C64]

Syn: Grawitz-Tumor; alte Bezeichnung: Hypernephrom

Ep.: Inzidenz 10/100.000/J.; m : w = 2 : 1; Häufigkeitsgipfel nach dem 50. Lebensjahr. Meist handelt es sich um sporadische RCC; in 1 % d.F. bilaterale Manifestation.
Bei der von-Hippel-Lindau-Erkrankung (Typ I und IIb) wird in ca. 30 % ein RCC beobachtet. Es handelt sich um eine hereditäre Multisystemerkrankung, assoziiert mit verschiedenen Mutationen des VHL-Tumorsuppressorgens. Autosomal dominanter Erbgang. Gehäuftes Auftreten auch von ZNS-Hämangioblastomen, Angiomatosis retinae u.a. Tumoren.

Ät.: Unbekannt; Risikofaktoren sind Rauchen, Analgetika-Nephropathie, langjährige Einnahme von NSAR (außer ASS), erworbene Nierenzysten bei Dialysepatienten, berufliche Schadstoffe (z.B. Cadmium, Trichlorethylen). Beim papillären RCC Genmutation (MET, 7q13).

Pat: Histologie (WHO-Klassifikation 2016)

- Klarzelliges RCC (ccRCC - 75 %) geht vom proximalen Tubulus aus, bei ca. 80 % findet sich eine funktionelle Aktivierung des von- Hippel-Lindau-Gens (VHL). Sie führt zur Aktivierung von Hypoxia-inducible-Faktor-1-α und -2-α (HIF) und steigert die Expression von Genen der Neoangiogenese und der Proliferation.
- Papilläres RCC (Typ 1 und Typ 2 - bis 15 %): Es geht ebenfalls von Zellen des proximalen Tubulus aus. Beim Typ 1 finden sich häufig ein veränderter MET-Status oder Veränderungen am Chromosom 7, welches das MET-Gen codiert. Beim Typ 2 finden sich häufiger Mutationen im Fumarathydratase-Gen (FH-Gen).
- Chromophobes RCC (ca. 5 %) geht von den Sammelrohren aus. Prognose etwas besser als beim ccRcc. Es gibt auch Neoplasien mit Merkmalen beider Tumoren, sog. Hybridtumoren.
- Ductus Bellini-Karzinom (ca. 1 %) geht von den Sammelrohren aus, schlechte Prognose
- Medulläres RCC: Hochaggressive Sonderform der Sammelrohrkarzinome, assoziiert mit dem Tragen eines Sichelzellallels und der Sichelzellerkrankung, oft im jüngeren Alter.
- MiT familiäres Translokationskarzinom, häufig VHL-Gen
- Hereditäre Leiomyomatosis mit RCC, Keimbahnmutation der Fumarathydratase
- Succinatdehydrogenase (SDHB)-defizientes RCC, SDHB-Keimbahnmutation
- Tubulozystisches RCC, teilweise FH-Gen
- Erworbenes, mit zystischer Nierenerkrankung assoziiertes RCC
- RCC, nicht klassifiziert

TNM-Klassifikation (UICC, 2017):

T0	Kein Primärtumor nachweisbar
T1	Tumor bis 7 cm, auf die Niere begrenzt (T1a: < 4 cm, T1b: 4 - 7 cm)
T2a	Tumor > 7 - 10 cm
T2b	Tumor > 10 cm
T3a	Invasion in Nierenvene oder perirenale Infiltration
T3b	Invasion in V. cava unterhalb des Zwerchfells
T3c	Invasion in V. cava oberhalb des Zwerchfells
T4	Durchbruch der Gerota-Faszie
N0	Keine Lymphknotenmetastasen
N1	Metastase(n) in regionären Lymphknoten
M0	Keine Fernmetastasen
M1	Nachweis von Fernmetastasen

Stadiengruppierung (UICC, 2017)

Stadium I	T1N0M0
Stadium II	T2N0M0
Stadium III	T3N0 oder T1-3N1M0
Stadium IV	T4N0-1M0 oder jedes T jedes N M1

KL.: Bis zu 70 % der RCC sind heute asymptomatische sonografische Zufallsbefunde. Es gibt keine typischen Frühsymptome beim RCC. Die im folgenden genannten Symptome treten fakultativ auf und können bereits Spätsymptome darstellen!

- Das RCC neigt früh zum Einbruch in das Nierenbecken → Leitsymptom: Hämaturie (60 %)

  Merke: Das gemeinsame Merkmal aller Geschwülste der Niere und des oberen Harntraktes ist die Harnblutung! Daher ist jede Hämaturie ein gravierendes Symptom. Bei Makrohämaturie noch während der Blutung eine Zystoskopie herbeiführen zur Klärung der Seitenlokalisation (bei Blutungen oberhalb der Blase).

- Flankenschmerzen (40 %)
- Das RCC neigt früh zum Einbruch in die V. renalis und damit zur hämatogenen Metastasierung in Lunge, Knochen, Leber, Hirn (25 % d.F. haben hämatogene Fernmetastasen zum Zeitpunkt der Diagnose).
- Unklares Fieber, BSG ↑, Anämie
- Varikozele des linken Hodens bei Tumoreinbruch in die linke V. renalis.
- Palpabler Tumor bedeutet i.d.R. Inoperabilität.
- Paraneoplastische Syndrome können infolge Hormonproduktion durch den Tumor gelegentlich beobachtet werden: Hyperkalzämie (Parathormon-related protein = PTHrP), Hypertonie (Renin), Polyglobulie (Erythropoetin), Stauffer-Syndrom (Leberfunktionsstörung mit erhöhter AP).

DD: - einer Hämaturie, bes. Nephrolithiasis: Auch das RCC kann mit Kolik einhergehen, wenn abgehende Blutkoagel im Ureter hängen bleiben.
- eines Flankenschmerzes
- eines sonografischen Nierentumors (selten gutartiger Tumor, z.B. Angiomyolipom)

Di.: • Bildgebende Diagnostik:
Methode der ersten Wahl: (Farbdoppler-)Sonografie. Die erweiterte Diagnostik umfasst das Mehrphasen - CT Abdomen mit Kontrastmittel bei ausreichender Nierenfunktion bzw. das MRT Abdomen mit Kontrastmittel bei Niereninsuffizienz, Allergie gegen jodhaltiges Kontrastmittel und V.a. Vena Cava-Infiltration.
• Metastasensuche: CT Thorax, Abdomen, Schädel, Thorax, Skelettszintigrafie

Th.: 1. Lokal begrenzte Stadien:
• Die chirurgische Resektion ist beim lokal begrenzten RCC die Therapie der Wahl. Im Stadium T1 wird eine organerhaltende Nierenteilresektion durchgeführt. Im Stadium T2, evtl. partielle Nephrektomie. Sowohl die radikale als auch die partielle Nephrektomie können offen oder minimal invasiv durchgeführt werden.
• Regionale LK-Resektion nur bei bildmorphologisch verdächtigen LK, zur Sicherung des TNM-Stadiums oder bei Beschwerden. Adrenalektomie nur bei bildgebenden oder intraoperativem Verdacht auf Tumorinfiltration oder Metastasen.
• Bei kleinem RCC (< 5 cm), erhöhtem perioperativen Risiko oder eingeschränkter Lebenserwartung nach bioptischer Sicherung evtl. lokal ablative Verfahren (Kryotherapie, Radiofrequenzablation) oder aktive Überwachung.

2. Metastasiertes RCC
• Radikale Nephrektomie mit anschließender Metastasenresektion soweit möglich
• Bei nicht komplett zu resezierender metastasierter Erkrankung medikamentöse Systemtherapie. Für die Erstlinientherapie stehen unterschiedliche Monotherapien zur Verfügung: Angiogenese-hemmende Multityrosinkinase-Inhibitoren (TKI), mTOR-Inhibitoren, Kombination von Interferon alpha und Bevacizumab sowie neuere TKIs und Checkpoint-Inhibitoren
• Zweitlinientherapie: Siehe Leitlinie
• Bei Knochenmetastasen lokale Bestrahlung und Bisphosphonate

Prg: 5-Jahresüberlebensrate:
St. I und II: Bis 90 %
St. III: Ohne Lymphknotenbefall bis 60 %, mit Lymphknotenbefall bis 30 %
St. IV: Bei Entfernung solitärer Metastasen ca. 30 %, ansonsten < 5 %

Nephroblastom [C64]

Syn: Wilms-Tumor

Vo.: 7,5 % aller Neoplasien im Kindesalter, Häufigkeitsgipfel im 3. - 4. Lebensjahr; w > m; z.T. autosomal-dominant erblicher Nierentumor, evtl. zusätzliche kongenitale Fehlbildungen; in 5 % bilaterale Nierentumoren.

Genetik: 3 Wilms-Tumor (WT)-Gene sind bekannt:
WT1 auf Genort 11p13 kodiert für das "Zinkfinger"-Protein, einen Transkriptions-Regulator
WT2 auf Genort 11p15.5
WT3 auf Genort 16q

Ät.: Unbekannt

Pat: Dysontogenetischer Tumor aus undifferenzierten Zellen des metanephrogenen Blastems
5 Stadien: Siehe Internet *Leitlinien*

KL.: Tastbarer Abdominaltumor, Abdominalschmerzen, Appetitlosigkeit, Erbrechen, evtl. Fieber, Hämaturie

Di.: Sonografie, CT, NMR, Angiografie

Th.: Stadiengerechte, interdisziplinäre Strategie: Operation (erweiterte Nephrektomie), Chemotherapie, Radiotherapie; Resektion solitärer Metastasen

Prg: 5-Jahresüberlebensrate aller Fälle ca. 90 %.

UROLITHIASIS [N20.0]

Def: Harnsteine können in der Niere (Nephrolithiasis), im Harnleiter (Ureterolithiasis mit Harnleiterkolik), in der Harnblase (Zystolithiasis) und selten in der Harnröhre (Urethralithiasis) lokalisiert sein. Harnsteine bestehen aus einer Matrix (Uromukoid) und Urinkristallisationen.

Harnsteinarten:
1. „Nicht-Infektsteine": Kalziumoxalat (70 - 80 %) und -phosphat, Urat (10 - 15 %)
2. „Infektsteine": Struvite (= Magnesium-Ammonium-Phosphat, 5 - 10 %), Carbonatapatit (< 5 %), Ammoniumapatit
3. Seltene Steine (< 1 %, genetisch bedingt z.B. Polymorphismen des CaSR-Gens): Zystinsteine bei Zystinurie, Xanthinsteine bei Xanthinurie, 2,8-Dihydroxyadenin (DHA)-Steine bei dem sehr seltenen autosomal-rezessiv vererbten Defekt der Adeninphosphoribosyltransferase (APRT)
4. Pharmakoinduzierte Steine: Aciclovir, Allopurinol, Aminopenicilline, Ceftriaxon, Fluorchinolone, Sulfonamide, Topiramat u.v.m.

Ep.: Abhängig von diätetischen, ethnischen, genetischen, geographischen und klimatischen Faktoren (Länder mit heißem/trockenem Klima: „Harnsteingürtel" der Erde). Prävalenz: 1 bis 20 % (Industrieländer: Ca. 10 %). Inzidenz insgesamt steigend!

Ät.: Multifaktorieller Prozess. Harnsäure-, Zystin- und Xanthinsteine entstehen durch Übersättigung des Harns an steinbildenden Substanzen und Kristallisation; kalziumhaltige Steine auf dem Boden von Randall-Plaques oder Ductus-Bellini Plugs die als Zentrum für die Steinbildung dienen.

▶ Stoffwechselfaktoren:
- Kalziumhaltige Steine: Hyperkalziämie (z.B. Hyperparathyreoidismus, distale renal-tubuläre Azidose), Hyperoxalurie (Ernährung, intestinales Mikrobiom z.B. Fehlen von Oxalobacter formigenes), Gallensäureverlust (z.B. CED, Kurzdarmsyndrom)
- Uratsteine: Urin-pH < 5,8 bei Hyperurikosurie (Urinazidität vermutlich durch Insulinresistenz bedingt → endogene Säureproduktion ↑)
- Infektsteine: Ureasebildende Bakterien (z.B. Klebsiellen, Proteus, Pseudomonas) → pH-Wert ↑ → Struvitstein
- Zystinsteine: Fehlende Zystintransporter (Dünndarm, proximaler Tubulus) → Zystinurie und Kristallurie (ab Zystin im Urin > 300 mg/l)
- Xanthinsteine: Xanthinurie (Mutation in XHD/XO- oder MOCOS-Gen),

▶ Unterstützende Faktoren:
- Harnabflussstörung (verursacht durch anatomische oder funktionelle Veränderungen)
- Harnwegsinfektionen (HWI)
- Adipositas und metabolisches Syndrom, KHK, Depression, Stress, Schwangerschaft
- Alter, Familienanamnese, Ethnie, Genetik, eiweißreiche Kost, Durst u.a.

Merke: Nephrolithiasis und HWI begünstigen sich gegenseitig (gramnegative Bakterien - außer E. coli - spalten Harnstoff mittels Urease in NH_3 und CO_2; dadurch wird der Harn alkalischer und das Löslichkeitsprodukt der Ionen ändert sich)!

KL.: In 75 % d.F. ist der Verlauf unkompliziert (erste Kolik im Erwachsenenalter, normale Anatomie, keine Harnwegsinfektion (HWI)).
Komplizierter Verlauf: Fieber (z.B. HWI), therapierefraktärer Schmerz, Einzel-/Transplantatniere, Nierenfunktion ↓, Kinder und Jugendliche, positive Familienanamese, Rezidive (≥ 3 Steine innerhalb von 3 Jahren), urologische Vorerkrankungen (z.B. Harnabflussstörung, Nephrokalzinose)
Wenn sich ein Nierenstein mobilisiert und den Harnleiter irritiert, kommt es zum Leitsymptom:
- Harnleiterkolik [N23]: Wehenartige sehr starke Schmerzen mit motorischer Unruhe. Je nach Sitz des Steines lokalisieren sich die kolikartigen Schmerzen in den Rücken (kostovertebraler Winkel), Abdomen, bei tiefsitzenden Uretersteinen Schmerzausstrahlung bis in Leiste, Skrotum bzw. Schamlippen. Vegetative Begleitreaktionen sind Brechreiz und/oder Erbrechen, Stuhl- und Windverhalt (reflektorischer Subileus). Während der Kolik geht nur wenig Urin ab, gleichzeitig bestehen Blasentenesmen.
- Hämaturie (Mikrohämaturie in 90 % d.F., Makrohämaturie in 1/3 d.F. nachweisbar), Dysurie

Ko.: Häufigste und wichtigste Komplikation ist die HWI, die zur Urosepsis fortschreiten kann. Notfall: Fornixruptur bei Harnstau oder HWI mit Ureterstenose → Nephrostomie, Stent

Lab:
- Bei unkompliziertem Verlauf (75 %) ist eine breite metabolische Diagnostik nicht notwendig; Rezidivrisiko evaluieren → ggf. Metaphylaxe (siehe Internet *Leitlinien*)
- Urin-Schnellteststreifen: pH, spezifisches Gewicht, Erythrozyten (90 % d.F.), Protein, Glukose, Nitrit, Zystin (z.B. Urocystin®), Bakterien u./o. Leukozyten → Urinkultur bei Infektzeichen
- Urinbilanzierung (24h-Sammelurin): Harnsäure (↑ bei Uratsteinen), Kalzium (↑ bei primärem Hyperparathyreoidismus → PTH-Bestimmung), Oxalat, Phosphat, Zystin (bei Kindern auch DHA); ggf. Wiederholung (bessere Detektion von Stoffwechselstörungen; v.a. bei Rezidiven)

- Blut: BGA, kleines Blutbild, CRP, Elektrolyte, Harnsäure, Kreatinin und Harnstoff
- Steinanalyse abgegangener oder entfernter Steine (Infrarotspektroskopie (FITR), Polarisationsmikroskopie, Röntgendiffraktionsanalyse): Voraussetzung für eine Rezidivprophylaxe

Bildgebende Diagnostik:
- Sonografie: Erste Wahl in Akut- (Farbdopplersonografie) und Verlaufsdiagnostik. Führt zur Überschätzung der Steingröße; ggf. nur indirekter Nachweis (Kelchektasie, Nierenbeckenstauung)
- Computertomografie (ohne Kontrastmittel): Weiterführende Standarddiagnostik (insb. bei Einzelniere, Fieber oder vermuteter Urosepsis) und bevorzugt als „Low-Dose-CT"
- Anderweitige Diagnostik nur in Ausnahmefällen und prä- bzw. postinterventionell

DD: 1. Andere Nierenerkrankungen:
- Tumoren der Nieren, ableitenden Harnwege und Ovarien sowie ureterale Obstruktionen (z.B. Blutgerinnsel, Strikturen) → Sonografie der Nieren
- Niereninfarkt (am häufigsten durch Embolien bei Vorhofflimmern): Proteinurie, Hämaturie, sehr hohe LDH bei nur geringen Veränderungen von GOT und AP, evtl. Blutdruckanstieg nach einigen Tagen; Farbdopplersonografie
- Papillennekrose, z.B. bei Analgetikanephropathie (Papillendefekt im Urogramm)
- Nierenvenenthrombose (Proteinurie, bei linksseitiger Thrombose venöse Stauung des linksseitigen Hodens bei Männern) → Farbdopplersonografie

2. Extrarenale Erkrankungen:
- Appendizitis (eher schleichender Beginn, Kolik schlagartig, Druckschmerz bei McBurney u.a.)
- Stielgedrehte Ovarialzyste, Extrauteringravidität, Adnexitis (gynäkologisches Konsil, Sonografie, Schwangerschaftstest)
- Ileus (paralytisch: Anamnese; mechanisch: Auskultation, Bruchpforten, Sonografie, Röntgen)
- Pankreatitis (Amylase, Lipase)
- Gallenkolik (Schmerzausstrahlung in die rechte Schulter, Sonografie)
- Divertikulitis (Anamnese, Tastbefund u.a.), CED
- LWS-Syndrom (evtl. Schmerzausstrahlung in die Beine, Lasègue-Dehnungsschmerz)
- Lumbaler Herpes Zoster
- Hodentorsion (Farbdoppler; Diagnose muss innerhalb 6 h gestellt sein, sonst Hodenverlust!)
- Ruptur eines Bauchaortenaneurysmas

Di.: Trias: Kolikartige Flankenschmerzen, Sonografie (Ektasie des Hohlsystems), Mikrohämaturie!
Anm.: Zur Diagnostik der unkomplizierten Urolithiasis kann der STONE-Score hilfreich sein (Sex, Timing, Origin, Nausea, Erythrocyturia) → *siehe Internet*

Th.: 1. Konservative Therapie der akuten Harnleiterkolik:
Analgetika: 1. Diclofenac (bei normaler Nierenfunktion), Metamizol oder Paracetamol, da höhere Effektivität und weniger Nebenwirkungen als 2. Opioide (z.B. Pethidin 50 mg i.v.)
Cave: ASS vermeiden (Gefahr von Nierenhämatomen durch ESWL)
Metamizol (= Novaminsulfon) ist gut wirksam, wird aber wegen des Risikos einer Agranulozytose (Häufigkeitsangaben: 1 : 1.000 bis 1 : 1 Mio) in einigen Ländern nicht mehr eingesetzt (z.B. Australien, Kanada, Schweden, USA); ggf. Begleitmedikation (z.B. Antiemetika)

2. Harnableitung
Ind: Persistierende Schmerzen trotz adäquater analgetischer Therapie („Status colicus"), hochgradige Obstruktion mit konsekutiver Harnstauungsniere und/oder steigenden Retentionswerten (postrenales Nierenversagen) → Harnleiterschiene (Doppel-J oder DJ-Harnleiterschiene), perkutane Nephrostomie oder primäre Steinentfernung anbieten

3. Endourologische Eingriffe zur Steinentfernung:
Vor aktiver Steintherapie:
- Ausschluss einer akuten Harnwegsinfektion (HWI)
- Nachgewiesener HWI: Einleitung einer resistenzgerechten antiinfektiven Therapie
- Pausierung einer Antikoagulation
- ASS-Therapie kann nach sorgfältiger Indikationsprüfung evtl. fortgeführt werden

3.1. Harnleitersteine:
Neu diagnostizierte Harnleitersteine bis 7 mm ∅ und fehlende Infektzeichen: Regelmäßige Temperatur- und Urinkontrolle (HWI, Urosepsis) und Spontanabgang (ca. 80 - 90 % d.F.) abwarten. Medikamentöse expulsive Therapie (MET) beschleunigt Steinabgang („Off-Label-Anwendung" von Alphablockern (z.B. Tamsulosin) und Nifedipin). Außerdem Bewegung, ausreichende Trinkmenge und Wärmeapplikation. Bei Fieber u./o. Anurie sofortige stationäre Einweisung (Harnableitung und antiinfektive Therapie)!
Indikation für eine aktive Steinentfernung:
- Obstruktion bei Anurie, fieberhaftem Harnwegsinfekt, Einzelniere, nach Nierentransplantation u./o. bilaterale Obstruktion

- Unkontrollierbare Schmerzen
- Unwahrscheinliche Steinpassage (Steine > 7 mm ∅)

- ESWL (extrakorporale Stoßwellenlithotripsie)
  Ind: Pyelon-, Kelchsteine von 5 - 20 mm ∅; Harnleitersteine > 7 mm ∅
- Ureterorenoskopie (URS): I.d.R. ≥ 10 mm ∅
  Dabei stehen Laser-, Ultraschall-, pneumatische oder elektrohydraulische Lithotripsie zur Verfügung. Mechanische Hilfsmittel wie Zängchen oder Körbchen ermöglichen die Steinentfernung.

3.2. Nierenbeckensteine:
Je nach Lage und Größe des Nierenbecken-(Kelch-)steines beobachtendes Abwarten (z.B. bei kleinen Kelchsteinen). Hinsichtlich der Steinfreiheitsrate ist die PCNL bei Steinen > 20 mm ∅ der ESWL und URS überlegen.
- Extrakorporale Stoßwellenlithotripsie (ESWL):
  Das Konkrement wird sonografisch oder röntgenologisch geortet und durch Fokussierung der Stoßwelle auf das Konkrement erfolgt die berührungsfreie Zerstörung.
  Voraussetzung: Konkrement muss geortet werden können und Fehlen einer Harnabflussstörung. Die Einlage einer inneren Harnleiterschiene (Splint) vor ESWL sichert eine schmerzlose Harnleiterpassage der Steinfragmente + Urindrainage. Erfolgsrate: 90 %
- Perkutane Nephrolithotomie = Perkutane Nephrolitholapaxie (PNL oder PCNL):
  Perkutane sonografisch gesteuerte Endoskopie des Nierenbeckens.
  Unter Sicht wird der Stein mittels Ultraschall, Laser oder pneumatisch zertrümmert. Die Fragmente werden kontinuierlich mit einer Saugpumpe herausgespült oder mit Zangen oder Körbchen extrahiert. Nach endoskopischer und radiologischer Kontrolle auf Steinfreiheit wird ein Nephrostomie-Katheter zur Drainage für wenige Tage eingelegt werden. Nicht erreichbare Reststeine können durch ESWL beseitigt werden.
  Ind: Größere Steine im Nierenbecken (≥ 10 mm ∅)
  NW: Selten Nachblutung, Nierenverlust, Sepsis, Urinleckage und Obstruktion durch Restfragmente, Perforationen von Nachbarorganen; Letalität < 1 %; Erfolgsrate: 90 %

Prg: Bis zu 90 % der Harnleitersteine < 7 mm ∅ gehen spontan innerhalb eines Monats ab. Größere Harnleitersteine werden aktiv entfernt.

Pro: Steinprophylaxe (Metaphylaxe): Voraussetzung ist die Einteilung in Niedrig- (allgemeine Metaphylaxe) und Hochrisikogruppe (spezielle Metaphylaxe → siehe Internet *Leitlinien*)
Da Harnsteine rezidivieren, muss immer eine Steinprophylaxe betrieben werden. Rezidivquote ohne Prophylaxe: 40 - 50 %, mit konsequenter Prophylaxe ca. 15 %!

Modifizierbare Risikofaktoren: Trinkmenge (2,5 - 3 l/Tag, Vermeiden von Apfel-/Grapefruitsaft und Softdrinks; das spezifische Gewicht des Harns sollte 1.010 g/l nicht überschreiten → Selbstkontrolle von spezifischem Harngewicht mittels Teststreifen (z.B. MD Spezial®), Ernährung (kalzium- (1 - 1,2 g/Tag) und kaliumreich, mediterran, Obstkonsum (ca. 400 g/Tag), wenig Fleisch und Oxalat), metabolisches Syndrom (körperliche Aktivität und Gewichtsnormalisierung), intestinales Mikrobiom, Depression und Stress, Schwangerschaft

Weiteres Vorgehen nach Steinanalyse:
- Kalziumhaltige Steine: Ausschluss eines Hyperparathyreoidismus (auch bei Phosphatsteinen!)
  Ist eine Hyperkalziurie Folge einer gesteigerten enteralen Resorption, spricht man von absorptiver Hyperkalziurie; ist sie bedingt durch gesteigerte Mobilisation von Kalzium aus den Knochen, spricht man von resorptiver Kalziurie (z.B. Immobilisation, Osteoporose, M. Bechterew).
  Medikamentös kann der Kalziumgehalt des Urins durch Thiazide (z.B. Chlorthalidon, Indapamid) gesenkt werden; ggf. Alkalizitrat, Allopurinol, Febuxostat

  Merke: Auch Patienten mit kalziumhaltigen Steinen sollten die von ernährungswissenschaftlicher Seite empfohlene Kalziumzufuhr anstreben (1 - 1,2 g/d), insbes. osteoporosegefährdete Patienten Unter kalziumarmer Diät steigt die Harnsteininzidenz sogar an (Nurses Health Study, Curhan-Studie)!

- Uratsteine: Litholyse und Rezidivprophylaxe: Neutralisierung des Harns (vegetarische Kost, K^+/Na^+-Hydrogencitrat = Uralyt U®) auf Urin-pH von 6,0 - 6,5 (Harnteststreifen); viel trinken, purinarme Diät (wenig Bohnen, Innereien u.a.), Allopurinol (siehe Gicht), Alkalizitrat
- Oxalatsteine: Meiden von oxalatreichen Speisen (Spinat, Rhabarber, Kakao, dunkle Schokolade, Nüsse, rote Beete u.a.) hilft nur teilweise, da Oxalsäure im Intermediärstoffwechsel anfällt. Beratung in Zentren.
- Bei Phosphatsteinen immer einen Hyperparathyreoidismus ausschließen!
- Infektsteine: Oft Magnesium-Ammonium-Phosphatsteine; Steinleiden und Infekt begünstigen sich gegenseitig! Daher bei infizierten Steinen stets Steinentfernung anstreben + gezielte Antibiotikatherapie nach Antibiogramm; Ansäuern des Harns auf pH 5,8 - 6,2: Methionin; Apfelsaft, Preiselbeersaft.
- Andere (seltenere) Steinarten: Beratung in Zentren.

VII. RHEUMATOLOGIE

Internet-Infos: *www.rheumanet.org; www.dgrh.de*

Bei den im Folgenden dargestellten entzündlichen Systemerkrankungen des rheumatischen Formenkreises ist die Ätiologie meist unbekannt. Häufig sind Klassifikationskriterien angegeben, die zur Einschätzung der Krankheitsbilder dienen, aber v.a. für klinische Studien entwickelt wurden. Die Anwendung solcher Kriterien setzt immer die klinische bzw. ggf. mittels Bildgebung oder Biopsie gesicherte Diagnose (z.B. gesicherte Arthritis oder Vaskulitis) voraus!

Autoimmunreaktionen sind gekennzeichnet durch das Auftreten autoreaktiver B- und T-Zellen. Auch bei Gesunden lassen sich autoreaktive Zellklone nachweisen, die jedoch 1. nicht durch andere Zellen aktiviert werden und 2. nicht sehr spezifisch reagieren (z.B. Produktion von Autoantikörpern mit niedriger Avidität). Voraussetzung für eine ausreichende Toleranz des Immunsystems gegenüber dem eigenen Körper ist eine Balance proinflammatorischer und regulierender Mechanismen.

Neben einer genetischen Prädisposition spielen Umweltfaktoren (z.B. Infektionskrankheiten, Schadstoffexposition) und Lebensstil (Rauchen, Ernährung, Bewegung) eine Rolle bei der Entwicklung von Autoimmunerkrankungen. Hierbei scheinen oft mehrere Schritte notwendig, bis es zum Ausbruch einer Erkrankung kommt. Nichtrauchen, regelmäßige körperliche Aktivität, Normalgewicht (BMI< 25 kg/m^2), sowie gesunde Ernährung (Früchte, Gemüse, Vollkornprodukte, Omega-3-Fettsäuren, Nüsse, ungesättigte Fettsäuren, wenig Natrium, wenig mit Zucker gesüßte Getränke) wirken protektiv.

Verschiedene Mechanismen können zur Aktivierung autoreaktiver T-Helferzellen führen:

1. Spezielle T-Zellen (NK-Zellen) unterlaufen die T-Suppressorzellen und bewirken eine Aktivierung der T-Helferzellen.
2. Regulatorische T-Zellen (T_{regs}, CD4+CD25+) weisen vermehrte oder verminderte Aktivität auf.
3. Die Expression eines Autoantigens zusammen mit einem HLA-Antigen auf Monozyten und anderen antigen-präsentierenden Zellen (z.B. dendritischen Zellen) aktiviert T-Helferzellen (z.B. im Rahmen eines Virusinfekts).
4. Die Aktivierung membranständiger Toll-like-receptors (TLRs) löst intrazelluläre Signalkaskaden mit Aktivierung/Proliferation der betroffenen Zellen, Zytokinausschüttung und Autoimmunreaktionen aus. Verschiedene TLR-Polymorphismen können bei verschiedenen Autoimmunerkrankungen nachgewiesen werden.
5. Die Änderung eines tolerierten Autoantigens durch Konjugation mit einem viralen oder bakteriellen Antigen oder einer chemischen Substanz kann die T-Helferzelle aktivieren (molekulare Mimikry, z.B. sogenanntes arthritogenes Peptid bei HLA B 27).
6. Viren können B-Zellen und zytotoxische T-Zellen unter Umgehung der T-Helferzellen aktivieren.

RHEUMATOIDE ARTHRITIS (RA) [M06.99]

Def: Chronisch-entzündliche Systemerkrankung, die durch Synovialitis zu Arthritis, Bursitis und Tendovaginitis führt. Häufig extraartikuläre Organmanifestationen. Der schubweise progrediente Verlauf führt unbehandelt zu invalidisierender Gelenkdestruktion und erhöhter Mortalität.

Ep.: Prävalenz: < 1 %; im Alter > 55 J. ca. 2 %; Erkrankungsgipfel zwischen dem 55. und 75. Lebensjahr; w : m = 2 bis 3 : 1, familiäre Häufung. Ca. 70 % der RA-Patienten haben das HLA-Antigen DR4/DRB1 (Häufigkeit bei Gesunden ca. 25 %).

Ät.: Unbekannt

Pg.: Bei genetisch disponierten Personen wird durch unbekannte Triggermechanismen (virale - z.B. EBV - oder bakterielle Antigene, z.B. Porphyromonas gingivalis? Inhalative Noxen) eine Autoimmunerkrankung induziert mit entzündlicher Infiltration der Gelenkschleimhaut (Synovialis) mit autoreaktiven T-Helferlymphozyten, B-Lymphozyten, Plasmazellen und sog. dendritic cells (die sich von Monozyten/Makrophagen ableiten). Im Zentrum der immunologischen Reaktion steht die Interaktion von Lymphozyten und Monozyten mit Produktion proinflammatorischer Zytokine (z.B. IL-1, IL-6, TNFα, IL-15). Außerdem lässt sich die Bildung von Autoantikörpern gegen das Fc-Fragment des IgG = Rheumafaktoren (RF) sowie die Citrullinierung humaner Peptide und Bildung entsprechender Antikörper (Ak gegen cyclisches citrulliniertes Peptid = Anti-CCP-Ak) beobachten, die möglicherweise zuerst im Rahmen entzündlicher Vorgänge in der Lunge gebildet werden (→ was den Risikofaktor Rauchen erklären würde!). Häufig lassen sich Anti-CCP-Ak bereits Jahre vor einer Krankheitsmanifestation nachweisen. Rauchen und Übergewicht stellen bei bereits nachweisbaren Anti-CCP-Ak und Rheumafaktoren unabhängige Risikofaktoren für die baldige Entwicklung einer RA dar. Eine Beteiligung innerer Organe z.B. infolge einer Immunkomplexvaskulitis ist möglich.

Merke: „Die Synovialitis ist der Schurke in dem Drama."

KL.: 1. Unspezifische Allgemeinsymptome:
Abgeschlagenheit, nächtliches Schwitzen, evtl. subfebrile Temperaturen, Myalgien

2. Polyarthritis, evtl. Tendovaginitis und Bursitis
- Zu Beginn oft oligoartikuläre, asymmetrische Manifestation. Im Verlauf symmetrische Beteiligung der kleinen Gelenke: Metacarpophalangeal- (MCPs) und proximale Interphalangealgelenke (PIPs) → schmerzhafter Händedruck = Querdruckschmerz = Gaenslen-Zeichen sowie Metatarsophalangealgelenke (MTPs) mit Schmerzen in Ruhe, Morgensteifigkeit > 30 Min., Bewegungsschmerz und Schwellung; Wellenrelief der Grundgelenke durch Schwellung verstrichen. Bei Arthritis des Handgelenkes schmerzhafte Volarbeugung im Handgelenk. Nicht betroffen werden die distalen Interphalangealgelenke II - V (DIPs), BWS/LWS.

Merke: „Die Hände sind die Visitenkarte des Rheumatikers."

- Karpaltunnelsyndrom: Engpasssyndrom mit Kompression des N. medianus durch Synovitis der Sehnenscheiden unter dem Ligatmtenum carpi transversum; schmerzhaftes Einschlafen der Hände im Schlaf. Später Taubheit der Finger 1 - 4. Parästhesien bessern sich durch Ausschütteln der Hände. Spätsymptom: Thenaratrophie. Auslösen der Beschwerden bei maximaler Beugung oder Streckung im Handgelenk (Phalen-Zeichen) oder bei Beklopfen des Karpaltunnels (Hoffmann-Tinel-Test). Di.: Klinik + Sono/MRT + Neurografie (Nervenleitgeschwindigkeit des N. medianus ↓).
- Sulcus-ulnaris-Syndrom: Kompression des N. ulnaris bei Ellbogengelenksarthritis - 4./5. Finger betroffen; Diagnostik wie bei Karpaltunnel-Syndrom
- Baker-Zyste im Bereich der Kniekehle (= Hernie der Kniegelenkskapsel mediodorsal)
Di.: Sonografie! DD: Unterschenkelvenenthrombose!

3. Rheumaknoten (20 % d.F.) finden sich in Sehnen und subkutan, bes. an den Streckseiten der Gelenke (v.a. Ellbogen).
Hi.: Palisadenförmig angeordneter Wall von Fibroblasten, Epitheloidzellen und mononukleären Zellen um fibrinoiden Herd

4. Extraartikuläre Organmanifestationen:
- Herz: Perikarditis und Herzklappenveränderungen (ca. 30 %, meist asymptomatisch), granulomatöse Myokarditis (evtl. mit infarktähnlichen Ekg-Veränderungen)
- Lunge: Gehäuftes Auftreten einer COPD, Pleuritis (in Autopsien 50 %, oft asymptomatisch), interstitielle Lungenerkrankungen in ca. 15 % (UIP/NSIP, ggf. antifibrotische Therapie, siehe Lungenfibrosen). DD: Akute Pneumonitis durch Methotrexat (selten!), Rheumaknoten, Bronchiolitis, pulmonale Hypertonie
- Leber: Unspezifische Leberenzymerhöhung, selten periportale Fibrose (DD: Methotrexat-NW!)
- Nieren: Selten: Fokale membranöse Glomerulonephritis, oft: Medikament-NW!
- Augen: Keratoconjunctivitis sicca (sekundäres Sjögren-Syndrom), (Epi-)Skleritis und Ulcus corneae als seltene Manifestation mit Hinweis auf eine erhöhte Mortalität (Vaskulitis)
- Gefäße: Rheumatoide Vaskulitis: Digitale Vaskulitis (selten Digitalgangrän), subunguale Blutungen, Vaskulitis der Vasa nervorum (Polyneuropathie), vorzeitige Arteriosklerose.

Sonderformen:

1. Caplan-Syndrom: RA + Silikose (bei Grubenarbeitern)
2. Felty-Syndrom: Schwere Verlaufsform der RA im Erwachsenenalter (< 1 % d.F.): Hepatosplenomegalie und Lymphknotenschwellung, Granulozytopenie. Typisch sind granulozytenspezifische ANA (85 % d.F.).Das HLA-DR4 ist zu 95 % positiv.
3. Alters-RA (LORA = late onset rheumatoid arthritis): Beginn nach dem 60. Lj., in 1/3 d.F. akuter Beginn; oft aggressiver Verlauf und polymyalgischer Beginn (→ DD).
4. RS_3PE-Syndrom ("remitting seronegative symmetric synovitis and pitting edema"): Sonderform der seronegativen RA mit symmetrischer Arthritis und einer teigigen Schwellung im Bereich des Handrückens. Gutes Ansprechen auf Kortikosteroide.

Ko.:
- Funktionsverlust und Fehlstellung von Gelenken: z.B. "Schwanenhalsdeformität" der Finger durch Überstreckung im Mittelgelenk und Beugung im Endgelenk; Knopflochdeformität der Fingermittelgelenke = Beugestellung der Mittelgelenke bei Überstreckung der Endgelenke infolge Abrutschen der Strecksehnen nach volar; ulnare Deviation der Finger, evtl. Versteifung (Ankylosierung) von Gelenken, atlantoaxiale Subluxation mit zervikaler Myelopathie und Gefahr der basilären Impression, z.B. durch Überstrecken des Kopfes bei Intubation (Di.: MRT) u.a.
- Nebenwirkungen der antirheumatischen Therapie (häufig): Siehe unten
- Sekundäre Amyloidose vom AA-Typ (sehr selten) mit nephrotischem Syndrom und Entwicklung einer Niereninsuffizienz. Als Risikoindikator gilt eine Erhöhung des Serum-Amyloid-A-Proteins (SAA).
- Sehr selten T-gamma-lymphoproliferatives Syndrom mit Lymphadenopathie, Lymphozytose (large granular lymphocytes) und Granulozytopenie als Sonderform des Felty-Syndroms (siehe oben)
- Gehäuftes Auftreten maligner Erkrankungen (teils im Rahmen der Erkrankung, teils immunsuppressiv bedingt)

- Kardiovaskuläre Komplikationen: siehe „Ergänzungen“
- Osteoporose: → RA als eigenständiger Risikofaktor; systemische Inflammation, Inaktivität, Kortison-induziert

DD:
- Kollagenosen: SLE (ANA), Sharp-Syndrom (anti-RNP)
- Vaskulitiden: z.B. Panarteriitis nodosa (Biopsie)
- Hämochromatose: Beteiligung der MCP II + III, Ferritin > 300 ng/ml, Eisen ↑, Transferrinsättigung > 50 %, erhöhte Leberwerte, endokrinologische Störungen, Hyperpigmentation u.a.
- Spondyloarthritiden (siehe Kap. Spondyloarthritis)
- Rheumatisches Fieber (vorangegangener Streptokokkeninfekt, Arthritis migrans, ASL-Titer ↑, Jones-Kriterien erfüllt), heutzutage sehr selten!
- Lyme-Arthritis: Asymmetrische Arthritis, meistens Kniegelenk betroffen, praktisch nie Beteiligung der Fingergelenke, keine Polyarthritis, anamnestisch Zeckenstich und Erythema chronicum migrans, Antikörpernachweis gegen Borrelia burgdorferi (IgG+)
- Infektiöse (septische) Arthritis (meist Monoarthritis mit Erregernachweis im Gelenkpunktat); in der Regel: Staphylokokken oder Gonokokken! Notfall!
- Arthritiden (Arthralgien) bei Virusinfekten (Hepatitis B/C, HIV, Parvovirus B19, Chikungunya-Virus), Zika-Virus, Röteln (auch postvakzinal)
- Paraneoplastische rheumatische Beschwerden bei Tumorleiden (paraneoplastische Arthritis, hypertrophe Osteoarthropathie, Stiff-man-syndrome, palmare Fasziitis und Polyarthritis-Syndrom = PFPAS)
- Akute Arthritis bei Sarkoidose (z.B. Löfgren-Syndrom): Bihiläre Lymphadenopathie, interstitielle Infiltrate, Erythema nodosum, (Sprunggelenks-) Arthritis (Labor: ACE ↑, löslicher IL-2-Rezeptor ↑)
- M. Behçet: Vaskulitis mit Uveitis, oralen u./o. genitalen Aphthen, Arthritis
- Arthritis urica (bevorzugt Großzehengrundgelenk, Knie, Ellbogen, Harnsäure ↑, Tophi)
- Chondrokalzinose (= intraartikuläre Ablagerung von Calcium-Pyrophosphat-Kristallen): Akut: „Pseudogicht“, meist monartikulär in absteigender Häufigkeit sind folgende Gelenke betroffen: Knie, Handgelenk, Schulter, oberes Sprunggelenk, Ellbogen. Chronisch: Pseudo-RA, meist > 60. Lj., häufiger Frauen, Assoziation mit Arthrose, Hämochromatose, Hyperparathyreoidismus, Ochronose, polyartikuläre Manifestation, auch MCP-Gelenke können betroffen sein. DD zur RA: Nachweis von CPP-Kristallen im Punktat, radiologischer Nachweis von kalzifiziertem hyalinen und fibrösem Knorpel; „seronegativ“, eher gering entzündlich
- Aktivierte Arthrosen (entzündlicher Schub einer degenerativen Gelenkerkrankung)
- Erosive Polyarthrose der Fingergelenke: [M15.9] z.T. erbliche Altersveränderungen, Fingerendgelenke (mit Heberden-Knoten) oder Fingermittelgelenke (mit Bouchard-Knoten); Arthrose des Daumensattelgelenkes (Rhizarthrose); w > m
- Pachydermodaktylie: Angeboren, nicht-entzündliche Auftreibung der PIP-Gelenke
- Fibromyalgie-Syndrom: Nichtentzündliche Erkrankung, diffuse Schmerzen; vorwiegend Frauen im mittleren Alter → siehe dort
- Karpaltunnelsyndrom bei anderen Erkrankungen, z.B.:
  - Chronische Überlastung der Handgelenke durch Arbeit in starker Flexions- oder Extensionshaltung (Berufs-, Freizeitanamnese)
  - Fehlverheilte distale Radiusfraktur u.a. Traumen in Handgelenksnähe
  - Hormonelle Ursachen: Hypothyreose (TSH ↑), Akromegalie (GH ↑), Diabetes mellitus, Schwangerschaft
  - Gicht (Harnsäure ↑)
  - Amyloidose bei Dialysepatienten
  - Idiopathisches Karpaltunnelsyndrom (> 40 % d.F., meist Frauen)
- Anti-Östrogentherapie bei Mammakarzinom: Bis zu 30 % der Patientinnen entwickeln zum Teil ausgeprägte Arthromyalgien. - Th.: Evtl. Präparatewechsel, NSAR
- Unter der onkologischen Therapie mit Checkpoint-Inhibitoren z.B. CTLA-4-Ak (Ipilimumab) oder anti-PD-1-Ak (Nivolumab, Pembrolizumab) treten in ca. 40 % „Immune-related adverse events“ (IRAEs) auf. Ursache ist die Aktivierung autoreaktiver T-Zellen. Rheumatische IRAEs treten in ca. 12 % der Fälle auf - sowohl als Neuerkrankungen als auch als Schübe von bekannten Autoimmunerkrankungen (am häufigsten Arthritis, bzw. RA- und PMR-ähnliche Syndrome, oft ohne CRP-Erhöhung). Therapie: Prednisolon, ggf. Immunsuppressiva. Die Checkpoint-Inhibitoren können meist weiter gegeben werden.

Di.:
- Labor:
  - Unspezifische Entzündungszeichen = Aktivitätszeichen:
    BSG und CRP ↑, α-/γ-Globuline ↑, Eisen i.S. ↓, Ferritin i.S. ↑, normo-/hypochrome Entzündungsanämie, evtl. leichte Thrombozytose und Leukozytose
  - Immunologische Befunde:
    - Rheumafaktoren (RF) sind initial in ca. 40 % positiv, im weiteren Krankheitsverlauf werden sie in ca. 80 % positiv = seropositive RA (übrige Fälle = seronegative RA)
      Der Nachweis von Rheumafaktoren ist nicht spezifisch für RA. Der RF ist auch positiv bei:

- Ca. 5 % Gesunder (im Alter über 60 J. > 10 %), RF-Titer niedrig
- Bei Sjögren-Syndrom (bis 50 %) u.a. Kollagenosen in unterschiedlicher Häufigkeit
- Gel. bei Lebererkrankungen , Hepatitis C (durch Kryoglobulinbildung)
- Chronischen Infektionskrankheiten u.a.

- ACPA: IgG-Ak gegen citrullinierte Peptide, Synonym Anti-CCP-Ak
Sensitivität ca. 80 % (vergleichbar mit RF), hohe Spezifität (> 95 %); ACPA besitzen bei gleichzeitigem Vorliegen eines RF hohen Vorhersagewert für die Entwicklung einer aggressiven RA.

Cave: Der alleinige Nachweis von CCP-Ak ist keine Therapieindikation, sondern muss immer in Zusammenhang mit den klinischen Befunden interpretiert werden!

- Antinukleäre Antikörper (ANA) in ca. 30 % d.F., Titer oft < 1 : 160 (anti-dsDNS negativ!)
- Anti-CarP-Ak (gegen carbamylierte Proteine gerichtet) sind bei 14 % der ACPA-negativen Patienten nachweisbar (noch keine Routinediagnostik).

- Bildgebung:
  - Arthrosonografie: Nachweis von Synovialitis, Tendinitis, Tendovaginitis, Bursitis, Baker-Zysten. Eine im PW-Doppler nachgewiesene Hyperperfusion der Synovialis spricht für hohe Aktivität. Sonografisch lassen sich Usuren früher als im Röntgenbild und genauso früh wie im MRT nachweisen.
  - Kontrastmittel-MRT weist Inflammation, Knorpel- und Knochenerosionen bis zu 2 Jahre früher nach als die konventionelle Röntgenuntersuchung! Ein Knochenmarködem gilt als Frühzeichen einer RA mit Gelenkschädigung. T_1-Wichtung post KM, STIR-Sequenz, T_2-Wichtung
  - Röntgen: Hände/Handgelenke, Vorfüße beidseits in 2 Ebenen, der HWS in 2 Ebenen inkl. Aufnahmen in Inklination/Reklination. Nachweis atlanto-axialer Beteiligung v.a. bei aktiven Verläufen. ***Cave:*** Myelonkompression, ggf. MRT zur weiteren Abklärung
  - Dreiphasenszintigrafie mit ^{99m}Tc-Phosphonat: Nachweis einer Gelenkentzündung in der Frühphase = Weichteilszintigrafie. Spätaufnahmen = Skelettszintigrafie
- Evtl. Synoviaanalyse: Zellzahl ↑ (je nach Aktivität 4.000 - 50.000 Leukozyten/µl), Nachweis von Rhagozyten und RF, Komplement ↓; Bakteriologie: Steril

ACR-/EULAR-Klassifikationskriterien 2010 (American College of Rheumatology/European League against Rheumatism):

Schwellung*)/ Druckschmerz an Gelenken	Serologie	Akute Phase	Dauer	Punkte
1 großes Gelenk	RF u. CCP negativ	CRP + BSG normal	< 6 Wochen	0
2 - 10 große Gelenke		CRP oder BSG ↑	≥ 6 Wochen	1
1 - 3 kleine Gelenke	RF oder CCP niedertitrig positiv			2
4 - 10 kleine Gelenke	RF oder CCP hochtitrig positiv			3
> 10 Gelenke, mind. 1 kleines Gelenk				5
Diagnose einer RA ab ≥ 6 Punkten sowie bei Nachweis typischer Usuren			*) durch Synovialitis	

Th.: ***Merke:*** Eine effektive krankheitsmodifizierende Therapie sofort nach Diagnosesicherung entscheidet über den weiteren Krankheitsverlauf („window of opportunity", „hit hard and early". Vorstellung beim Rheumatologen ≤ 6 Wochen und Therapiebeginn ≤ 3 Monate nach Krankheitsbeginn). Bei gutem Ansprechen kann die Therapie später deeskaliert werden („step down-Therapie"). Ziele der Therapie sind Besserung der Symptome, klinische Remission und die Hemmung der radiologischen Progression (treat to target). Dies wird nach internationalem Konsensus dann erreicht, wenn der Patient nicht mehr als 1 geschwollenes und nicht mehr als 1 druckschmerzhaftes Gelenk hat, das CRP ≤ 1 mg/dl ist und Patient sowie Arzt die Krankheitsaktivität mit ≤ 1 auf einer Skala von 0 - 10 einschätzen.
Gerade im Hinblick auf zunehmend intensivere und auch kostenträchtigere Therapien (siehe unten) stellt sich die Frage, wie eine Therapie nach Erreichen einer Remission optimal deeskaliert werden kann und inwieweit medikamentenfreie Remissionen realistisch sind. Hierzu gibt es derzeit einige Studien aber noch keine abschließende Meinung, so dass mit dem Absetzen von Medikamenten sehr bedacht umgegangen werden sollte.

Zur Vorstellung bei einem Rheumatologen reichen der klinische Befund und die Bestimmung der Entzündungszeichen (BSG, CRP). Die vorherige Bestimmung spezifischer Antikörper ist nicht sinnvoll, da diese zu Beginn oft nicht positiv sind (Verzögerung der Behandlung aufgrund „unauffälliger" Befunde).

A) Physikalisch: Kryo-, Hydro- und Bewegungstherapie, Krankengymnastik, Ergotherapie. Keine Wärme-, sondern Kälteanwendung bei akut entzündeten Gelenken! Sofort schmerzlindernd für einige Stunden wirkt eine Ganzkörper-Kältetherapie in speziellen Kältekammern mit - 110°C.

Merke: Physikalische Maßnahmen ersetzen keine medikamentöse Therapie!
Beachte: Der Patient muss rasch wieder bewegungsfähig werden, sonst drohen Kontrakturen und Muskelatrophie.

B) Medikamentös (Dosierung für Erwachsene):

1. Glukokortikoide (= GC, in der Regel Prednisolon)
   Ind: Bei aktiver RA temporär bis zum Wirkungseintritt der Basistherapeutika („bridging") bzw. auch längerfristig als „low-dose"-Steroidtherapie
   NW + KI: Siehe Kap. Glukokortikosteroide
   Dos: z.B. Prednisolon initial ca. 20 mg/d, stufenweise reduzieren und absetzen, wenn die Wirkung der Basistherapeutika eintritt. Eine längerfristige niedrig dosierte Steroidtherapie (2,5 - 5 mg/d) ist ebenfalls krankheitsmodifizierend und als Zusatz zur Basistherapie effektiv. Da es keine Dosis ohne Nebenwirkung gibt, sollte die Therapie möglichst kurz und möglichst niedrig dosiert erfolgen (bei längerer Anwendung ≤ 5 mg/d)!
   Osteoporoseprophylaxe durch Kalziumzufuhr (1 g/d durch Ernährung - Milchprodukte, Ca^{++}-reiches Mineralwasser oder Supplementierung) und Vitamin D_3 (800 - 2.000 IE/d)
   Nach *DVO-Leitlinien* (siehe Internet) wird zu Therapiebeginn eine Knochendichtemessung (DXA-Methode) an LWS und Femur empfohlen.

   Cave: Eine Komedikation mit Protonenpumpeninhibitoren ist primär nur bei paralleler Einnahme von NSAR/ASS indiziert und führt zu einem höheren Risiko an Osteoporose-bedingten Frakturen.

2. Basistherapie mit konventionellen synthetischen krankheitsmodifizierenden Mitteln = conventional synthetic Disease Modifying Antirheumatic Drugs (csDMARD):
   Der Wirkungseintritt erfolgt verzögert nach Wochen bis Monaten. Wegen teratogener NW muss ggf. auf die Durchführung einer verlässlichen Kontrazeption hingewiesen werden (z.B. MTX, Leflunomid).
   Regelmäßige klinische und Laborkontrollen zur Erfassung von NW sind obligat!
   Basistherapeutika müssen ggf. auch in Kombination frühzeitig eingesetzt werden, um Gelenkzerstörungen zu verhindern.

   2.1 Immunsuppressiva

   - Methotrexat (MTX): Rel. gut verträgliche und wirksame Substanz!
     Wi.: Folsäureantagonist, DNA-Methylierung, Purin- und Pyrimidinsynthese
     NW: Rel. häufig sind gastrointestinale NW, Stomatitis und Erhöhung der Leberenzyme. Zytopenien (5 %/Jahr), Haarausfall; gel. Arthralgien/Myalgien innerhalb 24 h nach MTX-Einnahme. Seltener sind bronchiale Reizung, interstitielle Pneumonitis, Leberfibrose, Rheumaknoten an den Akren u.a. Die Gabe von Folsäure (5 - 10 mg 24 - 48 Stunden nach MTX-Einnahme) reduziert NW und Abbruchrate. Kontrollen von Blutbild, Kreatinin und Leberenzymen.
     Ind: Mittel der Wahl in der Primärtherapie
     KI: Schwangerschaft, Stillzeit, Lebererkrankungen, Niereninsuffizienz, hämatologische Krankheiten, gleichzeitige Gabe von Cotrimoxazol u.a.
     Dos: 7,5 - 25 mg 1 x/Woche als Einzeldosis oral oder s.c. (s.c. ist effektiver). Am Tag der MTX-Einnahme keine NSAR nehmen, weil diese die Ausscheidung von MTX hemmen (Risiko von NW)!
     MTX-Einnahme bei gebärfähigen Frauen nur unter Konzeptionsschutz (Risiko fetaler Fehlbildungen ca. 10 %). MTX mind. 3 Monate vor geplanter Schwangerschaft absetzen.
   - Leflunomid (LEF), ein Dihydroorotat-Dehydrogenase-Blocker mit langer Halbwertzeit! Fetusschädigende Metaboliten lassen sich bis zu 2 Jahre nach Absetzen nachweisen → Eliminierungsmittel: Colestyramin.
     Ind: Reservemittel, falls MTX nicht hilft oder kontraindiziert ist.
     NW: Diarrhö, Leberenzymerhöhung (ca. 5 %), schwere Leberschäden und Leberversagen, Hypertonie, interstitielle Pneumonie, periphere Neuropathie u.a.
     KI: Schwangerschaft, gebärfähige Frauen ohne Antikonzeption, Leberschäden u.a.

     Cave: Perioperativ sollte Leflunomid pausiert und mit Colestyramin ausgewaschen werden! Prüfung der Wirksamkeit der Auswaschtherapie vor geplanter Schwangerschaft durch Spiegelkontrolle.

   2.2 Sulfasalazin (z.B. Azulfidine® RA):
   Ind: Bei leichtem, nicht erosiven Verlauf oder in Kombination mit anderen DMARDs
   NW + KI: Siehe Kap. Colitis ulcerosa
   Dos: 2 - 3g/d; mit niedrigster Dosis beginnen, bei Verträglichkeit Dosis langsam erhöhen.

2.3 Hydroxychloroquin (HCQ, Quensyl®):
Ind: Bei leichtem nicht erosiven Verlauf oder in Kombination mit anderen DMARDs
NW: Ophthalmologische Ausgangsuntersuchung wegen Gefahr der Retinopathie, dann jährliche augenärztliche Untersuchungen bei Risikopatienten (vorbestehende Schäden, GFR < 60 ml/min, Tamoxifeneinnahme). Nach 5 J. jährliche Kontrollen bei jedem Patienten (Farbsinnprüfung, computergestützte Perimetrie, multifokales Elektroretinogramm!). Lichtempfindlichkeit der Haut; Myopathie, möglicherweise kardiale Toxizität nach längerer Anwendung, in Einzelfällen psychiatrische Auffälligkeiten bis zu Suizidalität beschrieben!
WW: Cave: Arrhythmien durch QT-Zeit-verlängernde Medikamente!
Dos: Hydroxychloroquin: 200 - 400 mg/d bzw. ≤ 5 mg/kg KG

2.4 „Biologicals“, Syn.: biologic Disease Modifying Antirheumatic Drugs (bDMARDs):
Allgemeines: Rekombinant hergestellte Antikörper, Ak-Fragmente oder Fusionsproteine zur zielgerichteten Blockade entzündlicher immunologischer Vorgänge. Da Zytokine und Oberflächenmoleküle vielfältige physiologische Wirkungen haben, sind immer auch Effekte auf andere Vorgänge im Körper zu erwarten. Durch Biologika konnten in den letzten Jahre v.a. bei der RA und den Spondyloarthritiden sehr gute Therapieerfolge beobachtet werden. Eine Therapie mit Biologika ist schweren Verlaufsformen vorbehalten und sollte erst nach Versagen anderer, konventioneller DMARDs (i.d.R. MTX bzw. einer Kombination konventioneller DMARDs) eingesetzt werden. Eine Biologikatherapie sollte in Kombination mit einem konventionellen DMARD (i.d.R. MTX, siehe auch Zulassungsstatus der einzelnen Präparate) erfolgen, da nur hierdurch eine entsprechende Steigerung der Wirksamkeit erreicht wird (Ausnahme IL-6-Blockade)! Sorgfältige Patientenaufklärung und regelmäßige Kontrolluntersuchungen zur Überwachung sind Voraussetzung. Auch die erheblichen Therapiekosten müssen in Betracht gezogen werden.

- Anti-TNFα-Therapie:
  Wi.: Wirkungseintritt: Schnell (innerhalb von 2 Wochen), hohe Ansprechrate, antientzündliche + destruktionshemmende Wirkung
  NW: Gehäufte Infektionen (v.a. Weichteilinfektionen, Pneumonien, septische Arthritis), Reaktivierung einer TB → vor Therapiebeginn aktive/latente TB ausschließen: Thorax-Röntgenbild + Interferon-γ-release-Test; Verschlechterung einer Herzinsuffizienz und selten Schäden des N. opticus. Möglicherweise gering erhöhtes Lymphom- und Tumorrisiko. Durch TNFα-Blocker kann eine Psoriasis induziert werden. Weitere NW + KI sind zu beachten (→ Herstellerangaben).
  - Infliximab (INX): Monoklonaler chimärer Ak gegen TNFα; i.v.-Anwendungen, HWZ 26 Tage, bei RA nur in Kombination mit MTX, bei Spondyloarthritiden auch als Monotherapie (Dos. siehe Herstellerangaben)
  - Adalimumab: Monoklonaler humaner Ak gegen TNFα; Halbwertzeit: 14 Tage (Dos: 40 mg s.c. alle 2 Wochen)
  - Etanercept: Fusionsmolekül aus löslichem TNF-Rezeptor und IgG1-Fc-Anteil. HWZ fast 5 Tage (Dos. z.B. 1 x 50 mg s.c./Woche)
  - Certolizumab pegol: Pegyliertes Fab Fragment gegen TNFα (Erhaltungsdosis: 200 mg s.c. alle 2 Wochen)
  - Golimumab: Monoklonaler, humaner Antikörper der höchsten Affinität gegen TNFα (50 mg s.c./Monat)
- Tocilizumab (TCZ), Sarilumab: Monoklonaler humanisierter Ak, blockiert den löslichen und membrangebundenen IL-6-Rezeptor. Gutes Ansprechen auch nach TNFα-Versagen; i.v.- oder s.c.-Applikation.

  Cave: Durch die IL-6-Blockade wird die CRP-Produktion unterdrückt: Patienten können trotz schwerer Infekte normale Werte aufweisen.

  NW: Leukopenie, Thrombozytopenie, Infektionen, Transaminasenanstieg, Dyslipoproteinämie, gastrointestinale Perforationen (***Cave:*** Bei vorbestehender Divertikulitis)
- Anakinra: Interleukin-1-Rezeptorantagonist (IL-1RA)
  Erhöhtes Risiko für Infektionen, weniger effektiv als andere Biologika
- Rituximab (RTX): anti-CD20-Ak
  Ind: Bei therapieresistenten Verläufen oder Kontraindikation einer TNFα-Blockade. Therapieprinzip: B-Zell-Depletion, Dosis: 2 x 1.000 mg i.v. im Abstand von 2 Wochen, dann Wiederholung alle 6 Monate. NW + KI beachten! Bei immunsupprimierten Patienten sehr selten progressive multifokale Leukenzephalopathie. Vorher Impfstatus aktualisieren und Screening auf Hepatitis B!
- Abatacept: CTLA4-Ig-Fusionsprotein, Hemmung der T-Zell-Kostimulation. Applikation i.v. oder s.c.
- Biosimilars: Durch Ablauf des Patentschutzes kommen zunehmend kostengünstigere biosimilare Präparate auf den Markt (Infliximab, Etanercept, Rituximab, Adalimumab). Durch die komplexen Molekülstrukturen kann es im Vergleich zum Original bei identi-

scher Aminosäuresequenz zu Abweichungen in Proteinkonformation und Glykosylierungsmuster kommen. Die verfügbare Evidenz zeigt, dass ein Wechsel („switch“) vom Originalprodukt zu seinem Biosimilar sicher und wirksam ist. Hierbei ist die Patientenperspektive zu berücksichtigen. Multiple Wechsel zwischen Biosimilars sollten in Registern dokumentiert werden.

2.5 JAK-Inhibitoren (auch targeted synthetic DMARDs = tsDMARDs): Tofacitinib (Xeljanz®), Baricitinib (Olumiant®). Upadacitinib (Rinvoq®), Filgotinib (Jyseleca®)Wirksamkeit und Sicherheitsprofil vergleichbar mit Biologika.
Cave: Herpes zoster, möglicherweise erhöhtes Risiko für kardiovaskuläre und thromboembolische Ereignisse; bei Filgotinib: Möglicherweise Beeinträchtigung der männlichen Fertilität, mögliche Interaktion mit Valsartan und Statinen.

2.6 Im Ausnahmefall: z.B. Azathioprin, Ciclosporin A (NW siehe dort) oder Cyclophosphamid
NW: Siehe Kap. Zytostatika
Ind: Schwere Verläufe mit lebensbedrohlichem Organbefall, vaskulitische Komplikationen.
Cave: Kumulativdosis! Ab einer Summendosis ≥ 30 g deutlich erhöhtes Risiko für eine therapieinduziertes MDS (myelodysplastisches Syndrom), erhöhtes Risiko für Urothel-Ca, bei Therapie von Frauen mit nicht abgeschlossener Familienplanung: ggf. Ovarprotektion (GnRh-Analoga), Eizellentnahme vor Therapie

2.7 Naturheilkundliche Therapie: Dreiflügelfrucht (Tripterygium wilfordii Hook F) als naturheilkundlicher Ansatz aus der traditionellen chinesischen Medizin

3. Nichtsteroidale Antirheumatika (NSAR): Symptomatische Therapie ohne Effekt auf den Krankheitsverlauf. Sowohl COX2-Inhibitoren als auch traditionelle NSAR führen zu einem dosisabhängigen Risiko für kardio- und zerebrovaskuläre Komplikationen (Steigerung um 30 - 50 %). Fragliche Ausnahme Naproxen. Daher sollten diese Substanzen möglichst kurzfristig und niedrig dosiert eingesetzt werden. Der Vorteil der Coxibe liegt in der geringeren NW-Rate im unteren GI-Trakt. Die erhöhte NW-Rate im oberen GI-Trakt bei unselektiven COX-Inhibitoren kann teilweise durch den Einsatz von Protonenpumpeninhibitoren kompensiert werden.

- Unselektive COX-1/2-Inhibitoren = Cyclooxygenase-Hemmer
  Wi.: Hemmung der Cyclooxygenase 1 + 2 (COX 1 + 2) und damit der Prostaglandinsynthese. Die entzündungshemmende Wirkung läuft über COX-2-Inhibition. Die Hemmung der Thrombozytenaggregation und die gastralen NW sind Folge der COX 1-Inhibition.

  Präparate-Beispiele:
  Ibuprofen: Einzeldosis: 400 - 800 mg, bis 2.400 mg/d
  Diclofenac: Einzeldosis: 50 mg, bis 150 mg/d
  Naproxen (T_{50} bis 15 h); bis 1.000 mg/d

- Selektive COX-2-Inhibitoren: Celecoxib (Tagesdosis bis 2 x 200 mg) oder Etoricoxib (Tagesdosis bei Arthritis 60 - 90 mg)

NW: - Gastrointestinale NW (ca. 30 %):
Magenschmerzen, Reflux, Magen-/Duodenalulzera, evtl. mit (okkulter) Blutung oder Perforation; Blutungsrisiko ca. 1 : 100/2 Jahren. Die ulzerogene Wirkung ist Folge einer Hemmung der Prostaglandinsynthese mit gestörter Magenschleimproduktion. Evtl. Kolitis mit Diarrhö.
Risikofaktoren für erhöhte GI-NW: Gleichzeitige Therapie mit Kortikosteroiden, Antikoagulanzien oder selektiven Serotoninwiederaufnahmehemmern (SSRI), hohe NSAR-Dosis, Alter > 65 J., GI-Ulzera oder NSAR-bedingte GI-Komplikationen in der Anamnese
In diesen Fällen ist bei Therapie mit NSAR eine parallele prophylaktische Gabe von Protonenpumpenhemmern indiziert! Bei Helicobacter pylori-Infektion ist eine prophylaktische HP-Eradikationstherapie möglicherweise von Nutzen. Um die Magenunverträglichkeit zu mindern, Präparate nach dem Essen nehmen.

Beachte: Während Glukokortikosteroide alleine das Ulkusrisiko kaum erhöhen, steigt das Ulkusrisiko unter NSAR um den Faktor 4; die Kombination beider Substanzen erhöht das Ulkusrisiko um den Faktor 15! Daher nach Möglichkeit beide Substanzen nicht kombinieren. Falls die Kombination unvermeidbar ist, unbedingt Gabe eines Protonenpumpeninhibitors! Nie mehrere NSAR gleichzeitig verordnen!

- NSAR-Zystitis
- Pseudoallergische Reaktionen: Analgetikaintoleranz (mit evtl. Bronchospasmus bei Asthmapatienten)
- Allergische NW (Urtikaria, Angioödem, Bronchospasmus)
- Störungen der Hämatopoese
- Zentralnervöse Störungen (z.B. Kopfschmerzen, Schwindel, Verwirrtheitszustände, Hörstörungen)

- Leberschäden, Nierenschäden
- Natrium- und Wasserretention, evtl. Hypertonie und Herzinsuffizienz

KI: Störungen der Leber-/Nierenfunktion, Gravidität und Stillzeit, Ulzerationen des Magen-Darm-Traktes, Blutbildstörungen, Analgetikaintoleranz, Herzinsuffizienz, unkontrollierte Hypertonie, KHK, pAVK

Merke: Alle NSAR weisen ein erhöhtes kardiovaskuläres Risiko auf.

Allgemeine Therapieprinzipien bei rheumatoider Arthritis:
Nach Diagnosestellung rascher Beginn einer Therapie mit einem cDMARD (primär MTX, bei Kontraindikationen: LEF oder Sulfasalazin).
Zu Beginn in der Regel zusätzliche Gabe von Prednisolon (20 - 30 mg/Tag), Ausschleichen möglichst innerhalb von 3 - 6 Monaten, alternativ niedrigstmögliche Erhaltungsdosis (≤ 5 mg/Tag)
Bei nicht ausreichendem Ansprechen: Kombinationstherapie (z.B. MTX/SSZ/HCQ oder MTX/LEF), bei fehlendem Ansprechen bzw. persistierender hoher Aktivität o. Vorliegen von Risikofaktoren Kombinationstherapie (MTX + bDMARD oder tsDMARD).
bDMARDs oder tsDMARDs sollten in der Regel in Kombination mit MTX eingesetzt werden.
Bei nicht ausreichendem Ansprechen sollte der Wechsel auf ein bDMARD bzw. tsDMARD mit anderem Wirkprinzip erfolgen. (MTX = Methotrexat; LEF = Leflunomid; SSZ = Sulfasalazin; HCQ = Hydroxychloroquin)

Ergänzungen:

- Frühzeitiges Erfassen und Behandeln kardiovaskulärer Risikofaktoren. Die RA ist ein eigenständiger kardiovaskulärer Risikofaktor, der bei Vorliegen von mind. 2 der folgenden 3 Kriterien als 1,5-facher Multiplikator der bekannten Risiko-Scores für kardiovaskuläre Ereignisse gewertet werden muss: Krankheitsdauer ≥ 10Jahre, Nachweis von RF/ACPA, Vorliegen extraartikulärer Manifestationen. RA-Patienten weisen eine deutlich erhöhte postoperative kardiovaskuläre Mortalität auf und bedürfen daher einer besonderen Überwachung.
- Diät: Manche Patienten berichten Beschwerdelinderung unter Arachidonsäure-armer Ernährung (Meidung von Fleisch-/Wurstwaren, v.a. Schweinefleisch!) und Bevorzugung Eicosapentaenreicher Kost (Fisch, Fischöl, Omega-3-Fettsäuren). Eine signifikante Wirkung konnte bei der Zufuhr von 5,5 g/d (!) Fischöl als Supplement nachgewiesen werden. Einseitige Ernährung ist zu vermeiden. Kein Ersatz für eine effektive Therapie mit Basistherapeutika!
- Raucherentwöhnung: Raucher entwickeln häufiger als Nichtraucher eine RA und die Verläufe werden ungünstig beeinflusst!
- Hautkrebsvorsorge und Vermeidung intensiver UV-Exposition: Unter traditionellen DMARDs und unter Biologika besteht ein erhöhtes Risiko für nicht-melanotischen Hautkrebs (RR 1,8 gegenüber Gesunden).
- Perioperatives Management: Unter fortgeführter Therapie besteht ein erhöhtes Risiko für perioperative Infektionen, daher muss individuell und je nach bevorstehendem Eingriff entschieden werden, ob eine Therapie perioperativ bis zum Abschluss der Wundheilung pausiert wird. Die Tabelle gibt eine Orientierung. Da eine perioperative Erhöhung der Glukokortikoiddosis zu vermehrten Komplikationen führt, sollte dies vermieden werden. Elektive Eingriffe sollten in den ersten 6 Monaten nach Therapiebeginn vermieden werden (v.a. bei RTX!).

Biologika	2 Halbwertszeiten
MTX	Bei hohen Dosen ggf. Dosisreduktion, in der Regel weiter
Leflunomid	Pausieren, ggf. Auswaschen mit Colestyramin
Sulfasalazin	Am OP Tag pausieren
Hydroxychloroquin	Weiter
Azathioprin	2 Tage vorher pausieren
Ciclosporin A	2 Tage vorher pausieren
Mycophenolatmofetil	2 Tage vorher pausieren
Rituximab	Elektive Eingriffe möglichst verschieben
JAK-Inhibitoren	3 - 4 Tage präoperativ pausieren

- Unter immunsuppressiver Therapie treten gehäuft Infektionen auf: Unter GC-Therapie besteht ein dosisabhängig erhöhtes Infektionsrisiko. ≤ 5 mg Prednisolonäquivalent führen wahrscheinlich nicht zu einem erhöhten Risiko. ≥ 10 mg führen über längere Zeit auch nachhaltig zu einem deutlich erhöhten Risiko. Unter konventioneller DMARD-Therapie ist das Infektionsrisiko auf maximal 1,5 x erhöht. Hydroxychloroquin und Sulfasalazin scheinen nicht zu einem erhöhten Risiko zu führen. Unter Biologika verdoppelt sich das Risiko im Vergleich zu einer konventionellen DMARD-Therapie (ca. 2 - 4 schwere Infektionen/100 Patientenjahre, deutlich höher bei Patienten mit Komorbiditäten). Vor einer immunsuppressiven Therapie Screening auf Hepatitis B/C, ggf. auch HIV. Unter Immunsuppression sind Reaktivierungen - insbesondere von Hepatitis B - beschrieben, so dass je nach serologischem Befund oder Viruslast (PCR) eine prophylaktische anivirale Therapie (z.B. mit Entecavir) erfolgen sollte. Bei einer Prednisolontagesdosis ≥ 20 mg über 4 Wochen sollten insbesondere bei Komedikation mit Immunsuppressiva, Cyclophosphamid und/oder Biologika eine Prophylaxe gegen Pneumocystis jrovecii angedacht werden (Cotrimoxazol 960 mg p.o. 3 x/Woche, alternativ Pentamidine-Inhalation monatlich).

C) **Intraartikuläre Therapie unter sterilen Bedingungen:**
- Injektion von Triamcinolon oder Dexamethason. Nur temporär zur Überbrückung bis Basistherapie wirkt. Keine Dauertherapie!
- **Radiosynoviorthese (RSO):**

Internet-Infos: *www.radiosynoviorthesis.com*

Evtl. Lokalisation entzündeter Gelenke mittels Weichteilszintigrafie - Injektion radioaktiver Substanzen (Betastrahler) in schmerzhaft entzündete Gelenke

	^{90}Yttrium für große Gelenke	**^{186}Rhenium für mittlere Gelenke**	**^{169}Erbium für kleine Gelenke**
HWZ	2,7 Tage	3,7 Tage	9,5 Tage
Gewebsreichweite	11 mm	3,7 mm	1,0 mm

Beurteilung: Wirkungsvolle Ergänzung der Basistherapie v.a. bei einzelnen Gelenken; keine systemischen NW; behandelte Gelenke werden längerfristig schmerzfrei; optimale Wirkung nach 3 - 6 Monaten.

D) **Synovektomie** (arthroskopisch oder offen) evtl. auch mit nachgeschalteter RSO

E) **Rekonstruktive Chirurgie und rechtzeitiger prothetischer Gelenkersatz** (z.B. Handgelenksarthrodese, Hoffmann-Tillmann-Op. der Vorfüße, TEP der Hüft- oder Kniegelenke)

F) **Rehabilitationsmaßnahmen, Patientenschulung und Selbsthilfegruppen** (Rheuma-Liga!)

Prg: Risikofaktoren für einen schweren, erosiven Verlauf sind:
- Beteiligung vieler Gelenke
- Hochtitriger Nachweis von RF, Nachweis von anti-CCP-Ak, hohes CRP, hohe BSG
- Homozygotie von HLA DR4-Allelen („shared epitope")
- Rauchen
- Nachweis von Rheumaknoten
- Niedriger sozioökonomischer Status u.a. (Adipositas führt zu einem geringeren Therapieansprechen.)

Ältere Daten zeigten, dass nach 10 Jahren Krankheitsdauer ca. 50 % der Patienten erwerbsunfähig sind und die Mortalität um etwa 50 % erhöht war. Neuere Untersuchungen legen nahe, dass eine effektive frühzeitige Therapie dies positiv beeinflusst. Häufige Todesursachen sind Herzinfarkt, (3 x erhöhtes Risiko) und Schlaganfall sowie eine hohe Krankheitsaktivität. Durch adäquate Kontrolle der Krankheitsaktivität lassen sich Morbidität und Mortalität fast auf das Risiko ansonsten Gesunder reduzieren. Zu beachten sind allerdings auch Komplikationen unter der Therapie (v.a. Infektionen).

Impfungen bei rheumatologischen Erkrankungen / Impfungen unter Immunsuppression:
Während man mit Impfungen früher aus Angst vor Verschlechterung einer Erkrankung zurückhaltend war (tatsächlich sind Erstmanifestationen rheumatischer Erkrankungen nach Impfungen beschrieben), werden heute alle üblichen aktiven Impfungen mit Totimpfstoffen empfohlen. Unter immunsuppressiver Therapie ist mit einer reduzierten aber ausreichenden Impfantwort zu rechnen (ausgenommen: RTX - vor Therapiebeginn impfen). Das zweiwöchige Pausieren von MTX nach Influenza-Vakzinierung führt zu einer besseren Impfantwort, ist aber nicht gleichbedeutend mit einem besseren Impfschutz. Dagegen muss das Risiko eines Schubes abgewogen werden. Insbesondere die Influenza-Impfung, die Impfung gegen Varizella-zoster mit Totimpfstoff (Shingrix®) und die Pneumokokkenimpfung (sequenziell: mit PCV13 gefolgt von PPSV23 nach 6 - 12 Monaten) werden unter Immunsuppression angeraten. Lebendimpfungen unter immunsuppressiver Therapie sind kontraindiziert. Grundsätzlich bestehen keine Einwände gegen eine Vakzinierung gegen COVID-19 mit einem Totimpfstoff.

ADULTER MORBUS STILL, ADULTES STILL-SYNDROM [M06.10]

Ep.: Selten! Inzidenz ca. 5/100.000/Jahr; m : w = 1 : 1

Ät.: Nicht bekannt

KL.:
- Flüchtiges kleinfleckiges, lachsfarbenes, makulopapulöses Exanthem an Rumpf und proximalen Extremitäten

  Cave: Oft nur kurze Zeit und im abendlichen Fieberschub sichtbar, ggf. dem Patienten Lehrbuchbilder zeigen bzw. Fotos machen lassen!
- Fieberschübe > 39°C, 1 - 2 x/Tag mit ausgeprägten Myalgien und Arthralgien

- Symmetrische Polyarthritis typischerweise mit zystischen und erosiven Veränderungen im Verlauf (bes. karpal)
- Halsschmerzen, Splenomegalie, Lymphadenopathie, Polyserositis, Lungenbeteiligung, Myokarditis

Ko.: Hämophagozytose, Gerinnungsaktivierung, Multiorganversagen, pulmonal-arterielle Hypertonie

Lab:
- Leukozytose mit Neutrophilie, BSG ↑, CRP ↑, Transaminasen ↑ (50 % d.F.)
- RF, ANAs, CCP-Ak negativ
- Ferritin ↑↑ (bis > 10.000 µg/l), IL-18 ↑

Di.: Ausschluss anderer Ursachen (Infektionen, Neoplasien, andere Systemerkrankungen)
Klassifikationskriterien von Yamaguchi:
- Majorkriterien: Intermittierendes Fieber > 39°C für mind. 1 Woche, Arthralgien mind. 2 Wochen, typisches Exanthem, Leukozytose > 10.000/µl mit Neutrophilie
- Minorkriterien: Halsschmerzen, Lymphadenopathie und/oder Splenomegalie, Leberenzyme erhöht, RF und ANAs negativ. Mind. 5 Kriterien müssen erfüllt sein, davon 2 Majorkriterien

Th.: Steroide, MTX, andere Immunsuppressiva, IL-1-Blockade (Canakinumab, Anakinra), Tocilizumab, TNF-Blockade, intravenöse Immunglobuline

SPONDYLOARTHRITIDEN (SpA)

Ep.: Prävalenz ca. 1 % in Europa

Def: Gruppe chronisch-entzündlicher Erkrankungen oft mit Beteiligung des Achsenskeletts (griech. ‚spondylos' = Wirbel), Assoziation mit HLA-B27 (bis 90 % beim M. Bechterew) und Fehlen von Rheumafaktoren ("seronegativ"), die ineinander übergehen/miteinander überlappen können und folgende Leitsymptome gemeinsam haben:
- Entzündliche Rückenschmerzen durch Sakroiliitis und WS-Befall (Spondylitis/-arthritis, Syndesmophyten)
  Typische klinisch-anamnestische Kriterien für entzündlichen Rückenschmerz sind:
  - Krankheitsbeginn < 40. Lebensjahr
  - Schleichender Beginn
  - Nächtliche Schmerzen mit Erwachen in der 2. Nachthälfte
  - Besserung bei Bewegung und im Laufe des Tages
  - Morgensteife
  - z.T. ausstrahlender Schmerz, v.a. Oberschenkel dorsalseitig bis zum Knie
  - Nach NSAR-Gabe deutliche Besserung innerhalb von 48 h u./o. Verschlechterung nach Absetzen der NSAR
  - Fehlen neurologischer Symptome
- Asymmetrische Oligoarthritis, oft der Kniegelenke, Befall im Strahl (Daktylitis = Wurstfinger)
- Entzündliche Enthesiopathien (Entzündungen der Sehnenansätze, Bänder)
- Iritis oder Iridozyklitis (anteriore Uveitis) u.a. extraartikuläre Manifestationen

5 Krankheitsbilder:
- Ankylosierende Spondylitis (AS = M. Bechterew)
- Reaktive Arthritis (früher: Reiter-Syndrom)
- Psoriasis-Arthritis
- Enteropathische Arthritiden mit Sakroiliitis bei chronisch entzündlichen Darmerkrankungen
- Undifferenzierte Spondyloarthritis

ASAS (Assessment of Spondyloarthritis International Society) -Klassifikationskriterien für *axiale* Spondyloarthritis (SpA) bei Patienten mit Rückenschmerzen ≥ 3 Monate und Alter bei Erkrankungsbeginn < 45 Jahren:
Entweder Sakroiliitis im MRT oder im Röntgenbild + ≥ 1 SpA-Parameter*)
oder HLA B27-Nachweis + ≥ 2 andere SpA-Parameter*)
*) SpA-Parameter: Entzündlicher Rückenschmerz, Arthritis, Enthesopathie an der Ferse, anteriore Uveitis, Daktylitis, Psoriasis, chronisch entzündliche Darmerkrankung, gutes Ansprechen auf NSAR, positive Familienanamnese für SpA, HLA B27-Nachweis, erhöhtes CRP

ASAS-Klassifikationskriterien für *periphere* Spondyloarthritis:
Arthritis oder Enthesitis oder Daktylitis + 1 weiteres Kriterium: Psoriasis, chronisch entzündliche Darmerkrankungen, vorausgegangene Infektion, HLA B27-Nachweis, Uveitis, Sakroiliitis (Rö. oder MRT)
oder ≥ 2 der folgenden Kriterien: Arthritis, Enthesitis, Daktylitis, entzündliche Rückenschmerzen und/oder chronisch entzündliche Darmerkrankung in der Anamnese, positive Familienanamnese für eine SpA.
Die Anwendung der ASAS-Kriterien führt auch dazu, dass der Anteil an Frauen mit dem Krankheitsbild SpA zunimmt, da Frauen seltener/langsamer strukturelle Veränderungen entwickeln, die im konventionellen

Röntgen fassbar sind. Risikofaktoren für die Entwicklung struktureller Veränderungen im Röntgen sind: Männliches Geschlecht, Rauchen, hohe Entzündungszeichen. Die nicht radiografisch fassbare axiale SpA (= nrax SpA) ist als Vorstufe der AS zu sehen und wird analog dazu behandelt. Etwa 70 % der SpA-Patienten entwickeln eine radiologisch fassbare Sakroiliitis, davon wiederum entwickeln ca. 60 % Wirbelsäulenveränderungen. Auch hier schließen unauffällige Entzündungszeichen eine Erkrankung bzw. entzündliche Aktivität nicht aus! Durch die oft als unspezifische Rückenschmerzen fehlinterpretierten Beschwerden kommt es bei Männern immer noch zu einer Diagnoseverzögerung von 4 - 6 Jahren (Frauen bedeutend länger)!

AXIALE SPONDYLOARTHRITIS [M46.89]
ANKYLOSIERENDE SPONDYLITIS (AS) [M45.09]

Syn: Spondylitis ankylosans, M. Bechterew

Ep.: Prävalenz bis 0,5 %; m : w = 2 : 1; familiäre Häufung
Manifestationsalter: Meist zwischen 20. - 40. Lebensjahr

Ät.: Genetische Disposition: 90 % der Patienten sind HLA-B27 positiv (Häufigkeit in der Normalbevölkerung ca. 8 %).
Auslösung des chronisch-entzündlichen Prozesses durch unbekannte Faktoren

KL.:
- Leitsymptom: „Entzündlicher Rückenschmerz“: Siehe oben
- Sakroiliitis: Bes. nachts/morgens auftretende Kreuz-/Gesäßschmerzen, Steifigkeit, Besserung durch Bewegung, evtl. mit Schmerzausstrahlung in die Oberschenkel, Klopfschmerz und Verschiebeschmerz der Sakroiliakalgelenke (Stuhlsteigeversuch, Mennell-Zeichen: Kreuzschmerzen, wenn beim seitlich liegenden Patienten das untere Bein maximal gebeugt, das andere Bein retroflektiert wird).
- Spondylitis: Schmerzen im thorakolumbalen Übergang der Wirbelsäule
- Zunehmende Bewegungseinschränkung der Wirbelsäule und des Thorax:
  Finger-Fußboden-Abstand (normal 0)
  Thoraxumfangsdifferenz ex-/inspiratorisch (normal > 6 cm, im Alter weniger)
  Tragus-Wand-Abstand (normal < 15 cm)
  Kinn-Sternum-Distanz (normal 0 cm)
- Schober-Maß: Die im Stehen gemessene Distanz vom 5. LWK 10 cm nach kranial muss sich nach maximaler Rumpfbeugung um mind. 4 cm vergrößern.
  Ott-Maß: Die im Stehen gemessene Distanz vom 7. HWK 30 cm nach kaudal muss sich nach maximaler Rumpfbeugung um mind. 2 cm vergrößern.
- Evtl. Arthritis peripherer Gelenke (1/3 der Patienten)
- Evtl. Brustschmerzen (Synchondritis der sternomanubrialen Synchondrose), evtl. Schambeinschmerzen (Symphysitis)
- Evtl. entzündliche Enthesiopathien: Schmerzhafte Entzündung der Sehnenansätze: Achillessehne, Plantaraponeurose, Trochanteren, Sitzbein, Beckenkamm
- Evtl. Uveitis anterior (25 %) mit Iritis, Iridozyklitis
- Psoriasis 9 %, chronisch entzündliche Darmerkrankungen < 7 %
- Rel. selten Beteiligung innerer Organe: z.B. Kardiopathie (AV-Block I°), Aortitis, evtl. mit Aortenklappeninsuffizienz, IgA-Nephritis

Ko.: Versteifung der Wirbelsäule und des Thorax, fixierte Kyphose, Osteoporose (18 %!), selten Amyloidose (1 %), erhöhtes kardiovaskuläres Risiko

Krankheitsaktivität-Indizes: z.B. BASDAI (Bath Ankylosing Spondylitis Disease Activity Index = 6 standardisierte Fragen zu Müdigkeit, Schmerzempfindung und Morgensteifigkeit) oder BASFI oder ASDAS → *siehe Internet www.asas-group.org*

Lab: Je nach Aktivität BSG und CRP ↑, HLA-B27 positiv (90 %), Anti-CD74-Ak spezifisch für axiale SpA (IgA > IgG), Urinstatus/-Sediment (IgA-Nephritis!)

Bildgebende Verfahren zur Darstellung der Wirbelsäulenveränderungen und Sakroiliitis:

- ▶ MRT: Goldstandard, Darstellung entzündlicher Veränderungen in fettunterdrückter T_2-Wichtung, STIR-Sequenz, T_1-Sequenz + Gadolinium
- ▶ Röntgen:
  - Zeichen der Sakroiliitis
  - Syndesmophyten: Knochenspangen, die benachbarte Wirbel überbrücken (DD: Spondylitis hyperostotica = M. Forestier, osteoproliferative degenerative WS-Veränderungen: Spondylose, Osteochondrose)
  - Spondyloarthritis: Knöcherne Ankylosierung der Intervertebralgelenke

Verkalkungen des Wirbelkörperbandapparates, im Endstadium Bambusrohrform der versteiften Wirbelsäule
Enthesiopathien mit ossifizierender Periostitis, z.B. Fersensporn

DD:
- Osteoporose, Diskusprolaps
- Tuberkulöse und bakterielle Spondylitis und Spondylodiscitis (MRT, Szintigrafie, Erregernachweis)
- Tumorös bedingte Wirbelsäulenbeschwerden
- Andere Spondyloarthritiden (siehe oben)
- Morbus Whipple - ***Cave:*** Keine Immunsuppression, sondern Behandlung der Infektion
- DD der Sakroiliitis in der MRT: Osteitis condensans ilii (benigne Osteosklerose), Tumore, bakterielle Infektion, Insuffizienz-Fraktur, Arthrose. Eine Szintigrafie ist zur Diagnose der Sakroiliitis nicht geeignet!

Di.: Anamnese/Klinik, Röntgen/MRT, Diagnose-Kriterien (ASAS-Kriterien, HLA-B27, Anti-CD74). Eine AS kann nur bei radiologisch nachweisbarer Sakroiliitis (II° beidseits / III° einseitig) und entsprechender Klinik diagnostiziert werden.

Radiologische Gradeinteilung der Sakroiliitis:
I° Verdächtige Veränderungen
II° Umschriebene Erosionen, subchondrale Sklerosierung bei normaler Weite des Gelenkspaltes
III° Deutliche Erosionen, Sklerosierungen, Gelenkerweiterungen u./o. -verschmälerungen, Ankyloseknospen
IV° Ankylose (knöcherne Versteifung)

Th.: Konsequente Physiotherapie mit Anleitung zu regelmäßiger selbstständiger Gymnastik, Schulung
Medikamentöse Therapie:
- NSAR bei Bedarf oder zeitweise kontinuierlich
- Kortikosteroide nur temporär bei schweren entzündlichen Schüben bzw. bei peripherem Gelenkbefall
  Bei therapierefraktären Sakroiliitisschmerzen evtl. intraartikuläre Steroidinjektionen unter sterilen Bedingungen (unter Durchleuchtung, CT- oder MRT-gesteuert)
- Therapieoptionen bei peripherer Arthritis: NSAR, GC, Sulfasalazin, evtl. MTX, TNFα-Blocker
- Bei führender Achsenskelettbeteiligung: NSAR, lokale Infiltration, TNFα-Blocker, Secukinumab, Ixekizumab (anti-IL-17A). Bei gesicherter AS: Upadacitinib. In klinischer Prüfung: Bimekizumab
- Operative Therapie: Gelenkersatz (v.a. Hüft-TEP), ggf. Aufrichtungs-Op.

Prg: Oft schubartiger Verlauf, individuell sehr variabel; bei konsequenter Gymnastik wird eine Invalidisierung in der Mehrzahl der Fälle vermieden. Für NSAR, TNFα-Blocker und IL-17-Blockade gibt es Hinweise für eine moderate Hemmung der radiologischen Progression. Prognostisch ungünstige Faktoren sind: Männliches Geschlecht, Vorliegen von Syndesmophyten zu Diagnosebeginn, Beginn in frühem Lebensalter, Hüftbeteiligung, CRP ↑↑, frühzeitig erkennbare strukturelle Veränderungen im konventionellen Röntgen.

REAKTIVE ARTHRITIS (ReA) [M02.99]

Syn: Postinfektiöse Arthritis

Def: Entzündliche Gelenkerkrankungen, die als Zweiterkrankung nach meist gastrointestinalen oder urogenitalen bakteriellen Infekten auftreten.

Ep.: Hohe Dunkelziffer, Inzidenz abnehmend, Prävalenz 40/100000, 2- 3 % aller Patienten mit bestimmten gastrointestinalen oder urethritischen bakteriellen Infekten; m : w = 1 : 1, chronischer Verlauf ~ 20 %

Ät.:
1. Genetische Prädisposition: 60 - 80 % der Patienten sind HLA-B27 positiv.
2. Auslösender bakterieller Infekt:
   a) Posturethritische ReA nach Gonorrhö oder nichtgonorrhoischer Urethritis (NGU) durch Chlamydia trachomatis Serovar D-K und Mykoplasmen, am häufigsten Ureaplasma urealyticum
   b) Postenteritische ReA nach Infektionen durch Yersinien, Salmonellen, Shigellen, Campylobacter jejuni u.a. Enteritiserreger

Pg.: Postinfektiös kommt es zumindest bei Chlamydien zu einer intrazellulären Persistenz inaktiver Erreger, welche bei genetischer Disposition eine reaktive Arthritis im Sinne einer Autoimmunreaktion auslösen und unterhalten können. Die Arthritis ist aseptisch, d.h. bakterielle Erreger lassen sich aus dem Gelenkpunktat nicht anzüchten. Allerdings kann man bei einem Teil der Patienten im Gelenkpunktat nichtreplikative Erregerbestandteile nachweisen.

Anm.: Zwischen dem HLA-B27 und einigen der krankheitsauslösenden Bakterien (z.B. Yersinia pseudotuberculosis) besteht eine Partialantigengemeinschaft.

KL.: Nach einer Latenzzeit von 2 - 6 Wochen nach einem enteritischen oder urethritischen Infekt entwickelt sich eine Zweiterkrankung mit Arthritis u.a. Symptomen. Das klinische Vollbild der ReA mit 3 oder 4 Hauptsymptomen wird als Reiter-Syndrom bezeichnet und findet sich bei 1/3 der Patienten.
Hauptsymptome des Reiter-Syndroms:
1. Arthritis: Oft asymmetrische, evtl. wandernde Oligoarthritis bevorzugt der unteren Extremitäten, z.B. der Knie-/Sprunggelenke; gel. auch Befall der Finger- und Zehengelenke im Sinne einer Daktylitis
2. Urethritis
3. Konjunktivitis/Iritis
4. Reiter-Dermatose: Randbetonte psoriasiforme Erytheme der männlichen Genitalschleimhaut (Balanitis circinata); aphthöse Läsionen im Mundraum; schwielenartige, teils pustulöse Veränderungen an Handflächen und Fußsohlen (Keratoderma blennorrhagicum); psoriasiforme Hautveränderungen am Körper

1 - 3 = Reiter-Trias; 1 - 4 = Reiter-Tetrade

Evtl. Begleitsymptome:
- Fieber
- Sakroiliitis
- Enthesis (Enthesiopathien)
- Selten Beteiligung innerer Organe: z.B. Karditis, Pleuritis

Lab:
- BSG und CRP ↑, HLA-B27 bei 60 % positiv
- Nachweis eines enteritischen oder urethritischen Infektes bei entsprechender Infektanamnese:
  - Erregernachweis: Da der Infekt nach Auftreten der ReA meist abgeklungen ist, gelingt ein direkter Erregernachweis selten (bei Urethritis, Zervicitis aus Morgenurin/Abstrich; aus dem Stuhl nach Enteritis); evtl. Nachweis aus Biopsien der Kolon- und Ileumschleimhaut, PCR-Nachweis von Chlamydien aus Morgenurin, Urethralabstrich oder Gelenkpunktat
  - Serologische Nachweisverfahren: Infektbeweisende Titerverläufe lassen sich nicht immer nachweisen (der parallele Nachweis spezifischer IgA- und IgG-Antikörper spricht für eine persistierende Infektion).

DD: Andere Erkrankungen des rheumatischen Formenkreises (siehe Kap. Rheumatoide Arthritis)

Di.: Anamnese (vorausgegangener enteritischer oder urethritischer Infekt) + Klinik + Labor (HLA-B27, Infektnachweis)

Th.:
1. Infektsanierung:
   Bei noch nachweisbarer NGU durch Chlamydien oder Ureaplasmen: Doxycyclin oder Makrolide (z.B. Erythromycin oder Clarithromycin). Stets auch Partnersanierung! Erregergerechte Therapie einer Gonorrhö (siehe dort) bzw. einer Enteritis. Eine antibiotische Therapie ist nur bei Nachweis einer floriden Infektion indiziert. Häufig persistieren spezifische Antikörper-Titer (z.B. Chlamydia trachomatis-/Yersinia-IgA und -IgG = Seronarbe), dies rechtfertigt keine wiederholten Antibiotikatherapien.
2. Symptomatische Behandlung der ReA:
   - Physikalische Therapie (bei akuter Arthritis: Kryotherapie)
   - Nichtsteroidale Antirheumatika (NSAR)
   - Evtl. passager GC bei hochakutem Verlauf und/oder Iridozyklitis
   - Evtl. Sulfasalazin oder andere DMARDs bei Übergang in eine chronische Spondylarthritis (siehe Kap. Rheumatoide Arthritis)

Prg: Bis 80 % d.F. heilen nach 12 Monaten aus. Oligosymptomatische ReA-Verläufe haben eine günstigere Prognose als das voll ausgebildete Krankheitsbild in Form des Reiter-Syndroms.

PSORIASIS-ARTHRITIS (PsA) [L40.5+M07.39*]

Ep.: Ca. 20 % der Psoriasis-Patienten (Prävalenz der Psoriasis: In Europa bis 3 % der Bevölkerung), Risikofaktoren: BMI > 30 (Relatives Risiko (RR) 1,9), Alkoholkonsum, Rauchen (RR 2,2). Erhöhtes Arthritisrisiko bei psoriatischem Befall der Fingernägel (RR 2,9), Rima ani (RR 2,4) oder Kopfhaut (RR 3,9)

KL.: Meist viele Jahre nach Beginn der ersten Hautmanifestation, selten vor der Manifestation von Hautsymptomen

5 Formen (nach Moll und Wright 1973):
1. DIP- und PIP-Befall wie Heberden- und Bouchard-Arthrose (5 %)
2. Deformierende, mutilierende Polyarthritis = „Teleskopfinger“ (5 %)

3. Symmetrische Polyarthritis wie RA (20 %)
4. Asymmetrische Oligoarthritis, häufig HLA-B 27 positiv (60 %), evtl. Daktylitis mit „Wurstfingern“ = Befall aller Gelenke eines Fingers
5. Spondyloarthritis mit Sakroiliitis, häufig HLA-B 27 positiv (10 %)

Variante: SAPHO-Syndrom (Synovitis - Akne - Psoriasis pustulosa - Hyperostosis - Osteitis): Schmerzhafte sternoklavikuläre Hyperostosis, Hyperostose der Wirbelsäule, periphere Arthritis, sterile multifokale Osteitis (Knochenszintigrafie!), Psoriasis pustulosa palmaris/plantaris, ggf. Knochen-PE bei V.a. Tumor

Bei HIV-Patienten häufig schwere Verläufe (Haut und Gelenke); ***Cave:*** HIV-Infektion als möglicher Trigger!

Im Vergleich zu anderen Arthritiden verläuft die Entzündung oft nicht so ausgeprägt (= „trockene Entzündung“). Oft keine reine Arthritis sondern Beteiligung der umgebenden Strukturen: Daktylitis, Enthesiopathie, Periarthritis.

Lab:
- Assoziation mit HLA B27 (30 - 50 %), RF meist negativ, aber ACPA bis zu 12 % positiv!
- Häufig keine Entzündungszeichen!

Di.: Klinische Trias:

1. Erythrosquamöse Plaques mit silberweißer Schuppung mit bevorzugtem Befall der Streckseiten von Ellbogen/Knien, der Sakral- und Analregion und des behaarten Kopfes; evtl. nur diskrete Hautveränderungen hinter den Ohren und im äußeren Gehörgang (Prädilektionsstellen absuchen!).
2. Nagelveränderungen (30 %)
   Tüpfelnägel → punktförmige Grübchen im Nagel
   Ölflecknägel → gelbbrauner Fleck subungual
   Onycholyse → abgehobener Nagel
   Krümelnägel → verdickte, krümelige Nägel
   Fehlendes Nagelhäutchen → psoriatischer Herd am Nagelwall
3. Arthritis; bei Spondyloarthritis/Sakroiliitis
4. **CASPAR-Kriterien für PsA:**
   Entzündliche Erkrankung an Gelenken, Wirbelsäule oder Enthesen und zusätzlich ≥ 3 Punkte
   - Aktuell vorhandene Psoriasis (2P)
     oder Psoriasis in der Anamnese (1P)
     oder Psoriasis bei Angehörigen 1. oder 2. Grades (1P)
   - Psoriatische Nageldystrophie (1P)
   - Negativer Rheumafaktor (1P)
   - Daktylitis oder ärztlich dokumentierte Daktylitis in der Anamnese (1P)
   - Juxtaartikuläre Knochenneubildung im konventionellen Röntgen (kein Osteophyt!) (1P)

Th.: Haut und Gelenkbefall korrelieren oft nicht.
- Sulfasalazin bei 40 % auch Hautbesserung. Bei mildem Gelenkbefall (Oligoarthritis)
- Immunsuppressiva: z.B. MTX, LEF - Ind: Stärkerer, erosiver Gelenkbefall (bis 60 % d.F.) → siehe RA
- Vorsicht beim Einsatz von Steroiden ohne begleitende Immunsuppression: Besserung der Arthritis; aber Gefahr einer dramatischen Verschlechterung der Psoriasis (Erythrodermie!) selbst bei vorsichtiger Dosisreduktion.
- Bei Therapieresistenz: Apremilast (PDE4-Inhibitor), TNFα-Blocker, Ustekinumab (IL-12-/IL-23-Blockade ohne Wirkung auf axiale Manifestationen), Guselkumab (anti-IL-23), IL-17-Blockade (Secukinumab, Ixekizumab), Abatacept, Tofacitinib (+ MTX), Upadacitinib (± MTX): Hohe Ansprechraten, hohe Kosten, NW + KI beachten! (Siehe Kap. Rheumatoide Arthritis - Therapie)
- In Erprobung: Baricitinib, Tildrakizumab (IL-12p19-Ak), Bimekizumab (anti-IL-17A+F)
- Beachtung und Behandlung der Komorbiditäten: Adipositas, Hypertonie, Diabetes mellitus 2, Dyslipoproteinämie, Hyperurikämie, Steatosis hepatis

Cave: Betablocker können die Psoriasis verschlechtern!

Prg: Risikofaktoren für erosiven Verlauf: Polyarthritis, hohes Entzündungsniveau, ausgedehnter Hautbefall, Nagelbefall, HLA-DR3. Patienten mit ausgeprägter Psoriasis haben ein erhöhtes kardiovaskuläres Risiko (→ Vorsorge). Auch bei der PsA sind frühzeitige Diagnose und Therapieeinleitung für den Verlauf und Mortalität entscheidend.

ENTEROPATHISCHE ARTHRITIS / SAKROILIITIS

Syn: Intestinale Arthropathien

Ät.:
- Patienten mit chronisch entzündlichen Darmerkrankungen (CED) - Colitis ulcerosa und M. Crohn - entwickeln in ca. 25 % eine Arthritis und zu ca. 15 % eine Sakroiliitis.
- Bei M. Whipple (siehe dort) findet sich in 60 % eine Arthritis (oft als 1. Symptom!) und in 40 % eine Sakroiliitis
- Andere chronische Darmerkrankungen
- „Bypass-Arthritis“ nach gastrointestinaler Anastomosen-Op. mit blinder Schlinge: Springende Polyarthritis, oft stark schmerzhaft - Th.: Antibiotika

Di.: Anamnese/Klinik; bei Sakroiliitis Röntgen/MRT

Th.:
- Therapie der Grundkrankheit; bessert sich die CED, bessert sich auch die Arthritis.
- Einsatz von Steroiden, Sulfasalazin/Mesalazin, AZA, MTX
- Reservemittel für schwere Verläufe: TNFα-Blocker

JUVENILE IDIOPATHISCHE ARTHRITIS (JIA) [M08.99]

Ep.: Ca. 1 : 1.000 Kinder/Jugendliche; Manifestationsalter < 16 J.

ILAR-Klassifikation (International League of Associations for Rheumatology):

a) Systemische juvenile idiopathische Arthritis (Morbus Still) [M08.29]
Intermittierendes hohes Fieber, flüchtiges lachsfarbenes makulopapulöses Exanthem, Polyserositis von Pleura und Perikard, Hepatosplenomegalie, Lymphknotenschwellung, Leukozytose, Thrombozytose, Anämie, hohe Entzündungsaktivität. Gelenkbeteiligung initial meist im Hintergrund (eine Subgruppe mit initialer Gelenkbeteiligung). Beginn im Kleinkindalter. RF und ANA negativ. Ko.: Makrophagenaktivierungssyndrom (MAS) mit unkontrollierter Aktivierung von Makrophagen und hoher Zytokinausschüttung.
Aufgrund der Pathogenese zählt der M. Still auch zu den „Autoinflammatory Disorders“.

b) Polyarthritis, RF negativ [M08.3]
Symmetrische Manifestation bei > 4 der großen und kleinen Gelenke. Kleinkindalter. ANA bei 25 % positiv. w > m

c) Polyarthritis, RF positiv [M08.09]
Symmetrische Manifestation bei > 4 der großen und kleinen Gelenke. Präpubertät. Frühzeitig destruierend. ANA bei 75 % positiv. w > m

d) Oligoarthritis [M08.49]
Asymmetrische Manifestation. Persistent (d.h. 1 - 4 Gelenke im Langzeitverlauf > 6 Monate) oder extended (d.h. > 4 Gelenke im Langzeitverlauf > 6 Monate). Kleinkindalter. In ca. 50 % Iridozyklitis mit sehr schweren Verlaufsformen. ANA bei 80 % positiv. w > m

e) Arthritis mit Enthesitis [M08.89]
Oligoartikulärer Beginn; Bursitis, Enthesitis, anteriore Uveitis; große Gelenke; gel. ANA. m > w

f) Psoriasis-Arthritis [L40.5+M09.09*]
Arthritis und Psoriasis oder Arthritis und 2 der 3 Kriterien (Daktylitis, Nagelauffälligkeiten, Psoriasis bei Angehörigen 1.Grades). Positiver RF ist ein Ausschlusskriterium.

g) Andere Arthritis [M08.99]
Erfüllen nicht die Kriterien von a) bis f) oder erfüllen die Kriterien mehrerer Subtypen.

40 - 60 % der im Kindes- oder Jugendalter Erkrankten haben noch im Erwachsenenalter ein behandlungsbedürftiges Krankheitsbild. Wichtig ist der gesicherte und strukturierte Übergang dieser Patienten zum Erwachsenenrheumatologen, damit eine adäquate Versorgung gewährleistet ist (= Transition). Diese sollte möglichst frühzeitig beginnen (Näheres hierzu unter *www.gkjr.de*). Bedingt durch den frühen Krankheitsbeginn und die lange Krankheitsdauer leiden die Patienten unter zahlreichen Komplikationen: Gestörtes Längenwachstum und lokales Wachstum, abnorme Körperzusammensetzung (Muskelmasse ↓), Augenschäden (Uveitis- und Medikamentenfolgen), kardiovaskuläre Ereignisse im Erwachsenenalter, erhöhte Malignominzidenz.

KOLLAGENOSEN [M35.9]

Es handelt sich um eine Gruppe von Krankheiten, die einige ähnliche morphologische Veränderungen zeigen (= systemische Autoimmunerkrankungen, Beteiligung innerer Organe, Raynaud-Phänomen, teilweise typische Muster in der Kapillarmikroskopie, Nachweis antinukleärer Antikörper).

Zu den Kollagenosen im engeren Sinne zählen:
- Systemischer Lupus erythematodes (SLE)
- Polymyositis und Dermatomyositis
- Sklerodermie
- Sjögren-Syndrom
- Mischkollagenose (Sharp-Syndrom)

Alle Kollagenosen kommen bei Frauen häufiger vor. Abortiv- und Mischformen sind möglich (= unklassifizierbare Kollagenosen, Overlap-Syndrom).

Eine begrenzte genetische Disposition scheint bei allen Kollagenosen eine Rolle zu spielen (Kombination mit bestimmten HLA-Antigenen).

SYSTEMISCHER LUPUS ERYTHEMATODES (SLE) [M32.9]

Def: Immunologische Systemerkrankung mit Beteiligung der Haut und der Gefäße zahlreicher Organe mit Vaskulitis/Perivaskulitis der kleinen Arterien und Arteriolen, verbunden mit Ablagerungen von Immunkomplexen, die aus DNS, Anti-DNS, Komplement und Fibrin bestehen.

Ep.: Prävalenz: 40/100.000; Inzidenz 5 - 10/100.000/J. (bei der schwarzen US-Bevölkerung häufiger, in Zentralafrika unbekannt); w : m = 10 : 1, überwiegend Frauen im gebärfähigen Alter; gehäuftes Vorkommen der HLA-Antigene DR2 und DR3.
Der sog. „late onset SLE" tritt nach dem 55. Lj. auf (w : m = 2 : 1).

Ät.: Unbekannt; genetische Faktoren (z.B. Mutation des TREX1-Gens)

Pg.: Verminderte Aktivität und Anzahl regulatorischer T-Zellen, gestörte Elimination autoreaktiver B- und T-Zellen. Bildung und Expansion autoreaktiver Zellklone (B- und T-Zellen). Erhöhte Apoptoseneigung bei reduzierter Clearance apoptotischen Materials, Auslösung einer Immunreaktion gegen DNA. Komplementaktivierung, teils angeborene Komplementdefekte

KL.:
- Allgemeinbeschwerden (95 %): Fieber, Schwäche, Gewichtsverlust, seltener Lymphadenopathie
- Muskel-/Gelenkbeschwerden:
  - Polyarthritis (80 %) ohne Erosionen, evtl. aber mit Subluxationen/Fehlstellungen (= Jaccoud-Arthropathie)
  - Myositis (40 %)
- Hautveränderungen (85 %): Diese haben der Erkrankung den Namen gegeben (Lupus = Wolf): Hautaggressive Erkrankung.
  - Lichtempfindlichkeit der Haut mit Auftreten von Hauterscheinungen nach Lichtexposition
  - Oronasale Ulzerationen
  - Sekundäres Raynaud-Syndrom
  - Kopfhautbefall mit nicht-vernarbender Alopezie
  - Hautvaskulitis (Livedovaskulitis, leukozytoklastische Vaskulitis, Urtikariavaskulitis)

  Im Rahmen der Hautbeteiligung im Sinne eines kutanen Lupus gibt es folgende verschiedene Manifestationen, deren Assoziation mit einem SLE unterschiedlich häufig ist (siehe %-Angaben in Klammern)
  - Akuter cutaner LE (ACLE) (> 90 %): Lokalisiert (z.B. Schmetterlingserythem an Wangen und Nasenrücken mit Aussparung der Nasolabialfalten), generalisiert, „Toxic epidermal necrolysis-like"
  - Subakut cutaner LE (SCLE) 50 %: Annulär, papulosquamös, medikamenteninduziert, seltener: erythrodermisch, poikilodermatisch, Erythema multiforme-artig, vesikulobullös annulär. Bei systemischer Manifestation oft mit Krankheitsgefühl, Arthralgien, Myalgien. Selten Nierenbeteiligung. Die Mehrzahl der Patienten haben das HLA-Antigen DR 3 und ANAs mit Anti-Ro-Spezifität (SSA), dagegen meist kein Anti-dsDNS-Ak
  - Chronisch cutaner LE (CCLE):
    - Diskoider LE (DLE): Leuchtend rote Papeln mit Schuppenbildung und follikulärer Hyperkeratose lokalisiert (bis 10%), generalisiert (25%), hypertroph
    - Lupus erythematosus tumidus (selten)
    - Lupus profundus (10%)
    - Chilblain Lupus erythematosus
    - Overlap lichenoider CLE - Lichen planus

  Typische histopathologische Befunde: Hyperkeratose, Atrophie der Dermis, vakuoläre Interface-Dermatitis, oberflächliche perivaskuläre und perifollikuläre entzündliche Infiltrate mit mononukleären Zellen, Verdickung der Basalmembran, Pigmentinkontinenz

- Organmanifestationen:
  - Kardiopulmonale Veränderungen (60 - 70 %):
    Pleuritis u./o. Perikarditis mit Ergüssen
    Koronaritis, erhöhtes Risiko für KHK und Herzinfarkt, evtl. Lupus-Pneumonitis
    Libman-Sacks-Endokarditis, Myokarditis, pulmonale Infiltrationen
    Vorzeitige Arteriosklerose mit bis zu 17 x erhöhtem Infarktrisiko
  - Nierenveränderungen (60 - 70 %): Siehe Kap. Lupusnephritis (im Anschluss an SLE)
  - Neurologische Veränderungen (60 %): Zusammen mit renalem Befall prognosebestimmend. Von Vigilanzdefiziten und Depressionen bis hin zum Status epilepticus, Apoplex oder MS-ähnlichen Verläufen alles möglich. Nicht selten auch Mischformen:
    1. Fokale Form: Mikrozirkulationsstörungen, häufig Antiphospholipid-Ak positiv, kleine Läsionen im MRT, SPECT sensitiver, EEG mit fokalen Herden, Symptome eher neurologisch
    2. Diffuse Form: MRT meist o.B. (möglicherweise Hippocampusatrophie), Liquor mit geringer Proteinerhöhung, evtl. Leukozytose, anti-neuronale Ak, Symptome eher psychiatrisch
    3. Peripheres Nervensystem: Befall bis 15 %

Lab:
1. Unspezifische Aktivitätszeichen:
   BSG ↑, CRP oft normal, erhöhte Werte z.B. bei infektiösen Komplikationen, α_2-/γ-Globuline ↑, Komplementaktivierung (C_3, C_4 und CH50 ↓), Anämie (bei hämolytischer Anämie: Makrozytose, Hyperchromie, erhöhte Retikulozyten und LDH, erniedrigtes Haptoglobin)
2. Immunologische Befunde:
   - Antinukleäre Antikörper (ANA) = antinukleäre Faktoren (ANF) in hohem Titer (> 95 %)
     Cave: Es gibt keinen ANA-negativen Lupus! Niedrigtitriger Nachweis von ANAs ist auch bei Gesunden häufig (20 - 30 %), selbst 3 % haben einen ANA-Titer von 1 : 320 !
   - Antikörper gegen doppelsträngige DNS (Anti-dsDNS-Ak) sind typisch für SLE (ca. 70 %). Titer korrelieren mit Krankheitsaktivität, gehäuft bei renalem und zentralnervösem Befall.
   - Anti-Sm (ca. 30 %)
   - Anti-Ro = SSA (60 %) und seltener anti-La = SSB (20 %) beim subakuten kutanen LE
   - Anti-C1q-Antikörper: Korrelieren mit der Krankheitsaktivität und Lupusnephritis
   - Antiphospholipid-Antikörper (APA) (35 %):
     - Anti-Cardiolipin-Ak , Anti-β_2-Glykoprotein 1-Ak, Ak gegen Phosphatidyl-Serin (jeweils IgG, IgM)
     - Lupus-Antikoagulans: Verlängerte aPTT als Suchtest. Patienten mit höhertitrigen APA haben ein erhöhtes Risiko für ein Antiphospholipid-Syndrom mit der Trias: Arterielle und/oder venöse Thrombosen, Aborte und Thrombozytopenie (Weiteres: Siehe Antiphospholipid-Syndrom)
   - Evtl. Ak gegen Gerinnungsfaktoren (z.B. Anti-F VIII-Ak mit evtl. Hemmkörperhämophilie)
   - Zirkulierende Immunkomplexe ↑
3. Oft autoantikörperinduzierte Zytopenie:
   - Coombs-positive hämolytische Anämie (DD: Anämie bei chronischer Entzündung)
   - Leukozytopenie (< 4.000/µl)
   - Lymphozytopenie (< 1.500/µl)
   - Thrombozytopenie (< 100.000/µl)
4. Evtl. pathologischer Urinbefund bei Nierenbeteiligung: Dysmorphe Erythrozyten? Disk-Elektrophorese, 24 h-Sammelurin (Kreatininclearance, Proteinurie)

DD:
- Rheumatoide Arthritis, andere Kollagenosen
- Bei Blutbildveränderungen hämatologische Erkrankungen
- Bei renaler Manifestation Nierenerkrankungen anderer Genese
- Bei neurologischer Manifestation neurologische Erkrankungen anderer Genese
- Primäres Antiphospholipid-Syndrom ohne Hinweise für SLE
- Medikamentös induzierter Lupus [M32.0], z.B. durch Procainamid (20 %), Hydralazin (10 %), PPI, Methyldopa, Phenytoin, Neuroleptika, Minocyclin, Etanercept, Infliximab
  Die Symptome beschränken sich i.d.R. auf Polyarthritis und Pleuritis/ Perikarditis. Bei allen Patienten finden sich ANA und meist auch Antihistone. Anti-dsDNS findet sich nicht!

Idiopathischer SLE	Medikamentös induzierter Lupus
Anti-ds DNS-Ak	Anti-Histon-Ak
Oft HLA-DR2 und DR3	Oft HLA-DR4
ZNS in bis zu 60 % betroffen	ZNS selten betroffen
Niere > 60 % betroffen	Niere selten betroffen, Medikamentenanamnese! Reversibilität nach Absetzen der Medikamente

Anm.: Da auch Neuroleptika und Antikonvulsiva einen medikamentös induzierten Lupus verursachen können, sollte bei psychotischen oder epileptischen Symptomen an diese DD gedacht werden!

Di.: Erfolgt klinisch

EULAR/ACR-Klassifikationskriterien für den SLE 2017		
Voraussetzungen und allgemeine Prinzipien: - ANA (HEp2-IFT) ≥ 1:80 (einmaliger Nachweis ausreichend!) - Ein Kriterium wird nicht gewertet, wenn eine andere, wahrscheinlichere Ursache vorliegt (z. B. Infektion, psychiatric lupus, Medikamente, endokrine oder andere autoimmune Erkrankungen). - Ein Kriterium ist erfüllt, wenn es einmalig vorgekommen und dokumentiert ist - Kriterien müssen nicht gleichzeitig vorliegen - Es muss mind. ein Kriterium aktuell vorhanden sein - Innerhalb jeder Domäne geht nur der höchste Score in den Gesamtscore ein		
Klinische Domänen und Kriterien:		Punkte
Konstitutionelle Symptome	Fieber	2
Haut	nicht vernarbende Alopezie orale Ulzera subakut-kutaner oder diskoider LE akuter kutaner LE	2 2 4 6
Arthritis	Synovitis in ≥ 2 Gelenken oder Druckschmerz in ≥ 2 Gelenken + Morgensteife ≥ 30 Min.	6
Neurologie	Delirium Psychose Anfälle	2 3 5
Serositis	Pleura- oder Perikarderguss akute Perikarditis	5 6
Hämatologie	Leukopenie Thrombopenie Autoimmunhämolyse	3 4 4
Nieren:	Proteinurie > 0,5 g/24h Lupusnephritis (histologisch) Typ II, V Lupusnephritis (histologisch) Typ III, IV	4 8 10
Immunologische Domänen und Kriterien:		
Antiphospholipid-Ak	aCL > 40 GPL oder aβ2GPI > 40 GPL oder LA+	2
Complement	C3 oder C4 vermindert C3 und C4 vermindert	3 4
Hochspezifische Auto-Ak:	anti-ds-DNS-Ak oder anti-Sm-Ak	6

Klassifikation als SLE bei ≥ 10 Punkten

Th.: Stadiengerechte interdisziplinäre Therapie (intensive Induktion, reduzierte Erhaltungstherapie):
- Bei "drug-induced lupus" Weglassen der verursachenden Medikamente
- Bei kutanem Lupus Retinoide, Lichtschutzsalbe, steroidhaltige Externa, ggf. Tacrolimus 0,1 %
- Bei systemischem Lupus:
  - Lichtschutz (LSF 60), UV-Exposition auch hinter Glas kann zu einem Schub führen.
  - Leichte Fälle ohne viszeralen Befall: Nichtsteroidale Antirheumatika (NSAR) + Hydroxychloroquin; Kortikosteroide bei entzündlichen Schüben zeitlich begrenzt einsetzen. Immunsuppressiva, wenn die Steroiddosis zur Krankheitskontrolle zu hoch ist oder GC nicht vertragen werden. Aufgrund der positiven Wirkung (Schübe ↓, Mortalität ↓, Krankheitsaktivität ↓, Organschäden ↓, kardiovskuläre Ereignisse ↓) und nur selten auftretenden Nebenwirkungen sollte Hydroxychloroquin (≤ 5 mg/KG) bei jedem SLE-Patienten eingesetzt werden.
  - Belimumab (Benlysta®) ist als erstes Biologikum für den SLE mit Krankheitsaktivität unter Standardtherapie als zusätzliches Medikament zugelassen. Belimumab ist ein monoklonaler Antikörper, der BLyS (B-lymphocyte-stimulator) hemmt. ***Cave:*** Latenz bis zu Wirkungseintritt einer Belimumab-Therapie ≥ 3 Monate, somit nur bedingt für die Akuttherapie geeignet.
  - Schwere Fälle mit Beteiligung lebenswichtiger Organe: Hochdosierte Prednisolon-Stoßtherapie und/oder Immunsuppressiva: In mittelschweren Fällen AZA, MTX oder Cyclosporin A, bei schweren Organmanifestationen CYC-Bolustherapie (siehe Therapie der Lupusnephritis). Mycophenolat-Mofetil (MMF) kann bei Versagen der anderen Therapeutika oder entsprechenden Kontraindikationen indiziert sein (bei Lupusnephritis zugelassen, sonst formal „off-label"!). Ebenfalls wird bei frustranen Verläufen auch trotz Off-label-Situation RTX als Therapiealternative diskutiert. In klinischer Prüfung: Atacicept (APRIL/BLyS-Blockade), Anifrolumab (anti-IFNα-Ak), JAK-Inhibitoren, Ustekinumab, Voclosporin
  - Frühzeitige Behandlung/Korrektur kardiovaskulärer Risikofaktoren (Rauchen, Hypertonie, Hyperlipoproteinämie)
  - Therapie des Antiphospholipid-Syndroms und der Lupusnephritis: Siehe dort
  - Osteoporoseprophylaxe (kalziumreiche Ernährung/Supplementierung + Vitamin D_3)

SLE und Schwangerschaft:

- Schwangerschaften bei Patientinnen mit SLE sollten nur bei kompletter Remission einer Lupusnephritis geplant werden. Nierenfunktion und Blutdruck sollten stabil sein. Eine Schwangerschaft bei einer SLE-Patientin ist eine Risikoschwangerschaft. In der Schwangerschaft treten gehäuft Schübe auf.
- Engmaschige Betreuung durch geburtshilfliches Zentrum und internistischen Rheumatologen bzw. Nephrologen. Wichtig ist eine gute Hypertoniekontrolle. Das Präeklampsierisiko beträgt ca. 15 %, bei Lupusnephritis bis 60 %. Antiphospholipid-Ak erhöhen erheblich das Risiko für Präeklampsie und Abort. Bei diesen Patientinnen empfiehlt sich eine Kombination von ASS + niedermolekularem Heparin mit Monitoring der Wirksamkeit über die Bestimmung der Anti-Faktor Xa-Einheiten.
- Cyclophosphamid (CYC), Mycophenolatmofetil (MMF), ACE-Hemmer und ARB sollten in einer Schwangerschaft nicht eingesetzt werden.
- Eine Therapie mit Hydroxychloroquin sollte in der Schwangerschaft fortgesetzt werden (auch Azathioprin (AZA) oder Cyclosporin A (CSA) bei strenger Indikationsstellung).
- Patientinnen mit Lupusnephritis, die unter MMF schwanger werden, sollten auf AZA umgesetzt werden. (Weitere Einzelheiten siehe Internet *Leitlinien* und *www.embryotox.de*)

Neonatales Lupussyndrom: Passiv erworbene Autoimmunerkrankung von Neugeborenen, deren Mütter anti-Ro (SSA) oder anti-La(SSB)-Ak im Blut haben (→ diaplazentare Übertragung). Eventuelle Hautveränderungen bilden sich spontan zurück; in 2 % kongenitaler Herzblock, der irreversibel sein kann → fetale Herztöne ab der 16. SSW kontrollieren (Bradykardie ?).

Prg: Bei erheblich variablen Krankheitsverläufen beträgt die 10-Jahresüberlebensrate des SLE heute ≥ 90 %. Es besteht aber immer noch eine 2 - 4 x erhöhte Mortalität gegenüber Gesunden. Häufigste Todesursachen: Kardiovaskuläre Erkrankungen (insbes. KHK/Herzinfarkt), Infektionen, Urämie, neurologische Komplikationen, Thromboembolien. Die Prognose wird durch das Ausmaß der Organbeteiligungen bestimmt.

LUPUSNEPHRITIS (LN) [M32.1+N08.5*]

- Bedeutsame Organmanifestation des SLE, Auftreten bei > 40 % der Patienten
- Wichtige Rolle bei Mortalität und Morbidität des SLE, ca. 30 % sprechen nicht auf die Therapie an, bei vielen ist das Ansprechen verzögert!
- Typischer Vertreter der Immunkomplex-Glomerulonephritis mit Ablagerung von mesangialen und subendothelialen Immunkomplexen (bes. DNA/anti-DNA-Komplexe)
- Vielfältige glomeruläre Läsionen
- Variable klinische und labormedizinische Zeichen
- Assoziation mit anti-ds-DNS- und anti-C1q-Antikörpern
- Es empfehlen sich interdisziplinäre Therapie und Diagnostik durch internistische Rheumatologen und Nephrologen nach histologischer Bewertung der Nierenbiopsie durch einen Nephropathologen.

Aktualisierte WHO-Klassifikation 2004 (basierend auf ISN/RPS Klassifikation 2003):

Klasse I: Minimale mesangiale Lupusnephritis
Normale Glomerula in der Lichtmikroskopie, aber mesangiale Immunablagerungen in der Immunfluoreszenz (früheste und mildeste Subform)

Klasse II: Mesangiale proliferative Lupusnephritis
Mesangiale Proliferation in Form von Hyperzellularität oder Expansion der Matrix. Gute Prognose

Klasse III: Fokale Lupusnephritis
Aktive oder inaktive fokale, segmentale oder globale endo- oder extrakapilläre Glomerulonephritis, die < 50 % aller Glomerula involviert, typischerweise mit fokalen subendothelialen Immunablagerungen mit oder ohne mesangiale Veränderungen.
Klasse III (A): Aktive Läsionen: Fokal proliferative Lupusnephritis
Klasse III (A/C): Aktive und chronische Läsionen: Fokal proliferative und sklerosierende Lupusnephritis.
Klasse III (C): Chronisch inaktive Läsionen mit glomerulären Narben: Fokal sklerosierende Lupusnephritis.

Klasse IV: Diffuse Lupusnephritis - Aktive oder inaktive diffuse, segmental oder global endo- oder extrakapilläre Glomerulonephritis, die ≥ 50 % aller Glomerula involviert, typischerweise mit diffusen subendothelialen Immunkomplexen, mit oder ohne mesangiale Alterationen.
Klasse IV Diffuse segmentale (IV-S) oder globale (IV-G) Lupusnephritis:
Zusatz (A): Aktive/proliferative Läsionen
Zusatz (C): Chronische/inaktive Läsionen
Zusatz (A/C): Aktive und chronische Läsionen

Klasse V: Membranöse Lupusnephritis
Charakterisiert durch subepitheliale Immunablagerungen. Die Klasse V Lupusnephritis kann in Kombination mit der Klasse III oder IV auftreten und weist eine fortgeschrittene Sklerose auf.

Klasse VI: Fortgeschrittene sklerosierende Lupusnephritis
≥ 90 % der Glomerula sind global sklerosiert ohne Restaktivität.

KL.:
- Asymptomatische Proteinurie und/oder glomeruläre Hämaturie: Granulierte Zylinder und/oder Akanthozyten im Urinsediment
- Akutes nephritisches Syndrom
- Nephrotisches Syndrom
- Rasch progrediente Glomerulonephritis
- Chronische Niereninsuffizienz
- Renoparenchymatöse Hypertonie

Di.: Eine perkutane Nierenbiopsie ist indiziert bei allen Patienten mit Nachweis von Akanthozyten und/oder Erythrozytenzylindern im Urinsediment und/oder einer Proteinurie > 0,5g/24 h oder Spontanurin mit Urin-Protein/Kreatinin Ratio (UPCR) > 500mg/g oder bei unklarer Verschlechterung der GFR. - Begründung:
1. Differenzierung zwischen den verschiedenen Klassen der Lupusnephritis
   Anm.: Innerhalb der verschiedenen Klassen ist im Verlauf ein Wechsel möglich.
2. Berücksichtigung von tubulointerstitieller Beteiligung, Aktivitäts- und Chronizitätsindizes, thrombotischer und vaskulärer Läsionen (bei APS = Antiphospholipidsyndrom)

Eine frühzeitige Biopsie führt unabhängig vom histologischen Befund zu einer besseren Prognose.

Th.: Allgemeines: Einsatz von Hydroxychloroquin (≤ 5 mg/kg KG) bei allen Patienten, dadurch Verminderung der Zahl renaler Schübe und Verbesserung der renalen Prognose.
Folgende begleitende Maßnahmen werden empfohlen: Optimale antihypertensive Therapie (Ziel: < 130/80 mmHg, ACE-Hemmer oder ARB-Antagonisten als Mittel der 1. Wahl), Senkung der Proteinurie auf < 500 mg/d, Therapie kardiovaskulärer Risikofaktoren (frühzeitiger Einsatz von Statinen, Ziel LDL < 100 mg/dl; Osteoporoseprophylaxe, ggf. ASS, Antikoagulation bei nephrotischem Syndrom und Albumin < 20 mg/L, Belimumab als mögliche Add-on-Therapie
Indikation zur immunsuppressiven Therapie: LN Klasse IIIA, IIIA/C (± V) und IVA, IVA/C (± V). Bei LN V nur bei nephrotischer Proteinurie oder UPCR > 1 mg/g trotz optimaler RAAS-Blockade

Lupusnephritis Klasse I und II: Therapie mit Kortikosteroiden und Immunsuppressiva nur dann indiziert, wenn extrarenale klinische Manifestationen des systemischen Lupus erythematodes es erfordern.

Lupusnephritis Klasse III (A oder A/C) und IV (A oder A/C) (± V):
- Induktionstherapie: Glukokortikosteroide (GC) + Mycophenolatmofetil (MMF, 2 - 3 g/d) oder Cyclophosphamid (CYC) 500 mg alle 14 Tage i.v. für 12 Wochen. Alternativ (v.a. bei nephrotischem Syndrom): MMF (1 - 2 g/d) + Calcineurininhibitor (CNI)
  Bei reduzierter GFR, Halbmondbildung, fibrinoider Nekrose oder schwerer interstitieller Inflammation ggf. CYC 500 - 750 mg/m^2 alle 4 Wochen für 6 Monate.
- Therapieresistente schwere proliferative LN: Wechsel auf eine therapeutische Alternative oder RTX 2 x 1 g (d1 + d15)

Therapieziele: Erhalt/Verbesserung der Nierenfunktion und Reduktion der Proteinurie von mindestens 25 % nach 3 Monaten, mindestens 50 % nach 6 Monaten und UPCR < 500 - 700 mg/g nach 12 Monaten (komplettes klinisches Ansprechen). Bei nephrotischen Patienten muss bei Rückgang der Proteinurie zunächst keine Therapieumstellung erfolgen, hier kann weitere 6 - 12 Monate abgewartet werden.
Falls eine komplette Remission nach 12-monatiger Erhaltungstherapie nicht erreicht wird, sollte eine Rebiopsie vor Änderung des Therapieregimes erwogen werden.

- Erhaltungstherapie: MMF 1 - 2 g/d oder AZA 2 mg/kg KG/d ggf. + Predniso(lo)n 2,5 - 5 mg/d mit dem Ziel auszuschleichen. Bei Klasse V: CNI-Therapie mit der niedrigstmöglichen Erhaltungsdosis.
  Anm.: Statt MMF kann auch Mycophenolsäure (MPA) verwendet werden.
  Beibehalten der Erhaltungstherapie für mindestens 3 - 4 Jahre fortgeführt werden. Bei Verschlechterung der Nierenfunktion u./o. Zunahme der Proteinurie unter einer reduzierten Immunsuppression sollte wieder auf die ursprüngliche immunsuppressive Therapie übergegangen werden, unter der die Lupusnephritis unter Kontrolle war, ggf. erneute Biopsie.

Lupusnephritis Klasse V:
- Bei Vorliegen einer Proteinurie < 3 g/d zunächst rein supportive Therapie
- Bei nephrotischem Syndrom, Erhöhung des Serumkreatinins bei Diagnosestellung und GFR-Verminderung im Verlauf: GC + MMF (2 - 3 g/d)
- Bei zusätzlichem Vorhandensein von proliferativen Veränderungen therapeutisches Vorgehen wie bei Lupusnephritis Klasse III und IV

Fortgeschrittene sklerosierte Lupusnephritis (Klasse VI):
Verbesserung der Nierenfunktion durch Therapie nicht zu erwarten, daher nur dann immunsuppressive Behandlung, wenn extrarenale Manifestationen des SLE es notwendig machen.

Prg:
- Ein günstiges prognostisches Zeichen ist eine Halbierung der Proteinurie innerhalb von 3 Monaten.
- Ungünstige prognostische Indizes:
  - Serumkreatinin initial erhöht; nephrotisches Syndrom
  - Renale Hypertonie
  - C_3-Komplement erniedrigt
  - Histologische Klasse III oder IV, hoher Aktivitätsindex
  - Histologische Zeichen einer renalen thrombotischen Mikroangiopathie

POLYMYOSITIS [M33.2] UND DERMATOMYOSITIS [M33.1]

Def: Polymyositis (PM): Entzündliche Systemerkrankung der Skelettmuskulatur mit lymphozytärer Infiltration (CD8+), bes. intrafaszikulär, keine vaskuläre Beteiligung, keine Immunkomplexablagerungen
Dermatomyositis (DM): Myositis mit Hautbeteiligung, perifaszikuläre Infiltrate, oft perivaskulär lokalisiert (B-Zellen und CD4+ dendritische Zellen, Immunkomplexablagerungen)

Ep.: Seltene Erkrankung, w : m = 2 : 1; gehäuftes Vorkommen von HLA-B8 und HLA-DR3

Ät.: Unbekannt
Klassifikation:
1. Idiopathische Polymyositis (30 %):
   Leitsymptom: Schwäche der proximalen Extremitätenmuskulatur
2. Idiopathische Dermatomyositis (25 %):
   Leitsymptom: Muskelschwäche (wie unter 1.) + Hauterscheinungen
3. Polymyositis/Dermatomyositis bei malignen Tumoren (10 %)
4. Polymyositis/Dermatomyositis mit Vaskulitis im Kindesalter (5 %)
5. Polymyositis/Dermatomyositis bei Kollagenosen ("overlap group") (30 %)

KL.:
1. Myositis der proximalen Extremitätenmuskeln mit Muskelschwäche im Schulter-/Beckengürtel (100 %) und muskelkaterartigen Myalgien (60 %). Schwierigkeiten beim Aufstehen und Heben der Arme über die Horizontale! Evtl. Fieber.
2. Hautveränderungen bei Dermatomyositis: Lividrote, ödematöse Erytheme des Gesichts, bes. periorbital (lila Ringe), weinerlicher Gesichtsausdruck („Lilakrankheit"), lichenoide weißliche bis blassrote Papeln der Fingerstreckseiten (Gottron-Papeln), druckschmerzhafte Nagelfalzhyperkeratosen (Keinig-Zeichen), Erytheme und Rhagaden der Handflächen und Fingerkuppen („Mechanikerhände")
3. Beteiligung der inneren Organe:
   - Ösophagus: Schluckstörungen (30 %) → Ösophagusmanometrie
   - Herz: Interstitielle Myokarditis (30 %), evtl. Tachykardie, Ekg-Veränderungen
   - Lunge (Alveolitis, Fibrose) ca. 30 %, reduzierte Vitalkapazität bei Zwerchfellbefall

Sonderformen:
- Anti-Jo 1-Syndrom: Myositis, Raynaud-Syndrom, oft Arthritis, fibrosierende Alveolitis, Lungenfibrose
- Anti-MDA5-assoziierte Dermatomyositis: Erythematöse palmare Papeln, Hyperkeratosen, Nagelfalz-Erythem, kutane Ulzera, Fingernekrosen, seltener mit Myositis, hohes Risiko für interstitielle Lungenbeteiligung mit hoher Mortalität. - ***Cave:*** ANA negativ! Gezielt an anti-MDA5 denken!

Lab:
- Unspezifische Entzündungsparameter, z.B. BSG ↑, evtl. Leukozytose u.a.
- Muskelenzyme (CK, GOT, LDH) ↑
- Autoantikörper: ANA (50 %), Ak gegen Histidyl-Transfer-RNA-Synthetase (= anti-Jo 1) bei 5 % (Dermatomyositis) bis 30 % (Polymyositis); anti-Mi2 (10 %); anti-PmScl (10 %), U1-RNP (15 %), anti-SRP (5 %, oft mit Herzbeteiligung), Anti-p155/140-Ak gegen TIF-1γ bei tumorassoziierter DM.
  Fazit: Aufgrund immer mehr bekannter spezifischer Zielantigene empfiehlt sich bei der Abklärung einer Myositis der Einsatz eines speziellen „Myositis-Blots", wenn die übliche ANA-/ENA-Diagnostik einen unspezifischen Befund zeigt.

DD:
- Medikamenteninduzierte Myopathien mit CK-Erhöhung: Statine, Fibrate, Kortikosteroide (Steroidmyopathie), antiretrovirale Therapien (Zidovudin, Fialuridin), Retinoide, Psychopharmaka (Clozapin, Risperidon, Olanzapin, Haloperidol), Chloroquin/Hydroxychloroquin
- Drogen: Alkohol, Kokain, Heroin, Amphetamine, evtl. mit CK ↑
- Einschlusskörperchen-Myositis (Inclusion body myositis): Seltene, schmerzlose Muskelerkrankung mit mehr distal betonten Paresen; typische Histologie mit unklaren Einschlüssen (Viren?)

- Polymyalgia rheumatica: Schmerzen und Steifigkeitsgefühl im Schulter-/Beckengürtel (siehe Kap. Polymyalgia rheumatica)
- Muskeldystrophien (Muskelschwund, Familienanamnese, Elektromyogramm)
- Myasthenia gravis:
  Doppelbilder, Ptose, belastungsabhängige Muskelschwäche, bes. der Arme, Thymushyperplasie (65 % d.F.), Thymome (15 % d.F.).
  Di.: Nachweis von Auto-Ak gegen postsynaptische Acetylcholinrezeptoren (90 % d.F.); Prostigmin®- oder Tensilon®-Test: passagere Besserung nach Gabe von Cholinesterasehemmern; Stimulationselektromyogramm: Amplitudenabfall.
- Lambert-Eaton-Syndrom: Auto-Ak gegen präsynaptische Ca^{2+}-Kanäle
  Vo.: z.B. als paraneoplastisches Syndrom bei kleinzelligem Bronchial-Ca.
  Symptome: Myasthenieartige Schwäche der proximalen Extremitätenmuskulatur (erschwertes Treppensteigen), jedoch Besserung durch Belastung
  Di.: Auto-Ak, EMG: Amplitudenzunahme, Ausschluss eines Bronchial-Ca. u.a.
- Infektiöse Myositiden (Coxsackie-Viren, Trichinen, HIV)
- Seltenere DD: Hypothyreose, metabolische Myopathien, amyotrophe Lateralsklerose (neurogenes Muster im EMG !)

Di.:
- Klinik (Muskelschwäche)
- CK-Erhöhung, ggf. bei asymptomatischen Patienten: CK > 1.000U/l bei mind. 7tägiger Sportkarenz

Cave: Häufig wird eine Myositis übersehen und als Leberproblem interpretiert, weil nur die Transaminasen bestimmt werden und nicht die CK.

- Elektromyogramm
- MRT (T2-Wichtung und STIR-Sequenz: Ödem der betroffenen Muskeln versus fettige Degeneration in der T1-Wichtung)
- Muskelbiopsie mit Histologie/Immunhistologie
- Tumorsuche
- Echokardiografie, Rö.-Thorax, ggf. HR-CT-Thorax, evtl. FDG-PET zur Ausbreitungsdiagnostik

Th.: Bei der tumorassoziierten Form Behandlung des Tumors. Ansonsten GC und evtl. Immunsuppressiva: z.B. AZA, MTX oder Ciclosporin A. Reservemittel: CYC, MMF, intravenöse Immunglobline, Sirolimus, RTX, JAK-Inhibitor. Ggf. Hochdosis-Chemotherapie mit autologer Stammzelltransplantation.

Prg: der idiopathischen Erkrankung: Nach 5jähriger Therapie: 50 % Vollremission, 30 % Teilremission, 20 % Progression. Die Assoziation mit Malignomen ist bei der DM größer als bei der PM. Folgende Karzinome machen ca. 70 % der Neoplasien aus: Adenokarzinome der Zervix, Lunge, Ovarien, Pankreas, Blase und Magen.

PROGRESSIVE SYSTEMISCHE SKLEROSE (PSS) [M34.0]

Internet-Infos: *www.sklerodermie.info; www.scleroderma.ch*

Syn: Systemische Sklerodermie oder systemische Sklerose (SSc)

Def: Systemerkrankung des Bindegewebes mit Kollagenanhäufung und Fibrose von Haut und inneren Organen + obliterierende Angiopathie mit Fibrose und Obliteration kleiner Gefäße (Zwiebelschalenangiopathie mit Intimaproliferation) mit Haut- und Organinfarkten.

Ep.: Prävalenz: 1 - 25/100.000 Einwohner/Jahr; bevorzugt bei Frauen im 3. - 5.Lebensjahrzehnt; die limitierte Form ist ca. 3 x häufiger als die diffuse Form; w : m = 5 : 1

Ät.: Unbekannt, gehäufte Assoziation mit HLA-DR5 bei der diffusen Verlaufsform und HLA-DR1,4,8 bei der limitierten Verlaufsform. Umweltfaktoren? In einer Studie zeigt sich ein vermehrtes Auftreten bei manchen Berufen (Elektriker, Maurer, Heizungs- und Sanitärinstallateure).

Pg.: Regulationsstörung der Fibroblasten, die übermäßig Kollagen produzieren + obliterierende Angiopathie. T-Zell-gesteuerte Erkrankung, begleitende Neurodegeneration (gestörte Peristaltik, Vasospasmus). Nachweis von Antikörpern gegen PDGF-Rezeptor mit agonistischer Aktivität (weitere funktionell aktive Antikörper sind gegen Endothelin I und Angiotensin II gerichtet).

KL.: 1. Hautveränderungen (100 %) durchlaufen 3 Stadien:
Ödem (z.B. der Hände: „puffy fingers“) - Induration - Atrophie
Krankheitsbeginn meist an den Händen, später zentripetales Fortschreiten (DD: Dermatomyositis: Zentrifugal!)
Sekundäres Raynaud-Syndrom (95 %) mit Weißwerden der Finger durch Vasospasmus → typische „Trikolore“: Erst Blässe, dann Zyanose und schließlich reaktive Rötung/Hyperperfusion; Haut

wird straff und gespannt → Sklerodaktylie. Durch Schrumpfung der Haut kommt es zu schmerzlosen Kontrakturen; gel. Ulzerationen (bis 30 %), Nekrosen (sog. "Rattenbissnekrosen") und Narben der Fingerspitzen. Mimische Starre des Gesichtes, Kleinerwerden der Mundöffnung (Mikrostomie), radiäre Faltenbildung um den Mund ("Tabaksbeutelmund"); Pigmentverschiebungen, Teleangiektasien.
Thibièrge-Weissenbach-Syndrom (sprich: "tibiersch"): Sonderform der PSS mit Mikroverkalkungen im Subkutangewebe (subkutane Kalzinosis).

2. Arthralgien/Arthritis (50 - 70 %), Myalgien, evtl. Myositis
3. Organmanifestationen:
   - Gastrointestinaltrakt (80 %):
     Sklerosierung des Zungenbändchens (Skleroglosson); Motilitätsstörung des Ösophagus mit Schluckstörungen → Ösophagusbreischluck: Wandstarre, Weitstellung der distalen 2/3 des Ösophagus mit gestörter Peristaltik (Ösophagusmanometrie), Refluxbeschwerden, „Wassermelonenmagen"; intestinale Pseudoobstruktion
   - Fibrosierende Alveolitis und Lungenfibrose (20 - 70 %; meist NSIP-Muster) mit restriktiver Ventilationsstörung (frühzeitig CO-Diffusionskapazität ↓), Todesfälle an pulmonaler Hypertonie/Cor pulmonale und interkurrenten Pneumonien! Erhöhtes Risiko für Bronchial-Ca.
   - Herzbeteiligung (ca. 20 %) mit Myokarditis, Myokardfibrose (oft subklinisch) und Rhythmusstörungen; evtl. Perikarditis
   - Pulmonal-arterielle Hypertonie = PAH (15 %): v.a. bei CREST-Syndrom, erniedrigte Diffusionskapazität bei normaler Vitalkapazität (keine Restriktion!). Weitere Abklärung mittels Ekg, 6 Min.-Gehtest, Echo und ggf. Rechtsherzkatheter
   - Nierenbeteiligung (20 %) mit multiplen Niereninfarkten, nephrogene Hypertonie, Mikroangiopathie mit Gefahr einer sklerodermen renalen Krise (SRK) und Nierenversagen. Die Nierenbeteiligung ist verantwortlich für die Hälfte aller Todesfälle. ACE-Hemmer verbessern die Prognose!

5 Verlaufsformen (die das klinische Spektrum aufzeigen):
- Diffuse kutane systemische Sklerose (dcSSc, ~ 33 %): PSS mit generalisiertem Ödem und Sklerose + Beteiligung innerer Organe: Nachweis von Anti-SCL70 (= Antitopoisomerase 1) in 40 % d.F.
- Limitierte kutane systemische Sklerose (lcSSc, ~ 45 %) (früherer Name: CREST-Syndrom): Calcinosis cutis, Raynaud-Syndrom, Ösophagusbeteiligung, Sklerodaktylie, Teleangiektasie, häufiges Auftreten einer pulmonalen Hypertonie!
- Overlap-Syndrom (10 %): U1-RNP- oder anti-Pm/Scl-Ak (70 %)
- Very early diagnosis of systemic sclerosis (VEDOSS): Frühform z.B. bei Vorhandensein pathognomonischer Antikörper und Veränderungen in der Kapillarmikroskopie aber noch ohne eindeutig ausgeprägte Erkrankung
- Systemische Sklerose sine scleroderma (< 2 %): Isolierte Fingerödeme ohne Hautsklerose

Lab:
- ANA (90 %) oft mit nukleolär homogenem Muster ohne weitere Spezifität
- Anti-SCL-70 finden sich in 40 % bei dSSc
- ACA = Anticentromere Antikörper finden sich in 70 % bei CREST-Syndrom bzw. lSSc
- Anti-RNA-Polymerase (20 %): Assoziation mit schwerer Haut- und Nierenbeteiligung
- Anti-PM-SCL (~ 5 %), Anti-U1-nRNP (~ 5 %) Assoziation mit Polymyositis (Überlappungssyndrom), Fibrillarin-Ak (~ 5 %), anti-Th(To)(~ 5 %) Assoziation mit pulmonaler Hypertonie

DD:
- Zirkumskripte Sklerodermie/Morphaea (umschriebene Sklerodermie der Haut mit lilafarbenen Ringen, befällt nie die Hände; ohne Beteiligung innerer Organe)
- Mischkollagenosen (Sharp-Syndrom): anti-U1RNP
- Sklerodermieartige Krankheitsbilder durch chemische Noxen (z.B. Vinylchlorid, Siliziumdioxid)
- Eosinophile Fasziitis (Shulman-Syndrom): Schwellung der proximalen Extremitäten (ohne Hände und Füße), Eosinophilie im Blut und eosinophile Fasziitis in der tiefen Hautbiopsie
- Acrodermatitis chronica atrophicans bei Lyme-Borreliose
- DD eines Raynaud-Syndroms (siehe dort)
- Nephrogene systemische Fibrose (NSF): Selten
  Sie tritt fast ausschließlich auf nach Gabe der gadoliniumhaltigen Kontrastmittel Gadodiamid und Gadopentetat-Dimeglumin bei gleichzeitig bestehender schwerer Nierenfunktionseinschränkung (GFR < 30 ml/min/1,73 m^2).
  KL.: Ödeme, Pruritus, Schmerzen, symmetrische erythematöse oder hyperpigmentierte Plaques im distalen Bereich der Extremitäten (Hautbiopsie: Proliferierende Fibrozyten, verdickte Kollagenfasern in Epidermis und Subkutis).
  Th.: (experimentell) Imatinib, Natriumthiosulfat, unbedingt kurzfristige Dialyse nach Gadoliniumexposition

  Cave Gadolinium als MRT-Kontrastmittel bei Risikopatienten!

Di.:
- Klinik (Raynaud-Syndrom, Hautveränderungen)
- Labor: ANA, ENA-Differenzierung (ggf. Sklerodermie-Blot), ACA
- Kapillarmikroskopie (Intravitalmikroskopie der Nagelfalzkapillaren):
  - "slow pattern": Dilatierte Riesenkapillaren, Rarefizierung der Kapillaren
  - "active pattern": Zunahme avaskulärer Felder, Einblutungen u.a.
- Eine evtl. Hautbiopsie (bei unklarer Diagnose) zeigt nur vor Therapiebeginn typische Veränderungen
- Röntgen der Hände: Evtl. Kalkablagerungen (Calcinosis cutis) und Akroosteolysen
- Diagnostik zur Erfassung einer Organbeteiligung: Kreatinin-Clearance, Urinstatus, Lungenfunktion mit Diffusionskapazität, Echokardiografie, ggf. Rechtsherzkatheter, Ösophagusdiagnostik u.a.

ACR/EULAR-Klassifikationskriterien für systemische Sklerose (2012)

Kriterien	Subkriterien	Punkte
Hautverdickung der Finger	Beide Hände, bis proximal der MCP-Gelenke	9
Hautverdickung der Finger	Geschwollene Finger Ganzer Finger, distal bis MCP	2 4
Läsionen der Fingerkuppe	Digitale Ulzera Narbengrübchen	2 3
Teleangiektasie	-	2
Abnorme Nagelfalzkapillaren		2
Lungenbeteiligung	Pulmonale Hypertonie u./o. interstitielle Lungenerkrankung	2
Raynaud-Syndrom	-	3
Sklerodermie-assoziierte Antikörper	Anti-Centromere, Anti-Topoisomerase I (Anti-Scl-70) oder anti-RNA-Polymerase III	3

Score ≥ 9 Klassifikation als systemische Sklerodermie (Sensitivität und Spezifität ca. 90 %)

Th.:
- Symptomatische Therapie: Physikalische Maßnahmen zur Vermeidung von Kontrakturen und Ulzerationen, Lymphdrainage, warme Öl-/Paraffin-, Moorlaugen- und CO_2-Bäder + milde Infrarot A-Hyperthermie; bei Tabakbeutelmund täglich Dehnübungen + Mundpflege.
- Möglicherweise schützt die frühzeitige Therapie (Beginn < 18 Monate nach EM) mit HCQ vor der Entwicklung einer PAH.
- Raynaud-Syndrom: Allgemein: Nikotinkarenz, Kälteschutz, beheizbare Kleidung, keine Betablocker, Kalziumantagonisten vom Nifedipin-Typ, ACE-Hemmer (**Cave:** Hypotonie!), nitrathaltige Salbe lokal. Möglichkeit der Verbesserung der Perfusion (akral, hepatisch, renal) durch N-Acetylcystein. In schweren Fällen: PDE-5-Inhibitoren, Iloprost i.v.. Fluoxetin mit möglicher Wirkung
- Digitale Ulzera: Iloprost i.v. (akut), PDE-5-Inhibtoren (akut), Bosentan (Prophylaxe). In therapierefraktären Fällen: Extrakorporale Stoßwellentherapie
  ACE-Hemmer wirken nephroprotektiv und sind bei renaler Krise notwendig!
- Pulmonal arterielle Hypertonie (PAH): Endothelin-Antagonisten, PDE-5-Inhibitoren, Riociguat, Epoprostenol i.v., Iloprost i.v., ggf. auch in Kombination (siehe Kap. PAH)
- Bei ödematöser Frühphase Einsatz von GC (max. 15 mg Prednisolon/d); möglichst kurzfristig: Gefahr der renalen Krise bei höher dosiertem Einsatz von Steroiden!
- Immunsuppressiva bei schweren Verläufen: z.B. Methotrexat, CYC, MMF. Bei einer floriden Lungenbeteiligung (Alveolitis/Fibrose) entweder CYC-Bolustherapie (zunächst 6 x) oder MMF (2 - 3 g/d)
- Bei florider interstitieller Lungenerkrankung: Zusätzlich zur Immunsuppression mit MMF oder CYC, bzw. TCZ oder RTX, antifibrotische Therapie mit Nintedanib (verzögerte Abnahme der FVC)
- Bei ausgeprägter Calcinosis cutis: Evtl. Minocyclin
- Gastrointestinale Beteiligung: Protonenpumpeninhibitoren (Reflux, Ulzera); evtl. intermittierend Antibiotika bei bakterieller Fehlbesiedlung des Dünndarmes.
- Bei therapierefraktärem Verlauf und ungünstiger Prognose (rasche Progredienz, Anti-SCL-70-Ak, diffuser Hautbefall, Lungenbeteiligung. PAH, renale Krise, Pigmentstörungen, Malabsorption) evtl. autologe Stammzelltransplantation in spezialisierten Zentren. Es zeigt sich langfristig ein deutlicher Überlebensvorteil, kurz- bis mittelfristig aber auch eine relevante therapieassoziierte Mortalität (~ 5 %). Bei schwerer Lungenbeteiligung ggf. Lungentransplantation
- Experimentell: RTX, TCZ, Lenabasum (selektiver Cannabinoid-Rc2-Agonist), Autotaxin-Hemmung

Prg: Sehr variabel: Abhängig vom Ausmaß der Organschäden (Herz, Lunge, Nieren), 10-Jahresüberlebensrate bei diffuser Verlaufsform ca. 70 %. Auch bei der Sklerodermie ist das Risiko für kardiovaskuläre Komplikationen (relatives Risiko (RR) = 4,0 für Myokardinfarkt) und Osteoporose erhöht.

SJÖGREN-SYNDROM (SS)

[M35.0] (sprich Schögren)

Def: Chronische Entzündung von Tränen- und Speicheldrüsen und evtl. anderen exokrinen Drüsen mit 2 Leitsymptomen: „dry eye, dry mouth“ =
- Keratoconjunctivitis sicca (KCS) mit Xerophthalmie (Augenaustrocknung)
- Verminderte Speichelsekretion mit Xerostomie (Mundaustrocknung)

Hi.: Lymphozytäre Infiltration der Speichel- und Tränendrüsen

Ät.:
1. Primäre Form: Ursache unbekannt
2. Sekundäre Formen: "Sicca-Syndrom" bei rheumatoider Arthritis oder anderen Kollagenosen, ferner bei Hepatitis B oder C und PBC

Ep.: Prävalenz (in Deutschland): 0,2 %, Inzidenz (D): 4/100.000/Jahr; w : m = 20 : 1; gehäufte Assoziation mit HLA-DR2 und -DR3

KL.: Sicca-Syndrom:
Beschwerden durch Austrocknung der Augen (Brennen, Fremdkörpergefühl u.a.), des Mundes und anderer Schleimhäute; veränderte Speichelzusammensetzung, Karies (60 %), Parotisschwellung (bis 50 %), Raynaud-Syndrom (40 %), Arthritis (70 %), Lymphadenopathie (20 %); Ösophagitis; ferner Neigung zu Allergien und Zöliakie (10 x häufiger); Müdigkeit

Ko.:
- Hornhautulzerationen
- Beteiligung innerer Organe:
  - Lunge (ca. 25 %): Interstitielle Lungenerkrankung (UIP oder LIP)
  - Niere (ca. 10 %): In 50 % Glomerulonephritis, in 35 % tubulointerstitielle Nephritis, evtl. tubuläre Azidose
  - Vaskulitis (ca. 10 %)
- Entwicklung eines malignen Lymphoms (MALT-NHL, ca. 5 %)
- Neurologische Symptome: Periphere Neuropathie (5 %), ZNS-Beteiligung (bis zu 25 %), Innenohrschwerhörigkeit (ca. 25 %)

Lab: BSG ↑, Leukopenie, Anämie, Thrombozytopenie (fakultativ)
Immunologische Befunde:
- Gammaglobulinvermehrung
- Rheumafaktoren (bis 50 %)
- SS-B (= La)-Ak: } bis 70 %
- SS-A (= Ro)-Ak: } bis 70 %
- Antikörper gegen Epithelzellen der Speicheldrüsenausführungsgänge oder Muskarin-Rezeptoren (Anti-M3), Anti-α-Fodrin-Ak
- Kryoglobuline

DD:
- Xerostomie anderer Genese: Hohes Lebensalter (bis zu 30 % > 65 J.), mangelnde Trinkmenge, Kachexie, Speicheldrüsenerkrankungen (Entzündungen, Tumore, Radiatio), Medikamente mit anticholinerger Wirkung (Atropin, Spasmolytika, Antihistaminika, trizyklische Antidepressiva u.a.); chronische Graft versus host disease u.a.
- Xerophthalmie anderer Genese (rel. häufig): Medikamente (siehe oben), hohes Lebensalter, Vitamin A-Mangel, trockene Luft, Klimaanlagen u.a.
- Sarkoidose, Hepatitis C, Exophthalmus, Diabetes mellitus, HIV, Lymphome, vorausgegangene Bestrahlung

Di.:
- Klinik (Sicca-Syndrom)
- Augenärztliche Untersuchung: Spaltlampe (Keratitis) plus Testung der Tränensekretion: Schirmer-Test: Nachweis einer verminderten Tränensekretion durch Einlegen eines Filterpapierstreifens über das Unterlid nach Anästhesie der Hornhaut: Nasszone in 5 Min. unter 5 mm
- Tränenfilm-Aufreißzeit (Spaltlampe) < 10 Sekunden
- Okulärer Färbe-Score (mit Lissamingrün oder Fluorescein)
- HNO-ärztliche Untersuchung:
  - Saxon-Test: Messung der Speichelproduktion durch Abwiegen eines Wattebausches, der 2 Min. in den Mund genommen wurde.
  - Sonografie von Glandula parotis u./o. Gl. submandibularis
  - Evtl. szintigrafische Untersuchung der Speicheldrüsensekretion mit ^{99m}Tc-Pertechnetat
  - Evtl. Biopsie aus der Lippeninnenseite oder einer vergrößerten Speicheldrüse (Sialadenitis mit Lymphozyteninfiltration)
- Immunologische Befunde (siehe Labor)

ACR/EULAR Klassifikationskriterien 2016 für das Primäre Sjögren-Syndrom:
Beantwortung mind. einer der folgenden Fragen mit „Ja“:

1. Hatten Sie mind. 3 Monate lang täglich ein ständiges, störendes Trockenheitsgefühl im Auge?
2. Hatten Sie wiederholt das Gefühl von Sand oder Grieß im Auge?
3. Benutzen Sie Tränenersatz > 3 x/d?
4. Hatten Sie mind. 3 Monate lang das Gefühl, dass der Mund trocken ist?
5. Trinken Sie öfters etwas, weil Sie Probleme beim Herunterschlucken trockener Nahrung haben?

Kriterium	Score
Lippenspeicheldrüsen mit fokaler lymphozytärer Sialadenitis, Score ≥ 1 Focus/4 mm²	3
Anti-SSA/Ro +	3
Okulärer Färbe-Score ≥ 5 in mind. einem Auge	1
Schirmer-Test ≤ 5 mm/5 min. in mind. einem Auge	1
Unstimulierter Speichelfluss ≤ 0,1 ml/min.	1

Bei Vorliegen von ≥ 4 Punkten und mind. einer mit „JA" beantworteten Frage wird das Krankheitsbild als primäres Sjögren-Syndrom klassifiziert*.

* Ausschlusskriterien: Vorausgegangene Bestrahlung von Hals/Nacken, aktive Hepatitis C-Infektion, AIDS, Sarkoidose, Amyloidose, Graft-versus-Host-Erkrankung, IgG4-assoziierte Erkrankung

Th.: 1. Behandlung der Grundkrankheit bei den sekundären Formen
2. Symptomatisch:
- Xerostomie/trockener Mund: Viel und oft trinken, Förderung des Sekretionsreizes der Speicheldrüsen; z.B. durch Kaugummi; künstlicher Speichel. Gute Zahnpflege, Karies-Prophylaxe, regelmäßige zahnärztliche Kontrolle. Bromhexin und Pilocarpin, Cevimeline können die Speichel- und Tränensekretion fördern. Ggf. Elektrostimulation der Speicheldrüsen.
- Xerophthalmie/trockenes Auge: Tränenersatzmittel, ausreichende Luftfeuchtigkeit; Augen vor Wind + Austrocknung durch Brille schützen, Sekretagoga (Pilocarpin, Cevimeline); Augen regelmäßig kurz schließen, keine Anticholinergika
Falls diese Maßnahmen nicht ausreichen, wird eine antientzündliche Therapie empfohlen (kurzfristig Kortikoid-Augentropfen, topisches Ciclosporin; NW + KI beachten). Evtl. temporärer Verschluss des Tränenganges (Punctum Plugs) in schweren Fällen.
- Rhinitis sicca: Nasenöl, ***Cave:*** Keine abschwellenden Nasentropfen
- Tracheobronchitis sicca: Pilocarpin, Bromhexin, Inhalation mit NaCl
- Dyspareunie: Lokale östrogenhaltige Ovula
- Fatigue: Aerobes Ausdauertraining, Hydroxychloroquin
- Parotitis: NSAR und kurzfristig Steroide, ggf. Antibiotikum
- Arthritis: HCQ, Steroide, NSAR, ggf. MTX, LEF
- Organbeteiligung/Vaskulitis: Immunsuppressive Therapie (MTX, AZA, LEF, ggf. CYC). Erste Daten zeigen eine Wirkung von Belimumab bzw. Anti-CD40-Ak.
- Rituximab nur bei schwersten Verläufen sinnvoll

Prg: Das primäre SS verläuft in der Mehrzahl der Fälle benigne; eine vermehrte Mortalität resultiert aus der erhöhten Lymphominzidenz (5 %) und der Organbeteiligung (4 x erhöhtes Mortalitätsrisiko bei Lungenbeteiligung). Typischerweise treten großzellig diffuse B-NHL, MALT-Lymphome oder Marginalzonen-Lymphome auf.

SHARP-SYNDROM [M35.1]

Syn: "mixed connective tissue disease" = MCTD, Mischkollagenose

Ep.: w : m = 9 : 1

Relativ gutartig verlaufendes Krankheitsbild mit einer Überlappungssymptomatik aus SLE, Sklerodermie, Polymyositis und rheumatoider Arthritis, wobei eine Beteiligung von Nieren, Herz und ZNS selten ist. Trigeminus-Neuralgien treten gehäuft auf. Ein Raynaud-Syndrom in Verbindung mit sklerodermieartigen Hautveränderungen mit geschwollenen Händen oder Sklerodaktylie ist typisch. Diagnostisch ist der Nachweis von ANA (antinukleäre Antikörper), die als anti-Ribonukleinprotein-Ak (anti-U1RNP) differenziert werden können. In Hautbiopsien finden sich oft IgG-Ablagerungen an Kernen der Keratinozyten.

Th./Prg.: Die Therapie richtet sich nach der Organbeteiligung und erfolgt ähnlich wie beim SLE. Bei hoher Aktivität oder Organbeteiligung Immunsuppression mit AZA, ggf. Ciclosporin A (CsA).

VASKULITIDEN

Internet-Infos: *www.vasculitis.org* (European Vasculitis Society)

Def: Immunreaktiv ausgelöste Gefäßentzündungen mit Schädigung betroffener Organe. Das Spektrum klinischer Symptome hängt ab von Ausmaß und Lokalisation der betroffenen Gefäße und Organe.

Revidierte internationale Chapel Hill-Definition (2012):
Nicht als Diagnose- oder Klassifikationskriterium, aber für die Einteilung der Vaskulitiden hilfreich:
- Vaskulitiden der großen Gefäße:
  - Riesenzellarteriitis
  - Takayasu-Arteriitis
- Vaskulitiden mittelgroßer Gefäße:
  - Polyarteriitis nodosa
  - M. Kawasaki
- Vaskulitiden kleiner Gefäße:
  - ANCA-assoziierte Vaskulitiden
    - Mikroskopische Polyangiitis
    - Granulomatose mit Polyangiitis (M. Wegener)
    - Eosinophile Granulomatose mit Polyangiitis (Churg-Strauss-Syndrom)
  - Immunkomplex-Vaskulitiden
    - Anti-GBM-Krankheit (glomeruläre Basalmembran)
    - IgA-Vaskulitis (Purpura Schönlein-Henoch)
    - Kryoglobulinämische Vaskulitis
    - Hypokomplementämische urtikarielle Vaskulitis (Anti-C1q-Vaskulitis)
- Vaskulitiden variabler Gefäßgröße
  - Cogan-Syndrom
  - Morbus Behcet
- Vaskulitiden eines Organs z. B. kutane Kleingefäßvaskulitis, primäre ZNS-Vaskulitis
- Vaskulitiden in Assoziation mit einer Systemerkrankung
  Rheumatoide Vaskulitis, Vaskulitis bei SLE u.a.
- Sekundäre Vaskulitiden (bei Hepatitis B, Hepatitis C, medikamentös, paraneoplastisch u.a.)

I. VASKULITIS GROSSER GEFÄSSE

Vaskulitiden, die überwiegend die großen Gefäße betreffen, es können jedoch Arterien jeglicher Größe betroffen sein (Aorta mit Abgängen und der dazugehörigen Venen).

RIESENZELLARTERIITIS (RZA) [M31.6] und POLYMYALGIA RHEUMATICA (PMR) [M35.3]

Syn: Für die RZA: Früher Arteriitis cranialis; Arteriitis temporalis Horton

Def: Granulomatöse Arteriitis mittelgroßer und großer Arterien, in 50 % mit Riesenzellen:
- Riesenzellarteriitis (RZA): Manifestation im Versorgungsbereich der A. carotis (bevorzugt im Bereich der A. carotis externa-Äste sowie der Augenarterien). In bis zu 40 % auch Beteiligung von Aortenbogen, Aorta und Arterien der oberen und unteren Extremitäten.
- PMR: Proximaler Muskelschmerz von Schulter- und Beckengürtel, Abortivform der Riesenzellarteriitis, mit Hinweisen auf eine entzündliche Affektion von Aortenbogen/proximalen Extremitätenarterien ohne eindeutige Wandinfiltration

Ep.: Häufigste Vaskulitis (RZA); überwiegend ältere Frauen (75 %); Inzidenz (pro 100.000/J.): 5. Dezennium: < 5; 6. Dez.: > 10; 7. Dez.: 40; 8. Dez.: fast 50. PMR: Inzidenz > 50. Lj.: 700 !

Ät.: Unbekannt (endogene Prädisposition + exogene Triggerung durch Infekte?)

Pg.: Bei der Polymyalgia rheumatica liegt oft ein Mischbild aus einer Vaskulitis, einer Synovitis großer Gelenke sowie einer Bursitis vor (es lassen sich aktivierte vaskuläre dendritische Zellen nachweisen).

KL.:
- **RZA:** (ca. 50 % haben zusätzlich eine PMR)
  - Pochende (Schläfen-)Kopfschmerzen, evtl. Schmerzen beim Kauen (Masseterschmerz, "Kiefer-Claudicatio", Claudicatio masticatoria)
  - Augenbeteiligung bis 40 %: Augenschmerzen, Sehstörungen, Amaurosis fugax, Erblindungsgefahr! Ischämische Optikusneuropathie. Evtl. Doppelsehen (Diplopie).
  - Auffällige A. temporalis (verhärtet, druckschmerzhaft, evtl. Pulslosigkeit)
  - Bei Manifestation im Bereich der größeren Arterien von Rumpf und Extremitäten, evtl. Aortenbogensyndrom, Blutdruckseitendifferenz, Armclaudicatio (3 - 15 %); TIA/ Apoplexie, KHK → Pulsstatus erfassen, liegen Stenosegeräusche vor? Ggf. Duplexsonografie der Extremitätenarterien

- **<u>Polymyalgia rheumatica:</u>** (ca. 20 % haben zusätzlich eine Arteriitis cranialis)
  - Symmetrische <u>heftige Schmerzen im Schulter- u./o. Beckengürtel/Hüftregion</u> (bes. nachts), Druckschmerzhaftigkeit der betroffenen Muskeln
  - Morgensteifigkeit (meist > 1 h)
  - Bilaterale Bursitis subdeltoidea bzw. subacromialis ist ein typischer Befund bei PMR (Sono, MRT).
- <u>Allgemeinsymptome:</u> Abgeschlagenheit, evtl. Fieber, Appetit-/Gewichtsverlust, Nachtschweiß, Depressionen

<u>Lab:</u> <u>BSG ↑↑ (meist > 50 mm in der 1. Stunde</u>; im Initialstadium aber evtl. noch normale BSG), <u>CRP ↑</u>, evtl. leichte Leukozytose und Anämie (<u>CK normal</u>, keine RF oder Auto-Ak)

<u>DD:</u>
- ▸ <u>RZA:</u> Kopfschmerzen anderer Genese, Amaurosis fugax bei arterieller Verschlusskrankheit der A. carotis
- ▸ <u>PMR:</u> Polymyositis/Dermatomyositis (CK ↑), rheumatoide Arthritis, bes. die late onset RA (LORA); paraneoplastische Myopathie

<u>Di.:</u>
- ▸ Symptome, klinischer Befund
  - Neuartige oder neu auftretende Kopfschmerzen
  - Auffällige Temporalarterien (Druckdolenz, abgeschwächte Pulsation, Schwellung)
  - Erhöhte Entzündungszeichen(BSG, CRP; „Sturzsenkung!")
  - <u>Farbduplex der Temporalarterien:</u> Segmentale sanduhrförmige Stenose und <u>echoarmer Halo.</u> Das Gefäß lässt sich durch das entzündliche Wandödem (= Halo) nicht komplett komprimieren. Bei typischem Halo und passender Klinik ist eine Biopsie verzichtbar.
  - <u>Ggf. Duplexsonografie der Extremitätenarterien oder MRT der betroffenen Gefäße</u> bei Verdacht. Ca. 50 % der Patienten mit extrakraniellem Verteilungsmuster haben eine unauffällige Temporalisbiopsie!
  - Ggf. typische histologische Veränderungen bei Biopsie der Temporalarterie (da ein segmentaler Befall möglich ist, sollte eine Biopsat mindestens 20 mm lang sein.)
  - Ggf. <u>augenärztliche Untersuchung</u>
  - <u>PET-CT mit ^{18}F-FDG:</u> Nachweis einer Aortitis
  - Innerhalb des ersten Jahres nach Diagnosestellung von PMR und RZA werden gehäuft maligne Tumoren gefunden, so dass sich bei Diagnosestellung eine begrenzte <u>Tumorsuche</u> empfiehlt.
- ▸ **<u>Polymyalgia rheumatica: ACR/EULAR-Klassifikationskriterien (2012):</u>**

Einschlusskriterien: ≥ 50 J., neuer Schultergürtelschmerz beidseits, CRP und/oder BSG erhöht plus	**Punkte**
Morgensteifigkeit ≥ 45 Min.	2
Fehlen von Rheumafaktoren/anti-CCP	2
Schmerzen/Steifigkeit Beckengürtel	1
Fehlen anderer Gelenkmanifestationen	1
<u>plus Sonografie</u> (Bursitis, Tenosynovitis, Synovitis):	
1 Schultergelenk* + 1 Hüftgelenk**	1
Beide Schultergelenke	1

<u>Ein Score von ≥ 5 Punkten hat eine Sensitivität von 66 % und Spezifität von 81 % für die Diagnose einer PMR.</u>

* Bursitis subdeltoidea, Synovitis, Tenosynovitis der Bicepssehne
** Hüftsynovitis, Bursitis trochanterica

<u>Memo:</u> Bei der PMR-Diagnose sind Anamnese + Klinik sehr wichtig!

Vorläufige Klassifikationskriterien für eine Riesenzellarteriitis (DCVAS 2018)			
Voraussetzung: Diagnose einer Vaskulitis und Alter ≥ 40 Jahre zum Zeitpunkt der Diagnose			
Klinische Symptome		**Laborbefunde**	
Morgensteife in Schulter oder Nacken	+2	BSG ≥ 50/h oder CRP≥ 10 mg/l	+3
Plötzlicher Visusverlust	+2		
Claudicatio von Zunge oder Rachen	+2	**Histologie der A. temporalis**	
Neu aufgetretene Schläfenschmerzen	+2	Definitive Vaskulitis	+5
Schmerzempfindliche Kopfhaut	+2	Mögliche Vaskulitis	+2
Befunde in der Bildgebung	Halo-Zeichen der A. temporalis		+5
	Beteiligung der Aa. Axillares beidseits		+3
	FDG-Anreicherung der Aorta im PET		+3
Auffälligkeiten der Temporalarterie	Druckschmerz, Verhärtung, abgeschwächter Puls		+1
Die Kriterien gelten als erfüllt bei Erreichen von ≥ 6 Punkten			

Th.: Bei RZA initial 40 - 60 mg Prednisolon/d (bei Amaurosis fugax hochdosierte Kortikoidgabe i.v., 15 mg/kg KG für 3 Tage); nach klinischer Besserung stufenweise Reduktion um 5 mg/Woche; Erhaltungsdosis ≤ 7,5 mg/d für mind. 24 Monate, sonst Rezidivgefahr. Eine wirksame Therapie sollte bei der RZA zu Beschwerdefreiheit und normalisierten Entzündungszeichen führen (BSG/CRP). Die Diagnostik soll den Therapiebeginn nicht verzögern!

Bei einer PMR reichen in der Regel 15 - 20 mg/d als Initialtherapie. Höhere Dosen sollten nicht ohne Grund eingesetzt werden, da einerseits hierdurch das Rezidivrisiko erhöht wird (!) und andererseits Erkrankungen maskiert werden (Riesenzellarteriitis, Neoplasien). Bei Unverträglichkeit von Kortikosteroiden oder zu hoher Erhaltungsdosis sollte insbesondere bei RZA frühzeitig MTX eingesetzt werden. Bei RZA ggf. auch Einsatz von Tocilizumab. Bei RZA zusätzlich niedrig dosiert ASS (100 mg/Tag) zur Verhinderung ischämischer Komplikationen bei begleitenden arteriosklerotischen Veränderungen. In therapierefraktären Fällen: CYC

Merke: Bei dringendem Verdacht auf RZA sofortiger Beginn mit einer Steroidbehandlung (wegen Erblindungsgefahr). Die Aussagekraft der Biopsie wird innerhalb der ersten 14 Tage der Kortikoidtherapie nicht verändert!
Kommt es unter Kortikosteroidtherapie nicht innerhalb weniger Tage zu einer dramatischen Besserung, so muss die Diagnose überprüft werden (Tumor, Sepsis)!

Prg: Unbehandelt kommt es bei RZA in ca. 30 % zu Erblindung, bei konsequenter Therapie rel. günstige Prognose. Die mittlere Therapiedauer mit Prednisolon liegt bei der PMR bei 2 - 3 Jahren. Rezidive treten bei der RZA bei gut 30 % der Fälle auf, in ca. 30 % treten Aortenaneurysmata im Krankheitsverlauf auf!

TAKAYASU-ARTERIITIS (TA) [M31.4]

Def.: Granulomatöse Entzündung der Aorta und ihrer Hauptäste; üblicherweise Patienten vor dem 40. Lebensjahr. Hierbei kann es zum Verschluss der betroffenen Gefäße kommen.

Vorläufige Klassifikationskriterien für eine Takayasu-Arteriitis (DCVAS 2018)	
Voraussetzung für die Anwendung: Diagnose einer Vaskulitis und Alter ≤ 60 Jahre zum Diagnosezeitpunkt und Vaskulitisnachweis in der Bildgebung	
Klinische Symptome	
Weibliches Geschlecht	+1
Pectangina oder kardiale Schmerzen, die durch eine Vaskulitis erklärbar sind	+2
Claudicatio von Armen oder Beinen	+2
Gefäßstatus	
Arterielles Strömungsgeräusch	+2
Pulsdefizit der oberen Extremität	+2
Druckschmerz der Carotiden oder reduzierter Carotispuls	+2
Blutdruckseitendifferenz in den Armen ≥ 20 mmHg	+1
Befunde in Angiografie oder Ultraschall	
Anzahl der betroffenen Arterien (nur eine Auswahl treffen!) 1 Arterie 2 Arterien ≥ 3 Arterien	 +1 +2 +3
Vaskulitischer Befall von Seitenästen	+1
Befall der Aorta abdominalis mit Beteiligung der renalen o. mesenterialen Gefäße	+3
Die Kriterien gelten als erfüllt bei Erreichen von ≥ 5 Punkten	

Ep.: Seltene Erkrankung, Inzidenz < 1/100.000/J. in Europa und Nordamerika. Vorkommen insbesondere in China, Indien, Japan, Korea, Thailand, Afrika und Südamerika. w : m ~ 9 : 1

KL.:
1. Prepulseless-Phase (präokklusives Stadium): Schleichender Beginn über Jahre; Fieber, Müdigkeit, Gewichtsverlust, Arthralgien, evtl. Kopfschmerzen
2. Pulseless-Phase (okklusives Stadium): Pannikulitis, Erythema nodosum, Raynaud-Syndrom. Claudicatio intermittens-Schmerzen (meist der Arme). Bei einer Beteiligung von zerebralen Arterien Sehstörungen, Gesichtsfeldausfälle, Konzentrationsstörungen, Synkopen, Schlaganfall. Symptome wie bei KHK und den jeweiligen Organinfarkten

Lab: BSG ↑↑ (oft über 50 mm/h), Anämie, Leukozytose

DD: Arteriosklerotische Erkrankungen (KHK, PAVK, TIA); Riesenzellarteriitis u.a. Vaskulitiden

Di.:
- Anamnese, Klinik, Labor
- Duplex-Sonografie: Halo-Zeichen (siehe RZA)
- CT- oder MR-Angio; ^{18}F-FDG-PET

Th.:
1. Immunsuppression: GC, MTX; Reservemittel: Tocilizumab, CYC, Anti-TNFα-Therapie
2. ASS
3. Stenosebeseitigung (Voraussetzung: Fehlen einer Inflammation im entsprechenden Areal): PTA, Stent, Gefäßchirurgie, nie ohne Immunsuppression! Erhöhte Restenoserate im Vergleich zu Eingriffen bei Arteriosklerose

Prg: Mit Therapie günstig (10-J.-Mortalität < 10 %).
Ohne Therapie Komplikationen durch KHK, Herzinfarkt, Schlaganfall, PAVK u.a. Gefäßkomplikationen

II. VASKULITIS MITTELGROSSER GEFÄSSE

Vaskulitis, die überwiegend die mittelgroßen Arterien betrifft, definiert als Hauptviszeralarterien und ihre Äste (viszerale Arterien und Venen mit ihren initialen Ästen). Arterien jeglicher Größe können betroffen sein. Entzündliche Aneurysmen und Stenosen sind häufig.

KLASSISCHE POLYARTERIITIS NODOSA (cPAN) [M30.0]

Def: Nekrotisierende Arteriitis der mittleren und kleinen Arterien ohne Glomerulonephritis oder Vaskulitis in Arteriolen, Kapillaren oder Venolen. Keine Assoziation mit ANCA.

Ep.: Inzidenz: 5 /100.000/J.; m : w = 3 : 1

Ät.: Hepatitis B-Infektion; unbekannte Ursachen

KL.: Allgemeinsymptome:
- Fieber, Gewichtsverlust (50 %), Nachtschweiß
- Muskel- und Gelenkschmerzen (65 %)
- Magen-Darm-Kanal (50 %): Kolikartige Bauchschmerzen; evtl. Darminfarkte
- Hodenschmerzen
- Beteiligung der Koronararterien (80 %): Angina pectoris, Herzinfarkt bei jüngeren Patienten
- Beteiligung der Hirngefäße: Schlaganfall bei jungen Patienten
- Polyneuropathie (60 %), Mononeuritis multiplex, Epilepsie, Psychose

Beachte: Da die Erkrankung weitere Organe betreffen kann, ist die Klinik bunt und die Differenzialdiagnose schwierig!

Lab: Entzündungsparameter: BSG/CRP ↑, Leuko-/Granulozytose, evtl. Thrombozytose, evtl. Komplement ↓
ANCA-negativ, evtl. Nachweis einer Hepatitis B-Infektion (ca. 25 % d.F.)

DD:
- DD unklarer Bauchschmerzen
- DD einer Polyneuropathie
- DD unklares Fieber

Di.:
- Klinik / Labor
- Arteriografie der A. lienalis und des Truncus coeliacus mit Nachweis von Mikroaneurysmen
- Biopsie aus klinisch betroffenen Organen (z.B. Muskel-/Hautbiopsie): Histologie siehe ACR-Kriterien

ACR-Kriterien (≥ 3/10 Kriterien müssen erfüllt sein)
1. Gewichtsverlust > 4 kg
2. Livedo reticularis
3. Hodenschmerz
4. Muskelschmerz, -schwäche oder -druckschmerzhaftigkeit
5. Mono- oder Polyneuropathie
6. Diastolischer RR > 90 mmHg
7. Erhöhtes Kreatinin
8. Positiver Hepatitis B-Nachweis
9. Angiografische Veränderungen (Aneurysmen, Stenosen, Verschlüsse)
10. Histologie mit gefäßwandinfiltrierenden polymorphkernigen Neutrophilen

Th.:
- Hepatitis B-assoziierte cPAN: Antivirale Therapie + GC ± Plasmaaustausch
- cPAN ohne Hepatitis B: Methotrexat, bei progredientem Verlauf CG + CYC

Prg: Ohne Therapie schlecht, mit Behandlung liegt die 5-Jahresüberlebensrate bei ca. 90 %

KAWASAKI-SYNDROM [M30.3]

Def.: Vaskulitis, die mit mukokutanem Lymphknotensyndrom assoziiert ist und typischerweise die mittelgroßen und kleinen Gefäße betrifft. Häufig sind die Koronarien betroffen. Aorta und große Gefäße können ebenfalls betroffen sein. Typischerweise bei Kindern.

Vo.: Häufigste Vaskulitis bei Kleinkindern; 80 % der Patienten sind < 5 J. alt.

Ät.: Unbekannt

KL.: 6 Hauptsymptome:
1. Septische Temperaturen (> 5 Tage), welche nicht auf Antibiotika ansprechen.
2. Meist doppelseitig auftretende Konjunktivitis mit verstärkter Gefäßinjektion
3. Stomatitis mit Rötung der Rachenhinterwand und Auftreten einer Erdbeerzunge ähnlich wie bei Scharlach
4. Rötung der Hände (Palmarerythem) und Fußsohlen (Plantarerythem)
   In der 2. - 3. Woche setzt eine, meist halbmondförmige, an den Fingerspitzen beginnende Schuppung ein.
5. Polymorphes rumpfbetontes Exanthem
6. Zervikale Lymphadenopathie (> 1,5 cm, meist unilateral!) in 50 % d.F.

Lab: Aktivitätsparameter: BSG, CRP, α_2-Globuline, Leukozyten ↑, Thrombozyten ↑
Endothelzellantikörper = AECA (anti-endothelial cell antibodies)

Ko.: Aneurysmen der Herzkranzgefäße (20 %), seltener in anderen Arterien, Koronaritis und Herzinfarkt

DD: Scharlach, Infektiöse Mononukleose (EBV-Infektion)

Di.: Labor, Ekg, Echokardiografie, ggf. Koronarangiografie. Zur Diagnosestellung der Erkrankung ist das Vorliegen von fünf der sechs Hauptsymptome oder von vier Hauptsymptomen + gleichzeitigem Nachweis von Aneurysmen der Herzkranzgefäße erforderlich (MRT).

Th.: Hochdosierte Behandlung mit intravenös verabreichten Immunglobulinen + Acetylsalicylsäure (ASS) oral, ggf. intensivere Antiaggregation zur Verhinderung einer Koronarthrombose
Anm.: Beim Kawasaki-Syndrom ist ASS ausnahmsweise bei Kindern indiziert, bei anderen fieberhaften Erkrankungen gibt man ASS bei Kindern nicht wegen des Risikos eines Reye-Syndroms. Die Bewertung von Kortikosteroiden ist umstritten. In der älteren Literatur wird davon abgeraten.

Prg: Letalität ca. 1 %, häufigste Todesursache: Herzinfarkt

III. VASKULITIS KLEINER GEFÄSSE

Def: Vaskulitis die überwiegend kleine Gefäße betrifft, definiert als kleine intraparenchymale Arterien, Arteriolen, Kapillaren und Venolen. Mittelgroße Arterien und Venen können betroffen sein.

ANCA-ASSOZIIERTE VASKULITIDEN

Def: Die ANCA-assoziierten Vaskulitiden sind durch die Produktion antineutrophiler cytoplasmatischer Antikörper (ANCA) charakterisiert, die entweder gegenüber der Proteinase-3 (PR3-ANCA = **c**ANCA mit **c**ytoplasmatischer Fluoreszenz) oder der Myeloperoxidase (MPO-ANCA = **p**ANCA mit **p**erinucleärer Fluoreszenz) reaktiv sind. Die ANCA-Antigene sind Bestandteile der neutrophilen Granula und der monozytären Lysosomen. ANCA-assoziierte Vaskulitiden sind idiopathische multisystemische Erkrankungen, die destruktive Inflammationen an überwiegend kleinen Gefäßen verursachen: Infekte, z.B. durch Staphylokokken, können als Triggermechanismus eine Rolle spielen. Auf die Niere begrenzte Erkrankungen finden sich hauptsächlich bei MPO-ANCA-Patienten, während der PR3-ANCA überwiegend mit einer granulomatösen Inflammation des oberen und mittleren Respirationstraktes mit oder ohne renale Beteiligung einhergeht. Zwischen den einzelnen Krankheitsbildern der ANCA-assoziierten Vaskulitiden bestehen pathogenetisch und therapeutisch keine wesentlichen Unterschiede.

Vorläufige Klassifikationskriterien (EULAR/ACR) für die ANCA-assoziierten Vaskulitiden
(Voraussetzung ist die Diagnose einer Vaskulitis kleiner oder mittelgroßer Gefäße)

Granulomatose mit Polyangiitis (GPA)	Punkte
Blutiger Schnupfen, Ulzera, Borken, Perforation des Nasenseptums	+3
Knorpelbeteiligung	+2
Eingeschränktes Hörvermögen durch gestörte Überleitung oder Sensorik	+1
Nachweis von cANCA oder PR3-ANCA	+5
Knoten, Raumforderung oder Kaverne in Röntgen- oder CT-Thorax	+2
Biopsie mit Nachweis von Granulomen, extravaskulärer granulomatöser Entzündung, oder Riesenzellen	+2
Entzündung, Schwellung, Erguss der Nasennebenhöhlen oder Mastoiditis in der Bildgebung	+1
Bioptisch gesicherte Pauci-immune Glomerulonephritis	+1
Nachweis von pANCA oder MPO-ANCA	-1
Eosinophilie > 1000/µl	-4

Mind. 5 Punkte werden für die Klassifikation der Vaskulitis als GPA benötigt (Sensitivität 92 %, Spezifität 94 %).

Mikroskopische Polyangiitis (MPA)	Punkte
Blutiger Schnupfen, Ulzera, Borken, Perforation des Nasenseptums	-3
Nachweis von pANCA oder MPO-ANCA	+6
Nachweis einer Fibrose oder interstitiellen Lungenerkrankung in Röntgen oder CT-Thorax	+3
Bioptisch gesicherte Pauci-immune Glomerulonephritis	+3
Nachweis von cANCA oder PR3-ANCA	-1
Eosinophilie > 1000/µl	-4

Mind. 5 Punkte werden für die Klassifikation der Vaskulitis als MPA benötigt (Sensitivität 91 %, Spezifität 94 %).

Eosinophile Granulomatose mit Polyangiitis (EGPA)	Punkte
Obstruktive Erkrankung der Atemwege	+3
Nasale Polypen	+3
Mononeuritis multiplex oder motorische Neuropathie	+1
Eosinophilie > 1000/µl	+5
Extravaskuläre eosinophile Infiltrate/ Eosinophilenanteil ↑ im Knochenmark	+2
Mikroskopische Hämaturie	-1
Nachweis von cANCA oder PR3-ANCA	-3

Mind. 6 Punkte werden für die Klassifikation der Vaskulitis als EGPA benötigt (Sensitivität 85 %, Spezifität 99 %).

GRANULOMATOSE MIT POLYANGIITIS (GPA) [M31.3]

Syn: Morbus Wegener

Def: Nekrotisierende Vaskulitis vorwiegend der kleinen bis mittelgroßen Gefäße mit ulzerierenden nicht verkäsenden Granulomen im Bereich des Respirationstraktes (Nasen mit Nebenhöhlen, Mittelohr, Oropharynx, Lunge) und Nierenbeteiligung in 70 % d.F. (nekrotisierende Glomerulonephritis)

Ep.: Prävalenz: 5/100.000, Inzidenz: 0,9/100.000/Jahr

Ät.: Unbekannt, teilweise durch Staphylococcus aureus getriggert

KL.: Klinische Stadien (EUVAS-Definition):

1. Lokalisiertes Stadium: Erkrankung des oberen und/oder unteren Respirationstraktes ohne andere systemische Manifestation
   - Chronische Rhinitis/Sinusitis (> 90 %) mit evtl. blutig-borkigem Schnupfen, evtl. Sattelnase, Septumperforation, chronische Otitis, evtl. auch Mastoiditis
   - Ulzerationen im Oropharynx
   - Lungenrundherde (60 %), evtl. mit Einschmelzungen (Pseudokavernen), evtl. subglottische Larynx- oder Bronchialstenose
2. Frühsystemisches Stadium: Jede Manifestation ohne Organ- oder Vitalbedrohung

3. Generalisationsstadium: Renale Beteiligung oder andere organbedrohliche Manifestation (Serumkreatinin < 500 µmol/l [5,6 mg/dl])
   - Evtl. alveoläre Hämorrhagie mit Hämoptoe } Pulmorenales Syndrom
   - (Rapid progressive) Glomerulonephritis
   - Evtl. Episkleritis, Arthralgien, Myalgien, ZNS-Symptome, periphere Neuropathien (40 %, z.B. Mononeuritis multiplex)
   - Fieber, Gewichtsverlust, Nachtschweiß
4. Schweres, vital bedrohliches Generalisationsstadium: Nierenversagen oder Versagen eines anderen Vitalorgans (Serumkreatinin > 500 µmol/l [5,6 mg/dl])
5. Refraktäres Stadium: Progressive Erkrankung, refraktär gegenüber GC und CYC

Lab:
- Oft BSG-Erhöhung, Erythrozyturie und Anstieg des Serumkreatinins (Glomerulonephritis), evtl. Leukozytose, Thrombozytose, Anämie
- cANCAs: Im Initialstadium in 50 %, im Generalisationsstadium in 95 %
- Bei Erythrozyturie muss unbedingt ein Urinsediment erfolgen, um eine Glomerulonephritis frühzeitig zu erkennen!

Rö./CT:
- NNH und Thorax: Verschattung der Nasennebenhöhlen; Infiltrationen, Rundherde, Einschmelzung der Lunge
- MRT oder CT des Schädels: Nachweis von Granulomen der NNH und evtl. intrazerebralen Läsionen
- MR-/CT-Angiografie: Nachweis von Mikroaneurysmen der Nierengefäße (70 % d.F.)

DD:
- Infektiöse HNO- und Lungenerkrankungen (Therapieresistenz gegen Antibiotika bei GPA)
- Andere Vaskulitiden

Di.:
- Klinik (Entzündung in Nase oder Mund, Lungenbefund)
- Zur Diagnosesicherung sollte bei Erstdiagnose oder V.a. Relaps eine Biopsie angestrebt werden (Nasopharynx, Lunge evtl. Nieren → histologische Trias: Granulome, nekrotisierende Vaskulitis, Glomerulonephritis)
- HNO-Untersuchung der NNH mit Biopsien der Schleimhaut (oft unspezifisch)
- ANCA-Testung: Frühzeitig bei Verdacht, ELISA spezifischer und sensitiver

Cave: Unspezifische ANCAs (X-ANCAs) finden sich auch bei chronisch entzündlichen Darmerkrankungen oder entzündlichen Lebererkrankungen. Durch Kokainkonsum können ANCAs mit c-ANCA-Muster induziert werden, die gegen humane Leukozytenelastase reagieren → ggf. spezifische Testung.

Th.: Siehe unter MPA

Prg: Ohne Therapie schlecht (mittlere Überlebenszeit ca. 5 Mon.), bei optimaler Behandlung liegt die 5-Jahres-Überlebensrate bei > 85 %, wobei Organschäden (insbes. der Nieren) und Infektionen unter der Immunsuppression die Prognose schmälern. Rezidive sind häufig, daher sollte die Dauer der CYC-Therapie begrenzt werden, da mit steigender Kumulativdosis Komplikationen drohen (Urothel-Ca., sekundäres MDS, AML). Die Toxizität der CYC-Stoßtherapie ist bei geringerer Kumulativdosis geringer!

Cave: Bei nicht glomerulärer Erythrozyturie nach CYC-Therapie sollte eine Abklärung hinsichtlich eines Urothel-Ca erfolgen!

EOSINOPHILE GRANULOMATOSE MIT POLYANGIITIS (EGPA) [M30.1]

Syn: Churg-Strauss-Syndrom

Def: Granulomatöse, nekrotisierende Vaskulitis vorwiegend der kleinen bis mittelgroßen Gefäße des Respirationstraktes mit eosinophiler Infiltration des extravaskulären Gewebes. Assoziation mit Asthma und Eosinophilie.

Ep.: Seltene Erkrankung; Inzidenz ca. 0,1/100.000/J.; Manifestation im mittleren Lebensalter

Ät.: Idiopathisch, Montelukast wird als fraglicher Auslöser diskutiert.

KL.:
- Allergisches Asthma bis zu 90 %, evtl. auch allergische Rhinitis, polypöse Sinusitis
- Flüchtige Lungeninfiltrate, evtl. Fieber
- Kardiale Beteiligung (ca. 30 %! Meist ANCA negativ und mit hohen Eosinophilenzahlen, eosinophile granulomatöse Myokarditis, Koronaritis)
- Mono-/Polyneuropathie (75 %)
- ZNS-Vaskulitis (15 %)
- Gehäuft Thromboembolien
- Nierenbeteiligung (20 %)

Lab: Eosinophilie (im Blut und befallenen Organen), IgE ↑, pANCA/MPO in 40 %

DD: Hypereosinophiles Syndrom (siehe dort)

Di.: Klinisch - ***Cave:*** Auf kardiale Beteiligung achten!

Th.: Siehe unter MPA

Prg: 5-Jahresüberlebensrate bei optimaler Therapie > 80 %; häufigste Todesursache: Herzinfarkt, Herzversagen

MIKROSKOPISCHE POLYANGIITIS (MPA) [M31.7]

Def: Die MPA muss kleine ("mikroskopische") Gefäße betreffen, kann aber auch größere Gefäße einbeziehen. Nekrotisierende Vaskulitis, keine Granulome

Ep.: Inzidenz < 1/100.000/J.; m : w ~ 3 : 1

Ät.: Unbekannt

KL.:
- Nierenbeteiligung (70 %): Bestimmt wesentlich die Prognose: Glomerulonephritis variabler Histologie bis zur rapid progressiven GN mit Halbmondbildung. Entwicklung einer nephrogenen Hypertonie mit evtl. Kopfschmerzen und Entwicklung einer Niereninsuffizienz.
  Urin: Mikrohämaturie, Proteinurie
- Pulmonale Vaskulitis (25 %), evtl. mit diffuser alveolärer Hämorrhagie und Blut im Sputum
- Hautveränderungen (40 %): Subkutane Knötchen, palpable Purpura, vorwiegend der unteren Extremitäten, evtl. mit Nekrosen (Biopsie!)
- Weitere Symptome: Polyneuritis, Sinusitis, Episkleritis u.a.

DD:
- Kollagenosen, bes. SLE (hier Leukopenie!)
- Vaskulitiden anderer Genese

Di.: Klinik, Anti-MPO-Ak, Biopsie/Histologie

Prg: 90 % langfristige Remissionen unter Therapie

Th.: der ANCA-assoziierten Vaskulitiden (Kooperation mit einem Zentrum)
- Bei lebensbedrohlicher oder organgefährdender Erkrankung:
  Induktionstherapie mit Prednisolon (1 mg/kg KG, ggf. Pulstherapie 3 Tage 500 mg i.v.) plus CYC (0,6 - 0,75 g/m² i.v. alle 3 - 4 Wochen über mind. 6 Monate), Fauci-Schema (CYC 2 mg/kg KG/d p.o.) oder RTX (375 mg/m² i.v. an Tag 1, 8, 15, 22 oder 1000 mg an Tag 1 + 15). Bei folgenden Manifestationen sollte ebenfalls so vorgegangen werden: Meningeale, retroorbitale, kardiale oder mesenteriale Beteiligung, akut eingetretene Mononeuritis multiplex oder jegliche Form der pulmonalen Hämorrhagie.
- Bei Fehlen einer bedrohlichen Organmanifestation oder lebensbedrohlichen Situation oder bei Kontraindikationen für CYC oder RTX oder auf Wunsch des Patienten: GC + MTX oder MMF (z.B. HNO-Befall ohne Befall von Knorpel, Taubheit oder eingeschränktem Geruchssinn, Hautbeteiligung ohne Ulzeration, Myositis (Skelettmuskulatur), pulmonale Knoten ohne Kavernenbildung, Infiltrate ohne Hämoptysen.
- Bei schwerer rapid progressiver Glomerulonephritis (Kreatinin > 5,7 mg/dl) oder schwerer diffuser alveolärer Hämorrhagie: GC + RTX oder CYC (zusätzliche Plasmapherese umstritten)
- Bei therapierefraktärer Erkrankung: Wechsel von CYC auf RTX bzw. vice versa.
  Remissionserhaltende Therapie: Kombination niedrig dosierte GC plus AZA, RTX alle 6 Monate, MTX, MMF oder LEF. Dauer der remissionserhaltenden Therapie mind. für 24 Monate nach Erreichen einer Remission.
- Relaps: Erneute Therapie wie bei neuer Diagnose: GC und CYC oder RTX
- Allgemeines: Reduktion der GC innerhalb der ersten 3 - 5 Monate auf 5 - 10 mg. Bestimmung der Immunglobuline vor jeder neuen RTX-Gabe und bei Patienten mit rezidivierenden Infekten. Regelmäßige Überprüfung/Erfassung des kardiovaskulären Risikos.
  Pneumocystis-Prophylaxe unter CYC sowie Blasenschutz mit Mesna (Uromitexan®).
- Bei EGPA: IL-5-Antagonist Mepolizumab.
- Avacopan (selektiver C5a-Rezeptorinhibitor): Einsparen von Steroiden, bessere Wirksamkeit, häufiger anhaltende Remission, weniger NW.
- Experimentell: Deoxyspergualin, Anti-Thymozyten-Globulin, Infliximab, Adalimumab, Immunglobuline i.v.

IMMUNKOMPLEX-VASKULITIDEN

Pg.: • Vaskulitis mit Ablagerung von Immunglobulinen und/ oder Komplementkomponenten in den Gefäßwänden, typischerweise Befall kleiner Gefäße, häufig Glomerulonephritis; siehe dort
• Anti-GBM (Glomeruläre Basalmembran) -Krankheit [M31.0]
Syn: Goodpasture-Syndrom, siehe dort

IgA-Vaskulitis (Purpura Schönlein-Henoch = PSH) [D69.0]:

Def: Kleingefäßvaskulitis mit überwiegender Ablagerung von IgA1-Immunkomplexen, die vor allem Haut und Darm betrifft. Häufig begleitende Arthritis. Eine Glomerulonephritis, die nicht von einer IgA-Nephritis unterschieden werden kann, kann auftreten.

Vo.: Meist Kinder im Vorschulalter, definitionsgemäß Auftreten vor dem 21. Lj.

Ät.: Allergische Vaskulitis der kleinen Blutgefäße und Kapillaren in zeitlichem Zusammenhang mit einem vorausgegangenen Infekt der oberen Luftwege (in 50 % Influenza A).

Pg.: Immunreaktion vom Typ III (Arthus-Reaktion) mit Ablagerung von IgA-haltigen Immunkomplexen subendothelial in kleinen Gefäßen und Aktivierung des Komplementsystems.

KL.: Fieber + schweres Krankheitsgefühl - 5 häufige Manifestationen:
1. Haut (100 %): Petechien + Exantheme („tastbare Purpura"), bes. an Streckseiten der Beine + Gesäß
   Sonderform: Finkelstein-Seidlmayer-Syndrom: Kokardenartige schmerzhafte Ödeme und Ekchymosen im Gesicht und an den Extremitäten
2. Gelenke (65 %): Schmerzhafte Schwellung der Sprunggelenke u.a. Gelenke ("Plötzlich wollte mein Kind nicht mehr laufen.")
3. Gastrointestinaltrakt (50 %): Kolikartige Bauchschmerzen, Erbrechen, evtl. gastrointestinale Blutung mit Melaena (Korrelate vaskulitisch bedingter Darmischämien)
4. Nieren (klinisch 30 %, bioptisch 80 %): Mikro-/Makrohämaturie; Hi.: Mesangioproliferative Glomerulonephritis mit mesangialen IgA-Ablagerungen
5. Zentralnervensystem: Kopfschmerzen, Verhaltensstörungen, pathologisches EEG

DD: Purpura bei Meningokokkensepsis

Di.:
1. Anamnese/Klinik: Gelenkschmerzen, Abdominalschmerzen, Purpura bei normalen Gerinnungsparametern
2. Nachweis zirkulierender Immunkomplexe, Komplementspiegel anfangs oft erhöht; IgA ↑
3. Biopsie/Histologie von Hautveränderungen: Perivaskuläre Leukozytenuntergänge, vaskuläre IgA-Ablagerungen

Th.: GC; bei Proteinurie zusätzlich ACE-Hemmer (oder ARB); bei lebens- oder organbedrohlichem Verlauf zusätzlich CYC

Prg: Relativ gut; nach PSH kann es in einigen Fällen nach Jahren zu chronischer Niereninsuffizienz kommen (→ Langzeitkontrollen).

Kryoglobulinämische Vaskulitis (KV): [D89.1]

Kryoglobuline sind in der Kälte präzipitierende Immunglobulinkomplexe, meist IgM-IgG-Komplexe (wobei monoklonales IgM als Autoantikörper mit polyklonalem IgG reagiert). Kryoglobuline verursachen oft positiven Rheumafaktor (DD!). Nachweis der Kryoglobuline (Transport bei 37°C im Wärmebehälter). Die quantitative Bestimmung des Kryopräzipitates erfolgt entweder als Kryokrit in % (Referenzwert < 0,4 %) oder quantitativ durch Proteinbestimmung des gewaschenen Präzipitates (< 80 mg/l). Die Differenzierung (monoklonal/polyklonal) wird mittels Immunfixation durchgeführt.

3 Typen: Typ I (ca. 15 %): Monoklonales Kryoglobulin, meist IgM (MM, M. Waldenström u.a.)
Typ II (ca. 60 %): Mono- und polyklonale Immunglobuline
Typ III (ca. 25 %): Polyklonale Immunglobuline (z.B. bei rheumatischen Erkrankungen)

Ät.:
1. Essenzielle Kryoglobulinämie
2. Sekundäre Kryoglobulinämie: HCV-Infektion (ca. 80 % d.F.), maligne Lymphome, Kollagenose, Plasmozytom, M. Waldenström u.a.

KL.: Akral betonte, palpable Purpura, Arthralgien, membranoproliferative Glomerulonephritis (MPGN) mit Hämaturie, Proteinurie (50 %), Neuropathie, Hypokomplementämie

Di.: Anamnese/Klinik/Labor; evtl. Nachweis einer Hepatitis C-Infektion bei Kryoglobulinämie

Th.: Behandlung der Grunderkrankung: Bei HCV-assoziierter KV antivirale Therapie (siehe dort); bei essenzieller KV z.B. MTX, bei progredientem Verlauf CYC + GC; Reservemittel bei therapieresistentem Verlauf: RTX

Prg: Abhängig von der Grundkrankheit.

Hypokomplementämische urtikarielle Vaskulitis (Anti-C1q-Vaskulitis) [M31.8]

Def: Seltene Kleingefäßvaskulitis mit Urtikaria und Komplementerniedrigung, sowie häufiger Assoziation mit Anti-C1q-Ak. Glomerulonephritis, Uveitis und Episkleritis treten häufig auf. In der Regel liegt histologisch eine leukozytoklastische Vaskulitis vor.

Ät.: Unbekannt

KL.: Chronische Urtikaria mit Beteiligung anderer Organe
Siehe auch Haupt- und Nebenkriterien.

Labor: ANA+ ohne weitere Spezifität, C3 ↓, C4 ↓, Anti-C1q-Ak/ zirkulierende Immunkomplexe ↑

DD: SLE, andere Kollagenosen, chronische Urtikaria ohne Vaskulitis. Im Gegensatz zur reinen Urtikaria sind die Effloreszenzen länger vorhanden (> 24 h) und heilen mit Hyperpigmentation als Folge der Extravasation

Di: Hauptkriterien: Chronisches urtikarielles Exanthem, Hypokomplementämie
Nebenkriterien: Leukozytoklastische Vaskulitis, Arthralgie oder Arthritis, Uveitis oder Episkleritis, Glomerulonephritis, Abdominalschmerzen, positiver Anti-C1q-Ak

Th.: Prednisolon, Immunsuppressiva je nach Schwere des Krankheitsbildes

IV. VASKULITIDEN VARIABLER GEFÄSSGRÖSSE

Cogan-Syndrom [H16.3]

Def: Entzündliche Affektion der Augen und des Innenohres mit Schallempfindungsstörung und Beteiligung des Vestibularorganes. Vaskulitis betrifft Arterien aller Größen inklusive Aortitis, Aortenaneurysma, entzündliche Beteiligung von Mitral- und Aortenklappe.

Ät.: Nicht bekannt

Ep.: Selten, typischerweise Auftreten in der 3. Lebensdekade

KL.:
- Rotes Auge, Photophobie, Verschwommensehen (interstitielle Keratitis, Uveitis, Episkleritis)
- Menière-artige Anfälle mit Schwindel, Ataxie, Übelkeit, Erbrechen, Tinnitus, Hörverlust
- Allgemeinsymptome im Rahmen einer systemischen Vaskulitis

Di.: Parallele beidseitige entzündliche Affektion von Auge und Innenohr, Suche nach Vaskulitismanifestationen inkl. Aortitis !

Th.: Kortikosteroide, MTX, AZA, ggf. CYC.

MORBUS BEHCET [M35.2]

Def: Multisystemerkrankung mit dem histologischen Bild einer leukozytoklastischen Vaskulitis; einzige systemische Vaskulitis mit dem Befall von Arterien und Venen

Ät.: Nicht bekannt: Genetik (Assoziation mit HLA-B51 in 70 %) sowie partiell autoinflamatorisch + Umweltfaktoren (Infekt-getriggert?)

Ep.: Erstmanifestation 20. - 40. Lj., m : w = 3 : 1. Häufig in der Türkei und anderen Staaten, die an die ehemalige Seidenstraße angrenzen. Prävalenz bei in Deutschland lebenden Türken ca. 20/100.000.

KL.:
- Haut/Schleimhäute: Orale Aphthen (95 %), genitale Aphthen (70 %), Pseudofollikulitis, Papulopusteln, Erythema nodosum, Vaskulitis
- Pathergiephänomen: Bildung einer Papel oder Pustel 24 - 48 h nach intrakutanem Stich mit 20 G-Nadel in 45° Winkel oder nach i.c.-Injektion von 0,9 % NaCl (positiv in ca. 60 %)
- Augenbeteiligung (80 %!): Uveitis anterior/posterior, Panuveitis, evtl. auch Optikusneuritis: Erkrankungsrisiko 25 % innerhalb von 5 Jahren
- Arthritis (bis 70 %)
- Magen/Darm (bis 30 %): Granulome, Ulcera, Vaskulitis, Perforationen (DD: M. Crohn)
- ZNS (bis 30 %): ZNS-Vaskulitis, Hirnstammsymptomatik, Sinusvenenthrombose, sterile Meningoenzephalitis
- Epididymitis (30 %)
- Thromboembolien korrelieren mit der Krankheitsaktivität (arteriell und venös!)

DD: Ausschluss Hepatitis B, C, HIV, floride HSV-Infektion; benigne orale Aphthen

Di.: Anamnese, Klinik
Ausschluss einer Virusinfektion (siehe DD), ophthalmologische Abklärung, Pathergie-Test, Nachweis von HLA-B51, Fokussuche

Th.: Kortikosteroide, Colchicin bei leichten Fällen, ggf. Immunsuppressiva (Azathioprin, CSA), bei lebensbedrohlichen Manifestationen auch CYC
Apremilast (PDE4-Inhibitor) bei oraler und/oder genitaler Aphtose
Bei okulärer Beteiligung IFNα2a (lang anhaltende Remissionen beschrieben).
Bei therapieresistenten schweren Verläufen (off-label!): TNFα-Blocker, Secukinumab 300 mg s.c. bei überwiegend mukokutaner und artikulärer Manifestation

IgG4-ASSOZIIERTE KRANKHEIT

Def: Immunologische Erkrankung mit Befall eines oder mehrerer Organe (s.u.) mit typischen lymphoplasmazellulären Infiltraten (IgG4-sezernierende Plasmazellen) und storiformer („strohmattenartiger") Fibrose

Ep.: Selten, v.a. bei Männern mittleren und fortgeschrittenen Alters

Pg.: Klonal expandierende $CD4^+$-zytotoxische T-Zellen als Besonderheit, Antigenpräsentation von B-Zellen und Plasmablasten, Helferzellantwort führt zur Bildung von Keimzentren in Lymphknoten und betroffenen Organen und zur IL-4-Produktion → Bildung IgG4-produzierender Plasmablasten und Plasmazellen.

KL.: Befall mehrerer Organe (60 - 90 %), oft ohne Allgemeinsymptome, Lymphadenopathie (80 %). Bei einer typischen Manifestation muss an andere mögliche gedacht werden
- Riedel-Struma (IgG4-assoziierte Thyreoiditis)
- Mikulicz-Syndrom (Parotitis/Dakryoadenitis)
- Küttner-Tumor (Sialadenitis submandibularis)
- Entzündlicher Pseudotumor der Orbita
- Atopische Diathese mit Manifestationen (IgE, Eosinophilie, Asthma, Sinusitis, Pneumonie)
- Periaortitis/retroperitoneale Fibrose
- Autoimmunpankreatitis Typ I (diffuse Schwellung), sklerosierende Cholangitis
- Pachymeningitis
- Interstitielle Lungenerkrankungen/Bronchiolitis
- Tubulointerstitielle Nephritis, Prostatitis
- Möglicherweise auch: Paravertebrale thorakale Raumforderungen (Assoziation mit dem Ductus thoracicus?)

Di.: Klinische Befunde, Biopsie anstreben. IgG4 im Serum nur wenig diagnostisch

Hi.: Trias: Obliterative Phlebitis, lymphoplasmazytäre Infiltrate, storiforme Fibrose

Lab: IgG4 nur bei etwa 55 % der Patienten erhöht nachweisbar, Korrelation mit Befall mehrerer Organe/schwerem Verlauf, peripher zirkulierende Plasmablasten als Aktivitätsmarker, Eosinophilie, IgE ↑

Th.: Prednisolon initial 40 mg, Ausschleichen über 3 Mon., Immunsuppressiva wenig wirksam, RTX mit guter Wirkung. In Erprobung: Anti-CD19-Ak

RETROPERITONEALE FIBROSE (RPF) [N13.5]

Syn: Morbus Ormond

Def: Seltene Erkrankung mit inflammatorischer Fibrose des retroperitonealen Fettgewebes und Ummauerung der abdominalen Aorta, der Iliakalarterien und der Ureteren

Ät.:
- Primäre/idiopathische RPF (70 % der Fälle): Vermutlich autoimmune Genese
- Sekundäre RPF: Durch Medikamente induziert (Mutterkornalkaloide u.a.), bei Malignomen, Trauma, Bestrahlung, Infekten

KL.: Unspezifisch mit Abgeschlagenheit, Gewichtsverlust, Bauch-, Flanken- oder Rückenschmerzen. Später Organbeteiligung (Niere)

Ko.: Obstruktive Nephropathie; inflammatorisches abdominelles Aortenaneurysma (IAAA)

Lab: BSG und CRP erhöht, ANCA pos. (60 % d.F.), evtl. IgG4 ↑ (IgG4-assoziierte Erkrankung → siehe dort)

Di.: CT, MRT, PET, Ausscheidungsurografie, Sono, ggf. Biopsie

DD.: Andere Ursachen einer obstruktiven Nephropathie: Retroperitoneale Malignome, Lymphome, entzündliche Pseudotumoren (Tuberkulose)

Th.: Medikamentöse Therapie mit Steroiden (Prednisolon), um ein Fortschreiten zu verhindern. Bei fortgeschrittenen Fällen evtl. Rituximab.
Chirurgische Therapie bei obstruktiver Nephropathie mit Einschränkung der Nierenfunktion

Prg: Besserung der Beschwerden unter Steroiden häufig nach wenigen Tagen. Bei Ansprechen auf Steroidtherapie günstige Prognose (geringe Letalität).

REZIDIVIERENDE POLYCHONDRITIS [M94.1]

Def: Entzündliche Systemerkrankung mit Affektion kartilaginärer Strukturen

Ep.: Sehr seltene Erkrankung; in > 30 % in Assoziation mit anderen Systemerkrankungen (bes. Vaskulitiden oder Kollagenosen, MDS)

Pg.: Schubartig verlaufende Entzündung mit Affektion der kartilaginären Strukturen, Assoziation mit HLA DR4, Infiltration des Knorpels durch Lymphozyten und Plasmazellen

KL.:
- Fieber, Allgemeinsymptome
- Chondritis der Ohrmuschel (ein- oder beidseitig), Blumenkohlohr!
- Sattelnase durch Affektion des Nasenknorpels
- Hypakusis durch entzündliche Obstruktion des äußeren Gehörgangs u./o. Innenohrbeteiligung
- Beteiligung von Trachea (Ko.: Tracheomalazie), Larynx, Bronchien
- Seronegative Polyarthritis, oft sind Sternoklavikulargelenke, Synchondrosis sterni und Costosternalgelenke mitbetroffen
- Augenbeteiligung (50 %): Episkleritis, Keratitis, Iridocyclitis, Retinitis
- Aortitis, Herzklappenbeteiligung, AV-Block, Perikarditis, Koronariitis
- Hautvaskulitis/Pannikulitis
- Neurologische Beteiligung peripher und zentral
- Nierenbeteiligung möglich

Di.: Abklärung hinsichtlich der Genese (Systemerkrankung, Paraneoplasie)
Ausbreitungsdiagnostik (siehe Klinik)

Th.: Kortikosteroide, ggf. zusätzlich Immunsuppressiva gemäß dem Schweregrad in Analogie zur Therapie von Vaskulitiden

Prg: Ernste Erkrankung, 5-J-Überleben 75 % - schlechter bei zugrunde liegender Vaskulitis (45 %!).

FIBROMYALGIE-SYNDROM (FMS) [M79.70]

Internet-Infos: *www.dgrh.de/leitlinien.html*

Def: Kernsymptome des FMS sind chronische Schmerzen in mehreren Körperregionen, Schlafstörungen bzw. nicht-erholsamer Schlaf und Müdigkeit bzw. Erschöpfungsneigung (körperlich und/oder geistig).

Ep.: Prävalenz: Ca. 3 % der Bevölkerung; w : m = 9 : 1, Häufung zwischen 30. und 60. Lj.

Ät.: Unbekannt

KL.:
1. Schmerz in mind. 3 Körperregionen (linke und/oder rechte Körperseite, oberhalb oder unterhalb der Gürtellinie) über mind. 3 Monate. Die sog. „tender points" der ACR-Kriterien von 1990 spielen keine Rolle mehr.
2. Vegetative Symptome wie kalte Akren, trockener Mund, Hyperhidrosis, Tremor
3. Funktionelle Beschwerden: Schlafstörungen, allgemeine Abgeschlagenheit, Par-(Dys-)ästhesien, Migräne, Globusgefühl, Schwellungsgefühl, Steifigkeitsgefühl, Atem- und Herzbeschwerden, gastrointestinale Beschwerden, Dysmenorrhö, Dysurie.

AWMF- und ACR 2016-Diagnosekriterien des FMS:

1. Typisches Symptommuster
   a) chronische Schmerzen (> 3 Monate) in mehreren Körperregionen
      - nach den ACR-Kriterien oder
      - Regionaler Schmerzindex (Widespread Pain Index = WPI) ≥ 7/19 Schmerzorte auf der regionalen Schmerzskala und Symptomschwerescore (SSS) ≥ 5 oder WPI 4 - 6 und SSS ≥ 9 (ACR 2016) (Einzelheiten siehe Internet *S3-Leitlinie*)
      - Generalisierter Schmerz in 4 von 5 Regionen

und
b) Weitere Symptome (> 3 Monate)
Müdigkeit (körperlich u./o. geistig) und Schlafstörungen u./o. nichterholsamer Schlaf und Schwellungs- u./o. Steifigkeitsgefühl Hand u./o. Füße u./o. Gesicht oder Symptomenschwerescore ≥ 5 (ACR 2016) [Symptomschwerescore: Summe von Müdigkeit, nichterholsamer Schlaf, kognitive Probleme (jeweils 0 = nicht vorhanden bis 3 = extrem ausgeprägt), Kopfschmerzen, Bauchschmerzen, Depression (jeweils 0 = nicht vorhanden, 1 = vorhanden)]
und
2. Ausschluss einer körperlichen Erkrankung, welche das typische Symptommuster ausreichend erklärt, die Koexistenz einer FMS und einer anderen Erkrankung ist möglich.

Lab: Unauffällig

Bildgebende Diagnostik: Keine spezifischen Befunde

DD:
- Tendopathien, entzündliche und degenerative Wirbelsäulen- und Gelenkleiden
- Myofasziales Schmerzsyndrom (MSS): Triggerpunktassoziierte komplexe Schmerzsymptome, ausgelöst durch Überbeanspruchung oder Fehlbelastung. Durch Beseitigung der auslösenden Ursachen können die Beschwerden verschwinden.
- Polymyositis, Polymyalgia rheumatica u.a. Erkrankungen
- Psychosen; psychosomatische Leiden
- Protrahierte Virusinfekte

Ko.: Chronifizierung, hoher Leidensdruck wegen Therapieresistenz, Invalidisierung

Th.: Ziel ist die Verbesserung der Lebensqualität. Keine kausale Therapie bekannt, zahlreiche symptomatische Therapieversuche. Da es sich um eine chronische Erkrankung handelt, sollte das Selbstmanagement des Patienten gefördert werden (Patientenschulung). Eine kontinuierliche Medikation mit klassischen Analgetika sollte vermieden werden. Primär sollten nicht-medikamentöse Therapieansätze verfolgt werden.

- Multimodale Basistherapie:
  Ausdauertraining, Schwimmen, Wandern, Aquajogging, Wasser- und Krankengymnastik, Entspannungstechniken, Verhaltenstherapie, meditative Bewegungstherapien (Tai-Chi, Qi-Gong, Yoga)
- Diagnostik und Behandlung begleitender Erkrankungen
- Bei komorbiden depressiven oder Angststörungen temporäre medikamentöse Therapie mit Amitriptylin (10 - 50 mg/d), bei Versagen: Duloxetin (60 mg/d), Fluoxetin oder Paroxetin (jeweils 20 - 40 mg/d)
  Ohne komorbide depressive oder Angststörung z.B. Amitriptylin (10 - 50 mg/d), bei Kontraindikationen oder Unverträglichkeit: Pregabalin (150 - 450 mg/d), Duloxetin (60mg/d)
- Langzeittherapie: Erlernen eines Selbstmanagements durch die Patienten, das die genannten Therapieelemente nutzt.

Cave: Folgende Medikamente sollten beim FMS nicht eingesetzt werden: Muskelrelaxanzien, NSAR, Cannabinoide, Tramadol und stärkere Opioide, Flupirtin, MAO-Hemmer

Prg: Abnahme der Beschwerden jenseits des 60. Lj. Wenn das FMS frühzeitig in den ersten 2 Krankheitsjahren diagnostiziert und therapiert wird, beobachtet man bis zu 50 % komplette Remissionen. Im späteren Krankheitsverlauf werden die Remissionsraten immer kleiner.

CHRONISCHES MÜDIGKEITSSYNDROM [G93.3]

Syn: Chronisches Erschöpfungssyndrom, CFS (chronic fatigue syndrome)

Ep.: Geschätzte Prävalenz 0,1 - 0,42 %.; m : w = 1 : 3; Beginn mit Altersgipfel in 2. und 4. Lebensdekade

Ät.: Unbekannt, virale Infektionen und Autoimmunität werden diskutiert.

KL.: Kriterien des CFS (IOM-Kriterien)
Diagnose erfordert folgende 3 dauerhaft (mind. die Hälfte der Zeit) vorliegende Symptome:
1. Substanzielle Fatigue, die tiefgreifend, neu aufgetreten und nicht das Resultat von übermäßiger Anstrengung ist, und sich durch Ruhe nicht substanziell verbessert.
2. Post-Exertional Malaise (Beschwerdezunahme nach körperlicher und kognitiver Anstrengung)
3. Nicht erholsamer Schlaf

Außerdem muss mind. eines der beiden folgenden Symptome vorliegen: Kognitive Einschränkungen oder orthostatische Intoleranz
International gebräuchlicher sind die Canadian Consensus Criteria (→ *siehe Internet*).

Lab.: Es gibt keine für CFS typische Laborbefunde. Das Labor dient der Ausschlussdiagnostik.

DD: Andere Ursachen der Fatigue sind häufiger und müssen ausgeschlossen werden, z.B. chronische Infektionen, Autoimmunerkrankungen, Endokrinopathien, Tumor-assoziierte Fatigue

Di.: Anamnese / Klinik, Ausschlussdiagnostik

Th.: Eine kausale Therapie existiert nicht, die Behandlung erfolgt symptomorientiert (Schmerzen, Schlafstörungen, wiederkehrende Infektionen und orthostatische Intoleranz, Erlernen von Entspannungstechniken). Überlastung kann zu langanhaltender und dauerhafter Verschlechterung führen.

Prg: 5 % der Patienten zeigen spontane Erholung , die übrigen Fälle sind chronisch mit 30 % Besserung.

DEGENERATIVE GELENKERKRANKUNGEN (ARTHROSEN) [M19.99]

Def: Polyätiologische langsam progrediente, primär nichtentzündliche degenerative Erkrankung des Knorpels und anderer Gelenkgewebe. Entzündliche Episoden nennt man aktivierte Arthrose.

Ep.: Häufigste Gelenkerkrankung, zunehmende Inzidenz im höheren Lebensalter.
Ca. 20 % der Bevölkerung haben im 6. Lebensjahrzehnt röntgenologische Zeichen einer Hüft- oder Kniegelenksarthrose, die Hälfte davon hat Beschwerden (Schmerzen, Behinderung des Laufens).

Ät.:
1. Primäre (idiopathische) Arthrose: Keine erkennbare Ursache, genetische Faktoren, Alter
   z.B. Heberden-Arthrose der distalen Interphalangealgelenke (DIP) mit Knotenbildung, ältere Patienten (w : m = 4 : 1)
2. Sekundäre Arthrose: Als Folge von Unfällen, Fehlstellungen, Adipositas, zu starker/einseitiger Belastung (evtl. auch als Berufskrankheit: Gonarthrose BK-Nr. 2112), rheumatischer Gelenkerkrankungen u.a.

Pg.: Knorpelschädigung → im Frühstadium Demaskierung von Kollagenfibrillen, im Spätstadium Auffaserung des Knorpels → Abbau des Knorpels (Endstadium: „Knochenglatze"), Osteophytenbildung am Gelenkrand, Bildung von „Geröllzysten" durch fokale Knochennekrosen.

Stad.:
1. Klinisch stumme Arthrose
2. Aktivierte (= entzündete) Arthrose mit akuten Schmerzen
3. Klinisch manifeste Arthrose mit Dauerschmerzen und Funktionsminderung

KL.: Leit- und Frühsymptom sind Schmerzen:
Frühtrias: Anlauf-, Ermüdungs-, Belastungsschmerz; ausstrahlende Schmerzen (z.B. Knieschmerz bei Coxarthrose)
Spättrias: Dauerschmerz, Nachtschmerz, Muskelschmerz; außerdem Bewegungseinschränkungen, Wetterfühligkeit, Krepitation
In fortgeschrittenen Fällen kommt es zu Verdickung der Gelenkkonturen, Deformierung, Instabilität, Muskelatrophie sowie zu Fehlstellungen und Muskelkontrakturen.
Bei aktivierter Arthrose ist das Gelenk überwärmt, druckschmerzhaft und es kann sich ein Gelenkerguss mit Schwellung bilden (Sono).

Bildgebende Verfahren: Sonografie, Röntgen, MRT
Radiologische Zeichen der Arthrose fehlen im Frühstadium.
Asymmetrische Gelenkspaltverschmälerung, subchondrale Sklerosierung, Geröllzysten und Osteophyten. In schweren Fällen kommt es zu einer erheblichen Deformierung des Gelenkes, eine sekundäre Chondrokalzinose ist möglich.
Radiologische Arthrosezeichen korrelieren oft nicht mit der Klinik: Nur die Hälfte der Patienten mit radiologisch nachweisbarer Arthrose hat Beschwerden (Schmerzen).

Lab: Keine spezifischen Veränderungen

DD: Bei aktivierter Arthritis rheumatische Erkrankungen mit monoartikulärem Beginn:
Labor (mit CRP, Rheumaserologie), Gelenkszintigrafie (weitere DD siehe Kap. RA).

Di.: Anamnese, Klinik, bildgebende Verfahren
Das Problem liegt in der Diskrepanz zwischen subjektiven Beschwerden (Schmerzen) und bildgebenden Befunden (siehe Epidemiologie). Zur Quantifizierung arthrosebedingter Beschwerden dienen sog. Arthrose-Scores (*siehe Internet*).

Th.: Therapieziele
1. Stopp bzw. Verzögerung der Arthroseprogression
2. Reduktion bzw. Beseitigung des Arthroseschmerzes und der sekundären Entzündung
3. Funktionsverbesserung/-erhaltung

A. Kausale Therapie: z.B.
- (Minimal-)invasive Therapie von Unfall(folge-)schäden an Gelenken
- Frühzeitige optimale Therapie einer rheumatischen Gelenkerkrankung (z.B. der RA)

B. Symptomatische Therapie

1. Allgemeine Maßnahmen:
   - Gewichtsabnahme bei Übergewicht
   - Vernünftiger Wechsel von Belastung und Entlastung; Meidung von Sportarten mit ungünstiger Belastung des Gelenkes, Auswahl geeigneter Sportarten ohne Überlastung der Gelenke
   - Benutzen von Schuhen mit weichen Sohlen (Pufferabsätze)
   - Warmhalten der Gelenke, Vermeiden von Kälte/Nässe
   - Schwimmen im warmen Wasser (Thermalbäder), (Aqua-)Gymnastik
2. Physikalische Therapie:
   - Krankengymnastische Bewegungstherapie, Wassergymnastik
   - Patientenschulung
   - Bei Arthrose ohne entzündliche Aktivierung Wärmeanwendungen (Salben, Pflaster, Rotlicht, Fango u.a.)
   - Bei aktivierter schmerzhafter Arthrose: Kälteanwendung, Elektrotherapie
   - Isometrisches Muskeltraining (Muskelaufbau und -kräftigung)
   - Gehschule u.a.
3. Medikamentöse Therapie:
   Ind: Entzündlich aktivierte Arthrose mit Schmerzen
   - Paracetamol: Nur analgetisch wirksam
   - NSAR: Analgetisch + antiphlogistisch wirksam (Einzelheiten siehe Kap. RA)

     Empfehlungen zum Einsatz von NSAR bei schmerzhaften Arthrosen:
     - Keine Dauerbehandlung, nur befristet während Schmerz- und Entzündungsperioden
     - Keine Kombination von NSAR untereinander (stets nur 1 Präparat)
     - Anpassung der Dosierung an den Schmerzrhythmus
     - Einzeldosis so niedrig wie möglich, aber so hoch wie nötig
     - Bevorzugung von Substanzen mit kurzer Halbwertzeit
     - Engmaschige Überwachung von Gastrointestinaltrakt und Nierenfunktion
     - Reduktion der Tagesdosis bei älteren Patienten
     - Bei Notwendigkeit einer längeren Therapie Ulkusprophylaxe mit Protonenpumpenhemmer
   - Evtl. intraartikuläre Injektion von Glukokortikoiden
     Nur bei entzündlich aktivierter Arthrose, die auf andere therapeutische Maßnahmen nicht anspricht. Injektion unter strenger Asepsis und nur befristet (keine Dauertherapie! Keine Injektionen im Hüftgelenk wegen Gefahr der Knochennekrose!); Beachtung von KI + NW, Kortikosteroide können den Knorpel schädigen!
4. Orthopädie-Technik: z.B.
   Bei Arthrosen der unteren Extremitäten festes Schuhwerk mit Pufferabsätzen, Fußbettung/Schuheinlagen, Abrollhilfen, Pronationskeil bei Varus-Gonarthrose. Falls eine operative Therapie nicht durchgeführt werden kann: Gelenkstabilisierende Orthesen; Gehhilfen.
5. Operative Therapie:
   - Minimal invasive Chirurgie (endoskopische Eingriffe); offene operative Eingriffe
   - Künstlicher Gelenkersatz (TEPs). Rechtzeitige Indikation bei älteren Patienten stellen.

Anm.: Für andere Therapieformen, die hier nicht erwähnt werden, liegen entweder keine sicheren Studienergebnisse vor oder der Evidenzgrad ist niedrig.

VIII. STOFFWECHSELKRANKHEITEN

PORPHYRIEN [E80.2]

Internet-Infos: *www.porphyriezentrum.de; www.drugs-porphyria.org; www.porphyria-europe.com www.porphyriafoundation.org;www.porphyrie.com*

Def: Porphyrien sind meist hereditäre Störungen der Biosynthese von Häm, das in 8 enzymatischen Schritten aus Glycin und Succinyl-CoA gebildet wird. Jeder enzymatische Schritt kann von einem partiellen Gendefekt betroffen sein. Die verminderte Enzymaktivität führt zu einem Anstieg von Porphyrinen und/oder ihrer Vorstufen, die vermehrt im Urin und Stuhl ausgeschieden werden. Nach dem hauptsächlichen Ort der Störung der Hämsynthese unterscheidet man erythropoetische und hepatische Porphyrien. Klinisch wird differenziert zwischen akuten und nicht-akuten Formen.

PPh: Im menschlichen Organismus existieren zwei voneinander unabhängige Häm-Pools mit unterschiedlichen Funktionen:

1. Erythropoetischer Häm-Pool (Häm des Knochenmarks für die Synthese von Hämoglobin)
2. Hepatischer Häm-Pool (Häm der Leber für die Synthese wichtiger Häm-Enzyme, z.B. Cytochrom P-450)

Dementsprechend wird in primär hepatische oder erythropoetische Porphyrien unterteilt.

Biochemie der Enzymdefekte bei Porphyrien

Enzymdefekt		Porphyrie-Typ	Genlocus (Chromosom)
	Glycin + Succinyl-CoA		
δ-Aminolävulinsäure-Synthase 2	↓	X-chromosomale Protoporphyrie	Xp11.21
	5-Aminolävulinsäure (ALA)		
δ-Aminolävulinsäure-Dehydratase	↓	Doss-Porphyrie = 5-ALA-Dehydratase-Defizienz-Porphyrie	9q33.1
	Porphobilinogen (PBG)		
Porphobilinogen-Deaminase	↓	Akute intermittierende Porphyrie	11q23.3
	Hydroxymethylbilan		
Uroporphyrinogen-III-Synthase	↓	M. Günther = Kongenitale erythropoetische Porphyrie	10q25.2-q26.3
	Uroporphyrinogen III		
Uroporphyrinogen-Decarboxylase	↓	Porphyria cutanea tarda	1p34
	Koproporphyrinogen III		
Koproporphyrinogen-Oxidase	↓	Hereditäre Koproporphyrie	3q12
	Protoporphyrinogen IX		
Protoporphyrinogen-Oxidase	↓	Porphyria variegata	1q22
	Protoporphyrin IX		
Ferrochelatase	↓	Erythropoetische Protoporphyrie	18q21.3
	Häm → Hämoglobin ↳Hämenzyme		

I. ERYTHROPOETISCHE PORPHYRIEN

- **Kongenitale erythropoetische Porphyrie (CEP) = M. Günther** [E80.0]

Vo.: Extrem seltene autosomal-rezessive Erbkrankheit, die im Kleinkindesalter manifest wird.

Ät.: Verminderte Aktivität der Uroporphyrinogen-III-Synthase, dadurch spontane (nicht enzymatische) Zyklisierung von Hydroxymethylbilan zu Uroporphyrin I. Das Uroporphyrin I-Isomer wird nicht weiter metabolisiert, deshalb exzessiv gespeichert und ausgeschieden.

KL.: Schwere Fotodermatose (Gesicht, Hände), roter Urin (Porphyra = der Purpur), der im UV-Licht fluoresziert, rötlich-braun verfärbte Zähne, die im langwelligen UV-Licht leuchten, hämolytische Anämie mit Splenomegalie, okuläre Manifestation, Osteopenie

Di.: Uroporphyrin-I-Isomer im Urin und Stuhl ↑

Th.: Absoluter Lichtschutz, Vitamin D, Eisendepletion, evtl. Splenektomie, allogene Stammzelltransplantation

Prg: Ungünstig

- **Erythropoetische Protoporphyrie (EPP)** [E80.0]

Vo.: Dritthäufigste Porphyrie nach PCT und AIP; Prävalenz 1 : 200.000. Neben den Hauptmutationen ist auf dem zweiten Allel der Ferrochelatase ein Polymorphismus für die phänotypische Expression verantwortlich.

Ät.: Verminderte Aktivität der Ferrochelatase → metallfreies Protoporphyrin IX ↑

KL.: Fotodermatose: Erythem, starkes Brennen, Juckreiz, Urtikaria und Ödem der Haut nach Lichtexposition; hepatobiliäre Beteiligung möglich, Protoporphyrinkristalle im Lebergewebe und in Gallensteinen, selten cholestatische Leberzirrhose und in der Folge Leberversagen

Di.: Metallfreies Protoporphyrin IX im Blut ↑ (mikrozytäres Erythrozytenvolumen)

Th.: Lichtschutz, Afamelanotid s.c. (α-MSH-Analogon), Vitamin D, Ursodeoxycholsäure, Colestyramin, Stammzelltransplantation, Lebertransplantation
Cave: Eisensubstitution kann die EPP verschlechtern!

Prg: Relativ günstig

Sonderform: XLP = X-chromosomal linked erythropoietic protoporphyria; verursacht durch eine erhöhte Aktivität der erythroiden ALA-Synthase 2 → metallfreies und Zinkprotoporphyrin IX ↑. Die XLP kann sich durch Eisensubstitution bessern.

II. HEPATISCHE PORPHYRIEN

A) Akute hepatische Porphyrien (AHP) [E80.2]

Vier Formen der AHP:

3 x mit autosomal-dominantem Erbgang (Enzymdefekt in Klammern):
- Akute intermittierende Porphyrie = AIP (Porphobilinogen-Deaminase-Defekt)
- Hereditäre Koproporphyrie = HCP (Koproporphyrinogen-Oxidase-Defekt)
- Porphyria variegata = PV (Protoporphyrinogen-Oxidase-Defekt) gehäuft bei Weißen in Südafrika (founder effect)

1 x mit autosomal-rezessivem Erbgang:
- 5-Aminolävulinsäure-Dehydratase-Defekt-Porphyrie = ALAD-DP = Doss-Porphyrie (Rarität)

Die klinische Polysymptomatik aller 4 Typen der AHP ist ähnlich.

DD: Sekundäre Porphyrinurien bei Leber- und Blutkrankheiten; Intoxikationen, bes.
Bleivergiftung: Blei hemmt die ALA-Dehydratase und Ferrochelatase; Di.: Blei im Blut ↑, ALA und Porphyrine im Urin ↑

Akute intermittierende Porphyrie (AIP) [E80.2]

Vo.: Zweithäufigste Porphyrie und häufigste AHP; Prävalenz in der Bevölkerung 1 : 1.000.000; Symptome erst nach der Pubertät; w : m ~ 4 : 1; Erkrankungsgipfel im 3. Lebensjahrzehnt; keine Hautveränderungen

Ät.: Autosomal-dominante Erbkrankheit mit Aktivitätsminderung der Porphobilinogendeaminase (PBGD) = Hydroxymethylbilan-Synthase (HMBS)) um ca. 50 %. Geringe Penetranz der Erkrankung (< 1 %), in befallenen Familien 23 %

Pg.: Das in der Leber gebildeten Häm wird u.a. zur Synthese von Cytochrom P450 genutzt. Das Schlüsselenzym der hepatischen Häm-Biosynthese ist die 5-Aminolävulinsäuresynthase-1 (ALAS1). Diese unterliegt einer Rückkopplungshemmung durch Häm.

Genetische und latente Phase
↓
Absinken des hepatischen Häm-Pools (z.B. durch medikamentöse Cytochrom P450-Induktion)
↓
Steigerung der ALA-Synthase-1-Aktivität in der Leber (auch Induktion über nukleäre Rezeptoren)
↓
Anstieg der Hämpräkursoren (ALA, PBG und Porphyrine)
↓
Symptome (akutes Porphyrie-Syndrom)

Manifestationsauslösend wirken:
- Alle Formen von Stress (auch Operationen, Infekte), energiearme Diät (Fasten), Rauchen
- Porphyrinogene Stoffe: Alkohol, Sexualhormone, zahlreiche Arzneimittel (Barbiturate, Trapanal, Metamizol, Rifampicin, Sulfonamid-Antibiotika u.a. → siehe Internet: *www.drugs-porphyria.org*)
- Sonderform: Ovulozyklisch prämenstruell ausgelöst bei Frauen

KL.: Akutes hepatisches Porphyrie-Syndrom:
Polysymptomatisch vielgestaltig und irreführend (häufig Fehldiagnosen)
1. Abdominale Symptome: Bauchkoliken und Übelkeit
2. Neuro-psychiatrische Symptome: Polyneuropathie, periphere Paresen (zuerst der Streckmuskulatur an Händen und Armen), Epilepsie, psychische und psychiatrische Symptome u.a.
3. Kardiovaskuläre und andere Symptome: Hypertonie, Tachykardie; Schwartz-Bartter-Syndrom (Hyponatriämie)

Verlaufsformen:
- Anlageträger in der Phase des Enzymdefektes (klinisch und laborchemisch unauffällig)
- Latente Erkrankung mit vermehrter Ausscheidung von Porphyrinen und Vorstufen im Harn ohne klinische Symptome.
- Klinisch manifeste Erkrankung
- Rekurrierende Verläufe (> 3 Attacken pro Jahr) oftmals mit chronischen Symptomen (Schmerz, Fatigue)

DD:
- Abdominalerkrankungen, akutes Abdomen
- Neurologische und psychiatrische Erkrankungen
- Alkoholkrankheit mit abdominellen und neurologischen Symptomen
- Guillain Barré-Syndrom, Schwartz-Bartter-Syndrom
- Bleivergiftung (Bleispiegel im Blut ↑)

Di.: Differenzialdiagnostisch an Porphyrie denken, insbes. bei der Trias:
Abdominalschmerzen - Lähmungen/Psychose - Hyponatriämie
- In 50 % d.F. rötlicher nachdunkelnder Urin
- Zur Diagnosesicherung und Verlaufskontrolle quantitative Bestimmung von ALA, PBG und Porphyrinen im Spontanurin (auf Kreatinin bezogen) und zur DD zur PV und HCP: Porphyrine im Stuhl
- PBGD-Aktivität in Erythrozyten ↓ bei AIP (in 95 %) und ggf. Analyse des Gendefektes

Th.: Bei akuter Krise Intensivtherapie, Kontaktaufnahme mit einem Porphyriezentrum (→ siehe Internet-Infos: *www.porphyrie.com*)
1. Absetzen auslösender Medikamente! Unbedingt adäquate kalorische Ernährung i.v./oral!
2. Symptomatische Therapie mit "sicheren" Arzneimitteln: Siehe Internet-Infos: *www.drugs-porphyria.org* oder *www.porphyria-europe.com*; bei Hypertonie und Tachykardie: Betablocker, Valsartan; bei Bauchkoliken: Spasmolytika vom Atropintyp und Paracetamol, evtl. Opiate; bei Erbrechen Ondansetron
3. Hämarginat und Glukose i.v. können die Induktion der ALA-Synthase-1 in der Leber drosseln:
   - Hämarginat (Normosang®) bei schweren akuten Schub. 3 mg/kg KG/d in 100 ml NaCl 0,9 % über 30 Minuten (über 4 Tage) in eine möglichst große Vene (Hämarginat ist vasotoxisch und wird

deshalb in vielen Zentren in 100 ml Humanalbumin gelöst), Nachspülen mit physiologischer NaCl-Lösung
- Unbedingt Kontrolle des Wasser-/ Elektrolythaushalts (Natrium, Magnesium, Phosphat)
4. Bei Patienten mit rezidivierenden akuten Krisen und/oder chronischen Beschwerden Vorstellung in einem Porphyriezentrum zur Evaluation von Givosiran (Givlaari®) (siRNA, hemmt selektiv die hepatische mRNA der ALAS1). 2,5 mg/kg KG s.c./monatlich
5. Bei therapieresistenten Manifestationen akuter Porphyrien kann eine Lebertransplantation erwogen werden.

Pro: 1. Aufklärung/Schulung der Patienten; Ausstellung eines "Porphyrie"-Patientenausweises, Meiden auslösender Noxen
2. Familienuntersuchung zur Erfassung latenter Anlageträger, genetische Beratung

Prg: Erhöhtes Risiko für hepatozelluläre Karzinome (Screening ab 50. Lj.) sowie Nierenschäden (Spätkomplikation)

B) Porphyria cutanea tarda (PCT) [E80.1]

Vo.: Häufigste Porphyrie; Prävalenz 2 : 100.000 Einwohner; m : w = 2 : 1, Erkrankungsgipfel nach dem 40. Lebensjahr

Ät.: Verminderte Aktivität der hepatischen Uroporphyrinogen-Decarboxylase (URO-D)
- Typ I: Erworbene Form, keine URO-D-Mutation
- Typ II: 20 % d.F., autosomal dominant vererbt, URO-D-Aktivität auch in Erythrozyten ↓
- Typ III: Familiäre Form hepatische URO-D-Aktivität ↓ in Erythrozyten normal

Manifestationsfaktoren sind Alkohol, Rauchen, Östrogene (hormonelle Kontrazeption), Hepatitis C- und HIV-Virusinfektion, HFE-Genmutationen
Eisen führt zur Bildung eines Inhibitors der URO-D (Uroporphomethen).

KL.:
- Fotodermatose mit erhöhter Vulnerabilität, Hyperpigmentierung, Blasenbildung an lichtexponierten Hautarealen, insbesondere Gesicht und Handrücken mit narbiger Abheilung. Hypertrichose periorbital und im Schläfenbereich
- Evtl. dunkler Urin
- Leberschäden mit Porphyrineinlagerungen. Gel. sonografisch multiple Rundherde von 1 - 3 cm ∅ und randbetonter Echodichte („Olympiaringe") - DD: Lebermetastasen, aber in der Kontrastmittelsonographie Isoenhancement.
- Oft pathologische Leberenzyme (ALT > AST und γ-GT-Erhöhung wie bei NAFLD), Ferritin-Erhöhung

Verlaufsformen:
- Anlageträger (nur Enzymdefekt)
- Latente PCT (nur Porphyrinurie ohne Fotodermatose)
- Manifeste PCT (Leberschäden, Fotodermatose und exzessive Porphyrinurie)

Di.:
- Alkoholanamnese, Östrogen-/Pilleneinnahme + Klinik (daran denken bei Fotodermatosen!)
- Porphyrinanstieg im Urin (biochemische Differenzierung im Spontanurin: ALA und PBG normal, Uro- und Hepta-Koproporphyrin)
- URO-D-Aktivität in Erythrozyten ↓ bei Typ II
- Leberbiopsie (Rotfluoreszenz unter langwelligen UV-Licht [366 nm])

Th.:
- Auslösende Noxen meiden: Alkohol, Rauchen, Östrogene/hormonelle Kontrazeptiva
- Therapie der Hepatitis C, einer HIV-Infektion (siehe dort)
- Aderlässe oder (selten) Erythrozytapherese bei Eisenüberladung
- Hydroxychloroquin: 2 x 100 mg/Woche → erhöht die renale Ausscheidung von Porphyrinen (NW beachten! Zu Beginn augenärztliche Untersuchung)
- Meiden von Sonnenlicht (Schutzbekleidung)
- Vitamin D (Substitution)

Prg: Günstig, wenn auslösende Faktoren gemieden werden können.

HYPERURIKÄMIE [E79.0] UND GICHT [M10.99] (ARTHRITIS URICA)

Def: Alter, Geschlecht und Ernährung beeinflussen entscheidend den Harnsäurespiegel. Die Löslichkeitsgrenze von Natriumurat im Plasma liegt bei ca. 6,8 mg/dl (400 µmol/l); die obere Grenze für den Referenzbereich der Harnsäure liegt bei 7,0 mg/dl (416 µmol/l) für Männer und 6,0 mg/dl (357 µmol/l) für Frauen.

Ep.: In den Wohlstandsländern haben ca. 20 % der Männer eine Hyperurikämie > 7 mg/dl (> 416 µmol/l). Bei Frauen steigt die Harnsäure meist erst nach der Menopause an (Versiegen der Östrogene mit urikosurischer Wirkung); vor der Menopause sind Hyperurikämien selten und dann sekundärer Genese. Die Prävalenz der Arthritis urica beträgt in den Industrieländern ca. 2 % der Erwachsenen (m : w bis 9 : 1) und nimmt im Alter zu. Das Risiko eines Gichtanfalls steigt mit zunehmender Höhe der Hyperurikämie: Inzidenzrate bei Werten > 9 mg/dl (> 535 µmol/l): Ca. 5 % pro Jahr. Das Risiko einer Nephrolithiasis liegt bei asymptomatischer Hyperurikämie bei 0,2 % pro Jahr und bei Gichtkranken bei 0,8 % pro Jahr.

Merke: Gicht zeigt ein gehäuftes gemeinsames Vorkommen mit den Erkrankungen des metabolischen Syndroms = "Wohlstands"-Syndrom: Siehe dort.

Ät.: A) Primäre Hyperurikämie und Gicht (90 %):

1. Störung der tubulären Harnsäuresekretion in der Niere („underexcreter" > 99 % d.F.): Verminderte Harnsäureclearance → die Ausscheidung normaler Harnsäuremengen/24 h erfolgt erst bei erhöhtem Plasmaharnsäurespiegel.
   Die überwiegend polygen vererbte Stoffwechselstörung manifestiert sich bei purinreicher Ernährung und Übergewicht (Wohlstandserkrankung). Die Mehrzahl der Gichtpatienten hat eine positive Familienanamnese für Gicht.
2. Überproduktion von Harnsäure („overproducer" < 1 % d.F.)
   - Mangel des Enzyms Hypoxanthin-Guanin-Phosphoribosyltransferase (HG-PRT), 2 Formen:
     - Lesch-Nyhan-Syndrom: X-chromosomal rezessiv vererbte Erkrankung, bei der das Enzym HG-PRT extrem vermindert ist (< 1 % der normalen Aktivität). Trias: Hyperurikämie - progressive Niereninsuffizienz - neurologische Symptome mit Neigung zur Selbstverstümmelung.
     - Kelley-Seegmiller-Syndrom: Aktivität der HG-PRT vermindert (auf 1 - 20 % der normalen Aktivität). Trias: Hyperurikämie, Nierensteine, in 20 % d.F. neurologische Störungen, aber ohne Neigung zur Selbstverstümmelung.
   - Sehr selten gesteigerte Aktivität der Phosphoribosylpyrophosphat-Synthetase (PRPP-Synthetase)

B) Sekundäre Hyperurikämien (10 %):

1. Vermehrte Harnsäurebildung:
   Erhöhter Nukleinsäuren-Turnover bei Zellzerfall: Leukämien, Polyzythämie, hämolytische Anämien, Tumorlysesyndrom: Tumoren unter Therapie mit Zytostatika oder Strahlen
2. Verminderte renale Harnsäureausscheidung:
   - Nierenerkrankungen
   - Laktatazidosen
   - Ketoazidosen (Fasten, Diabetes mellitus)
   - Pharmaka (Saluretika: Schleifendiuretika, Thiazide)

PPh: Der Gesamtgehalt des Körpers an Harnsäure (Harnsäurepool) beträgt ca. 1 g und kann bei Gichtkranken auf 30 g und mehr ansteigen. Täglich fallen ca. 350 mg Harnsäure aus endogener Synthese und ca. 350 mg durch exogene Purinzufuhr an. Die Harnsäureausscheidung erfolgt zu über 2/3 über die Nieren und zu weniger als 1/3 über den Darm. Der humane URAT1-Transporter (hURAT1) ist im proximalen Tubulus lokalisiert und kann durch verschiedene Medikamente gehemmt werden, z.B. Acetylsalicylsäure, Diuretika oder Ciclosporin. Auch Mutationen im Fruktosetransportergen SLC2A9 können die Harnsäureexkretion vermindern.
Beim Menschen ist die Harnsäure Endprodukt des Purinstoffwechsels. Bei vielen Säugetieren geht der Abbau weiter zu Allantoin mittels des Enzyms Urikase. Mit Urikase wird laborchemisch die Harnsäurekonzentration im Serum bestimmt.

Pg.: **des akuten Gichtanfalls:**
Auslöser sind rasche Änderungen des Harnsäurespiegels, z.B. durch purinreiches Festessen u./o. Alkoholkonsum, nach Fasten, zu Beginn einer Harnsäure-senkenden Therapie. Es kommt zur Ausfällung von Uratkristallen aus übersättigter Synovialflüssigkeit → Uratkristalle bewirken eine Aktivierung des Inflammasom-Komplexes in Makrophagen und Granulozyten mit Freisetzung von Entzündungsmediatoren (z.B. IL-1β) und Aktivierung des Monozyten-Makrophagen-Systems. Die Folge ist eine kristallinduzierte Synovitis.

KL.: 4 Stadien:
I. Asymptomatische Hyperurikämie (viel häufiger als manifeste Gicht)
II. Akuter Gichtanfall
III. Interkritisches Stadium (symptomloses Intervall zwischen 2 Gichtanfällen)
IV. Chronische Gicht mit Tophusbildungen und irreversiblen Gelenkveränderungen

► **Akuter Gichtanfall:**
Auslösefaktoren: „Fasten und Feste" (Ess- oder Trinkexzesse), Stress u.a.
Aus voller Gesundheit kommt es plötzlich (oft nachts) zu stark schmerzhafter Monarthritis, in 60 % d.F. des Großzehengrundgelenkes ("Podagra" - Bettdecke wird nicht ertragen!) mit Hautrötung, Überwärmung und Schwellung des betroffenen Gelenkes. Andere Gelenklokalisationen: Sprunggelenke und Fußwurzel (ca. 15 %), Kniegelenk (Gonagra, 10 %), Zehengelenke (5 %), Fingergelenke (5 %), bes. Daumengrundgelenk (Chiragra), Handgelenk, Ellbogengelenk. Nach einigen Tagen bis 3 Wochen klingt der Anfall spontan ab. Der akute Gichtanfall ist begleitet von allgemeinen Entzündungszeichen (Fieber, Leukozytose, BSG ↑). Eine Hyperurikämie ist im Gichtanfall nicht obligat (→ Harnsäure 2 - 3 Wochen nach einem Gichtanfall kontrollieren).

► **Chronische Gicht:**
Wird heute nur noch selten gesehen bei Patienten ohne (konsequente) Therapie.
- Uratablagerungen (Tophi):
  - Weichteiltophi (Nachweis von Uratkristallen im Aspirat) z.B. Ohrmuschel, Großzehe, Ferse, Olekranon, Sehnenscheiden (selten Karpaltunnelsyndrom), Schleimbeutel (Bursitis)
  - Knochentophus → Nachweis im Röntgenbild:
    - Unregelmäßig oder rundlich geformter, gelenknaher Knochendefekt (Usur) durch intraossäre Tophusbildung
    - Becherförmige Gelenkmutilation an gelenkbildenden Knochen.
    - In einen Tophus hineinragende "stachelige" Osteophyten.
    - Umfassen eines die Kortikalis arrodierenden Tophus durch periostale Osteophyten.
- Renale Manifestationen bei Hyperurikämie und Gicht:
  - Uratnephrolithiasis

    Merke: Uratsteine geben im Röntgenbild keinen Steinschatten und prädisponieren zum Harnwegsinfekt!
  - Uratnephropathie = Primär abakterielle interstitielle Nephritis
    Frühsymptome: Albuminurie
    Ko.: Hypertonie, selten chronische Niereninsuffizienz
  - Selten akute Harnsäurenephropathie = obstruktive Uratnephropathie:
    Bei Anfall großer Harnsäuremengen bei Zytostatikatherapie kann es durch Verstopfung von Nierentubuli und Ureteren zu akutem Nierenversagen kommen.

DD:
- Sekundäre Hyperurikämien (Anamnese!)
- Akute Monarthritis anderer Genese

  Merke: Eine akute Monarthritis beim Mann mit typischer Gelenklokalisation spricht an erster Stelle für Gicht, ferner denke man an reaktive Arthritis!
- Eitrige Arthritis durch bakterielle Infektion (z.B. nach Gelenkpunktionen, -injektionen oder -eingriffen)
- Aktivierte Arthrose des Großzehengrundgelenkes
- Andere kristallinduzierte Arthritiden:
  - Chondrokalzinose = Calciumpyrophosphat-Dihydrat (CPPD)-Arthropathie = Pseudogicht:
    Ablagerung von Calciumpyrophosphat-Dihydrat (CPPD)-Kristallen im Knorpel mit evtl. Auslösung einer akuten kristallinduzierten Synovitis, bes. des Kniegelenkes
    Ät.: 1) Idiopathisch im Alter
    2) Hereditär
    3) Sekundär bei anderen Erkrankungen
    Rö.: Verkalkungen in Knorpel + Sehnen
    Di.: Polarisationsmikroskopischer Nachweis von CPPD-Kristallen im Gelenkpunktat
  - Oxalose-Arthropathie bei Langzeitdialyse

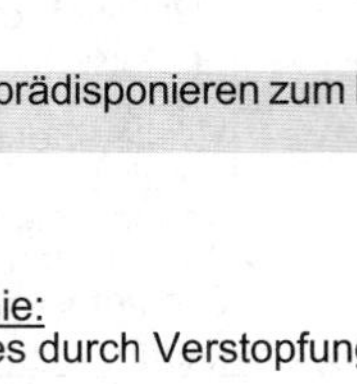

DD: Gelenkbefall am Fuß:
o Gicht
x Rheumatoide Arthritis

Di.:
- (Familien-) Anamnese - Klinik - Labor:
  - Serum-Harnsäure: Im anfallsfreien Intervall ↑;
    im Anfall evtl. normale Werte!
    → Kontrollmessung 2 - 4 Wo. nach einem Gichtanfall

- Harnsäureausscheidung im 24 h-Urin bei primärer Gicht ↓
  (normal 0,25 - 0,75 g/d)
- Harnsäure-Clearance (normal 5 - 12 ml/min) bei primärer Gicht ↓

- Nachweis von Mononatriumurat-Kristallen in der Gelenkflüssigkeit oder im Tophus-Aspirat (Polarisationsmikroskopie)
- Bei ätiologisch unklarer Monarthritis spricht der prompte Therapieeffekt von Colchicin für Gicht.
- Bildgebende Diagnostik: Gelenk-Sonografie, Röntgen; evtl. MRT oder Dual-Energy-CT (Nachweis von Kristallablagerungen)
- Bestimmung der Nierenfunktion
- Evtl. Spezialuntersuchungen bei Verdacht auf Enzymdefekte des Purinstoffwechsels.
- Evtl. Synoviaanalyse (Nachweis von in Leukozyten phagozytierten Harnsäurekristallen im Polarisationsmikroskop u.a.)

Th.: (siehe Internet *S2e-Leitlinie 2016*)

1. Diät:
   - Normalisierung des Körpergewichtes; reichlich trinken mit ausreichender Diurese (mind. 1,5 l/d)
   - Vorsicht bei Fasten und Zytostatikatherapie: Hierbei steigt der Harnsäurespiegel stark an → viel trinken, Harnalkalisierung und Allopurinol.
   - Purinarme Diät (< 300 mg Purin/d): Fleischarme Kost, Verzicht auf Innereien (Leber, Niere, Bries), Sardinen, Meeresfrüchte, Fleischextrakt u.a.
   - Sparsamer Alkoholgenuss: Bier ist purinreich. Alkoholexzess führt über eine reaktive Laktatazidose zu vorübergehender Hemmung der renalen Uratexkretion und kann daher einen Gichtanfall auslösen.
   - ***Cave*** Diuretika (Schleifendiuretika, Thiazide), die die Harnsäureausscheidung vermindern.

2. Therapieoptionen des akuten Gichtanfalles (Auswahl abhängig von Begleiterkrankungen und evtl. KI):
   - Nichtsteroidale Antirheumatika (NSAR) gelten als Mittel der 1. Wahl: z.B. Diclofenac oder Ibuprofen oder Coxibe. Zusätzlich lokale Kryotherapie.
     Dos / NW / KI: Siehe Kap. Rheumatoide Arthritis
   - Glukokortikosteroide, z.B. 10 - 20 mg Prednisolon/d oral für wenige Tage (NW + KI siehe dort)
   - Colchicin (Colchicum-Dispert®)
     Wi.: Hemmung des Inflammasoms und der Phagozytenaktivität im erkrankten Gewebe
     NW: Oft gastrointestinale Beschwerden, dosisabhängig Diarrhö, selten Agranulozytose, Myopathie u.a.
     KI: Niereninsuffizienz, Lebererkrankungen, Schwangerschaft und Stillzeit (Konzeptionsschutz bis 6 Monate nach Therapie)
     Dos: 1 - 3 x 0,5 mg/d Colchicin. Da Colchicin relativ spezifisch beim Gichtanfall wirkt, wird es bei unklaren Fällen auch aus diagnostischen Gründen gegeben. Nach einem Gichtanfall wird eine harnsäuresenkende Therapie mit Colchicin-Schutz empfohlen (Dos. 2 x 0,5 mg/d).
   - Bei Ineffektivität Mittel der Reserve: Canakinumab (Ilaris®), ein Interleukin-1β-Inhibitor

3. Dauerbehandlung:
   Patienten mit asymptomatischer Hyperurikämie werden nur diätetisch behandelt. Indikation für eine medikamentöse Therapie ist eine manifeste Gicht. Für eine harnsäuresenkende Therapie bei asymptomatischer Hyperurikämie fehlt die Evidenz (keine Indikation).
   - Urikostatika:
     - Allopurinol: Mittel der Wahl
       Wi.: Hemmung der Xanthinoxidase: Verminderter Harnsäureanfall. Allopurinol verhindert ein Fortschreiten der Gicht → Ziel: Senkung der Serumharnsäure auf Werte zwischen 5,0 - 6,0 mg/dl (297 - 357 µmol/l), damit Uratablagerungen gelöst und ausgeschwemmt werden können. Initial kann es durch Mobilisierung von Harnsäuredepots zu Gichtanfällen kommen (evtl. temporäre Prophylaxe mit NSAR).

       Merke: Nach einem Gichtanfall soll eine harnsäuresenkende Therapie nicht ohne niedrig dosierten Colchicin-Schutz begonnen werden (2 x 0,5 mg/d für ca. 6 Monate).

       NW: z.B. Hautreaktionen in ca. 2 % mit Juckreiz, Rötung; selten gastrointestinale Störungen, Transaminasenanstieg, Leukozytopenie, selten Allopurinol-Hypersensitivitäts-Syndrom in 0,4 % (= Allopurinol-Vaskulitis mit Dermatitis, Hepatitis, Nierenversagen mit Eosinophilie im Blut, evtl. letal endend). Bei Überdosierung oder Niereninsuffizienz ist das Risiko für schwere NW erhöht! Patienten auf Hautreaktionen hinweisen (→ Therapie bei NW stoppen).
       WW: z.B. Hemmung des Abbaus von 6-Mercaptopurin, Azathioprin, Theophyllin und Phenprocoumon. Daher ist die gleichzeitige Therapie mit Purinantagonisten rel. kontraindiziert. Wenn im Ausnahmefall 6-Mercaptopurin oder Azathioprin gegeben werden soll, dann unbedingt Dosis reduzieren um 75 %.
       Bei gleichzeitiger Einnahme von Captopril erhöhtes Risiko einer Leukozytopenie. Weitere WW beachten.
       Ind: Symptomatische Hyperurikämie: Arthritis urica, Uratnephropathie, -nephrolithiasis, Tophi

KI: Schwangerschaft und Stillzeit
Dos: 100 - 300 mg/d (initial 100 mg/d, danach schrittweise die Dosis erhöhen über 1 Monat); Dosisreduktion bei Niereninsuffizienz.
Anfallsprophylaxe nach einem akuten Gichtanfall mit Colchizin über 6 Monate (s. o.).

- Febuxostat (Adenuric®)
  Wi.: Hemmung der Xanthinoxidase; rel. teuer
  NW: Leberfunktionsstörungen, gastrointestinale NW, Kopfschmerzen, Hautausschlag, Hypersensitivitätsreaktionen, Verdacht auf erhöhtes kardiovaskuläres Risiko u.a.
  KI: Ischämische Herzkrankheit, dekompensierte Herzinsuffizienz u.a.
  Dos: 80 mg/d

- Urikosurika:
  Benzbromaron, Probenecid; Lesinurad (in Kombination mit Allopurinol)
  Wi.: Steigerung der Harnsäureausscheidung durch Hemmung der tubulären Reabsorption von Harnsäure; bis zur Einstellung eines normalen Harnsäurespiegels besteht die Gefahr tubulärer Harnsäureausfällung und Harnsteinbildung; daher einschleichend dosieren, viel trinken (2 ℓ/d) und Harn neutralisieren auf pH von 6,5 - 7,0 (z.B. mit Uralyt U®).
  Ind: Bei Allergie/Unverträglichkeit von Allopurinol
  KI: Gichtnephropathie (insbesondere Nephrolithiasis und Niereninsuffizienz), Harnsäureüberproduktion.
  NW: Selten allergische Reaktionen, Nierensteinbildung, gastrointestinale Beschwerden u.a.
- Uratoxidasen:
  Wi.: Katalysation der Oxidation von Harnsäure zu Allantoin. Das wasserlösliche Allantoin kann leicht über die Nieren ausgeschieden werden.
  Rasburicase (Fasturtec®): Nur i.v.-Anwendung - Wirkungseintritt rel. schnell (Stunden), wirksam über ca. 10 h
  Ind: Tumorlysesyndrom: Bedrohliche akute Hyperurikämie unter der Chemotherapie von Tumoren/Leukämien.
  NW: Allergische Reaktionen, Induktion von Ak u.a.
  Anm.: Bei Patienten, die mit Uratoxidasen therapiert wurden, sind Serumproben auf Harnsäure gekühlt einzusenden! Andernfalls läuft die enzymatische Reaktion in vitro weiter und falschniedrige Harnsäurewerte werden gemessen.

LIPIDSTOFFWECHSELSTÖRUNGEN [E78.9]

(Für die Überarbeitung dieses Kapitels danke ich ganz herzlich Herrn Prof. Dr. med. K. Oette, ehem. Direktor des Institutes für Klinische Chemie der Uniklinik Köln.)

Internet-Infos: *www.lipid-liga.de, ESC Guidelines 2019*

Syn: Hyperlipoproteinämien (HLP), Hyperlipidämien, Dyslipoproteinämien, Dyslipidämien

Ph.: Die Lipoproteine (Lp) des Plasmas bestehen überwiegend aus Lipiden (Triglyzeride bzw. Fette, Cholesterin, Cholesterinester, Phospholipiden) und Apolipoproteinen. Lipide sind Substanzen des Plasmas und der Zellen, die in hydrophoben organischen Lösungsmitteln löslich sind.

Charakterisierung der Lipoproteine durch Ultrazentrifugierung (Dichteklassen) und Elektrophorese:

Dichteklassen	%*)	Elektrophorese	Hauptfunktionen
Chylomikronen (Chylos)	0	Keine Wanderung im elektrischen Feld	Transportvehikel für exogene Triglyzeride
VLDL (very low density lipoproteins)	10	Prä-β-Lipoproteine	Transportvehikel für endogene Triglyzeride, Vorläufer der IDL und LDL
LDL (low density lipoproteins)	65	β-Lipoproteine	Endprodukt der VLDL nach Delipidierung - u.a. Transporteur für Cholesterin und dessen Ester - Regulator der Cholesterinhomöostase
HDL (high density lipoproteins)	25	α-Lipoproteine	Transportvehikel für Cholesterinester zur Leber - Regulator der Cholesterinhomöostase, Cholesterinesterbildung und Lipolyse

*) Approximative physiologische Verteilung (große Schwankungen) im Nüchternserum

Beim HLP-Typ III lässt sich die Fraktion der IDL (intermediate density lipoproteins) nachweisen. IDL sind flüchtige Katabolisierungsprodukte der VLDL und Vorläufer der LDL, die Endprodukte der VLDL sind.

Apolipoproteine (Apos): ApoB48 (Chylomikronen), ApoB100 (VLDL, IDL; LDL); ApoE (2, 3, 4), ApoCII und ApoCIII (VLDL, IDL; HDL); ApoAI und ApoAII (HDL), Apo A V, Apo(a) [Lp(a)] u.a.
Die in der Zusammensetzung und funktionell heterogenen HDL sind von zentraler Bedeutung für die zelluläre und Gesamtkörper-Cholesterinhomöostase und den Cholesterinrücktransport zur Leber, aber auch für lipolytische, antioxidative, antiinflammatorische und endothelprotektive Prozesse.
Am LP-Stoffwechsel sind beteiligt: Lipide, Apolipoproteine, Rezeptoren/Liganden, Enzym- und Transferproteine, Aktivatoren und Inhibitoren.

Pathogenität und Atherogenität:

IDL-, LDL- und Lp(a)-Erhöhungen sowie HDL-Verminderungen erhöhen das Atheroskleroserisiko, ebenso small dense LDL (sdLDL) und Chylomikronen-Remnants. Die ausgeprägtesten Risikoerhöhungen finden sich bei extremen LDL-, IDL- und Lp(a)-Erhöhungen sowie Lp-Modifikationen und extremen HDL-Verminderungen. Das Risiko von VLDL-Erhöhungen ist geringer, wechselnd und schwerer vorhersehbar. Die komplexe Entwicklung der Atherosklerose wird vorwiegend als chronisch entzündliche und degenerative Erkrankung betrachtet.
Hypertriglyzeridämien können, besonders wenn sich Chylomikronen nachweisen lassen, eine Pankreatitis bei hohen Werten mit Hyperviskositätssyndrom auslösen. Bei Werten von ca. 1.000 mg/dl muss mit einer Pankreatitis gerechnet werden, die jedoch auch bei sehr hohen Werten nicht obligat ist. Pat. mit familiärem Chylomikronämie-Syndrom sind selbst bei niedrigen Werten bereits im Kinderalter hoch gefährdet.

Einteilung:

▶ Werden nur Triglyzeride und Cholesterin im Plasma bestimmt, unterscheidet man deskriptiv 3 Gruppen von Hyperlipidämien:
- Hypertriglyzeridämie > 150 mg/dl bzw. 1,7 mmol/l
- Hypercholesterinämie (> 200 mg/dl bzw. > 5,2 mmol/l)
- Kombinierte Hyperlipidämie (Erhöhung von Triglyzeriden + Cholesterin)

Einheitenkonversionen: Triglyzeride: mg/dl = mmol/l x 88,5 - Cholesterin: mg/dl = mmol/l x 38,6

▶ Familiäre Lipidstoffwechselstörungen werden traditionell nach der Klassifikation von Fredrickson in die Typen I - V eingeteilt. Eine vereinfachte Übersicht zeigt die folgende Tabelle. Wichtig: Genetische Daten zunehmend im Vordergrund und Voraussetzung zur Erfassung bestimmter Störungen. Meist ist die Paneldiagnostik (Gendiagnostik) mit gleichzeitiger Analyse mehrerer Risikogene indiziert.

Vereinfachte Übersicht von Lipidstoffwechselstörungen im Plasma

Lipidstoffwechselstörung	Cholesterin	Triglyzeride	LDL-Cholesterin	HDL-Cholesterin	Klassifikation nach Fredrickson
LDL-Hypercholesterinämie	↑	-	↑	-	IIa
Hypertriglyzeridämie	- / ↑	↑	-	- / ↓	I / IV / V[1)]
Gemischte Hyperlipoproteinämie	↑	↑	↑	-	IIb / III[2)]
HDL-Erniedrigung	-	- / ↑	-	↓	nicht definiert
Lipoprotein(a)-Erhöhung	Kann oder zusammen mit den o.g. Lipidstoffwechselstörungen auftreten, meist jedoch mit Hypercholesterinämien				nicht definiert

1) Typ I Rarität: Chylomikronen ↑↑; Typ IV: VLDL ↑; Typ V selten: VLDL + Chylomikronen ↑

2) Bei der gelegentlich auftretenden Dysbetalipoproteinämie (Typ III) mit Vermehrung der IDL und Verminderung der LDL findet sich überwiegend eine Apo E 2-Homozygotie. In der Elektrophorese zeigt sich eine breite Beta-LP-Bande, mit der Ultrazentrifuge ein cholesterinreiches VLDL. Cholesterin und Trigylzeride sind moderat erhöht.

Ep.: In der Altersgruppe > 40 J. haben > 50 % der Bevölkerung in den westlichen Industrieländern Cholesterinwerte > 200 mg/dl (5,2 mmol/l). Ähnlich häufig sind Hypertriglyzeridämien. Ungünstige Ernährungs- und lebensstilbedingte Einflüsse sind bedeutsam.

Ät.: Hyperlipoproteinämien bzw. Dyslipoproteinämien und Hypolipoproteinämien (HDL) sind nur Symptome. Unter ätiologischen Gesichtspunkten unterscheidet man 3 Gruppen und Mischformen:

I. Reaktiv-physiologische Formen:
Stoffwechselüberlastungen. Moderate, meist temporär durch ungünstige Ernährung und ungünstigen Lebensstil induzierte Stoffwechselstörungen
Hypertriglyzeridämien, z.B. nach hohem Alkoholkonsum sowie unter kalorien-, zucker- und fruktosereicher Ernährung

Hypercholesterinämien, z.B. unter Ernährung reich an Kalorien und/oder gesättigten Fetten
Mischformen können unter den vorangehend beschriebenen Belastungen auftreten.

II. Sekundäre Formen (Aufzählung nicht vollständig):
Ursachen von Hypertriglyzeridämien, z.B. Diabetes mellitus, metabolisches Syndrom, Adipositas, Schwangerschaft, hoher Alkoholkonsum, Leber- oder Nierenerkrankungen, Therapie mit Kortisonpräparaten und gelegentlich unter Thiaziddiuretika, Kontrazeptiva, Betarezeptorenblocker und Hormonersatztherapie bei Frauen
Ursachen von Hypercholesterinämien, z.B. nephrotisches Syndrom, Hypothyreose, Cholestase (hier LpX-Erhöhung), Adipositas, Diabetes mellitus, Schwangerschaft und Medikamente, z.B. Kortisonpräparate

Beachte: Hyperthyreosen vermindern, Hypothyreosen erhöhen das LDL-Cholesterin.

III. Primäre (hereditäre bzw. familiäre) Formen:
Bei dieser Gruppe sind Familienuntersuchungen indiziert mit molekulargenetischen Analysen.

IV. Mischformen aus I, II und III
Einflüsse auf HDL-Cholesterin: Siehe unten

Beachte: Nicht alle hereditären Störungen manifestieren sich biochemisch und besonders klinisch bereits im Kindes- und Jugendalter, können aber meist genetisch erfasst werden. Einige treten nur unter Stoffwechselbelastung und/oder in Verbindung mit anderen Erkrankungen auf. Die klinischen Manifestationen zeigen eine große Streuung und können selbst bei mittelschweren Störungen ohne zusätzliche ungünstige Faktoren ausbleiben.

Spezielle Lipidstoffwechselstörungen:
Die vorliegenden Angaben zur Krankheitshäufigkeit sind nur orientierend. Die Genetik wird in Zukunft die Datenlage dominieren und präzisere Aussagen ermöglichen.

1. Hereditäre bzw. familiäre Hypercholesterinämien [E78.0]
   a) Polygene Hypercholesterinämie (häufig):
   Durch Zusammenwirken endogener (Begriff „polygen" nicht immer zutreffend) und meist auch exogener Faktoren manifestiert sie sich als leichte Hypercholesterinämie mit Gesamt-Cholesterinwerten zwischen etwa 200 - 300 mg/dl und mehrfach erhöhtem kardiovaskulärem Risiko.
   Genetische Abgrenzung zu b) erforderlich.
   b) Monogene Hypercholesterinämien
   - Familiäre Hypercholesterinämie (FH) mit autosomal-dominanter Vererbung: Funktionelle Mutation im LDL-Rezeptorgen.
     Die Leber, Hauptsyntheseort für Cholesterin, stellt aus Cholesterin vorwiegend Gallensäuren her und verfügt über ca. 70 % aller LDL-Rezeptoren. Von der Aktivität der LDL-Rezeptoren hängt die Fähigkeit der Leber ab, LDL-Cholesterin aus dem Blut zu eliminieren. Bei heterozygoten Merkmalsträgern besteht ein Mangel, bei Homozygoten ein Fehlen der LDL-Rezeptoren bzw. Rezeptoraktivität, oder es findet sich nur eine geringe Rezeptoraktivität. Häufigkeit für Heterozygote ca. 1 : 500, für Homozygote ca. 1 : 1 Mio. Einwohner. Heterozygote haben im Erwachsenenalter LDL-Cholesterinspiegel zwischen 150 - 400 mg/dl und erleiden unbehandelt häufig bereits im mittleren Lebensalter Herzinfarkte. Die KHK-Manifestation tritt bei Frauen etwa 7 -10 Jahre später auf. Homozygote haben LDL-Cholesterinspiegel zwischen 400 - 1.200 mg/dl und zeigen häufig bereits im Kindes-/Jugendalter Atherosklerosemanifestationen. Molekulargenetische Untersuchung obligatorisch.
   - Familiär defektes Apolipoprotein B 100 (FDB):
     Funktionelle Mutation im LDL-Rezeptorligandengen. Das Apolipoprotein B 100, einziges Protein der LDL, ist der Ligand des LDL-Rezeptors. Häufigkeit ca. 1 : 600 - 1 : 1.000; autosomal dominanter Erbgang, bisher fast nur heterozygote Formen beschrieben, LDL-Cholesterinwerte und KHK-Risiko vergleichbar mit einer leichten bis mittelschweren Form der familiären Hypercholesterinämie mit LDL-Rezeptorgenmutation.
   - Apolipoprotein E-Varianten:
     Patienten mit dem Epsilon 4-Allel des Apolipoprotein E und dem Phänotyp E3/4 (ca. 1 : 8) oder E4/4 (ca. 1 : 60) zeigen besonders unter Belastungen eine mäßige LDL-Cholesterinerhöhung. Träger des Apolipoprotein E 4 weisen ein erhöhtes Risiko für die Alzheimersche Erkrankung auf.
   - Weitere extrem seltene Störungen im LDL-Stoffwechsel finden sich u.a. bei Mutationen im PCSK9-Gen oder LDL-Rezeptor-Adaptorprotein sowie bei der familiären Phytosterolämie. PCSK9 = proprotein convertase subtilisin-kexin type 9. Spezialisten hinzuziehen.

2. Familiäre kombinierte Hyperlipoproteinämie (FKHL) [E78.2]
   Häufigkeit ca. 1 : 100. Wahrscheinlich Überproduktion und Abbaustörung von VLDL bei hoher Apo B100-Bildung. Genetische Störung unbekannt. FKHL häufig nur Vermutung. Cholesterin- und Triglyzeridwerte bis ca. 400 mg/dl. Das meist unterschätzte KHK-Risiko steigt mit der Höhe des LDL-Cholesterinwertes.

Beachte: Nicht mit Typ III-Hyperlipoproteinämie verwechseln (siehe 4.).

3. Hereditäre Hypertriglyzeridämie (HLP-Typ IV) [E78.1]
Molekulargenetisch uneinheitlich. Häufigkeit ca. 1 - 2 : 100. Auftreten und Schwere von Stoffwechselbelastungen abhängig. HDL-Cholesterin häufig ↓; Triglyzeride 200 bis > 1.000 mg/dl, bei hohen Werten besteht Pankreatitisgefahr. Abgrenzung zur Chylomikronämie. Atheroskleroserisiko moderat erhöht. Evtl. Fettleber und später Diabetes-Typ 2 möglich.
4. Familiäre Dysbetalipoproteinämie (HLP-Typ III) [E78.2]
Obwohl der Apolipoprotein Phänotyp E 2/2 (Apo E 2-Homozygotie) mit ca. 1 : 100 relativ häufig ist, manifestiert sich der Typ III nur selten. Zusätzliche Störungen erforderlich. Cholesterin 300 - 800 mg/dl, Triglyzeride 400 bis > 1.000 mg/dl. IDL deutlich erhöht, LDL vermindert, evtl. Chylos. Bei hohen Werten gelbe Handlinienxanthome charakteristisch. Atheroskleroserisiko hoch. Leichte Formen mit der Basisdiagnostik nur zu vermuten. ApoE-Genotypisierung erforderlich.
5. Chylomikronämie-Syndrom [E78.3]
Chylomikronen (niedriger Anteil) vor allem bei ausgeprägten Hypertriglyzeridämien, Chylomikronen (hoher Anteil) bei den selten bereits im Kindesalter manifesten fettinduzierten HLPs nachweisbar. Die Chylomikronämien werden ausgelöst durch Veränderungen in den Genen der Lipoproteinlipase sowie u.a in denen der Apos CII, CIII und V. Panel(gen)diagnostik erforderlich. Man unterscheidet familiäre von multifaktoriellen Formen-

   Beachte: Nachweis von Chylomikronen (siehe Kühlschranktest) erhöht Pankreatitisrisiko.
6. Lipoprotein (a)-Hyperlipoproteinämie = Lp(a)-Erhöhung [E78.4]
Lp(a) enthält neben LDL-Cholesterin ApoB100 ein hoch variables plasminogenähnliches Apo(a). Lp(a)-Erhöhungen führen zu atherogenen und potentiell thrombogenen Störungen. Lp(a)-Erhöhungen gelten als selbstständiger Atherosklerose-Risikofaktor. Die Atherogenität von Lp(a)-Erhöhungen ist statistisch eindeutig, aber im Einzelfall sehr unterschiedlich. Kardiovaskuläre Abklärung ab etwa 70 mg/dl. Familienscreening obligat. - Anmerkung: Eindeutige pathogenetische Aussagen werden 2024 nach Abschluss einer großen internationalen Studie zum Langzeiteffekt einer massiven medikamentösen Lp(a)-Senkung erwartet.

   Merke: Besonders bei LDL-Cholesterinerhöhungen führt die gleichzeitige Lp(a)-Erhöhung zur Steigerung des kardiovaskulären Risikos. Bei Lp(a)-Erhöhungen ist grundsätzlich eine stärkere LDL-Cholesterinsenkung indiziert. Ernährungs- und Sporttherapie ohne Einfluss auf Lp(a)-Spiegel.
7. HDL-Cholesterinerniedrigungen und -Erhöhungen:
   a) HDL-Cholesterin-Erniedrigungen [E78.6]
   Selten sind hochatherogene Störungen z.B. im Apo AI-Gen und ABCA1-Gen mit deutlicher HDL-Cholesterinerniedrigung. Häufiger finden sich sekundäre HDL-Verminderungen bei Adipositas, metabolischem Syndrom, Diabetes mellitus, Leber- und Niereninsuffizienz, chronisch-entzündliche Erkrankungen, Hypertriglyzeridämien, Zigarettenkonsum, unter Gestagenen, Androgenen und Anabolika sowie bei körperlicher Inaktivität.
   Beachte: Ein hoher Anteil der KHK-Patienten zeigt HDL-Cholesterinverminderungen.
   b) HDL-Cholesterin-Erhöhungen > 65 mg/dl, die bes. bei Frauen vorkommen, stellen meist kein Atheroskleroserisiko dar und kompensieren leichte LDL-Cholesterinerhöhungen. Epidemiologische Studien weisen auf die inverse Beziehung zwischen Atheroskleroseentwicklung und HDL hin. Bei der Bewertung der Atherogenität des LDL-Cholesterins sollte das HDL-Cholesterin berücksichtigt werden. Die Datenlage bleibt jedoch lückenhaft. Extreme Erhöhungen durch Mutationen im SR-B1-Gen sind atherogen.

KL.:
- Atherosklerose mit Folgeerkrankungen (siehe auch Pathogenität und Atherogenität):
  - Koronare Herzkrankheit (KHK) und Herzinfarkt
  - Periphere arterielle Verschlusskrankheit (PAVK)
  - AVK der Hirnarterien und Schlaganfall (Hirninfarkt)

Beachte: Für die Beurteilung des kardiovaskulären (CV) Risikos sind alle Risikofaktoren zu berücksichtigen. Risikoprofil erstellen (siehe Kap. KHK, ESC-Guidelines 2019).

Erhöhungen von LDL- und IDL-Cholesterin, Non-HDL-Cholesterin, Lp(a) und ApoB 100 sowie Erniedrigungen von HDL-Cholesterin sind mit kardiovaskulären Ereignissen assoziiert.

Hypercholesterinämie und koronare Herzkrankheit (KHK):
Bei normalem HDL-Cholesterin steigt oberhalb von 200 mg/dl (5,2 mmol/l) Gesamtcholesterin durch LDL-Cholesterinerhöhungen die Infarktmorbidität an und zeigt approximativ bei 250 mg/dl (6,5 mmol/l) eine Verdopplung, bei 300 mg/dl (7,8 mmol/l) eine Vervierfachung im Vergleich zum Risiko bei 200 mg/dl (häufig verwendeter Grenzwert). Aber auch bei erniedrigten HDL- und erhöhten LDL-Cholesterinwerten (Summe Gesamtcholesterin < 200 mg/dl) ist das Risiko erhöht. Auch erhöhte Triglyzeride beachten.

Langfristige LDL-Senkungen vermindern das CV-Risiko und die Gesamtmortalität deutlich. Die Primärprävention ist bei Hochrisikopatienten besser als die Sekundärprävention. Die Bedeutung der Primärprävention zeigt sich erst - wenn überhaupt - bei langen Behandlungszeiträumen. Bei optimaler LDL-Cholesterin-Absenkung kann es vor allem bei jüngeren Patienten auch zu Rückbildung atherosklerotischer Plaques (z.B. unter LDL-Apheresebehandlung) und unabhängig vom Lebensalter zur Umwandlung von instabilen zu stabilen Plaques kommen.

- Pankreatitis
  Vo.: Bei Hypertriglyzeridämien, besonders mit Vermehrung von Chylomikronen und bei Chylomikronämie-Syndromen
- Xanthome:
  - Sehnenxanthome (z.B. Achilles- und Fingerstrecksehnen)
  - Plane Xanthome (z.B. Zwischenfingerfalten), tuberöse Xanthome (z.B. Knie, Ellbogen) Xanthelasmen (Augenlider)
    Vo.: Hereditäre Hypercholesterinämien (FH, FDB)
  - Eruptive Xanthome (z.B. Gesäß, Unterarmstreckseiten)
    Vo.: Bei ausgeprägter Hypertriglyzeridämie
  - Handlinienxanthome: Für Typ III-HLP bzw. Dysbetalipoproteinämie charakteristisch
- Arcus lipoides corneae
  Vo.: Bei Hypercholesterinämien und bei extremen HDL-Verminderungen
- Fettleber
  Vo.: Hypertriglyzeridämien, Adipositas, Diabetes mellitus, hoher Alkoholkonsum u.a.

Di.:
- Labor/Basisparameter:
  - Triglyzeride nüchtern, bei Erhöhung evtl. auch postprandial
  - Gesamtcholesterin, LDL- und HDL-Cholesterin, VLDL-Cholesterin (~ Triglyzeride x 0,2 mg/dl)
- Ergänzende Untersuchungen:
  - Lp(a) (lebenslang meist geringe Schwankungen); non-HDL-Cholesterin (Gesamt-Cholesterin – HDL-Cholesterin) korreliert mit atherogener Partikelzahl.
  - Bei Serumtrübung (Lipämie) Kühlschranktest zur Erfassung von Chylomikronen durchführen. Nach spätestens 24 h setzen sich die Chylomikronen als Rahmschicht ab.
    Diagnostischer Nachweis: Blutentnahme 4 - 6 Stunden nach vorsichtiger Fettbelastung.

  Das LDL-Cholesterin kann direkt bestimmt werden oder approximativ nach der Friedewald-Formel berechnet werden: LDL-Cholesterin = Gesamtcholesterin - [0,2 x Triglyzeride] - HDL-Cholesterin. Bei erhöhten Triglyzerid- und Lp(a)-Werten sowie bei der Typ III-HLP Werte nicht verwendbar. Bei Lp(a)-Erhöhungen approximative LDL-Cholesterin-Korrektur = LDL-Cholesterin - Lp(a) x 0,3.

  Beachte: Für die Triglyzeridbestimmung sollte die Blutentnahme nach etwa 12stündiger Nahrungskarenz oder fettfreier Mahlzeit erfolgen. Die übrigen Parameter (Gesamtcholesterin, LDL-Cholesterin, HDL-Cholesterin und Lp(a)) werden nur gering von einer leichten Mahlzeit beeinflusst.
- Differenzierung zwischen reaktiv-physiologischen, sekundären, hereditären und gemischten Lipidstoffwechselstörungen: Diagnostik auf metabolisches Syndrom, Diabetes mellitus, Leber- und Gallenwegserkrankungen, Pankreatitis, Schilddrüsen- und Nierenerkrankungen sowie Hyperurikämie; Erfassung von Ernährungs-, Lebensstil-, Alkohol- und Medikamentenanamnese unter Einbeziehung von Hormonen, Antikonzeptiva, Anabolika, von BMI und Taillenumfang. Hyperthyreosen führen zu LDL-Senkungen, Hypothyreosen erhöhen das LDL.
- Ermittlung des Atherosklerose-Risikoprofils (siehe Kap. Hypertonie sowie KHK und ESC-Score 2019)
- Genetische Untersuchungen und Familienuntersuchungen: Pathogene Mutationen nachweisbar, z.B. bei hereditären Hypercholesterinämien im ApoB 100- und LDL-Rezeptorgen. Bei der Typ III-HLP ApoE-Genotypisierung erforderlich.

Merke: Hyperlipoproteinämie ist ein Symptom und keine Diagnose! Beispiele: Sekundäre diabetische Hypertriglyzeridämie; heterozygote Hypercholesterinämie mit Mutation im LDL-Rezeptorgen.

Th.: Therapieziele:
Das individuelle CV-Risikos lässt sich nur unpräzise vorhersagen, sollte jedoch abgeschätzt werden. Gesichert ist aber: Bei LDL-Cholesterinwerten lebenslang unter 70 mg/dl, unauffälligem HDL-Cholesterin und Lp(a) sowie Fehlen anderer kardiovaskulärer Risikofaktoren findet sich selten eine Atherosklerose. Bei sehr hohen LDL-Cholesterinwerten (FH-Homozygotie) kann sich die Atherosklerose ohne weitere Risikofaktoren bereits im Kindes- oder Jugendalter manifestieren.

▸ Triglyzeride < 150 mg/dl (< 1,7 mmol/l)

- LDL-Cholesterin-Zielwerte unter Berücksichtigung des CV-Risikos (ESC, EAS 2019)

Cardiovaskuläres (CV) Risiko	ESC-Score 2019*)	LDL-Cholesterin-Zielwerte mg/dl (mmol/l)
Niedrig	< 1 %	< 116 (< 3,0)
Moderat	≥ 1 und < 5 %	100 (< 2,6)
Hoch	≥ 5% und < 10%	70 (< 1,8)
Sehr hoch	≥ 10%	55 (< 1,4)

*) Ermittlung des 10-Jahrerisikos für tödliche kardiovaskuläre Ereignisse mit Hilfe des Risikokalkulators SCORE (Systemic Coronary Risk Evaluation, ESC-Guidelines 2019)
ESC-Score orientierend mit strengen Zielwerten. Aber: Individuelles und ganzheitliches Vorgehen bleibt der angemessene Therapiepfad.
Bei manifesten kardiovaskulären Erkrankungen, fortgeschrittenem Diabetes mellitus und GFR < 30 ml/Min ist das kardiovaskuläre Risiko sehr hoch.

- HDL-Cholesterin > 40 mg/dl (> 1,0 mmol/l) bei Männern, > 50 mg/dl (1,3 mmol/l) bei Frauen
  Grenzwerte problematisch, da HDL strukturell und funktionell komplex
- Weitere Therapieziele:
  Vermeidung und Behandlung einer Pankreatitis; Verhinderung und Elimination von Xanthomen, Fettleber u.a. Im hohen Alter gilt individuelle Therapie.

Non-HDL-C (Gesamt-C - HDL-C) enthält das Cholesterin von VLDL, IDL, LDL und Lp(a) und kann das CV-Risiko in bestimmten Fällen besser abschätzen, besonders in Verbindung mit ApoB 100.

Therapeutisches Vorgehen:

Beachte: Primärprävention besser als Sekundärprävention!

1. Verbesserung der Ernährungsgewohnheiten und des Lebensstils. Lp(a) unbeeinflussbar.
2. Beseitigung auslösender Ursachen bei sekundären Formen, z.B. optimale Einstellung eines Diabetes mellitus, Behandlung einer Hypothyreose, Gewichtsnormalisierung, Alkoholkarenz (evtl. Alkoholtoleranz durch Belastungs- und Auslassversuch testen). Vermeidung von kalorien-, fett-, zucker- und salzreicher Ernährung. Vielseitige und Vollwertkost erstrebenswert.
3. Beseitigung bzw. Behandlung zusätzlicher Risikofaktoren, z.B. Hypertonie, Nikotinkonsum, körperliche Inaktivität
4. Ernährungsanamnese und -therapie, Lipidkontrollen z.B. nach 4 und 8 Wochen
   a) LDL-Cholesterinsenkende Kost:
   - Fettreduktion auf unter 30 % der Gesamtkalorien = Kal%, Fetteinfluss evtl. testen
   - Fettaustausch: Tierische Fette moderat einsetzen, pflanzliche Fette mit mono- und polyungesättigten Fettsäuren bevorzugen, auf trans-fettsäurearme Produkte achten.
   - Kohlenhydrate: 50 - 60 Kal%, komplexe KH bevorzugen, obst- und gemüsereich essen.
   - Eiweiß: 15 Kal% und höher, z.B. unter Training mit Muskelaufbau und bei Sarkopenie
   - Ballaststoffe: 20 - 30 g pro Tag
   - Cholesterineinschränkung (< 300 mg/d) senkt das LDL-Cholesterin jedoch nur gering.
   - Übergewicht durch kalorisch ausgewogene Kost (siehe Kap. Adipositas) reduzieren.
   - Ausreichende Jodzufuhr (100 - 150 µg/Tag) beachten.
     Eine ausgewogene Ernährung wirkt atheroskleroseprotektiv, senkt LDL-Cholesterin meist um etwa 20 - 60 mg/dl (selten mehr) und verbessert die medikamentöse Ansprechbarkeit.
     Ein regelmäßiges körperliches Training führt zu einer leichten LDL-Cholesterinsenkung sowie deutlicher HDL-Cholesterinerhöhung und Triglyzeridsenkung. Weitere günstige Wirkungen, z.B. auf Herz-Kreislauf, Körpergewicht, metabolisches Syndrom und Diabetes mellitus.

   b) Triglyzeridsenkende Kost
   Die Kost unter a) und körperliches Training bleiben die Basis und werden wie unter b) angegeben modifiziert.
   - Alkoholkarenz (evtl. Testung der Alkoholtoleranz)
   - Strenge Übergewichtreduktion
   - Diabetes mellitus optimal behandeln
     - Ohne Chylomikronämie:
       - Gesamtfettmenge zu Beginn etwa 30 Kal%. Einfluss der Fettmenge kann variieren (evtl. Testung)
       - Fettaustausch: Pflanzliche Fette bevorzugen, Seefischkonsum erhöhen, evtl. Omega 3-Fettsäuresupplementierung z.B. mit Omacor® oder Zodin®
       - Mono- und Disaccharide (Zucker) meiden, komplexe Kohlenhydrate bevorzugen
       - Mahlzeitenzahl erhöhen (z.B. auf 5) und kalorienreiche Mahlzeiten meiden.
       - Bei schlechter Ansprechbarkeit und ausgeprägter Triglyzeriderhöhung regelmäßig kalorienarme Tage (z.B. < 800 Kcal/d) und kleine Abendmahlzeiten

Beachte: Triglyzeridsenkungen führen meist zu HDL-Cholesterinerhöhungen, evtl. zu (small dense) sdLDL-Senkungen und gelegentlich zu leichten LDL-Cholesterinanstiegen.

▶ Mit Chylomikronämie: Hereditäre Formen sind sehr selten. Chylomikronen evtl. passager bei entgleister schwerer Hypertriglyzeridämie nachweisbar (häufig Alkohol- oder Diabetes-induziert). Bei Chylomikronämiesyndrom je nach Schweregrad Fettzufuhr einschränken (z.B. unter < 10 - 15 Kal%, bevorzugt pflanzliche Fette). Postprandiale Triglyzeride kontrollieren. Evtl. mittelkettige Fettsäuren (z.B. Ceres-Produkte) einsetzen.
Bei Pankreatitis mehrere Fastentage, im Notfall sofortiger Plasmaaustausch. Bei häufig wiederkehrender Hypertriglyzeridämie sorgfältige Ernährungsberatung und regelmäßig streng kalorienarme Tage dringend empfehlenswert.

c) HDL-cholesterinerhöhende Kost. Bei sekundärer HDL-Verminderungen Therapie der Grundkrankheit. Kost in Anlehnung an a) und b) - Alkohol in Maßen günstig

5. Medikamentöse lipidsenkende Therapie

Beachte: Meist Dauertherapie indiziert - deshalb besondere Sorgfalt erforderlich!

- Statine = Cholesterin-Synthese-Enzymhemmer = CSE-Hemmer = HMG-CoA-Reduktasehemmer:

Wi.: Hemmen das Schlüsselenzym der Cholesterinsynthese → Absinken der intrazellulären Cholesterinkonzentration → gegenregulatorische Zunahme der LDL-Rezeptoraktivität vor allem an den Leberzellen → Absinken des LDL-Cholesterins im Blut. Zusätzlich atheroskleroseprotektive Wirkung, z.B. durch Verbesserung der Endothelfunktion und Entzündungshemmung.

Merke: Statine sind wirksame LDL-Cholesterinsenker und können auch bei der Typ III-HLP eingesetzt werden. Sie vermindern u.a. das Herzinfarktrisiko und die Gesamtmortalität bei der Sekundärprävention. Statine empfehlen sich für alle mit Atherosklerose einhergehenden Erkrankungen.

Freiname	Handelsname	Dosis (mg/d)
Atorvastatin	Generika	10 - 80
Fluvastatin	Generika[2]	20 - 80
Lovastatin	Generika[1] [2]	20 - 80
Pitavastatin	Livazo®	1 - 4
Pravastatin	Generika [2]	10 - 40
Rosuvastatin	Generika[1]	5 - 40
Simvastatin	Generika[1] [2]	10 - 80

[1] Dosisreduktion bei Niereninsuffizienz
[2] Einnahme abends, da körpereigene Cholesterinsynthese nachts am höchsten. Übrige Statine aufgrund längerer Wirkungsdauer Einnahme jeden Tag zur gleichen Zeit!

Die Höchstdosen von 40 bzw. 80 mg sollten möglichst vermieden werden. Mit niedriger Dosierung beginnen. Medikamentenkombination evtl. notwendig.

Statine senken nicht nur das LDL-Cholesterin, sondern auch IDL und geringfügig die VLDL-Triglyzeride. Leichte HDL-Cholesterinanstiege sind häufig. Gelegentlich geringer Anstieg von Lp(a). Atorvastatin und Rosuvastatin sind die wirksamsten Statine mit langer Halbwertszeit. Die Statintherapie führt bei richtiger Auswahl und Dosierung nur selten zum Abbruch. Die maximale Wirkung pro mg Statin wird bei niedriger Dosierung erreicht. Anschließende Dosisverdopplungen senken das LDL-Cholesterin meist nur um jeweils etwa 6 % (6 %-Regel). In der Einstellungsphase Therapiekontrollen nach jeweils drei Wochen. Statine können bei unzureichender Cholesterinsenkung mit Ezetimib und bei Hochrisikopatienten mit PCSK9-Hemmer kombiniert werden. Nur noch selten werden Statine mit Gallensäurebindern kombiniert. Bei gleichzeitiger Triglyzeridvermehrung ist eine Kombination von Statinen in niedriger Dosierung mit Fenofibrat möglich.

NW: Dosisabhängig - Myopathie (bis 10 %) mit Muskelschwäche und/oder Muskelschmerzen, evtl. CK-Anstieg bis zum Mehrfachen der Norm (SAMS = Statin-assoziiertes Muskelsyndrom). Sehr selten extremer CK-Anstieg durch lebensbedrohliche Rhabdomyolyse. Häufig zu Beginn gastrointestinale Beschwerden, selten Transaminasenanstieg. Andere NW und WW: Siehe Herstellerinformation

Maßnahmen zur Risikominderung:
- Mit niedriger Dosierung beginnen.
- Optimale Dosisanpassung, evtl. Medikamentenkombination wählen.
- Gefährliche Begleitmedikation vermeiden (siehe WW).
- Statine bei Muskelschmerzen absetzen bzw. Dosis versuchsweise reduzieren oder anderes Statin vorsichtig testen. Auf rote bis braune Urinverfärbung achten: Myoglobinurie durch Rhabdomyolyse → Hb-Streifentest einsetzen.
- Auf CK-Werte achten; geringer Anstieg ist keine Kontraindikation, aber kontrollbedürftig.
- Keine extreme Belastung (z.B. Marathonlauf)
- Vorsicht bei Hypothyreose, eingeschränkter Nierenfunktion, Sarkopenie, Alkoholabusus
- Regelmäßig NW-Kontrollen durchführen.

WW: Da Statine zum Teil über Enzyme der Cytochrom-P450-Gruppe metabolisiert werden, kann es zu Arzneimittelinteraktionen mit Medikamenten kommen, die über diese Enzyme abgebaut werden. → Herstellerangaben beachten! Das Risiko für Rhabdomyolyse wird erhöht, z.B. bei gleichzeitiger Einnahme von Ciclosporin, Fibraten, Makroliden und Amiodaron, Verapamil, Azol-Antimykotika und HIV-Therapeutika.
KI: z.B. Leber- und Muskelerkrankungen, Schwangerschaft und Stillzeit

- Gallensäureabsorptionshemmer:
  Colestyramin (Generika) oder Colesevelam (Cholestagel®) werden nur noch selten in Kombinationstherapien verwendet.
- Cholesterinabsorptionshemmer:
  Ezetimib: Senkt LDL-Cholesterin bis 20 %. KHK-Rate vermindert, Mortalitätsrate unverändert. Ezetimib wird häufig in Kombination mit Statinen eingesetzt. Kombinationspräparate im Handel
- Fibrate (Fenofibrat)
  Ind: Moderate Hypertriglyzeridämien sowie versuchsweise bei Typ III-Hyperlipoproteinämie. Ernährungs- und Lebenstilumstellung ist Voraussetzung.
  Wi.: Fibrate führen zur Senkung von VLDL- und LDL-Cholesterin - letzteres bis etwa 20 % und zum geringen Anstieg des HDL-Cholesterins. Prognostischer Nutzen nicht sicher belegt.
  NW/WW: Siehe Herstellerinformationen - Rhabdomyolyse ist zwar selten, aber Vorsicht bei Kombination mit Statinen.
  KI: Niereninsuffizienz, Lebererkrankungen, Gravidität, Stillzeit u.a.
- Lomitapid (Lojuxta®)
  Ind: Homozygote oder doppelt-heterozygote Hypercholesterinämie. In der BRD wenig verwendet.
  Wi.: Hemmung des mikrosomalen Trigylzerid-Transferproteins → Verminderung von LDL-Cholesterin und Triglyzeriden (→ Einzelheiten siehe Herstellerinformation)
- PCSK9-Inhibitoren: z.B. Evolocumab (Repatha®): Stärkste LDL-Cholesterinsenker. Verstärken die LDL-Rezeptoraktivität. Anwendung in Kombination mit Statinen und Ezetimib, falls diese unzureichend wirken oder Nebenwirkungen verursachen. Indizierte Therapie bei Hochrisikopatienten. Nicht in allen Fällen wirksam. Genetische Untersuchung erforderlich. Subkutane Injektion (mit Pens). Günstige Studienergebnisse (GLAGOV-, FOURIER- und ODYSSEY-Studie). Mit der Kombinationstherapie lassen sich LDL-Cholesterinwerte deutlich < 55 mg/dl erreichen. Dauerhaft extreme Erniedrigungen evtl. problematisch. Datenlage noch nicht ausreichend. PCSK9-Hemmer reduzieren Lp(a) bis etwa 25 %. - Wi. / NW / WW: Siehe Hersteller-Informationen
- Bempedoinsäure: Hemmung der hepatischen ATP-Citrat-Lyase führt zur verringerten Cholesterinbildung und Hochregulierung der LDL-Rezeptoren. Seit 2020 als LDL-Cholesterinsenker für Mono- und Kombinationstherapien zugelassen.
- Lp(a)-Senkung: Lp(a)-Apherese einziges anerkanntes Verfahren. Mit Apo(a) Antisense-Oligonukleotiden erstmals medikamentös intensive Lp(a)-Senkung erreichbar. Noch keine allgemeine Freigabe. LDL-Cholesterin zur Risikosenkung niedrig einstellen.
- Volanesorsen: Hemmung der hepatischen ApCIIImRNA durch Antisense-Technologie führt zur Chylomikronen- und VLDL-Senkung. Anwendung bzw. Testung spezialisierten Zentren vorbehalten.

6. Extrakorporale LDL-Elimination (LDL-Apherese):
   Das spezifischste und effektivste Verfahren ist die immunspezifische Adsorption von Apo-B-tragenden Lipoproteinen. Auch Lp(a), eine LDL-Subfraktion sowie IDL und weniger ausgeprägt werden VLDL eliminiert.
   - Elimination von LDL aus dem Plasma; Methoden:
     - Immunadsorption von LDL- und Lp(a) (an der Univ. Köln entwickelte LDL-Apherese)
     - Adsorption von LDL und Lp(a) an Dextransulfatsäulen (in Japan entwickelt)
     - Heparininduzierte extrakorporale LDL-Präzipitation = H.E.L.P.: Elimination von LDL, Fibrinogen und Lp(a) (an der Univ. Göttingen entwickelt)
     - Adsorption an Polyacryl auf z.B. Kieselgel
     - Plasmafiltration, verschiedene Verfahren, häufig eingesetzt
   - Adsorption von LDL aus dem Vollblut:
     - DALI-Verfahren (Fa. Fresenius) = Direct Adsorption of Lipoproteins on Polyacrylat
     - Verfahren mit Dextransulfat

     Ind: Hypercholesterinämien mit unzureichender medikamentöser LDL-Senkung und hohem Atheroskleroserisiko bzw. bereits manifester KHK sowie Lp(a)-Erhöhungen mit KHK. Die Elimination wird in spezialisierten Zentren als Dauerbehandlung 1 x wöchentlich oder 1 x zweiwöchentlich durchgeführt (abhängig u.a. vom Wiederanstieg). Siehe auch Hämapherese

Zusammenfassung der Therapien

Hypercholesterinämien:
Ernährungsumstellung, Lebensstilverbesserung, Behandlung von Ursachen und Ausschaltung von Risikofaktoren. Medikamentöse Behandlung bei unzureichender Senkung.

Stoffgruppe	Maximale Senkung von LDL-Cholesterin	
- Statine (Goldstandard)	bis 55 %	Kombinationen effektiver
- Gallensäurebinder	bis 25 %	
- Ezetimib	bis 20 %	
- PCSK9-Hemmer	bis 60 %	
LDL-Elimination extrakorporal	60 bis 80 %	

Merke: Individuelle Ansprechbarkeit unterschiedlich. Kombinationen häufig. Zielwerte: Siehe oben.

Hypertriglyzeridämie:
Gewichtsreduktion bei Adipositas, Ernährungsumstellung, Lebensstilverbesserung und Behandlung zugrunde liegender Ursachen bringen in den meisten Fällen Erfolg. Regelmäßige kalorienarme Tage und kleine Abendmahlzeiten empfehlenswert. Statine zur Risikominderung sinnvoll. Evtl. langkettige Omega-3-Fettsäuren oder bei moderater Hypertriglyzeridämie Fenofibrat testen. Bei Therapieresistenz und Nachweis von Chylomikronen Genanalysen empfehlenswert. Chylomikronämiesyndrome zeigen eine hohe Pankreatitis-Inzidenz.
Bei schwerer Hypertriglyzeridämie, meist durch zu hohen Alkoholkonsum oder entgleisten Diabetes mellitus ausgelöst, besteht Pankreatitisgefahr. Drastische Fett- und Kalorieneinschränkung; Diabeteseinstellung; Alkoholabstinenz; Plasmaaustausch im Notfall

Typ III-Hyperlipoproteinämie / Dysbetalipoproteinämie: Ernährungs- und Lebensstilumstellung wie bei Hypertriglyzeridämie. Medikamentöse Therapie mit Statinen oder Fenofibrat meist erfolgreich

Kombinierte Hyperlipidämie (Mischformen):
Vorgehen wie bei Hypercholesterinämie und Hypertriglyzeridämie

Lp(a)-Erhöhungen: LDL-Cholesterin niedrig einstellen. Bei hohen Werten und manifester KHK Indikation zur Apherese prüfen. Die zugelassenen Medikamente wirken nur moderat. Apo(a)-antisense Therapie vielversprechend. Familienscreening obligat.

Niedriges HDL-Cholesterin: Auslösende Faktoren berücksichtigen. Hereditäre Formen therapieresistent. Triglyzeride und LDL-Cholesterin niedrig einstellen.

Ausblick: Testung neuer Medikamente mit Senkungen von Lp(a), LDL (darunter auch für homozygote FH) und VLDL . Genanalysen immer wichtiger.

Aber: Ein lebenslanger gesunder Lebensstil bleibt die Basis!

Adipositas [E66.99]

Internet-Infos: z.B. *www.medizin.uni-koeln.de* (→ Leitlinien), *www.adipositas-gesellschaft.de* *www.kompetenznetz-adipositas.de*

Def: Eine Adipositas besteht, wenn der Anteil der Fettmasse am Körpergewicht bei Frauen 30 % und bei Männern 20 % übersteigt. Durch den Körper-Masse-Index (Body mass index = BMI) kann indirekt die Fettmasse abgeschätzt werden.

$$\text{Körpermassenindex (Body mass index = BMI)} = \frac{\text{KG (kg)}}{\text{Körpergröße (m)}^2}$$

Gewichtsklassifikation (Europa, USA)	BMI (kg/m²)
Normalgewicht	18,5 - 24,9
Übergewicht (Präadipositas)	25,0 - 29,9
Adipositas Grad I	30,0 - 34,9
Adipositas Grad II	35,0 - 39,9
Adipositas Grad III (extreme Adipositas)	40 oder mehr

Ep.: Prävalenz in den westlichen Industrieländern altersabhängig zunehmend. Deutschland ist in der EU auf Platz 1! In Europa sind bereits ca. 25 % der Schulkinder übergewichtig; bis zu 50 % der Erwachsenen sind übergewichtig! Ca. 20 % sind adipös! Ca. 2 % haben eine Adipositas Grad III mit BMI > 40. Für asiatische Völker gelten niedrigere BMI-Werte. Geringe Prävalenz in Kriegszeiten.

Merke: Die 3 wichtigsten Ursachen vermeidbarer Erkrankungen und Todesfälle sind:
1. Rauchen - 2. Alkoholismus - 3. Adipositas

Ät.: 1. Primäre Adipositas (ca. 95 %) → ursächliche Faktoren:
- Genetische Faktoren: Bei ca. 5 % aller Adipösen Grad III findet sich eine monogene (autosomal dominant vererbte) Mutation im hypothalamischen Melanocortin-4-Rezeptor (MC4R)-Gen; meist sind es Patienten mit Essstörungen (binge eater). Das ob-Gen kodiert die Synthese von Leptin, ein Hormon, das über Rezeptoren im Hypothalamus den Appetit drosselt. Da alle Adipösen erhöhte Leptinspiegel haben, vermutet man bei ihnen eine Leptinresistenz. Ein Teil der Patienten mit metabolischem Syndrom hat die Genmutation GNB3-825T. Mutationen im FTO-Gen erhöhen das Risiko für Adipositas. Außerdem gibt es seltene Syndrome mit Adipositas.
- Überernährung, Lebensweise, körperliche Inaktivität
- Psychische Faktoren (Stress, Frustration, Einsamkeit → Essen als Belohnung, als Trost, als Sucht, evtl. mit Heißhungerattacken („binge eater"); Verlust des normalen Hunger- und Sättigungsgefühles; Nikotinverzicht)

2. Sekundäre Adipositas (ca. 5 %):
- Endokrinologische Erkrankungen: M. Cushing, Hypothyreose, Insulinom, Testosteronmangel bei Männern u.a.
- Zentral bedingte Adipositas: Hirntumoren (Hypothalamus, Hypophyse) und Zustand nach Operation oder Bestrahlung dieser Erkrankungen

Pg.: Die Energiezufuhr (hyperkalorische, insbes. fettreiche Ernährung) übersteigt den Energieverbrauch (Mangel an körperlicher Aktivität).
50 kcal Energieaufnahme/Tag zu viel = 2,5 kg Gewichtszunahme/Jahr!
50 kcal = 1/8 l Bier, 7 Gummibärchen, ~ 1 Praline

Die Zunahme des Körpergewichtes erfolgt oberhalb des normalen Gewichtes zu etwa 75 % durch eine Zunahme des Fettgewebes und zu etwa 25 % durch eine Zunahme der fettfreien Masse. Das kalorische Äquivalent von einem Kilogramm Körpergewicht beträgt etwa 7000 kcal.
Adipositas ist keine Krankheit an sich, sondern bekommt Krankheitswert durch die mit ihr assoziierte Morbidität und Mortalität. Bei einem Übergewicht von 20 % oder mehr über der Normgrenze erhöht sich das Risiko für Gesundheitsprobleme (Framingham-Studie). Die Mortalität Adipöser mit einem BMI > 35 kg/m^2 ist gegenüber normalgewichtigen Personen verdoppelt.

KL.:
- Verminderte körperliche Belastbarkeit mit evtl. Belastungsdyspnoe und rascher Ermüdung
- Evtl. Beschwerden in belasteten Gelenken (bes. Hüft- und Kniegelenke) und in der Wirbelsäule
- Verstärkte Schweißneigung
- Evtl. vermindertes Selbstwertgefühl

Ko.:
- Metabolisches Syndrom (Wohlstandssyndrom):
  Gehäuftes Zusammentreffen von stammbetonter Adipositas, Dyslipoproteinämie (Triglyzeride ↑, HDL-Cholesterin ↓), Hyperurikämie, essenzieller Hypertonie und Glukosetoleranzstörung bzw. Typ 2-Diabetes. Adipositas ist der Manifestationsfaktor für diese Erkrankungen!
- Nichtalkoholische Fettlebererkrankungen
- Adipositas ist ein Risikofaktor für:
  - Arterielle Hypertonie
  - Koronare Herzkrankheit und Schlaganfall
  - Beinvenenthrombosen und thromboembolische Komplikationen (insbes. postoperativ)
  - Schlafapnoe-Syndrom
  - Cholezystolithiasis
  - Hypertensive Schwangerschaftserkrankung
  - Krebskrankheiten (z.B. von Kolon/Rektum, Endometrium, Mamma, Prostata)
  - Arthrosen (Wirbelsäule, Hüft-, Kniegelenke)
- Hormonelle Störungen:
  - Männer: Vermehrte Aromataseaktivität der Fettzellen: Östrogene ↑, Testosteron ↓ mit evtl. Potenzstörungen
  - Frauen: Androgene ↑ → evtl. Hirsutismus, Haarausfall, Seborrhö, Akne, sekundäre Amenorrhö, Infertilität, polyzystisches Ovarialsyndrom (PCOS)
- Intertrigo, Striae
- Adipositas beeinflusst eine Herzinsuffizienz ungünstig.
- Evtl. reaktive Depression und soziale Probleme

Memo: Die drei wichtigsten internistischen Komplikationen des Übergewichts sind:
- Kardiovaskuläre Erkrankungen
- Typ 2-Diabetes mellitus
- Tumorerkrankungen

Di.: • Beurteilung des Körpergewichtes mittels BMI (genau) oder Broca-Formel (orientierend)
- Bestimmung des Fettverteilungstyps durch Messung des Taillenumfanges in der Mitte zwischen Rippenbogen und Spina iliaca anterior superior in Atemmittellage (unbekleidet). Bei Werten > 94 cm (m) und > 80 cm (w) besteht ein deutlich erhöhtes Risiko für kardiovaskuläre Erkrankungen und für adipositasassoziierte Stoffwechselerkrankungen (IDF-Definition 2005).
  - Androider (proximaler, stammbetonter oder abdominaler) Fettverteilungstyp: Stamm- oder bauchbetonter „Apfeltyp". Das Gesundheitsrisiko des androiden Typs ist besonders hoch.
  - Gynoider (distaler, hüftbetonter oder gluteofemoraler) Fettverteilungstyp: Hüft- und oberschenkelbetonter „Birnentyp" (Gesundheitsrisiko kleiner als beim androiden Typ)
  - Lokalisierte Fettverteilungsstörungen: z.B. „Reithosentyp"
- Erfassung evtl. weiterer koronarer Risikofaktoren oder Erkrankungen des metabolischen Syndroms: Lipidstatus, Harnsäure, Nüchternblutzucker, Blutdruckmessung u.a.
- Erfassung von Ernährungsanamnese, Essverhalten, körperlicher Aktivität und Befindlichkeit
- Ausschluss einer endokrinen Störung: Bestimmung von TSH basal, Dexamethason-Kurztest, Testosteron bei Männern, bei V.a. Insulinom evtl. Fastentest u.a.
- Ausschluss einer Bulimie: Gestörtes Essverhalten mit Fresssuchtanfällen, gefolgt von selbst induziertem Erbrechen u.a.

Th.: Ind: BMI $\geq$ 30 kg/m^2 und/oder Erkrankungen, die durch Adipositas entstehen oder verschlimmert werden; psychosozialer Leidensdruck

3 Säulen der Basistherapie:
1. Ernährungsumstellung mit Kalorienreduktion
2. Bewegungstherapie / Ausdauertraining
3. Verhaltenstherapie / gruppendynamische Therapie

Die Therapie der Adipositas ist eine aktive Aufgabe und bedeutet lebenslange Umstellung der Ernährungs- und Lebensgewohnheiten. Voraussetzung zum Erfolg ist die Einsicht des Patienten, ein Gewichtsproblem zu haben und die Motivation, dieses Problem zu überwinden. Am erfolgreichsten sind langfristige gruppendynamische Therapieformen (z.B. "Weight Watchers") mit Diätberatung, Verhaltenstherapie (Verhütung von Essstörungen, Wiedererlernen eines natürlichen Hunger- und Sättigungsgefühles, Stressabbau, Selbstsicherheitstraining, Frustrationsbewältigung ohne „Griff in den Kühlschrank" u. a.) sowie regelmäßige körperliche Aktivität/Ausdauertraining.

■ **Kalorienreduktion:**
Ind: Anstreben einer Gewichtsreduktion durch negative Energiebilanz

Merke: Nicht die Gewichtsreduktion ist das Problem, sondern das Halten des einmal erreichten Zielgewichtes. Alle Reduktionsdiäten haben nur Sinn, wenn sie Bestandteil eines langfristigen Behandlungskonzeptes sind und der Patient in der Lage ist, das Gewicht danach zu halten. Nicht schnell viele Kilogramm abnehmen, sondern langsame aber dauerhafte Gewichtsreduktion anstreben!

► Kalorienreduzierte Mischkost mit ca. 1.200 kcal/d; davon mind. 50 g Eiweiß/d. Da Fett den höchsten Kaloriengehalt hat, aber nur wenig sättigt, sollte die Kost fettarm sein!

Merke: Bei allen Reduktionsdiäten auf reichliche Flüssigkeitszufuhr achten (mind. 2,5 l/d) und den Harnsäurewert kontrollieren. Diäten < 1.000 kcal/d nur zeitlich begrenzt und möglichst unter ärztlicher Kontrolle anwenden. Dies gilt auch für „Heilfasten" von 1 - 2 Wochen unter Einschaltung von Obst-, Reis-, Rohkost- und Safttagen.

Intervallfasten: Verschiedene Methoden, z.B. 16 : 8 h-Methode: Nahrungsaufnahme ab 10 h, Nahrungspause ab 18 Uhr (→ *siehe Internet*)

► „Diäten":
Zahlreiche Diäten werden empfohlen; ihr Bekanntheitsgrad wechselt mit den Zeiten und folgt z.T. Mode- und Werbetrends. Das gemeinsame Kennzeichen der Mehrzahl aller Diäten ist es, dass sie einseitig und daher ernährungsphysiologisch nicht empfehlenswert sind. Manche dieser Diäten sind medizinisch unbedenklich (z.B. Haysche Trennkost mit getrennter Aufnahme von Proteinen und Kohlenhydraten), andere sind wegen Gesundheitsrisiken abzulehnen.

Merke: Kurzfristige „Crash-Diäten" bringen langfristig nichts. Oft folgt einem kurzfristigen Diäterfolg eine noch stärkere Gewichtszunahme mit entsprechender Frustration (Jo-Jo-Effekt). Die Aussicht auf Erfolg steht und fällt mit der Bereitschaft des Patienten, seine Ernährung und Lebensweise langfristig umzustellen!

Nach Erreichen des Normalgewichts wechselt man von hypokalorischer zu isokalorischer Ernährung, die ballaststoffreich, fettarm und salzbegrenzt (5 g/d) sein sollte; sparsamer Umgang mit alkoholischen Getränken.

Bei kardiovaskulären Risikopatienten soll der Anteil der gesättigten Fette < 10 % und die Cholesterinzufuhr < 150mg/1000 kcal betragen; Steigerung der mehrfach ungesättigten Fettsäuren bis 10 %.

Kl:
- Normalgewicht
- Kinder und Jugendliche
- Schwangere und Stillende
- Patienten mit Essstörungen
- Herzerkrankungen und schwerwiegende Allgemeinerkrankungen

- **Medikamente zur Gewichtsreduktion (Antiadiposita):**
  Nur moderate temporäre Effekte auf die Gewichtsreduktion (wenige Kilogramm gegenüber Placebo in einem Jahr!), z.T. erhebliche NW, Endpunktstudien bzgl. Mortalität und kardiovaskulärer Morbidität fehlen. Kein Ersatz für die 3 Säulen der Basistherapie!
  Appetitzügler können schwere NW verursachen (z.B. Herzklappenschäden, pulmonale Hypertonie) und sind daher nicht indiziert.

- **Adipositas-Chirurgie (= bariatrische Operationen)** - siehe Internet *S3-Leitlinie*:
  Erfolgreiche Therapiemethode bei hochgradiger Adipositas und erfolgloser konservativer Therapie. Eine begleitende langfristige Gruppentherapie ist Voraussetzung.

  Ind:
  1. Patienten mit BMI ≥ 40 kg/m² (= Adipositas Grad III) nach wiederholt erfolglosen Therapieversuchen + Fehlen von KI
  2. Patienten mit BMI von 35 - 39 kg/m² mit Adipositas-assoziierten Folge-/Begleiterkrankungen, erfolglosen Therapieversuchen + Fehlen von KI.
  3. Evtl. Diabetes mellitus bei BMI > 30 kg/m² (→ Remissionsrate > 75 %); Indikation aber umstritten

  Methoden (Auswahl):
  1. Restriktive Verfahren:
     Diese Verfahren basieren auf dem Prinzip, die Nahrungszufuhr durch Verkleinerung des Magenreservoirs einzuschränken.
     - Magenband (GB = gastric banding): Endoskopische reversible Operation
     - Schlauchmagen (SG = sleeve gastrectomy) durch linkslaterale Magenteilresektion
  2. Restriktiv-malabsorptive Verfahren: z.B.
     Roux-en-Y-Magenbypass (RYGB): Weltweit am häufigsten durchgeführte effektivste bariatrische Operation. Das Hauptprinzip besteht in der Restriktion, da der Pouch klein ist. Doch bestehen malabsorptive Begleiteffekte → Substitution von fehlenden Vitaminen, Mineralien.
  3. Biliopankreatische Diversion mit Duodenal-Switch (BPD-DS):
     Kombination von Schlauchmagen mit Nahrungsumgehung des oberen Dünndarms
     Ko.: z.B. beim Magenband: Bandslipping, -migration
     Beim Magenbypass: Lecks, Ileus u.a.

  Nach erfolgreicher bariatrischer Operation reduziert sich die Rate schwerer kardiovaskulärer Ereignisse und die Sterberate um ca. 55 %! Das Herzinfarktrisiko sinkt um 75 %.

  Adipositas-Chirurgie sollte nur in Zentren mit ausreichender Erfahrung und Fallzahl durchgeführt werden. Die Letalität der Eingriffe sollte < 0,5 % liegen.

Prg: Bei mäßigem Übergewicht mit BMI 25 - 29 kg/m² ist das Sterblichkeitsrisiko nicht erhöht. Ab einem BMI > 30 kg/m² steigt das Sterblichkeitsrisiko. Die Lebenserwartung von Patienten mit Adipositas Grad III kann bis zu 20 J. vermindert sein. < 20 % der therapiewilligen Adipösen schaffen es, das Gewicht langfristig zu reduzieren. Patienten mit Grad III Adipositas kann oft nur mit Adipositas-Chirurgie geholfen werden. Dadurch sinkt die Gesamtmortalität um 55 %. Ein Typ 2-Diabetes mellitus bildet sich in 55 % zurück, eine arterielle Hypertonie sowie eine Schlafapnoe bessern sich in 65 %!
Eine Gewichtsreduzierung um 10 kg bedeutet eine Senkung der Gesamtmortalität um > 20 %; die diabetesassoziierte Mortalität sinkt um > 30 %; auch adipositasassoziierte Karzinomfälle vermindern sich.

Pro: Präventive Programme zur Verbesserung des Ernährungs- und Gesundheitsverhaltens in der Bevölkerung, beginnend im Kindesalter!

Störungen des Essverhaltens (Essstörungen)
Anorexia nervosa = AN (Magersucht) [F50.08] und Bulimia nervosa = BN (Fress-Brech-Sucht) [F50.2]

Internet-Infos: *www.bzga-essstoerungen.de* (Bundeszentrale für gesundheitliche Aufklärung)

Def: Die Anorexia nervosa ist gekennzeichnet durch eine über Nahrungsrestriktion absichtlich herbeigeführte und aufrechterhaltene Untergewichtigkeit. Demgegenüber zeichnet sich die Bulimia nervosa aus durch wiederholte Heißhungeranfälle mit Essattacken und selbst induziertem Erbrechen zur

Gewichtskontrolle. Im Gegensatz zur Bulimia nervosa erfolgen bei der „binge eating disorder" keine gegensteuernden Maßnahmen zur Gewichtskontrolle.

Ep.: In der Häufigkeit zunehmende Störungen des Essverhaltens bei überwiegend Mädchen und Frauen im Alter zwischen 15 und 35 Jahren mit Erkrankungsbeginn meist in der Adoleszenz oder im jungen Erwachsenenalter. Geschätzte Prävalenz: Anorexia nervosa bis 1 %, Bulimia nervosa bis ca. 2 % aller Mädchen und jungen Frauen; w : m = 10 : 1. Binge eating disorder ca. 2,5 % in der Allgemeinbevölkerung, bis zu 30 % bei adipösen Patienten in Behandlung. Keine Geschlechtspräferenz!

Ät.: Es besteht eine Diskrepanz zwischen dem Ich-Ideal und den Körperwahrnehmungen, insbesondere im Rahmen von Veränderungen in der Pubertät. Zur Abwehr der weiblichen Rolle kommen Bewältigungsmechanismen in Gang, insbesondere eine Regression und Verschiebung sexueller Triebimpulse auf die orale Ebene. Prädisponierend lassen sich genetische, soziokulturelle, familiäre sowie intrapsychische Faktoren beschreiben. Sie sind von Relevanz, um die Entwicklung typischer psychischer Problembereiche zu begünstigen, wie niedriges Selbstwertgefühl, Identitäts- und Autonomiekonflikte sowie Stressintoleranz. Die Diät markiert dann meistens den Beginn der spezifischen Symptombildung.

KL: Anorexia nervosa:
- Untergewicht von mind. 15 % oder BMI ≤ 17,5 kg/m^2
- Selbst herbeigeführter Gewichtsverlust durch Nahrungsrestriktion sowie mind. eine der folgenden Verhaltensweisen:
  - Selbst induziertes Erbrechen
  - Selbst induziertes Abführen
  - Übertriebene körperliche Aktivität
  - Diuretikum-/Appetitzüglerabusus
- Körperschemastörung
- Endokrine Störung (bei Frauen: Amenorrhö, bei Männern: Libido-, Potenzverlust)
- Verzögerte Entwicklung bei Beginn der Erkrankung vor der Pubertät

Bulimia nervosa:
- Andauernde Beschäftigung mit Essen
- Durchschnittlich mind. 2 Essattacken pro Woche über mind. 3 Monate
- Verschiedene Verhaltensweisen zur Gewichtskontrolle:
  - Selbst induziertes Erbrechen
  - Abführmittelabusus
  - Zeitweiliges Hungern
  - Gebrauch von Diuretika, Appetitzüglern oder Schilddrüsenhormonen
- Krankhafte Furcht, dick zu werden
- Häufig frühere Anorexia nervosa

Ko.: Bei Nahrungsrestriktion und Untergewicht: Bradykardie, Hypotonie, Hypothermie, verzögerte Magenentleerung, Amenorrhö, Osteoporose, Pseudohirnatrophie, Knochenmarkhypoplasie
Bei Erbrechen: Herzrhythmusstörungen, Niereninsuffizienz, Pseudo-Bartter-Syndrom mit Ödemneigung, Zahnschäden, Refluxösophagitis, metabolische Alkalose u.a.

Lab: Verminderung von NBZ, Kalium, Chlorid, Magnesium, Natrium, T_3, LH, FSH, Östrogen, Vitamin D. Erhöhung von Amylase, Kortisol

DD: Gewichtsverlust (ungewollt):
- Endokrinopathien:
  - Hypophysenvorderlappeninsuffizienz
  - Hyperthyreose, Phäochromozytom
  - Nebennierenrindeninsuffizienz
  - Unbehandelter Diabetes mellitus
- Oropharyngeale und gastrointestinale Erkrankungen mit ungenügender Nahrungsaufnahme:
  - Malassimilationssyndrom
  - Diarrhö, CED
  - Darmparasiten (Wurmerkrankung)
- Chronische Infektionskrankheiten
- Neoplasma (Tumorkachexie)
- Alterskachexie/ungenügende Nahrungsaufnahme im höheren Alter (bis 50 %!) durch Zahn-/Gebissprobleme, Geruchs-/Geschmacksstörung (Dysgeusie), soziale Isolation, Armut u.a.
- Medikamente (z.B. Zytostatika, Diuretika, Metformin)
- Psychische Erkrankungen:
  - Anorexie, Bulimie
  - Psychogenes Erbrechen
  - Depressionen, Demenz
  - Alkohol-/Drogengebraucher

Th.: Siehe Internet *S3-Leitlinie*

- Empfehlungen zur Behandlung der Anorexia nervosa (AN):
  - Die Behandlung sollte störungsorientiert sein und die körperlichen Aspekte der Erkrankung berücksichtigen.
  - Ambulante, teilstationäre und stationäre Behandlung sollten in Einrichtungen oder bei Therapeuten erfolgen, die Expertise in der Therapie mit Essstörungen haben.
  - Bei der Behandlung sollte berücksichtigt werden, dass der Heilungsprozess längere Zeit benötigt (Jahre).
  - Eine unter Zwang durchgeführte Behandlung der Anorexia nervosa sollte nur nach Ausschöpfung aller anderen Maßnahmen inklusive der Kontaktaufnahme mit anderen Einrichtungen erfolgen.
  - Bei jungen Patientinnen, die noch in der Familie wohnen, sollten die Sorgeberechtigten in die Behandlung einbezogen werden.
  - Bei stationärer Behandlung ist eine weitgehende Gewichtsrestitution anzustreben.
  - Im stationären Rahmen sollte eine Gewichtszunahme von 500 g bis maximal 1.000 g pro Woche angestrebt werden, im ambulanten Rahmen sollte das Ziel eine Zunahme von 200 bis 500 g pro Woche sein. Tägliches Wiegen morgens.
- Empfehlungen zur Behandlung der Bulimia nervosa (BN):
  - Die Psychotherapie (kognitive Verhaltenstherapie) ist Therapie der Wahl bei der Bulimia nervosa. Die Behandlung sollte störungsorientiert erfolgen.
  - Die Therapiedauer sollte mind. 25 Sitzungen umfassen (1 h/Wo.)
  - Bei Komorbiditäten, z.B. Borderline-Symptomatik, sollte die Therapie dies berücksichtigen.
  - Bei Kindern und Jugendlichen sollten Familienmitglieder in die Therapie einbezogen werden.
  - Evtl. Teilnahme an einem evidenzbasierten Selbsthilfeprogramm
  - Die Gabe von selektiven Serotonin-Wiederaufnahmehemmern (SSRI) ist die medikamentöse Therapie der Wahl. Fluoxetin ist in Deutschland in Kombination mit einer Psychotherapie bei Erwachsenen mit BN zugelassen.
- Berücksichtigung und Therapie von Komplikationen (siehe oben)

Prg: AN: Ca. 40 % gute, Rest mittelmäßige oder schlechte Therapieergebnisse. 10-J.-Letalität ca. 5 %
BN: Ca. 50 % gute, 30 % mittelmäßige und in 20 % schlechte Therapieergebnisse

IX. ENDOKRINOLOGIE

DIABETES MELLITUS (DM) ("Honigsüßer Durchfluss") [E14.90; Typ 1: E10.90; Typ 2: E11.90]

Internet-Infos: *www.diabetes-deutschland.de; www.diabetede.de; www.diabetes-symposium.de; www.deutsche-diabetes-gesellschaft.de; www.diabetes.org*

Def: Gruppe heterogener Erkrankungen mit dem gemeinsamen Merkmal der chronischen Hyperglykämie. Ursächlich ist entweder eine Störung der Insulinsekretion, der Insulinwirkung oder eine Kombination dieser beiden.

Ep.: Weltweite Epidemie, Prävalenz zunehmend (Deutschland ca. 10 %). Die Lebenszeitprävalenz manifester Diabetiker ist altersabhängig: In Deutschland im Alter < 50 J. 2 - 3 %, im Alter > 60 J. ca. 15 %, im Alter > 70 J. bis 22 %. Davon sind > 90 % Typ 2-Diabetiker und ca. 5 % Typ 1-Diabetiker. Dabei zeigt sich bis zum Alter von ca. 85 J. eine männliche Dominanz. Die Zahl der Typ 2-Diabetiker in einer Population steigt mit dem Ausmaß der Überernährung und dem Bewegungsmangel. Der Bildungsstatus scheint ebenfalls eine Rolle zu spielen. In Deutschland 2015 Ost- (11,5%) West- (9 %) Gefälle. Die Dunkelziffer des Typs 2 Diabetes liegt bei ca. 35 - 40 %.
Die Prävalenz des Typ 1 Diabetes beträgt in Mitteleuropa etwa 0,3%. Die Inzidenz liegt in Deutschland bei 15 Fällen pro 100.000 Einwohner/Jahr.

Klassifikation nach der Ätiologie: (WHO und ADA = American Diabetes Association, 1997)

I. Typ 1-DM: β-Zelldestruktion, die zum absoluten Insulinmangel führt.
   A) Immunologisch bedingt
   Sonderform: LADA (latent autoimmune diabetes (with onset) in adults): Typ 1-DM mit Manifestation im Erwachsenenalter (> 25. Lj.), bei dem sich der Insulinmangel rel. langsam ausbildet. In den ersten 6 Monaten keine Insulinpflichtigkeit, oft Nachweis von GAD-Ak.
   B) Idiopathisch (in Europa selten)

II. Typ 2-DM: Zugrunde liegen diesem vier Faktoren, in unterschiedlichen Ausprägungsgraden: Eine Insulinresistenz, ein sekretorischer Defekt sowohl der β-Zellen als auch der α-Zellen (Hyperglukagonismus), eine fortschreitende Apoptose der β-Zellen und eine verminderte Inkretinsekretion und -wirkung. Es werden neue Subgruppen diskutiert.

III. Andere Diabetesformen = Typ 3-DM:
   A) Genetische Defekte in der β-Zellfunktion (autosomal-dominanter Erbgang):
   „Maturity-onset Diabetes of the Young (MODY) ohne Auto-Ak-Nachweis und ohne Adipositas: Manifestation vor dem 25. Lj.; ca. 1 % aller Diabetiker. Demaskierung in ca. 2 % aller Gestations-Diabetes mellitus. Derzeit sind 11 Formen bekannt. Die nachfolgenden 4 Formen sind für ca. 90 aller MODY-Fälle verantwortlich:

MODY-Form	Gen	Abkürzung	Chromosom	PPh	Anmerkungen
MODY 1 (~ 3%)	Hepatocyte nuclear factor 4 alpha	HNF-4alpha	20q	Reduzierte Insulinsekretion, verminderte Glykogensynthese	Niedrige Triglyzeride
MODY 2 (~ 15 %)	Glukokinase	GK	7p	Reduzierte Insulinsekretion	Milder Verlauf, meist ohne Spätkomplikationen
MODY 3 (~ 70 %)	Hepatocyte nuclear factor 1 alpha	HNF-1-alpha	12q	Reduzierte Insulinsekretion	Renale Glukosurie, erhöhte Sulfonylharnstoffsensibilität
MODY 5 (~ 3%)	Hepatocyte nuclear factor 1 beta	HNF-1beta	17q	Reduzierte Insulinsekretion	Nierenzysten, Malformationen der Genitale

Alle anderen Formen des MODY-DM kommen ≤ 1% vor und werden deshalb hier nicht aufgeführt.
   B) Genetische Defekte der Insulinwirkung
   C) Pankreaserkrankungen (z.B. chronische Pankreatitis)
   D) Endokrinopathien: Akromegalie, Cushing-Syndrom, Phäochromozytom, Hyperthyreose, Somatostatinom, Glukagonom, Aldosteronom
   E) Medikamentös induziert, z.B. Glukokortikoide, Schilddrüsenhormone, Betaadrenergika, Thiazide, hormonelle Kontrazeptiva
   F) Infektionen, z.B. Kongenitale Rötelninfektion, CMV-Infektion

G) Seltene immunologisch bedingte Formen, z.B. Anti-Insulin-Rezeptor-Antikörper

H) Genetische Syndrome, die gelegentlich mit DM vergesellschaftet sind, z.B. Down-, Klinefelter-, Turner-Syndrom

IV. Gestationsdiabetes (GDM) = Typ 4-DM

Neuer Klassifikationsvorschlag für Typ 1- und 2-DM mit *5 Subgruppen* (Clustern), basierend auf der Analyse von GAD-AK, Alter, BMI, HbA1c, HOMA-IR und HOMA-B

- Cluster 1: SAID (severe autoimmune diabetes)
- Cluster 2: SIDD (severe insulin-deficient diabetes)
- Cluster 3: SIRD (severe insulin-resistent diabetes)
- Cluster 4: MOD (mild obesity-related diabetes)
- Cluster 5: MARD (mild age-related diabetes)

Diese Klassifikation verfolgt den Ansatz, durch eine verbesserte Differenzierung eine gleichzeitig differenziertere Risikoabschätzung und eine individualisierte prognosebasierte Therapie zu ermöglichen. (Noch nicht in die Leitlinien aufgenommen)

Pg.: ▶ **Typ 1-DM** (< 10 %):

Immunvermittelte Zerstörung der Beta-Zellen der Langerhansschen Inseln → Autoimmuninsuliitis mit absolutem Insulinmangel. Wenn ca. 80 % aller Beta-Zellen zerstört sind, steigt der Blutzucker an. Genetische Faktoren spielen eine prädisponierende Rolle: 20 % der Typ 1-Diabetiker haben eine positive Familienanamnese (mit Typ 1-DM) und > 90 % der Patienten haben die HLA-Merkmale DR 3 und/oder DR 4. Für eine Autoimmuninsuliitis sprechen folgende Befunde beim frisch manifestierten Typ 1-DM:

- Nachweis von Autoantikörpern:
  - Zytoplasmatische Inselzell-Ak (ICA): Antigen: Ganglioside
  - Anti-GAD-Ak (GADA): Antigen: Glutamatdekarboxylase (GAD65)
  - Anti-IA-2-Ak (IA-2A): Antigen: Tyrosinphosphatase IA-2
  - Insulin-Auto-Ak (IAA): Antigen: (Pro)Insulin
  - Anti-ZnT8-Ak (ZnT8A) Antigen: Zink-Transporter 8

  Nachweis der ICA durch Immunfluoreszenz sehr aufwändig, Bestimmung weitgehend ersetzt durch Anti-GAD-Ak und Anti-IA-2-Ak.
  Nachweis bei Typ 1-DM ICA 80 %, GADA und IA-2A zusammen > 90 %, IAA altersabhängig 20 - 90 % (diagnostisch nicht bedeutsam), Anti-ZnT8 (70 %)
- Temporäre Remissionen unter immunsuppressiver Behandlung (nur klinische Studien)
- Histologie: Infiltration der Langerhans-Inseln mit autoreaktiven T-Lymphozyten

Sind sowohl GADA als auch IA-2-Ak bei einem gesunden Menschen positiv, liegt dessen Risiko, innerhalb der nächsten 5 Jahre an Typ 1-DM zu erkranken, bei ca. 20 %.

▶ **Typ 2-DM** (> 90 %):

Pathophysiologisch spielen mehrere z.T. zu Beginn reversible Störungen eine Rolle:

- Gestörte Insulin- und Glukagonsekretion
  Beim Typ2-Diabetiker ist die frühe Phase der zweigipfligen postprandialen Insulinsekretion gestört; dies führt zu postprandialer Hyperglykämie. Zusätzlich besteht trotz Hyperglykämie eine konstant erhöhte Glukagonsekretion, was die Hyperglykämie weiter verstärkt.
- Apoptose der Inselzellen (Beta-Zellen):
  Wenn mehr als 50 % der Inselzellen apoptotisch sind, führt dies zur Hyperglykämie.
- Herabgesetzte Insulinwirkung (Insulinresistenz) → mehrheitlich erworben
  Urs: Prä-Rezeptordefekt, Rezeptordefekt mit Down-Regulation, Postrezeptordefekt = Störung der Signaltransduktion, z.B. der Tyrosinkinasen, des RANKL (Receptor Activator of NF-κB-Ligand)
- Verminderte Inkretinsekretion und -wirkung (→ siehe GLP-1-basierte Therapie)

Beachte: Die Mehrzahl der Erkrankungen entwickelt sich auf dem Boden eines metabolischen Syndroms (= Wohlstandssyndrom): Gehäuftes Zusammentreffen der 4 Risikofaktoren: Stammbetonte (viszerale) Adipositas, Dyslipoproteinämie (Triglyzeride ↑, HDL-Cholesterin ↓), essenzielle Hypertonie und Glukosetoleranzstörung bzw. Typ 2-DM.

Definition des metabolischen Syndroms (IDF, 2005):

- Abdominelle Adipositas mit einem Taillenumfang ≥ 94 cm (m) bzw. ≥ 80 cm (w) bei Europäern oder BMI ≥ 30 kg/m²
- Plus zwei der folgenden Faktoren:
  - Triglyzeride > 150 mg/dl (1,7 mmol/l)*)
  - HDL-Cholesterin < 50 mg/dl (1,29 mmol/l)*) w
    < 40 mg/dl (1,04 mmol/l)*) m
  - Blutdruck > 130/85 mmHg*)
  - Nüchtern-Plasmaglukose > 100 mg/dl (5,6 mmol/l) oder Typ 2-DM

  *) oder vorausgegangene Therapie einer dieser Störungen

Anm.: Es gibt auch hiervon abweichende Definitionen des metabolischen Syndroms (WHO, NCEP-ATP III).

Merke: Relative Überernährung mit Adipositas und Bewegungsmangel sind die entscheidenden Manifestationsfaktoren des Typ 2-DM! Ca. 80 % der Typ 2-Diabetiker sind mind. übergewichtig. Das Lebensalter bei Erstmanifestation sinkt kontinuierlich.
Hohe Insulinspiegel vermindern die Sensibilität und Dichte der Insulinrezeptoren (= Down-Regulation) und damit die Insulinwirkung. Dies erfordert eine weitere Steigerung der Insulinspiegel (Circulus vitiosus). Therapeutisches Prinzip ist die Beseitigung von Hyperalimentation und Fettsucht → durch absinkende Insulinspiegel erhöht sich wieder die Sensibilität und Dichte der Rezeptoren bis hin zur Normalisierung!

Anm: 35 % der Patienten mit metabolischem Syndrom haben ein Schlafapnoe-Syndrom.

Andere Manifestationsfaktoren des Typ 2-DM:
- Stressfaktoren: Infektionen, Traumen, Operationen, Apoplexie, Herzinfarkt u.a.
- Endokrinopathien und Medikamente werden in der Diabeteseinteilung gesondert berücksichtigt.

	Typ 1-DM	Typ 2-DM
Pathogenese	Insulinmangel	Insulinresistenz
Körperbau	Oft asthenisch - normal	Meist pyknisch/adipös
Beginn	Oft rasch	Langsam
Vorwiegendes Manifestationsalter	12. - 24. Lebensjahr	> 40. Lebensjahr
β-Zellen	Auf < 30 % vermindert	Ca. 40 - 50 % vermindert/eingeschränkt
Plasmainsulin / C-Peptid	Niedrig bis fehlend	Anfangs erhöht
Autoantikörper (IAA, GADA, IA-2A)	+	–
Stoffwechsellage	Labil	Stabil
Ketoseneigung	Stark	Gering
Ansprechen auf Sulfonylharnstoffe	Fehlend	Anfangs gut
Insulintherapie	Immer erforderlich	Nur bei Erschöpfung der Insulinreserve

► **Gestationsdiabetes (GDM):** [O24.4]

Def: Glukosetoleranzstörung, die erstmals in der Schwangerschaft (i.d.R. nach der 20. SSW) mit einem 75 g oralen Glukosetoleranztest (oGTT) unter standardisierten Bedingungen und qualitätsgesicherter Glukosemessung aus venösem Plasma diagnostiziert wird. Die Diagnose ist bereits mit einem einzigen erhöhten Glukosewert möglich. (Leider wird diesem recht sicheren Test in Deutschland gemäß GBA-Beschluss ein sog. 50 g-Screening-Test vorgeschaltet.) NBZ ≥ 92 mg/dl oder im oGTT nach 1 h ≥ 180 mg/dl oder nach 2 h ≥ 152 mg/dl.
Verschwindet in der Mehrzahl der Fälle nach Beendigung der Schwangerschaft; es besteht aber ein um ca. 50 % erhöhtes Risiko für erneuten GDM bei nachfolgender Schwangerschaft. Das Risiko für permanente Manifestation eines DM (Typ 2) beträgt derzeit in Deutschland > 50 %/10 Jahren. Einerseits wird der GDM deshalb immer mehr als Prä-Typ2-DM begriffen, andererseits demaskiert sich unter der Schwangerschaft gehäuft ein MODY-DM.

Vo.: Ca. 10 % aller Schwangeren! Prävalenz stetig steigend

Ko.:
1. der Mutter: Erhöhtes Risiko für Präeklampsie, Harnwegsinfektionen, Frühgeburt, Hydramnion und Notwendigkeit einer operativen Entbindung
2. des Kindes: DM ist die häufigste Ursache für erhöhte pränatale Mortalität und perinatale Morbidität des Kindes: Embryofetopathia diabetica mit erhöhtem Geburtsgewicht > 4.500 g und Makrosomie (asymmetrisch vergrößerte Körperteile oder Organe). Erhöhtes Risiko für Schulterdystokie, Atemnotsyndrom, postpartale Hypoglykämie, Hyperbilirubinämie, Hypokalzämie, Hypomagnesämie, Polyglobulie u.a.

Genetik:

Polygen-multifaktorielle Vererbung; unterschiedliche Penetranz multipler diabetogener Gene

Vererbung:

- Typ 1-DM:
  Ist ein Elternteil erkrankt, beträgt das Risiko der Kinder bei Erkrankung des Vaters ca. 5 %, bei Erkrankung der Mutter 2,5 %. Sind beide Eltern Diabetiker, liegt das Risiko der Kinder bei ca. 20 %. Das Erkrankungsrisiko für Geschwister eines Typ 1-Diabetikers ist bei eineiigen Zwillingen hoch (ca. 35 %) und hängt in den übrigen Fällen ab vom Ausmaß der HLA-Identität: HLA-identische Geschwister haben ein Risiko von ca. 18 %, HLA-haplotypidentische Geschwister haben ein Risiko von ca. 6 %; HLA-verschiedene Geschwister haben kaum ein erhöhtes Risiko, an Typ 1-DM zu erkranken.
- Typ 2-DM:
  Bei Kindern eines Typ 2-diabetischen Elternteils beträgt die Wahrscheinlichkeit eines späteren Typ 2-DM bis zu 50 %. Das Risiko für eineiige Zwillinge beträgt 100 %.

KL.: des manifesten DM:
Während die Entwicklung zum manifesten Typ 1-DM rel. rasch verläuft, manifestiert sich der Typ 2-DM meist schleichend und unbemerkt. Deshalb wird mind. eine Screeninguntersuchung (oGTT) seit 2012 von allen Krankenkassen in Deutschland bezahlt.

- Unspezifische Allgemeinsymptome: Müdigkeit, Leistungsminderung u.a.
- Symptome infolge Hyperglykämie und Glukosurie mit osmotischer Diurese: Polyurie, Durst, Polydipsie, Gewichtsverlust
- Symptome durch Störungen im Elektrolyt- und Flüssigkeitshaushalt: Nächtliche Wadenkrämpfe, Sehstörungen (wechselnder Turgor der Augenlinse und Glaskörper)
- Hauterscheinungen:
  - Pruritus (oft genito-anale Lokalisation)
  - Bakterielle / mykotische Hautinfektionen (z.B. Furunkulose!, Candidamykose!)
  - Rubeosis diabetica (diabetische Gesichtsröte)
  - Necrobiosis lipoidica (meist an beiden Unterschenkeln, bräunlich rote Herde, Ulzeration möglich)
- Potenzstörungen, Amenorrhö

Ko.: 1. Makro-/Mikroangiopathie:
Man unterteilt die diabetischen Gefäßschäden in eine unspezifische Makroangiopathie und eine diabetesspezifische Mikroangiopathie mit Verdickung der kapillären Basalmembranen. Die durch die Blutzuckererhöhung bedingte nichtenzymatische Glykosylierung von Proteinen der Basalmembranen scheint eine Rolle bei der Entstehung der Mikroangiopathie zu spielen. Die Dicke der Basalmembran korreliert mit der Dauer sowie der Einstellungsgüte des DM und der genetischen Disposition (z.B. Männer > Frauen).

1.1. Makroangiopathie mit Früharteriosklerose:

- Koronare Herzkrankheit: Stenosierende Arteriosklerose der großen epikardialen Koronararterien: 55 % der Diabetiker sterben an Herzinfarkt!
  Besonderheiten der KHK bei DM:
  - Diffuses Verteilungsmuster der KHK mit bevorzugtem Befall distaler Koronararterien und des Hauptstammes
  - Gestörte Angina-Wahrnehmungsschwelle durch ADN (siehe unten) mit evtl. schmerzlosen Infarkten und stummer Ischämie
  - Ungünstigere Prognose
- Periphere arterielle Verschlusskrankheit
- Arterielle Verschlusskrankheit der Hirnarterien und ischämischer Hirninfarkt

Merke: Diabetiker, die gleichzeitig an Hypertonie leiden, haben eine 20 - 30 %ige Wahrscheinlichkeit für ein kardiovaskuläres Ereignis (Herzinfarkt, Schlaganfall) innerhalb der nächsten 10 Jahre (Hochrisikogruppe). Entwickelt sich zusätzlich eine diabetische Nephropathie, steigt das kardiovaskuläre Risiko auf > 30 %/10 Jahren!
Der Schmerz als Warnsymptom (Angina pectoris, Claudicatio intermittens) kann infolge begleitender Neuropathie fehlen (→ Klassifikation der pAVK nach Fontaine bei PNP oft nicht anwendbar)!
Dennoch ist die Herzinsuffizienz die häufigste kardiovaskuläre Folgeerkrankung des Diabetes und gleichzeitig haben zwischen 25 und 40 % der Patienten mit einer Herzinsuffizienz auch einen - oft unerkannten - Diabetes.
Auch aus diesen Gründen versterben einerseits ca. 75 % aller Diabetiker an kardiovaskulären Komplikationen, andererseits leiden ca. 75 % der Patienten mit kardiovaskulären Erkrankungen an einem DM oder einer Störung der Glukosetoleranz.

1.2. Mikroangiopathie:

- Glomerulosklerose (M. Kimmelstiel-Wilson)
- Retinopathie
- Neuropathie
- Mikroangiopathie der intramuralen kleinen Koronararterien (small vessel disease)

1.2.1. Diabetische Nephropathie (DN) [E10 bis 14.20 + N08.3*] (siehe auch Kapitel Nephrologie)

Def: - Persistierende Albuminurie (> 300 mg/d oder > 200 µg/min), die mindestens zweimal im Abstand von 3 - 6 Monaten bestätigt wird.
- Progressiver Rückgang der eGFR
- Arterielle Hypertonie

Ep.: Prävalenz der DN bei Typ 2-DM ca. 10 % (massiv erhöht in Cluster 3 der neuen Klassifikation), bei Typ 1-DM ca. ca. 15 %. In Europa und Nordamerika sind mehr als ca. 40 % aller Dialysepatienten Diabetiker → häufigste zur Dialyse führende Grunderkrankung!

Pat.: Histologisch wird die DN in 4 Stadien eingeteilt:
I: Verbreiterung der GBM elektronenmikroskopisch
II: Mesangiale Expansion in > 25 % des Mesangiums - IIa mild, IIb schwer
III: Noduläre Sklerose (Kimmelstiel-Wilson)
IV: Fortgeschrittene diabetische Glomerulosklerose in > 50 % der Glomeruli

Pg.: Genetische Prädisposition, Hyperglykämie, Aktivierung von Wachstumsfaktoren in den Nieren (TGF-β1 und Angiotensin II)
→ Renale Hypertrophie mit Größenzunahme der Glomeruli und Verdickung der Basalmembran
→ Erhöhte glomeruläre Permeabilität mit Mikroalbuminurie
→ Glomerulosklerose, interstitielle Fibrose
→ Niereninsuffizienz

Risikofaktoren für eine beschleunigte Progredienz der DN:
- Arterielle Hypertonie → Blutdruck-Zielkorridor bei Vorliegen einer arteriellen Hypertonie systolisch ≥ 120 - 130 mmHg (≥ 130 bis < 140 mmHg bei über 65-jährigen) und diastolisch ≥ 70 bis < 80 mmHg empfohlen, falls klinisch toleriert. (ESC/ESH 2018). RR-Kontrolle bevorzugt mit ACE-Hemmern oder AT_1- Blockern, die renoprotektiv wirken.
- Ausmaß der Albuminurie
- Güte der Diabeteseinstellung (HbA_{1c})
- Cluster 3 der neuen Klassifikation = SIRD

Merke: Frühsymptom ist eine Mikroalbuminurie von 30 - 300 mg/24 h oder 30 - 300 mg/g Kreatinin oder 20 - 200 mg/l im Spontanurin (da die Mikroalbuminurie eine Schwankungsbreite von bis zu 40 % hat, Labortest wiederholen). Wenn Proteinurie → Bestimmung des Eiweiß-Kreatinin-Quotienten zur Quantifizierung der EW-Ausscheidung. Das Risiko renaler und kardiovaskulärer Komplikationen steigt mit zunehmender Albuminurie kontinuierlich an! Passagere/reversible Erhöhungen der Albuminausscheidung kommen vor bei Harnwegsinfekten, fieberhaften Erkrankungen, körperlichen Anstrengungen, Entgleisungen von Blutdruck oder Blutzucker u.a.
Häufigkeit und Schwere der diabetischen Nephropathie korrelieren mit der Dauer des DM und der Güte der Stoffwechselführung. Frühzeitige antihypertensive Therapie (auch einer Grenzwerthypertonie!), insbesondere mit ACE-Hemmern verzögert die Progression der diabetischen Nephropathie zur terminalen Niereninsuffizienz und reduziert die kardiovaskuläre + Gesamtmortalität! (Ebenso die Therapie mit SGLT-2-Hemmern und GLP1-RA)

Die klinischen Stadien der diabetischen Nephropathie entsprechen den Stadien der chronischen Niereninsuffizienz (NKF-K/DOQI → siehe dort). Zur Berechnung wird die MDRD-Formel (die in den meisten Studien Verwendung findet) oder EPI-CKD-Formel herangezogen (→ siehe Stichwortverzeichnis). Der Grad der Albuminurie und die Höhe der GFR ermöglicht eine Risikoabschätzung für renale und kardiovaskuläre Komplikationen.

1.2.2. Diabetische Retinopathie [E10 bis 14.30 + H36.0*]:

Vo.: Typ 1-DM: 90 % nach 15 Jahren, davon 50 % proliferative Retinopathie
Typ 2-DM: 25 % nach 15 Jahren (vor allem Cluster 2 = SIDD)
30 % aller Erblindungen in Europa durch DM! DM ist die häufigste Ursache nichttraumatischer Erblindungen im Erwachsenenalter und die früheste Manifestationsform der diabetischen Mikroangiopathie.

Pg.: Mikroangiopathie; Gefäßneubildungen werden durch einen angiogenen Wachstumsfaktor ausgelöst. Schlechte diabetische Stoffwechselführung, Hypertonie und Rauchen verschlechtern den Verlauf der diabetischen Retinopathie.

- Nichtproliferative Retinopathie (Hintergrundretinopathie, background retinopathy):
  - Mild: Nur Mikroaneurysmen
  - Mäßig: Zusätzlich einzelne intraretinale Blutungen, venöse Kaliberschwankungen mit perlschnurartigen Venen
  - Schwer: Mikroaneurysmen und intraretinale Blutungen in allen 4 Quadranten oder perlschnurartige Venen in mind. 2 Quadranten oder intraretinale mikrovaskuläre Anomalien (IRMA) in mind. 1 Quadranten (4-2-1-Regel)
- Proliferative Retinopathie:
  Gefäßneubildungen an der Papille = NVD (neovascularization of the disc) oder an der übrigen Retina = NVE (neovascularization elsewhere) mit oder ohne Glaskörper- oder epiretinalen Blutungen.
  Ko.: Netzhautablösung/-blutung (vor allem bei zu rascher Blutzuckersenkung oder stark schwankenden BZ-Werten) und sekundäres neovaskuläres Glaukom
- Diabetische Makulopathie: a) fokal - b) diffus - c) ischämisch
  Makulaödem, harte Exsudate, retinale Blutungen; zentrales Sehvermögen gefährdet!

1.2.3. Diabetische Neuropathie [E10 bis 14.40 + G63.2*]: Abhängig von Diabetesdauer und Güte der Stoffwechseleinstellung. Nach 10-jähriger Krankheitsdauer haben > 50 % der Patienten eine Neuropathie (vor allem Cluster 2 = SIDD).
Pg.: Unklar; möglicherweise Mikrozirkulationsstörung der Vasa nervorum + metabolische Störungen (z.B. nicht-enzymatische Glykosylierung von Strukturproteinen)

- Periphere sensomotorische Polyneuropathie (80 %): Distal betonte, symmetrische sensible Reiz- und Ausfallserscheinungen, bes. Füße/Unterschenkel (→ Parästhesien, "burning feet"), Areflexie (ASR beidseits nicht auslösbar), verminderte Thermosensibilität und Schmerzempfindung, später evtl. auch motorische Störungen. Bestimmung der Oberflächensensibilität mit dem Monofilament nach Semmes-Weinstein, das mit einem Druck von 10 g an definierten Punkten der Fußsohle aufsetzt. Bestimmung des Temperaturempfindens z.B. mit Tip-Therm®.

  Frühsymptom: Vermindertes Vibrationsempfinden → Messung mittels 64 Hz-Stimmgabel (128 Hz) nach Rydel-Seiffer mit Graduierung von 0 - 8. Die angeschlagene Stimmgabel wird an definierten Punkten aufgesetzt und der Patienten gibt bei geschlossenen Augen an, wie lange er das Vibrieren verspürt. Ein Graduierungswert < 5 von insgesamt 8 Graduierungen ist (altersabhängig) pathologisch. Auch bei der Sensibilitäts-/ Lokalisationsuntersuchung mit dem Monofilament die Patienten immer die Augen schließen lassen.

  Spezialdiagnostik:
  - Neurotip (Setzen eines definierten Schmerzreizes mittels steriler Einmalnadel), weil die Erfassung der funktionsgestörten Schmerzfasern mit dem Monofilament z.T. nur unzureichend gelingt. Alternative: Quantitativer Schmerzempfindungstester nach Henniges.
  - Pedografie (= Messung des dynamischen Druckverteilungsmusters der Fußsohlen beim Gehen): Verminderte Zehenbelastung bei verstärkter Druckbelastung der Vorfußballen.
  - Messung der Nervenleitgeschwindigkeit: Bei Polyneuropathie ↓

    DD: Polyneuropathien anderer Genese: Alkoholabusus, neurotoxische Medikamente (Nitrofurantoin, Barbiturate, Zytostatika u.a.), Chemikalien (Lösungsmittel, Schwermetalle, Insektizide u.a.), paraneoplastisches Syndrom, Malabsorptionssyndrom, Autoimmunerkrankungen (z.B. Kollagenosen, GBS)
- Seltenere Manifestationen der diabetischen Neuropathie: z.B.
  - Diabetische Schwerpunktpolyneuropathie:

    Asymmetrische proximale diabetische Neuropathie mit Schmerzen in der Hüftregion und am vorderen Oberschenkel, Abschwächung des ipsilateralen PSR, evtl. Parese des M. quadriceps.
  - Periphere N. facialis-Parese; Paresen der Augenmuskeln (Doppelbilder)
  - Diabetische Radikulopathie mit meist einseitigen gürtelförmigen Schmerzen und Sensibilitätsstörungen im Bereich des Stammes
- Autonome diabetische Neuropathie (ADN): (am zweithäufigsten!)

  Def: Neuropathie des vegetativen Nervensystems (sympathisches und parasympathisches Nervensystem)
  - Kardiovaskuläre ADN:

    Vo.: 15 % der Diabetiker bei Diagnosestellung, > 50 % der Diabetiker nach 20jähriger Krankheitsdauer; Mortalität ca. 4fach erhöht infolge ventrikulärer Arrhythmien bis Kammerflimmern (plötzlicher Herztod).
    - Stumme Myokardischämie und schmerzlose Herzinfarkte mit erhöhter Mortalität
    - Verminderte Herzfrequenzvariabilität bis zur Frequenzstarre
      a) Im Ruhe- und im 24 h-EKG
      b) Während maximaler In- und Exspiration (Differenz der Herzfrequenz < 9/Min)
      c) Während eines Valsalva-Pressversuches
      d) Während eines Orthostasetestes
    - Ruhetachykardie (Vagusschädigung)
    - Asympathikotone orthostatische Hypotonie (Sympathikusschädigung): Absinken des systolischen/diastolischen Blutdrucks und fehlende reflektorische Tachykardie bei Stehbelastung.
    - Evtl. aufgehobene oder umgekehrte zirkadiane Blutdruckkurve mit erhöhten nächtlichen Blutdruckwerten (Non-Dipper)
  - ADN des Magen-Darm-Traktes (selten parasympathische Schädigung)
    - Ösophagusmotilitätsstörung, evtl. mit Dysphagie (selten)
    - Gastroparese mit Völlegefühl/Druck im Oberbauch, evtl. postprandialer Hypoglykämie

      Di.: Sonografie (Nachweis einer verminderten Peristaltik und verzögerten Magenentleerung), evtl. Spezialdiagnostik: ^{13}C-Oktansäure-Atemtest oder Magenentleerungs-Szintigrafie
    - ADN des Darmes mit postprandialer Diarrhö im Wechsel mit Obstipation
    - Anorektale Dysfunktion (Inkontinenz)
  - ADN des Urogenitalsystems (häufig Schädigung des Parasympathikus)
    - Blasenatonie und -entleerungsstörung evtl. mit Restharnbildung und Prädisposition für Harnwegsinfekte

- Erektile Impotenz und Ausbleiben der nächtlichen/morgendlichen spontanen Erektionen (ca. 50 % aller Diabetiker abhängig von Alter und Erkrankungsdauer)
- ADN des neuroendokrinen Systems:
  Reduktion/Fehlen der hormonellen Gegenregulation bei Hypoglykämie (verminderte Wahrnehmung einer Hypoglykämie!)
  Verminderte Katecholaminausschüttung unter orthostatischer und körperlicher Belastung (siehe oben)
- ADN der Thermoregulation:
  Verminderte Schweißsekretion, Vasodilatation (warmer und trockener diabetischer Fuß!)
- ADN der Pupillen: Gestörte Pupillenreflexe (Spezialdiagnostik mittels Pupillometrie: Herabgesetzte Mydriasegeschwindigkeit)

1.2.4. Diabetisches Fußsyndrom (DFS): [E10 - E14.74]

Def: Syndrom verschiedener Krankheitsbilder unterschiedlicher Ätiologie, bei dem es durch Verletzungen am Fuß zu (infizierten) Ulzera kommen kann und zu Komplikationen bis hin zur Extremitätenamputation.
Das diabetische Fußsyndrom ist die häufigste Komplikation des Diabetikers!
Schweregrade der Fußläsionen: Klassifiziert anhand der Einteilung nach Wagner (Grad 1 - 5 → Tiefe der Läsion) und Armstrong (A - D → begünstigende Faktoren)

	Grad 0	Grad 1	Grad 2	Grad 3	Grad 4	Grad 5
A(bsence of other problems)	Risikofuß ohne Läsion	Oberflächliche Wunde	Wunde reicht bis Sehne oder Kapsel	Wunde reicht bis Knochen oder Gelenk	Nekrose von Teilen des Fußes	Nekrose des gesamten Fußes
B(acterial)	mit Infektion (häufigste Erreger: Staphylokokken, Enterokokken, Pseudomonas aeruginosa; oft Mischinfektionen)					
C(irculation)	mit Ischämie					
D(ouble problem)	mit Infektion und Ischämie					

Das Problem ist immer die Neuropathie, auch wenn andere Ursachen beteiligt sein oder führend sein können! Ohne Neuropathie verliefe die Wundheilung bei normalem HbA_{1c} fast wie bei Nicht-Diabetikern. Dieser Fehlwahrnehmung sollte man durch eine entsprechende Schulung (z.B. NEUROS) begegnen = Aufmerksamkeits- und Verhaltenstraining.

- Neuropathischer diabetischer Fuß (fast 100 % aller DFS):
  - Warmer Fuß mit sehr trockener Haut (kein Fußgeruch!) und Hyperkeratosen
  - Gestörte Sensibilität (Vibrationsempfinden und/oder Berührungsempfindlichkeit ↓), reduziertes bis komplett aufgehobenes Schmerz- und Temperaturempfinden (mit Gefahr unbemerkter Traumen und Infektionen!)
  - Tastbare Fußpulse und Knöchel-Arm-Druckindex (Knöcheldruck/Oberarmdruck) normal (Einschränkung durch Mediasklerose)
  - Transkutaner pO_2 normal
  - Störung der Abrollbewegung des Fußes mit erhöhter Druckbelastung an pathologisch plantarisierten Strukturen, die üblicherweise dem Druck (der Abrollbewegung) nicht, bzw. nicht in diesem Maße (schutzlos) ausgesetzt sind.
  - Ko.: Infektionen; schmerzlose neuropathische Ulzera (= Malum perforans) an druckbelasteten Stellen (Zehen, Ferse, Fußballen), oft ausgelöst durch fehlende oder falsche Fußpflege, falsches Schuhwerk, (Mikro-)Traumen, eingeschränkte Gelenkbeweglichkeit („limited joint mobility", Cheiroarthropathie) u.v.a.
- Diabetisch-neuropathische Osteoarthropathie (DNOAP) mit Nekrosen im Bereich der Metatarsophalangealgelenke, Tarsometatarsalgelenke (60 %) oder anderer Fußgelenke (Charcot-Fuß). Frühsymptom: Entzündliches Lymphödem des Fußes und Osteoödem (MRT) sowie Temperaturdifferenz zur Gegenseite > 1°C (***Cave:*** In 10 % beidseits!)
- Ischämischer Fuß bei peripherer arterieller Verschlusskrankheit (pAVK), insbes. der Unterschenkelarterien (ca. 50 % aller DFS):
  Anamnese: - Diabetes mellitus - Hypercholesterinämie
  - Arterielle Hypertonie - Rauchen
  - Claudicatio intermittens (fehlt oft / ist abgeschwächt bei Neuropathie!)

  Befund:
  - Kühler, blasser Fuß mit evtl. livider Verfärbung (Aussehen empfindlicher als ABI)
  - Keine oder schwach tastbare Fußpulse
  - Dopplerindex (RR Knöchel : RR Arm) < 0,9; transkutaner pO_2 ↓

- Erhaltene Sensibilität = Schmerzen (wenn keine Neuropathie!)
- Nekrosen/Gangrän der Akren, drohende Amputationen (Deutschland: Über 60.000 Amputationen/J. → 2/3 Diabetiker, aber Reduktion in spezialisierten Zentren!)

Di.: Pulsstatus, Knöchel-Arm-Druckindex, farbkodierte Duplexsonografie, MR-Angiografie; ggf. arterielle DSA oder CO_2-Angiografie; Konsil mit Angiologen

Merke: Die klinische Untersuchung der nackten Füße inklusive deren Palpation und Funktion (Stand und Gang) ist die unverzichtbare Screeninguntersuchung des diabetischen Fußes! Solange eine relevante PAVK fehlt, sind die Fußpulse gut tastbar!

2. **Diabetische Kardiomyopathie**

Merke: KHK, arterielle Hypertonie und diabetische Kardiomyopathie sind die 3 Risikofaktoren für die Entwicklung einer Herzinsuffizienz bei Diabetikern. Die 1-Jahresüberlebensrate von Patienten, die gleichzeitig an DM und Herzinsuffizienz leiden, liegt je nach Studie und Komorbiditäten zwischen 10 - 30 %. Etwa 45 % aller Patienten mit Herzinsuffizienz leiden gleichzeitig an einem Diabetes (siehe auch Kap. Kardiologie).

3. Resistenzminderung mit Neigung zu bakteriellen Haut- und Harnwegsinfektionen, Parodontitis
4. Lipidstoffwechselstörung: Triglyzeride ↑, LDL-Cholesterin ↑, HDL-Cholesterin ↓
5. Fettleber (NAFL → NASH → HCC)
6. Coma diabeticum, hypoglykämischer Schock
7. Hyporeninämischer Hypoaldosteronismus mit Hyperkaliämie, Hyponatriämie, hyperchlorämischer metabolischer Azidose und evtl. Hypotonie (Einzelheiten siehe dort)

Di.:
- ▶ **Anamnese** (familiäre Belastung, Schwangerschaftskomplikationen u.a.)
- ▶ **KL.:** Müdigkeit, Polyurie, Polydipsie u.a.
- ▶ **Lab:**
  - **Blutzuckerbestimmung:**
    Spezifisch nach der Hexokinase-Zwischenfermentmethode:
    Die weitgehend deckungsgleichen Zwischenstadien der gestörten Glukosehomöostase (impaired fasting glucose = IFG) und der pathologischen Glukosetoleranz sind Risikofaktoren für einen zukünftigen DM und kardiovaskuläre Erkrankungen.

Diagnostische Richtwerte zur Feststellung eines DM (American Diabetes Association und Leitlinien der Deutschen Diabetes-Gesellschaft):

Stadium	Nüchtern-Plasma-Glukose venös	Gelegenheits-Blutzucker	Oraler Glukose-Toleranz-Test (oGTT)
Diabetes	≥ 126 mg/dl (≥ 7,0 mmol/l) *)	≥ 200 mg/dl (≥ 11,1 mmol/l) und Symptome eines DM	2 h-Wert ≥ 200 mg/dl (≥ 11,1 mmol/l)
Abnorme Nüchtern-Glukose („impaired fasting glucose = IFG")	100 - 125 mg/dl (5,6 - 6,9 mmol/l)		Gestörte Glukosetoleranz („impaired glucose tolerance = IGT") 2 h-Wert 140 - 199 mg/dl (7,8 - 11,0 mmol/l)
Normal	< 100 mg/dl (< 5,6 mmol/l)		2 h-Wert < 140 mg/dl (< 7,8 mmol/l)

*) Memo: Wegen des unterschiedlichen Wassergehaltes von Vollblut und Plasma liegen die Glukosekonzentrationen im Plasma (bei einem Hämatokritwert von 43 %) im Durchschnitt um 11 % höher. Um das Risiko einer Verwechslung auszuschließen, hat die International Federation of Clinical Chemistry vorgeschlagen, Glukoseergebnisse - unabhängig von Probentyp und Messmethode - nur noch als Plasmawerte anzugeben (und zu messen).

Erläuterungen:
Der Nüchternblutzucker = NBZ (Nüchternplasmaglukose) ist der entscheidende Test für die Diagnose eines DM und für die Therapiekontrolle. Er ist genauso aussagekräftig im Hinblick auf das Risiko, eine Mikroangiopathie zu entwickeln wie der 2 h-Wert des oGTT. Er ist einfach, ausreichend und kostengünstig. Der Wert sollte, bevor die Diagnose gestellt werden kann, durch eine qualitätsgesicherte Wiederholungsbestimmung verifiziert werden.
„Nüchtern" ist definiert durch eine Periode ohne Nahrungsaufnahme von 8 Stunden.
Gelegenheitsblutzucker = zu jeder Tageszeit, ohne Beziehung zu Mahlzeiten
Die BZ-Werte durch Streifentestgeräte dürfen gesetzlich bis max. 15 % vom tatsächlichen Wert abweichen und deshalb zur Diagnostik nicht herangezogen werden.

Anm.: • Normale Blutglukosewerte sind derzeit als ≤ 100 mg/dl (≤ 5,6 mmol/l) im venösen Plasma definiert.

- Bei Serumglukose ist wegen der in vitro-Glykolyse mit der Möglichkeit falsch niedriger Blutzuckerwerte zu rechnen (Abbau ca. 10 % je Stunde!). Serumproben ohne Zusatz von Glykolysehemmstoffen (z.B. Natriumfluorid) dürfen nicht zur Glukosebestimmung verwendet werden.

DD: Passagere Hyperglykämien bei Herzinfarkt, Apoplexie, Entzündungen, erhöhtem intrakraniellen Druck, akuten Vergiftungen (CO), nach Gabe von Thiazidsaluretika u.a.

- **Bestimmung der Glukose im Urin** (im Morgenurin, in Tagesportionen und im 24 h-Urin):
Hat durch die einfache Möglichkeit der Blutzuckermessung an Bedeutung verloren.
Die normale Nierenschwelle für Glukose liegt bei ca. 180 mg/dl Glukose im Blut (in der Schwangerschaft niedriger bei < 150 mg/dl (→ deshalb bei Schwangeren zum Screening immer oGTT).
Die physiologische Glukosurie beträgt bis 15 mg/dl. Die untere Nachweisgrenze der Teststreifen liegt bei ca. 30 mg/dl.

Beachte: Liegt eine diabetische Nephropathie vor, so kann die Nierenschwelle für Glukose erhöht sein (bis 300 mg/dl), d.h. man findet in diesen Fällen trotz Hyperglykämie von z.B. 200 mg/dl noch keine Glukosurie. Daher schließt das Fehlen von Glukose im Harn einen manifesten DM nicht aus (Diabetesfrühdiagnose mittels NBZ)! Deshalb ist die Harnzuckerselbstkontrolle nicht geeignet, ein normoglykämisches Therapieziel zu kontrollieren.
Findet sich ausnahmsweise eine Glukosurie bei Normoglykämie, so handelt es sich entweder um einen (seltenen) renalen DM infolge tubulärer Partialfunktionsstörung oder es liegt die Einnahme eines SGLT2-/(1-)Hemmers vor (siehe unten). Hereditäre Zuckerstoffwechselstörungen (Pentosurie, Laktosurie, Galaktosurie, Fruktosurie) werden durch die Spezifität der enzymatischen Bestimmungsmethode ausgeschlossen.

- **Bestimmung von Ketonkörpern** (β-Hydroxybutyrat, Acetoacetat, Aceton) im Blut. Schnelltestgeräte weisen die Leitsubstanz β-Hydroxybutyrat nach. Bei diabetischer Ketoazidose (DKA) finden sich Werte > 3,0 mmol/l β-Hydroxybutyrat.

- **Oraler Glukosetoleranztest (oGTT) und Screening auf Gestationsdiabetes:**
Der oGTT wird für die klinische Routine nicht empfohlen.
Ind: 1. Unklare Fälle
2. Alle Schwangeren regelhaft in der 24. - 28. Woche (in Spezialfällen auch früher/später)
Vorbedingungen:
Vermeidung eines Hungerzustandes (mind. 3 Tage ≥ 150 g KH/d), ab 22 Uhr vor dem Test nüchtern bleiben, keine febrile Erkrankung, bei Frauen nicht zum Zeitpunkt der Menstruation
Störfaktoren: Verschiedene körperliche Faktoren (z.B. Herzinfarkt, längere Bettlägerigkeit) sowie Medikamente (z.B. Saluretika, Kortikosteroide, Östrogene) führen zu erhöhten Blutzuckerwerten. Deshalb sollte der oGTT ohne diese Störfaktoren durchgeführt werden.
Bei strukturellen Magen- und Dünndarmveränderungen ist nur der intravenöse Glukosetoleranztest verwertbar, der allerdings für Schwangere nicht untersucht ist (= keine Grenzwerte).
Durchführung: Nach Bestimmung des NBZ trinken Erwachsene eine Testlösung mit 75 g Glukose. Blutzuckerbestimmung nüchtern und 120 Min. nach der Zuckeraufnahme (bei Schwangeren auch 1 h nach Testbeginn). Sind die Nüchternblutzuckerwerte bereits eindeutig pathologisch (siehe oben), so ist der oGTT kontraindiziert. (Normwerte für Nichtschwangere: Siehe oben; Diagnose des Gestationsdiabetes: Siehe dort)

- **Kontinuierliche BZ-Messung über 72 h (oder länger)** - Sensormethode oder Mikrodialyse: Spezialdiagnostik bei speziellen Fragestellungen (z.B. Abklärung unerklärlicher Hypo- oder Hyperglykämien)

- **Screeninguntersuchung auf DM:**
Nüchtern-BZ für Personen > 45 J. alle 3 J. (bei Risikogruppen früher):
  - Übergewicht, Bluthochdruck, Dyslipoproteinämie
  - Positive Familienanamnese (Verwandte 1. Grades) oder positiver Find-Risk-Test (siehe *www.diabetes-risiko.de/diabetes-findrisk.html*)
  - Angehörige von Volksgruppen mit hohem Diabetesrisiko (z.B. Pima-Indianer)
  - Nach Entbindung eines Kindes mit Geburtsgewicht > 4.500 g
  - Nach Gestationsdiabetes in der Anamnese
  - Pathologische Glukosetoleranz oder gestörte Glukose-Homöostase in der Anamnese

- **HbA_{1c}:**
Durch nicht-enzymatische Glykierung des Hämoglobins entsteht über eine instabile Aldimin-Form (labiles HbA_1) die stabile Ketoamin-Form (stabiles HbA_1), die aus den 3 Unterfraktionen a, b und c besteht. Da die wesentliche c-Fraktion (HbA_{1c}) 70 % des HbA_1 entspricht, haben beide Parameter gleiche Aussagekraft. HbA_{1c} markiert als "Blutzuckergedächtnis" die Blutzuckerstoffwechsellage des Patienten in den letzten 6 - 8 Wochen.
Falsch niedrige Konzentrationen werden bei verkürzter Erythrozytenlebenszeit (z. B. hämolytische Anämien, Hämoglobinopathien), nach Transfusionen und in der ersten Schwangerschaftshälfte

gemessen. Falsch hohe Konzentrationen können auftreten bei fortgeschrittener Niereninsuffizienz, Hyperlipoproteinämie, chronischem starken Alkoholabusus, zweiter Schwangerschaftshälfte und Stillzeit. Bei unerklärlich diskrepanten Hba_{1c}-Werten kann manchmal eine Fruktosaminbestimmung sinnvoll sein. Außerdem lohnt es sich immer, im Messgerätespeicher frühere Blutzuckerwerte nachzusehen.

Referenzbereich für HbA_{1c}: < 5,7 % bei Nicht-Diabetikern
≥ 6,5 % bei Diabetikern

Merke: Steigt der HbA_{1c}-Wert auf 7 % = 53 mmol/mol Hb, erhöht sich das Infarktrisiko um 40 %; bei Werten um 8 % = 64 mmol/mol Hb erhöht sich das Infarktrisiko um 80 % (UKPD-Studie). Pro 1 %-Punkt-Senkung des HbA_{1c}-Wertes vermindern sich diabetische Komplikationen um 20 % (UKPD-Studie).

Umrechnungsformel: HbA_{1c} [mmol/mol Hb] = (HbA_{1c} [%] - 2,15) x 10,929

- **Screening auf weitere Risikofaktoren** für eine vorzeitige Arteriosklerose (Hypertonie, Hyperlipoproteinämie, Rauchen u.a.)
- **Test auf Mikroalbuminurie** (mind. 1 x/Jahr bei Diabetikern)
- **HOMA-Insulin-Resistenzindex** (Homeostasis Model Assessment) dient der Abschätzung der endogenen Insulin-Resistenz und wird aus der Nüchtern-Insulin- und Nüchtern-Glukose-Konzentration nach einer etwa 12-stündigen Nahrungskarenz berechnet:
  HOMA-IR = (Insulin [µU/ml] x Glucose [mg/dl]) / 405
  Ind: Diabetes mellitus (spez. neue Klassifikation), polyzystisches Ovarialsyndrom (PCO), Zyklusstörungen, Infertilität
- **HOMA-Betazellfunktionsindex:** (20 x $Insulin_{0min}$ [µU/ml]) / ($Glucose_{0min}$ [mmol/l] - 3,5)
  Normale Insulinsensitivität liegt bei einem IR von 1 vor. Allerdings sollten beide HOMA -Werte in Zusammenschau beurteilt werden, da zum Beispiel eine erhöhte Insulinsensitivität mit einem IR < 1 eine vermeintlich verminderte β-Zellfunktion unter 100 % simulieren kann.

Th.:
1. Ernährung, Gewichtsnormalisierung
2. Körperliche Aktivität erhöht sowohl die Sensitivität der Muskeln für Insulin als auch die nicht-insulinvermittelte Glukoseaufnahme!
3. Medikamente: a) orale Antidiabetika, b) Insuline, c) GLP-1-Analoga
4. Patientenschulung und -kontrollen
5. Ausschaltung/Therapie evtl. weiterer Risikofaktoren einer vorzeitigen Arteriosklerose
6. Prophylaxe und Therapie von Komplikationen

Zu 1. - ERNÄHRUNG:

Beim Typ 2-DM muss bereits im Stadium der Glukosetoleranzstörung die Therapie beginnen, um Gefäßkomplikationen zu verhindern! Dabei haben die Gewichtsnormalisierung und körperliche Aktivität/Sport hohe Priorität (Zielwert: BMI < 25). In den seltenen Fällen, wo dies dauerhaft gelingt, ist eine medikamentöse Therapie oft überflüssig und die Manifestation des DM kann verhindert oder wenigstens verzögert werden. Das ist auch der Grund, warum in Hungerzeiten die Anzahl manifester Typ 2-Diabetiker am niedrigsten ist.

Der Typ 1-Diabetiker ist meist normalgewichtig. Aber auch er sollte ein Übergewicht/Adipositas vermeiden, um keine zusätzliche Insulinresistenz zu entwickeln. Während bei der konventionellen Insulintherapie die Mahlzeiten und Bewegung an ein starr vorgegebenes Insulintherapieschema angepasst werden müssen, wird bei der intensivierten Insulintherapie die Insulinzufuhr bedarfsgerecht an eine relativ frei bestimmbare Nahrungsaufnahme und Bewegung angepasst (siehe unten)!
Der tägliche Energiebedarf richtet sich nach dem (altersabhängigen) Grundumsatz und der körperlichen Aktivität (Tabellen *siehe Internet*).

Körper-Massen-Index (Body mass-Index):

$$\frac{\text{Körpergewicht (kg)}}{\text{Körpergröße (m)}^2} \rightarrow \text{Normalindex: } 18{,}5 - 24{,}9\ \text{kg/m}^2$$

1 kcal = 4,2 Kilojoule			
1 g Kohlenhydrat	= 4,1 kcal	= 17,2 kJ	
1 g Eiweiß	= 4,1 kcal	= 17,2 kJ	
1 g Fett	= 9,3 kcal	= 38,9 kJ	
1 g Alkohol	= 7,1 kcal	= 29,3 kJ	

- Keine großen Mahlzeiten, sondern mehrere, meist 5, kleine.

Zusammensetzung der Kost und empfohlenes Körpergewicht bei Typ 2 (gemäß Leitlinien DGE und DDG):

- Körpergewicht: Normalgewicht anstreben (BMI 18,5 - 24,9 kg/m^2). Wenn dies nicht erreichbar ist → Gewichtsabnahme von 5 - 10 % → dann halten.
- Fett: 35 % (bei Adipositas 30 %) der Energie, davon mehrfach ungesättigte FS maximal 10 % und einfach ungesättigte FS ca. 10 - 20 %. Trans-FS < 1 %; maximal 300 mg Cholesterin/d. 2 - 3 x Seefisch pro Woche und Alpha-Linolensäure-reiche Pflanzenöle (Perillaöl, Leinöl, Rapsöl)
- Eiweiß 10 - 20 % der Gesamtkalorien und mit zunehmendem Lebensalter noch weiter erhöhen, weil die Alterskatabolie vor allem die Muskulatur betrifft = sarcopenic obesity (fettarmes Fleisch, Fisch, pflanzliche Eiweiße). Bei Nephropathie mit persistierender Proteinurie wird derzeit eine Eiweißrestriktion empfohlen (0,8 g EW/kg KG/d), die insbesondere bei terminaler Niereninsuffizienz wegen der hier oft gleichzeitig bestehenden Katabolie umstritten ist.
- Kohlenhydrate: Entsprechend dem restlichen Kalorienbedarf von 45 - 60 % → Berechnung nach Kohlenhydrateinheiten (KE) 1 KE = 10 g KH (entspricht ungefähr ½ Brötchen). Die Langerhans-Inseln sezernieren bei Gesunden für jede KE ca. 1 IE Insulin.

  Vermeintlich ungünstig sind schnell resorbierbare Monosaccharide (Glukose) und Disaccharide (Saccharose = Rohrzucker, Laktose = Milchzucker). Erlaubte Süßstoffe in geringen Mengen sind Saccharin, Cyclamat, Aspartam, Stevia → Vorteil: energiefrei → kein BZ-Anstieg → kein Hyperinsulinismus. Sogenannte Zuckeraustauschstoffe und insbesondere Fruktose sind in der Diät des Typ-2-DM entbehrlich und mutmaßlich eher schädlich als nützlich.
- Faserreiche Quellballaststoffe: Die Evidenz ist wahrscheinlich, dass Vollkornprodukte bzw. Ballaststoffe aus Getreideprodukten das Diabetesrisiko reduzieren: Empfehlung > 40 g/d.
- Alkohol nur gelegentlich: Maximal 10 g (Frauen) bis 20 g (Männer) täglich, immer zusammen mit Kohlenhydraten (Alkohol hemmt Glukoneogenese in der Leber und hemmt die frühmorgendliche Ausschüttung von Wachstumshormon (STH), welches kontrainsulinär wirkt → Hypoglykämiegefahr). Bei Adipositas und Hypertonie Konsum weitgehend einschränken.
- Spezielle Diätprodukte für Diabetiker sind unnötig. Deshalb gelten für Diabetiker (noch) die gleichen Empfehlungen für eine gesunde Ernährung wie für die Allgemeinbevölkerung, wobei sich aufgrund der derzeitigen Studienlage abzeichnet, eine Empfehlung auszusprechen, die Kohlenhydrataufnahme zugunsten der Eiweißaufnahme zu reduzieren.

zu 3.:

■ **THERAPIE DES TYP 1-DM: INSULINZUFUHR** - Diät - körperliche Aktivität - Schulung

■ **PHASENGERECHTE STUFENTHERAPIE DES TYP 2-DM**

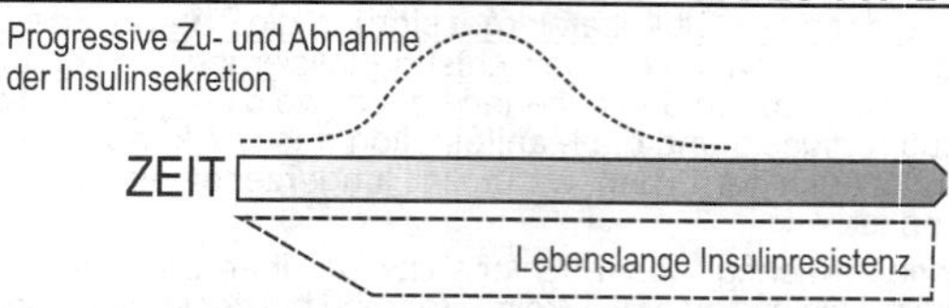

1. **GEWICHTSNORMALISIERUNG - DIABETESDIÄT - KÖRPERLICHE AKTIVITÄT - SCHULUNG**

   Merke: Interventionsstudien haben gezeigt, dass die Manifestation des Typ 2-DM durch Gewichtsnormalisierung und regelmäßige körperliche Aktivität aufgehalten werden kann! Einzelne Studien zeigen sogar eine vollständige Remission von frisch manifesten jungen Typ 2-Diabetikern durch eine sehr strenge Diät (oder bariatrische Eingriffe), wodurch das Dogma der Unheilbarkeit widerlegt wird. Langzeitdaten folgen.
2. Ein orales Antidiabetikum (OAD): Metformin ist bei übergewichtigen Typ 2-Diabetikern ohne kardiovaskuläre Komplikationen das Mittel der Wahl. Bei Typ-2-Diabetikern mit kardiovaskulären Komplikationen sollten Antidiabetika mit kardioprotektiver Wirkung als First-line-Therapie erwogen werden (SGLT2i und/oder GLP1-RA → siehe auch Leitlinien der ESC und ADA)
3. Metformin + 2. hypoglykämiearmes (kardioprotektives) OAD oder GLP-1-Rezeptoragonist (= GLP-1-RA) + ggf. 3. hypoglykämiearmes (kardioprotektives) OAD / GLP1-RA
4. OAD / Insulin-Kombinationstherapie
   - Basalinsulin + OAD oder GLP-1-RA → bei (relativer) Erschöpfung der endogenen Insulinproduktion oder progredienter Insulinresistenz
   - Basalinsulin + Bolusinsulin + OAD: Bei weiterer Erschöpfung der endogenen Insulinproduktion

Medikamente = Orale Antidiabetika (OAD) → Einteilungsmöglichkeiten:

Insulinotrope und nicht-insulinotrope Medikamente:

Insulinotrop = β-zytotrop	**Nicht-insulinotrop = nicht-β-zytotrop**
Sulfonylharnstoffe, Glinide (BZ-unabhängig) DPP-4-Inhibitoren, GLP-1-RA (BZ-abhängig)	Biguanide (Metformin), α-Glukosidase-Hemmer, SGLT2-Hemmer
Wirkung an der β-Zelle Behandlung des Sekretionsdefizits Wirkung auch in späteren Erkrankungsstadien Hypoglykämiegefahr (SH, Glinide) Gefahr der Gewichtszunahme (SH, Glinide)	Periphere Wirkung Behandlung der Insulinresistenz Wirkung vor allem in früheren Erkrankungsstadien Keine Hypoglykämiegefahr (auch GLP-1-RA und DPP-4-Hemmer) Für adipöse Patienten geeignet (auch GLP-1-RA und DPP-4-Hemmer)
Antidiabetika mit hohem Hypoglykämierisiko	**Antidiabetika mit niedrigem Hypoglykämierisiko**
Sulfonylharnstoffe, Glinide, Insulin	Biguanide (Metformin), α-Glukosidase-Hemmer, DPP-4-Inhibitoren, GLP-1-RA SGLT2-Inhibitoren

A. Nicht-insulinotrope Substanzen - verursachen keine Hypoglykämie:

1. **Biguanide:** Metformin

Wi.: - Verzögerte Glukoseresorption aus dem Darm
- Hemmung der hepatischen Glukoneogenese } extrapankreatische Effekte
- Verstärkte Glukoseaufnahme in die Muskulatur
- Diskreter appetitsenkender Effekt (→ evtl. Gewichtsabnahme)

Unter Zusammenschau dieser Wirkungen gilt Metformin leitliniengerecht (unter Voraussetzung fehlender Kontraindikationen) als First line-drug in der Therapie des adipösen Typ 2-Diabetikers.

Merke: In der UKPD-Studie schneidet Metformin in allen Belangen (Mikro- und Makroangiopathie, Todesfälle) günstiger ab als andere Therapieformen und war lange unter Beachtung der KI Mittel der 1. Wahl bei übergewichtigen Typ 2-Diabetikern. Moderne Bestätigungsstudien und Metaanalysen haben daran jedoch begründete Zweifel geweckt.
Nebeneffekt: Reduzierte Krebsmortalität

NW: Oft gastrointestinale Beschwerden; sehr selten: Laktatazidotisches (= laktazidotisches) Koma (mit hoher Letalität) nur bei Missachtung der Kontraindikationen, Vitamin B_{12}-Mangel u.a.

KI: Schwere Niereninsuffizienz mit einer errechneten Kreatinin-Clearance [eGFR] < 30 ml/Min; bei GFR 30 - 59 ml/Min Risiko für Laktazidose überprüfen: Dekompensierte Herzinsuffizienz, respiratorische Insuffizienz, schwere Leberfunktionsstörungen, Zustände, die zu einer Gewebshypoxie prädisponieren, konsumierende Erkrankungen, Reduktionskost, Fasten oder gastrointestinale Infekte, akute schwere Erkrankungen, Schwangerschaft, vor und nach Operationen; 48 h vor und nach Pyelografie mit Röntgenkontrastmitteln (Laktatazidose-Gefahr !), Alkoholismus u.a.

Dos: 1 - 2 x 500 - 1.000 mg/d nach den Mahlzeiten; mit kleinster Dosis (250 - 500 mg) beginnen und langsam steigern, dabei ist die Abendgabe die wichtigere. Eine Dosissteigerung > 2.000 mg/d steigert oft nur die Nebenwirkungen, nicht die Wirkung. Bei diabetischer Nephropathie mit einer eGFR von 30 - 44 ml/Min Dosisreduktion von Metformin auf max. 1.000 mg/d, verteilt auf 2 Einzeldosen und GFR-Kontrollen. Instruktion der Patienten über temporäre Unterbrechung der Medikation bei Dehydratation oder Röntgenkontrastmittelgabe.

2. **α-Glukosidasehemmer:** Acarbose (sehr begrenzte Bedeutung in Europa/Amerika)

Wi.: Hemmung der α-Glukosidase in der Dünndarmmukosa → Verminderung des postprandialen Blutzuckeranstiegs

NW: Dosisabhängig Flatulenz, Meteorismus, Leberenzymerhöhung u.a.

KI: Schwangerschaft, Alter < 18 J., chronische Darmerkrankungen u.a.

Dos: Einschleichend dosieren: Max. 3 x 50 mg/d (höhere Dosen machen mehr NW).

3. **Glitazone** (eingeschränkte Zulassung in D):

Glitazone verbessern als „Insulin-Sensitizer" die Empfindlichkeit der peripheren Zellen für Insulin (Verminderung der Insulinresistenz). Derzeit spielt diese Medikamentengruppe in Deutschland wegen verschiedener Risiken (kardiovaskuläres Risiko bei Rosiglitazon, Verdacht auf Gefährdung durch Harnblasenkrebs bei Pioglitazon, Frakturgefahr ↑) keine praktische Rolle.

4. **SGLT-2-Hemmer (SGLT2i) / Gliflozine:** Dapagliflozin (Forxiga®), Empagliflozin (Jardiance®) u.a.

Wi.: SGLT2i sind Inhibitoren des Natrium-Glukose-Cotransporters 2 (SGLT-2 = sodium dependent glucose transporter-2), die zu einer verringerten renalen Reabsorption der Glukose führen → pharmazeutisch induzierte Glukosurie und Senkung des Glukosespiegels im Blut.

Für Empagliflozin konnte in einer Studie (EMPA-REG) eine Senkung der kardiovaskulären Mortalität belegt werden. Für andere SGLT2i nicht in diesem Ausmaß. Für Dapagliflozin zunehmender Stellenwert in der Herzinsuffizienztherapie des Diabetikers (siehe auch Kap. Kardiologie). Zudem führt die Gabe von SGLT2i zu deutlicher Nephroprotektion bei Menschen mit und ohne Diabetes (ist aber noch nur bei Diabetes zugelassen).

Ind: Typ 2-DM (Mono- oder Kombinationstherapie), selten auch Typ 1-DM

NW: Infektionen im Genitalbereich (bis ca. 10 %), Harnwegsinfektionen, evtl. Volumenverminderung; Hypoglykämie nur bei Kombination mit insulinotropen Antidiabetika. Selten Ketoazidose bereits bei BZ-Werten < 250 mg/dl = euglykämische Ketoazidose (v. a. bei Typ 1 = SAID und Insulin-defizientem DM = SIDD). Sehr selten Fournier-Gangrän = nekrotisierende Fasziitis. Bei fortgeschrittener PAVK mögliche Verschlechterung der Durchblutung.

KI: Überempfindlichkeit gegen SGLT2i, Typ 1-DM (relativ), Volumenmangel, Ketoazidose, Kontrastmittelgabe, u.a.

Dos: Empagliflozin 10 mg/d (Tageshöchstdosis 25 mg/d); Dapagliflozin: 10 mg/d

B. Insulinsekretagoga (insulinotrope Substanzen) - können Hypoglykämien verursachen:

1. **Sulfonylharnstoffe (SH):** (Glibenclamid), Glimepirid, Gliclazid, Gliquidon,
Spielen in der modernen Diabetestherapie wegen verschiedener Nachteile (Gewichtszunahme, Hypoglykämierisiko) eine immer geringere Rolle.

Wi: Stimulation der Insulinsekretion durch Blockade des ATP-sensitiven Kaliumkanals. Glibenclamid wirkt am stärksten blutzuckersenkend und vermindert das Risiko mikrovaskulärer Komplikationen (UKPD-Studie), verursacht aber auch bei weitem am häufigsten Hypoglykämien → deshalb vermeiden. Glimepirid (+ Gliclazid) sind am nebenwirkungsärmsten.

Ind: Typ 2-DM, falls unter Diät und Metformin das Therapieziel nicht erreicht wird

KI: Typ 1-DM, Schwangerschaft (Umstellung auf Insulin), Leber- und fortgeschrittene Niereninsuffizienz, diabetische Stoffwechselentgleisung, unübersichtliche Situationen (z.B. Unfälle, Operationen), diabetische Gangrän

NW: Hypoglykämie, gastrointestinale Störungen, allergische Reaktionen (Sulfonamidallergie), selten Blutbildveränderungen

Dos: z.B. Glimepirid 1 - 4 mg/d (6 mg = überproportionale Zunahme der Nebenwirkungen)

Beachte: SH einschleichend dosieren unter engmaschiger BZ-Kontrolle. Bereits bei leichter Nierenfunktionseinschränkung ist mit einer deutlich verlängerten Wirkungsdauer mit der Gefahr protrahierter Hypoglykämien zu rechnen. Deshalb auch in der Einstellungsphase Aufklärung über eingeschränkte Teilnahme am Straßenverkehr und schriftlich bestätigen lassen!

Wechselwirkung von Sulfonylharnstoffen (und Insulin) mit anderen Stoffen:
(die zu einer Verstärkung der blutzuckersenkenden Wirkung - Gefahr der Hypoglykämie - oder zu einer Abschwächung - Gefahr einer Stoffwechselentgleisung - führen können), z.B.:

Verstärkung (Hypoglykämierisiko)	**Abschwächung**	**Risikofaktoren für das Auftreten schwerer Hypoglykämien unter SH-Therapie**
Betarezeptorenblocker (Reduktion der Wahrnehmung) ACE-Hemmer Cumarinderivate Acetylsalicylsäure Nichtsteroidale Antirheumatika Sulfonamide Clarithromycin Alkohol (Cave!)	Glukagon Östrogene, Gestagene Kortikoide Phenothiazinderivate Saluretika Schilddrüsenhormone Sympathikomimetika Diazoxid Nikotinsäurederivate	Alter > 70 Jahre Zerebrovaskuläre oder kardiale Erkrankungen Nieren- oder Leberfunktionsstörungen Alkohol Unregelmäßige Nahrungsaufnahme Durchfälle Körperliche Anstrengung

2. **Sulfonylharnstoffanaloga (Glinide - in Deutschland nur noch Repaglinid®)**
Wirksamkeitsbelege zur Risikoreduktion klinischer Endpunkte liegen nicht vor. Dadurch kaum noch im Rahmen der GKV verordnungsfähig.

Wi.: Glinide sind sog. postprandiale Glukoseregulatoren. Die Wirkung auf den NBZ ist geringer. Sie führen über eine Blockade der ATP-sensitiven Kaliumkanäle zu einer kurzfristigen Insulinsekretion aus den β-Zellen. Ähnlich wie bei intensivierter Insulintherapie werden sie zu den Hauptmahlzeiten eingenommen. Das Hypoglykämierisiko ist niedriger als bei SH. Voraussetzung: Gute Patientenschulung + Compliance

Ind: Typ 2-DM, Stufe 3: (verordnungsfähig nur bei Niereninsuffizienz mit eGFR < 25 ml/Min)

KI: Ähnlich wie bei SH. Repaglinid in Kombination mit Gemfibrozil.

NW: Hypoglykämien, gastrointestinale NW, selten Erhöhung der Leberenzyme, Sehstörungen

WW: Bei Repaglinid keine Kombination mit Gemfibrozil

Dos: z.B. Repaglinid 0,5 - 2,0 mg vor jeder Mahlzeit; mit niedrigster Dosis beginnen!

Th.: **Kombinationstherapie OAD + Insulin:**

▶ **Basalinsulin-unterstützte orale Therapie (BOT)**

- Fortführung der Therapie mit OAD (SH in Kombination nicht sinnvoll)
- Zusätzliche Gabe eines Verzögerungsinsulins: NPH-Insulin (zwischen 22 - 0 Uhr) oder besser Langzeit-Analog-Insulin (tageszeitunabhängig und pharmakokinetisch stabiler). Man beginnt mit kleiner Dosis (6 IE) und steigert bei Bedarf langsam und in kleinen Schritten. Der NBZ sollte im Normbereich (90 - 110 mg/dl) liegen, da nur so eine optimale nächtliche Schonung der Beta-Zellen erreicht wird. Er dient vorrangig zur Titrationskontrolle (Selbsttitration möglich!)

  Vorteile:
  - Man benötigt nur 1/3 der Insulindosis, die bei Monotherapie mit Insulin erforderlich wäre.
  - Man erreicht eine relativ gute Einstellung mit einer einzigen Insulingabe.
  - Niedrigste Hypoglykämierate aller Insulinschemata bei Verwendung eines Analoginsulins, aber dennoch deutlich höhere als die aller OAD, inklusive Sulfonylharnstoffe
  - Patienten „trainieren“ die Insulinapplikation frühzeitig.

  → Zusätzliche prandiale Insulintherapie nach Bedarf möglich („BOT-Plus“)

▶ **Prandiale oder supplementäre Insulintherapie (SIT):**

Voraussetzung: Insulinproduktion reicht noch für die Basalversorgung aus bzw. die hepatische Resistenz ist noch endogen beherrscht; nur der höhere Insulinbedarf zu den Mahlzeiten wird durch „feste“ Insulindosen ergänzt.

Beibehalten oraler Antidiabetika + zusätzliche Gabe einer kleinen Dosis schnell wirksamen Insulins präprandial. Startdosis: NBZ (mg/dl) x 0,2 = Tagesinsulindosis. Aufteilung dieser Dosis im Verhältnis 3 : 1 : 2 (Frühstück : Mittag- : Abendessen).

Vorteil: Bessere Kontrolle der postprandialen Blutzuckerwerte

Nachteil: Höchste Hypoglykämierate aller Insulinschemata (siehe APOLLO- oder 4T-Studie)

3. **GLP-1-basierte Therapie (keine Hypoglykämie):**

GLP-1 = glucagon-like peptide 1, wird mahlzeitenabhängig von den neuroendokrinen L-Zellen des Dünndarms aus Proglukagon gebildet und innerhalb weniger Min. vom Enzym Dipeptidyl-Peptidase-4 (DPP-4) inaktiviert. Zählt zusammen mit dem gastric inhibitory polypeptide (GIP) zu den Inkretinen = vom Darm freigesetzte hormonale Stimulationsfaktoren der Insulinsekretion.

Wi.: Glukoseabhängige Stimulation der Insulinsekretion, Hemmung der Glukagonfreisetzung, Hemmung des Appetits → Gewichtsabnahme, Verzögerung der Magenentleerung

▶ **DPP-4-Inhibitoren (Gliptine):** Sitagliptin (Januvia®, Xelevia®), Saxagliptin (Onglyza®), Vildagliptin (Galvus®)

Wi: Hemmung der DPP-4, die für den Abbau des Glukagon-like-Peptid 1 verantwortlich ist. Dadurch steigt der Spiegel von endogenem GLP-1, das die Insulinsekretion stimuliert und die Glukagonsekretion hemmt. Da die Inkretinwirkung glukoseabhängig ist, können Hypoglykämien nur bei Kombination mit weiteren AD auftreten. Es existiert keine kardiovaskuläre Protektion, die über den Effekt der Blutzuckersenkung hinausgeht (anders als bei GLP-1-RA und SGLTi).

NW: Infekte, gastrointestinale Störungen, Hyperlipasämien, selten Pankreatitis, Allergie u.a.

Ind: Typ 2-DM, in Ergänzung zu anderen OAD oder Insulin , falls diese allein unzureichend wirken oder bei Metforminunverträglichkeit.

KI: Niereninsuffizienz (wenn keine Dosisanpassung), Leberinsuffizienz

Dos: Sitagliptin: 1 x 100 mg/d; Saxagliptin 1 x 5 mg/d; Vildagliptin 1 x 50 mg/d

▶ **GLP-1-Rezeptoragonisten (GLP-1-RA, Inkretinmimetika):** Exenatid (Byetta®), Exenatid-LAR (Bydureon®), Dulaglutid (Trulicity®), Liraglutid (Victoza®), Semaglutid (Ozempic®)

Wi.: GLP-1-RA binden mit hoher Affinität an den GLP-1-Rezeptoren und werden durch DPP-4 nicht inaktiviert. Sie bewirken eine Steigerung der Insulinsekretion, Hemmung der Glukagonsekretion, Minderung des Appetits und Verzögerung der Magenentleerung → oft Gewichtsverlust. Da die Insulinsekretion nur bei erhöhtem Glukosespiegel gesteigert wird, können Hypoglykämien nur bei Kombination mit weiteren Antidiabetika auftreten. Reduktion des kardiovaskulären Mortalitätsrisikos und Nephroprotektion bei lang und ultralang wirksamen GLP-1-RA.

Ind: Typ 2-DM in Kombination mit Metformin (und/oder SH) und/oder Insulin, wenn diese allein unzureichend wirken oder bei deren Unverträglichkeit.

NW: Häufig Übelkeit, Erbrechen, Durchfall (meist reversibel); häufig Hyperlipasämie, sehr selten Pankreatitis

KI: Überempfindlichkeit, schwere Niereninsuffizienz

Dos: Kurzwirksame GLP-1-RA: verlieren zunehmend Bedeutung → siehe Fachinfo

Langwirksame GLP-1-RA: Victoza® 1 x/d s.c.: Einschleichend 0,6 → 1,2 (→ ggf. 1,8) mg/d s.c.

Ultralang-wirksame GLP-1-RA: Trulicity® 1 x/Wo. 0,75 - 1,5 - 3,0 - 4,5 mg s.c., Ozempic® 1 x/Wo. s.c.: Einschleichend 0,25 mg (4 Wo.) → 0,5 mg (mind. 12 Wochen) ggf. danach 1,0 mg/Wo.

Orales Semaglutid: Rybelsus®

INSULIN

Insulin wird in den β-Zellen der Langerhans-Inseln aus den Vorstufen Präproinsulin und Proinsulin gebildet; dabei wird aus der Mitte der Molekülkette des Proinsulins das C-Peptid (connecting peptide) abgespalten. Da Insulin und C-Peptid äquimolar und zeitgleich ins Blut sezerniert werden, erlaubt die C-Peptidmessung eine unscharfe Aussage über die Funktion der β-Zellen des Pankreas. Gegenüber der Insulinbestimmung im Serum hat die C-Peptidbestimmung im Serum den Vorteil, dass keine Kreuzreaktion mit Insulinantikörpern möglich ist und die Messung von exogener Insulingabe unbeeinflusst bleibt. Darüber hinaus ist die Bestimmung des C-Peptids aufgrund seiner längeren biologischen Halbwertzeit (ca. 25 Min.) weniger von kurzfristigen Schwankungen der Insulinsynthese beeinflussbar.
Bei Patienten mit allen Formen des Insulinmangeldiabetes ist das C-Peptid erniedrigt.
Die Abgabe des in den Granula der β-Zellen gespeicherten Insulins ist (bei Gesunden) proportional dem Blutzuckerspiegel. Infolge rascher Inaktivierung des zirkulierenden Insulins durch Insulinasen ist die Plasmahalbwertzeit kurz (5 Min.). Ein Übergewicht an kontrainsulinären Hormonen (STH [somatotropes Hormon], ACTH, Kortikosteroide, Glukagon, Adrenalin, Thyroxin) kann zu einer diabetischen Stoffwechsellage führen (WHO-Klassifikation IIID).

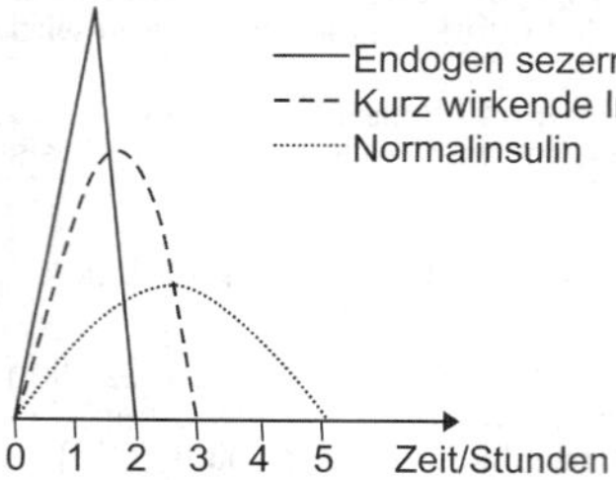

Wirkungsmechanismen des Insulins:
1. Membraneffekt: Förderung des Transports von Glukose, Aminosäuren und Kalium in die Muskel- und Fettzellen.
2. Metabolische Effekte: Förderung der anabolen Stoffwechselprozesse (Glykogensynthese, Lipidsynthese, Proteinsynthese) und Drosselung der katabolen Prozesse (Glykogenolyse, Lipolyse, Proteolyse).

Bei Menschen mit Diabetes ist die aktive Aufnahme von Glukose in die Zellen erschwert und die Glukoneogenese wird unzureichend inhibiert (Insulinresistenz u./o. Insulinmangel). Erst bei erhöhtem Blutzuckerspiegel kann passiv genügend Glukose in die Zelle eintreten. Der Glukosemangel in den Zellen des Fettdepots führt zur verminderten Produktion von Glycerinphosphat, wodurch die Fettsäuren nicht zu Triglyzeriden synthetisiert werden und so das Fettgewebe verlassen. In der Leber werden sie über Acetyl-CoA zu Ketonkörpern abgebaut (Acetessigsäure, β-Hydroxybuttersäure, Aceton). Die Ketonkörper, die von den Muskelzellen als Energiequelle mitbenutzt werden, vermindern die Permeabilität der Zellen für Glukose, sodass die Situation noch weiter verschlimmert wird (insulinantagonistischer Effekt der Ketonkörper).

40er-Regel:
- Der Tagesbedarf an Insulin eines „Standardmenschen“ beträgt 40 IE Insulin (bei Adipösen z.T. deutlich mehr): ca. 20 IE Insulin für die Nahrungsaufnahme und ca. 20 IE Insulin für den basalen Stoffwechsel.
- 1 IE Insulin senkt den Blutzucker um 30 - 50 mg/dl (Voraussetzung keine Resistenz).
- 1 KE (Kohlenhydrateinheit) = 10 g Kohlenhydrate erhöhen den Blutzucker um 30 - 50 mg/dl (Voraussetzung keine Resistenz).
- Fazit: 1 IE Insulin neutralisiert im Durchschnitt 1 KE.

Die Insulinsekretion lässt sich in zwei Komponenten einteilen:
1. Eine basale, pulsatile Insulinsekretion sowie
2. mahlzeitenabhängige, pulsatile Insulinausschüttungen.

Die basale Insulinsekretion mit geringen Insulinkonzentrationen im Blut (5 - 25 μU/ml) unterdrückt die Glukosefreisetzung aus der Leber. Deshalb treten bei Insulinmangel auch in der Nüchternphase erhöhte BZ-Werte auf. Demgegenüber sind die mahlzeitenbedingten Insulinausschüttungen für die Verwertung und Speicherung der Glukose aus der Nahrung erforderlich.

Indikationen für eine Insulintherapie:
1. Typ 1-DM = SAID (insulinabhängiger DM)
2. Typ 2-DM: Rechtzeitige Insulingabe, wenn Lebensstiländerung + orale Antidiabetika nicht zu einer guten Einstellung führen (v.a. SIDD).
3. Gravidität, wenn Diät und Bewegung allein nicht zu Normoglykämie führen.
4. Diabetische Komplikationen (Mikroangiopathien, [Prä-]Coma diabeticum)
5. Evtl. schwere Erkrankung, perioperative oder intensivmedizinische Zustände bei Diabetikern

Insulinpräparate:
Zum Einsatz kommen Humaninsuline und Insulinanaloga.

Insulin steht in Deutschland in mehreren verschiedenen Konzentrationen zur Verfügung. Als **U40** (40 IE/ml = in BRD nur Sanofi-Aventis) für die konventionelle Injektion mit der Insulinspritze und als **U100 = Stan-**

dardkonzentration (100 IE/ml) in Patronen für Insulinpumpen und Injektionshilfen (Pen).
Als **U200** (Insulin-Lispro und Insulin degludec) und als **U300** (Insulin-Glargin) im Einmalpen

Cave: Für die Injektion müssen zwingend die passend kalibrierten Spritzen / Pens verwendet werden!

1. Kurz wirkende Insuline:

a) Normalinsulin (früherer Name: Altinsulin): Wirkeintritt nach 30 - 60 Min.; Wirkdauer ca. 5 - 6 h und ggf. länger, z.B. Actrapid®, Huminsulin® Normal, Insuman® rapid, Berlinsulin-H Norm®
Ind: - Bei Stoffwechselentgleisungen und bei Ersteinstellung
- Zur intermittierenden Therapie (z.B. perioperativ)
- Zur intensivierten konventionellen Therapie (ICT) und zur Insulinpumpentherapie
Applikation: Subkutan, in der Regel ins Bauchfett, bei der Komatherapie intravenös
Bei s.c.-Gabe Spritz-Essabstand ca. 15 - 30 Min.

b) Kurz und ultrakurzwirkende Insulinanaloga: Variation der Aminosäuresequenz verhindert subkutane Hexamerenbildung, dadurch raschere Resorption. Wirkeintritt nach ca. 10 Min., Wirkdauer ca. 3,0-5 h, z.B. Insulin-Aspart (NovoRapid®, Fiasp®), Insulin-Glulisin (Apidra®), Insulin-Lispro (Humalog®, Liprolog®, Insulin Lispro®); URLi = ultra rapid lispro
Lyumjev® (Kombination von Insulin-Lispro + Citrat + Treprostinil): erhöht die Gefäßpermeabilität + lokale Perfusion mit schnellerer Resorption + Wirkung. Kann sinnvoll sein (Pumpe).
Vorteil: Kein/kürzerer Spritz-Ess-Abstand, weniger postprandiale Hypoglykämien; auf Zwischenmahlzeiten kann häufig verzichtet werden. Ggf. postprandiale Injektion.
Nachteil: Die Wirkung kann bei langsam resorbierbaren Kohlenhydraten zu kurz sein; basale Insulinversorgung muss exakt dosiert werden.

2. Verzögerungsinsuline:

Durch Kombination von Insulin mit Protamin oder Zink oder durch die Veränderung der Insulinstruktur/-konzentration erhält man Insulinpräparate mit längerer Wirkungsdauer (NPH-Insuline).
Applikation: NPH-Insulin sub-/intrakutan in den Oberschenkel; analoge Verzögerungsinsuline sub-/intrakutan in Bauch oder Oberschenkel; Verzögerungsinsuline dürfen nicht intravenös gegeben werden!

a) Trübe intermediär wirkende NPH-Insuline (Neutrale-Protamin-Hagedorn-Insuline), die durch mind. 20-maliges Schwenken (nicht Schütteln) in Suspension gebracht werden müssen (Nachteil: Das wird oft vernachlässigt, weshalb es zu unkalkulierbaren Über-oder Unterdosierungen kommen kann)
Prinzip: Insulin-Protamin-Kristalle; Wirkeintritt nach ca. 60 Min., Wirkungsdauer 9 - 18 h
Beispiele für humane Verzögerungsinsuline: Huminsulin® Basal, Insuman® Basal, Protaphane®
Ind: Kombinationstherapie Insulin + orale Antidiabetika (SH, Metformin); konventionelle (CT) und intensivierte konventionelle Insulintherapie (ICT)

b) Klare lang wirkende Insulinanaloga durch Änderung der Insulinstruktur (Schwenken nicht notwendig) sowie deutliche Verlängerung der Wirkdauer auf ca. 20 - 42 h + gleichmäßigere Kinetik
Spritzort: Bauch oder Oberschenkel: Insulin Glargin (Lantus®, Biosimilar Abasaglar®, Toujeo®), Insulin Detemir (Levemir®), Insulin degludec (Tresiba®).

3. Insulinmischungen aus Normalinsulin (oder kurz wirkenden Insulinanaloga) + NPH-Insulin:

NPH-Insuline lassen sich mit Normalinsulin frei mischen (nicht möglich bei Zink-Insulinen). Für praktisch alle Bedürfnisse stehen entsprechende Handelspräparate zur Verfügung. Heutzutage meist nicht Therapie der 1. Wahl, wenn ein normnaher HbA_{1c} erreicht werden soll.
Ind: Konventionelle Insulintherapie mit täglich 2 (-3) Injektionen, Dosisverteilung: 2/3 morgens, 1/3 abends
Spritz-Essabstand bei Normalinsulin ca. 30 Min. (Insulinanaloga ohne Spritz-Ess-Abstand); Applikation s.c. in Bauch (morgens) oder Oberschenkel (abends)
Beispiele:
Actraphane® 30 mit 30 %-Anteil von Normalinsulin (und 70 % NPH-Insulin), Huminsulin® Profil III mit 30 % Normalinsulin (und 70 % NPH-Insulin), Insuman® Comb 25 mit 25 % Normalinsulin (und 75 % NPH-Insulin), Humalog Mix® 25 mit 25 % Insulin-Lispro (und 75 % NPH-Insulin), NovoMix® 30 mit 30 % Insulin-Aspart (und 70 % NPH-Insulin)

Merke:
1. Intermediär- und Langzeitinsuline werden auch Verzögerungsinsulin genannt. Sie dürfen nicht i.v. gegeben werden!
2. Alle NPH-Insuline müssen mind. 20-mal geschwenkt werden, um eine gleichmäßige Durchmischung zu erhalten. Nur ca. 10 % der Patienten schwenken jedoch ausreichend mit der Folge einer stark schwankenden Insulindosis (ca. 10 - 200 %) und Einstellungsschwierigkeiten / Hypoglykämiegefahr ↑.
3. Insulinanaloga sind klare Kunstinsuline, die keiner Durchmischung bedürfen. Klinisch relevante Vor-/Nachteile gegenüber den NPH-Humaninsulinen sind in klinischen RCTs noch nicht belegt, aber in Real-World-Studien. Allerdings ist die Hypoglykämieschwere und -frequenz von analogen Basalinsulinen im Vergleich mit NPH-Insulinen in zahlreichen Studien bei Typ 1- und Typ 2-Diabetes deutlich reduziert.

NW/KI einer Insulintherapie:

1. Hypoglykämie
   Urs: Überdosierung (selten in suizidaler Absicht), fehlende oder zu geringe Kohlenhydratzufuhr, vermehrte körperliche Aktivität, Gewichtsreduktion, Interaktion mit Pharmaka (z.B. Betablocker) und Alkohol (lebensbedrohliche Hypoglykämien in Ausnüchterungszellen!); Niereninsuffizienz (Dosisanpassung!)
2. Lipodystrophie/-hypertrophie des Fettgewebes an den Injektionsstellen
   Pro: Systematischer Wechsel der Injektionsstellen und der Nadeln nach jeder Injektion (ganzer Bauchbereich und Oberschenkel seitlich, ausnahmsweise am Gesäß - nicht am Oberarm)
3. Insulinresistenz:
   Mehrbedarf an Insulin infolge Störung der Interaktion zwischen Insulin und seinem Rezeptor an der Zelloberfläche u./o. der Glukoseverwertung in der Zelle → Urs.:
   - Übergewicht (am häufigsten)
   - Hypertriglyzeridämie oder die Hyperglykämie selbst (unabhängiger Resistenzfaktor)
   - Infektionen, Fieber (häufig), Stress / Trauma
   - Vermehrung kontrainsulinärer Hormone (siehe oben)
   - Ketoazidose (Prä-/Coma diabeticum)
   - Ak gegen Insulin (extrem selten)

   Anm.: Um eine Pseudoresistenz handelt es sich bei der Überinsulinierung (durch zu hohe Insulindosen: Hypoglykämien und danach reaktive Hyperglykämien): Hier hilft nur stufenweise Reduktion (!) der Insulindosis (siehe unten: Somogyi-Effekt).

A) Konventionelle Insulintherapie (CT)

Mit Intermediärinsulin oder Insulinmischungen aus Intermediärinsulin + Normalinsulin: Eine befriedigende Einstellung ist nur durch mind. 2 Injektionen/d zu erreichen. Dabei injiziert man 2/3 bis 3/4 der Tagesdosis vor dem Frühstück, den Rest vor dem Abendessen (Spritz-Essabstand = SEA 30 Min. bei Normalinsulin - bei Insulinanaloga kein SEA). Eine bessere Einstellung ist manchmal möglich durch 3 Injektionen: Morgens: Mischinsulin - mittags: Normalinsulin - abends: Mischinsulin

Nachteil: Eine starr vorgegebene Dosis eines Verzögerungsinsulins ohne Beimischung von Normalinsulin reicht nicht aus, den Blutzuckeranstieg nach Nahrungsaufnahme abzufangen. Andererseits ist der Insulinspiegel zwischen den Mahlzeiten unphysiologisch hoch, sodass Zwischenmahlzeiten erforderlich sind, um hypoglykämische Reaktionen zu vermeiden: Der Patient muss sich folglich an ein starres Mahlzeitenregime halten: Isst der Patient zu wenig, ist seine Insulindosis zu hoch und umgekehrt.

Merke: Konventionelle Insulintherapie = Der Patient muss essen, weil er Insulin gespritzt hat!

Beachte: Morgendliche Hyperglykämie kann 3 Ursachen haben:

1. Eine einmalige morgendliche Gabe eines Verzögerungsinsulins hat eine zu kurze Wirkungsdauer, sodass nachts und bes. morgens der Blutzucker ansteigt.
   Th.: Eine 2. Insulingabe am Abend (Morgen-/Abendrelation: 2 - 3 zu 1).
2. Somogyi-Effekt: Der Patient bekommt eine zu hohe abendliche Insulindosis: Dadurch kommt es zu nächtlicher Hypoglykämie (nächtliche Blutzuckerbestimmung gegen 3 - 4 h) und zu reaktiver morgendlicher Hyperglykämie.
   Patienten, die zu nächtlichen Hypoglykämien neigen, sollten nicht mit einem Blutzucker < 120 mg/dl schlafen gehen. Denn bis 3 Uhr nachts fällt er um 30 - 40 mg/dl und erholt sich erst danach wieder spontan bis zum frühen Morgen. Liegen Patienten um 23 h unter diesem Wert, sollten sie ein oder zwei KE essen. Eine nächtliche Messung um 3 h ist nur erforderlich in der Einstellungsphase oder wenn eine Hypoglykämie erwartet wird, zum Beispiel, wenn die Patienten sehr viel Sport getrieben haben oder nach Alkoholkonsum sowie in der Diagnostik unerklärlicher Nüchtern-Hyperglykämien.
   Th.: Verringerung der abendlichen Insulindosis!
3. Dawn-Phänomen: Trotz konstanter Insulinzufuhr kommt es bei einigen Patienten am frühen Morgen (nach 6 h) zu einem Blutzuckeranstieg. Ursache ist ein erhöhter Insulinbedarf in der 2. Nachthälfte, bedingt durch vermehrte nächtliche Wachstumshormon(GH)-Sekretion (bes. Typ 1-DM).
   Di./Th.: BZ-Kontrollen in der Nacht (z.B. 22 / 2 / 4 h) und Anpassung der abendlichen Insulindosis (Intermediär- oder Langzeitinsulin) oder Einsatz einer Insulinpumpe → Einstellung einer erhöhten Basalrate in den frühen Morgenstunden.

Ergänzungen:

- Neueinstellung eines schlecht eingestellten DM:
  Niemals Diät und Insulin gleichzeitig ändern, sonst verliert man die Übersicht. Man belässt den Patienten für mehrere Tage auf seinem alten Schema, macht engmaschige Blutzuckertagesprofile und ändert danach die Insulintherapie oder die Diät.
- Bei schwieriger Einstellung mit Gefahr der Hypoglykämie (über die der Patient dokumentiert belehrt werden muss → ***Cave:*** Autofahren!) sollte Traubenzucker griffbereit sein. Angehörige sollen für den Fall eines hypoglykämischen Schocks mit der Notfallbehandlung vertraut sein (1 mg Glukagon i.m. oder s.c.).

- Bei länger dauernder außergewöhnlicher Muskelarbeit (z.B. Sport am Wochenende) sinkt der Insulinbedarf, oft über die Zeit der Muskelarbeit hinaus (Muskelauffülleffekt), sodass an dem entsprechenden (und evtl. auch nachfolgenden) Tag nur eine reduzierte Insulindosis (z.B. 50 %) gespritzt werden sollte.

B) Intensivierte Insulintherapie

Basis-/Boluskonzept:

Die Aufgliederung des Insulinspiegels beim Gesunden in eine Basalrate und zusätzliche mahlzeitenabhängige (prandiale) Insulinspitzen kann beim insulinbedürftigen Diabetiker auf 2 Arten nachgeahmt werden:

a) Intensivierte konventionelle Insulintherapie (ICT):

Der basale Insulinbedarf wird durch mindestens zweimalige Injektion eines NPH-Verzögerungsinsulins, in der praktischen Behandlungsrealität meist einmalige Gabe eines analogen Langzeitinsulins abgedeckt. Der Insulinbedarf richtet sich nach dem Tagesablauf des Patienten und dem nächtlichen Blutzuckerverlauf. Die Insulingabe erfolgt bei Gabe von NPH-Insulin in der Regel zwischen 22 - 24 Uhr (sonst erhöhte Gefahr der nächtlichen Hypoglykämie).

Etwa 40 - 50 % der gesamten Insulintagesdosis entfallen auf die basale Insulinversorgung. Die restlichen 50 - 60 % der Tagesdosis verteilen sich auf die mahlzeitenbezogenen (prandiale) Bolusgaben von Normalinsulin oder kurz wirkenden Insulinanaloga. Die Höhe der einzelnen Dosen richtet sich nach der Größe der Mahlzeit (= Menge der Kohlenhydrate in KE), dem präprandial gemessenen Blutzuckerwert, der Tageszeit und der geplanten körperlichen Belastung. Ein Spritz-Ess-Abstand ist dabei nicht zwingend erforderlich, ca. 15 Min. sind aber empfehlenswert.

Es besteht eine zirkadiane Insulinempfindlichkeit, daher ist der Insulinbedarf pro Kohlenhydrateinheit (KE) zu verschiedenen Zeiten unterschiedlich (Verhältnis i.d.R. 3 : 1 : 2). Insulinbedarf pro KE: morgens ca. 2 IE, mittags 1,0 IE, abends 1,5 IE (wenn keine Resistenz vorliegt). Hohe individuelle Variabilität!

Die Anpassung der Dosis des Normalinsulins bei vom Zielblutzucker (90 - 120 mg/dl) abweichenden Werten geht von der Erfahrung aus, dass 1 IE Normalinsulin den Blutzucker um ca. 50 - 60 mg/dl senkt (bei Blutzuckerwerten ≤ 300 mg/dl). Bei BZ-Werten > 300 mg/dl senkt 1 IE Normalinsulin den BZ um ca. 30 mg/dl. D.h. je höher der Blutzucker, umso schlechter die Insulinwirkung (→ glukotoxischer Effekt).

Bei Patienten mit (noch) ausreichender basaler Insulinsekretion kann ein Versuch mit einer supplementären Insulintherapie gemacht werden (Bolus eines schnell wirkenden Insulins zu den Hauptmahlzeiten ohne Basalinsulin).

b) Insulinpumpentherapie:

Hierbei wird ausschließlich Normalinsulin oder schnell wirksames Analoginsulin verwendet. Mittels externer Pumpe erfolgt eine kontinuierliche subkutane Insulininfusion (CSII). Die Basalrate ist für jede Stunde getrennt programmierbar. Es sind zudem verschiedene Tagesprogramme möglich (Wochenende, Wechselschicht, Menstruation etc.), sodass z.B. einem Dawn-Phänomen und wechselnden Belastungen optimal gegengesteuert werden kann. Der Patient ruft zusätzlich zu den Mahlzeiten - abhängig vom präprandialen Blutzuckermesswert und der gewünschten Nahrungsmenge - Bolusinsulingaben über das Insulindosiergerät ab. Hierbei handelt es sich um Insulinpumpen ohne automatischen Glukosesensor (die Blutzuckerbestimmung erfolgt manuell durch den Patienten) = "open-loop-system". Moderne Insulinpumpen können zur kontinuierlichen Glukosemessung (CGM) mit einem Glukosesensor verbunden werden, der den Gewebezucker engmaschig anzeigt, Alarm bei hohen und niedrigen Werten gibt und gemäß eines individuell eingestelltem Algorhythmus die Pumpe bei Hypoglykämie automatisch abschaltet und bei Hyperglykämie die Basalrate anpasst oder sogar Bolusgaben auslöst. Computergesteuerte Insulinpumpen („Closed loop-Systeme") werden in Industrienationen zunehmend eingesetzt. Unter einer Insulinpumpentherapie ist der Insulinbedarf oft um 30 - 50 % niedriger!

Ko.:
1. Lokale Infektionen
2. Entgleisung ins Koma bei blockiertem Insulinfluss oder Ablegen der Pumpe
3. Hypoglykämiegefahr bei ungenügender (Blutzucker-) Selbstkontrolle

Ind.:
- Säuglinge und Kleinkinder
- Schwangerschaft (insbesondere bei Typ 1-DM)
- Ausgeprägtes Dawn-Phänomen, schwere rezidivierende Hypoglykämien und Hypoglykämiewahrnehmungsstörung
- (Drohende) Spätkomplikationen des DM und Wunsch nach Progressionshemmung
- Patientenwunsch nach einer flexiblen Therapie, z.B. wegen Wechselschicht, Leistungssport, viele Reisen über verschiedene Zeitzonen, etc.

Voraussetzungen für eine intensivierte Insulintherapie:
- Kooperative Patienten mit der Fähigkeit, selbstverantwortlich /-wirksam therapeutisch zu entscheiden
- Intensive Diabetesschulung inkl. ICT-Schulung bei Pumpenausfall
- Tägliche Stoffwechselselbstkontrollen (mindestens 4 - meist deutlich mehr - Blutzuckerselbstkontrollen)
- Selbstbestimmung von Ketonen bei BZ > 250 mg/dl und Ketoseazidosemanagement
- Hypoglykämiemanagement
- Betreuung der Patienten durch diabeteserfahrene Ärzte

Vorteile der Behandlung:
- Optimale Stoffwechselführung mit reduzierten diabetesassoziierten Komplikationen
- Individuelle zeitliche Gestaltung der Nahrungsaufnahme (der Patient spritzt Insulin, wenn er essen möchte) und der körperlichen Belastung (rasche Anpassung der Insulindosis möglich).
- Bei Closed-Loop-Systemen rechtzeitige Alarmierung und Gegenmaßnahmen. Mit Closed-Loop-Systemen sind hypoglykämiearme, stabile Diabeteseinstellungen mit HbA_{1c} um 5,5 % möglich.

  Die Ergebnisse des Diabetes Control und Complication Trial (DCCT) und anderer Studien bei Typ 1-Diabetikern zeigen, dass durch intensivierte Insulintherapie mit Optimierung der Stoffwechseleinstellung die Rate diabetischer Spätschäden (Retinopathie, Nephropathie, Neuropathie) um 50 % vermindert wird und ein Fortschreiten bereits vorhandener Schäden verhindert werden kann. Dabei muss allerdings (ohne moderne Konzepte) ein bei der ICT um den Faktor 3 erhöhtes Risiko an Hypoglykämien in Kauf genommen werden.

Beachte: Der Effekt aller Diabetestherapien und das Auftreten von Folgeerkrankungen kann bei entsprechender Patientencompliance und Schulungsgüte durch validierte, konsequent durchgeführte und zielgerichtete Schulungen + Einsatz moderner Konzepte verbessert werden! Gleichzeitig werden durch Schulungen die Nebenwirkungen aller Therapien und deren Komplikationen reduziert.

Behandlungsziele:

Prophylaxe diabetischer Spätkomplikationen durch Anstreben einer nahezu normoglykämischen Stoffwechsellage:

1. • BZ nüchtern und präprandial 80 - 110 mg/dl (4,4 - 6,1 mmol/l)
   BZ postprandial ≤ 140 mg/dl (≤ 7,8 mmol/l)
   BZ-Selbstkontrollen durch den geschulten Patienten
   • Urin glukosefrei
   • Azeton negativ
   • Albuminurie < 20 mg/l
2. Vermeidung hypoglykämischer Reaktionen!
3. Normalisierung von Körpergewicht und Blutfetten (Kontrolle mind. 1 x/Jahr) → Zielwerte:
   LDL-Cholesterin < 100 mg/dl (< 2,6 mmol/l); bei DM + KHK = hohes Risiko (oder anderen arteriosklerotischen Komplikationen) < 55 mg/dl (1,8 mmol/l). Bei Patienten mit extrem hohem Risiko wird sogar ein LDL < 40 mg (1,9 mmol/l) im Sinne „je niedriger, desto besser" empfohlen. Um diese Minimal-Werte zu erreichen, werden Statine kaum ausreichen und deshalb immer öfter PCSK9-Hemmer eingesetzt (werden müssen)! (Siehe auch Kapitel Kardiologie)
   [HDL-Cholesterin > 45 mg/dl (> 1,1 mmol/l) → kaum medikamentös beeinflussbar]
   Triglyzeride < 150 mg/dl (< 1,7 mmol/l)
4. Normalisierung des HbA_{1c} (Kontrolle alle 3 Monate)
   Behandlungsziel:
   • Typ 1-Diabetiker: Normnahe BZ-Einstellung mit Normalisierung des $HbA_{1c} \leq 6{,}5$ % zur Prophylaxe diabetischer Spätkomplikationen, wenn dieses Ziel hypoglykämiearm erreicht werden kann. Ggf. Verbesserung der Stoffwechselkontrolle durch CGMS und CSII möglich.
   • Typ 2-Diabetiker: Zielbereich des HbA_{1c} < 7 und ggf. < 6,5 %, wenn ohne Hypoglykämie (Anmerkungen: Siehe Kap. Hypoglykämie). In späteren Stadien individuelle HbA_{1c}-Zielvereinbarung. HBA_{1c}-Werte < 6,5 % zeigen keinen Benefit, jedoch erhöhte Hypoglykämiegefährdung sowie Steigerung des Risikos für kardiovaskuläre Komplikationen. Zudem evtl. Erhöhung der Demenzgefährdung.

   Interpretation von Blutglukose und HbA_{1c} → immer beides = HbA_{1c} + BZ-Dokumentation anschauen
   ▪ Normale Blutglukose, hohes HbA_{1c}:
     - Vortäuschung einer guten Stoffwechsellage durch Therapiedisziplin nur vor der ambulanten Kontrolle
     - Bei instabiler Stoffwechsellage deuten hohe HbA_{1c}-Werte trotz normaler Blutglukose auf Stoffwechseldekompensation in den vergangenen Wochen hin.
   ▪ Erhöhte Blutglukose, befriedigende HbA_{1c}-Werte: Nur vorübergehender Blutglukoseanstieg (z.B. stressbedingt hohe Glukose beim Arztbesuch) bei sonst befriedigender Einstellung
   ▪ Normale Blutglukose und HbA_{1c}-Werte: Gute Stoffwechsellage in den letzten 4 - 8 Wochen
   ▪ Erhöhte Blutglukose und HbA_{1c}-Werte: Schlechte Stoffwechsellage in den letzten 4 - 8 Wochen
5. Ausschalten evtl. weiterer Risikofaktoren einer vorzeitigen Arteriosklerose:
   • Rauchverzicht (→ mit keiner anderen Maßnahme wird die Prognose derart günstig beeinflusst!)
   • Blutdrucknormalisierung bei Hypertonie: Zielblutdruck bei diabetischer chronischer Nierenerkrankung (KDIGO 2012):
     - Patienten ohne Albuminurie: ≤ 140/90 mmHg
     - Patienten mit Albuminurie: ≤ 130/80 mmHg

   Merke: Die Albuminurie ist der wichtigste Risikofaktor für das kardiovaskuläre Risiko und die Progression der chronischen Nierenerkrankung.
   Pro 10 mmHg-Senkung des systolischen RR vermindern sich diabetische Komplikationen um 12 % (UKPD-Studie). Diuretika und Betablocker können die diabetische Stoffwechsellage verschlechtern; daher sollte eine Kombination von beiden vermieden werden (sofern möglich). Andererseits sollten mög-

lichst Antidiabetika mit positiven Effekt auf die Albuminurie gegeben werden (SGLT2i oder langwirksame GLP1-RA).

6. Regelmäßige Untersuchungen zur Erfassung evtl. Spätkomplikationen (protokollieren im Gesundheitspass):
   - Kontrolle auf (Mikro-)Albuminurie, Harnstoff, Kreatinin i.S. und Kreatininclearance (siehe Kap. Niere)
   - Klinische Untersuchung der nackten Füße durch den Arzt (alle 3 Monate)
   - Pulsstatus, neurologischer Status (mind. 1 x/Jahr)
   - Augenärztliche Untersuchungen mit Ophthalmoskopie in Mydriasis (mind. alle 2 Jahre)
   - Zahnärztliche Kontrollen und Therapie einer Parodontitis
7. Frühzeitige Prävention und Therapie von Komplikationen:

Basis: Optimale Blutzuckereinstellung und Behandlung/Beseitigung anderer Gefäßrisikofaktoren

▶ Diabetisches Fußsyndrom (DFS)

Voraussetzung: Interdisziplinäre Zusammenarbeit in spezialisierten Diabetes-Fuß-Zentren: Differenzierung zwischen neuropathischem Fuß (neurologische Diagnostik) und/oder PAVK (angiologische Diagnostik)

Therapiepunkte:
Fußpflege (Patientenschulung!) - innere und äußere Druckentlastung - Diabetes-Entlastungsschuhe - Vermeidung von Traumen und Infektionen - Wundsäuberung/Débridement nekrotischer Beläge + Infektbehandlung - Revaskularisationstherapie bei AVK. (Die Anlage von Bypässen auf Unterschenkel- und Fußarterien sowie interventionelle Maßnahmen bei Patienten mit DFS verhindern in der Mehrzahl der Fälle die Amputation des gefährdeten Beines).

Häufigkeit von Bakterien in chronischen Wunden beim DFS: Staph. aureus (50 %) allein oder kombiniert mit Enterobacter (40 %), Streptokokken (30 %), Staph. epidermidis (25 %) u.a. Nach Abnahme von Material (am besten Gewebeexzidat) für Kultur kalkulierte Initialtherapie und evtl. Korrektur im Sinne einer gezielten Antibiose nach Antibiogramm.

Merke: Ungeeignetes Schuhwerk und/oder Fehlstellungen mit Plantarisierung anatomisch ungeeigneter Strukturen sind die häufigsten Ursachen für Druckstellen/Ulzerationen/Nekrosen. Keine Amputation vor angiologischem + diabetologischem Konsil = Mehraugenkontrolle + Vorstellung in DFS-spezialisiertem Zentrum! Durch Revaskularisationstherapie in gefäßchirurgischen Zentren lässt sich die hohe Zahl von Majoramputationen (= Amputation oberhalb des Sprunggelenkes) vermindern!

Prg: Ohne gute Prävention und Therapie hohes Amputationsrisiko (= 15 - 53 x so hoch wie bei Nichtdiabetikern). 23.000 Amputationen/J. werden in Deutschland an Diabetikern durchgeführt = 70 % aller Amputationen. Nach Amputation versterben 50 % der Patienten innerhalb von 3 Jahren (an den Folgeschäden des DM).

▶ Diabetische Retinopathie (dRP) → kein Spätsymptom. In der UKPDS wurden 30 % in der Screeningphase wegen schon bestehender dRP ausgeschlossen. Augenärztliche Untersuchung in Mydriasis! Gemäß GBA-Beschluss von 2017 mindestens alle 2 Jahre.

Nicht proliferative Retinopathie		**Proliferative Retinopathie**	
Mikroaneurysmen Intraretinale Blutungen	IRMA Perlschnurvenen	Gefäßproliferationen in Papille oder papillenfern	Präretinale Blutungen Netzhautablösung
↑	↑	↑ oder	↑
Panretinale Laserkoagulation			Glaskörperchirurgie (Vitrektomie)

Merke: Eine intensivierte Insulintherapie bei Typ 1-Diabetikern kann das Risiko einer dRP um ca. 75 % senken (DCCT-Studie). Der HbA_{1c} sollte nicht zu schnell gesenkt werden (ca. 1 % pro Quartal), da sonst Gefahr der Glaskörperblutung bei bestehender proliferativer dRP.

▶ Diabetisches Makulaödem (kann in jedem Stadium der diabetischen Retinopathie auftreten): Fokale Laserkoagulation bei fokalem Makulaödem, bei diffusem Makulaödem intravitreale Injektion verschiedener Substanzen (VEGF-Antagonisten)
Eine Laserkoagulation bei diffusem Makulaödem nur in Ausnahmefällen

▶ Diabetische Polyneuropathie (dPNP):
- Als einziger kausaler Faktor der Prävention und Therapie gilt eine normnahe BZ-Einstellung! Anzustreben ist ein HbA_{1c} < 6,5 - 7 %. Zu schnelle HbA1c-Senkung kann PNP auslösen/verstärken!
- Pharmakologisch werden bei chronisch oder akut schmerzhafter PNP zur Symptomlinderung unterschiedliche Substanzen empfohlen: Antidepressiva (z. B. Amitriptylin oder Duloxetin), Antikonvulsiva (z.B. Carbamazepin, Pregabalin), Antioxidanzien (z.B. α-Liponsäure) und Analgetika aller Stufen der WHO.

▶ Autonome diabetische Neuropathie (ADN) mit Gastroparese: Metoclopramid zeigt raschen Wirkungsverlust. Auch Erythromycin wirkt nur kurzfristig (Motilin-analoger-Effekt) (***Cave:*** QT-Verlängerung, insbesondere wenn gleichzeitig PN). Auf postprandiale Hypoglykämien bei der Insulintherapie achten → evtl. Spritz-Ess-Abstand anpassen und ggf. erst nach der Nahrungsaufnahme spritzen!

Bei schwerster therapierefraktärer Gastroparese jejunale Ernährungssonde. Ggf. Versorgung mit CGMS + CSII (Closed-Loop)

- Diabetische Nephropathie (DN): Mindestes jährliches Screening auf Mikro- bzw. Makroalbuminurie und Bestimmung der eGFR!
  - Gute Diabeteseinstellung (siehe oben, wenn von Seiten der GFR möglich SGLT2i bevorzugen)
  - Blutdruck langfristig auf normale Werte einstellen! → Ziel: RR systolisch ≥ 120 - 130 mmHg (≥ 130 - 140 mmHg bei über 65-jährigen) und diastolisch ≥ 70 bis 80 mmHg, falls klinisch toleriert. Bevorzugt mit ACE-Hemmern oder AT_1-Blockern, die renoprotektiv wirken.
  - Meidung nephrotoxischer Substanzen (NSAR, Mischanalgetika, Rauchen u.a.)
  - Bei persistierender Proteinurie: Proteinrestriktion (0,8 g/kg KG/d - solange keine Katabolie), bevorzugt Fisch und pflanzliches Eiweiß, kochsalzarme Ernährung (NaCl Zufuhr auf 6 g/d begrenzen).
  - Optimale Behandlung einer Niereninsuffizienz (siehe dort). Metformin kann bis zu einer eGFR von 30 ml/Min unter Beachtung von N W + KI (siehe oben) eingesetzt werden. Instruktion des Patienten über eine temporäre Unterbrechung der Metformin-Therapie bei drohender Dehydration sowie vor Kontrastmittelanwendung. Erhöhtes Risiko einer AKI (acute kidney injury) bei gleichzeitiger Therapie mit NSAR sowie RAAS-Inhibitoren. - Das Risiko einer Metformin-induzierten Laktatazidose wurde früher überschätzt. (Ultra-)Langwirksame GLP-1-RA und SGLT-2-Hemmer vermindern das kardiovaskuläre Risiko.

    Im St. 5 der DN Einsatz von Dialyseverfahren und Prüfung der Indikation zur Nierentransplantation.
    Anm.: Eine simultane Niere-/Pankreastransplantation wird nur bei Typ1-DM durchgeführt (nicht bei Typ 2-DM).
- Erektile Dysfunktion:
  - Urologische Anamnese + Diagnostik (Ausschluss eines Testosteronmangels und einer Hyperprolaktinämie; Medikamentenanamnese; SKAT-Test, arterielle + venöse Gefäßdiagnostik)
  - Therapieoptionen:
    - Phosphodiesterase-5-Inhibitoren (PDE-5-Hemmer): Sildenafil (Generika), Vardenafil (Levitra®), Tadalafil (Cialis®), Avanafil (Spedra®)
      NW: z.B. Kopfschmerzen, Gesichtsrötung, Blutdruckabfall, insbes. bei Kombination mit Nitraten, Molsidomin oder Alphablockern; selten Sehstörungen bis Erblindung u.a.
      KI: Zustand nach Herzinfarkt/Schlaganfall in den letzten 6 Monaten oder instabile Angina pectoris; gleichzeitige Therapie mit Nitraten oder Molsidomin; arterielle Hypotonie, Herzinsuffizienz u.a.
    - Prostaglandin E1 = Alprostadil wird nur bei Versagen der PDE-5-Hemmer eingesetzt.

► Diabetesbehandlung in der Schwangerschaft (inkl. Gestationsdiabetes):

- Intensive Kooperation zwischen Diabetologen und Gynäkologen
- Ausführliche Schulung der Patientinnen
- Wenn Behandlung mit Diät + Bewegung allein nicht möglich, Insulintherapie oder Insulinpumpe. Orale Antidiabetika laut Zulassungsstudien kontraindiziert. Bei bekanntem Diabetes Optimierung der Stoffwechseleinstellung bereits vor Konzeption (HbA_{1c} < 6,5 %), ggf. mit CGMS + CSII.

Behandlungsziele: BZ nüchtern/präprandial 65 - 95 mg/dl, 1 h postprandial < 140 mg/dl, 2 h postprandial < 120 mg/dl, vor dem Schlafen 90 - 120 mg/dl, nachts zwischen 2 - 4 Uhr > 60 mg/dl, mittlerer Blutzucker 85 - 105 mg/dl, normaler HbA_{1c}. Wenn fetaler Abdomenumfang > 75 Perzentile beträgt (asymmetrische Makrosomie), sind die Behandlungsziele laut Leitlinie noch strenger. Bei optimaler Einstellung ist die Kindersterblichkeit mit der bei Nichtdiabetikern vergleichbar (< 1 %).
Postpartal bildet sich ein Gestationsdiabetes i.d.R. zurück, es besteht aber ein hohes Risiko (50 % in 10 Jahren) für eine spätere Diabetesmanifestation: Deshalb postpartaler OGTT mindestens alle 3 Jahre.

Beachte eine Veränderung der Insulinempfindlichkeit in der Schwangerschaft:
1. Zunehmende Insulinempfindlichkeit mit höherer Hypoglykämiegefahr in der 8. - 12. Schwangerschaftswoche
2. Abnehmende Insulinempfindlichkeit in 2. Schwangerschaftshälfte bis ca. 36. SSW → Dosis steigern.
3. Zurückkehrende Insulinempfindlichkeit sofort nach der Entbindung → Dosis deutlich reduzieren.
4. Stillen senkt den Insulinbedarf um ca. 5 IE (und reduziert das Diabetesrisiko von Mutter und Kind!).

► Diabetes und operative Eingriffe:

- Konstellation: Insulinpatient:
  Präoperative Minimalforderung: Kreislauf stabil, Wasser- und Elektrolythaushalt ausgeglichen, Isohydrie, Blutzucker < 200 mg/dl (keine Hypoglykämie), HbA_{1c} möglichst < 7,5 %
  Operation möglichst früh am Tag einplanen. Unterscheidung: Kleiner, mittelgroßer oder großer Eingriff.
  Postoperative Insulinresistenz i.d.R. je nach Größe des Eingriffs zunehmend = Insulindosisanpassung notwendig und engmaschige BZ-Kontrolle.
  Perioperative getrennte Infusion von Glukose 5 % plus erforderliche Elektrolyte (100 - 200 ml/h) + Normalinsulin i.v. über Perfusor. Insulinzufuhr in Abhängigkeit von der Höhe der Blutglukose steuern (stündliche Kontrollen). Serumkalium alle 4 h kontrollieren.
  Alternative: Bedarfsgerechte Insulinzufuhr durch Einsatz von Insulinpumpen/-perfusoren

Aktueller Blutzucker (mg/dl)	Insulindosierung (IE/h)
120 - 180	1,0 wenn präoperativer Tagesbedarf < 40 IE 1,5 wenn präoperativer Tagesbedarf 40 - 80 IE 2,0 wenn präoperativer Tagesbedarf > 80 IE
> 180	jeweils 0,5 IE mehr
< 120	jeweils 0,5 IE weniger
≤ 100	Insulinzufuhr vermindern oder stoppen, Glukosezufuhr erhöhen, Blutzuckerkontrollen alle 15 - 30 Min.

Bei folgenden Eingriffen muss postoperativ mit einem Abfall des Insulinbedarfs mit der Gefahr von Hypoglykämien gerechnet werden:
- Amputation einer Extremität wegen Gangrän und/oder schwerer Infektion
- Exstirpation eines infizierten Organs (z.B. Gallenblase)
- Drainage eines Abszesses oder einer Phlegmone
- Hypophysektomie, Adrenalektomie, Phäochromozytomoperation
- Entbindung per Sectio

- Konstellation: Typ 2-DM/Patienten mit oralen Antidiabetika eingestellt:
Metformin 48 h vor Operation absetzen, keine Sulfonylharnstoffe am Operationstag!
Kleine und mittlere Op.: Infusion mit 5 % Glukose (Zugabe erforderlicher Elektrolyte), Blutzucker stündlich kontrollieren. BZ < 200 mg/dl → Op. / BZ > 200 mg/dl → Insulinzufuhr (siehe oben)
Wiederaufnahme der Therapie mit oralen Antidiabetika 1 - 2 Tage postoperativ in Abhängigkeit von Mahlzeiten und BZ-Kontrollen
Große Op.: Umstellung auf Insulin präoperativ

Merke: Blutzuckernormalisierung durch Insulintherapie kann bei chirurgischen Intensivpatienten die Mortalität um 30 % und septische Komplikationen um fast 50 % senken!

▶ **Pankreastransplantation:**
Ind: Diabetische Sekundärkomplikationen (z.B. Nephropathie, Retinopathie und Neuropathie) oder lebensbedrohliche unbewusste Hypoglykämien. Keine Altersbegrenzung. Bei sehr hohem operativem Risiko Inselzelltranstransplantation (kurze Funktionsraten). Eine Nieren-Lebendspende sollte vor Eintreten der Dialysepflichtigkeit erwogen werden.
Verfahren: Simultane Pankreas-/Nierentransplantation (SPK) → am häufigsten, alleinige Pankreastransplantation (PTA) oder Pankreastransplantation nach erfolgter Nierentransplantation (PAK) → ***Cave:*** Bei PAK unterschiedliche HLA-Merkmale mit erhöhtem Abstoßungsrisiko.
Immunsuppression nach verschiedenen Protokollen
Ep.: Deutschland wurden 2019 94 Pankreastransplantationen durchgeführt.
Prg: 10-J-Überleben von pankreas- und nierentransplantierten Diabetikern ist um 60 % höher als bei alleiniger Nierentransplantation. Lebenserwartung des diabetischen Dialysepatienten steigt von 10 J. auf ca. 25 J. nach erfolgreicher Transplantation. SPK ist die kosteneffektivste Therapieoption. Dabei liegen die Erfolgsaussichten (=1-Jahresfunktionsrate) bei 86 % für das Pankreas und 93 % für die Niere.
Voraussetzungen:
1. Typ 1-DM mit Nachweis von Ak gegen GAD und/oder ICA und/oder IA-2 oder negatives C-Peptid
2. Ausschluss schwerwiegender Herz-Kreislauf-Erkrankungen, Malignomen und akuter Infektionen
3. Blutgruppenkompatibilität und negatives Cross-match (mixed lymphocyte culture = MLC)

Ko.: Blutung, Thrombose, Transplantationspankreatitis, Abstoßung, Infektion, Abszess
Abstoßungsrate beträgt in Abhängigkeit des Verfahrens und des immunsuppressiven Protokolls 5 - 20 %. 90-Tage-Letalität bis 3,5 %,

▶ **Therapieformen/Diagnostik in klinischer Erprobung:**
- Entwicklung eines künstlichen endokrinen Pankreas = "Closed-Loop-System", bestehend aus kontinuierlich arbeitendem Glukosesensor, Mikrocomputer in Pumpe oder extern und Insulinpumpe. Dabei erfolgt eine glukosekontrollierte, algorhythmusmodulierte (feed back-regulierte) Insulinzufuhr. Dabei existieren sowohl industrielle Systeme als auch sog. Do-It-Yourself- (DIY-)Systeme (in Deutschland gemäß Medizinproduktegesetz nicht gestattet). Zukünftig wahrscheinlich mit einer zusätzlichen Infusion von Glukagon über eine Simultanpumpe.
- Viele andere Methoden in klinischer Erprobung, inklusive Apps, Telemedizin und Erhebung von sog. Big-Data über die Gesundheits-Apps von Amazon, Apple, Google etc.

Prg: Während die (akute) Komaletalität beim DM von > 60 % (um 1900) auf etwa 1 % abgesunken ist (Insulin, orale Antidiabetika), wird heute das Schicksal des Diabetikers durch das Ausmaß der (chronischen) Gefäßschäden bestimmt: Gefäßbedingte (kardiovaskuläre) Todesursachen beim DM betragen heute fast 80 %! Deshalb sollten Begleiterkrankungen und Risikofaktoren optimal therapiert werden.
Bei frühzeitiger optimaler Therapie des DM inklusive Gewichtsnormalisierung, Fettstoffwechselstörung und Hypertonie ist die Prognose günstig; bei unbefriedigender Diabetesführung sind Lebenserwartung und -qualität reduziert.

Häufigste Todesursachen: Herzinfarkt (55 %), Herzinsuffizienz und/oder Nierenversagen (> 40 %). Früher erblindeten knapp 10 % der Typ 1-Diabetiker durch die Retinopathie!
Bei schlechter Stoffwechselführung drohen außerdem Spätkomplikationen durch autonome diabetische Neuropathie und diabetisches Fußsyndrom.

COMA DIABETICUM = HYPEROSMOLARES GLYKÄMISCHES SYNDROM UND DIABETISCHE KETOAZIDOSE (DKA)

[E10 - 14.01]

Def: Das Coma diabeticum ist eine durch relativen oder absoluten Insulinmangel hervorgerufene schwere Stoffwechselentgleisung mit erheblicher Störung des Sensoriums, die unbehandelt zum Tode führt. Nur etwa 10 % der Patienten sind nach neurologischer Definition tatsächlich bewusstlos.

Auslösende Faktoren:

Absoluter oder relativer Insulinmangel

- ▶ Fehlende exogene Insulinzufuhr:
  - Erstmanifestation eines bisher unerkannten DM
  - Unterlassene Injektion; Unterbrechen der Insulinzufuhr bei Insulinpumpen
  - Tabletten statt Insulin (bei Insulinbedürftigkeit)
  - Pendefekte, Insulinunwirksamkeit durch Fehllagerung (meist zu heiß oder zu kalt)
- ▶ Ungenügende exogene Insulinzufuhr:
  - Ungenügende Dosis verordnet
  - Technische Fehler bei der Abmessung und Injektion
- ▶ Erhöhter Insulinbedarf:
  - Infekt (Pneumonie, Harnwegsinfekt u.a.)
  - Diätfehler
  - Operation, Unfall, Gravidität
  - Gastrointestinale Erkrankungen
  - Herzinfarkt
  - Hyperthyreose
  - Therapie mit Saluretika, Kortikosteroiden
- ▶ Iatrogen medikamentös durch SGLT2i
  Euglykämische Ketoazidose bei Typ 1- **und** Typ 2-DM (selten, aber gefährlich - weil oft unerkannt). Mechanismen wie vorangehend beschrieben, aber durch erhöhte Glukagon- bei gleichzeitig verminderter Insulinausschüttung , renaler Natriumrückresorption bei gleichzeitig verminderte Ketonkörperausscheidung + gesteigerter Lipolyse unter SGLT2i begünstigt.

In 25 % d.F. eines diabetischen ketoazidotischen Komas handelt es sich um ein sog. Manifestationskoma, d.h. der DM wird im Zustand des Komas erstmals diagnostiziert. Infektionen stellen die häufigste auslösende Ursache dar (ca. 40 %)!

Pg.: Typisch für Typ 1-DM ist das ketoazidotische Koma, für Typ 2-DM das hyperosmolare Koma.

Merke: Das Fehlen einer diabetischen Ketoazidose (DKA) schließt ein Coma diabeticum nicht aus!
Pathogenese des ketoazidotischen Komas:

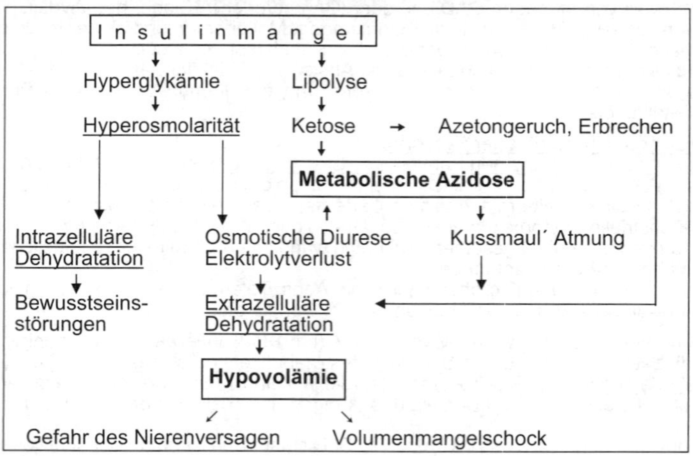

- <u>Pathogenese des hyperosmolaren Komas:</u>
  Ein relativer Insulinmangel führt zu verminderter peripherer Glukoseutilisation bei gleichzeitig vermehrter hepatischer Glukosefreisetzung. Geringe Mengen Insulin verhindern dabei die Ketose durch Hemmung der Lipolyse im Fettgewebe.

KL.: 3 Klinische Formen der diabetischen Dekompensation:
- Kardiovaskuläre Form (Volumenmangel, Schock)
- Renale Form (akutes Nierenversagen)
- Pseudoperitonitische Form: Peritoneale Reizerscheinungen, Magen-Darm-Atonie, bes. Magenüberblähung (→ Ablaufsonde!)
  DD: Akutes Abdomen

Schweregrade der diabetischen Ketoazidose:

- Leicht: pH < 7,3 - Bikarbonat < 15 mmol/l
- Mittel: pH < 7,2 - Bikarbonat < 10 mmol/l
- Schwer: pH < 7,1 - Bikarbonat < 5 mmol/l

Beurteilung des Schweregrades einer Bewusstseinstrübung mit der Glasgow-Koma-Skala:

		Punkte
Öffnen der Augen	Spontan	4
	Auf Ansprache	3
	Auf Schmerzreiz	2
	Fehlt	1
Verbale Reaktion	Orientiert	5
	Verwirrt	4
	Einzelne Worte	3
	Laute	2
	Fehlt	1
Motorische Antwort	Folgt Aufforderungen	6
	Gezielte Schmerzreaktion	5
	Ungezielte Schmerzreaktion	4
	Beugesynergismen	3
	Strecksynergismen	2
	Fehlt	1
Maximale Punktzahl		15
Minimale Punktzahl		3

<table>
<tr><th></th><th>Hyperosmolares Koma
(typisch für Typ 2-DM)</th><th>Ketoazidotisches Koma
(typisch für Typ 1-DM)</th></tr>
<tr><td rowspan="2">Präkoma</td><td colspan="2">– Appetitlosigkeit, Erbrechen
– Durst, Polydipsie, Polyurie
– Schwäche, Tachypnoe
– Zeichen der Exsikkose mit Kollapsneigung (am stärksten beim hyperosmolaren Koma)</td></tr>
<tr><td>Schleichender Beginn!</td><td>Evtl. Pseudoperitonitis (Bauchschmerzen)
Evtl. azidotische (große) Atmung</td></tr>
<tr><td rowspan="2">Koma</td><td colspan="2">– Exsikkose und Schockentwicklung (Puls ↑, RR und ZVD ↓)
– Oligo-Anurie, erlöschende Eigenreflexe
– Ekg: Nach Beginn der Insulintherapie evtl. Hypokaliämiezeichen
<u>Labor:</u>
– Hyperglykämie
– Glukosurie
– Na^+ i.S. normal oder leicht erniedrigt
– K^+ i.S. unterschiedlich: Trotz Kaliumverlust können die Serum K^+-Werte infolge Azidose <u>vor</u> Beginn der Insulintherapie normal bis erhöht sein.
– Hkt + Hb ↑, Leukozytose</td></tr>
<tr><td><u>Hyperglykämie > 600 mg/dl</u>
Hyperosmolalität > 300 mosmol/kg H_2O
Kaum Azetonurie
Anionenlücke normal</td><td>Hyperglykämie > 250 mg/dl (<u>Cave</u> bei SGLT2-Hemmern!!)
Ketonurie: im Urinstix Aceton +++
Ketonämie: β-Hydroxybutyrat > 5 mmol/l
Metabolische Azidose mit Standarbikarbonat 8 - 10 mmol/l
Anionenlücke durch Ketonkörper erhöht</td></tr>
</table>

Serum-Osmolalität (in mosmol/kg H_2O) = 1,86 x Na^+ + Glukose + Harnstoff + 9
(alles in mmol/l; bei Angabe in mg/dl → Glukose durch 18 teilen und Harnstoff durch 6 teilen.)

Anionenlücke (in mmol/l) = Na^+ - (Cl^- + HCO_3^-)
Referenzbereich: 3 - 11 mmol/l

DD: **Ursachen einer Bewusstlosigkeit:**

1. Toxisch:
   - Exogene Vergiftungen (bes. Alkohol, Heroin, Sedativa, Psychopharmaka)
   - Endogene Vergiftungen (Urämie, Coma hepaticum)
2. Kardiovaskulär:
   - Kollaps
   - Schock
   - Adams-Stokes-Anfall, Kreislaufstillstand
3. Endokrine Störungen:
   - Hypoglykämischer Schock, Coma diabeticum
   - Addison-Krise
   - Thyreotoxische Krise und myxödematöses Koma
   - Hypophysäres Koma
   - Hyperkalzämische Krise
   - Diabetes insipidus
4. Zerebrale Erkrankungen (Beachte: Oft mit reaktiver Hyperglykämie!)
   Hypertonische Massenblutung, Enzephalomalazie, Subarachnoidalblutung, sub-/epidurales Hämatom, Schädel-Hirn-Trauma, Epilepsie, Meningitis, Enzephalitis, Sinusthrombose, generalisierter Krampfanfall u.a.
5. Psychogen
6. Anoxämisch: Erstickung, Hyperkapnie bei respiratorischer Globalinsuffizienz
7. Laktatazidotisches Koma
   Urs: Schwere Hypoxie, nach Fruktoseinfusion bei Fruktoseintoleranz, sehr seltene NW einer Biguanidtherapie (Di.: Blutlaktat ↑)

DD	**Coma diabeticum**	**Hypoglykämischer Schock** [E15]
Entwicklung	Langsam, oft Tage	Plötzlich, Min.
Hunger		+ + +
Durst	+ + +	
Muskulatur	Hypoton **Nie Krämpfe!**	Hyperton, Tremor
Haut	Trocken!!!	Feucht
Atmung	Große Atmung,* Azetongeruch	Normal
Augenbulbi	Weich	Normal
	Fieber, Bauchschmerz	Delirante Vorstadien (Fehldiagnose: Alkoholiker!); Evtl. Bild eines zerebralen Insultes mit neurologischen Ausfällen; positiver Babinski, evtl. epileptischer Anfall

* Beim hyperosmolaren Koma normale Atmung, da keine Ketose (→ auch kein Ketongeruch!).

Die DD zwischen Coma diabeticum und Hypoglykämie ist mittels Blutzucker-Schnellteststreifen schnell gelöst.
Besteht bei dieser Differenzialdiagnose auch nur die leiseste Unsicherheit (Notfalldienst, Blutzuckerteststreifen nicht vorhanden), so darf auf keinen Fall probatorisch Insulin gegeben werden (denn das kann für den Patienten letal enden), wohl aber Glukose, da Glukose i.v. im Coma diabeticum die Situation nicht relevant verschlechtert!

Di.: Anamnese/Klinik - Labor (BZ ↑, bei diabetischer Ketoazidose (DKA) β-Hydroxybutyrat ↑)

Th.: Intensivstation

A) Allgemeinmaßnahmen:
1. Kontrolle von Atmung, Kreislauf, Wasser-/Elektrolythaushalt
2. Blasenkatheter zur Bilanzierung legen (+ ggf. Antibiotikaschutz)
3. Evtl. zentralvenöser Katheter zur Messung des ZVD
4. Evtl. Magensonde (wegen Magenatonie und Pylorospastik mit Brechreiz)
5. Engmaschige Laborkontrollen (Blutzucker stündlich, Kalium + Blutgase alle 2 h)
6. Dekubitus-, Pneumonie- und Thromboembolieprophylaxe wie üblich

B) Spezifische Therapie:

1. Therapie der Dehydratation und Hyperosmolalität:
   Beim unbehandelten Coma diabeticum findet sich infolge Exsikkose zwar eine Hypernatriämie, dennoch besteht ein renaler Natriumverlust. Bei normaler Harnproduktion und nur mäßiger Hypernatriämie (< 150 mmol/l) wird mit physiologischer 0,9 %iger NaCl- oder Ringer-Lösung rehydriert. Halbisotone Kochsalzlösung oder hypoosmolare Vollelektrolytlösung können indiziert sein bei ausgeprägter Hypernatriämie (> 150 mmol/l) oder ausgeprägter Hyperosmolalität (> 320 mosmol/kg H_2O).
   Dosierung pro Zeiteinheit: In der 1. Stunde 1000 ml, danach in Abhängigkeit von Urinausscheidung und ZVD: 0 cm H_2O → 1.000 ml/h, 1 - 3 cm H_2O → 500 ml/h, 4 - 8 cm H_2O → 250 ml/h, 9 - 12 cm H_2O → 100 ml/h. In den ersten 24 h beträgt der durchschnittliche Flüssigkeitsbedarf 5 - 6 l. Nach der 8. Stunde reichen oft 250 ml/h.
   Dosisanpassung in Abhängigkeit von Diurese und Klinik (bei Patienten mit Herzinsuffizienz zu rasche Infusion vermeiden → Gefahr des Lungenödems!).
2. Insulintherapie:
   Im Schockzustand stets nur Normalinsulin intravenös! Plasmahalbwertzeit von Insulin < 10 Min., Wirkdauer 20 - 40 Min. am Insulinrezeptor. Verschiedene Dosierschemata werden empfohlen. Bewährt hat sich bei den meisten Patienten die „low-dose"-Insulintherapie mit einem initialen Bolus von 0,10 - 0,15 IE/kg KG i.v., anschließend ca. 5 IE Normalinsulin/h i.v. über Dosierpumpe.
   Besteht vor Insulintherapie eine Hypokaliämie (was selten der Fall ist), muss diese zuerst ausgeglichen werden, denn Insulin verschiebt Kalium nach intrazellulär (Gefahr hypoglykämisches Kammerflimmern). Keine Insulintherapie ohne begleitende Volumenzufuhr (Punkt 1).
   Der Blutzucker sollte maximal 50 mg/dl/Std. + insgesamt nicht unter 250 mg/dl gesenkt werden (zu rasche BZ-Senkung kann zu Retinaschäden und Hirnödem führen).
   Vorteil der „low-dose"-Insulintherapie: Weniger Hypokaliämien und Hypoglykämien im Verlaufe der Behandlung sowie geringere Gefahr des Hirnödems.
   Anm.: Einige Patienten benötigen höhere Dosen: Fällt unter der anfänglichen Insulindosierung der Blutzucker innerhalb von 2 h nicht ab, müssen die Dosen verdoppelt werden (um eine Insulinresistenz zu durchbrechen, sind in seltenen Fällen erheblich höhere Insulinmengen notwendig). Ist der Blutzucker auf ca. 250 mg/dl abgesunken, reduziert man die Zufuhr von Normalinsulin auf 1 - 2 IE/h, evtl. bei gleichzeitiger Infusion von 5 %iger Glukoselösung. Nicht das Insulin abstellen, da sonst wieder Lipolyse mit Anstieg freier Fettsäuren!
3. Azidosekorrektur:
   Unter der Insulinwirkung wird die Azidose durch Hemmung der Lipolyse wirksam bekämpft, daher bedarf eine leichte Azidose keiner Korrektur! Nur bei einem pH-Abfall < 7,0 vorsichtige Bikarbonatgabe, hierbei nur 25 % des errechneten Bedarfs geben, weil sonst eine gefährliche Hypokaliämie provoziert wird!
4. Elektrolytausgleich:
   - Natriumsubstitution im Rahmen der Flüssigkeitssubstitution
   - Kaliumsubstitution (sehr wichtig):
     Ind: Nach Beginn der Insulintherapie, sobald der Blutzucker sinkt
     KI: Anurie, Hyperkaliämie
     Dos: In Abhängigkeit von der Höhe des Serum-K^+ und vom pH. Bei pH > 7,1 gelten folgende Richtwerte:

Serum-K^+ (mmol/l)	**K^+-Substitution (mmol/h)**
< 3	20 - 25
3 - 4	15 - 20
> 4 - 5	10 - 15

     In dieser Phase Herzglykoside vermeiden (Gefahr der Digitalisintoleranz!). Bei ausgeprägter Hypokaliämie (< 3 mmol/l) evtl. Unterbrechung der Insulinzufuhr.
   - Phosphatsubstitution:
     Ind: Evtl. bei Serum-Phosphat < 0,5 mmol/l
     KI: Niereninsuffizienz
     Dos: Ca. 50 mmol/24 h

Merke: Niedrig dosierte Insulintherapie und langsamer Ausgleich der Stoffwechselentgleisung senken die Komplikationsrate! Die beim Coma diabeticum ablaufenden Wasserverschiebungen im ZNS benötigen einige Zeit zur Normalisierung; deshalb ist es nicht ungewöhnlich, wenn der Patient trotz Normalisierung von Blutzucker, pH und Volumen-/Elektrolytausgleich nicht sofort erwacht und die Bewusstseinsstörung erst verzögert verschwindet.

Übergang von Komabehandlung zu oraler Nahrungsaufnahme:
Aufbau einer leichten Kost, wobei vor jeder Mahlzeit eine kleine Dosis Normalinsulin s.c. gegeben wird. Danach Neueinstellung des DM.

HYPOGLYKÄMIE [E16.2] und HYPOGLYKÄMISCHES KOMA [E15]

Syn: Hypoglykämischer Schock, Coma hypoglycaemicum

Definition der Hypoglykämie:

Ein Grenzwert ist schwer festlegbar und orientiert sich an Nicht-Diabetikern, wobei es eine Berechtigung gibt, sowohl einen BZ-Wert unter 50 (2,8 mmol/l) als unter 70 (3,9 mmol/l) als Grenzwert zu definieren:

Blutzucker < 50 (70) mg/dl ohne Symptome = asymptomatische Hypoglykämie

Blutzucker < 50 (70) mg/dl + Symptome = symptomatische Hypoglykämie - 2 Schweregrade:

1. Patient kann sich noch selbst helfen.
2. Patient hat so schwere Symptome, dass er Fremdhilfe braucht.

Ät.: A) Nüchternhypoglykämie:

- Insulinome, extrapankreatische Tumoren (z.B. Leberzellkarzinom)
- Sehr selten paraneoplastische Sekretion insulinähnlicher Peptide (z.B. IGF II)
- Schwere Lebererkrankungen (verminderte Glukoneogenese und Glukoseabgabe), Urämie (Substratmangel für Glukoneogenese)
- Insuffizienz von NNR oder HVL (Ausfall kontrainsulinärer Hormone)
- Sehr selten β-Zellhyperplasie in den ersten Lebensjahren (Nesidioblastose) durch Mutation des Sulfonylharnstoffrezeptors
- Glykogenosen
- Renale Hypoglykämie (renaler DM)
- Neugeborenenhypoglykämie bei diabetischer Mutter

B) Reaktive (postprandiale) Hypoglykämie:

- Anfangsstadium eines DM
- Magenentleerungsstörung infolge autonomer Neuropathie (diabetische Gastroparese)
- Dumping-Spätsyndrom nach Magenresektion
- Reaktives postprandiales bzw. adrenerges postprandiales Syndrom bei erhöhter vegetativer Sensitivität gegenüber einer adrenergen Gegenregulation
- Seltene erbliche Defekte (z.B. Leucin-Überempfindlichkeit, Fruktoseintoleranz)

C) Exogene Hypoglykämie:

- Überdosierung von Insulin oder Sulfonylharnstoffen (häufigste Ursache)
- Hypoglycaemia factitia: Artifiziell durch Insulininjektionen oder Einnahme von Sulfonylharnstoffen (psychotisch, suizidal, akzidentell oder kriminell)
  Kennzeichen: Hypoglykämien treten völlig regellos und unabhängig von den Mahlzeiten auf. Betroffene sind oft in Heilberufen tätig oder Angehörige von Diabetikern.
- Alkoholexzess mit Nahrungskarenz
- WW von Medikamenten mit Antidiabetika (z.B. Sulfonamide, nichtsteroidale Antirheumatika, Betablocker, ACE-Hemmer)

Ursachen einer Hypoglykämie bei DM:

1. Am häufigsten relative Überdosierung von Insulin oder Sulfonylharnstoffen, z.B. wenn die Patienten im Rahmen interkurrenter Erkrankungen die gewohnte Nahrungszufuhr unterlassen, die Antidiabetika aber in unveränderter Dosis weiter einnehmen! Bei der Neueinstellung mit Sulfonylharnstoffen kann sich nach ca. 3 Wochen die Stoffwechsellage bessern (Glukosetoxizität ↓), sodass dann bei ausbleibender Dosisreduktion Hypoglykämien auftreten können. Unter intensivierter Insulintherapie mit optimalen BZ- und HbA_{1c}-Werten wird die Gratwanderung zur Hypoglykämie immer schmaler (Aggressivität der Therapie steigt, Autoregulationsfähigkeit sinkt). Daher liegt der untere Zielwert des HbA_{1c} bei Typ 2-Diabetikern unter ICT (ohne Sensorkontrolle) bei minimal 6,5 %. Tiefere Werte erhöhen das Hypoglykämierisiko und haben meist keinen rechtfertigenden Benefit! Bei häufigen Hypoglykämien vermindert sich auch die Hypoglykämiewahrnehmung, sodass autonome Warnsymptome oft nicht mehr rechtzeitig wahrgenommen werden. In diesem Falle werden bei Typ 1- und zunehmend auch Typ 2-Diabetikern CGMS mit/ohne CSII eingesetzt.
2. Interferenz mit blutzuckersenkenden Medikamenten
3. Absolute Überdosierung (akzidentell, suizidal, kriminell)
4. Starke körperliche Belastung
5. Alkoholgenuss (Alkohol hemmt die Glukoneogenese)
6. Kurz vorangegangene Hypoglykämie, da die Gegenreaktion auf Folgehypoglykämien mit jeder Hypoglykämie weiter abgeschwächt wird.

KL.:

Phasen	Symptome und klinische Zeichen
1. Autonome Symptome: a) Parasympathikotone Reaktionen b) Sympathikotone Reaktionen	 Heißhunger, Übelkeit, Erbrechen, Schwäche Unruhe, Schwitzen, Tachykardie, Tremor, Mydriasis, Hypertonus, Atemfrequenzanstieg
2. Zentralnervöse = neuroglukopenische Symptome	Kopfschmerzen, endokrines Psychosyndrom (Verstimmung, Reizbarkeit, Konzentrationsschwäche, Verwirrtheit), Koordinationsstörungen, primitive Automatismen (Grimassieren, Greifen, Schmatzen), Konvulsionen, fokale Zeichen (Hemiplegien, Aphasien, Doppelbildersehen), Somnolenz, hypoglykämischer Schock = hypoglykämisches Koma, zentrale Atem- und Kreislaufstörungen

Bei schwerer autonomer Neuropathie können die Symptome unter 1 abgeschwächt sein oder fehlen! Glukose ist die einzige Energiequelle für den Hirnstoffwechsel → hohe Empfindlichkeit des Gehirns gegenüber Hypoglykämie. Demenzen mutmaßlich bei rezidivierenden Hypoglykämien gehäuft.

DD: Coma diabeticum (DD-Tabelle: siehe dort), Psychosen, Epilepsie, Schlaganfall u.a.

Merke: Bei plötzlich auftretenden, ätiologisch unklaren neurologischen oder psychiatrischen Symptomen immer an Hypoglykämie denken und BZ bestimmen!

Di.: Bestimmung der Blutglukosekonzentration bei jedem Notfall! Hypoglykämische Symptome treten meist erst bei Werten < 50 mg/dl auf (bei „schlecht eingestellten" Diabetikern oft auch bei Werten weit darüber - dann zwar keine neuroglukopenen Symptome, aber ggf. kardiovaskuläre Komplikationen durch die adrenerge Gegenregulation).
Bei Spontanhypoglykämien von Nichtdiabetikern muss durch weitere Diagnostik die Ursache abgeklärt werden:
Bestimmung von Blutglukose, Seruminsulin und C-Peptid während einer Spontanhypoglykämie oder im 72 h-Hungerversuch (= Fastentest mit initialem oGTT) mit Bestimmung des Insulin-/Glukose-Quotienten während einer Hypoglykämie (siehe Kap. Insulinom).
Insulin und C-Peptid zeigen bei endogener Sekretion einen parallelen Anstieg; bei Hypoglykämie infolge exogener Insulinzufuhr (Hypoglycaemia factitia) ist das C-Peptid erniedrigt! Bei Einnahme von Sulfonylharnstoffen (z.B. bei Suizid) sind Insulin und C-Peptid erhöht. Nachweis von Glibenclamid i.S. oder Proinsulin i.S. (hoch bei Insulinom, normal bei Einnahme von Sulfonylharnstoffen) helfen hier weiter.
Späthypoglykämien kann man objektivieren im oGTT über 5 h.

Th.: A) Kausal: So weit möglich Beseitigung der auslösenden Ursache, evtl. Asservierung einer Blutprobe zur Diagnostik

B) Symptomatisch:
Leichte Hypoglykämie (Bewusstsein noch vorhanden): 20 - 40 g Glukose = Dextrose = Traubenzucker (evtl. auch Saccharose = Rohr- und Rübenzucker) oral. Oligosaccharid-Getränke (Obstsäfte, Cola) sind auch geeignet, sofern keine Therapie mit Acarbose (α-Glukosidasehemmer) erfolgt ist.
Schwere Hypoglykämie: 40 ml 40 %ige Glukose rasch i.v.; BZ-Kontrollen, anschließend 5 %ige Glukose per infusionem (bis Blutzucker ca. 200 mg/dl).
Glukagon:
Wenn kein venöser Zugang möglich, Patient aggressiv ist oder durch Laien erstversorgt wird: 1 mg Glukagon i.m. oder s.c. (z.B. Gluca Gen Hypokit®). Glukagon transnasal Baqsimi® 3 mg (Vorteil: Die Anwendungswahrscheinlichkeit durch Laien steigt bei nasaler Applikation um das 4 - 5-fache): Steigerung der endogenen Glukoseproduktion. Glukagon wirkt nicht bei Erschöpfung der Glykogenreserve i.R. repetitiver Hypoglykämien oder bei alkoholinduzierter Hypoglykämie. Nach dem Erwachen sofort Glukose weiter zuführen unter BZ-Kontrolle.

Therapie reaktiver Hypoglykämien bei vegetativer Labilität: Kohlenhydratarme, fett- und eiweißreiche Kost in Form vieler kleiner Mahlzeiten, Gabe von Parasympatholytika oder ggf. auch nicht-kardioselektiver niedrig dosierter Betablocker

Therapie des Dumping-Syndroms: Siehe dort

Therapie des Insulinoms: Siehe dort

Pro: Validierte Schulungen von Diabetikern mit Erlernen auf Frühsymptome einer Hypoglykämie zu achten (z.B. HYPOS-Schulung: Steigerung des Hypoglykämieempfindens bzw. der „Hypoglycemia awareness").
Zum Einsatz von Gewebesensoren → siehe unten

Anmerkung zur klinischen Relevanz von Hypoglykämien bei Typ 2-Diabetikern:
Insbesondere das Auftreten von Hypoglykämien wird für die Verschlechterung der Prognose von Patienten mit langjähriger Diabetesdauer und (niedrig-)normaler Einstellung verantwortlich gemacht. Postuliert wird, dass zahlreiche Diabetiker mit zunehmender Krankheitsdauer kardiovaskuläre Folgeschäden entwickelt haben bei gleichzeitig verminderter sympathikogener Gegenregulation bei Hypoglykämien. Deshalb geht der Trend dahin, Diabetiker zu Erkrankungsbeginn so straff wie möglich und vertretbar zu führen (auch wegen des „glykämischen Gedächtnisses") und die Therapieziele mit fortschreitender Krankheitsdauer zu liberalisieren:

HbA1c-Ziel für die meisten Typ-2-DM bleibt < 7 % (orale Medikation mit niedrigem Hypoglykämierisiko < 6,5%)
- Zur Prävention mikrovaskulärer Ereignisse
- Zur Reduktion des kardiovaskulären Risikos

Niedrigere HbA1c-Ziele für Typ-2-Diabetiker, wenn:
- Erreichbar ohne Hypoglykämien (mit Kombination moderner OAD oder mit Glukosesensoren oft möglich!)
- Kurze Diabetesdauer, normale Lebenserwartung und keine kardiovaskulären Erkrankungen

Weniger strenges HbA1c-Ziel für Typ-2-Diabetiker, wenn:
- Hypoglykämien aufgetreten sind und die Lebenserwartung vermindert ist durch:
- Fortgeschrittene mikro- und makrovaskuläre Erkrankungen
- Multiple Komorbiditäten und Schwierigkeiten bei der Zielwerterhaltung
- Patientenwunsch, trotz verstandener Aufklärung

Siehe auch Positionspapier der Deutschen Diabetesgesellschaft (→ *siehe Internet*)

Kontinuierliche Glukose-Monitoring (CGM)-Systeme und ambulantes Glukoseprofil (AGP)

Funktion: Sensor wird unter die Haut geführt (meist Nadelsensor) zur Messung der Glukosekonzentration in der interstitiellen Flüssigkeit (ISF). Aufgrund unterschiedlicher Messtechniken variiert die Liegedauer zwischen 6 - 14Tagen (amperometrische Enzymsensoren = Nadelsensoren) bis zu 6 Monaten (implantierbare Fluoreszenzsensoren). Während zu Beginn der Entwicklung (fast) jedes System durch mehrere klassische Blutzuckermessungen pro Tag kalibriert werden musste, geht der Trend immer mehr zur Autokalibrierung. Es werden in kurzen Zeitabständen mehrere Messungen durchgeführt und ein Mittelwert errechnet, der an ein Lesegerät gesendet wird. Möglicherweise künftig transkutane Sensoren (Apple Watch)

Wichtig: **Der Gewebezucker entspricht dem Blutzucker nicht 1:1, sondern er folgt diesem mit einer Verzögerung von ca. 5 - 20 Minuten. Bei Unsicherheiten immer konventionelle Kontrollmessung.**

Ind:
- Häufige schwere Hypoglykämien (mit der Notwendigkeit von Fremdhilfe), schwere nächtliche Hypoglykämien, nachgewiesene Hypoglykämiewahrnehmungsstörungen
- Kinderdiabetologie
- Unbefriedigende Stoffwechselkontrolle, wenn trotz Nutzung aller zur Verfügung stehender Therapieoptionen (auch CSII), guter Compliance und Ausschluss schwerer psychologisch-psychiatrischer Störungen der angestrebte HbA1c-Wert nicht erreicht wird.
- Vor/während Schwangerschaft mit unbefriedigender Stoffwechselkontrolle unter Einsatz konventioneller Therapieformen
- Notwendigkeit von mehr als 8 - 10 Blutzuckermessungen/Tag zur Erreichung des angestrebten Stoffwechselziels
- Bereitschaft zur Teilnahme und Umsetzung einer strukturierten CGM-Schulung und Betreuung durch einen geschulten und CGM-erfahrenen Diabetologen

Vorteile: Weniger Unterzuckerungen (vor allem fremdhilfebedürftige), besserer HbA1c und bessere Time-in-Range (TIR). Durch die Sensortechnik erhält die TIR einen ähnlich bedeutsamenen Stellenwert wie der HbA1c. Weniger Selbstverletzungen, insbesondere bei Kindern. Langfristig wahrscheinlich Reduktion von Folgeerkrankungen und Verbesserung der Quality-of-Life.

Loop-Systeme = Kombination von kommunizierender Recheneinheit + Glukosesensor + Insulinpumpe
Es gibt verschiedene Insulinpumpen, im Rahmen eines Hybrid-Closed-Loop-Systems. Zahlreiche weitere Systeme in klinischer Erprobung.
In Deutschland sind Do-It-Yourself-Systeme (DIY) wegen nicht durch die Gesundheitsbehörden validierten Algorhythmen und damit ohne CE + Medizingeräteverordnung-Zulassung nicht verordnungsfähig, weshalb **speziell** eine **DIY**-Loopberatung/-bewerbung durch den Arzt + Team gesetzeswidrig ist.
Nicht gesetzeswidrig ist jedoch auch weiterhin die Insulin-/CGM-/Pumpen- und Gesundheitsberatung: Diese Beratungen auf keinen Fall wegen eines DIY-Loops verweigern!
Da die kommerziellen Loop-Systeme immer besser werden und in Zukunft wahrscheinlich auch individuelle Zieleinstellungen möglich sind, werden die DIY-Systeme immer weiter verdrängt.

SCHILDDRÜSE

Internet-Infos: *www.schilddruesenliga.de; www.thyroidmanager.org/; www.infoline-schilddruese.de; www.schilddruese.de; www.forum-schilddruese.de*

Ph.: Täglicher Jodumsatz (= Bedarf): 150 - 200 µg Jod. In Deutschland besteht wegen der Jodarmut der Böden und des Grundwassers ein natürlicher Jodmangel. Durch zunehmende Verwendung von jodangereichertem Speisesalz in Haushalten, in Großküchen und in der Nahrungsmittelindustrie hat sich die Situation deutlich gebessert, sodass Deutschland von der WHO nicht mehr als Jodmangelgebiet eingestuft wird. Schwangere und Stillende, die einen erhöhten Jodbedarf haben, sollen aber auch weiterhin mit 150 - 200 µg Jod/d supplementiert werden.

Bildung der Schilddrüsenhormone:

1. Jodination:
Aktiver Transport von Jodid aus dem Blut in die Schilddrüsenzelle, vermittelt durch den Natrium-Jodid-Symporter (NIS). Oxidation von J^- zu J_2.
2. Jodisation:
Jodierung von Tyrosin zu 3-Monojodtyrosin (MJT) sowie von MJT zu 3,5-Dijodtyrosin (DJT).
3. Koppelung:
Aus je 1 Molekül MJT und einem Molekül DJT entsteht L-Trijodthyronin (T_3) und aus zwei Molekülen DJT entsteht L-Tetrajodthyronin = L-Thyroxin (T_4).
4. Speicherung:
T_3 und T_4 werden im Thyreoglobulin (Tg) gespeichert. Tg ist Synthese- und Depotort für die Schilddrüsenhormone.
5. Hormoninkretion:
Nach Proteolyse des Thyreoglobulins werden T_3 und T_4 ins Blut abgegeben. Im zirkulierenden Blut sind die Schilddrüsenhormone zum größten Teil an Transportproteine gebunden: TBG (thyroxinbindendes Globulin), TBPA (thyroxinbindendes Präalbumin = Transthyretin) und Albumin. Die Relation von freiem zu eiweißgebundenem Hormon ist kleiner als 1 : 1.000. Nur das freie Hormon ist biologisch aktiv. Extrathyreoidal findet eine obligate Konversion von T_4 zu T_3 statt. Das im Organismus umgesetzte T_3 entsteht zu etwa 80 % aus in der Peripherie monodejodiniertem T_4 (dabei entsteht in gleicher Menge hormonell inaktives rT_3 = reverse T_3).

Biologische Halbwertzeit:
- T_3: ca. 19 Std. (~ 1 Tag)
- T_4: ca. 190 Std. (~ 1 Woche)

Wi.: Wirkung der Schilddrüsenhormone:

- Steigerung von Grundumsatz und Gesamtstoffwechsel
- Fördernder Einfluss auf Wachstum und Entwicklung (bei pränatalem Hormonmangel Störung der Gehirnreifung, Verzögerung von Knochenwachstum und Epiphysenschluss).
- Wirkung auf das Nervensystem:
Hypothyreose: Apathie
Hyperthyreose: Übererregbarkeit
- Wirkung am Muskel:
Hypothyreose: Verlangsamte Sehnenreflexe
Hyperthyreose: Evtl. Myopathie
- Fördernde Wirkung auf Calcium- und Phosphatumsatz
- Hemmende Wirkung auf Glykogen- und Proteinsynthese
- Erhöhte Katecholaminempfindlichkeit des Herzens: → bei Hyperthyreose Tachykardie

Schilddrüsenregelkreis:
Im Hypothalamus wird TRH (Thyreotropin Releasing Hormone) freigesetzt, welches Synthese und Abgabe von TSH (Thyreoid Stimulating Hormone) aus dem Hypophysenvorderlappen bewirkt. Die TSH-Wirkung beruht auf einer Stimulation der Adenylylzyklase in der Membran der Schilddrüsenzellen. TSH fördert die enterale Jodresorption, die Schilddrüsenhormonbildung und die Entleerung der Thyreoglobulinspeicher für T_3 und T_4. Bei anhaltender TSH-Ausschüttung kommt es zur Hypertrophie der Schilddrüse.
Der Blutspiegel zirkulierender, freier, also nicht proteingebundener Hormone (FT_3/FT_4) ist die Basis eines Regelkreises. Sinkt der Spiegel ab, so wird die Schilddrüse über die höher geschalteten Zentren zu vermehrter Produktion von Schilddrüsenhormon angeregt, bei hohem Hormonspiegel lässt der zentrale Stimulus nach (TSH/TRH) und die Hormonproduktion sinkt (negativer feedback).

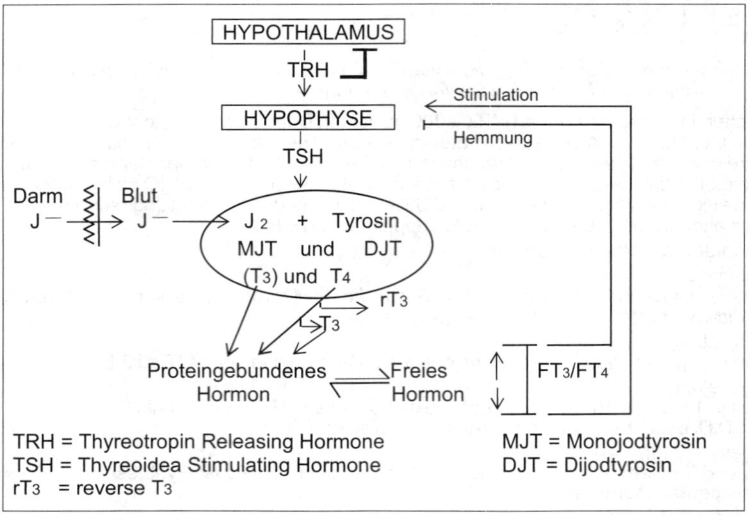

DIAGNOSTIK

- Anamnese/Klinik:
  - Palpation der Schilddrüse: Vergrößerung (= Struma)?, Konsistenz?, Schmerzhaftigkeit? Knoten? Schwirren? Strömungsgeräusch?
  - Puls, Augenbefund u.a.
- In vitro- und in vivo-Diagnostik und Zusatzuntersuchungen

IN VITRO-DIAGNOSTIK

1. **Thyreotropin = Thyreoidea-stimulierendes Hormon (TSH)**
   Aufgrund des negativen feed-back-Mechanismus zwischen Schilddrüsenhormonspiegel und TSH-Sekretion ist die basale TSH-Bestimmung einer der sensitivsten Parameter zur Beurteilung der Schilddrüsenfunktion; TSH basal genügt im Regelfall als Screeningtest zum Ausschluss einer Schilddrüsenfunktionsstörung.
   Ausnahme: Bei Funktionsstörungen von Hypophyse/Hypothalamus ist der TSH-Wert zur Funktionsbeurteilung der Schilddrüse nicht verwertbar! Der TSH-Referenzbereich ist altersabhängig und steigt mit dem Alter an.
   Normbereich für jüngere Menschen: 0,4 - 4,0 µU/ml = Euthyreose
   TSH ↑ : Primäre (thyreogene) Hypothyreose (oder extrem selten: Sekundäre hypophysäre Hyperthyreose)
   TSH ↓ : Befundkonstellation bei Hyperthyreose, Schilddrüsenautonomie, Thyroxintherapie sowie selten bei hypophysärer Hypothyreose
2. **Schilddrüsenhormone** (Referenzbereiche des jeweiligen Labors beachten)
   Bei der Bestimmung der Gesamthormonkonzentration im Serum (= proteingebundene + freie Hormone) entstehen Interpretationsschwierigkeiten dadurch, dass in die Gesamthormonbestimmung Änderungen der Proteinbindungsverhältnisse eingehen; diese können zwar erfasst werden durch zusätzliche Bestimmung des Thyroxin-bindenden Globulins (TBG), sicherer ist jedoch die Bestimmung der freien Hormonkonzentration:

- **Freies Trijodthyronin (FT_3)**
  Referenzbereich: 2,0 - 4,4 pg/ml Serum
- **Freies Thyroxin (FT_4)**
  Referenzbereich: 0,93 - 1,70 ng/dl Serum

3. **Bestimmung von Jod im Urin** → Ind.:
   1. Klärung der Frage, ob eine Hyperthyreose durch Jodkontamination ausgelöst wurde.
   2. Epidemiologische Aussage über die Jodversorgung einer Bevölkerungsgruppe: Bei ausreichender Jodzufuhr (200 µg/d) werden mind. 140 µg/d im Urin ausgeschieden.
4. **Schilddrüsenautoantikörper**
   - **Thyreoglobulin-Antikörper (TgAk oder Anti-TG)**
     In 70 % d.F. erhöhte Titer bei Autoimmunthyreoiditis Hashimoto; Vorkommen auch bei immunogener Hyperthyreose (Typ Basedow), endokriner Orbitopathie und gel. bei Schilddrüsengesunden.
   - **Antikörper gegen thyreoidale Peroxidase (anti-TPO-Ak)**
     Interpretation erhöhter Titer wie bei TgAK (in 90 % d.F. erhöhte Titer bei M. Hashimoto)
   - **TSH-Rezeptorautoantikörper (= TRAK)**
     finden sich in 95 % d.F. bei immunogener Hyperthyreose (Typ Basedow)
     Der Lumineszenz-Bioassay für TRAK nennt sich TSAB (thyreoidea stimulating antibodies) und hat eine Sensitivität von 98 %.
5. **Tumormarker**
   - **Serumthyreoglobulin (Tg)** - Referenzbereich: bis 77 ng/ml
     Thyreoglobulin kommt nicht nur im Schilddrüsenfollikel vor, sondern in Spuren auch im Serum Gesunder. Tg ist unterhalb der Nachweisgrenze (< 0,5 ng/ml) bei:
     - Schilddrüsenagenesie
     - Hyperthyreosis factitia
     - Nach thyreoablativer Therapie eines differenzierten Schilddrüsenkarzinoms → Wiederanstieg von Tg bei der Tumornachsorge spricht für Metastasen.
   - **Serumcalcitonin** - Referenzbereich: m < 9,5 pg/ml, w < 6,4 pg/ml
     Das medulläre Schilddrüsenkarzinom (= C-Zellkarzinom) produziert vermehrt Calcitonin, das als Tumormarker im Serum nachgewiesen werden kann.
     Bei der Erstabklärung von Schilddrüsenknoten auch Calcitonin bestimmen.

IN VIVO-DIAGNOSTIK

1) **Sonografie:**
   - Lage, Form, Größe der Schilddrüse;
     Schilddrüsenvolumen eines Lappens = Länge x Breite x Dicke x 0,5
     Obere Referenzgrenze des gesamten Schilddrüsenvolumens: 18 ml (w) und 25 ml (m)
   - Echostruktur: Echofreie Zysten; echoarme oder echoreiche **Schilddrüsenknoten:** Häufigkeit ca. 20 % in Deutschland (w > m; Zunahme mit dem Lebensalter). Kleine Knoten < 1 cm ∅, die nicht tastbar sind, werden i.d.R. nur sonografisch kontrolliert + TSH-Bestimmung. Knoten > 1 cm ∅ weiter abklären. Malignitätskriterien für einen Schilddrüsentumor im Ultraschall sind Echoarmut, Mikroverkalkungen, unregelmäßiger Randsaum und verstärkte Binnenvaskularisation (Szintigrafie → bei szintigrafisch kalten Knoten: Aspirationszytologie). Aber: Die Sonografie gibt nur Hinweise auf die mögliche Dignität eines umschriebenen Befundes. Allein die Histologie (mit Einschränkung Zytologie) erlaubt eine Diagnose.
   - Beziehung der Schilddrüse zu Nachbarorganen (Trachea u.a.), Durchblutung (Farbduplex)
   - Nachweis supprimierter Schilddrüsenareale, die in der Szintigrafie nicht sichtbar sind.
2) **Szintigrafie:**
   Quantitative Szintigrafie der Schilddrüse mit ^{99m}Technetium-Pertechnetat ($^{99m}TcO_4^-$, ein Gammastrahler mit T_{50} von 6 h) und Bestimmung der Radionuklidaufnahme in die Schilddrüse in Prozent der applizierten Radioaktivitätsmenge: TcU = Technetium Uptake.
   Normal: 0,5 - 2 %
   Nicht erforderlich ist die Schilddrüsenszintigrafie bei jüngeren Patienten mit diffuser Struma, homogenem Echomuster und normalen Schilddrüsenfunktionsparametern (TSH basal).
   Szintigrafische Aussagen:
   - Lage, Form und Größe der Schilddrüse, Nachweis von ektopem Schilddrüsengewebe (z.B. Zungengrund)
   - Funktionstopogramm: Darstellung von Schilddrüsenarealen mit vermehrter oder verminderter Stoffwechselaktivität. Entsprechend dem Ausmaß der Nuklidanreicherung unterscheidet man:
     - Kalter Knoten: Speichert nicht oder kaum.
     - Warmer Knoten: Speichert etwas stärker als das übrige Schilddrüsengewebe.

- Heißer Knoten: Speichert intensiv, während das übrige Schilddrüsengewebe geringer oder gar nicht speichert. Es kann sich hierbei um eine unifokale Autonomie handeln (Synonym: Autonomes Adenom); Einzelheiten siehe Hyperthyreose.

Merke: Szintigrafische Herdbefunde müssen mit sonografischen Befunden korreliert werden.

Ein kalter Knoten, der sonografisch echofrei ist, entspricht einer Zyste.
Ein kalter Knoten, der nicht echofrei ist, ist karzinomverdächtig (Karzinomhäufigkeit ca. 2 %) und bedarf daher einer definitiven Klärung:
Wiederholte Feinnadelpunktion mit Zytologie, ^{99m}Tc-MIBI-Szintigrafie (Speicherung spricht für Karzinom!), bei geringstem Verdacht auf Karzinom oder diagnostischer Unsicherheit: Operation mit histologischer Klärung. Nur die Histologie beweist das Karzinom.
Risikokriterien bei kalten Knoten:
- Strahlenexposition in früherer Zeit
- Geschlecht (Malignomwahrscheinlichkeit bei Männern 4 x größer)
- Jugendliches Alter
- Lokalbefund: Solitärer Knoten, schnelle Entwicklung, nicht verschieblich

3) Realtime-Elastografie von Schilddrüsenknoten zur Beurteilung des Härtegrades. Weiche Knoten sind i.d.R. benigne, harte Knoten können maligne sein.

4) Suppressionstest
Ind: Nachweis einer Schilddrüsenautonomie
Die Menge autonomen Schilddrüsengewebes erfasst man durch die Bestimmung der thyreoidalen ^{99m}Tc-Pertechnetat-Aufnahme (-uptake) = TcU unter Suppressionsbedingung, das heißt nach Einnahme von LT_4 in suppressiver Dosis (z.B. 150 µg LT_4/d über 2 Wochen). Bei einem TcU_{supp} > 1,5 % muss damit gerechnet werden, dass exogene Jodzufuhr eine Hyperthyreose auslöst!
Durch Vergleich von Basisszintigramm (ohne Schilddrüsenhormoneinnahme) und Suppressionsszintigramm (nach Schilddrüsenhormoneinnahme) können autonome Schilddrüsenareale demaskiert werden, die sich der regulierenden Steuerung durch TSH entzogen haben und daher im Suppressionsszintigramm isoliert zur Darstellung kommen.

5) Feinnadelaspirationspunktion
Einfache ungefährliche Methode. Einzige Kontraindikation: Hämorrhagische Diathese.
Hauptindikation: Selektion der kalten und echoarmen/-freien Knoten, die einer operativen Klärung bedürfen. Allerdings ist bei ca. 30 % der Punktionen keine ausreichende zytologische Beurteilung möglich. Die Unterscheidung zwischen follikulärem Adenom und follikulärem Karzinom ist zytologisch nicht sicher möglich.

Zusatzuntersuchungen:

- Röntgenuntersuchungen
  Tracheazielaufnahme und Ösophagusbreischluck dokumentieren Verdrängung und Einengung bei großer (retrosternaler) Struma. Röntgenologisch fassbare Raumforderung sorgfältig mit Szintigramm vergleichen (Kongruenz ?).
  Valsalva-Pressversuch unter Durchleuchtung: Wandinstabilität der Trachea (Tracheomalazie) bei großer Struma?
  Thoraxübersichtsaufnahme in zwei Ebenen: Aufdeckung von intrathorakalen Strumaanteilen und von Metastasen (Nachsorge des Schilddrüsenkarzinoms).
  CT der Schilddrüse bei Schilddrüsenkarzinomen (Ausdehnung? Rezidiv? Infiltration? Lymphome? Nicht ^{131}J-speicherndes Tumorgewebe?) - ***Cave*** jodhaltige Kontrastmittel!
- Sonografie und MRT der Orbitae: Bei einseitigem Exophthalmus muss differenzialdiagnostisch ein Tumor ausgeschlossen werden.

Merke: Bei geringstem Verdacht auf Schilddrüsenfunktionsstörung keine Röntgenkontrastmittel anwenden vor Abklärung der Schilddrüsenfunktion. Begründung: Nach exogener Jodzufuhr ist längere Zeit kein Schilddrüsenscan möglich, außerdem kann eine latente Hyperthyreose (bei Schilddrüsenautonomie) manifest werden!

- Nuklearmedizinische Untersuchungen:
  - Ganzkörperskelettszintigrafie mit ^{99m}Tc-MDP
    Knochenmetastasensuche (Nachsorge) bei Schilddrüsenkarzinom. Nur 60 % der Knochenmetastasen von differenzierten Schilddrüsenkarzinomen zeigen eine pathologische Aktivitätsanreicherung.
  - ^{99m}Tc-MIBI-Szintigrafie
    ^{99m}Tc-MIBI reichert sich (unspezifisch) in malignem Schilddrüsengewebe an und kann auch Metastasen aufdecken, die kein ^{131}J speichern. Findet sich in einem kalten Knoten eine Anreicherung, ist der hochgradige Verdacht auf ein Schilddrüsenkarzinom gegeben. Bei der Nachsorge von Patienten mit Schilddrüsenkarzinom ist kein Absetzen der Schilddrüsenhormontherapie erforderlich.
  - PET: Suche nach Schilddrüsenkarzinom-Metastasen

- Untersuchung mit Radiojodisotopen bei speziellen Indikationen:
  - ^{123}J : Gammastrahler; T_{50} = 13,3 h; Nachweis dystoper Schilddrüsenanteile
  - ^{131}J : Gamma-/Betastrahler; T_{50} = 8 d (rel. hohe Strahlenbelastung); Dosisberechnung vor Radiojodtherapie beim Schilddrüsenkarzinom

EUTHYREOTE STRUMA [E04.9]

Def: Vergrößerung der Schilddrüse bei normaler Hormonproduktion; nicht entzündlich, nicht maligne.

Ep.: Mehr als 90 % aller Schilddrüsenerkrankungen sind euthyreote Strumen, häufigste endokrine Erkrankung: In Jodmangelgebieten ca. 30 % der Erwachsenen! w : m = 1 : 1

Ät.: a) Endemisch: Ca. 30 % der deutschen Bevölkerung
Genetischer Defekt der Follikelepithelzellen + Jodmangel als Manifestationsfaktor
b) Sporadisch: w : m = 4 : 1; endokrine Belastungen mit erhöhtem Schilddrüsenhormonbedarf (Pubertät, Gravidität, Klimakterium), Lithium u.a. strumigene Noxen
Selten: Pendred-Syndrom: Bilaterale Innenohrschwerhörigkeit + eu- oder hypothyreote Struma, autosomal-rezessiver Erbgang, Mutation des SLC26A4/PDS-Gens

Pg.:
- Intrathyreoidaler Jodmangel ist der entscheidende Faktor bei der Pg. der endemischen Struma! Er verursacht eine Aktivierung intrathyreoidaler lokaler Wachstumsfaktoren: z.B. "epidermal growth factor" (EGF), "insulin-like growth factor I" (IGF I) u.a. → Folge davon ist eine Hyperplasie der Thyreozyten.
- Schilddrüsenhormonmangel → TSH-Sekretion → Hypertrophie der Thyreozyten
  Therapeutisch hemmt Jodid die Zellhyperplasie und LT_4 hemmt die Zellhypertrophie (indirekt über eine Hemmung der TSH-Sekretion).

Morphogenese: Hyperplastische diffuse Struma → Kolloidstruma → Knotenstruma

KL.: Strumagrade nach WHO-Einteilung:
Grad 0: Die Vergrößerung der Schilddrüse ist weder tast- noch sichtbar. Grad 0 kann nur sonografisch festgestellt werden: Bei Frauen wird eine Struma ab einem Schilddrüsenvolumen von > 18 ml diagnostiziert, bei Männern > 25 ml.
Grad 1: Eine Vergrößerung ist tastbar, fällt aber beim Blick auf den Hals nicht auf.
Grad 2: Die Drüsenvergrößerung ist sicht- und tastbar.

Ko.:
1. Tracheale Komplikationen: 3 Grade:
   - Verdrängung der Trachea ohne Einengung
   - Kompressionserscheinungen → evtl. Stridor, Einflussstauung
   - Tracheomalazie (Säbelscheidentrachea)
2. Entwicklung einer Schilddrüsenautonomie:
   Die Jodmangelstruma zeigt in Abhängigkeit von Strumaalter, Strumagröße und knotiger Umwandlung eine zunehmende Tendenz zur Entwicklung einer TSH-unabhängigen funktionellen Autonomie. Ältere Patienten mit großer Knotenstruma zeigen in > 50 % eine funktionelle Autonomie! Hierbei kann eine latente Hyperthyreose vorliegen, bei der die autonome Schilddrüsenmasse eine kritische Grenze überschreitet (TcU_{supp} > 1,5 %) bei noch normaler Schilddrüsenhormonkonzentration im Blut. Erhöhte Jodzufuhr durch jodhaltige Medikamente oder Röntgenkontrastmittel kann in diesen Fällen eine Hyperthyreose auslösen! (Weitere Einzelheiten siehe Kap. Hyperthyreose)
3. Entwicklung kalter Knoten (Karzinomrisiko 4 %)

DD:
1. Bei retrosternaler Struma (als häufigste Ursache einer Verbreiterung des oberen Mediastinums):
   Andere Ursachen einer Verbreiterung des oberen Mediastinums (Lungenkarzinom, maligne Lymphome, Teratom, Thymom, Aortenaneurysma u.a.) → Schilddrüsenscan auf Röntgenbild projizieren; CT, MRT.
2. Schilddrüsenkarzinom:
   Noduläre Schilddrüsenveränderungen sind in Jodmangelgebieten häufig, aber nur 4 % aller kalten Schilddrüsenknoten sind ein Karzinom.
   Risikofaktoren für das Vorliegen eines Schilddrüsenkarzinoms sind Strahlenanamnese (bes. im Kopf-Hals-Gebiet), männliches Geschlecht, Alter < 20 und > 60 Jahren, positive Familienanamnese (mit Schilddrüsenkarzinomen), szintigrafisch kalte Knoten, sonografisch: Echoarmut, Mikrokalzifikation, unscharfe Begrenzung, intranoduläre Vaskularisation → Klärung durch Feinnadelaspirationszytologie, ergänzt durch Immunzytologie bei follikulären Neoplasien (mit monoklonalen Ak gegen Thyreoperoxidase, Galectin-3 und CD44v6).

   Merke: Szintigrafisch kalte Solitärknoten (85 % aller Schilddrüsenknoten), die sonografisch nicht echofrei sind, unbedingt durch Feinnadelaspirationszytologie abklären!

Di.: 1. Basisdiagnostik:
- TSH basal (= Screeningtest): Normale Werte bei Euthyreose
- Sonografie der Schilddrüse

2. Ergänzende Diagnostik bei auffälliger Basisdiagnostik:
- FT_3 und FT_4: Normal
- Calcitonin bei jedem euthyreoten Knoten > 1 cm ∅ zum Ausschluss eines MTC
- Szintigrafie der Schilddrüse
- Evtl. Rö. Thorax (retrosternale Struma ?)
- Feinnadelaspirationszytologie bei kalten Knoten:
  Ein negativer Befund schließt ein Karzinom nicht aus, da kleine Karzinome < 1 cm ∅ bei der Punktion oft nicht getroffen werden. Die zytologischen Befunde sollten unterteilt werden in:
  - Negativ (kein Hinweis für Malignität)
  - Histologisch weiter abklärungsbedürftig. (Die Differenzialdiagnose follikuläres Adenom oder Karzinom kann zytologisch nicht geklärt werden!)
  - Positiv (= Malignität)
- Diagnose einer latenten Hyperthyreose:
  - Klinisch meist euthyreot
  - FT_3 und FT_4 normal
  - TSH basal ↓
  - Im Szintigramm werden autonome Areale sichtbar.

Th.: a) **Konservativ:**

1. Jodid-Substitution mit Volumenreduktion - 10 %
   Ind: Mittel der Wahl bei euthyreoter Struma ohne Autonomie
   Wi.: Beseitigung des intrathyreoidalen Jodmangels → Rückbildung der Hyperplasie der Thyreozyten
   KI: Schilddrüsenautonomie mit fakultativer Hyperthyreose, Jodallergie
   Präparate: z.B. Jodetten® Henning
   Dos: Erwachsene 200 µg/d (Kinder 100 µg/d)
2. Kombinationstherapie mit Jodid + LT_4: Volumenreduktion: -20 %. Nach Absetzen von LT_4 nimmt das Schilddrüsenvolumen aber wieder zu.
   Nach Evidenz-basierter Medizin ist eine längerfristige Monotherapie der euthyreoten Struma mit LT_4 nicht indiziert. Eine Kombination von LT_4 + Jodid ist pathogenetisch gut begründet, bei Schwangeren Therapie der Wahl.
   Wi.: Durch die Gabe von Schilddrüsenhormonen wird die der Hypertrophie zugrunde liegende TSH-Produktion gesenkt
   - Kombinationspräparate mit Jodid + LT_4: z.B. Thyronajod® Henning
     Dos: Wie bei den Einzelkomponenten
   - LT_4-Präparate: z.B. L-Thyroxin Henning®, Euthyrox®
     Dos: Einschleichende Dosierung: Initial 50 µg LT_4/d; im Abstand von 1 - 2 Wochen Dosissteigerung auf 75 und schließlich 100 µg LT_4/d = optimale Dosierung für 75 % der Patienten
     Eine iatrogene oder gar manifeste Hyperthyreose mit erhöhtem Risiko für kardiovaskuläre Ereignisse und eine Osteoporose sind unbedingt zu vermeiden. Aus diesem Grunde wird eine medikamentöse Therapie auch bei älteren Personen nicht empfohlen.

   Regelmäßige Kontrolluntersuchungen:
   - Die individuell richtige Dosis wird ermittelt durch basales TSH und Kontrolle der Schilddrüsenhormone: Angestrebt wird bei jüngeren Patienten ein niedrig normales TSH (0,5 - 0,8 µU/ml) bei normalem FT_3- und FT_4-Wert.
   - Kontrolle von Halsumfang, Palpationsbefund und Sonografie der Schilddrüse, Gewicht und Fragen nach dem Befinden.
     Bei zu hoher Dosierung: Hyperthyreote Symptome (= Hyperthyreosis factitia).
     Bei zu niedriger Dosierung: "Therapieresistente" Struma und Zeitverlust.

   NW: einer LT_4-Behandlung:
   - Hyperthyreosis factitia bei zu hoher Dosierung, Osteoporose bei Langzeittherapie in TSH-suppressiver Dosis
   - Wechselwirkung mit anderen Medikamenten:
     LT_4 vermindert Wirkung von Insulin
     LT_4 verstärkt Wirkung von Antikoagulanzien

   KI: Frischer Herzinfarkt, Angina pectoris, akute Myokarditis, Nebenniereninsuffizienz (unbehandelt). Herzrhythmusstörungen und Herzinsuffizienz vor LT_4-Therapie beseitigen. Strumen mit Autonomie.

b) **Operative Therapie:**
Variiert je nach Befund von Teilresektion bis Totalresektion
Ind: Große Knotenstrumen, insbes. bei Beeinträchtigung der Halsorgane; Strumen mit Autonomie. Bei kalten Knoten mit geringstem Malignitätsverdacht wird eine Hemithyreoidektomie durchgeführt.
Ko.: - Rekurrensparese: Niedrigstes Risiko (< 1 %) bei intraoperativem Neuromonitoring des N. recurrens. Vor und nach Op. Laryngoskopie.
- Postoperativer Hypoparathyreoidismus (passager ca. 10 %, permanent < 1 %)
Postoperative Rezidivprophylaxe in Abhängigkeit vom Restvolumen der Schilddrüse:
> 10 ml: Nur Jodid (100 - 200 µg/d)
3 - 10 ml: Jodid + LT_4 (75 - 125 µg/d)
< 3 ml: Nur LT_4 (siehe oben)
Therapiekontrolle: TSH basal im niedrig-normalen Bereich halten bei normalem FT_3, FT_4.

c) **Radiojodtherapie (mit ^{131}J):**
Volumenreduktion: - 40 %/1 J.
Ind: Rezidivstruma, erhöhtes Operationsrisiko, bei Ablehnung der Operation, Strumen im höheren Lebensalter, multifokale Schilddrüsenautonomie
KI: Wachstumsalter, Gravidität, Malignitätsverdacht
Eine Hypothyreose als Spätfolge beobachtet man in 20 %/5 J., diese kann unproblematisch substituiert werden.

Pro: Ausreichende Versorgung der Bevölkerung mit Jod: In der Schweiz konnte durch ausreichende Jodierung des Speisesalzes die Strumahäufigkeit innerhalb von 60 Jahren von 30 % auf 3 % gesenkt werden.

Merke: Eine Strumaprophylaxe mit Jodid ist gleichzeitig die beste Maßnahme, um die Häufigkeit der funktionellen Autonomie und die Inzidenz jodinduzierter Hyperthyreosen zu senken!

Strumaprophylaxe bei allen Schwangeren mit Jodid (200 µg/d): Die fetale Schilddrüse beginnt in der 12. Schwangerschaftswoche mit der Hormonsynthese und benötigt dafür ausreichend Jod!

HYPOTHYREOSE

Angeborene Hypothyreose [E03.9]:

Ep.: 1 : 3.200 Geburten (ähnlich häufig wie Cystische Fibrose)

Ät.: Athyreose, Schilddrüsendysplasie oder -ektopie; seltener: Defekt in Hormonbiosynthese oder -inkretion; extrem selten: Schilddrüsenhormonresistenz (T_3-Rezeptordefekt).

KL.: Bei Geburt:
- Ikterus neonatorum prolongatus
- Trinkfaulheit
- Obstipation
- Bewegungsarmut
- evtl. abgeschwächte Muskeleigenreflexe
- evtl. Nabelhernie

Später:
- Wachstumsrückstand (Körpergröße)
- Reifungsrückstand (Knochen- und Zahnalter)
- Geistige und psychische Retardierung, niedrige Intelligenz

Merke: Jodmangel ist weltweit die häufigste vermeidbare Ursache für geistige Retardierung.

- Schwerhörigkeit, Sprachstörung

Das unbehandelte Vollbild (Kretinismus) ist in medizinisch versorgten Regionen extrem selten.

Di.: Frühdiagnose entscheidet über die Prognose! Gesetzlich vorgeschriebenes Hypothyreosescreening bei Neugeborenen: Am 3. Lebenstag werden 1 - 2 Blutstropfen aus der Ferse auf Filterpapier getropft: TSH-Bestimmung. Bei angeborener Hypothyreose: Erhöhtes TSH basal.

Th.: Lebenslange Substitutionstherapie mit T_4 so früh wie möglich! Regelmäßige Kontrollen des Hormonstatus.

Merke: Der Kleinwuchs lässt sich auch bei verspäteter T_4-Substitution noch beeinflussen; die Hirnschäden sind jedoch irreversibel! Wird eine angeborene Hypothyreose 3 Wochen zu spät behandelt, ist später ein Abitur nicht mehr möglich.

Erworbene Hypothyreose [E03.9]

Ät.: 1. Primäre (thyreogene) Hypothyreose:
- Am häufigsten Folge einer Autoimmunerkrankung (Hashimoto-Thyreoiditis), gel. im Rahmen eines polyglandulären Autoimmunsyndroms (siehe dort)
- Iatrogen bedingt: Nach Strumektomie, nach Radiojodtherapie, medikamentös (z.B. Thyreostatika, Lithium, Sunitinib, Amiodaron)

Memo: Amiodaron kann Hypo-, aber auch Hyperthyreosen induzieren.

2. Sekundäre hypophysäre Hypothyreose: (sehr selten)
Hypophysenvorderlappeninsuffizienz (siehe Kap. Hypopituitarismus)
3. Tertiäre hypothalamische Hypothyreose (sehr selten)

KL.:
- Körperlicher und geistiger Leistungsabfall, Antriebsarmut, Müdigkeit, Verlangsamung, Desinteresse (Gesichtsausdruck!), verlängerte Achillessehnenreflexzeit
- Gesteigerte Kälteempfindlichkeit
- Haut: Trocken, kühl, teigig, blassgelb, schuppend
- Evtl. Gewichtszunahme durch generalisiertes Myxödem (nicht eindrückbar)
- Trockenes, brüchiges Haar
- Obstipation
- Raue, heisere Stimme (Fehldiagnose: Kehlkopfaffektion)
- "Myxödemherz": Bradykardie, Herzvergrößerung mit evtl. digitalisrefraktärer Herzinsuffizienz, im Ekg Niedervoltage
- Früharteriosklerose infolge Hypercholesterinämie
- Evtl. Myopathie mit CK-Erhöhung
- Evtl. Zyklusstörungen, Infertilität, erhöhte Rate an Aborten, Frühgeburten

Hypothyreose bei älteren Menschen: Verläuft oft oligosymptomatisch oder uncharakteristisch: Kälteintoleranz; motorische und geistige Retardierung, die dem Alter nicht entspricht; Gedächtnisstörungen, Depressionen (an Altershypothyreose denken und TSH bestimmen!); evtl. periokuläre muzinöse Ödeme.

Fehldiagnosen bei Altershypothyreose: "Vorgealtert - verkalkt - depressiv - immobil - apathisch"

Myxödemkoma: Heute extrem selten, hohe Letalität; Manifestationsfaktoren: Infektionen, Operationen, Traumen u.a.

Leitsymptome:
1. Hypothermie (Rektaltemperatur oft nicht messbar!)
2. Hypoventilation mit Hypoxie/Hyperkapnie und evtl. CO_2-Narkose
3. Bradykardie und Hypotonie
4. Myxödematöser Aspekt (oft Frauen im höheren Alter)

Di.:
- Latente (subklinische) Hypothyreose (SCH) = subclinical hypothyroidism):
Prävalenz: 3 - 10 % - häufigste Ursache ist die Autoimmunthyreoiditis
  - FT_4: Normal
  - TSH basal: Erhöht (> 4 mU/l)
- Manifeste Hypothyreose:
Klinik + Labor:

DD	FT_4	TSH basal	
Primäre = thyreogene Hypothyreose (meist)	↓	↑	Struma: +/–
Sekundäre = hypophysäre hypothalamische Hypothyreose (sehr selten)		↓	Struma: nie Gonadotropine ↓ evtl. ACTH ↓

Bei sekundärer hypophysärer Hypothyreose Zusatzdiagnostik (siehe Kap. Hypopituitarismus)
- Bei Hashimoto-Immunthyreoiditis
Nachweis von Ak gegen thyreoidale Peroxidase (TPO-Ak) in 95 % und Thyreoglobulin-Ak in 70 %
- Sonografie (diffuse Echoarmut bei Hashimoto-Thyreoiditis)
- Szintigramm nur in unklaren Fällen

DD: **Low T_3-/Low T_4-Syndrom**
Bei schwerkranken Patienten auf Intensivstation können FT_3 und FT_4 erniedrigt sein. Im Gegensatz zur Hypothyreose ist beim Low T_3-Syndrom die Konzentration von Reverse-T_3 (r-T_3) erhöht. Die Patienten werden als euthyreot angesehen, eine Substitutionstherapie wird überwiegend abgelehnt.

Th.: ▸ Manifeste Hypothyreose:
Dauersubstitution mit LT4 + lebenslange Kontrolluntersuchungen. Je ausgeprägter die Hypothyreose, umso niedriger und langsamer muss die Substitutionstherapie eingeleitet werden! Gefahr: Angina pectoris-Anfälle, Herzrhythmusstörungen!
Initial: 25 - 50 µg LT4/d (ältere Menschen die Hälfte davon); monatliche Dosiserhöhung um plus 25 µg LT4/d; Erhaltungsdosis: 1,5 - 2,0 µg pro kg KG/d.
Die individuelle optimale LT4-Dosis wird mit Fragen nach dem Wohlbefinden des Patienten und dem basalen TSH ermittelt, der zwischen 0,5 - 2,0 mU/l liegen sollte (Normalisierung von TSH dauert 6 - 8 Wochen). Bei älteren Patienten > 70 J. wird ein höherer Zielbereich des TSH empfohlen (4 - 6 mU/l), da bei niedrigen TSH-Werten die Mortalität ansteigt. In der Schwangerschaft monatliche Kontrolle und evtl. Dosisanpassung, da Hormonbedarf ab 4. - 6. SSW steigt.

Beachte: Bei hypophysärer/hypothalamischer Hypothyreose kann der TSH-Wert nicht zur Diagnosekontrolle verwendet werden!

▸ Latente (subklinische) Hypothyreose:
- Für Patienten mit TSH-Werten ≤ 10 mU/l kann keine generelle Therapieempfehlung ausgesprochen werden, da ein Nutzen für den Patienten durch eine L-Thyroxinsubstitution nicht belegt ist. Indikation für eine LT4-Therapie: Kinderwunsch bei Fertilitätsproblemen sowie Schwangerschaft (absolute Indikation): TSH-Wert und Thyroxin müssen bei Schwangerschaft im Normbereich liegen!
- Bei Patienten mit TSH-Werten > 10 mU/l ist der Nutzen auch nicht gesichert, aber es kann eine LT4-Therapie erfolgen. Dabei TSH nicht voll normalisieren (nur bis 7 mU/l).

▸ Myxödemkoma: Intensivstation!
- Atemhilfe, Sicherung der Vitalfunktionen
- Zufuhr von Glukokortikosteroiden (200 mg/d), Glukoseinfusion, Regulation des Elektrolyt- und Wasserhaushaltes (oft Hyponatriämie)
- Thyroxin i.v. initial 500 µg, dann 100 µg/d
- Evtl. langsame Wiedererwärmung

HYPERTHYREOSE [E05.9]

Ep.: Inzidenz der Immunhyperthyreose (M. Basedow): ca. 40/100.000/Jahr

Ät.:
1. **Immunogene Hyperthyreose** (M. Basedow, Graves' disease [E05.0])
   2/3 d.F. manifestieren sich nach dem 35. Lebensjahr; w : m = 5 : 1
   - Hyperthyreose ohne Struma
   - Hyperthyreose mit diffuser Struma
   - Hyperthyreose mit Knotenstruma
2. **Hyperthyreose bei Schilddrüsenautonomie**
   Die Mehrzahl d.F. manifestiert sich im höheren Lebensalter!
   Nach der Verteilung des autonomen Schilddrüsengewebes im Szintigramm unterscheidet man 3 Formen:
   - Unifokale Autonomie (Synonym: Autonomes Adenom)[E05.1]
     Ursache der unifokalen Schilddrüsenautonomie sind konstitutiv aktivierende Mutationen im Gen des TSH-Rezeptors (80 %) oder des Gs-α-Proteins (bis 35 %).
   - Multifokale Autonomie [E05.2]
   - Disseminierte Autonomie [E05.0]

   Anm.: Marine-Lenhart-Syndrom = Kombination von M. Basedow + Schilddrüsenautonomie (Vo.: Bis 10 % der M. Basedow-Patienten in Jodmangelgebieten)
3. Seltenere Formen der Hyperthyreose:
   - Passager bei subakuter Thyreoiditis
   - Schwangerschaftshyperthyreose (Gestationshyperthyreose): Transiente Hyperthyreose in der Frühschwangerschaft (8. - 20. SSW) durch hohe hCG-Spiegel (2 - 3 % aller Graviden); meist nicht behandlungsbedürftig.
   - Bei Schilddrüsenkarzinom und selten paraneoplastischer TSH-Produktion
   - Medikamenteninduziert: 1. Exogene Zufuhr von Schilddrüsenhormonen (Hyperthyreosis factitia [E05.4])
     2. Amiodaron-induzierte Hyperthyreose u.a Medikamente
   - Sehr selten zentrale Hyperthyreose, z.B. TSH-Mehrproduktion durch Hypophysenadenom (TSHom)

Pg.: Zu 1.: **Immunogene Hyperthyreose = Immunhyperthyreose** (M. Basedow):
Genetische Disposition (familiäre Häufung, vermehrtes Vorkommen von HLA-DQA1*0501 und -DR3) + unbekanntes auslösendes Agens (Infektionen?).
Die Hyperthyreose wird verursacht durch TSH-Rezeptorautoantikörper (TSH-R-Ak = TRAK), die schilddrüsenstimulierend wirken.

Zu 2.: **Thyreoidale Autonomie**:
Häufigste Ursache der Schilddrüsenautonomie sind Jodmangelstrumen.
In jeder normalen Schilddrüse existieren autonome Areale, die sich der feed-back-Regulation durch Hypothalamus/Hypophyse entziehen = physiologische, basale Autonomie (daher gelingt im Suppressionstest nie eine vollständige Suppression). Von fakultativer Hyperthyreose spricht man, wenn bei euthyreoten Patienten die autonome Schilddrüsenmasse eine kritische Grenze überschreitet (TcUsupp > 1,5 - 3 %).
Die Menge der autonom produzierten Schilddrüsenhormone hängt von zwei Faktoren ab:
- Masse des autonomen Schilddrüsengewebes und
- Höhe der Jodzufuhr

In Jodmangelgebieten kann der autonome Schilddrüsenanteil relativ groß werden, ohne dass die Euthyreose überschritten wird. Exogene Jodzufuhr (z.B. jodhaltige Röntgenkontrastmittel und Medikamente wie Amiodaron) löst dann jedoch eine Hyperthyreose aus. Dies ist die Erklärung dafür, dass in Jodmangelgebieten etwa 80 % der nicht immunogenen Hyperthyreosen durch exogene Jodzufuhr entstehen! Nahrungsjod (Jodsalz, Seefisch) spielt i.d.R. keine Rolle als Auslöser einer Hyperthyreose.

KL.: 1. der Hyperthyreose:
- Struma (70 - 90 % der Patienten); bei starker Vaskularisation der Struma hört man auskultatorisch über der Schilddrüse ein Schwirren.
- Psychomotorische Unruhe: Feinschlägiger Tremor [R25.1] der ausgestreckten Finger, gesteigerte Nervosität, Gereiztheit, Schlaflosigkeit
- Sinustachykardie, evtl. Rhythmusstörungen (Extrasystolen, Vorhofflimmern), gesteigerte Blutdruckamplitude, (systolische) Hypertonie
- Gewichtsverlust (trotz Heißhungers), evtl. Hyperglykämie (durch gesteigerten Stoffwechsel mit Mobilisierung der Fett- und Glykogendepots)
  DD: Unbehandelter Diabetes mellitus
- Warme feuchte Haut, weiches dünnes Haar
- Wärmeintoleranz, Schweißausbrüche, evtl. subfebrile Temperaturen
- Gesteigerte Stuhlfrequenz, evtl. Durchfälle (Obstipation schließt Hyperthyreose jedoch nicht aus!)
- Myopathie: Schwäche der Oberschenkelmuskulatur, Adynamie
- Evtl. Osteoporose durch negative Kalziumbilanz: In 15 - 20 % d.F. Hyperkalzämie, Hyperkalziurie, erhöhte alkalische Phosphatase
- Pathologische Glukosetoleranz (50 %)
- Evtl. Fettleber
- Evtl. Zyklusstörungen, Infertilität (seltener als bei Hypothyreose)

2. Zusätzliche Symptome bei immunogener Hyperthyreose (M. Basedow):
- Endokrine Ophthalmopathie/Orbitopathie in ca. 60 % d.F. (Einzelheiten siehe dort)
- Merseburger Trias des M. Basedow (50 % d.F.): Struma, Exophthalmus, Tachykardie
- Prätibiales Myxödem ist selten (< 5 % d.F.): Ödem ist nicht eindrückbar.
  Wie bei der endokrinen Orbitopathie kommt es zu Einlagerungen von Glukosaminoglykanen (GAG) im subkutanen Gewebe prätibial, selten auch im Unterarm - oder Schulterbereich. Spontane Regression möglich.
- Selten Akropachie (keulenförmige Auftreibung der Finger- und Zehenendglieder)

Klinik besonderer Hyperthyreoseformen:
- Altershyperthyreose (über 60 Jahre): "Maskierte" mono- oder oligosymptomatische Hyperthyreose:
  - Gewichtsverlust, Kräfteverfall (Fehldiagnose: "Tumorkachexie")
    Vorsicht in diesem Falle vor einer übereiligen "Tumorsuche" mit jodhaltigen Röntgenkontrastmitteln vor Abklärung der Schilddrüsenfunktion. Gibt man einem hyperthyreoten Patienten jodhaltige Röntgenkontrastmittel, so bringt man ihn in die thyreotoxische Krise und damit in Lebensgefahr!
  - "Alters"depression
  - Herzinsuffizienz ("high-output-failure")
  - Rhythmusstörungen (Extrasystolen, Vorhofflimmern)
- Thyreotoxische Krise/Koma [E05.5]
  Akute lebensbedrohliche Exazerbation einer Hyperthyreose; oft nach Jodaufnahme (Röntgenkontrastmittel, Medikamente) bei Patienten mit Schilddrüsenautonomie, nach Absetzen einer thyreostatischen Behandlung; nach Strumektomie, wenn nicht in euthyreotem Zustand operiert wurde. Operationen oder zusätzliche schwere Zweiterkrankung bei florider Hyperthyreose.

3 Stadien (nach Hermann):

St. I: - Tachykardie (> 150/min) oder Tachyarrhythmie bei Vorhofflimmern
- Fieber bis 41°C, Schwitzen, Exsikkose
- Psychomotorische Unruhe, Tremor, Angst
- Erbrechen, Durchfälle
- Muskelschwäche, Adynamie

St. II: Zusätzlich Bewusstseinsstörungen, Somnolenz, psychotische Zustände, Desorientiertheit

St. III: Zusätzlich Koma mit evtl. NNR-Insuffizienz und Kreislaufversagen.

DD: Psychose, Status febrilis, Kokain- oder Amphetaminmissbrauch, Tachykardie anderer Genese; subakute Thyreoiditis (BSG ↑) → immer TSH bestimmen!

Vegetative Dystonie: Der hyperthyreote Patient hat oft gesteigerte Stuhlfrequenz, warme Hände und spricht nicht über seine Beschwerden. Der Patient mit vegetativer Dystonie neigt zu Obstipation, hat oft kalte Hände und betont seine Beschwerden.

Hyperhidrosis (übermäßiges Schwitzen - i.Gs. zum physiologischen Schwitzen bei körperlicher Anstrengung, Fieber, Hitze, Stress)

1. Primäre Hyperhidrosis (Genetik, Psyche, Stress):
   Typisches Verteilungsmuster (Handinnenflächen, Füße, Achseln, Gesicht, Kopfhaut)
   Therapieoptionen bei primärer Hyperhidrosis:
   - Topische Therapie mit Antiperspiranzien (evtl. mit Aluminiumchlorid)
   - Leitungswasser-Iontophorese
   - Injektionsbehandlung mit Botulinumtoxin A
   - Weitere Optionen: Systemische Therapie mit Anticholinergika (NW !), Schweißdrüsenentfernung aus der Axilla; thorakale Sympathektomie
2. Sekundäre Hyperhidrosis:
   - Endokrine Ursachen: Menopause, Schwangerschaft, Hyperthyreose, Phäochromozytom, Karzinoid, Diabetes mellitus, männlicher Hypogonadismus
   - Neurologische Erkrankungen, Malignome
   - Medikamente (Opioide, Neuroleptika, Parkinson-Mittel u.a.)

Di.: ▶ Diagnose einer manifesten Hyperthyreose
1. Anamnese (jodhaltige Medikamente, Externa wie Povidon-Jod, Röntgenkontrastmittel)
2. Klinik (Symptome einer Hyperthyreose)
3. Labor:
   - TSH basal erniedrigt (= Screeningtest)
   - FT_3 fast immer erhöht
   - FT_4 in 90 % erhöht
   - Bei immunogener Hyperthyreose Nachweis von TSH-Rezeptorautoantikörpern (= TRAK) im neuen Bioassay in > 95 % und anti-TPO-Ak (70 %).
   - Nachweis von Jod im Urin bei Jodkontamination als Auslöser einer Hyperthyreose

   Merke: Bei erniedrigtem TSH basal reicht eine alleinige FT_4-Bestimmung nicht aus, da es isolierte T_3-Hyperthyreosen gibt (z.B. im Frühstadium einer Hyperthyreose). Differenzialdiagnostisch abzugrenzen ist die Konstellation, wie sie bei extremem Jodmangel auftreten kann: FT_3 ↑, FT_4 ↓, normales TSH basal = euthyreote Funktionslage. Thyreostatische Therapie kontraindiziert.

   Anm.: Diagnose einer seltenen zentralen Hyperthyreose (z.B. durch TSH-produzierendes Hypophysenadenom): Schilddrüsenhormone erhöht + TSH basal nicht supprimiert, sondern evtl. sogar erhöht! → DD: Die gleiche Konstellation findet man bei der Schilddrüsenhormonresistenz: Sehr seltene hereditäre Erkrankung mit T_3-Rezeptormutation. Nach TRH-Gabe meist deutlicher TSH-Anstieg, bei der zentralen Hyperthyreose meist kein TSH-Anstieg.
4. Bildgebende Verfahren:
   - Sonografie: Umschriebene oder diffuse Echoarmut + Hypervaskularisation im Farbduplex.
   - Szintigrafie: TcU ↑
     - Homogene intensive Radionuklidanreicherung bei immunogener Hyperthyreose
     - Unifokale, multifokale oder disseminierte Radionuklidanreicherung bei den 3 Formen der hyperthyreoten Autonomie

▶ Diagnose einer Hyperthyreosis factitia (= exogene Zufuhr von Schilddrüsenhormonen):
1. Unbeabsichtigt im Rahmen einer Substitutionstherapie
2. Absichtlicher Missbrauch des Patienten, meist zwecks Gewichtsreduktion (z.B. im Rahmen einer Anorexia nervosa)
   - Diskrepanz zwischen exzessiver Erhöhung von FT_3/FT_4 einerseits und auffälliger Gelassenheit der Patient andererseits

- Entscheidend: Total supprimierte Jodaufnahme (TcU ↓) in der Schilddrüse (intakter Regelmechanismus!)
- TRAK und Tg nicht messbar.

▶ Diagnose einer latenten Hyperthyreose: TSH basal ↓, FT_{3+4} normal
Häufigste Ursache: Zu hohe Dosierung von Schilddrüsenhormonen (weitere Ursachen siehe Ätiologie)

Th.: Therapie der Hyperthyreose
Keine kausale Behandlung bekannt. Therapiewahl abhängig u.a. vom Patientanalter und der Form der Hyperthyreose.
- Symptomatische Therapie einer Tachykardie mit Betablockern (Propanolol)
- Medikamentöse thyreostatische Therapie
- Operative Therapie
- Radiojodtherapie

A) Medikamentöse thyreostatische Therapie
Thyreostatika → Ind: Jede Hyperthyreose wird bis zum Erreichen der Euthyreose mit Thyreostatika behandelt.

▶ Schwefelhaltige Thyreostatika hemmen die Synthese von MJT und DJT, nicht aber die Inkretion der bereits fertigen Hormone (T_3, T_4), deshalb ca. 6 - 8-tägige Latenz des Wirkungseintritts.
- Thiamazol → Mittel der 1. Wahl
- Propylthiouracil (Propycil®)

Carbimazol ist ein Prodrug, das in Thiamazol umgewandelt wird. Dosisverhältnis von Carbimazol : Thiamazol = 1,5 : 1.
NW.: - Allergische Reaktionen mit Exanthem, Fieber, Gelenk-/Muskelschmerzen u.a.
- Thrombo-/Leukozytopenie; selten allergische Agranulozytose (Leukozytenkontrollen!)
- Leberenzymveränderungen, Cholestase u.a., Thiamazol-Embryopathie (1 : 1.000 - 1 : 10.000)

Dos.: z.B. Thiamazol initial 10 - 20 mg/d, Erhaltungsdosis: 2,5 - 10 mg/d
Die Hyperthyreose bei Schilddrüsenautonomie sollte nach Erreichen der Euthyreose grundsätzlich einer definitiven Therapie zugeführt werden, da nach Absetzen der Thyreostatika meist ein Rezidiv folgt → Radiojodtherapie oder Operation; Indikationen s.u.

Bei immunogener Hyperthyreose wird die thyreostatische Therapie ca. 1 Jahr durchgeführt. Nach Absetzen der Therapie kommt es in ca. 50 % d.F. zu einem Rezidiv. Rauchen erhöht das Rezidivrisiko! Der TRAK-Spiegel 6 Monate nach Diagnose/Therapie der Immunhyperthyreose hat prognostische Bedeutung: Bei Werten > 10 IU/l ist eine Remission unwahrscheinlich und eine definitive Sanierung notwendig durch Radiojodtherapie oder Operation. Bei Hochrisikopatienten frühzeitig definitive Sanierung.
Bei immunogener Hyperthyreose ist darauf zu achten, dass eine Hypothyreose unbedingt vermieden wird, da sich hierdurch eine evtl. vorhandene endokrine Orbitopathie verschlechtert!

Thyreostatische Therapie in der Schwangerschaft nur bei manifester Hyperthyreose. Die Schilddrüsenhormonkonzentration sollte im oberen Normbereich liegen. Engmaschige Laborkontrollen.
Im 1. Trimenon Therapie mit Propylthiouracil, danach ist auch eine Therapie mit Thiamazol möglich. NW + KI beachten!

▶ Natriumperchlorat (Irenat®) hemmt die Aufnahme von Jodid in die Schilddrüse
Ind: z.B. rasche Blockierung der Schilddrüse bei Schilddrüsenautonomie und notwendiger Gabe von jodhaltigen Kontrastmitteln.

B) Operative Therapie
Immer durch thyreostatische Vorbehandlung Euthyreose erzielen! Dann erst Operation: Beim M. Basedow subtotale-Resektion der Schilddrüse (< 2 ml Restschilddrüse). Bei Malignomverdacht totale Thyreoidektomie.
Ind: - Große Struma
- Verdrängungserscheinungen
- Malignitätsverdacht (z.B. kalte Knoten)
- Thyreotoxische Krise

KI: Kleine diffuse Struma; Inoperabilität; floride Hyperthyreose (unbehandelt)
Ko.: - Postoperativ substitutionsbedürftige Hypothyreose (bis zu 100 %)
- Rekurrensparese: Niedrigstes Risiko (< 1 %) bei intraoperativem Neuromonitoring des N. recurrens. Vor und nach Op. Laryngoskopie!
- Parathyreoprive Tetanie (< 1 %)
- Letalität: äußerst selten

C) Radiojodtherapie:

Da die Radiojodtherapie erst nach Wochen wirksam wird, muss mit Thyreostatika vor- und nachbehandelt werden. ^{131}J-Dosis abhängig vom Therapiekonzept:

a) Funktionsoptimiertes Dosiskonzept mit niedriger Hypothyreoserate (150 Gy)
b) Ablatives Dosiskonzept mit regelmäßiger Hypothyreose (250 Gy)

Lebenslange LT_4-Substitution ist in beiden Fällen notwendig.

Ind.:
- Immunogene (Basedow-)Hyperthyreose
- Thyreoidale Autonomie
- Hyperthyreoserezidiv nach Strumektomie
- Kleinere Strumen
- Kontraindikationen zur Operation
- Progrediente endokrine Orbitopathie

KI.:
- Wachstumsalter, Frauen im gebärfähigen Alter ohne sichere Antikonzeption für mind. 6 Monate
- Gravidität und Stillperiode
- Floride (unbehandelte) Hyperthyreose
- Malignitätsverdacht (→ Op.!)

Ko.:
- Passagere, harmlose Strahlenthyreoiditis
- Hypothyreose (siehe oben)
- Evtl. Verschlimmerung einer endokrinen Orbitopathie (→ prophylaktisch Steroide geben)

Kein genetisches Strahlenrisiko bekannt! Es wird jedoch ein leicht erhöhtes Risiko für ein myelodysplastisches Syndrom und solide Tumoren vermutet.

Behandlung der latenten Hyperthyreose:

- Kontraindikation für jodhaltige Medikamente (z.B. Amiodaron) und Röntgenkontrastmittel, da diese eine manifeste Hyperthyreose auslösen!
  Wenn ausnahmsweise aus zwingenden Gründen eine Untersuchung mit jodhaltigen Röntgenkontrastmitteln erfolgen muss, empfiehlt sich eine prophylaktische Gabe von Perchlorat und evtl. zusätzlich Thiamazol für 2 Wochen.
- Um den Patienten das drohende Risiko einer Hyperthyreose durch unkontrollierte Jodzufuhr zu nehmen, besteht eine relative Indikation zur prophylaktischen Therapie: Durch Radiojodtherapie unter Suppressionsbedingungen können selektiv die autonomen Areale ausgeschaltet werden.
  Wenn bei Vorhofflimmern der kausale Zusammenhang mit einer latenten Hyperthyreose vermutet wird, kann ein temporärer Therapieversuch mit Thyreostatika gemacht werden. Kommt es darunter wieder zu Sinusrhythmus, ist der Zusammenhang wahrscheinlich und es empfiehlt sich eine Radiojodtherapie zur dauerhaften Sanierung der Schilddrüsenfunktion.

Therapie der thyreotoxischen Krise: Immer auf Intensivstation!

a) Kausale Therapie:
- Hemmung der Hormonsynthese: Thiamazol 40 - 80 mg i.v. alle 8 h
- Frühoperation = totale Thyreoidektomie innerhalb der ersten 48 h → beseitigt rasch den Schilddrüsenhormonexzess → verbesserte Prognose trotz erhöhtem Op.-Risiko.

b) Symptomatische Therapie:
- Flüssigkeits-, Elektrolyt-, Kalorienersatz parenteral (häufiger Fehler: Übersehen einer Exsikkose!): 3 - 4 l Flüssigkeit/d; 3.000 Kcal/d
- Betarezeptorenblocker unter Beachtung von NW + KI
- Glukokortikosteroide werden wegen relativer NNR-Insuffizienz empfohlen; außerdem sollen sie die Konversion von T_4 zu T_3 hemmen.
- Physikalische Temperatursenkung
- Evtl. Sedativa
- Thromboembolieprophylaxe

Letalität der thyreotoxischen Krise: > 20 %

ENDOKRINE ORBITOPATHIE (EO) [E05.0+H06.2*]

Syn: Endokrine Ophthalmopathie

Vo.: Die EO ist in > 90 % d.F. mit immunogener Hyperthyreose (M. Basedow) assoziiert. Die EO wird (wie das prätibiale Myxödem und die Akropachie) als extrathyreoidale Manifestation des M. Basedow angesehen. Die Schilddrüsenfunktion ist in > 90 % hyperthyreot, kann aber auch euthyreot, seltener hypothyreot sein. Die EO kann einer Hyperthyreose vorausgehen, parallel auftreten oder nachfolgen. Es besteht grundsätzlich keine Korrelation zwischen Schweregrad der EO und aktueller Schilddrüsenfunktion.

Ät.: Unbekannt; wahrscheinlich genetisch bedingte Autoimmunerkrankung (Autoantikörper gegen TSH-Rezeptor = TSH-R-Ak = TRAK). TSH-Rezeptoren finden sich auch im Orbitagewebe. 8-fach erhöhtes EO-Risiko bei Basedow-Patienten, die Raucher sind!

Pat: Bei der EO kommt es zu einer Infiltration mit autoreaktiven T-Lymphozyten, Fibroblastenproliferation mit Kollagenvermehrung und Einlagerung von Glukosaminoglykanen (GAG) in das periorbitale Gewebe und die äußeren Augenmuskeln. Folgen sind Exophthalmus und Bewegungseinschränkungen der Bulbi mit Doppelbildern.

KL.: Augensymptome als Folge des Exophthalmus:
- Seltener Lidschlag (Stellwag-Zeichen)
- Sichtbarer Sklerastreifen oberhalb der Hornhaut beim Blick geradeaus (Dalrymple-Zeichen)
- Zurückbleiben des Oberlids bei Blicksenkung (Graefe-Zeichen)
- Konvergenzschwäche (Möbius-Zeichen)
- Frühestes Zeichen: (Oft) Schwellung der lateralen Partie der Augenbrauen
- Lichtscheu, Fremdkörpergefühl, schmerzhafter Druck hinter den Augen, Doppelbilder, Visusverschlechterung

Ferner:
- Symptome einer Hyperthyreose (M. Basedow) in > 90 % d.F.
  Aber: Vorkommen der EO auch bei Euthyreose!
- Seltener prätibiales Myxödem (Dermatopathie): Großporige Haut von sulziger Konsistenz, ebenfalls durch Einlagerung von Glukosaminoglykanen im subkutanen Gewebe prätibial, selten auch im Unterarm- oder Schulterbereich. Spontane Remission möglich (< 50 % d.F.)
- Selten Akropachie (keulenförmige Auftreibung der Finger- und Zehenendglieder)

7 Symptome gelten als Aktivitätsparameter:
- Spontane retrobulbäre Schmerzen
- Schmerzen bei Augenbewegungen
- Schwellung der Karunkel
- Konjunktivale Injektion
- Chemosis (Ödem der Bindehäute)
- Lidrötung
- Lidödem

Ab 3 Aktivitätsparameter: Aktive EO

Schweregrade: 6 Stadien (nach Grußendorf und Horster):
- I Anamnestische Beschwerden: Fremdkörpergefühl, Tränen, Lichtempfindlichkeit, retrobulbäres Druckgefühl
- II Lidretraktion und Bindegewebsveränderungen: Konjunktivitis, Chemosis (= Ödem der Bindehaut), periorbitale Schwellung, Verdickung der Tränendrüsen
- III Protrusio bulbi: a) leicht, b) deutlich, c) sehr ausgeprägt
  Messung der Entfernung Hornhautvorderfläche zur Orbitaseitenkante mittels Ophthalmometer nach Hertel oder Gwinup
- IV Augenmuskelblockaden mit Doppelbildern
- V Hornhautulzerationen durch Lagophthalmus
- VI Visusverlust bis Erblindung

Lab: TRAK positiv. Je höher der TRAK-Spiegel, umso aktiver verläuft die EO.
Oft Hyperthyreose (TSH basal ↓, $FT_{3/4}$ ↑); evtl. auch Euthyreose, selten Hypothyreose (bei blockierenden TRAK)

Bildgebende Diagnostik: Sono, MRT, Fotodokumentation im Verlauf

DD: Bei einseitigem Augenbefund: Retrobulbärer Tumor, Sinus-cavernosus-Thrombose, Abszess, Mukozele u.a. - Exophthalmus meist doppelseitig!

Di.: Klinik - Schilddrüsendiagnostik - ophthalmologische Diagnostik

Th.: Keine kausale Behandlung bekannt. Interdisziplinäre Zusammenarbeit zwischen Schilddrüsenspezialist/Endokrinologe, Augenarzt, evtl. Strahlentherapeut und Chirurg.
- Euthyreote Schilddrüsenfunktion herstellen (Thyreostatika), dabei unbedingt Hypothyreose vermeiden (verschlechtert die EO!); adjuvante Gabe von Selen (200 µg/d).
- Nicht rauchen!

- Lokale Maßnahmen: Getönte Augengläser, zur Nacht Dexpanthenol-Augensalbe, Schlafen mit angehobenem Kopfende des Bettes (→ geringeres Lidödem am Morgen); bei Bedarf künstliche Tränentropfen.
- Kortikosteroide
- Retrobulbärbestrahlung der Orbita unter Aussparung der Augenlinse
- Operative Dekompression der Orbita: Verschiedene Verfahren, z.B. nur Entfernung von Fettgewebe
- In klinischer Erprobung: Teprotumumab (monoklonaler Antikörper)

3 therapeutisch relevante Gruppen:
- Milde EO: Nur geringe Auswirkung auf das tägliche Leben. Lidretraktion < 2 mm, Exophthalmus < 3 mm, intermittierende oder keine Diplopie
  Th.: Lokale Maßnahmen (siehe oben), Selen versuchen (200 µg/d über 6 Monate)
- Moderate bis schwere EO: Erhebliche Beeinträchtigung im täglichen Leben. Lidretraktion ≥ 2 mm, Exophthalmus ≥ 3 mm, Diplopie bei extremem Blick oder konstante Diplopie
  Th.: Kortikosteroide (initial 1 x wöchentlich hochdosiert i.v.), evtl. Bestrahlung, evtl. Operation
- Visusbedrohende EO: Hochdosierte Kortikosteroide, bei Erfolglosigkeit Operation

Prg: 30 % Besserung, 60 % keine Änderung, 10 % Verschlechterung

SCHILDDRÜSENENTZÜNDUNGEN

Akute eitrige Thyreoiditis [E06.0]

Vo.: Sehr selten

Ät.: Bakterien

KL.: Akuter Beginn mit Fieber, lokalem Schmerz, evtl. Schwellung der regionären Lymphknoten

Ko.: Mediastinitis

Lab: CRP, BSG ↑, evtl. Leukozytose, Euthyreose

Sono: Bei Einschmelzungen evtl. echofreie Areale

Feinnadelbiopsie: Nachweis von Granulozyten bei bakterieller Entzündung, evtl. Erregernachweis

Th.: Breitspektrumantibiotika, bei Abszess Eiter abpunktieren (Kultur, Zytologie), evtl. Inzision

Strahlenthyreoiditis [E06.5]

Selten nach Radiojodtherapie oder externer Bestrahlung
Selbstlimitierender Verlauf - nur bei Schmerzen NSAR oder Prednisolon

Subakute granulomatöse Thyreoiditis de Quervain (sprich: "de kärwen") [E06.1]

Vo.: w : m = 5 : 1 (bevorzugt Frauen im 3. - 5. Lebensjahrzehnt)

Ät.: Unklar, oft im Anschluss an Virusinfekt der Luftwege; genetische Disposition (gehäuftes Vorkommen von HLA-B 35).

KL.:
- Abgeschlagenheit und Krankheitsgefühl, evtl. Fieber; keine Lymphknotenschwellung
- Schilddrüse oft druckschmerzhaft, gel. auch schmerzlos

Lab:
- Extreme BSG-Erhöhung! CRP ↑
- Schilddrüsenfunktion: Anfangs oft hyperthyreot, später wieder euthyreot, evtl. passagere Hypothyreose

Sono: Echoarme, teils konfluierende „landkartenartige" Schilddrüsenareale

Szintigramm (bei typischer Klinik nicht nötig): Stark verminderte Radionuklidaufnahme der Schilddrüse (TcU) ↓

Feinnadelbiopsie (bei typischer Klinik nicht nötig): Granulomatöse Thyreoiditis mit Epitheloid- und Langhans-Riesenzellen

Th.: Spontanheilung in ca. 80 %; keine Thyreostatika, evtl. NSAR; bei Lokalbeschwerden Kortikosteroide (1 mg Prednisolon/kg KG) → Beschwerdefreiheit nach Prednisolongabe innerhalb 24 h! Falls keine klinische Besserung unter Steroiden, ist die Diagnose zu überprüfen!

Chronische lymphozytäre Thyreoiditis (Hashimoto) = Autoimmunthyreoiditis (AIT) [E06.3]

Internet-Infos: *www.hashimotothyreoiditis.de*

Vo.: Häufigste Thyreoiditisform: Prävalenz 5 - 10 %, häufigste Ursache einer Hypothyreose
w : m = 9 : 1; bevorzugt Frauen zwischen 30 - 50 J.; gehäufte Assoziation mit anderen Autoimmunerkrankungen (siehe Kap. "Polyendokrine Autoimmunsyndrome") und rheumatischen Erkrankungen

Ät.:
- Familiäre Disposition: 50 % der Verwandten der Patienten haben auch Antikörper; gehäufte Assoziation mit HLA-Markern (HLA-DR3, -DR4, -DR5), oft Vitiligo, Alopezie
- Hepatitis C

Hi.: Lymphozytäre Thyreoiditis (zytotoxische T-Lymphozyten), im Spätstadium Fibrose/Atrophie

KL.: Beginn meist unmerklich, die Mehrzahl der Patienten werden erst im Spätstadium diagnostiziert, wenn der lymphozytäre entzündliche Destruktionsprozess zu einer Hypothyreose geführt hat.

Verlauf (Jahre): Echoarme SD → TPO-Ak → TSH-Anstieg → Hypothyreose

DD: Autoimmune Schilddrüsenerkrankungen:
1. Autoimmunthyreoiditis (Hashimoto): TPO-Ak positiv (ca. 90 %), TgAk positiv (ca. 70 %)
2. Immunhyperthyreose (M. Basedow): TRAK positiv (> 95 %) und TPO-Ak positiv (ca. 70 %)
3. Varianten der AIT (siehe unten)

Di.:
1. Bildgebende Diagnostik:
   - Sono: Inhomogenes echoarmes Schallmuster der oft kleinen Schilddrüse
   - Szintigramm meist nicht nötig: Verminderte Radionuklidaufnahme der Schilddrüse (TcU ↓)
2. Ak-Nachweis: - anti-TPO-Ak: 95 % d.F.
   - Thyreoglobulinantikörper (TgAk): 70 % d.F.
3. Schilddrüsenfunktion: Im Verlauf der AIT entwickelt sich eine Hypothyreose

Th.: LT_4-Substitution bei Hypothyreose ist obligat (richtige Dosis bei Normalisierung des TSH-Wertes). Manche Autoren empfehlen die LT_4-Gabe auch bei euthyreoter Autoimmunthyreoiditis. Immunsuppressiva und Steroide sind nutzlos; Selen wird bei AIT mit Euthyreose empfohlen (fehlende Evidenz). Bei Schwangeren ausreichende LT_4- und Jodzufuhr sicherstellen, engmaschige Kontrolle, da besonders in der 2. Schwangerschaftshälfte erhöhter Hormonbedarf. Lebenslange Kontrolluntersuchungen (wegen Abfall der LT_4-Produktion).

Prg: Im Spätstadium oft Fibrose/Atrophie der Schilddrüse mit Hypothyreose, normale Lebenserwartung bei korrekter LT_4-Substitution

Riedel-Struma [E06.5]

Sehr seltene fibrosierende Thyreoditis, die schwartenartig hart infiltrierend und einmauernd wächst. Es handelt sich um eine IgG4-positive assoziierte Erkrankung (siehe dort).

Varianten der AIT

- „Silent" Thyreoiditis: Variante der AIT mit mildem Verlauf; evtl. nur temporär.
- Postpartale lymphozytäre Thyreoiditis: [O90.5] Bei ca. 5 % der Schwangeren beobachtet man in der Postpartalperiode passagere und i.d.R. klinisch latent verlaufende Schilddrüsenfunktionsstörungen mit oft positivem Befund für TPO-Ak. Schwangere mit Schilddrüsen-Ak weisen ein Risiko bis 40 % auf für eine Thyreoiditis nach der Geburt.
- Iatrogen induzierte Autoimmunthyreoiditis
  - Zytokin-induzierte Thyreoiditis (durch Therapie mit Interferon oder IL-2)
  - Amiodaron-induzierte Thyreoiditis (Typ 1 bei Autonomie; Typ 2 toxisch)
  - Lithium-induzierte AIT
  - Unter Therapie mit Immun-Checkpoint-Inhibitoren (siehe Kap. Immuntherapie der Tumoren)

MALIGNOME DER SCHILDDRÜSE [C73]

Ep.: Häufigste endokrine Neoplasien. - Inzidenz: ca. 4/100.000 Erkrankungen jährlich; w : m = 3 : 1 beim differenzierten Karzinom; ausgeglichenes Geschlechtsverhältnis beim C-Zell- und anaplastischen Karzinom.

Ät.:
- Genetische Faktoren (medulläres Karzinom)
- Ionisierende Strahlen: Bei den A-Bombenüberlebenden in Japan sowie nach den A-Bombentests

auf den Marshall-Inseln zeigte sich ein erhöhtes relatives Risiko von 1,1/Gray Schilddrüsenstrahlendosis. Nach dem Tschernobyl-Reaktorunfall erkrankten in Weißrussland, Ukraine und Russland ca. 1.500 Kinder (aber auch Erwachsene) an Schildrüsenkarzinom. Nach dem Reaktorunfall von Fukushima 27 x mehr Schilddrüsenkarzinome als im übrigen Japan!.
- Unbekannte Faktoren

Einteilung:

Schilddrüsenkarzinome (SD-Ca. oder TC):

1. Differenzierte Karzinome: a) Papilläres Karzinom (PTC) ca. 80 %
   b) Follikuläres Karzinom (FTC) ca. 10 %
2. Gering differenziertes Karzinom (PDTC): selten
3. Undifferenzierte (anaplastische) Karzinome (UTC/ATC) ca. 5 %
4. Medulläres (C-Zellen) Karzinom (MTC) ca. 5 %
5. Seltene andere Malignome der Schilddrüse (< 1 %): Maligne Lymphome, Sarkome, Metastasen

Zu 1.: **Differenzierte Schilddrüsenkarzinome**

Das follikuläre Karzinom metastasiert vorwiegend hämatogen (Lunge, Knochen), das papilläre vorwiegend lymphogen. Regionale Lymphknotenmetastasen treten beim papillären Karzinom klinisch oft vor dem eigentlichen Primärtumor auf, der in vielen Fällen nur eine minimale Größe aufweist, aber dennoch multizentrisch vorhanden sein kann (unauffälliges Szintigramm der Schilddrüse). Der Primärtumor und seine Metastasen lassen sich gut mit ^{131}J behandeln.

Zu 3.: **Anaplastische (undifferenzierte) Schilddrüsenkarzinome**

nehmen am Jodumsatz nicht teil. Behandlung mit Radiojod daher nicht möglich.

Zu 4.: **Medulläre (C-Zellen-) Schilddrüsenkarzinome (MTC):**

- Keine Teilnahme am Jodstoffwechsel, Radiojodbehandlung daher nicht erfolgreich.
- C-Zellen produzieren Calcitonin: Erhöhte Werte bei Metastasen (Tumornachsorge: Rezidivindikator). 1/3 der Patienten leidet an Diarrhö.
  a) Sporadisches MTC (75 %): Durchschnittsalter der Patienten 45 - 50 J.
  b) Familiäres MTC (FMTC) (25 %):

	MEN 2 (70 %)	**MEN 3 (10 %)**	**Non-MEN (20 %)**
Altersgipfel	20. - 30. Lj.	10. - 20. Lj.	40. - 50. Lj.
Vererbung	autosomal - dominant		
RET-Protoonkogen	EXON 10,11	EXON 16	EXON 10,11,13,14

Multiple endokrine Neoplasien (MEN): Siehe auch Kap. MEN[D44.8]

MEN 2 = Sipple-Syndrom: C-Zellkarzinom + Phäochromozytom (50 % d.F.) + primärer Hyperparathyreoidismus (10 % d.F.)

MEN 3 = Gorlin-Syndrom: C-Zellkarzinom + Phäochromozytom + Schleimhautneurinome + marfanoider Habitus

Non-MEN: Nur C-Zellkarzinom (FMTC only)

- Genetisches Screening der Familienmitglieder von Patienten mit MTC: Falls Gentest positiv: Prophylaktische Thyreoidektomie im Vorschulalter (< 6 J.). Beim seltenen MEN 3 sollte die prophylaktische Thyreoidektomie nach Diagnose der Genmutation erfolgen. Postoperativ regelmäßige Vorsorgeuntersuchungen auf Phäochromozytom (Bestimmung der Katecholamine i.S. und i.U.) und auf primären Hyperparathyreoidismus beim MEN 2 (Kalzium + Parathormon i.S.).

TNM-Klassifikation für Schilddrüsenkarzinom: *Siehe Internet* (UICC, 2010)

Anamnese: - Bestrahlung der Hals- oder Thymusregion vor 10 - 30 Jahren? Andere Strahlenexposition?
- MEN-Patienten in der Familie (C-Zellkarzinom)?
- Strumawachstum trotz ausreichender Substitution?

KL.: Nur ca. 25 % aller sonografisch entdeckten Schilddrüsenkarzinome weisen klinische Tumorzeichen auf. Papilläre Mikrokarzinome (PTMC) werden gel. bei Schilddrüsenoperationen zufällig gefunden.
- Strumaknoten von harter Konsistenz
- Lokale Spätsymptome: Derbe, höckrige Struma, fixierte Haut, zervikale und/oder supraklavikuläre Lymphknoten, Heiserkeit (Rekurrensparese), Horner-Syndrom (Miosis, Ptosis, scheinbarer Enophthalmus), Hals-, Ohren- und Hinterhauptschmerzen, Stridor, Schluckbeschwerden und obere Einflussstauung

Di.:
- Sonografie: Malignomverdächtig sind unregelmäßig begrenzte echoarme Areale, Verkalkungen, intranoduläre Vaskularisation
- Szintigrafie: Kalte Knoten, die nicht speichern.

Merke: Ein szintigrafisch kalter Knoten, der sonografisch nicht echofrei ist, ist stets malignomverdächtig (insbes. bei jüngeren Männern) und muss definitiv abgeklärt werden:
- Gezielte Feinnadelbiopsie mit nachfolgender Aspirationszytologie (90 % Trefferwahrscheinlichkeit)

- Bei fortbestehendem Malignomverdacht (auch bei negativer Zytologie) Operation (Präparat mit Kapsel) mit nachfolgender Histologie. Die Abgrenzung eines follikulären Karzinoms von einem Adenom beruht auf dem histologischen Nachweis eines vollständigen Kapseldurchbruchs bzw. von Gefäßeinbrüchen. Typisch für das papilläre Karzinom ist eine BRAF-Mutation.

- Calcitoninbestimmung im Serum (bei MTC ↑): Serum kühl und kurz transportieren
- Der Calcitonin-Stimulationstest wird nicht mehr empfohlen.
- CT, MRT der Halsregion
- Suche nach Metastasen: Röntgen Thorax, CT (Thorax), Sono Abdomen, Knochenszintigrafie, PET
- Bei C-Zellkarzinom Genanalyse auf Punktmutation im RET-Protoonkogen
- Familien-Screening bei MTC (auf RET-Protoonkogen-Mutation) und genetische Beratung.

Th.: Immer kombiniert chirurgisch, strahlentherapeutisch, nuklearmedizinisch, onkologisch (Tumorboard):

1. R0-Resektion: Totale Thyreoidektomie (unter Schonung der Rekurrensnerven und Erhaltung mind. einer Nebenschilddrüse) + Entfernung der regionalen Halslymphknoten (Lymphknotendissektion). Postoperativ steigt infolge des Absinkens der Schilddrüsenhormonkonzentration im Serum die endogene TSH-Produktion stark an. Außerdem kann rh-TSH gegeben werden, hierdurch Verbesserung der Radiojodspeicherung als Voraussetzung für die nachfolgende Radiojodtherapie.
2. Ablative Radiojodtherapie bei differenzierten papillären und follikulären SD-Ca: 3 - 4 Wochen postoperativ ^{131}J-Ganzkörperscan zum Nachweis jodspeichernder Schilddrüsenreste und Metastasen. Danach hoch dosierte Behandlung mit ^{131}J in mehreren Fraktionen, bis kein ^{131}J-speicherndes Gewebe mehr nachweisbar ist und Tg im Serum verschwindet.
   NW: Passagere Strahlenthyreoiditis, Gastritis und Sialadenitis. Das Risiko einer späteren akuten Leukämie beträgt 1 % (bei sehr hohen wiederholten Radiojod-Therapien).

   Memo: Bei der Radiojodtherapie gutartiger Schilddrüsenerkrankungen ist kein erhöhtes Leukämierisiko nachgewiesen.
3. Suppressive Schilddrüsenhormonbehandlung nach abgeschlossener Radiojodtherapie mit LT_4: Bei Hochrisikopatienten möglichst hoch bis an die Toleranzgrenze, um einen vermehrten TSH-Reiz auf evtl. noch vorhandene Metastasen zu verhindern (TSH-Zielbereich: < 0,1 mU/l).
4. Externe Strahlenbehandlung: Bei undifferenzierten Tumoren (undifferenzierte Tumore sind strahlenempfindlicher, keine Radiojodspeicherung).
   C-Zellkarzinome sind strahlenresistent, radikale Operation prognoseentscheidend.
5. Palliative Chemotherapie im Rahmen von Studien bei inoperablen, nicht radiojodspeichernden oder radiorefraktären SD-Ca. und rasch progredienten MTC: Tyrosinkinaseinhibitoren (Sorafenib, Vandetanib, Lenvatinib, Cabozantinib), Immun-Checkpoint-Inhibitoren u.a.

Nachsorge:
Da Rezidive bis zu 30 % (auch nach Jahrzehnten) möglich sind, lebenslange Nachsorge.

- Anamnese, Tastbefund, Labor, Sono/CT Thorax
- Tumormarker:
  - Thyreoglobulin (Tg) wird sowohl von der normalen Schilddrüse als auch von differenzierten Zellen eines Schilddrüsenkarzinoms gebildet. Daher hat Tg für die Diagnose eines Schilddrüsenkarzinoms keine Bedeutung. Nach radikaler Thyreoidektomie ist jedoch die Tg-Produktion ausgeschaltet. Ein Wiederanstieg des Tg-Spiegels nach Radikaloperation eines differenzierten Schilddrüsenkarzinoms spricht für Tumorrezidiv u./o. Metastasen! Zusätzlich Tg-Bestimmung nach Gabe von rhTSH.
  - Calcitonin muss bei MTC postoperativ im Referenzbereich und im Pentagastrintest nicht stimulierbar sein.
- Szintigrafie mit ^{131}J nur bei Verdacht auf Rezidiv oder Metastasen. Hierbei kann vor der Untersuchung rekombinantes humanes rhTSH i.m. gegeben werden, damit T_4 nicht abgesetzt werden muss.
- ^{18}F-FDG-PET: Diagnostik von Rezidiven/Metastasen von Schilddrüsenkarzinomen unabhängig vom Jodspeicherverhalten

Prg: 10-Jahresüberlebensraten aller Fälle:
- Papilläres SD-Ca: > 90 % (PTMC > 99 %)
- Follikuläres SD-Ca: Minimal invasive FTC: 95 %; breit invasive FTC: 50 %
- Medulläres SD-Ca: ca. 50 %
- Anaplastisches SD-Ca: Mittlere Überlebenszeit 6 Monate

Pro: Bei radioaktivem Fallout (z.B. Reaktorunfälle) Blockade der ^{131}J-Jodaufnahme in die Schilddrüse durch einmalige Gabe von Kaliumjodid (z.B. Thyprotect®); Dosierung altersabhängig (im Alter von 13 - 45 Jahre 100 mg Jodid bzw. 130 mg Kaliumjodid); im Alter > 45 Jahren wird keine Jodidgabe empfohlen wegen erhöhtem Risiko einer Induktion einer Hyperthyreose bei Schilddrüsenautonomie.

NEBENSCHILDDRÜSE, VITAMIN D-STOFFWECHSEL UND KALZIUMHAUSHALT

KALZIUM

99 % des Kalziums (m: 900 - 1.300 g / w: 750 - 1.100 g Kalzium) befinden sich im Knochen als Hydroxylapatit (Kalziumphosphat). Nur 1 % des Kalziums ist im Extrazellulärraum.
Tagesbedarf an Kalzium: Erwachsene 1.000 mg
Jugendliche, Schwangerschaft, Stillzeit, postmenopausal und Männer > 65 J.: 1.500 mg

Bis zu einer täglichen enteralen Kalziumaufnahme von 1 g steigt die Kalziumabsorption linear an, wobei nur maximal 30 % des enteral aufgenommenen Kalziums tatsächlich absorbiert werden. Ausgehend von einer täglichen oralen Aufnahme von 1 g Kalzium werden somit pro Tag normalerweise etwa 300 - 400 mg Kalzium absorbiert.

Normbereich der Kalziumwerte im Serum: Gesamtkalzium: 2,2 - 2,65 mmol/l
Ionisiertes Kalzium: 1,1 - 1,3 mmol/l

Der Kalziumspiegel i.S. wird durch Zusammenwirken von Parathormon, Calcitonin und Calcitriol in engen Grenzen konstant gehalten.

- ▶ Ca. 45 % des Serum-Ca^{++} sind an Eiweiß gebunden (4/5 an Albumin und 1/5 an Globulin).
- ▶ Ca. 5 % des Serum-Ca^{++} sind komplexgebunden an Anionen wie Bikarbonat, Zitrat und Phosphat
- ▶ Ca. 50 % des Serum-Ca^{++} sind als freie Ionen vorhanden = biologisch aktive Fraktion

Bei der routinemäßigen Serumkalziumbestimmung erfasst man das Gesamtkalzium, das in der diagnostischen Aussage dem ionisierten Kalzium gleichwertig ist. Bei Abweichungen vom normalen Serumeiweißgehalt muss jedoch eine Korrektur auf normale Serumeiweißwerte erfolgen (per Formel oder Nomogramm). Besteht nur die Möglichkeit zur Messung des Gesamt-Ca, kann bei Abweichung des Albuminwertes vom Referenzwert 4 g/dl das Albumin-korrigierte Ca berechnet werden:
Korrigiertes Ca (mmol/l) = gemessenes Ca (mmol/l) - 0,025 x Albumin (g/l) + 1,0
Faustregel: Ein Abfall des Albumins um 1 g/L bewirkt eine Erniedrigung des Gesamt-Ca um ca. 1 mg/dl (0,25 mmol/l).

Die ionisierte Kalziumfraktion (Ca^{++}) wird durch pH-Änderungen beeinflusst. Eine Verschiebung des pH von 0,1 bewirkt eine gegensinnige Kalziumveränderung von 0,05 mmol/l.

Alkalose → niedriges Ca^{++} (Ursache der Hyperventilationstetanie)
Azidose → erhöhtes Ca^{++}

Anm.: Störungen der Isoionie können zu Störungen der neuromuskulären Erregbarkeit führen. Dies kommt zum Ausdruck in der Szent-Györgyi-Serumelektrolytformel:

$$K = \frac{(K^{+}) \cdot (HCO_3^{-}) \cdot (HPO4^{--})}{(Ca^{++}) \cdot (Mg^{++}) \cdot (H^{+})}$$

Jeder Anstieg von K führt zu einer Steigerung, jeder Abfall von K zu einer Minderung der neuromuskulären Erregbarkeit (weitere Einzelheiten - auch zum Thema Phosphat - siehe Kap. Wasser- und Elektrolythaushalt).

Normale Funktion des Kalziums:
- Bildung von Knochen- und Zahnmatrix
- Konversion von Prothrombin zu Thrombin
- Kontrolle von Membranpotenzial und -permeabilität
- Stimulation der Myofibrillen-ATPase (Muskelkontraktion, elektromechanische Kopplung)

PARATHORMON

Parathormon (PTH) wird in den 4 Epithelkörperchen (Nebenschilddrüsen) als Prä-Pro-Parathormon, ein Peptid von 115 Aminosäuren, gebildet. Ein Peptid von 84 Aminosäuren verlässt die Drüse; das N-terminale Peptid mit der Aminosäurensequenz 1 - 34 trägt die biologische Aktivität; Halbwertzeit des Hormons ca. 3 Min.. Im Blut zirkulieren intaktes PTH und PTH-Fragmente. Die Bestimmung von PTH intakt ist unabhängig von der Nierenfunktion.

Für die hormonelle Regulation der Kalziumhomöostase sind Parathormon (PTH), das Peptid Klotho sowie Vitamin D und Östrogene bedeutsam. PTH fördert bzw. stimuliert:
- die Kalziumfreisetzung aus dem Knochengewebe durch Osteoklasten
- die distal-tubuläre Kalziumreabsorption in der Niere sowie
- die proximal-tubuläre 1α-Hydroxylase und somit die Bildung des aktiven Vitamin D-Metaboliten 1,25-Dihydroxycholecalciferol, der die intestinale und renale Kalziumabsorption bzw. -reabsorption begünstigt.

Die PTH-Sekretion wird durch die Kalziumrezeptoren der Nebenschilddrüsenzellen reguliert.

Ein ionisiertes Calcium < 1,25 mmol/l stimuliert die Parathormonsekretion. Bei Calcitriolmangel wird relativ zum Serum-Calcium mehr PTH sezerniert. Eine leichte Hypomagnesiämie stimuliert - wie die Hypokalzämie - die PTH-Sekretion, bei starker Hypomagnesiämie reduziert sich die PTH-Sekretion. Hohe Phosphatkonzentration bei Urämie stimuliert direkt die PTH-Sekretion.

Zwischen Kalzium und Parathormon besteht physiologischerweise eine negative feed-back-Regulation (gegensinnige Veränderung beider Größen). Die negative feed-back-Regulation bleibt erhalten bei Hyperkalzämie infolge Tumorleiden, Vitamin D-Intoxikation und Sarkoidose: Bei diesen Patienten finden sich supprimierte PTH-Spiegel. Dagegen sind beim Hypoparathyreoidismus beide Parameter erniedrigt und beim primären Hyperparathyreoidismus beide erhöht.

Eine negative Kalziumbilanz des Knochens tritt bei pathologisch erhöhten PTH-Konzentrationen ein (nicht dagegen bei physiologischen PTH-Konzentrationen).

Referenzbereich: 1,5 - 6,5 pmol/l (15-65 pg/ml). Es besteht eine leichte Tagesrhythmik mit etwas höheren Spiegeln gegen Abend, ferner werden minimale Pulsationen (meist unter 0,5 pmol/l) beobachtet.

CALCITONIN

Calcitonin wird in den C-Zellen der Schilddrüse gebildet, besteht aus 32 Aminosäuren und bewirkt eine Hemmung der Osteoklastenaktivität. Die Sekretion von Calcitonin wird über die Ca^{++}-Konzentration im Blut gesteuert: Hohe Ca^{++}-Spiegel fördern, niedrige Ca^{++}-Spiegel hemmen die Sekretion von Calcitonin.

Beim medullären C-Zellkarzinom der Schilddrüse ist Calcitonin erhöht (Tumormarker!). Krankheitssymptome infolge erniedrigten Calcitoninspiegels sind nicht bekannt.
Procalcitonin gilt als empfindlicher Marker für eine Sepsis.

VITAMIN D-STOFFWECHSEL und NEBENSCHILDDRÜSENFUNKTION

Internet-Infos: *www.vitamindcouncil.com, www.sunarc.org*
Vitamin D_3 wird entweder aus 7-Dehydrocholesterol unter UVB-Lichteinfluss in der Haut gebildet oder es muss mit der Nahrung (z.B. Fettfisch) zugeführt werden. In der Haut gebildetes Vitamin D_3 oder mit der Nahrung gemeinsam mit Vitamin D_2 aufgenommenes Vitamin D_3 wird an Vitamin D-bindendes Protein (DBP, Transcalciferin) im Plasma gebunden zur Leber transportiert.

In der Leber wird Vitamin D_3 zu 25-OH-D_3 (= Calcifediol) umgewandelt. In den Nieren entsteht daraus das biologisch sehr aktive 1,25$(OH)_2$-D_3 = Calcitriol. Diese Umwandlung wird u.a. durch die Phosphatkonzentration reguliert: Niedriger Phosphatspiegel fördert die Calcitriolbildung und umgekehrt. Calcitriol fördert die enterale Resorption von Kalzium und Phosphat und senkt die renale Kalzium- und Phosphatausscheidung. Die Knochenmineralisation wird gefördert.

Vitamin D-Rezeptoren finden sich praktisch auf allen Zellen des Körpers. So ist ein Vitamin D-Mangel mit einer gestörten neuromuskulären Funktion verbunden (Sturzneigung und erhöhtes Frakturrisiko bei Osteoporose!). Calcitriol beeinflusst die Immunregulation und hat mehrere weitere extraossäre Wirkungen (siehe unten).

	7-Dehydrocholesterol
Haut:	↓ ← UVB-Licht (290 - 320 nm)
Nahrung:	**Colecalciferol = Vitamin D_3**
Leber:	↓
	25-OH-D_3 = 25-Hydroxycolecalciferol
Nieren:	← Phosphat ↓, PTH
	⊢ Ca^{++}/FGF23/1,25$(OH)_2$-D_3
	↓
	1,25$(OH)_2$-D_3 = Calcitriol (= Vitamin-D-Hormon)

Extraossäre Wirkung von Vitamin D sind in Diskussion, z.B.
- Günstiger Einfluss auf Herz-Kreislauf-Erkrankungen, Blutdruck und Diabetes mellitus
- Positiver Einfluss auf die Muskelkraft
- Schwangerschaft: Vitamin D-Mangel führt beim ungeborenen Kind zu niedriger Knochenmasse und erhöhtem Atopierisiko
- Reduktion der Gesamtmortalität bei älteren Menschen

Anzustrebender Bereich für 25-OH-Vitamin D: ≥ 30 ng/ml (≥ 75 nmol/l)
(Umrechnungsfaktor ng/ml → nmol/l: 2,5)
Bis zu 50 % der Bevölkerung haben nach den neuen Referenzwerten einen Vitamin D-Mangel, bes. ältere Menschen! (abhängig von Lebensalter, Jahreszeit und Sonnenexposition)

Tagesbedarf: Ca. 1.000 IE Vitamin D_3
Bei älteren Menschen (> 70 J.) wird eine regelmäßige Substitution empfohlen.
Risikogruppen für einen Vitamin D-Mangel:
- Ältere Menschen
- Menschen, die Sonnenlicht meiden
- Patienten mit Malabsorptionssyndrom
- Einnahme von Medikamenten, die mit Vitamin D interagieren (z.B. Phenytoin)

REGULATION DER SERUM-KALZIUM-KONZENTRATION

1. Absinken des Serum-Ca^{++} (via „calcium-sensing receptor") →
2. Sekretion von Parathormon →
3. Förderung der Phosphatausscheidung in den Nieren →
4. Absinken des Serum-HPO_4^{--} →
5. Förderung der Calcitriolbildung ($1,25(OH)_2D_3$) in den Nieren →
6. Enterale Reabsorption und ossäre Mobilisation von Ca^{++} und HPO_4^{--} →
7. Normalisierung des Serum-Ca^{++}

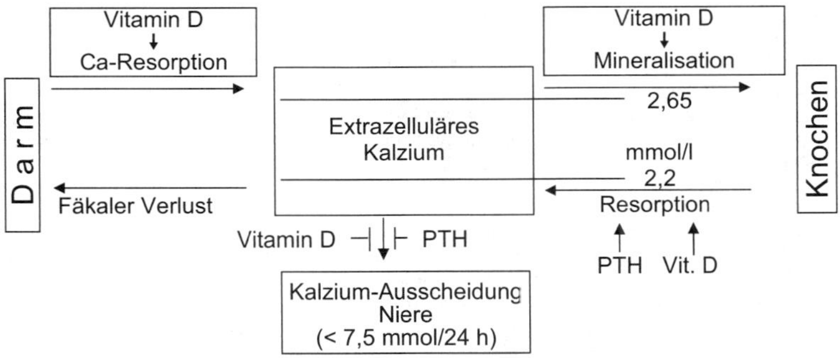

→ Förderung; ⊣ oder ⊢ Hemmung

PRIMÄRER HYPERPARATHYREOIDISMUS (PHPT) [E21.0]

Def: Primäre Erkrankung der Nebenschilddrüse mit vermehrter Parathormonbildung (PTH).

Ep.: Inzidenz 65/100.000/J. bei Frauen; 25/100.000/J. bei Männern

Ät.:
1. Solitäre Adenome (85 %), multiple Adenome (5 %) der Nebenschilddrüse; 80 % der Nebenschilddrüsenadenome liegen hinter der Schilddrüse, ca. 10 % liegen im vorderen Mediastinum
2. Hyperplasie der Epithelkörperchen (10 %) - Histologie: Hyperplasie der wasserhellen Zellen oder der Hauptzellen
3. Selten Karzinom der Epithelkörperchen (< 1 %)

Selten werden multiple endokrine Neoplasien (MEN) beobachtet (siehe dort).

Pg.: Beim pHPT resultiert eine Hyperkalzämie aus den drei Angriffspunkten des PTH:
- Steigerung der ossären Calcium-Mobilisierung (erhöhte Pyridinoline i.U.)
- Steigerung der intestinalen Calcium-Absorption (Calcitriol-vermittelt)
- Steigerung der tubulären Calcium-Reabsorption

KL.: 80 % der Patienten haben keine oder nur unspezifische Beschwerden (zufällige Diagnose einer Hyperkalzämie)

1. Nierenmanifestationen (15 %):
   - Häufig Nephrolithiasis (Kalziumphosphat oder -oxalat)
   - Seltener (prognostisch ungünstig) Nephrokalzinose

   Typisch ist eine Einschränkung der Konzentrierungsfähigkeit, die ADH-refraktär ist und die zu Polyurie mit Polydipsie führt. Fortgeschrittene Fälle können zu Niereninsuffizienz führen.
   Anm.: Nierensteine sind bei pHPT häufig, aber nur ein kleiner Teil der Patienten mit kalziumhaltigen Nierensteinen hat einen pHPT (ca. 2 %).

2. Knochenmanifestationen (ca. 50 %):
Die gesteigerte Parathormonaktivität führt zu einer Vermehrung der Osteoklasten, reaktiv auch der Osteoblasten, wobei es zu einer negativen Knochenbilanz kommt. Die Osteoklastentätigkeit führt in ausgeprägten Fällen zu subperiostalen Resorptionslakunen und Akroosteolysen an Händen/Füßen. Die früher beobachteten braunen Tumoren = eingeblutete Resorptionszysten (Osteodystrophia cystica generalisata von Recklinghausen) sieht man heute kaum. Röntgenologisch häufigstes Zeichen ist oft nur eine diffuse Osteopenie, die bei Handaufnahmen in 40 %, bei Wirbelsäulenaufnahmen in 20 % gesehen wird; der Schädel - am zweithäufigsten befallen - erscheint röntgenologisch im "Mattglas"-Effekt; die Lamina dura der Zahnalveolen zeigt Erosionen. Wirbelsäulen- und Gliederschmerzen sind Symptome einer Skelettmanifestation. Labormäßig sind bei Knochenbeteiligung die alkalische Phosphatase und die Hydroxyprolinausscheidung erhöht.

3. Gastrointestinale Manifestationen (ca. 30 %):
- Appetitlosigkeit, Übelkeit, Obstipation, Meteorismus, Gewichtsabnahme
- Seltener Ulcera ventriculi/duodeni (Hyperkalzämie → Hypergastrinämie → HCl)
- Seltener Pankreatitis (ca. 10 %; die Pankreatitis kann den Kalziumspiegel senken und so einen pHPT maskieren!)

Anm.: Auch Gallensteine kommen doppelt so häufig wie in der Normalbevölkerung vor.

Beachte: Von der klassischen Symptomentrias "Stein-, Bein- und Magenpein", spielt heute die Nephrolithiasis die dominierende Rolle!

4. - Neuromuskuläre Symptome: Rasche Ermüdbarkeit, Muskelschwäche und -atrophie, QT-Verkürzung im Ekg
- Psychiatrische Symptome: Depressive Verstimmung

5. Hyperkalzämische Krise (< 5 %):
Der pHPT kann jederzeit ohne Vorboten exazerbieren zu einer hyperkalzämischen Krise, besonders wenn ein die Hyperkalzämie begünstigender Faktor hinzukommt (z.B. Bettlägerigkeit, Behandlung mit Kalzium, Vitamin D, Thiaziden).
Sy.: • Polyurie, Polydipsie
• Erbrechen, Exsikkose, Adynamie
• Psychotische Erscheinungen, Somnolenz, Koma
Durch rasche Entwicklung einer Niereninsuffizienz mit Anstieg des Serumphosphats können Kalzifizierungen in verschiedenen Organen auftreten (z.B. Kornea, Media der Arterien). Herzrhythmusstörungen können zu plötzlichem Tod führen. Letalität bis 50 %!

Lab :

	Serum	**Urin (24 h)**
Kalzium	↑	n / ↑
PTH intakt	↑	

Serum-Phosphat kann erniedrigt sein, AP kann erhöht sein (diagnostisch von untergeordneter Bedeutung). 40 % der Patienten haben eine Hyperkalziurie.

DD: der Hyperkalzämie: Siehe dort

Di.: **bei Hyperkalzämiesyndrom:**
- Intaktes Parathormon (PTH intakt) bei pHPT ↑, bei Tumor-Hyperkalzämie ↓
- Parathormonverwandtes Peptid (PTHrP): ↑ bei Tumor-Hyperkalzämie
- 1,25$(OH)_2$-Vitamin D_3: ↑ bei Sarkoidose und Vitamin D-Intoxikation
- Tumorsuche und Röntgen/Szintigrafie des Knochens

Di.: **des pHPT:**

Kalzium	**PTH intakt**	**Diagnose**
↑	↑	primärer HPT (+ tertiärer)
↓	↑	sekundärer HPT
↑	↓	Tumor-Hyperkalzämie; Sarkoidose: 1,25$(OH)_2$ Vit. ↑

Eine Erhöhung des Serumkalziums (> 2,6 mmol/l) bei normaler Nierenfunktion und normalem Gesamteiweiß), durch mind. drei Bestimmungen an verschiedenen Tagen gesichert, und des PTH-Intakt sprechen mit über 95 %iger Wahrscheinlichkeit für einen pHPT.

Anm.: In seltenen Fällen kann ein normokalzämischer pHPT vorliegen. Dies ist der Fall, wenn gleichzeitig ein Vitamin D-Mangel, eine Niereninsuffizienz oder ein Albuminmangel vorliegt.

- Lokalisationsdiagnostik:
  - Sonografie mit 10-MHz-Schallkopf (Adenome sind echoarm)
  - Spiral-CT und MRT mit 3D-Rekonstruktion
  - ^{99m}Tc-MIBI-(Methoxyisobutylisonitril-)Szintigrafie, evtl. PET-CT
  - Intraoperativ durch erfahrenen Chirurgen

Th.: A) Operation in Zentren:
Ind: 1. Symptomatischer pHPT
2. Op.-Indikationen beim asymptomatischen pHPT:
- Serum-Kalzium > 0,25 mmol/l über der Normobergrenze
- Einschränkung der Kreatininclearance (< 60 ml/Min), Nephrolithiasis/Nephrocalcinose
- Ausscheidung Kalzium i.U. > 400 mg/24 h (10 mmol/24 h)
- Abnahme der Knochendichte (T-Score < -2,5 oder pathologische Fraktur)
- Begleitfaktoren, die eine hyperkalzämische Krise begünstigen können (siehe oben).
- Alter < 50 Jahren

Die Erkrankung ist durch rechtzeitige operative Entfernung der vergrößerten Epithelkörperchen heilbar. Intraoperativ müssen alle vorhandenen Epithelkörperchen dargestellt werden. Bei sicherer präoperativer Adenomlokalisation evtl. auch endoskopischer Eingriff.

- ▶ Isolierte Entfernung adenomatös vergrößerter (> 50 mg schwerer) Epithelkörperchen
- ▶ Bei Hyperplasie aller Epithelkörperchen: Totale Parathyreoidektomie mit simultaner autologer Transplantation von Epithelkörperchenresten, z.B. in den M. brachioradialis oder M. sternocleidomastoideus (bei erneuter Hyperplasie kann somit ohne Schwierigkeiten nachoperiert werden (7/8-Resektion).

Bei erfolgreicher Operation zeigt die intraoperative PTH-Bestimmung einen Abfall um ca. 50 %. Prinzipiell werden entfernte Epithelkörperchen kryokonserviert, um im (seltenen) Fall einer definitiven postoperativen Unterfunktion eine autologe Transplantation durchführen zu können. Passagere postoperative Unterfunktionen werden besonders bei Patienten mit erhöhter alkalischer Phosphatase als Zeichen einer Knochenmanifestation beobachtet (Rekalzifizierungstetanie). Der Kalziumspiegel bedarf postoperativ engmaschiger Verlaufskontrollen, um ggf. rechtzeitig Kalzium zu substituieren.

B) Konservativ:
Wenn keine Op.-Indikation gegeben ist, gelten folgende Empfehlungen:
- Viel trinken. Keine Anwendung von Thiaziddiuretika und Digitalis
- Vorsichtiger Ausgleich eines evtl. Vitamin D-Mangels
- Osteoporoseprophylaxe bei postmenopausalen Frauen mit Bisphosphonaten
- Medikamentöse Therapie mit Cinacalcet (Mimpara®), ein Calcimimetikum, sofern Op. indiziert, aber nicht möglich ist. NW: Übelkeit, Kopfschmerzen; hoher Preis
- Kontrollen (alle 3 Monate)

Therapie einer hyperkalzämischen Krise: Siehe Kap. Hyperkalzämie

Prg: Bei frühzeitiger Diagnose + Operation gut, sofern keine Niereninsuffizienz vorliegt.

SEKUNDÄRER HYPERPARATHYREOIDISMUS (SHPT) [E21.1]

Wenn eine nicht parathyreogene Erkrankung zu einem Absinken des Serumkalziums führt, reagieren sekundär die Nebenschilddrüsen mit einer Mehrsekretion von PTH.

1. Renaler sHPT:
Siehe Renale Osteopathie im Kap. Chronische Nierenerkrankung (CKD): Phosphat, Kreatinin ↑

2. sHPT bei normaler Nierenfunktion:
a) Enterale Ursachen: Malassimilationssyndrom mit verminderter Kalziumresorption
b) Selten hepatische Ursachen:
- Leberzirrhose (gestörte Umwandlung von D_3 zu 25-OH-D_3)
- Cholestase (gestörte Resorption von Vitamin D_3)

c) Mangelnde Sonnenlichtexposition

KL.: • Symptome der Grundkrankheit
• Evtl. Knochenschmerzen

Di.: Kalzium i.S. ↓, Phosphat i.S. normal, PTH intakt ↑

Th.: • Therapie der Grundkrankheit (siehe auch Kap. Renale Osteopathie)
• Substitution von Vitamin D_3 und evtl. Kalzium

TERTIÄRER HYPERPARATHYREOIDISMUS [E21.2]

Von einem "tertiären Hyperparathyreoidismus" spricht man, wenn sich im Verlauf eines sHPT eine Hyperkalzämie entwickelt. Ursache hierfür ist aber nicht eine neu auftretende Autonomie (wie beim pHPT), sondern ein Missverhältnis zwischen PTH-Sekretion und Bedarf, z.B. wenn nach einer Nierentransplantation der PTH-Bedarf plötzlich so niedrig ist, dass selbst die Basalsekretion der (im Rahmen eines sHPT) hyperplastischen Epithelkörperchen zu hoch ist und sich eine Hyperkalzämie entwickelt.

Th.: Evtl. chirurgisch

HYPOPARATHYREOIDISMUS [E20.9]

Def: Unterfunktion der Nebenschilddrüsen (Epithelkörperchen) mit Mangel an Parathormon. Leitsymptom ist die hypokalzämische Tetanie.

Ät.:
1. Am häufigsten postoperativ nach Halsoperationen (z.B. Strumektomie)
2. Selten idiopathisch (Autoimmungenese ?)
3. Sehr selten Aplasie von Nebenschilddrüse und Thymus (DiGeorge-Syndrom)

KL.:
1. Funktionelle Symptome:
   - Hypokalzämische Tetanie [E83.58]
     (in 75 % d.F. beim idiopathischen, in 40 % d.F. beim postoperativen Hypoparathyreoidismus): Krampfanfälle bei erhaltenem Bewusstsein, oft mit Parästhesien verbunden, Pfötchenstellung, Stimmritzenkrampf
   - Chvostek-Zeichen:
     Beim Beklopfen des N. facialis im Bereich der Wange wird im positiven Fall Zucken der Mundwinkel ausgelöst
   - Trousseau-Zeichen:
     Nach Anlegen einer Blutdruckmanschette am Arm - einige Min. arterieller Mitteldruck - kommt es im positiven Fall zur Pfötchenstellung.
   - Ekg: QT-Verlängerung
2. Organische Veränderungen:
   Haar- und Nagelwuchsstörungen, Kataraktbildung, Stammganglienverkalkung; Kalziumablagerung in den Nieren (30 %) mit erhöhtem Risiko für Niereninsuffizienz, Osteosklerose
3. Psychische Veränderungen (Reizbarkeit, depressive Verstimmung)

DD:
1. Hypokalzämien anderer Ursache (PTH intakt ↑):
   Akute Pankreatitis, Malabsorptionssyndrom, Peritonitis, Heilphase einer Rachitis bzw. Osteomalazie (Vitamin D-Mangel), Niereninsuffizienz, Infusion von EDTA oder Zitratblut, seltenere Ursachen
2. Normokalzämische Tetanie: [R29.0] Am häufigsten!
   Abnahme des ionisierten Kalziums durch Alkalosen (meist respiratorische Alkalose durch psychogene Hyperventilation)
3. Pseudohypoparathyreoidismus (sehr selten):
   Wie beim echten Hypoparathyreoidismus sind im Serum Kalzium erniedrigt und Phosphat erhöht: Das Parathormon (PTH intakt) ist aber nicht wie beim echten Hypoparathyreoidismus erniedrigt, sondern sogar erhöht wie bei sekundärem Hyperparathyreoidismus. 4 Typen:
   Typ Ia: Reduktion des Gs-Anteils im Adenylcyclase-Rezeptor-Komplex
   Typ Ib: Normale Gs-Aktivität, wahrscheinlich Defekt im PTH-Rezeptor
   Typ Ic: Gs-Aktivität normal, Defekt in der katalytischen Einheit
   Typ II: PTH-Rezeptor-Adenylcyclase-Komplex funktionell normal, die von cAMP vermittelte intrazelluläre Antwort bleibt aus.

   Anm.: Gs = Guanin-Nukleotid-bindendes Protein, wird vom PTH-Rezeptor-Typ I nach PTH-Bindung aktiviert und vermittelt dadurch die PTH-Wirkung.

   Der Pseudohypoparathyreoidismus kommt familiär gehäuft vor und geht mit organischen Stigmata einher (z.B. beim Typ Ia Verkürzung von Mittelhand- oder Mittelfußknochen, gedrungener Körperbau, heterotope Verkalkungen). Bei Familienangehörigen dieser Patienten spricht man von Pseudo-Pseudo-Hypoparathyreoidismus, wenn sie die typischen Stigmata zeigen, jedoch keine Kalziumstörung vorliegt.

Di.: 1. Typische Serumkonstellation: Kalzium + Magnesium ↓, Phosphat ↑
2. Urinbefund: Ausscheidung von Kalzium, Phosphat und cAMP ↓
3. Parathormon (PTH intakt) ↓
4. Ellsworth-Howard-Test: Bei Verdacht auf Pseudohypoparathyreoidismus: Nach Gabe von PTH kommt es bei Normalpersonen zu einem Anstieg des Phosphats im Urin auf mehr als das zweifache des Ausgangswertes; bei Patienten mit Pseudohypoparathyreoidismus fällt der Anstieg geringer aus.

Der Nachweis einer Hypokalzämie und Hyperphosphatämie bei normalem Kreatinin (Ausschluss einer Niereninsuffizienz) und normalem Albuminspiegel (Ausschluss eines Malassimilationssyndroms) macht die Diagnose eines primären Hypoparathyreoidismus sehr wahrscheinlich, der Nachweis eines erniedrigten Parathormonspiegels bestätigt die Diagnose.

Th.: - Bei Tetanie: Langsame i.v.-Injektion von 20 ml Kalziumglukonatlösung 10 %

Beachte: Kalzium und Digitalis wirken synergistisch! Daher einem digitalisierten Patienten niemals Kalzium i.v. geben!
Bei ätiologisch unklaren tetanischen Anfällen vor der symptomatischen Kalziumgabe Blutabnahme zur Kalzium- und Phosphatbestimmung.

Langzeitbehandlung:
Vitamin D-Derivate: 1,25-$(OH)_2$-Vitamin D_3 = Calcitriol 0,25 - 1 µg/d oder andere Vitamin D-Derivate + Kalzium oral 0,5 - 1,5 g/d unter Überwachung des Serumkalziums und der Kalziumausscheidung im Urin (Patientenausweis).
Zielbereich: Serum-Kalzium im unteren Normbereich halten. Ca-Ausscheidung im Urin, Magnesium und 25-OH-Vitamin D3 sollen in den Normbereich substituiert werden.
Bei Überdosierung Gefahr von Hyperkalzämie, Nephrokalzinose, Nephrolithiasis und Nierenfunktionsverschlechterung.

- Substitution von PTH (1 - 84) (Natpar®) bei unzureichender Wirkung von Vitamin D + Kalzium. Dabei reduziert sich der Bedarf an Vitamin D und Kalzium und die Lebensqualität wird verbessert.

OSTEOMALAZIE [M83.99] UND RACHITIS [E55.0]

Def: Eine ungenügende Mineralisation des Osteoids mit verminderter Einlagerung von Kalzium und Phosphor nennt man nach Abschluss des Knochenwachstums Osteomalazie, beim kindlichen Skelett mit bevorzugtem Befall der metaphysären Wachstumszone dagegen Rachitis. Eine Rachitis führt zur Retardierung von Knochenwachstum und Skelettreifung

Ät.: 1. Vitamin D-Mangel: Malassimilationssyndrom, mangelnde Vitamin D-Zufuhr, unzureichende UV-Bestrahlung (z.B. bei älteren Menschen)
2. Störungen des Vitamin D-Stoffwechsels:
- Auf Leberebene (Leberzirrhose, Medikamenteninterferenz, z.B. Hydantoine) mit mangelhafter Bildung von 25-OH-D_3 = Calcifediol.
- Auf Nierenebene mit mangelhafter Bildung von 1,25-$(OH)_2$-D_3 = Calcitriol: Meist chronische Niereninsuffizienz
- Selten Vitamin D-abhängige Rachitis (Vit. D-dependent rickets = VDDR):
VDDR1: Genetisch bedingte 1α-Hydroxylasedefizienz
VDDR2: Genetisch bedingte Störung des intrazellulären Vitamin D-Rezeptors
3. Selten sind Vitamin D-unabhängige Osteomalazien bei renalen tubulären Funktionsstörungen (Phosphatdiabetes, renale tubuläre Azidose), Phosphatasemangel u.a.

Lab: Bei Vitamin D-abhängiger Osteomalazie:
- Hypokalzämie + erhöhte alkalische Phosphatase
- Malabsorptionssyndrom: Hypophosphatämie und Verminderung von 25(OH)-D_3
- Niereninsuffizienz: Hyperphosphatämie und Verminderung von 1,25$(OH)_2$-D_3

KL.: Skelettschmerzen, Knochenverbiegungen (evtl. O-Beine), Adynamie, Gehstörungen (Varisierung der Schenkelhälse, Schwäche der Glutealmuskulatur mit Watschelgang); Rachitis-Rosenkranz = Umschriebene Schwellung der Rippen an der Knorpel-Knochen-Grenze; Neigung zu Tetanie u.a.

Rö.: Looser-Umbauzonen (quer zur Längsachse der Knochen bandförmige Aufhellungen = unverkalktes Osteoid), Knochen- und Wirbeldeformierungen

Knochenbiopsie mit Histologie (evtl. nach vorheriger Tetrazyklinmarkierung der Mineralisationsfront)

Di.: Anamnese (Grundkrankheit!) + Klinik + Röntgen + Labor

Th.:
- Bei Vitamin D-Mangel-Rachitis: Substitution von Vitamin D_3: 5.000 IE/d über 3 Wochen, Calcium 500 mg/d (anschließend Prophylaxe mit 500 IE Vitamin D_3/d)
- Bei Osteomalazie: z.B. Vitamin D_3 20.000 IE/d für 1 Woche, anschließend 20.000 IE alle 2 Wochen, bei Resorptionsstörungen 100.000 IE i.m. alle 3 - 6 Wochen. später alle 3 - 6 Monate
- Bei Vitamin D-Stoffwechselstörungen: Behandlung der Grundkrankheit und Substitution stoffwechselaktiver Vitamin D-Metabolite, z.B. 1,25$(OH)_2$-D_3
  Therapiesteuerung durch Überwachung des Serumkalziums und der Kalziumausscheidung im Harn (Patientenausweis) → Gefahr der Hyperkalzämie mit allen Folgen.

OSTEOPOROSE [M81.99]

Internet-Infos: *www.osteoporose.org; www.osteoporose.com; www.osteofound.org; www.dv-osteologie.org (Dachverband Osteologie)*

Def: Systemische Skeletterkrankung, die durch eine niedrige Knochenmasse und eine Verschlechterung der Mikroarchitektur des Knochengewebes charakterisiert ist mit der Folge vermehrter Knochenbrüchigkeit. WHO: DXA-T-Score < - 2,5

Ep.: Häufigste Knochenerkrankung im höheren Lebensalter. Am häufigsten (95 %) ist die primäre Osteoporose. 80 % aller Osteoporosen betreffen postmenopausale Frauen. 30 % aller Frauen entwickeln nach der Menopause eine klinisch relevante Osteoporose, im Alter > 70 J. nimmt die senile Osteoporose bei beiden Geschlechtern stetig zu.
Sekundäre Osteoporosen sind seltener (5 %), wobei die Behandlung mit Glukokortikosteroiden und Immobilisation im Vordergrund stehen.
Die klinisch bedeutsamste Folge einer Osteoporose ist die Häufung von Schenkelhals-, Vorderarm- und Wirbelfrakturen. Ab einem Alter von 75 J. beträgt das 10-Jahres-Frakturrisiko für Schenkelhalsfrakturen auch ohne zusätzliche Risikofaktoren > 20 %. Schenkelhalsfrakturen haben eine 1-Jahres-Mortalitätsrate von 10 - 20 %.

Ät.:
1. Primäre Osteoporose (95 %)
   - Idiopathische Osteoporose junger Menschen (selten)
   - Postmenopausale Osteoporose (= Typ I-Osteoporose)
   - Senile Osteoporose (= Typ II-Osteoporose)
2. Sekundäre Osteoporose (5 %)
   - Endokrine Ursachen: Hyperkortisolismus, Hypogonadismus, Hyperthyreose, pHPT u.a.
   - Malabsorptionssyndrom, Zustand nach Gastrektomie
   - Immobilisation
   - Iatrogen/medikamentös: Langzeittherapie mit verschiedenen Medikamenten: Kortikosteroide, PPI, Aromatasehemmer, Antiandrogene, Antiepileptika u.a.
3. Erkrankungen, die mit Osteoporose assoziiert sein können: z.B. Rheumatoide Arthritis, M. Crohn, Typ 1-Diabetes, Epilepsie
4. Hereditäre Erkrankungen:
   Osteogenesis imperfecta, Ehlers-Danlos-Syndrom, Marfan-Syndrom, Homozystinurie
5. Berufliche Noxen (selten): Phosphor (BK-Nr. 1109), Cadmium (BK-Nr. 1104)

Risikofaktoren für die Entwicklung einer primären Osteoporose und osteoporotische Frakturen:
- Therapeutisch nicht beeinflussbare Faktoren:
  - Alter: Mit zunehmendem Alter nimmt die Knochenmasse ab. Mit jeder Dekade verdoppelt sich nach dem 50. Lj. das Frakturrisiko.
  - Geschlecht: Frauen haben eine niedrigere Knochenmasse, die in der Menopause nochmals deutlich abnimmt. Männer haben im Vergleich zu Frauen ein um 50 % vermindertes Risiko für osteoporotische Frakturen.
  - Genetische Faktoren: Osteoporotische Frakturen in der Familienanamnese
- Wichtigste therapeutisch beeinflussbare Faktoren:
  - Mangel an Geschlechtshormonen bzw. verkürzte Östrogenexpositionszeit < 30 Jahre (späte Menarche, frühe Menopause)
  - Körperliche Inaktivität, Immobilität
  - Ernährungsfaktoren: Mangel an Calcium und Vitamin D; Untergewicht/Kachexie (BMI < 20 kg/m^2)
  - Starker Zigarettenkonsum
  - Multiple Stürze

Metabolische Charakteristika:
- Fast-loser-Patient: Knochenmassenverlust bei gesteigertem Umbau ("high turnover"): Verlust an trabekulärer Knochendichte > 3 % jährlich: Typisch für die frühe postmenopausale Osteoporose in den ersten 10 Jahren nach der Menopause.

- Slow-loser-Patient: Knochenmassenverlust bei reduziertem Umbau ("low turnover"): Verlust an trabekulärer Knochendichte < 3 % jährlich: Typisch für die späte postmenopausale Osteoporose > 10 Jahre nach der Menopause.

Typen der Verteilung:

- Generalisierte Osteoporose
  - Postmenopausale Osteoporose (Typ I): Spongiosabetonter Knochenmassenverlust
  - Senile Osteoporose (Typ II): Spongiosa plus Kompakta betreffender Knochenmassenverlust
- Lokalisierte Osteoporose (z.B. Sudeck-Syndrom, gelenknahe Osteoporose bei rheumatoider Arthritis)

Merkmal	Osteoporose-Typ I (postmenopausal)	II (senil)
Alter (Jahre)	50 - 70	> 70
Geschlecht (w : m)	Frauen	2 : 1
Knochenverlust	Stärker trabekulär als kortikal	Gleichermaßen trabekulär und kortikal
Häufigste Frakturen	Wirbelkörper	Femur-Schenkelhals, Humerus, Radius, Wirbelkörper
Ätiologische Faktoren	Östrogenmangel	Alterungsprozess, Bewegungsmangel, evtl. Mangel an Kalzium u./o. Vitamin D

Klinisches Stadium:
0 Osteopenie (Präklinische Osteoporose) [M81.99] (T-Score -1 bis -2,5)
1 Osteoporose (T-Score < -2,5 ohne Frakturen)
2 Manifeste Osteoporose (T-Score < -2,5 mit Wirbelkörperfrakturen)
3 Fortgeschrittene Osteoporose (T-Score < -2,5 mit multiplen Wirbelkörperfrakturen, auch extraspinalen Frakturen)

Im Kindes- und Jugendalter baut sich die Knochenmasse unter dem Einfluss von Sexualhormonen auf und erreicht um das 20. Lebensjahr den Höchstwert („peak bone mass"). Männer haben eine 30 % höhere „peak bone mass“ als Frauen. Nach dem 40. Lebensjahr kommt es bei allen Menschen zu einer langsamen Verminderung der Knochenmasse (physiologischerweise um 0,5 %/Jahr). Frauen haben in den ersten 10 Jahren nach der Menopause einen stärkeren Knochenverlust (2 % jährlich und mehr).

KL.:
- Frakturen ohne adäquates Trauma oder ohne erkennbare Ursache (Spontanfraktur)
- Durch Zusammensinterung von Wirbelkörpern kommt es zur Kyphosierung der BWS mit Rundrücken, Gibbusbildung und Körpergrößenabnahme (> 4 cm) mit tannenbaumartigen Hautfalten am Rücken (Tannenbaumphänomen): Körpergröße kontrollieren!
- Frakturschmerz

Osteodensitometrie (Knochendichtemessung): Methode der Wahl ist die DXA (dual energy X-ray absorptiometry): Messung der Flächendichte des Knochenmineralgehaltes (g/cm^2) an der LWS, am proximalen Gesamtfemur und am Femurhals. Der Minimalwert dieser 3 Messungen wird für Therapieentscheidungen genommen.

T-Score: Standardabweichung (= standard deviation = SD) vom Mittelwert der maximalen Knochendichte („peak bone mass“) gesunder Menschen im Alter von 30 J.

Die Densitometrie zeigt bei Osteoporose einen verminderten Mineralgehalt des Knochens und bei Langzeitkontrollen einen erhöhten Verlust an Knochenmasse.

T-Werte (= T-Score) in Abhängigkeit von Lebensalter und Geschlecht, die im Mittel mit einem 30 %igen Frakturrisiko für Wirbelkörper- und proximale Femurfrakturen in 10 J. assoziiert sind.

Lebensalter in Jahren		T-Wert aus Osteodensitometrie
Frau	Mann	
50 - 60	60 - 70	- 4,0
60 - 65	70 - 75	- 3,5
65 - 70	75 - 80	- 3,0
70 - 75	80 - 85	- 2,5
> 75	> 85	- 2,0

Liegt bereits eine Wirbelkörperfraktur vor, wird dieses Risiko alters- und geschlechtsunabhängig bereits ab einem T-Wert von ≤ - 2,0 erreicht. Bei zusätzlichen Risikofaktoren (Immobilität, multiple Stürze, Nikotinkonsum, periphere Fraktur ohne adäquates Trauma oder proximale Femurfraktur eines Elternteils, Therapie mit Aromatasehemmern oder Kortikosteroiden) ist wegen Risikoerhöhung die Therapiegrenze um 0,5 - 1,0 T-Scores anzuheben (siehe Internet *Leitlinie*).

Trabecular Bone Score (TBS): Strukturanalyse der DXA-Messung per Software mit dem Ziel auf die Mikroarchitektur des Knochens zu schließen und eine Optimierung der Angabe des Frakturrisikos zu erreichen. Bei postmenopausalen Frauen ist ein TBS > 1.350 normal; niedrige Werte finden sich bei reduzierter Mikroarchitektur.

Rö.: der BWS und LWS in 2 Ebenen bei Verdacht auf Wirbelkörperfraktur.
Eine Verminderung der Knochenmasse um weniger als 30 % ist im normalen Röntgenbild nicht erkennbar.

1. Die homogene Struktur des normalen Wirbelkörpers (WK) erinnert an ein feines Gewebe.
2. Bei beginnender Osteoporose treten Deckplatten und vertikale Trabekel hervor.
3. Bei ausgeprägter Osteoporose sind horizontale Trabekel kaum zu erkennen, die vertikalen Trabekel spärlich und stark akzentuiert.
4. Fischwirbel
5. Keilwirbel und "crush fracture"

<u>Graduierung der WK-Frakturen (nach Genant)</u> in % Höhenverminderung der WK:
Grad 1: < 25 % - Grad 2: 25 - 40 % - Grad 3: > 40 %

1. 2. 3. 4. 5.
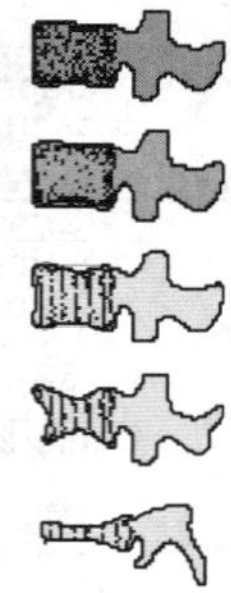

Lab:
- <u>Basisprogramm:</u>
  - BSG/CRP, Differenzialblutbild
  - Ca, PO_4, Na, γ-GT, AP, Kreatinin, Kreatinin-Clearance, Serum-Elektrophorese, TSH basal
- <u>Evtl. erweitertes Programm zur Abklärung einer sekundären Osteoporose</u> (Testosteron, Östrogene, 25-OH-Vitamin D, PTH)
- <u>Zur Therapiekontrolle evtl. Bestimmung eines Knochenaufbau- und eines -abbauparameters</u> (keine Standarddiagnostik):
  - <u>Marker der Knochenresorption (Osteoklastenaktivität)</u> z.B. Pyridinium Crosslinks im Urin
  - <u>Marker des Knochenanbaus (der Osteoblastenaktivität)</u> z.B. Knochenspezifische alkalische Phosphatase, Osteocalcin

DD:
1. <u>Malignome:</u> z.B. multiples Myelom, M. Waldenström, Knochenmetastasen von Karzinomen
2. <u>Primärer Hyperparathyreoidismus</u> (pHPT)
3. <u>Osteomalazie</u> (siehe oben)

DD	Kalzium i.S.	Phosphat i.S.	Alkalische Phosphatase	Zusätzliche Diagnostik
Osteoporose	n	n	n / ↑	Röntgen, Osteodensitometrie
Osteomalazie	↓	n / ↓	↑	Vitamin D ↓, Röntgen, evtl. Histologie
Malignome	↑	n	↑	Tumorsuche, BSG, Blutbild, Elektrophorese, PTHrP
pHPT	↑	↓	↑	Parathormon intakt ↑

Di.: In der *DVO-Leitlinie* (Dachverband Osteologie - siehe Internet) wird als Schwelle zur Durchführung einer Osteoporose-Diagnostik eine Wahrscheinlichkeit für osteoporotische Frakturen von ≥ 20 %/10 J. angegeben. Unabhängig vom Frakturrisiko gilt ein Alter von ≥ 70 J. bei Frauen und ≥ 80 J. bei Männern als Indikator zur Osteoporose-Diagnostik.

1. Anamnese und Sturzanamnese
2. Langzeittherapie mit Medikamenten, die das Osteoporoserisiko erhöhen (siehe oben)
3. Erkrankungen, die mit erhöhtem Osteoporoserisiko einhergehen.
4. Abschätzung des Risikos, in den nächsten 10 Jahren eine Wirbelkörper- und/oder proximale Femurfraktur zu erleiden (siehe Internet *Leitlinie*).
5. DXA-Osteodensitometrie
6. Basislabor (siehe oben)
7. Röntgen der BWS/LWS zur Frakturabklärung

<u>Merke:</u> Die Diagnose einer primären Osteoporose ist eine Ausschlussdiagnose!

Th.:
1. <u>Kausal:</u> z.B. Testosteron-Substitution bei Hypogonadismus, Kortikosteroidtherapie reduzieren/ersetzen
2. <u>Symptomatisch:</u>
   - Muskelkraft verbessern, Mobilisation fördern.
   - Koordination verbessern durch spezielle Übungen
   - Stürze vermeiden: Revision sturzfördernder Medikamente (Antidepressiva, Neuroleptika, Benzodiazepine, Sedativa, Antihypertonika) u.a. Visus überprüfen (Katarakt u.a.?)
   - Wenn sinnvoll, Hilfsmittel verwenden (Gehstütze, Rollator, Hüftprotektor).
   - Orale Kortikoide kritisch und wenn nötig, so niedrig wie möglich einsetzen.
   - Thyroxin nicht überdosieren (TSH-Spiegel 1 x/J. kontrollieren).
   - Vitamin D Versorgung optimieren: Supplementierung von 1.000 IE Vitamin D/d
   - Kalziumzufuhr optimieren: 1.000 mg Kalzium/d mit der Nahrung (sonst als Brausetablette in Kombination mit Vitamin D). Kuhmilch ist zwar reich an Kalzium (1 L Kuhmilch enthält ca. 1.000 mg Kalzium), wird aber bei Laktasemangel nicht vertragen und schmeckt auch nicht jedem.

- Möglichst keine langfristige Therapie mit Protonenpumpenhemmern
- Untergewicht vermeiden.
- Rauchen einstellen.
- Physikalische und krankengymnastische Therapie; Rehabilitationssport, Selbsthilfegruppen.
- Bei Schmerzen evtl. temporär Analgetika.

3. Medikamente → Indikationen (siehe auch Internet *DVO-Leitlinie*):
   - Wirbelkörperfrakturen bei T-Wert ≤ -2,0
   - Wenn der T-Wert und die erhobenen Risikofaktoren ein 10-Jahres-Frakturrisiko ≥ 30 % ergeben.
   - Bei Langzeittherapie mit Glukokortikosteroiden ≥ 3 Monate

   Medikamentenklasse A (Studienergebnisse konsistent positiv bezüglich fraktursenkender Wirkung):

   - Bisphosphonate: Senkung der Inzidenz vertebraler + extravertebraler Frakturen um 50 % nachgewiesen für Alendronsäure (Generika) 10 mg/d oder 70 mg/1 x pro Woche, Risedronsäure (Generika) 5 mg/d oder 35 mg/1 x pro Woche. Zoledronsäure (Aclasta®) 1 x jährlich 5 mg per infusionem. Für Ibandronsäure (Generika) 150 mg 1 x pro Monat p.o. oder 3 mg alle 3 Monate i.v. ist nur ein fraktursenkender Effekt für vertebrale Frakturen nachgewiesen.
     Wi.: Antiresorptive Wirkung durch Hemmung der Osteoklasten. Knochendichte ↑
     NW: Reizung der Ösophagusschleimhaut, gastrointestinale Beschwerden, selten Skleritiden, Osteonekrosen des Ober- und Unterkiefers werden bei hoch dosierter Langzeittherapie (z.B. bei Tumorpatienten) beobachtet (→ vor Therapiebeginn zahnärztliche Untersuchung/Sanierung). Nach Infusion von Ibandronsäure oder Zoledronsäure evtl. „Influenza-like symptoms". Weitere NW/KI beachten! Nach > 5jähriger Anwendung werden selten atypische Femurschaftfrakturen beobachtet.
   - Raloxifen (Generika): Selektiver Östrogenrezeptor-Modulator (SERM) bei postmenopausaler Osteoporose
     Wi.: Wirkung auf Knochen und Lipidstoffwechsel wie Östrogene, die Östrogenwirkung an Mamma und Uterus wird aber aufgehoben. Es kommt nicht zu gynäkologischen Blutungen. Das Risiko für Wirbelfrakturen und Mammakarzinom wird vermindert. Schenkelhalsfrakturen wurden in den Studien aber nicht signifikant gemindert. Es können klimakterische Beschwerden ausgelöst werden. Leicht erhöhtes Risiko für TVT u.a. NW (Wadenkrämpfe) sind zu beachten. Indikationsstellung zwischen Endokrinologe und Gynäkologe abstimmen, z.B. Osteoporose-Patientinnen mit erhöhtem Mamma-Ca-Risiko.
     Dos: Raloxifen 60 mg/d

     Östrogene bei postmenopausaler Osteoporose der Frau wirken antiresorptiv und haben eine fraktursenkende Wirkung. Wegen erhöhtem Risiko für Herzinfarkt, Schlaganfall, TVT und Brustkrebs wird von einer Östrogen-/Gestagentherapie abgeraten.
     Ind: Vorzeitiger Östrogenmangel (z.B. Östrogensubstitution bei Zustand nach Ovarektomie)
   - Denosumab (Prolia®): Reduziert bei postmenopausaler Osteoporose und Männern mit hohem Frakturrisiko signifikant das Risiko für vertebrale und nicht-vertebrale Frakturen (inkl. Hüfte) sowie bei Knochenschwund durch Hormonablation bei Männern mit Prostatakarzinom signifikant das Risiko für vertebrale Frakturen.
     Wi.: Humaner monoklonaler Antikörper, der an RANK-Ligand bindet → Inhibition der Osteoklasten → verminderte Knochenresorption
     Dos: 60 mg 1 x alle 6 Monate s.c.
     NW: Infektionen, Hautausschlag, Gliederschmerzen; selten: Hypokalzämie, atypische Femurfrakturen, Kiefernekrosen u.a.
     KI: Hypokalzämie u.a.

     Cave: Nach Ende der Therapie steigt das Frakturrisiko wieder auf das Ausgangsniveau an; z.T. werden auch Fälle mit multiplen Frakturen in einer Pause berichtet. Daher lebenslange Therapie oder Umstellung auf z.B. Bisphosphonat.
   - Therapie mit Parathormon (PTH): Teriparatid (Forsteo®, Biosimilars): PTH 1-34
     Wi.: PTH kann sowohl die Knochenbildung als auch die Knochenresorption stimulieren. Bei der s.c.-Anwendung überwiegt durch nur kurzzeitige Erhöhung des Serum-PTH der Knochenaufbau.
     Ind: Komplizierte Verlaufsform der Osteoporose; glukokortikoidinduzierte Osteoporose; maximale Therapiedauer 24 Monate (20 µg/d s.c.)
     NW: Übelkeit, Gliederschmerzen, Kopfschmerzen, Schwindel u.a.

     Memo: Knochenabbau hemmend: Bisphosphonate, Östrogene/SERM, Denosumab
     Knochenanbau stimulierend: PTH
   - Romosozumab (Evenity®): Sklerostin-Antikörper, der neben einer osteoanabole Wirkung auch einen antiresorptiven Effekt hat.
     Ind: Postmenopausale Osteoporose mit deutlich erhöhtem Frakturrisiko

Dos: 210 mg/1 x pro Monat über 1 Jahr. Anschließend muss eine antiresorptive Therapie angeschlossen werden.

Cave: Bei Patienten mit einem Myokardinfarkt oder Schlaganfall in der Anamnese ist Romosozumab kontraindiziert!

MORBUS PAGET [M88.99]

Syn: Ostitis deformans Paget

Def: Lokalisierte mono- oder polyostotische, progressive Skeletterkrankung unklarer Genese. Charakteristisch sind erhöhte Knochenumbauvorgänge mit dem Risiko von Verformungen, chronischen Schmerzen, Frakturen, artikulären und neurologischen Komplikationen.

Vo.: Nach der Osteoporose zweithäufigste Knochenerkrankung. Familiäre Häufung. Die Erkrankung ist in England am häufigsten, bei Asiaten und Afrikanern sehr selten.
Prävalenz in Westeuropa: 1 - 2 % der > 40jährigen Menschen. Hohe Dunkelziffer oligo- oder asymptomatischer Fälle. Nur 30 % d.F. werden zu Lebzeiten diagnostiziert.
m > w, Altersgipfel > 40 J.

Ät.: Unbekannt (Virusgenese ?; in 30 % Mutation des RANK-Gens)

Pg.: Am Anfang steht eine unkontrollierte Stimulation des osteoklastären Knochenabbaus (Frühphase). Diesem folgt sekundär ein überschießender ungeordneter Knochenanbau (Spätphase). Folge ist ein aufgetriebener, mechanisch weniger stabiler Knochen mit Neigung zu Frakturen und Verformung.

Pat: Am häufigsten ist das Becken befallen, es folgen Femur, Tibia, Schädel, Lendenwirbel. Es kommt zu Verdickung + Verbiegung/Deformierung der langen Röhrenknochen.

KL.: 1/3 der Patienten sind beschwerdefrei (Zufallsbefund)
- Lokale Knochenschmerzen, evtl. erhöhte Hauttemperatur über dem befallenen Knochen
- Evtl. Verbiegung und Verkürzung der Beine (z.B. "Säbelscheiden"-Tibia)
- Evtl. Zunahme des Kopfumfanges (Hut passt nicht mehr)

Lab: Alkalische Phosphatase (AP) ↑ (Osteoblasten-Isoenzym) = guter Aktivitätsparameter!
Ausscheidung von Pyridinium-Crosslinks im Urin (Marker des Knochenabbaus)

Ko.: Arthrosen infolge Fehlstellung der Gelenke, Frakturen, evtl. Wurzelkompressionssyndrom bei WS-Befall; Schwerhörigkeit bei Schädelbefall (ca. 40 %): Schallleitungsstörung durch ankylosierende Ohrknöchelchen oder Innenohrschwerhörigkeit durch Kompression des VIII. Hirnnervs; Hyperkalziurie + Nierensteinbildung; Volumenbelastung des Herzens infolge vermehrter Knochendurchblutung; selten (< 1 %) Osteosarkom als Spätkomplikation

DD: Knochentumoren, Osteomyelitis, Hyperparathyreoidismus

Di.:
- Klinik / AP
- Röntgen: 3 Phasen (die bei einem Patienten auch gleichzeitig nachweisbar sein können)
  - 1. Phase: Frühmanifestation sind Osteolysen (bes. Schädel und lange Röhrenknochen)
  - 2. Phase: Mischbild aus osteolytischen und osteosklerotischen Bezirken
  - 3. Phase: Vorwiegend Sklerosierungen mit Auftreibungen und Deformierungen der befallenen Knochen; verplumpte und vergröberte Spongiosa mit einzelnen Osteolysen
- Knochenszintigrafie: Suchtest nach weiteren Knochenläsionen; vermehrter Technetium-Uptake in befallenen Knochen. Jede Mehrspeicherung muss röntgenologisch abgeklärt werden.
- Evtl. Knochenbiopsie (Mosaikstruktur, Vermehrung von mehrkernigen Riesenosteoklasten und Osteoblasten)

Th.: Symptomatisch:
- Hemmung der pathologisch gesteigerten Osteoklastenaktivität durch:
  Bisphosphonate sind die Mittel der Wahl, z.B. Zoledronsäure (Aclasta®) i.v., Pamidronsäure i.v. (Aredia®) oder Oralpräparate: Risedronsäure (Actonel®). Bei frühzeitiger und konsequenter Therapie lassen sich Knochendeformierungen verhindern. Die Behandlung erfolgt in Zyklen. Ziel ist es, die Aktivitätsparameter (bes. AP) zu normalisieren.
  (NW + KI siehe Kap. Osteoporose)
- Bei Bedarf Analgetika
- Behandlung von Frakturen, Knochenfehlstellungen und Gelenkschäden
- Ausreichende Zufuhr von Kalzium (mind. 2 h Einnahmeabstand zu Bisphosphonaten, die sonst schlechter resorbiert werden) und Vitamin D
- Krankengymnastik, physikalische Therapie (keine Wärmeanwendung, da die Knochen schon überwärmt sind)

HYPOPHOSPHATASIE (HPP) [E83.38]

Internet-Infos: *www.hpp-ev.de; www.hypophosphatasie.net*

Def: Klinisch sehr heterogene angeborene Erkrankung des Knochen- und Mineralstoffwechsels durch Mutationen im Genlokus 1p36.1 der gewebeunspezifischen alkalischen Phosphatase (TNSAP)

Ep.: Prävalenz geschätzt: 1 : 100.000 Einwohner

KL.: Adulte Form: Osteomalazie, Chondrocalcinose, Osteoarthropathie, Ermüdungsfrakturen, Nierenfunktionsstörungen/-steine. Odontohypophosphatasie mit frühem Verlust der Milchzähne und ausgeprägter Karies.
Perinatal-fetale Form, infantile und kindliche Form: Oft schwer verlaufend mit hoher Letalität, Mineralisationsstörungen, Krampfanfällen, Gangstörungen, frühem Zahnverlust

Lab: AP im Serum ↓, Pyridoxal-5-Phosphat ↑, Sequenzierung des TNSAP-Gens

DD: Osteomalazie/Rachitis, Osteoporose, Osteogenesis imperfecta

Th.: Beratung in Zentren; Enzymersatztherapie (Asfotase alfa [Strensiq®]) für Kinder und Jugendliche zur Behandlung der Knochenmanifestationen

NEBENNIERENRINDE (NNR)

Synthese der NNR-Steroide:

	Zona glomerulosa	Zona fasciculata	Zona reticularis
Gruppe Hauptvertreter Hauptwirkung	**Mineralokortikoide** **Aldosteron** Na^+-Retention, K^+-Abgabe der Zelle, Flüsssigkeitsretention	**Glukokortikoide** **Kortisol** Glukoneogenese mit Hyperglykämie und Proteinabbau, Verhinderung des Wassereintritts in die Zelle	**Androgene** **Dehydroepiandrosteron** Proteinsynthese Virilisierung
Sekretionsrate	50 - 250 µg/24 h	20 - 30 mg/24 h	m: 3,0 mg/24 h w: 0,7 mg/24 h
Plasmakonzentration	2 - 15 ng/100 ml	6 - 25 µg/100 ml	m: 0,3 - 0,85 µg/dl w: 0,2 - 0,6 µg/dl

Aldosteron, Kortisol und weniger Kortikosteron sind die wichtigsten Kortikosteroide. Die NNR-Androgene (Dehydroepiandrosteron, Androstendion) sind beim Mann bedeutungslos, bei der Frau sorgen sie (zusammen mit den Androgenen ovarieller Herkunft) für die sekundäre Geschlechtsbehaarung. Frauen wandeln ca. 60 % des Androstendions im peripheren Gewebe zu Testosteron um. Unter dem Einfluss der 11β-HS-Dehydrogenase (bes. in der Leber) liegt Kortisol z.T. als inaktives Kortison vor.
Kortisol findet sich im Blut zu:
- 75 % gebunden an das Transportprotein Transkortin (= CBG = Cortikosteroidbindendes Globulin).
- 15 % gebunden an Albumin
- 10 % in freier Form.

Normalerweise beträgt die Transportkapazität des CBG ca. 20 µg Kortisol/100 ml Plasma; steigt der Kortisolspiegel im Plasma darüber hinaus an (normaler Kortisolspiegel, abhängig von der Tageszeit: 6 - 25 µg/100 ml), so kommt es zu einer unverhältnismäßig starken Zunahme des freien Anteils von Kortisol im Plasma. Synthetische Glukokortikoide werden nicht an Transkortin gebunden; dies erklärt die stärkere Hemmwirkung synthetischer Glukokortikosteroide auf die ACTH-Produktion (siehe unten). Die Plasmahalbwertzeit von Kortisol beträgt ca. 90 Min, die der synthetischen Glukokortikosteroide ist z.T. um ein Mehrfaches länger. Nach Metabolisierung in der Leber werden die Cortisolmetabolite als Glukuronide über die Nieren ausgeschieden.

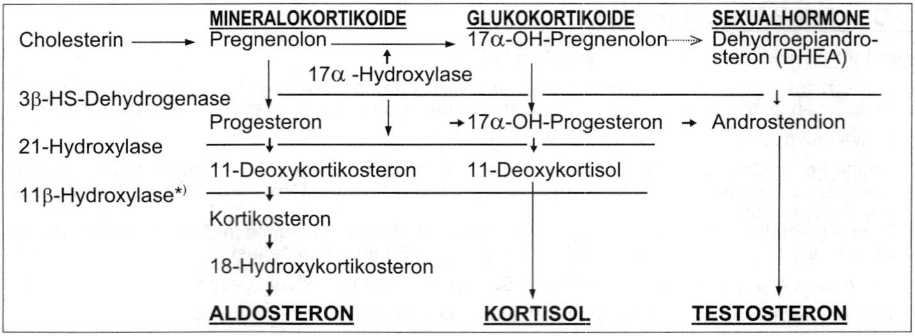

*) Metyrapon (Metopiron®) hemmt die 11β-Hydroxylierung.

RENIN - ANGIOTENSIN - ALDOSTERON - SYSTEM (RAAS)

Das RAAS existiert als zirkulierendes und gewebsständiges System in Myokard, Gefäßwänden, Nieren u.a. Organen.

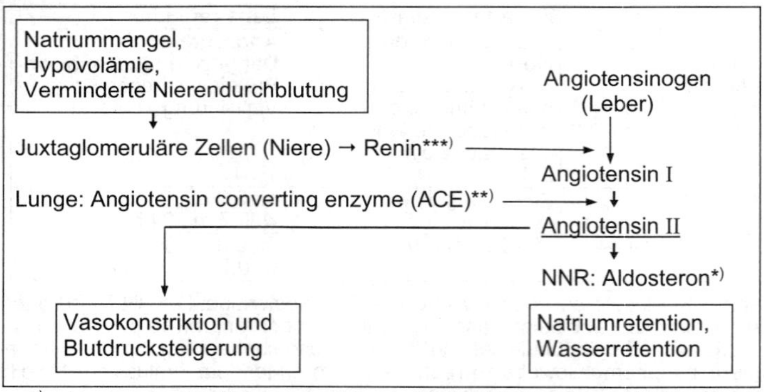

*) = Hemmung der Aldosteronwirkung durch Aldosteronrezeptorblocker: Spironolacton, Eplerenon
**) = Angriffsort der ACE-Hemmer
***) = Angriffsort des Renin-Inhibitors Aliskiren

Die mineralokortikoide Wirksamkeit von Aldosteron: Kortikosteron : Kortisol verhält sich wie 1.000 : 1,4 : 0,8. Die Aldosteronwirkung greift an den Nierentubuli, am Darmepithel, an Speichel- und Schweißdrüsen an, wodurch in Urin, Speichel, Schweiß und Darmsekret die Na^+-Konzentration sinkt, die K^+-Konzentration ansteigt (umgekehrt im Serum!).

Regulation der Aldosteronsekretion:

a) Stimulierend:
- Am wichtigsten ist das Renin-Angiotensin-System (Konstanterhaltung des zirkulierenden Blutvolumens)
- Anstieg des Serumkaliums
- ACTH (weniger bedeutsam)

b) Hemmend:
Atriales natriuretisches Peptid (ANP)

HYPERALDOSTERONISMUS [E26.9]

Ät.: 1. Primärer Hyperaldosteronismus mit erniedrigtem Reninspiegel = Conn-Syndrom
2. Sekundärer Hyperaldosteronismus mit erhöhtem Reninspiegel: z.B. bei Herzinsuffizienz, Leberzirrhose, Nierenarterienstenose, Therapie mit Diuretika

CONN-SYNDROM = PRIMÄRER HYPERALDOSTERONISMUS (PHA) [E26.0]

Internet-Infos: *www.conn-register.de (Deutsches Conn-Register)*

Def: PA = autonome Aldosteron-Überproduktion der Nebennierenrinde

Ep.: Prävalenz des normokaliämischen Conn-Syndroms: 5 - 10 % der Hypertoniker → damit häufigste Ursache einer sekundären Hypertonie!
Prävalenz des klassischen hypokaliämischen Conn-Syndroms: < 0,5 % der Hypertoniker

Ät.:
- 2/3 der Fälle: Idiopathischer Hyperaldosteronismus (IHA) durch bilaterale (selten unilaterale) Hyperplasie der Zona glomerulosa (häufig milderes Krankheitsbild mit normalem Kalium)
- 1/3 der Fälle: Aldosteron-produzierende Adenome (APA) der NNR; in ca. 50 % somatische Mutationen. Die häufigste Mutation betrifft das KCNJ5-Gen (das einen Kaliumkanal kodiert). Weitere Mutationen: CACNA1D (Kalziumkanal), CTNNB1, ATP1A1 und ATP2B3 (Na-/K-ATPasen). Mechanismus aller Mutationen: Gestörte Zellpolarisation der betroffenen Zona-Glomerulosa-Zellen mit erhöhter Verfügbarkeit von intrazellulärem Kalzium und vermehrter Aldosteronproduktion.
- Seltene Ursachen:
  - Familiärer Hyperaldosteronismus:
    - Typ I = Glukokortikoid-supprimierbarer Hyperaldosteronismus (GSH = glucocorticoid-remediable aldosteronism = GRA): Fusion zwischen dem ACTH-abhängig exprimierten Gen der 11β-Hydroxylase und dem Gen der Aldosteronsynthase, somit ACTH-abhängige Sekretion von Aldosteron + Hybridsteroiden; autosomal-dominante Vererbung
    - Typ II auf Chromosom 7p22: Präsentiert sich als Adenom oder Hyperplasie
    - Typ III: Mutation des Kaliumkanalgens KCNJ5; durch Glukokortikoide nicht supprimierbar; paradoxer Aldosteronanstieg nach Kochsalzbelastung; neben Aldosteron ist auch 18-Hydroxycortisol erhöht.
  - Aldosteron-produzierende Karzinome: Rarität
  - Seltene weitere Mutationen

KL.:
- Schwer einstellbare Hypertonie
- Weniger als ein Drittel der Patienten zeigt die „klassische" klinische Trias:
  - Hypertonie (Leitsymptom), mit evtl. Kopfschmerzen und evtl. Organschäden
  - Hypokaliämie (30 %) mit ggf. Muskelschwäche, Obstipation, Ekg-Veränderungen, Polyurie, Polydipsie → 70 % der Patienten sind normokaliämisch!
  - Metabolische Alkalose

Anm.: Autonome Kortisol-Co-Sekretion (ACS): Das sog. „Connshing-Phänomen" wird gelegentlich im Rahmen eines PHA beobachtet und scheint vor allem für die metabolischen Komorbiditäten wie erhöhtem BMI, gestörter Glukosetoleranz und Diabetes mellitus Typ 2 verantwortlich zu sein. Mittels 1 mg Dexamethason-Hemmtest kann eine ACS nachgewiesen werden.

Lab:
- **Keine** Hypernatriämie aufgrund Escape-Phänomen vom Na+-retinierenden Effekt Aldosterons!
- Plasmaaldosteron ↑, Plasmareninaktivität und -konzentration ↓
- Aldosteron/Renin-Ratio ↑
- Erhöhtes freies Aldosteron und Aldosteronmetabolite (Tetrahydroaldosteron) im 24 h-Urin

DD:

RR	Aldosteron	Renin	K^+	Erkrankung	Ursache
↑	↑	↑	n-↓	Essenzielle Hypertonie + Diuretikaeinnahme	Sekundärer Hyperaldosteronismus durch Na+-Mangel
				Renovaskulär: Nierenarterienstenose	Sekundärer Hyperaldsteronismus durch renale Ischämie
				Renoparenchymatös	
	↑	↓	n-↓	Primärer Hyperaldosteronismus	Siehe oben
	n	↓	n	Low-Renin essenzielle Hypertonie	Essenzielle Hypertonie

DD:

RR	Aldo-steron	Re-nin	K^+	Erkrankung	Ursache
↑	↓	↓	n-↓	Liddle-Syndrom	Mutationen im ENaC führen zu erhöhter Na+-Reabsorption
				Hypertensive Form des AGS (11β-Hydroxylase-Defekt)	Vermehrte Bildung von Desoxykortikosteron
				Apparenter Mineralokortikoidexzess	Mutation HSD11B2 - Defekt der renalen 11 β-Hydroxysteroiddehydrogenase (die Cortisol am Mineralokortikoidrezeptor inaktiviert)
				Pseudohyperaldosteronismus durch Lakritzabusus	Hemmung der renalen 11β-Hydroxysteroiddehydrogenase
				Cushing-Syndrom	Mineralokortikoide Wirkung von Cortisol
			↑	Gordon-Syndrom = familiäre hyperkaliämische Hypertonie = Pseudohypoaldosteronismus Typ 2	Mutation der tubulären WNK-Kinasen → Störung des K-Kanals ROMK und des NaCl-Kotransporters (NCC)
n	↑	↑	n	Funktionell	Hyponatriämie, Hypovolämie
				Eingeschränkte Leberfunktion	Verminderter hepatischer Metabolismus von Aldosteron
n-↓	↑	↑	↓	Bartter-Syndrom Typ I, II, III	Mutation renaler Transportkanäle → erniedrigte Na^+-Reabsorption → sekundärer Hyperaldosteronismus
				Gitelman-Syndrom	

Di.:

1. Verdacht auf Conn-Syndrom:
   Indikation für ein Screening auf PHA (siehe Internet *Leitlinien der Endocrine Society 2018*): Patienten mit anhaltendem RR > 150/100 mmHg; unkontrollierte Hypertonie trotz ≥ 3 Antihypertonika. Patienten mit spontaner oder Diuretika-induzierter Hypokaliämie, Nebennieren-Inzidentalom und Hypertonie: Familienanamnese für frühe Hypertonie und zerebrovaskuläre Ereignisse im Alter < 40 J.; erstgradige Verwandte von familiärem Conn-Syndrom.
2. Screeningtest: Bestimmung der Aldosteron-Renin-Ratio (ARR) im Blut
   In Vorbereitung auf die Blutabnahme sollten Antihypertensiva mit Interferenzen der ARR (Diuretika, insbesondere Spironolacton) mindestens 4 Wochen vor Testung abgesetzt werden. Andere Antihypertensiva können laut neuer Leitlinie oft weiter gegeben werden. Verzicht auf den Genuss von Lakritze und Kautabak. Vor Messung sollte das Serum-Kalium im Normbereich liegen und auf eine ausgewogene Salzzufuhr geachtet werden. Blutabnahme: Morgens, sitzend nach 5 - 10 Min. Ruhe. Sollte das Ergebnis der ARR nicht wegweisend sein, Testwiederholung nach Umstellung der antihypertensiven Medikation auf periphere α-Blocker (z.B. Doxazosin) und Kalziumantagonisten vom Nicht-Dihydropyridintyp (z.B. Verapamil) - sofern dies möglich ist.
   Bei einer erhöhten ARR (bei Angaben in pg/ml gilt ein Cut-off von 19,0) muss eine weitere Diagnostik mit einem Bestätigungstest erfolgen.
3. Bestätigungsteste:
   - Intravenöser Kochsalzbelastungstest: Der in Deutschland am häufigsten verwendete Test. Sensitivität und Spezifität ca. 85 %. 2 Liter 0,9 %ige Kochsalzlösung werden über 4 h i.v. morgens verabreicht. Zu Beginn und am Ende der Infusion Aldosteron-Bestimmung: Plasma-Aldosteronwerte von > 50 ng/l bestätigen die Verdachtsdiagnose eines Hyperaldosteronismus. Der Test ist relativ kontraindiziert bei Patienten mit Herz- und Niereninsuffizienz, Hypertonie und Herzrhythmusstörungen! Während der Belastung Kontrolle von Herzfrequenz und Blutdruck.
   - Fludrocortison-Hemmtest: Dieser Test hat die größte Sensitivität und Spezifität. Er sollte stationär durchgeführt werden. Gabe von 0,1 mg Fludrocortison alle 6 h für 4 Tage bei gleichzeitiger Verabreichung von 3 x 2 g NaCl und einer Kaliumsubstitution zur Aufrechterhaltung eines Plasmakaliums von 4 mmol/l. Am Vormittag des 4. Tages erfolgt die Bestimmung von Aldosteron und Renin im Plasma in sitzender Position: Bei Aldosteronwerten von > 60 ng/l (166 pmol/l) wird der Verdacht auf einen Hyperaldosteronismus bestätigt. Aldosteronwerte < 50 ng/l schließen ein Conn-Syndrom i.d.R. aus.
4. Bestimmung des zugrunde liegenden Subtyps durch weitere Diagnostik:
   - MR oder CT des Abdomens
   - Bei unklaren Fällen Nebennierenvenenkatheter oder Metomidat-basierte Szintigrafie

Th.: - IHA: Spironolacton (50 mg/d) + evtl. K^+-sparende Diuretika und weitere Antihypertensiva
- APA: Laparoskopische Adrenalektomie nach 4-wöchiger Vorbehandlung mit Spironolacton
- GSH: Niedrig dosierte Dexamethason-Gabe + Familienscreening auf die entsprechende Mutation
- Aldosteron-produzierendes Karzinom: Operation + Chemotherapie mit Mitotan; schlechte Prognose

Prg: Erhöhtes kardio- und zerebrovaskuläres Risiko durch den Aldosteronexzess

HYPOALDOSTERONISMUS [E27.4]

Ät.: 1. Primärer Hypoaldosteronismus mit erhöhtem Reninspiegel:
Morbus Addison, defekte Aldosteronsynthese; passager nach Entfernung eines aldosteronproduzierenden Adenoms mit Suppression der kontralateralen Nebenniere.
2. Sekundärer Hypoaldosteronismus mit erniedrigtem Reninspiegel = hyporeninämischer Hypoaldosteronismus (= renale tubuläre Azidose (RTA), Typ IV):
- Bei Patienten mit Diabetes mellitus (häufig)
- Medikamentös induziert: Therapie mit Mineralokortikoiden, Prostaglandinsynthese-Hemmern; Heparin-Langzeittherapie
3. Sekundärer Hypoaldosteronismus mit erhöhtem Reninspiegel: Therapie mit ACE-Hemmern

KL.: Evtl. Hypotonie mit entsprechenden Symptomen

Lab: Hyponatriämie, Hyperkaliämie (evtl. bedrohlich), metabolische Azidose

DD: - Pseudohypoaldosteronismus Typ 1: Dominanter und rezessiver Erbgang; Mutationen, die zum nahezu vollständigen Verlust des Mineralokortikoid-Rezeptors in der Niere führen. Renaler Salzverlust, Hyperkaliämie trotz erhöhtem Aldosteronspiegel
- Pseudohypoaldosteronismus Typ 2 = Gordon-Syndrom = familiäre hyperkaliämische Hypertonie
Urs: Mutationen im Gen, das die Proteinkinasen WNK1 (with-no-lysine kinase 1) oder WNK4 (with-no-lysine kinase 4) kodiert. WNK1 und WNK4 interagieren mit einer Kaskade, die den Thiazid-sensitiven NaCl-Kotransporter kontrollieren.

Di.: Plasmaaldosteron ↓; Plasma-Renin ↑ (primär) / ↓ (sekundär)

Th.: Bei primärer Form (z.B. M. Addison) Therapie mit Mineralokortikoiden (Fludrocortison); bei sekundären Formen evtl. Fortlassen kausaler Medikamente, ansonsten bei klinischer Relevanz ebenfalls Gabe von Mineralokortikoiden.
Therapiesteuerung durch Kontrolle von Elektrolyten und Plasmarenin

GLUKOKORTIKOSTEROIDE

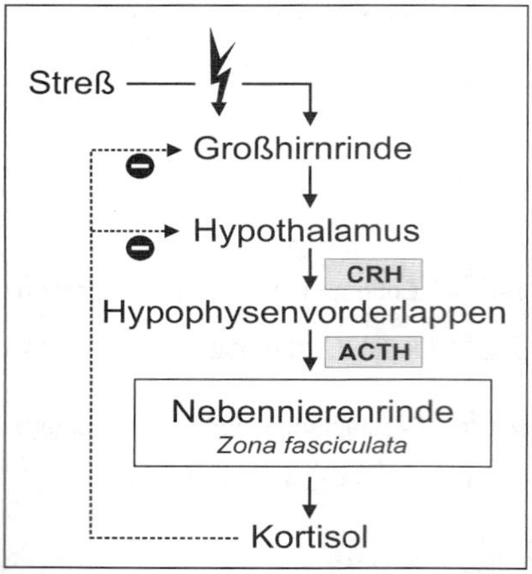

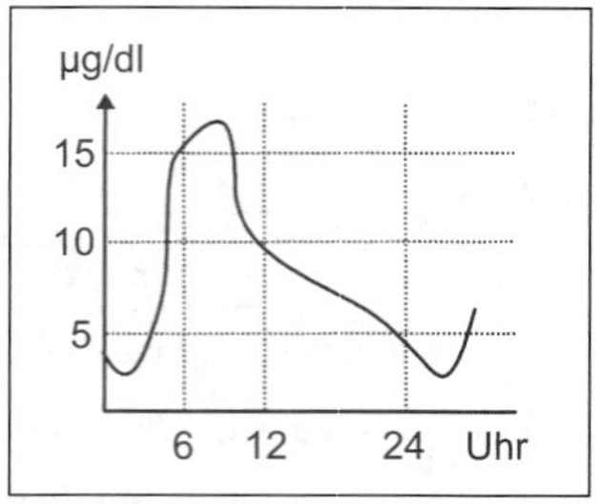

Tagesrhythmus der Cortisolkonzentration im Blut

Die Hormonbildung der NNR folgt einem zirkadianen (Tag-Nacht-) Rhythmus. Das Produktionsminimum liegt um Mitternacht, das Produktionsmaximum morgens zwischen 6 - 8 Uhr. Dieser physiologische Rhythmus ist beim Cushing-Syndrom nicht mehr vorhanden! 70 % der Cortisol-Tagesproduktion werden in den Morgenstunden ausgeschüttet. In dieser Zeit toleriert der Organismus am ehesten kleine therapeutische Kortikosteroidgaben ohne Störung des Regelkreises. Daher sollte bei langfristiger Kortikosteroidtherapie die gesamte Tagesdosis auf einmal morgens vor 8 h gegeben werden!

Der Hypothalamus steuert durch das Corticotropin-Releasing-Hormon (CRH) die Bildung von adrenocorticotropem Hormon (ACTH) im Hypophysenvorderlappen. ACTH entsteht durch Spaltung von Proopiomelanocortin (POMC), wobei auch melanozytenstimulierendes Hormon (MSH) entsteht. ACTH stimuliert die Nebennierenrinde zur Synthese von Cortisol. Ein Absinken des Cortisolspiegels im Blut ist der physiologische Reiz für die Sekretion von CRH und ACTH, wodurch die Cortisolproduktion stimuliert wird. Hohe Cortisolspiegel hemmen die Sekretion von CRH und ACTH (feed back-Regulation).

Wird durch eine längerfristige Kortikosteroidtherapie der Regelkreis gestört, so kann es zur Atrophie der NNR kommen. Plötzliches Absetzen der Hormonzufuhr führt dann zur akuten Insuffizienz der NNR → daher ausschleichendes Absetzen einer langfristigen Kortikosteroidtherapie!

Wi.: Pharmakologische Wirkungen der Glukokortikoide:

1. Glukokortikoide Wirkung bei allen NNR-Hormonen mit einer Sauerstofffunktion an C_{11}: Glukoneogenese: Glukoseproduktion aus Aminosäuren und Intermediärprodukten (Laktat, Pyruvat, Glycin). Folge: Katabolismus mit Muskelatrophie und Osteoporose. Die glukokortikoide Wirkung ist der Insulinwirkung entgegengerichtet: Förderung einer diabetischen Stoffwechsellage.
2. Wirkung auf den Fettstoffwechsel:
   Hyperlipidämie, gesteigerter Fettabbau, Fettmobilisation aus der Peripherie, Fettablagerung in der Leber, Umverteilung des Fettes mit Stammfettsucht.
3. Wirkung auf das hämatopoetische und lymphatische Gewebe:
   - Leukozyten ↑, Eosinophile und Lymphozyten ↓, Verminderung des lymphatischen Gewebes und Unterdrückung der B- und bes. T-Lymphozytenaktivität; Folge: Infektanfälligkeit, antiallergische und immunsuppressive Wirkung.
   - Vermehrung der Erythrozyten und Thrombozyten mit thrombosefördernder Wirkung (Verminderung auch der Antithrombine)
4. Entzündungs-, Exsudations- und Proliferationshemmung von Bindegewebe, Epithelien und Mesenchym; Folge:
   - Antiphlogistische Wirkung
   - Verzögerte Wundheilung und ulzerogene Wirkung
5. Hypokalzämische Wirkung: Hemmung der enteralen Kalziumresorption + Förderung der renalen Kalziumausscheidung
6. Mineralokortikoide Wirkung von Cortisol zu Aldosteron wie 1 : 1000 → Natriumretention, Kaliumausscheidung, Verschiebung des Kaliums von intra- nach extrazellulär im Austausch gegen Natrium und Wasserstoffionen.

Beachte: Die genannten unerwünschten Wirkungen treten nur bei Hypercortisolismus oder pharmakologischer Therapie mit Glukokortikoiden in unphysiologisch hohen Dosen auf.

Synthetische Glukokortikosteroide:
Da die natürlich vorkommenden Glukokortikoide Cortisol und Kortikosteron auch den Mineralhaushalt beeinflussen (Na^+- und Wasserretention → evtl. Ödeme, Hypertonie; Kaliumverlust), hat man für therapeutische Zwecke nach anderen Steroiden gesucht. Prednisolon und Prednison wirken nur noch schwach mineralokortikoid im Vergleich zu Cortisol, die übrige Wirkung ist aber 4 - 5-mal stärker als bei Cortisol.
Durch Einführung von Atomen in das Prednisolonmolekül in 6-, 9- oder 16-Stellung gelangte man zu weiteren synthetischen Steroiden, die kaum noch mineralokortikoid wirken, deren antiphlogistische Wirksamkeit aber bedeutend stärker ist als die von Prednisolon.

Äquivalenzdosen einiger Glukokortikosteroide (bei oraler Applikation):

	Cushing-Schwellendosis (mg)	**Biologische HWZ (h)**
Hydrocortison (= Cortisol)	30	Bis 12 h
Kurzwirksame Substanzen		
Prednison	7,5	Bis 36 h
Prednisolon*)	7,5	
Methylprednisolon	6	
Mittellangwirkende Substanzen		
Triamcinolon	6	Bis 48 h
Langwirkende Substanzen		
Dexamethason	1,5	Bis 72 h
Betamethason	1,0	

*) Bei pharmakologischer Therapie am meisten verwendet.

Unter Grenzdosis versteht man die Menge eines Kortikosteroidpräparates, die der körpereigenen Cortisol-Produktion entspricht: 25 mg Cortisol/d bzw. 5 mg Prednisolon/d.

Th.: A) Substitutionstherapie:
Zufuhr von Glukokortikosteroiden in Dosen, die dem physiologischen Bedarf entsprechen mit dem natürlichen Glukokortikoid Cortisol = Hydrocortison.
Tagesdosen bei Nebennierenrindeninsuffizienz: 15 - 25 mg Hydrocortison in 2 - 3 Dosen (z.B. 10 - 5 - 5 mg); bei allen Belastungssituationen muss die Dosis erhöht werden (Gefahr der akuten NNR-Insuffizienz = Addison-Krise; Einzelheiten s. Nebennierenrindeninsuffizienz).

B) Pharmakologische Therapie:
Kortikosteroidzufuhr in unphysiologisch hohen Dosen. Hierzu einige Regeln:

1. Kortikosteroide wirken nur symptomatisch, nicht kausal!
2. Je länger die Dauer der Anwendung und je höher die Dosis, umso größer das Risiko von Nebenwirkungen
3. Die Initialdosis richtet sich nach Aktivität und Schwere der zu behandelnden Krankheit: Akute und schwere Krankheiten erfordern hohe bis sehr hohe Dosen (Extremfall: hochdosierte i.v.-Stoßtherapie = Pulstherapie mit ca. 1 g Prednisolon/d für einige Tage, z.B. bei Abstoßungskrisen). Bei chronischen Erkrankungen reichen niedrigere Anfangsdosen. Nach Eintritt klinischer Besserung erfolgt stufenweise Dosisreduktion bis zur Erhaltungsdosis = kleinste Dosis, die noch eine klinische Wirkung zeigt.
   Cushing-Schwelle: Dosis eines Glukokortikoids, die über längere Zeit angewendet, Symptome eines Cushing-Syndroms auslöst. Aber auch bei einer längerfristigen Low-dose-Kortikosteroidtherapie mit 5 mg Prednisolonäquivalent/d sind NW (z.B. Osteoporose) nicht zu vermeiden.
4. Therapieempfehlungen bei Langzeittherapie über 2 Wochen:
   ▶ Um bei längerfristiger Therapie die Entwicklung einer sekundären NNR-Insuffizienz zu vermeiden, ist folgendes zu beachten:
   - Für die systemische Therapie nur solche Präparate anwenden, die eine relativ schwache Hemmwirkung auf den adrenalen Regelkreis haben: z.B. Prednison, Prednisolon
   - Zirkadiane Therapie: Zufuhr der gesamten Tagesdosis auf einmal morgens vor 8 Uhr. Noch günstiger ist die alternierende Therapie: Die Gesamtdosis wird nur jeden 2. Tag auf einmal morgens vor 8 Uhr gegeben; dieses Anwendungsschema zeigt jedoch bei schweren Krankheitszuständen nicht immer den gewünschten klinischen Effekt.
   - Keine Anwendung von Kombinationspräparaten (Kortikosteroid + Zweitsubstanz), denn sie zwingen zur Missachtung des zirkadianen Rhythmus der Cortisolsekretion und verhindern individuelle Dosisanpassungen.

- Keine i.m.-Gabe, keine Kortikosteroid-Depotpräparate → lange Störung des adrenalen Regelkreises, außerdem evtl. trophische Gewebsstörungen am Injektionsort.
- ▶ Bei Kortikosteroidtherapie > 3 Monate: Osteoporoseprophylaxe
- ▶ Bei Risikopatienten für Magen-/Duodenalulkus (Ulkusanamnese, Alkoholkrankheit, gleichzeitige NSAR-Therapie) Ulkusprophylaxe (siehe dort)

5. Abruptes Absetzen der Glukokortikoide kann nach einer Therapiedauer von > 2 Wochen eine NNR-Insuffizienz zur Folge haben. Deshalb ausschleichendes Therapieschema über mehrere Tage.
   Bei einer Therapie > 4 Wochen muss die Dosis grundsätzlich sehr langsam reduziert werden oder es muss vor Absetzen der Therapie der adrenale Regelkreis geprüft werden (Cortisoltagesprofil, ACTH-Test). Nur bei ungestörtem Regelkreis ist ein schnelleres Absetzen möglich. Auch bei einer längeren Therapie unterhalb der Cushing-Schwelle langsames Absetzen in ½ - 1 mg-Schritten alle 4 Wochen.

Unerwünschte Wirkungen:

1. Nebenwirkungen einer pharmakologischen Langzeittherapie:
   - Exogenes Cushing-Syndrom bei Dosen über der Cushing-Schwellendosis: Umverteilung des Fettgewebes: Fettverlust an den Extremitäten, Fettzunahme am Stamm, Nacken, Gesicht
   - Hypernatriämie, Wasserretention, Ödeme, Gewichtszunahme, Hypertonie
   - Hypokaliämische Alkalose
   - Manifestation eines Diabetes mellitus, Verschlechterung einer diabetischen Stoffwechsellage
   - Erhöhtes kardiovaskuläres Risiko
   - Erhöhtes Infektionsrisiko, Störung der Wundheilung
   - Steroidakne, Hautatrophie (bis zur "Pergamenthaut"), Hirsutismus
   - Ulkusrisiko unter Steroiden allein wenig erhöht, in Kombination mit nichtsteroidalen Antiphlogistika 15fach erhöht. Ulkuskomplikationen wie Penetration oder Perforation werden aber durch Steroide oft verschleiert.
   - Eiweißabbauende (katabole) Wirkung mit Atrophie der Muskulatur
   - Steroidmyopathie (relativ selten): Akut mit Muskelschwäche nach Beginn einer hochdosierten Steroidtherapie; chronisch mit Muskelschwäche der proximalen Extremitätenmuskulatur (Schulter-Beckengürtel)
   - Osteoporose, aseptische Knochennekrosen. Bei längerer Kortikosteroidtherapie steigt das Frakturrisiko bereits ab Dosen von 2,5 mg/d → Prophylaxe mit Kalzium + Vitamin D.
   - Wachstumshemmung bei Kindern, Menstruationsstörung bei Frauen
   - Psychische Störung (Dysphorie und Psychosen)
   - Augen: Posteriore subkapsuläre Katarakte und Glaukom (→ Augendruck kontrollieren)
   - Erhöhte Kapillarfragilität und erhöhte Thromboseneigung
2. Nebenwirkungen nach Absetzen einer hochdosierten Langzeitbehandlung:
   - Akute Nebennierenrindeninsuffizienz
   - Latente Nebennierenrindeninsuffizienz, die erst bei Stresssituationen (Traumen, Infektionen, Operationen) manifest wird.
   - Exazerbation der Grundkrankheit
   - Kortikoidentzugssyndrom mit Fieber, Arthralgien, Myalgien, Müdigkeit

KI: für eine pharmakologische Therapie:
- Magen-Darm-Ulzera
- Osteoporose, kortikosteroidinduzierte Myopathie
- Psychosen
- Verschiedene Infektionskrankheiten
- 8 Wochen vor bis 2 Wochen nach aktiver Immunisierung
- Glaukom
- Rezidivierende Thrombosen/Embolien

Ein Teil der KI sind nicht absolut, sondern relativ (immer Risiko-Nutzen-Relation abwägen). Bei vitalen Indikationen (z.B. anaphylaktischer Schock, Status asthmaticus) gibt es keine Kontraindikationen, zumal die Kortikoidtherapie nur kurzfristig erfolgt. Bei Langzeitbehandlung muss eine individuelle Nutzen-Risiko-Analyse erfolgen. Bei Zustand nach Tuberkulose INH-Prophylaxe bei Langzeittherapie mit Glukokortikoiden. Eine geplante Langzeittherapie > 6 Monate sollte von vornherein unter Kalzium- und Vitamin D-Gabe zur Osteoporoseprophylaxe erfolgen, da der Hauptverlust an Knochensubstanz in den ersten Monaten stattfindet.

HYPERKORTISOLISMUS = CUSHING-SYNDROM (CS) [E24.9]

Einteilung und Ätiologie:

I. Exogenes (iatrogenes) Cushing-Syndrom (häufig) [E24.2]:
Durch Langzeitbehandlung mit Glukokortikosteroiden oder ACTH

II. Endogenes Cushing-Syndrom (selten, 2 - 3 Fälle/1 Mio. Einwohner/J.):
Durch erhöhte Sekretion von Cortisol oder ACTH

1. ACTH-abhängige Form mit sekundärer NNR-Hyperplasie:
   1.1. Zentrales Cushing-Syndrom (= M. Cushing) [E24.0]: 75 % der endogenen Cushing-Syndrome; überwiegend Frauen im mittleren Alter. In 80 % d.F. handelt es sich um ein Mikroadenom des Hypophysenvorderlappens, das nicht immer neuroradiologisch nachweisbar ist. Dabei findet sich in 40 % eine Mutation im USP8-Gen. Bei den restlichen Fällen von zentralem CS wird eine primär hypothalamische Überfunktion diskutiert. Bei einigen Patienten lassen sich Autoantikörper gegen HVL-Zellen nachweisen.
   1.2. Ektope (paraneoplastische) ACTH-Sekretion (bis 10 %) [E24.3]:
   Sekretion von ACTH in Tumoren, am häufigsten kleinzellige Lungenkarzinome und Karzinoide. Oft fehlen hierbei typische Cushing-Symptome.
   1.3. Seltener ektope CRH-Sekretion
   1.4. Alkoholinduziertes Pseudo-Cushing-Syndrom (nach Alkoholkarenz reversibel) [E24.4]
2. ACTH-unabhängige primäre Form: Adrenales Cushing-Syndrom (15 %):
   2.1. Cortisolproduzierende NNR-Tumoren (bei Erwachsenen überwiegend Adenome. Dabei findet sich eine Mutation der Proteinkinase A. - Bei Kindern werden auch NNR-Karzinome beobachtet.)
   2.2. Selten mikronoduläre Dysplasie
   2.3. Selten makronoduläre Hyperplasie mit evtl. Mutation ARMC5 und ektoper ACTH-Bildung in den Nebennieren

KL.:

1. Fettstoffwechsel: Umverteilung der Depotfette: Vollmondgesicht, Stiernacken, Stammfettsucht; supraklavikuläre Gruben durch Fettpolster verstrichen; Hypercholesterinämie
2. Eiweißstoffwechsel: Osteoporose mit evtl. Knochenschmerzen, Myopathie mit Muskelschwund, Adynamie; "kräftiges Aussehen" + Adynamie führt zur Verkennung als "Drückeberger". Einfacher Test: Patient aus Hockstellung ohne Hilfe der Arme aufstehen lassen (was bei ausgeprägter Myopathie nicht möglich ist).
3. Kohlenhydratstoffwechsel: Diabetogene Stoffwechsellage
4. Hämatopoetisches System: Leuko-, Thrombo- und Erythrozyten ↑
   Eosinophile und Lymphozyten ↓
5. Hypertonie (85 %) und erhöhtes kardiovaskuläres Risiko
6. Haut: Schlechte Wundheilung, Neigung zu Akne, Furunkulose, Ulzera, Auftreten von Striae rubrae, Atrophie der Haut (Haut am Handrücken dünn - bei Adipositas dick)
   (DD: Helle Striae bei genuiner Adipositas)
7. Bei Frauen Virilismus, Hirsutismus, Zyklusstörungen
8. Bei Kindern Wachstumsstillstand
9. Psychische, evtl. psychotische Veränderungen
10. Hypokaliämie (5 %) infolge Überproduktion von Mineralokortikoiden ist rel. selten und dann verdächtig auf NNR-Tumor oder ektope ACTH-Produktion.

Ko.:
- Erhöhte kardiovaskuläre Mortalität
- Erhöhtes Thromboserisiko bei endogenen Cushing-Syndrom

Beim primären Hypercortisolismus infolge eines Adenoms der NNR sind meist nur die Glukokortikosteroide vermehrt.

Beim sekundären Hypercortisolismus mit vermehrter ACTH-Sekretion und doppelseitiger NNR-Hyperplasie - sowie noch ausgeprägter bei Karzinomen der NNR - sind zusätzlich auch die Androgene (und weniger Aldosteron) vermehrt, sodass hier androgen bedingte Erscheinungen hervortreten (Virilismus, Hirsutismus, Menstruationsstörungen u.a.).

DD:

- Adipositas (normaler Dexamethason-Hemmtest, s.u.)
- Inzidentalome der Nebenniere = zufällig entdeckte Tumoren der Nebenniere (am häufigsten endokrin inaktive NNR-Adenome)
- Leicht erhöhte Cortisolspiegel bei Patienten mit depressivem Syndrom (Cortisolbestimmung im 24 h-Urin)
- Erhöhte Cortisolspiegel unter der Einnahme von Kontrazeptiva: Anstieg des cortisolbindenden Globulins (CBG) mit Anstieg des Gesamthormonspiegels bei normalem Spiegel des freien Hormons.
- Einnahme von Kortikosteroiden ohne Wissen des Arztes (→ chromatografischer Nachweis synthetischer Steroide)

Di.: a) **des Hypercortisolismus:**

1. Klinik
2. Biochemische Diagnostik: Die Hormonanalytik muss in Form einer Stufendiagnostik ablaufen. Ziel ist der Ausschluss bzw. die Sicherung der Diagnose, wobei ein einzelner positiver Test nicht zur Sicherung oder zum Ausschluss der Diagnose ausreicht.

- Ausschluss:
  a) Negativer Dexamethason-Kurztest: Nach 1 mg Dexamethason um Mitternacht Serum-Cortisol am nächsten Morgen um 8 h < 2 µg/dl
  b) Niedriger mitternächtlicher Serum-Cortisolspiegel: < 3 µg/dl i.S. oder < 1 ng/ml im Speichel
- Sicherung:
  a) Pathologischer Dexamethason-Kurztest: Serum-Cortisol nicht supprimiert bzw. > 2 µg/dl
  b) Erhöhter mitternächtlicher Cortisolspiegel > 3 µg/dl
  c) Erhöhte Ausscheidung des freien Cortisol im 24 h-Urin
  d) Fehlender Anstieg von Cortisol und HGH (human growh hormon) im Insulin-Hypoglykämietest

b) **Ätiologische Zuordnung des Hypercortisolismus:**

1. CRH-Test: ACTH-Bestimmung vor und nach CRH-Gabe (siehe Tabelle)
2. Hochdosierter Dexamethasonhemmtest:
   Beim zentralen Cushing-Syndrom gelingt eine Suppression des Serumcortisols um mind. 50 % nach Gabe von 8 mg Dexamethason um 24 Uhr über 2 Tage. Bei Nebennierentumoren oder beim ektopen Cushing-Syndrom bleibt diese Suppression aus. Eine Differenzierung zwischen Mikroadenom der Hypophyse und hypothalamischer Überfunktion gelingt mit dem Test nicht, da auch die HVL-Adenome in gewissem Umfang einer Rückkopplung unterliegen.

Diagnostik	**Hypothalamische Überfunktion und HVL-Adenom = Zentrales Cushing-S.**	**Ektopes (paraneopl.) Cushing-S.**	**NNR-Tumor = Adrenales Cushing-S.**
ACTH basal	n - ↑	↑ - ⇑	↓
ACTH-Anstieg nach Gabe von CRH	Ja (> 50 % des Ausgangswertes)	Nein	Nein
Cortisolanstieg nach Gabe von CRH	Ja (> 30 % des Ausgangswertes)	Nein	Nein
Cortisolabfall nach hohen Dosen von Dexamethason	Ja (> 50 % des Ausgangswertes)	Nein	Nein
Lokalisationsdiagnostik	der Sella: CT, MRT (Mikroadenome nicht immer nachweisbar)	Tumorsuche!	der NNR: (Endo)sonografie, CT, MRT

Evtl. Ergänzende Diagnostik:

- Bei hypothalamischer Überfunktion und HVL-Adenomen findet sich nach CRH-Stimulation bei einer Etagenblutentnahme aus den Vv. jugulares internae oder den Sinus petrosi (Sinus-petrosus-Katheter) ein ACTH-Konzentrationsgradient bzw. eine Seitendifferenz, nicht dagegen bei paraneoplastischem Cushing-Syndrom.
- Bei paraneoplastischem ACTH-Syndrom findet sich in einem Teil der Fälle das sog. Lipotropin (LPH), ein Metabolit der ACTH-Synthese als Tumormarker.

Th.:

- Hormonell aktive NNR-Tumoren: Adrenalektomie (operativ oder endoskopisch)
  Peri- und postoperativ ist vorübergehend (bis zu 2 J.) eine Substitution mit Glukokortikoiden erforderlich, bis sich die atrophische kontralaterale Nebenniere wieder erholt hat.
- Hypothalamisches-hypophysäres Cushing-Syndrom:
  - Mittel der 1. Wahl: Transnasale/transsphenoidale operative Adenomentfernung (Heilungsrate bis 80 %)
    Postoperative Erfolgskontrolle: Normalisierung des ACTH-Spiegels. Ein postoperativ auftretender temporärer Hypocortisolismus gilt als Indiz für eine erfolgreiche Operation und bedarf einer Hydrokortisonsubstitution.
    Bei Persistenz der Erkrankung evtl. Zweitoperation oder Strahlentherapie
  - Fraktionierte Bestrahlung oder Radiochirurgie (z.B. Gamma-knife); Wirkungseintritt erst nach Jahren
  - Medikamentöser Behandlungsversuch: Pasireotid (Signifor®), ein Somatostatinanalogon als Monotherapie oder bei therapieresistenten Fällen in Kombination mit Cabergolin. In klinischer Erprobung sind Mifepriston, ein Antagonist am Steroidrezeptor und Osilodrostat, das die 11-beta-Hydroxylase blockiert.
  - Selten ist bei Erfolglosigkeit eine bilaterale Adrenalektomie erforderlich.

Nachteile: 1) Lebenslange Substitution von Glukokortikoiden erforderlich
2) Ausbildung von invasiv wachsenden ACTH-bildenden Hypophysentumoren und brauner Hautpigmentierung (Nelson-Syndrom, Nelson-Tumor) in ca. 20 % d.F.

- Steroidgenese-Inhibitoren:
  - Ketoconazol - ***Cave*** Hepatotoxizität!
  - Metyrapon (Metopiron®)
- Osilodrostat (Isturisa®) - selektiver 11β-Hydroxylasehemmer
- Inoperables NNR-Karzinom und paraneoplastische ektope ACTH-Sekretion:
  Adrenostatische Substanzen (Blockade der Cortisolsynthese):
  - o-p-DDD (Mitotan = Lysodren®) gilt als Standardtherapie

INZIDENTALOME DER NEBENNIEREN [D44.1]

Internet-Infos: *Europäische Leitlinie zum Nebennieren-Inzidentalom*

Def: Im Rahmen einer bildgebenden Diagnostik (Sono, MRT, CT) zufällig entdeckter Tumor der Nebenniere (> 1 cm ∅).

Ep.: Ca. 2 % im Alter ≥ 65 Jahre (unterschiedliche Zahlen in der Literatur)

Ät.:
1. Hormonell inaktive Adenome und Hyperplasien (ca. 75 %)
2. Hormonell aktive Tumoren: Phäochromozytom, Cushing-Adenome, Conn-Adenome (ca. 20 %)
3. Nebennierenkarzinome (< 5 %): Faustregel: Tumoren > 6 cm ∅ sind sehr karzinomverdächtig, Tumoren < 3 cm sind wahrscheinlich benigne
4. Metastasen von Bronchial-, Mamma-, Nierenkarzinomen, Karzinome des Gastrointestinaltraktes, maligne Melanome (Hautinspektion!)
5. Andere seltene Ursachen: Zysten, Pseudozysten, Hämatome, Myelolipome, Hämangiome, Tuberkulome, neuronale Tumoren u.a.

Di.:
- Bildgebende Diagnostik: (Endo-)sonografie, MRT, CT
- Hormonanalyse: Ausschluss eines Phäochromozytoms (Metanephrin im Serum), eines Cushing-Syndroms (niedrig-dosierter Dexamethasonhemmtest), eines Conn-Syndroms (Aldosteron/Renin-Quotient), einer vermehrten Androgenproduktion (DHEA) → Verdacht auf NNR-Karzinom

Th.:
- Hormonell aktive Tumoren: Siehe dort
- Hormonell inaktive Tumoren:
  < 3 cm ∅ : Verlaufskontrolle
  > 6 cm ∅ : Operative oder endoskopische Entfernung
  3 - 6 cm: Keine einheitliche Strategie. Bei geringstem Karzinomverdacht (z.B. Größenzunahme) ebenfalls Op.

NEBENNIERENKARZINOM [C74.0]

Internet-Infos: *www.nebennierenkarzinom.de; www.firm-act.org*

Syn: Adrenokortikales Karzinom; Nebennierenrindenkarzinom (NNR-Ca.)

Ep.: Inzidenz: selten: 0,1/100.000/J.; m : w = 1 : 1,5; Auftreten in jedem Alter; > 50 % der Patienten sind < 45 J. alt.

Tumorstadien (ENSAT-Klassifikation):
- Stadium I: Tumor ≤ 5 cm
- Stadium II: Tumor > 5 cm
- Stadium III: Tumor jeder Größe mit Umgebungsinfiltration, Befall regionärer Lymphknoten oder Tumorthrombus in der Vena cava inferior bzw. Vena renalis
- Stadium IV: Fernmetastasen

KL.: Abhängig von endokriner Aktivität:
1. Hormonell aktive Tumoren (80 %) Zeichen des Hormonexzesses (z.T. mehrere)
   - Glukokortikoide (Cushing-Syndrom oder subklinisch)
   - Sexualsteroide (w: Virilisierung, m: Gynäkomastie)
   - Rarität: Aldosteronexzess mit Hypokaliämie und Hypertonie
2. Hormonell inaktive Tumoren (20 %) Zeichen der abdominellen Raumforderung (Schmerzen, Übelkeit, Obstipation)

DD: Benigne Inzidentalome der Nebennieren, Phäochromozytom, NN-Metastasen (insbesondere von Bronchial-Ca und Mamma-Ca)

Di.:
- ▶ Endokrine Diagnostik: Erfassung eines evtl. Hormonexzesses:
  - Glukokortikoid-Exzess (1 mg Dexamethason-Suppressionstest, freies Cortisol im 24 h-Sammelurin)
  - Sexualsteroid-Exzess (Serum: Androstendion, 17α-OH-Progesteron, DHEA, Testosteron, 17β-Östradiol)
  - Mineralokortikoid-Exzess (Aldosteron-/Renin-Quotient)
- ▶ Bildgebende Diagnostik: (Endo-)Sonografie, CT, MRT des Abdomens; CT des Thorax
  Faustregel: Tumoren > 6 cm Ø sind sehr karzinomverdächtig, Tumoren < 3 cm sind wahrscheinlich benigne. Optional: ^{18}Fluorodeoxyglucose-PET

Th.: Chirurgisch: R0-Resektion einziger kurativer Ansatz (auch nach Rezidiv)
Adjuvante Therapie: Bei Hochrisiko-Patienten (Tumor > 8 cm, hohe Mitoserate, Gefäßinvasion) auch nach R0-Resektion: Mitotan (Lysodren®, Dosierung nach Serumspiegel) und/oder Tumorbettbestrahlung. Mitotan soll das Rezidivrisiko halbieren. Nachsorge in den ersten 2 J. alle 3 Monate.
Bei Fernmetastasen oder nach unvollständiger Resektion: Mitotan kombiniert mit Etoposid, Doxorubicin, Cisplatin

Prg: Stadienabhängig. Das 5-Jahres-Überleben beträgt im Stadium I - II (lokalisierte Erkrankung) ca. 60 % und im Stadium IV (Fernmetastasen) ca. 15 % (medianes Überleben ca. 12 Monate).

HYPOKORTISOLISMUS = NEBENNIERENRINDENINSUFFIZIENZ [E27.4]

Syn: NNR-Insuffizienz (NNRI)

Ep.: Inzidenz: Primäre NNRI: 0,5/100.000/J. - Sekundäre NNRI: 2/100.000/J.
Tertiäre NNRI (Therapie mit Glukokortikoiden): Ca. 1 % der Bevölkerung (häufigste Form)

Ät. und Einteilung:

1. Primäre NNRI (pNNRI):
   Syn: M. Addison [E27.1]
   ACTH erhöht:
   - Autoimmunadrenalitis (80 %): Destruktion der NNR durch Autoimmunadrenalitis [E27.1] mit Nachweis von 21-Hydroxylase-Ak (= Schlüsselenzym der Steroidsynthese).
     Einige dieser Patienten leiden an einem polyendokrinen Autoimmunsyndrom (siehe unten)
   - Karzinommetastasen (besonders von Lungenkarzinomen, malignen Melanomen, Nierenzellkarzinomen)
   - Infektionskrankheiten: Tuberkulose, CMV-Infektion bei AIDS-Patienten
   - Aplasie oder Hypoplasie der Nebennierenrinde, Enzymdefekte

   Ursachen einer akuten NNR-Insuffizienz:
   - Waterhouse-Friderichsen-Syndrom = hämorrhagische Infarzierung der Nebennieren infolge Meningokokkensepsis
   - Blutungen (Cumarine, Neugeborene)
   - Operative Entfernung der Nebennieren
   - Fehlende Dosisanpassung bei Patienten mit NNR-Insuffizienz und Infekten, anderen Belastungen, Bewusstlosigkeit, Brechdurchfall u.a.
   - Adrenalitis unter einer Therapie mit Immun-Checkpoint-Inhibitoren (siehe Kap. Immuntherapie der Tumoren)
2. Sekundäre NNRI (sNNRI):
   ACTH vermindert: Insuffizienz von HVL oder Hypothalamus (siehe Kap. HVL-Insuffizienz)
3. Langzeitbehandlung mit Kortikosteroiden! (am häufigsten). Bei Langzeitbehandlung mit Kortikosteroiden diese nie abrupt absetzen! → Gefahr der Addison-Krise!)

   Anm.: Einige Autoren bezeichnen die Nebennierenrindeninsuffizienz infolge einer chronischen Therapie mit Glukokortikosteroiden auch als tertiäre Form.

   Bei primärer NNR-Insuffizienz kommt es meist zum Versiegen sämtlicher Kortikosteroide; hingegen ist die Aldosteronproduktion bei den sekundären Formen infolge ACTH-Mangel nur wenig betroffen, sodass hier die Elektrolytstörungen in den Hintergrund treten. Bei Hypophyseninsuffizienz sind ferner auch oft die anderen glandotropen Hormone vermindert, sodass komplexe endokrine Mangelerscheinungen auftreten. Im Gegensatz zum M. Addison ist bei Hypophyseninsuffizienz die Haut blass und pigmentlos. Ursache ist ein Mangel an POMC-Peptiden (= vom Proopiomelanocortin abgeleitete Peptide), die MSH-Aktivität haben (MSH = melanozytenstimulierendes Hormon).

KL.: M. Addison:
Klinische Symptome treten i.d.R. erst dann auf, wenn 90 % der NNR zerstört sind. Je nach Dauer und Ausmaß der NNR-Unterfunktion reicht die Palette der Symptomatik von Fehlen jeglicher Symptomatik unter normalen Lebensbedingungen über Adynamie bis zur unerwartet unter Belastungen auftretenden Addison-Krise: [E27.2]

4 Stadien der Erkrankung:
1. Latente NNR-Insuffizienz
2. Manifeste NNR-Insuffizienz
3. Endokrine Krise
4. Endokrines Koma

4 Leitsymptome der manifesten NNR-Insuffizienz (die in > 90 % d.F. vorhanden sind):
1. Schwäche und rasche Ermüdbarkeit
2. Hyperpigmentierung der Haut und Schleimhäute, evtl. Vitiligo
3. Gewichtsverlust und Dehydratation
4. Niedriger arterieller Blutdruck

Ferner:
- Abdominelle Beschwerden (Übelkeit, Erbrechen, Abdominalschmerzen, Durchfälle, Obstipation)
- Verlust der Sekundärbehaarung bei der Frau (Androgenmangel [E29.1]) u.a.

Merke: Gefährdet sind vor allem Patienten mit unerkannter latenter NNR-Insuffizienz: Durch außergewöhnliche Belastungen (Infektionen, Operationen, körperlich oder seelischer Stress) kann es jederzeit zur akuten Dekompensation kommen:

Addison-Krise
Außer den genannten Symptomen:
- Exsikkose, Blutdruckabfall, Schock, Oligurie
- Pseudoperitonitis
- Evtl. Durchfälle und Erbrechen
- Hypoglykämie, Hyponatriämie, metabolische Azidose
- Anfangs unternormale Temperaturen, später Exsikkose-Fieber
- Delir, Koma

Lab: Serum-Na^+ ↓ / -K^+ ↑ ($Na^+/K^+ < 30$)
Evtl. Hyperkalzämie (30 %), Lymphozytose, Eosinophilie
basales (morgendliches) Serumcortisol ↓

DD:
- Adynamie und Gewichtsverlust anderer Genese
- Abdominalerkrankungen
- Hypoglykämie, Hyponatriämie/Hyperkaliämie anderer Genese
- Bei Addison-Krise zusätzlich Schock und akutes Abdomen anderer Genese
- Bei Kleinkindern AGS (Adrenogenitales Syndrom)

Di.:
1. Parallele morgendliche Bestimmung der basalen Hormonspiegel von ACTH und Cortisol:
   Bei primärer NNR-Insuffizienz ACTH ↑/Cortisol ↓
   Die Diagnose einer sekundären NNR-Insuffizienz ist durch basale Hormonbestimmung oft nicht sicher, sodass hier zusätzlich der CRH-Test indiziert ist (siehe unten).
2. ACTH-Test (Synacthen®-Test):
   Serumcortisolbestimmung vor und 60 Min. nach 0,25 mg ACTH (Synacthen®) i.v.
   Bei primärer NNR-Insuffizienz (M. Addison) ist der Basalwert erniedrigt bzw. niedrig normal und steigt nach ACTH nicht an über 20 µg/dl bzw. um weniger als 10 µg/dl. Werte > 20 µg/dl schließen eine NNR-Insuffizienz aus. Dies gilt auch für die länger bestehende sekundäre NNR-Insuffizienz, bei der es durch die fehlende ACTH-Stimulation zu einer NNR-Atrophie gekommen ist. Hier ist das basale ACTH erniedrigt oder niedrig normal und steigt auch nach CRH-Gabe nicht oder unzureichend an.
3. Diagnostik zur Abklärung der Ätiologie:
   - Evtl. Nachweis von 21-Hydroxylase-Ak
   - Bildgebende Diagnostik: Sono/MRT der Nebennieren
     MRT der Hypophysen-Hypothalamus-Region

Th.: Substitution der Glukokortikoide und beim M. Addison zusätzlich der Mineralokortikoide:
1. Glukokortikosteroid: Tagesdosen bei Nebennierenrindeninsuffizienz: 15 - 25 mg Hydrocortison in 2 - 3 Dosen (z.B. 10 - 5 - 5 mg); bei allen Belastungssituationen muss die Dosis erhöht werden (Gefahr der akuten NNR-Insuffizienz = Addison-Krise).
   Retardiertes Hydrocortison mit 2 Phasen-Freisetzung (Plenadren®), einmalige Einnahme pro Tag, sehr teuer
2. Mineralokortikoid: Fludrocortison (Astonin® H): Dosis so wählen, dass die Plasmareninaktivität in der oberen Norm liegt (0,05 - 0,2 mg/d).

3. Zusätzliche Gabe von DHEA = Dehydroepiandrosteron: Kann als androgenes Steroid bei Frauen, die über Libidoverlust klagen, sinnvoll sein.

Therapiekontrolle der richtigen Substitutionsdosis: Körperliches Wohlbefinden, Normalisierung von Blutdruck im Liegen + Stehen (Schellong-Test), Natrium, Kalium und Plasmarenin.

Merke: Bei allen Belastungen (Infekte, Operationen u.a.) müssen die Dosen des Glukokortikosteroids erhöht werden (je nach Belastungssituation auf das 2 - 5fache der normalen Tagesdosis)! Bei Nichtbeachten können lebensbedrohliche Komplikationen/Todesfälle resultieren!

Wie bei allen substitutionsbedürftigen Hormonmangelkrankheiten sind Patientenschulung und Notfallausweis obligat!
Notfallmedikation verordnen: Zäpfchen mit 100 mg Prednisolon für den Fall von Erbrechen im Handgepäck, bei Brechdurchfall Klinik aufsuchen zur parenteralen Steroidsubstitution.

Th.: der Addison-Krise: Sofortige Therapie nach Abnahme einer Blutprobe zur Bestimmung von Cortisol und ACTH!

1. 0,9 % NaCl und 5 % Glukose-Infusion - Gesamtdosis von 0,9 % NaCl- und Glukoseinfusion in Abhängigkeit vom Ausmaß der hypotonen Dehydratation (ZVD, Serum-Natrium) und vom Blutzucker. Keine K^+-haltigen Lösungen! Langsamer Ausgleich der Hyponatriämie (Gefahr der zentralen pontinen Myelinolyse). Evtl. Ausgleich einer metabolischen Azidose.
2. Hydrocortison: 100 mg i.v., danach 200 mg/24 h (in Glukose 5 %) oder synthetisches Glukokortikosteroid in äquivalenter Dosis.

Anhang

Polyendokrine Autoimmunsyndrome [E31.0]

Syn: Polyglanduläre Autoimmunsyndrome (PGA), autoimmun-polyglanduläre Syndrome (APS)

Def: Bei PGA (oder APS) führt ein Autoimmunprozess zur Insuffizienz von mind. 2 endokrinen Organen, z.T. auch in Kombination mit nicht endokrinen Autoimmunerkrankungen.

- PGA (oder APS) Typ I = juvenile Form (Blizzard-Syndrom oder APECED-Syndrom = Autoimmunes Polyendokrinopathie-Candidiasis-Ektodermales Dystrophie-Syndrom); sehr seltene, autosomal-rezessive Erkrankung; Manifestation im Kindesalter; Mutation im autoimmunen Regulatorgen (AIRE)
  - Hypoparathyreoidismus (ca. 85 %)
  - M. Addison (ca. 60 %)
  - Mukokutane Candidiasis (ca. 75 %)
  - Primärer Hypogonadismus (ca. 12 %)
  - Autoimmunhepatitis (ca. 15 %)
  - Diabetes mellitus Typ 1
- Adoleszente Formen (polygenetische Prädisposition mit Assoziation zu HLA-Markern):
  PGA Typ II: Kombination aus M. Addison, Diabetes mellitus Typ 1 und Autoimmunthyreoiditis Hashimoto oder M. Basedow

  Anm.: Schmidt-Syndrom [E31.0] = M. Addison + Autoimmunthyreoiditis Hashimoto

  PGA Typ III: Autoimmunthyreopathie + Diabetes mellitus Typ 1 (IIIa) oder atrophische Gastritis/perniziöse Anämie (IIIb) oder Vitiligo, Alopezie, Myasthenia gravis (IIIc) (immer ohne M. Addison)

  PGA Typ IV: 2 oder mehr Autoimmunerkrankungen, die nicht Typ I bis III zuzuordnen sind.

Häufig bestehen auch zusätzliche andere organspezifische Autoimmunerkrankungen.

Merke: Bei Autoimmunendokrinopathien an die Möglichkeit eines PGA denken und danach suchen. Zwischen den Manifestationen der einzelnen Erkrankungen können Jahre liegen!

Th.: Substitution der ausgefallenen Hormone, beim PGA I zusätzlich Amphotericin B, bei Nagelbefall Itraconazol

ADRENOGENITALES SYNDROM (AGS) [E25.9]

Def: Autosomal rezessiv erbliche Störung der Cortisolsynthese in der NNR.

Ep.: Prävalenz der klassischen Form des AGS ca. 0,1 ‰, Heterozygotenhäufigkeit 2 %.

Ät.:
- ▶ Hauptursache: 21-Hydroxylase-Defekt (90 % d.F.)
  2 klinische Varianten:
  - "Simple-Virilizing"-Form = unkompliziertes AGS (seltener)
    Leitsymptom: Nur Virilisierung
  - "Salt-Wasting"-Form = AGS mit Salzverlustsyndrom (häufiger)
    Leitsymptome: Virilisierung + Salzverlustsyndrom
- ▶ Seltene Ursache: z.B.
  - 11β-Hydroxylase-Defekt (5 % d.F.):
    Leitsymptome: Virilisierung + Hypertonie (salzretinierende Form des AGS infolge Überschuss an 11-Desoxykortikosteron)
  - 17α-Hydroxylase-Defekt: Feminisierung + Hypertonie
  - 3β-Hydroxysteroid-Dehydrogenase-Defekt

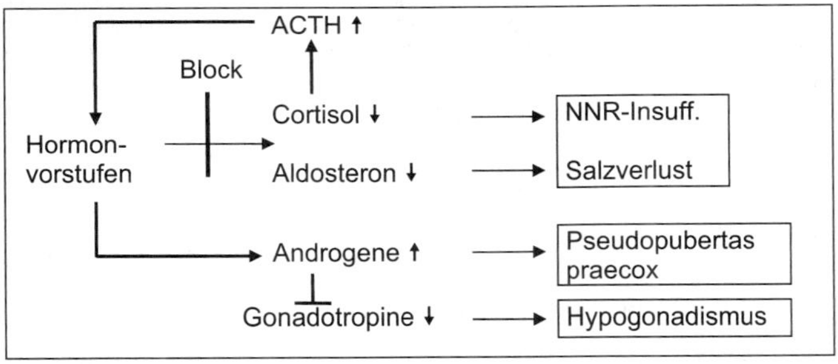

Klinik des 21-Hydroxylase-Defektes:

- Virilisierung:
  Die vermehrte Androgenproduktion beim AGS führt bei Knaben zu isosexueller, bei Mädchen zu intersexueller Störung:
  m.: Der Hypogonadismus steht i.Gs. zur verstärkten Entwicklung der sekundären Geschlechtsmerkmale: Pseudopubertas praecox.
  w.: Klitorishypertrophie bei weiblichem inneren Genitale (Uterus, Ovarien) = Pseudohermaphroditismus femininus, Virilisierung, primäre Amenorrhö, fehlende Brustentwicklung.
  Die Patienten sind als Kind groß, als Erwachsene klein (früher Schluss der Epiphysenfugen).
- Salzverlustsyndrom im Neugeborenenalter (50 % d.F.)
  - Elektrolytstörung (Na^+ ↓ / K^+ ↑)
  - Erbrechen, Durchfälle, Exsikkose → Fehldiagnose: Pylorusstenose

Verlaufsformen:
- ▸ Klassische Verlaufsform mit Manifestation im Säuglingsalter
- ▸ "Late-onset"-Formen mit Manifestation der Symptome in der Pubertät
- ▸ "Cryptic"-Formen: Enzymdefekt mit typischem Hormonprofil, aber ohne wesentliche Symptomatik

DD:
- Polyzystisches Ovarialsyndrom (PCOS) = Stein-Leventhal-Syndrom: Prävalenz > 5 %
  Hyperandrogenämische Ovarialinsuffizienz mit erhöhtem LH/FSH-Quotienten (> 2): Hirsutismus, Oligo-/Amenorrhö, Sterilität, Akne, Alopezie. In ca. 45 % besteht gleichzeitig ein metabolisches Syndrom u.a. → Internet-Infos: *www.pco-syndrom.de*
- Androgenbildende Ovarialtumoren
- Androgenbildende NNR-Tumoren (extrem selten)

Di.: Klinik + Labor
- Cortisol ↓, ACTH ↑
- Nachweis einer Überproduktion von Hormonvorstufen:
  21-H-Defekt: 17α-Hydroxyprogesteron ↑
  11β-H-Defekt: 11-Desoxycortisol ↑
  Late-onset-AGS und kryptische Verlaufsformen können meist nur im ACTH-Stimulationstest erkannt werden: Anstieg von 17α-Hydroxyprogesteron erst nach ACTH-Gabe.

- Suche nach heterozygoten Merkmalsträgern und genetische Beratung:
  - Das klassische AGS wird verursacht durch eine Mutation im CYP21A2-Gen.
  - HLA-Typisierung: Alle Kranken einer Familie sind HLA-genotypisch identisch
  - ACTH-Test: Heterozygote Anlageträger zeigen bei normalen Basalwerten für 17α-Hydroxyprogesteron einen überschießenden Anstieg dieser Hormonvorstufe.
- Bei erneuter Schwangerschaft pränatale AGS-Diagnostik:
  - Bestimmung von 17α-Hydroxyprogesteron im Fruchtwasser
  - HLA-Typisierung angezüchteter Amnion- oder Chorionzellen
  - Analyse des 21-Hydroxylase-Gens aus Chorionzotten
- Neugeborenen-Screening auf 17α-Hydroxyprogesteron-Erhöhung

Th.: Lebenslange Substitutionsbehandlung mit Glukokortikosteroiden (Patientenausweis): Ein Teil der Dosis sollte abends eingenommen werden (z.B. Dexamethason 0,5 mg gegen 23 Uhr), um den morgendlichen ACTH-Peak zu supprimieren (und damit die Androgenproduktion der Nebennieren zu unterdrücken); bei Aldosteronmangel zusätzliche Gabe von Mineralokortikoiden, bei weiblichen Patienten zusätzliche Behandlung der Virilisierung mit Antiandrogenen. Zur Optimierung der Glukokortikoidsubstitution kontrolliert man 17α-Hydroxyprogesteron im Serum oder Speichel oder seinen Metaboliten Pregnantriol im 24 h-Urin. Eine evtl. notwendige Mineralokortikoidsubstitution wird über den Plasma-Renin-Spiegel kontrolliert. In allen Stresssituationen Glukokortikoiddosis kurzfristig erhöhen! Bei Wachstumsstörungen besteht die Möglichkeit einer Therapie mit Wachstumshormonen (GH) vor Schluss der Epiphysenfugen.

Prg: Bei guter Einstellung der Hormonsubstitution gut

HIRSUTISMUS [L68.0]

Unterscheide:
- Hypertrichose: [L68.9] Androgen-unabhängige Vermehrung der Behaarung am ganzen Körper ohne Prädilektionsstelle
- Hirsutismus [L68.0]: Abnorme Vermehrung der androgenabhängigen Behaarung vom männlichen Typ (Kinn, Oberlippe, Brust, Oberschenkelinnenseite und Schamregion) bei Frauen ohne Virilisierungssymptome. Ein sich schnell entwickelnder Hirsutismus ist verdächtig auf einen Androgen-produzierenden Tumor (Ovar, NNR), wenn exogene Androgenzufuhr ausgeschlossen ist.
- Virilismus [E25.9] (Virilisierung): Hirsutismus + Vermännlichung der Stimme, des Kehlkopfs, der Körperproportionen, Klitorishypertrophie, prämature Pubarche (vor dem 8. Lj.) und Oligomenorrhö (Zyklusdauer > 35 Tage) oder Amenorrhö, Akne, Alopezie infolge Überproduktion von Androgenen

Ät.: des Hirsutismus

1. Idiopathisch (90 %), genetische Disposition/Abstammung (Mittelmeerländer → Familienanamnese): Testosteronspiegel und fAI (freier Androgen-Index) normal. Erhöhte Testosteronempfindlichkeit der Haarfollikel.
2. Sekundär:
   - Ovariell:
     a) Androgenproduzierende Ovarialtumoren
     b) Polyzystisches Ovarialsyndrom (PCOS) = Stein-Leventhal-Syndrom: Prävalenz > 5 %
     → Rotterdam Diagnosekriterien: 1. Hyperandrogenämie, 2. Anovulation, 3. polyzystische Ovarien
     Sy.: Oligo-Amenorrhö, Sterilität, Hirsutismus; in 45 % besteht gleichzeitig ein metabolisches Syndrom mit Insulinresistenz.
     Di.: Testosteron, fAI, Androstendion erhöht, Dehydroepiandrosteron (DHEA) normal, Androgene steigen nach Gabe von HCG an (ovarielle Herkunft!).
     Gynäkologische Untersuchung, Sono, CT
   - Adrenal: Androgenproduzierende NNR-Tumoren (extrem selten), Cushing-Syndrom, Adrenogenitales Syndrom (AGS), Adipositas und Typ 2-Diabetes
     Bei erhöhtem Plasmatestosteron weist eine hohe Dehydroepiandrosteronfraktion auf die NNR als Ursprung der Androgenüberproduktion hin (Androstendion normal). Bei NNR-Hyperplasie besteht dabei eine ACTH-abhängige Stimulation der Androgene (ACTH-Test). Dieser Befund ist auch typisch für das adrenogenitale Syndrom (AGS). Bei NNR-Adenom und Karzinom hingegen findet man exzessiv hohe Androgenwerte ohne ACTH-Abhängigkeit. Bei Adipositas und Typ 2-Diabetes mellitus (Hirsutismus diabeticorum) liegt meist eine beidseitige NNR-Hyperplasie mit mäßig gesteigerter Androgenproduktion vor, wobei die Symptome aber häufig erst nach der Menopause in Erscheinung treten.

- Andere endokrine Ursachen: z.B. Akromegalie, Hypothyreose
- Medikamentös:
  - Testosteron und Anabolika (auch bei Doping)
  - Gestagene (Progesteronderivate)
  - Glukokortikosteroide und ACTH
  - Nichtsteroidale Medikamente: Phenytoin, Minoxidil, Diazoxid, Spironolacton, Acetazolamid, Ciclosporin, Penicillamin u.a.

Di.:
- Familien-/Medikamentenanamnese - Klinik
- Hirsutismus-Score nach Ferriman + Gallwey ≥ 8 Punkte (weitere Infos → *siehe Internet*)
- Internistisch-gynäkologisches Konsil
- Lab: Dehydroepiandrosteron (adrenal: ↑ / ovariell: normal) - Testosteron und SHBG (Sexualhormon-bindendes Globulin) - Androstendion
  Aus Gesamt-Testosteron und SHBG errechnet sich der freie Androgen-Index (fAI), der mit dem freien (biologisch aktiven) Testosteron korreliert.

Anm.: Freier Androgen-Index (fAI): 100 x totales Testosteron (nmol/l): SHBG (nmol/l)
Normalbereich: Frauen spontan ovulierend 0 - 8,5; Männer 14,8 - 94,8
Hirsutismus: 1,7 - 20,6

Th.:
- Sekundärer Hirsutismus:
  Kausale Therapie, z.B. Weglassen ursächlicher Medikamente, operative Entfernung androgenproduzierender Tumoren, Behandlung eines M. Cushing, eines AGS.
  Bei adipösen Mädchen hilft in 50 % d.F. Gewichtsnormalisierung.
  Adrenale Form des Hirsutismus: Hemmung der frühmorgendlichen NNR-Stimulation mittels Dexamethason: 0,25 - 0,50 mg vor dem Schlafengehen.
- Ovarielle Form des Hirsutismus: Evtl. antiandrogenes hormonelles Antikonzeptivum (z.B. Diane®-35); bei PCO-Syndrom mit Insulinresistenz evtl. Versuch mit Metformin (off-label use!): 2 x 500 mg/d
- Idiopathischer Hirsutismus:
  - Kosmetisch: Epilation, Haarbleichmittel, Enthaarungscreme, Eflornithin-Creme (Vaniqa®), Rasur
  - Medikamentös: Ovulationshemmer mit Antiandrogeneffekt; Spironolacton (100 mg/d - auf Hyperkaliämie achten); bei starkem Hirsutismus evtl. zusätzlich Antiandrogene (z.B. Cyproteron)
  - Fotoderm-Therapie (Zerstörung der Haarwurzeln durch hochenergetische Lichtimpulse)

GYNÄKOMASTIE [N62]

Def: Ein- oder doppelseitige Brustdrüsenvergrößerung des Mannes.

Pat: Aktive Form mit Epithelhyperplasie
Fibrotische Form mit zellarmem fibrotischen Stroma (nicht reversibel)

Ep.: Symptomlose physiologische Gynäkomastie bei 1/3 aller Männer; im Alter zunehmend.

Ät.:
1. Physiologisch: Neugeborenenzeit, Pubertät, Alter
2. Pathologisch:
   Veränderung des Östrogen-Testosteron-Quotienten zugunsten des Östrogens.
   - Östrogenüberschuss:
     Östrogentherapie, östrogen- oder HCG-bildende Tumoren des Hodens und der Nebennieren, paraneoplastisches Syndrom (beim kleinzelligen Lungenkarzinom), verstärkte Östrogenkonversion aus Androstendion und Testosteron bei Leberzirrhose
   - Androgenmangel [E29.1]:
     Anorchie, Kastration, Hypogonadismus, Klinefelter-Syndrom (z.B. 47, XXY), Hyperthyreose, selten Androgenrezeptordefekte (Androgenresistenz → testikuläre Feminisierung), Prolaktinom
   - Medikamentös induziert:
     Östrogene, Antiandrogene, Anabolika, Spironolacton, H_2-Blocker, selten auch PPI, Finasterid, Digitalis, Betablocker, Kalziumantagonisten, Methotrexat u.a.
   - Marihuanakonsum (Phytoöstrogene)
3. Idiopathisch (50 %)

DD:
- Bei einseitiger Gynäkomastie: Fibroadenom, Mammakarzinom
- Auffütterungsgynäkomastie oder Pseudogynäkomastie durch vergrößertes Fettgewebsdepot: Gewichtszunahme bei (vorher unterernährten) Männern

Di.:
- Anamnese (Medikamente, Gewichtszunahme, Leberzirrhose, Hypogonadismus)
- Untersuchung der Brüste und Hoden (Palpation, Sonografie der Hoden, Mammografie)

- Laborscreening inkl. Leber-/Schilddrüsenfunktion
- Hormonanalyse: Östradiol, Testosteron, LH und FSH, β-HCG, Prolaktin

	LH	Testosteron
Primärer Hypogonadismus	↑	↓
Sekundärer Hypogonadismus oder östrogenbildender Tumor	↓	↓
Androgenresistenz oder LH-sezernierender Tumor	↑	↑

- Suche nach Tumoren der Nebenniere und Lunge, Ausschluss eines Prolaktinoms
- Spezialuntersuchungen (z.B. Chromosomenanalyse bei V.a. Klinefelter-Syndrom)

Th.:
- Sofern Ursachen erkennbar sind: Kausale Therapie, z.B. Weglassen ursächlicher Medikamente, operative Entfernung von Tumoren, Androgensubstitution nur bei Hypogonadismus mit Testosteronmangel
- Eine physiologische Gynäkomastie wird nicht behandelt, eine idiopathische meist auch nicht. Indikation zur Operation (subkutane Mastektomie): Erhebliche psychologische/kosmetische Probleme sowie Karzinomverdacht.
- Bei schmerzhafter Gynäkomastie evtl. kurzfristiger Versuch mit dem Antiöstrogen Tamoxifen (2 x 10 mg/d über 6 Wochen)

HYPOTHALAMUS und HYPOPHYSE

HYPOPHYSENTUMOREN (HT) [D44.3]

Ep.: Ca.10 % aller Hirntumoren; Inzidenz: 2/100.000/Jahr; zufällig entdeckte Hypophysenadenome (= Inzidentalome) finden sich bei Autopsien und bei MRT-Untersuchungen in ca. 10 %.

Einteilung:

- Endokrin inaktive HT (40 %):
  Zu den endokrin inaktiven HT im weiteren Sinne zählen auch Tumore mit sellanahem Sitz (z.B. Kraniopharyngeome, die radiologisch Verkalkungen zeigen können).
- Endokrin aktive HT (60 %):
  - Prolaktinproduzierende HT = Prolaktinom (40 %)
  - Wachstumshormon (growth hormone = GH) -produzierende HT mit Akromegalie (15 %)
  - ACTH-produzierende HT = zentrales Cushing-Syndrom (5 %)
  - TSH- und Gonadotropin (LH/FSH)-produzierende HT sind Raritäten

Hi.: Die klassische lichtmikroskopische Einteilung in chromophobe (endokrin inaktive HT, Prolaktinom), eosinophile (Akromegalie) und basophile Adenome (M. Cushing) ist zugunsten des direkten immunhistochemischen Nachweises der entsprechenden Hormone verlassen worden.

DD: Syndrom der "leeren Sella" (empty sella syndrome): [E23.6] Liquorgefüllte Sella als Folge einer Fehlanlage des Diaphragma sellae (das die Sella nicht vollständig vom Liquorraum trennt → dadurch wird die Hypophyse allmählich durch Liquor verdrängt); Häufigkeit bei ca. 10 % aller Autopsien. Meist handelt es sich um (radiologische) Zufallsbefunde; gel. kommt es zu Hyperprolaktinämie, nur selten zu HVL-Unterfunktion. Sekundär gel. nach Hypophysenoperation oder Nekrose eines Hypophysenadenoms.

Di.: MRT / CT

Endokrin inaktive Hypophysentumoren [D44.3]

Ät.: Chromophobe Adenome

KL.:
- Zeichen der Hypophysenvorderlappeninsuffizienz (siehe unten)
- Diabetes insipidus centralis
- Sehstörungen: Bei suprasellärem Wachstum kann es zum Druck auf das Chiasma opticum mit temporaler oberer Quadrantenanopsie, bitemporaler Hemianopsie, evtl. Skotom, Optikusatrophie oder Amaurose kommen.
- Evtl. Kopfschmerzen

DD: Kraniopharyngeom, (Epi-)Dermoidzysten, Teratome, Metastasen

Di.: - MRT, CT
- Ophthalmologische Untersuchung (Gesichtsfeld!)
- Endokrinologische Diagnostik zum Ausschluss einer HVL-Insuffizienz und eines Diabetes insipidus (siehe unten)

Th.: - Bei kleinem zufällig gefundenem HT (Inzidentalom) ohne Sehstörungen unter Kontrollen abwarten.
- Transsphenoidale Hypophysenoperation oder bei größerer Tumorausdehnung transfrontale Kraniotomie
- Strahlentherapie (bei Rezidiv oder KI zur Operation; Kraniopharyngeome sind strahlenresistent)
- Substitutionstherapie bei HVL-Insuffizienz (siehe dort)

Prolaktinom [D35.2]

Def: Prolaktinsezernierendes Adenom des Hypophysenvorderlappens:
Mikroprolaktinom (~ 70 %, meist Frauen): Prolaktin i.S. < 200 ng/ml, Tumorgröße < 1 cm ∅
Makroprolaktinom (~ 30 %): Prolaktin i.S. > 200 ng/ml, Tumorgröße > 1 cm ∅

Vo.: Häufigster endokrin aktiver HT (40 %). Etwa 20 % der sekundären Amenorrhöen werden durch eine Hyperprolaktinämie [E22.1] hervorgerufen! w : m = 5 : 1; Erkrankungsgipfel: überwiegend 3. und 4. Lebensdekade.

KL.: • Frauen: - Sekundäre Amenorrhö, Anovulation mit Sterilität und evtl. Osteoporose
- Evtl. Galaktorrhö
- Libidoverlust

• Männer: Libido- und Potenzverlust, evtl. Gynäkomastie (indirekt über den Hypogonadismus)
Bei Hypophysentumoren evtl. Zeichen der Raumforderung (Kopfschmerzen, Gesichtsfelddefekte) und HVL-Insuffizienz (siehe unten)

DD: • Hyperprolaktinämie

A) Physiologisch: z. B.
- Gravidität = Östrogenwirkung (Anstieg auf das 10 - 20fache der Norm)
- Manipulation an den Mamillen/Brüsten, Stillen
- Stress

B) Pathologische Ursachen: z. B.
- Prolaktinom
- Para-/supraselläre Tumoren mit Beeinträchtigung der Bildung oder des Transportes von Dopamin = Prolactin inhibiting factor (PIF)
- Syndrom der "leeren Sella" (= liquorgefüllte Sella)
- Schwere primäre Hypothyreose
- Chronische Niereninsuffizienz

C) Pharmakologische Ursachen: z.B.
- Östrogene
- Neuroleptika, trizyklische Antidepressiva, Opiate
- Reserpin und α-Methyldopa
- Dopaminantagonisten (z.B. Metoclopramid)
- Cimetidin, Antihistaminika u.a.

• Andere Ursachen einer sekundären Amenorrhö
• Bei Galaktorrhö Ausschluss eines Mammakarzinoms!

Di.: - Mehrfache Bestimmung des basalen Prolaktins: Werte > 200 ng/ml fast beweisend, 25 - 200 ng/ml erfordern weitere Abklärung
- Prolaktin nach TRH-Gabe (beim Prolaktinom i.d.R. kein Anstieg)
- Medikamentenanamnese zum Ausschluss einer medikamentös bedingten Hyperprolaktinämie, Ausschluss einer Hypothyreose und einer Niereninsuffizienz
- Ophthalmologische Diagnostik
- Lokalisationsdiagnostik (MRT, CT)
- Bei Nachweis eines Prolaktinoms Überprüfung der übrigen hypophysären Partialfunktionen

Th.: Interdisziplinäre Zusammenarbeit zwischen Gynäkologe, Endokrinologe, Radiologe, Ophthalmologe, Neurochirurg!
Die Therapie erfolgt primär medikamentös mit Dopamin-D2-Agonisten: Cabergolin, Bromocriptin, Quinagolid (Norprolac®). Bei mehr als 95 % der Patienten kommt es darunter zur Normalisierung des Serumprolaktins und Rückbildung der Tumorgröße. Auch bei Sehstörungen ist zuerst ein kurzfristiger medikamentöser Therapieversuch indiziert, worunter sich Gesichtsfelddefekte oft rasch zurückbilden.

NW beachten: Cabergolin kann bei kumulativer Lebensdosis > 2 g Herzklappenfibrosen machen.
Bei Gravidität und Mikroprolaktinom sind Dopaminagonisten i.d.R. abzusetzen und engmaschige Prolaktinkontrollen durchzuführen, da es in der Gravidität zu einer plötzlichen Größenzunahme des Adenoms kommen kann (Östrogenwirkung).
Die Indikation zur transsphenoidalen/transfrontalen Hypophysenoperation besteht nur bei fehlendem Ansprechen bzw. Unverträglichkeit auf Dopaminagonisten (insbesondere bei Sehstörungen).

AKROMEGALIE [E22.0]

Internet-Infos: *www.akromegalie-register.de (Deutsches Akromegalie-Register)*

Ep.: 0,3/100.000/Jahr (seltene Erkrankung), betroffen sind überwiegend Patienten in der 4. und 5. Lebensdekade

Ät.: Somatotropes Adenom des HVL mit Überproduktion von Wachstumshormon = Growth hormone (GH) = Somatotropes Hormon (STH) = Somatotropin = Somatropin (INN = international nonproprietary name)

PPh: Am stärksten wird GH während des Schlafes sezerniert (bes. in der Pubertät). Die Blutkonzentrationen am Tag sind niedrig. Bei Hunger (Hypoglykämie), körperlicher Anstrengung und Stress wird GH ausgeschüttet; durch Nahrungsaufnahme (Hyperglykämie) wird die GH-Konzentration supprimiert. Die Sekretion von GH wird durch das GH-Releasing Hormon (GHRH) angeregt und durch Somatostatin gebremst.
Die Wirkung des GH wird überwiegend indirekt durch IGF-1 (insulin-like growth factor 1 = Somatomedin C) hervorgerufen, das in der Leber gebildet wird. IGF-1 bewirkt eine Hemmung der GH-Sekretion (negativer Feedback).

KL.: Bis zur Diagnose vergehen durchschnittlich 5 - 10 Jahre. Wird ein Hyperpituitarismus vor Abschluss des Längenwachstums manifest, kommt es zum Gigantismus (Körperlänge über 2 m); im Erwachsenenalter zeigt sich der GH-Überschuss nur noch in der Akro- und Viszeromegalie. Der Krankheitsbeginn ist schleichend!

1. Leitsymptom:
   - Veränderung der Physiognomie mit Vergröberung der Gesichtszüge, verdickte und faltige Gesichtshaut (Cutis gyrata): Vergleich mit früheren Fotos!
   - Vergrößerung von Händen, Füßen und Schädel (Schuhe, Handschuhe, Hüte passen nicht mehr)
   - Vergrößerung der Zunge (Makroglossie) und Auseinanderweichen der Zähne (kloßige Sprache), evtl. obstruktives SAS (Schlafapnoesyndrom)
   - Vergrößerung der inneren Organe (Splanchnomegalie, Kardiomegalie)
2. Fakultativ vorhandene Symptome:
   - Kopfschmerzen, Hypertonie (bis 30 % d.F.), linksventrikuläre Hypertrophie, evtl. Rhythmusstörungen
   - Sehstörungen, Gesichtsfelddefekte (bitemporale Hemianopsie) → augenärztliche Diagnostik
   - Evtl. Karpaltunnelsyndrom (Kompression des N. medianus mit vorwiegend nächtlichen Schmerzen + Parästhesien der ersten 3 Finger + Daumenballenatrophie)
   - Schmerzen der großen Gelenke und Wirbelsäule
   - Hyperhidrosis, Hypertrichosis
   - Evtl. pathologische Glukosetoleranz (65 % d.F.), Diabetes mellitus (15 %)
   - Sekundäre Amenorrhö
   - Schlafapnoe-Syndrom (ca. 50 %)

   Rö.:
   - Nasennebenhöhlen vergrößert
   - Hände/Füße: Kortikalisverdickung der Knochen
   - Herzvergrößerung im Thoraxröntgenbild

DD: Athletischer Typ (Normvariante); Doping mit GH (über 80 % der GH -Produktion gehen an Sportler!)

Di.:
- ▶ Hormonanalyse:
  - Alterskorrigierter Wert für IGF-1 ↑ (normale IGF-1-Werte schließen eine Akromegalie aus)
  - Serum-GH ↑; wegen der pulsatilen Sekretion müssen mehrere Werte im Tagesprofil bestimmt werden.
  - Fehlende Supprimierbarkeit der GH-Konzentration nach Glukosebelastung (oraler Glukosetoleranztest). Ein Serum-GH < 1 ng/ml schließt eine Akromegalie i.d.R. aus.
  - Überprüfung der übrigen hypophysären Partialfunktionen, um eine Insuffizienz auszuschließen.
- ▶ Lokalisationsdiagnostik: Nachweis eines Hypophysenadenoms: MRT, CT

Th.: 1. Chirurgisch: Transsphenoidale Adenomektomie (Therapie der 1. Wahl)
2. Strahlentherapie: Konventionelle Röntgenbestrahlung oder stereotaktische Radiochirurgie (z.B. „Gamma-knife" = „Cyber-knife"); Therapieeffekt erst nach Jahren
Nach Op. und Radiatio kann sich eine HVL-Insuffizienz ausbilden → Diagnostik und evtl. Substitution.
3. Medikamentöse Hemmung der GH-Sekretion oder -wirkung:
Ind: Bei unzureichender Wirksamkeit oder KI von 1 + 2
- Dopamin-D2-Agonisten: z.B. Bromocriptin oder Cabergolin sind nur in 20 % d.F. erfolgreich.
- Somatostatinanaloga: z.B. Octreotid (Sandostatin® LAR®) 1 x/Monat i.m. oder Lanreotid (Somatuline Autogel®) als Depot-Injektion: 1 x/Monat s.c.
Ind: Präoperative Vorbereitung, Zeitüberbrückung bis zum Eintritt der Wirkung der Strahlentherapie; evtl. bei älteren Patienten mit KI gegen Radiochirurgie/Op.
NW: Gel. lokale Reaktionen an der Einstichstelle, gastrointestinale NW, BZ-Erhöhung bei Diabetes mellitus, Cholecystolithiasis u.a.
Pasireotid (Signifor®): Alle 4 Wochen i.m.
Ind: Patienten, die auf obige Somatostatinanaloga nicht ansprechen.
NW: Siehe oben
- GH-Rezeptor-Antagonisten: Pegvisomant (Somavert®) normalisiert den erhöhten IGF-1-Spiegel und führt zu klinischer Besserung, reduziert aber nicht die Größe des HVL-Adenoms.
NW: Gel. Ak-Bildung, gastrointestinale NW, grippeähnliche Beschwerden, Transaminasenerhöhung u.a.
Anwendung: Tägliche s.c.-Injektionen

Prg: Unbehandelt ist die Lebenserwartung um ca. 10 Jahre verkürzt, insbes. durch kardio- und zerebrovaskuläre Komplikationen, vermehrtes Auftreten von Mamma- und Kolonkarzinomen (→ Vorsorgeuntersuchungen). Normalisierung des Wachstumshormon-IGF-1-Systems verbessert die Prognose.

HYPOPHYSENVORDERLAPPENINSUFFIZIENZ [E23.0]

Syn: HVL-Insuffizienz, Hypopituitarismus

Def: - Panhypopituitarismus = totaler Ausfall der Funktionen des HVL mit klinischem Vollbild (M. Simmonds)
- Partielle HVL-Insuffizienz = Ausfall einzelner Partialfunktionen des HVL (häufigste Form)

Ät.: 1. Hypophysenraumforderungen (am häufigsten):
- Hypophysenadenome (endokrin aktiv oder inaktiv) raumfordernd sind i.d.R. Makroadenome (≥ 1 cm ∅).
- Kraniopharyngeome (ausgehend von Zellresten der Rathke-Tasche) werden oft schon im Kindesalter symptomatisch.
- Ferner: Meningeome u.a. Tumoren, Metastasen

Beachte: Bei suprasellärem Wachstum Gesichtsfelddefekte (anfangs temporale obere Quadrantenanopsie, später bitemporale Hemianopsie), Optikusatrophie

2. Traumatische und vaskuläre Ursachen (am zweithäufigsten)
- Traumen der Hypophyse (Unfälle, Operationen), Bestrahlungsfolgen
- Sheehan-Syndrom = ischämische Hypophysennekrose als Folge größerer peripartaler Blutverluste (in seltenen Fällen können auch andere Schockzustände, z.B. Verbrennungsschock, zu einer HVL-Nekrose führen).
Frühsymptom: Agalaktie, sekundäre Amenorrhö, fehlendes Nachwachsen der evtl. rasierten Pubes
Eine Hypophyseninsuffizienz nach Sheehan-Syndrom kann sich gel. erst nach Jahren manifestieren und wird dann oft lange verkannt bzw. erst in der Krise diagnostiziert.
3. Entzündlich-infiltrative Ursachen (seltener)
- Im Rahmen systemischer granulomatöser Erkrankungen (z.B. Granulomatose mit Polyangiitis (M. Wegener), Sarkoidose, Langerhans-Zell-Histiozytose, TB)
- Hypophysenbeteiligung bei Hämochromatose
- Autoimmunhypophysitis (mit lymphozytärer Infiltration, typischerweise in der 2. Schwangerschaftshälfte auftretend)
- Hypophysitis unter Therapie mit Immun-Checkpoint-Inhibitoren
4. Selten hereditäre Formen, z.B. durch Mutationen des PROP1-Gens, idiopathischer hypogonadotroper Hypogonadismus (IHH) evtl. in Kombination mit Fehlen olfaktorischer Neurone (= Kallmann-Syndrom)

KL.: 1. Evtl. Symptome der Raumforderung bei Tumoren (Kopfschmerzen, Sehstörungen, s.o.)
2. Hormonmangelsymptome bei Ausfall einzelner oder aller 5 hormoneller Achsen des HVL

A) Chronische HVL-Insuffizienz:
Bevor es zu klinischen Symptomen durch Mangel der peripheren Hormone kommt, müssen 80 % des HVL zerstört sein.
Entwickelt sich eine HVL-Insuffizienz als Folge eines HVL-Adenoms, so fallen die hormonellen Partialfunktionen oft in typischer Reihenfolge aus: GH - Gonadotropine - TSH - ACTH

- Ausfall von GH im Wachstumsalter: Hypophysärer Zwergwuchs (Intelligenz + Körperproportionen normal).
- Syndrom des GH-Mangels beim Erwachsenen: Abdominale Fetteinlagerung; Muskelmasse ↓; Adynamie; LDL ↑/HDL ↓, Arterioskleroserisiko ↑, Osteoporoserisiko ↑
- Sekundärer Hypogonadismus (Gonadotropine LH und FSH ↓): Sekundäre Amenorrhö, Libido- und Potenzverlust, Schwinden der Sekundärbehaarung (Achsel- und Schambehaarung), evtl. Depressionen, Osteoporose
- Sekundäre Hypothyreose (TSH ↓): Kälteintoleranz, Bradykardie, Müdigkeit u.a.
- Sekundäre Nebennierenrindeninsuffizienz (MSH- und ACTH-Mangel): Adynamie, Gewichtsabnahme, wächserne Blässe durch Depigmentation, arterielle Hypotonie, Hypoglykämie u.a. Der Glukokortikoidmangel verursacht eine Entzügelung der ADH-Sekretion (siehe SIADH) mit Hyponatriämie.
- Ausfall von Prolaktin bei stillenden Frauen führt zu Agalaktie.

Aspekt: Das Gesicht der Patienten erscheint ausdruckslos; typisch ist ein Fehlen der lateralen Augenbrauen. Bei fortgeschrittenen Fällen evtl. Gewichtsverlust (25 % d.F.).

Merke: "7 x A" durch Mangel an:
1. Gonadotropine: Achsel-/Augenbrauenbehaarung schwindet, Amenorrhö, Agalaktie
2. TSH: Apathie
3. ACTH: Adynamie
4. MSH: Alabasterfarbene Blässe

B) Akute HVL-Insuffizienz und hypophysäres Koma:
Der Ausfall von GH, LH, FSH oder MSH führt nie zu einer akuten krisenhaften Situation. Unter Belastung kann es jedoch durch einen ACTH- oder TSH-Mangel zum akuten hypophysären Koma mit schläfrig-stuporösem Krankheitsbild kommen. Als auslösende Faktoren kommen dabei Infekte, Traumen, Operationen, Erbrechen und Diarrhöen infrage, insbes. wenn in solchen Situationen eine ungenügende Substitutionstherapie erfolgt.

Sy.:
- Hypotonie, Bradykardie
- Hypothermie, Hypoglykämie
- Hypoventilation mit Hyperkapnie
- Wächserne Blässe, Fehlen der Sekundärbehaarung

DD:
- Polyendokrine Autoimmunsyndrome (siehe dort)
- Schwere Allgemeinerkrankungen (Leber-/Niereninsuffizienz) mit endokrinen Störungen
- Bei hypophysärem Koma: Myxödemkoma (Aspekt, fehlende Hypoglykämie) und Addison-Krise (braune Hautpigmentation)
- Anorexia nervosa (siehe dort)
- Bei hypophysärem Kleinwuchs andere Ursachen eines Minderwuchses: Hypothyreose, Turner-Syndrom (Karyotyp 45,X0), Zöliakie u.a.

Di.: 1. Anamnese und Klinik
2. Endokrinologische Funktionsdiagnostik
Neben dem verminderten Basalwert der HVL-Hormone zeigt sich eine ungenügende Stimulierbarkeit nach Applikation der Releasing-Hormone.
- Thyreotrope Funktion: Niedriges basales TSH und Thyroxin
- Kortikotrope Funktion: Niedriges basales ACTH/Cortisol mit unzureichendem Anstieg nach CRH-Gabe bzw. Insulin-Hypoglykämie-Test
- Somatotrope Funktion: IGF-1 erniedrigt und unzureichender Anstieg des GH nach Gabe von GHRH (GHRH-Test) oder beim Insulin-Hypoglykämie-Test.
- Gonadotrope Funktion: LH und FSH basal und nach LHRH-Gabe vermindert, erniedrigtes basales Testosteron bzw. Östradiol
- Laktotrope Funktion: Prolaktinbestimmung basal und nach TRH-Gabe. Bei Panhypopituitarismus ist auch das Prolaktin erniedrigt, bei hypothalamischen Prozessen durch den Ausfall von Dopamin (= Prolactin Inhibiting Factor = PIF) jedoch eher erhöht.

3. Lokalisationsdiagnostik der Hypophyse (Ausschluss eines Tumors): MRT, CT

Th.: A) Kausale Therapie: z.B. Behandlung eines Hypophysentumors

B) Substitution der verminderten Hormone:
Patientenunterweisung + Notfallausweis ausstellen!

- Gonadotrope Funktion:
Männer: 250 mg Testosteronenantat (z.B. Testoviron®-Depot) alle 3 - 4 Wochen i.m. oder 1.000 mg Testosteronundecanoat (Nebido®) alle 3 Monate i.m. oder Testosteron-Gel (50 - 100 mg/d): Androtop®, Testogel®
Frauen: Östrogen-Gestagen-Kombination unter gynäkologischer Kontrolle
- Thyreotrope Funktion: L-Thyroxin (siehe Kap. Schilddrüse)

Achtung: Bei Hypophysenerkrankungen kann TSH nicht zur Therapiekontrolle herangezogen werden!

- Kortikotrope Funktion: Tagesdosen bei Nebennierenrindeninsuffizienz: 15 - 25 mg Hydrokortison in 2 - 3 Dosen (z.B. 10 - 5 - 5 mg); bei allen Belastungssituationen muss die Dosis erhöht werden (Gefahr der akuten NNR-Insuffizienz = Addison-Krise)
- Somatotrope Funktion: Bei Kindern mit Minderwuchs, aber auch bei Erwachsenen mit ausgeprägtem STH-Mangel Substitution mit gentechnologisch hergestelltem GH (Somatropin).

Die Dosierung der Substitutionstherapie richtet sich nach dem klinischen Befund und der Kontrolle der substituierten peripheren Hormone (Thyroxin, Cortisol etc.)
Das Problem der Substitutionstherapie liegt in der Anpassung an außergewöhnliche Belastungen, z.B. Infekte, Operationen etc., wobei die Substitutionsdosis für die Glukokortikosteroide auf ein mehrfaches gesteigert wird; wenn eine orale Aufnahme nicht mehr möglich ist: Parenterale Substitution!
Beim hypophysären Koma ist die rasche Gabe von Hydrocortison (100 mg als Bolus und 100 mg/24 h) i.v. und Flüssigkeitssubstitution besonders wichtig und evtl. Therapie einer Hypoglykämie. Erst 12 - 24 h später auch Substitution von Levothyroxin.

DIABETES INSIPIDUS [E23.2]

Def: Verminderte Fähigkeit der Nieren, bei Wasserentzug konzentrierten Harn zu produzieren durch ADH-Mangel (zentraler D.i.) oder fehlendes Ansprechen der Nieren auf ADH (renaler D.i.).

Ät.: A) Zentraler Diabetes insipidus (ZDI) (häufigste Form) [E23.2]:

1. Idiopathisch (ca. 1/3 d.F.), einige dieser Fälle werden dominant vererbt, bei einigen Fällen finden sich Autoantikörper gegen vasopressinproduzierende Zellen.
2. Sekundär (ca. 2/3 d.F.):
   - Tumoren der Hypophyse oder ihrer Nachbarschaft, Metastasen
   - Traumen, neurochirurgische Operationen
   - Enzephalitis, Meningitis u.a.

B) Nephrogener (renaler) Diabetes insipidus (NDI) (seltene Erkrankung) [N25.1]:

1. Angeborene Form, 2 genetische Varianten:
   - X-chromosomal-rezessiver NDI: Mutiertes Gen (auf Xq28) für den Vasopressin-Typ 2-Rezeptor
   - Autosomal-rezessiver NDI. Defekter Wassertransportkanal "Aquaporin 2" des renalen Sammelrohres
2. Erworben bei Nierenerkrankungen mit tubulärer Schädigung; metabolisch (Hypokaliämie, Hyperkalzämie); medikamentös induziert (Lithiumkarbonat)

Pg.: Ursache des zentralen Diabetes insipidus ist ein Mangel an antidiuretischem Hormon des Hypophysenhinterlappens (ADH = Adiuretin = Vasopressin = Arginin-Vasopressin (AVP). Dadurch ist die ADH-abhängige Harnkonzentrierung in den distalen Nierentubuli und Sammelrohren nicht möglich und es kommt zur vermehrten Ausscheidung eines verdünnten Urins (Polyurie mit Urinsomolalität < 300 mosmol/µg) bei gleichzeitigem Unvermögen zur Harnkonzentrierung (Asthenurie). Osmoregulativ kommt es zu einer zwanghaften Polydipsie. Ein D.i. entsteht erst, wenn > 80 % der ADH-sezernierenden Neurone ausgefallen sind.
Ursache des nephrogenen D.i. ist ein fehlendes Ansprechen des distalen Tubulus auf ADH (Defekt oder Destruktion der ADH-Rezeptoren).

KL.: Typische Trias:

- Polyurie (5 - 25 l/24 h)
- Zwanghafter Durst mit Polydipsie (häufiges Trinken)
- Asthenurie (fehlende Konzentrationsfähigkeit des Harns)

Beachte: Längeres Dursten führt zur hypertonen Dehydratation. Bei Kleinkindern < 2 J. besteht statt Polyurie eine Diarrhö! Eine fehlende Nykturie schließt einen Diabetes insipidus praktisch aus!

DD: 1. Primäre Polydipsie: Gesteigerter Flüssigkeitskonsum ohne organische Ursache; am häufigsten psychogene Polydipsie (oft Frauen < 30 J.)
2. Mundtrockenheit (auch durch Medikamente, z.B. Anticholinergika)
3. Diabetes mellitus (osmotische Diurese)
4. Diuretikamissbrauch
5. Hyperkalzämische Krise

Di.:
- Belastungstest mit hypertoner (3 %iger) NaCl-Lösung mit Messung von Copeptin vor und nach der NaCl-Infusion. (Die Bestimmung von Copeptin [= Prohormon von ADH] ist einfacher als die ADH-Bestimmung.) Der NaCl-Belastungstest ist mit 95 % zuverlässiger als der Durstversuch und kürzer durchzuführen.
- Lokalisationsdiagnostik zum Ausschluss eines Tumors im Bereich von Hypophyse/Hypothalamus: MRT, CT

		Zentraler D.I.	Renaler D.I.	Primäre Polydipsie
NaCl-Belastungstest	Urinosmolar.	Bleibt niedrig	Bleibt niedrig	↗
	Plasmaosmolar.	↗	↗	Normal
	Copeptin i.S.	Bleibt niedrig	↗	↗

Th.: 1. des zentralen D.i.:
- Kausal: Behandlung des Grundleidens bei den sekundären Formen
- Symptomatisch: Desmopressin (z.B. Minirin®), ein Vasopressinanalogon zur intranasalen oder oralen Anwendung

2. des renalen D.i.:
- Kausale Therapie!
- Symptomatisch: Versuch mit Thiaziddiuretika oder nichtsteroidalen Antiphlogistika

SCHWARTZ-BARTTER-SYNDROM [E22.2]

Synonyme Bezeichnungen: ADH = Vasopressin = Arginin-Vasopressin (AVP)

Def: SIADH = Syndrom der inadäquaten ADH-Sekretion (Nicht verwechseln mit Bartter-Syndrom = erbliche renale Tubulusstörung mit Kaliumverlust und Hypokaliämie)
Pathologisch erhöhte ADH-Sekretion mit Wasserretention und Verdünnungshyponatriämie

Ep.: Das SIADH ist die häufigste Ursache einer Hyponatriämie

Ät.:
- Paraneoplastisch (bes. kleinzelliges Lungenkarzinom - 80 % d.F.)
- ZNS-Erkrankungen (neurochirurgische Operationen, Schädel-Hirn-Traumen, Meningitis, Apoplexie u.a.)
- Medikamentös-induziert: Am häufigsten Antidepressiva, Antiepileptika, Antipsychotika, gel. Opioide, NSAR, manche Zytostatika u.a.
- Pulmonal: z.B. Pneumonie u.a. Lungenerkrankungen
- Idiopathisch (ohne erkennbare Ursache)

KL.: Ein Teil der Fälle verläuft asymptomatisch (zufälliger Laborbefund). Folgende Beschwerden können auftreten:
- Appetitlosigkeit
- Übelkeit, Erbrechen, Kopfschmerzen, Muskelkrämpfe
- Reizbarkeit, Persönlichkeitsveränderung
- Evtl. Wasserintoxikation mit neurologischen Symptomen (Stupor, Krämpfe)
- Keine Ödeme, da Wasserretention nur ca. 3 - 4 L beträgt.

Lab:
- Hyponatriämie (oft < 110 mmol/l), Hypoosmolalität des Serums
- Trotz hypotoner Extrazellularflüssigkeit wird ein konzentrierter (hypertoner) Urin ausgeschieden (> 300 mOsmol/l).
- Normale Funktion der NNR und der Nieren
- Plasma-ADH n bis ↑ (bei anderen Formen der Hyponatriämie ↓)

DD:
- Andere Ursachen einer Hyponatriämie (siehe dort)
- Zerebrales Salzverlustsyndrom (cerebral salt wasting syndrome - CSWS) nach neurochirurgischen Operationen oder Subarachnoidalblutung: Diese Patienten sind hypovolämisch und benötigen physiologische Kochsalzlösung (Wasserrestriktion und Vaptane sind kontraindiziert).
- Hypothyreose, M. Addison, Hypophyseninsuffizienz

- Bei Wasserintoxikation DD neurologischer/psychiatrischer Erkrankungen
- Nephrogenes Syndrom der inadäquaten Antidiurese (NSIAD)
  Def: Sehr seltene genetisch bedingte inadäquate Antidiurese bei Kindern und Erwachsenen mit sehr niedrigem oder nicht nachweisbarem Plasma-ADH
  Ät.: Aktivierende Mutation des Arginin-Vasopressin (AVP)-Rezeptor Typ 2 (V2R)
  KL.: Ähnlich wie beim SIADH: Hyponatriämie, Krämpfe, konzentrierter Urin, jedoch sehr niedriges oder nicht nachweisbares Plasma-ADH
  Th.: Flüssigkeitsrestriktion, Harnstoff als osmotisches Diuretikum

Di.: (Medikamenten-)Anamnese - Klinik/Labor (ein normales Natrium i.S. schließt ein SIADH aus)

Th.: A) Kausal:
Nach Ausheilung einer Meningitis evtl. Spontanbesserung
Evtl. Absetzen auslösender Medikamente u.a.

B) Symptomatisch:
- Bei asymptomatischer leichter Hyponatriämie keine Therapie
- Flüssigkeitsrestriktion (500 - 800 ml/d)
- Vasopressinrezeptor (V2R)-Antagonisten: Vaptane, z.B. Tolvaptan (Samsca®) können eine Aquarese mit Anstieg des Serumnatriums bewirken. Die Therapie muss stationär eingeleitet werden, da eine genaue Dosisfindung mit Kontrollen des Serum-Natriums erforderlich ist. CYP3A4-WW u.a. NW (z.B. Leberschädigung) sind zu beachten.
- Nur bei lebensbedrohlicher Wasserintoxikation (Na^+ i.S. < 100 mmol/l) intensivmedizinisch überwachte vorsichtige Infusion hypertoner NaCl-Lösung (Natrium i.S. darf maximal um 6 mmol/l in 24 h steigen) und Gabe von Furosemid zur Steigerung der Diurese (bei zu schnellem Anstieg des Serum-Natriums Gefahr der zentralen pontinen Myelinolyse!).

X. KRANKHEITEN DER GEFÄSSE - ANGIOLOGIE

Internet-Infos: *www.dga-gefaessmedizin.de - Deutsche Gesellschaft für Angiologie*

Krankheiten der arteriellen Gefäße:
- Periphere arterielle Verschlusskrankheit (PAVK)
- Thrombangiitis obliterans (M. Winiwarter-Buerger)
- Arterielle Verschlusskrankheit (AVK) der Hirnarterien
- Arterielle Verschlusskrankheit (AVK) viszeraler Arterien
- Vaskulitiden (siehe dort)
- Diabetische Angiopathien (siehe Kap. Diabetes mellitus)
- Bauchaortenaneurysma und Aortendissektion
- Raynaud-Syndrom

Periphere arterielle Verschlusskrankheit (PAVK) [I73.9]

Def: Stenosierende und okkludierende Veränderungen der Aorta und Extremitätenarterien; > 90 % betreffen die unteren Extremitäten; > 95 % sind verursacht durch Arteriosklerose.

Ep.: Prävalenz: Asymptomatische PAVK bei ca. 15 % der Bevölkerung > 60 J. Symptomatische PAVK bei ca. 5 % der Bevölkerung > 60 J. (meist Raucher = wichtigster Risikofaktor), Häufigkeit steigt mit zunehmendem Alter; m : w = 4 : 1

Ät.:
- Meist chronische obliterierende Arteriosklerose (> 95 %)
  Hauptrisikofaktoren: 1. Nikotinabusus (85 % d. Patienten sind oder waren Raucher), 2. Diabetes mellitus, 3. Arterielle Hypertonie
  Ferner Fettstoffwechselstörungen und weitere Risikofaktoren - siehe Kap. KHK
- Seltene Ursachen (< 5 %): Thrombangiitis obliterans = M. Winiwarter-Buerger (siehe dort), Takayasu-Syndrom (Vaskulitis)

PPh: Die Größe der Restdurchblutung (oder hämodynamische Kompensation) bei PAVK hängt ab von:
- Länge des Verschlusses, Stenosegrad, Anzahl der betroffenen Gefäßetagen
- Kollateralkreislauf
- Versorgungsbedarf der abhängigen Geweberegion

Bei Gesunden kann die Durchblutung der Extremitäten durch Dilatation der präkapillaren Widerstandsgefäße (Arteriolen = Schleusengefäße) bis zum 20fachen gesteigert werden. Als Durchflussreserve bezeichnet man die Differenz zwischen Ruhedurchblutung und maximal möglicher Durchblutung.

Lok: Meist (> 90 %) untere Extremität:

A) Einetagenerkrankungen:

Typ (Häufigkeit)	Lokalisation	Fehlende Pulse	Ischämieschmerz
Aortoiliakaler Typ = Beckentyp: 35 %	Aorta / A. iliaca	ab Leiste	Gesäß, Oberschenkel
Oberschenkeltyp: 50 %	A. femoralis/ A. poplitea	ab A. poplitea	Wade
Peripherer Typ: 15 %	Unterschenkel-/ Fußarterien	Fußpulse	Fußsohle

B) Mehretagenerkrankungen

Besonderheiten:
Diabetes mellitus: Unterschenkelarterien (50 %) und A. profunda femoralis
Thrombangiitis obliterans: Unterschenkelarterien (90 %), auch Unterarmarterien

KL.: Bei Stenosen > 90 % des Lumens ist der Puls distal der Stenose nicht mehr tastbar. Bei ausreichendem Kollateralkreislauf und/oder unzureichender Belastbarkeit (kardiale/pulmonale Insuffizienz; neurologische oder orthopädische Erkrankungen) können die Patienten hierbei noch beschwerdefrei sein (St. I). Leitsymptom ist der belastungsabhängige ischämische Schmerz (St. II), der sich distal der Stenose projiziert und den Patienten zwingt, nach einer bestimmten Gehstrecke stehen zu bleiben: "Schaufensterkrankheit" = Claudicatio intermittens (claudicare = hinken). Die Füße sind blass und kühl (St. IV), es bestehen trophische Störungen (ab St. III) und verzögerte Wundheilung. Irisblendenphänomen bei schwerer PAVK: Ein Fingerabdruck bleibt verlängert als blasse Stelle sichtbar.

Merke: Die Claudicatio intermittens-Schmerzen sind ischämische Muskelschmerzen, unter Belastung reproduzierbar und verschwinden beim Stehenbleiben bzw. in Ruhe!

Im St. III bestehen distal lokalisierte Ruheschmerzen, besonders nachts und verstärkt nach Anheben des Beines. Im St. IV kommt es zu Nekrose/Gangrän zuerst an Akren/Druckstellen. Komplizierend kann eine ischämische Neuropathie auftreten (mit schmerzhaften Parästhesien, atrophischen Paresen u.a.)
Beim Aortenbifurkationsverschluss (Lériche-Syndrom) kann es zu ischialgiformen Beschwerden und Impotentia coeundi (Erektionsschwäche) kommen.

Stadien der arteriellen Verschlusskrankheit (nach Fontaine-Ratschow):

I. Beschwerdefreiheit (75 % aller Fälle sind asymptomatisch)
II. Belastungsschmerz = Claudicatio intermittens (Spezifität 30 %, Sensitivität 70 %)
  a) Schmerzfreie Gehstrecken > 200 m
  b) Schmerzfreie Gehstrecken < 200 m
III. Ischämischer Ruheschmerz der Muskulatur
IV. Zusätzlich Nekrose/Gangrän/Ulkus:
} St. III, IV = critical limb ischemia (CLI)
Kleinflächige Nekrose (St. IVa), großflächige Nekrose (St. IVb)

Ko.: Akuter Arterienverschluss im Extremitätenbereich durch Thrombosen oder Embolien aus arteriosklerotischen Plaques (siehe dort)

DD:
- der Claudicatio intermittens (St. II):
  - Orthopädische Erkrankungen (Wurzelreizsyndrome, Beckenschiefstand, Beinverkürzung, Senk-Spreiz-Füße, Cox- und Gonarthrose): Gel. als Claudicatio intermittens fehlgedeutet! Besserung durch Schonhaltung und Vermeidung schmerzhafter Bewegungen
  - Neurologische Erkrankungen (Spinalkanalstenose: Claudicatio spinalis): Keine eindeutige Belastungsabhängigkeit
  - Ausgeprägte venöse Abflussstörungen (Claudicatio venosa): Besserung bei Hochlagerung
  - Nekrosen und Ulzerationen im St. II (= kompliziertes St. II) als Folge von Traumen müssen abgegrenzt werden vom St. IV mit kritischer Ischämie.
- des Ruheschmerzes (St. III): z.B.
  - Wurzelreizsyndrome
  - Gichtarthritis des Großzehengrundgelenkes
  - Diabetische Polyneuropathie
- Popliteales Entrapment-Syndrom (selten: Kompression der A. poplitea oder des N. tibialis durch Fehlanlage des M. gastrocnemius; Ko.: Thrombose, Embolie der Unterschenkelarterien, Aneurysma)

Di.:
- Inspektion: Hautfarbe, -temperatur, trophische Störungen, Nekrosen (schwarz, trocken, Demarkationsgrenze) oder Gangrän (feucht, infiziert, meist ohne Demarkation)
- Pulsstatus: Pulsverlust bei Lumeneinengung ≥ 90 %
- Auskultation: Systolisches Stenosegeräusch bei Lumeneinengung > 60 - 70 %
- Systolische Dopplerverschlussdruckmessung in Ruhe: Blutdruckmessung an beiden Oberarmen und distalen Unterschenkeln (wichtigste Screeningmethode!); Sensitivität 95 %, Spezifität 99 %
  Normalerweise ist der systolische Knöchelarteriendruck ($P_{Knöchel}$) etwa 10 mmHg höher als der Oberarmdruck → Ankle-Brachial-Index (ABI) oder Knöchel-Arm-Index normal 0,9 - 1,2.
  Bei leichter arterieller Durchblutungsstörung findet sich ein ABI von 0,9 - 0,75. Sind die Patienten beschwerdefrei, spricht man von asymptomatischer PAVK (St. I). Bei mittelschweren Durchblutungsstörungen beträgt der ABI 0,75 - 0,5. Werte < 0,5 oder postokklusive Drücke ≤ 50 mmHg systolisch finden sich bei kritischer Ischämie mit Nekrose- und Amputationsgefahr (St. III und IV)! Bei RR-Differenzen zwischen beiden Armen wird der höhere Wert als Vergleichsbasis genommen. Die Dopplerdruckmessung sollte erst nach 15minütiger Ruhepause in Rückenlage erfolgen, sonst können die Messwerte falsch zu niedrig sein. Bei der Mönckeberg-Mediasklerose (30 % der Typ 2-Diabetiker) sind die Messwerte aufgrund der eingeschränkten Kompressibilität der Arterien oft falsch zu hoch (ABI > 1,3). Hier helfen folgende Untersuchungen weiter: Bestimmung des Großzehendruckes (≤ 30 mmHg bei kritischer Ischämie) und die transkutane Sauerstoffpartialdruckmessung ($tcpO_2$-Wert < 30 mmHg bei kritischer Ischämie.
- CW-Dopplerdruckmessung (continuous-wave Doppler) und ABI nach Belastung (z.B. nach 20 Zehenständen): Beim Gesunden fallen die systolischen Knöchelarteriendrucke nach Muskelarbeit um max. 35 % des Ruhedruckwertes ab und erreichen nach 1 Minute wieder den Ausgangswert. Bei hämodynamisch wirksamer PAVK gilt eine Abnahme des ABI > 20 % als beweisend für eine PAVK.
- Standardisierter Gehtest mittels Metronom oder Laufband (Diagnostik im St. II):
  Austestung der Gehstrecke bis zum Auftreten ischämischer Schmerzen.
- Bildgebende Verfahren zur Stenoselokalisation:
  Farbduplexsonografie = Goldstandard !

- MR- oder CT-Angiografie sowie DSA nur bei Indikation und Bereitschaft für interventionelle Therapie
- Diagnostik zum Ausschluss einer KHK und AVK der Hirnarterien. Haupttodesursache der PAVK ist die KHK!

Th.: A) **Kausal:**
Beseitigung aller Risikofaktoren einer Arteriosklerose = Basistherapie bei allen Patienten: Nikotinabstinenz, optimale Behandlung eines Diabetes mellitus, einer Hypertonie, einer Fettstoffwechselstörung. LDL-Cholesterin < 70 - 100 mg/dl anstreben → Einsatz von CSE-Hemmern (Statine).

B) **Symptomatisch** (siehe auch Internet *ESC-Leitlinie PAVK 2017*):

1. Konservative Therapie:
   - Ergotherapie: Förderung der Kollateralenbildung durch tägliches einstündiges programmiertes Gehtraining! Bei Erreichen der Schmerzgrenze pausieren (Gefäßsport-/Koronarsport-/PAVK-Gruppe).

     Ind: Im St. I und II Goldstandard!

     KI: Schlecht kompensiertes St. II, St. III und IV
   - Therapie einer evtl. Herzinsuffizienz (Verbesserung der Pumpleistung) und einer evtl. Lungenkrankheit (Verbesserung der arteriellen O_2-Sättigung)
   - Lokale Maßnahmen: Sorgfältige Fußpflege (Fettung spröder Haut, vorsichtige Pediküre, bequemes Schuhwerk), Prophylaxe und konsequente Therapie von Verletzungen; im St. III und IV Tieflagerung der Beine, frei schwebende Ferse, Watteverband, sorgfältige Lagerung zur Vermeidung von Druckläsionen.
     Verboten sind hyperämisierende Maßnahmen und Wärmeanwendungen (erhöhter O_2-Bedarf, Verbrennungsgefahr).
     Lokalbehandlung von Nekrosen, ischämischen Ulcera: Wundreinigung, Abtragen von Nekrosen, täglicher Verbandswechsel
     Bei klinischen Zeichen einer Lokalinfektion systemische Antibiotikatherapie unter Berücksichtigung des Antibiogramms (lokale Anwendung von Antibiotika ist nicht indiziert).
   - Medikamentöse Therapie:
     - Thrombozytenaggregationshemmer sind ab St. II indiziert: ASS 75 - 100 mg/d; bei Unverträglichkeit von ASS Gabe von Clopidogrel 75 mg/d (NW + KI siehe Thrombozytenaggregationshemmer)

       Merke: Thrombozytenaggregationshemmer vermindern die vaskuläre Gesamtmortalität um 20 % (Antiplatelet Trialists' Collaboration-Study).
     - Bei gleichzeitiger Indikation für orale Antikoagulanzien ist eine zusätzliche Thrombozytenaggregationshemmung wegen PAVK nicht erforderlich.

2. Revaskularisation:
   Bei Claudicatio intermittens ist ein Gehtraining ähnlich wirksam wie eine Revaskularisationstherapie.
   Bei Patienten mit CLI (critical limb ischaemia) ist eine Revaskularisation oberstes Ziel.
   Bei Mehretagenläsionen hat die Beseitigung von Einstromstenosen Priorität vor Therapie nachgeschalteter Stenosen.

   2.1. Katheterverfahren zur Revaskularisation (endovaskuläre Verfahren):
   - Perkutane transluminale Angioplastie (PTA) und Stent-Therapie sind die Standardmethode
     Ind: Ab St. II kurzstreckige, wenig verkalkte Stenosen und Verschlüsse < 10 cm Länge.
     Bei beidseitiger Stenose der A. iliaca PTA mit „kissing balloons" + Stents.
   - Aortoiliakale Stenosen: Endovaskuläre Rekanalisation mittels Stentimplantation: Bypasschirurgie bei komplexen Stenosen. Beim Leriche-Syndrom offen-chirurgische Revaskularisation oder endovaskuläre Rekanalisation.
   - Femoropopliteale Stenose: Endovaskuläre Rekanalisation. Paclitaxel-beschichtete Ballons und Stents erhöhen die Offenheitsrate.
   - Stenosen im Bereich der Femoralisgabel und der A. poplitea: Thrombendarteriektomie (TEA)
   - Infrapopliteale Stenosen: Die Langzeit-Offenheitsraten werden durch ante- und retrograde Punktionstechniken und Verwendung von drug-coated balloons (DCB) verbessert.
   - Ergänzendes Verfahren: Rotationsthrombektomie zur Entfernung von thrombotischem Material bei thrombotischen Gefäßverschlüssen. Dabei werden distale Protektionssysteme zur Verhinderung von Embolien verwendet.

   Anschlusstherapie mit Clopidogrel + ASS für 4 Wochen, danach Monotherapie mit ASS lebenslang.

- Amputation: Ultima Ratio im St. IV, wenn Zu- und Abstromvolumen für eine Revaskularisation zu gering sind. Siehe WIFI-Risikoklassifikation (Wound Ischemia Foot Infection)

Merke: Vor einer evtl. Amputation grundsätzlich Gefäßspezialisten konsultieren!

Prg: Abhängig von:
- Schweregrad (Stadium) der PAVK
- Ausschluss oder Fortbestehen von Gefäßrisikofaktoren:
  Ohne Verzicht auf Rauchen schlechte Prognose. Nicht gut eingestellter Diabetes und Rauchen erhöhen entscheidend das Risiko eines Verschlussrezidivs und einer späteren Amputation!
- Weiteren Manifestationen einer generalisierten Arteriosklerose (koronare Herzerkrankung, arterielle Verschlusskrankheit der Hirnarterien) sowie anderen Grundkrankheiten (z.B. Herzinsuffizienz bei KHK, COPD bei Rauchern). 20 % aller PAVK-Patienten haben eine AVK der Hirnarterien und 50 % eine KHK (= Haupttodesursache!)

Merke: Patienten im St. II der PAVK haben in ca. 50 % auch koronare Gefäßstenosen (KHK-Diagnostik!) und in 20 arteriosklerotische Veränderungen der extrakraniellen Hirnarterien. Die Mehrzahl der Patienten verstirbt an Herzinfarkt (ca. 70 %) und Schlaganfall (ca. 10 %). Reduktion der Lebenserwartung um ca. 10 Jahre. 5 Jahre nach Diagnose der PAVK sind knapp 20 % der Patienten verstorben (getABI-Studie).

AKUTER ARTERIENVERSCHLUSS IM EXTREMITÄTENBEREICH

Arme [I74.2]
Beine [I74.3]

Vo.: Häufigster angiologischer Notfall

Ät.:
1. Arterielle Embolien (70 %) - Emboliequelle ist in 90 % das Herz (Infarkt, Vorhofflimmern, Mitralklappenfehler, Endokarditis, Klappenersatz mit Kunststoffprothesen, Aneurysmen). In 10 % stammen die Embolien aus arteriosklerotischen Plaques der Aorta abdominalis oder A. iliaca oder aus arteriellen Aneurysmen (arterio-arterielle Embolie).
2. Arterielle Thrombosen auf dem Boden einer PAVK (20 %)
3. Andere Ursachen: z.B. Gefäßkompression von außen; traumatisch, Arterienpunktionen, Arterienprothesen; Arteriitis; heparininduzierte Thrombozytopenie Typ II; Therapie mit Östrogenen (Ovulationshemmer)

KL.:
- Inkomplettes Ischämiesyndrom ohne sensomotorischen Ausfall
- Komplettes Ischämiesyndrom: 6 x "P" (nach Pratt)
  1. Plötzlicher starker Ruheschmerz (pain)
  2. Blässe (+ kalte Haut) (paleness, pallor)
  3. Missempfindung (paresthesia)
  4. Pulslosigkeit (pulselessness)
  5. Bewegungsunfähigkeit (paralysis)
  6. Schock (prostration)

- Embolie: Plötzlicher Beginn + kardiale Vorerkrankungen
- Thrombose: Langsamer Beginn + bekannte arterielle Verschlusskrankheit
- Lokalisation: Ischämieschmerz und Pulslosigkeit projizieren sich distal der Stenose (siehe Kap. AVK)
  · Aortenbifurkation (10 %)
  · Femoralisgabel (45 %)
  · A. poplitea (15 %)
  · Unterschenkel-/Fußarterien (20 %)
  · Armarterien (10 %)

Ko.:
- Ischämische Nekrose
- Perfusionsödem
- Reperfusionssyndrom (Syn: Tourniquet- (= Stauschlauch-)Syndrom): [T81.8]
  Bei kompletter Ischämie über 6 h kann nach Reperfusion eine Rhabdomyolyse auftreten mit metabolischer Azidose, Hyperkaliämie, Arrhythmien, Myoglobinurie, akutem Nierenversagen (lebensbedrohliche Komplikation)
- Schock, Multiorganversagen

Einteilung der akuten Extremitätenischämie nach Rutherford mittels Klinik (Sensibilitätsverlust, Muskelschwäche) und Messung des Dopplersignals (weitere Infos → *siehe Internet*)

DD: Phlegmasia coerulea dolens (ebenfalls fehlender Puls!)

Di.: • Anamnese (Herzerkrankungen, z.B. absolute Arrhythmie bei Vorhofflimmern → Verdacht auf Embolie; Claudicatio intermittens → Verdacht auf arterielle Thrombose auf dem Boden einer PAVK)
• Klinik mit Pulsstatus (→ Etagenlokalisation), Messung des systolischen Blutdrucks am Knöchel
• Farbduplex-Sonografie, Dopplersignal arteriell nicht hörbar bei vitaler Gefährdung des betroffenen Extremitätenteils
• Evtl. intraarterielle DSA (Arteriografie): Sprechen Anamnese + Klinik eindeutig für Embolie, wird ohne vorangehende Arteriografie sofort embolektomiert.
Bei Thrombose oder unklaren Fällen wird zur Therapieentscheidung eine Arteriografie durchgeführt.

Th.: A) Sofortmaßnahmen:
• Chirurg informieren, Patient nüchtern lassen
• Extremität tief lagern (erhöhter Perfusionsdruck) und Watteverband (keine Kälte/keine Wärme, kein Druck!), O_2-Gabe
• Analgetika i.v. (Opioide) - keine i.m.-Injektionen!
• Schockprophylaxe (Volumensubstitution)
• 10.000 IE Heparin i. v. (Verhinderung von Appositionsthromben)

B) Revaskularisationsverfahren:
• Embolektomie einschl. Anschlussthrombus mittels Fogarty-Ballonkatheter möglichst innerhalb der ersten 6 h; aber auch spätere Embolektomien (bis max. 10 h nach Verschluss) können versucht werden.
• Lokale intraarterielle Lysetherapie (via Katheter): Therapiealternative bei Verschlüssen im Unterarm- bzw. Unterschenkelbereich, insbes. bei inkomplettem Ischämiesyndrom
• Aspirationsthromboembolektomie: Wiedereröffnungsgrade > 80 % (evtl. Kombination mit lokaler Lyse)
• Gefäßchirurgie (Thrombendarteriektomie, Bypassverfahren)
Ind: Siehe Kap. PAVK

Pro: Emboliequelle suchen und beseitigen, Risikofaktoren einer Arteriosklerose ausschalten; bei rezidivierenden Embolien Antikoagulanzien; bei arterieller Verschlusskrankheit Revaskularisationsmaßnahmen (siehe dort) und Thrombozytenaggregationshemmer.

THROMBANGIITIS OBLITERANS (TAO) [I73.1]

Syn: Endangiitis obliterans, M. Winiwarter-Buerger, Buerger-Syndrom, Buerger's disease

Def: Nicht-arteriosklerotische, tabakrauchassoziierte immunmediierte Endarteriitis, die zu einer sekundären Thrombosierung des Gefäßlumens führt.

Ep.: • Der Anteil der Patienten mit TAO am Gesamtkrankengut der peripheren arteriellen Verschlusskrankheit beträgt in Westeuropa etwa 2 %, in Osteuropa 4 %, im Mittelmeerraum und Israel 6 % und in Japan 16 %.
• Männer erkranken häufiger als Frauen. Fast alle Betroffenen sind starke Raucher! Krankheitsbeginn vor dem 40. Lj.

Ät.: Unklar; 3 Faktoren spielen eine Rolle: Rauchen, Genetik (HLA-A9 und B5) und Immunpathogenese (zirkulierende Immunkomplexe im Blut).

KL.: • Schmerzen, evtl. Fußsohlenclaudicatio (Fehldiagnose: orthopädische Erkrankungen)
• Zyanose, Kältegefühl in den Endgliedern
• Phlebitis migrans (oder Phlebitis saltans)
• Nekrosen, Ulzerationen, Gangrän an den Kuppen der Finger, evtl. auch Zehen
DD: Embolien (Ausschluss einer kardialen Emboliequelle)

DD: Ausschluss peripherer arterieller Embolien (transösophageale Echokardiografie)

Di.: Raucheranamnese - Klinik - Farbduplex, MR-Angiografie (multiple Verschlüsse der Hand-/Fußarterien mit „Korkenzieher-Kollateralen")

Th.: • Verzicht auf Rauchen! (Wichtigste Maßnahme!) - Nutzung von Raucherentwöhnungskursen und Nikotinersatztherapie!
• Prostaglandin E_1 = Alprostadil (z.B. Prostavasin®) und Iloprost (Ilomedin®)
• Acetylsalicylsäure (100 mg/d)
• Evtl. Sympathektomie (Nutzen nicht belegt)

Prg: Amputationsrate bis 30 %; die Lebensaussicht ist durch Raucherkomplikationen eingeschränkt. Die meisten Patienten schaffen es nicht, das Rauchen aufzugeben!

ARTERIELLE VERSCHLUSSKRANKHEIT (AVK) DER HIRNARTERIEN [I67.2] UND SCHLAGANFALL [I63.0-9 und I61.0-9]

Internet-Infos: *www.kompetenznetz-schlaganfall.de; www.schlaganfall-hilfe.de*

Def:
- Extrakranielle Hirnarterien: Arterien zwischen Aortenbogen und Schädelbasis (supraaortale Äste des Aortenbogens): Truncus brachiocephalicus, A. subclavia - A. vertebralis, A. carotis communis und interna. Häufigste Versorgungsstörung: A. carotis interna (ACI): 50 % d.F. (Prädilektionsstelle: Carotisgabel)
- Intrakranielle Hirnarterien: Circulus arteriosus Willisi + abgehende Hirnarterien und A. basilaris; häufigste Versorgungsstörung: A. cerebri media (ACM): ca. 35 % d.F.
- Schlaganfall (Apoplexie) ist ein primär klinisch definiertes, polyätiologisches Syndrom, das durch ein plötzlich einsetzendes, fokalneurologisches Defizit vaskulärer Ursache gekennzeichnet ist. Anhand klinischer Kriterien besteht keine sichere Differenzierung zwischen einem ischämischen Insult (etwa 80 %) und einem hämorrhagischen Insult (etwa 20 %):
  Eine spezifische Schlaganfalltherapie ist daher erst nach bildgebender Diagnostik möglich und darf nicht bereits prästationär eingeleitet werden.

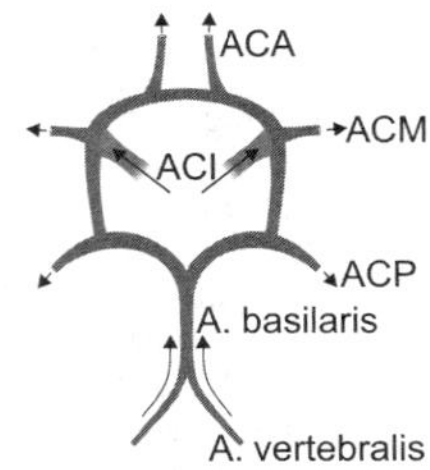

Circulus arteriosus cerebri (Willisi)

Ep.: Inzidenz des apoplektischen Insultes (Apoplex, Schlaganfall) in den Industrieländern (höchste Zahlen in den Ostblockländern und Deutschland):
Schlaganfallinzidenz in Deutschland:
- Im Alter von 55 - 64 Jahren: 300/100.000/Jahr
- Im Alter von 65 - 74 Jahren: 800/100.000/Jahr

Die Lebenszeit-Prävalenz beträgt ca. 15 %, wobei die Zahlen nach dem 60. Lebensjahr ansteigen (m > w).
Schlaganfälle stehen in der Todesursachenstatistik weltweit aufgrund des demografischen Wandels auf Platz 2 nach KHK/Herzinfarkt - und gehören zu den häufigsten Ursachen für Invalidität im höheren Lebensalter.

Ät.: **A) des hämorrhagischen Insultes** (20 %): [I61.0-9]

1. Spontane (primäre) intrazerebrale Blutung (15 % aller Schlaganfälle). Der wesentliche Risikofaktor ist der arterielle Hypertonus, der zu einer Ruptur von Gefäßen an typischer Stelle (loco typico) im subkortikalen Marklager oder dem Pons führt.
2. Sekundäre intrazerebrale Blutung durch vaskuläre Malformationen, Antikoagulanzien, Gerinnungsstörungen, Vaskulitis, Amyloidangiopathie, superfizielle Siderose u.a.

B) des ischämischen Insultes (80 %): [I63.0-9]

1. Makroangiopathie (bis 50 %) mit arterio-arteriellen Embolien oder hämodynamischen Infarkten im Versorgungsgebiet stenosierter extra- (A. carotis) oder intrakranieller Arterien.
   Wichtigster Risikofaktor ist die Hypertonie, wobei der systolische Blutdruck am bedeutsamsten ist: Steigt der systolische Blutdruck um 10 mmHg an, steigt das Schlaganfallrisiko um ca. 30 % (Physicians' Health Study). Im Durchschnitt besteht bei Hypertonikern ein 4fach erhöhtes Risiko im Vergleich zu Normotonikern. 75 % aller Schlaganfallpatienten haben eine Hypertonie. Weitere Risikofaktoren: Schlaganfälle bei Verwandten ersten Grades vor dem 60. Lebensjahr, Alter, KHK und kardiovaskuläre Risikofaktoren (z.B. Diabetes mellitus, Rauchen), starker Alkoholkonsum (mäßiger Alkoholkonsum scheint protektiv zu wirken), östrogenhaltige Kontrazeptiva, Migräne mit Aura
2. Mikroangiopathie (ca. 25 %) der kleinen perforierenden Gefäße mit Status lacunaris und subkortikal vaskulärer Enzephalopathie (SVE)
3. Proximale Embolien (20 %) → 2 Emboliequellen:
   - Kardial: Linker Vorhof, bes. Vorhofohr bei Vorhofflimmern, Mitral- und Aortenklappenvitien, Herzinfarkt, Herzwandaneurysma, bakterielle Endokarditis, Herzkatheter-Manipulationen. Hirnembolierisiko bei Vorhofflimmern gemäß CHA_2DS_2-VASc-Score (siehe dort).
   - Embolien aus dem proximalen Anteil der Aorta, meist bei Aortensklerose
4. Andere Ursachen (5 %), insbes. bei jüngeren Patienten: Dissektion der extrakraniellen Hirnarterien (meist spontan; seltener traumatisch, z.B. nach chiropraktischem Manöver), Antiphospholipid-Syndrom u.a. Ursachen einer Thrombophilie (siehe dort); paradoxe Embolien bei Rechts-Links Shunt auf kardiopulmonaler Ebene wie z.B. bei Ventrikel- und Vorhofseptumdefekten inklusive persistierendes Foramen ovale oder pulmonale AV-Shunts, Kokain- oder Amphetaminkonsum, entzündliche (z.B. Vaskulitiden) und nicht entzündliche Gefäßwandstörungen (z.B. Moyamoya-Angiopathie); genetische und hereditäre Erkrankungen (CADASIL: Cerebral Autoso-

mal Dominant Arteriopathy with Subcortical Infarcts and Leucoencephalopathy), Morbus Fabry, Morbus Osler u.a.

Pg.: der Mikro- und Makroangiopathie:

1. Zerebrale Mikroangiopathie der in das Mark perforierenden kleinen Arterien:
   a) Kleine lakunäre Marklagerinfarkte = Status lacunaris
   b) Subkortikale vaskuläre Enzephalopathie (SVE) = längerfristig evtl. Entwicklung einer Demenz
   Hauptrisikofaktoren: Arterielle Hypertonie und Diabetes mellitus
   Häufig leichte, rein motorische, rein sensible Störungen mit spontaner Besserung.
2. Makroangiopathie
   a) Makroangiopathie der intrakraniellen Hirnarterien (10 %)
   Prädilektionsstellen: Karotissiphon und Hauptstamm der A. cerebri media (ACM)
   b) Makroangiopathie der extrakraniellen Hirnarterien (90 %)
   Infarkte, die ihre Ursache im extrakraniellen Stromgebiet haben, beruhen meist auf arterio-arteriellen Embolien = Verschleppung thrombotischen Materials, z.B. aus der ACI.

Bei insuffizienter Kollateralisation (z.B. bei inkomplettem Verschluss des Circulus arteriosus Willisi) können einseitige hochgradige Stenosen/Verschlüsse der ACI einen kritischen Abfall des Perfusionsdruckes bewirken, sodass es in den "letzten Wiesen" des Gehirns zu hämodynamisch bedingten Endstrominfarkten kommt (z.B. durch Blutdruckabfall bei Herzinsuffizienz, Exsikkose, Antihypertonika-Therapie).

Das Ausmaß neurologischer Störungen hängt ab von:
- Lokalisation von Stenose/Verschluss
- Vorhandensein kompensierender Anastomosen
- Ausmaß des ischämischen Hirnareals
- Blutdruck und Blutviskosität: Durch eine akute zerebrale Ischämie bricht die Autoregulation der Hirndurchblutung zusammen. Es resultiert eine Vasoparalyse mit Abhängigkeit der Durchblutung vom arteriellen Blutdruck und den Fließeigenschaften des Blutes. Plötzlicher Blutdruckabfall oder hoher Hämatokrit können so zu kritischer Minderperfusion im poststenotischen Gefäßgebiet führen.

Pat:
- Territorialinfarkte entstehen durch thromboembolische Verschlüsse der großen Hirnarterien und sind entweder in den Stammganglien oder keilförmig kortikal/subkortikal lokalisiert.
- Extraterritorialinfarkte werden verursacht durch extrakranielle Stenosen/Verschlüsse, 2 Typen:
  a) Grenzzoneninfarkte entstehen an den "Wasserscheiden" zwischen 2 Gefäßgebieten und betreffen die terminalen Versorgungsgebiete von A. cerebri anterior/media/posterior.
  b) Endstrominfarkte entstehen in nicht-kollateralisierten Markarterien im periventrikulären/subkortikalen Marklager
- Lakunäre Infarkte bei zerebraler Mikroangiopathie (Hypertonie, Diabetes mellitus)

KL.: 3 Stadien der Verschlusskrankheit der extrakraniellen Hirnarterien: Ultraschall-Graduierung des Stenoseausmaßes nach den NASCET-Kriterien (→ *siehe Internet*)

St. I: Asymptomatische Stenose:

St. II: TIA [G45.92] = Transitorische ischämische Attacke: Kurzfristig bestehende reversible neurologische Ausfälle ohne Nachweis von Diffusionsrestriktionen in der MRT (DWI-Wichtung). Eine TIA ist trotz der Rückläufigkeit der Symptome (innerhalb von 24 h) als ischämischer Insult zu werten. Ca. 20 % der Schlaganfälle kündigen sich durch eine TIA an.

Merke: Das Schlaganfallrisiko nach einer TIA beträgt: 12 % innerhalb eines Monats, bis 20 % innerhalb eines Jahres und ca. 40 % innerhalb von 5 Jahren. Eine TIA ist ein Notfall und muss sofort abgeklärt und behandelt werden!

St. III: Hirninfarkt: Partielle oder fehlende Rückbildung neurologischer Ausfälle

Die Verschlusslokalisation bestimmt die Symptomatik:

Leitsymptome des apoplektischen Insultes sind motorische und sensible Halbseitensymptome, motorische und sensorische Sprachstörungen sowie Gesichtsfeldausfälle. Begleitend kann es zu vegetativen Symptomen, Kreislauf-, Atem- und Bewusstseinsstörungen kommen.

A) Verschlüsse extrakranieller Hirnarterien verursachen 20 % aller Schlaganfälle:
   1. Carotistyp (Verschlüsse der A. carotis interna (ACI) oft im Abgangsbereich (am häufigsten):
   Bei guter Kollateralisierung können einseitige ACI-Verschlüsse symptomlos sein. Eine einseitige Amaurosis fugax ist typisch für ACI-Stenose! Hirninfarkte führen zu kontralateralen meist brachiofazial betonten sensomotorischen Hemiparesen. Infarkte der dominanten Hemisphäre (meist links) verursachen aphasische Sprachstörungen. Bei großen Infarkten zusätzlich Bewusstseinsstörungen (selten) und evtl. Kopf-/Blickwendung zur Seite des Infarktes.

2) Vertebralis-Typ:

Drehschwindel, Sturzattacke, Nystagmus, Erbrechen, Sehstörungen, Paresen u.a.
Verschluss der A. cerebelli inferior posterior (aus A. vertebralis) → Wallenberg-Syndrom: Ipsilaterale Gaumensegel-, Pharynx- und Stimmbandparese; Trigeminusausfall, Nystagmus; Horner-Syndrom; Gliedmaßenataxie, Dysmetrie (Entfernungsfehlleistung); kontralaterale dissoziierte Sensibilitätsstörung für Temperatur und Schmerz ab Halsgegend am Rumpf.

Subclavian-steal (Entzugs)-Syndrom (sehr selten) [G45.89]:
Ein A. subclavia-Verschluss proximal des Vertebralisabganges führt zu einer zumeist symptomlosen Strömungsumkehr in der A. vertebralis (Subclavian-steal-Phänomen = Anzapfphänomen). Besonders bei Vorhandensein zusätzlicher Strombahnhindernisse des Hirnkreislaufes kann es jedoch bei gleichseitiger Armarbeit zu Schwindel und Sehstörungen kommen. Bei Subclavia-Verschluss findet sich eine Blutdruckdifferenz zwischen beiden Armen > 20 mmHg.

B) Verschlüsse intrakranieller Hirnarterien:
Meist im Stromgebiet der A. cerebri media (ACM). Die Symptomatik ist ähnlich wie bei ACI-Verschlüssen (außer Amaurosis fugax). Seltener sind Verschlüsse der A. cerebri anterior - ACA (beinbetonte kontralaterale Hemiparese), der A. cerebri posterior - ACP (Hemianopsie).
Ein akuter Verschluss der A. basilaris führt zu progredienter Bewusstseinsstörung, Störungen der Okulo- und Pupillomotorik, evtl. Sehstörungen, Hemiparese, Dysarthrie, Schwindel, Ataxie u.a.

Ko.: Atemregulationsstörungen, Schluckstörungen mit der Gefahr einer Aspirationspneumonie (häufigste Komplikation), Harnwegsinfektionen (Blasenkatheter), Inkontinenz (Urin, Stuhl); epileptischer Anfall; erneuter Schlaganfall (manchmal ist ein kleiner Schlaganfall der „Vorbote" eines größeren Schlaganfalles), TVT und evtl. Lungenembolie (bis zu 25 % der Todesfälle nach Schlaganfall); Dekubitus; Sturz mit Frakturen, Depressionen und psychosoziale Probleme, Demenz u.a.

DD:
- Hypertensive Enzephalopathie [I67.4] (mit Hirnödem als Folge einer hypertensiven Krise)
- Raumfordernde Hirnprozesse (Tumor, Abszess → CT, MRT)
- Epileptischer Anfall mit flüchtiger (Todd-) Parese (Einnässen, Zungenbiss)
- Migräneanfall mit Aurasymptomatik
- Schädel-Hirn-Trauma nach Sturz
- Meningoenzephalitis (Fieber, Meningismus, Somnolenz, Liquordiagnostik)
- Enzephalitis disseminata (in der Regel subakut auftretend)
- Hypoglykämischer Schock, Coma diabeticum (Blutzuckerbestimmung!)
- Subduralhämatom (Kopfschmerzen, langsam zunehmende Bewusstseinsstörungen, anamnestisch evtl. Bagatelltrauma; Di.: CT, MRT, Angiografie)
- Reversibles zerebrales Vasokonstriktionssyndrom (RCVS): Vernichtungskopfschmerz gefolgt von neurologischen Ausfällen (50 %), die meist reversibel sind; überwiegend bei Frauen (bis 80 %); Risikofaktoren: Migräne, Gebrauch vasokonstriktorischer Medikamente, Amphetamin- oder Kokainkonsum; Blutung ausschließen! (CT, MRT)
- Intoxikationen (Umgebungs-/Fremdanamnese)
- Neurosyphilis (positiver TPHA-Test) ; zerebrale Vaskulitis durch Zecken-Borreliose

Di.: 1. Anamnese + Klinik:
Neurologischer Status: Bewusstseinslage, Pupillen, Augenstellung, Hirnnerven, Beweglichkeit der Extremitäten, akute starke Kopfschmerzen, Nackensteifigkeit u.a.

Initial müssen drei Funktionen geprüft werden (FAST-Test = Face, Arms, Speech, Time-Test):
- Faziale Parese: Lachen, Grimassieren lassen
- Armparese: Im Liegen jeden Arm separat nach vorne gestreckt anheben lassen (bis 45°) + Händedruck
- Sprache, Sprechen: Satz nachsprechen lassen, Gegenstand benennen lassen

Bei positivem Testergebnis sofort Notarzt rufen - Tel. Deutschland 112 („Time" !)
Anhand dieses Kurztests kann die Diagnose „Schlaganfall" (positiv bei mind. einer Pathologie) mit einer Sensitivität von 80 % und einer guten Übereinstimmung mit der späteren, intrahospitalen Untersuchung gestellt werden.

Im Fall eines negativen Kurztests sollten mind. vier weitere Funktionen untersucht werden:
- Blickparese: Augenwendung nach rechts und links
- Visusstörung: Rechtes und linkes Gesichtsfeld (separat an jedem Auge)
- Beinparese: Im Liegen jedes Bein separat nach vorne gestreckt anheben lassen (bis 30°)
- Hemihypästhesie: Berührungsempfinden separat für jede Seite an Gesicht, Arm, Bein

Außerdem:
- Pulsdiagnostik: Unregelmäßig? → Verdacht auf Vorhofflimmern; Auskultation, insbes. der Aa. carotis (2/3 der Carotisstenosen produzieren ein hörbares Strömungsgeräusch)
- Blutdruck an beiden Armen (bei Aortenbogensyndrom Seitendifferenz > 20 mmHg)

2. Bildgebende Diagnostik: Sofortige Bildgebung ist obligat (CCT oder MRT): Hämorrhagische Infarkte sind mit beiden (CCT und MRT) sicher nachzuweisen. Ischämische Infarkte sind in den ersten 4 h im CT meist unauffällig, danach hypodens. Das MRT identifiziert (DWI-Wichtung) Insult früher (meist innerhalb 30 Min.). Perfusionsbildgebung (CT und MRT) sowie spezielle MR-Sequenzen (FLAIR) ermöglichen eine Unterscheidung zwischen vitalem, infarziertem und grenzwertig versorgtem Gewebe dazwischen ("Penumbra", das durch Lyse noch gerettet werden kann) und erlauben ggf. Ausweitung des Zeitfensters für Rekanalisationstherapien.

   Merke: Um die Ätiologie eines Schlaganfalles abzuklären und die richtigen Therapieentscheidungen treffen zu können, ist ein rasches Schädel-CT/MRT erforderlich! "Time is brain!"

3. Bildgebende Diagnostik der extra- und intrakraniellen Gefäße: Duplex- Sonografie der Aa. carotis und Aa. vertebralis, transkranielle Farbduplexsonografie der intrakraniellen Gefäße, MR- oder CT-Angiografie. Bei schwerem Schlaganfall unverzügliche Gefäßdiagnostik mit der Frage nach proximalem Verschluss. DSA nur bei geplanten invasiven Maßnahmen.
4. Herzdiagnostik: Ausschluss einer kardialen Emboliequelle: Ekg, LZ-EKG, Event-Recorder (Vorhofflimmern?), transthorakale und ösophageale Echokardiografie (TTE, TEE). Zum Nachweis eines kardialen Rechts-Links-Shunts als Ursache paradoxer Embolien bei ASD oder PFO: TEE und/oder TCD (transkranielle Dopplersonografie); beide Untersuchungen kontrastmittelverstärkt.
5. Ausschluss seltener Ursachen bei jüngeren Patienten (siehe oben)
6. Dysphagie-Screening: Da bis zu 50 % aller Insultpatienten initial eine Dysphagie aufweisen und daraus resultierende Aspirationspneumonien einen wichtigen Letalitätsfaktor darstellen, ist ein Dysphagie-Screening in der Akutphase obligat. Dazu gehört die Inspektion des Mund-Rachen-Raumes auf das Vorliegen eines Speichelsees, die Prüfung der Zungen- und Rachenmotorik und des Würge- und Hustenreflexes. Bei unauffälligen Befunden und ausreichender Vigilanz sollte ein Schlucktest mit wenigen ml Wasser angeschlossen werden.

Th.:

- Notruf-Tel. 112: Zuweisung eines TIA- oder Schlaganfallpatienten in eine „Stroke unit" mit Gewährleistung eines raschen Algorithmus für Diagnostik (CT u.a.) und Therapie.
- Außerklinische Maßnahmen: Vor CT-Klärung kein Heparin, kein ASS, keine i.m.-Injektionen; peripherer i.v.-Zugang möglichst am nicht-paretischen Arm; Oberkörperhochlagerung; bei Hypoxämie O_2 per Nasensonde (Zielwert der O_2-Sättigung > 95 %); nichts essen oder trinken wegen häufig auftretender Schluckstörungen. Medikamentenliste des Patienten mitnehmen. Kein Zeitverlust, Zeitfenster für i.v.-Lyse max. 4,5 h („Time is brain")!

Therapie in Klinik / Stroke unit:

A) Allgemeinmaßnahmen:

- Sicherung der Vitalfunktionen
- Kontrolle von Atmung, Kreislauf, Wasser-/Elektrolythaushalt, Blutzucker, Blutgasanalyse. O_2-Zufuhr (4 ℓ/min; O_2-Sättigung sollte ≥ 95 % liegen); bei Atemstörungen: Intubation und kontrollierte Beatmung, Vermeidung von Hypoxie und/oder Hyperkapnie
- Bei Schluck- oder Bewusstseinsstörungen mit Aspirationsgefahr: Sondenernährung oder parenterale Ernährung. Logopädie. Bei persistierenden Schluckstörungen > 2 Wochen: PEG-Sonde (perkutane endoskopische Gastrostomie). Mund-/Lippenpflege!
- Kontrolle von Darm- und Blasenfunktion (Blasenkatheter)
- Thromboembolieprophylaxe bei Immobilisation (low dose heparin auch bei hämorrhagischen Insulten, Bewegungsübungen, ggf. intermittierend pneumatische Kompression)
- Frühzeitiger Einsatz von Thrombozytenaggregationshemmern beim nachgewiesenen ischämischen apoplektischen Insult (z.B. 100 - 300 mg ASS/d, bei Schluckstörungen auch i.v.)
- Behandlung begleitender Erkrankungen: Herzinsuffizienz, Vorhofflimmern u.a.
- Aufrechterhaltung einer Normoglykämie, da erhöhte Blutzuckerwerte mit einem schlechteren Outcome korrelieren. Eingreifen bei Blutzucker > 180 oder < 65 mg/dl.
- Aufrechterhaltung eines hochnormalen oder leicht erhöhten Blutdrucks in der Akutphase: Eine Hypertonie in der Akutphase ist häufig und meist reaktiv bedingt; eine antihypertensive Therapie sollte in den ersten 24 h vermieden werden bei regelmäßigen RR-Kontrollen. Eine Indikation zur vorsichtigen Blutdrucksenkung besteht nur bei sehr hohen Blutdruckwerten (> 220/120 mmHg) oder bei hypertensivem Notfall mit vitaler Bedrohung durch hypertensive Enzephalopathie, Angina pectoris oder Lungenödem. Stets schonende RR-Senkung, nicht mehr als 25 % innerhalb der ersten 24 Stunden gegenüber dem Ausgangswert! Geeignete Antihypertonika für die i.v.-Anwendung: z.B. Urapidil, Captopril, Metoprolol (unter Beachtung von NW + KI)
  Bei Durchführung einer i.v.-Thrombolyse werden RR-Werte < 185/110 mmHg empfohlen. Bei intrazerebraler Blutung (ICB) wird eine Absenkung des systolischen Blutdruckes auf 140 - 110 mmHg empfohlen.

- Senkung einer erhöhten Körpertemperatur > 38 °C (Wadenwickel, Paracetamol u.a.) Bei Fieber Infektion ausschließen (z.B. Pneumonie? Harnwegsinfekt?)
- Behandlung eines evtl. erhöhten Hirndrucks:
  - Konservativ: Oberkörperhochlagerung (30°) und Geradelagerung des Kopfes; Osmotherapie (z.B. Mannitol 50 g i.v. alle 6 h) und evtl. Intubation und Beatmung, aber keine Langzeit-hyperventilation (Verschlechterung der zerebralen Perfusion)
  - Neurochirurgisch:
    - Dekompressionskraniotomie bei großem Mediainfarkt; Hirnstammdekompression bei großem Infarkt der hinteren Schädelgrube
    - Temporäre Ventrikeldrainage bei Kleinhirninfarkt mit Verschlusshydrocephalus
- Dekubitusprophylaxe (Polsterung gelähmter Extremitäten, regelmäßiges Umlagern, Antidekubitus-Matratze), Spitzfußprophylaxe und Prophylaxe von Kontrakturen durch richtige Lagerung
- Frühzeitige krankengymnastische und evtl. logopädische Therapie, Atemgymnastik

B) Revaskularisierungstherapien:

- Intravenöse Lysetherapie:
  Bei ischämischem Insult i.v.-Thrombolyse unter Beachtung von KI und NW (Abstimmung mit einem neurologischen Zentrum)

  Merke: Das Zeitfenster für eine i.v.-Lyse beschränkt sich in der Regel auf die ersten 4,5 h nach Insultbeginn (ECASS 3-Studie). Mittel der Wahl: rt-PA (Alteplase = Actilyse®) 0,9 mg/kg KG i.v. (max. Gesamtdosis 90 mg); 10 % als Bolus, 90 % der Dosis über 60 Min.

  Voraussetzung:
  1. CCT zum Ausschluss einer Hirnblutung
  2. Fehlen früher Infarktzeichen, die auf ausgedehnten Mediainsult hinweisen (> 1/3 des Mediastromgebietes)
  3. Ausschluss von KI: Cumarintherapie mit INR > 1,4, laufende Therapie mit neuen oralen Antikoagulanzien (ggf. Kontrolle mittels zusätzlicher Gerinnungswerte wie Ecarin-Zeit), schweres Schädel-Hirn-Trauma < 4 Wochen; großer operativer Eingriff < 4 Wochen; schwere gastrointestinale Blutung < 4 Wochen, Tumorleiden, Schwangerschaft u.a.
     Erweiterung der Zeitfenster auf bis zu 9 Stunden mit spezieller Bildgebung, z.B. FLAIR-DWI-Mismatch bei unklarem Schlaganfallbeginn (z.B. Wake-up-Stroke) oder Perfusionsbildgebung mit Nachweis einer ausreichend großen Penumbra (siehe oben)

- Mechanische Thrombektomie (MT) = endovaskuläre Therapie:
  Mittels rückführbarer Stents (Stent-Retriever) oder Aspirationskatheter Rekanalisationsrate bis zu 90 %. Indikation bei Gefäßverschlüssen der A. carotis interna oder der proximalen A. cerebri media (M1/M2) innerhalb von 6 h, hierbei innerhalb der ersten 4,5 h in Kombination mit der intravenöser Fibrinolyse („Bridging"), danach oder bei KI für i.v.-Lyse solitär. Durch selektive Bildgebung Erweiterung bis zu 24 h nach Symptombeginn.

  Merke: Sonderfall Basilaristhrombose: Im Spontanverlauf hohe Letalität von ca. 90 %. Daher Kombination MT und i.v.-Thrombolyse bis zu 12 h nach Insultbeginn

Notfall-Karotisdesobliteration: Endovaskuläre Therapie (Carotis-Stent) ist zu bevorzugen und erfolgt meist in Kombination mit MT. In selektierten Fällen (z.B. Stroke in evolution, flottierender Thrombus, Crescendo TIA) auch CEA in den ersten Stunden nach dem Indexereignis.

C) Antikoagulation mit Heparin in der Frühphase (nach Ausschluss einer Hirnblutung) nur in ausgewählten Fällen. Die Reduktion erneuter ischämischer Insulte z.B. auch bei Vorhofflimmern wird durch das Auftreten hämorrhagischer Komplikationen aufgewogen. Längerfristig orale Antikoagulation (siehe unten)

D) Rehabilitation:

- Frührehabilitation mit Beginn im Akutkrankenhaus:
  Kranken-, Atemgymnastik, Prophylaxe von Kontrakturen, Sitz-/Stehübungen, Logopädie u.a.
- Weitere Rehabilitation in Rehaklinik

Rehaphasen: A (Akutbehandlung auf Intensivstation); B (Barthel-Index < 30);
C (Barthel-Index 30 - 65); D (Barthel-Index > 65)

Prg: Abhängig vom Ausmaß der Hirnschädigung. Den ersten Schlaganfall überleben ca. 80 %. Klinikletalität auf Stroke units bis 5 %. Von den Überlebenden werden 1/3 wiederhergestellt, 1/3 haben Einschränkungen im Alltagsleben, 1/3 werden pflegebedürftig. 2/3 der Patienten bleiben also auf Dauer behindert. Ca. 15 % erleiden innerhalb eines Jahres einen 2. Schlaganfall. Die Letalität beim 2. Schlaganfall beträgt ca. 40 % im ersten Monat. Das weitere Letalitätsrisiko beträgt 9 % pro Jahr. Bis zu 30 % der Schlaganfallpatienten versterben an KHK/Herzinfarkt → Diagnostik machen!

Poststationäre Komplikationen: Sturzrisiko, Inkontinenz, Depressionen (30 %), psychosoziale Probleme u.a.

Abschätzung des Reinsult-Risikos z.B. mit dem Essen Stroke Risk Score:
< 3 Punkte bedeutet < 4 % Risiko/J. ≥ 3 Punkte bedeutet ≥ 4 % Risiko/J.
Jeweils 1 Punkt: Alter 65 - 75 J., arterielle Hypertonie, Diabetes mellitus, KHK oder Z.n. ACVB, Z.n. Myokardinfarkt, pAVK, Z.n. TIA oder ischämischen Schlaganfall, Nikotinabusus
2 Punkte: Alter > 75 J.

Pro:

- Konsequente Ausschaltung/Behandlung aller Risikofaktoren einer Arteriosklerose. Durch konsequente Normalisierung erhöhter Blutdruckwerte lässt sich das Insultrisiko um 40 % senken, insbes. auch das Risiko intrazerebraler Blutungen. Rauchen erhöht das Insultrisiko um den Faktor 2 - 3. Nikotinkarenz vermindert entsprechend das Risiko. Regelmäßiger Konsum von Gemüse und Obst vermindert das Insultrisiko um 35 % (m) bzw. 25 % (w) (Hiroshima/Nagasaki Life Span Study). Regelmäßiger Ausdauersport (mind. 30 Min. Sport 3 x/Woche), Absenkung des LDL-Cholesterins < 70 mg/dl mittels Statinen; Diabeteseinstellung optimieren. Ausschluss eines Schlafapnoe-Syndroms als Ursache eines Apoplexes!
- Emboliеprävention bei Vorhofflimmern durch Antikoagulanzien (siehe dort)
- Thrombozytenaggregationshemmer zur Sekundärprävention bei Makro-/Mikroangiopathie vermindern das Insultrisiko um ca. 25 %:
  Bei kleinerem Insult (NIHSS < 4) oder high-risc TIA (ABCD²-Score > 3): Duale Plättchenhemmung (ASS + Clopidogrel) für 14 - 21 Tage, Beginn innerhalb von 24 h.
  Bei größerem Insult (NIHSS > 3) oder TIA mit geringem Rezidivrisiko (ABCD²-Score < 4): ASS 100 mg/d; Beginn innerhalb 24 h nach ischämischem Schlaganfall (NW + KI beachten). Bei ASS-Unverträglichkeit Clopidogrel (siehe unten). Beide Substanzen sind hinsichtlich ihrer Schutzwirkung gleichwertig. Bei Insultrezidiv Emboliequelle ausschließen (TEE, Eventrekorder u.a.)!
  Bei intrakraniellen Stenosen: Duale Plättchenhemmung (ASS + Clopidogrel) für 3 Monate
- Beseitigung einer hochgradigen ACI-Stenose:
  Ind.:
  - Symptomatische Patienten mit ≥ 50 % Stenose nach NASCET-Definition (→ *siehe Internet*): Behandlung wenn möglich innerhalb von 2 Wochen, in jedem Fall innerhalb von 3 Monaten
  - Asymptomatische Patienten mit Stenose ≥ 60 % nach NASCET-Definition: Kann überlegt werden, wenn Letalität und perioperatives Schlaganfallrisiko jeweils < 3 %. Progression des Stenosegrads, Befall mehrerer Gefäße u.a. sprechen für die Maßnahme. Die Lebenserwartung des Patienten sollte > 5 J. betragen.

  Methoden:
  Goldstandard ist die Karotis-TEA = Thrombendarteriektomie = carotid endarterectomy (CEA) und Erweiterungsplastik. Alternativ kann bei bestimmten Indikationen (z.B. Rezidivstenose, Stenose durch Radiatio) eine stentgestützte perkutane transluminale Angioplastie (PTA) = carotid artery stenting (CAS) durchgeführt werden. Ko.: z.B. zerebrale Embolien
  Postoperative Thromboseprophylaxe mit ASS (100 mg/d, zeitlich unbegrenzt); bei Karotis-PTA mit Stentimplantation zusätzlich Clopidogrel (75 mg/d für 1 Monat).

  Memo: Das 3-Jahres-Schlaganfallrisiko für eine asymptomatische Karotisstenose ≥ 80 % beträgt fast 10 %, bei Stenosegrad von > 50 % ca. 1 - 2 %/J. Die Risikoreduktion einer asymptomatischen (> 70 %igen) Stenose durch Karotis-TEA beträgt ca. 6 %.
- Bei jüngeren Patienten (< 60 J.) mit kryptogenem Schlaganfall und persistierendem Foramen ovale (PFO) mit hohem Risiko (Risiko-PFO: Großer Shunt und/oder bedeutsames Vorhofseptum-Aneurysma) wird empfohlen, das PFO zur Prophylaxe weiterer Schlaganfälle zu verschließen. Bei PFO mit niedrigem Risiko - also ohne die genannten Charakteristika - oder bei Kontraindikation gegen einen interventionellen PFO-Verschluss: Rezidivprophylaxe mit einem Thrombozytenaggregationshemmer (z.B. ASS).

Akute mesenteriale Ischämie (AMI) [K55.0]

PPh: Die A. mesenterica superior (AMS) versorgt den Darm von der Flexura duodenojejunalis bis zur linken Kolonflexur. Bei langsamer Entwicklung einer arteriosklerotischen Stenose der A. mesenterica superior kann eine Zirkulation über Kollateralen sichergestellt werden (1. Über pankreatikoduodenale Arkade vom Truncus coeliacus oder 2. Riolan-Anastomose über A. colica media und A. colica sinistra von A. mesenterica inferior). Stenosen bleiben daher meist asymptomatisch. Ein akuter Verschluss der A. mesenterica sup. (85 %) führt dagegen meist zum Darminfarkt (okklusive Mesenterialischämie = OMI). Akute Verschlüsse der A. mesenterica inferior können bei guter Kollateralisation klinisch stumm bleiben.
Die AMI wird in eine okklusive (OMI 75 %) und eine nichtokklusive (NOMI 25 %) Form unterteilt.

Ät. der OMI:
1. Arterielle Embolien (70 %)
2. Arterielle Thrombose (30 %) der Mesenterialarterien (in 85 % A. mesenterica superior) auf dem Boden einer Arteriosklerose (ältere Patienten)
3. Andere Ursachen:
   - Selten Aortenaneurysma, -dissektion
   - Sehr selten Aortitis, z.B. bei Takayasu-Arteriitis, Panarteriitis nodosa
   - Rarität: Kompressionssyndrom des Truncus coeliacus durch Ligamentum arcuatum mediale (Dunbar-Syndrom)

KL.: **Akuter Mesenterialarterienverschluss** [K55.0] **mit Mesenterialinfarkt**, zeitlicher Ablauf in 3 Phasen:
1. Initialstadium: Heftige kolikartige Schmerzen im Mittelbauch, Übelkeit
2. Latenzstadium: Rel. beschwerdefreies Intervall von mehreren Stunden
3. Stadium der Darmnekrose: Paralytischer Ileus, Durchwanderungsperitonitis mit akutem Abdomen, diffuser Druckschmerz, Abwehrspannung, Schock, evtl. blutiger Stuhl

Beachte: Die akute mesenteriale Ischämie (AMI) kann plötzlich ohne Vorbote als okklusive mesenteriale Ischämie (OMI) auftreten, verursacht durch Embolien (70 %) oder arterielle Thrombose (30 %) oder sie kann das Endstadium (St. IV) einer chronischen mesenterialen Ischämie sein (Anamnese !).

Ät. der NOMI: Ischämien im Versorgungsbereich der Mesenterialarterien ohne Arterienverschlüsse: Nichtokklusive Mesenterialischämie (NOMI) ausgelöst durch Reduktion des Herzzeitvolumens mit Vasokonstriktion der Splanchnikusgefäße (Herzinsuffizienz, Herzinfarkt, Kreislaufschock, nach Herzoperationen mit Einsatz der extrakorporalen Zirkulation, chronische Hämodialyse). Begünstigend wirkt Digitalis, welches trotz peripherer Vasodilatation im Splanchnikusgebiet Vasospasmen auslösen kann.

DD: Thrombose der V. portae und V. mesenterica ist in 10 % Ursache eines Mesenterialinfarktes

Di.:
- Anamnese:
  - Oft progrediente, rezidivierende postprandiale Abdominalschmerzen
  - Höheres Alter
  - Herzerkrankungen (KHK, Herzinsuffizienz, Vorhofflimmern)
  - Hypertonie, Diabetes mellitus, Hypercholesterinämie u.a. Risikofaktoren (siehe KHK)
  - Digitalis oder Ergotamintherapie (Vasospasmus im Splanchnikusgebiet)
  - Kreislaufschock (Blutdruckabfall)
  - Postoperativ: Nach Rektumamputation oder Aortenaneurysma-OP
- Auskultation: Evtl. pulssynchrone Stenosegeräusche im Oberbauch
- Sono-Abdomen (freie Flüssigkeit, stehende Darmschlingen), Farbduplex
- Ekg (Vorhofflimmern ?)
- Biphasische Kontrastmittel-CT (Angio-CT): Wichtigste Diagnostik zum Nachweis arterieller oder venöser Gefäßverschlüsse!
- Labor: Bei Mesenterialinfarkt Laktat, CK, LDH ↑ (unspezifisch), D-Dimere (bei AMI ↑)

Merke: Der Verdacht auf Mesenterialinfarkt ist ein akuter Notfall, der wie Herzinfarkt und Apoplex einer raschen Diagnostik und Therapie bedarf. Keine unnötige Zeitverzögerung durch zeitaufwendige Diagnostik! Ischämietoleranz des Darmes nur ca. 3 h.

Th.: Bereits der klinische Verdacht auf akuten Mesenterialarterienverschluss mit Darminfarkt indiziert die Durchführung eines Angio-CT! Beim Darminfarkt explorative Laparotomie
Arterielle Reperfusion: Je nach intraoperativem Befund Embolektomie, Desobliteration, Stent-PTA oder Bypass-Operation; bei Darmnekrosen sind Darmresektionen unumgänglich.
Bei ausgedehnten Darmresektionen mit nachfolgendem Kurzdarmsyndrom besteht in vereinzelten Fällen (jüngerer Patienten) die Möglichkeit der Darmtransplantation in großen Zentren (1-Jahresüberlebensrate ca. 75 %).
Therapie der NOMI: Katheterangiografie mit selektiver Applikation von Vasodilatatoren in die AMS (Alprostadil oder Epoprostenol) + Heparin i.v.
Therapie der Pfortaderthrombose: TIPS (transjugulärer intrahepatischer portosystemischer Shunt) + Katheter-Lyse

Prg: Operationen im Stadium II haben eine gute Prognose bei rel. kleiner Operationsletalität (5 %). Die Letalität des Mesenterialinfarktes beträgt nach 12 h Ischämie 30 %, nach 24 h > 85 %! Neben Alter, Begleitkrankheiten und Länge des ischämischen Darmabschnittes wird die Prognose wesentlich von der Zeitdauer bis zur Operation bestimmt!

Pro: Arterioskleroserisiken minimieren, Gabe von Thrombozytenaggregationshemmern (z.B. ASS), Thromboembolieprophylaxe bei Vorhofflimmern u.a.

Chronische mesenteriale Ischämie (CMI)

Ät.: Arteriosklerose (98 %) mit Stenosen oder Verschlüssen der unpaaren viszeralen Arterien. Meist sind die Gefäßabgänge aus der Aorta betroffen.

KL.: 4 Stadien der chronischen mesenterialen Ischämie (CMI):
St. I: Symptomlos (arteriografischer oder duplexsonografischer Zufallsbefund)
St. II: **Angina abdominalis** = intermittierende, postprandiale, ischämiebedingte Abdominalschmerzen
St. III: Wechselnde Dauerschmerzen im Abdomen + Malabsorptionssyndrom, evtl. mit **ischämischer Kolitis**
St. IV: Ischämische Kolitis/Ileitis, Darminfarzierung

Di.: Siehe AMI

Th.: 1. Minimierung kardiovaskulärer Risikofaktoren; ASS
2. Revaskularisierung ab St. II:
- Angioplastie und Stentimplantation
- Thrombendarteriektomie und Bypass-Chirurgie

ABDOMINELLES AORTENANEURYSMA (AAA) = Bauchaortenaneurysma (BAA) [I71.4]

Def: Erweiterung der infrarenalen Aorta auf einen Querdurchmesser ≥ 3 cm; Morphologie: Fusiform (spindelförmig) oder sacciform (sackförmig mit erhöhtem Rupturrisiko). 90 % aller Aneurysmen sind in der abdominellen Aorta lokalisiert.

Lok: > 95 % infrarenal, in 20 % Ausdehnung auf die Beckenarterien

Ep.: Prävalenz in den Industriestaaten bei > 65-jährigen Männern: 3 - 9 %, bei Frauen 0,9 - 1,5 %; Häufigkeitsgipfel: 6. - 7. Lebensjahrzehnt, zunehmende Häufigkeit in den Industrieländern
Inzidenz: 40/100.000/J - m : w = 6 : 1; familiäre Häufung (20 %)

Ät.: Meist Arteriosklerose mit entsprechenden Risikofaktoren, wobei Rauchen und Hypertonie am wichtigsten sind. Ferner: Hypercholesterinämie, positive Familienanamnese für AAA, männliches Geschlecht

KL.: Meist asymptomatisch (St. I); symptomatische AAA: Evtl. distale Embolien; selten Abdominal-/Flankenschmerzen; evtl. tastbarer „pulsatiler Abdominaltumor"

Ko.: Aneurysmaruptur (gedeckte oder freie Ruptur = St. III bzw. IV): Plötzlicher Vernichtungsschmerz abdominal und/oder im Rücken, Schock u.a.)
Das Rupturrisiko eines AAA nimmt exponentiell mit dem Durchmesser zu (Laplace-Gesetz) und liegt bei 5,5 - 6,0 cm bei 3,5 %/J., bei 6,1 - 7,0 cm bei 4,1 %/J., bei > 7,0 cm bei 6,3 %/J.

Di.:
- Sonografie: Außendurchmesser der Bauchaorta ≥ 3 cm; evtl. ergänzende Diagnostik:
- Angio-MRT oder -CT
- Bei Nachweis eines AAA regelmäßige Verlaufskontrollen!

Th.: 1. Risikofaktoren ausschließen/behandeln (bes. Nikotinkarenz und optimale Blutdruckkontrolle!)
2. Ausschaltung des AAA:
Op.-Indikation (siehe Internet *S3-Leitlinie 2018*): Bei asymptomatischen AAA ≥ 5,5 cm (m), ≥ 5,0 cm (w)
Risikofaktor für Ruptur ist auch eine rasche Zunahme des Durchmessers (> 1 cm/J.)
2 Verfahren:
- Operation (OAR = open aortic repair): Rohr- oder Y-Prothese aorto-biiliacal = Goldstandard. Letalität der elektiven Op. bis 4,5 %. Ko.: Infektion, spinale Ischämien mit Paraplegie, Kolonischämie, erektile Dysfunktion u.a.
- Endovaskuläre Aneurysma-Therapie (repair) = EVAR (Implantation einer Stentprothese). Voraussetzung: Ausreichender Abstand des AAA zur A. renalis, fehlende Mitbeteiligung der Beckenarterien. Ko.: Endoleaks (bis 10 % d.F.), Thrombosen, Embolien, Stentdislokation, spinale Ischämie, weitere Zunahme des Aneurysmadurchmessers; Letalität bei elektivem Eingriff: OAR 3,6 %; EVAR 1,3 %. Bei EVAR Sekundärinterventionen bis 3 %/J. → lebenslange Nachuntersuchungen!

Prg: 70 % der AAA-Patienten versterben an kardiovaskulären Erkrankungen (Herzinfarkt, Schlaganfall) → KHK und Carotisstenose ausschließen! Die Mortalität nach Ruptur liegt bei 40 - 80 %.

Pro:
- Konsequente Hypertoniebehandlung, bevorzugt mit Betablockern! Nikotinkarenz! Andere kardiovaskuläre Risikofaktoren minimieren. Therapie mit Statinen. Kein Leistungssport!
- AAA-Screening-Programm → Ind: 1. alle Männer ab 65 J.; 2. alle Frauen mit Raucheranamnese ab 65 J.; 3. alle Erwachsenen mit positiver Familienanamnese (in jedem Alter)

Anm.: Die Gabe von Betablockern und AT1-Blocker (Losartan) kann möglicherweise bei Patienten mit Marfan-Syndrom der Ausbildung von Aortenaneurysmen entgegenwirken.
Gyrasehemmer verdoppeln das Risiko von Aortenaneurysmen oder -dissektion

THORAKALES AORTENANEURYSMA (TAA) [I71.2]

Def: Dilatation der Aorta ascendens > 4,0 cm ∅

Lok: Aorta ascendens (50 %) - Aortenbogen (10 %) - Aorta descendens (40 %)

Ep.: Inzidenz: Ca. 10/100.000/J. - m: w ~ 2 : 1, überwiegend ältere Patienten > 60 J.; familiäre Häufung (20 %)

Ät.:
1. Seltener angeboren (z.B. Marfan-Syndrom, Loeys-Dietz-Syndrom u.a.)
2. Meist erworben:
   - Meist Arteriosklerose mit entsprechenden Risikofaktoren, bes. Hypertonie und Rauchen
   - Seltener zystische Medianekrose (Gsell-Erdheim)
   - Selten vaskulitisch: Takayasu-Arteriitis, Syphilis (Mesaortitis luica)

KL.: Meist stumm (Zufallsbefund bei Echo, CT, MRT)

Ko.:
1. Aortenklappeninsuffizienz bei Aneurysma der Aorta ascendens
2. Akute Dissektion mit Ischämie der distalen Organe
3. Ruptur, meist letal endend.

Risiko für Ruptur und Dissektion vom Aneurysmadurchmesser und -morphologie abhängig: Ca. 3 %/Jahr bei ∅ 5,0 - 5,9 cm; ca. 7 %/Jahr bei ∅ ≥ 6,0 cm.

Di.: Echo / TEE, Angio-MRT oder -CT

Th.: Normale Blutdruckwerte sicherstellen! Kein Leistungssport
1. Operation (siehe Internet *ESC-Leitlinie 2014*):
   Indikation zur Operation bei Aortendurchmesser ≥ 5,5 cm oder rasche Zunahme des Aortendurchmessers > 10 mm/J. (bei Marfan-Syndrom ≥ 5,0 cm bzw. ≥ 4,5 cm bei Risikofaktoren)
   Technik: Dacronprothese (bei Aneurysma der Aorta ascendens mit Aortenklappenprothese)
   Hospitalmortalität bei elektivem Eingriff:
   - Ascendens- oder Bogenersatz: 1 bis 5 % (abhängig von Alter + Komorbidität)
   - Descendensersatz: 3 x höher als bei Ascendensersatz

   Bei Descendensersatz Risiko der postoperativen Paraplegie/-parese bis 5 %.
2. Endovaskuläre Aortenrevaskularisation (EVAR) mittels Stent:
   Ind: Aneurysma der Aorta descendens; Hospitalmortalität bis 10 %, Paraplegierate kleiner als bei Op., jedoch Risiko späterer Stentkomplikationen (siehe AAA)

Pro: Kardiovaskuläre Risikofaktoren minimieren. Bei Marfan-Syndrom sollen Betablocker und Losartan die Progression der Aortendilatation vermindern.

AORTENDISSEKTION [I71.00]

Syn: Aneurysma dissecans (AD) der thorakalen Aorta; akutes Aortensyndrom

Def: Akut lebensbedrohliche Erkrankung der thorakalen Aorta. Im Gegensatz zum Aneurysma verum, das alle Wandschichten erweitert, kommt es bei der Aortendissektion infolge Intimaeinriss (Entry) zu einer intramuralen Einblutung in Media mit Bildung eines zweiten falschen Aortenlumens, das sich nach distal u./o. proximal ausweitet und durch 2.Intimariss (Reentry) Anschluss an das echte Lumen finden kann.

▶ 2 Lokalisationstypen des Entry (Stanford-Klassifikation):
1. Proximaler Typ A (70 %): Aortenbogenbereich unter Einschluss der Aorta ascendens
2. Distaler Typ B (30 %): Distal des Abgangs der A. subclavia sinistra = Aorta descendens

▶ Einteilung der European Task Force nach pathogenetischen Aspekten in 5 Klassen:
1. Klassisches AD
2. Intramurales Hämatom (IMH)
3. Lokalisiertes, umschriebenes AD mit exzentrischer Aussackung
4. Plaqueruptur mit AD u./o. Aortenruptur
5. Traumatisches AD (nach Schleudertrauma), iatrogenes AD (nach Katheteruntersuchungen)

Ep.: Inzidenz 3/100.000/Jahr, vorzugsweise im Alter > 50 Jahren (Ausnahme: Marfan-Syndrom: Häufigkeitsgipfel um das 30 Lj.), m : w = 2 : 1

Ät.: Risikofaktoren für Aortendissektion:
- Arterielle Hypertonie (70 %) und Atherosklerose (30 %)
- Marfan-Syndrom, Ehlers-Danlos-Syndrom
- Zustand nach Aortenklappenersatz, Korrektur einer Aortenisthmusstenose
- Bikuspide Aortenklappe
- Aortitis verschiedener Genese (Takayasu-Syndrom u.a.)
- Amphetamin- sowie Cocain-Abusus (jüngere Patienten)

KL.: Sehr starke, evtl. wandernde Thoraxschmerzen von zerreißendem oder schneidendem Charakter, bei Typ A bevorzugt retrosternal, bei Typ B bevorzugt im Rücken mit Ausstrahlung ins Abdomen. Bei Typ A evtl. Puls- und Blutdruckdifferenz zwischen beiden Armen. Bei komplizierender Aorteninsuffizienz diastolisches Herzgeräusch.

Lab: D-Dimer-Test positiv (negativer Test spricht gegen Aortendissektion und gegen Lungenembolie als DD)

Ko.: Typ A: Herzbeuteltamponade, Aortenklappeninsuffizienz, Verlegung der Koronararterien (→ Herzinfarkt), Apoplex
Typ B: Hämatothorax, Blutung ins Mediastinum oder Abdomen, Verlegung der Nieren- und/oder Mesenterialarterien (→ Niereninsuffizienz, Mesenterialinfarkt).

DD:
- Herzinfarkt = DD und evtl. Komplikation! (hsTn, CKMB, Ekg)
- Lungenembolie (pO_2, Echo, Spiral-CT)

Di.: Klinik + bildgebende Diagnostik:
TEE, kontrastmittelverstärkte CT, MRT
Memo: Ein normales D-Dimer schließt AD und LE meist aus.

Th.: (siehe Internet *ESC-Leitlinie 2014*)
1. Blutdruck senken (Betablocker u.a.)auf Werte zwischen 100 - 110 mmHg systolisch; Analgesie (z.B. Morphin)
2. Sofortige Operation (Kunststoffprothese): Bei Typ A stets, bei Typ B nur bei drohenden Komplikationen - Hospitalletalität 5 - 30 %
3. Endovaskuläre Therapie (TEVAR = thoracic endovascular aortic repair) - Ind: Typ B-Dissektion mit zu hohem Op.-Risiko: Hospitalletalität bis 10 %; Reinterventionsrate 10 %

Prg: Nur 50 % der Typ A-Patienten überleben unbehandelt die ersten 48 h, 80 % versterben innerhalb von 2 Wochen an Aortenruptur. Typ B-Patienten haben bei konservativer Therapie eine 30-Tages-Letalität von 10 %.

Pro: Kardiovaskuläre Risikofaktoren minimieren.

RAYNAUD-SYNDROM (RS)

(sprich: „räno“) [I73.0]

Def: **Ät.:** Primäres RS (> 50 %) = Durch Kälte oder Emotionen ausgelöste anfallsartige, schmerzhafte Vasospasmen mit Ischämie der Finger bis max. 30 Min. Dauer.
Sekundäres RS (< 50 %) = Gleiche Symptomatik bei asymmetrischem Befall meist mit organischen Veränderungen der Digitalarterien bei verschiedenen Grunderkrankungen:
- Kollagenosen (am häufigsten bei Sklerodermie und Sharp-Syndrom)
- Vaskulitiden (M. Winiwarter-Buerger)
- Vibrationsschäden, Karpaltunnelsyndrom, Sudeck-Dystrophie; (Hypo)Thenar-Hammer-Syndrom - eine Berufskrankheit durch stoßartige Krafteinwirkung auf Thenar bzw. Hypothenar
- Periphere arterielle Verschlusskrankheit (PAVK)
- Pharmaka: z.B. β-Blocker, Ergotamin, abschwellende Nasentropfen, Bleomycin, Cisplatin; Drogen: Nikotin, Amphetamine, Kokain
- Hämatologisch/onkologische Erkrankungen: z.B. Polyzythämie, Thrombozytose, Kälteagglutininsyndrom, Kryoglobulinämie, Paraproteinämie (Plasmozytom, M. Waldenström)

Ep.: Ca. 3 % der Bevölkerung leiden an einem primären RS
w : m = bis 5 : 1; Manifestationsalter des primären RS meist zwischen 20 - 40 J.

KL.: Die ischämischen Attacken laufen in 3 Phasen ab:
1. Blässe durch Vasospasmus der Fingerarterien (Ausnahme: Daumen!)
2. Akrozyanose durch Paralyse der Venolen
3. Hautrötung durch reaktive Vasodilatation

Jedoch nicht immer 3 Phasen nach dem klassischen „Trikolore-Phänomen“, insbesondere bei organisch fixierten Stenosen fehlt die reaktive Hyperämie. Evtl. im Anfall Taubheitsgefühl und/oder Schmerzen

Diagnosekriterien des primären RS:
- Symmetrischer Fingerbefall
- Keine Nekrosen, keine trophischen Hautveränderungen
- Auslöser Kälte oder emotioneller Stress
- Bestehen der Symptome > 2 Jahre ohne Nachweis einer Grundkrankheit

DD:
- Embolie (Ischämiedauer > 30 min)
- PAVK (DD und Ursache eines sekundären RS)
- Isolierte Akrozyanose (schmerzlose Zyanose der Akren)

Di.:
- Faustschlussprobe: Bei erhobener Hand Kompression im Handgelenk durch den Untersucher, 20 x Faustschluss, evtl. Abblassen einzelner Finger, nach Loslassen lokalisiert verzögerter Bluteinstrom (Seitenvergleich).
- Allen-Test: Zum Nachweis eines isolierten Verschlusses der A. radialis oder A. ulnaris. Hier wird nur die A. radialis oder die A. ulnaris selektiv komprimiert. Bei Abblassen nach Faustschluss Verdacht auf Verschluss der jeweils nicht komprimierten Arterie.
- Kälteprovokationstest: Hände 3 Min. in Eiswasser können vasospastische Anfälle auslösen.
- Kapillarmikroskopie: Erhöhung des Kapillardurchmessers. Untersuchung besonders wichtig in der Diagnostik des sekundären RS. Sklerodermie: Riesenkapillaren, avaskuläre Felder, Hämorrhagien. Dieser Befund geht bei 12 % den klinischen Zeichen einer systemischen Sklerodermie voraus. Ähnliche Befunde finden sich auch bei anderen Kollagenosen. Lupus erythematodes: Büschelkapillaren und geschlungene Kapillaren.
- MR-Angiografie, Farbduplexsonografie: Nachweis von Vasospasmen. Stenosen, die nach Gabe eines α-Blockers bestehen bleiben, sprechen für organische Gefäßveränderungen.
- Labor: Zum Ausschluss eines sekundären RS:
  - Unspezifische Entzündungszeichen: BSG, CRP
  - Blutbild + Thrombozyten, Eiweiß- und Immunelektrophorese
  - Kälteagglutinine, Kryoglobuline
  - ANA und anti-dsDNS-Ak bei SLE
  - Anti-SCL70 bei Sklerodermie
  - Anti-U1RNP bei Sharp-Syndrom

  Diagnose des primären RS: Kriterien → siehe oben
  Kapillarmikroskopie und Labor normal (BSG, ANA), Ausschluss eines sekundären RS/PAVK

Th.:
- Kausale Behandlung einer Grundkrankheit
- Allgemeine Maßnahmen:
  - Kälteschutz, Meiden von Nässeexposition
  - Nikotinverbot
  - Tragen von Wärmehandschuhen
- Medikamentöse Therapie:
  - Kalziumantagonisten: z.B. Nifedipin
  - Bei schwer verlaufendem, insbesondere sekundärem RS bestehen folgende Optionen im Off-Label-Use: Prostanoide (z.B. Iloprost), Phosphodiesterase-5-Hemmer (z.B. Sildenafil), Endothelin-Rezeptorantagonisten (z.B. Bosentan)

ERKRANKUNGEN DER VENÖSEN GEFÄSSE

- Varikose (Varizen)
- Oberflächliche Thrombophlebitis
- Tiefe Venenthrombose (Phlebothrombose)
- Lungenembolie
- Chronisch-venöse Insuffizienz (CVI)

VARIKOSIS (VK) [I83.9]

Syn: Krampfadern (altdeutsch = Krummader), Varizen (Varix = Knoten)

Def: WHO: VK = sackförmig oder zylindrisch erweiterte, oberflächliche (epifasziale) Venen, wobei die Venenerweiterung umschrieben oder streckenförmig sein kann und zumeist mit einer Schlängelung und Knäuelbildung einhergeht.

1. Primäre VK (95 %) = idiopathisch ohne fassbare Ursache
2. Sekundäre VK (5 %) = erworben, meist Kollateralen bei Abflussbehinderung im tiefen Venensystem als Folge einer Phlebothrombose.

CEAP-Klassifizierung der chronischen Venenleiden (Varikosis, CVI): → *siehe Internet*

Ep: Ca. 20 % der Erwachsenen; zunehmende Prävalenz mit dem Alter; w : m = 3 : 1; Erstmanifestation meist im 3. Lebensjahrzehnt

Ät.:
- Genetik (positive Familienanamnese - 50 % d.F.) + Manifestationsfaktoren:
- Alter
- Hormoneller Einfluss bei Frauen (z.B. Schwangerschaft)
- Stehende oder sitzende Tätigkeit

Die Bedeutung des Übergewichtes als Risikofaktor wird unterschiedlich beurteilt.

PPh: Primäre Varikose: Schlussunfähigkeit der Venenklappen epifaszialer Venen, sodass es zur Strömungsumkehr des Blutes in zentrifugaler Richtung kommt.
Unter Rezirkulationskreis versteht man einen pathologischen venösen Kreislauf im Bereich der Beine: Am proximalen Insuffizienzpunkt in der Leiste fließt das Blut nicht von der V. saphena magna in die tiefen Beinvenen (wie normal), sondern retrograd aus der V. femoralis communis in die V. saphena magna bis zum distalen Insuffizienzpunkt; von dort über Seitenastvarizen und Vv. perforantes zurück zu den tiefen Beinvenen.

Anatomie: 3 Venensysteme am Bein:

1. Oberflächlich: V. saphena magna beginnt am Innenknöchel und geht bis zum Venenstern = Crosse (unterhalb der Leiste). V. saphena parva und Seitenäste (Wadenbereich).
2. Tiefe Beinvenen übernehmen 90 % des venösen Rückstroms, hauptsächlich durch die Muskelpumpe, außerdem durch Gelenkpumpe. Venenklappen verhindern nach dem Paternoster-Prinzip einen Rückfluss des Blutes.
3. Perforans-Venen: Verbindung zwischen oberflächlichem und tiefem System. Die physiologische Flussrichtung von außen nach innen wird durch die Venenklappen sichergestellt. 3 wichtige Gruppen:
   - Dodd-Gruppe: Innenseite des mittleren Oberschenkels
   - Boyd-Gruppe: Innenseite des Unterschenkels direkt unterhalb des Knies
   - Cockett-Gruppe: 3 Perforans-Venen an der Innenseite des Unterschenkels im unteren Drittel ca. 7,14 und 18 cm von der Fußsohle entfernt.

Varizentypen:
- Stamm- und Seitenastvarizen (am häufigsten) bevorzugt Bereich der V. saphena magna (mediale Ober- und Unterschenkelseite) und V. saphena parva (Rückseite des Unterschenkels) sowie deren Seitenäste. Ca. 15 % der Bevölkerung betroffen.
- Retikuläre Varizen = netzartige, lokalisierte, oberflächliche Venektasien mit einem Durchmesser von 2 - 4 mm, bevorzugt in der Kniekehle und an der Außenseite von Ober- und Unterschenkel. Häufiger Befund; kosmetische Bedeutung.
- Besenreiservarizen = spinnengewebsartiges Netz durch kleinste intradermale Varizen mit einem Durchmesser < 1 mm bevorzugt am Oberschenkel dorsal. Häufiger Befund; kosmetische Bedeutung.
- Varikozele = Ektasie des Plexus pampiniformis
- Vulvavarizen und suprapubische Varizen: Auftreten im Rahmen einer Schwangerschaft

KL.:
- Müdigkeits-, Schwere- und Spannungsgefühl in den Beinen (Besserung im Liegen und bei Bewegung)
- Neigung zu abendlichen Knöchelödemen
- Evtl. Juckreiz und Druckgefühl über insuffizienten Perforansvenen
- Nächtliche Fuß- und Wadenkrämpfe

Merke: Typischerweise nimmt die Klinik venöser Erkrankungen gegen Abend, nach langem Sitzen oder Stehen oder bei warmen Wetter zu; nicht jedoch nach längerem Gehen (wie z.B. bei der PAVK).

Stadieneinteilung der Stammvarikose der V. saphena magna (nach Hach, 1996) entsprechend der Ausdehnung nach distal. Der distale Insuffizienzpunkt beim Valsalva-Pressversuch (= Stopp des

Refluxes bei distal wieder suffizienter Klappe und Abgang einer Seitenastvarize) bestimmt das Stadium:
I. Nur Mündungsklappe (Crosseninsuffizienz)
II. Varize mit Reflux bis oberhalb Kniegelenk
III. Varize bis unterhalb Kniegelenk
IV. Varize bis Sprunggelenk

- Durch das rezirkulierende Blutvolumen bei der Stammvarikose der V. saphena magna kommt es im Laufe der Jahre sekundär zu einer Volumenbelastung der V. poplitea und V. femoralis mit Dilatation und Klappeninsuffizienz. Dies wird als sekundäre Popliteal- und Femoralveneninsuffizienz (Leitveneninsuffizienz) bezeichnet.
- Bei der inkompletten Stammvarikose der V. saphena magna ist die Crosse zwar suffizient, jedoch kommt es über eine weiter distal gelegene insuffiziente Perforansvene oder Seitenastvene zum Reflux aus der Tiefe in die oberflächliche V. saphena magna.
- Die Stammvarikose der V. saphena parva ist seltener. Es können sich größere Krampfaderkonvolute an der Dorsalseite der Wade ausbilden.
- Eine Varikose der Vv. perforantes tritt meist in Kombination mit anderen Formen der primären und sekundären Varikose auf.

Klinische Stadieneinteilung der Varikosis nach Marshall:

Stad. I: Keine Beschwerden, allenfalls kosmetisch störend
Stad. II: Stauungsgefühl, nächtliche Krämpfe, Parästhesien
Stad. III: Ödem, Hautinduration, Pigmentierung, abgeheiltes Ulcus cruris
Stad. IV: Ulcus cruris venosum

Ko.: Thrombophlebitis, tiefe Venenthrombose (mit evtl. Lungenembolie), chronisch venöse Insuffizienz, Ulcus cruris venosum

Di.:
- Anamnese, Inspektion, Palpation von Faszienlücken an den Durchtrittsstellen der insuffizienten Perforansvenen; evtl. hervortretende Perforansvenen („blow-out"-Phänomen)
- Venenfunktionsteste sind durch die hohe diagnostische Aussagekraft der Duplexsonografie verdrängt worden, z.B. Trendelenburg-Test zum Nachweis insuffizienter Venenklappen und Perthes-Test zur Kontrolle, ob die tiefen Venen durchgängig sind (siehe Chirurgie-Lehrbücher).
- Duplex-Sonografie → Beantwortung von 2 Fragen:
  1. Tiefe Venen durchgängig?
     - Vene komprimierbar? (Kompressionssonografie)
     - Strömung atemvariabel? (S [= spontaneous] Sounds)
     - Beschleunigte Strömung nach distaler und proximaler Kompression (A [= augmented] Sounds)
  2. Venenklappen der Stammvenen suffizient? (= Strömungsstopp beim Valsalva-Pressversuch) oder insuffizient (= Reflux beim Valsalva-Pressversuch) → zur Stadieneinteilung Bestimmung des distalen Insuffizienzpunktes (der Punkt, wo das Refluxgeräusch distal endet).
- Evtl. aszendierende Pressphlebografie

Th.: A) Konservativ:
- Kompressionsstrümpfe (meist reicht die Kompressionsklasse II, entsprechend einem Knöcheldruck von ca. 30 mmHg); Maßanfertigung ist nur bei stark abweichenden Beinformen notwendig.
- Sitzen und Stehen sind ungünstig, Laufen und Liegen sind günstig.

Anm: Es gibt keine sicher wirksame medikamentöse Therapie der Varikose!

B) Operativ:
Ind: Symptomatische Varikosis
Voraussetzung: Nachweis der freien Durchgängigkeit des tiefen Venensystems (Farbduplex, Phlebografie)
KI: Verschluss der tiefen Venen u.a.

Methoden:
- Crossektomie = Unterbindung aller Venenäste am Venenstern (Crosse) in der Leiste, um Rezidive zu verhindern
- Venenstripping, z.B. mit der Babcock-Sonde oder dem Vollmar-Ringstripper
- Ligatur aller insuffizienten Perforansvenen
- Separate Entfernung evtl. weiterer Venenkonvolute (die präoperativ am stehenden Patienten markiert werden müssen)
- Endovenöse Therapie - 3 Methoden: Thermische, Laser- und Radiofrequenzablation

C) Sklerosierung oder Lasertherapie: Besenreiservarizen, retikuläre Varizen und kleine Seitenastvarizen können, wenn sie kosmetisch stören, ambulant entfernt werden.

Prg: Rezidivrate nach Sklerotherapie > 50 % / 5 Jahren
Bei sorgfältig durchgeführter Operation ist die Rezidivrate klein (< 5 %).
Letalität der Operation 0,02 %

Chronisch-venöse Insuffizienz (CVI) [I87.20]

Syn: Chronisch venöses Stauungssyndrom, Chronische Veneninsuffizienz

Def: Venöse Hypertonie im Stehen mit Venen- und Hautveränderungen

Ät.:
- Postthrombotisches Syndrom (häufigste Ursache)
- Primäre oder sekundäre Klappeninsuffizienz der tiefen Beinvenen
- Venöse Angiodysplasien (angeborene Defekte/Fehlen der Venenklappen)

PPh:
- Venenklappeninsuffizienz mit venöser Hypertonie im Stehen
- Retrograde Blutströmungen mit Rezirkulationskreisen
- Pathologische Kollateralkreisläufe
- Von der Zirkulation ausgeschaltete Venenbezirke
- Periphere Venenpumpen eingeschränkt (Muskel- und Gelenkpumpe)
- Störungen der Mikrozirkulation und des Lymphabflusses

Lok: Pathogenetisch entscheidend ist die tiefe Leitveneninsuffizienz im Oberschenkel. Klinisch manifestiert sich die CVI vorwiegend im Unterschenkel- und Fußbereich.

KL.: **3 Stadien** (nach Widmer)

Stadium I:
- Reversible Ödeme
- Corona phlebectatica (dunkelblaue Hautvenenveränderung am lateralen und medialen Fußrand)
- Perimalleoläre Kölbchenvenen

Stadium II:
- Persistierende Ödeme
- Purpura und Hämosiderose der Haut im Unterschenkelbereich (rotbraune Hyperpigmentierung)
- Dermatosklerose, Lipodermatosklerose (evtl. mit entzündlicher Rötung)
- Atrophie blanche (depigmentierte, atrophische Hautbezirke, meist oberhalb der Sprunggelenke beidseits)
- Stauungsekzem: Mit Juckreiz und Neigung zu allergischen Reaktionen
- Zyanotische Hautfarbe

Stadium III:
Floride oder abgeheilte Ulcera cruris (Ulcus cruris venosum) - Prädilektionsstellen: Über insuffizienten Venae perforantes im Bereich der Cockett´ Gruppe oberhalb des Innenknöchels

Ko.:
- Neigung zu Erysipel
- Arthrogenes Stauungssyndrom (sekundäre Einschränkung der Sprunggelenksbeweglichkeit mit Folge der weiteren Funktionseinschränkung der Sprunggelenksvenenpumpe)

DD:
- Beinödeme anderer Genese (siehe Kap. Ödeme)
- Ulcus cruris arteriosum bei PAVK (siehe dort)
- Bei chronischen Beinulzera auch an Karzinom im Ulkus denken (bei Verdacht Biopsie)

Di.:
- Anamnese und Klinik
- Duplex- und Farbduplex-Sonografie:
  Darstellung von Durchgängigkeit und Strömungsverhältnissen der tiefen Beinvenen. Nachweis eines Refluxes bei insuffizienten Venenklappen.
- Indirekte Untersuchungsverfahren durch Duplex-/Farbduplexsonografie an Bedeutung verloren.
- Aszendierende Pressphlebografie vor operativer Behandlung einer Varikose.

Th.: A) Kausal: Therapie einer Varikose (siehe dort)

B) Symptomatisch:
- Allgemeinmaßnahmen:

  Merke: **S**itzen mit abgeknickten Knien und **S**tehen behindern den venösen Abfluss. **L**iegen (optimal, wenn Beine höher als der Oberkörper) und **L**aufen (Wadenmuskel- und Sprunggelenkspumpe) fördern den venösen Abfluss. **SS** = schlecht, **LL** = gut

  Wärme führt zu unerwünschter Venendilatation → keine Sauna, kein direktes Sonnenbad. Kaltes Abduschen führt zu erwünschter Venentonisation.
  Fußbewegungsübungen und Gehtraining, Krankengymnastik zur Vermeidung einer sekundären Sprunggelenksversteifung.
- Kompressionstherapie:
  - Kompressionswechselverband mit 8-10 cm breiten Kurzzugbinden
  - Kompressionsstrümpfe oder -strumpfhose: Klasse II (~ 30 mmHg Knöcheldruck): CVI Grad II (Widmer) - ausreichend für die meisten Patienten; Klasse III (~ 40 mmHg Knöcheldruck): CVI Grad III (Widmer)

- Intermittierende pneumatische Kompression
  Die Compliance der Kompressionstherapie ist max. 50 %.
  KI der Kompressionsbehandlung: Dekompensierte Herzinsuffizienz, ausgedehnte Thrombophlebitis, Thrombose oder -verdacht. Erysipel, Phlegmone, Kompartmentsyndrom, schwere nicht eingestellte Hypertonie, Okklusion im Lymphabstrombereich
- Bei fortbestehender schwerer Symptomatik des PTS (postthrombotischen Syndroms) trotz konservativer Therapie kann eine endovaskuläre Rekanalisation erwogen werden (in Zentren).
- Therapie eines Ulcus cruris venosum (siehe Internet *S3-Leitlinie DGP 2008*):
  - Entfernung von avitalem Gewebe und Reinigung des Ulcus z.B. mit steriler physiologischer Kochsalzlösung, optimierte Verbandstoffe z.B. Hydrokolloidverbände, wirkstofffreie Fettgazen, Schaumstoffe, Kalziumalginatkompressen, Hydrogele. Vorsicht bei der Behandlung mit Externa wegen Gefahr des allergischen Ekzems!
  - Kompressionstherapie und Bewegungstraining: Kompressionsverbände bzw. -strümpfe, intermittierende pneumatische Kompression. Ohne Kompression kaum Heilung!
  - Sanierung epifaszialer Refluxwege (chirurgische Entfernung oder endovaskulärer Verschluss inkl. Sklerotherapie)

Prg: Bei konsequenter Therapie günstig
(Allgemeinmaßnahmen, Varizentherapie, Kompressionsbehandlung)

THROMBOPHLEBITIS [I80.9]

Def: Entzündung oberflächlicher (epifaszialer) Venen mit thrombotischer Verlegung der betroffenen Venen → Synonym: Oberflächliche Venenthrombose (OVT). Sind varikös veränderte Venen betroffen (75 % d.F.), spricht man von Varikophlebitis.

Ät.:
- An den Beinen (90 % d.F.) meist bei vorbestehenden Varizen der V. saphena magna und parva sowie deren Seitenäste durch (Mikro-)Traumen ausgelöst.
- An den Armen durch infizierte Venenkatheter oder durch Injektion/Infusion hyperosmolarer Lösungen oder intimareizender Medikamente.
- Thrombophlebitis saltans sive migrans [I82.1]
  Def: Rezidivierende Thrombophlebitis wechselnder Lokalisation (auch Arme, selten viszeraler Befall) an nicht varikös veränderten Venen.
  Vo.: - Frühstadium einer Thrombangiitis obliterans (M. Winiwarter-Buerger)
  - Gel. Begleitsymptom bei malignen Tumoren (z.B. Pankreas-Ca.)
- M. Mondor [I80.88]: Meist idiopathische Thrombophlebitis der seitlichen Thoraxvenen (V. thoracoepigastrica), die als druckdolente Stränge tastbar und sichtbar sind (klinischer Verlauf selbstlimitierend). Bei Frauen Brustkrebs ausschließen.

KL.: Entzündungszeichen: Rubor, Calor, Dolor, Tumor (schmerzhaft tastbarer, derber [thrombosierter] Venenstrang); i.Gs. zur tiefen Venenthrombose keine Schwellung der Extremität, da 90 % des Blutes durch die tiefen Venen abfließt.

Ko.:
- Eine Thrombophlebitis kann in ca. 20 % d.F. über insuffiziente Perforansvenen oder in der V. saphena magna über die Crosse auf die tiefen Beinvenen übergreifen (transfasziale Phlebitis).
- Selten bakterielle Infizierung + Abszedierung, septische Thrombophlebitis (Fieber, Schüttelfrost)

DD: Tiefe Venenthrombose (TVT, Phlebothrombose), s.u.

Di.: Klinik, Kompressions- und Duplex-Sonografie der tiefen Venen zum Ausschluss einer TVT

Th.:
- Ambulant: Den Patienten laufen lassen. (Keine Bettruhe! Bei Immobilisation besteht das Risiko eines appositionellen Thrombuswachstums bis ins tiefe Venensystem!)
- Evtl. Ursachen beseitigen (z.B. Venülen, Katheter entfernen!)
- Frische Thrombophlebitis: Evtl. Stichinzision, Entleerung des thrombotischen Materials, Kompressionsverband + Mobilisation.
- Ältere Thrombophlebitis: (> 7 Tage): Nur Kompressionsverband + Mobilisation
- Indikationen für eine Therapie mit Fondaparinux oder Heparin (NMH) in prophylaktischer Dosis: Thrombophlebitis der V. saphena magna (Gefahr der aszendierenden Thrombose) und bettlägerige Patienten. Bei TVT Heparin in therapeutischer Dosis (siehe TVT).
- Bei starken Schmerzen: Antiphlogistika, z.B. Diclofenac
- Bei infiziertem venösen Zugang am Arm: Umschläge mit antiseptischer Lösung
- Bei Fieber Staphylokokken-wirksames Antibiotikum (Flucloxacillin; bei Allergie Cephalosporin)

Pro: Therapie kausaler Varizen, Vorsichtsmaßnahmen bei Injektionen/Infusionen; Venülen nur so lange belassen, wie erforderlich.

TIEFE VENENTHROMBOSE (TVT) DER UNTEREN EXTREMITÄT (TVT-UE) [I80.28]

Syn: Phlebothrombose; englisch: „deep vein thrombosis" (DVT)

Internet-Infos: S2k-Leitlinie 2015 und Leitlinie der DGA 2017

Def. der Thrombose: Intravitale, intravasale, lokalisierte Gerinnung von Blutbestandteilen

Def. der TVT: Thrombose der tiefen Venen im Becken-/Beinbereich (90 %) oder im Armbereich mit 2 Risiken:
1. Lungenembolie
2. Postthrombotisches Syndrom mit chronisch-venöser Insuffizienz

Ep.: Risiko der TVT von Alter und Risikofaktoren abhängig; durchschnittliches Risiko im Alter < 60 J. 1 : 10.000/J., im Alter > 60 J bis 1 : 100/J. TVT und Lungenembolie stellen eine der Hauptursachen für Morbidität und Letalität während eines Krankenhausaufenthaltes dar, werden aber auch bei ambulanten Operationen beobachtet.

Lok:
I. TVT der Bein- und Beckenvenen (am häufigsten) - 4 Etagen: V. iliaca 10 %, V. femoralis 50 %, V. poplitea 20 %, Unterschenkelvenen 20 %. 2/3 der TVT der Beine betreffen das linke Bein (Abflussbehinderung an der Kreuzungsstelle linke Beckenvene und rechte Beckenarterie mit Ausbildung einer septenartigen Leiste im Venenlumen = Venensporn bei 20 % der Erwachsenen = May-Thurner-Syndrom). Bis zu 20 % der unbehandelten Unterschenkelvenenthrombosen zeigen eine Progression in die Oberschenkelvenen und ca. 20 % aller Femoralisvenenthrombosen führen zu einer aufsteigenden Beckenvenenthrombose.
> 90 % der Embolien stammen aus dem Einflussgebiet der unteren Hohlvene, davon 30 % aus Beckenvenen und 60 % aus Oberschenkelvenen. Bei bis zu 50 % der Patienten mit proximaler tiefer Beinvenenthrombose kommt es zu (meist) asymptomatischen Lungenembolien.
II. TVT der Armvenen (seltener)

Pg.: Virchow-Trias:
1. Endothelalteration: Entzündung, Traumen
2. Blutstromveränderung:
   - Wirbelbildung (Varizen)
   - Strömungsverlangsamung (lokale Stase, Herzinsuffizienz)
3. Veränderung der Blutzusammensetzung mit Ungleichgewicht zwischen Gerinnung und Fibrinolyse → siehe Ursachen einer Thrombophilie (unter Ätiologie)

Pat: Formen:
- ▶ Abscheidungs- (Plättchen-)Thrombus:
  durch Anlagerung (Adhäsion) und Zusammenballung (Aggregation) von Thrombozyten an einem Endotheldefekt (Initialzündung einer Thrombose)
  Merkmale:
  - Fest an der Gefäßwand haftend.
  - Nicht das ganze Lumen ausfüllend.
  - Erythrozytenarm (weißer Thrombus) mit geriffelter Oberfläche.
- ▶ Gerinnungsthrombus:
  Wesentlicher pathogenetischer Faktor: Strömungsverlangsamung
  Merkmale:
  - Keine feste Haftung (Emboliegefahr!).
  - Das Gefäßlumen ausfüllend.
  - Roter Thrombus mit glatter Oberfläche.
- ▶ Gemischter Thrombus:
  Weißer Kopfteil und roter Schwanzteil

Ät.: 1. Internistische prädisponierende Faktoren für eine TVT (in Klammern Risikoerhöhung):
- TVT oder LE in der Anamnese (bis 30fach)
- Immobilisation (bis 20fach)
- Polycythaemia vera; PNH
- Essenzielle Thrombozythämie
- Hyperviskositäts-Syndrom
- Forcierte Diurese mit Exsikkose
- Adipositas (BMI > 30)
- Respiratorische Insuffizienz/COPD
- Systemische Infektionen
- Schlaganfall mit Paresen; Herzinfarkt
- Herzinsuffizienz (NYHA III oder IV)
- Chronisch-venöse Insuffizienz

Thrombophilie:
- Erworbener Protein C-Mangel: Leberzirrhose, DIC, Cumarintherapie, Vitamin K-Mangel
- Erworbener Protein S-Mangel, Schwangerschaft, Östrogentherapie u.a.
- Erworbener AT-Mangel: Leberzirrhose, nephrotisches Syndrom, exsudative Enteropathie, DIC
- Heparininduzierte Thrombozytopenie Typ II
- Persistierende Faktor VIII-Erhöhung
- Therapie mit Neuroleptika

- Aktive Malignome (bis 15 %), bes. im Abdominalbereich (z.B. Pankreas- und Prostata-Ca). → Bei sog. idiopathischen Thrombosen an die Möglichkeit eines Tumorleidens denken und danach suchen!
- Therapie mit Östrogenen, östrogenhaltigen Kontrazeptiva (ÖK) (Dieses Risiko wird durch gleichzeitiges Rauchen potenziert! → Rauchen ist eine relative KI für die Verwendung von ÖK.)
- Schwangerschaft und 6 Wochen postpartal (häufigste Todesursache während Schwangerschaft und Wochenbett!)
- Therapie mit Testosteron (erhöhtes Risiko in den ersten 6 Mon.)
- Alter > 60 J.

2. Thromboserisiko bei Operationen (ohne Heparin-Prophylaxe):

Generelles Operationsrisiko	Tiefe Venenthrombose	Lungenembolie	Tod
Niedrig Patienten < 40 J., kleine Op. (< 30 min), Arthroskopie, Gips	2 %	0,2 %	0,02 %
Mittel Allgemein-chirurgische/urologische/gynäkologische länger dauernde Eingriffe	10 - 40 %	1 - 4 %	0,4 - 1 %
Hoch Polytrauma, Becken-/Knie-/Hüft-Op.	40 - 80 %	4 - 10 %	1 - 5 %

Durch prophylaktische Gabe von Heparin können 3 von 4 TVT verhindert werden (Risikoreduktion um 75 %).

3. Durch Abknicken der V. poplitea bei langem Sitzen in Auto, Bus, Bahn, Flugzeug kann es bei Risikopatienten zur Flugzeugthrombose kommen: „Economy class syndrome".
4. Hereditäre Ursachen einer Thrombophilie → Verdachtshinweise:
Jüngeres Alter beim Auftreten der 1. TVT; rezidivierende TVT, atypische Lokalisation, positive Familienanamnese (≥ 2 Verwandte ersten Grades mit TVT)

Art des Defekts	Pathomechanismus	Prävalenz in der Bevölkerung	Relatives Risiko für erste TVT
APC-Resistenz / Faktor V-Leiden-Mutation = Faktor V-G1691A-Mutation	Gestörte Inaktivierung von Faktor Va durch aktiviertes Protein C (APC)	Ca. 5 %	Bis 5fach ↑ bei Heterozygotie
Prothrombin (F. II)-G20210A-Mutation	Erhöhter Plasma-Prothrombin-Spiegel	Ca. 3 %	5fach ↑ bei Heterozygotie
Protein C-Mangel (2 Typen)	Inhibitormangel (verminderte Inaktivierung von Faktor Va und VIIIa)	0,2 %	Bis 10fach ↑ bei Heterozygotie
Protein S-Mangel (3 Typen)	Verminderte Protein-C-Aktivität infolge verminderter Aktivität des Kofaktors	Ca. 0,1 %	Bis 10fach ↑ bei Heterozygotie
Antithrombin- (AT) Mangel	Typ I: AT-Spiegel um ca. 50 % erniedrigt (Typ II: AT-Spiegel normal, aber verminderte AT-Aktivität)	0,02 %	Bis 10fach ↑ bei Heterozygotie

Alle diese Gerinnungsstörungen werden autosomal dominant vererbt. Bei der häufigeren Heterozygotie findet sich eine ca. 50 %ige Reduktion der Konzentration des entsprechenden Proteins. Mit Ausnahme der (seltenen) homozygoten APC-Resistenz und des AT-Mangels findet sich bei allen anderen Störungen nur ein mäßig erhöhtes Thromboserisiko, das aber bei zusätzlichen Risikofaktoren (1 - 3) zur Thrombose führen kann!

Antiphospholipid-Syndrom (Anamnese: TVT, Schwangerschaftskomplikationen): Siehe dort

Die Dauer der Antikoagulation nach einer Thrombose unterscheidet sich für die meisten hereditären Ursachen einer Thrombophilie nicht von Personen ohne diesen Defekt (Ausnahme: Antiphospholipid-Syndrom; homozygote APC-Resistenz: Hier wird Dauerantikoagulation empfohlen).

KL.:
- Schwere-/Spannungsgefühl, ziehende Schmerzen, "Muskelkater" (Wade, Poplitea, Leiste); in Horizontallage abnehmende Beschwerden.
- Schwellung (Umfangsdifferenz !) zyanotische Glanzhaut, „Pratt-Warnvenen" = Kollateralvenen an der Schienbeinkante
- Überwärmung
- Druckempfindlichkeit im Verlauf der tiefen Venen
- Wadenschmerz beim Ballottement der Wade

- Wadenkompressionsschmerz manuell (Meyer-Zeichen) oder mittels Blutdruckmanschette (Lowenberg-May-Zeichen)
- Wadenschmerz bei Dorsalflexion des Fußes (Homans-Zeichen)
- Fußsohlenschmerz bei Druck auf mediale Fußsohle (Payr-Zeichen)
- Evtl. Fieber, BSG ↑, Leukozytose, Pulsanstieg

Merke: Die Treffsicherheit der klinischen Zeichen ist mit 50 % nicht verlässlich! Stasezeichen finden sich am Bein nur bei ausgedehnter proximaler Thrombose (Oberschenkel), wobei die typische Trias: Schwellung, Schmerz, Zyanose nur in 10 % d.F. gefunden wird. Das Fehlen klinischer Zeichen einer Thrombose schließt diese (insbesondere bei bettlägerigen Patienten) nicht aus: Nur bei 1/3 aller Lungenembolien ist eine Phlebothrombose klinisch nachweisbar!

Ko.:
1. Lungenembolie: Bis zu 50 % aller Patienten mit tiefer Beinvenenthrombose haben bei Diagnosestellung szintigrafisch nachweisbare (überwiegend asymptomatische) Lungenembolien! Das höchste Embolierisiko besteht bei Beckenvenenthrombosen.
2. Postthrombotisches Syndrom (PTS) (Symptomatik siehe chronisch-venöse Insuffizienz CVI), davon ¼ d.F. mit Ausbildung eines Ulcus cruris: Selten bei Unterschenkelvenenthrombose, meist nach Mehretagenthrombose (50 % und mehr).
3. Thromboserezidiv

DD:
- Postthrombotisches Syndrom mit chronisch-venöser Insuffizienz
- Lymphödem (Zehen auch geschwollen)
- Muskelfaserriss und posttraumatische Schwellungszustände (Anamnese, Haut nicht überwärmt, nicht zyanotisch)
- Ischias-Syndrom (Anamnese, Schmerzausstrahlung, Lasègue-Dehnungsschmerz, neurologischer Status)
- Rupturierte Baker-Zyste (Ausstülpung der Synovia im Bereich der Kniekehle → Sono)
- Akuter arterieller Verschluss (fehlender Puls, blass-kalte Haut, kein Ödem)

Di.:
- Anamnese (Risikofaktoren?) + Klinik
  Bestimmung der klinischen Wahrscheinlichkeit des Vorhandenseins einer TVT (Wells-Score):

Parameter	Punkte
Aktives Malignom	1
Lähmung oder kürzliche Immobilisation	1
Kürzliche Bettlägerigkeit (> 3 Tage) oder große Operation	1
Schmerzen bzw. Verhärtung entlang der tiefen Venen	1
Schwellung des ganzen Beines	1
Differenz des Unterschenkelumfangs von > 3 cm	1
Eindrückbares Ödem am symptomatischen Bein	1
Sichtbare Kollateralvenen	1
Frühere dokumentierte TVT	1
Alternative Diagnose wahrscheinlicher als TVT	-2
Score Auswertung	
Wahrscheinlichkeit für TVT nicht hoch	< 2
Wahrscheinlichkeit für TVT hoch	≥ 2

- D-Dimere: Finden sich bei frischer TVT, aber auch postoperativ, bei Malignomen, Schwangerschaft u.a.
  Ein positiver D-Dimer-Test ist verdächtig auf Thrombose, aber beweist sie nicht (andere mögliche Ursachen). Ein negativer D-Dimer-Test (< 500 µg/l) schließt bei geringer klinischer Wahrscheinlichkeit eine TVT mit 95 %iger Sicherheit aus. Bei hoher klinischer Wahrscheinlichkeit sollte ohne Zeitverzug durch D-Dimer-Test direkt eine bildgebende Diagnostik erfolgen.
  Der D-Dimer-Test ist in der Schwangerschaft diagnostisch nicht verwertbar (physiologischer Anstieg).

	D-Dimer erhöht	D-Dimer normal
Beinschwellung	Beinvenenthrombose, Erysipel, Abszess, Trauma, Krebs	Lymphödem, Herzinsuffizienz (BNP ⇧)
Akuter Thoraxschmerz, Dyspnoe	Lungenembolie, Pneumonie, Aortenaneurysma/-dissektion	Akuter Myokardinfarkt (Troponin ⇧), dekompensierte Herzinsuffizienz

- Bildgebende Diagnostik:
  - (Farbduplex-)Kompressionssonografie: Methode 1. Wahl. Typisch für Thrombosierung ist eine fehlende/ eingeschränkte Komprimierbarkeit des im Querschnitt dargestellten Venenlumens. Bei regelrechten Abflussverhältnissen lassen sich über V. femoralis und V. poplitea atemvariable bzw. provozierte Strömungsprofile in der Duplex-Sonografie ableiten. Mithilfe der Farbkodierung kann der blutumflossene Anteil des Thrombus sichtbar gemacht werden. Bei komplettem Venenverschluss ist mit der Doppler-Sonografie keine Strömung mehr nachweisbar.
  - MR- und CT-Phlebografie: Gute Verfahren, aber aufwendiger als Sonoverfahren
  - Aszendierende Phlebografie: Indiziert nur bei unklaren Fällen, die durch farbkodierte Duplex-Sonografie nicht geklärt werden konnten.
- Ursachen der TVT abklären (Thrombophilie bei jüngeren Patienten, evtl. Malignomsuche bei älteren Patienten)

Th.: Therapieziele (siehe Internet *S2k-Leitlinie 2015* und *Leitlinie der DGA 2017*):
1. Verhinderung einer Lungenembolie
2. Vermeidung der Ausbreitung der Thrombose
3. Rekanalisierung des thrombosierten Gefäßes mit Erhaltung der Venenklappen und Verhinderung eines postthrombotischen Syndroms.

A) Allgemeinmaßnahmen:
In der Regel erfolgt die Behandlung ambulant. Eine Hospitalisierung ist nur bei schweren Begleiterkrankungen indiziert.

Kompressionsbehandlung sofort nach Diagnose: Anfangs mit elastischer Binde, später mit Kompressionsstrumpf (Kompressionsklasse II) bis zur Leiste bei TVT oberhalb des Kniegelenkes, bis zum Knie bei TVT des Unterschenkels → besserer venöser/lymphatischer Rückstrom, bessere Wandadhärenz des Thrombus (KI: pAVK und Phlegmasia coerulea dolens).

Mobilisation: Bei TVT ist unabhängig von der Lokalisation (distal oder proximal) und der Morphologie des Thrombus („flottierend“, „wandhaftend“, „okkludierend“) keine Bettruhe erforderlich, es sei denn zur Linderung der Beschwerden bei stark schmerzhafter Beinschwellung oder zur Durchführung von therapeutischen Maßnahmen. Unter suffizienter Antikoagulation, Kompression und fortgeführter Mobilisation ist die Frequenz und der Schweregrad von LE nicht erhöht.
Lokale Wärmeanwendung ist verboten! Stuhlregulierung (kein Pressen!).

B) Antikoagulanzientherapie in therapeutischer Dosierung senkt das Lungenembolie-Risiko um 60 %
Vorteil: 4 x seltener intrazerebrale Blutungen (0,2 %) als unter Lyse (0,8 %)
Nachteil: Wiedereröffnungsrate der thrombosierten Vene wesentlich seltener und nur inkomplett im Vergleich zur Lyse → 2 x häufiger Ausbildung eines postthrombotischen Syndroms.
Die Inzidenz von Lungenembolien unterscheidet sich bei Antikoagulanzientherapie nicht wesentlich von der bei Lyse → Konsequenz: Antikoagulanzien sind das Mittel der Wahl in der Akuttherapie der Thrombose. NW + KI: Siehe Kap. Thromboseprophylaxe!

Alternativen:

▸ Niedermolekulares Heparin (NMH):
Ind: Mittel der 1. Wahl bei TVT, auch in der Schwangerschaft und zur Erhaltungstherapie bei Tumorpatienten
Vorteile gegenüber UFH: NMH verhindern in der Akutphase TVT-Rezidive wirksamer als UFH. HIT II, Blutungskomplikationen und Todesfälle sind seltener. s.c.-Anwendung; i.d.R. sind Laborkontrollen nicht erforderlich → daher für ambulante Therapie geeignet.
KI: GFR < 30ml/Min (Akkumulation mit Blutungsrisiko) → hier Verwendung von UFH
Präparate, NW, WW, KI siehe Kap. „Venöse Thromboembolie - Prophylaxe/Therapie“

Bei der Therapie mit NMH ist die Bestimmung der PTT zur Therapieüberwachung nicht geeignet. Kontrollen des Anti-Faktor Xa-Spiegels sind nur indiziert bei sehr leichten (< 50 kg) oder schweren Patienten (> 100 kg) sowie bei Patienten mit eingeschränkter Nierenfunktion und Patienten, die unter Therapie bluten oder rezidivierende Thrombosen haben.

▸ Unfraktioniertes Heparin (UFH) i.v.
Ind: TVT bei Niereninsuffizienz
Dos. für UFH: Initial 5.000 IE i.v. als Bolus, anschließend ca. 15 - 20 IE/kg KG/h mittels Perfusor. Therapiesteuerung nach dem aPTT-Wert (Verlängerung auf ca. das 1,5 - 2,5fache des Ausgangswertes, wobei die Werte laborabhängig sind). Dauer der Therapie mit Heparin 4 - 5 Tage. Kontrollen der Thrombozyten (auf HIT II achten).
Eine anschließende Behandlung erfolgt mit oralen Antikoagulanzien

▸ Direkte orale Antikoagulanzien (DOAK)

▸ Vitamin K-Antagonisten (VKA)

(Einzelheiten siehe Tabelle sowie Kap. „Venöse Thromboembolie - Prophylaxe/Therapie“)

Therapie-Alternativen bei TVT und LE
(***Cave:*** Präparatespezifische Zulassungssituationen)

Substanz	Handelsname z.B.	Initiale Dosis	Erhaltungsdosis	TVT	LE
Niedermolekulare Heparine s.c.					
Certoparin	Mono-Embolex®	2 x 8.000 IE	2 x 8.000 IE	Ja	Nein
Dalteparin	Fragmin®	2 x 100 IE/kg		Ja	Ja
Enoxaparin	Clexane® Biosimilars	2 x 1 mg/kg	2 x 1 mg/kg	Ja	Ja
Nadroparin	Fraxiparin®	2 x 0,1ml/10kg KG	2 x 0,1 ml/10kg KG	Ja	Nein
Tinzaparin	Innohep®	1 x 175 IE/kg KG	1 x 175 IE/kg KG	Ja	Ja
Pentasaccharid s.c.					
Fondaparinux (FDX)	Arixtra® Generika	1 x 7,5 mg KG < 50 kg: 1 x 5 mg KG > 100 kg: 1 x 10 mg	1 x 7,5 mg KG < 50 kg: 1 x 5 mg KG > 100 kg: 1 x10 mg	Ja	Ja
Direkte orale Antikoagulanzien p.o.					
Dabigatran	Pradaxa®	NMH, UFH oder FDX mind. 5 d	2 x 150 mg	Ja	Ja
Rivaroxaban	Xarelto®	2 x 15 mg/d 3 Wo.	20 mg	Ja	Ja
Apixaban	Eliquis®	2 x 10 mg/d 1 Wo.	2 x 5 mg	Ja	Ja
Edoxaban	Lixiana®	NMH, UFH oder FDX mind. 5 d	60 mg	Ja	Ja
Vitamin K-Antagonisten p.o.					
Phenprocoumon	Marcumar® Falithrom®	6 mg/d am 1. + 2. d NMH, UFH oder FDX überlappend bis INR ≥ 2,0	Nach INR (2 - 3)	Ja	Ja
Warfarin-Natrium	Coumadin® 5 mg	2,5 - 5 mg/d am 1. u. 2. d NMH, UFH oder FDX überlappend bis INR ≥ 2,0	Nach INR	Ja	Ja

Medikation bei HIT (Heparininduzierte Thrombozytopenie Typ II):
Argatroban; Danaparoid zeigt in 5 - 10 % Kreuzreaktivität mit Heparin

Dauer einer oralen Antikoagulanzientherapie: 3 - 6 Mon. Bei persistierenden Risikofaktoren wird eine verlängerte Dauer der Antikoagulanzientherapie unter Abwägung des Blutungsrisikos empfohlen (siehe Internet *S2k-Leitlinie*).

C) Rekanalisationstherapie:

- **Therapie mit Aktivatoren der Fibrinolyse (Fibrinolytika: Lyse-Therapie bzw. Thrombolyse)**

Ind:
- Phlegmasia coerulea dolens
- Frische proximale TVT (ileo-femorale Thrombose, Alter < 7 Tage) mit massiver Schwellung
- Schwere Lungenembolie mit hohem Letalitätsrisiko (siehe dort)
- Frischer Herzinfarkt
- Frischer Hirninfarkt (bis 4,5 h alt) unter strengen Voraussetzungen

Kontraindikationen für die Thrombolyse
(Guidelines ESC 2019):

▪ Absolute Kontraindikationen:
- Früherer hämorrhagischer Schlaganfall
- Ischämischer Schlaganfall ≤ 6 Monate
- ZNS-Neoplasie oder -Metastasen
- Größere Verletzungen/Op. ≤ 3 Wochen
- Gastrointestinale Blutung ≤ 1 Monat
- Aktive innere Blutung

▪ Relative Kontraindikationen
- Transitorische ischämische Attacke (TIA) ≤ 6 Monate
- Laufende Therapie mit oralen Antikoagulanzien
- Nicht komprimierbare arterielle Punktion
- Schwangerschaft oder postpartale Zeit ≤ 1 Woche
- Fortgeschrittene Lebererkrankung

- Bakterielle Endokarditis
- Aktives Magenulkus
- Unkontrollierter Hypertonus > 180 mmHg systolisch
- Traumatische kardiopulmonale Reanimation

Fibrinolytikum
Alteplase (rt-PA) (Actilyse®)
Herstellung: Gentechnisch aus CHO-Zellkultur
Wi.: Direkte Aktivierung von Plasminogen zu Plasmin. Relative fibrinspezifische Wirkung
HWZ: 5 Min.
Ind: Akuter Herzinfarkt, schwere Lungenembolie, ischämischer Schlaganfall
Dos: Bei Lungenembolie 10 mg i.v.-Bolusinjektion. Dann 90 mg i.v.-Infusion über 2 h/maximal 1,5 mg/kg KG
Nach der Lyse therapeutische i.v.-Antikoagulation mit Heparin, aPTT-gesteuert
NW: Blutungen. Bei bedrohlichen Blutungen Abbruch der Lyse-Therapie und ggf. der Heparinisierung. Wenn möglich Kompression der Blutungsquelle. Volumenersatz, FFP. Protamin bei Heparinwirkung. Antifibrinolytikum (Tranexamsäure) als Antidot zur Lysetherapie
Nach der Lyse erfolgt die Antikoagulation zunächst mit Heparin, später meist Umstellung auf OAK (orale Antikoagulantien)
Anm: Streptokinase ist nicht mehr auf dem deutschen Markt, Urokinase wird kaum noch verwendet.

- **Venöse Thrombektomie** oder **Katheter-Thrombolyse und Thrombektomie**

D) Spätere Diagnostik (ca. 3 Monate nach der TVT)
- Sonografische Kontrolle zur Erfassung einer evtl. Residualthrombose
- Bei Verdacht auf Thrombophilie entsprechende Diagnostik:

Thrombophiliediagnostik:

a) Wen testen? Bei Auftreten von TVT bei:
- Jungen Patienten
- Mehreren Rezidiven
- Familienanamnese mit ≥ 2 Verwandten 1. Grades mit TVT
- Ungewöhnlichen Thrombosen (Lokalisation, Ausmaß, fehlende Ursache)
- Bei Hinweis auf Antiphospholipid-Syndrom (Thrombozytopenie, Aborte, Autoimmun-Phänomene, verlängerte aPTT oder verminderter Quick).

b) Was testen?
- TPZ (Thromboplastinzeit), aPTT, Quick-Wert
- Faktor V-Leiden-Test (PCR)
- Protein C- und Protein S-Aktivität
- Antithrombin-Aktivität
- Prothrombin Mutation G20210A (PCR)
- Diagnostik auf Antiphospholipid-Syndrom (siehe unten)

c) Wann testen?
Nach Möglichkeit frühestens 3 Monate nach Abklingen der TVT. Zum Zeitpunkt der Untersuchung sollten keine Ovulationshemmer eingenommen werden und es sollte keine Schwangerschaft bestehen.
Falls VKA abgesetzt werden können, sollte die Blutabnahme frühestens 4 Wochen nach Absetzen der VKA erfolgen. Falls DOAK (direkt orale Antikoagulanzien) eingenommen werden, diese bei Xa-Hemmern 48 h und Dagibatran 72 h vorher pausieren. Bei nachgewiesener Thrombophilie Familienuntersuchung empfehlen. Optimal ist eine Untersuchung des Patienten in einer Gerinnungsambulanz. Bei Transport der Blutproben vorher Abstimmung mit dem Labor.

Pro: Siehe Kapitel Thromboembolieprophylaxe

TIEFE VENENTHROMBOSE DER OBEREN EXTREMITÄT (TVT-OE) [I80.81]

Syn: Tiefe Armvenenthrombose (TAVT)

Def: Thrombose der V. axillaris, V. subclavia oder V. jugularis

Einteilung:

I. Primäre TVT-OE: Idiopathisch oder durch anatomische Variationen
Thoracic-outlet-Syndrom (TOS) = Kompression der Leitungsbahnen (Vene, Arterie, Nerv) im Schultergürtelbereich mit Parästhesien, Schmerzen, Kraftverlust in Arm und Hand; bei arterieller Beteiligung evtl. Fingernekrosen.
Urs.:
- Halsrippe
- Scalenus-anterior-Syndrom = enges Skalenusmuskeldreieck
- Kostoklavikuläres Syndrom = Enge zwischen 1. Rippe und Klavikula bei Abduktion
- Hyperabduktionssyndrom = Sehne des M. pectoralis minor führt zur Kompression
- Kallusbildung nach Klavikulafraktur oder Exostosen der 1. Rippe

Di.: Adson-Manöver (M. scalenus-Test): Bei Thoracic-outlet-Syndrom verschwindet der Radialispuls bei Abduktion und Elevation des Armes während gleichzeitig der Kopf zurückgelegt und zur kontralateralen Seite gedreht wird. Weitere Teste: Hyperabduktionstest nach Wright, Kostoklavikulartest nach Falconer

II. Sekundäre TVT-OE:
- Zentrale Venenkatheter, Port (Anamnese!), Infusion hyperosmolarer Lösungen oder intimareizender Medikamente, Schrittmachersonden; Tumorerkrankungen mit Kompression der Venen
- Paget-von-Schroetter-Syndrom [I80.81]: „Thrombose par effort" = ausgelöst durch Daueranstrengung, z.B. Holzhacken, Bodybuilding oder Rucksacktragen, Geiger, Sportschützen

DD: Tumore des Mediastinums, der Axilla und Klavikulargrube

KL.: Trias: Schmerzen/Schweregefühl (Unter-/Oberarm, Schulter), Schwellung + Zyanose; evtl. sichtbare Kollateralvenen; ein Teil der TVT-OE verläuft asymptomatisch.

Ko.:
1. Lungenembolie (6 %)
2. Postthrombotisches Syndrom (5 %)
3. Rezidiv (9 %; bei Tumoren bis 18 %)

Di: Klinik - Kompression-/Farbduplexsonografie, CT-Phlebografie (evtl. Venografie)

Th.: Antikoagulanzien, z.B. NMH in therapeutischer Dosis (siehe Kapitel TVT) für mind. 5 Tage. Bei Niereninsuffizienz UFH. Erhaltungstherapie mit VKA oder NOAK (Dauer: mind. 3 Monate, evtl. länger).
Evtl. Katheter-Thrombolyse oder perkutane mechanische Thrombektomie in Zentren
Ind: Frische TVT-OE (< 10 Tage alt) mit ausgeprägten Symptomen
Bei Thoracic-outlet-Syndrom mit nachgewiesener Enge evtl. transaxilläre Resektion der 1. Rippe mit Durchtrennung der einengenden fibromuskulären Bänder

PHLEGMASIA COERULEA DOLENS [I80.28]

Def: Perakuter Verschluss sämtlicher Venen einer Extremität mit sekundärer Kompression der arteriellen Zirkulation durch rasche Ödembildung.

KL.: Extremität maximal geschwollen, schmerzhaft, zyanotisch, kühl, Pulse nicht tastbar.

Ko.:
- Hypovolämischer Schock und Verbrauchskoagulopathie
- Gangrän
- Akutes Nierenversagen

Di.: Klinik + Farbdoppler, Phlebografie kontraindiziert

Th.: Volumenersatz, Prophylaxe von Lungenembolien, rasche chirurgische Intervention: Thrombektomie, Fasziotomie; evtl. Lyse

ANTIPHOSPHOLIPID-SYNDROM (APS) [D68.6]

Def: Diagnosekriterien (Konsensus-Konferenz 2005)
Klinisch:
1. Eine oder multiple Thrombosen (arteriell oder venös)
2. Schwangerschaftskomplikationen:
   a) Frühabort nach 10. SSW
   b) Mind. eine Frühgeburt vor 34. SSW aufgrund (Prä-)Eklampsie oder Plazentainsuffizienz
   c) Mind. drei Aborte vor 10. SSW ohne chromosomale, anatomische, hormonelle Ursache

Serologisch: Nachweis von Antiphospholipid-Ak (APA):
1. IgG- oder IgM-anti-Cardiolipin-Ak = ACA (> 40 IE)
2. IgG- oder IgM-anti-β2-Glykoprotein 1-Ak = anti-β_2-GPI-Ak (> 40 IE)
3. Positiver Lupus-Antikoagulans (LA)-Test

APS liegt vor bei 1 klinischen + 1 serologischen Kriterium (muss 2 x in 3 Monaten positiv sein!).
Anm.: 15 % der APS-Patienten sind nur LA-positiv, 25 % nur ACA-positiv, 60 % LA- und ACA-positiv.

Ep.: Ca. 2 - 5 % der Bevölkerung sind APA-positiv, oft mit nur niedrigen Antikörperspiegeln von fragwürdiger Relevanz. Nur ein Bruchteil hiervon wird symptomatisch; w : m = 2 : 1 bis 9 : 1

Ät.: 1. Primäres APS ohne Grunderkrankung (50 %),
2. Sekundäres APS: mit Grunderkrankung (50 %) (Malignome, AIDS, SLE u.a.)

Pg.: Hyperkoagulabilität durch APA, die mit Protein C, S und Prothrombin Komplexe bilden.
Antiphospholipid-Antikörper führen bei renaler Beteiligung zu einer Aktivierung des mTOR-Signalwegs, der die Vaskulopathie triggert.

KL.:
- Thromboembolien (30 %), Myokardinfarkt (bis zu 20 % der Infarktpatienten unter 45 J.), Kardiomyopathie, Herzklappenverdickungen (mit evtl. erhöhtem Embolierisiko)
- Antiphospholipid-Syndrom-Nephropathie: Proteinurie, renaler Hypertonus, evtl. Niereninsuffizienz
- Thrombozytopenie (meist < 50.000/µl), Hämolyse (antikörperbedingt oder mikroangiopathische hämolytische Anämie wie bei TTP/HUS), paradoxe Blutungen (< 1 % der Fälle)
- Hirninsulte (ca. 30 % der Insultpatienten < 50 J.), Sehverlust, Hörverlust, Krampfanfälle, Migräne
- M. Raynaud, Livedo reticularis, Hautulzera und -Nekrosen
- Frühabort, Gestose
- „Katastrophales APS“: Befall von > 3 Organsystemen

DD: Andere Ursachen einer Thrombophilie

Lab.: Inkonstant: Verlängerte aPTT (durch In-vitro-Interaktion mit Phospholipiden), evtl. Thrombozytopenie, gel. Hämolyse

Di.: Siehe Diagnosekriterien

Th.:
1. Thrombosen: Langzeittherapie mit Phenprocoumon (INR 2,0 - 3,0); unter DOAK erhöhtes thromboembolisches Rezidivrisiko
   Bei KI/Unverträglichkeit Langzeittherapie mit niedermolekularem Heparin
2. Hirninsult: ASS, evtl. orale Antikoagulation
3. Bei klinisch relevanter Thrombozytopenie bestehen abgestufte Therapiemöglichkeiten wie bei ITP: Steroide, Azathioprin, Cyclophosphamid
4. Wiederholter Spontanabort: Therapie der Wahl low-dose ASS + low dose-Heparin
5. Bei progredienter Nierenbeteiligung sind mTOR-Inhibitoren (Sirolimus) Reserveoption.
6. Katastrophales APS: Versuch mit Plasmapherese + Cyclophosphamid-Bolustherapie
7. Asymptomatische Patienten: Langfristig ASS; immer Thromboseprophylaxe in Situationen mit erhöhtem Thromboembolierisiko (siehe Kap. TVT).

VENÖSE THROMBOEMBOLIE- (VTE-) PROPHYLAXE und -THERAPIE

Internet-Infos: *www.awmf.org* (siehe Internet *S3-Leitlinie VTE*)

I. Allgemeinmaßnahmen:
- Postoperatives Frühaufstehen (Mobilisation) und aktive Krankengymnastik
- Bettruhe bei Kranken nur dann anordnen, wenn der Nutzen belegt ist.
- Kompressionsverbände oder Antithrombosestrümpfe. (Ob die Kompressionstherapie einen zusätzlichen Nutzen bei medikamentöser Thromboseprophylaxe darstellt, ist nicht belegt.)
- Behandlung/Beseitigung aller Risikofaktoren für TVT (siehe dort!)

- Absetzen thrombosefördernder Medikamente (z.B. Östrogene)
- Bei jüngeren Patienten oder rezidivierenden Thrombosen Ausschluss einer Thrombophilie (siehe Kap. Tiefe Venenthrombose = TVT)

II. Antikoagulanzien:

II.1. Heparin:

Wi.: Durch die prophylaktische Gabe von Heparin bei Patienten mit erhöhtem Thromboserisiko beträgt die Risikoreduktion für TVT 75 % und für Lungenembolien 50 %. Heparin ist ein Mukopolysaccharid, das die Wirkung von Antithrombin (AT) potenziert. Der Heparin-AT-Komplex hemmt Thrombin und Faktor Xa. Bei AT-Mangel ist daher die antithrombotische Wirkung von Heparin vermindert! Heparin ist nicht plazentagängig, daher auch bei Gravidität anwendbar.
Antidot ist Protamin: 1 ml Protamin 1000 Roche® neutralisiert 1.000 IE Heparin - NW von Protamin: Blutdruckabfall, evtl. anaphylaktische Reaktion, bei Überdosierung evtl. Blutungsgefahr (da Protamin in Überdosierung die Fibrinpolymerisation hemmt).

	Unfraktioniertes Heparin (UFH = HMWH)	**Fraktioniertes = Niedermolekulares Heparin (NMH = LMWH)**
Mittleres Molekulargewicht (Dalton)	5.000 - 30.000	3.000 - 6.000
Bevorzugte Wirkung	Endphase der Gerinnung = Inhibierung von Thrombin	Vorphase der Gerinnung = Inhibierung von F. Xa
Anti-IIa/Anti-Xa	1 : 1	bis 1: 8
Halbwertzeit nach s.c.-Gabe	1 - 2 h	4 h Kumulation bei Niereninsuffizienz!

Ind: UFH: Niereninsuffizienz
NMH: Alle übrigen Patienten mit Heparin-Indikation

NW von Heparin:
- Blutungen: Blutungsrisiko dosisabhängig (hohes Risiko bei Überdosierung → engmaschige Therapiekontrolle). Risiko bei LMWH < UFH. Intrazerebrale Blutungen bei voller Heparindosierung in 0,2 % d.F.
- Reversibler Transaminasenanstieg bis zu 60 %, Osteoporose bei Langzeittherapie, selten Haarausfall, erhöhte Blutzuckerwerte
- Heparininduzierte Thrombozytopenie (HIT)[D69.58]: 2 Formen:

Typ I: Nichtimmunologische Frühform (HIT I) in den ersten 5 Tagen der Behandlung mit UFH bei ca. 5 % der Patienten. Thrombozytenabfall max. 30 % des Ausgangswertes. Spontane Normalisierung bei weiterer Heparingabe. Fortsetzung der Heparintherapie ist möglich.
Urs: Proaggregatorische Wirkung des Heparins durch Hemmung der Adenylatcyclase

Typ II: Immunologisch (Ak-) bedingte HIT II:
Urs: Ak-Bildung gegen den Plättchenfaktor 4/Heparin-Komplex (Immunthrombozytopenie)
Inzidenz: UFH bis 3 %; NMH ca. 0,1 % (30 x seltener als unter UFH!) → Bevorzugung von NMH = Prophylaxe der HIT II
Manifestation bei nicht sensibilisierten Patienten meist 5 - 10 Tage nach Beginn der Heparintherapie (bei vorbestehender Sensibilisierung innerhalb von Stunden); Thrombozytenabfall > 50 % des Ausgangswertes; meist < 100.000/µl
Klinik: „White clot syndrome“ mit Auftreten lebensbedrohlicher Thrombosen in ca. 25 %! Verhältnis von venösen : arteriellen Thrombosen ca. 5 : 1, am häufigsten Lungenembolien

Merke: Bei Auftreten einer thromboembolischen Komplikation unter Heparintherapie immer an HIT II denken und diese ausschließen! Verhängnisvolle Fehldiagnose: Unterdosierung von Heparin als Ursache der Thrombose → Erhöhung der Heparindosis mit fatalem white clot syndrome!

DD der HIT II:

Diagnose	Diagnostische Hinweise
Pseudothrombozytopenie	Normale Thrombozytenwerte in Zitratblut, Aggregate im Blutausstrich
Nicht immunologische HIT I	1 - 5 Tage nach Therapie mit UFH. Thrombozytenwerte meist > 100.000/µl bzw. Abfall < 30 % (Ausschlussdiagnose, kein beweisender Test)
Thromboembolische Komplikationen unter Heparintherapie	Thrombozytenzahl Ak-Nachweis
DIC	Anamnese, Klinik, Thrombozyten, Ak-Nachweis, Fibrinmonomere, Quick, PTT

Diagnose	Diagnostische Hinweise
Autoimmunthrombozytopenie anderer Genese	- Idiopathisch (ITP) - Sekundär: Maligne Lymphome, HIV-Infektion - SLE und Antiphospholipid-Syndrom
GP-IIb/IIIa-Inhibitor-induzierte Thrombozytopenie	Beginn innerhalb von 12 Stunden nach Gabe von GP-IIb/IIIa-Inhibitoren, Thrombozytenwerte < 20.000/µl, Blutungskomplikationen
Post-Transfusions-Purpura (PTP)	7 - 14 Tage nach Transfusion von vorimmunisierten Patienten (> 95 % Frauen betroffen), Thrombozytenwerte < 20.000/µl, Blutungskomplikationen

Di.:
- Thrombozytenzahl: Abfall um > 50 % des Ausgangswertes, meist < 100.000/µl
  Die Abschätzung der klinischen Wahrscheinlichkeit für eine HIT II kann mit dem 4T-Score erleichtert werden (→ *siehe Internet*).
- Nachweis von Antikörpern gegen den Plättchenfaktor 4/Heparin-Komplex (PF4/Heparin-Ak-Test) mit ELISA oder HIPA-Test: Negativer Test schließt HIT II aus, positiver Test spricht bei entsprechendem Thrombozytenabfall für HIT II.

Merke: Vor jeder Gabe von UFH Thrombozytenbestimmung (Ausgangswert). Unter UFH-Therapie zwischen 5. - 14. Tag regelmäßig Thrombozytenbestimmung. Bei NMH sind die Empfehlungen zur Thrombozytenkontrolle unterschiedlich, weil das Risiko kleiner ist als bei UFH.

Th.: Heparintherapie sofort absetzen! Keine heparinhaltigen Medikamente/Salben/Katheterspülungen! Wechsel auf heparinfreie direkte Thrombininhibitoren: Argatroban (Argatra®). Das Heparinoid Danaparoid zeigt in 5 - 10 % Kreuzreaktivität mit Heparin. Bei gravierenden Thrombosen evtl. Fibrinolyse. Thrombozytengabe vermeiden (white clot syndrome)!
Allergie in Patientenausweis eintragen!

Ind:
- In voller Dosierung: z.B. bei tiefer Venenthrombose (TVT), Lungenembolie (LE) St. I + II
- In niedriger Dosierung zur Thromboseprophylaxe

KI: Bei voller Dosierung ähnlich wie bei Fibrinolyse (siehe dort). Bekannte Heparinallergie und HIT II. Wenn HIT II unter unfraktioniertem Heparin auftritt, sind niedermolekulare Heparine auch kontraindiziert.

▸ **Dos. zur Prophylaxe der TVT/LE:**
- UFH: 3 x 5.000 IE s.c./d oder 2 x 7.500 IE s.c./d
- NMH (= LMWH)/anti-Xa-Dosis:
  Beginn vor Operationen: 2 h präoperativ 1. NMH-Injektion (bei hohem VTE-Risiko 12 h vor Op.)

Substanz	Handelsname	Dosis/Tag
Certoparin	Mono-Embolex®	1 x 3.000 IE
Dalteparin	Fragmin®	1 x 2.500 - 5.000 IE
Enoxaparin	Clexane®, Biosimilars	1 x 20 - 40 mg
Nadroparin	Fraxiparin®	1 x 2.850 IE
Reviparin	Clivarin®, Clivarodi®	1 x 13,8 mg
Tinzaparin	Innohep®	1 x 3.500 IE

▶ **Dos. zur Therapie der TVT/LE:** Siehe dort
Die Bestimmung der PTT ist zur Therapieüberwachung nicht geeignet. In Zweifelsfällen sollte der Anti-Xa-Spiegel bestimmt werden vor allem bei Niereninsuffizienz. Bei intakter Nierenfunktion kann jedoch auf diese Bestimmung meist verzichtet werden.

II.2. F. Xa-Hemmer zur s.c.-Anwendung:

Fondaparinux (Arixtra®, Generika) ist ein Heparinanalogon (Pentasaccharid) mit F. Xa-Hemmung. Aufgrund der langen HWZ von 17 h wird es nur 1 x/d s.c. gegeben. Protamin ist nicht wirksam als Antagonist. Ein Gerinnungsmonitoring oder eine Kontrolle der Thrombozytenzahl ist nicht erforderlich. Kumulation bei Niereninsuffizienz! (Kontrolle mit Anti-Xa-Test)

Ind: 1. Thromboembolieprophylaxe (TE-Prophylaxe)
2. Therapie der TVT und Lungenembolie (LE)

Dos: 1. Thromboseprophylaxe: 2,5 mg s.c. (1 x/d), beginnend 6 h nach Op.
2. Therapie der TVT und LE: Siehe Kap. TVT (Tabelle)

NW: Evtl. Anämie, Thrombozytopenie, Leberfunktionsstörungen, Ödeme u.a.

KI: Bei Kreatinin-Clearance von 20 - 50 ml/Min Dosisreduktion (1,5 mg 1 x/Tag). Bei Kreatinin-Clearance < 20 ml/Min besteht Kontraindikation.

II.3. F. Xa-Hemmer zur oralen Anwendung: Neue orale Antikoagulanzien (NOAK) = Direkte orale Antikoagulanzien (DOAK)

- **Rivaroxaban** (Xarelto®) renale Elimination 33 % → Antidot: Andexanet alfa (Ondexxya®)
  Ind: 1. Prophylaxe/Therapie von TVT und LE
  2. Thromboembolieprophylaxe bei nicht-valvulärem Vorhofflimmern (VF)
  NW: Gastrointestinale NW u.a.; WW mit CYP3A4-abhängigen Medikamenten beachten
  WW: Nicht mit CYP3A4- oder P-GP-Inhibitoren kombinieren.
  KI: Siehe Antikoagulanzien; GFR< 15 ml/Min, Schwangerschaft/Stillzeit u.a.
  Dos: 1. Thromboembolieprophylaxe 1 x 20 mg/d; Dosisreduktion bei Niereninsuffizienz
  2. Therapie der TVT und LE (siehe Kapitel TVT und Herstellerangaben)
- **Apixaban** (Eliquis®) renale Elimination 27 % → Antidot: Andexanet alfa (Ondexxya®)
  Ind: 1. Thromboembolieprophylaxe: Nach Hüft-/Knie-TEP, nichtvalvulärem Vorhofflimmern
  2. Therapie der TVT und LE
  NW: Blutungen, Leberenzymanstieg u.a.
  WW: Nicht mit CYP3A4- oder P-GP-Inhibitoren kombinieren.
  KI: Siehe Antikoagulanzien; GFR < 15 ml/Min; Schwangerschaft und Stillzeit
  Dos: 1. Thromboembolieprophylaxe nach Hüft-/Knie-TEP 2 x 2,5 mg/d ab 12 - 24 h postoperativ
  Thromboembolieprophylaxe bei nichtvalvulärem Vorhofflimmern: 2 x 5 mg/d
  2. Therapie der TVT und LE: Siehe dort (Tabelle)
  Dosisreduktion bei Risikofaktoren (siehe Herstellerangaben)
- **Edoxaban** (Lixiana®)
  Ind: Wie die anderen NOAK - Renale Elimination 50 %
  KI: GFR < 15 ml/Min
  Dos. zur Thromboembolieprophylaxe: 1 x 60 mg/d
  Dos. zur Therapie der TVT/LE: Initial parenterales Antikoagulanz über 5 Tage, erst danach Edoxaban (siehe Kap. TVT und Herstellerangaben)
  WW: Nicht mit CYP3A4- oder P-GP-Inhibitoren kombinieren.

Memo:
- Bei leichter Blutung NOAK absetzen.
- Bei stärkerer Blutung Gabe von Prothrombin-Komplex (PPSB) und Antidot einsetzen (Beratung in Zentren)
- Bei einer Kreatinin-Clearance < 30 ml/Min. rät die Arzneimittelkommission (AkdÄ) vom Einsatz aller DOAK ab.

II.4. Direkter Thrombininhibitor:

Dabigatran (Pradaxa®)
Ind: 1. Thromboembolieprophylaxe nach Hüft-/Knie-TEP sowie bei nichtvalvulärem VF
2. Therapie der TVT und LE
Wi.: Oraler Thrombinhemmer, der auch zu den NOAK zählt; Prodrug Dabigatranetexilat wird im Körper aktiviert zu Dabigatran. Renale Elimination 85 %. → Antidot: Idarucizumab (Praxbind®)
NW.: Gastrointestinale NW u.a. Da Dabigatran zu 85 % renal ausgeschieden wird, kumuliert es bei Niereninsuffizienz, wodurch gravierende Blutungen auftreten können! Daher vor und unter Therapie Kontrolle der Nierenfunktion!
WW: Triazol-Antimykotika, Ciclosporin, Tacrolimus, Simvastatin, Lovastatin u.a. (keine gleichzeitige Medikation mit Dabigatran!)
KI: Niereninsuffizienz (Kreatinin-Clearance < 30 ml/min); Schwangerschaft/Stillzeit u.a.! Weitere KI siehe Antikoagulanzien und Herstellerangaben
Dos: 1. Thromboembolie-Prophylaxe bei VF: 2 x 150 mg/d; bei Risikofaktoren Dosisreduktion
2. Therapie der TVT und LE: Initial parenterales Antikoagulanz über 5 Tage, danach erst Dabigatran (siehe Kapitel TVT und Herstellerangaben)

II.5. Vitamin K-Antagonisten (VKA):

Cumarine: Phenprocoumon = PPC mit T_{50} von 4 - 6 Tagen (Marcumar®, Falithrom®, Generika), Warfarin mit T_{50} von 1,5 - 2 Tagen (Coumadin®)

Wi.: Cumarine sind Vitamin K-Antagonisten. Vitamin K ist Kofaktor bei der γ-Karboxylierung von Glutaminsäureresten im N-terminalen Ende der Faktoren des Prothrombinkomplexes (= Faktoren II, VII, IX, X) und der Proteine C und S. Bei Vitamin K-Mangel bildet die Leber funktionsuntüchtige Vorstufen der genannten Gerinnungsfaktoren (PIVKA = prothrombin induced in Vitamin K-absence), bei denen die γ-Karboxylierung der Glutamylseitenketten fehlt. PPC wird fast 100 %ig resorbiert. Infolge der langen Halbwertszeit von PPC führen Veränderungen der Dosis erst nach 3 - 4 Tagen zu einer Änderung des INR-Wertes.
Nach Absetzen von PPC normalisiert sich die verlängerte Gerinnungszeit erst nach 7 - 14 Tagen. Es ist durch Studien nicht belegt, dass das Ausschleichen der Cumarintherapie vorteilhafter ist als abruptes Absetzen der Therapie.

NW: • Blutungen: Das Risiko intrakranieller Blutungen (als „worst case") unter Cumarinen (bei INR 2,0 - 3,0) beträgt 0,3 %/J.

Merke: Alle Medikamente vermeiden, die das Blutungsrisiko erhöhen. Dazu zählen auch NSAR. Wenn NSAR kurzfristig nicht zu vermeiden sind, dann in Kombination mit PPI!

- Haarausfall
- Selten Hepatitis
- Selten Unverträglichkeitsreaktionen, gastrointestinale Beschwerden
- Cumarin-induzierte Hautnekrosen. Da Protein C eine kürzere Halbwertzeit hat als die Faktoren des Prothrombinkomplexes, kann es bei Protein C-Mangel in der Einstellungsphase einer Cumarin-Therapie zu passagerer Hyperkoagulabilität mit Thromboseneigung und Cumarin-Nekrosen kommen.

Th.: Cumarinwirkung durch Gabe von Vitamin K_1 unterbrechen, Gabe von Heparin und Kortikosteroiden

Pro: Während der Einleitung der Cumarintherapie überlappende Heparintherapie bis INR im gewünschten Bereich.

WW: Ursachen einer Wirkungssteigerung der Cumarine (INR-Wert ↑):
- Verdrängung aus der Eiweißbindung (nichtsteroidale Antiphlogistika)
- Verminderte enterale Vitamin K-Bildung (Antibiotika) und -Resorption (Austauscherharze)
- Erythromycin und Clarithromycin hemmen Cytochrom P450 3A4, wodurch der Abbau von Phenprocoumon vermindert wird.
- Thrombozytenaggregationshemmer, Heparin, Fibrinolytika
- Zahlreiche andere Medikamente (siehe Herstellerangaben) → WW stets beachten und bei Medikamentenumstellung engmaschige INR-Kontrollen machen!

Ursachen einer Wirkungsverminderung der Cumarine (INR-Wert ↓):
- Enzyminduktion in der Leber (Barbiturate, Antiepileptika, Rifampicin u.a.)
- Andere Medikamente (z.B. Digitalis, Diuretika, Kortikosteroide)
- Vitamin K-reiche Nahrung (z.B. Spinat, Kohl)

Ind: Thromboembolieprophylaxe; Cumarine senken das Rezidivrisiko nach TVT auf Normalniveau; sie sind auch wirksam bei APC-Resistenz, AT-, Protein C- und Protein S-Mangel.

KI:
- Krankheiten mit erhöhter Blutungsbereitschaft (z.B. hämorrhagische Diathese, Leberparenchymerkrankungen, Niereninsuffizienz, schwere Thrombozytopenie)
- Erkrankungen, bei denen der Verdacht einer Läsion des Gefäßsystems besteht (z.B. Magen-Darm-Ulzera, unkontrollierte Hypertonie, Apoplexie, Traumen nach chirurgischen Eingriffen am ZNS, Retinopathien mit Blutungsrisiko, Hirnarterienaneurysmen, floride Endokarditis lenta)
- Kavernöse Lungentuberkulose
- Anfallsleiden
- Chronischer Alkoholismus
- Nephrolithiasis
- Mangelnde Compliance des Patienten
- Schwangerschaft, Stillzeit

Dos: Die Therapieüberwachung erfolgt durch Bestimmung der Thromboplastinzeit (Quick-Wert). Weil die verschiedenen Thromboplastine nicht vergleichbar sind, wurde ein international vergleichbarer Standard erarbeitet, genannt International Normalized Ratio. INR = Prothrombinzeit (Patient): Prothrombinzeit (Kontrollkollektiv). Quick-Wert und INR-Wert verhalten sich gegenläufig: Sinkt der Quick-Wert, steigt der INR-Wert und umgekehrt. Der therapeutische Bereich für eine Standard-Antikoagulierung liegt zwischen 2,0 - 3,0 INR. In diesem Bereich sind Blutungskomplikationen seltener als bei stärkerer Antikoagulierung im höheren INR-Bereich. Die Einleitung einer Cumarintherapie muss initial durch Heparintherapie begleitet werden bis der INR-Wert den therapeutischen Bereich erreicht, da sonst der initiale Thromboseschutz fehlt.

Bei normalem Quick-Wert/INR (der als Ausgangswert vorliegen muss), kann bei Erwachsenen die Dosierung z.B. so erfolgen: Marcumar®, Falithrom® (1 Tabl. = 3 mg): 3 Tage lang 2 Tabl./d, weitere Dosierung nach Bestimmung der Thromboplastinzeit, standardisiert nach INR. Die Patienten brauchen Vitamin K-reiche Speisen (Kohl, Broccoli, Spinat) nicht zu meiden, sollten sie aber gleichmäßig über die Woche verteilt und nicht im Übermaß zu sich nehmen. Geeignete Patienten mit unbefristeter Antikoagulanzientherapie können das Gerinnungs-Selbstmanagement (GSM) lernen (CoaguCheck®). Dadurch verbessert sich die Einstellung und Rezidive werden vermindert. Die INR-Werte sollten in > 70 % im Zielbereich liegen.

Dauer einer Antikoagulanzien-Therapie bei Thromboembolien *(siehe Internet S2k-Leitlinie 2015)*
Erste TVT bei transientem Risikofaktor: 3 - 6 Monate. - Verlängerte Therapie bei permanenten Risikofaktoren: Individuelles Abwägen von Nutzen und Risiko

Empfehlungen zur Therapie mit VKA bei Herzklappen	INR
A) Mechanische Klappen (Kunstklappen)	
In Aortenposition (Aortenklappenersatz = AKE)	2,5 Dauertherapie
In Mitralposition (Mitralklappenersatz = MKE)	3,0 Dauertherapie
B) Bioprothesen (für 3 Monate)	INR 2,5

Empfehlungen zur Thromboembolieprophylaxe bei Vorhofflimmern = VHF (siehe dort)

Vor geplanten Operationen mit der Notwendigkeit, die Gerinnung zu verbessern, ist je nach Situation ein abgestuftes Procedere angezeigt (Abwägung des Blutungsrisikos durch die Intervention gegen das Thromboembolierisiko ohne Antikoagulation):

I. Vitamin K-Antagonisten:

- Niedriges Blutungsrisiko
  Vorübergehende Dosisreduktion des VKA mit Ziel-INR 1,5
- Hohes Blutungsrisiko und/oder niedriges Thromboembolierisiko:
  Unterbrechung der VKA-Therapie und OP bei normalem INR-Wert
- Mittleres und hohes Thromboembolierisiko:
  - Vorübergehendes Absetzen des VKA bis zum 1. postoperativen Tag
  - Eine Schutzwirkung durch überbrückende Gabe von Heparin („Bridging") in dieser Situation ist durch Studien nicht belegt. In einer Metaanalyse verschiedener Studien zeigte sich, dass die Thromboembolierate nicht beeinflusst wurde, das Blutungsrisiko jedoch anstieg. Bei Patienten mit mechanischen Herzklappenprothesen sollte jedoch ein Bridging erfolgen.

II. NOAK

Nach Guideline der European Heart Rhythm Association (EHRA) in der Regel kein Bridging. Es genügt meist eine NOAK-Pause, deren Dauer sich nach der Art des Eingriffs, der Halbwertzeit der Substanz (→ Herstellerangaben !) und der Nierenfunktion des Patienten richtet (siehe Internet: *Pause-Studie*).

Akute Blutungskomplikationen oder bei Notoperationen:

- VKA-Therapie: Absetzen des VKA, Infusion von PPSB zur sofortigen Normalisierung der Gerinnung. Ziel: Präoperativer Quick ≥ 50 % (INR < 1,5)
- NOAK-Therapie: Absetzen des NOAK; Antidots verwenden (siehe oben) + Zentren fragen

Prophylaxe arterieller Thrombosen

Thrombozytenaggregationshemmer:

Wirkungsdauer auf die Thrombozytenfunktion bis zu 7 Tage (= Lebensdauer der Thrombozyten)

- **Acetylsalicylsäure (ASS)**

Wi.: Irreversibler Cyclooxygenase- (COX-1 und COX-2-) Inhibitor. Die antithrombotische Wirkung beruht auf einer Hemmung der Synthese des aggregationsfördernden Thromboxans A_2.
Anm.: ASS in niedriger Dosis (75 mg/d) soll auch das Risiko für die Entstehung von Karzinomen und Fernmetastasen vermindern.

NW: Erosive Gastritis, Ulzerationen, Magenblutungen (durch Hemmung der Bildung schleimhautprotektiver Prostaglandine und durch Hemmung der Thrombozytenaggregation); pseudoallergisches Asthma bei prädisponierten Patienten (gilt dann für alle COX-Inhibitoren); erhöhte Blutungsgefahr (wenn vertretbar, eine Woche vor elektiven operativen Eingriffen absetzen).

WW: Mögliche Reduktion der antithrombotischen Wirkung von ASS durch gleichzeitige bzw. vorherige Gabe anderer COX-Hemmer (z.B. Ibuprofen); Verstärkung der Blutungsgefahr durch Antikoagulanzien

KI.: Hämorrhagische Diathese, Ulkuskrankheit, ASS-Überempfindlichkeit; Anwendungsbeschränkungen: Asthma bronchiale, vorgeschädigte Nieren, letztes Trimenon der Schwangerschaft

Ind: Sekundärprävention arterieller Thrombosen bei Patienten mit Atherosklerose

Dos: 75 - 325 mg/d

Anm: ASS-Resistenz: ASS wirkt bei ca. 20 % der Behandelten nur unzureichend antithrombotisch. Eine Durchführung von Aggregationstests wird z Zt. nur bei Therapieversagern empfohlen (z.B. Stent-Thrombose).

- **ADP(P2Y12)-Rezeptorantagonisten (Thienopyridine)**

- **Clopidogrel** (Plavix®, Iscover®, Generika)

Wi.: Clopidogrel ist ein Prodrug und wird durch CYP2C19 zu aktiven Metaboliten oxidiert und wirkt als irreversibler Inhibitor thrombozytärer ADP-Rezeptoren ($P2Y_{12}$). Die antithrombotische Wirkung beruht auf einer Hemmung der Wirkung des aggregationsfördernden ADP. Prävention atherothrombotischer Komplikationen bei Patienten mit Atherosklerose ähnlich gut wie bei ASS.

WW: Der Protonenpumpenhemmer Omeprazol kann zu einer Abschwächung der Clopidogrel-Wirkung führen. Eine Zunahme kardiovaskulärer Ereignisse konnte durch diese WW nicht beobachtet werden. Bei ca. 30 % der Menschen wirkt Clopidogrel vermindert infolge einer genetischen Variante des Enzymsystems CYP2C19. Eine Routinetestung wird aber nicht empfohlen. Clopidogrel nicht kombinieren mit Repaglinid (→ Hypoglykämie-Risiko)

NW: Gastrointestinale Beschwerden, Kopfschmerzen, Schwindel, erhöhte Blutungsgefahr (wenn vertretbar, eine Woche vor elektiven operativen Eingriffen absetzen), sehr selten thrombotisch-thrombozytopenische Purpura

Merke: Thrombozytenaggregationshemmer sind kein ausreichender Ersatz für Antikoagulanzien, wenn diese indiziert sind. Wenn bei Patienten unter Antikoagulanzientherapie (AC) eine elektive Stenttherapie erfolgt oder ein akutes Koronarsyndrom auftritt, empfiehlt man temporär eine Triple-Therapie (AC + duale Plättchenhemmung). Dabei ist ein erhöhtes Blutungsrisiko zu beachten.

Ind: 1. Reservemittel zur Prophylaxe arterieller Thrombosen bei Unverträglichkeit gegenüber ASS
2. In Kombination mit ASS (duale Plättchenhemmung) bei akutem Koronarsyndrom und temporärer Einsatz nach PTCA-/Stenttherapie

Dos: 1. Dosis 300 mg, danach 75 mg/d (Herstellerangaben beachten)

- **Prasugrel** (Efient®)
  Wi./Ind: Akutes Koronarsyndrom in Kombination mit ASS (duale Plättchenhemmung)
  NW: Anämie, Blutungen, Überempfindlichkeitsreaktionen u.a. (siehe Herstellerangaben)
  Dos: Erste Dosis zur Aufsättigung 60 mg; Erhaltungsdosis 10 mg/d. Bei Patienten > 75 J./< 60 kg Erhaltungsdosis 5 mg/d (Herstellerangaben beachten)

• **Cangrelor:** Zur intravenösen Anwendung bei Stenttherapie (→ *siehe Internet*)

• **Ticagrelor** (Brilique®)
Wi.: Reversible Blockade der Adenosinrezeptoren an den Thrombozyten (ATP-Analogon). Die ESC-Leitlinie empfiehlt bevorzugt Ticagrelor, weil es in der PLATO-Studie die kardiovaskuläre Mortalität besser gesenkt hat als Clopidogrel.
NW: Erhöhte Blutungsgefahr, Dyspnoe, Kreatinin-/Harnsäureanstieg, Gynäkomastie u.a.
WW: Mit CYP3A4-Inhibitoren
Ind: Akutes Koronarsyndrom in Kombination mit ASS (duale Plättchenhemmung)
KI: Siehe Herstellerangaben
Dos: 1. Dosis 180 mg, danach 2 x 90 mg/d

• **Glykoprotein IIb/IIIa-Rezeptorinhibitoren (GPIIb/IIIa-Antagonisten)**
Anwendung als i.v.-Infusion. - Zwei Gruppen:
1. Antikörperfragment: Abciximab (ReoPro®)
2. Niedermolekulare GPIIb/IIIa-Antagonisten: Eptifibatid (Integrilin®), Tirofiban (Aggrastat®)
Wi.: Verhinderung der Bindung von Fibrinogen an den aktivierten GPIIb/IIIa-Rezeptor. Dadurch starke Thrombozytenaggregationshemmung.
Ind: Temporärer Einsatz bei speziellen Indikationen, z.B. PTCA-/Stenttherapie
NW: (z.B. Blutungen) + KI sind zu beachten (siehe Herstellerangaben)

Thrombozytenaggregationshemmer und chirurgische Eingriffe:
Gratwanderung/Risikoabwägung zwischen Blutungsrisiko und Risiko für neue arterielle Verschlüsse (z.B. bei Patienten mit Stents). Multidisziplinäre Entscheidung (siehe auch Internet *ESC-Leitlinien 2017 zur dualen Plättchenhemmung*)

EMBOLIEN [I74.9]

Def: Verschleppung korpuskulärer Elemente innerhalb der Blutbahn: Verschlepptes Material = Embolus. Am häufigsten thrombotisches Material (Thromboembolie), ferner Cholesterinembolie aus atheromatösen Plaques, Fett- und Luftembolie nach Traumen, septische Embolie bei bakterieller Endokarditis, Tumorembolie als wichtiger Mechanismus der Metastasierung, Fruchtwasserembolie bei der Geburt, Fremdkörperembolie (z.B. abgerissener Katheter), Talkum (i.v.-Drogen).

Merke: Bei venösen Thrombosen besteht die größte Emboliegefahr innerhalb der ersten 8 Tage = Thrombus noch nicht durch Granulationsgewebe fixiert.

Venöses System		Arterielles System
↓ →	Sehr selten paradoxe arterielle Embolien bei offenem Foramen ovale → + pulmonaler Hypertonie	↓
Kleiner Kreislauf: Lungenembolie		Großer Kreislauf: arterielle Embolie

Ät.: 1. Venöse Embolien:
Siehe Kap. Tiefe Venenthrombose
2. Art. Embolien: Siehe Kap. „Akuter Arterienverschluss im Extremitätenbereich" und Kap. „Schlaganfall"

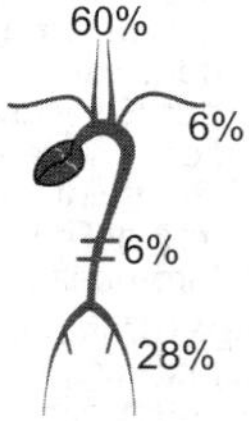

Lokalisation arterieller Embolien (siehe Abbildung): Prädilektionsstellen sind Gefäßaufzweigungen und physiologische Engen

Folgen: ▸ Venöse Embolien: Lungenembolie
▸ Arterielle Embolien: Abhängig von Lokalisation des Embolus:
- Gehirn (Hirninfarkt)
- Extremitäten (Akuter Arterienverschluss im Extremitätenbereich)
- Nieren (Niereninfarkt mit evtl. Lendenschmerz + Hämaturie)
- Milz (Milzinfarkt mit Flankenschmerz links, evtl. perisplenitisches Reiben)
- Mesenterium (Mesenterialinfarkt mit akutem Abdomen, blutigen Durchfällen, Angina visceralis in der Anamnese)

Th.: Revaskularisationstherapie: z.B. Embolektomie, Aspirationsembolektomie, lokale Lyse

Rezidivprophylaxe:
- Antikoagulanzien bei venösen Thromboembolien
- Thrombozytenaggregationshemmer bei arteriellen Thromboembolien (außer Thrombenbildung im Herzbereich → hier Antikoagulanzien)
- Beseitigung vorhandener Risikofaktoren (siehe Ätiologie)

CHOLESTERINEMBOLIE [T79.1]

Ät.: Angiografie, gefäßchirurgische Interventionen; in 50 % d.F. spontan durch Plaque-Ruptur bei aortalen, arteriosklerotischen Plaques.

Vo.: Rel. selten; ältere Patienten mit Arteriosklerose, m > w; Dunkelziffer?!

KL.:
- Haut: Blue-toe-Syndrom, Livedo reticularis
- GI-Trakt: Abdomineller Schmerz, Ischämie
- Augen: Hollenhorst-Plaques (retinale Cholesterin-Embolien)
- Niere: Anstieg der Retentionswerte
- Gehirn: TIA/kleine Hirnembolien

Lab: Evtl. Leukozytose, Eosinophilie, Hypo-Komplementämie, evtl. langsame (d.h. bis zu Wochen nach Angiografie) eintretende Nierenfunktionsverschlechterung

Di.: Anamnese, Klinik (Verdachtsdiagnose). Sichere Diagnose nur bioptisch; oft erst autoptisch.

Th.: Symptomatisch

Prg: Abhängig von der Lokalisation der Cholesterinembolien

LUNGENEMBOLIE (LE) [I26.9]

Infos: ESC-Guideline 2019; S2k-Leitlinie 2015 und Leitlinien der DGA 2017

Syn: Lungenarterienembolie (LAE)

Def: Verschluss einer Lungenarterie durch Einschwemmen eines venösen Embolus (= abgelöster Thrombus). In > 90 % der Fälle stammt die Embolie aus dem Einzugsbereich der V. cava inferior (TVT der Bein- oder Beckenvenen). Embolien aus dem Einflussgebiet der oberen Hohlvene (zentraler Venenkatheter) und dem rechten Herzen (Schrittmacherkabel) sind seltener.
Die Lungenembolie hat 2 Voraussetzungen:
1. Vorhandensein einer tiefen Venenthrombose (TVT)
2. Embolisation des Thrombus in der Lunge

Ep.: Inzidenz: 39 - 115/100.000/J.; fulminante LE: 1/100.000/J.
Bei 10 % aller Verstorbenen wird autoptisch eine LE festgestellt. Bei 1 - 2 % aller stationären Patienten - abhängig vom Patientenkollektiv - kommt es zu Lungenembolien. Bis zu 50 % aller Patienten mit proximaler TVT haben szintigrafisch nachweisbare (überwiegend asymptomatische) Lungenembolien! Die postoperative Letalität durch LE liegt trotz Prophylaxe bei 0,2 - 0,5 % und stellt damit eine Hauptursache für Morbidität und Letalität während eines Krankenhausaufenthaltes dar. LE werden aber auch außerhalb der Klinik beobachtet (bes. bei Patienten nach kurzfristiger stationärer oder ambulanter Behandlung). LE sind die häufigste Ursache mütterlicher Letalität in der Schwan-

gerschaft (in den Industrieländern). LE sind häufig, häufig aber auch Quellen von Fehldiagnosen. In vielen Fällen werden sie klinisch überhaupt nicht erkannt! Nur 1/4 der tödlichen Lungenembolien wird vor dem Tod diagnostiziert. Insbes. kleine Signal-Embolien mit flüchtiger Symptomatik werden meist übersehen, obwohl sie oft Vorboten größerer Embolien sind!

Lok: Bevorzugt ist die rechte A. pulmonalis betroffen (typische Lokalisation: rechter Unterlappen).

Ät.: Tiefe Venenthrombose (siehe dort)

Merke: Der fehlende Nachweis einer TVT spricht nicht gegen ein Emboliegeschehen. Bei bettlägerigen Patienten fehlen oft klinische Zeichen einer TVT. Nur 25 % der TVT zeigen klinische Symptome (!) vor dem Auftreten einer Lungenembolie!

Auslösende Faktoren:
Morgendliches Aufstehen, pressorische Akte (Defäkation!), plötzliche körperliche Anstrengung

PPh: Der Thrombembolus führt zur Obstruktion des Pulmonalarterienstammes oder seiner Äste mit plötzlichem Anstieg des Lungengefäßwiderstandes (Nachlast), Abfall des HZV und Hypotonie. Eine Hypoxämie, die bei schwerer LE auftritt, ist verursacht durch Erhöhung des funktionellen Totraums (Ventilation ohne Perfusion) sowie verkürzter Kontaktzeit des Blutes in nicht betroffenen Lungenarealen. Reflektorische Mechanismen und Mediatoren, die aus dem Thrombozyten freigesetzt werden (Thromboxan, Serotonin u.a.) bewirken zusätzliche Spasmen der Pulmonalgefäße mit weiterer Steigerung der Nachlast.

3 Phasen der Lungenembolie:

1. Obstruktion der Pulmonalarterie (Nachlast ↑) → Rechtsventrikuläre Druckbelastung (akutes Cor pulmonale)
2. Totraumeffekt → Arterielle Hypoxämie mit Myokardischämie
3. Vorwärtsversagen (HZV ↓) → Kreislaufschock (RR ↓, Puls ↑)

Rechtsventrikuläre Druckbelastung + Myokardischämie können zur Rechtsherzdekompensation führen.
Lungeninfarkte (Untergang von Lungengewebe) treten nur bei 10 % der Lungenembolien auf. Durch eine Ausgleichsversorgung zwischen Bronchial- und Pulmonalarterien führen größere Embolien mit Verlegung mittlerer Pulmonalarterien nicht zu einem Lungeninfarkt.
Embolien kleiner Segmentarterien distal der Anastomosen zum Bronchialkreislauf können zu keilförmigen, subpleural gelegenen hämorrhagischen Lungeninfarkten führen, besonders bei vorbestehender Herzinsuffizienz.
Lungenatelektasen können sich innerhalb von 24 Stunden durch Reduktion des Surfactant factors ausbilden.

KL.: Akut einsetzende Symptomatik (wobei die einzelnen Symptome eine niedrige Spezifität haben):
- Dyspnoe (80 %), Tachypnoe (70 %) und Tachykardie (30 %)
- Thoraxschmerzen (60 %), evtl. infradiaphragmale Schmerzprojektion!
- Husten (20 %), Hämoptysen (10 %)
- Synkope, Schock (15 %)

Beachte: Die Mehrzahl der letalen Embolien verläuft **in Schüben**. Typisch für rezidivierende Lungenembolien sind Schwindelanfälle, kurzfristige Synkopen, unklares Fieber und Tachykardie! Wichtig: Verdachtsdiagnose stellen und weitere Diagnostik veranlassen!

Ko.:
- Pleuritis mit atemsynchronen Thoraxschmerzen, Pleuraerguss
- Lungeninfarkt mit Hämoptyse (blutiger Auswurf)
- Infarktpneumonie, Abszessbildung
- Rechtsherzversagen
- Embolierezidive (ohne Antikoagulation in ca. 30 % d.F.!)
- Pulmonale Hypertonie und chronisches Cor pulmonale bei rezidivierenden LE
- Chronische thromboembolische pulmonale Hypertonie (CTEPH) bei fehlender Auflösung des Embolus und bindegewebiger Obliteration der Pulmonalarterien (4 %).

Lab:
- D-Dimere (Cut-off-Wert 500 µg/L) finden sich bei frischer TVT und bei Lungenembolie als Folge einer körpereigenen Spontanfibrinolyse.
  Ind: Hämodynamisch stabile Patienten bei nicht hoher klinischer Wahrscheinlichkeit. - Bei hoher klinischer Wahrscheinlichkeit sollte kein D-Dimer-Test, sondern direkt bildgebende Diagnostik erfolgen. Eventuell altersadaptierter D-Dimer Cut-off-Wert (Alter x 10 µg/L, ab 50. Lebensjahr)
  In folgenden Fällen können D-Dimere auch positiv sein, ohne dass eine TVT/LE vorliegt: Traumen, Operationen (< 4 Wochen), Aortendissektion, gerinnungshemmende oder fibrinolytische Therapie, DIC, disseminierte Malignome, Sepsis, Pneumonie, Erysipel, Schwangerschaft u.a.
  Ein negativer D-Dimer-Test schließt eine Lungenembolie mit großer Wahrscheinlichkeit aus!

- Troponin T/I und BNP als prognostische Parameter:
  Negativer Troponin-Test und normaler BNP-Wert sprechen für leichten Verlauf einer LE und schließen einen schweren Verlauf meist aus, insbes. wenn auch die Echokardiografie keine RV-Dysfunktion zeigt.

Blutgase (BGA): Begrenzter diagnostischer Stellenwert, weil häufig falsch negatives Ergebnis. Kardiopulmonale Vorerkrankungen erschweren die LE-Diagnose.
pO_2 und pCO_2 ↓; ein normales pO_2 (> 80 mmHg) spricht gegen eine schwere Lungenembolie.

Ekg: Nur in 25 % d.F. typische Veränderungen. Vor-Ekg und kurzfristige Kontrollen sind wichtig! Die Veränderungen sind oft nur flüchtig.
- Sinustachykardie (90 %)
- S_IQ_{III}-Typ (McGinn-White-Syndrom) oder $S_IS_{II}S_{III}$-Typ durch Dilatation des rechten Ventrikels mit Rotation des Herzens um die Längsachse im Uhrzeigersinn (Vergleich mit Vor-Ekg: 10 %)
- Inkompletter Rechtsschenkelblock: 10 %
- ST-Anhebung mit terminal negativem T in Ableitung III (DD: Hinterwandinfarkt) } 50 %
- T-Negativierung rechtspräkordial $V_{1,2,(3)}$ } 50 %
- P-pulmonale = P-dextroatriale (P ≥ 0,25 mV in Abl. II): 10 %
- Rhythmusstörungen, bes. Extrasystolen, gel. Vorhofflimmern

Echo mit Farbduplex:
1. Ausschluss anderer Erkrankungen (linksventrikuläre Pumpfunktionsstörung, Aortendissektion, Perikarderguss, Mitralklappenabriss u.a.)
2. Bei Obstruktion > 30 % der Lungenstrombahn finden sich Hinweise auf eine rechtsventrikuläre (RV) Dysfunktion als wichtiges Kriterium für die Risikostratifizierung.
   - Abschätzung des systolischen Pulmonalarteriendruckes ist über die maximale Regurgitationsgeschwindigkeit des Blutes durch die insuffiziente Trikuspidalklappe möglich.
     Cave: Nicht bei gleichzeitiger linksventrikulärer Pumpfunktionsstörung und Mitralinsuffizienz.
   - Indirekte Zeichen für akute Druckbelastung des rechten Ventrikels bei hämodynamisch bedeutsamer LE:
     - Dilatation und meist auch Hypokinesie des rechten Ventrikels
     - Diastolische (paradoxe) Bewegung des Kammerseptums zum linken Ventrikel hin („D-Form" des linken Ventrikels anstatt rund)
   - Evtl. direkter Thrombusnachweis im rechten Herzen oder in der A. pulmonalis (transösophageale Echokardiografie = TEE)

Röntgen: Das Thoraxbild gibt nur in ca. 40 % unsichere Hinweise und dient der Ausschlussdiagnose anderer Thoraxerkrankungen. Gestaute A. pulmonalis, akute Herzvergrößerung, einseitiger Zwerchfellhochstand, Auftreten von „Gefäßlücken" größerer Lungenarterienäste im Röntgennativbild; Westermark-Zeichen: Passagere lokale Aufhellung; einseitiger kleiner Pleuraerguss, bei Lungeninfarkt umschriebene (selten dreieckige) periphere Verschattung (Hampton's hump), Atelektasen.

Nachweis des Embolus:
- CT-Pulmonalis-Angiografie = CTPA (Methode der 1. Wahl): Darstellung der A. pulmonalis bis zu den Subsegmentarterien. Ein unauffälliger Befund schließt eine Lungenembolie aus.
- Ventilations-/Perfusionsszintigrafie: Nur für hämodynamisch stabile Patienten geeignet. Probleme sind Zeitaufwand und Verfügbarkeit. Sicherer Nachweis/Ausschluss einer LE nur in ca. 50 % d.F.

Nachweis der verursachenden TVT:
Kompressions- und Farbduplex-Sonografie (Goldstandard). Emboliequelle sind in 90 % die Bein- oder Beckenvenen

Risikostratifizierung der Lungenembolie (ESC 2019):

Letalitätsrisiko		Risikomarker			
		Häm[o]dynamische Instabilität	PESI III - IV oder sPESI ≥ 1	Rechtsventrikuläre Dysfunktion (Echo/CTPA)	Troponin erhöht
Hoch > 15 %		+	(+)	+	(+)
Intermediär	Hoch	–	+	+	+
	Niedrig	–	+	1 Marker positiv oder keiner	
Niedrig < 1 %		–	–	–	-

PESI (pulmonary embolism severity index) und sPESI (simplified PESI) als Hilfsmittel zur Risikostratifizierung bei intermediärem Risiko (→ *siehe Internet*).

DD: Je nach Symptomatik unterschiedlich:
- Bei akut auftretender Luftnot: Lungenödem, Asthmaanfall, Spontanpneumothorax, psychogene Hyperventilation u.a.
- Bei akuten thorakalen Schmerzen: Herzinfarkt/Angina pectoris, Perikarditis, Pleuritis, Aortendissektion (Memo: Bei schwerer LE können auch die Troponine positiv sein!)
- Bei akuten Oberbauchschmerzen: Gallenkolik, Ulkusperforation, Pankreatitis, Herzhinterwandinfarkt u.a.
- Bei Kollaps/Schock: DD eines unklaren Schocks
- Bei Hämoptoe: Blutung aus Nasen-Rachen-Raum, Ösophagus, Magen, Bronchialbaum/ Lunge
- Bei jeder im Krankenhaus auftretenden pulmonalen Infiltration stellt sich die DD: Lungenembolie bzw. Lungeninfarkt oder Pneumonie!

	Lungenembolie	**Myokardinfarkt**
Anamnese	Längere Bettruhe (z.B. postoperativ, Thrombose, Herzerkrankung)	Angina pectoris Bekannte KHK
Beginn	Schlagartig	Oft allmählich
Schmerz	Inspiratorisch verstärkter pleuritischer Schmerz	Atemunabhägiger Schmerz mit Ausstrahlung (Schulter, Arm, Hals, Oberbauch)
Dyspnoe	Schlagartig, intensiv	Leicht
Labor	D-Dimer positiv / evtl. auch Troponin	Troponin I/T positiv
EKG	Gelegentlich Bild ähnlich wie bei Hinterwandinfarkt	EKG: Meist Infarkttypische EKG-Veränderungen (siehe Kap. Herzinfarkt)
Echo	Rechtsventrikuläre Dysfunktion bei schwerer LE	Hypo- oder akinetische Infarktareale meist linksventrikulär

Di.:
- Anamnese (Bei prädisponierenden Faktoren dran denken!)
- Klinik:
  - Bei hämodynamisch instabilen Patienten mit systolischem Blutdruck < 90 mmHg Einsatz von Vasopressoren, um systolischen Blutdruck ≥ 90 mmHg zu halten. Bei persistierendem systolischen Blutdruck < 90 mmHg oder ≥ 40 mmHg Abfall > 15 Min. (nicht verursacht durch Herzrhythmusstörungen, Hypovolämie oder Sepsis): Sofort Herz-Echo/CT-Angio
  - Bei hämodynamisch stabilen Patienten weitere Diagnostik:
- Abschätzung der klinischen Vorhersagewahrscheinlichkeit für LE (Wells-Score):

Klinische Charakteristik	**Score**
Symptome einer frischen TVT	3,0
LE wahrscheinlicher als andere Diagnose	3,0
Herzfrequenz > 100/min	1,5
Op. oder Immobilisation in den letzten 4 Wochen	1,5
Frühere TVT oder LE	1,5
Hämoptyse	1,0
Tumorerkrankung (Behandlung aktuell/in den letzten 6 Mon.)	1,0
Wahrscheinlichkeit für LE	
Gering	< 2,0
Mittel	2,0 - 6,0
Hoch	> 6,0

- **Risikostratifizierung:**
  - Hohe klinische Wahrscheinlichkeit für LE → CT-Angio
  - Nicht hohe klinische Wahrscheinlichkeit für LE → D-Dimer-Test
    D-Dimer-Test negativ: Keine Lungenembolie - D-Dimer-Test positiv: Echo, Troponin
  - Nachweis eines Embolus (Angio-CT)
  - Nachweis einer Phlebothrombose als Emboliequelle (Sono)

Th.: Zwei Ziele:
1. Verhinderung eines Embolierezidivs

   Memo: 70 % der letalen Lungenembolien verlaufen in Schüben!
2. Senkung der Letalität durch risikostratifizierte Therapie

A. Notfalltherapie der akuten Lungenembolie:
- Halbsitzende Lagerung + vorsichtiger Transport mit Notarzt zur Klinik ("Wie ein rohes Ei", damit keine weiteren Embolien eintreten!)
- Sedierung (evtl. 5 mg Diazepam langsam i.v. - ***cave*** Atemdepression), Schmerzbekämpfung
- O_2-Nasensonde (6 l/min) und Pulsoxymetrie; bei respiratorischer Insuffizienz Intubation und Beatmung

- Zentralvenöser Zugang (Messung von ZVD und Pulmonalisdruck)- Keine i.m.-Injektionen!
- Bolusgabe von 5.000 - 10.000 IE Heparin i.v.
- Evtl. Schockbehandlung: Noradrenalin 0,2 - 1,0 µg/kg KG/min oder Dobutamin 2 - 20 µg/kg KG/min
- Bei Kreislaufstillstand im Rahmen einer fulminanten Lungenembolie kardiopulmonale Reanimation mit Herzdruckmassage über einen längeren Zeitraum (→ Fragmentierung des Embolus; mind. 60 - 90 Min. mit Thrombolyse)

B. Risikostratifizierte Therapie:

B1: Niedriges und intermediäres Risiko - Hämodynamisch stabile Patienten ohne RV-Dysfunktion
Durch spontane fibrinolytische Aktivität der Lunge werden innerhalb von Tagen bis Wochen embolisch verstopfte Gefäße wiedereröffnet.
Therapiealternativen: DOAK, NMH, Fondaparinux, VKA (Einzelheiten siehe Kap. TVT)

Dauer einer Antikoagulanzien-Therapie bei Thromboembolien *(siehe Internet ESC-Leitlinie 2019)*:
Erste TVT bei transientem Risikofaktor 3 Monate
Verlängerte Therapie > 3 Mon. bei permanenten Risikofaktoren: Thrombophilie mit hohem Risiko, Rezidiv einer TVT/LE, aktive Tumorkrankheit. Bei Tumorkrankheit NMH in den ersten 6 Mon. bevorzugen.
Vor- und Nachteile (Blutungsrisiko) müssen mit dem Patienten erörtert werden, um zu einer Entscheidung zu kommen.
Weitere Einzelheiten siehe Kap. TVT, venöse Thromboembolieprophylaxe und Leitlinien

B2: Hohes Risiko: Hämodynamisch instabile Patienten mit Hypotonie oder Schock → Antikoagulation mit UFH sofort beginnen!
Rekanalisationstherapie

- Fibrinolyse (Thrombolyse):
  Ziel: Auflösung des Embolus (Rekanalisierung) + Auflösung ursächlicher Thromben (Beseitigung der Rezidivquelle).
  Voraussetzung: Fehlen von Kontraindikationen (siehe Kap. Tiefe Venenthrombose)
  Vorgehen: Weiterführen der Heparintherapie bei Lyse mit Alteplase (rt-PA)
  Dos.: z.B. Alteplase (Actilyse®): Bei Körpergewicht > 65 kg: Bolus 10 mg i.v./2 Min., anschließend 90 mg über 2 h i.v.-Infusion. Anschlussbehandlung mit Heparin und danach mit oralen Antikoagulanzien
- Kathetermethoden:
  Ultraschall-Thrombolyse und mechanische Verfahren (Rotations-, Aspirations-Saugthrombektomie u.a.) - Ind: Bei Versagen oder Kontraindikation der Thrombolyse
- Operativ:
  Pulmonale Embolektomie nach Angiografie ohne (Trendelenburg) oder mithilfe der Herz-Lungen-Maschine oder ECMO bei hämodynamischer Instabilität. Dabei können die Pulmonalarterien bis in die Subsegmente frei gesaugt werden.
  Ind.: Bei Versagen aller konservativen Maßnahmen innerhalb der 1. Stunde

Anm.: Bei CTEPH: Pulmonale Thrombendarteriektomie (PTEA oder PEA = pulmonale Endarteriektomie). Vena-Cava-Filter nur in ausgewählten Fällen bei absoluter KI für Antikoagulation oder Lungenembolie-Rezidive trotz Antikoagulation.

Prg: Die Prognose der Lungenembolie hängt ab von:
1. Schweregrad (siehe Tabelle)
2. Alter und Vorerkrankungen
3. Zeitpunkt von Diagnose und Therapie
4. Komplikationen und evtl. Rezidiven

Wird das akute Ereignis überstanden, Behandlung des Grundleidens und Prophylaxe gegen erneute Embolien, denn die Rezidivquote beträgt mind. 30 %!

Pro:
- Primärprophylaxe = Thromboseprophylaxe (siehe dort)
- Sekundärprophylaxe nach TVT/LE:
  - Antikoagulanzientherapie (VKA oder NOAK): Dauer siehe oben
  - Bei AT-Mangel sollte in Risikosituationen AT substituiert werden.

ANHANG:

Pulmonale tumor-thrombotische Mikroangiopathie (PTTM)

Tumorzellen (z.B. beim Magenkarzinom) metastasieren in Lungengefäße und führen - über Interaktion mit den Endothelzellen - zur Freisetzung von Zytokinen. Diese aktivieren Blutgerinnung und fibrointimale Zellproliferation → Gefäßokklusion → pulmonale Hypertonie (PH), ggf. Lungenembolien.

Merke: Bei PH mit Tumorleiden an PTTM denken.

KL./Di.: Wie bei PH - Th.: der Grundkrankheit, der PH

Erkrankungen der Lymphgefäße

Lymphangitis [I89.1]

Def: Entzündung von Lymphgefäßen durch Übergreifen einer benachbarten Gewebsentzündung oder Einschwemmen von Erregern in die Lymphbahn. An den Extremitäten sind infizierte Wunden meist Ursache einer Lymphangitis. Nach Abheilung obliteriert das betroffene Lymphgefäß.

Ep.: Häufige Erkrankung

Ät.: Außerhalb der Tropen/Subtropen meist Streptokokken, ferner Staphylokokken u.a. Erreger. In den Tropen/Subtropen zusätzlich Filariose (Wuchereria bancrofti und Brugia malayi) u.a.

KL.: Von einer infizierten Verletzung zieht eine streifenförmige Rötung in Richtung der druckdolenten, geschwollenen regionären Lymphknoten; evtl. Fieber.

Ko.: Sepsis, selten Lymphknotenabszess; evtl. Lymphödeme als Spätkomplikation

Di.: Klinik (Bei rotem Hautstreifen stets Suche nach einem peripher gelegenem Entzündungsherd und Griff nach den zugehörigen Lymphknoten).

Th.: Bei Streptokokken-Infektion Penicillin G/V; bei Staphylokokken-Infektion Flucloxacillin; Ruhigstellung der betroffenen Extremität, desinfizierende Umschläge, Herdsanierung!
Bei Filariasis: Diethylcarbamazin

Erysipel [A46]

Syn: Wundrose; bei Lokalisation im Gesicht Gesichtsrose

Def.: Nicht-putride, bakterielle Infektion der Haut, subepidermal in den Lymphgefäßen und interstitiell ausbreitend. Erreger sind β-hämolysierende Streptokokken der Gruppe A, gel. auch S. aureus.
- Prädisponierende Faktoren: Diabetes mellitus, Adipositas mit chronisch-venöser Insuffizienz, chronisches Lymphödem, Stauungsekzeme, Immunsuppression u.a.
- Erregereintrittspforten: Kleine Risswunden, Interdigitalmykose, Ulcus cruris, Entzündungen im Gehörgang

Ep.: Inzidenz ca. 100/100.000/J.

KL.:
- Erythematöser, überwärmter, ödematöser, druckschmerzhafter umschriebener Hautbezirk, scharf begrenzte Hautrötung mit flammenförmigen Ausläufern, mit oder ohne Bläschenbildung; zentrale Abheilung (Abblassen, evtl. Schuppung); evtl. Juckreiz; evtl. regionale Lymphangitis/-adenitis
  Lokalisation: Am häufigsten Unterschenkel; gel. Arme, Gesicht u.a.
- Evtl. kleine Verletzungen als Eintrittspforte nachweisbar (z.B. interdigitaler Fußpilz)
- Allgemeinsymptome: Fieber, Krankheitsgefühl, Kopfschmerzen, evtl. Übelkeit/Erbrechen, Gelenkbeschwerden

Ko.: E. bullosum, E. gangraenosum, E. migrans; Streptokokken-allergische Nacherkrankungen: Akute Poststreptokokken-Glomerulonephritis; Rezidivneigung; Lymphödem als Spätfolge

Merke: Das Erysipel kann Ursache eines späteren Lymphödems sein. Andererseits ist das Erysipel die häufigste Komplikation bei Lymphödem-Patienten.

DD:
- Phlegmone (unscharfe Begrenzung, Eiteransammlungen breiten sich entlang anatomischer Leitschienen aus → MRT)
- Nekrotisierende Fasziitis:
  Seltene lebensbedrohliche, foudroyant verlaufende Infektion von Faszien und Muskulatur an Extremitäten, Körperstamm oder Skrotalregion (= Fournier-Gangrän)
  Ät.: Typ I: Staphylokokken, Streptokokken u.a. Bakterien
  Typ II: A-Streptokokken; 50 % mit toxischem Schocksyndrom
  Typ III: Vibrio vulnificus (in warmem Meerwasser)
  KL.: Extremer Schmerz, Hautnekrosen, Weichteilschwellungen, Schock u.a.
  Ko.: Toxisches Schocksyndrom; Letalität 20 % und mehr
  Di.: Klinik, MRT der Weichteile, Erregernachweis (Abstriche, Blutkulturen)
  Th.: Rasche chirurgische Sanierung + Antibiose + supportive Therapie
- Stauungsekzem und abakterielle Hypodermitis bei chronisch-venöser Insuffizienz (Th. der chronisch-venösen Insuffizienz)

Di.: Klinik, Labor (Leukos ↑, BSG und CRP ↑, Anti-DNAseB = ADB-Titer in 90 % d.F. ↑), Suche nach Eintrittspforte

Th.: Penicillin G/V oder bei Penicillinallergie Makrolide 10 - 14 Tage.
Bei Verdacht auf S. aureus-Infektion Staphylokokken-Penicillin (Flucloxacillin) oder Penicillin + β-Lactamase-Inhibitoren oder Cephalosporine.
Ruhigstellung und lokale Kühlung, symptomatische Schmerz- und Fieberbekämpfung, Thromboembolieprophylaxe mit NMH; Sanierung einer evtl. Eintrittspforte

Pro: Behandlung prädisponierender Faktoren (siehe oben)

Lymphödem [I89.0]

Def: Schwellung des subkutanen Gewebes mit Stau der Lymphflüssigkeit durch Einschränkung der Transportkapazität der Lymphgefäße (durch Obstruktion, Destruktion, Hypoplasie)

Ät.:
- Primäres Lymphödem (10 % d.F. sind hereditär: Nonne-Milroy-Syndrom, Meige-Syndrom): Entwicklungsstörung der Lymphgefäße - ca. 85 % d.F. betreffen Frauen, Altersgipfel der Erstmanifestation 17 J.; Ausbreitung von distal nach proximal
- Sekundäres Lymphödem (Mehrzahl der Fälle): Ausbreitung von proximal nach distal
  Durch Tumor, Operation, Trauma, Entzündung, Infektionen, venöse Stauung, Bestrahlung

Merke: Jedes nach dem 18. Lj. neu auftretende Lymphödem muss an die Möglichkeit eines malignen Tumors denken lassen!

KL.: 4 Verlaufsstadien:
0 Latenzstadium: Verminderte Transportkapazität der Lymphgefäße ohne Schwellung
I. Weiche Schwellung (es lässt sich eine Delle drücken) ohne sekundären Gewebsumbau = reversibel
II. Beginnende Fibrose der Haut. Es lässt sich kaum eine Delle drücken, das Ödem lässt sich noch ausschwemmen und die Fibrose durch intensive Therapie teilweise zurückbilden.
III. Lymphostatische Elephantiasis = irreversibel: Stark fibrotisch verdickte, derbe Haut.

Ko.: Rezidivierende Hautinfiltrationen (Erysipel)

DD: Siehe Kapitel Ödeme

Di.:
- Klinik:
  - Beim Lymphödem des Beines sind im Gegensatz zum venösen Ödem die Zehen mitbetroffen und quaderförmig angeschwollen (Kastenzehen)
  - Tief einschneidende Querfalten an den Zehen
  - Die Dorsalfläche der Zehen ist oft warzig-rau (Papillomatosis cutis)
  - Stemmer-Zeichen positiv = über den Zehen lässt sich keine Hautfalte abheben
- Bildgebende Diagnostik:
  - Duplexsonografie zum Ausschluss venöser Abflussstörungen
  - Lymphszintigrafie: s.c.-Injektion von ^{99m}Tc-markiertem Kolloid (indirekte Lymphografie)
  - Die direkte Lymphografie ist aufwendig und nur in speziellen Fällen indiziert: Injektion von Kontrastmittel in ein freigelegtes Lymphgefäß

Th.: A) Konservativ:
Ziel: Ein Zurückführen der Erkrankung in das Latenzstadium ist nur im St. I möglich.
- Extremität hoch lagern
- Komplexe physikalische Entstauungstherapie (KPE) → 3 Phasen:
  Phase I: Entstauung - Phase II: Optimierung - Phase III: Konservierung

1. Hautpflege
2. Manuelle Lymphdrainage
3. Kompressionstherapie
4. Entstauende Bewegungstherapie

Erst nach vollständiger Reduktion des Ödems angepasste Kompressionsstrümpfe
KI für KPE: akute Entzündung, kardiale Dekompensation, malignes Lymphom
KI für Kompressionstherapie: PAVK mit Knöcheldruck unter 80 mmHg

B) Operativ bei Versagen der konservativen Therapie:
Resektionsmethoden - Ableitende Methoden - Autologe Lymphgefäßtransplantation

Tumoren der Lymphgefäße [D18.19]

Primär: Benigne Lymphangiome
Sehr selten maligne Lymphangiosarkome
Sekundär: Lymphangiosis carcinomatosa [C79.88] bei verschiedenen Karzinomen

XI. WICHTIGE INFEKTIONSKRANKHEITEN

Internet-Infos: *www.who.int (WHO) - www.cdc.gov (Centers for Disease Control and Prevention)*
www.rki.de (Robert-Koch-Institut) - www.pei.de (Paul-Ehrlich-Institut)
www.ecdc.europa.eu (European Centre for Disease Prevention and Control)
www.dtg.org (Deutsche Gesellschaft für Tropenmedizin)
www.crm.de (Centrum für Reisemedizin)
www.auswaertiges-amt.de (Auswärtiges Amt, Berlin)
www.idsociety.org (Infectious Diseases Society of America)
www.dghm.org (Deutsche Gesellschaft für Hygiene und Mikrobiologie)

EXANTHEMATISCHE INFEKTIONSKRANKHEITEN

5 exanthematische Infektionskrankheiten, die überwiegend bei Kindern auftreten: Scharlach, Röteln, Ringelröteln, Masern, Windpocken.

SCHARLACH [A38]

Err: Streptococcus pyogenes = β-hämolysierende Streptokokken der Lancefield-Gruppe A, > 80 Serotypen; > 150 emm-Typen (Einzelheiten siehe unter Streptokokken)

Ep.: Häufigkeitsgipfel: 3. - 10. Lebensjahr. Auftreten von Endemien in Gemeinschaftseinrichtungen; jahreszeitlicher Gipfel: Oktober - März. Lebenszeitprävalenz in Deutschland ca. 25 %

Inf: Meist Tröpfcheninfektion, selten durch Eiter, kontaminierte Milch oder Gegenstände u.a.

Ink: 2 - 7 Tage

Infektiosität: Endet in der Regel 24 h nach Beginn der Antibiotikatherapie.

Pg.: Streptokokkeninfektionen führen primär zu einer Lokalinfektion und hinterlassen daher keine antibakterielle, sondern nur eine antitoxische Immunität gegen das erythrogene Toxin (= pyrogene Exotoxine A und C). Voraussetzung für die Entstehung von Scharlach ist, dass der verursachende S. pyogenes-Stamm 1 oder 2 Bakteriophagen im Genom trägt, die die Bildung des erythrogenen Toxins (Typ A und C) kodieren. Besteht bei einer Streptokokkeninfektion gegen das entsprechende erythrogene Toxin keine Immunität, so entsteht Scharlach (im umgekehrten Falle entsteht nur eine Streptokokkenangina). Das Vorhandensein verschiedener erythrogener Toxine erklärt auch das Auftreten einer Zweiterkrankung an Scharlach (1 - 4 % d.F.).

KL.:
- Plötzlicher stürmischer Beginn mit Halsschmerzen, Husten, Erbrechen, hohem Fieber, Tachykardie, Kopf- und Leibschmerzen
- Pharyngitis, Angina tonsillaris mit Enanthem (auch an der Uvula), Schwellung der submandibulären Lymphknoten
- Zunge anfangs belegt, ab 4. Tag Himbeerzunge
- Am 2. oder 3. Tag Auftreten eines Exanthems: Stecknadelkopfgroß, beginnend im Bereich von Achseln, Leisten und aufsteigend in Richtung Hals (Exanthem mit Spatel wegdrückbar und fühlt sich rau wie Sandpapier an); intensive Wangenrötung mit Aussparung des Mund-Kinn-Dreiecks (periorale Blässe), nach 2 - 4 Wochen kleieförmige Hautschuppung und lamellöse Hautablösungen an Handinnenflächen und Fußsohlen.
- Rumpel-Leede positiv (Auftreten von Petechien am Unterarm nach Aufpumpen der Blutdruckmanschette 5 Min. lang oberhalb des diastolischen Druckes)

Ko.:
- Toxischer Verlauf: Erbrechen, Durchfälle, Kreislaufversagen (Myokarditis!), Krämpfe, Benommenheit
- Ulzerierende Tonsillitis, eitrige Sinusitis, Otitis media
- Septischer Verlauf, Hirnsinusthrombose, Meningitis
- Streptokokkenallergische Nacherkrankungen: Rheumatisches Fieber, rheumatische Karditis, Chorea minor (Sydenham), akute Glomerulonephritis

DD: Zu Röteln/Masern: Siehe Schema unter Röteln; Arzneimittelexanthem
Staphylokokkenscharlach, Tonsillitis/Pharyngitis durch andere Erreger; Kawasaki-Syndrom (seltenes Vaskulitissyndrom)

Di.: Klinik (Pharyngitis, Exanthem, Enanthem); Diagnose-Scores (Centor-Score und McIsaac-Score → *siehe Internet*)

Lab:
- Leukozyten mit basophilen Schlieren und toxischer Granulation, Eosinophilie, BSG-Erhöhung
- Ak-Nachweis: ≥ 4facher Titeranstieg von Antistreptolysin O (ASO = ASL)

Memo: ASL-Titer ↑ (bevorzugt bei Racheninfektion)
ADB-Titer ↑ (bevorzugt bei Hautinfektionen)

- Erregernachweis:
  - Antigenschnelltest (rel. spezifisch, aber nicht sehr sensitiv)
  - Kultureller Nachweis von S. pyogenes (Nasen-Rachen-Abstrich 2 x)

Th.: Mittel der Wahl sind Oral-Penicilline (Phenoxymethylpenicillin) über 10 Tage.
Erwachsenen-Dosis: 3 x 1 Mio. IE/d. Bei Penicillinallergie: Erythromycin oder andere Makrolide (Resistenzrate gegen Makrolide regional bis 15 %)
Bei Therapieversagen (betalactamasebildende Keime oder sehr selten penicillinresistente Streptokokken) Wechsel auf Cephalosporine
Bei schweren systemischen Infektionen evtl. Gabe von Clindamycin zusätzlich zu Penicillin i.v.
2 Wochen nach Krankheitsbeginn Urinkontrolle auf Hämaturie!
Die intrainfektiöse Mikrohämaturie (= interstitielle Frühnephritis) ist harmlos, die postinfektiöse Mikrohämaturie zeigt die ernst zu nehmende akute Glomerulonephritis an!

Prg: Frühzeitige und ausreichend lange (10 Tage) Antibiotikatherapie ist die beste Prophylaxe gegen rheumatische Karditis. Eine Poststreptokokken-Glomerulonephritis kann dadurch jedoch nicht immer verhindert werden.

Pro: Expositionsprophylaxe mit Penicillin bei Personen mit engem Kontakt zu Erkrankten - Wiederzulassung zu Gemeinschaftseinrichtungen 48 h nach Beginn der Antibiotikatherapie und fehlenden Krankheitszeichen.

RÖTELN [B06.9]

Namentliche Meldepflicht bei Verdacht auf bzw. bei Erkrankung und Tod einschl. Rötelnembryopathie sowie bei Labornachweis

Syn: Rubella, Rubeola

Err: Rötelnvirus, ein Rubivirus (RNA-Virus) aus der Familie der Togaviren, ein Serotyp

Ep.: Kontagiosität < 50 %, Häufigkeitsgipfel bei Schulkindern, 80 - 90 % aller Erwachsenen über 20 J. sind durchimmunisiert.

Inf: Tröpfcheninfektion, diaplazentar

Ink: 2 - 3 Wochen

Infektiosität: 1 Woche vor bis 1 Woche nach Exanthembeginn

KL.: **Rötelnembryopathie (Gregg-Syndrom) = congenital rubella syndrome (CRS):**
Risiko im ersten Schwangerschaftstrimenon am größten: 1. - 6. Schwangerschaftswoche (SSW): 55 %; 7. - 12. SSW: 25 %; 13. - 17. SSW: 15 -10 %; > 17. SSW i.d.R. keine kindlichen Schäden.
Organschäden: Auge: 70 % (Retinopathie, Katarakt, selten Glaukom); Ohr: 60 % (Taubheit); Herz: 50 % (offener Ductus Botalli, Septumdefekte, Pulmonalstenose); zerebrale Schäden und geistige Retardierung: 45 %; Wachstumsstörung, vermindertes Geburtsgewicht: 75 %

Postnatale Rötelninfektion:
Bei Kindern in 50 % asymptomatischer Verlauf
- Leichter Beginn (im Gegensatz zum Scharlach!), oft inapparenter Verlauf ohne Fieber und Exanthem
- Makulopapulöses Exanthem: Mittelfleckig in der Größe zwischen Masern (grobfleckig) und Scharlach (stecknadelkopfgroß), i.d.R. nicht konfluierend, Beginn hinter den Ohren und im Gesicht, Dauer: Ca. 3 Tage
- Lymphknotenschwellung, bes. im Nackenbereich (retroaurikulär): "Diagnose im Dunkeln möglich"; Milzvergrößerung in 50 % d.F.

Röteln-Reinfektionen:
Werden gel. nach lange zurückliegender Erstinfektion oder Impfung beobachtet und verlaufen meist symptomlos.

Ko.:
- ▸ Röteln-Enzephalitis (Frequenz 1 : 6000 Erkrankungen)
- ▸ Röteln-Purpura durch passagere Thrombozytopenie (günstige Prognose)
- ▸ Röteln-Arthritis (bei Erwachsenen, günstige Prognose)

DD:

	Scharlach	Masern	Röteln
Beginn	Hohes Fieber Halsentzündung (Angina tonsillaris)	Hohes Fieber starker Husten evtl. Halsentzündung	Mäßiges Fieber leichtes Krankheitsbild
Exanthem	Feinfleckiger Ausschlag von unten nach oben (Mund-Kinn-Dreieck frei)	Grobfleckiger konfluierender Ausschlag von oben nach unten (Beginn retroaurikulär)	Nur schwaches nichtkonfluierendes Exanthem an Hals/Brust
Besonderes	Himbeerzunge	Koplik´Wangenfleck	Starke nuchale Lymphknotenschwellung

Di.:
- Leukopenie, Lymphozytose, Plasmazellen (buntes Blutbild)
- Erregernachweis (keine Routinediagnostik): Virusisolierung, PCR
- Ak-Nachweis:
  - Frische Infektion: Serokonversion oder ≥ 4facher Titeranstieg von IgG-Ak in 2 Proben, IgM-Ak-Anstieg; IgM-Ak können vereinzelt bis > 1 J. persistieren (niedriger Titer).
  - Röteln-Reinfektion: Titeranstieg der IgG-Ak (IgM meist negativ)
- Pränatale Rötelndiagnostik (ab 11. SSW): Nachweis von Virus-RNA (z.B. mittels PCR) aus Fruchtwasser bzw. Biopsiematerial aus Chorionzotten; evtl. IgM-Ak-Nachweis und PCR aus fetalem Blut ab der 22. SSW.
- Rötelndiagnostik beim Neugeborenen: Meist IgM-Ak-Nachweis + ergänzender Virusnachweis

Th.: Symptomatisch

Pro: **Aktiv:** 2 x Schutzimpfung mit attenuiertem Lebendimpfstoff als kombinierte Masern-Mumps-Röteln-(MMR-)Impfung

Ind:
1. Alle Kinder mit 12 - 15 Mon. und vor Aufnahme in den Kindergarten
2. Ungeimpfte Frauen oder Frauen mit unklarem Impfstatus in gebärfähigen Alter (2 x)
3. Ungeimpfte Personen oder Personen mit unklarem Impfstatus in Einrichtungen der Pädiatrie, der Geburtshilfe und der Schwangerenbetreuung sowie in Gemeinschaftseinrichtungen

Alle ungeimpften Mädchen vor der Menarche nachimpfen, um Impflücken zu schließen. Impfschutz wahrscheinlich lebenslang. Impfschutz bei gebärfähigen Frauen serologisch kontrollieren. Schützender Ak-Titer 1 : ≥ 32 im Hämagglutinationshemmtest.

PARVOVIRUS B19-INFEKTION [B08.3]

Syn: Erythema infectiosum, Ringelröteln

Err: Parvovirus B19 - Zielzellen der Infektion mit Parvovirus B19 sind die erythropoetischen Zellen im Knochenmark, die teilweise zerstört werden mit passagerer Anämie. Als Rezeptor dient das Blutgruppen-P-Antigen.

Ep.: Häufigkeitsgipfel im Schulalter, jahreszeitlich im Frühjahr; gel. Epidemien in Gemeinschaftseinrichtungen; bis zu 50 % der 15- und bis 80 % der 50-jährigen zeigen Antikörper gegen Parvovirus B19.

Inf: Tröpfcheninfektion und parenteral (z.B. bei Hämophiliepatienten!); diaplazentar

Ink: 6 - 18 Tage

Kontagiosität: Ca. 50 % bei Kontakten im Haushalt

KL.: Bei immunkompetenten Kindern verläuft die Infektion in 30 % asymptomatisch. Bei Erwachsenen ist der Verlauf schwerer und in 20 % kommt es zu Viruspersistenz.
- Erythema infectiosum: Ringförmiges oder girlandenförmiges makulopapulöses Exanthem, das als livide Wangenverfärbung im Gesicht beginnt („slapped cheek disease"), evtl. mit schmetterlingsförmigem Bild, periodisches Abblassen und Neuentstehen des Exanthems, Dauer ca. 10 Tage (selten länger).
- Evtl. petechiale manopedale Exantheme (Handschuh-Socken-Syndrom)
- Evtl. Parvovirus B19-Arthritis
- Labor: Obligat ist eine passagere Anämie mit verminderter Retikulozytenzahl; fakultativ evtl. auch passagere Thrombozytopenie, Granulozytopenie (DD: SLE).

Ko.: 1. Aplastische Krisen bei Patienten mit chronischer hämolytischer Anämie
2. Bei Infektion in der Schwangerschaft: Im 1. Trimenon oft Spontanabort, im 2. Trimenon aplastische Anämie, Hydrops fetalis und Fruchttod, im 3. Trimenon oft nur vorübergehende aplastische Phasen ohne Schädigung des Kindes
3. Immunsupprimierte Patienten: Chronische Anämie, Arthritis, Thrombozytopenie, Granulozytopenie oder Panzytopenie, pure red cell aplasia, Myokarditis/DCM, Hepatitis

Di.:
- Diagnostik der akuten postnatalen Infektion:
  Klinik + Nachweis von IgM-Antikörpern und Virus-DNA (PCR)
  Bei überstandener Infektion mit Viruseliminierung ist der DNA- und IgM-Ak-Nachweis negativ; IgG-Ak positiv.
- Diagnostik der pränatalen Infektion:
  Bei Infektion in der Schwangerschaft sonografische Überwachung der Schwangerschaft. Bei Verdacht auf fetale Infektion Analyse von Fruchtwasser, Aszites und fetalem Blut auf IgM-Ak, Virus-DNA und Hb-Gehalt des Feten.

Th.:
- Bei postnataler Infektion immunkompetenter Personen symptomatische Therapie.
- Bei aplastischer Krise infolge Parvovirus B19-Infektion Blutkomponenten-Substitution und Gabe von 7S-Immunglobulinen (auch bei Patienten nach Organ- oder Knochenmark-Transplantation)
- Bei pränataler Infektion mit Gefahr eines Hydrops fetalis intrauterine Austauschtransfusion

Prg: Bei gesunden Personen i.d.R. benigner Verlauf; Komplikationen bei Risikogruppen (siehe oben)

Pro: Personen mit Immundefizienz, chronischer Anämie sowie Schwangere von Patienten fernhalten! Bei Schwangeren mit beruflicher Gefährdung (z.B. Arbeit in Kindergärten, Krankenhäusern) Testung auf Parvovirus B19-Antikörper.

MASERN (MORBILLI) [B05.9]

Namentliche Meldepflicht bei Verdacht, Erkrankung, Tod und bei Labornachweis! Besuchsverbot Schule, Kindergarten u.ä.

Err: Masernvirus, ein Paramyxovirus (RNA-Virus); nur 1 Serotyp, aber 8 Clades (A - H) mit insgesamt 24 Genotypen (Bedeutung für epidemiologische Fragestellungen). Virusreservoir sind erkrankte Menschen.

Ep.: Weltweit sterben ca. 1 Million Kinder jährlich an Masern, insbes. in den armen Ländern (Afrika!); Deutschland hat immer noch lokale Ausbrüche. Es erkranken überwiegend Kinder, aber auch Erwachsene. Deutschland hat das Eradikationsziel der WHO noch nicht erreicht.
"Fliegende Infektion" (Übertragung durch Aerosole). Hoher Kontagionsindex, hoher Manifestationsindex, hoher Immunitätsgrad → typische Kinderkrankheit (Säuglinge bis 8 Monate erkranken nicht, wenn sie Ak-Schutz durch die Mutter haben). Nach durchgemachter Infektion lebenslange Immunität.

Infektiosität: Beginnt 5 Tage vor Auftreten des Exanthems und dauert bis 4 Tage nach Exanthemausbruch

Ink: Ca. 10 Tage bis zum Beginn der Prodromi, 14 Tage bis zum Beginn des Exanthems

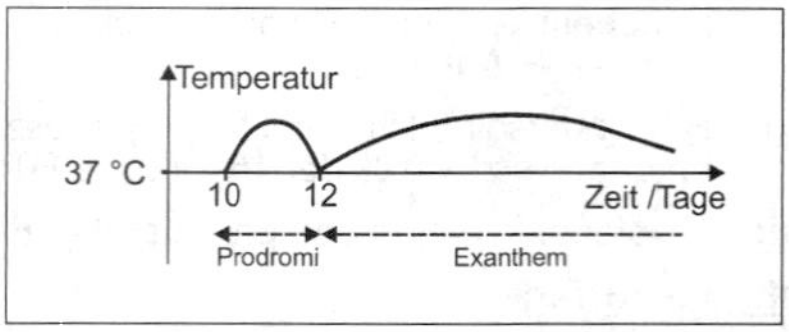

KL.: 1. Prodromi (Katarrhalisches Stadium): Rhinitis, Konjunktivitis, hohes Fieber, bellender Husten, Lichtscheu, gedunsenes Gesicht, Enanthem am Gaumen + Koplik kalkspritzerartige Flecken an der Wangenschleimhaut gegenüber den Molaren
2. Exanthem (verursacht durch Immunkomplexphänomene): Großfleckig, konfluierend, bräunlich-rosafarben, Beginn hinter den Ohren, kraniokaudale Ausbreitung (Handflächen und Fußsohlen sind nicht betroffen), später feine kleieartige Schuppung; mit Exanthembeginn erneuter Fieberanstieg
3. Halslymphknotenschwellung; gel. leichte abdominelle Beschwerden

Lab: Verminderung von Leukozyten, Lymphozyten, Eosinophilen, passagere Thrombozytopenie
Ein vorher positiver Tuberkulintest kann vorübergehend negativ werden.

Ko.: Beobachtet man in den Industrieländern in ca. 15 %. Sie sind meist Folge einer passageren Immunsuppression von ca. 6 Wochen Dauer mit Resistenzminderung mit bakteriellen Superinfektionen:
1. Am häufigsten Otitis media in ca. 10 %
2. Masernpneumonie [B05.2+J17.1*]: 3 Formen:
   - Virale Masernpneumonie mit Hecht-Riesenzellen
   - Bakterielle Superinfektion (→ Antibiotika!)
   - Riesenzellpneumonie bei Immunsupprimierten mit schlechter Prognose

3. Gel. Laryngotracheitis mit Krupp (Erstickungsgefahr! → Klinikbegleitung)
4. Masernenzephalitis: 3 Formen:
   - Akute postinfektiöse Masernenzephalitis [B05.0+G05.1*]: Tritt ca. 4 - 7 Tage nach Exanthembeginn auf (1 : 1.000 Masernkranke, die älter als 1 J. sind) mit einer Letalität bis 20 %. Defektheilungen bis zu 20 % (z.B. Intelligenz-/Konzentrationsstörungen, Epilepsie u.a.) Passagere EEG-Veränderungen in 50 %, bleibende EEG-Veränderungen in 3 %.
   - Masern-Einschlusskörper-Enzephalitis bei Immunsupprimierten nach 5 Wochen bis 6 Monaten
   - Subakute sklerosierende Panenzephalitis (SSPE) [A81.1] nach ca. 6 - 8 Jahren = "slow virus-infection" mit Virusmutanten, die ein M-Antigen besitzen, gegen das die Patienten keine Antikörper bilden (obwohl gegen andere Strukturproteine Antikörper produziert werden). Vo.: Ca. 10/100.000 Erkrankungen; Demyelinisierungserkrankung, letal endend.
5. Sehr seltener foudroyanter Verlauf: "Nach-Innen-Schlagen": Abblassen des Exanthems und Kreislaufversagen infolge Abwehrschwäche

DD: Bei Teilimmunität ist das Exanthem nur diskret (mitigierte Masern) - DD zu Röteln: Siehe dort

Di.: Klinik + Serologie: Nachweis von IgM-Ak oder Virus-RNA bei frischer Infektion (oder Titeranstieg in 2. Probe)
Bei Masernenzephalitis Virusnachweis (mittels PCR) im Liquor.
Bei SSPE hoher Ak-Titer im Liquor (Virustest i.d.R. negativ)

Th.: Symptomatisch, Antibiotika bei bakteriellen Komplikationen
Bei Immunsupprimierten evtl. Therapieversuch mit Ribavirin
Zulassung zu Gemeinschaftseinrichtungen frühestens 5 Tage nach Ausbruch des Exanthems.
Empfängliche (ungeimpfte) Kontaktpersonen in Wohngemeinschaft mit Masernkranken werden 14 Tage von Gemeinschaftseinrichtungen ausgeschlossen.

Pro:
- Aktive Immunisierung (Impfung mit abgeschwächter Lebendvakzine):
  Ind: 1. Erstimpfung für Kinder mit 11 - 14 Monaten (z.B. im Rahmen einer MMR-Vakzination gegen Masern, Mumps und Röteln) mit Wiederholung nach 4 Wochen. Schließung von Impflücken auch nach dem 18. Lebensjahr → Masern-Eradikationsziel der WHO (durch weltweite und nationale Impfprogramme).
  2. Seronegative Beschäftigte mit erhöhtem Infektionsrisiko (im Gesundheitsdienst, Einrichtungen der Pflege und bei der Betreuung von Immundefizienten und in Gemeinschaftseinrichtungen)
  3. Postexpositionelle Impfung innerhalb von 3 Tagen nach Exposition bei ungeimpften, immungesunden Kontaktpersonen
  NW.: Im Abstand von 5 - 14 Tagen nach der Impfung leichte „Impfmasern" bis zu 5 % der Geimpften (nicht ansteckend). Selten Fieberkrampf oder allergische Reaktionen.
- Passive Immunisierung mit humanem Immunglobulin (z.B. Privigen®) bei abwehrgeschwächten Patienten: Wirksam innerhalb 2 - 6 Tage nach Masernexposition; zwischen 4. - 7. Krankheitstag evtl. mitigierter (abgeschwächter) Krankheitsverlauf.

HERPESVIREN

8 humane Herpesviren, bei denen der Mensch natürlicher Wirt ist.

Einteilung und Krankheitsspektrum

Spezies	Name	Erkrankung
HHV-1	Herpes-simplex-Virus 1 (HSV-1)	Orale, okuläre Läsionen, Enzephalitis, genitale Läsionen
HHV-2	Herpes-simplex-Virus 2 (HSV-2)	Genitale, anale Läsionen, Herpes neonatorum
HHV-3	Varizella-Zoster-Virus (VZV)	Windpocken, Gürtelrose, fetale/neonatale Infektion
HHV-4	Epstein-Barr-Virus (EBV)	Infektiöse Mononukleose, Burkitt-Lymphom, Nasopharynx-Karzinom
HHV-5	Humanes Cytomegalovirus (HCMV)	Kongenitale, peri- und postnatale Infektionen, Retinitis, Kolitis, Hepatitis, Pneumonie, Enzephalitis
HHV-6	Humanes Herpesvirus 6	Roseola infantum (3-Tage-Fieber, Exanthema subitum)
HHV-7	Humanes Herpesvirus 7	Roseola, Pityriasis rosea
HHV-8	Kaposi-Sarkom-assoziiertes Herpesvirus (KSHV)	Kaposi-Sarkom, B-Zell-Lymphome

Typisch für Herpesviren ist ihre Fähigkeit, in den Zielzellen des Wirtes lebenslang zu persistieren. Bei Störungen der Immunlage kann es so zu späteren Reaktivierungen kommen.

VARIZELLA-ZOSTER-VIRUS-INFEKTIONEN

Meldepflicht: Bei Windpocken: Namentliche Meldung bei Verdacht, Erkrankung, Tod sowie bei Labornachweis von VZV

Err: Varizella-Zoster-Virus (VZV)

Ep.: Das VZV verursacht im Kindesalter die Varizellen (Windpocken; englisch: chickenpox) mit hohem Kontagionsindex (90 %). Erkrankungsgipfel zwischen dem 2. und 6. Lebensjahr, 90 % aller Erkrankungen vor dem 20. Lebensjahr. > 95 % der Erwachsenen haben Antikörper gegen das Virus. Ca. 30 % der Erwachsenen erkranken im Laufe ihres Lebens (meist im höheren Lebensalter) an einer lokalisierten Zweitmanifestation als Herpes zoster (oder kurz Zoster).

Inf: Die Varizellen sind eine hoch kontagiöse aerogene Tröpfcheninfektion ("fliegende Infektion"). 1 Tag vor Auftreten der Bläschen bis zum Abfall des Schorfs besteht Infektiosität. Die Kontagiosität der Zosterbläschen ist geringer ausgeprägt.

Ink. der Varizellen: 8 - 28 Tage

KL.: Windpocken bei Immunkompetenten verlaufen meist unkompliziert.
Schwere Verläufe/Komplikationen werden meist bei Risikopatienten beobachtet:
- Windpocken bei angeborenem oder erworbenem T-Zelldefekt
- Windpocken bei Schwangeren
- Windpocken bei Neurodermitis
- Konnatales Varizellensyndrom
- Kurz vor der Geburt erworbene Windpocken.

1. Varizellen (Windpocken): [B01.9]
Erstinfektion durch das VZV mit generalisiertem vesikulärem Exanthem.
Evtl. "rash" (flüchtiges Vorexanthem), Fieber. Durch schubweisen Verlauf (Roseolen - Papeln - Bläschen - Krusten) resultiert ein polymorphes Bild: "Sternhimmel", ungekammerte Bläschen mit dünner Decke, keine Narben (außer durch Kratzen), Befall auch der Kopfhaut und Mundschleimhaut. Exanthem am Rumpf am dichtesten, Allgemeinzustand weniger beeinträchtigt, oft Juckreiz.

2. Zoster (Gürtelrose): [B02.9]
Bei nachlassender zellulärer Immunität kann es zu einer Reaktivierung der VZV kommen, die nach der Primärinfektion in den Gliazellen der Spinalganglien persistieren (Latenzphase). Der Zoster tritt vorzugsweise bei älteren Menschen auf sowie bei Patienten mit Immunschwäche (Malignome, Leukämien, M. Hodgkin, AIDS, Patienten unter zytostatischer oder immunsuppressiver Therapie); auch Sonneneinwirkung, Stress und Traumen können einen Zoster begünstigen. Die häufigste Lokalisation ist thorakal (50 %).
Meist beschränkt sich die Infektion auf ein oder mehrere Dermatome (meist T3 - L3) einer Seite. Bei älteren Patienten tritt der Zoster in 20 % kranial auf. Evtl. kommt es zu Fieber. Typisch sind starke Schmerzen im Bereich der betroffenen Innervationsbezirke sensorischer Nerven (oft Thorakalnerven, meist einseitig) vor, während und nach der Bläscheneruption. Es kann in die Bläschen bluten (hämorrhagischer Zoster), i.d.R. Narbenbildung.

Ko.: Varizellenkomplikationen:
- Bakterielle Superinfektion des Exanthems
- Kongenitales Varizellensyndrom bei Infektion der Mutter bis zur 20. Schwangerschaftswoche (Risiko 1 %)
- Perinatale Varizellenerkrankung bei VZV-Infektion der Mutter 5 Tage vor bis 2 Tage nach der Geburt: Hämorrhagisches Exanthem, Letalität bis 30 %
- Otitis media
- Meningeale Reizung mit günstiger Prognose
- Akute zerebellare Ataxie durch Zerebellitis (Risiko 1 : 4.000), günstige Prognose
- Selten Enzephalitis (Risiko 1 : 40.000), ungünstige Prognose
- Varizellenpneumonie (viral und evtl. sekundär bakteriell; Letalität bis 40 % bei Schwangeren)
- Thrombozytopenie
- Bei Abwehrschwäche/Immunsuppression schwerer Verlauf mit Beteiligung innerer Organe

Zosterkomplikationen:
- Postzoster-Neuralgien (PZN) = postherpetische Neuralgie (PHN) [B02.2+G53.0*] (bis 50 % der Patienten > 70 J.): Schmerzen > 4 Wochen; brennender Schmerzcharakter, evtl. auch spontan einschießende neuralgiforme Schmerzen
- Zoster ophthalmicus mit der Gefahr einer Hornhautläsion (Zoster keratitis dendritica)
- Sehr selten intraokuläre VZV-Komplikationen (z.B. bei AIDS) mit Gefahr der Erblindung
- Zoster oticus evtl. mit Facialisparese (Ramsay-Hunt-Syndrom)

- Meningoenzephalitis, sehr selten granulomatöse Angiitis mit Hemiplegie; sehr selten Myelitis
- Bei Abwehrschwäche/Immunsuppression schwerer Verlauf als Zoster generalisatus mit Beteiligung innerer Organe (Pneumonie, Hepatitis u.a.)

DD: - Bei Varizellen: Infektionen durch Orthopoxviren (z.B. "Katzenpocken"), die bei Immunsupprimierten wie Pocken verlaufen!
- Hand-Fuß-Mund-Krankheit durch Infektion mit Coxsackie-Virus Typ A16
- Bei Zoster vor Auftreten von Bläschen: Neuralgien unterschiedlicher Genese
- Eczema herpeticatum durch HSV-Infektion bei vorbestehendem atopischen Ekzem
- Strophulus infantum (ätiologisch unklare Erkrankung)

Di.:
- Klinik
- Erregernachweis aus Bläscheninhalt: Nukleinsäurenachweis (PCR), Antigennachweis (Virusisolierung ist aufwendig)
- Ak-Nachweis: Aufgrund der hohen Durchseuchungsrate hat der serologische Ak-Nachweis nur bei Primärinfektion (Varizellen) Aussagekraft (IgM-Ak oder ≥ 4facher Titeranstieg von IgG in 2 Proben). Bei Herpes zoster IgA-Ak ↑

Th.:
- Bei unkompliziertem Verlauf nur symptomatisch:
- Varizellen: Evtl. Sedativa und Antihistaminika; evtl. Zinkschüttelmixtur (kein Kratzen = keine Narben → Fingernägel schneiden!). Durch Hautpflege Prophylaxe einer bakteriellen Superinfektion.
- Zoster:
  - Antivirale Therapie kann Dauer + Schweregrad reduzieren, Komplikationsrisiko senken, muss aber früh erfolgen, möglichst innerhalb der ersten 2 - 3 Tage nach Symptombeginn

    Ind.:
    - Zoster jeder Lokalisation bei Patienten ab dem 50. Lebensjahr
    - Zoster im Kopf-Hals-Bereich der Patienten jeden Alters
    - Schwerer Zoster am Stamm und an den Extremitäten (hämorrhagische Läsionen, mehr als ein Segment befallen, aberrierende Bläschen, Schleimhautbeteiligung)
    - Zoster bei immundefizienten Patienten
    - Zoster bei Patienten mit florider Dermatitis atopica und Ekzemen
    - Zoster bei Kindern und Jugendlichen, die Salizylate oder Kortikosteroide als Dauertherapie erhalten

    Relative Indikation:
    Zoster am Stamm oder an den Extremitäten bei Patienten jünger als 50 Jahre

Virostatikum	Tagesdosis für Erwachsene (Therapiedauer 7 Tage)
Aciclovir i.v.-Inf. Generika	3 x 10 mg/kg Bei schwerem Krankheitsbild, insbes. bei Immunsupprimierten i.v.-Therapie
Aciclovir (oral) Generika	5 x 800 mg
Brivudin (oral) Zostex®	1 x 125 mg; keine gleichzeitige Therapie mit 5-FU, Flucytosin, Tegafur, Capecitabin (Aplasie-Risiko!)
Famciclovir (oral) Famvir®	3 x 500 mg (7 Tage; bei Immunsupprimierten 10 Tage)
Valaciclovir (oral) Valtrex®	3 x 1.000 mg

  - Bei schweren Verläufen evtl. zusätzlich Hyperimmunglobulin und Interferon-Beta.

  Cave Glukokortikosteroide! Suche nach Erkrankungen mit Resistenzminderung/Immunschwäche!
- Postzoster-Neuralgie: Therapie schwierig; die Schmerzen können länger als 1 J. dauern. In ca. 30 % d.F. ist die Schmerztherapie nicht erfolgreich.
  Stufentherapie: 1. NSAR; 2. Zusätzlich Opioid-Analgetikum; 3. Peripher wirkendes Analgetikum + stark wirksames zentrales Opioid (z.B. Morphin)
  Zusätzlich kann auf allen Stufen ein Antidepressivum versucht werden oder ein Antikonvulsivum (z.B. Carbamazepin oder Pregabalin). NW + KI beachten.

Prg:
- Bei immunkompetenten Personen, die nicht zur Risikogruppe zählen (siehe oben), ist die Prognose der Varizellen und des Herpes zoster gut. Therapeutisches Problem sind die lang anhaltenden Postzoster-Neuralgien.
- Bei Risikopatienten (siehe oben) ist der Verlauf schwer mit erhöhter Letalität. Eine frühzeitige antivirale Therapie verbessert die Prognose.

Pro:
- Expositionsschutz: An Varizellen erkrankte Kinder dürfen bei unkompliziertem Verlauf 1 Woche lang nach Beginn des Exanthems keine öffentlichen Einrichtungen besuchen.

- Aktive Immunisierung:
  - Abgeschwächter VZV-Lebendimpfstoff: Stamm OKA (z.B. Varilrix®, Varivax®)
    Ind: 1. Standardimpfung für alle Kinder und Jugendliche.
    2. Indikationsimpfung: Seronegative gefährdete Personen sowie enge Kontaktpersonen zu diesen: z.B. Frauen im gebärfähigen Alter, Patienten mit malignen Tumoren, Neurodermitis oder vor immunsuppressiver Therapie oder Organtransplantation, Leukämiepatienten nur in klinischer/hämatologischer Remission (> 1 J.), Lymphozytenzahl ≥ 1.200/µl und Unterbrechung einer zytostatischen Erhaltungstherapie 1 Woche vor und nach der Impfung. Seronegatives medizinisches Personal + Beschäftigte in Kindergärten
    NW: Lokal- und Allgemeinreaktionen, gel. leichte „Impfvarizellen"
    KI: Immungeschwächte Personen, immunsuppressive Therapie (im therapiefreien Intervall impfen), Schwangerschaft u.a.
    Dos: 2 Impfstoffdosen im Abstand von 4 - 6 Wochen
  - Totimpfstoff gegen Herpes zoster (Shingrix®)
    Ind: Standardimpfung ab dem Alter von 60 J.; Indikationsimpfung für Personen ab 50 J. bei erhöhter gesundheitlicher Gefährdung (Immundefizienz, Immunsuppression, chronische Erkrankungen)
    NW + KI: Siehe Herstellerangaben
    Anm.: Die Herpes zoster-Lebendimpfung wird von der STIKO nicht als Standardimpfung empfohlen, da sie nicht so nachhaltig Schutz verleihen soll wie der Totimpfstoff.
    Dos: 2 x 1 Dosis im Abstand von 2 - 6 Monaten
- Passive Immunisierung mit Varizella-Zoster-Immunglobulin (VZIG) bei Exposition nichtimmuner gefährdeter Personen (z.B. Neugeborene von Müttern, die perinatal an Varizellen erkrankt sind, Schwangere mit Kontakt zu Kranken, Patienten mit Immundefizit).
  Hyperimmunglobulin kann vor Erkrankung schützen, wenn es innerhalb von 96 h nach Exposition gegeben wird.
- Prävention einer PZN: 1. Vakzination; 2. Frühzeitige antivirale Therapie eines Herpes zoster!

HUMANES HERPESVIRUS 6 (HHV-6)-INFEKTION [B08.2]

Syn: Dreitagefieber, Exanthema subitum, Roseola infantum

Err.: Humanes Herpesvirus 6 (HHV-6), ein DNA-Virus der Herpesfamilie

Ep.: Weltweites Vorkommen, Prädilektionsalter 6 Mo - 3. Lj.

Inf: Tröpfcheninfektion

Ink: 5 - 15 Tage

KL.:
- Ohne Prodromi: Plötzlicher („subitum") Beginn mit hohem kontinuierlichem oder intermittierendem Fieber bis 39 - 40°C, 3 - 5 Tage lang, dann mit Fieberabfall plötzliches Auftreten eines kleinfleckigen, blassrötlichen Exanthems am Stamm, Ausbreitung auf Extremitäten und Nacken, verschwindet nach 2 Tagen.
- Zervikale Lymphknotenschwellung
- Gel. leichte Atemwegsbeschwerden, periorbitale Ödeme, Durchfall, Erbrechen

Ko.:
- Häufig Fieberkrämpfe, sehr selten Hepatitis, Arthritis, Enzephalopathie

DD.:
- Während der Fieberphase: Rhinopharyngitis, Otitis, Meningitis u.a.
- Exanthem anderer Genese: Masern, Röteln, Scharlach u.a.

Di.:
- Anamnese und Klinik
- Labor: Leukozytose während der Fieberphase, bei Exanthemausbruch Granulozytopenie mit relativer Lymphozytose
- Ak-Nachweis (Anti-HHV-6-IgM/-IgG); Erregernachweis (PCR)

Th.:
- Symptomatisch: Evtl. Fiebersenkung, (kein ASS! → Gefahr des Reye-Syndroms)

Prg: I.d.R. gut (Ausheilung)

HERPES SIMPLEX-VIRUS-INFEKTIONEN [B00.9]

Err: Herpes simplex-Virus, Typ 1 und 2 (HSV-1 und HSV-2), ein DNA-haltiges Herpesvirus

Ep.: HSV-1: Durchseuchung beginnt im Kindesalter, im Erwachsenenalter sind > 95 % der Bevölkerung infiziert.
HSV-2: Durchseuchung beginnt nach der Pubertät, im Erwachsenenalter sind 10 - 30 % der Bevölkerung infiziert.

Inf: HSV-1: Oral (Tröpfcheninfektion)
HSV-2: Sexuell und perinatal

Ink: Primärinfektion: 2 - 12 Tage

KL.: A) **Primärinfektion:**
- Asymptomatischer Verlauf (> 90 %)
- Symptomatischer Verlauf (< 10 %)

HSV-1: Gingivostomatitis herpetica (Stomatitis aphthosa)
Meist bei Kleinkindern im Alter von 1 - 4 Jahren: Fieber, im Mund-/Rachenraum schmerzhafte Bläschen, die ulzerieren; lokale Lymphadenitis.

HSV-2: • Neugeborene:
- Konnatale HSV-2-Infektion:
Herpessepsis des Neugeborenen mit Fieber und generalisierten Bläschen, Ikterus, Hepatosplenomegalie, Hautblutungen, Enzephalitis; unbehandelt immer letal endend.
- Infektion des Neugeborenen während der Geburt:
Schweres Krankheitsbild mit Letalität von ca. 30 %

• Herpes genitalis bei Jugendlichen und Erwachsenen: [A60.0]
Genitale Herpesinfektionen werden überwiegend durch HSV-2-Infektionen verursacht, in zunehmender Häufigkeit jedoch auch durch HSV-1 (USA: 30 %, Norwegen: 70 %); w : m > 2 : 1.
Risikofaktoren für eine genitale HSV-Infektion:
▪ Zahl der Sexualpartner
▪ i.v.-Drogengebrauch, HIV-Infektion

Nur 30 % d.F. verlaufen mit typischer Klinik, 20 % machen mehrdeutige Symptome (z.B. Miktionsbeschwerden); 50 % der Infektionen verlaufen asymptomatisch.
- Frauen: Vulvovaginitis herpetica mit Brennen oder Schmerzen, evtl. mit Dysurie und Fieber, regionale Lymphadenitis
- Männer: Herpes progenitalis: Schmerzhafte Bläschen, die sich zu Erosionen oder Ulzera entwickeln können; vorzugsweise an der Glans penis; evtl. auch anale HSV-2-Infektion (bei entsprechendem Sexualkontakt)

B) **Endogene Reaktivierung:**
Nach der Primärinfektion persistiert das HSV in den regionalen Nervenganglien (Ganglion trigeminale Gasseri bei HSV-1, Lumbosakralganglien bei HSV-2) ohne Krankheitssymptome (latente Infektion). 1/3 aller Menschen leidet an rezidivierenden oralen HSV-Läsionen.
Auslösende Ursachen für eine endogene Reaktivierung:
Infektionen, Fieber ("Fieberbläschen"), Sonnenbestrahlung (Herpes solaris), Verletzungen, hormonelle Veränderungen (z.B. Menses, Gravidität), psychische Belastungen, Immunschwäche u.a.
- Asymptomatische Virusreaktivierung = Rekurrenz
- Symptomatische Virusreaktivierung = Rekrudeszenz

HSV-1: Herpes labialis [B00.1]: Periorale Bläschenbildung, die verschorfen und ohne Narben abheilen.
HSV-2: Herpes genitalis [A60.0]: Perigenitale, perianale Bläschenbildung und Ulzerationen evtl. begleitet von Krankheitsgefühl und leichtem Fieber. Rezidive sind bei HSV-2 häufiger als bei HSV-1.

Ko.:
• Herpetische Keratokonjunktivitis mit evtl. Hornhautschäden [B00.5]
• Urologische Komplikationen bei anogenitalem Herpes (Harnverhaltung u.a.)
• Eczema herpeticatum: Schwere Herpesinfektion bei Säuglingen mit vorbestehendem atopischen Ekzem
• Benigne Meningitis
• Herpesenzephalitis [B00.4+G05.1*] = häufigste Virusenzephalitis; befällt vorzugsweise limbisches System und Temporallappen - meist durch HSV-1 verursacht. Rasche Diagnose (MRT und PCR-Test im Liquor) und Therapie (auch schon bei Verdacht) sind prognoseentscheidend! (Letalität > 80 %)
• Die idiopathische Fazialisparese ist möglicherweise durch das HSV-Typ 1 verursacht.
• Generalisierter schwerer Verlauf und HSV-Pneumonie bei immunsupprimierten Patienten, AIDS, Abwehrschwäche

- HSV-Manifestationen bei AIDS: Nekrotisierende, schwer abheilende Haut-/Schleimhautmanifestationen, Keratoconjunctivitis, Retinitis, Uveitis, Meningoenzephalitis

DD: - Bei Gingivostomatitis herpetica: Herpangina Zahorsky durch Coxsackie A-Virusinfektion
- Bei Herpes genitalis: Andere sexuell übertragene Erkrankungen = sexually transmitted diseases = STD (TPHA-Test, GO-Diagnostik, HIV-Test)
- Bei Herpes genitalis mit Miktionsbeschwerden ist die Zystitis/Urethritis eine gel. Fehldiagnose.
- Bei Hornhautläsionen: Keratokonjunktivitis durch Adenovirusinfektion

Di.: Klinik + evtl. Virusnachweis aus Bläschen oder Ulzera:
- Nachweis von HSV-DNA (Nukleinsäure-Amplifikationstechnik = NAT)
  Der Antigennachweis hat eine geringere Sensitivität als der NAT.
- Virusisolierung (Zellkultur zuverlässiger als Elektronenmikroskop: Keine Routinediagnostik)
- Der HSV-Ak-Nachweis hat wegen hoher Durchseuchungsrate der Bevölkerung nur bei Primärinfektion Aussagekraft (IgM-Ak + Serokonversion)

Th.: A) Therapie einer evtl. Immunschwäche

B) Antivirale Chemotherapie
- Systemisch: Mittel der 1. Wahl Aciclovir: Wirksam gegen replizierendes HSV, nicht jedoch gegen latente HSV-Infektion. Famciclovir und Valaciclovir sind Therapiealternativen für die orale Therapie.
  Dos.: - Aciclovir: 5 x 200 mg tägl. über 10 Tage (bei Herpesenzephalitis 3 x 10 mg/kg KG i.v. über 2 Wochen)
  - Famciclovir (Famvir®): 3 x 250 mg tägl. über 5 Tage } oral
  - Valaciclovir (Valtrex®): 2 x 500 mg tägl. über 10 Tage } oral
  Ind: Schwere Verläufe, Herpesenzephalitis, florider Herpes genitalis, Gingivostomatitis, Keratitis u.a.
- Lokal: Aciclovir-Creme (bei herpetischer Keratitis als Augensalbe), Penciclovir-Creme
- Bei florider HSV-2-Infektion der Schwangeren Schnittentbindung vor dem Blasensprung
- Bei Verdacht auf HSV-Infektion des Neugeborenen sofortige Aciclovir-Therapie

Prg: Bei lokalisierter Infektion gut.
Bei generalisierter Herpesinfektion und Enzephalitis sowie bei Immunschwäche lebensbedrohliche Verläufe mit hoher Letalität.

Pro: Bei floridem Herpes genitalis der Schwangeren Schnittentbindung
Bei Immunschwäche Prophylaxe mit Aciclovir oder Famciclovir; Impfstoff in Erprobung.

EPSTEIN-BARR-VIRUS (EBV) -INFEKTION [B27.0]

Err: Epstein-Barr-Virus (EBV) Typ 1 und 2, ein DNA-Virus der Herpesfamilie. Zielzellen des EBV sind u.a. die naso- und oropharyngealen Epithelien und B-Lymphozyten, die als "EBV-Rezeptor" das CD-21-Antigen tragen. Die meisten EBV-infizierten B-Lymphozyten werden bei intaktem Immunsystem rasch zerstört. Eine geringe Restpopulation überlebender B-Lymphozyten kann jedoch eine lebenslange Viruspersistenz verursachen.

Ep.: In Westeuropa sind > 95 % der Menschen bis zum 30. Lebensjahr mit EBV infiziert → Erkrankungsgipfel im jugendlichen Alter. In Zentralafrika sind fast alle Kinder schon mit 3 Jahren infiziert.

Inf: Durch Speichelkontakt (Verbreitung z.B. in Kindergärten und durch Küssen - "Kissing disease", "Kusskrankheit")

Ink: 10 - 14 - 50 Tage

KL.: Im Kleinkindesalter meist asymptomatische Infektion, im späteren Lebensalter typisches Krankheitsbild:

Infektiöse Mononukleose (Mononucleosis infectiosa) = Pfeiffer-Drüsenfieber:

Trias: - Fieberhafte Angina tonsillaris/Pharyngitis
- Lymphknotenschwellungen
- Typisches Blutbild mit absoluter und relativer Lymphozytose mit atypischen Lymphozyten („Virozyten")

Verlaufsformen:
- Glanduläre Form: Generalisierte Lymphknotenschwellungen (50 % d.F.), oft auch Milzschwellung (meist > 500 g, cave Ruptur!) und Tonsillitis.
- Exanthematische Form (3 % d.F.), petechiales Enanthem am harten Gaumen

Merke: Die Gabe von Aminopenicillinen (Ampicillin, Amoxicillin) bei Mononukleosis infectiosa führt meist zu einem Arzneimittelexanthem und ist kontraindiziert.

- Hepatische Form: Bild einer (gel. ikterischen) Hepatitis: 5 % d.F. (gute Prognose)

Ko.: - Leichte Granulozytopenie, Thrombozytopenie
- Selten infektassoziiertes hämophagozytisches Syndrom (IHS) mit Panzytopenie und evtl. Blutungen infolge pathologisch gesteigerter Hämophagozytose.
- Selten Milzruptur
- Meningoenzephalitis, Myokarditis
- Evtl. postinfektiöse Müdigkeit für einige Monate
- Chronisch-aktive EBV-Infektion:
  Sehr seltene Verlaufsform bei Kindern mit anhaltender Virusreplikation
  Fieber, Gewichtsverlust, Lymphadenopathie, Hepatosplenomegalie, evtl. Thrombo-/Granulozytopenie, hämolytische Anämie, T_4/T_8-Ratio ↓, evtl. Ausbildung von Lymphomen u.a.
- EBV-Infektion bei immundefizienten Patienten:
  · Durch unkontrollierte Proliferation EBV-infizierter, immortalisierter B-Lymphozyten resultieren polyklonale lymphoproliferative Erkrankungen der B-Lymphozyten.
  · Bei dem sehr seltenen X-chromosomal rezessiv vererbten lymphoproliferativen Syndrom (XLP, Duncan's Disease, Purtilo-Syndrom) ist das Immunsystem unfähig, eine EBV-Infektion zu begrenzen → Folge ist eine Selbstzerstörung des Immunsystems mit meist letalem Ausgang.
- EBV-assoziierte Malignome:
  · Posttransplantations-Lymphoproliferative Erkrankungen (PTLD): Das Lebenszeitrisiko für PTLD beträgt nach Nieren-, Herz- oder Lebertransplantation 1 - 5 %. Ursache ist eine Unfähigkeit, unter immunsuppressiver Therapie eine komplette EBV-Immunität auszubilden → dadurch ist die Balance gestört zwischen EBV-infizierten B-Zellen und deren Kontrolle durch zytotoxische T-Zellen. Wichtig bei der Therapie der PTLD ist eine Reduktion der immunsuppressiven Therapie (neben anderen Therapieoptionen → *siehe Internet*)
  Nach dem zeitlichen Auftreten unterscheidet man:
  1. Frühe PTLD innerhalb der ersten 12 Monate nach Transplantation: EBV-positiv
  2. Späte PTLD 5 - 10 Jahre nach Transplantation, überwiegend EBV-negativ.
  · EBV-assoziierte B-Zell-Lymphome bei AIDS-Patienten
  · EBV-assoziiertes Nasopharynxkarzinom (das in Südchina und Alaska endemisch ist)
  · EBV-assoziiertes Burkitt-Lymphom, das in Äquatorialafrika endemisch ist. Das EBV spielt dabei wahrscheinlich die Rolle eines Kofaktors.
  · Patienten, die in der Anamnese eine infektiöse Mononukleose haben, zeigen ein 3-fach erhöhtes Risiko für M. Hodgkin.
- Die orale Haarleukoplakie ist eine benigne epitheliale Proliferation bei AIDS-Patienten, verursacht durch EBV.

DD: - Gewöhnliche Streptokokkenangina
- Akute HIV-Krankheit (HIV-Test ratsam!)
- Angina Plaut-Vincenti
- Diphtherie
- Cytomegalievirus-Infektion
- Agranulozytose
- Akute Leukämie (eintöniges Blutbild; Pfeiffer-Drüsenfieber: Buntes Blutbild, Erythrozyten und Thrombozyten normal)

Di.: • Klinik + Labor: Blutbild: Leukozytose mit 40 - 90 % mononukleären Zellen und Reizformen der Lymphozyten = Virozyten oder Pfeiffer-Zellen (= aktivierte zytotoxische T-Lymphozyten, die die infizierten B-Lymphozyten eliminieren)

Wolf-Quotient: Lymphozyten/Leukozytenzahl: Ein Quotient > 0,35 spricht für infektiöse Mononukleose, ein Quotient < 0,20 schließt sie meist aus.

- Serologischer Antikörpernachweis:
  1. Frische EBV-Infektion (Infektiöse Mononukleose):
     Anti-VCA (virales Capsid-Antigen) vom Typ IgG + IgM
     Anm.: Heterophile IgM-Antikörper, die Hammelerythrozyten agglutinieren (Paul-Bunnell-Reaktion, EBV-Schnelltest, Monotest) in 80 % d.F. bei Erwachsenen (in 50 % bei Kindern), sind aber nicht EBV-spezifisch.
  2. Frühere EBV-Infektion:
     - Anti-VCA-p18-IgG
     - Anti-EBNA-1-IgG (EBV nukleäres Antigen)

Th.: Symptomatisch

Prg: Bei immunkompetenten Patienten gut; bei Immunschwäche schwere Verläufe.

CYTOMEGALIEVIRUS (CMV)-INFEKTION [B25.9]

Err: Das Cytomegalievirus (CMV) ist ein DNA-Virus, als Herpesvirus (HHV-5) steht es im Verdacht, onkogen zu sein; es persistiert nach Erstinfektion latent in hämatopoetischen Zellen, Monozyten u.a Zellen und kann reaktiviert werden, wenn das Abwehrsystem geschwächt ist. Eine Virusausscheidung und damit Ansteckungsfähigkeit ist intermittierend lebenslang möglich.

Ep.: In Ländern der 3. Welt sind > 90 % der Bevölkerung mit CMV infiziert, in Europa ca. 50 % (bei Nierentransplantierten 75 %). In Risikogruppen (AIDS, Prostituierte, Homosexuelle) sind ca. 90 % Ak-positiv.
Die konnatale CMV-Infektion ist die häufigste angeborene Virusinfektion. Hauptrisiko ist die Primärinfektion in der Schwangerschaft, die bei 0,5 % (Deutschland) bis 2 % (weltweit) der seronegativen Frauen auftritt. Das Erkrankungsrisiko für das Kind ist am größten bei Primärinfektion der Mutter um den Konzeptionszeitpunkt und in den ersten beiden Trimestern der SS. Dabei kommt es in ca. 10 % zu schwerer konnataler CMV-Erkrankung und bei ca. 10 % der asymptomatischen Kindern zu Spätschäden (meist Hörstörungen). Bei seropositiven Frauen kann es in ca. 1 % zu einer Reaktivierung der CMV-Infektion während der Schwangerschaft kommen; dabei infiziert sich der Fetus aber seltener und < 1 % der Neugeborenen haben leichte Symptome.
Bei postnataler Infektion manifestiert sich die Erkrankung vorzugsweise bei folgenden Risikogruppen: Abwehrschwäche im Rahmen maligner Krankheiten (z.B. Leukämie, M. Hodgkin, Non-Hodgkin-Lymphome), erworbene (AIDS) und angeborene Immunschwäche (z.B. SCID), Immunsuppression bei Organtransplantationen. Der CMV-Ak-Status von Spender und Empfänger hat Bedeutung für Inzidenz und Schweregrad einer Erkrankung: Seronegative Empfänger des Organs eines seropositiven Spenders haben das höchste Risiko für einen schweren Erkrankungsverlauf.

Inf: Bei der konnatalen Form diaplazentar
Postnatal durch Schmier- und Tröpfcheninfektion; Bluttransfusion, Organtransplantation, Muttermilch, sexuell.

Ink: Nicht sicher bekannt (4 - 6 Wochen bei der Primärinfektion)

KL.:
- Neugeborene (konnatale Infektion): 85 - 90 % aller CMV-infizierten Neugeborenen sind bei der Geburt asymptomatisch.
- Klinik der symptomatischen Infektionen: Frühgeburten, Hydrozephalus, zerebrale Verkalkungen, Chorioretinitis, Mikrozephalie, viszerale Symptomatik mit Ikterus, Hepatosplenomegalie, Anämie und Thrombozytopenie. In ca. 25 % kindliche Spätschäden (Hörschäden (ca. 10 %), Wachstumsverzögerung, Intelligenzdefekt, geringe neurologische Störungen).
- Erwachsene (Postnatale Infektion):
  a) Bei immunkompetenten Patienten verläuft die Infektion in > 90 % d.F. symptomlos, evtl. kommt es zu einem grippeartigen oder mononukleoseähnlichen Krankheitsbild mit Lymphadenopathie oder leichter Hepatitis; evtl. Müdigkeit über einige Wochen/Monate.
  b) Bei immunsupprimierten Patienten verläuft die Erkrankung schwerer:
    - Fieber, mononukleoseähnliches Krankheitsbild
    - Myalgien, Arthralgien
    - Leukopenie, Thrombozytopenie
    - Retinitis (häufigste CMV-Manifestation bei AIDS): Cotton-wool-Exsudate und Blutungen
    - Enzephalitis
    - Interstitielle Pneumonie mit hoher Letalität von 50 % (zweithäufigste CMV-Manifestation bei AIDS, häufigste Pneumonieursache nach allogener Stammzelltransplantation)
    - Ösophagitis, Gastritis
    - Colitis mit Ulzerationen (oft bei AIDS)
    - Hepatitis
    - Verzögerte hämatopoetische Restitution (mit Panzytopenie) nach allogener Stammzelltransplantation

Lab: Oft Leukopenie mit relativer Lymphozytose und atypischen Lymphozyten.; evtl. Thrombozytopenie

DD: Hepatitis und Pneumonien anderer Genese, Mononukleose, HIV-Infektion (HIV-Test ratsam!)

Di.:
- ▶ Klinik, augenärztliche Untersuchung (Fundoskopie)
- ▶ Pränatale Diagnostik des Feten bei Infektion in der Schwangerschaft:
  - Sonografie des Feten
  - Evtl. Untersuchung von Fruchtwasser bzw. Nabelschnurblut auf IgM-Ak und CMV-DNA
- ▶ Diagnostik des Neugeborenen: IgM-Ak- und Virusnachweis im Urin + Rachensekret
- ▶ Diagnostik der postnatalen Infektion:
  - Virus-, pp65-Antigen- und CMV-DNA-Nachweis: aus Urin, Blut, bronchoalveolärer Lavage, Biopsiematerial: Erfassung einer aktiven CMV-Infektion bei immunsupprimierten Patienten!

- Ak-Nachweis aus 2 Serumproben im Abstand von 2 Wochen:
  - Primärinfektion: CMV-IgG und -IgM werden positiv
  - Anti-IgG-Aviditätstest: IgM-Ak + niedrige Avidität der IgG-Ak spricht für Primärinfektion. IgG-Ak mit hoher Avidität/IgM-Ak negativ spricht für ältere Infektion bzw. gegen Primärinfektion.
  - Reaktivierung: Bei Immunkompetenten oft Titeranstieg der IgG-Ak und evtl. erneuter Nachweis von IgM-Ak. Bei ausgeprägter Immunschwäche kann ein Ak-Anstieg ausbleiben, sodass die Diagnose serologisch nicht gestellt werden kann.

Hi.: Aus Biopsiematerial: Viruseinschlüsse in infizierten Riesenzellen: Einschlusskörperchenkrankheit mit „Eulenaugenzellen"

Th.:
- Bei immunkompetenten Patienten mit Symptomen ist i.d.R. keine Therapie erforderlich.
- Bei immunsupprimierten Patienten mit Erkrankung: Ganciclovir (nephro- und myelotoxisch) und CMV-Hyperimmunglobulin. Bei CMV-Retinitis bei AIDS-Patienten auch Valganciclovir.
  Reservemittel: Cidofovir (nephrotoxisch), Foscarnet und Fomivirsen (Ultima Ratio bei CMV-Retinitis zur intravitrealen Anwendung)
  Bei Schwangeren mit CMV-Primärinfektion Gabe von CMV-Hyperimmunglobulin (i.R. von Studien)

Pro:
1. Prophylaxe einer CMV-Infektion bei immunsupprimierten CMV-seronegativen Empfängern von Transplantaten und Transfusionen:
   - Transfusion und Transplantation von CMV-seronegativen Spendern
     Die Übertragung von CMV soll durch leukozytenarme Erykonzentrate (Leukozytenfilter) seltener sein.
   - Überwachung von Organ-Transplantationspatienten mithilfe der PCR oder des Antigen-Testes. Bei Hinweis auf CMV-Infektion/-Reaktivierung frühzeitige Therapie mit Ganciclovir!
2. Schutz seronegativer Schwangeren vor Infektion.
   Bei seronegativen Schwangeren postexpositionelle Gabe von CMV-Hyperimmunglobulin
   Bei Schwangeren mit beruflicher Gefährdung (z.B. Arbeit in Kindergärten, Krankenhäusern) Testung auf CMV-Antikörper.
   Memo: Auch Kleinkinder können potenzielle CMV-Überträger sein.
3. Bei AIDS-Patienten Rezidivprophylaxe mit Ganciclovir

INFEKTIÖSE DURCHFALLERKRANKUNGEN (INFEKTIÖSE DIARRHÖ) [A09.0]

Meldepflicht: Eine namentliche Meldepflicht besteht grundsätzlich bei Verdacht auf bzw. Erkrankung an einer mikrobiell bedingten Lebensmittelvergiftung oder an einer akuten infektiösen Gastroenteritis,
- wenn eine Person betroffen ist, die im Lebensmittelbereich tätig ist (§ 42 Abs. 1 IfSG) oder
- wenn zwei oder mehr gleichartige Erkrankungen auftreten, bei denen ein epidemischer Zusammenhang wahrscheinlich ist oder vermutet wird.

Darüber hinaus bestehen bei einzelnen Erregern zusätzliche gesetzliche Meldepflichten bei Erkrankung bzw. Erkrankungsverdacht oder Tod sowie bei einem Labornachweis (siehe einzelne Erkrankungen).

Def:
- Akute Diarrhö: ≥ 3 Stuhlentleerungen sowie ein Stuhlgewicht > 250 g/d bei verminderter Stuhlkonsistenz
- Dysenterie: Diarrhö einhergehend mit Blut- und Schleimbeimengungen
- Chronische Diarrhö: Diarrhö länger als 4 Wochen anhaltend
- Nosokomiale Diarrhö: Tritt erstmals im Krankenhaus auf; häufigste Erreger: Clostridioides (früher Clostridium) difficile und Noroviren

Err: I. Durch Bakterien und -toxine
- ▶ Escherichia coli (EC): 5 wichtige Pathovare von EC:
  1. Enterotoxinbildende EC (ETEC): In 25 - 35 % d.F. Erreger der Reisediarrhö! (abhängig von der bereisten Region)
  2. Enteropathogene EC (EPEC): Säuglingsdiarrhö
  3. Enteroinvasive EC (EIEC): Dysenterieartige Durchfälle mit Tenesmen und breiigen, evtl. blutigen Darmentleerungen
  4. Enterohämorrhagische EC (EHEC) bilden Shigatoxin (STEC)
  5. Enteroaggregative EC (EAEC = EaggEC): Enteritis bei Säuglingen, Kleinkindern
- ▶ Salmonellen: In 5 - 10 % Erreger der Reisediarrhö
- ▶ Campylobacter jejuni: In 5 - 10 % Erreger der Reisediarrhö
- ▶ Yersinia enterocolitica (selten Y. pseudotuberculosis): Kolikartige Bauchschmerzen (DD: Appendizitis), evtl. Arthralgien und Erythema nodosum
- ▶ Clostridioides difficile (C.d.): Erreger der Clostridioides-difficile-assoziierten Diarrhö (CDAD) = häufigster Erreger einer nosokomialen Diarrhö; führt in 20 % zur pseudomembranösen Kolitis (PMC) → siehe dort.

- Staphylococcus aureus, Bacillus cereus und Clostridioides perfringens: lösen als Toxinbildner die sog. Lebensmittelvergiftung aus: Nach kurzer Inkubation von wenigen Stunden kommt es zu Erbrechen, Durchfall und Dehydratation
- Shigellen: In 5 - 10 % Erreger der Reisediarrhö
- Vibrio cholerae

II. Viren:
- Noroviren (früherer Name: Norwalk-like Viren): Bis zu 50 % der nichtbakteriellen Gastroenteritiden bei Erwachsenen (siehe unten)
- Rotaviren: Mehr als 70 % der infektiösen Diarrhö bei Kleinkindern. In Entwicklungsländern eine Ursache der hohen Kindersterblichkeit
- Sapoviren, Astroviren u.a.

III. Protozoen:
- Giardia lamblia
- Entamoeba histolytica (Amöbenruhr)

Merke: Bei anhaltender Diarrhö nach Rückkehr aus tropischen/subtropischen Ländern immer nach G. lamblia und E. histolytica fahnden!

- Kryptosporidien (insbes. bei immunsupprimierten Patienten), Cyclospora cayetanensis, Isospora belli

IV. Pilze (Candida, Aspergillus)

Ep.: Die 3 häufigsten infektiösen Darmerkrankungen sind in Deutschland: Norovirus-Infektion, Campylobacter-Enteritis und auf Platz 3 Rotavirus-Infektion.
Reisende in tropische/subtropische Länder mit niedrigem Hygienestandard erleiden in 30 - 50 % d.F. eine sog. Reisediarrhö; ein Erregernachweis gelingt in über 30 % d.F. nicht.

PPh: 2 Formen:
1. Sekretorische Diarrhö mit gestörtem intestinalen Ionentransport: z.B. durch Aktivierung der membranständigen Adenylylzyklase durch Enterotoxine (z.B. von Vibrio cholerae) oder Viren
2. Exsudative entzündliche Diarrhö mit Schleimhautläsionen: z.B. durch Shigellen, Salmonellen

KL.: I. **Dysenterische Durchfälle**
Kolikartige Schmerzen/Diarrhö mit Beimischungen von Blut/Schleim/Eiter
1. Typus "Amöbenruhr" (Entamoeba histolytica)
Symptomatik entwickelt sich über längere Zeit; anfallsartiger Verlauf mit beschwerdeärmeren Intervallen.
2. Typus "bakterielle Ruhr" (Shigellen, EHEC, EIEC)
Akut oder perakut einsetzende Symptomatik

II. **Nichtdysenterische Durchfälle**
Akut einsetzende mildere Symptomatik; manchmal Absonderung von unverdauten Nahrungsresten und Schleim.
1. Typus enterotoxische Form
Akut einsetzende Symptomatik, evtl. mit Erbrechen
Erreger: ETEC, Salmonellen, Enteroviren, Erreger der "Lebensmittelvergiftung", Vibrio cholerae
2. Typus Malabsorption
Fäzes schaumig und voluminös mit gelegentlichen Beimengungen von Fett und unverdauter Nahrung
Erreger: Giardia lamblia (häufigste infektiöse Ursache einer chronischen Diarrhö)

Ko.: Dehydratation, Elektrolytverlust, orthostatische Kreislaufstörungen, evtl. Kollaps, Thromboembolien, septische Komplikationen, akutes Nierenversagen, reaktive Arthritis u.a.

Verlauf:
- Akute Diarrhö: Klingt meist innerhalb von 2 - 10 Tagen ab.
- Chronische Diarrhö: Dauer > 10 - 20 Tage (Definition nicht einheitlich)
  - Bei Tropenanamnese an Amöben und Giardien (Lamblien) denken!
  - Bei AIDS-Patienten mit Diarrhö ist das Spektrum möglicher Erreger groß; am häufigsten sind Cryptosporidien, Mikrosporidien, CMV, Mykobakterien (MAI). Oft sind mehrere Erreger beteiligt (DD: 1. Medikamenten-NW bei AIDS-Patienten, 2. Idiopathische Diarrhö bei AIDS-Pat.)

DD:
- Nichtinfektiöse Ursachen einer Diarrhö, insbesondere bei chronischer Diarrhö (siehe Kap. Diarrhö)
- Bei Reisediarrhö mit Fieber und Tropenanamnese: Malaria ausschließen!

Di.: 1. Anamnese (ambulant oder nosokomial erworbene Diarrhö, Auslandsaufenthalt, Immunsuppression?)
2. Klinik
- Brechdurchfälle nach Nahrungsmittelaufnahme: Lebensmittelvergiftung durch bakterielle Toxine (kürzeste Inkubation von 2 - 3 h bei Staphylokokkentoxinen)
- "Reiswasser"diarrhö + Tropenanamnese: An Cholera denken!
- Blutige Diarrhö + Fieber: z.B. Shigellen, Amöben

3. Erregerdiagnostik ist bei leichter Diarrhö ohne Fieber und bei immunkompetenten Personen ohne Begleiterkrankung nicht erforderlich.
Indikation für Erregerdiagnostik (Stuhlprobe, Blutkultur), z.B. Patienten mit Immunsuppression, Komorbiditäten, blutige Diarrhö, Fieber, Hospitalisierung, vor Antibiotikatherapie
Diagnostik auf Salmonellen, Shigellen, Campylobacter, Noroviren
Diagnostik auf Clostridioides difficile bei Risikofaktoren: Antibiotikatherapie, Hospitalisierung, frühere Clostridioides-Infektionen, Komorbidität u.a.
Nach Auslandsaufenthalten: Erweiterte Diagnostik (Amöben, Giardien u.a.)

Th.: Siehe auch Internet *S2k-Leitlinie "Infektiöse Gastroenteritis"*

A) Hygienemaßnahmen und Isolierung (bis 48 h nach Symptomfreiheit) bei Verdacht auf infektiöse Diarrhö; Meldung an das Gesundheitsamt prüfen → siehe Tabelle "Meldepflichtige Infektionskrankheiten nach §§ 6 / 7 Infektionsschutzgesetz (IfSG)"

B) Symptomatisch
- Rehydrierung durch Flüssigkeits- und Elektrolytsubstitution
  Bei akuter Diarrhö ist dies die wichtigste und evtl. lebensrettende Maßnahme! Säuglinge und Kleinkinder sind sehr schnell durch Dehydratation gefährdet und können in der Mehrzahl der Fälle mit oralen Rehydrationslösungen (ORL) gut behandelt werden.
  Bei Erwachsenen erfolgt je nach Situation die Zufuhr oral oder parenteral. Folgende Rezeptur zur oralen Rehydratation hat sich bewährt (WHO-Empfehlung): NaCl 2,6 g - Na-Citrat 2,9 g - KCl 1,5 g - Glukose 13,5 g - Aqua ad 1000 ml. Fertigpräparat: z.B. Elotrans®-Pulver oder Oralpädon®
- Motilitätshemmer (z.B. Loperamid) verzögern die Ausscheidung infektiöser Erreger und sind daher nur kurzfristig auf Reisen indiziert.
- Evtl. Spasmolytika bei krampfartigen Bauchschmerzen, z.B. N-Butylscopolamin

C) Kausale Therapie, z.B.
- Antibiotika sind bei leicht verlaufender Reisediarrhö nicht indiziert.
  Indikation für Antibiotika: Blutige Durchfälle, schwerer Krankheitsverlauf, Fieber, Diarrhö bei Säuglingen und älteren Menschen; Patienten unter Immunsuppression, Komorbiditäten. Möglichst vorher Stuhldiagnostik (siehe oben); bei hochakutem Verlauf ungezielte Soforttherapie.
  Auswahl: Ciprofloxacin (Dos: 2 x 500 mg/d): Wirksam gegen Shigellen, Salmonellen und E. coli (NW + KI: Siehe Stichwortverzeichnis). Alternativen: Azithromycin, Ceftriaxon; Therapiedauer 1 - 3 (- 5) Tage
  Anm.: Rifaximin und Rifamycin sind bei invasiver Infektion nicht wirksam.
- Bei Verdacht auf antibiotikainduzierte CDAD bzw. PMC durch Clostridioides difficile → auslösende Antibiotikatherapie absetzen und Gabe von Metronidazol (Reservemittel: Vancomycin oral); Patienten isolieren + Hygieneregeln beachten! (Siehe eigenes Kap.)
- Metronidazol bei Amöbiasis oder Giardiasis

Prg: Abhängig von der Abwehrlage des Patienten, dem Erregertyp, einer frühzeitigen effektiven Therapie und evtl. Komplikationen. Besonders gefährdet sind Kleinkinder, alte, abwehrgeschwächte und unterernährte Menschen.

Pro: einer Reisediarrhö:
- Trinkwasser-, Nahrungsmittel- und persönliche Hygiene am wichtigsten!
  - Weitgehend unbedenklich:
    Abgekochtes oder entkeimtes Wasser (auch zum Zähneputzen!); Getränke in original verschlossenen Flaschen; frisch zubereitete gekochte oder durchgebratene Speisen.
  - Gemieden werden sollten:
    Ungekochtes Wasser; Eiswürfel, Speiseeis; kaltes Buffet, rohe oder halbgegarte Speisen (Fleisch, Fisch, Meeresfrüchte); Soßen, Salate, Mayonnaise, nicht selbst geschälte Früchte, Melonen (können mit Wasser prallvoll gespritzt sein).

    Merksatz für Reisende in tropische Länder: "Cook it, peel it or leave it!" (Kochen, schälen oder sein lassen.)
- Aktive Immunisierung gegen:
  - Rotaviren (Oraler Lebendimpfstoff für Säuglinge)
  - Typhus (oraler Lebendimpfstoff oder parenteraler Totimpfstoff)
  - Cholera (oraler Lebend- oder Totimpfstoff) wird für normalen Tourismus nicht empfohlen.

Anm.: Eine Antibiotikaprophylaxe sollte nicht erfolgen, da sie die Selektion von Antibiotikaresistenz-Plasmiden in der Darmflora fördert.

CLOSTRIDIOIDES (FRÜHER CLOSTRIDIUM) DIFFICILE-INFEKTIONEN (CDI) [A04.79]

Meldepflicht: Namentliche Meldepflicht Erkrankung und Tod mit schwerem klinischen Verlauf (d.h. stationäre Aufnahme einer ambulant erworbenen Infektion, Verlegung auf eine Intensivstation, chirurgischer Eingriff oder Tod innerhalb von 30 Tagen nach Feststellung einer Infektion)

Err: Clostridioides difficile (C.d.); die Ribotypen 014 und 020 verlaufen rel. mild; der Ribotyp 027 und die toxinproduzierenden Ribotypen 017 und 078 sind rel. gefährlich. Ubiquitär im Boden und Staub vorkommendes grampositives Stäbchenbakterium. Durch Sporenbildung erhöhte Resistenz gegenüber Umwelteinflüssen. Vermehrung nur anaerob → Kultivierung schwierig = difficile. Häufigster Erreger einer nosokomialen Diarrhö. 20 % der antibiotikaassoziierten Diarrhöen und > 95 % der pseudomembranösen Kolitis.

Ep.: Zunehmende Häufigkeit: 1/3 d.F. entstehen im ambulanten Bereich, 2/3 im Krankenhaus (nosokomial), in Alten- und Pflegeheimen. C.d. gehört bei bis zu 80 % der Kleinkinder und bei 1 - 3 % der gesunden Erwachsenen zur normalen Darmflora. 20 - 40 % der Krankenhauspatienten scheiden C.d. mit dem Stuhl aus. Hypervirulente Stämme (z.B. NAP1/BI/027) verursachen schwere Krankheitsverläufe.

Inf: Fäkal-oral
Risikofaktoren: Behandlung mit Antibiotika innerhalb der letzten 3 Monate; hohes Alter (Inzidenz im Alter > 65 J. 10 x häufiger als bei jungen Menschen), Krankenhausaufenthalt, schwere Grunderkrankung, Immunsuppression, abdominalchirurgische Eingriffe, CED, Hemmung der Magensäureproduktion durch PPI.
Rekurrierende CDI durch verbleibende Sporen (Infektionsquelle) oder Reinfektion mit anderen Stämmen

PPh: Bildung von 2 Toxinen:
Toxin A = Enterotoxin, das zu vermehrter Sekretion von Elektrolyten und Flüssigkeit führt.
Toxin B = Zytotoxin, das die Kolonmukosa schädigt.

KL.: Clostridioides difficile-assoziierte Diarrhö (CDAD) bis schwerste pseudomembranöse Kolitis (PMC) mit Fieber und Leukozytose - Prädikatoren einer schweren Clostridioides difficile-Infektion:
- Leukozytose (> 15.000/µl)
- Hypalbuminämie (< 30 g/l)
- Kreatininanstieg > 50 %
- Laktaterhöhung ≥ 5 mmol/l
- Alter > 65 J. und signifikante Komorbidität (z.B. Niereninsuffizienz, Immunsuppression)

Ko.: Kolonperforation, toxisches Megakolon, Ileus, Rezidive (20 %; nach 2. Rezidiv ca. 50 %)

Di.: Eines oder mehrere der folgenden Kriterien müssen erfüllt sein:
1. Klinik (Diarrhö oder toxisches Megakolon) und Nachweis von C.d.-Toxinen A und/oder B (Suchtest + Bestätigungstest).
   Der kulturelle Nachweis von toxinproduzierenden C.d. im Stuhl wird zur Antibiotika-Resistenztestung und Erregertypisierung benötigt.
2. Endoskopischer Nachweis einer pseudomembranösen Kolitis
3. Histopathologischer Nachweis von CDI

Th.: Isolierung des Patienten (Einzelzimmer), Desinfektionsmaßnahmen
Ausgleich des Wasser- und Elektrolythaushalts, Absetzen des auslösenden Antibiotikums, Gabe von Metronidazol (3 x 400 - 500 mg oral) über 10 Tage. Bei Rezidiven und schweren Verläufen Vancomycin (4 x 125 mg oral), evtl. in Kombination mit Metronidazol i.v.
Reservemittel: Fidaxomicin
Zur Prävention einer rezidivierenden CDI evtl. Bezlotoxumab (ein Antitoxin) in Kombination mit einem Antibiotikum (siehe oben).
Bei therapieresistenten Rezidiven: Stuhltransplantation = fäkaler Mikrobiomtransfer (FMT), evtl. auch in Kapselform (in Zentren)

Prg: Das Mortalitätsrisiko für eine nosokomiale CDI ist 3fach höher als bei Krankenhauspatienten ohne CDI. 30-Tages-Letalität 3 - 30 % (bei mehreren Risikofaktoren)

Pro:
- Restriktiver Einsatz von Antibiotika (nach Leitlinien)
- Vermeidung einer Ausbreitung in Krankenhäusern durch Hygiene- und Desinfektionsmaßnahmen. Händewaschen (Händedesinfektion tötet keine Sporen)
- Bei Beginn einer Antibiotikatherapie können Probiotika (Laktobazillen, Bifidobakterien, Saccharomyces boulardii) eine prophylaktische Wirkung haben.
- Alle Patienten mit Diarrhö im Krankenhaus auf Clostridioides difficile screenen.

EHEC-Infektionen [A04.3]

Namentliche Meldepflicht bei Verdacht, Erkrankung, Tod an HUS und bei Labornachweis

Err: Enterohämorrhagische Escherichia coli (= EHEC); zahlreiche Serotypen: Am häufigsten O157:H7, O103 und O26. Besonders aggressiv ist der HUSEC 041-Stamm des Serotyps O104:H4. Er bildet Shigatoxin 1 (→ Diarrhö) und Shigatoxin 2 (→ HUS).

Ep.: Weltweites Vorkommen, Häufigkeitsgipfel bei Kleinkindern; Inzidenz in Mitteleuropa ca. 1/100.000/J.; 2011 Epidemie in Deutschland mit dem aggressiven Serotyp O104:H4

Inf:
1. Fäkal-oral über EHEC-Ausscheider
2. Genuss EHEC-haltiger Tierprodukte (Rinder, Schafe, Ziegen, Wild): Nicht pasteurisierte Milch, rohes Rinder(hack)fleisch
3. Genuss infizierter Sprossen

Besonders gefährdet sind Kinder und alte Menschen.
Ansteckungsfähigkeit: Solange Erreger im Stuhl nachweisbar (3 Stuhlproben)

Ink: 2 - 10 Tage

KL.: Verlaufsformen:
1. Asymptomatisch (Erwachsene: Häufig)
2. Wässrige Durchfälle (Kinder: 80 %)
   Blutig-wässrige Durchfälle (Kinder: 20 %, alte Menschen: Häufig)

Ko.:
- Intestinale Komplikationen: Hämorrhagische Kolitis (DD. Colitis ulcerosa)
- Extraintestinale Komplikationen (postinfektiöse Syndrome): Thrombotische Mikroangiopathie mit hämolytisch-urämischem Syndrom (HUS) → siehe dort!

Di.: Klinik + Infektnachweis (Erregerisolierung aus Stuhl) + Nachweis von Shigatoxin oder des Shigatoxin-Gens

Th.:
- Keine Motilitätshemmer! Für eine Antibiotikatherapie gibt es keine sichere Evidenz.
- Symptomatische/supportive Therapie (Flüssigkeits- und Elektrolytbilanzierung/-substitution; evtl. Dialyse u.a.)

Therapie des HUS → siehe dort!

Prg: 50 % der Kinder werden dialysepflichtig ; Letalität der O104:H4-Epidemie ca. 1 % ; Spätkomplikationen sind Hypertonie und chronische Niereninsuffizienz (bis 40 % nach 10 - 15 J.).

Pro: Kein Genuss von rohem Rindfleisch oder von roher Milch, Meidung infizierter Sprossen
Hygienemaßnahmen/Isolierung ausscheidender Patienten
Besuch von Gemeinschaftseinrichtungen erst, wenn 3 Stuhlproben negativ

SALMONELLOSEN [A02.9]

Meldepflicht: Siehe infektiöse Diarrhö

Def: Erreger der Typhus-Paratyphus-Enteritis- (TPE-)Gruppe

Err: Salmonella enterica: Gramnegative, sporenlose, bewegliche und peritrich begeißelte Bakterien; man unterscheidet 3 Antigene: O-Ag (Oberflächenantigen) - H-Ag (Geißelantigen) - Vi-Ag (Virulenzantigen)
Durch Bestimmung der O- und H-Antigene mit Antiseren Unterteilung in über 2000 Serotypen nach dem Kauffmann-White (Le-Minor)-Schema.
1. Typhuserreger: Salmonella enterica, Serovar typhi = S. typhi
2. Paratyphuserreger: Salmonella enterica, Serovar paratyphi B (A und C nur in den Tropen)
3. Enteritiserreger: Salmonella enterica, Serovar enteritidis (am häufigsten; überwiegend Lysotyp 4/6) und Serovar typhimurium (der Lysotyp DT104 ist multiresistent gegen Tetracycline, Chloramphenicol, Sulfonamid, Betalaktam-Antibiotika).

- Die Typhus- und Paratyphuserreger sind ausschließlich menschenpathogen (einziges Reservoir der Mensch!). Sie dringen vom Darm her ins Blut ein und führen zu einer zyklischen Allgemeininfektion mit Sepsis.
- Die Enteritiserreger sind tier- und menschenpathogen (Zooanthroponosen), bleiben im Darm (Lokalinfektion des Dünndarms mit Brechdurchfällen nach kurzer Inkubationszeit) und führen daher auch zu keiner Ak-Bildung (Widal-Agglutinationsreaktion ohne diagnostische Bedeutung).

4 Verlaufsformen:
a) Zyklische Allgemeininfektion
b) Septische Allgemeininfektion
c) Gastroenteritis
d) Ausscheidertum

TYPHUS ABDOMINALIS [A01.0]

Namentliche Meldepflicht bei Verdacht, Erkrankung und Tod sowie bei Labornachweis

Syn: Bauchtyphus, typhoid fever (griechisch typhos = Nebel, Dunst → deliranter Fieberzustand)

Def: Zyklische, systemische Infektionskrankheit, verursacht durch Salmonella enterica Serovar typhi

Err: Salmonella typhi ist der Serogruppe D1 zugeordnet und besitzt die O-Antigene O9 und O12, das H-Antigen Hd sowie meistens auch das Vi-Antigen.

Ep.: Weltweit > 30 Mio. Erkrankungen/Jahr; höchstes Risiko in Indien und Pakistan. In Westeuropa werden die meisten Fälle aus tropischen/subtropischen Ländern importiert (58 gemeldete Fälle 2018 in Deutschland). Reservoir des Erregers ist der Mensch.

Inf: S. typhi ist nur menschenpathogen (Übertragung von Mensch zu Mensch):
- Direkte Infektion durch die Hände (ab ano ad os = vom Anus zum Mund); wichtigste Infektionsquelle sind Dauerausscheider!
- Indirekte Infektion durch Trinkwasser oder kontaminierte Lebensmittel

Ansteckungsfähigkeit: Solange Erreger im Stuhl nachweisbar (3 Stuhlproben)

Ink: 3 - 60 Tage, im Mittel 10 Tage
Je größer die Infektionsdosis, umso kürzer ist die Inkubationszeit.

KL.:
- Langsamer Beginn (i.Gs. zur brutal beginnenden Leptospirose) mit langsam steigender Temperatur (jedes unklare Fieber, das länger als 4 Tage dauert, ist u.a. typhusverdächtig!). Typhus führt zu einer septischen Fieberkontinua ohne Schüttelfrost (i.Gs. zu anderen bakteriellen Sepsisereignissen).
- Splenomegalie, Roseolen der Bauchhaut (= septische Absiedlungen)
- Kopfschmerzen, Husten (Fehldiagnose Grippe - das Typhusfieber lässt sich i.Gs. zum Grippefieber durch Acetylsalicylsäure nicht senken)
- Graugelb belegte Zunge mit freien rötlichen Rändern ("Typhuszunge"), initiales Enanthem der vorderen Gaumenbögen
- Benommenheit (Toxinwirkung; typhos = Nebel!)
- Trotz Fieber rel. Bradykardie!!
- Anfangs Obstipation (!), erst in der 2. Woche erbsbreiartiger Durchfall (nekrotische Entzündung der Peyer-Plaques im Dünndarm)
- Blutbild: Leukopenie (i.Gs. zu den meisten bakteriellen Infekten) mit Linksverschiebung und toxischer Granulation, BSG oft normal, Aneosinophilie (Fehlen von eosinophilen Granulozyten; DD: Paratyphus hat Leukozytose!), evtl. leichte Erhöhung der Transaminasen

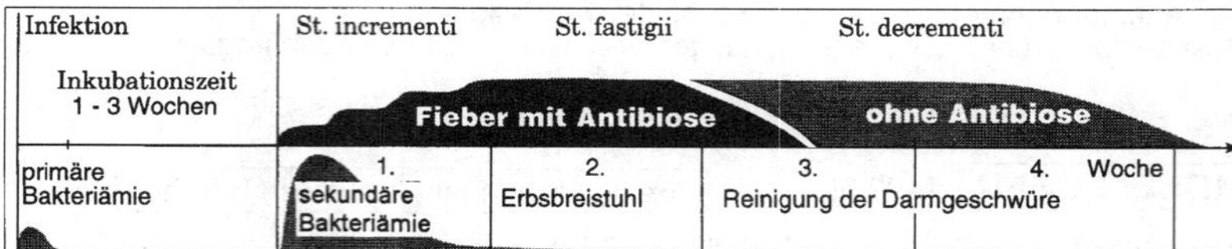

	1.	2.	3.	4.
Erreger im Blut	+	+	(+)	–
Erreger im Stuhl oder Urin	–	(+)	+	+
Antikörpernachweis (Widal-Agglut.-Reakt.)	1:100		1:400-800	

Ko.: Meningitis, Darmblutung, Perforation der Darmgeschwüre mit Peritonitis, evtl. Perforationsrezidiv; Myokarditis, Kreislauf-/ Nierenversagen, Thrombosen, Typhusrezidiv, Salmonellensepsis (bei AIDS-Patienten), metastatische Abszesse in Knochen, Gelenken, reaktive Arthritis, verzögerte Rekonvaleszenz, Haarausfall

Salmonellen-Dauerausscheider: [Z22.0]
Def: 10 Wo. nach Krankheitsbeginn noch Salmonellen im Stuhl
Vo.: ca. 4 % der mit S. typhi Infizierten/Erkrankten

2 Typen: a) Galleausscheider (2/3 d.F.)
b) Dünndarmausscheider (1/3 d.F.)

Salmonellen-Dauerausscheider haben ein erhöhtes Risiko für Gallenblasenkarzinom.

DD:
- Fieber anderer Genese:
  - Bei Auslandsaufenthalt: Malaria u.a. Tropenerkrankungen
  - Influenza, Pneumonie, bakterielle Endokarditis, Miliartuberkulose u.a.

- **Paratyphus** [A01.4] durch S. paratyphi A, B, C: typhusähnliche Erkrankung (Die d-Tartrat-positive Varietät S. Java verursacht nur eine Gastroenteritis). In Deutschland < 50 Fälle/J.; 80 % importiert, am häufigsten aus Indien.
- Andere Darminfektionen
- Colitis ulcerosa

Di.: Reiseanamnese - Klinik (Fieber, Blutbild)
Erregernachweis (Blutkultur) - Serologie mit Ak-Nachweis (Titer ab 1 : 2.000 oder 4facher Titeranstieg), evtl. Lysotypie für epidemiologische Nachforschung

Merke: Zum Nachweis des Erregers bei Verdacht auf Typhus Blut einschicken (erst später Stuhl), bei Verdacht auf Salmonellen-Enteritis Stuhl einschicken.

Th.: Zunehmendes Problem sind multiresistente S. typhi-Stämme (die in Asien 50 - 80 % aller Isolate ausmachen können). Mittel der 1. Wahl ist Ciprofloxacin; Therapiealternativen: Cephalosporine der 3. Generation (z.B. Ceftriaxon); Therapiedauer mind. 2 Wochen.
Patienten werden nach Entlassung aus dem Krankenhaus vom Gesundheitsamt überwacht, bis 3 Stuhluntersuchungen negativ sind.

Therapie eines Dauerausscheiders:
Versuch einer Sanierung, z.B. mit Ciprofloxacin über 1 Monat oder Ceftriaxon über 2 Wochen. Bei Dünndarmausscheidern zusätzlich Gabe von Laktulose. Bei therapieresistenten Galleausscheidern evtl. Cholecystektomie.

Prg: Letalität des Typhus unbehandelt bis 20 %, behandelt < 1 %, abhängig von Alter, Ernährungs- und Immunstatus.

Pro: Lebensmittel- und Trinkwasserhygiene, häufige Säuberung und Desinfektion der Hände (in der Klinik steckt man sich über die eigenen Hände an!), Infektionsquelle ermitteln/Desinfektion.
Arbeitsmedizinische Vorsorgeuntersuchungen bei Beschäftigten in Lebensmittelbereichen.
Salmonellen-Dauerausscheider werden in Deutschland vom Gesundheitsamt überwacht, müssen persönliche Hygieneregeln beachten und dürfen nicht in Lebensmittelbereichen beschäftigt werden.

Aktive Immunisierung:
Ind: 1. Reisen unter einfachen Bedingungen in Endemieländer
2. Bei Epidemien und Katastropheneinsätzen

- Oraler Lebendimpfstoff mit dem Salmonellenstamm Ty21a: Typhoral® L: Je 1 Kapsel an den Tagen 1, 3 und 5 eine Stunde vor der Mahlzeit (während und 3 Tage nach der Schluckimpfung nicht gleichzeitig Antibiotika oder Malariamittel einnehmen). Impfung sollte spätestens 10 Tage vor Reisebeginn abgeschlossen sein.
  Impfschutz: 1 Jahr (für ca. 60 % der Geimpften)
  NW: Gastrointestinale Beschwerden, sehr selten allergische Reaktionen
  KI: Akute Infekte, Schwangerschaft, Immunschwäche
- Parenteraler Totimpfstoff mit dem Vi-Polysaccharid: Typhim Vi®: 1 Impfdosis i.m. oder s.c.
  Impfschutz: ca. 3 Jahre (für ca. 60 % der Geimpften)
  NW: Gel. Lokal- und Allgemeinreaktionen, sehr selten allergische Reaktionen
  KI: Impfstoffallergie, akute Infekte, Schwangerschaft
  Anm.: Im Handel sind auch Kombinationsimpfstoffe gegen Hepatitis A und Typhus (z.B. Viatim®)

SALMONELLEN-GASTROENTERITIS [A02.0]

Meldepflicht: Siehe infektiöse Diarrhö - zusätzlich bei Labornachweis

Err: Salmonellen vom Typ der Enteritiserreger: Von den ca. 2.500 Serovaren haben nur ca. 25 praktische Bedeutung: Am häufigsten S. enteritidis, Lysotyp 4/6; an 2. Stelle S. typhimurium, Lysotyp DT 104. Vom Serovar DT 104 breiten sich multiresistente Lysotypen aus (bes. in den USA). Salmonellen sind bis zu mehreren Monaten überlebensfähig und werden durch Einfrieren nicht abgetötet (Auftauwasser von Geflügel enthält oft Salmonellen!)

Ep.: Zweithäufigste meldepflichtige lebensmittelbedingte Durchfallerkrankung (nach Campylobacter-Enteritis). Inzidenz in Deutschland: ca. 16.000 Fälle 2014, Tendenz abnehmend
Größte Erkrankungshäufigkeit bei Kleinkindern, Häufigkeitsgipfel im Sommer

Inf:
- Meist über Tiere und Tierprodukte (rohe Eier/-produkte, rohes/nicht ausreichend erhitztes Fleisch: Geflügel, Muscheln, Mett u.a.)
- Selten über temporäre Ausscheider

KL.: 5 - 72 h (abhängig von der Infektionsdosis) nach Essen infizierter Speisen kommt es durch Endotoxineinwirkung zu rasanten Brechdurchfällen, Abdominalkrämpfen, Fieber, Kopfschmerzen.

Ko.: Exsikkose, Kreislaufkollaps; systemische Erkrankung mit Salmonellensepsis bei Immunschwäche (AIDS u.a.) mit Absiedlung von Salmonellen an Endokard, Pleura, Meningen, Knochen, Gelenken; reaktive Arthritis; Salmonellen-Ausscheider sind sehr selten (1 : 1.000) und dann nur temporär.

DD: Lebensmittelvergiftungen durch enterotoxinbildende Bakterien (siehe Staphylokokkenenteritis)

Di.: Erregernachweis aus Speiseresten (bes. abgestandene Suppen, Salate), Stuhl, Erbrochenem; bei fieberhaftem Verlauf Blutkultur. Durch Lysotypie können Infektionswege aufgeklärt werden.

Th.: Korrektur des Wasser- und Elektrolythaushaltes, Elektrolyt-/Glukoselösung oral (z.B. Elotrans®), bei Säuglingen und Kleinkindern parenteral wegen rascher Exsikkosegefahr; Nahrungskarenz
Antibiotika sind bei leichteren Fällen nicht indiziert, da sie den Verlauf der Erkrankung nicht beeinflussen, aber die Salmonellenausscheidung verlängern; Salmonellenauscheidung > 6 Monate ist sehr selten.
Indikation für Antibiotika: Schwerer Krankheitsverlauf, Säuglinge/Kleinkinder und alte Menschen sowie Abwehrschwäche (z.B. AIDS) → Mittel der 1. Wahl: Ciprofloxacin; Alternative: Ceftriaxon

Pro: Lebensmittelhygiene, persönliche Hygiene, direkter Verzehr frisch zubereiteter Speisen, ausreichendes Erhitzen (> 10 Min. > 70°C) von Geflügelfleisch, Hühnereiern und Eiprodukten.
Strikte Trennung von Lebensmitteln, die als mögliche Träger von Salmonellen gelten (z.B. Geflügel, Eier) von anderen Lebensmitteln. Strikte Trennung von unreinen und reinen Arbeitsvorgängen in Küchen! Auf lückenlose Kühlketten und Verfallsdaten achten!
Beschäftigungsverbot für Infizierte und Salmonellen-Ausscheider für Tätigkeiten, bei denen sie mit Lebensmitteln in Berührung kommen.

CAMPYLOBACTER-ENTEROKOLITIS

[A04.5] Meldepflicht: Siehe infektiöse Diarrhö - zusätzlich bei Labornachweis

Syn: Campylobacter-Enteritis

Err: Campylobacter jejuni (ca. 90 %), C. coli (ca. 10 %), C. lari (selten), thermophile Erreger, die sich bei Temperaturen ≤ 25°C nicht mehr vermehren. Erregerreservoir im Tierreich, Infektion durch erkrankte Haustiere (Hunde, Katzen) oder kontaminierte Lebensmittel (z.B. kontaminiertes Geflügel und Eier, rohes Hackfleisch, Rohmilch).

Ep.: Noch vor den Salmonellen in Europa die häufigste durch Lebensmittel übertragene bakteriell bedingte Diarrhö. Inzidenz in Deutschland ca. 71.000 Fälle 2014, Tendenz zunehmend; Häufigkeitsgipfel im Sommer.

Ink: 2 - 5 Tage

KL.: Im Anschluss an eine kurze Prodromalphase mit Kopf-/Gliederschmerzen und Fieber kommt es meist explosiv zu wässriger, oft auch blutiger Diarrhö mit kolikartigen Bauchschmerzen; Dauer bis zu 1 Woche; in 10 % d.F. Rezidive.

Ko.: Reaktive Arthritis (< 1 %); sehr selten Guillain-Barré-Syndrom

DD:
- Infektiöse Darmerkrankungen anderer Genese
- Colitis ulcerosa

Di.: Erregerisolierung, Antigennachweis im Stuhl (ca. 2 Wochen nachweisbar)

Th.: Orale Flüssigkeits- und Elektrolytsubstitution. Keine Antibiotika außer bei Risikopatienten und besonders schwerem Verlauf: Azithromycin oder Ciprofloxacin

Pro: Verzicht auf Rohmilch, unzureichend erhitzte Geflügelprodukte, rohes Hackfleisch Küchenhygiene (siehe Salmonellen), Waschen der Hände u.a.

LEBENSMITTELVERGIFTUNGEN DURCH ENTEROTOXINBILDENDE BAKTERIEN

[A05.9] Meldepflicht: Siehe infektiöse Diarrhö

Def: Keine Infektion, sondern Lebensmittelvergiftung durch enterotoxinbildende Bakterien (meist Staphylococcus aureus [A05.0], selten Bacillus cereus [A05.4] oder Clostridioides perfringens [A05.2]) in verdorbenen Nahrungsmitteln (z.B. Milch-/Eiprodukte, Fleisch, Kartoffelsalat)

Die S. aureus-Toxine (A bis I) sind hitzestabil und werden auch durch 30minütiges Erhitzen auf 100°C nicht zerstört!

Ep.: Rel. häufige Erkrankung mit hoher Dunkelziffer, meist sind 2 oder mehrere Personen betroffen, die innerhalb der letzten 1 - 16 h gemeinsam ein bestimmtes Essen zu sich genommen haben. Infektionsquelle für S. aureus ist meist der Mensch (ca. 30 % aller Gesunden haben S. aureus in der Nase).

Ink: 1 - 6 h: Enterotoxinbildende S. aureus oder B. cereus
8 - 16 h: Enterotoxinbildende Cl. perfringens oder B. cereus

KL.: Nach kurzer Inkubationszeit von wenigen Stunden nach einer Mahlzeit akuter Krankheitsbeginn mit Übelkeit, Erbrechen, Diarrhö, evtl. abdominelle Krämpfe, oft kein Fieber

Ko.: Elektrolyt- und Wasserverlust, orthostatische Kreislaufdysregulation, Kollaps

DD:
- Infektiöse Durchfallerkrankungen durch Salmonellen, Noroviren u.a. Erreger (siehe oben)
- Bei der Kombination gastroenteritische + neurologische Symptome (insbes. Doppelsehen, Schluckstörungen) an Botulismusintoxikation denken!
- Pilz-/Schwermetallvergiftung

Di.: Klinik + Anamnese: Akute Gastroenteritis, die zwei oder mehr Personen betrifft, die innerhalb der letzten 16 h die gleiche Mahlzeit zu sich genommen haben.
Evtl. Enterotoxinnachweis in Speiseresten.

Th.: Symptomatisch: Wasser- und Elektrolytersatz

Prg: Meist nur kurze Krankheitsdauer von 1 - 2 Tagen.

Pro: Lebensmittelhygiene (siehe Salmonellen-Gastroenteritis); direkter Verzehr frisch zubereiteter Speisen.

NOROVIRUSINFEKTION [A08.1]

Meldepflicht: Siehe infektiöse Diarrhö - zusätzlich bei Labornachweis

Err: Noroviren (alte Bezeichnung: Norwalk-like-Viren) sind RNA-Viren mit 7 Genogruppen, von denen 3 humanpathogen sind (G I, G II und G IV); weitere Unterteilungen > 30 Genotypen; durch genetische Drift neue Varianten; Erregerreservoir ist der Mensch; sehr umweltstabile Viren.

Ep.: Weltweite Verbreitung. Häufung der Erkrankung in den Wintermonaten, oft Auftreten von Epidemien in Gemeinschaftseinrichtungen wie Krankenhaus, Kindergärten, Altenheim, Passagierschiffe u.a. 50 % aller akuten Gastroenteritiden in Deutschland sind durch Noroviren verursacht (ca. 100.000 Meldungen/J. mit großen Schwankungen). Hohe Dunkelziffer.

Inf: Aerogen über Aerosole, fäkal-oral (Stuhl, Erbrochenes, kontaminiertes Wasser/Lebensmittel), hochinfektiöse Viren!

Ink: 10 - 50 h

KL.: Trias: Akute wässrige Diarrhö, Übelkeit, schwallartiges Erbrechen; oft schweres Krankheitsgefühl, evtl. Glieder-/Muskelschmerzen, abdominelle Krämpfe, selten Fieber

Lab: Leukozytose

Ko.: Exsikkose (Kinder, ältere Menschen); prolongierter/chronischer Verlauf bei Immungeschwächten

DD.: Durch Lebensmitteltoxine verursachte Gastroenteritis, Salmonellen-Gastroenteritis, Rotaviren (oft bei Kindern < 5 J.) u.a.

Di.:
- Klinik unter Berücksichtigung der epidemiologischen Situation
- Erregernachweis im Stuhl (RNA-, Antigennachweis)

Th.: Symptomatisch: Wasser- und Elektrolytsubstitution

Prg: Bei Immungesunden gut (selbst limitierender Verlauf über 1 - 3 Tage), bei Immungeschwächten evtl. chronischer Verlauf. Die Letalität ist in unseren Ländern gering (< 0,1 %) und betrifft meist Kleinkinder und alte Menschen. Eine Immunität besteht nur rel. kurz, da der häufigste Genotyp II.4 sein Kapsidprotein immer wieder verändert.

Pro: Bei Ausbrüchen in medizinischen und Pflegeeinrichtungen: Isolierung betroffener Patienten; (Hände-) Desinfektion; Körperschutz des Pflegepersonals, Reinigung/Desinfektion kontaminierter Oberflächen u.a., Vermeidung von Aerosolen (siehe Internetinfos: *www.rki.de*)

SHIGELLOSE [A03.9] Meldepflicht: Siehe infektiöse Diarrhö - zusätzlich bei Labornachweis

Syn: Shigellenruhr, bakterielle Ruhr

Err: 4 Serogruppen (A - D):
- Shigella dysenteriae mit 13 Serovaren (Tropen/Subtropen) mit Endotoxin (→ Dickdarmgeschwüre) und Exotoxin, das Shiga-Toxin 1 (→ toxisches Krankheitsbild mit Kreislaufstörungen, Letalität bis 60 %!)
- Sh. flexneri mit 8 Serovaren (weniger häufig, nicht so gefährlich, östliche Länder und USA)
- Sh. sonnei mit 1 Serovar (= E-Ruhr, rel. ungefährlich, Westeuropa)
- Sh. boydii mit 18 Serovaren (Indien, Nordafrika)

Ep.: Die bakterielle Ruhr ist eine Erkrankung der Not- und Kriegszeiten (Resistenzminderung), sie ist eine Seuche der "Unhygiene". Erregerreservoir ist der Mensch. In Deutschland 2018: 675 gemeldete Erkrankungen, ca. 50 % der Erkrankungen werden importiert, am häufigsten aus Ägypten, Indien. Erkrankungshäufung auch unter homosexuellen Männern.

Inf: Fäkal-oral, insbes. über infiziertes Wasser und Nahrungsmittel, bes. Milchprodukte

Ink: Meist 1 - 4 Tage; Ansteckungsfähigkeit, solange Erreger im Stuhl sind (meist 1 - 4 Wochen)

KL.: Bei leichtem Verlauf wässrige Diarrhö, bei schwerem Verlauf blutig-schleimig-eitrige Durchfälle, Darmkrämpfe, schmerzhafte Stuhlentleerungen (= Tenesmen), evtl. Fieber

Ko.: Darmblutungen und -perforationen, Elektrolyt- und Wasserverlust, reaktive Arthritis; HUS (siehe dort) durch Shiga-Toxin

Di.: Rektalabstrich mit Wattebausch oder Spezialnährboden einschicken (eingetrocknet halten sich die Shigellen, im feuchten Kot sind sie nach Stunden tot - umgekehrt bei der Cholera!).

Th.: Hebung der Resistenzlage, Korrektur des Wasser- und Elektrolythaushaltes; Antibiotika: Ciprofloxacin oder Azithromycin. Da Shigellen gel. durch R-Plasmide multiresistent sind, evtl. Therapiekorrektur nach Antibiogramm. Keine Gabe von Motilitätshemmern (z.B. Loperamid).

Pro: Hygienemaßnahmen: Einwandfreie Trinkwasser- und Nahrungszubereitung; Desinfektionsmaßnahmen, bes. auch Händedesinfektion; Fäkalienbeseitigung

AMÖBENKOLITIS [A06.0]
AMÖBENABSZESS [A06.4]

Meldepflicht: Siehe infektiöse Diarrhö

Syn: Amöbiasis [A06.9]

Err: Entamoeba histolytica:
Mikroskopisch kann Entamoeba histolytica nicht von harmlosen (apathogen) Kommensalen (E. dispar, E. moshkovskii) unterschieden werden, sondern nur durch Differenzierung mit PCR.
Der Lebenszyklus umfasst 2 Entwicklungsstadien:
- Stadium der Zyste: Zysten können in der Außenwelt Monate lang infektiös bleiben und sind resistent gegen den sauren Magensaft. Infizierte Personen scheiden Zysten mit dem Stuhl aus.
- Vegetatives Stadium: Aus den Zysten bilden sich im Kolon Trophozoiten (= Minutaformen). Trophozoiten, die Erythrozyten phagozytiert haben, bezeichnet man als Magnaformen. Trophozoiten werden mit dem Stuhl nur bei beschleunigter Darmpassage abgesetzt.

Ep.: Häufige Parasitose in den Tropen/Subtropen: 50 Mio. Erkrankte/J. Bedeutung außerhalb der Endemiegebiete als importierte Reisekrankheit.

Inf: Fäkal-oral durch Aufnahme von Zysten direkt oder indirekt über kontaminierte Nahrung bzw. Trinkwasser. Die 4-kernigen Zysten wandeln sich im Darm in die teilungsfähigen einkernigen Trophozoiten. Reife Zysten werden mit dem Stuhl ausgeschieden und können in der Außenwelt Wochen infektiös bleiben.
Infiziertes Küchenpersonal und Lebensmittelhändler sind eine weitere Infektionsquelle.

Ink: Amöbenruhr: 1 - 4 Wochen
Amöbenleberabszess: Monate bis Jahre

Pat: Amöbenkolitis: Ausgestanzte Ulzerationen der Kolonschleimhaut mit unterminiertem Ulkusrand („Flaschenhals"-Ulkus); selten granulomatöse Entzündungsreaktion, die als Tumor imponiert (Amöbom).
Leberabszesse: Singulär oder multipel, vorzugsweise im rechten Leberlappen

KL.: Die Mehrzahl der Infektionen verlaufen asymptomatisch. Zur invasiven Amöbiasis kommt es in max. 20 %.
1) Intestinale Form:
- ▶ Akute Amöbenruhr: Himbeergeleeartige Diarrhö (breiige Durchfälle mit Schleimfäden und Blutspuren) mit Bauchschmerzen und Tenesmen, evtl. Fieber (30 %)
- ▶ Chronisch: Rezidivierende Kolitis

2) Extraintestinale Form:
In > 95 % ist die Leber betroffen: Leberabszesse mit Druckgefühl und evtl. Schmerzen im rechten Oberbauch, subfebrilen Temperaturen, evtl. Thoraxkompressionsschmerz. Intervall zwischen Infektion und Ausbildung eines Leberabszesses Monate bis Jahre. Nur in ca. 30 % ist anamnestisch eine Kolitis vorausgegangen! Bei Auslandsreisen mit unklaren Abdominalbeschwerden dran denken!

Merke: Jede anhaltende Durchfallerkrankung mit Tropenanamnese ist u.a. verdächtig auf Amöbenruhr (auch an Giardia lamblia denken!). Das Fehlen einer Amöbenruhr in der Anamnese schließt einen Amöbenleberabszess nicht aus!

Ko.: Amöbenruhr: Fulminanter Verlauf mit toxischem Megakolon, Kolonperforation mit Peritonitis
Amöbenleberabszess: Ruptur in die Bauchhöhle, den Pleuraraum oder (selten) ins Perikard

Lab: Unspezifische Entzündungsparameter: BSG, CRP, Leukozyten ↑
Bei Leberabszess evtl. Transaminasen und Cholestaseenzyme ↑

DD: Bei Amöbenruhr: Shigellose u.a. infektiöse Durchfallerkrankungen; Colitis ulcerosa u.a.
Bei Leberabszess: Bakterieller Leberabszess, Echinokokkuszyste, angeborene Leberzyste

Di.: 1) Intestinale Form: Mikroskopischer Erregernachweis aus blutig-schleimigen Anteilen von frischem Stuhl oder endoskopisch gewonnenem Material. Nur Magnaformen mit amöboider Bewegung und phagozytierten Erythrozyten beweisen die Amöbenruhr. Die PCR mit Nachweis von E. histolytica-DNA ermöglicht die Abgrenzung apathogener Amöben.
2) Extraintestinale Form: Sonografie, CT oder MRT der Leber + Serologie: Kombination von mind. 2 verschiedenen Antikörpernachweisen (ELISA, IFAT, IHA)

Th.:
- Intestinale Form: Imidazolderivate (z.B. Metronidazol) über 10 Tage. Gel. persistieren die Amöben im Darmlumen nach einer Therapie mit Imidazolderivaten. Eine Sanierung erfolgt anschließend durch die Gabe eines Kontaktamöbizids (z.B. mit Paromomycin, das besser wirksam ist als Diloxanid). Therapieerfolg durch Stuhluntersuchungen überprüfen.
- Extraintestinale Form: Wie bei intestinaler Form. > 90 % d.F. zeigen unter Therapie mit Imidazolderivaten prompte Besserung innerhalb von 72 h. Anschließend auch Gabe eines Kontaktamöbizids (siehe oben). Eine Abszesspunktion (unter Sonokontrolle) ist nur indiziert bei drohender Perforation (CT).
- Asymptomatische Personen, bei denen im Stuhl Zysten oder Amöben gefunden werden, werden nur behandelt, wenn es sich um E. histolytica handelt (10 Tage lang Gabe eines Kontaktamöbizids).

Pro: Trinkwasser-/Lebensmittelhygiene

YERSINIOSE [A04.6] Meldepflicht: Siehe infektiöse Diarrhö - zusätzlich bei Labornachweis

Err: Yersinia enterocolitica: In Deutschland 90 % aller Infektionen durch Serotyp O:3, in 6 % Serotyp O:9. Yersinia pseudotuberculosis ist in Westeuropa selten, häufiger dagegen in Osteuropa + Russland.

Ep.: Weltweites Vorkommen; Inzidenz in Deutschland ca. 3/100.000/J.: am häufigsten bei Kindern < 5 J. Bei ca. 1 % der Durchfallerkrankungen (Gipfel Januar) nachweisbar. Erregerreservoir im Tierreich (Zoonose), Infektionsquelle Tierkontakte und kontaminierte tierische Lebensmittel (Milchprodukte, rohes Schweinefleisch). Y. können sich noch bei + 4°C im Kühlschrank auf Fleisch und Wurst vermehren. Y. enterocolitica kann auch durch Bluttransfusion übertragen werden.

Ink: 1 - 5 - 11 Tage

KL.:
- Gastroenteritis (Kleinkinder)
- Pseudoappendizitische Verlaufsform (ältere Kinder, Jugendliche): Akute Lymphadenitis mesenterica und Ileitis terminalis (DD: Appendizitis)
- Enterokolitische Verlaufsform:
1 - 2 Wochen Durchfall, oft mit kolikartigen Unterbauchschmerzen, gel. chronischer Durchfall (DD: M. Crohn)

Ko.:
- Reaktive Arthritis und/oder Erythema nodosum, meist bei Patienten mit positivem HLA-B27
- Selten Sepsis (bei resistenzmindernden Grundkrankheiten)

Di.: Erregernachweis: Kulturell aus Stuhl, mesenterialen Lymphknoten (nach Op.), Darmbiopsien, Blut (bei Sepsis), evtl. auch Nachweis von Yersinia-DNA.
Serologie: Zweifache Titerbestimmung auf Antikörper gegen Y. enterocolitica O:3 und O:9 sowie Y. pseudotuberculosis.

Anm.: Finden sich Antikörper gegen Y. enterocolitica O:9 bei negativem Stuhlbefund, muss differenzialdiagnostisch eine Brucellose ausgeschlossen werden, da zwischen Brucella und dem Y. enterocolitica Serotyp O:9 eine Kreuzantigenität besteht.

Th.: Orale Flüssigkeits- und Elektrolytsubstitution
Keine Antibiotika, außer bei Risikopatienten oder kompliziertem Verlauf → Th.: Ciprofloxacin oder Ceftriaxon

KRYPTOSPORIDIOSE [A07.2]

Meldepflicht: Siehe infektiöse Diarrhö - zusätzlich bei Labornachweis

Err: Cryptosporidium parvum und C. hominis, selten andere Spezies (C. canis, C. felis), ein obligat intrazellulär lebendes Protozoon. Bildung von Oozysten mit Sporozoiten.

Ep.: In den Industrieländern werden ca. 2 % der infektiösen Durchfallerkrankungen immunkompetenter Personen durch Kryptosporidien verursacht; bei HIV-Patienten ist der Anteil mehrfach höher. Tierpfleger, Veterinärmediziner und Reisende in Ländern mit geringem Hygienestandard sind auch erhöht gefährdet. Auch Schwimmbäder können Infektionsquelle sein.

Inf: Orale Infektion (infizierte Speisen, Trinkwasser); Verbreitung durch infizierte Kälber und andere Haus- und Nutztiere; auch Übertragung von Mensch zu Mensch

Ink: 1 - 12 Tage

KL.: Wässrige Durchfälle, krampfartige Bauchschmerzen, leichtes Fieber

Verl:
- Bei immunkompetenten Patienten asymptomatische Infektion oder selbstlimitierender Verlauf über 1 - 2 Wochen und lebenslange Immunität
- Bei Säuglingen oder Immunschwäche schwerer und längerer Verlauf, keine Immunität

Ko.: Bes. bei immunsupprimierten Patienten: Wasser- und Elektrolytverlust, Malabsorptionssyndrom, Befall der Gallengänge mit Erhöhung von γ-GT und AP; bronchopulmonale Infektion, chronischer Verlauf

DD:
- Infektiöse Darmerkrankungen anderer Genese
- Bei AIDS auch an Mikrosporidiose, Mykobakterien (MAI), CMV u.a. denken.

Di.: Mikroskopischer Nachweis von Kryptosporidien oder Oozysten im Stuhl, Antigennachweis (aus 3 Stuhlproben)

Th.: Verbesserung des Immunstatus! Keine sicher wirksame antiparasitäre Therapie; in klinischer Erprobung ist Nitazoxanid; symptomatische Therapie: Elektrolyt-/Volumensubstitution; bei HIV-Infektion optimale antivirale Therapie

Pro: Abkochen von Trinkwasser bei Verdacht auf trinkwasservermittelte Epidemie (Chlorung des Trinkwassers ist unwirksam). Gründliches Händewaschen (übliche Händedesinfektionmittel sind unwirksam).
AIDS-Patienten, die eine Chemoprophylaxe gegen atypische Mykobakteriose praktizieren (Rifabutin + Clarithromycin), erkranken seltener an Kryptosporidiose als Patienten ohne Chemoprophylaxe.

CHOLERA [A00.9] | Namentliche Meldepflicht bei Verdacht, Erkrankung und Tod und bei Labornachweis

Err: 1. Vibrio cholerae O:1, Biovar Cholerae (klassische Cholera) und Biovar El Tor
2. Vibrio cholerae O:139

Ep.: Weltweit 6 Mio. Fälle/Jahr mit > 100.000 Toten/Jahr. Brutstätte: Gangesdelta, historisch 7 Pandemien: 1883 Seuche vor Alexandria: R. Koch entdeckt den Erreger; 1892 Epidemie in Hamburg mit 8.600 Toten. Die El-Tor-Pandemie nahm 1961 ihren Ausgang von Celebes, erreichte 1970 Afrika und 1991 Südamerika. Letzte große Epidemie in Simbabwe 2008/9. Voraussetzung für die Ausbreitung von Cholera sind schlechte hygienische Zustände. Reservoir ist der Mensch.
Für Touristen in Endemiegebieten ist das Infektionsrisiko gering, da die Cholera vorzugsweise bei unterernährten, vorerkrankten Menschen auftritt (Armutskrankheit). Deutschland: 0 - 5 Fälle/J. importiert z.B. aus Indien.

Inf: Vibrionen sind Wasserkeime - Übertragung:
1. über kontaminiertes Trinkwasser, Meeresfrüchte und Lebensmittel
2. von Mensch zu Mensch (fäkal-oral) durch Cholerakranke oder gesunde Ausscheider

Pg.: Enterotoxin aktiviert Adenylzyklase → vermehrt zyklisches AMP → Hypersekretion und Hypermotilität des Dünndarms

Anm.: Die genetische Information der Vibrionen zur Toxinproduktion wird (ähnlich wie bei den Diphtherieerregern) von Viren (Bakteriophagen) übertragen.

Ink: Stunden bis 5 Tage
Ansteckungsfähigkeit: Solange Erreger im Stuhl nachweisbar sind.

KL.: 1. Viele Infizierte sind symptomlose Keimträger. Nur ca. 15 % der Infektionen verlaufen symptomatisch.
2. Leichte Form (Cholerine): In 90 % verläuft die El Tor-Infektion mild und kann nicht von anderen Formen der Diarrhö unterschieden werden.
3. Schwere Form: 20 - 30 "Reiswasserstühle"/d und Erbrechen → Exsikkose → Anurie; Absinken der Körpertemperatur, Wadenkrämpfe, Aphonie
4. Schwerste Form = Enterotoxinvergiftung mit Tod innerhalb von Stunden

Di.: Bei Verdacht persönliche Kontaktaufnahme mit Bakteriologen, da bereits der Verdacht der WHO gemeldet werden muss.
Mit Wattetupfer Rektal- oder Stuhlabstrich machen und in 1 %iger Peptonlösung zum Bakteriologen transportieren (Diagnose ist in 6 h gestellt). Ist keine Peptonlösung vorhanden, muss der Rektalabstrich innerhalb 1 Stunde gekühlt beim Bakteriologen sein!! (Vibrionen gehen bei Austrocknung rasch zugrunde).

Th.: Bei Verdacht Isolation (Einzelzimmer) und Therapiebeginn!
1. Substitution des Wasser- und Elektrolytverlustes ist am wichtigsten: WHO-Lösung (siehe Therapie der infektiösen Diarrhö) Bereits durch orale Gabe einer Elektrolyt- und Glukoselösung lassen sich Verlauf und Prognose wesentlich verbessern!
2. Zusätzlich Antibiotika: Chinolon (z.B. Ciprofloxacin)

Prg: Mittlere Letalität 1 - 5 % (Letalität ohne Therapie bis 40 %), insbes. bei reduziertem Gesundheits-/ Ernährungszustand und zu spät einsetzender Therapie.

Pro: Lebensmittel-, Trinkwasser-, persönliche Hygiene (siehe Kap. Infektiöse Durchfallerkrankungen!); Versorgung mit einwandfreiem Trinkwasser; falls dies nicht sicher ist, Trinkwasserfilter mitnehmen; sichere Abwasserbehandlung.

Aktive Immunisierung
Ind: Obligat nur, wenn vorgeschrieben vom Einreiseland. Keine Indikation bei normalem Tourismus. Aufenthalte unter mangelhaften Hygienebedingungen bei aktuellen Ausbrüchen.
KI: Akute und chronische Krankheiten, Infektionskrankheiten, Impfstoffallergie, Säuglinge < 6 Monaten; beim Lebendimpfstoff auch Immunschwäche und Schwangerschaft

- Oraler Lebendimpfstoff (z.B. Orochol®, Schweiz):
  NW: Gel. leichte Diarrhö
  WW: Bis zu 1 Woche nach Schluckimpfung Erregerausscheidung → keine Antibiotika/Malariamittel einnehmen.
  Dos: 1 orale Dosis
- Oraler Totimpfstoff (z.B. Dukoral®)
  NW: Gel. Verdauungsstörungen
  Dos: 2 x 1 orale Dosis im Abstand von 2 Wochen

Beachte: Kein Impfstoff schützt vor dem Choleratyp O 139 (Bengal)!

Gültigkeit der Impfung: 6 Tage bis 6 Monate nach Impfung

BOTULISMUS [A05.1] | Namentliche Meldepflicht bei Verdacht, Erkrankung und Tod und bei Labornachweis

Def: Nahrungsmittelvergiftung durch 4 verschiedene Neurotoxine (Typ A, B, E, F) von Clostridioides botulinum

Ep.: Dank heutiger Lebensmittelhygiene in den westlichen Industrieländern seltene Erkrankung (Deutschland < 10 registrierte Fälle/J.); gefürchtet als Biowaffe.

Ät.: Clostridioides botulinum: Anaerobe, Gas-/Sporen bildende Bakterien. Die hitzeresistenten Sporen sind weit verbreitet. Sie können unter Luftabschluss auskeimen und Toxine bilden. Dies ist möglich z.B. in verunreinigten Lebensmitteln, wie Räucherfisch und Wurst (botulus = Wurst), insbes. in Weckgläsern und Konservenbüchsen (Nahrungsmittelbotulismus), selten im Darm von Säuglingen (Säuglingsbotulismus) und in Wunden (Wundbotulismus). Die Toxine sind durch 15minütiges Erhitzen auf 100°C inaktivierbar. Verdächtig sind stets vorgewölbte (bombierte) Konservendosen! Kontaminierte Nahrung ist ansonsten unauffällig.

PPh: Botulismustoxin hemmt irreversibel die Acetylcholinfreisetzung in den peripheren cholinergen Nervenendplatten, bis sich neue Nervenendigungen bilden.

Ink:
- Nahrungsmittelbotulismus: Meist 12 - 36 Stunden
- Wundbotulismus: Ca. 10 Tage

KL.: Beginn mit gastrointestinalen Beschwerden (Übelkeit, Erbrechen u.a.); dann Ausbildung von peripheren Lähmungen: Zuerst an den Hirnnerven mit Pupillenlähmung (weite Pupillen), Doppelsehen, Ptosis, Dysarthrie u./o. Dysphagie. Dann können die Paresen innerhalb von Stunden bis Tagen nach kaudal fortschreiten und eine Atemlähmung verursachen. Ferner Mundtrockenheit, Obstipation, evtl. paralytischer Ileus, Harnverhaltung. Typischerweise fehlen Sensibilitätsstörungen, Bewusstseinsveränderungen oder Fieber

DD: Myasthenia gravis (Edrophoniumchlorid-Test u.a.), Diphtherie, Poliomyelitis, Atropinvergiftung, Schlaganfall u.a.

Di.: Typische neurologische Symptomatik (evtl. bei mehreren Personen) nach Verzehr von (privat) Eingemachtem oder Geräuchertem.
Nachweis von Botulinum-Toxin in Nahrungsresten, Erbrochenem, Magensaft, Stuhl oder Serum. Der Nachweis im Mäuseversuch dauert aber 1 - 2 Tage und kann falsch-negativ sein.
Bei Wundbotulismus Erregeranzüchtung aus Wundkulturen.

Th.: Kausal:
Toxineliminierung aus dem Magen-Darm-Trakt (Magen-Darm-Entleerung). Schon bei V.a. Nahrungsmittelbotulismus sollte so schnell wie möglich nach den Laborprobenentnahmen Antitoxin vom Pferd gegeben werden, welches die noch frei im Serum zirkulierenden Toxine bindet (vorher Konjunktivaltest zum Ausschluss einer allergischen Reaktion).
Bei Wundbotulismus chirurgische Sanierung und Penicillin.
Symptomatisch: z.B. Maschinelle Beatmung bei Atemlähmung

Prg: Letalität bei Nahrungsmittelbotulismus unter intensivmedizinischer Behandlung < 10 %, unbehandelt bis 70 %.

Pro: Vakuumverpackte Lebensmittel kühl lagern (< 8°C keine Keimvermehrung). Beim Einwecken von Fleisch stets 2 x erhitzen (zur Inaktivierung von Sporen).
Da Honig eine Quelle von Säuglingsbotulismus sein kann, sollten Kinder < 1 J. keinen Honig erhalten.
Verfallsdaten beachten, bombierte Konserven wegwerfen; 15 Min. Kochen bei 100°C zerstört das Toxin.

Anm.: Botulinum-Toxin Typ A ist das stärkste bakterielle Gift und wird zur Therapie von Muskelspasmen, Achalasie, Hyperhidrose und kosmetisch als „Faltenglätter" eingesetzt.

DARMPARASITEN IN MITTELEUROPA I

Eine Reihe von Darmparasiten ist in Mitteleuropa endemisch.
Gastarbeiter, Flüchtlinge, Asylsuchende aus Regionen mit hohem Durchseuchungsgrad sowie zunehmender Reiseverkehr über Europas Grenzen hinaus bedeuten auch für Gegenden mit hohem Zivilisationsstand ein beachtliches Risiko für Individualerkrankungen oder kleinere Epidemien. Bei einreisenden Gastarbeitern sind deshalb Reihenuntersuchungen nötig. Touristen in tropischen oder subtropischen Ländern ist strengste Hygiene anzuraten, wobei insbesondere ungekochtes Gemüse, Obst und Wasser gemieden werden müssen.
Bei abdominellen Beschwerden ist immer auch nach vorausgegangenen Auslandsaufenthalten zu fragen und nach Darmparasiten zu suchen.

Erkrankung / Erreger	Infektionsmodus	Leitsymptome	Diagnostik	Therapie
Askariasis: [B77.9] Ascaris lumbricoides = Spulwurm	Oral, Eier, beschmutzte Nahrungsmittel, Selbstinfektion möglich	"Grippaler Infekt", abdominelle Schmerzen, gel. Ileus, allergische Hautmanifestation, Eosinophilie, evtl. Cholestase	Stuhl: Eier, Würmer Sputum: Larven Rö.: Evtl. Lungeninfiltrat Parasit im Darm	Mebendazol Pyrantel
Trichuriasis: [B79] Trichuris trichiura = Peitschenwurm	Oral, Eier, beschmutzte Nahrungsmittel, Gemüse	Abdominelle Beschwerden Eosinophilie	Stuhl: Eier (wie „Zitronen"), Würmer	Mebendazol
Oxyuriasis (Enterobiasis): Enterobius vermicularis = Madenwurm [B80]	Oral und per inhalationem, Eier: indirekte Schmierinfektion, Selbstinfektion	Analer Juckreiz, gel. Vulvovaginitis, selten Appendizitis	Analinspektion + Klebstreifen-Methode zum Einachweis	Mebendazol Pyrantel Therapie nach 3 und 6 Wochen wiederholen - Familientherapie!
Ancylostomiasis: [B76.9] Ancylostoma duodenale, Necator americanus = Hakenwurm	Perkutane Larveninvasion durch Kontakt mit feuchter Erde	Evtl. Löffler-Lungeninfiltrat Dermatitis, abdominelle Beschwerden, Blutungsanämie	Stuhl: Eier nativ Larven auf Agar	Mebendazol
Strongyloidosis: [B78.9] Strongyloides stercoralis = Zwergfadenwurm	Perkutane Larveninvasion, Selbstinfektion	Dermatitis, Bronchitis, Enterokolitis, allergische Hauterscheinungen, Eosinophilie	Duodenalsaft und Stuhl: Larven auf Agarplatten, Hauttests, Präzipitinreaktion	Mebendazol
Zestoden (Bandwürmer): a) Taenia saginata [B68.1] (Rinderbandwurm) b) Taenia solium [B68.0] (Schweinebandwurm) c) Diphyllobothrium latum [B70.0] (Fischbandwurm)	Oral, Finnen in rohem Fleisch: a) Rind b) Schwein (hier zusätzlich als Fehlwirt Zystizerkose möglich) c) Fisch	Oft keine Beschwerden, keine Eosinophilie, Zystizerkose durch Finnen von Taenia solium (Muskulatur, Gehirn, Augen), Vitamin B_{12}-Mangelanämie bei c)	Stuhl: Proglottiden und Eier Artdiagnose durch Zählen der Uterusseitenäste: T. solium: 7 - 10 T. saginata ≥ 12	Niclosamid Praziquantel Mebendazol

Anm: Präpatenzzeit = Zeit zwischen Infektion und Sichtbarwerden der Vermehrungsprodukte (Wurmeier)

DARMPARASITEN IN MITTELEUROPA II

Erkrankung / Erreger	Infektionsmodus	Leitsymptome	Diagnostik	Therapie
Zystische Echinokokkose: Echinococcus granulosus (Hundebandwurm [B67.4]) Alveoläre Echinokokkose: Echinococcus multilocularis (Fuchsbandwurm [B67.7]) (Nichtnamentliche Meldung bei Infektionen!)	a) Direkt oder indirekt über Hunde und Wölfe (Kot) b) Direkt oder indirekt über Füchse (rohe Waldbeeren, Pilze) und Katzen	Bei Leberbefall (70 %) Druck-/ Schmerzgefühl im (rechten) Oberbauch, evtl. Ikterus. Bei Lungenbefall (20 %) Husten u.a. Gel. auch Hydatidenzysten in Gehirn u.a. Organen Ferner: Gel. allergische Erscheinungen, nur selten Eosinophilie Der Fuchsbandwurm infiltriert befallene Organe wie ein Karzinom.	Bildgebend: Sono, CT, MRT Ak-Nachweis; Bei alveolärer E. auch Antigennachweis (Em2). PNM-Klassifikation der alveolären E.: Befall der Leber (P), Nachbarorgane (N), Metastasen (M)	Therapie in erfahrenen Zentren: Zystische E.: Zystektomie oder evtl. PAIR: Punktion - Aspiration - Injektion - Reaspiration (Injektion von 95%igem Alkohol) nur nach Ausschluss einer zystobiliären Fistel + begleitender Chemotherapie mit Albendazol Alveoläre E.: Kurative Resektion (1/4 d.F.) + Langzeittherapie mit Albendazol
Trichin(ell)ose: [B75] Trichinella spiralis	Oral: Rohes Fleisch von (Wild-)Schweinen (Mett), Bären, Robben u.a.	Muskelschmerzen ab 10. Tag nach Infektion, evtl. Fieber, periorbitale Ödeme, Eosinophilie, CK ↑ Ko.: Myokarditis, Meningoenzephalitis	Ak-Nachweis 3 - 4 Wochen nach Infektion, Muskelbiopsie (Erregernachweis), PCR	Mebendazol Albendazol Pro: Fleischbeschau, Erhitzen > 65°C, Tieffrieren (10 Tage - 23°C)
Amöbiasis: [A06.9] Entamoeba histolytica	Oral, Zysten, beschmutzte Nahrungsmittel (Fliegen), gel. Trinkwasser	Intestinale Form: Himbeergeleeartige Diarrhö, Tenesmen Extraintestinale Form: Leberabszess mit Fieber- und Leukozytose	Erregernachweis (frischer Stuhl, Darmbiopsie): Nachweis von E. histolytica Amöbenabszess: Sono, CT, Antikörpernachweis	Imidazolderivate: Metronidazol
Giardiasis [A07.1] Giardia lamblia > 50 % importiert (Indien)	Oral, Zysten, Schmierinfektionen, Lebensmittel, Trinkwasser Pro: Trinkwasser abkochen	Oft symptomlos; Durchfall, evtl. schaumig, Bauchschmerz, Rumoren im Darm, Flatulenz, evtl. Malabsorption	Duodenoskopie mit Biopsie, Duodenalsaft: Vegetative Form (Trophozoit), Stuhl: Zysten und Giardiaantigen	Imidazolderivate (siehe oben)

Präparate: Albendazol (Eskazole®), Metronidazol (Generika) | Mebendazol (z.B. Vermox®), Niclosamid (Yomesan®) | Praziquantel (z.B. Cesol®), Pyrantel (Helmex®)

ANDERE INFEKTIONSKRANKHEITEN

INFLUENZA (EPIDEMISCHE GRIPPE) [J11.1]

Für alle Subtypen namentliche Meldepflicht bei Labornachweis, bei manchen Subtypen ggf. namentliche Meldepflicht bei Verdacht, Erkrankung und Tod

Internet-Infos: *www.influenza.rki.de*

Err: Influenza-Virus (ein RNA-Virus aus der Familie der Orthomyxoviren) wird anhand zweier, im Virusinneren gelegener Antigene (Nukleoprotein- (NP) und Matrix- (M) Antigen) in die drei Typen A, B und C unterteilt. Das Influenza A-Virus wird weiter in Subtypen unterteilt, anhand von zwei in die Virushülle eingebauten Glykoproteinen, dem Hämagglutinin (H) und der Neuraminidase (N).
- Das stabförmige Hämagglutinin (H) ist notwendig für das Anheften der Viren an die Wirtszellen.
- Die pilzförmige Neuraminidase (N) ist notwendig für die Freisetzung von Viren aus infizierten Zellen und die Verbreitung der Viren in den Atemwegen.

Von den bekannten 18 H-Subtypen und 11 N-Subtypen sind bisher nur 8 Hämagglutinin-Typen (H1-3, H5-7, H9 und 10) und 6 Neuraminidase-Subtypen (N1 und 2, N6-9) bei humanen Epidemien nachgewiesen worden. Andere Subtypen können jederzeit hervortreten, wie z.B. das H5N1-Virus der Vogelgrippe. Die Subtypen und Varianten werden durch den Typ, den ersten Fundort, eine laufende Nummer, die Jahreszahl und eine Antigenformel bezeichnet, welche sich von den Antigenen Hämagglutinin (= H) und Neuraminidase (= N) ableitet, z.B. Influenza A/California/7/2009 (H1N1).

Ep.: Influenza A und B sind auf der ganzen Erde verbreitet und treten in Epidemien auf beiden Erdhemisphären in den Wintermonaten (Deutschland: Oktober - April) oder ganzjährig (Tropen) auf. Dabei kommt es zu einer Übersterblichkeit abwehrgeschwächter und älterer Menschen. Influenza war bis zum Auftreten der COVID-19-Pandemie in Europa die Infektionskrankheit mit der höchsten Inzidenz und Mortalität. Da die Immunität subtyp- bzw. variantenspezifisch ist, kann der Mensch im Laufe seines Lebens wiederholt an Influenza erkranken.

- ▸ Influenza A ist die häufigste Ursache von Epidemien und Pandemien. Infolge einer fehlenden Proofreading-Funktion der Polymerase kommt es zu neu auftretenden Punktmutationen was zu veränderten Oberflächeneigenschaften von Hämagglutinin u./o. Neuraminidase führt (Antigendrift). Neue Subtypen dagegen entstehen durch Antigenshift. Hierbei kommt es zur Vermischung (Reassortment) einzelner Gensegmente einer Zelle, die mit zwei oder mehreren unterschiedlichen Influenza-A-Viren infiziert ist. Dies geschieht typischerweise im Schwein, da dieses empfänglich für aviäre, humane und porcine Influenza-A-Viren ist. Ergebnis des Reassortments ist ein neues Influenza-A-Virus das auf eine immunologisch naive humane Bevölkerung trifft und Pandemien auslöst (alle 10 - 40 Jahre). Pandemien seit 1918:
  1) 1918/19: Spanische A/H1N1-Pandemie (Spanische Grippe)
  2) 1957/58: Asia A/H2N2-Pandemie (Asiatische Grippe)
  3) 1968/69: Hongkong A/H3N2-Pandemie (Hongkong-Grippe)
  4) 1977/78: Russland A/H1N1-Pandemie (Russische Grippe)
  5) 2009/10: Mexiko A/H1N1/2009-Pandemie („Schweinegrippe“)
- ▸ Aviäre (Vogelgrippe z.B. H5N1, H7N9) und porcine Influenza (Schweingrippe z.B. H1N2) kommen im Rahmen von Tier-zu-Mensch-Übertragungen mit unterschiedlichen Krankheitsverläufen (inapparent bis letal) vor, sind in Europa aber sehr selten. Humane Pandemie aber durch Reassortment (siehe oben) mit humanem Influenzavirus möglich.
- ▸ Influenza B: Höhere genetische Stabilität als Influenza A. Keine Subtypen, aber zwei Linien bekannt: Victoria und Yamagata. Etwa alle 10 - 15 Jahre dominieren Influenza-B- über Influenza-A-Viren (zuletzt: 2017/18). Vorherrschendes Erregerreservoir ist der Mensch, v.a. bei Kindern.
- ▸ Influenza C: Infiziert nur Menschen. Nicht mit Pandemien assoziiert. Infektionen oft subklinisch.

Pat: Adhäsion des Influenzavirus über Hämagglutinin an Sialinsäure auf der Oberfläche von Epithelzellen des oberen Respirationstrakts → virale Replikation und Tod der Wirtszelle→ Immunantwort, Fieber und Ausbreitung des Virus in distalen Respirationstrakt → Influenzapneumonie (erleichtert durch proteaseproduzierende Bakterien z.B. Staphylokokken und Streptokokken die Hämagglutinin spalten können). Epithelzellen regenerieren sich nach ca. 3 - 4 Wochen.

Inf: Tröpfcheninfektion (hoher Virustiter im nasopharyngealen Sekret), Schmierinfektion

Ink: 1 - 4 Tage; Virenausscheidung bis zu 10 Tagen nach Infektion (Dauer der Isolierung der Patienten)

KL.: Variables Symptomspektrum von nahezu inapparenten Verläufen mit milden Erkältungszeichen bis zur beatmungspflichtigen, schweren Pneumonie. Krankheitsdauer ohne Komplikationen ca. 1 Woche.
- Plötzlicher Krankheitsbeginn mit hohem Fieber und Schüttelfrost („sudden onset“). Appetitlosigkeit, Arthralgien und Myalgien, Schnupfen, Hals- und Kopfschmerzen sowie trockener Husten. Dyspnoe und ausgeprägtes Erschöpfungsgefühl bei Pneumonie.
- Unterschiedliche Manifestation: Ältere häufig nur mit leichtem Temperaturanstieg, Kleinkinder dagegen mit gastrointestinalen Beschwerden (Bauchschmerzen, Erbrechen und Diarrhoe)

- Fieberkurve in der Regel eingipflig, über 2 - 3 Tage anhaltend, ein zweiter Fieberanstieg markiert zumeist eine bakterielle Sekundärinfektion.

Lab: BSG, CRP, Leukozyten und Prokalzitonin oft gar nicht oder nur leicht erhöht, ggf. relative Lymphozytose. Deutlich erhöhte Entzündungszeichen sprechen für eine bakterielle Superinfektion.

Ko.: Besonders gefährdet sind Risikogruppen: Menschen > 65 oder < 2 Jahren, chronische Krankheiten (z.B. Lungen-, Herz-, Leber- und/oder Nierenerkrankungen, Diabetes mellitus, Immunsuppression), Schwangere und Pflegeheimbewohner
- Influenzassoziierte Pneumonie als primär virale oder (wahrscheinlich häufigere) sekundär-bakterielle Pneumonie durch kolonisierende grampositive Erreger (Haemophilus influenzae, Staphylococcus aureus, Streptococcus pneumoniae); Exazerbation bestehender Lungenerkrankungen
- Akute Otitis media, Reye-Syndrom nach Salicylatgabe (insb. bei Kindern; ASS vermeiden!)
- Seltene Komplikationen (insb. bei Risikogruppen): Enzephalitis, Guillain-Barré Syndrom, Meningitis, Myokarditis, Myositis, Perikarditis und Rhabdomyolyse sowie - bei intensivmedizinischer Behandlung - invasive pulmonale Aspergillose (hohe Sterblichkeit!)

Merke: Das Risiko einen Myokardinfarkt zu erleiden, steigt bei Infizierten um das 6-fache gegenüber Nichtinfizierten!

DD:
- Akute respiratorische Infektionen oder Erkrankungen (ARI oder ARE) = „common cold" = Erkältungskrankheiten [J00] werden meist verursacht durch Rhinoviren (~ 40 % d.F.), Adenoviren, Parainfluenza-Viren, Respiratory syncytial-Viren (RSV), Coronaviren.
  Faustregel: Eine Influenza beginnt plötzlich, mit hohem Fieber (> 38,5 °C), starkem Krankheitsgefühl und Muskelschmerzen. Influenzaähnliche Fälle bezeichnet man im Englischen auch als Influenza-like illness (ILI) oder Flu-like Syndrome. Erkältungskrankheiten zeigen meist nur subfebrile oder normale Temperaturen und leichteren Krankheitsverlauf.
- Akute Bronchitis oder Sinusitis, Asthma, COPD, Pertussis
- COVID-19-Erkrankung (Beginn langsam, oft Kopfschmerzen, Geruchs-/Geschmacksstörungen)
- Pneumonien anderer Genese (siehe Kap. Pneumonie)

Di.: Anhand klinischer Symptomatik (plötzlicher Krankheitsbeginn mit hohem Fieber, Muskelschmerzen, starkes Krankheitsgefühl) und insb. während Influenzasaison und bei Epidemien
- Erregernachweis bei unklaren Fällen sowie bei Risikopatienten (aus Nasen-/Rachenabstrich):
  - Nukleinsäurenachweis (RT-PCR): Goldstandard, da hohe Sensitivität und Spezifität. Multiplex-Assays zur Diagnostik von Influenza A, B und SARS-CoV-2 möglich
  - Antigennachweis (Influenza-Schnelltest): Mäßige Sensitivität und hohe Spezifität
    Anm.: Ein negativer Schnelltest schließt eine Influenza nicht aus!
- Antikörpernachweis (z.B. HAH-Test, Mikroneutralisationstest) nur im Rahmen epidemiologischer Studien, im klinischen Alltag keine Bedeutung; zur Abgrenzung von COVID-19-Erkrankungen PCR-Test

Merke: Sporadische Influenza-Erkrankungen bedürfen einer virologischen Diagnostik; bei aktueller Influenza-Epidemie/Saison reicht i.d.R. die klinische Diagnose.

Th.:
- Bei begründetem Verdacht oder erkrankten Patienten:
  Patientenisolierung (Einzelzimmer für 7 Tage ab Symptombeginn, Schutzmaßnahmen für das medizinische Personal, Basishygiene, Schutzkittel/-brille, Einmalhandschuhe, FFP2-Maske); Rücksprache mit Gesundheitsamt (Beobachtung/Prophylaxe von Kontaktpersonen)
- Antivirale Therapie:
  Neuraminidasehemmer können prä- und postexpositionell angewendet werden. Sie sind gegen Influenza A- und B-Infektionen wirksam. Die Therapie sollte zeitnah (24 - 48 h nach Symptombeginn) erfolgen (Mortalitätsreduktion bei Therapieeinleitung bis zu 5 Tagen nach Symptombeginn).
  - Oseltamivir (Tamiflu®): Die in den Saisonen 2007/08 und 2008/09 zirkulierenden Influenz A-Virusstämme vom Typ H1N1 zeigten eine zunehmende Resistenz gegen Oseltamivir. Die nachfolgenden Virentypen sind aber meist wieder empfindlich gegen Oseltamivir.
    Dos: 2 x 75 mg/d oder 1 x 75 mg/d p.o. (Niereninsuffizienz) über 5 Tage, 1 x 75 mg über 10 Tage zur Postexpositionsprophylaxe (siehe Herstellerangaben)
    NW: Gastrointestinale Beschwerden (z.B. Erbrechen, Übelkeit)
  - Peramivir (Rapivab®): Indiziert bei unzureichender Resorption der oralen Medikation.
    Dos: Einmalig 600 mg i.v.
    NW: Gastrointestinale Beschwerden (z.B. Erbrechen, Übelkeit), Neutropenie
    Ind: Antivirale Therapie für alle Patienten, die
    a) aufgrund der Infektion hospitalisiert werden,
    b) eine schwere komplizierte oder progressive Erkrankung aufweisen und
    c) zu den o.g. Risikogruppen (z.B. Adipositas, Alter > 65 Jahre, chronische Krankheiten) gehören.

  Polymerase A-Hemmer
  - Baloxavir (Xofluza®): Zugelassen zur Behandlung der unkomplizierten Influenza
    Dos: Einmalig 40 mg bei Körpergewicht < 80 kg, 80 mg ab 80 kg Körpergewicht
    NW/WW/KI: Siehe Herstellerangaben

- Symptomatisch: Antipyretische Therapie, Flüssigkeitszufuhr, ggf. antibiotische Therapie bei Verdacht auf bakterielle Superinfektion (siehe Pneumonie), ggf. Thromboembolieprophylaxe

Prg: Die Influenza verursacht weltweit bis zu 600.000 Todesfälle/J., bei Pandemien ein Mehrfaches davon: Die Pandemie 1918/19 verursachte > 25 Mio. Todesfälle (mehr als im 1. Weltkrieg). Besonders gefährdet sind Risikopatienten (siehe oben). Fast 90 % der Todesfälle betreffen Menschen > 60 J. Die durchschnittliche Letalität der Influenza beträgt 0,1 - 0,5 %. Letalität der aviären Influenza bis 50 %.

Pro: Jährliche aktive Immunisierung mit tetravalentem Totimpfstoff (= inactivated influenza vaccine = IIV): 2 A-Stämme/2 B-Stämme. Bei der Impfstoffherstellung wird die jeweils neueste Empfehlung der WHO berücksichtigt, damit die Antigenzusammensetzung der Impfstoffe den aktuellen Epidemiestämmen entspricht. Schutzrate bis 80 %, bei älteren Menschen ca. 50 %.

Anm.: Influenzaassoziierte Mortalität kann durch Pneumokokkenimpfung bei Risikopatienten weiter reduziert werden.

NW: Lokalreaktionen (Rötung, Schmerzen, Schwellung an Injektionsstelle), systemische Reaktionen (Müdigkeit, Muskelschmerzen, Fieber, Unwohlsein etc.); selten allergische Reaktionen (Hühnereiweiß), Krämpfe, Thrombozytopenie; sehr selten: Erythema exsudativum multiforme, neurologische Erkrankungen (z.B. Enzephalomyelitis, Neuritis, Guillain-Barré-Syndrom).

Ind:
- Alle Personen > 60 J.
- Risikogruppen (z.B. chronische Erkrankungen, Immundefekte, Immunsuppression; siehe oben)
- Schwangere ab dem 2. Trimenon (ab 1. Trimenon bei Grundleiden)
- Bewohner von Alters- und Pflegeheimen
- Berufliche Indikation (z.B. Gesundheitswesen, enger Kontakt zu Geflügel u. Wildvögeln → kein Schutz vor aviärer Influenza, aber Schutz vor Doppelinfektion)
- Personen, die als Infektionsquelle für von ihnen betreute Risikopersonen fungieren können.

KI.: Allergie gegen Hühnereiweiß (Ausnahme: Hühnereiweiß-freier Impfstoff) od. andere arzneilich wirksame Inhaltsstoffe, Patienten mit akut fieberhaften Erkrankungen od. akuten Infektionen

Zur Grundimmunisierung werden Erwachsene vorzugsweise im Oktober/November geimpft. Auffrischimpfungen jährlich unter Berücksichtigung aktueller Subtypen.

Anm:
1. Für Senioren rät die STIKO zu Hochdosis-Impfstoff
2. Für das Alter von 2 bis einschließlich 17 J. ist ein attenuierter 4-valenter Lebendimpfstoff (live attenuated influenza vaccine = LAIV) zugelassen, der nasal verabreicht wird.

Memo: Nach einer Influenzaimpfung können ELISA-Tests zum serologischen Antikörpernachweis gegen HIV1, Hepatitis C und HTLV1 falsch positiv ausfallen → Überprüfung durch Western-Blot.

- Pandemievorbereitung/-pläne der WHO und einzelner Länder (→ RKI und Gesundheitsämter)
- Aviäre Influenza: Kein Kontakt mit verdächtigen (lebenden oder toten) Vögeln/Geflügel + Seuchenbekämpfungsmaßnahmen

Keuchhusten (Pertussis) [A37.9]

Namentliche Meldepflicht bei Verdacht, Erkrankung, Tod und bei Labornachweis!

Err: Bordetella pertussis ist ein hoch kontagiöser gramnegativer Erreger; Übertragung durch Tröpfcheninfektion. Der Mensch bildet das alleinige Reservoir für B. pertussis. Infektionen mit B. parapertussis sind selten und verlaufen leichter.

Ep.: Es erkranken besonders nichtimmune Säuglinge und Kleinkinder. Inzidenz: Säuglinge bis zu 1 %/J., Jugendliche und Erwachsene bis zu 0,5 %/J. Pertussis ist bei Neugeborenen und jungen Säuglingen eine der häufigsten infektiösen Todesursachen.

Ink: 7 - 21 Tage (meist 9 - 10 Tage)

KL.: 3 Stadien:
I. St. catarrhale (1 - 2 Wochen)
II. St. convulsivum (Stakkatohusten, evtl. terminales Erbrechen; 4 - 6 Wochen)
III. St. decrementi (6 - 10 Wochen)

Bei Erwachsenen sollte man bei hartnäckigem Reizhusten (über Monate!) auch an Pertussis denken (DD: Hyperreagibles Bronchialsystem/Asthma u.a.).

Ko.: Subkonjunktivale Blutungen, Synkopen, Harninkontinenz, Pneumonie, Sinusitis, Otitis media, Krämpfe; selten Apnoe-Todesfälle bei Säuglingen. Bei Erwachsenen Leistenhernien, Rippenbrüche, Pneumothorax

DD: Andere respiratorische Virusinfekte (Adenoviren, RS-Viren, Influenza/Parainfluenza, Rhinoviren), Mycoplasma pneumoniae

Di.: Anamnese/Klinik + Labor: Leukozytose mit rel. Lymphozytose; Erregernachweis aus Abstrichen/Sekreten des Nasen-/Rachenraumes (Kultur oder Nukleinsäurenachweis); Ak gegen das Pertussis-Toxin (PT) erst ab St. II; IgG-PT ≥ 100 U/ml spricht für kürzliche Infektion.

Th.: Makrolid-Antibiotikum für 5 Tage (Alternative: Cotrimoxazol) + symptomatische Therapie

Dauer der Ansteckung: Von Ende Inkubation bis 5 Tage nach Beginn einer Antibiotikatherapie (= Isolationsdauer). Personen, die an Keuchhusten erkrankt oder dessen verdächtig sind, dürfen nach § 34 IfSG in Gemeinschaftseinrichtungen keine Tätigkeit ausüben.

Pro: Impfung mit azellulärem Pertussis-Impfstoff (ap) als Kombinationsimpfstoff
Ind: 1. Säuglinge ab dem 3. Lebensmonat (zusammen mit anderen Impfungen → Impfkalender)
2. Alle Erwachsene ohne Impfschutz (bes. Frauen präkonzeptionell, enge Haushaltskontaktpersonen 4 Wochen vor Geburt des Kindes; Personal in Kindereinrichtungen u.a.). Erwachsene erhalten 1 Impfung mit Kombinationsimpfstoff (Tdap oder Tdap-IPV).

Merke: Alle Erwachsenen sollten bei der nächsten fälligen Td-Impfung einmalig die Tdap-Impfung erhalten (bei zusätzlicher Polio-Indikation eine Tdap-IPV-Impfung).

Memo: Nach Erkrankung und Impfung keine lebenslange Immunität.

Postexpositionsprophylaxe bei Kontakt zu einer erkrankten Person: Chemoprophylaxe mit Makroliden

Coxsackie-Virusinfektionen [B34.1]

Meldepflicht: Namentliche Meldung bei lymphozytärer Meningitis mit schlaffer Parese

Err: Coxsackie-Viren sind RNA-Viren aus der Gattung der Enteroviren (Familie der Picornaviren) Zuerst in Coxsackie/USA isoliert, Erregerreservoir ist der Mensch. 2 Subgruppen: A (Serotypen 1 - 22 und 24; Serotyp 23 wurde als ECHO-Virus Typ 9 reklassifiziert) und B (Serotypen 1 - 6).

Ep.: Weltweit endemisch, gelegentlich eng begrenzte Epidemien (z.B. Bornholm). Hohe Durchseuchung und viele inapparente Verläufe

Inf: Fäkal-orale Übertragung

Ink: 2 - 6 Tage

KL.: Die Mehrzahl der Infektionen verläuft asymptomatisch.

Coxsackie A:

- Herpangina Zahorsky, akuter Beginn mit Myalgie, Cephalgien und Fieber, dann Auftreten von Schluckschmerzen, Bläschen am weichen Gaumen, an der Uvula und an den Tonsillen mit umgebender Rötung. Selten Bronchitis oder Otitis. Spontane Heilung.
- Sommergrippe : Fieber, Kopf- und Gliederschmerz, Pharyngitis, Laryngitis, oft auch hämorrhagische Konjunktivitis (DD: Adenovireninfektionen)
- Schnupfen (Rhinitis)
- Lymphozytäre Meningitis, Meningoenzephalitis und poliomyelitisartige Krankheitsbilder mit Lähmungen sind seltene Komplikationen.
- Hand-Fuß-Mund-Krankheit (am häufigsten durch Typ A 16 nach einer Inkubationszeit von 3 - 35 Tagen), bes. bei Kindern mit Exanthem an Palmae, Plantae und Mundschleimhaut; gel. Bläschen an Mund, Lippen und Genitalschleimhaut
- Gastrointestinale Symptome

Coxsackie B:

- Bornholm-Krankheit (Pleurodynie): Akuter Beginn mit gürtelförmigen, z.T. stechenden Schmerzen im Bereich des Thorax und / oder des Oberbauches, Fieber. Atmen und Husten verstärken die Schmerzen; Kopfschmerz.
- Myokarditis, Perimyokarditis sind gefährliche Komplikationen (siehe dort)
- Lymphozytäre Meningitis, Meningoenzephalitis
- Sommergrippe

DD:
- Bei Sommergrippe Echo-Viren u.a.
- Bei Pleurodynie andere Ursachen von Thoraxschmerzen (siehe Angina pectoris)

Di.: Erregernachweis im Rachenspülwasser- oder Abstrich (Herpangina), Stuhl oder Liquor möglich, aber keine Routinediagnostik
Ak-Titerverlauf über KBR (positiv 1 : ≥ 64). Die KBR zeigt eine frische Erkrankung an und bleibt nur ca. 4 - 5 Monate positiv.

Th.: Symptomatisch, Bettruhe; Therapie der (Peri-) Myokarditis: Siehe dort

PAROTITIS EPIDEMICA (MUMPS) [B26.9]

Namentliche Meldepflicht bei Verdacht, Erkrankung, Tod und bei Labornachweis!

Syn: Ziegenpeter

Err: Mumps-Virus (ein RNA-Virus aus der Familie der Paramyxoviren), Genotypen A - N

Ep.: Weltweit, hoher Kontagionsindex, ganzjähriges Auftreten; Durchseuchung zwischen dem 4. - 15. Lebensjahr, danach sind 90 % der Bevölkerung immunisiert mit lebenslanger Immunität.

Inf: Tröpfcheninfektion, Speichelkontakt, Erregerreservoir ist nur der Mensch.

Ink: 12 - 25 Tage

KL.: Bei ca. 35 % der Infizierten verläuft die Infektion subklinisch oder asymptomatisch.
- Prodromi: Subfebrile Temperaturen, Mattigkeit, evtl. Kopf-, Hals-, Ohrenschmerzen
- Schmerzhafte Schwellung der Parotis (= Parotitis) (in 75 % d.F. beidseits), mit abstehenden Ohrläppchen und Schmerzen beim Kauen
- Evtl. Beteiligung der übrigen Speicheldrüsen (Sial(o)adenitis)

Lab: Amylase ↑ → Ausschluss einer Pankreatitis: Elastase 1 und Lipase normal, unauffälliges Abdomen

Ko.:
- Orchitis (25 % der Männer), evtl. mit Sterilität, Oophoritis (5 % der Frauen), Mastitis
- Rel. häufig ZNS-Beteiligung: Meist Meningitis (10 %) mit guter Prognose, selten (1 ‰) Meningoenzephalitis mit ernster Prognose. 50 % der Meningitisfälle verlaufen ohne Parotitis!
- Pankreatitis (4%)
- Innenohrschwerhörigkeit (1 : 10.000 Erkrankte) → nach durchgemachter Parotitis Audiogramm machen!
- Selten sind Komplikationen an anderen Organen (z.B. Thyreoiditis, Labyrinthitis).

DD:
- Ductus parotideus-Stein, eitrige Parotitis, Parotistumor, dentale Infektion (Sono, HNO-Arzt)
- Sjögren-Syndrom (Klinik, SS-A-/SS-B-Ak)
- Bei Mumps-Orchitis andere Ursachen von Hodenschmerzen (z.B. Hodentorsion → Duplexsonografie, Urologe)

Di.:
- ▶ Klinik
- ▶ Serologie: IgM-Ak ↑ beweist eine frische Infektion! ≥ 4facher Titeranstieg der IgG-Ak in 2 Proben
- ▶ Erregernachweis: PCR (Nachweis der Virus-RNA)

Th.:
- Symptomatisch, warme Ölverbände auf die Parotis, breiige Diät, Mundpflege
- Bei gefährdeten Patienten oder kompliziertem Verlauf Mumps-Immunglobulin (z. Zt. nicht verfügbar)
- Pankreatitis: Siehe dort
- Orchitis: Hochlagerung des Hodens, Antiphlogistika und Kortikosteroide
- Verbot des Besuchs öffentlicher Einrichtungen mind. bis 9 Tage nach Auftreten der Parotisschwellung. Ungeimpfte (ungeschützte) Kontaktpersonen dürfen Gemeinschaftseinrichtungen 18 Tage (mittlere Inkubationszeit) nicht besuchen.

Pro: Aktiv: Impfung mit abgeschwächter Lebendvakzine, in Deutschland nur als Kombinationsimpfung mit Masern + Röteln (+ Varizellen): MMR- oder MMRV-Vakzine: 1. Impfung im Alter von 11 - 14 Monaten; 2. Impfung im Alter von 15 - 23 Monaten.

Indikation für Erwachsene:
1. Personen ohne Impfschutz mit erhöhtem Risiko (Beschäftigte im Gesundheitsdienst, in Gemeinschaftseinrichtungen, Einrichtungen der Pflege u.a.)
2. Postexpositionell innerhalb von 3 Tagen nach Kontakt mit Mumpskranken, falls kein Impfschutz besteht.

Trotz Impfung können Mumpserkrankungen noch auftreten („Impfdurchbrüche").

NW: Außer Lokal- und Allgemeinreaktionen gel. leichte Impfkrankheit (ähnlich wie Mumps) 1 - 4 Wochen nach der Impfung.

Passiv: Mumps-Immunglobulin für Neugeborene von erkrankten Müttern (z.Z. nicht im Handel)

DIPHTHERIE [A36.9]

Namentliche Meldepflicht bei Verdacht, Erkrankung, Tod und bei Labornachweis

Err: Corynebacterium diphtheriae, gelegentlich auch Corynebacterium ulcerans (keulenförmiges grampositives Stäbchen mit Polkörperchen). Erregerreservoir ist der Mensch.

Pg.: Diphtherietoxin mit den Unterfraktionen A (= aktive, toxische Komponente) und B (bindet das Toxin an die Zellrezeptoren). Nicht jeder Diphtheriestamm bildet Toxin. Bakteriophagen übertragen die Fähigkeit der Toxinbildung. Das Diphtherietoxin schädigt Herzmuskulatur, Nerven, Leber und Nieren.

Ep.: Auftreten von Epidemien in langen Zeitabständen von 30 - 50 Jahren, nach 1955 in Deutschland selten. Die GUS-Epidemie mit dem Höhepunkt 1995 forderte ca. 10.000 Todesfälle. Zurzeit werden die meisten Diphtheriefälle aus Indien gemeldet. In Westeuropa sind die Erkrankungszahlen klein. Im Baltikum, bes. in Lettland sind die Zahlen höher. Kontagionsindex 10 - 20 %, gesunde Keimträger in Epidemiezeiten bis 7 %! (Ansteckungsquelle).

Inf: Tröpfcheninfektion, Schmierinfektion bei Hautdiphtherie
Ansteckungsfähigkeit: Solange Erreger im Rachen-/Nasenabstrich nachweisbar sind (3 Abstriche).

Ink: 2 - 7 Tage

KL.:
- Meist Rachendiphtherie: Angina mit festhaftenden weißlichen Belägen, die auf den Nasen-Rachen-Raum übergreifen und beim Abstreifen bluten (Pseudomembranen!). Kehlkopfdiphtherie (Erstickungsgefahr)
- Süßlicher Geruch nach vergärenden Äpfeln
- Blutiger Schnupfen (Nasendiphtherie bei Säuglingen)
- Seltener Wunddiphtherie

Verlaufsformen:
1. Lokalinfektion: Rachen/Tonsillen, ferner Nase (Nasendiphtherie mit blutigem Schnupfen), Augen, Kehlkopf (→ Croup "Würgekrankheit" mit inspiratorischem Stridor); Nabel bei Säuglingen, Wunden (Wunddiphtherie)
2. Systemische Intoxikation: Beginnt 4 - 5 Tage nach der Lokalinfektion mit hohem Fieber, Erbrechen, Croup (Krupp): Bellender Husten

Ko.:
- Ödematöse Halsschwellung (Cäsarenhals) mit Atemwegsobstruktion
- Myokarditis! (oft kompliziert durch AV-Block): Frühmyokarditis 8 - 10 Tage und Spätmyokarditis 4 - 8 Wochen nach Krankheitsbeginn (evtl. Diphtheriespättod durch Herzversagen)
- Polyneuropathie mit Paresen der motorischen Kopfnerven, Gaumensegellähmung (!), Schluckstörungen, Akkommodationsparese, pelziges Gefühl im Mund
- Selten diphtherische Nierenschäden mit akutem Nierenversagen

DD: einer akuten Tonsillitis:
- Streptokokkentonsillitis und Scharlach-Angina:
  KL.: Angina catarrhalis (Rötung, Schwellung der Tonsillen); Angina follicularis (Rötung der Tonsillenfollikel); Angina lacunaris (Fibrinstippchen in den Krypten)
  Di.: Abstrich → Nachweis hämolysierender Streptokokken der Gruppe A
  Th.: Penicillin V 3 x 1 Mega E über 10 Tage; bei Penicillinallergie: Makrolide
- Infektiöse Mononukleose (Blutbild, Monotest)
- Angina Plaut-Vincenti [A69.1] (Missverhältnis zwischen Wohlbefinden und - meist einseitiger - geschwüriger Angina, fauliger Mundgeruch; Rachenabstrich: Treponema vincentii + Fusobakterien)
- Herpangina bei Coxsackie A-Virusinfektion (kleine Erosionen, Aphthen auf den vorderen Gaumenbögen)
- Akute HIV-Infektion (evtl. mit Angina necroticans)
- Diphtherie (siehe oben)
- Pseudokrupp bei Kleinkindern = Subglottische Laryngitis (meist Parainfluenza-Infektion)
- Sexuell übertragene Infektionen: Gonokokken-Pharyngitis, Herpes-Pharyngitis;
  Syphilis: Angina specifica bei Lues II; seltener Primärkomplexe bei Syphilis
- Agranulozytose (Blutbild)

Di.: Anamnese/Klinik + kultureller Erregernachweis: Rachen-/Nasenabstrich vor Therapiebeginn (Material unter den Belägen abnehmen!). Nachweis des Diphtherietoxins oder Nukleinsäurenachweis (PCR) des Diphtherietoxin-Gens

Th.: Isolierung von Verdachts- und Krankheitsfällen!
▸ Bei Diphtherieverdacht:
Nach Einleitung der Diagnostik (Rachen-/Nasenabstrich) Behandlung sofort beginnen mit Gabe von Antitoxin, das allerdings nur zirkulierendes, nicht jedoch an Zellen gebundenes Toxin neutralisiert:

- Heterologes Diphtherieantitoxin vom Pferd (Beschaffung über Auslandsapotheke): Vor der Anwendung Intrakutan- oder Konjunktivaltest zur Vermeidung allergischer oder anaphylaktischer Reaktionen - Dos: 500 - 2.000 IE/kg KG i.m.
- Penicillin (bei Penicillinallergie: Erythromycin)

▶ Bei klinisch gesunden Kontaktpersonen Postexpositionsprophylaxe (PEP):
Entnahme von Rachen-/Nasenabstrichen, danach prophylaktische Antibiotikatherapie unabhängig vom Impfstatus. Falls kein Impfschutz besteht: Aktive Immunisierung; Auffrischimpfung bereits nach 5 Jahren.

Prg: Abhängig von Resistenzlage, Zeitpunkt der Therapie und evtl. Komplikationen; Letalität der Russland-Epidemie < 5 %.

Pro: Aktive Immunisierung mit Aluminium-Formalin-Toxoid
Ind: Generelle Impfung für alle Menschen, insbes. auch bei Reisen in Länder mit Diphtherierisiko!
Die aktive Impfung wird i.d.R. als Kombinationsimpfung durchgeführt.
- Bei Säuglingen und Kleinkindern mit Totimpfstoff D (mit 30 IE Toxoid) im Rahmen von Kombinationsimpfstoffen
- Ab dem 6. Lebensjahr mit Impfstoff d (mit nur 2 IE Toxoid); Auffrischungsimpfungen nach 10 J. mit Tdap-Kombinationsimpfstoff gegen Tetanus, Diphtherie und Pertussis; bei zusätzlicher Polio-Indikation mit Tdap-IPV-Impfstoff

Nach einer Grundimmunisierung aus 3 Einzelimpfungen Auffrischungsimpfungen alle 10 Jahre. Titerkontrolle nach Impfung ist i.d.R. nicht erforderlich. Ein Antitoxintiter ≥ 0,1 IE/ml Serum schützt vor Diphtherie, ein Titer > 1,0 IE/ml schützt langfristig.
NW: Gel. Lokal- und Allgemeinreaktionen; selten allergische Reaktionen; sehr selten Erkrankungen des peripheren Nervensystems
KI: Siehe Impftabelle

LEPTOSPIROSEN [A27.9] Namentliche Meldepflicht bei Labornachweis

Err: Leptospira interrogans mit mind. 350 Serovaren, die in 30 Serotypen eingeteilt werden. Die Einteilung in phänotypische Serovare erfolgt weiterhin: L. icterohaemorrhagiae (M. Weil), L. canicola, L. grippotyphosa („Feldfieber"), L. pomona u.v.m. Es sind 9 humanpathogene Spezies bekannt. Immunität entwickelt sich nach einer Infektion nur gegen den jeweiligen Serovar.

Ep.: Weltweite Zoonose; natürliches Reservoir sind besonders Ratten, Mäuse u.a. Nagetiere; bestimmte Serotypen werden auch durch Hunde, Katze, Rinder, Schweine oder Pferde übertragen, die durch ihren infektiösen Harn über feuchten Erdboden (Überschwemmungsgebiete!) und Wasser die Erreger verbreiten. Deutschland: Ca. 50 - 150 gemeldete Fälle/J. (davon 75 % in Deutschland erworben)

Inf: Die Übertragung auf den Menschen erfolgt durch Kontakt mit dem Urin infizierter Tiere über die Schleimhäute von Auge, Nase und Mund und über kleine Hautverletzungen. Infektionen von Mensch zu Mensch sind sehr selten. Gefährdet sind Angler, Wassersportler und bestimmte Berufsgruppen, z.B. Kanal-, Feld-, Abwasserarbeiter, Erntehelfer u.a. (→ Meldung als Berufskrankheit - BK-Nr. 3102)

Ink: Überwiegend 7 - 14 Tage, kann aber von 2 - 30 Tagen reichen.

Pg.: Eindringen über Schleimhaut → Chemoattraktoren (z.B. Hämoglobin) bewirken Septikämie → hämatogene Dissemination → adhäsinvermittelte Bindung an Strukturen der Zielzellen (z.B. Lunge, Leber, Niere) und Erregervermehrung (Niere → Ausscheidung infektiösen Harns)

KL.: Der Krankheitsverlauf variiert von sehr mild (ca. 90 % d.F.) bis sehr schwer (Mortalität bis 50 %); WHO-Gliederung der Erkrankung nach klinischer Symptomatik in:

1. Grippeähnliche Symptomatik: Oft biphasischer Verlauf (siehe Abbildung)
   - Hohes Fieber (> 39 °C) über mehrere Tage mit Myalgien (v.a. unterer Rücken, Waden)
   - Kopfschmerzen (bitemporal/frontal betont, retroorbitaler Schmerz, Photophobie)
   - Gastrointestinale Symptome (Bauchschmerz, Diarrhoen, Erbrechen, Übelkeit)
2. Morbus Weil: Pathognomonisch sind flächenhafte Bindehauteinblutungen + skleraler Ikterus
   - Im Gegensatz zur Virushepatitis geht es hier dem Patienten mit Auftreten des Ikterus schlechter
   - Akutes Nierenversagen (Anstieg des Serumkreatinins, Polyurie)
   - Blutungen und Thrombozytopenie
3. Meningitis/Meningoenzephalitis: Selten und vorwiegend bei jungen Patienten
4. Pulmonale Hämorrhagien mit respiratorischer Insuffizienz: Hämoptysen, Husten, Dyspnoe
5. Spätmanifestationen: Blutbildveränderungen, relevant ist v.a. Uveitis (Risiko der Erblindung!)

1. Phase der Septikämie: Positive Blutkultur	2. Phase der Organerkrankung: Antikörperbildung

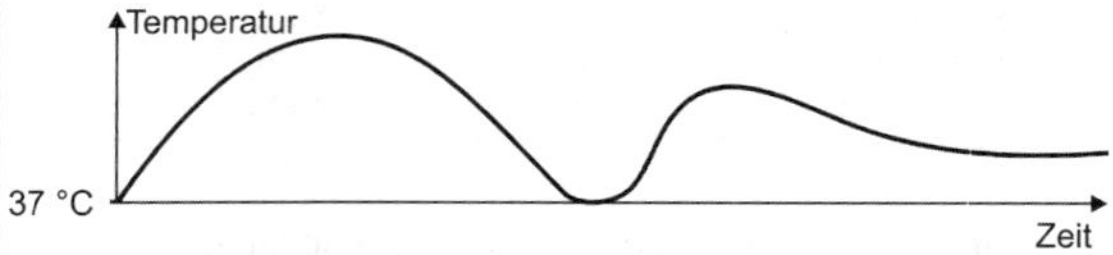

Fieber (> 39 °C). Mehrere Tage	Fieberrückfall: oft biphasische Kurve
Algien: Myalgien, Neuralgien, Arthralgien	Hirnhaut: Meningitis
Meningismus	
Konjunktivitis	Leber: Hepatitis
Relative Bradykardie	
Hypotonie	Niere:
Exantheme	Interstitielle Nephritis

Lab: Infektparameter (z.B. Leukozytose mit Linksverschiebung); Leberenzyme ↑; Thrombozytopenie

Ko.: Arrhythmien bei kardialer Beteiligung, evtl. hämorrhagische Diathese, Guillain-Barré-Syndrom, Leberversagen, Nierenversagen, Pankreatitis, Uveitis

DD:
- Leichte Verläufe: Influenza u.a. Virusinfektionen, Malaria u.a.
- Schwere Verläufe: Denguefieber, Gelbfieber, Hantavirusinfektion, Hepatitis, HIV-Infektion, Nierenerkrankungen, Meningitis anderer Genese, Rickettsiosen, Sepsis, Typhus u.a.

Di.:
1. Berufs-/Freizeitanamnese
2. Labordiagnostischer Nachweis:
   - Erregernachweis aus Blut und Liquor (nur in der 1. Woche) und Urin (ab 2. Woche): Nukleinsäurenachweis (PCR), Kultur oder Immunhistochemie
   - Antikörpernachweis 3-10 Tage nach Symptombeginn (4-facher Titeranstieg innerhalb von 1 - 2 Wochen; Nachweis von IgM-Ak) → Bestätigung durch Mikroagglutinationstest (MAT)

Th.: Unzureichende Evidenz; Therapie so früh als möglich und schon bei begründetem Verdacht:
- Leichte Krankheitsverläufe: Doxycyclin (2 x 100 mg/d für 7 Tage); Alternativen: Ampicillin, Amoxicillin, Azithromycin
- Schwere Krankheitsverläufe: Parenteral Penicillin G (4 x 1,5 MU) oder Cephalosporin der dritten Generation (z.B. Ceftriaxon 1 g/Tag)

Prg: Letalität ca. 3 %; bei schweren Verläufen deutlich höher

Pro: Expositionsprophylaxe, Schutzkleidung bei Arbeit in feuchtem Boden, wasserdichte Abdeckung von Wunden, Aufklärung über Infektionsmöglichkeiten; aktive Immunisierung von Nutz- und Haustieren

BRUCELLOSEN [A23.9]

Namentliche Meldepflicht bei Labornachweis

Err: Gramnegative, unbewegliche Stäbchen, die sich intrazellulär vermehren.
1. Brucella melitensis (am häufigsten), 3 Biovare: Maltafieber [A23.0]; Infektionsquelle: Milch (-produkte) von Schafen und Ziegen.
2. Brucella abortus, 7 Biovare: M. Bang [A23.1] - Infektquelle: Kuhmilch (-produkte), berufliche Exposition mit Rindern
3. Brucella suis, 5 Biovare (Schweinebrucellose) und Brucella canis (Hundebrucellose) sind selten.

Erregerreservoir sind Haus- und Wildtiere. Transmission von Mensch zu Mensch ist extrem selten. In Deutschland gelten die Rinder-, Schaf- und Ziegenbestände seit 2000 als brucellosefrei.

Ep.: Weltweite Anthropozoonosen. Brucellosen betreffen bevorzugt bestimmte Berufsgruppen: Landwirte, Schäfer, Jäger, Metzger, Melker, Tierärzte (meldepflichtige Berufskrankheit). Deutschland < 50 Erkrankungen/J.: Weit überwiegend importierte Krankheitsfälle (bes. aus der Türkei).
Weltweite Verbreitung in Abhängigkeit des tierischen Erregerreservoirs: Mittelmeerraum (Griechenland, Italien, Portugal, Südfrankreich, Türkei), Osteuropa, Afrika, Asien, Karibik, Mexiko, Süd- und Zentralamerika

Inf: 1. Kontaktinfektion in der Landwirtschaft und bei Laborpersonal (meldepflichtige Berufskrankheit → BK-Nr. 3102). Eintrittspforte: Schleimhäute, (Mikro-) Verletzungen der Haut, Inhalation

2. Perorale Infektion durch ungekochte/nicht-pasteurisierte Milch(-produkte) erkrankter Tiere (Brucellen in Schaf-/Ziegenkäse bis 6 Monate (!) überlebensfähig); selten durch Fleischkonsum
3. Direkte Mensch zu Mensch-Übertragung sehr selten (z.B. über die Muttermilch infizierter Frauen)

Ink: 5 - 60 Tage

Pat: Epitheloidzellige nicht verkäsende Granulome in Lymphknoten, Milz, Leber (RHS) und Gefäßwänden.

KL.: Bis zu 90 % aller Infektionen in Endemiegebieten verlaufen subklinisch (Diagnose nur durch Ak-Nachweis). Symptomatische Verläufe können akut oder chronisch sein (sehr variabler Krankheitsverlauf).
1. (Sub-)Akute Brucellose: Kopfschmerzen, Müdigkeit, Nachtschweiß, Übelkeit, undulierendes Fieber (Fieberverlauf über 7 - 21 Tage und kann durch 2 - 5-tägige fieberfreie Intervalle unterbrochen sein)
2. Chronische Brucellose (> 1 J.): Ca. 5 % aller Patienten bei nicht erkannten und/oder nicht korrekt therapierten Infektionen
   - Allgemeinsymptome: Depression, Fatigue, Leistungsminderung, Schweißausbrüche
   - Häufig: Arthritis, Spondylitis, Uveitis
   - Selten: Endokarditis, (rekurrierendes) Fieber, Hepatosplenomegalie, Anämie, neurologische Symptome, interstitielle Pneumonie
3. Lokalisierte Infektion: Arthritis, Bursitis, Sakroiliitis, Endokarditis, Epididymoorchitis, Meningitis

Ko.: Endokarditis, Sepsis, Neurobrucellose (Meningoenzephalitis, Neuritis), Osteomyelitis (v.a. sakroiliakal, vertebral)

DD: Influenza u.a. Virusinfektionen, Katzenkratzkrankheit, Leptospirose, Malaria, Mononukleose, Tularämie, Typhus, virale Hepatitis u.a.; Histiozytose, Lymphome, Spondylarthropathien u.a.

Verlauf: 1. Inaktive Brucellose (primär latenter Verlauf)
2. Aktive Brucellose: - Akut (< 3 Monate); subakut (3 - 12 Monate)
- Chronisch (> 12 Monate)

Di.:
1. Auslands-/Berufsanamnese + Klinik
2. Erregernachweis (Kultur, Brucellosen-DNA-Nachweis) aus Blut und anderen Körperflüssigkeiten (Gewebeproben, Knochenmark, Liquor, Urin; Labor über Verdacht informieren → längere Bebrütung!)
3. Antikörpernachweis z.B. Coombs-Test und ELISA (Titeranstieg um 2 - 3 Verdünnungsstufen im Abstand von ca. 2 Wo.) → Differenzierung von IgG und IgM-Ak (akute Erkrankung); KBR

Beachte: Antikörper gegen andere gramnegative Bakterien (z.B. Escherichia coli, Francisella tularensis, Vibrio cholerae, Yersinia enterocolitica) können zu falsch positiven Ergebnissen führen (Kreuzreaktionen). Bei Vorhandensein von inkompletten Antikörpern kann die serologische Diagnostik versagen (Nachweis durch positiven Coombs-Test).

Th.: Unkomplizierte Brucellose: Doxycyclin + Rifampicin für 6 - 12 Wochen; bei komplizierter Brucellose (z.B. Endokarditis) länger (4 - 6 Monate); Beratung in Zentren

Prg: Chronische Verläufe bei ca. 10 - 30 %; Erreger persistieren in antigenpräsentierende Zellen (z.B. Makrophagen, dendritische Zellen), wodurch die Infektion rezidivieren kann; mit Therapie geringe Letalität.

Pro: Ausselektionierung kranker Tiere, aktive Immunisierung gesunder Tiere, Arbeitshygiene + Körperschutzkleidung bei beruflicher Gefährdung, kein Genuss rohen Fleisches oder ungekochter/unpasteurisierter Milch aus Endemiegebieten.

TOXOPLASMOSE [B58.9]

Nichtnamentliche Meldepflicht bei Labornachweis konnataler Infektionen unmittelbar an das RKI

Err: Toxoplasma gondii ist ein intrazellulär wachsendes Protozoon; 3 Hauptgenotypen.
Zweiwirtiger Entwicklungszyklus: Zwischenwirte sind Nagetiere, Schwein, Schaf, Rind, Geflügel, Vögel und Mensch mit Bildung infektiöser Zysten in Muskulatur u.a. Organen. Endwirt sind Katzen mit Ausscheidung infektiöser Oozysten im Kot.

Ep.: Nach Primärinfektion und Ausbildung einer Wirtsimmunität können stoffwechselträge Bradyzoiten lebenslang persistieren! In Deutschland beträgt die Durchseuchung der Bevölkerung ca. 50 %; im höheren Alter > 70 %. Nur die Erstinfektion in der Schwangerschaft kann in 50 % zu einer pränatalen Infektion des Feten führen. Die Inzidenz pränataler Infektionen liegt weltweit zwischen 0,1 - 2 ‰.

Inf: Übertragung auf den Menschen:
- Genuss von zystenhaltigem rohen Fleisch infizierter Tiere (z.B. Schweinefleisch in Mett oder Rohwurst ist bis zu 25 % mit Zysten infiziert!)

- Kontakt mit oozystenhaltigem Katzenkot, infizierter Gartenerde, Genuss von kontaminiertem Trinkwasser oder ungewaschenem Salat/Gemüse; Infektion über Atemwege nicht ausgeschlossen!
- Transplazentare Infektion:
  Ein Risiko besteht nur für das Kind, dessen Mutter während der Schwangerschaft infiziert wurde. Die Häufigkeit einer diaplazentaren Infektion nimmt mit der Dauer der Schwangerschaft zu, umgekehrt nimmt das Risiko einer schweren fetalen Schädigung mit fortschreitender Schwangerschaft ab:
  Fetales Infektionsrisiko (Transmission) und dessen Folgen:
  - 1. Trimenon 15 %, Folge: Abort, schwere Schädigung des Embryos
  - 2. Trimenon 30 %, Folge: Hydrozephalus, intrazerebrale Verkalkungen, Retinochoroiditis u.a.
  - 3. Trimenon 60 %, Folge: Ähnlich zu 2. Trimenon, aber oftmals mildere Symptomatik
- Selten durch Blut- oder Organtransplantation

Ink: 2 - 3 Wochen

KL.: A) Postnatale Toxoplasmose:
- Beim immunkompetenten Menschen kommt es zu lebenslanger Persistenz der Erreger in Form von Bradyzoiten, bes. im ZNS.
  - Meist chronisch latente Toxoplasmose ohne Symptome
  - Symptomatische Toxoplasmose (10 - 20 % der Infizierten): Lymphknotentoxoplasmose [B58.8] mit Lymphknotenschwellungen (oft zervikal) u./o. grippale Symptomatik wie Kopf- und Muskelschmerzen, Fieber; selten Augensymptome (z.B. Uveitis); i.d.R. selbstlimitierend
- Bei immunsupprimierten Patienten und AIDS: Neuinfektion oder Reaktivierung latenter Infektion mit schwerem ZNS-Befall (Enzephalitis), interstitielle Pneumonie, Myokarditis, Retinochoroiditis und evtl. septischer Streuung (Herz, Leber, Milz). Dabei differenzieren sich die Bradyzoiten zu replikativen Tachyzoiten mit evtl. tödlichen Läsionen im ZNS.

B) Konnatale Toxoplasmose:
Bei der relativ seltenen frühen Fetusinfektion meist Abort oder schwerer Krankheitsverlauf:
- Generalisation mit Hepatosplenomegalie, Ikterus, Myokarditis, interstitieller Pneumonie, Aborte, Totgeburten
- Enzephalitis mit der Trias: Hydrozephalus, Retinochoroiditis, intrazerebrale Verkalkungen

Bei der häufigeren späten Fetusinfektion: Asymptomatischer oder leichter Krankheitsverlauf. Ca. 50 % der Infizierten und bei Geburt unauffälligen Kinder entwickeln innerhalb von 20 Jahren eine oft bilateral okuläre Toxoplasmose mit infektiöser posteriorer Uveitis (Erblindungsgefahr).

DD: Lymphknotenschwellungen anderer Genese (z.B. Angina tonsillaris, EBV-Infektion, Malignom)

Di.: ▶ Diagnose der konnatalen und postnatalen Toxoplasmose:
- Serologischer Ak-Nachweis:
  - Nachweis von IgG-Ak: „Suchtest"
    ELISA und Immunoblot, 2 Wochen nach Infektion positiv, nach 6 - 8 Wochen Anstieg auf höchste Titer (> 1 : 1.000), später Absinken der Titer, die meist lebenslang auf niedriger Stufe (bis 1 : 64) persistieren. Nur ein signifikanter Titeranstieg beweist die kürzlich erfolgte Infektion.
  - Nachweis von IgM-Ak bei frischer Infektion: „Bestätigungstest"
  - Anti-IgG-Aviditätstest: Bestimmung der Antigenbindungsstärke von IgG-Ak. Die Avidität ist zu Beginn einer Infektion gering und nimmt im Laufe der Infektion zu. Daher schließen IgG-Ak mit hoher Avidität eine akute Infektion aus (Infektion vor 3 - 4 Monaten). Eine niedrige IgG-Avidität ist diagnostisch nicht verwertbar.
  - Bei pränataler Infektion/konnataler Toxoplasmose: IgM und/oder IgA ↑

  Beachte: Bei immunsupprimierten Patienten (z.B. AIDS) sind serologische Tests unzuverlässig. Daher PCR (z.B. Blut, bronchoalveoläre Lavage, Liquor) zum Nachweis, wenngleich ein negatives Ergebnis eine aktive Toxoplasmose nicht gänzlich ausschließt; ggf. histologische Nachweisverfahren. Okuläre Toxoplasmose: Nachweis intraokulärer Ak oder PCR
- Direkter Erregernachweis (z.B. aus Blut, Liquor): Nachweis des Erregers ist immer anzustreben! Erregernachweis heute vor allem durch PCR (selten über Zellkultur oder in vivo), wobei hierbei nicht auf die Aktivität der Infektion geschlossen werden kann (PCR kann nicht zwischen Brady- und Tachyzoiten differenzieren). Negative PCR schließt Infektion nicht aus.
- Lymphknotenhistologie: Bei Lymphknotentoxoplasmose Piringer-Kuchinka-Lymphadenopathie mit Epitheloidzellherden. Die Histologie ist nicht toxoplasmosespezifisch und wird gel. auch bei Mononukleose und Brucellose beobachtet.
- CT-/MRT-Schädel (V.a. Hirntoxoplasmose): Raumforderung mit perifokalen Ödemen

▶ Toxoplasma-Ak-Suchtest bei Schwangeren:
Ein Schwangeren-Screening wie z.B. in Frankreich oder Österreich wird in Deutschland aktuell nicht durchgeführt. Bei begründetem Verdacht sehen Mutterschaftsrichtlinien jedoch serologische Untersuchungen vor. Ak-Nachweis vor der Schwangerschaft bedeutet bei Immunkompetenten i.d.R. Schutz für das ungeborene Kind. Ak-Nachweis durch erfahrene Labors:

Bewertung der Antikörperkonzentrationen		
IgG-Ak mit hoher Avidität		IgG-Ak mit niedriger Avidität
IgM negativ	IgM niedrig	IgM hoch
↓	↓	↓
inaktive Infektion (latente Infektion)		Aktive Infektion
Kontrolle nach 2 Wochen		

▶ Pränatale Diagnostik:
- Ultraschallkontrollen des Feten
- Nachweis von Toxoplasmose-DNA aus Fruchtwasser oder fetalem Blut. IgM-Ak-Nachweis ist nur in 20 - 60 % positiv. Strenge Indikationsstellung zur Amniozentese (Abortrisiko!)

Th.: Die asymptomatische Infektion und unkomplizierte Lymphadenitis bedürfen keiner Behandlung. Die Lymphknotentoxoplasmose heilt bei immunkompetenten Patienten meist spontan ohne Therapie.

Indikationen zur antibiotischen Therapie:
- Toxoplasmose mit klinischen Symptomen (okuläre Toxoplasmose, Fieber, Muskelschmerzen u.a.)
- Erstinfektion während der Schwangerschaft
- Immunsupprimierte und AIDS-Patienten mit akuter Toxoplasmose
- Kongenitale okuläre Toxoplasmose

Mittel der 1. Wahl: Pyrimethamin + Folinsäure zur Prophylaxe myelotoxischer NW + Sulfadiazin (Reservemittel bei Retinochorioiditis: Clindamycin; Reservemittel bei zerebraler Toxoplasmose: Atovaquon) - Therapiedauer bei immungesunden Patienten: 3 - 6 Wochen
Therapie in der Schwangerschaft: Bis zur 16. SSW Gabe von Spiramycin, ab der 16. SSW Kombination von Pyrimethamin + Sulfadiazin + Folinsäure als Intervalltherapie (3 - 6 Wochen Therapie, 2 Wochen Pause). Dadurch kann das Risiko einer konnatalen Toxoplasmose von 70 auf 20 % gesenkt werden. Bei Sulfonamidallergie Spiramycin

Prg: Immunkompetente gut, Transplantatempfänger hohe Letalität

Pro:
- Screening aller Schwangeren auf Toxoplasmose
- Seronegative Schwangere, immunsupprimierte und AIDS-Patienten:
  Kein Genuss von rohem oder unvollständig gegartem Fleisch! Katzenkontakt meiden! Gemüse + Obst gut waschen. Hände mit Seife waschen nach Garten- und Küchenarbeit.
- Bei AIDS-Patienten:
  - Primärprophylaxe bei CD4-Zellzahl < 100 - 200/µl: z.B. mit Cotrimoxazol (das auch vor Pneumocystis-Pneumonie schützt)
  - Sekundärprophylaxe nach überstandener Toxoplasmoseerkrankung mit den Medikamenten, die für die Therapie eingesetzt werden.

LISTERIOSE [A32.9]

Namentliche Meldepflicht bei Labornachweis aus Blut, Liquor und aus Abstrichen von Neugeborenen

Err: Listeria monocytogenes; 3 der 13 Serovare spielen beim Menschen eine Rolle (4b, 1/2a, 1/2b). Die Vermehrung erfolgt intrazellulär. Ca. 10 % der Menschen und Tiere sind gesunde intestinale Träger von L. monocytogenes. L. können noch bei Kühlschranktemperatur (+ 4°C) wachsen!

Ep.: Erkrankungen sind rel. selten. Deutschland ca. 300 - 700 Erkrankungen/J.
Bei immunkompetenten Menschen kommt es i.d.R. nicht zu Erkrankungen. Durch die weite Verbreitung apathogener Listerien sind viele gesunde Menschen immun.
Erkrankungen vor allem bei Risikogruppen: Ältere Menschen (> 50 J.), Immunsupprimierte (z.B. AIDS, immunsuppressive Therapie, Leukämie, Tumoren), Schwangere (fakultativ pathogener = opportunistischer Erreger)

Inf: Verzehr von kontaminierten tierischen und pflanzlichen Lebensmitteln: Geflügel, Fleisch, Fleischerzeugnisse (z.B. Wurst), Fisch, Fischerzeugnisse (z.B. Räucherfisch), Rohmilch/-produkte (z.B. Käse), Rohkostgemüse und -salate u.a.; Erkrankungsfälle treten sporadisch oder in kleinen Epidemien auf. Eine Infektion von Neugeborenen erfolgt transplazentar, während der Geburt oder postnatal durch Kontakt.

Ink: 1 - 70 Tage

KL.: 1. Die postnatale Listeriose verläuft bei Gesunden meist asymptomatisch, mit fieberhafter Reaktion oder gastrointestinalen Beschwerden. Dies gilt auch für infizierte (gesunde) Schwangere.
Bei immunsupprimierten, älteren oder chronisch kranken Menschen kann es zu schweren invasiven Verläufen kommen mit Fieber, Sepsis, eitrige Meningitis, Meningoenzephalitis (→ MRT)

2. Neonatale Listeriose (verursacht durch Schwangerschafts-Listeriose):
   a) Frühinfektion (Neugeborenen-Listeriose): Evtl. Früh- oder Totgeburt; Auftreten von Symptomen in der 1. Lebenswoche: Sepsis, Atemnotsyndrom, Hautläsionen (Granulomatosis infantiseptica)
   b) Spätinfektion: Auftreten von Symptomen ab der 2. Lebenswoche, oft unter dem Bild einer Meningitis

Di.: Klinik, Erregernachweis (Kultur, PCR) aus Blut, Liquor, Eiter, Vaginalsekret, Lochien, Stuhl, Mekonium oder aus autoptisch gewonnenem Material

Th.: Ampicillin + Aminoglykosid (z.B. Gentamicin) i.v. über mind. 3 Wochen, bei Meningoenzephalitis oder Endokarditis bis zu 4 - 6 Wochen - Mittel der 2. Wahl: Cotrimoxazol

Prg: 30 % der septischen Verläufe enden - trotz antibiotischer Therapie - letal.

Pro:
1. Hygienemaßnahmen bei der Gewinnung, Herstellung und Behandlung von Lebensmittel. Kochen, Braten, Sterilisieren tötet die Erreger ab (mind. 2 Min. > 70 °C).
2. Küchenhygiene, Waschen der Hände vor dem Zubereiten von Speisen; getrennte Arbeitsflächen bei der Zubereitung von Fleisch und rohem Gemüse u.a.
3. Gefährdete Personen (siehe oben) sollten auf rohen und geräucherten Fisch, Rohfleischerzeugnisse und Rohwurst, vorgeschnittene Blattsalate und Rohmilch-Weichkäse verzichten.

DURCH ZECKEN ÜBERTRAGENE ERKRANKUNGEN

Namentliche Meldung bei Infektionen von FSME!

1. Borreliose (Lyme-Borreliose)
2. Frühsommermeningoenzephalitis (FSME)

} siehe Tabelle (am häufgisten und wichtigsten)

3. Humane granulozytäre Anaplasmose (HGA), andere Formen seltener (z.B. Babesiose, Ehrlichiose; siehe RKI)

Ixodes ricinus (Holzbock) ist die wichtigste Zeckenart in Deutschland.
Aus dem Mittelmeerraum ist Ixodes inopinatus eingewandert (selteneres Vorkommen).
Andere seltene Gattung ist die tropische Hyalomma (Überträger des Krim-Kongo-Virus → *siehe Internet*)

Humane granulozytäre Anaplasmose (HGA)

Err: Anaplasma phagocytophilum, ein Bakterium, das von Zecken übertragen werden kann, vermehrt sich obligat intrazellulär in Granulozyten.

Ep.: In Deutschland selten; Hauptendemiegebiet sind die USA, in Europa nur Einzelfälle; gefährdet sind bes. Waldarbeiter, Förster u.a.

Ink: 5 - 14 Tage

KL.: Die meisten Infektionen verlaufen asymptomatisch.
Subklinisch oder Infektsymptomatik (Dauer 2 - 11 Tage). Symptome können sein:
- Fieber, grippeähnliche Symptomatik (z.B. Kopf-/Gliederschmerzen), gastrointestinale Symptome
- Immunsupprimierte: ARDS, Gerinnungsstörungen, Myokarditis, Nierenversagen

Di.:
- Laborveränderungen: Milde Anämie, Leuko- und Thrombozytopenie, Transaminasenerhöhung
- Erregernachweis:
  - HGA-DNA aus Blut (PCR)
  - IgG-Ak: 4-facher Titeranstieg zwischen 1. (bei Symptomatik) und 2. Probe (nach 2 - 4 Wochen)
- Blut- oder Knochenmarksausstrich: Nachweis intrazytoplasmatischer Einschlusskörperchen in Granulozyten (Morulae)

Memo: Oft gleichzeitig falsch positive Borrelien-Serologie infolge Kreuzreaktion.

Th.: Doxycyclin (2 x 100 mg/d für 1 Woche; 2 Wochen bei kompliziertem Verlauf)

Prg: In ca. 75 % leichter Verlauf; bei Immunsupprimierten und älteren Menschen evtl. schwerer Verlauf, der unbehandelt letal enden kann (Multiorganversagen)

Pro: Schutz vor Zecken

	BORRELIOSE (LYME-BORRELIOSE) [A69]	**FRÜHSOMMER-MENINGO-ENZEPHALITIS (FSME)** [A84.1]
Erreger	Borrelia burgdorferi sensu lato, 5 Spezies in Europa: B. burgdorferi sensu stricto, B. garinii, B. afzelii, B. spielmanii, B. bavariensis	FSME-Virus, 3 Subtypen (westlich, östlich und fernöstlich) Meldepflicht: Namentliche Meldung bei Labornachweis von FSME!
Höhenbegrenzung	Mittlerweile bis Höhe von ca. 1.500 m	
Überträger	Zecken (v.a. Ixodes ricinus = Holzbock); bei FSME auch Ixodes persulcatus	
Häufigkeit erregerbefallener Zecken	5 - 35 % der Zecken in Deutschland Nach Stich durch infizierte Zecke beträgt die Übertragungsrate ca. 5 %, das Erkrankungsrisiko ca. 1 %	Bis 5 % in Endemiegebieten (in „hot spots" höher) Natürliches Reservoir: Kleinnager; selten: Igel, Ziegen, Schafe, Rinder
Epidemiologie FSME : Lyme-B. ~ 1 : 100 bis 300	Ubiquitär in vielen europäischen Ländern, Russland und Asien Inzidenz: D ca. 200.000 Erkrank./J.	Endemiegebiete: z.B. Deutschland (v.a. im Süden), Mittel- und Osteuropa, Russland, Zentralasien und China
Jahreszeitliches Auftreten	März - Oktober; aktives Aufsuchen von Wirten ab 6 - 8 °C; Spätmanifestation der Krankheit: Ganzjährig	März - Oktober mit Gipfel Juli - September
Inkubationszeit nach dem Zeckenstich	1. St.: Tage bis Wochen 2. St.: Wochen bis Monate 3. St.: Monate bis Jahre	4 - 28 Tage
Klinik ***Beachte:*** Die Erkrankung muss nicht alle Stadien durchlaufen, sondern kann in jedem Stadium erstmals auftreten! Auch asymptomatische Verläufe möglich! St. 1 + 2 = Frühstadium St. 3 = Spätstadium	1. St.: Erythema migrans, Borrelien-Lymphozytom (z.B. Ohrläppchen, Brustwarzen), „grippale Symptomatik" 2. St.: Frühe Neuroborreliose: Lymphozytäre Meningitis oder Meningoradikulitis Bannwarth-Syndrom), Hirnnervenparese (v.a. N. facialis), Myelitis (Ataxie, Blasenstörungen), Radikulitis Karditis: AV-Block I° - III°, Perimyokarditis Arthritis (vorw. Knie-/Ellbogengelenk) mit Ergussbildung 3. St.: Acrodermatitis chronica atrophicans, späte Neuroborreliose, PNP, Arthritis	• Asymptomatischer Verlauf (ca. 70 %) • Symptomatischer Verlauf (ca. 30 %) mit zweigipfligem Fieberverlauf 1. Fieber, Muskelschmerzen, Abgeschlagenheit (ca. 2 - 7 Tage) mit anschließend afebriler, symptomarmer Phase (bis zu 10 Tage) 2. Hohes Fieber, Meningitis (50 %), Meningoenzephalitis (40 %), selten Meningoenzephalomyelitis); Bewusstseinstrübung, starke Kopfschmerzen u.a. 3. Neurologische Langzeitkomplikationen: z.B. chron. Kopfschmerzen
DD	Polyneuropathie, Meningitis, MS, Myokarditis, Arthritis anderer Genese	Meningitis/Enzephalitis, Myelitis anderer Genese (z.B. Herpesenzephalitis)
Diagnose	Anamnese (Zeckenstich, Aufenthalt in Zeckengebiet) Klinik + Serologie (IgM-Ak ↑, IgG), Erregernachweis (Kultur, PCR) Bei Borreliose Kreuzreaktion mit Treponema pallidum (TPHA-Test!). Ak-Test mit ELISA , Bestätigungstest mit Immunoblot; zusätzlich Antikörperindex Borrelien-DNA-Nachweis aus Gelenkpunktat, Haut-/Synovialbiopsie, Liquor Neuroborreliose: Klinik, Liquor: Borrelienspezifischer Antikörperindex (Liquor-/Serumindex) für IgG und IgM, lymphozytäre Pleozytose, Eiweiß ↑. ggf. CACL 13	
Therapie	St.1/2: Doxycyclin (2 x 100 mg/d) oder Beta-Laktam-Antibiotikum für 21 Tage St. 3: Wie St. 1/2 für 28 - 30 Tage; schwerer Verlauf Ceftriaxon 2 g/d i.v. - Dauer: 2 - 3 Wochen	Nur symptomatische Behandlung Keine kausale antivirale Therapie!
Letalität	Extrem gering (nur in Einzelfällen!)	1 % (meist durch diffuses Hirnödem)
Prophylaxe	• Schutz vor Zeckenstichen: Aufenthalte im Gebüsch, hohen Gras meiden, lange und helle Kleidung tragen, Repellentien auftragen, Inspektion des Körpers nach einem Spaziergang. • Nach Zeckenstich: Zecke an den Beißwerkzeugen gerade und ohne Drehen oder Quetschen aus der Haut entfernen. Bissstelle desinfizieren.	
Immunisierung	Kein Impfstoff vorhanden	Aktive Immunisierung mit Totimpfstoff bei Risikopersonen (3 Teilimpfungen), Auffrischimpfung alle 3 Jahre. NW + KI beachten!

Internet-Infos Leitlinie FSME Januar 2020: *www.awmf.org/leitlinien/detail/ll/030-035.html*

BAKTERIELLE MENINGITIS [G00.9]

Meningokokken - namentliche Meldepflicht bei Verdacht, Erkrankung und Tod und bei Labornachweis
Haemophilus influenzae - Namentliche Meldepflicht bei Labornachweis in Blut/Liquor

Def: Entzündung der Hirn- und/oder Rückenmarkshäute (Meningen), verursacht durch bakterielle Infektionen

Err: Das Spektrum möglicher Erreger hängt ab von Umgebungsanamnese und Lebensalter:

A) Ambulant erworben:
- Säuglinge < 1 Monat: E. coli, Gruppe B-Streptokokken, Listerien
- Kleinkinder: Haemophilus influenzae (bei fehlendem Impfschutz), Meningokokken (> 50 %) Pneumokokken (Streptococcus pneumoniae)
- Erwachsene: Pneumokokken (~ 50 %), Meningokokken*) (~ 30 %), Listerien (bes. ältere Menschen, Abwehrschwäche) u.a.

*) Neisseria meningitidis (13 Serogruppen), in Deutschland überwiegend Serogruppe B (ca. 65 %) und C (25 %). Der Typ ET15 der Serogruppe C kann zu schweren septischen Verläufen führen. Ca. 10 % der Gesunden (bei Jugendlichen bis 20 %) haben überwiegend apathogene Meningokokken im Nasen-Rachen-Raum (nasopharyngeale Meningokokken-Träger als wichtige Überträgerquelle!). Meningokokken-Erkrankungen manifestieren sich in 2/3 d.F. als Meningitis, in 1/3 d.F. als schwere Sepsis. Erhöhtes Risiko bei Asplenie und Immundefekten. Deutschland: 20 - 25 Todesfälle/J.

B) Nosokomial (im Krankenhaus) erworben:
Enterobacteriaceae, Pseudomonas aeruginosa, Staphylokokken

C) Patienten mit Immunsuppression/Immunschwäche:
Zusätzlich: Listeria monocytogenes, Cryptococcus neoformans, M. tuberculosis u.a.

Ep.: Inzidenz länderabhängig 1 - 10/100.000/J.; Deutschland: ca. 0,5/100.000/J. Weltweites Vorkommen der Meningokokken-Meningitis (insbes. Meningitisgürtel in Zentralafrika, Saudi-Arabien (im Rahmen des Hadj), Asien, Südamerika). Bis zu 80 % der Meningokokkenerkrankungen betreffen Personen < 20 Jahre und Kinder.

Inf:
- Tröpfcheninfektion: Bei Meningokokken-M. mit evtl. epidemischer Verbreitung
- Hämatogen: z.B. bei Pneumokokkenpneumonie
- Per continuitatem: z.B. bei Otitis, Sinusitis
- Direkte Infektion: z.B. bei offenem Schädel-Hirn-Trauma

Ink: Bei Meningokokken-Meningitis: 2 - 10 Tage, meist 2 - 4 Tage

KL.: Kopf- und Nackenschmerzen, Reiz-Überempfindlichkeit (v.a. gegen Licht und Schmerzreize), Fieber (Cave: nicht obligat), Übelkeit, Erbrechen, Verwirrtheit, Krampfneigung, Bewusstseinsstörungen. Bei Meningokokkenmeningitis plötzlicher Krankheitsbeginn mit schwerstem Krankheitsgefühl, petechiale Läsionen (die Meningokokken enthalten), oft an den Beinen. Beim älteren Patienten und bei Alkoholikern häufig oligosymptomatischer Verlauf.
Meningismuszeichen (können bei alten Menschen und Säuglingen sowie im Koma fehlen!):
- Nackensteifigkeit bei passiver Kopfbeugung nach vorne
- Beim passiven Heben des gestreckten Beines aktive Beugung im Kniegelenk (Kernig)
- oder Schmerzen im Bein, Gesäß oder Kreuz (Lasègue)
- Bei passiver Kopfbeugung reflektorische Beugung in den Knien (Brudzinski)
- Bei Säuglingen vorgewölbte/harte Fontanelle

Ko.: Hirnödem, Hydrozephalus, Hirnabszess, septische Sinusvenenthrombose, Hörschäden, Hirnnervenparesen
Fulminante Meningokokkensepsis (bis 30 % der Sepsisfälle) = Waterhouse-Friderichsen-Syndrom mit Multiorganversagen und Nebennierennekrosen (DIC mit Haut-/Schleimhautpurpura und -blutungen, Schock)
Purpura fulminans (siehe Stichwortverzeichnis)

Lab:
- Allgemeine Entzündungszeichen: (Leukozytose, CRP und BSG ↑)
- Liquorbefunde: Punktion nach Ausschluss eines erhöhten Hirndruckes (CCT) bei Meningitis-Verdacht obligat (Gefahr der Hirnstammeinklemmung nach Lumbalpunktion). Erst Beurteilung des Aussehens, dann zwei Proben ins Labor. Die erste zur Untersuchung im Rahmen der klinischen Chemie (Zucker, Eiweiß, Laktat) und zur Mikroskopie (Zellzahl, -differenzierung, Gram- und Methylenblau-Präparat), die zweite zum Erregernachweis (Kultur, Antigennachweis, PCR). Eine dritte verwahrt man im Kühlschrank für mögliche weitere Untersuchungen.

	Bakterielle M.	Virale M.	Tuberkulöse M.
Aussehen	Trübe	Klar	Spinnwebengerinnsel
Zellzahl/µl	Mehrere Tausend	Mehrere Hundert	Mehrere Hundert
Zelltyp	Granulozyten	Lymphozyten	Lymphozyten, Monos
Zucker	↓ (< 30 mg/dl)	Normal	↓ (< 30 mg/dl)
Eiweiß	↑ (> 120 mg/dl)	Normal	↑ (> 120 mg/dl)
Laktat	> 3,5 mmol/l	< 3,5 mmol/l	> 3,5 mmol/l

Bei bakteriellen Meningitiden ist im Gegensatz zu viralen M. das Laktat im Liquor erhöht, der Liquorzucker erniedrigt (< 40 % des BZ), der Liquor sieht trübe aus.

DD:
- Virale Meningitis: Enteroviren (80 %); Adeno-, Influenza-, Parainfluenzavirus, FSME, HIV, Masern, VZV, HSV u.a. Therapie einer HSV- oder VZV-Enzephalitis (enzephalitische Symptomatik) unverzüglich schon bei Verdacht: Aciclovir i.v.
- Tuberkulöse Meningitis (siehe dort)
- Cryptococcus neoformans-Meningitis
- Hirntumor, Schlaganfall, Migräne

Di.:
- Anamnese/Klinik (von den 4 Hauptsymptomen Kopfschmerzen, Fieber, Nackensteifigkeit (Meningismus), Bewusstseinsstörungen sind oft nur 2 oder 3 vorhanden!), petechiales Exanthem bei Meningokokken-Meningitis
- CT/MRT (auch obligat zum Ausschluss von Hirndruck vor Lumbalpunktion)
- Liquordiagnostik
- Erregernachweis aus Liquor und Blut (Blutkultur, Antigen-/Virus-DNA-Nachweis durch PCR) - serologischer Ak-Nachweis (Titeranstieg, IgM-Ak)
- Fokussuche (Pneumonie?, Otitis?, Sinusitis?, Schädel-Hirn-Trauma?, Rachenabstrich)

Therapeutisch wichtig ist die rasche Abgrenzung einer Herpes-Meningoenzephalitis (Temporallappen-Syndrom mit Wernicke-Aphasie, Verwirrtheit, Temporallappenepilepsie; MRT, Liquor-PCR) sowie die Diagnose einer Meningokokken-Meningitis. In beiden Fällen hängt die Prognose ab von frühzeitiger Diagnose und Therapie. Daher Therapie bei geringstem Verdacht!

Th.: A) Initiale Antibiotikatherapie ohne Erregernachweis bei Erwachsenen:
Beginn sofort nach Abnahme von Blutkulturen und Lumbalpunktion! Bei Bewusstseinsstörungen und/oder neurologischen Defiziten Beginn der Antibiotikatherapie nach Blutabnahme, aber schon vor Lumbalpunktion. Pro Stunde Verzögerung der Antibiotikatherapie steigt die Letalität um 12,5 %.
- Ambulant erworben („community acquired"):
  Cephalosporin der 3. Generation (z.B. Cefotaxim oder Ceftriaxon) plus Ampicillin
  In Regionen mit hohem Anteil Penicillin-resistenter Pneumokokken - z.B. Frankreich, Spanien, Ungarn - sollte in der Initialphase eine Zweierkombination wie z.B. Ceftriaxon + Rifampicin oder Ceftriaxon + Vancomycin verabreicht werden.
  Therapiedauer mind. 10 Tage.
- Nosokomial erworben (z.B. nach neurochirurgischer Op. oder Schädel-Hirn-Trauma, Shunt-Infektion): Vancomycin plus Meropenem (oder Vancomycin plus Ceftazidim)
- Bei nachgewiesener Meningokokken-Meningitis: Penicillin G
- Therapie der Listerien-Infektion: Siehe dort
- Bei Verdacht auf Herpes-Meningoenzephalitis Aciclovir i.v.

B) Symptomatische Therapie:
Bei Patienten mit (Verdacht auf) Pneumokokkenmeningitis werden Letalität + Spätschäden vermindert durch Gabe von Dexamethason: 20 Min. vor oder gleichzeitig mit der Antibiotikatherapie (4 x 10 mg/d 4 Tage lang).
Therapie eines erhöhten Hirndrucks (siehe Kap. Apoplex); Regulierung des Wasser- und Elektrolythaushaltes; Thromboembolieprophylaxe u.a.

Patienten mit Verdacht auf Meningokokken-Meningitis müssen isoliert werden. Hygienemaßnahmen!

Prg: Letalität der Meningokokken-Meningitis in Deutschland ca. 2 %, bei Risikopatienten und septischem Verlauf ca. 20 %, bei Waterhouse-Friderichsen-Syndrom bis 40 %; Letalität der Pneumokokokken-Meningitis ca. 25 %, der Listerien-Meningitis bis 50 %. Risikofaktoren für schweren Verlauf: Splenektomie, Abwehrschwäche.
Durchschnittliche Letalität anderer Formen der Meningitis 10 - 30 %; Defektheilungen in unterschiedlichem Ausmaß.

Pro: Chemoprophylaxe der Meningokokken-Meningitis für enge Kontaktpersonen bis zu 10 Tagen nach Exposition mit Erkrankten: Rifampicin (Dosis für Erwachsene 2 x 600 mg/d oral 2 Tage lang); bei Erwachsenen auch Ciprofloxacin (500 mg/d oral); bei Schwangeren Chemoprophylaxe mit Ceftriaxon (Dosis: 250 mg i.m.).

Zusätzlich wird für ungeimpfte Kontaktpersonen eine postexpositionelle Impfung gegen Meningokokken empfohlen.
Bei epidemischem Auftreten von Meningokokken-M. Fahndung nach asymptomatischen Keimträgern (Rachenabstrich).

Aktive Immunisierung:

- Meningokokken-Impfstoff: Konjugatimpfstoffe haben gegenüber den Polysaccharid-Impfstoffen den Vorteil einer besseren Langzeitwirkung.
  - Mit konjugiertem Meningitis C-Impfstoff: Generelle Impfung aller Kinder ab dem 12. Lebensmonat
  - Mit 4-valentem Meningokokken-Konjugatimpfstoff (gegen die Serogruppen A, C, W135, Y), z.B. Menveo® ab dem 11. Lj. oder Nimenrix® ab dem 1. Lj.
  - Mit Meningitis B-Impfstoff gegen die Serogruppe B (bei uns die häufigste Serogruppe): Bexsero® oder Trumenba®

  Ind: - Gefährdete Personen mit Immundefekten oder Asplenie
  - Gefährdetes Laborpersonal u.a.
  - Reisen in Risikogebiete: „Meningokokken-Gürtel" (Südliche Sahara, Saudi-Arabien, Indien, Nepal, Golfstaaten, Tropengürtel in Südamerika u.a.)
  Vor Pilgerreisen nach Mekka (Hadj) muss der 4-valente Impfstoff geimpft werden. Gültigkeit der Impfung beginnt nach 10 Tagen und endet nach 3 Jahren.
  - Schüler/Studenten vor längerfristigem Aufenthalt in Ländern mit empfohlener Impfung (z.B. Großbritannien)
  - Postexpositionelle Impfung für ungeimpfte Kontaktpersonen

  NW: Lokal- und Allgemeinreaktionen; sehr selten allergische Reaktionen

  Dos.: - Kinder im Alter von 2 Monaten bis 2 Jahren: Impfung mit konjugiertem Meningokokken-C-(MenC-)Impfstoff; nach Vollendung des 2. Lebensjahres durch 4-valenten Polysaccharid-Impfstoff (PS-Impfstoff) ergänzen. Mindestabstand von 2 Monaten beachten.
  - Kinder im Alter von bis 10 Jahren: Ggf. fehlende Impfung mit konjugiertem MenC-Impfstoff nachholen, gefolgt von einer Impfung mit 4-valentem Impfstoff. Mindestabstand von 2 Monaten beachten.
  - Ab einem Alter von 11 Jahren: Impfung mit 4-valentem Konjugatimpfstoff
- Pneumokokken-Impfung

  Ind: - Kleinkinder
  - Generelle Impfung ab 60. Lj.
  - Risikopatienten, z.B. Zustand nach Splenektomie
- Haemophilus influenzae b-Impfstoff schützt Säuglinge und Kleinkinder vor dieser Infektion
- FSME-Impfstoff bei Aufenthalt in Risikogebieten (siehe dort)

SEXUELL ÜBERTRAGBARE ERKRANKUNGEN

Internet-Infos: *www.dstdg.de* (Deutsche STD-Gesellschaft)

Syn: sexually transmitted diseases (STD); sexually transmitted infections (STI)

Weltweit verbreitete STD:
Bakterien: - Chlamydien
- Mykoplasma genitalium
- Gonorrhö
- Syphilis
Viren: - Humanes Immundefizienzvirus (HIV)
- Genitale Warzen durch Humanes Papilloma-Virus (HPV)
- Genitaler Herpes durch HSV 1 + 2
- Hepatitis B-Virus (HBV)
Pilze: - Soor durch Candida albicans
Protozoen: - Trichomoniasis
Arthropoden: - Filzläuse (Phthiri pubis; volkstümlich "Sackratten")

STD, die vorwiegend in den Tropen/Subtropen vorkommen:
- Ulcus molle (Weicher Schanker) durch Haemophilus ducreyi
- Lymphogranuloma venereum durch Chlamydia trachomatis
- Granuloma inguinale durch Klebsiella granulomatis

Merke: Bei allen STD an die Möglichkeit einer Mehrfachinfektion denken und Diagnostik auf Gonorrhö, Syphilis und HIV anbieten!

LUES = SYPHILIS [A53.9]

Nichtnamentliche Meldung bei Labornachweis direkt an das RKI

Def: Chronische Infektionskrankheit, in 3 Stadien verlaufend, die direkt, meist durch Geschlechtsverkehr, übertragen wird, selten durch Bluttransfusion; ferner ist auch eine intrauterine Infektion des Fötus möglich.

Err: Treponema pallidum, zarte spiralförmige Spirochäte, die nach Infektion ohne Therapie im Körper persistiert. Der Erreger ist zu diagnostischen Zwecken nicht anzüchtbar.

Ep.: Inzidenz: Deutschland ca. 7/100.000/J. mit Höchstwert in Berlin (von ca. 30/100.000/J.); m : w > 10 : 1; ca. 80 % der Infektionen in Deutschland betreffen homosexuelle Männer.

Ink: Im Primärstadium meist 14 - 24 Tage, selten 10 - 90 Tage

KL.: A) Angeborene (konnatale Lues):
Multisystemische Erkrankung mit Haut- und Knochenveränderungen, Manifestation an den inneren Organen, selten Hutchinson-Trias (Tonnenzähne, Innenohrschwerhörigkeit, Keratitis parenchymatosa)

B) Erworbene (postnatale Lues):

1. Frühsyphilis (bis 1 Jahr nach Infektion):
   - Primärstadium (L I): [A51.0]
     Schmerzloses, meist einzelnes, unterschiedlich großes induriertes Ulcus durum (50 % der Infizierten), gerötet, nässend, hochinfektiös, meist am Genitale (seltener extragenital) = "Harter Schanker" = Primäraffekt, neben vergrößerten Leistenlymphknoten, verschwindet spontan etwa 4 - 6 Wochen post infectionem. Ulcus durum + geschwollene Lymphknoten = Primärkomplex.
   - Sekundärstadium (L II): [A51.4]
     Die Phase der hämatogenen + lymphogenen Aussaat beginnt 2 - 3 Monate post infectionem mit u.U. sehr vielfältigen Symptomen, vorwiegend an der Haut, mit makulopapulösen Exanthemen: Roseolen (makulös), papulöse Syphilide, breite Kondylome (Condylomata lata), Haarausfall u.a.; Mundschleimhaut: Plaques muqueuses, "Angina specifica"; weiterhin Iritis, Hepatitis, evtl. generalisierte Lymphknotenschwellungen u.a. L II kann unter stark wechselnder oder gar zeitweilig fehlender Symptomatik 5 Jahre andauern, in ca. 30 % d.F. spontane Ausheilung.

2. Spätsyphilis (> 1 Jahr nach Infektion):
   - Tertiärstadium (L III): [A52.9]
     1 - 10 Jahre (aber auch später) post infectionem entwickeln ca. 25 % der unbehandelten Patienten eine L III, gekennzeichnet durch "gummiartigen" Eiter, Neigung zu nekrotischem Zerfall der befallenen Gewebe mit nachfolgenden Substanzdefekten. Alle Gewebe können befallen sein, Fehldeutungen als Tumor, Tbc u.a. häufig.
     Haut: Tuberöse Syphilide; Zunge: Glossitis gummosa; "Gummen" in Knochen, Muskeln, Herz (Endokard), Lunge, Magen, Darm, Rektum, Leber, Hirn u.a., typisch sind Mesaortitis syphilitica → Aortenaneurysma, Aortenklappeninsuffizienz
   - Neurosyphilis:
     Rückenmark: Tabes dorsalis → Demyelinisierung der Hinterstränge mit lanzinierenden Schmerzen in Bauch und Beinen, Ataxie, Verlust von Sensibilität und Schmerzempfinden (→ Druckulzera an der Fußsohle), Argyll-Robertson-Phänomen (Pupillenengstellung + Fehlen der reflektorischen Pupillenverengung auf Lichteinfall; Konvergenzreaktion erhalten).
     Gehirn: Meningovaskuläre Neurosyphilis mit Hirninfarkten u.a.; progressive Paralyse mit psychischen + intellektuellen Veränderungen bis zur Demenz.

DD: An die Möglichkeit von Mehrfachinfektionen denken: Gonorrhö, nichtgonorrhoische Urethritis mit Chlamydia trachomatis; HIV-Infektion (!) u.a. sexuell übertragene Erkrankungen (HIV-Diagnostik!).
In den Tropen/Subtropen auch an Ulcus molle denken (weicher Schanker durch Haemophilus ducreyi).
Condylomata acuminata (Feigwarzen) durch HPV6 und HPV11

Di.: Verdächtige Klinik und Labornachweis einer Syphilis:
- Serologischer Treponema pallidum-Ak-Nachweis/Stufendiagnostik:
  - Erregerspezifischer Suchtest: TPHA (Treponema pallidum-Hämagglutinationstest) oder TPPA (Treponema pallidum-Partikel-Agglutinationstest)
  - Ist der Suchtest positiv, erfolgt ein Bestätigungstest, z.B. durch ELISA

  Beide Teste weisen spezifisch und empfindlich gegen Treponema pallidum gerichtete Antikörper i. S. nach, werden ca. 3 Wochen post infectionem positiv (= reaktiv) und bleiben auch nach Ausheilung jahrelang, evtl. lebenslang, positiv.
- Beurteilung der Aktivität der Infektion:
  - Ein positiver 19S-IgM-FTA-Abs-Test bedeutet stets Therapiebedürftigkeit, dies gilt auch für konnatale Lues.
  - VDRL = Venereal Disease Research Laboratory-Test ist ein Kardiolipin-Mikroflockungstest, der Lipoidantikörper nachweist, die im Verlauf der Treponemeninfektion im Serum auftreten, jedoch nicht luesspezifisch sind (falsch positiver Befund bei Phospholipid-Ak-Syndrom, SLE, Lepra u.a.). VDRL wird 4 - 6 Wochen post infectionem positiv > 1 : 4 (= reaktiv) und im Regelfall wenige Monate nach erfolgreicher Therapie wieder negativ, sehr selten persistiert ein niedriger Titer.
- Mikroskopischer direkter Erregernachweis durch Dunkelfeldmikroskopie (unsicher) oder Fluoreszenzmikroskopie oder PCR aus dem Reizsekret vom Primäraffekt (kultureller Nachweis nicht möglich)

Ist der Zeitpunkt der Infektion unbekannt, stets auch Liquordiagnostik zum Ausschluss einer Neurolues!

Th.: Frühsyphilis: Primär-/Sekundärstadium (siehe auch Internet *S2K-Leitlinie*):
Benzathinpenicillin G: 1 x 2,4 Mio IU i.m., verteilt auf 2 Injektionsorte gluteal (einmalig).
Alternativ: Ceftriaxon (2 g/d als Kurzinfusion i.v. über 10 Tage)
Bei Penicillinallergie: Doxycyclin: 2 x 100 mg/d (orale Therapie nur bei guter Compliance!)
Späte oder unbekannte Stadien:
Benzathinpenicillin G: 2,4 Mio IU i.m. 3 x an den Tagen 1, 8, 15.
Alternative: Ceftriaxon 2g/d über 14 Tage.
Bei Penicillinallergie: Doxycyclin: 2 x 100 mg p.o. über 14 Tage

Therapie der Neurosyphilis: Siehe Internet *Leitlinie*

Behandlung der Sexualpartner: Bei Sexualkontakten innerhalb eines Zeitraumes von 90 Tage vor Diagnosestellung einer primären, sekundären oder Lues im frühen Latenzstadium Mitbehandlung des Partners. Bei HIV-positiven Patienten stationäre Behandlung.

Ab dem Sekundärstadium empfiehlt man 30 - 60 Min. vor der ersten Antibiotikagabe eine einmalige Kortisongabe zur Vermeidung einer Herxheimer-Reaktion: Fieber, Myalgien, Kopfschmerzen, Hypotonie, verursacht durch Zerfallsprodukte der Treponemen. Patienten sollten auf die Möglichkeit dieser Symptome hingewiesen werden.
Th.: Acetylsalicylsäure, Bettruhe

Beachte: Da es Therapieversagen gibt: Therapieerfolg klinisch + serologisch kontrollieren.

Pro: Erkennung + Behandlung infizierter Sexualpartner, Meidung von Promiskuität, Benutzung von Kondomen; Screening aller Schwangeren auf Lues

GONORRHÖ [A54.9]

Nichtnamentliche Meldung bei Labornachweis mit Resistenzen direkt an das RKI

Syn: GO, Tripper

Ep.: Häufige sexuell übertragene Infektion; weltweit ca. 100 Mio. Erkrankungen/J. Erhöhte Inzidenz bei Homosexuellen

Err: Neisseria gonorrhoeae (N.G.): Gramnegative Diplokokken, oft lokalisiert in Leukozyten; weltweite Zunahme Penicillinase-produzierender Stämme von N.G. (PPNG) sowie Cefixim-resistenter Stämme (z.B. Stamm H041)

Inf: Sexuell: genital, rektal, pharyngeal

Ink: 2 - 8 Tage

KL.: Etwa 25 % der infizierten Männer und 50 % der infizierten Frauen sind asymptomatische Keimträger = unerkannte Infektionsquellen!
- Frau: Urethritis, Cervicitis evtl. mit schleimig-eitrigem Ausfluss, Bartholinitis
- Mann: Akute Urethritis mit Jucken oder Brennen beim Wasserlassen und eitrigem Ausfluss, morgendliches „Bonjour-Tröpfchen". Bei rektaler Infektion Proktitis.

Ko.:
- Frau: Pelvic inflammatory disease (PID), Endometritis, Adnexitis, Peritonitis, Perihepatitis (Fitz-Hugh-Curtis-Syndrom), Sterilität
- Mann: Prostatitis, Epididymitis, Sterilität
- Disseminierte Gonokokkeninfektionen: Gonokokkensepsis, Endokarditis, Meningitis
- Reaktive Arthritis (oft Monoarthritis des Kniegelenkes)
- Neugeborene: Eitrige Konjunktivitis (Neugeborenen-Blennorrhö) → Th.: Antibiotika systemisch (die alleinige lokale Augenbehandlung ist nicht ausreichend).

DD: Urethritis durch Chlamydia trachomatis oder Ureaplasma urealyticum

Di.:
- Erregernachweis durch Mikroskopie + Kultur aus frischem Abstrichmaterial (Urethra, Zervix; bei entsprechender Klinik Rachen, Rektum); Einsendungen nur auf speziellen Transportmedien!
- Nukleinsäureamplifikationstest (NAT): Erststrahlurin bzw. Urethralabstrich bei Männern, Zervixabstrich bei Frauen

Th.: Mittel der 1. Wahl bei Erwachsenen:
Ceftriaxon1 g (i.v. oder i.m.) + Azithromycin 1,5 g p.o. jeweils als Einmaldosis
NW + KI beachten!

Merke:
- Kulturelle Therapiekontrolle nach 1 Woche.
- Vor und 6 Wochen nach Therapie auch Diagnostik auf Syphilis und HIV!
- Auch an die Möglichkeit von Mehrfachinfektionen denken: Chlamydia trachomatis, Lues, HIV u.a.
- Stets gleichzeitig Diagnostik und evtl. Therapie von Sexualpartnern!

Pro: Erkennung + Behandlung infizierter Sexualpartner, Meidung von Promiskuität, Benutzung von Kondomen

HIV-INFEKTION [Z21] und Aids [B24] (acquired immune deficiency syndrome)

Nichtnamentliche Meldung bei Labornachweis unmittelbar an das RKI

Internet-Infos: *www.unAids.org; www.daignet.de; www.Aidsinfo.nih.gov; www.hiv.net*

Err: 2 Typen des Human Immunodeficiency Virus (HIV):
- HIV-1: Häufigster Typ weltweit, 3 Hauptgruppen:
  Gruppe M (maior) ist weltweit am häufigsten und hat die Subtypen A bis K. Während in Europa und USA HIV-1M:B vorherrscht, ist dies in Westafrika HIV-1M:A, in Südafrika HIV-1M:C und in Ostafrika HIV-1M:A und HIV-1M:D.
  Gruppe N (Rarität, 5 Fälle in Kamerun)
  Gruppe O (outlier): Sehr selten, Westafrika (Kamerun)
- HIV-2 mit 6 Subtypen (A - F): Selten, überwiegend in Westafrika, später weltweit

Doppelinfektionen mit zwei verschiedenen Typen können vorkommen. Im Verlauf einer HIV-Infektion können sich im Körper eines Patienten verschiedene Virusmutanten entwickeln. Virus-Rekombinante aus 2 Subtypen werden in zunehmendem Maße beobachtet, z.B. HIV-1M:A/B in Königsberg (Kaliningrad), HIV-1M:B/C in China, HIV-1M:A/E in Thailand, HIV-1M:A/G in Nigeria.
HIV gehört zu den RNS-haltigen Retroviren, die das Enzym Reverse Transkriptase besitzen, welches Virus-RNA in provirale DNA umschreibt. Diese DNA wird in das Genom der Wirtszellen ein-

gebaut. HIV ist lymphozytotrop und neurotrop, d.h. das Immun- und Nervensystem werden direkt geschädigt. Der HIV-Infizierte bildet zwar Antikörper gegen das Virus, diese führen aber nicht zu einer Viruseliminierung.

Ep.: Die älteste gesicherte HIV-Infektion stammt aus Zaire 1959. Man vermutet eine Übertragung des Affen (= Simian)-Immundefizienzvirus (SIV) auf den Menschen. Ab 1980 Ausbreitung der Pandemie von Zentralafrika in die Karibik (Haiti) und USA, von da aus Einschleppung der Erkrankung nach Europa und in andere Regionen. Während in Sub-Sahara-Afrika Männer und Frauen gleich häufig betroffen sind (wichtigster Infektionsweg heterosexuell), erkranken in den USA/Europa bisher bevorzugt homo- und bisexuelle Männer sowie i.v.-Drogengebraucher. Weltweit ca. 40 Mio. Infizierte, davon > 95 % in den armen Ländern, bes. in Afrika (70 %) südlich der Sahara (1/3 der Bevölkerung im südlichen Afrika: Aids ist häufigste Todesursache in dieser Region!) und ca. 15 % in Südostasien. Starke Ausbreitung von HIV in Osteuropa!
Aids zählt zu den 5 häufigsten infektiösen Todesursachen weltweit (infektiöse Durchfallerkrankungen, Pneumonien, Tuberkulose, Aids, Malaria). Deutschland: ca. 90.000 Infizierte (m : w ~ 10 : 1)
Besonderes Problem: Bis zu 50% der Patienten werden erst in einem späten Krankheitsstadium diagnostiziert, was mit einer erhöhten Mortalität verbunden ist.

Inf:
1. Sexuell: (Prozent-Angaben in Deutschland bezogen auf Neuinfektionen mit Angaben zum Infektionsweg)
   Hohes Risiko bei Promiskuität und sog. "unsafe sex", Infektion z.T. auf Urlaubsreisen in Hochprävalenzgebiete
   - Homo- und bisexuelle Männer: 68 %
   - Heterosexuelle Personen: 28 %
2. Parenteral:
   - i.v.-Drogenmissbrauch (sehr hohes Risiko bei Nadeltausch!): 3 - 4 %
   - Therapie mit Blut(produkten): Nach Einführung von HIV-Ak-Testen von Blut/-produkten (Ende 1985) bei uns fast 0 % (erhöhtes Risiko aber in armen Ländern der sog. Dritten Welt)
   - Akzidentelle Verletzungen im medizinischen Bereich: Sehr selten
3. Vertikale Übertragung von einer HIV-infizierten Mutter auf das Kind ab der 12. SSW, meist im letzten Trimenon: In Deutschland 0,6 % (in Afrika sind die Zahlen viel höher)! Übertragungsrisiko ohne Therapie ca. 20 %. Durch antiretrovirale Therapie + Stillverzicht sinkt das Risiko < 1 %.

Ein Teil der HIV-Infizierten in Europa stammt aus Hochprävalenzgebieten (z.B. Afrika).

Ink:
1. Serologisch definiert als Zeitabstand zwischen Infektion und Auftreten von HIV-Ak im Serum: 1 - 3 Monate, nur in seltenen Fällen länger (diagnostisches Fenster).
2. Klinisch definiert als Zeitabstand zwischen Infektion und Auftreten von Aids: Abhängig von Ernährungszustand, Immunstatus und Lebensalter: Erwachsene in den reichen Industrieländern: 10 ± 2 Jahre (bei perinataler Infektion nur ca. 5 J.); unterernährte HIV-Infizierte in den armen Ländern: Verkürzte Inkubationszeiten!

Pg.:
- Zielzellen der HIV-Infektion sind Zellen, die das CD4-Oberflächenantigen tragen: T-Helfer-Lymphozyten (CD4+), Makrophagen, Monozyten, Langerhans-Zellen der Epidermis, Teile der Mikroglia. Um in die Zielzellen zu gelangen (= HIV-entry), muss das HIV-Oberflächenprotein gp120 mit 2 Rezeptoren interagieren: CD4 und Chemokinrezeptoren. Makrophagentrope HIV-1-Viren nutzen den beta-Chemokinrezeptor CCR5. Personen mit Deletion an Position 32 des CCR5-Gens haben einen relativen Infektionsschutz vor HIV-1 (ca. 10 % der Europäer).
  T-Lymphozytentrope HIV-1-Viren nutzen den Chemokinrezeptor CXCR4.
- Schädigung des Immunsystems: Durch Zerstörung der T-Helferzellen sinkt deren absolute Zahl unter die Normgrenze von 400/µl; hierdurch erniedrigt sich der Quotient T-Helferzellen/T-Suppressorzellen auf Werte < 1,2 (normal um 2) → Folge: Allgemeinsymptome, opportunistische Infektionen, Malignome.
  Anm.: Nach den Oberflächenantigenen bezeichnet man:
  T-Helferzellen als T_4- Lymphozyten (weil sie das CD4-Antigen tragen)
  T-Suppressorzellen als T_8-Lymphozyten (weil sie das CD8-Antigen tragen)
- Schädigung des ZNS: HIV-assoziierte Enzephalopathie (HAND) [B22+G94.8*] in ca. 20 % aller Patienten mit typischen vielkernigen Zellen, Myelinverlust, Hirnatrophie. Die HI-Viren proliferieren im ZNS in den Makrophagen und in der Mikroglia.

KL.: **CDC-Stadieneinteilung der HIV-Infektion:**
(CDC = Centers for Disease Control and Prevention / USA, 1993)

		3 Klinische Kategorien		
		A	B	C
3 Bereiche der T-Helferlymphozyten (/µl)		Asymptomatisch oder akute HIV-Krankheit oder Lymphadenopathie-Syndrom (LAS)	Symptomatisch, aber nicht A oder C	Aids-Indikator-Krankheiten
1	> 500	A1	B1	C1
2	200 - 499	A2	B2	C2
3	< 200	A3	B3	C3

Es gilt für eine individuelle Stadienzuordnung die am weitesten fortgeschrittene Kategorie; eine Rückklassifizierung findet nicht statt. Diese unidirektionale Klassifizierung wird der antiretroviralen Therapie nicht gerecht, unter der eine immunologische Erholung möglich ist. Es fehlt auch eine Berücksichtigung der prognostisch wichtigen Viruslast.

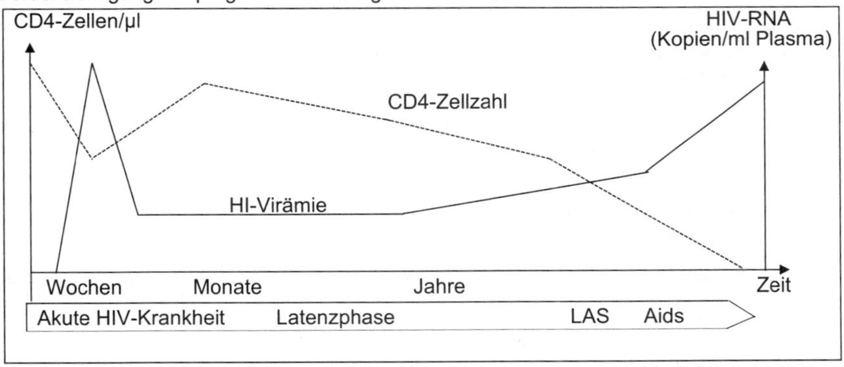

Memo: Virämie und damit auch Infektiosität zeigen im Krankheitsverlauf zwei Gipfel: Am Anfang (akute HIV-Krankheit) und am Ende (terminale Aids-Krankheit).

Kategorie A:

▶ **Akute HIV-Krankheit (= akutes retrovirales Syndrom = ARS):**
Ca. 30 % der HIV-Infizierten erleiden 1 - 6 Wochen nach der Erstinfektion ein Mononukleoseähnliches Krankheitsbild mit Fieber, Lymphknotenschwellungen, Splenomegalie, Angina tonsillaris, gel. Exanthem, Myalgien, evtl. Diarrhö. Ausschluss einer Mononukleose durch negative Serologie (siehe dort) und lymphopenisches Blutbild. HIV-Ak-Test meist noch negativ.
HIV-Ak werden positiv in der Regel 1 - 3 Monate nach der Infektion.

▶ **Asymptomatische Infektion (Latenzphase):**
Virusvermehrung im lymphatischen Gewebe; HIV-Ak 1 - 3 (-6) Monate nach Infektion positiv.
Klinisch gesunde Virusträger, die ansteckungsfähig sind. Dauer der Latenzphase: Im Mittel ca. 10 Jahre (kürzer bei Säuglingen/Kleinkindern und unterernährten, immungeschwächten Patienten in den armen Ländern)

▶ **Persistierende generalisierte Lymphadenopathie (PGL) = Lymphadenopathie-Syndrom (LAS):** [B23.8]
Ca. 40 % der Aids-Patienten durchlaufen anamnestisch das LAS.
- HIV-Ak-Test positiv
- Generalisierte Lymphadenopathie: Persistierende (> 3 Monate) Lymphknotenschwellungen an mind. 2 extrainguinalen Stellen → Di.: Biopsie + Histologie
- 30 % der Patienten entwickeln eine seborrhoische Dermatitis.

Kategorie B:

Merke: Für eine Progression der HIV-Infektion sprechen folgende Laborparameter:
- Anstieg der Viruslast (siehe unten)
- Abfall der T-Helferzellen

▶ **Nicht-Aids-definierende Erkrankungen:**
Erkrankungen, die durch einen Immundefekt begünstigt werden, aber nicht der Kategorie C zuzuordnen sind:
- Febrile Temperaturen (≥ 38,5 °C) oder eine chronische Diarrhö (> 1 Monat)
- Idiopathische thrombozytopenische Purpura
- Entzündungen des weiblichen kleinen Beckens; zervikale Dysplasie oder Carcinoma in situ
- HIV-assoziierte periphere Neuropathie (ca. 40 %)
- Bazilläre Angiomatose (Err.: Bartonella henselae oder B. quintana; Th.: Erythromycin oder Doxycyclin)
- Listeriose
- Oropharyngeale oder vulvovaginale Candidosen (> 1 Monat)
- Herpes zoster, Befall mehrerer Dermatome (Gefahr intraokulärer Komplikationen)
- Orale Haarleukoplakie (OHL): Weißliche, nicht abstreifbare palisadenförmige Beläge am Zungenrand, verursacht durch das Epstein-Barr-Virus

Kategorie C:
Aids - definierende Krankheiten (Aids-Indikatorkrankheiten):

▶ **Wasting-Syndrom:**

Def.: Ungewollter Verlust von > 10 % des Körpergewichtes und chronische Diarrhö (> 30 Tage) oder Fieber/ Abgeschlagenheit

Vo.: Bei CD4-Zellzahlen < 200/µl, bei rund 14 % der unbehandelten Patienten

Di.: Ernährungsanamnese, wiegen, Ausschluss anderer (infektiöser, maligner, oder endokrinologischer) Erkrankungen, die die Symptome erklären, Testosteronmessung (Ausschluss Hypogonadismus)

Th.: Ernährungsberatung, kombinierte antiretrovirale Therapie (cART), ggf. Appetitstimulation, orale oder parenterale Zusatzernährung

Pro: Mortalitätsrisiko unbehandelt erhöht, unter effektiver cART gut

▶ **HIV-assoziierte Enzephalopathie = HAND (HIV-associated neurocognitive disorder):**

Def: Infektion des Bindegewebes (Mikroglia) durch HIV mit konsekutiver Zerstörung des Zentralnervensystems

Ep.: Unbehandelt 15 - 20 % der Aids-Kranken mit CD4-Zellzahlen < 200/µl

KL.: Subkortikale, langsam fortschreitende Demenz mit kognitiven (Konzentrations-, Gedächtnisstörungen), motorischen (Gangstörung, Feinmotorik), emotionalen (Depression) und selten vegetativen (Miktionsstörung) Symptomen.

DD: Opportunistische Infektionen des ZNS, psychiatrische Erkrankungen, andere demenzielle Erkrankungen.

Di.: MRT (diffuse Hirnatrophie, Ausschluss anderer Krankheiten), Liquoranalyse (geringe Schrankenstörung, HI-Viruslast, Ausschluss anderer Krankheiten), psychomentale Testverfahren (auch zur Frühdiagnose).

Th.: Kombinierte antiretrovirale Therapie (cART)(Geeignet: AZT, 3TC, DTG, NVP, LPV)

Pro: Unter effektiver cART gut, oft Defektzustände

▶ **Opportunistische Infektionen, die Aids definieren:**
Aids manifestiert sich in 80 % d.F. durch opportunistische Infektionen! Seit der Einführung der cART ist das Auftreten opportunistischer Infektionen erheblich zurückgegangen. Daher beziehen sich die Angaben zur Häufigkeit auf Patienten ohne antiretrovirale Therapie.

Merke: Für die meisten opportunistischen Infektionen beim Immundefekt gilt: Häufig atypische Manifestationen, komplizierterer Verlauf und schwierigere Behandelbarkeit im Vergleich zu immungesunden Patienten. Die Diagnostik ist schwierig, da serologische Teste (Ak-Nachweis) bei Aids-Patienten meist nicht aussagekräftig sind, oft Mehrfachinfektionen vorliegen und eine Unterscheidung zwischen symptomloser Besiedlung und Krankheitserregern schwierig ist.

• **Protozoen-Infekte:**

- **Zerebrale Toxoplasmose**
  KL.: Fieber, Verwirrtheit, Psychosyndrome, Kopfschmerzen, zerebrale Krampfanfälle
  Di.: Intrazerebrale Abszesse mit ringförmigem Kontrastmittelenhancement im CT/MRT
  Th.: Clindamycin (2.400 mg tägl.) oder Sulfadiazin (4 - 6 g tägl.) + Pyrimethamin (50 - 75 mg tägl., zu Beginn 100 mg tägl.) + Calciumfolinat (3 x 10 mg/Wo.), alternativ Cotrimoxazol oder Atovaquon/ Pyrimethamin, Erhaltungstherapie nach 4 - 8 Wo.
  Primärprophylaxe bei CD4-Zellzahl < 200/µl: z.B. Cotrimoxazol (schützt auch vor PcP).
- **Kryptosporidiose oder Isosporiasis:** Chronisch (> 1 Monat) mit wässriger Diarrhö, Tenesmen; Therapie: cART, Antidiarrhoika, antimikrobielle Therapie meist ineffektiv

• **Pilzinfekte:**

- **Pneumocystis jiroveci-Pneumonie (PCP):** [B59+J17.3*]
(Siehe Kap. „spezielle Pneumonieerreger)

- **Candidose von Bronchien, Trachea, Lunge oder Ösophagus**
Th.: Amphotericin B lokal nur bei intaktem Immunstatus, Fluconazol systemisch bei Immundefekt. Reservemittel bei Candidasepsis oder Resistenzen: Amphotericin B systemisch (ggf. in Kombination mit Flucytosin), Itraconazol, Voriconazol, Caspofungin, keine Primärprophylaxe

- **Kryptokokkose, extrapulmonal:**
KL.: Bei Meningoenzephalitis, Kopfschmerzen u.a. Symptome
Th.: (Liposomales) Amphotericin B + Flucytosin (ggf. + Fluconazol); Sekundärprophylaxe mit Fluconazol oder Itraconazol, Reservemittel: Posaconazol

- **Histoplasmose (disseminiert oder extrapulmonal)**

- **Kokzidioidomykose (disseminiert oder extrapulmonal)**

• **Bakterielle Infekte:**

- **Rezidivierende bakterielle Pneumonien** (> 2 pro Jahr)

- **Atypische Mykobakteriose**
30 % der Aids-Patienten, insbes. mit Mycobacterium avium/Mycobacterium intracellulare (MAI-Stämme), aber auch andere atypische Mykobakterien. Bei CD4-Zellzahl < 100/µl
KL.: Fieber, Nachtschweiß, Gewichtsverlust, Bauchschmerzen, Erhöhung der AP durch Knochenmarkbefall, Hepatosplenomegalie, auch als Immunrekonstitutionssyndrom (IRS) = immunrekonstitutionelles inflammatorisches Syndrom (IRIS)
Di.: Blutkulturen, Kultur von Punktaten, Kultur von respiratorischen und gastrointestinalen Sekreten (hier jedoch nicht immer beweisend), PCR auf MAI
Th.: Ethambutol (1.200 mg/d) + Clarithromycin (1.000 mg/d) + Rifabutin (300 mg/d)
Cave Interaktionen mit antiretroviralen Medikamenten, dann ggf. Modifikation der Dosis)

- **Tuberkulose:** Risiko ca. 10 %/J. (30 % der Aids-Todesfälle durch Tbc!)
KL.: Betont in den Unterfeldern ohne Kavernenbildung, gehäuft atypische oder schwere (miliare) Verläufe, auch als Immunrekonstitutionssyndrom (IRIS)
Di.: Vor allem kulturell in verschiedenen Medien, PCR, Interferon-γ-Test und Tuberkulin-Hauttest beim Immundefekt oft negativ, Biopsie
Th.: Antituberkulotische Kombinationstherapie (siehe dort); auf WW achten, z.B. häufige Interaktionen des Rifampicin mit NNRTI und PI (z.B. Wechsel auf Rifabutin nötig)

- **Salmonellen-Sepsis**, rezidivierend
Th.: Ceftriaxon

• **Virusinfektionen:**

- **Cytomegalie-Virus-Infektion (CMV)**
Vo.: Häufig, bei CD4-Zellzahl < 100/µl, in bis zu 30 % der Nichtbehandelten Ursache einer Erblindung. Zunächst aktive Replikation, dann bei Fortschreiten Organmanifestation
KL.: Gastrointestinaler, retinaler Befall, Pneumonie, Encephalitis
Di.: Fundoskopie, Endoskopie, quantitative PCR aus Serum und Biopsaten
Th.: Akuttherapie: Ganciclovir (2 x 5 mg/kg tägl.) oder Foscarnet (2 x 90 mg/kg tägl.), Alternative: Valganciclovir oder Ganciclovir-Foscarnet-Kombinationstherapie, keine Primärprophylaxe; bei CMV-Retinitis auch Cidofovir

- **Herpes simplex-Virus-Infektion** (bes. HSV-2) → Herpes genitalis, anorektaler (persistierend und ulzerierend), HSV-Ösophagitis, HSV-Pneumonie, HSV-Encephalitis
Th.: Aciclovir (in schweren Fällen i.v.), Alternative: Valaciclovir, Famciclovir

- **Varizella zoster-Virusinfektion**, häufig multisegmental, auch als Encephalitis oder IRIS
Th.: Aciclovir (in schweren Fällen i.v.), Valaciclovir; Alternativen: Famciclovir, Brivudin

- **Progressive multifokale Leukenzephalopathie (PML):** Reaktivierung einer JC-Virus-Infektion, auch als IRIS
Th.: Antiretrovirale Kombinationstherapie (cART)

▶ **Aids-definierende Malignome:**
In ca. 20 % d.F. führen bestimmte Malignome erstmals zur Diagnose Aids.

• **Kaposi-Sarkom** (sprich: "Kaposchi")
4 Formen: 1. Klassisches Kaposi-Sarkom
2. Afrikanisches Kaposi-Sarkom
3. Kaposi-Sarkom bei Organtransplantierten unter Immunsuppression
4. HIV-assoziiertes Kaposi-Sarkom

Ät.: HHV-8 + Kofaktoren
Beim klassischen Kaposi-Sarkom handelt es sich um eine sehr seltene Sarkomform, die in der Regel bei älteren Männern aus dem Mittelmeerraum und in lokalisierter Form auftritt. Das

Kaposi-Sarkom in Afrika und auf der Peloponnes verläuft oft aggressiv. Das HIV-assoziierte Kaposi-Sarkom tritt in generalisierter Form als multizentrischer Tumor auf und betrifft überwiegend homosexuelle Männer.
Haut: Violette oder braun-bläuliche Makulae, Plaques, Tumorknoten, bevorzugt in den Spaltlinien der Haut und an den Beinen. Mundschleimhaut: Blau-rote Knoten am Gaumen
Gastrointestinaltrakt: Blaurote polypoide Veränderungen
Lymphknoten und andere Organe können betroffen sein (z.B. Lunge).
DD: Bazilläre Angiomatose: Rote stecknadelkopfgroße Papeln und Knötchen bei HIV-Pat.
Err: Bartonella henselae oder B. quintana (Th.: z.B. Erythromycin oder Doxycyclin)
Th.: Antiretrovirale Kombinationstherapie (cART), Chemotherapie; Lokaltherapie: z.B. Exzision, Lasertherapie

- **Non-Hodgkin-Lymphome:** Meist Männer, hoher Malignitätsgrad
  - Burkitt-Lymphom
  - Immunoblastisches Lymphom
  - Primär zerebrales Lymphom
- **Invasives Zervixkarzinom:** Häufigster maligner Tumor bei Frauen und oft die erste Aids-definierende Erkrankung

„Neue" epidemiologisch bedeutsame Erkrankungen HIV-Infizierter:

▶ **Nicht-Aids-definierende (NAD) Malignome:** Hodgkin-Lymphom; invasives Analkarzinom; Lungenkarzinom; hepatozelluläres Karzinom
Als Krankheitsgruppe sind diese Malignome mittlerweile die Haupttodesursache HIV-Infizierter.

▶ **Krankheiten des Alters:** Generalisierte Vasosklerose mit kardiovaskulären und zerebrovaskulären Erkrankungen (Myokardinfarkt, Schlaganfall); Lungenerkrankungen (v.a. COPD); Nierenerkrankungen; Diabetes mellitus; neurokognitive Dysfunktion; Depression; Frailty (Def.: Gewichtsverlust > 5 kg, Erschöpfung, schwacher Handgriff, geringe Laufgeschwindigkeit, geringe Aktivität)
Pg.: Durch die zunehmende Lebenserwartung wird die Population der HIV-Infizierten immer älter. Die jahrzehntelangen Einflüsse durch chronische Inflammation (aufgrund der HIV-Infektion selbst), die Polypharmazie (auch der antiretroviralen Therapie), schädliche Lebensumstände (Rauchen häufiger bei HIV-Infizierten) und Komorbiditäten führen zur höheren Inzidenz der obigen Erkrankungen verglichen mit einem altersgleichen Kollektiv. Folge: Risikofaktormanagement immer wichtiger.

HIV-Infektionen bei Kindern:
Vor allem perinatale Infektion. Eine HIV-Infektion des Neugeborenen kann bei Ak-Bestimmung erst 18 Monate nach der Geburt ausgeschlossen werden; frühere Diagnose durch PCR.

Klinik der konnatalen HIV-Infektion:
- Frühgeburtlichkeit
- Dystrophie
- Kraniofaziale Dysmorphie
- ZNS-Schäden: Kortikale Atrophie + Verkalkung der Stammganglien mit Ataxie
- Opportunistische Infektionen (am häufigsten Pneumocystis-Pneumonie; ferner: Haemophilus influenzae, Candidosen, CMV-Infekte, Herpes-Virus-Infekte)
- Lymphoide interstitielle Pneumonie (LIP) mit chronischem Verlauf

Verlauf bei perinatal infizierten Kindern:
1. Schnelle Verlaufsform mit Erkrankung bereits im 1. Lebensjahr (1/5 der Kinder)
2. Langsamere Verlaufsform mit einer mittleren Inkubationszeit von 4 - 5 Jahren

Der Verlauf von HIV-Infektionen bei älteren Kindern und Jugendlichen ist ähnlich wie bei Erwachsenen. Indikationsstellung und Durchführung der antiretroviralen Therapie gemäß der Konsensgruppe der Pädiatrischen Arbeitsgemeinschaft Aids (PAAD) und der Deutschen Gesellschaft für Pädiatrische Infektiologie (DGPI).

DD:
- Immunschwäche anderer Genese (siehe Kap. Immundefekte)
- Idiopathische CD4-Lymphozytopenie = ICL: Sehr seltenes Immundefektsyndrom mit T-Helfer (CD4)-Lymphozyten < 300/µl ohne Nachweis einer HIV-Infektion

Di.: Anamnese - Klinik - Erreger-/Ak-Nachweis

HIV-Serologie:

HIV-Erstnachweis:
Vor Durchführung eines HIV-Testes muss das Einverständnis des Betroffenen eingeholt werden. Das CDC (Centers for Disease Control and Prevention) empfiehlt in den USA, dass der HIV-Ak-Test bei Patient-Arzt-Kontakten routinemäßig angeboten wird, damit HIV-Infektionen früher erkannt werden.
- Bestimmung von HIV-Antikörpern und HIV1 p24-Antigen (Screeningtest der 4. Generation)

- Bei positiver Reaktion folgt ein Antikörper-basierter Bestätigungstest (z.B. Westernblot) aus der gleichen Blutprobe (in Österreich aus einer 2. Blutprobe), um das seltene Vorkommen falsch positiver Befunde auszuschließen. Erst danach Mitteilung an den Patienten.
- Ein Nachweis typenspezifischer HIV-RNA (Nukleinsäureamplifikationstest = NAT) wird bei unklaren Testkonstellationen oder Verdacht auf eine akute HIV-Infektion vor Serokonversion durchgeführt (frühestens 10 Tage nach dem Ereignis).
  Ein Ak-Test der 4. Generation ist im Mittel ca. 6 Wochen nach Infektion positiv. Ein negativer HIV-Test 3 Monate nach einer möglichen Infektion schließt eine HIV-Infektion nahezu sicher aus, , negativer prädiktiver Wert 99,99 % (außer es liegt ein B-Zelldefekt vor).
- Virusquantifizierung (z.B. mittels PCR): Als Maßeinheit der Virusmenge (Viruslast) gelten Virusäquivalente/ml Plasma oder RNA-Kopien/ml Plasma. Bedeutung und Indikation:
  Therapie-/Verlaufskontrolle/Prognose: Das Absinken der HIV-Replikation unter die Nachweisgrenze (< 20 - 50 Kopien/ml) ist das Therapieziel. Ein geringerer Abfall der HIV-RNA als 1 log 10 nach 4 Wochen oder das Ausbleiben des Abfalls unter die Nachweisgrenze innerhalb von maximal 6 Monaten nach Therapiebeginn ist ein ungenügender Therapieerfolg und Indikation, möglichst alle Substanzen auszutauschen.

  Anm.: 1 log-Stufe = 1 Zehnerpotenz. 50 Kopien/ml bedeuten ca. 250.000 Viren im gesamten Blut (und ein Vielfaches davon in den lymphatischen Organen).
- Bestimmung der T-Helferlymphozyten (CD4-Zellzahl):
  Die CD4-Zellzahl gibt Auskunft über das Ausmaß des Immundefektes und wird für die Stadieneinteilung der CDC-Klassifikation herangezogen (siehe oben). Sie hat ähnliches Gewicht in der Einschätzung der Prognose unbehandelter Patienten wie die Viruslastmessung. Bei Werten > 400 - 500/µl ist das Auftreten Aids-definierender Erkrankungen eine Rarität. Bei Werten < 200/µl ist das Risiko für diese Krankheiten sehr groß und muss zu unmittelbaren therapeutischen Reaktionen einschließlich Beginn von Prophylaxen opportunistischer Infektionen führen. Die CD4-Zellzahl dient auch dem Monitoring der Therapie, wobei das Ziel ein Anstieg der Werte ist.
- HIV-Resistenzbestimmung: Genotypisches Testverfahren

  Ind: Vor Therapiebeginn (Ausschluss von Primärresistenzen - ca. 10 %) und vor Änderung der antiretroviralen Therapie aufgrund von Therapieversagen oder unzureichendem Ansprechen auf die Behandlung; bei Kindern und Schwangeren. Dies schließt die Analyse von Integrasehemmer-assoziierten Resistenzmutationen ein.
  Bei geplantem Einsatz von Maraviroc, ein Inhibitor des CCR-5-Korezeptors, zuvor eine Korezeptorbestimmung durchführen (Tropismustestung), da Maraviroc nur bei Nachweis des CCR-5-Korezeptorgebrauches wirksam ist.
- Serumspiegelbestimmung der antiretroviralen Medikamente bei Verdacht auf mangelnde Compliance oder Bioverfügbarkeit.

  Ind: Anwendung komplexer Kombinationen, mangelnde Effektivität einer cART, vermutete Absorptionsstörung, Auftreten von Nebenwirkungen, beeinträchtigte Leberfunktion, Schwangerschaft, Therapie von Kindern, über- oder untergewichtige Patienten, „Einmal-täglich"-Therapie

Th.:
1. Gesunde Lebensführung und Vermeidung resistenzmindernder Faktoren
2. Kombinierte antiretrovirale Therapie (cART - früherer Name: HAART)
3. Prophylaxe und Therapie opportunistischer Infektionen u.a. Komplikationen
4. Psychosoziale Hilfe

Antiretrovirale Therapie:

Substanz Abkürzung	Freiname	Handels name	Bemerkungen, wichtige Nebenwirkungen	Substanzklasse
ABC	Abacavir	Ziagen®	Hypersensitivität Kein ABC bei HLA-B 5701!	**NRTI = Nukleosidische reverse Transkriptase-inhibitoren = Nukleosidanaloga** Meist Dosisanpassung bei Niereninsuffizienz! Erwähnt werden Originalpräparate, Generika zunehmend vorhanden!
AZT	Zidovudin	Retrovir®	Knochenmarkdepression	
ddI	Didanosin	Videx®	obsolet	
d4T	Stavudin	Zerit®	obsolet	
FTC	Emtricitabin	Emtriva®	Ähnlich 3TC	
3TC	Lamivudin	Epivir®	Kopfschmerz	
TDF	Tenofovir	Viread®	Hypophosphatämie, Niereninsuffizienz	**NtRTI = nukleotidanaloge Reverse-Transkriptase-Inhibitoren**
TAF	Tenofovir-Alafenamid	Descovy®	Gewichtszunahme	

Substanz Abkürzung	Freiname	Handels name	Bemerkungen, wichtige Nebenwirkungen	Substanzklasse
AZT/3TC	Siehe Einzelsubstanzen	Combivir®	Siehe Einzelsubstanzen bzw. Therapieempfehlungen	Kombinationspräparate verschiedener NRTI sowie NNRTI, PI (Protease-Hemmer) oder INI (Integrase-Inhibitoren)
AZT/3TC/ABC		Trizivir®		
FTC/TDF		Truvada®		
3TC/ABC		Kivexa®		
TDF/FTC/EFV		Atripla®		
3TC/TDF/DVR		Delstrigo®		Erwähnt werden Originalpräparate, Generika zunehmend vorhanden!
TDF/FTC/RPV		Eviplera®		
TAF/FTC/RPV		Odefsey®		
TDF/FTC/EVG/ Cobicistat (c)		Stribild®		
TAF/FTC/EVG/ Cobicistat (c)		Genvoya®		
TAF/FTC/BTG		Biktarvy		
3TC/ABC/DTG		Triumeq®		
TAF/FTC/DTG/ Cobicistat (c)		Symtuza®		
RPV/DTG		Juluca®		
3TC/DTG		Dovato®		
DVR	Doravirin	Pifeltro	Zulassung 2019	**NNRTI = Nicht-nukleosid Reverse-Transkriptase-Hemmer**
EFV	Efavirenz	Sustiva®	Alpträume, Depression KI: Schwangerschaft	
ETV	Etravirin	Intelence®	Rash, Thrombozytopenie, Übelkeit, Neuropathie	
NVP	Nevirapin	Viramune®	Allergie, Leberschaden	
RPV	Rilpivirin	Edurant®	Nicht bei Viruslast > 100.000/ml, nicht bei PPI-Therapie	Erwähnt werden Originalpräparate, Generika zunehmend vorhanden.
ATV	Atazanavir	Reyataz®	Hyperbilirubinämie	**PI = Protease-Hemmer** Bei Kombination mit anderen PI kann RTV 100 bis 200 mg täglich den Plasmaspiegel anheben (PI-boosting)
DRV	Darunavir	Prezista®	Diarrhö	
FPV	Fosamprenavir	Telzir®	Amprenavir-Prodrug Übelkeit, Diarrhö	
LPV/RTV	Lopinavir/ Ritonavir	Kaletra®	Diarrhö, Hyperlipidämie	
SQV	Saquinavir	Invirase®	Übelkeit, Diarrhö, QTc ↑	Erwähnt werden Originalpräparate, Generika zunehmend vorhanden.
COBI	Cobicistat	Tybost®	Nur als Booster für PI	
RTV	Ritonavir	Norvir®		
IDV	Indinavir	Crixivan®	obsolet	
TPV	Tipranavir	Aptivus®		
ENF	Enfuvirtide	Fuzeon®	Reaktionen Einstichstelle	**Entry-Inhibitoren = Fusionsinhibitoren**
MVC	Maraviroc	Celsentri®	Ind: CCR5-trope Viren	
BIC	Bictegravir	In Biktarvy®	Gewichtszunahme	**INI = Integrase-Inhibitoren**
DTG	Dolutegravir	Tivicay®	Konzentrationsstörungen	
EVG	Elvitegravir	Vitekta®		
RAL	Raltegravir	Isentress®		
	Ibalizumab	Trogarzo®	Monoklonaler Antikörper	**Neu zugelassene Substanzen 2020/2021**
	Fostemsavir	Rukobia®	Attachment-Inhibitor	

Empfehlungen zum Therapiebeginn:

A) Symptomatische HIV-Infektion: Immer Indikation zur antiretroviralen Therapie

B) Asymptomatische HIV-Infektion:
Nach den Ergebnissen der START-Studie sollte jedem Patienten mit HIV-Infektion eine antiretrovirale Therapie angeboten werden, unabhängig von der CD4-Zellzahl. Eine Frühtherapie reduziert die Rate an Aids-bedingten Erkrankungen und die Mortalität!

C) Zur Senkung der Infektiosität (um die HIV-Transmission zu reduzieren)
Deutsch-Österreichische Leitlinie 2019 → Siehe Internet: *www.daignet.de*

Um Resistenzentwicklungen zu verhindern/verzögern und die Viruslast unter die Nachweisgrenze zu senken, ist bislang eine Kombinationsbehandlung mit mind. 3 antiretroviralen Substanzen erforderlich. Als neues Therapiekonzept wurde 2019 die 2er-Kombination aus 3TC und DTG (in Dovato®)

als zulässige Therapie in die Leitlinien aufgenommen (bei erhaltenem Immunsystem und nur mäßig erhöhter Viruslast). Bei hoher Viruslast und bei Aids-definierenden Erkrankungen sollte ein PI enthalten sein. Die antiretrovirale Kombinationstherapie (cART) besteht in der Regel aus 2 NRTI zusammen mit 1 INI, 1 NNRTI oder einem mit RTV geboosteten PI oder aus 3TC/ DTG. In der Regel sollte ein liquorgängiges Präparat enthalten sein (z.B. AZT, 3TC, DTG, DRV/r). Einige NNRTI und die PI haben ein breites Spektrum an Interaktionen aufgrund des Metabolismus über das Cytochrom-P-450-System, daher sind Dosierung und Kontraindikationen jeder cART individuell für jeden Patienten zu evaluieren → Siehe Internet: *www.hiv-druginteractions.org*. Langzeitnebenwirkungen wie kardiovaskuläre Erkrankungen, Nierenprobleme oder der Osteoporose können bei einer großen Zahl antiretroviraler Substanzen auftreten. Bei gleichzeitiger Ribavirin-Therapie einer Hepatitis C keine Kombination mit Didanosin, Stavudin oder Zidovudin.

Bei Patienten mit besonders raschem T-Helferzellanstieg oder solchen, welche bei sehr niedrigen Werten der T-Helferzellen eine cART begonnen haben (< 50 CD4/µl), wird gehäuft ein immunrekonstitutionelles inflammatorisches Syndrom (IRIS) beobachtet. Hier kommt es paradoxerweise trotz steigender Zahlen der T-Helferzellen zu einer vorübergehenden Verschlechterung eines zugrunde liegenden Krankheitsbildes oder neuem Auftreten opportunistischer Infektionen. Daher sollte v.a. bei einer Tuberkulose die Behandlung der opportunistischen Infektion je nach der Höhe der CD4-Zellahl vorangestellt werden.

Basiskombinationen der antiretroviralen Therapie (Deutsch-Österreichische Leitlinie 2019):

Empfehlung	Nukleos(t)idanaloga		Kombinationspartner	
Empfohlene Kombinationen	TAF + FTC 1) TDF + FTC 2) ABC / 3TC 3) Alternative: TDF + 3TC 4)	+	NNRTI: Proteaseninhibitoren: Alternative: Integraseinhibitoren: Alternative:	DVR RPV 5) DRV/r oder c ATV/r oder c DTG BTG RAL EVG

1) Nicht bei Schwangerschaft und Tuberkulose
2) Osteoporose und Niereninsuffizienz selten möglich, Zurückhaltung bei Kombination mit geboostetem PI
3) Vor Therapie HLA-B 5701-Screening, Vorsicht bei HI-Virämie > 100.000/ml RNA-Kopien/ml und hohem kardiovaskulären Risiko
4) Zusammen mit Doravirin; in Dovato®
5) Nicht bei HI-Virämie > 100.000 RNA-Kopien

Die cART ist eine lebenslange Therapie und verlangt eine hohe Einnahmetreue von den Behandelten. Unterbrechungen müssen daher vermieden werden. Für das Therapiemonitoring stehen CD4-Zellzahl und Viruslast zur Verfügung. Die Medikamentenspiegelmessung und die Resistenztestung ergänzen das Monitoring (siehe oben). Die Art der Lebensgestaltung, Schwangerschaftswünsche, eine Koinfektion mit Hepatitisviren und andere Faktoren modifizieren die Auswahl der Kombinationstherapie.

Als neue Therapieprinzipien stehen die Injektionstherapien mit Langzeitpräparaten (Cabotegravir und Rilpivirin) vor der Zulassung. Nach der ATLAS- und FLAIR-Studie kann bei einer Viruslast < 50 Kopien/ml auf eine monatliche subkutane Zweifachkombinationsinjektion umgestellt werden. Die Erfolgsquote war der täglichen oralen Einnahme nicht unterlegen und könnte somit eine wesentliche Therapieverbesserung darstellen.

Pro: • Allgemein:
- Aufklärung der Risikogruppen und der Bevölkerung über Infektionsmodus und Prophylaxe: Das HIV wird bevorzugt durch Geschlechtsverkehr oder Kontakt mit infektiösem Blut übertragen.
- Meiden von Promiskuität und Prostitution, Benutzung von Kondomen
- Benutzung von Einmalspritzen und -nadeln bei i.v.-Drogenkonsum
- Screening aller Blutspender auf HIV-Infektion
- Minimierung von Fremdbluttransfusionen durch:
  · Eigenblutspenden und -transfusionen bei planbaren Operationen
  · Maschinelle Autotransfusion ("Recycling" von Wundblut bei Operationen)
- Vorsicht + Körperschutz beim Umgang mit Blut: Schutzhandschuhe, verletzungssichere Kanülen und Instrumente → siehe Technische Regeln für biologische Arbeitsstoffe (TRBA 250 in Deutschland)! Bei Gefährdung durch infizierte Aerosole Mundschutz und Schutzbrille. Sichere Entsorgung von Nadeln, Spritzen und scharfen Instrumenten.
- Patienten sind anzuhalten, Ärzte/Zahnärzte vor diagnostischen/therapeutischen Eingriffen auf ihre HIV-Infektion aufmerksam zu machen.

- Nach Hautkontamination mit potenziell infektiösem Material Haut desinfizieren, nach Schleimhautkontamination intensive Spülung mit Wasser.
- Vorgehen bei akzidenteller Verletzung: Postexpositionsprophylaxe. Intensive Hautdesinfektion (> 10 Min.) und Unfallaufnahme durch D-Arzt. HIV-Ak-Testungen der 4. Generation (und HB- und HC-Serologie) sofort, nach 6 und 12 Wochen. Durch eine antivirale Postexpositionsprophylaxe (PEP) vorzugsweise innerhalb von 2 h nach der Verletzung lässt sich das HIV-Infektionsrisiko um > 80 % reduzieren: 3er-Kombination unmittelbar nach Exposition für 4 Wochen: 2 Nukleosidanaloga + 1 Integraseinhibitor, z.B. TDF + FTC (Truvada® 1 x Tbl.) + RAL (Isentress® 2 x 1 Kps. á 400 mg). Medikamente sollten verfügbar sein! (Weitere Informationen: siehe Internet z.B. *www.rki.de*, *www.daignet.de*)

Mittleres Risiko, dass Nadelstichverletzung mit Inokulation von virus-positivem Blut zur Infektion beim Nichtimmunen führt	Hepatitis B-Virus	Hepatitis C-Virus	HIV
	Ca. 6 - 30 %	Ca. 1 %	Ca. 0,3 %

- Das Risiko der HIV-Übertragung von einer infizierten Schwangeren auf das Neugeborene lässt sich durch folgende Maßnahmen von ca. 20 % auf < 1 % senken:
  - Antiretrovirale Therapie der Schwangeren nach der 28. SSW (je nach Immundefekt früher)
  - Bei vorzeitigen Wehen vor der 34. SSW Tokolyse
  - Vaginale Entbindung bei effektiver Suppression der Virusreplikation oder Sectio in der 36. SSW am wehenfreien Uterus
  - Antiretrovirale Prophylaxe des Neugeborenen für 6 Wochen
  - Stillverzicht
- Impfstoff in Entwicklung:
  Die Impfstoffentwicklung ist durch die Vielfalt von HIV-Mutanten erschwert. Das HIV zeigt eine geringe Antigenität, ausgeprägte Antigendrift (sich verändernde Antigenität der HIV-Hüllproteine gp41 und gp120) und "shedding" (Abwerfen der Oberflächenglykoproteine).
- **Antivirale Präexpositionsprophylaxe (PrEP)** für HIV-negative Personen mit substanziellem Infektionsrisiko (v.a. bei nicht geschützten Sexualkontakten). Zulassung der PrEP als Kassenleistung in 2019 erfolgt: Tägliche Einnahme von TDF/ FTC.
  Voraussetzung: Ermittlung des Infektionsrisikos, Beratung, Eingangstests (v.a. HIV, sexuell übertragbare Erkrankungen wie Chlamydien, Gonorrhoe und Lues, Hepatitis, Nierenfunktion), im Verlauf regelmäßige Beratungen und Kontroll-Tests notwendig.

Prg: Ungünstige Prognoseparameter sind:
- Erhöhte Viruslast (> 10.000 Kopien/ml) zum Zeitpunkt der ersten Untersuchung
- Anstieg der Viruslast, persistierende Viruslast > 10.000 Kopien/ml
- Niedrige T-Helferzellzahl zum Zeitpunkt der Diagnose (late presenter)
- Abfall der T-Helferzellzahl im weiteren Krankheitsverlauf
- Anstieg des β_2-Mikroglobulin-Spiegels
- Progression des klinischen Staging

In den Entwicklungsländern sterben bis 50 % der HIV-positiven Kinder vor ihrem 2. Geburtstag.
Durch cART ist die Inzidenz Aids-definierender Erkrankungen deutlich rückläufig und die durchschnittlichen CD4-Zellzahlen steigen. Heilungen sind trotz einzelner Berichte nicht möglich, aber die Prognose hat sich deutlich verbessert: Der Zugang von HIV-/Aids-Patienten in Ländern der dritten Welt zur cART wird durch große internationale Anstrengungen kontinuierlich verbessert.
Wird eine leitliniengerechte antiretrovirale Therapie frühzeitig vor Auftreten klinischer Manifestationen einer HIV-Infektion begonnen und zuverlässig eingenommen, nähert sich die Lebenserwartung eines 25jährigen Mannes (der nicht mit Hepatitis B oder C infiziert und nicht Drogengebraucher ist), zunehmend der der nicht infizierten Bevölkerung. Bei spätem Beginn der cART und T-Helferzellen < 200/µl ist die Lebenserwartung erheblich reduziert. Dies trifft leider auf ca. 50 % aller neu diagnostizierten Patienten zu.
In Deutschland sind Krebserkrankungen die häufigste Todesursache bei HIV-/Aids-Patienten → Krebsvorsorge durchführen (insbes. bezüglich des Analkarzinoms und seiner Vorstufen)!

AUSGEWÄHLTE TROPENKRANKHEITEN

Internet-Infos: *www.dtg.org* *www.rki.de* *www.cdc.gov*
www.who.int *www.fit-for-travel.de* *www.safetravel.ch*

Virale hämorrhagische Fieber (VHF)
1. Gelbfieber
2. Dengue-Fieber
3. Chikungunya-Fieber
4. Ebolafieber

(Weitere Erkrankungen, z.B. Krim-Kongo, Lassa, Marburg - hier nicht aufgeführt)

GELBFIEBER [A95]

Namentliche Meldepflicht bei Verdacht, Erkrankung und Tod bei VHF sowie bei Labornachweis

Err: Gelbfiebervirus, ein Einzelstrang-RNA-Virus (+ssRNA), Gattung Flavivirus

Ep.: Weltweit bis ca. 170.000 Fälle/J, ca. 30.000 bis 60.000 Tote; Gelbfiebergürtel: Afrika (Sahelzone bis Angola) und Südamerika (nördlich von Chile/Uruguay) bis Panama. Aktuell in Brasilien. Gelbfieberkarten: *www.cdc.gov/yellowfever/maps/index.html*. Kein Vorkommen in Asien, der Vektor ist vorhanden.

3 Übertragungszyklen:
- Silvatischer (Wald-)Gelbfieberzyklus: Virus zirkuliert zwischen Stechmücken und Affen; Menschen werden sporadisch infiziert (= Dschungel-Gelbfieber).
- Durch einen intermediären (ruralen) Zyklus (der in Afrika beobachtet wird) verbreitet sich die Krankheit durch Mücken zwischen Affen und Menschen (Holzfäller, LKW-Fahrer, Soldaten u.a.)
- Urbaner (städtischer) Gelbfieberzyklus: Virus zirkuliert zwischen Stechmücken und nichtimmuner Bevölkerung → epidemisches Auftreten.

Inf: Überträger des Gelbfiebers in Südamerika sind Haemagogus, Sabethes und Aedes aegypti. Überträger des Gelbfiebers in Afrika sind Aedes aegypti, A. africanus und A. simpsoni. Hauptreservoir sind Affen der tropischen Wälder Afrikas und Südamerikas.

Ink: 3 - 6 Tage

KL.: Der klinische Verlauf kann bei Kindern asymptomatisch oder leicht sein. Bei Erwachsenen verläuft die Erkrankung häufig schwer. Seroprävalenz in afrikanischen Endemiegebieten bis 20 %.

Gelbfieber-Trias: Hämorrhagisches Fieber, Ikterus, Nierenversagen (Proteinurie - nicht obligat)

3 Stadien:
- Initialstadium (virämisches Stadium ca. 3 Tage): Plötzliches Fieber bis 40°C mit Schüttelfrost, starkem Kopf- und Muskelschmerz, Konjunktivitis, Übelkeit, Erbrechen, evtl. relative Bradykardie.
- Remissionsstadium: Am 3. bis 4. Tag sinkt das Fieber und die Erkrankung kann ausheilen. Bei schwerem Verlauf folgt mit erneutem Fieberanstieg das Stadium der Organschädigung.
- Stadium der organischen Schädigung (sog. toxische Phase): bei ca. 15 % der Erkrankten. Akutes Leberversagen, akutes Nierenversagen, hämorrhagische Diathese mit (Schleim-)Haut- und gastrointestinalen Blutungen (Hämatemesis, Meläna, Hämatochezie), Kreislaufschock.

Lab:
- Leichte Leukopenie, Thrombozytopenie, Lympho-/Monozytose
- Transaminasen ↑, Bilirubin ↑, INR ↑ (Quick-Wert ↓), Proteinurie

DD: Hepatitis, Malaria tropica, Intoxikation, Alkoholismus, Leptospirose, Typhus abdominalis, virale hämorrhagische Fieber (VHF) wie Ebola, Marburg und Lassa → siehe auch Dengue-Fieber

Di.:
- Klinik (Fieber, Hämorrhagie, Ikterus) und Tropenanamnese bei ungeimpften Personen und Nachweis von Virus-RNA im Blut (PCR) bis ca. Tag 10
- IgM-Ak sind ab dem 5. - 7. Krankheitstag nachweisbar.
- Autopsie: Typische Leberhistologie mit Councilman-Körperchen und eosinophiler Degeneration der Hepatozyten. Virus-Nachweis (PCR). Keine Biopsie bei Lebenden (= Blutungsgefahr)

Th.: Die Therapie ist symptomatisch = Intensivmedizinische Maßnahmen. Ribavirin hilft nicht. Bei eindeutiger Diagnose ist die Isolierung nur im Endemiegebiet nötig, wo auch der Vektor existiert.

Prg: Gelbfieber hat bis zum 14. Lebensjahr eine eher geringe Letalität (häufig grippeähnlicher Verlauf). Erwachsene = hohe Letalität: 20 - 50 % der Patienten sterben in der sog. toxischen Phase. Eine überstandene Infektion erzeugt eine vermutlich lebenslange Immunität.

Pro: Mückenschutz; Impfung mit tatauiertem Lebendimpfstoff; nur bei zugelassenen Impfstellen. Die Impfung gehört zu den sichersten und effektivsten weltweit. Schwere Komplikationen sind sehr selten, treten bei über 60-Jährigen häufiger auf. Bekannt sind Gelbfieber-Impfstoff-assoziierte neurotrope (YEL-AND) und viszerotrope Erkrankungen (YEL-AVD). Letale Verläufe in Einzelfällen beschrieben.

Siehe „Aufklärungsblatt Gelbfieber-Impfung“ des StAR (Ständiger Ausschuss Reisemedizin) der DTG.
Ind: Bei Reise ins Endemiegebiet ist die Impfung empfohlen. Pflicht bei Impfanforderung der Ziel- und Transitländer (siehe WHO-Information, DTG - Deutsche Gesellschaft für Tropenmedizin & Internationale Gesundheit)
KI (u.a. Eiweißallergie und Schwangerschaft/Stillzeit) + NW beachten (siehe Impftabelle). Bei vorhandenen KI Impfbefreiung erwägen. Einreiseländer sind nicht verpflichtet, dieses "exemption certificate" anzuerkennen! Disukussionsthema Sansibar: Keine Impfung bei zuvor nur Airporttransit < 12 Stunden.
Dos: Erwachsene und Kinder ab dem 9. vollendeten Lebensmonat: 0,5 ml s.c.

Wichtig: Impfgültigkeit beginnt 10 Tage nach der Impfung. Daher spätestens 10 Tage vor Reisebeginn impfen. Die Einmalimpfung schützt laut WHO lebenslang. Entsprechend den „International Health Regulations“ dürfen seit dem 11.07.2016 Einreisende nicht abgewiesen werden, nur weil eine Gelbfieberimpfung länger als 10 Jahre zurückliegt.

Impfungen zeitgleich mit anderen Lebendimpfstoffen wie Mumps-Masern-Röteln (MMR) und Varizellen oder mit einem Abstand von mind. 4 - 6 Wochen.
Anm.: Reisende können bei der Anamnese Gelbsucht (Hepatitisimpfung) mit Gelbfieber verwechseln.

DENGUE-FIEBER (DF) [A97.9]

Namentliche Meldepflicht bei Labornachweis sowie im Falle einer hämorrhagischen Verlaufsform bei Verdacht/Erkrankung/Tod

Err: Dengue-Virus = Arbovirus der Gattung Flavivirus, 4 Serotypen: DENV 1 bis 4 (Kreuzimmunität nur für sehr kurze Zeit); Haupterregerreservoir: Menschen, sehr selten auch Affen.

Ep.: Weltweites Vorkommen in tropischen und subtropischen Gebieten, ca. 400 Mio. Infektionen/Jahr, 100 Mio. klinisch manifest. Ausbreitung schreitet fort. Ca. 500.000 schwere Verläufe mit etwa 20.000 Todesfällen/Jahr (meist Kinder in Südostasien). In Deutschland 2017: 635 importierte gemeldete Fälle, fast alle verlaufen unkompliziert. Anstieg der Krankheitsfälle in Indien/Südostasien, Südamerika, Karibik. Afrika spielt eine unklare Rolle. Autochthone Fälle traten in den USA (Hawaii, Texas, Florida) und in Europa auf (Südfrankreich 2010, Kroatien 2010, Madeira 2012/2013).

Inf: Übertragung von Mensch zu Mensch durch Stechmücken der Gattung Aedes aegypti und seltener Aedes albopictus (sog. Asiatische Tigermücke). Die Mücke ist lebenslang infiziert. Mücken stechen besonders tagsüber und während der Dämmerung, selten nachts. Expositionsprophylaxe wichtig.

Ink: 4 - 10 Tage

KL.: Infektionen verlaufen häufig asymptomatisch. Die Erkrankung wird in 3 Phasen unterteilt: Febrile, kritische und Rekonvaleszenz-Phase. Typische Symptome sind plötzliches hohes Fieber für 2 - 7 Tage, starke Arthralgie und Myalgie, (retroorbitaler) Kopfschmerz, Übelkeit/Erbrechen, Exanthem mit häufig weißem Dermographismus. Die entscheidende kritische Phase nach Entfieberung dauert meist zwischen 24 - 48 Stunden an. Hier kann es beim schweren Dengue zu Komplikationen kommen, wobei in tödlichen Verläufen Patienten aufgrund eines sog. Plasmalecks (plasma leakage) einen hypotensiven Schock erleiden. Blutungen sind eher selten die Ursache letaler Verläufe. Zeichen eines schweren Verlaufes fallen in die kritische Phase. Die Fälle werden unterteilt nach der WHO-Klassifikation (von 2009) in

1. Dengue ohne Warnzeichen
2. Dengue mit Warnzeichen (Bauchschmerz, Schleimhautblutung, Lethargie, Hämatokrit-Anstieg mit schnellem Thrombozytenabfall, persistierendem Erbrechen, Hepatomegalie, Erguss)
3. Schweres Dengue (sog. schweres Plasmaleck und/oder schwere Blutung und/oder schwere Organbeteiligung (Leber, ZNS, Herz u.a.))

Das lebensgefährliche schwere Dengue tritt bei Touristen aus Nordamerika und Europa auch bei Zweitinfektion nur sehr selten auf.

DD:
- Influenza, Malaria, Typhus abdominalis, andere fieberhafte Erkrankungen.
- Tropische Viruserkrankungen mit Fieber und Arthralgien:
  Chikungunyafieber (siehe dort). Gelbfieber (siehe dort). Ross-River-Virus in Australien (Überträger: Stechmücken). West-Nil-Virus weltweit. Andere virale hämorrhagische Fieber (VHF): VHF in Afrika (Ebola-, Marburg-, Lassa-Fieber, Krim-Kongo-Fieber, Rift-Valley-Fieber) und VHF in Südamerika (durch Junin-, Machupo-, Guanarito- und Sabia-Virus): Schwere Krankheitsbilder mit Hämorrhagie und oft letalem Verlauf → Meldepflicht bei Verdacht, da Mensch-zu-Mensch-Übertragung!
- Zika-Virus-Infektion: Süd-/Mittelamerika, seit 2015 Epidemie in Lateinamerika; starker Anstieg der Mikrozephalie bei Neugeborenen, deren Mütter während der Schwangerschaft infiziert wurden. Übertragung durch Aedes-Mosquitos (und durch Sexualkontakt mit Infizierten); 80 % asymptomatisch, 20 % symptomatisch (ähnlich Dengue-Fieber)
  Ko.: Fetopathie mit Mikrozephalie, selten Guillain-Barré-Syndrom u.a.
  Pro: Mückenschutz; Schwangere und Frauen mit Kinderwunsch sollten Endemiegebiete meiden.

Di.: • Anamnese + Klinik: Tropenanamnese, hohes Fieber, Exanthem und/oder (retrobulbäre) Kopf-/Gelenkschmerzen. Inkubationszeit beachten!
• Labor: Leichte Leukopenie, Thrombozytopenie, häufig Transaminasen ↑, bei Hkt ↑ = Warnzeichen; Virusantigennachweis (NS1-Ag-Test) und wenn verfügbar PCR (erste Woche). Ak-Nachweis: IgM-Ak sprechen für frische Infektion; Anstieg meist nach 4 - 7 Tagen, daher häufig negatives Ergebnis in den ersten Tagen. IgM können bei Zweitinfektion fehlen. IgG steigen wenige Tage später an. Nach Impfung gegen Gelbfieber, Japanische Enzephalitis oder FSME kann es zu kreuzreagierenden Ak und somit zu falsch-positiven (IgG-) Ergebnissen kommen.

Th.: Symptomatische Therapie, Flüssigkeitsgabe, Paracetamol. Die meisten Patienten können ambulant versorgt werden (häufige Kontrollen), intensivmedizinische Maßnahmen bei schwerem Verlauf. Kortikosteroide haben keinen Einfluss auf den Verlauf einer schweren Erkrankung.

Cave: Keine Gabe von ASS und NSAR wegen Blutungsneigung (Alternative: Paracetamol). Bei schwerem Verlauf: Großer i.v.-Zugang, Schockbekämpfung. Transfusion bei relevanter Blutung.

Prg: Prognose bei Erwachsenen: Gut; Todesfälle kommen aber vor, sehr selten bei Touristen. Die überstandene Infektion hinterlässt keine langanhaltende Kreuzimmunität zu den 3 anderen Serotypen. Eine Zweitinfektion mit einem anderem Serotyp kann (muss aber nicht!) gravierender als die Erstinfektion verlaufen: Schwere Verläufe besonders bei Kleinkindern in Endemiegebieten, die Letalität liegt unbehandelt bei bis zu 20 %. Bei optimaler Therapie < 1 %.

Pro: • Expositionsprophylaxe = Schutz auch vor tagaktiven Stechmücken → Haut daher auch tagsüber mit einer mückenabweisenden Substanz einreiben. Langärmelige, imprägnierte Kleidung tragen. Vektorkontrolle. Ein durchgemachtes Denguefieber ist keine Kontraindikation für Reisen in Dengue-Fiebergebiete.
• Ein tetravalenter Lebendimpfstoff (CYD-TDV) mit eingeschränkter Wirksamkeit ist seit 2015 in einigen Endemieländern erhältlich. Bedenken bezüglich der Impfstoffsicherheit haben die WHO dazu veranlasst, die Impfung nur unter bestimmten Einschränkungen zu empfehlen. Eine abschließende Bewertung des Impfstoffes ist nicht möglich.

CHIKUNGUNYA-FIEBER [A92.0]

Namentliche Meldepflicht bei Labornachweis sowie im Falle einer hämorrhagischen Verlaufsform bei Verdacht/Erkrankung/Tod

Err: Chikungunya-Virus (RNA-Virus mit 5 Subspezies aus der Familie der Togaviren)

Ep.: Südostasien, Afrika, Inseln vor der Ostküste Afrikas, Südamerika; Ausbrüche in der Karibik mit fast 1 Mio. Krankheitsfälle; 2014: 162 gemeldete importierte Fälle in Deutschland, 2017: 33 Fälle

Inf: Übertragung von Mensch zu Mensch durch weibliche Stechmücken der Gattung Aedes albopictus (sog. Asiatische Tigermücke).

Ink: 2 - 7 (gelegentlich bis 12) Tage

KL.: - Rasch ansteigendes hohes Fieber für 1 - 2 Wochen
- Muskel- und Gliederschmerzen und Probleme beim aufrechten Gehen (daher kommt auch der Name „Chikungunya" = Bantu-Sprache „Der Gebeugte"). - Druckschmerzhaftigkeit der Gelenke
- Hautausschlag (meist makulo-papulös), Petechien
- Kopfschmerzen mit Augenentzündungen

Ko.: Über Monate Arthralgien mit konstanter oder wechselnder Intensität, selten Myokarditis u.a.

DD: Influenza, Malaria, andere fieberhafte Erkrankungen; tropische Viruserkrankungen mit Fieber und Arthralgien wie z.B. Dengue- oder Zikavirus-Infektion; siehe auch Kap. Dengue-Fieber

Di.: - Anamnese + Klinik: Tropenanamnese, Fieber, Exanthem und/oder Kopf-/Gelenkschmerzen. Bei langanhaltenden Arthralgien an Chikungunya-Fieber denken!
- Labor: Leichte Lympho- und Thrombopenie, häufig leichte Transaminasen- und CK-Erhöhung, CRP meist nur gering erhöht. IgM- und IgG-Antikörper-Anstieg nach ca. 1 Woche

Th.: Nur symptomatische Therapie

Cave: Keine Gabe von ASS und NSAR wegen Blutungsneigung (Alternative: Paracetamol)!

Prg: Meist gut; Genesung nach 10 - 14 Tagen; Arthralgien können über Monate persistieren. Die Erkrankung hinterlässt eine lebenslange Immunität.

Pro: Expositionsprophylaxe: (siehe auch Kap. Malaria). Die Mücke ist lebenslang infiziert und ist ein nacht- und tagaktiver Blutsauger → 24 h-Mückenschutz erforderlich!

EBOLAFIEBER [A98.4]

Namentliche Meldepflicht bei Verdacht, Erkrankung und Tod!

Syn: Ebola virus disease (= EVD)

Err: Einzelstrang-RNA-Virus; Familie der Filoviridae. Die Gattung Ebolavirus wird in 5 Arten unterteilt.

Ep.: Wahrscheinliches Hauptreservoir: Fledertiere südlich der Sahara. Seit 1976 ca. 25 Ausbrüche bekannt, größter Ausbruch in Westafrika 2014 - 2016 (ca. 30.000 Erkrankte, > 10.000 Tote). Aktuell (2018/2019) zweitgrößter Ausbruch weltweit im Osten der Republik Kongo.

Inf.: Selten Wirtswechsel auf den Menschen (u.a. durch sog. bush meat). Mensch-zu-Mensch-Übertragungen bei engem Kontakt. Als hochinfektiös sind u.a. Blut, Erbrochenes, Durchfall und Sperma eines Erkrankten anzusehen. Ebolatote sind hochinfektiös (Leichenwaschungen). Das Virus wird nicht aerogen übertragen. Das Virus kann über Monate u.a. im Sperma überleben.

Ink.: In fast allen Fällen beträgt die Inkubationszeit zwischen 2 (meist 4 - 10) und 21 Tagen.

KL.: Symptome unspezifisch. Häufig Fieber, Kopf-, Hals-/Gliederschmerzen, Erbrechen und Durchfall.
Ko.: Kritische Phase zwischen der 1. und 2. Krankheitswoche. Sepsis, Schock (Volumenverlust bei Fieber, Diarrhö und Blutungen), DIC und Multiorganversagen sind verantwortlich für viele Todesfälle.

Lab: Meist Thrombo- oder Leukopenie sowie erhöhte Transaminasen und CRP-Anstieg

DD: U.a. Malaria, Typhus, Grippe, Lassa- und Marburgfieber, Leberversagen, unspezifische Infekte

Di.: RT-PCR, ELISA, Virusanzüchtung u.a. in Speziallaboren; Schnelltest

Th.: Supportive Therapie: u.a. Flüssigkeitsmanagement. Spezifische Medikamente werden getestet. Komplikationen behandeln. Intensivmedizin mit Dialyse- und Beatmungsmöglichkeit, falls vorhanden. Für die Behandlung in Sonderisolierstationen in Deutschland - siehe Internet: *www.stakob.de*.

Prg: Letalität je nach Virusart zwischen 25 und 90 %. Intensivmedizin erhöht die Überlebenswahrscheinlichkeit. Junge, gesunde Menschen haben bessere Überlebenswahrscheinlichkeit als alte, kranke. Schwangere haben ein sehr hohes Risiko, ausgetragene Schwangerschaften sind die Ausnahme. Überlebende können an Spätfolgen wie Gelenkschmerzen leiden (sog. Post-Ebola-Syndrom).

Pro: Direkten Kontakt zu Ebolakranken und -toten und deren Ausscheidungen meiden. Abstand > 1 m. Medizinische Versorgung unter sog. barrier nursing standards. Ausbruchsmanagement: Sichere Bestattungen. Erkrankte finden und isolieren (u.a. Ebola treatment centers). Sog. contact tracing. Aufklärungsarbeit. Präexpositionsprophylaxe: Einsatz von nichtzugelassenen Impfstoffen (u.a. sog. VSV-EBOV-Ringimpfungen im Ausbruch sowie Impfungen zum Schutz der Helfer).

MALARIA (WECHSELFIEBER) [B54]

Nichtnamentliche Meldepflicht bei Labornachweis an das RKI

Internet-Infos: *www.dtg.org/malaria.html; www.cdc.gov/malaria/; www.who.int/topics/malaria/en/*

Err: 4 klassische humanpathogene Plasmodienarten (einzellige Parasiten) plus P. knowlesi (siehe unten) Übertragung der Plasmodien (P. = Plasmodium) durch den Stich weiblicher Anophelesmücken in Endemiegebieten (abends und nachts). In Einzelfällen sog. Flughafenmalaria in Nichtmalariagebieten. Übertragung auch konnatal und bei Bluttransfusionen möglich.

Ep.: Im Jahr 2016 über 200 Mio. Fälle weltweit, geschätzte 445.000 Todesfälle, davon ca. 90 % in Afrika südlich der Sahara; ca. 85% der Malariatoten sind Kinder. 2017 in Deutschland 956 gemeldete Malariafälle (ca. 81 % Pl. falciparum, ca. 8 % Pl. vivax). < 1 % der Patienten versterben in Deutschland. Die Sterblichkeit korreliert weltweit stark mit Armut. Todesfälle meist wegen zu später, falscher, unvollständiger und/oder keiner Diagnostik und Therapie.

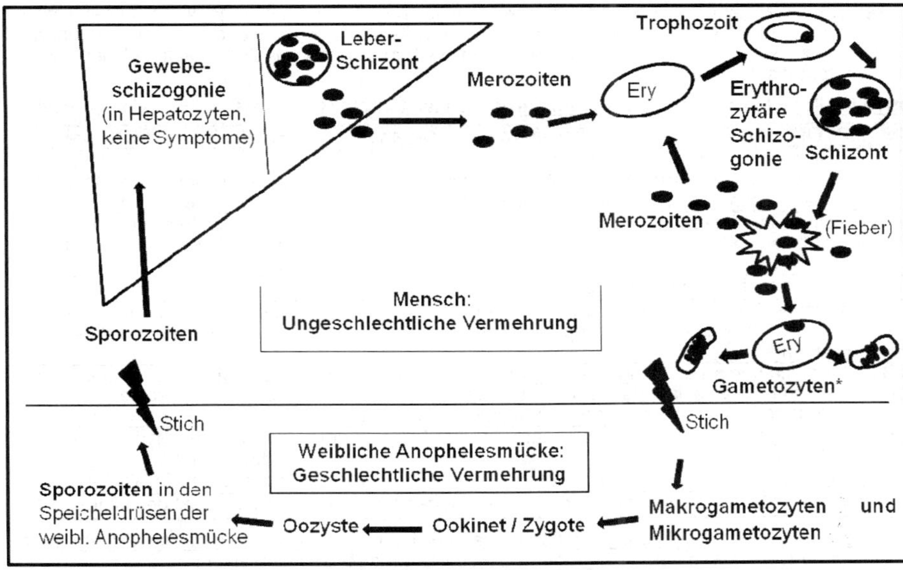

Abb.: Übersicht Malariazyklus Mensch-Anophelesmücke, für Details/Speziesunterschiede: Siehe Fachliteratur

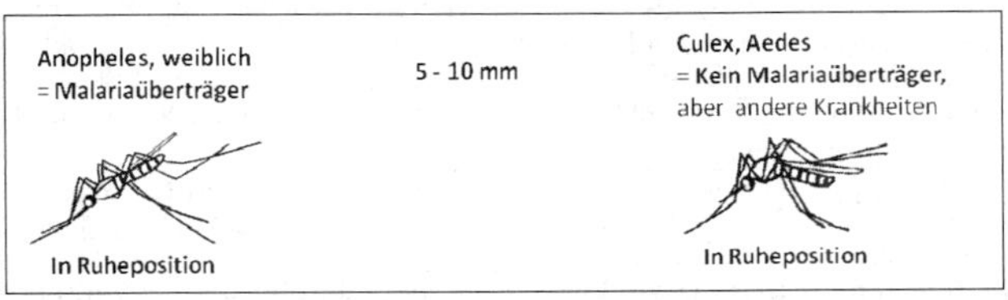

Malariatyp / Erreger	Inkubationszeit*)	Fieberrhythmus**)	Rekurrenz (siehe Def.)
A Malaria quartana: P. malariae Malaria tertiana: P. vivax und P. ovale	25 - 60 Tage Meist 15 - 20 Tage (selten 1 - 2 Jahre)	2 Tage kein Fieber***) 1 Tag kein Fieber***)	Selten Rekrudeszenz (auch nach Jahrzehnten) - Oft Relapse durch Hypnozoiten in der Leber
B Malaria tropica: P. falciparum (Kann innerhalb einiger Tage töten!)	(6 -) 10 - 17 Tage, selten länger als 2 Monate	Unregelmäßig	Rekrudeszenz gelegentlich innerhalb von Wochen bis Monaten

*) Krankheit in den ersten fünf Tagen nach (erster) Ankunft im Malariagebiet spricht gegen eine Malaria. Lange Inkubationszeiten können u.a. durch Medikamente verursacht werden.

**) Bei den relativ harmlosen Formen (A) kommt es durch Synchronisation der Parasitenvermehrung zu regelmäßigen Fieberschüben. Das Intervall ist von der Dauer der Schizogonie bestimmt (Fieber bei Malaria tropica ist unregelmäßig). Bevor der typische Rhythmus etabliert ist, vergehen oft einige Tage mit unregelmäßigem Fieber. Bis dahin sollten Diagnostik und Therapie längst erfolgt sein!

***) Wachsen mehrere Generationen heran, kann es auch zu unregelmäßigen Fieberanfällen kommen.

Neben den 4 klassischen Spezies wird die tierpathogene Spezies P. knowlesi vermehrt bei Menschen in Südostasien nachgewiesen. Sie kann vereinzelt zu lebensbedrohlichen Verläufen führen. P. knowlesi hat mikroskopisch Ähnlichkeiten mit P. falciparum und P. malariae. Hohe Parasitämien und mehrere Ringe pro Erythrozyt kommen vor → Speziesunterscheidung per PCR.

KL.: Die Malaria (M.) ist eine akute meist fieberhafte Erkrankung. Die M. tertiana (P. ovale und P. vivax) und die M. quartana (P. malariae) sind selten gefährlich. Die Malaria tropica wird unterteilt in die leichte (non-severe) und die schwere (severe) Malaria. Die leichte Form geht ohne Therapie häufig in die schwere, lebensbedrohliche Form über.

Die schwere Malaria tropica mit all ihren Komplikationen ist der klassische Notfall in der Tropenmedizin. In Hyperendemiegebieten führen wiederholte Malariaerkrankungen - wenn sie überlebt werden - zu einer gewissen Immunität mit milden, nichttödlichen Verläufen. Dort findet man auch oft asymptomatische Träger.

Potentiell tödliche Malaria tropica: P. falciparum! Selten tödlich: P. knowlesi. In Einzelfällen: P. vivax

SYMPTOME, BEFUNDE und Verlaufsformen der Malaria	**FEHLDIAGNOSEN (Bsp.)**
Fieber, evtl. mit Schüttelfrost, Schwitzen Aber: Gelegentlich nur subfebrile Temperaturen! Kopf-/Gliederschmerzen, „Patient fühlt sich einfach schlecht“	banaler viraler Infekt, Influenza, Harnwegsinfekt, Pneumonie, Sepsis
Eher selten Schmerzen im Oberbauch, Ikterus, Leber-/Milzvergrößerung	Hepatitis, Intoxikation, hämatologische Erkrankungen
Übelkeit, Erbrechen, Durchfall	Gastroenteritis
Hämolytische Anämie (LDH $\uparrow$, Haptoglobin $\downarrow$) Thrombozytopenie, evtl. Leukozytopenie Hypoglykämie	Hämatologische Erkrankung, Medikamenten-NW, Sepsis
Bei M. tropica kommt es infolge Zytoadhärenz parasitierter Erythrozyten zu Mikrozirkulationsstörungen wichtiger Organe: • Gehirn (zerebrale Malaria): Verwirrtheit, Koma, Krämpfe	Meningitis, Intoxikation, Apoplex, Epilepsie
• Herz/Lunge: Husten, Tachypnoe, Tachykardie, Lungenödem, Kreislaufschock	Pneumonie, Myokardinfarkt, Lungenembolie
• Nieren: Akutes Nierenversagen mit Oligo-/Anurie	Intoxikation, Exsikkose
• Plazenta: Mikroinfarkte mit entsprechenden Folgen fürs Kind	Viraler Infekt der Mutter

Di.:

1. Ärzte sollten bes. bei fiebrigen Patienten nach Reisen in Malariagebiete fragen. Patienten und Angehörige müssen den (Not-) Arzt auf entsprechende Reisen hinweisen!

   Merke: Bei jeder (fieberhaften) Erkrankung während und nach einer Tropenreise an Malaria denken und unverzüglich entsprechende Diagnostik veranlassen! Die Diagnostik muss am selben Tag erfolgen. Eine regelrecht durchgeführte Chemoprophylaxe schließt eine Malaria nicht aus. 90 % der importierten Malaria tropica-Fälle treten im ersten Monat nach Rückkehr auf. Fast alle innerhalb von 2 Monaten. Noch 6 Monate nach einer Reise besonders wachsam sein.

2. Mikroskopischer Parasitennachweis (Goldstandard):
   Zum Ausschluss einer Malaria müssen wiederholt „Dicke Tropfen“ beurteilt werden. Bei negativem Befund lange genug (bis 200 Gesichtsfelder) mikroskopieren! Ein einmalig negativer Befund schließt eine Malaria niemals aus! Der „Dicke Tropfen“ ist in der Routine sensitiver als der Ausstrich. Hier stapeln sich ≥ 10 Erythrozytenschichten, die während der Färbung lysiert werden. Spärlich vorhandene Plasmodien können so schneller entdeckt werden. 1 - 3 Tropfen EDTA- oder Fingerbeerenblut werden auf einem Objektträger mithilfe der Ecke eines zweiten Objektträgers oder einer Pipette zu einem Fleck mit ca. 1 cm Durchmesser verrührt, wobei die Blutschicht so dick sein sollte, dass man die Buchstaben einer Zeitung unterhalb des Objektträgers noch lesen könnte. Nach dem Trocknen Giemsa-Färbung über 20 - 40 min, anschließend erneut trocknen und mit Immersionsöl unter dem 100er-Objektiv (= 1.000fache Vergrößerung) mikroskopieren. Die Abgrenzung der verschiedenen Parasitenarten ist im Ausstrich leichter als im „Dicken Tropfen“. Die Parasitämie wird entweder im Ausstrich in Prozent der Erythrozyten angegeben oder im dicken Tropfen in Parasiten/µl.

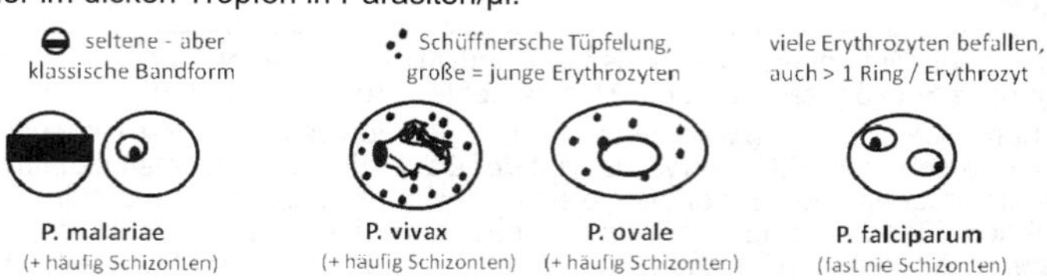

Sehr starke Vereinfachung der Malariadiagnostik im dünnen Blutausstrich.

Internet: WHO Bench Aids Malaria. P. knowlesi ähnelt P. malariae und P. falciparum, auch häufig > 1 Ring/Erythrozyt wie bei M. tropica

Bei der M. tertiana und der M. quartana steigt die Zahl der befallenen Erythrozyten (Parasitämie) fast nie > 2 - 3 %. Höhere Parasitämien treten bei P. knowlesi auf. Bei der M. tropica steigt die Zahl gelegentlich > 5 %, im Extremfall auch > 50 %. Mehrere Parasiten in einem Erythrozyten sind typisch für P. falciparum, kommen aber auch bei P. knowlesi vor.

Hin und wieder findet man 2 (oder 3) verschiedene Plasmodienarten in einem Blutausstrich. Eine Malaria mit hoher Parasitämie ist auch für den Unerfahrenen leicht zu diagnostizieren. Schwierigkeiten bereiten niedrige Parasitämien sowie falschpositive Befunde bei Artefakten.

3. Molekularbiologische Diagnostik:
   - Die sog. Malariaschnelltests sind sinnvolle Ergänzungen zur Mikroskopie, aber kein Ersatz. Üblich ist der Nachweis von (P. falciparum-) histidinreichem Protein-2 (Pf-) HRP-2 zur Diagnostik einer M. tropica. Es gibt selten falschnegative Testergebnisse u.a. bei sehr hoher Parasitämie, falsch positive u.a. bei Rheumafaktoren. Es existieren verschiedene Tests mit qualitativen Unterschieden. Der HRP-2-Test kann bis über einen Monat nach Verschwinden der Parasiten aus dem Blut positiv sein und ist daher ungeeignet zur Therapiekontrolle. Tests existieren oft in Kombination mit speziesunspezifischen Antigen-Tests für weitere Malariaarten. Der Test ist für Touristen zur Notfalldiagnostik nicht geeignet. In Endemiegebieten ist er problematisch wegen asymptomatischer Träger, wird aber immer häufiger angewendet wegen häufig fehlender gut ausgebildeter Mitarbeiter, Kosten-Nutzen-Berechnungen u.a.
   - Plasmodien-DNA-Nachweis mittels PCR (teuer, kein Routinetest, z.B. bei V.a. P. knowlesi)
4. Nachweis von Plasmodienantikörpern: (IFAT = indirekter Immunfluoreszenzantigentest)
   Für die Akutdiagnostik sinnlos und auch gefährlich, da die Ak erst mehrere Tage nach Krankheitsbeginn positiv werden. Einsatz u.a. um Durchseuchungsgrad einer Bevölkerung zu untersuchen, für (arbeits-)rechtliche Fragen, bei Blutspendern nach Auslandsaufenthalt.

Routinelabor: Meistens keine Leukozytose, CRP (und LDH) erhöht, Thrombozyten häufig niedrig

Kriterien schwere Malaria tropica/knowlesi (siehe Internet *DTG/AWMF S1-Leitlinie 2016*)
Das Vorhandensein bereits eines Kriteriums definiert die schwere/komplizierte Malaria.

Klinische Parameter: Bewusstseinstrübung, zerebraler Krampfanfall, respiratorische Insuffizienz, Kreislaufschock/systolischer RR < 90 mmHg bei Erwachsenen (oder RR mittel < 70 mmHg trotz Volumentherapie), Spontanblutung, Hämoglobinurie

Labordiagnostische Parameter: > 5 % der Erythrozyten von Plasmodien befallen; schwere Anämie (Hb < 6 g/dl bzw. 3,72 mmol/l; Kreatinin > 2,5 mg/dl bzw. > 265 µmol/l; Laktat > 5 mmol/l; Plasmabikarbonat < 15 mmol/l; Hypoglykämie (< 40 mg/dl bzw. < 2,22 mmol/l)

Wenn der Patient nach Therapie erneut erkrankt, kann dies unterschiedliche Ursachen haben:
Reinfektion und Neuinfektion: Nach Therapie wieder Malaria durch erneuten Anophelesstich
Rekrudeszenz: Wiederauftretende Malaria durch denselben Stamm aufgrund einer nicht erfolgreichen Therapie (Resistenz der Plasmodien, inkomplette Medikamenteneinnahme u.a.).
Relapse: Erneute Erkrankung ausgehend von Hypnozoiten (Leber) bei P. ovale und P. vivax
Rekurrenz: Erneute Parasitämie nach Therapie (Relapse, Rekrudeszenz, Neu-/Reinfektion)

Th.: Bei Verdacht auf Malaria (kranker, oft fiebernder Patient mit Tropenanamnese) unverzügliche Diagnostik + ggf. Therapie und Krankenhauseinweisung. Bei unzureichender Erfahrung telefonische Therapieberatung durch Tropenmediziner. Unfixierte Ausstriche, „Dicke Tropfen“ und EDTA-Blut mit Kurier/Taxi ins Tropeninstitut schicken. Effektivität der Therapie durch wiederholte Bestimmungen der Parasitämie kontrollieren.

Übersicht der Malariatherapie - Details: Siehe unten und DTG- und WHO-Empfehlungen

M. quartana:	3 Tage Resochin® p.o.
M. tertiana:	3 Tage Riamet® oder Malarone® p.o.
Knowlesi-Malaria:	Therapie wie bei M. tropica
M. tropica, nicht-kompliziert:	3 Tage Riamet®, Eurartesim® oder Malarone® p.o.
M. tropica, kompliziert:	Artesunat i.v., gefolgt von 3 Tagen Riamet® oder Malarone®, (ggf. statt Artesunat: Chinin i.v. plus Doxycyclin (bei KI Clindamycin)

I. Therapie der Malaria durch P. malariae (M. quartana):
Chloroquin (Resochin®) über 3 Tage

II. Therapie der Malaria durch P. vivax/P. ovale (M. tertiana) - Off-label use:
Artemether + Lumefantrin (Riamet®) je 4 Tbl. morgens und abends über 3 Tage (total 24 Tbl.)
oder:
Atovaquon + Proguanil (Malarone®) 4 Tbl. Einmaldosis pro Tag über 3 Tage (total 12 Tbl.)

Die **ACT**-Medikamente (= Artemisinin-based combination therapy) haben keine Wirkung auf die Hypnozoiten (= Leberform / Reservoir). Um bei der M. tertiana (P. vivax, P. ovale) Rezidive (= Relapse) zu verhindern, muss man im Anschluss an die Therapie Primaquin ≈ 30 mg/d über 14 Tage geben. Vorher G-6-PDH-Mangel ausschließen (Hämolyse bei Betroffenen möglich). QTc-Zeit beachten.

IIIa. Therapie der unkomplizierten M. tropica (P. falciparum) und Knowlesi-Malaria:
Artemether + Lumefantrin (Riamet®) je 4 Tbl. morgens und abends über 3 Tage (total 24 Tbl.)
oder:
Atovaquon + Proguanil (Malarone®) 4 Tbl. Einmaldosis pro Tag über 3 Tage (total 12 Tbl.)

oder Dihydroartemisinin + Piperaquin (Eurartesim®) 4 Tbl. Einmaldosis pro Tag über 3 Tage (total 12 Tbl.)
Ist ein Patient nicht in der Lage, orale Medikamente bei sich zu halten, kann die Therapie i.v. begonnen werden. Dies sollte eine Ausnahme darstellen, Umstellung auf p.o. so schnell wie möglich. Riamet® und Malarone® mit fettreicher Nahrung, Eurartesim® nüchtern: QTc-Zeit beachten.

IIIb. Therapie der komplizierten M. tropica (P. falciparum) und Knowlesi-Malaria:
Therapie in Zentren (Intensivstation), die über Artesunat i.v. und/oder Chinin i.v. verfügen. Dosierung von Zentren erfragen.
Frühestens 24 h nach i.v.-Beginn soll auf die orale Folgemedikation umgestellt werden. ACT-Medikamente Riamet® oder Malarone® mit fettreicher Nahrung. QTc-Zeit beachten.
Intensivmedizinische Maßnahmen: Kreislauf-Monitoring, Bilanzierung (***Cave*** Lungenödem), Laborwertkontrollen durchführen und entsprechend reagieren.
Hypoglykämierisiko: Blutzucker regelmäßig kontrollieren, besonders bei Chinin i.v.
Fieber: Kühlen (Wadenwickel u.a.), Gabe von Metamizol, Paracetamol. Niemals ASS geben! Die erfolgreiche Malariatherapie ist mit Abstand der beste Fiebersenker!
Anämie: Blutübertragung nach Hb und Klinik, in Europa seltener nötig als im Endemiegebiet.
Anm.: Austauschtransfusionen bei Parasitämien > 20 % sind obsolet.

Prg: Die Letalität der M. tropica beträgt bei frühzeitiger Therapie < 1 % (unbehandelt > 20 %). Frühe Diagnose und adäquate Therapie sind prognoseentscheidend bei der Malaria tropica.

Pro: Eine 100 %ige Malariaprophylaxe gibt es nicht, sie senkt aber deutlich das Malariarisiko! Bei der Beratung aktuelle Empfehlungen berücksichtigen. Bei den meisten Malariafällen in Deutschland wurde keine korrekte Prophylaxe durchgeführt. Cave: Halbwissen bezüglich Malaria ist gefährlich!

I. Expositionsprophylaxe:
Schutz vor Mücken: Das Infektionsrisiko wird durch sorgfältigen Mückenschutz deutlich reduziert. Anophelesmücken stechen vor allem während des Sonnenuntergangs und nachts.
- In Endemiegebieten Aufenthalt im Freien während der Dämmerung und nachts vermeiden.
- Einreiben der Haut (besonders Knöchel) mit insektenabweisenden Repellents mit den Wirkstoffen DEET oder Icaridin - auf richtigen Wirkstoffgehalt achten.
- Tragen von (heller und imprägnierter) Kleidung mit langen Ärmeln sowie langen Hosen. Aber darauf achten, dass die Kleidung gefällt, da sie sonst erfahrungsgemäß nicht getragen wird.
- Räucherspiralen u.ä. schützen nur bedingt, sind aber als Ergänzung im Freien möglich.
- Aufenthalt in mückensicheren Räumen (Klimaanlage, Mückengitter).
- Schlafen, abendliches Lesen oder Arbeiten am Laptop unter imprägnierten (!) Moskitonetzen

II. Chemoprophylaxe:
Eine Chemoprophylaxe verhindert nicht die Infektion, sondern unterdrückt den klinischen Ausbruch einer Malaria. Stets aktuelle Empfehlungen beachten!
- Bei Langzeitaufenthalt sollten individuell zugeschnittene Empfehlungen eingeholt werden.
- Bei Kurzzeitaufenthalten: Atovaquon/Proguanil (Malarone®) u.U. auch Mefloquin (Lariam®) möglich, aktuell keine Empfehlung durch die DTG. Alternative: Doxycyclin, ist in Deutschland aber für diese Indikation nicht zugelassen (siehe unten).

Durch die Chemoprophylaxe werden Blutstadien gehemmt. Bei P. ovale und P. vivax kann es aufgrund der Persistenz in der Leber noch Monate später zu Ausbrüchen kommen.

III. Notfall-Selbstbehandlung (Stand-by-Medikation mitnehmen, vor Ort manchmal Fälschungen)
Bei Reisen in Regionen mit geringem Übertragungsrisiko (die meisten Regionen in Asien und Südamerika → aktuelle Empfehlungen beachten!) empfiehlt sich eine sorgfältige Expositionsprophylaxe und Mitführen eines geeigneten Stand-by-Medikaments für den Notfall.
Medikamente zur Notfall-Selbsttherapie:
Artemether + Lumefantrin (Riamet®) (***Cave:*** Zunehmend resistente Stämme in Kambodscha, Myanmar, Thailand, Vietnam und Laos!) oder Atovaquon + Proguanil (Malarone®)
Mefloquin wird nicht mehr von der DTG empfohlen. Ebenso wenig wird Eurartesim® empfohlen.
Bei der Empfehlung von Stand-by-Mitteln erhält der Reisende die Anweisung, beim Auftreten von Krankheitssymptomen sofort einen Arzt aufzusuchen. Bei Malariadiagnose → Medikament einnehmen. Nur wenn ein Arzt unerreichbar ist, soll der Erkrankte notfallmäßig das Stand-by-Mittel einnehmen und eine ärztliche Diagnostik so schnell wie möglich nachholen.

Malariaprophylaxe und Schwangerschaft:
Schwangere Frauen sollen Malariaendemiegebiete meiden! Wenn dies unvermeidbar ist oder die Reisende nicht von einer Reise abzubringen ist, soll eine sehr ausführliche Beratung erfolgen. Expositionsprophylaxe! Chemoprophylaxe den Empfehlungen entsprechend. Die Beratung dokumentieren.

Anm.: Eine aktive Immunisierung (Malaria tropica-Impfung) von Kindern in Endemiegebieten ist zwar möglich, die Malariaerkrankung wird durch den vorliegenden Impfstoff (RTS,S) aber nicht sicher verhindert. Schwere Malariafälle treten jedoch seltener auf. Die Integration in Impfprogramme ist sehr schwierig. Für Touristen ist ein Impfstoff aktuell nicht vorgesehen.

Medikamente zur Malaria-Prophylaxe:
Dosisangaben für Erwachsene. Nebenwirkungen und Kontraindikationen: Siehe Packungsbeilagen. Herstellerangaben für Kinder und Schwangere beachten!

Einnahme-Übersicht der Chemoprophylaxe - auf NW und KI achten (Packungsbeilagen!)

- Atovaquon (250 mg) + Proguanil (100 mg) (z.B. Malarone®):
  Ind: Prophylaxe (auch Therapie) einer Malaria.
  Vorteil: Zugelassen, seltener zerebrale NW als Mefloquin, Malarone® Junior für Kinder
  Nachteil: Teuer, tägliche Einnahme
  Dos: 1 Tbl/Tag; 1 Tag vor Einreise, während des Aufenthaltes und bis 7 Tage nach Verlassen des Malariagebietes
- Mefloquin (250 mg; Lariam®): Zur Therapie wegen NW von der DTG nicht mehr empfohlen.
  Ind: Prophylaxe (auch Therapie einer Malaria bei Schwangeren, ansonsten kein Therapeutikum mehr).
  Vorteil: Zugelassen, wöchentliche Einnahme, preiswert, wird gut von Kindern vertragen, auch > 28 d.
  Nachteil: KI u.a. bei psychiatrischen Erkrankungen. Nicht für Taucher u.a. Risikotätigkeiten verwenden.
  Dos: 1 Tbl./Woche; 1 - 3 Wochen vor Einreise, während des Aufenthaltes und bis 4 Wochen nach Verlassen des Malariagebietes. Die Zulassung wurde in Deutschland nicht verlängert, Import weiterhin möglich.
- Doxycyclin-Monohydrat (100 mg):
  Ind: Malariaprophylaxe (keine Notfalltherapie!), für diese Indikation in D nicht zugelassen (off label use!)
  Vorteil: Preiswert, schützt noch gegen einige andere Erreger.
  Nachteil: Nicht zugelassen, tägliche Einnahme, Lichtdermatosen, nicht Kinder < 8 J.
  Dos: 100 mg/Tag; 1 Tag vor Einreise, während des Aufenthaltes und bis 4 Wochen nach Verlassen des Malariagebietes. Patienten darauf hinweisen.

Medikamentenübersicht zur Therapie der Malaria:
Dosisangaben für Erwachsene, ggf. an Gewicht anpassen, Dosisangaben der Hersteller für Kinder unbedingt beachten. Für Nebenwirkungen und Kontraindikationen: siehe Packungsbeilagen. Die meisten Malariamedikamente sind QT-Verlängerer → auf Vor-/Komedikation achten! Ekg-Kontrollen empfohlen.

- Artemether (20 mg) + Lumefantrin (120 mg) (Riamet®, Coartem®)
  Ind: Therapie der unkomplizierten M. tropica, Knowlesi-Malaria und M. tertiana, notfallmäßige Selbstbehandlung.
  Dos: 6 Dosen mit je 4 Tbl. zu den Zeitpunkten 0, 8, 24, 36, 48, 60 h (≈ morgens + abends für 3 d); Einnahme mit einer fettreichen Mahlzeit. QTc-Zeit beachten.
- Artesunat i.v.
  Ind: Therapie der 1. Wahl bei komplizierter M. tropica bei Kindern und Erwachsenen
  Dos: 2,4 mg/kg KG zur Stunde 0, 12 und 24, dann alle 24 Stunden; QTc-Zeit beachten.
- Atovaquon (250 mg) + Proguanil (100 mg) (z.B. Malarone®):
  Ind: Therapie der unkomplizierten M. tropica, Knowlesi-Malaria und M. tertiana, notfallmäßige Selbstbehandlung.
  Dos: Je 4 Tbl. als Einzeldosis über 3 Tage. Einnahme mit einer fettreichen Mahlzeit. QTc-Zeit beachten.
- Chinin i.v. (in Glukose 5 %) (in D nicht mehr im Handel, Herstellung für Kliniken in eigener Apotheke)
  Ind: Therapie der komplizierten Malaria tropica
  Dos: 20 mg/kg KG loading dose, gefolgt von 10 mg/kg KG alle 8 Stunden, plus Doxycyclin für 7 Tage bzw. Clindamycin. Umstellung auf ACT (Artemisinin-based combination therapy) frühestens nach 24 h
- Chloroquin (z.B. Resochin®)
  Ind: Therapie der M. quartana
  Dos: 1 Tabl. Resochin® à 250 mg enthält 150 mg der therapeutisch wirksamen Chloroquinbase.
  - Erstdosis: 600 mg Chloroquinbase = 4 Tbl. Resochin®
  - Nach 6 h: 300 mg Chloroquinbase = 2 Tbl. Resochin®
  - Nach 24 h und 48 h: Je 300 mg Chloroquinbase = 2 Tbl. Resochin®
- Dihydroartemisinin (320 mg) + Piperaquin (40 mg) (Eurartesim®)
  Ind: Therapie der unkomplizierten M. tropica, von der DTG als Stand-by-Medikament nicht empfohlen.
  Dos: je 4 Tbl./d als Einmaldosis über 3 Tage. Keine fettreichen Mahlzeiten 3 h vor und 3 h nach Einnahme. QTc-Zeit beachten.
- Primaquin (15 mg) (In Deutschland nicht zugelassen; Bestellung über Internationale Apotheke)
  Ind: Zur Abschlussbehandlung einer M. tertiana (um Hypnozoiten in der Leber abzutöten).
  Dos: ≈ 30 mg (= 2 Tbl.)/d über 2 Wochen (bei P. ovale 0,25 bzw. bei P. vivax 0,5 mg Base/kg KG täglich). Vor Therapie einen G-6P-DH-Mangel ausschließen.

BILHARZIOSE (Schistosomiasis) [B65.9]

Err: Schistosoma, Pärchenegel: 1 - 2,5 cm lange Saugwürmer (Trematoden)
Urogenital- oder Blasenbilharziose: S. haematobium
Darmbilharziose: S. mansoni (S. japonicum, S. intercalatum, S. mekongi)

Lebenszyklus: Gabelschwanzlarven (Zerkarien) aus Süßwasserschnecken (= Zwischenwirt) penetrieren unversehrte Haut und können (selten) eine Zerkariendermatitis auslösen (häufiger bei Zweitkontakt). Entstehende Schistosomula gelangen über Gefäße und Herz zur Lunge → erreichen dann das Pfortadersystem und entwickeln sich dort zu Würmern → evtl. Katayama-Syndrom (Fieber, Husten, Eosinophilie) → Paarung (Pärchenegel, das Weibchen liegt in der Körperrinne des Männchens, daher auch der Name Schistosoma = gespaltener Körper). Schistosoma haematobium-Pärchen siedeln sich meist in den perivesikalen Venen ab → Eiablage, Eier penetrieren die Blasenwand → Eiausscheidung mit dem Harn (S. haematobium-Ei mit Endstachel). Schistosoma mansoni-Pärchen siedeln sich meist in den Mesenterialvenen ab → Eier penetrieren die Darmwand → Eiausscheidung mit dem Stuhl (S. mansoni-Ei mit Seitenstachel). Im Wasser schlüpfen die Mirazidien → Aufnahme durch Schnecken → der Kreislauf schließt sich. Eier bleiben aber häufig im Gewebe stecken oder gelangen in andere Organe, was zu Granulombildung und den gefürchteten Komplikationen führt.

Ep.: S. haematobium fast nur in Afrika; S. mansoni in Afrika und seltener in Südamerika. Weltweit ca. 200 Mio. Infizierte, die meisten (90 %) südlich der Sahara. Reisende in Endemiegebiete erkranken häufig bei Nichtbeachten des Badeverbotes in Süßwasserseen und -flüssen.

Inf: Perkutan durch Waten oder Baden im Süßwasser, selten andere Übertragungswege

Ink: Meist 2 - 8 Wochen bis zur akuten Bilharziose = Katayama-Syndrom. Nur etwa 2/3 der Patienten durchlaufen dieses (Warn-)Stadium! Das chronische Stadium kann sich anschließen.

KL.: Akute Bilharziose: Fieber, Eosinophilie, Husten, Kopfschmerzen u.a.
Chronische Bilharziose: Blasenbilharziose: Hämaturie, häufig keine frühen Warnzeichen
Darmbilharziose: Darmbeschwerden, häufig keine frühen Warnzeichen

Ko.:
- S. haematobium: Ureterstriktur, renale Komplikationen (interstitielle Nephritis, Glomerulonephritis, Hydronephrose); erhöhtes Risiko für Blasen-Plattenepithel-Ca.
- S. mansoni: Periportale Fibrose (keine Zirrhose), Portale Hypertension mit klassischen Folgen
- Selten Myelitis, Neurobilharziose; auch Lunge, Herz und andere Organe können betroffen sein.

Di.: Süßwasserkontakt im Endemiegebiet
Positive Serologie, mikroskopischer Einachweis (Urin, Stuhl, Gewebe)
Evtl. PCR-Nachweis von Schistosoma-DNA aus EDTA-Blut

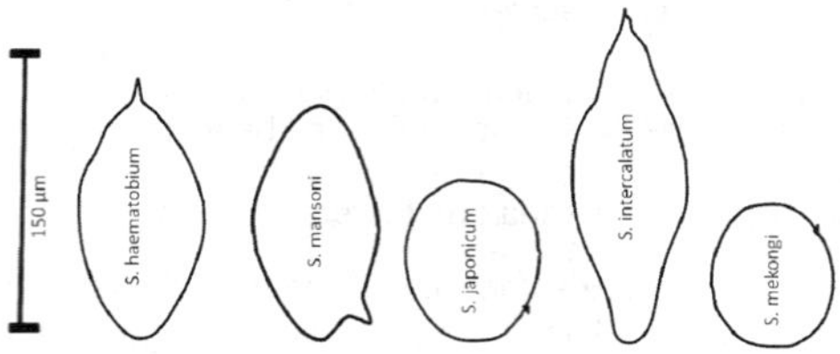

Schistosoma haematobium-Eier sind evtl. im Urin nachweisbar, die anderen Schistosoma-Eier normalerweise im Stuhl. Bei Touristen gelingt der Einachweis eher selten.

Th.: Praziquantel (Biltricide®): Dosis abhängig von Art: S. haematobium nach WHO: 1 x 40 mg/kg KG; DTG-Leitlinie: Je 40 mg/kg KG über 3 Tage. Therapiekontrollen nach 3, 6, 12 und 24 Monaten

Pro: Badeverbot in Endemiegebieten! Nicht auf Aussagen vor Ort („bilharziosefrei") verlassen. Praziquantel-Einnahme direkt nach dem Schwimmen nutzlos. Blind-Therapie 3 Monate nach Wasserkontakt umstritten. Kein Entsorgen von Fäkalien/Urin in Gewässer. Patienten behandeln.

Anm.: Zerkarien nicht-humanpathogener Arten (z.B. Trichobilharzia, von Vögeln) können nach Baden in Binnengewässern (Mitteleuropa, Nordamerika) eine relativ harmlose Badedermatitis verursachen.

LEISHMANIOSE [B55.9]

Err: Leishmanien (obligat intrazelluläre Protozoen) → 14 humanpathogene Arten:
Sog. Alte Welt: L. major, L. tropica, L. infantum, L. donovani, L. aethiopica
Sog. Neue Welt: Subgenus Viannia (u.a. L. brasiliensis) und Arten des L. mexicana-Komplexes

Ep.: Weltweit (außer Australien) 1 Mio. Erkrankungen/J., meist handelt es sich um die kutane Leishmaniose. Reservoir sind Tiere (u.a. Nagetiere und Hunde) und der Mensch. Die (viszerale) Leishmaniose führt zu ca. 30.000 Todesfällen/J. (bes. indischer Subkontinent mit indischem Bundesstaat Bihar und Ostafrika). Armut und HIV/Aids spielen eine wichtige Rolle. Leishmaniosen in Deutschland (Menschen, Hunde) sind importierte Erkrankungen. In Deutschland werden jährlich kutane Leishmaniosen im niedrigen zweistelligen Bereich registriert (u.a. aus Spanien und Türkei).

Inf: Übertragung durch den Stich der Sandmücke (sandfly) der Gattung Phlebotomus (sog. Alte Welt) und Lutzomyia und Psychodopygus (sog. Neue Welt). Erregerreservoir der Neuen Welt sind meist Tiere, der Alten Welt Tiere und/oder der Mensch. Entwicklung des Erregers geschieht in Makrophagen und Monozyten. Intrazelluläre Vermehrung bei der kutanen Form in der Haut, bei viszeraler Leishmaniose gelangen Erreger in Lymphknoten, Leber, Milz und Knochenmark.
WHO-Karten - siehe Internet: *www.who.int/leishmaniasis/leishmaniasis_maps/en* Übertragung (bes. der gefährlichen viszeralen Leishmaniose) auch über Bluttransfusionen möglich.

Ink: Variabel: Wochen - 2 Jahre (meist 2 - 6 Monate)

KL.:
- Viszerale L. (VL; Kala-Azar): Fieber, (Hepato-) Splenomegalie, Kachexie über ca. 1 - 2 Jahre
  Ko.: Sekundärinfektionen (Pneumonie, Sepsis, bes. bei HIV/Aids), Blutungen u.a., VL endet unbehandelt fast immer tödlich!
  Lab: Panzytopenie, Elektrophorese: Albumine ↓, γ-Globuline ↑
- Kutane L. (CL): Papel (Wochen bis Monate nach dem Stich) mit Größenprogredienz. Kann ulzerieren. Lokalisation häufig im Gesicht oder an Extremitäten. Die u.a. Aleppo- oder Orientbeule genannte CL der Alten Welt heilt meist spontan narbig ab.
  Die komplexe Form der kutanen Leishmaniose ist definiert als: > 3 Läsionen, Läsion > 4 cm Durchmesser, Läsion im Gesicht, Hand, über Gelenken, Haut-Schleimhautübergang, Lymphangitis oder -adenitis, Satellitenläsionen, therapierefraktäre Läsion
- Mukokutane L. (MCL): Gefürchtete Form, erst kutane Läsion, dann häufig nässende Ulzeration, oft tastbarer Lymphstrang zentripetal und Satelittenläsionen. Später Schleimhautbefall (u.a. Rhinopharynx) mit nicht selten entstellenden Zerstörungen (= Espundia)
- Sonderformen: L. recidivans (LR), Diffuse kutane L. (DCL), Post-Kala-Azar dermale L. (PKDL)

DD.: Viszerale L.: u.a. Malaria, Tuberkulose, Leukämie, Typhus abdominalis, Brucellose
Kutane L.: u.a. infizierte Insektenstiche, Lues, Mykobakteriosen (bes. Lepra), Mykosen, Malignome
Mukokutane L.: u.a. Sporotrichose, Blastomykose, Malignome, Granulomatose mit Polyangiitis

Di.: Auslandsanamnese, Klinik über Wochen, Erregernachweis (Ausstrich, Histologie, Kultur, PCR) aus Material am Randwall des Geschwüres. Bei VL Punktat aus meist Milz oder Knochenmark. Ak-Nachweis nur bei VL sinnvoll (z.B. Anti-rK39-Schnelltest), aber unsicher bei Immunschwäche

Th.: Abhängig von Leishmanienart, Endemiegebiet und Präsentation. Therapie oft mit deutlichen NW.
Systemisch: Viszerale Leishmaniose, komplexe Läsionen der CL, mukokutane Formen, bei speziellen Arten (Subgenus Viannia und L. amazonensis), Immunsupprimierte Patienten, Sonderformen
Lokal: Einfache Läsionen bei der kutanen Alten Welt-Leishmaniose und bei L. mexicana-Komplex der Neuen Welt, Schwangerschaft und anderen Kontraindikationen für systemische Therapie
Therapiebeispiele:
- Viszerale L.: Liposomales Amphotericin B i.v. (Tag 1 - 5 und 10); 2. Wahl:. Miltefosin p.o./28 d
- Kutane L.: Abwarten oder Lokalbehandlung, abhängig von Spezies mit z.B. Paromomycinsalbe oder wiederholten Pentamidin- oder Antimonpräparatunterspritzungen. Komplizierte Formen werden systemisch behandelt!
- Mukokutane L.: Systemisch, abhängig von Spezies (u.a. Liposomales Amphotericin B i.v., Miltefosin p.o./28 d)

Merke: Beratung durch einen Spezialisten/Tropeninstitut bei Diagnostik und spezifischer Therapie!

Prg: Abhängig von Leishmanienart mäßig bis sehr gut. Bei rechtzeitiger und vollständiger Therapie ist auch die Prognose der viszeralen L. relativ gut. Armut und geschwächtes Immunsystem spielen eine Rolle. Rezidive und Todesfälle sind besonders häufig bei Unterernährung und HIV/Aids.

Pro: Schutzmaßnahmen gegen Mücken: Einreiben mit Repellents, langärmlige imprägnierte Kleidung tragen; imprägnierte Moskitonetze schützen bedingt (Mücken schlüpfen durch die großen Maschen); Besprühen der Wände mit Insektiziden (Indoor Residual Spraying), Deltamethrin-imprägnierte Hundehalsbänder, Reservoir- und Vektorkontrolle; Patienten behandeln!

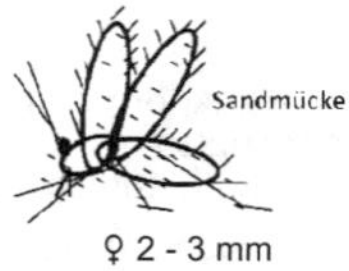

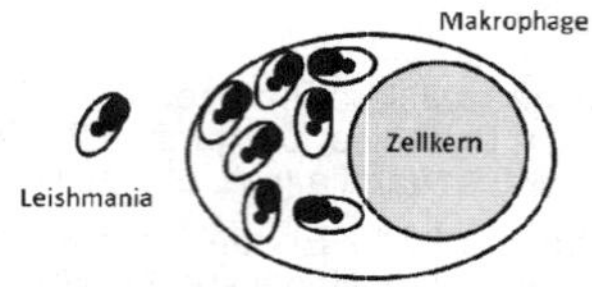

Tollwut (= Rabies = Lyssa) [A82.9]

Namentliche Meldepflicht bei Verdacht, Erkrankung, Tod und sowie Tierkontakt!

Err: Rabiesviren sind neurotrope RNA-Viren mit 12 verschiedenen Spezies. Hunde-/Fuchs-Tollwutviren werden leichter auf den Menschen übertragen als Fledermaus-Tollwutviren.

Ep.: Beinahe weltweites Vorkommen mit Ausnahme Neuseelands und einiger ozeanischer Inseln; ca. 55.000 jährliche Todesfälle weltweit.

Inf: Die Übertragung erfolgt durch Tierbisse (bes. Hunde (99 %), Wildtiere und Fledermäuse), Transplantationen, Köderexposition und Laborunfälle. In Deutschland nur noch Risiko durch Fledermäuse.

Ink: 14 - 90 Tage und länger je nach Virustyp, inokulierter Virusmenge, Bissstelle und beißender Tierart

KL: Die Erkrankung verläuft in 3 Phasen:
1. Prodromalphase: Uncharakteristische leichte Beschwerden, Unwohlsein, Brennen, Jucken und Schmerz an der Bissstelle für 2 - 10 Tage
2. Neurologische Phase: Enzephalitische Form (sog. Wilde Wut): Hypersalivation und Krämpfe der
   a) Schlundmuskulatur, Hydrophobie, Aggression u.a
   b) Paralytische Form (sog. Stille Wut): Muskelschwäche, Lähmung, Dauer 1 - 2 Wochen
3. Rasche Verschlechterung, Koma, Multiorganversagen, Tod

Lab: Virus-RNA-PCR aus Speichel oder Trachealsekret, evtl. aus Gehirnbiopsien (***Cave:*** Liquor oft noch negativ); Ak können mittels EIA oder Neutralisationstest spät nachgewiesen werden.
Postmortal: Virus-RNA oder Negri-Körperchen (***Cave:*** Alle Proben sind infektiös !)

DD: Zerebrale Malaria, Meningoenzephalitiden, Guillain-Barré-Syndrom; psychiatrische Störungen

Di.: Klinik + Exposition (evtl. unbemerkter Kontakt) + Impfanamnese + Labor

Th.: Sofortige Therapie. Beratung durch Zentren. Bei manifester Tollwuterkrankung meist nur palliative Therapie möglich. Maximale Intensivtherapie bei den seltenen Fällen einer manifesten Tollwut bei präexpositionell unvollständig Geimpften (Schutz aber vermutlich sogar bei einer einzigen Impfung gegeben) oder postexpositionell inadäquat Geimpften. Wird ein Tollwutverdacht eines Tieres entkräftet, kann eine Impfserie abgebrochen oder als präexpositionelle Impfung weitergeführt werden.

Prg: Bei Beginn der klinischen Symptomatik bei Ungeimpften infaust. Bei postexpositioneller Impfung gut.

Pro:
1. Präexpositionell: Kein Tierkontakt in Endemiegebieten! Impfindikation für Tierärzte, Forst- und Laborpersonal bei möglicher Exposition, großzügige Indikationsstellung für Reisende in Gebieten mit hoher Tollwutgefahr oder mangelnden Möglichkeiten der Postexpositionsprophylaxe. Die STIKO empfiehlt das klassische intramuskuläre 3-Dosen-Schema entsprechend der Fachinformation an den Tagen 0, 7 und 21 oder 28. Nach StAR (Ständiger Ausschuss Reisemedizin der DTG) und WHO bei Immunkompetenten (sog. Off-Label-Use): 2 x Grundimmunisierung an den Tagen 0 und 28; keine Auffrischungsimpfung bei immunkompetenten Reisenden.
2. Postexpositionelle Prophylaxe (PEP): Bei Biss Wunde Auswaschen mit Seife, Desinfektion, Tetanusschutz überprüfen. PEP entsprechend RKI-Empfehlung:
   Expositionsgrad I (risikoloser Kontakt): Keine Impfung
   Expositionsgrad II (geringes Risiko für Tollwut): Wenn präexpositionell geimpft: Aktive Impfung an Tag 0 und 3, ansonsten aktive Grundimmunisierung oder Vervollständigung einer Impfserie.
   Expositionsgrad III (tollwutverdächtiger Biss, Fledermauskratzer oder -biss): Simultanimpfung = aktive und passive Impfung mit humanem Tollwut-spezifischem Immunglobulin (H-RIG): 20 IE/kg KG bis zu 7 Tage postinterventionell. H-RIG ist im Ausland oft nicht verfügbar. Dann Tollwutimmunglobulin vom Pferd (E-RIG): 40 IE/kg, welches häufiger Nebenwirkungen hat.
   Aktives postexpositionelles Impfschema laut WHO: Tag 0, 3, 7, 14 und 28 (5er-Essen-Schema) oder alternativ 2 x Tag 0 sowie je 1 x an Tag 7 und 21 (4er-Zagreb-Schema). Bei der individuelle Festlegung des Impfschema Beachtung der Herstellerangaben (Zulassung !). Angehörige, Ärzte und Pflegepersonal eines Tollwutpatienten (evtl. auch Laborpersonal) sollten aktiv geimpft werden wegen möglicher Infektionsgefährdung bei Speichelkontakt mit dem Erkrankten.

XII. ANHANG ZUM KAP. INFEKTIONSKRANKHEITEN

DIFFERENZIALDIAGNOSE „FIEBER" [R50.9]

Def: Der physiologische Temperaturverlauf zeigt eine Tagesrhythmik mit einem Minimum in der 2. Nachthälfte bis morgens und einem Maximum am Nachmittag: Axillar (Achsel) bis 37,0 °C - oral bzw. sublingual und Stirn bis 37,2 C (= 99 °F) - rektal und im Ohr (aurikulär) bis 37,6 °C (= 99,7 °F). Die Messwerte im Stirnbereich entsprechen den oralen Werten, können aber bei Vasokonstriktion falsch niedrig sein. Nach der Ovulation steigt die Temperatur um ca. 0,5 °C (= 32,9 °F) an, ebenso nach körperlicher Anstrengung. Kleidung und Außentemperatur haben einen Einfluss. Bei Kindern treten höhere Temperaturschwankungen schneller und häufiger auf. Der Normalbereich unterliegt zusätzlich individuellen Schwankungen. Von Fieber spricht man, wenn die Kerntemperatur > 38 °C (= 100,4 °F) liegt.

Ursachen von Fieber:

1. Infektionen (ca. 50 %): Infektionskrankheiten, Abszesse, Pyelonephritis, bakterielle Endokarditis, Tuberkulose
2. Autoimmunerkrankungen, Kollagenosen, Vaskulitiden (bis 15 %)
3. Malignome (7 %): Hodgkin-/Non Hodgkin-Lymphome, Tumoren des Magen-Darm-Traktes, Nierenzellkarzinom

Merke: Es gibt kein Entzündungszeichen, das nicht auch durch einen Tumor hervorgerufen sein kann!

4. Fieber durch Arzneimittel ("drug fever") oder DRESS („drug rash with eosinophilia and systemic symptoms"): 3 - 4 Wochen nach Beginn einer Medikamententherapie (bes. mit Antiepileptika oder Allopurinol) Auftreten von Fieber, Exanthem, Eosinophilie, Anstieg der Leberenzyme. Einige Wochen nach Beginn DRESS kann es zur Reaktivierung von Virusinfektionen kommen.
5. Fieber nach Operationen (siehe unten)
6. Andere Ursachen: TVT, (rezidivierende) Lungenembolien, Hyperthyreose
7. Fieber unklarer Ursache (siehe unten)

Fiebertypen und häufigere Ursachen (Messwerte aurikulär oder rektal):

- Subfebril (< 38 °C rektal) oder febril (> 38 °C)
- Fiebertypen:
  - Kontinua (Tagesschwankungen bis 1 °C)
  - Remittierend (Tagesschwankungen 1 - 2 °C)
  - Intermittierend (starke Tagesschwankungen > 2 °C)
  - Septisches Fieber: Intermittierend hohe Fieberschübe mit oder ohne Schüttelfrost

Kontinua: Bakterieller Infekt (wobei man aber heute durch frühzeitige Antibiotikatherapie nur noch selten die typische Kontinua beobachtet).

Zweigipflig:
- Komplikation nach bakteriellem Infekt
- Manche Virusinfekte

Undulierend: Brucellosen, Hodgkin

Fieber bei Malaria: (Subikterus, Leberschmerzen, Tropenanamnese!)
Malaria quartana: **2** Tage fieberfrei!
Malaria tertiana: **1** Tag fieberfrei!
Malaria tropica (oder Mischinfektion): Unregelmäßiges Fieber

Fieber und weißes Blutbild:
a) Leukozytose: Bakterielle Infektion
b) Leukopenie: Virusinfekt, Typhus (!), Brucellosen, vermehrter peripherer Verbrauch von Granulozyten; Therapie mit Zytostatika oder Immunsuppressiva.

Diagnostische Hinweise:

- Fieber objektivieren, in Zweifelsfällen dreigleisig messen: Axillar < bukkal < rektal, wobei die bukkal gemessenen Werte zwischen den beiden anderen liegen (was die Patienten meist nicht wissen) → Ausschluss vorgetäuschter Temperaturen.
- Anamnese:
  - Auslandsreisen? (Malaria, Typhus, Amöbenruhr, Denguefieber, tropische Viruserkrankungen u.a.)
  - Umgang mit (erkrankten) Tieren? Kontakt zu Patienten mit Infektionskrankheiten?
  - Welche Medikamente wurden vor dem Fieber genommen? ("drug fever")
- Klinische Leitsymptome, z.B.
  - Respiratorische Symptome (Husten, Auswurf, Dyspnoe)
  - Abdominale Symptome (Schmerzen, Diarrhö)
  - Urogenitale Symptome (Dysurie, Pollakisurie, Flankenschmerzen)
  - Meningitische oder enzephalitische Symptome (Kopfschmerzen, Meningismus u.a.)
  - Gelenk-/Knochenschmerzen

- Suche nach einer infektiösen Ursache:
  - Gezielte kulturelle/serologische Diagnostik, wenn Anamnese und Klinik Verdachtshinweise geben auf Ort und Art der Infektion (Urinkultur, Sputumkultur, Tuberkulom-Diagnostik)
  - Wiederholte Blutkulturen (mind. an 2 aufeinanderfolgenden Tagen je 2 - 3 Proben)
  - "Dicker Tropfen" bei Fieber und Tropenanamnese (Ausschluss einer Malaria)
- Labor-Screening: TSH basal, CRP/BSG, Rheumaserologie (RF, ANA) u.a.
  Anm.: Ungezielte serologische und immunologische „Rundumschläge" bringen einen nur selten diagnostisch weiter.
- Organscreening: Sonografie von Abdomen, Herz und Schilddrüse, Rö. Thorax, transösophageales Echo bei Verdacht auf Endokarditis, gastroenterologische Diagnostik, Schilddrüsenfunktion, gynäkologische/ urologische Untersuchung, bei Tumorsuche evtl. PET

Fieber unklarer Genese (fever of unknown/unexplained origin = FUO): Internetinfo: *Onkopedia*

1. **FUO bei neutropenischen Patienten** (Zahl der neutrophilen Granulozyten 500 - 1.000/µl) unter/nach Zytostatikatherapie tritt in ca. 75 % aller Patienten auf. In 50 % d.F. bleibt die Genese ungeklärt. Bei Fehlen nicht-infektiöser Ursachen ist als Ursache eine Infektion zu unterstellen. In der Mehrzahl der Fälle handelt es sich um Staphylokokken, Streptokokken oder gramnegative Bakterien (Pseudomonas aeruginosa, E. coli, Klebsiellen); evtl. auch Pilze. Nach Einleitung einer Basisdiagnostik (aerobe/ anaerobe Blutkulturen, Urinkultur, Rö.-Thorax, Sono-Abdomen, Inspektion von Mund, Ano-/Genitalregion, Venenkatheter evtl. entfernen u.a.) wird unverzüglich eine Breitspektrum-Antibiotikatherapie gestartet. Je schneller mit der Therapie begonnen wird, umso höher sind die Erfolgschancen!

   Therapieempfehlung (Leitlinien beachten *siehe Internet*):
   Bei bekannter Besiedlung mit MDR-Bakterien Auswahl der Antibiotika nach Leitlinie. Bei fehlender MDR-Besiedlung i.v.-Gabe von Antibiotika mit Pseudomonas-aktivem Betalaktam. Falls innerhalb von 72 h keine Besserung eintritt: Umstellung auf antibakterielle antimykotische Therapie nach Leitlinie bzw. Konsil mit einem Infektiologen
2. **FUO ohne Neutropenie:** Abszesse, Endokarditis, Tuberkulose, HIV-Infektion und opportunistische Infektionen
3. **Nosokomiales FUO:** Fieber > 38°C bei einem hospitalisierten Patienten, der zum Zeitpunkt der Hospitalisierung noch keine Zeichen einer Infektion hatte.
   Urs: Infizierte intravasale Katheter, Harnwegsinfektionen, Pneumonien, Sinusitis, Reaktivierung von CMV und HSV, TVT/Lungenembolien

   3 Häufige Ursachen von Fieber nach Operationen:
   - Wundinfektionen
   - Nosokomiale Pneumonien (Intensivstationen!) und Harnwegsinfektionen (Blasenverweilkatheter!)
   - TVT und Thromboembolien
4. FUO bei HIV-Infektion: Bei CD4-Lymphozyten < 200/µl Auftreten opportunistischer Infektionen, z.B. P. jirovecii, Mykobakterien; weitere Infektionen: Siehe Kap. HIV/AIDS. Bei Patienten unter antiretroviraler Therapie evtl. inflammatorisches Immunrekonstitutions-Syndrom (IRIS)
5. FUO verursacht durch Malignome, Kollagenosen, Medikamente (drug fever) u.a.

In bis zu 15 % d.F. von FUO findet man die Ursache nicht.

Therapeutische Hinweise bei Patienten ohne Neutropenie und ohne bedrohliche Symptomatik:
Patienten 2 - 3 Tage beobachten; dabei Fieber objektivieren (selten wird Fieber vorgetäuscht bei „Münchhausen"-Syndrom) und ausführliche Diagnostik einleiten.

- Ausreichende Flüssigkeitszufuhr sicherstellen!
  Perspiratio insensibilis (= unsichtbarer Flüssigkeitsverlust durch Haut und Lunge):
  - Bei normaler Körpertemperatur ca. 1,0 L/24 h
  - Faustregel: Je 1°C > 37°C zusätzlich 0,5 - 1,0 L Wasser

  Diese Mindestwerte müssen bei der Wasserbilanzierung berücksichtigt werden und den sichtbaren Ausscheidungen aus Nieren, Magen-Darm-Trakt und evtl. Wunden/Fisteln/Sonden hinzugerechnet werden.
- Alle nicht lebenswichtigen Medikamente absetzen (drug fever?).
- Wenn Fieber symptomatisch gesenkt werden muss, dann langsam und gleichmäßig, damit der Kreislauf nicht belastet wird (Paracetamol und/oder physikalisch, z.B. durch nasskalte Wadenwickel).
- Leichtes Fieber braucht bei Patienten ohne Herzerkrankung nicht gesenkt werden.
- Keine therapeutischen Maßnahmen, die die Diagnostik verschleiern oder unmöglich machen, z.B.
  - Antibiotikagabe nicht vor bakteriologischer Untersuchung
  - Wenn nur der leiseste Verdacht auf Hyperthyreose besteht (TSH erniedrigt), keine Röntgenkontrastmittel vor einer Schilddrüsendiagnostik.
  - Probeexzisionen bei Verdacht auf Kollagenosen/Vaskulitiden sind nicht mehr aussagekräftig nach vorausgegangener wochenlanger Kortikosteroid-Therapie.
- Negative serologische Untersuchungen auf Antikörper im Beginn einer Erkrankung und bei Immunschwäche/-suppression schließen die Erkrankung nicht aus!
- Wenn Antibiotika bei unklaren Infekten gegeben werden müssen, dann solche mit breitem Wirkspektrum. Evtl. spätere Korrektur nach Antibiogramm.

AUTOINFLAMMATIONSSYNDROME (AIS) / Periodische Fiebersyndrome (PFS) / Autoinflammatory Diseases (AID), Hereditary periodic fever syndromes (HPFS)

Def: Erbliche Erkrankungen mit periodischen Fieberschüben. Auch wenn die Erkrankungen relativ selten sind, sollte man sie differenzialdiagnostisch kennen. Die Mutationen bei diesen Erkrankungen führen zu einer gestörten Zytokinbalance. Leitsymptome sind rezidivierende Fieberepisoden und fakultativ Serositiden, Arthritiden und Exantheme; laborchemisch imponieren hohe Entzündungsparameter.

Name	**Familiäres Mittelmeerfieber (FMF) (am häufigsten)**	**Hyper-IgD-Syndrom (HIDS)**	**TNF-Rezeptor-assoziiertes periodisches Syndrom (TRAPS)**	**Muckle-Wells-Syndrom (MWS)**	**Familiäre Kälteurtikaria (Syndrom) = FCU(S) = FCAS = CAPS*)**	**Zyklische Neutropenie (ZN)**
Manifestation	< 10 Lj.	< 1 Lj.	~ 10 Lj.	Variabel	< 1 Lj.	< 5 Lj.
Dauer in Tagen	1 - 3	3 - 7	Ca. 14	Tage	Tage - Wochen	4 - 5
Intervall	Wochen - Monate	4 - 8 Wochen	Monate	Variabel	Exposition	20 Tage
Klinik	Polyserositis Peritonitis Pleuritis	Lymphknotenvergrößerungen Konjunktivitis Bauchschmerzen	Ödeme Myalgien Bauchschmerzen	Taubheit Arthralgien	Kälteintoleranz Konjunktivitis	Aphthöse Stomatitis
Arthritis	Monoarthritis	Polyarthritis	Selten	Synovitis	Schmerzhafte Arthritis	Keine
Hautbefunde	Erysipelähnlich (beinbetont)	Makulopapulöse Plaques	Schmerzhafte erythematöse Plaques	Urtikaria	Urtikaria	Kutane Infekte
Komplikationen	Amyloidose	Amyloidose	Amyloidose	Amyloidose Taubheit	Amyloidose	Sepsis
Labor	Genetische Analyse Serumamyloid A (SAA)	IgD / (IgA) (↑) MVK	Typ1-TNF ↓	Keine	Keine	Neutropenie
Erbgang	autosomal-rezessiv und dominant	autosomal-rezessiv	autosomal-dominant	autosomal-dominant	autosomal-dominant	autosomal-dominant
Chromosom/Gen	16p13/MEFV	12q24/MVK	12p13/TNFRSF1A	1q44/NLRP3	1q44/NLRP3	19p13.3/ELA2
Protein	Pyrin / Marenostrin	Mevalonatkinase	TNFRSF1A	Cryopyrin/NALP3	Cryopyrin	Neutrophilen-elastase
Therapie	Colchicin, Etanercept Anakinra, Canakinumab (= IL-1-Antagonist)	Kortison Anakinra Canakinumab (= IL-1-Antagonist)	Kortison Etanercept Anakinra Canakinumab	Anakinra Canakinumab (= IL-1β-Antagonist)	Anakinra Canakinumab (= IL-1β-Antagonist)	G-CSF

*) FCAS = familial cold autoinflammatory syndrome
CAPS = Cryopyrin-assoziierte periodische Syndrome

Weitere seltene hereditäre Fiebersyndrome:
1. CINCA-Syndrom (chronic infantile neurological cutaneous and articular syndrome)*)
2. PAPA-Syndrom (pyogene sterile Arthritis, Pyoderma gangraenosum, Akne)
3. PFAPA-Syndrom (periodisches Fieber, aphthöse Stomatitis, Pharyngitis, Adenitis)
4. Interleukin 1-Rezeptor-Antagonist-Defizienz (= DIRA) - 5. Schnitzler-Syndrom - 6. Systemische juvenile idiopathische Arthritis (M. Still)
7. Nicht-bakterielle Osteitis (= chronisch rekurrierende multifokale Osteomyelitis [CRMO])

Infektionsschutzgesetz (IfSG) - Meldepflichten

Internet-Infos: z.B. *www.rki.de* → *Infektionsschutz* → *Infektionsschutzgesetz*

Wichtiger Hinweis: Dieses Kapitel enthält eine Zusammenfassung infektionsschutzrechtlicher Regelungen. Rechtlich bindend ist der Text der jeweiligen Rechtsnormen.

Zweck des Infektionsschutzgesetzes ist es, einer Ausbreitung von Infektionskrankheiten beim Menschen vorzubeugen. Einen wichtigen Baustein stellen die gesetzlichen Meldepflichten dar. Durch die Meldungen werden die Gesundheitsbehörden über das Auftreten von Infektionskrankheiten informiert und in die Lage versetzt, die notwendigen seuchenhygienischen Maßnahmen zu ergreifen. Zu unterscheiden sind:

- Namentliche Meldung bei übertragbaren Krankheiten (§ 6 IfSG) - unverzüglich, muss spätestens innerhalb von 24 Stunden beim Gesundheitsamt vorliegen. Eine Meldepflicht besteht bei Krankheitsverdacht, Erkrankung und Tod.
- Namentliche Meldung bei direktem oder indirektem Labornachweis von Krankheitserregern (§ 7 Abs. 1 IfSG), wenn dieser auf eine akute Infektion hinweist - ebenfalls unverzüglich, muss spätestens innerhalb von 24 Stunden beim Gesundheitsamt vorliegen.
- Nichtnamentliche Meldung bei Labornachweis von Krankheitserregern (§ 7 Abs. 3 IfSG), fallbezogen verschlüsselt innerhalb von 2 Wochen an das Robert Koch-Institut. Meldeformulare können beim RKI angefordert werden.

Namentliche Meldungen erfolgen üblicherweise mithilfe spezieller Meldeformulare per Telefax (weitere Infos siehe unter *www.rki.de*). In dringenden Fällen ist zusätzlich eine telefonische Vorabinformation des Gesundheitsamtes sinnvoll, um dadurch die Einleitung von Maßnahmen zu beschleunigen. Außerhalb der Dienstzeiten kann in der Regel ein Bereitschaftsdienst des Gesundheitsamtes kontaktiert werden, dessen Rufnummer über die Rettungsleitstelle oder die Polizei erfragt werden kann.

Eine unterlassene oder verspätete Meldung kann als Ordnungswidrigkeit oder als Straftat geahndet werden.

Zur Meldung von Krankheiten nach § 6 sind verpflichtet (Auswahl):
- der feststellende Arzt (in Einrichtungen teilweise auch der leitende Arzt / Abteilungsarzt / behandelnde Arzt)
- der Leiter eines pathologisch-anatomischen Instituts.

Zur Meldung nach § 7 sind verpflichtet (Auswahl):
- der Leiter eines Labors sowie der Leiter eines pathologisch-anatomischen Instituts
- Behandelnde Ärzte, wenn sie selbst Laboruntersuchungen zum Erregernachweis durchführen (z.B. bei einem Influenza-Schnelltest).

Ergänzende Hinweise:
- Je nach epidemiologischer Lage können die geltenden gesetzlichen Meldepflichten - ausgeweitet oder eingeschränkt werden (§ 15 IfSG). Außerdem können Bundesländer zusätzliche Meldepflichten erlassen.). Auskünfte erteilt das örtliche Gesundheitsamt.
- Bedrohliche übertragbare Krankheiten, die im Gesetz nicht explizit aufgeführt sind: Namentliche Meldepflicht, beispielsweise wenn eine schwerwiegende Gefahr für die Allgemeinheit anzunehmen ist.
- Häufung nosokomialer Infektionen: Nichtnamentlich, also ohne Angabe personenbezogener Daten meldepflichtig, wenn bei zwei oder mehr Infektionen ein epidemischer Zusammenhang wahrscheinlich ist oder vermutet wird.
- Impfschäden: Ebenfalls namentlich meldepflichtig, solange es sich nicht um eine Impfreaktion im üblichen Ausmaß handelt.

Weitere wichtige Regelungen des Infektionsschutzgesetzes sind gesetzliche Verbote für Erkrankte, Krankheitsverdächtige oder für Personen, die Krankheitserreger ausscheiden. Es handelt sich hier vor allem um
- gesetzliche Besuchsverbote bzw. Tätigkeitsverbote in Kindergärten bzw. Schulen oder dergleichen (§ 34 IfSG). Je nach Erkrankung gelten Verbote automatisch auch für Haushaltsangehörige.
- gesetzliche Tätigkeitsverbote im Umgang mit bestimmten Lebensmitteln (§ 42 IfSG).

Diesen gesetzlichen Verboten ist gemeinsam, dass sie automatisch mit dem Stellen der (Verdachts-) Diagnose bzw. dem Vorliegen eines Labornachweises gelten, und nicht erst nach Anordnungen des Gesundheitsamtes.

Die Tabelle auf der Folgeseite sowie die Angaben bei den einzelnen Infektionskrankheiten dienen zur Orientierung über die deutschlandweiten Meldepflichten und die gesetzlichen Verbote.

Erläuterungen der verwendeten Symbole der nachfolgenden Tabelle:
+ = Namentlich an das Gesundheitsamt; + RKI = Nichtnamentlich unmittelbar an das Robert Koch-Institut
B = Gesetzliches Besuchsverbot für Schulen, Kindergärten u.ä
L = Tätigkeitsverbot Lebensmittelbereich

Übersicht meldepflichtiger Infektionskrankheiten:

Krankheit	Meldepflicht Krankheit § 6	Meldepflicht Erreger § 7	Gesetzliche Verbote
Adenovirus-Konjunktivitis		+	
Arbovirus-Infektion (z.B. Chikungunya, Dengue, Zika, West-Nil)		+	
Bornavirus-Meningoenzephalitis		+ (Bornaviren humanpathogen)	
Botulismus	+	+	
Brucellose		+	
Cholera	+	+ (humanpathogene Vibrio spp.)	B
Clostridioides difficile (schwerer Verlauf)	+		L
COVID-19	+	+	
Diphtherie	+	+	B
Echinokokkose		+ RKI	
Gastroenteritis: Siehe Kap. infektiöse Gastroenteritis	+ (teilweise)	+ (teilweise)	B (teilweise), L
Enteropathisches hämolytisches urämisches Syn-	+	+	B, L
Fleckfieber		+	
FSME		+	
Haemophilus influenzae (invasive Infektion)		+	B
Hantavirus		+	
HIV		+ RKI	
Humane spongiforme Enzephalopathie (Creutzfeldt-Jakob-Krankheit)	+	+	
Influenza Sonderfall: Zoonotische Influenza	 +	+ +	
Läuserückfallfieber		+	
Legionellose		+	
Lepra		+	
Leptospirose (humanpathogene Stämme)		+	
Listeriose (invasive Infektion und Abstrich bei Neugeb.)		+	
Lues		+ RKI	
Malaria		+ RKI	
Masern und SSPE	+	+	B
Meningokokken-Meningitis oder -sepsis	+	+	B
MERS-CoV		+	
Milzbrand	+	+	
Multiresistente Erreger: - Acinetobacter spp. und Enterobacterales mit Carbapenem-Resistenz (Meldepflicht bei Kolonisation und Infektion) - MRSA (Nachweis in Blut und Liquor) - N. gonorrhoea mit Resistenzen gegen Azithromycin, Cifixim und Ceftriaxon		 + + RKI	
Mumps	+	+	B
Ornithose		+	
Paratyphus	+	+	B, L
Pertussis	+	+	B
Pest	+	+	B
Poliomyelitis (jede nichttraumatische schlaffe Lähmung)	+	+	B
Psittakose		+	
Q-Fieber		+	
Röteln	+	+	B
Shigellenruhr	+	+	B, L
Streptococcus pneumoniae		+	
Tollwut	+	+	
Toxoplasmose (nur konnatal)		+ RKI	
Trichinellose		+	
Tuberkulose (siehe Kapitel „Tuberkulose")	+	+	B (teilweise)
Tularämie		+	
Typhus abdominalis	+	+	B, L
Varizellen (zusätzlich Labornachweis von VZV	+	+	B
Virusbedingtes hämorrhagisches Fieber (z.B. Ebola, Gelbfieber, Lassa, Marburg)	+	+	B
Virushepatitis A / B / C / D / E	+ (jede akute Virushepatitis)	+	B und L (Hepatitis A und E)

Initialtherapie bakterieller Infektionskrankheiten Erwachsener in der Praxis

(In Anlehnung an die Empfehlungen der Paul-Ehrlich-Gesellschaft für Chemotherapie e.V.)

Diagnose	Häufigste Erreger	Mittel der Wahl	Alternativen
Infektionskrankheiten des Mund- und Rachenraumes sowie des Respirationstraktes			
Akute Bronchitis	Meist: Viren: Keine Antibiotika Nur selten: Pneumokokken Haemophilus influenzae Moraxella catarrhalis Chlamydia pneumoniae	--- Siehe Kap. CAP	
Akute Exazerbation der COPD = AECB	Siehe Kap.COPD		
Pneumonie ambulant erworben = CAP	Siehe Kap. CAP		
Tonsillitis, Pharyngitis Erysipel	A-Streptokokken	Phenoxypenicillin Cephalosporine Gr. 2/3	Makrolide
Lyme-Borreliose	Borrelia burgdorferi	Stadienabhängige Therapie Doxycyclin (St. 1)	Siehe Kap. Lyme-Borreliose Ab Stad. 2 Ceftriaxon
Magen-Darm-Infektionen			
Akute Enteritis	Salmonellen Campylobacter jejuni Yersinien Shigellen	Ciprofloxacin	Aminopenicilline TMP/Sulfonamid Makrolide nur bei Campylobacter
Bemerkungen: Infektionen durch Salmonellen, Campylobacter oder Yersinien nur in Ausnahmefällen antibakteriell behandeln.			
HP-Gastritis Ulcus duodeni/ventriculi MALT-Lymphom	Helicobacter pylori	Siehe Kap. HP-Gastritis	
Divertikulitis	Escherichia coli Enterokokken Bacteroides fragilis	z.B. Metronidazol + Fluorchinolon Gr. 2/3	Siehe Kap. Divertikulitis
Gallenwegsinfektionen			
Cholangitis Cholezystitis	Escherichia coli Enterokokken Klebsiellen Anaerobe und aerobe Streptokokken Selten Clostridioides perfringens 1 - 3 %	Ciprofloxacin oder Ceftriaxon	
Bemerkungen: Bei Steinen endoskopische bzw. chirurgische Therapie! Endoskopische Unters. der Gallenwege: Prophylaxe mit Ciprofloxacin			
Harnwegsinfektionen (HWI)			
Akute unkomplizierte Zystitis der Frau im geschlechtsaktiven Lebensalter	Escherichia coli ca. 80 %	Fosfomycin (Einmalgabe) oder Nitrofurantoin	Aminopenicilline (Mittel der Wahl bei Schwangerschaft)
Urinkontrolle nach 1 bis 2 Wochen.			
Akute unkomplizierte Pyelonephritis	Escherichia coli ca. 80 %	Ciprofloxacin oder Levofloxacin	Aminopenicilline / BLI
Bemerkungen: Bei typischem klinischem Bild (Flankenschmerz, Fieber) und Leukozyturie kann die Therapie (Dauer 7 bis 14 Tage) ggf. ohne mikrobiologische Untersuchung begonnen werden. Bei atypischem Verlauf oder Rezidiv ist eine mikrobiologische Untersuchung erforderlich.			
Komplizierte Harnwegsinfektionen	Enterokokken ca. 30 % Escherichia coli ca. 20 % Staphylokokken ca. 20 % Pseudomonas aeruginosa 10 % (siehe Kap. HWI)	Nach Testung	
Bemerkungen: Therapiedauer mind. 7 bis 10 Tage und länger. Wegen der Multiresistenz vieler Erregerarten Chemotherapie grundsätzlich nur nach bakterieller Testung; in Ausnahmefällen (z.B. Fieber) Beginn der Therapie nach Uringewinnung zur bakteriologischen Untersuchung mit einem Breitspektrum-Chemotherapeutikum; Ursache urologisch abklären.			
Genitalinfektionen			
Lues	Treponema pallidum	Benzathinpenicillin i.m.	Doxycyclin bei Penicillinallergie
Gonorrhö	Neisseria gonorrhoeae	Ceftriaxon + Azithromycin (Einmaldosis)	
Unspezifische Urethritis	Chlamydia trachomatis	Doxycyclin	Makrolid
Bemerkungen: Bei Genitalinfektionen Partnerbehandlung notwendig!			

Übersicht über Antibiotikagruppen

(mit freundlicher Genehmigung von Prof. Dr. med. F. Vogel, Hofheim)
(o = oral / p = parenteral anwendbar)

Gruppe	Beispiele	p / o	Wirkspektrum
PENICILLINE			
Penicilline	Benzylpenicillin (= Penicillin G) Phenoxymethyl-Penicillin (Penicillin V)	p o	Wirksam gegen Streptokokken einschl. Pneumokokken
Aminopenicilline	Amoxicillin Ampicillin	o p / o	- Penicillin-Wirkspektrum - Wirksam gegen Enterokokken und einige wenige gramnegative Erreger ohne Betalaktamase-Produktion - Nicht wirksam gegen Staphylokokken und Anaerobier mit Betalaktamase-Produktion
Aminopenicilline / BLI = Betalaktamase-Inhibitoren	Amoxicillin / Clavulansäure Ampicillin / Sulbactam	p / o p / o	- Penicillin-Wirkspektrum - Wirksam gegen Enterokokken und einige gramnegative Erreger mit Betalaktamase-Produktion
Acylaminopenicilline	Mezlocillin Piperacillin	p p	- Wirksam im grampositiven Bereich einschl. Enterokokken - Nicht wirksam gegen Betalaktamase-produzierende Staphylokokken - Wirksam gegen gramnegative Erreger ohne Betalaktamase-Produktion - Unterschiedliche Aktivität gegen Pseudomonaden
Acylaminopenicilline / Betalaktamase-Inhibitoren	Piperacillin / Tazobactam	p	- Wirksam im grampositiven Bereich einschl. Enterokokken
Isoxazolylpenicilline	Flucloxacillin	p / o	Wirksam gegen grampositive Erreger mit Betalaktamase-Produktion (Staphylokokken-Penicilline)
CEPHALOSPORINE			
Gruppe 1	Cefazolin Cefalexin Cefadroxil Cefaclor	p o o o	- Wirksam gegen grampositive und einige wenige gramnegative Bakterien - Stabil gegenüber Penicillinase aus Staphylokokken - Instabil gegenüber Betalaktamasen gramnegativer Bakterien
Gruppe 2	Cefuroxim	p (o)	- Gut wirksam gegen grampositive und gramnegative Bakterien - Stabil gegenüber Penicillinasen aus Staphylokokken und den meisten Betalaktamasen gramnegativer Bakterien
Gruppe 3a	Cefotaxim Ceftriaxon Ceftibuten Cefixim Cefpodoxim	p p o o o	- Deutlich besser wirksam als Gruppe 1 und 2 gegen gramnegative Bakterien - Stabil gegenüber zahlreichen Betalaktamasen gramnegativer Bakterien - Schwächer wirksam gegen einige grampositive Bakterien - Unwirksam gegen Enterokokken, gegen Staphylokokken schwach wirksam
Gruppe 3b	Ceftazidim (auch mit BLI: Avibactam)	p	Wirkungsspektrum wie Cephalosporine Gruppe 3a mit zusätzlich guter Wirksamkeit gegenüber Pseudomonaden
Gruppe 4	Cefepim	p	Sehr breites Wirkspektrum
Gruppe 5	Ceftarolin, Ceftobiprol, Ceftolozan, Cefiderocol	p	Auch bei MRSA-Infektionen wirksam

Gruppe	Beispiele	p / o	Wirkspektrum
CARBAPENEME	Imipenem / Cilastatin Meropenem Ertapenem	p p p	Breites Wirkspektrum im grampositiven und gramnegativen Bereich inkl. der Anaerobier
GLYKOPEPTIDE	Vancomycin Teicoplanin Telavancin Dalbavancin Oritavancin	p (o) p p p / o p	- Wirksam gegen Streptokokken einschl. Enterokokken - Wirksam gegen Staphylokokken einschl. MRSA
OXAZOLIDINONE	Linezolid Tedizolid	p / o p / o	MRSA-wirksam
FLUORCHINOLONE (Gyrasehemmer)			
Gruppe 1	Norfloxacin	o	- Im Wesentlichen auf Harnwegsinfektionen beschränkte Indikation - Wirksam im gramnegativen Bereich
Gruppe 2	Ofloxacin Ciprofloxacin	p / o p / o	- Teilweise systemisch anwendbar, breite Indikation - Stärker wirksam gegen gramnegative Erreger als Gruppe 1, teilweise mit Aktivität gegen Pseudomonas - Begrenzt wirksam gegen Pneumokokken, Staphylokokken und „atypische“ Pneumonieerreger (Chlamydien, Mykoplasmen, Legionellen)
Gruppe 3	Levofloxacin	p / o	- Gut wirksam im gramnegativen und grampositiven Bereich einschl. Pneumokokken, Staphylokokken, Streptokokken - Gute Aktivität gegen „atypische“ Pneumonieerreger (Chlamydien, Mykoplasmen, Legionellen)
Gruppe 4	Moxifloxacin	p / o	Ähnliches antibakterielles Wirkspektrum wie Gruppe 3 mit verbesserter Aktivität gegen Anaerobier
MAKROLIDE			
Ältere Makrolide	Erythromycin	p / o	- Wirksam gegen „atypische“ Pneumonieerreger (Chlamydien, Mykoplasmen, Legionellen) - Wirksam gegen Streptokokken einschl. Pneumokokken - Keine ausreichende Aktivität gegen Haemophilus influenzae
Neuere Makrolide	Azithromycin Clarithromycin Roxithromycin Telithromycin	p / o p / o o o	- Wirkspektrum wie ältere Makrolide mit verbesserter Aktivität gegen Haemophilus influenzae - Telithromycin wirkt auch bei Erythromycin-resistenten Pneumokokken
AMINOGLYKOSIDE	Amikacin Gentamicin Tobramycin	p p p	- Wirksam gegen Enterobakterien - Wirksam gegen Pseudomonaden (insbes. Tobramycin)
TETRACYCLIN	Doxycyclin	p / o	- Wirksam gegen „atypische“ Pneumonieerreger (Chlamydien, Mykoplasmen, Legionellen), zunehmende Resistenz bei Pneumokokken
TRIMETHOPRIM			
Trimethoprim mit oder ohne Sulfonamid	Trimethoprim ebenso wirksam wie Cotrimoxazol (hier evtl. NW durch den Sulfonamidanteil)	o	- Wirksam gegen verschiedene grampositive und gramnegative Bakterien - Wirksam bei eitriger Bronchitis, Reisediarrhö, Pneumocystis jiroveci. Bei Harnwegsinfektionen Resistenzen.

WICHTIGE IMPFUNGEN IM ERWACHSENENALTER

Aktuelle STIKO-Empfehlungen beachten - siehe Internet: *www.rki.de*

	TETANUS (S)	DIPHTHERIE (S)	POLIOMYELITIS (S)	INFLUENZA (S / I)	Andere Impfungen
Art der Impfung	Aktiv Totimpfstoff aus formalinbehandeltem Tetanustoxoid	Aktiv Totimpfstoff mit Aluminium-Formalin-Toxoid	Aktiv: IPV= Parenteraler Totimpfstoff (nach Salk)	Aktiv Totimpfstoff auf der Grundlage der aktuellen, von der WHO empfohlenen Antigenkombination	**<u>Masern-, Mumps-, Rötelnimpfung (MMR) Pneumokokken-, Meningokokken-, Zoster-, Pertussis-, COVID-19-Impfungen</u>**
Durchführung der Grundimmunisierung bei Erwachsenen (Kinder: Siehe Herstellerangabe!)	2 Inj. i.m. à 0,5 ml im Abstand von 4 Wochen, 3.Inj. nach 6 - 12 Monaten	Grundimmunisierung: 3 Inj. (0 - 1 - 6 Monate); ab 6. Lj. nur mit reduzierter Toxoiddosis <u>**d**</u> = mind. 2 IE Toxoid	2 Injektionen im Abstand von 2 - 6 Monaten	Jährliche Impfung, vorzugsweise im Herbst (vor Beginn einer Influenzaepidemie)	Siehe unter den jeweiligen Kapiteln!
Schutzdauer (Intervall zur Auffrischimpfung)	10 Jahre nach 3. Injektion Auffrischungsimpfungen mit Tdap-Impfstoff (bei Polio-Indikation mit Tdap-IPV-Impfstoff)	10 Jahre	10 Jahre Auffrischimpfung bei Erwachsenen, die in Risikogebiete leben oder reisen.	1 Jahr	**<u>Tollwut-Impfung:</u>** (I) <u>Ind:</u> Längerer Aufenthalt in Risikoländern (z.B. Indien) Deutschland gilt seit 2008 als frei von Wildtollwut (Ausnahme: Fledermäuse !) <u>Dos:</u> PCEC-Impfstoff (Rabipur®) 3 Dosen i.m. an den Tagen 0, 7, 21 oder 28, Auffrischungsimpfung nach Titerkontrolle alle 2 - 5 J. Tierkontakt meiden (Hunde, Fledermäuse u.a.)
Komplikationen	Sehr selten Erkrankungen des peripheren Nervensystems			Sehr selten Guillain-Barré-Syndrom; Thrombozytopenie, Vaskulitis	
Spezielle Kontraindikationen		Thrombozytopenie	Bei Lebendvakzine Patienten mit Immunschwäche	Allergie gegen Hühnereiweiß (allergische Reaktionen!)	
Epidemiologie	Weltweit	Letzte Epidemie in den GUS-Staaten (Höhepunkt 1995)	Eradikationsziel der WHO In Pakistan und Afghanistan noch Erkrankungen	Influenza A führt weltweit zu Epidemien im Intervall von 2-3 J., alle 10-40 J. zu neuen Pandemien mit Mio Toten; Erkrankungshäufigkeit im Winterhalbj.	
Bemerkungen	Postexpositionell: Wenn nicht mindestens 3 Impfungen dokumentiert sind, Gabe von Tetanus-Immunglobulin (TIG)	Bei Reisen in osteuropäische Länder unbedingt auf Impfschutz achten!	OPV = orale Lebendvakzine (nach Sabin) wird nicht mehr eingesetzt wegen des Risikos einer Vakzine-assoziierten Polio (VAP)(1 : 4,5 Mio.)	Bei Personen > 60 J. und chronisch Kranken (Gefährdeten) auch <u>Pneumokokken-Impfung</u> empfehlen!	Japanische Enzephalitis (*siehe Internet*)

S = Standardimpfungen für alle Menschen; I = Indikationsimpfungen bei Risikogruppen; B = bei beruflichem Risiko; R = Impfungen aufgrund von Reisen

<u>Lokal- und Allgemeinreaktionen bei Impfungen:</u>
1. <u>Lokal:</u> Rötungen, Schwellung, Schmerz an der Injektionsstelle, Vergrößerung lokaler Lymphknoten
2. <u>Generalisiert:</u> Abgeschlagenheit, Fieber, grippeähnliche Reaktion, selten allergische Reaktion

<u>Allgemeine Kontraindikationen bei aktiven Impfungen:</u>
1. Akut behandlungsbedürftige (fieberhafte) Erkrankungen (2 Wochen Abstand)
2. Bekannte NW/Unverträglichkeiten, Allergie gegen Bestandteile des Impfstoffes (Eiweiß/Konservierungsmittel)
3. Unter Antikoagulanzientherapie keine i.m.-Injektionen (→ evtl. s.c.-Injektionen)
4. Lebendimpfstoffe sind kontraindiziert bei Schwangerschaft und (abhängig vom Immunstatus) bei Immundefekten (Totimpfstoffe sind <u>nicht</u> kontraindiziert).

	HEPATITIS A (I R)	HEPATITIS B (I R B)	TYPHUS (R)	GELBFIEBER (R)	FSME (I R)
Art der Impfung	Aktiv Totimpfstoff: Al-OH-Adj.-Impfstoff Liposomal-Impfstoff	Aktiv Totimpfstoff mit HBs-Ag Kinder: Generelle Impf. Erwachsene: z.Z. Indikationsimpfung	Aktiv: 2 Alternativen: • Orale Lebendvakzine • Parenteraler Totimpfstoff	Aktiv Lebendimpfstoff mit attenuiertem Virus YF-Stamm "17D" aus Hühnerembryonen	Aktiv Totimpfstoff; formalininaktivierte FSME-Vakzine
Durchführung der Grundimmunisierung bei Erwachsenen (Kinder: Siehe Herstellerangabe!)	Als Einzelimpfstoff 2 Dosen i.m. (M. deltoideus) zu den Zeitpunkten 0 und 6 Monaten; evtl. Vortestung (anti-HAV)	3 Inj. möglichst intradeltoidal zu den Zeitpunkten 0 - 1 - 6 Monaten Nur bei Erwachsenen Vortestung (anti-HBc)	Je 1 Kapsel oral an den Tagen 1, 3 und 5 eine Stunde vor der Mahlzeit oder 1 parenterale Impfdosis	1 Inj. à 0,5 ml s.c.	3 Inj. à 0,5 ml i.m.; 2. Inj. nach 1 - 3 Monaten 3. Inj. nach 9 -12 Monaten
Schutzdauer (Intervall zur Auffrischungsimpfung)	über 10 Jahre; evtl. Ak-Titer-Kontrolle	10 Jahre Nachtestung (anti-HBs) bei beruflich Exponierten, Dialysepatienten, Immunschwäche	Oralvakzine: 1 Jahr Parenterale Vakzine: 3 Jahre	Lebenslanger Schutz	3 Jahre
Komplikationen	Fraglicher Zusammenhang mit neurologischen Erkrankungen in Einzelfallberichten		Gastrointestinale Beschwerden	Anaphylaxie bei Hühnereiweißallergie; sehr selten Enzephalitis, vereinzelt Todesfälle	Sehr selten Erkrankungen des peripheren Nervensystems
Spezielle Kontraindikationen		Allergie gegen Formaldehyd und Quecksilberverbindungen	Bei Diarrhö fraglicher Impfschutz	Allergie gegen Hühnereiweiß; akute Leber- und Nierenerkrankungen u.a.	Allergie gegen Hühnereiweiß und Konservierungsstoffe, Neuropathien
Epidemiologie der Krankheit	Weltweit; bes. bei mangelnder Hygiene; es erkranken bes. junge Menschen nach Reisen in südliche Länder	Weltweit; erhöhtes Risiko innerhalb von Risikogruppen (siehe Kap. Hepatitis)	Tropische und subtropische Länder	Gebiete nach WHO-Report	Russland, Baltikum, Osteuropa, Bayern, Baden-Württemberg, Kärnten, Balkan u.a. (RKI-Information zur Verbreitung)
Bemerkungen	Bei aktueller Exposition von Personen, für die eine Hepatitis A risikoreich ist, evtl. simultane Gabe von Immunglobulin (5 ml i.m.) Kombinationsimpfung Hepatitis A/B nutzen.	Postexpositionell aktive passive Simultanprophylaxe mit Hepatitis B-Immunglobulin möglichst innerhalb 6 h! Impfung schützt auch vor Hepatitis D.	Impfung schützt nicht vor Paratyphus; kurz vor, während und direkt nach Einnahme der Oralvakzine kein Antibiotikum oder Resochin einnehmen!	Impfungen nur in bestimmten von der WHO ausgewiesenen Stellen möglich - Wirksam 10 Tage nach Impfung; Dauer der Impfung je Staat unterschiedlich: 10 J. bis lebenslang → *ww.dtg.org*	

Mindestabstand zwischen 2 Impfungen:
- Kein Zeitabstand erforderlich zwischen 2 Totimpfstoffen sowie Tot-/Lebendimpfstoff (und umgekehrt)
- Zwischen 2 Lebendimpfstoffen mit attenuierten Erregern: Entweder simultane Impfung, ansonsten 2. Impfung nach 4 Wochen
- Immunglobuline: → Parenterale Lebendvirusimpfung: 3 Monate
  Parenterale Lebendvirusimpfung → Immunglobuline: 2 Wochen
- Totimpfstoff ↔ Immunglobuline: Kein Zeitabstand erforderlich.

Bei der Durchführung einer Grundimmunisierung sollten Mindestzeitabstände eingehalten werden; Maximalabstände gibt es nicht: ***Jede Impfung zählt!***

XIII. ALLGEMEINMEDIZINISCHE THEMEN

1. PSYCHISCHE ERKRANKUNGEN

1.1. NICHT-SPEZIFISCHE, FUNKTIONELLE UND SOMATOFORME KÖRPERBESCHWERDEN = NFS [F45.0, F45.9, F45.39]

Syn: Funktionelle Körperbeschwerden

Def: „Nicht-spezifisch": Fehlende Zuordenbarkeit vieler Beschwerden zu einer spezifischen Erkrankung („medically unexplained symptoms")
„Funktionell": Überwiegend ist die Funktion des betroffenen Organ(system)s gestört. Für spezifische Beschwerden werden verschiedene funktionelle somatische Syndrome definiert (z.B. Reizdarmsyndrom, Fibromyalgie; chronisches Müdigkeitssyndrom).
„Somatoforme Störung": Liegt vor, wenn nicht hinreichend erklärte Körperbeschwerden mind. ein halbes Jahr persistieren und zu einer relevanten Beeinträchtigung der Funktionsfähigkeit im Alltag führen. Somatoform bedeutet, dass vorhandene körperliche Beschwerden somatische Krankheiten nachformen, ohne dass ein ausreichender Organbefund vorliegt. Die Symptome können bei der Somatisierungsstörung in jedem Organsystem auftreten.

Ep.: Bis 10 % der Bevölkerung; ca. 20 % der Hausarztpatienten; w : m = ca. 2 - 3 : 1

Ät.: Multifaktorielle Genese: Entstehungsrelevante Faktoren auf biologischer, psychologischer und sozialer Ebene. Begünstigend können sein Genetik, Wahrnehmungsart, Persönlichkeitsstruktur, Kindheitserlebnisse, Missbrauchserfahrungen, zwischenmenschliche Beziehung. Auslösend können sein organische Erkrankungen, Traumata, Überforderungen und Lebenskrisen.

KL.: Leitsymptome von NFS sind Schmerzen unterschiedlicher Lokalisation, gestörte Organfunktionen (bevorzugt Verdauung, Herz/Kreislauf, Atmung, Urogenitalsystem) einschließlich vegetativer Beschwerden. sowie Erschöpfung und Müdigkeit. Oft werden sie von gesundheitsbezogenen Ängsten begleitet. Der Patient ist gewöhnlich von einer unidimensionalen körperlichen Ursache seiner Beschwerden überzeugt.
Die Auflistung der somatoformen autonomen Funktionsstörung folgt auch phänomenologischen Begriffen, wobei die Terminologie nicht einheitlich ist:
- Herz- und Kreislaufsystem F45.30 - dazugehöriger Begriff: **Funktionelle Herzbeschwerden**
- Oberes Verdauungssystem F45.31 - dazugehöriger Begriff: **Reizmagensyndrom**
- Unteres Verdauungssystem F45.32 - dazugehöriger Begriff: **Reizdarmsyndrom**
- Atmungssystem F45.33 - dazugehöriger Begriff: **Hyperventilationssyndrom**

DD: Ausschluss einer organischen Erkrankung. Außerdem können unterschiedliche Schweregrade von Depression und Angst die somatoformen Störungen begleiten. Bei der hypochondrischen Störung ist die Aufmerksamkeit mehr auf das Vorhandensein eines ernsthaften Krankheitsprozesses gerichtet.

Di.: Definition nach ICD-10: Somatoforme Störungen (***Cave!*** Geänderte Kriterien in DSM-5: „Somatic symptom disorder (SSD)" und absehbar in ICD-11: „Bodily distress disorder (BDD)"):
- Wiederholte Darbietung körperlicher Symptome, für die keine ausreichende somatische Erklärung gefunden wurde.
- Hartnäckige Forderung nach medizinischen Untersuchungen trotz wiederholter negativer Ergebnisse u. Versicherung der Ärzte, dass die Symptome nicht körperlich begründbar sind.
- Wenn somatische Störungen vorhanden sind, erklären sie nicht die Art und das Ausmaß der Symptome, das Leiden und die innerliche Beteiligung des Patienten
- Das zu erreichende Verständnis für die Verursachung der Symptome ist häufig für Patienten und Arzt enttäuschend.

Th.: Einzelheiten siehe Internet *S3-Leitlinie*
1. Allgemeinmaßnahmen:
   Es empfiehlt sich eine kognitiv-edukative Vorgehensweise. Dabei sind dem Patienten die Zusammenhänge zwischen Befindlichkeitsstörungen und objektivierbaren Befunden zu erläutern mit dem Ziel des Aufbaus eines psychosomatischen Krankheitsverständnisses. Eine Mitteilung somatischer Bagatell- und Zufallsbefunde kann hier störend wirken. Danach sollte schrittweise ein Bekanntmachen mit dem Konzept der somatoformen Störung erfolgen.
2. Psychotherapie, psychosomatische Therapie
   - Somatoforme Funktionsstörungen des Herz- und Kreislaufsystems:
     Kognitive Verhaltenstherapie bei Herzneurose und psychogenen Brustschmerzen
   - Somatoforme Funktionsstörungen des Atmungssystems:
     Beim Hyperventilationssyndrom sind Biofeedbacktraining und progressive Muskelrelaxation, wahrscheinlich wirksam. Im Übrigen kann nach den Therapierichtlinien der Angststörung verfahren werden.

- Somatoforme Funktionsstörungen des Verdauungstraktes:
  Kognitive Verhaltenstherapie, Entspannungsmaßnahmen und Stressmanagement, progressive Muskelrelaxation nach Jacobson u.a. (weitere Therapie siehe Reizdarmsyndrom)
- Schwere Verläufe: (Teil-)stationäre Therapie sowie ambulante und (teil-)stationäre Rehabilitation

(Weitere Informationen finden sich unter den jeweiligen Krankheitsbildern in den Organkapiteln)

Prg: 50 - 75 % sind rel. leichte Krankheitsverläufe mit Verbesserung von Funktionsfähigkeit und Lebensqualität. 10 - 30 % sind rel. schwere Verläufe mit erheblich beeinträchtigter Lebensqualität und erhöhtem Suizidrisiko.

1.2. ARTIFIZIELLE STÖRUNGEN - VORTÄUSCHEN VON KRANKHEITEN [F68.1]

Def: (angelehnt an ICD-10): Wiederholtes, absichtliches Erzeugen oder Vortäuschen von körperlichen oder psychischen Symptomen oder Behinderungen ohne einleuchtenden Grund mit oder ohne Selbstschädigung mit dem Ziel, Krankenrolle einzunehmen

Subtypen:
- Münchhausen-Syndrom (Institutionenwanderer, „Hospital-Hopper"
- Münchhausen-Stellvertretersyndrom (Befundmanipulation Dritter)

Sonderformen:
- „by-proxy" (Symptome zum Nutzen anderer)
- „by-Google/Internet" (Verbreitung der Krankengeschichte im Internet)

Ep.: 1-Jahresprävalenz 1 % (bis 5 %) in klinischen Populationen, abhängig von vorselektioniertem Krankengut, häufig junge Frauen, in der Dermatologie ältere Patienten; beim „Münchhausen"-Subtyp v.a. Männer mittleren Alters; bis zu 60 % Pat. mit medizinischer Qualifikation

Ät.: Unklar (entwicklungspsychologische, psychodynamische und traumapsychologische Modelle); Komorbidität mit anderen psychischen und organischen Krankheiten hoch

Kl.: Meist bewusste Vortäuschung von Symptomen aller Organe und Organsysteme einschließlich psychischer Störungen (90 % d.F. selbstschädigende Befundmanipulation); Selbstschädigung von einmalig und ungefährlich bis zur Induktion tödlicher Erkrankungen (z.B. Einbringung giftiger Substanzen) oder Selbstschädigung mit Suchtcharakter; häufig unbewusste Motivation

DD: Differentialdiagnosen der vorgetäuschten Symptome; Abgrenzung zur Simulation (kaum Selbstschädigung, bewusste Motivation) und funktionellen, dissoziativen und somatoformen Störungen (unbewusst, nicht vorsätzlich, kaum Selbstschädigung), wobei Mischbilder mit dissoziativen Störungen möglich sind.

Di.: **Wachsam sein!! „Erkennen statt fahnden"**- Anamnese (incl. medizinischer Inanspruchnahme in der Vergangenheit/ Vorerkrankungsregister); Einordnung von Beschwerden in medizinischen und sozialen Kontext (Einschätzung dysfunktionaler Motive/Beobachtung Patientenverhalten)

Th.: Vermeidung von Konflikten, stattdessen Empathie des Behandlers; Thematisieren ärztlicher Sorge um selbstschädigendes Verhalten; Notwendigkeit einer aktiven und offenen Kooperation; Stärkung gesunder Lebensbereiche; Vermittlung von Hilfen (Psychotherapie u.a.)

Prg: Uneinheitlich; in 10 - 30 % klinisch blande Verläufe mit vollständiger Remission; häufiger episodische/chronische Verläufe mit erhöhter Letalität (durch provozierte Interventionen oder Suizid)

1.3. DEPRESSION [F32.9]

(In Anlehnung an S3-Leitlinie/Nationale Versorgungsleitlinie „Unipolare Depression")

Def: (nach ICD-10): Eine depressive (lat. niederdrückend) Störung liegt vor, wenn mind. zwei der folgenden Hauptsymptome für eine Dauer von mehr als zwei Wochen vorliegen:
1. Depressive (gedrückte) Stimmung
2. Interessenverlust, Freudlosigkeit
3. Antriebsmangel, erhöhte Ermüdbarkeit.

Der Schweregrad der depressiven Störung wird anhand der Zusatzsymptome bestimmt (≤ 2 erfüllte Kriterien leichte, 3 - 4 Kriterien mittelschwere und > 4 Kriterien schwere depressive Episode):
1. Verminderte Konzentration und Aufmerksamkeit
2. Vermindertes Selbstwertgefühl und Selbstvertrauen
3. Gefühl von Schuld und Wertlosigkeit

4. Negative und pessimistische Zukunftsperspektiven
5. Suizidgedanken und -handlungen
6. Schlafstörungen
7. Verminderter Appetit

Haupt- und Zusatzsymptome können auch durch standardisierte Fragebögen erhoben werden.
Bei leicht- und mittelgradigen depressiven Episoden liegt zusätzlich ein somatisches Syndrom vor, wenn mind. vier somatische Symptome auftreten wie Interessenverlust, frühmorgendliches Erwachen (mehr als zwei Stunden vor gewohnter Zeit), Morgentief, psychomotorische Hemmung oder Agitiertheit, deutlicher Appetitverlust, Gewichtsverlust (> 5 % im letzten Monat), Libidoverlust.
Bei schweren depressiven Episoden können zusätzlich psychotische Störungen (Wahn, Halluzinationen, depressiver Stupor) auftreten.
Im Gegensatz zur oben beschriebenen unipolaren Depression finden sich bei der bipolaren Depression phasenhafte Wechsel von Depression und Manie oder Hypomanie.

Def. Manie: Mind. eine Woche andauernde Periode mit gehobener, expansiver oder gereizter Stimmung plus ≥ 3 folgender Zusatzsymptome: Gesteigertes Aktivitätsniveau, Gesprächigkeit, mangelnde Konzentrationsfähigkeit, formale Denkstörung, vermindertes Schlafbedürfnis, gesteigerte Libido, mangelnde Distanzfähigkeit sowie fehlenden Realitätsbezug im Denken, Planen und Verhalten.

Def. Hypomanie: < 4 Tage Dauer; Symptome weniger ausgeprägt als bei Manie

Def. Dysthymie: Chronifizierte und fluktuierende depressive Stimmungsstörung leichter Symptomstärke; Beginn üblicherweise im frühen Erwachsenenleben

Ep.: Lebenszeitprävalenz 10 % (m) - 20 % (w) bei unipolarer Depression; bipolare Depression gleich häufig bei Männern und Frauen

Risikofaktoren: Frühere depressive Episoden, familiäre Häufung, aktuell belastende Lebensereignisse, somatische Krankheiten, M. Parkinson, Medikamenten-, Drogen- und Alkoholmissbrauch, frühere Suizidversuche in Eigen- oder Familienanamnese, fehlendes soziales Netz.

Ko.: Suizidalität ist häufig (30 x höher als in Durchschnittsbevölkerung), insbesondere bei alten Menschen hohe Dunkelziffer! Suizidgedanken sind während einer depressiven Episode sehr häufig (60 - 70 %). 4 % aller aufgrund einer depressiven Störung hospitalisierten Patienten versterben an Suizidhandlungen. Ca. 9 % aller Patienten, die im Laufe des Lebens aufgrund von Suizidalität behandelt wurden, versterben durch Suizid. Bei jedem Patienten mit einer depressiven Störung muss regelmäßig durch aktives Nachfragen die Suizidalität überprüft und eingeschätzt werden. Bei Hinweisen auf akute Suizidalität muss das für Patient und Situation adäquate Behandlungssetting (ggf. Unterbringung nach §11 PsychKG), durch eine fachpsychiatrische Stellungnahme geklärt werden.

DD: Panikstörung, generalisierte Angststörungen, Zwangsstörungen, Phobien, posttraumatische Belastungsstörung (PTB), Drogen- und Alkoholmissbrauch. Viele Medikamente können als NW Depressionen verursachen (z.B. Interferon, Mefloquin).

Di.:
- Anamnese: Depressive Symptome müssen aktiv erfragt werden, da die Patientenangaben häufig nicht spezifisch sind und oft nur somatische Beschwerden geklagt werden (z.B. gastrointestinal, Kopfschmerzen, thorakales Druckgefühl, Globusgefühl etc.).
- Testverfahren, z.B. Zweifragentest (hohe Sensitivität, niedrige Spezifität):
  1. „Fühlten Sie sich im letzten Monat häufig niedergeschlagen, traurig, bedrückt oder hoffnungslos?“
  2. „Hatten Sie im letzten Monat deutlich weniger Lust und Freude an Dingen, die Sie sonst gerne tun?“

  Falls diese Fragen mit Ja beantwortet werden, muss eine Erhebung der Diagnosekriterien nach ICD-10 (siehe oben) erfolgen.
- Psychiatrisches Konsil!

Th.: Allgemeine Behandlungsziele: Symptomreduktion und Remission, Rezidivvermeidung, Suizid verhindern, Wiedererlangung der beruflichen, psychosozialen Integration. Einbeziehung von Angehörigen wünschenswert.
Den unterschiedlichen Schweregraden, individuellen Patientenpräferenzen und dem Erkrankungsverlauf folgend kommen folgende Behandlungsmodi in Betracht:

1. **Aktiv-abwartende Behandlung** (sog. „watchful waiting“): Bei leichten depressiven Episoden, Reevaluation nach zwei Wochen
2. **Medikamentöse Behandlung:**

   Wi.: Die meisten Antidepressiva erhöhen im ZNS die intrasynaptische Konzentration von Serotonin und/oder Noradrenalin. Nur der Mechanismus, mit dem dies erreicht wird, unterscheidet sich. Auswahl nach Wirksamkeit und Verträglichkeit:
   - Trizyklische Antidepressiva (TZA, z.B. Amitriptylin, Clomipramin, Doxepin, Nortriptylin, Trimipramin):
     - Gute Wirksamkeit; gute Dosis-Wirkungs-Beziehung

- Hohes Nebenwirkungspotential, insbesondere anticholinerge und chinidinartige Nebenwirkungen (z.B. Delir, Harnverhalt, Herzrhythmusstörungen)
- Individuelles Eintitrieren notwendig; ggf. Spiegelbestimmung (therapeutischer Serumspiegelbereich)
- Häufig Gewichtszunahme

- Selektive Serotonin-Wiederaufnahme-Hemmer (SSRI, z.B. Citalopram, Escitalopram, Fluoxetin, Sertralin):
  - Bei Therapiebeginn auf Serotoninsyndrom achten (u.a. Fieber, Delir, Zittern, Schwitzen, Blutdruckschwankungen, Myoklonien, Diarrhö, in schweren Fällen Veränderung von Verhalten und Bewusstsein) sowie Suizidgedanken; bei Citalopram, Sertralin, Fluoxetin und Escitalopram auf signifikante QT-Verlängerung achten!
  - Ggf. symptomatische Hyponatriämie (v.a. ältere Patienten)
  - WW: Erhöhte Blutungsneigung bei Kombination mit Thrombozytenaggregationshemmern, oralen Antikoagulanzien oder NSAR
  - SSRI-Absetzsyndrom (bei Therapiedauer > 5 Wochen): U.a. Orthostasereaktion, Schwindel, Gleichgewichtsstörungen, Schlafstörungen, Verdauungsstörungen, Muskelkrämpfe, sexuelle Dysfunktion → Wiedereinsetzen der Therapie und langsamer Ausschleichversuch schrittweise über 4 Wochen (außer Fluoxetin)
  - Keine Dosis-Wirkungsbeziehung, somit ist kein zusätzlicher Nutzen einer Dosiserhöhung zu erwarten!
- MAO-Hemmer (Moclobemid, Tranylcypromin):
  KI: Kombination mit „Serotonin"-Antidepressiva und Clomipramin
- Selektive Serotonin-Noradrenalin-Wiederaufnahme-Hemmer (SSNRI, Duloxetin, Venlafaxin)
  WW: Erhöhte Blutungsneigung bei Kombination mit Thrombozytenaggregationshemmern, Antikoagulanzien oder NSAR
- Alpha-2-Antagonisten (Mianserin, Mirtazapin): Häufig Müdigkeit und Gewichtszunahme
- Selektive Noradrenalin- und Dopamin-Wiederaufnahme-Hemmer (Bupropion)
- Melatonin-Rezeptoragonist und Serotonin-5-HT_2C-Rezeptorantagonist (Agomelatin)
- Glutaminerger NMDA-Rezeptormodulator (Tianeptin)
- Nicht klassifizierte Antidepressiva:
  - Trazodon
  - Lithiumsalze: Geringe therapeutische Breite (Spiegelbestimmung)
    WW: Intoxikation bei Einsatz natriuretischer Diuretika möglich u.a.
    Vor Therapieeinleitung Ausschluss einer Niereninsuffizienz und Schilddrüsenerkrankung
- Phytopharmaka (Johanniskraut): Ggf. bei leichten depressiven Episoden
  WW: Wirkungsabschwächung oraler Kontrazeptiva, Wechselwirkungen mit oralen Antikoagulanzien und HIV-Medikamenten
  NW: Ggf. Müdigkeit, Lichtempfindlichkeit, Leberschädigung u.a.

Allgemeine Grundsätze der antidepressiven Pharmakotherapie:
- Je schwerwiegender die depressive Episode, desto wirksamer ist die medikamentöse Therapie. Eine Pharmakotherapie ist nur bei mittelschweren und schweren Episoden wirksam und indiziert.
- Die antidepressive Wirkung tritt mit Verzögerung ein (meist innerhalb der ersten Wochen).
- Ein fehlendes Ansprechen nach spätestens 3 - 4 Wochen erfordert eine Therapiemodifikation (Dosissteigerung [ggf. Plasmaspiegelkontrollen], Präparatwechsel, Kombinationstherapie, ggf. Augmentation). Ein früher Medikationswechsel („early medication change") nach 2 Wochen fehlender Wirksamkeit scheint erfolgversprechend zu sein.
- Eine Kombination aus MAO-Hemmern und SSRI, SSNRI, SNRI, Clomipramin ist wegen der Auslösung eines Serotoninsyndroms kontraindiziert.
- Einschleichender Therapiebeginn bei Verwendung von TZA, SSRI und Alpha-2-Antagonisten
- Die Erhaltungstherapie sollte mind. 6 Monate nach Remissionseintritt durchgeführt werden. Bei zwei oder mehr Episoden sollte die Therapie über mind. 2 Jahre fortgeführt werden.
- Maßnahmen bei fehlendem Ansprechen auf die medikamentöse Therapie: Diagnose und Compliance überprüfen (Serumspiegel-Kontrollen); Symptomstärke mit Assessment objektivieren (z.B. HAM-D-Score); Konsil mit psychiatrisch erfahrenen Ärzten

Anm.: Benzodiazepine haben keine antidepressive Wirkung und sind für die Depressionsbehandlung nicht zugelassen.

3. **Psychotherapeutische Behandlung**
In der psychotherapeutischen Therapie von Depressionen werden folgende Aspekte behandelt (nach S-3-Leitlinie unipolare Depression): Ermutigung, Unterstützung, Aufbau einer vertrauensvollen Beziehung, Klärung von Motivation und Zielen, Vermittlung von Krankheitsverständnis, Entlastung von belastenden äußeren Problemsituationen, Wiedergewinnung von Erfolgssituationen (positive Verstärkung), Einbeziehung von Angehörigen, Krisenmanagement.
Ind: Psychotherapie sollte in der Behandlung leichter bis mittelschwerer depressiver Episoden angeboten werden. Bei akuten mittelschweren und schweren Depressionen sollte neben einer

Psychotherapie auch eine antidepressive Pharmakotherapie erfolgen. Psychotherapie ist auch zur Erhaltungstherapie und Rezidivprophylaxe geeignet.

4. **Nichtmedikamentöse somatische Verfahren:** z.B. Lichttherapie (zur Therapie der Winterdepression), Wachtherapie, körperliches Training/Sport
Bei therapierefraktären Depressionen Elektrokrampftherapie (ECT) u.a.

Anm.: Die Modediagnose Burnout-Syndrom [Z73] ist keine in der ICD-10 anerkannte Hauptdiagnose. Es handelt sich um körperliche, geistige und emotionale Erschöpfung aufgrund von beruflicher oder anderweitiger Überlastung. In der Mehrzahl handelt es sich um depressive Störungen, die einer entsprechenden Therapie bedürfen.

1.4. ANGSTSTÖRUNG [F41.9]

Internet-Infos: *S3-Leitlinie*

Def: Angst (lat. angustia: Enge) ist als Realangst eine existentielle Grunderfahrung, die sich in bedrohlich empfundenen, subjektiv nicht zu bewältigenden Situationen, in Form emotionaler, vegetativer, kognitiver und motorischer Reaktionen äußert. Im Rahmen einer Angststörung (sog. pathologische Angst) tritt die Angst in real gefahrlosen und nicht bedrohlichen Situationen auf. Die Qualität des emotionalen Erlebens und die körperlichen Symptome entsprechen denen der Realangst.

Betroffene sind häufig überzeugt, dass die Symptome übertrieben und unvernünftig sind.

Ep.: Häufigste psychische Störungsbilder der Allgemeinbevölkerung (Lebenszeitprävalenz ca. 15%); w : m = 2 - 3 : 1; hohe parallele und sequentielle Komorbidität zu anderen psychischen KH wie Depression und Sucht/Substanzmissbrauch

Ät.:
- Prädisponierende Faktoren (genetische Faktoren (ca. 50 %); 44 Genloci sind bekannt; Persönlichkeitsfaktoren, entwicklungsgeschichtliche Faktoren)
- Auslösende Faktoren: z.B. Traumata (akute Belastung, Stress, Konflikte)
- Aufrechterhaltende Faktoren: z.B. sekundärer Krankheitsgewinn, unangemessene Bewältigungsstrategien (Vermeidung, Selbstbeobachtung, Erwartungsangst): „Teufelskreis" der Angst

Einteilung:

1. Phobische Störungen:
   a) Agoraphobie [F40.0x] mit/ohne Panikstörung
   b) Soziale Phobie [F40.1]
   c) Spezifische (isolierte) Phobien [F40.2])
2. Sonstige Angststörungen:
   a) Panikstörung [F41.0]
   b) Generalisierte Angststörung (F41.1)
   c) Trennungsangststörung [F93.0]
   d) Selektiver Mutismus [F94.0]

Di.: Familien-, Eigen-, Medikamentenanamnese, körperliche Untersuchung, psychopathologischer Befund (insbesondere zur Erkennung psychischer Komorbidität)

Merke: Insbesondere bei schwerer Agoraphobie oder schwerer sozialer Phobie treten aufgrund des generalisierten Vermeidungsverhaltens evtl. keine Angstanfälle auf!
Leitsymptome der Angststörung sind häufig somatisch, wie z.B. Schlafstörung, Schmerzen.

Diagnosekriterien (nach ICD-10):

1. Agoraphobie (gr. Agora = Marktplatz) mit [F40.01] oder ohne [F40.00] Panikstörung:

A: Furcht oder Vermeidung (≥ 2) folgender Situationen: Menschenmengen, öffentliche Plätze, alleine Reisen, Reisen mit weiter Entfernung
B: ≥ zwei Paniksymptome: mind. eins aus Herzrasen/Palpitation, Schweißausbrüche, Tremor, Mundtrockenheit; weitere: Atemnot, Beklemmungsgefühl, Thoraxschmerz, Nausea/abdominale Symptome, Schwindel, Derealisation/Depersonalisierung (abnorme oder verfremdete Wahrnehmung der Umwelt/eigenen Person), Angst vor Kontrollverlust, Angst zu sterben, Hitze-/Kältegefühl, Gefühllosigkeit/Kribbeln
C: Emotionale Belastung durch Vermeidungsverhalten/Angstsymptome
D: Beschränkung auf auslösende Situationen
E: Ausschluss anderer psychischer/organischer Ursachen

2. Panikstörung [F41.0]:

A: Spontan, durch alltägliche, nicht spezifische Situation ausgelöste Panikattacken (nicht vorhersagbar!)
B: Episode intensiver Angst, plötzlicher Beginn, maximal wenige Min. dauernd, ≥ 4 Symptome der „Symptomliste Agoraphobie"
C: Ausschluss anderer psychischer/organischer Ursachen

3. Soziale Phobie [F40.1]:
A: Angst, im Zentrum der Aufmerksamkeit zu stehen, sich peinlich oder beschämend zu verhalten oder aus den gleichen Gründen Vermeidung, im Zentrum der Aufmerksamkeit zu stehen (in allen sozialen Situationen)
B: Mind. 2 Angstsymptome in gefürchteten Situationen (Liste s. Agoraphobie) und eines der folgenden Symptome: Erröten und Zittern; Angst zu erbrechen; (Angst vor) Miktions- oder Defäkationsdrang
C-E: Wie Agoraphobie (siehe dort)

4. spezifische (isolierte) Phobien [F40.2]
Häufigste Angsterkrankung; unterschieden werden Tiertypus (z.B. Schlangen, Spinnen), Blut-Spritzen-Verletzungstypus (auch Zahnarztphobie), situativer Typus (z.B. Flugangst (Aviophobie), Tunnel, Fahrstühle), Umwelttypus (z.B. Gewitter, Dunkelheit)
A: Deutliche Furcht vor einem bestimmten Objekt oder bestimmter Situation (außer Agoraphobie/soziale Phobie) und/oder deutliche Vermeidung solcher Objekte oder Situationen
B-D: Wie Agoraphobie (siehe dort)

5. Generalisierte Angststörung [F41.1]
A: Anspannung, Besorgnis und Befürchtungen im Bezug auf alltägliche Ereignisse oder Probleme (z.B. Familie, Finanzen, Gesundheit, Gesellschaft/Weltgeschehen) über mehr als 6 Monate
B: Symptome s. Agoraphobie
C: Ausschluss Panikstörung, Phobie, Zwangsstörung, Hypochondrie
D: Ausschluss anderer psychischer/organischer Ursachen

6. Angst und depressive Störung, gemischt [F41.2]

7. Trennungsangststörung: Anhaltende, inadäquate Trennungsangst von Bezugspersonen

8. Selektiver Mutismus: Selten; dauerhaft unfähig, in bestimmten Situationen zu sprechen

DD.:
- Angstsymptome bei organischen Krankheiten:
- Angstsymptome bei nahezu allen anderen psychischen Krankheiten
- Angstsymptome durch Medikamente (z.B. Sympathomimetika, Schilddrüsenhormone, Sedativa)
- Angstsymptome bei Substanzmissbrauch (z.B. Alkohol, Kokain, Amphetamine, Halluzinogene)

Th.: **1. Psychotherapie (kognitive Verhaltenstherapie, psychodynamische Therapie)**
- Exposition/Konfrontation in Realität (in vivo) oder in der Vorstellung (in sensu) bei Panikstörung/Agoraphobie
- Bei spezifischer Phobie: Konfrontation graduiert (ansteigend durch eine Angsthierarchie, Beispiel Tierphobie) oder massiert (direkt mit größtem Auslöser konfrontieren, Beispiel Flugangst)
- Bei generalisierter Angststörung: z.B. Sorgen- oder Grübelexposition; Entspannungsverfahren; Problemlösetraining
- Bei sozialer Phobie: Reduktion von Sicherheitsverhalten; Exposition; Verhaltensexperimente

2. Medikamentöse Therapie (nach psychiatrischem Konsil)
- Antidepressiva (keine Indikation bei spezifischer Phobie!) - Agoraphobie/Panikstörung = PDA; soziale Phobie = SP; generalisierte Angststörung = GAD:
  - SSRI: (Es-)Citalopram, Paroxetin (PDA, SP, GAD); Sertralin (PDA,SP)
  - SNRI: Venlafaxin (PDA, SP, GAD); Duloxetin (GAD)
  - Trizyklische Antidepressiva: Clomipramin (PDA)
  - Reversibler MAO-A-Inhibitor (RIMA): Moclobemid (SP)

  Nach Beendigung der Akutphase sollte eine Erhaltungstherapie über 6 - 12 Monate und anschließend graduelles Ausschleichen erfolgen.
- Antikonvulsiva: Pregabalin (GAD)
- Benzodiazepine: Lorazepam 1 bis 2,5 mg bei schweren Panikattacken; Dauertherapie vermeiden (wegen Toleranz- und Abhängigkeitsentwicklung).

Psychotherapie und Pharmakotherapie sollten als gleichwertig angeboten werden. Entscheidungskriterien sollten u.a. Schwere der Erkrankung, Patientenpräferenz, Wirkeintritt, unerwünschte Wirkungen und Verfügbarkeit sein.

3. Ausdauersport (≥ 3 x/Woche; ≥ 30 Min.): Bei Agoraphobie/Panikstörung zusätzlich zur Standardtherapie

Prg.:
- Agoraphobie und Panikstörung: Spontanremission < 15%; häufig chronischer Verlauf; verhaltenstherapeutische Intervention gut wirksam
- Soziale Phobie: Spontanremission extrem selten; meist chronischer Verlauf
- Spezifische Phobie: unbehandelt häufig chronischer Verlauf; durch verhaltenstherapeutische Interventionen fast immer Besserung
- Generalisierte Angststörung: Besserung unter verhaltenstherapeutischer Intervention in bis zu 70 %, vollständige Remission < 30 %

1.5. SCHLAFSTÖRUNGEN [G47.9]

(Siehe auch Internet *S3-Leitlinie Nicht erholsamer Schlaf/Schlafstörungen*)

Def: **Klassifikation:**
1. Insomnie: Ein- und Durchschlafstörung oder nicht erholsamer Schlaf sowie damit assoziierte Leistungsbeeinträchtigung oder Tagesbefindlichkeitsstörung
2. Hypersomnie: z.B. imperatives Schlafbedürfnis bei Narkolepsie, schlafbezogene Atmungsstörung
3. Parasomnie: Störungen, die den Schlafprozess unterbrechen, z.B. Pavor nocturnus (sog. Nachtangst)
4. Schlaf-Wach-Rhythmusstörungen: z.B. Schlafstörung bei Schichtarbeit
5. Insomnie-assoziierte motorische Störungen: z.B. Restless-Legs-Syndrom

Ep.: Prävalenz ca. 10 %, 75 % d.F. > 1 J. Dauer, chronische Verläufe bei Älteren und Frauen häufig

Ät.: Klassifikation der Insomnie (ICD-10)
1. Nicht-organische (primäre) Insomnie: Nach Ausschluss organischer sowie psychischer Ursachen und Substanzmissbrauch
2. Komorbide (sekundäre) Insomnie:
   a) Bei psychischen Störungen (affektive Störungen, Demenz, Alkoholismus, Schizophrenie)
   b) Bei organischen Krankheiten (z.B. Hyperthyreose, Herz-/Lungenkrankheiten, chronische Schmerzen, gastroösophagealer Reflux, maligne Erkrankungen)
   c) Substanzinduziert (z.B. Hypnotika, Antidementiva, Antidepressiva, Antibiotika, Diuretika)

Ko.: Bei chronischer Insomnie gesteigerte Inzidenz kardiovaskulärer Morbidität und Mortalität. Schläfrigkeit und Insomnie sind zudem mit erhöhter Sturzneigung, Demenzentwicklung und funktionellen Problemen des Alltags assoziiert.

Di.: Körperlich und psychiatrische Anamnese, Drogen- und Medikamentenanamnese; Schlaftagebücher (u.a. als Smartphone-Apps verfügbar), Schlaffragebögen (z.B. PSQI, STB, Epworth Sleeping Scale, Assessment des Schlafes im Alter nach Bloom), Differenzierung nach Ein- und Durchschlafstörung; ggf. Polysomnografie oder Aktigrafie (Bewegungsaufzeichnung)

Th.: A. Kausale Therapie bei sekundärer Insomnie

B. Symptomatische Therapie: Nur bei Beeinträchtigung der Tagesbefindlichkeit bzw. Leistungsfähigkeit
- Psychoedukation („Schlafhygiene"): Einhalten von Schlafritualen; kein Tagesschlaf; wenig Alkohol und nur mit ausreichendem Abstand zum Einschlafen; koffeinhaltige Getränke nur morgens; Rauchverzicht; keine großen Mahlzeiten kurz vor dem Zubettgehen, Vermeidung abendlicher körperlicher Überanstrengung (grundsätzlich ist körperliche Aktivität tagsüber schlaffördernd); optimale Temperatur im Schlafraum (16 - 18 °C), maximal gedämmtes Licht und wenig störende Geräusche
- Kognitive Verhaltenstherapie für Insomnie (KVT-I) → *siehe Internet*
- Andere verhaltenstherapeutische Therapieoptionen: Entspannungstechniken (z.B. autogenes Training, progressive Muskelrelaxation nach Jacobson), Schlafrestriktion und paradoxe Intention („Wille, nicht schlafen zu dürfen"), Stimuluskontrolle (Aufsuchen des Bettes nur, wenn Schläfrigkeit besteht und unmittelbares Einschlafen erwartet wird)
  Evtl. ergänzend internetbasierte Selbsthilfe-Programme
- Medikamentöse Therapie:
  Kein unkritischer Einsatz von Hypnotika ohne vorausgehende Diagnostik
  Bei akuten Schlafstörungen möglichst nur kurzfristig Medikamente. Möglichst keine Dauertherapie mit Schlafmitteln. NW- und Suchtrisiko bedenken sowie Sturzrisiko.
  1. Pflanzliche Arzneimittel: Inkonsistente Daten, aber wenig Nebenwirkungen, z.B. Baldrianwurzelextrakte (z.B. Baldriparan®) oder Kombinationspräparate mit Johanniskraut (***Cave:*** CYP 3A4-Induktor), Melissenblätter (z.B. Sedariston®), Hafer-Kaffee-Passionsblume (Neurexan®)
  2. Benzodiazepine: Nur kurzfristig; Präparate mit kurzer HWZ (z.B. Triazolam oder Oxazepam) zur Vermeidung von Tagesmüdigkeit. Die Therapie sollte immer als sog. Intervalltherapie mit festen medikationsfreien Tagen erfolgen.
  3. Benzodiazepinagonisten (Zopiclon, Zolpidem): Keine Toleranzentwicklung; aufgrund kurzer Wirkdauer gut verträglich; Suchtgefahr mit Benzodiazepinen vergleichbar; häufig Low-dose-Abhängigkeit im Alter (Zolpidem > Zopiclon)
  4. Im höheren Lebensalter ggf. Melatonin (Circadin®): Schwächer wirksam als Benzodiazepine, keine Toleranz-/Suchtentwicklung; therapeutischer Effekt erst nach ca. zwei Wochen

Cave: Benzodiazepine verfügen über eine große Toleranzentwicklung und ein hohes Abhängigkeitspotential (insb. bei sehr kurzer Halbwertzeit). Bei späteren Reduktions- und Absetzversuchen kommt es zur sog. Rebound-Insomnie, die die Schlafqualität im Vergleich zum ursprünglichen Zustand weiter verschlechtert und dadurch fortgesetztem Benzodiazepinabusus Vorschub leistet. Die Wirkdauer von Benzodiazepinen kann altersbedingt oder bei Leberinsuffizienz auf mehr als das Dreifache ansteigen.

1.6. MOBBING [Z56]

Internet-Infos: *www.ahg.de/berus (AHG-Klinik Berus)*

Def: Mobbing bedeutet eine konfliktbelastete Kommunikation am Arbeitsplatz, in der Schule, im Sportverein, im Gefängnis und besonders im Internet (Cyber-Mobbing), bei der die angegriffene Person unterlegen ist und von einer oder mehreren Personen systematisch und während längerer Zeit direkt oder indirekt angegriffen wird mit dem Ziel der Ausgrenzung.

Anm.: Mobbing ist ein Kunstwort, abgeleitet vom Englischen „to mob" = „über jemanden herfallen, anpöbeln, angreifen, attackieren". Der Engländer spricht nicht von Mobbing, sondern von Bullying.

Ep.: In Deutschland und in der EU sind ca. 3 % der Arbeitnehmer betroffen. 2/3 Frauen als Mobbingopfer, Beteiligung von Vorgesetzten in ca. 50 % d.F. - Cybermobbing gibt es an allen Schulen - Häufigkeit bis 20 %

Ät.: Krankheitsmodell: Opfer durch Schikanen anderer, Schuldzuweisung an andere
Ursachen in der Gruppe: Unklare Hierarchien, fehlende soziale Anerkennung und Unterstützung, widersprüchliche Anweisungen, Überforderung und soziale Stressoren; Arbeitsplatzgefährdung, Arbeitsdruck u.a.
Ursachen bei den Tätern: Nicht souveräne Führungskräfte, Bedrohung des eigenen Status, Gefühle von Minderwertigkeit
Ursachen beim Opfer: Geringes Selbstwertgefühl, mangelnde soziale Kompetenz, fehlende Distanzierungsfähigkeit, Hilflosigkeit u.a.

Mobbingstrategien: Kompetenzentzug, Zuweisung sinnloser Aufgaben, soziale Isolierung, Angriffe auf die Person und ihre Privatsphäre, Drohungen, Verbreiten von Gerüchten u.a.

KL.: Überwiegend depressive Symptome, Kopfschmerzen, Schlafstörungen, Konzentrationsstörungen, Versagensängste, Somatisierungsstörungen, Angststörungen, Tinnitus in Verbindung mit Mobbing oder chronischen Arbeitsplatzkonflikten, häufig psychosomatische oder psychiatrische Komorbidität, erhöhte Suizidrate

Di.: Bei unklaren Beschwerden, v.a. bei depressiven Verstimmungen, bei unklaren Angstzuständen und Somatisierungsstörungen auch an die Möglichkeit von Mobbing oder Arbeitsplatzkonflikte denken.

Th.: Verhaltensanalyse, Organigramm, therapeutischer Ablauf: Abstand gewinnen - verstehen lernen, lernen sich zu entscheiden und angemessen zu handeln; Aufbau einer sinnvollen Arbeits- und Lebensperspektive. Stationäre Therapie bzw. Rehabilitation in Fachklinik mit therapeutischem Mobbingkonzept.

(Temporäre) Herausnahme aus dem Arbeitsmilieu ist in der Regel notwendig.
Einbeziehung von Betriebs-/Personalrat, Mobbingbeauftragten, Mediation, Betriebsarzt/-ärztin, ggf. juristische Beratung.

2. SUCHTERKRANKUNGEN UND INTOXIKATIONEN

2.1. GESUNDHEITSGEFAHREN DURCH RAUCHEN UND NIKOTINABHÄNGIGKEIT [F17.2]

Internet-Infos für Rauchentwöhnung:
www.tabakkontrolle.de (Deutsches Krebsforschungszentrum Heidelberg)
www.rauchfrei-programm.de/ (Institut für Therapieforschung, München)

Def: Aktives Rauchen: Direkte Inhalation von Tabakrauch
Passives Rauchen: Einatmen von Luft, die von Tabakrauch kontaminiert ist.
Sonderfall Embryo/Fet: Belastung durch das kontaminierte Blut der rauchenden Mutter

Ep.: Häufigkeitszahlen für Raucher: Ca. 30 % der Erwachsenen in Deutschland (m : w = 3 : 2)
Etwa 20% der Frauen in der Schwangerschaft
Etwa 20 - 30 % der Bevölkerung in der EU

Definition der Tabak- und Nikotinabhängigkeit nach ICD-10 (mind. 3 positive Kriterien):

1. Starkes, zwanghaftes Verlangen nach Tabakkonsum
2. Verminderte Kontrolle über den Tabakgebrauch
3. Auftreten eines körperlichen Entzugssyndroms bei Versuch der Abstinenz
4. Toleranzentwicklung gegenüber den Wirkungen des Nikotins
5. Veränderungen der Lebensgewohnheiten wegen des Tabakkonsums oder Vernachlässigung anderer Tätigkeiten
6. Anhaltender Tabakgebrauch trotz eindeutiger Gesundheitsschädigung

Gesundheitliche Risiken / Folgen durch Rauchen:

- Nahezu 5.000 Schadstoffe im Tabakrauch, davon 70 als krebserregend eingestuft.
- Suchtentwicklung durch das Alkaloid Nikotin: Abhängigkeit bei ca. 70 % der Raucher
- Rauchen ist für bis zu 50 % aller vermeidbaren Todesfälle verantwortlich:
  - A) Krebserkrankungen:
    - Lungenkrebs steht an der Spitze der Liste von mind. 16 induzierten Krebsarten (Mundhöhle, Kehlkopf, Lippen, Harnblase u.a.)
    - Risikosteigerung in Abhängigkeit von der Anzahl der Zigaretten pro Tag und der Anzahl der Jahre, in denen geraucht wurde, um den Faktor 25 gegenüber einem Nichtraucher
  - B) Kardiovaskuläre Erkrankungen:
    - KHK und Herzinfarkt; Schlaganfall, Aortenaneurysma und pAVK
    - Auch Passivrauchen erhöht das Risiko für KHK und Lungenkrebs
  - C) COPD
- Allein in Deutschland > 100.000 Tote/J. durch diese 3 Krankheitsgruppen
- Latenzzeit etwa 20 Jahre. Im Durchschnitt sterben Raucher etwa 10 - 15 Jahre früher als Nichtraucher.
- Schwangerschaft und Kind: Reduziertes Geburtsgewicht und 30% höhere Frühgeburtsrate. Etwa 1/3 dieser Kinder behält dauerhaft körperliche oder geistige Schäden.

Raucherentwöhnung:

Die hohe Suchtkomponente erfordert häufig professionelle Hilfe durch besonders geschulte Spezialisten (siehe auch Internet *S3-Leitlinie*).

1. Motivierende Gesprächsführung: 5-A-Regel

Ask:	Nach dem Tabakkonsum und Rauchstoppwunsch fragen
Advise:	Zum Rauchstopp raten
Assess:	Voraussetzungen für Rauchstopp-Umsetzung erfassen und einstufen
Assist:	Hilfe und aktive Unterstützung bei einem Rauchstoppversuch anbieten
Arrange:	Nachbetreuen; Nachfolgekontakte zur Rückfallprophylaxe

2. Raucherentwöhnungskurse anbieten
3. Zusätzliche Maßnahmen:
   - Nikotinersatzpräparate als Nikotinpflaster, -kaugummi, -lutschtabletten u.a.
   - Anticraving-Medikamente:
     - Bupropion (ein Antidepressivum) = Zyban®, NW + KI beachten, z.B. Anamnese von Epilepsie oder bipolarer Erkrankung
     - Vareniclin = Champix®, NW + KI beachten, z.B. psychiatrische Erkrankungen in der Anamnese
   - Objektivierung des Therapieerfolges: Messung des CO-Gehaltes in der Atemluft
   - Ernährungsberatung gegen Gewichtszunahme nach Rauchstopp

Anm.: Von E-Zigaretten wurden 2019 ernste Lungenerkrankungen aus den USA berichtet (EVALI = E-cigarette or Vaping Product Use-associated Lung Injury), einige mit Todesfolge, wahrscheinlich durch Verdampfen von Vitamin E-Acetat.

Tabakerhitzer (Tobacco Heating System - THS):
Verdampfen Tabak bei ca. 300 °C. Die Normalzigarette verbrennt Tabak bei 600 - 800 °C. Beim THS sollen weniger toxische Produkte entstehen. Ob dadurch das Gesundheitsrisiko kleiner als bei Zigaretten ist, ist nicht bekannt.

Shisha-Rauchen ist ebenso gefährlich wie das Rauchen von Tabakzigaretten (zusätzlich Infektionsrisko bei Benutzung von mehreren Personen und CO-Gefährdung).

Erfolgsrate:

Die Erfolgsraten liegen bei allen Methoden bei ca. 30 %/1 Jahr. Wiederholungen sind stets besser als weiter rauchen und führen zum Teil doch noch zum Erfolg.

Rauchstopp als Sekundärprophylaxe nach Herzinfarkt oder Schlaganfall reduziert die kardiovaskuläre Mortalität um ca. 30 %. 2 Jahre nach Beendigung des Rauchens sinkt das Risiko für Herzinfarkt und Schlaganfall um 50 %. Nach etwa 15 Jahren Nichtrauchen nähert sich das Risiko für Herzinfarkt und Schlaganfall dem von Nichtrauchern. Das Lungenkrebsrisiko verringert sich um > 50 %.

Pro: Nichtraucherschutzgesetze der einzelnen Länder von 2007; Verzicht auf Zigarettenwerbung, bes. zum Schutz Jugendlicher u.a. (Siehe Internet: *www.tobaccocontrolscale.org*)

2.2. ALKOHOLKRANKHEIT [F10.2]

Internet-Infos: *www.dhs.de; www.dg-sucht.de*

Syn: Alkoholismus; englisch: Alcohol dependence

Def: **Risikoarmer Alkoholkonsum** liegt vor, wenn bei Gesunden der tägliche Alkoholkonsum < 24 g/d (m) bzw. < 12 g/d (w) beträgt.
24 g Alkohol entsprechen 0,6 Bier (bei 5 Vol/% Alkohol), 0,3 Wein (bei 10 Vol%), 0,25 Sekt (bei 12 Vol%), 0,1 Likör (bei 30 Vol%), 0,075 Whisky (bei 40 Vol%).
Die diagnostische Zuordnung gemäß ICD-10 richtet sich nicht nach der konsumierten Menge, sondern nach folgenden klinischen Kriterien:

- **Alkoholabhängigkeit:** [F10.2]
  Nach ICD-10 müssen ≥ 3 der folgenden 6 Kriterien binnen 12 Monaten erfüllt sein, um die Diagnose einer Alkoholabhängigkeit stellen zu können:
  - Craving (starkes Verlangen nach Alkohol)
  - Kontrollverlust bezüglich Beginn, Ende oder Menge des Alkoholkonsums
  - Körperliches Entzugssyndrom
  - Toleranzentwicklung gegenüber der Alkoholwirkung (Dosissteigerung)
  - Vernachlässigung anderer Interessen
  - Anhaltender Alkoholkonsum trotz eindeutiger schädlicher Folgen (körperlich, seelisch oder sozial)
- **Schädlicher Gebrauch** [F10.1] bedeutet Alkoholkonsum, der zu körperlichen, seelischen oder sozialen Folgeschäden führt, ohne die Kriterien einer Abhängigkeit zu erfüllen (im AUDIT-Test typischerweise zwischen 16 und 19 Punkten).

  Aber: Bei Patienten mit Alkoholabhängigkeit in der Vorgeschichte ist jeglicher Alkoholkonsum als Rückfall zu werten, d.h. in diesem Falle besteht weiterhin die Diagnose einer Alkoholabhängigkeit.

Typologie der Alkoholkranken nach Jellinek:
Einen einheitlichen Alkoholikertyp gibt es nicht, man kann jedoch typische Trinkverhalten hervorheben:

- Alpha-Trinker = Konflikt- und Erleichterungstrinker
- Beta-Trinker = Gelegenheitstrinker
  Konflikt- und Gelegenheitstrinker sind viele Menschen, ohne dass eine Alkoholabhängigkeit vorliegt; Trinker dieser beiden Gruppen sind aber in erhöhtem Maße gefährdet, alkoholabhängig zu werden.

Alkoholabhängigkeit liegt bei folgenden 3 Typen vor:

- Gamma-Trinker = Alkoholkranker, der die Kontrolle über sein Trinkverhalten verloren hat.
- Delta-Trinker = Spiegeltrinker: Muss einen gewissen Blutalkoholspiegel aufrechterhalten, um sich psychisch zu stabilisieren. Bei Abstinenz treten Entzugserscheinungen auf.
- Epsilon-Trinker = episodischer oder Quartalstrinker mit periodischen Trinkexzessen.

Zur reinen Alkoholabhängigkeit kommen bei einem Teil der Patienten ein Konsum weiterer Suchtmittel hinzu (Polytoxikomanie) und/oder eine psychiatrische Komorbidität. In diesen Fällen ist eine kombinierte psychiatrische und suchtmedizinische Therapie erforderlich.

Ep.: Ca. 3 % der Bevölkerung in Deutschland sind alkoholabhängig; bei ca. 5 % liegt schädlicher Gebrauch vor (Alkoholmissbrauch); bis 5 x höhere Prävalenz in den osteuropäischen Ländern; m : w = ca. 3 : 1 (bei Frauen hohe Dunkelziffer). Erkrankungsgipfel im 3. - 5. Lebensjahrzehnt.
Sterblichkeit durch Alkoholfolgen in Deutschland: 30 Männer (10 Frauen) pro 100.000 Einwohner/Jahr (häufigste Todesursache: Leberzirrhose). Finanzieller Schaden in Deutschland ca. 27 Milliarden EUR/J. In Russland sterben bis zu 40 % der Männer durch Alkoholmissbrauch.
Kinder von Alkoholikern haben ein 4fach erhöhtes Risiko, eine spätere Alkoholkrankheit zu entwickeln.

Ät.: Die Alkoholkrankheit ist eine komplexe Erkrankung mit kulturgeschichtlichen, soziologischen, pharmakologischen, psychologischen und genetischen Aspekten.

Pg.:
- Biologische Faktoren: Gene modulieren über alkoholmetabolisierende Enzyme (ADH, ALDH) die Alkoholempfindlichkeit („Level of Response") und können das Erkrankungsrisiko erhöhen.
- Psychische Faktoren: Einsatz von Alkohol bei „fragilem Ich" zur Erhöhung des Reizschutzes, zur scheinbaren „Problemlösung", zur Sedierung, zur Analgesie, zum Lustgewinn. Hohe Suchtprävalenz bei psychischen Erkrankungen.
- Soziale Faktoren: Umgebungseinflüsse einschließlich familiärer, lernpsychologischer und soziokultureller Faktoren beeinflussen das Erkrankungsrisiko und den Verlauf.

KL.:
1. Alkoholabhängigkeit (siehe oben)
2. Folgen/Komplikationen:

A) Neuropsychiatrische Störungen:

- Akute Alkoholintoxikation (Rausch): [F10.0]
  1. Verträglichkeit von Alkohol je nach Toleranzlage unterschiedlich. Blutalkoholkonzentrationen > 5 ‰ sind meist tödlich.
     Sy.: Verhaltensstörungen (z.B. Enthemmung), neurologische Störungen (z.B. Koordinations- und Artikulationsstörungen), Erinnerungslücken („Filmriss", Blackouts), Störungen der Bewusstseinslage von Somnolenz bis zum Koma; Tod infolge Aspiration, Bolustod, Atemdepression, Unterkühlung u.a.
  2. Pathologischer Rausch (selten): Kann bei individueller Disposition schon nach Konsum geringer Alkoholmengen auftreten.
     Sy.: Verhaltensstörungen (oft Aggressivität!), Bewusstseinsstörungen und amnestische Lücken u.a.
     Th.: Vitalfunktionen kontrollieren (Aspirationsgefahr!), Überwachungsstation
- Alkoholentzugssyndrom: [F10.3]
  Typisches Kennzeichen körperlicher Abhängigkeit, tritt auf nach Unterbrechung regelmäßiger Alkoholzufuhr.

  2 Formen:
  1. Entzugssyndrom ohne Delir: [F10.3]
     Beginnt ca. 10 h nach dem Entzug von Alkohol, Höhepunkt nach 1 - 2 Tagen.
     KL.: - Magen-Darm-Störungen (z.B. Brechreiz, Durchfälle)
     - Kreislaufstörungen: Tachykardie, Hypertonie
     - Vegetative Störungen: Schlafstörungen, Schwitzen, Mydriasis, Rötung im Gesicht, evtl. Fieber
     - Neurologische Störungen: Feinschlägiger Tremor, Artikulationsstörungen, oft epileptische Anfälle
     - Psychische Störungen: Innere Unruhe, Angst, Schreckhaftigkeit, Depressionen
  2. Entzugssyndrom mit Delir (Syn: Delirium tremens = Alkoholdelir): [F10.4]
     Beginnt am 2. - 3. Tag nach dem Entzug von Alkohol.
     Schwerste Form des Alkoholentzugssyndroms, kann aber auch während einer ausgeprägten Trinkphase als Kontinuitätsdelir auftreten. Auslösend sind oft internistische oder chirurgische Krankheiten mit dadurch bedingter Unterbrechung der Alkoholzufuhr. Es besteht Lebensgefahr, unbehandelt beträgt die Letalität bis 20 %, mit Behandlung ca. 2 %.
     KL.: wie unter 1., zusätzlich:
     - Evtl. örtliche und zeitliche Desorientierung
     - Optische und akustische Halluzinationen (krabbelnde Tiere, Mäuse, Vögel u.a.)
     - Schwere psychomotorische Unruhe mit Fremd- und Selbstgefährdung
     - Beschäftigungsdrang, Nesteln, Herumsuchen

     Th.: Intensivmedizinisch:
     - Überwachung von Kreislauf, Atmung, Wasser-, Elektrolyt- und Glukosehaushalt (Hypoglykämiegefahr!), Kontrolle der CK (Gefahr der Rhabdomyolyse)
     - Bei kardiopulmonalen Vorerkrankungen: Diazepam (verhindert auch Krampfanfälle)
       NW: Geringerer Effekt beim Volldelir gegenüber Clomethiazol, Bluthochdruck und Tremor werden nur gering gebessert. Bei Hypertonie zusätzlicher Einsatz von Clonidin (zentrale Sympathikolyse). Bei Halluzinationen z.B. Haloperidol.
     - Bei Fehlen kardiopulmonaler Vorerkrankungen: Clomethiazol (Distraneurin®) oder Clonidin; NW + KI beachten.

       Merke: Da die orale Anwendung von Clomethiazol zur Abhängigkeit führen kann, soll eine orale Therapie nur max. 2 Wochen unter stationärer Kontrolle durchgeführt werden. Eine ambulante Clomethiazoltherapie ist kontraindiziert. Äthanol ist kein Therapeutikum beim Entzugssyndrom.
     - Gabe von Vitamin B_1 (Thiamin) 100 mg/d zur Prophylaxe einer Wernicke-Enzephalopathie
     - Bei alkoholischer Ketoazidose: Glukoseinfusion erst nach Thiamingabe i.v.
- Epileptische Anfälle (häufig bei Entzugssyndrom) → Prophylaxe mit Diazepam, Carbamazepin
- Wernicke-Enzephalopathie [E51.2+G32.8]:
  Def: Trias: 1. Bewusstseinsstörung und Verwirrung, 2. Augenmuskelparesen, 3. Ataxie
  Pat: Schädigung paraventrikulärer Hirnareale
  Pg.: Vitamin B_1-Mangel durch Mangelernährung des Alkoholikers
  Th.: Vitamin B_1 = Thiamin (50 mg/d parenteral), Alkoholabstinenz. Da Glukoseinfusion ohne Vitamin B_1-Gabe das Krankheitsbild verschlechtern kann, sollten alle Alkoholiker, die Glukose erhalten, vorher Vitamin B_1 bekommen! Außerdem der Glukoseinfusion Phosphat zusetzen (siehe Kap. Phosphat).
  Prg: Letalität ca. 10 %.

- Korsakow-Syndrom [F10.6]: Organisches amnestisches Syndrom mit Störungen des Gedächtnisses, der Orientierung und Konzentrationsfähigkeit, Konfabulationsneigung und anterograder Amnesie
- Atrophische Hirnveränderungen:
  Vo.: Häufig, 50 % der Alkoholiker; 10 % aller Demenzerkrankungen durch Alkohol
  Sy.: Störungen der Konzentrationsfähigkeit, des Gedächtnisses, der Feinmotorik, Wesensveränderung, Endstadium: Demenz
  Di.: CT, MRT: Vergrößerung der Hirnventrikel und der zerebralen Sulci
  Prg: Nur im Frühstadium bei Abstinenz teilweise reversibel.
- Demenzsyndrom
- Polyneuropathie (PNP): 20 % aller Alkoholiker haben eine symptomatische PNP: Distal- und beinbetonte sensomotorische Störungen. Bei Abstinenz rel. günstige Prognose
  DD: Polyneuropathie:
  1. Erworben: Am häufigsten Alkoholismus und Diabetes mellitus; ferner Lebererkrankungen, Urämie, Porphyrien, Medikamente (Vincristin, Paclitaxel, Platinderivate, Interferon, antiretrovirale Medikamente u.a.), Toxine, selten entzündliche Erkrankungen (z.B. Guillain-Barré-Syndrom)
  2. Selten hereditäre PNP
- Alkoholpsychosen: Eifersuchtswahn, depressive Syndrome, Phobien, Halluzinationen, paranoide Störungen, Suizidgefährdung!
- Kleinhirnrindenatrophie:
  Vo.: Rel. selten, 1 % der Alkoholiker
  Sy.: Gangataxie, Nystagmus, Dysarthrie u.a. → MRT
  Th.: Vitamin B_1 (Thiamin), Alkoholabstinenz
  Prg: Ungünstig
- Zentrale pontine Myelinolyse (selten):
  Urs: Elektrolytstörung mit anhaltender Hyponatriämie
  Sy.: Para-, Tetraparese, Pseudobulbärparalyse, Bewusstseinsstörungen u.a.
- Alkoholische Myopathie (= Alkoholmyopathie): Bei bis zu 50 % der Alkoholkranken
  - Selten akut nekrotisierende Form mit Rhabdomyolyse und Gefahr des akuten Nierenversagens
  - Subakute schmerzhafte Myopathie (evtl. mit Hypokaliämie und CK ↑)
  - Chronische schmerzhafte Alkoholmyopathie mit Muskelatrophie

B) Andere Folgen des Alkoholismus

- Gastrointestinaltrakt:
  - Vernachlässigter Zahnstatus mit „Zahnruinen"
  - Refluxösophagitis mit erhöhtem Risiko für Barrett-Ösophagus und Ösophaguskarzinom.
  - Akute Gastritis, evtl. Magenblutung durch erosive Gastritis
  - Mallory-Weiss-Syndrom (Schleimhauteinrisse im ösophago-kardialen Übergangsbereich, ausgelöst durch Erbrechen → Folge: Blutung)
  - Bolustod durch Obstruktion des Pharynx/Larynx durch einen Fleischbrocken
  - Intestinale Resorptionsstörungen: Fehl-/Mangelernährung bei Alkoholikern (Eiweiß, Vitamine)
- Leber: Die Leber hat zwei alkoholabbauende Enzymsysteme:
  - Alkoholdehydrogenase (ADH)
  - Mikrosomales Ethanol-Oxidierendes System (MEOS)

  ADH/MEOS verwandeln Äthanol zu Acetaldehyd. Dieser wird durch die Aldehyddehydrogenase 2 (ALDH-2) über Acetat zu CO_2 und Wasser abgebaut.
  Bei steigendem Alkoholkonsum nimmt die Aktivität von MEOS stark zu, während sich die ADH-Aktivität nicht ändert. Acetaldehyd ist lebertoxisch.
  Toxische Alkoholgrenze für die Leber individuell verschieden, abhängig von Vorerkrankungen (insbes. chronische Hepatitis), Mangel- und Fehlernährungen, Geschlecht (Kapazität der Alkoholdehydrogenase bei Frauen wesentlich kleiner als bei Männern): Toxische Grenze für Männer bei ca. 40 g Äthylalkohol täglich, bei Frauen nur ca. 20 g!
  - Alkoholische Fettleber (90 %; γ-GT erhöht, normale Transaminasen)
  - Alkoholische Steatohepatitis = ASH = Fettleberhepatitis (50 %; γ-GT und Transaminasen erhöht)
  - Alkoholische Leberzirrhose (25 %) mit allen Komplikationen einschl. primärem Leberzellkarzinom

  Zieve-Syndrom: Ikterus, hämolytische Anämie und Hyperlipoproteinämie bei alkoholtoxischer Leberschädigung. - Siehe auch Kap. Leber!
- Pankreas: Akute Pankreatitis, chronisch-kalzifizierende Pankreatitis (ca. 5 %)

- Herz/Kreislauf:
  - Alkoholtoxische Herzrhythmusstörungen (holiday heart syndrome): Paroxysmales Vorhofflimmern u.a. (supraventrikuläre) Arrhythmien nach Alkoholabusus
  - Alkoholtoxische dilatative Kardiomyopathie (1 %)
  - Arterielle Hypertonie!
  - Erhöhtes Schlaganfallrisiko bei erhöhtem Alkoholkonsum (> 30 g/d)

  Alkoholkonsum und KHK: Die Beziehung zwischen Alkoholkonsum und Gesamtmortalität ist U-förmig: Die Verminderung der Gesamtmortalität bei moderatem Alkoholkonsum beträgt bis 40 %, steigt aber bei höherem Alkoholkonsum steil an.
  Das HDL-Cholesterin wird erhöht, LDL-Cholesterin gesenkt. Flavonoide (z.B. Catechin) im Rotwein wirken sich zusätzlich günstig aus (Schutz des LDL-Cholesterins vor Oxidation) → „Französisches Paradoxon": In Frankreich rel. niedrige KHK-Sterblichkeit trotz hohen Fettkonsums (Erklärung: Rotweinkonsum).
- Stoffwechsel:
  - Hypertriglyzeridämie, Hyperurikämie
  - Hypoglykämie (großes Risiko bei Alkoholintoxikation, insbes. bei vorbestehendem Diabetes mellitus)
  - Porphyria cutanea tarda
  - Folsäuremangel mit hyperchromer Anämie → Folsäuresubstitution
- Immunsystem: Abwehrschwäche mit Infektanfälligkeit (z.B. Pneumonie, Tuberkulose)
- Endokrine Störungen: Männer: Libidoverlust und Impotenz (Testosteron ↓), Frauen: Oligo- oder Amenorrhö (Östrogen ↓), Pseudo-Cushing-Syndrom
- Fetale Alkohol-Spektrum-Störungen (Disorders) = FASD: [Q86.0]
  Das voll ausgeprägte Syndrom bezeichnet man als fetales Alkoholsyndrom (FAS).
  Ep.: Ca. 2 - 4 Neugeborene auf 1.000 Geburten; ca. 40 % aller alkoholkranken Schwangeren; häufigste Ursache einer geistigen Behinderung!
  1. Prä- und postnatale Wachstumsretardierung (Kleinwuchs/Untergewicht)
  2. Dysfunktion des ZNS (jede neurologische Auffälligkeit, Entwicklungsverzögerung, intellektuelle Schädigung/Störung)
  3. 2 von 3 charakteristischen kraniofazialen Auffälligkeiten (Dysmorphie):
     - Mikrozephalie
     - Schmale Lidspalten
     - Schmale Oberlippe, wenig modelliertes Philtrum, Abflachung des Mittelgesichts

C) **Erhöhtes Risiko für Krebskrankheiten an folgenden Organen:**
Hohes Krebsrisiko: Mundhöhle, Pharynx, Larynx, Ösophagus
Mittleres Krebsrisiko: Leber
Leicht erhöhtes Krebsrisiko: Mamma, Kolon/Rektum, Pankreas, Magen

D) **Fast alle Alkoholiker sind gleichzeitig abhängige Zigarettenraucher** mit allen Spätfolgen, insbes. KHK und Krebserkrankungen von Oropharynx, Kehlkopf, Ösophagus; Tabak-Alkohol-Amblyopie u.a.

E) **Psychosoziale Folgen des Alkoholismus:**
Partner-/Familienkonflikte (Alkoholkrankheit = Familienkrankheit), Probleme am Arbeitsplatz (hohe Fehlzeiten, Arbeitsplatzverlust), erhöhte Inzidenz von Unfällen und Gewalttaten (~ 25 % aller Arbeits- und Verkehrsunfälle unter Alkoholeinfluss!), finanzielle, straf- und zivilrechtliche Probleme (z.B. wiederholter Führerscheinentzug wegen Trunkenheit am Steuer).

Lab:
- γ-GT ↑ (DD: Andere Lebererkrankungen, Cholestase)
- MCV ↑ (DD: Megaloblastäre Anämien durch Vitamin B_{12}- oder Folsäuremangel)
- CDT ↑ (Carbohydrate Deficient-Transferrin): Sensitivität bei Frauen nicht ausreichend gut
- Ethylglucuronid i.U.: Nach einmaliger Aufnahme von > 10 g Alkohol bis 80 h im Urin nachweisbar. Betriebs-, verkehrs- und rechtsmedizinisch relevant zum Nachweis der Alkoholabstinenz.
- Phosphatidylethanol: Nachweis regelmäßigen (3 Wochen) Alkoholkonsums, gute Sensitivität (> 90 %); Spezifität (> 50 %)
- Zusätzliche Laborparameter, die evtl. Komplikationen betreffen

Di.:
- Anamnese: Überprüfung mittels ICD-10-Kriterien
- Bewährt hat sich auch der „CAGE-Test": Fragen nach erfolgloser Reduktion des Alkoholkonsums [**c**ut down], Ärger über Kritik am eigenen Trinkverhalten [**a**nnoyed], Schuldgefühle [**g**uilty], morgendliches Trinken [**e**ye opener], ≥ 2 positive Antworten identifizieren „Problemtrinker" sehr zuverlässig.
- Klinische Untersuchung mit Nachweis typischer Alkoholfolgeschäden (insbesondere Nachweis einer Polyneuropathie mit strumpfförmiger Sensibilitätsstörung der unteren Extremitäten, symmetrischer Abschwächung des Achillessehnenreflexes sowie vermindertem bimalleolären Vibrationsempfinden)

- Sonografie mit Nachweis insbesondere hepatischer Alkoholfolgeschäden (Steatosis, Leberzirrhose) und Labor (siehe oben)
- Evtl. testpsychologische Diagnostik (Michigan Alkoholismus-Screeningtest (MAST), Alcohol Use Disorders Identification Test (AUDIT), Münchener Alkoholismustest (MALT), Kurzfragebogen für Alkoholgefährdete (KFA) → *siehe Internet*)

Th.: Alkoholabhängigkeit ist eine chronische Krankheit und als solche nicht heilbar. Das Risiko einer Suchtverlagerung auf Medikamente ist zu beachten. Bezugspersonen dürfen das Suchtverhalten des Patienten nicht tolerieren, sonst werden sie zu "Koalkoholikern". Die Erkrankung kann nur durch lebenslange Abstinenz zum Stillstand gebracht werden.

1. Kontakt- oder Motivationsphase (Selbsthilfegruppe, Suchtberatungsstellen u.a.): Klärung der Situation des Kranken, der Alkoholkranke muss dazu motiviert werden, seine Erkrankung zu erkennen und zur Behandlung bereit zu sein.
   In der Praxis eignet sich die motivationale Kurzintervention in 3 Schritten: Empathisches Zuhören - Sachliche Information - Gemeinsame Problemlösung.
2. Bei Alkoholabhängigkeit zuerst körperliche Entgiftungstherapie: Indikation für stationäre Aufnahme: Intolerable Entzugssymptome, anamnestisch Krampfanfälle oder Delirien, sog. Spiegeltrinker, Polytoxikomanie, psychiatrische oder kardiovaskuläre Komorbidität
3. Anschließend Entwöhnungsbehandlung (ambulant, tagesklinisch, stationär) mit psychotherapeutischem Schwerpunkt (Aufbau von Selbstkontrolle, Rückfallprophylaxe, Soziales Kompetenztraining, Stressbewältigungstraining, Paar- und Familientherapie, Reizexpositionsverfahren, Gruppenpsychotherapie) mehrere Monate. Zielsetzung ist, dass der Alkoholkranke lernt, Probleme des Alltags ohne die Droge Alkohol zu lösen. Regelmäßiger (wöchentlicher) Besuch von Selbsthilfegruppen ist die Therapiebasis, z.B. Anonyme Alkoholiker (AA), evtl. auch unter Einbeziehung des Lebenspartners.
4. Nachsorgephase: Spielt sich ambulant in allen Bereichen des Lebens ab und dauert Jahre, oft lebenslang. Regelmäßiger Besuch von Selbsthilfegruppen. Wiederaufbau sozialer Bindungen. Berufliche Rehabilitation. Unterstützung durch Haus- und Betriebsärzte.
5. Für eine unterstützende medikamentöse Rückfallprophylaxe (z.B. Glutamatmodulator Acamprosat) besteht keine gesicherte Evidenzlage.

Prg: Ohne Therapie ist die durchschnittliche Lebenserwartung um 15 - 20 Jahre vermindert und die Prognose ungünstig. Häufigste Todesursachen sind Suizide (15 % aller Alkoholiker!), Unfälle, Herzerkrankungen, Krebserkrankungen, Leberzirrhose u.a. Bei konsequenter Nutzung therapeutischer Möglichkeiten können therapiewillige Patienten in ca. 70 % d.F. rehabilitiert werden (z.B. FORD-Modell)!

Pro:
- Individuelle Prophylaxe: Für primärpräventive Maßnahmen wie Aufklärung, Erziehung, schulische Maßnahmen u.a. fehlen Studiendaten.
- Alkoholpolitische Maßnahmen: Hohe Effektivität ist nachgewiesen für gesetzliche Regelungen des Mindestalters für Kauf und Konsum, für steuerliche Maßnahmen und für Blutalkoholgrenzwerte im Verkehr.

2.3. INTOXIKATIONEN [T65.9]

Giftinformationszentralen: z.B. Berlin: ☎ 030-19240
Wien: ☎ 0043-14064343
Zürich: ☎ 0041-442515151
Weitere Beratungsstellen: Siehe z.B. Rote Liste (Anhang)
Internet-Infos: *www.gifte.de*

Allg: Paracelsus: „Alle Dinge sind Gift und nichts ist ohne Gift, allein die Dosis macht, dass ein Ding Gift ist."

Ep.: Ungefähr 5 - 10 % aller stationären Krankenhausaufnahmen sind Fehl- oder Überdosierung von Arzneistoffen - Gesamtletalität: ca. 1 % (mit erheblicher Streubreite)

Ät.: Erwachsene (ca. 80 %): Meist mit suizidaler Absicht (meist Arzneimittel) - Kinder (ca. 10 - 20 %): Meist akzidentielle Ingestionen (Medikamente, Pflanzen, Waschmittel, Kosmetika)
Gewerblich (ca. 5 %)
Kriminell (seltener, Dunkelziffer ?)

Aufnahmewege/Giftbeispiele:
- Peroral (80 - 90 %): Über den Magen-Darm-Trakt (z.B. Alkohol, Medikamente)
- Inhalativ (5 - 10 %): Über die Atemwege (z.B. CO-/CO_2-Intoxikationen)
- Transkutan (3 - 5 %): Über die Haut (z.B. Alkylphosphate, Blausäure)
- Parenteral (1 - 2 %): Meist intravenös (z.B. Drogenunfälle)

KL.: **Leitsymptome und Toxidrome (Symptomenkomplex) bei Intoxikationen**

- Neurologische Auffälligkeiten: z.B.
  - Bewusstseinsstörungen: Apathie, Somnolenz, Sopor bis Koma
  - Krampfanfälle: z.B. Amphetamine, Kokain (DD: Entzugssyndrom: z.B. bei Alkohol-Entzug)
  - Cholinerges Syndrom mit Miosis: z.B. Opioide, Cholinesterasehemmer/Alkylphosphate
  - Anticholinerges Syndrom mit Mydriasis: z.B. Neuroleptika, Antidepressiva, Amphetamine, Kokain
  - Nystagmus: z.B. Carbamazepin, Barbiturate, Ethylenglykol
  - Hypersalivation: z.B. Cholinesterasehemmer/Alkylphosphate
- Kardiopulmonale Auffälligkeiten:
  - Toxisches Lungenödem: z.B. Heroin, Rauchgasinhalation
  - Bradykardie: z.B. Digitalis, β-Blocker, Kalziumantagonisten, Lithium
  - Tachykardie: z.B. Amphetamine, Kokain, Theophyllin
  - Hypotonie: z.B. Antidepressiva
  - Hypertensive Krise: z.B. Kokain
- Renale Auffälligkeiten:
  - Oligurie bis Nierenversagen: z.B. Schwermetalle
  - Polyurie (Diabetes insipidus): z.B. Lithium
- Thermoregulation:
  - Hypothermie: z.B. Barbiturate, Alkohol, Hypoglykämie
  - Hyperthermie (Fieber, Schwitzen): z.B. Kokain, Opioidentzug
- Gastrointestinale Auffälligkeiten:
  - Diarrhö: z.B. Pilze, Alkylphosphate, Eisen, Lithium
  - Obstipation: z.B. Antidepressiva, Opioide, Kalziumantagonisten
- Foetor ex ore:
  - Alkoholgeruch
  - Acetongeruch: z.B. Aceton, ketoazidotisches Koma
  - Bittermandelgeruch: z.B. Zyanide
  - Knoblauchgeruch: Arsenwasserstoff, Phosphorwasserstoff, Selen, Tellur
- Hautkolorit: z.B.
  - Rosig: z.B. Kohlenmonoxid
  - Grau: z.B. Methämoglobinbildner
  - Gelb: z.B. toxische Hepatopathie
- Toxidrome:
  - Narkotisches Syndrom durch sog. „Downer"-Drogen, z.B. Ethanol, Opioide, Benzodiazepine
  - Sympathomimetisches Syndrom durch sog. „Upper-Drogen": z.B. Amphetamine und -derivate (Ecstasy), Kokain
  - Anticholinerges Syndrom: z.B. Atropin, Scopolamin, trizyklische Antidepressiva, Antihistaminika
  - Cholinerges Syndrom: z.B. Cholinesterasehemmer/Alkylphosphate
  - Halluzinogenes Syndrom: z.B. Cannabis, Halluzinogene (LSD, Mescalin, Psilocybin-haltige Pilze u.a.)

Di.:

- Anamnese (bereits telefonisch erfragen):
  - Was, wieviel, wie, wann, warum und wer (Mann/Frau - Alter) hat es eingenommen?
  - Wie ist der Zustand des Betroffenen?
  - Geruch aus dem Mund? Erbrechen?
  - Komorbidität/Vorerkrankungen, Medikamentenanamnese?
  - Fremdanamnese: Soziales, berufliches und privates Umfeld, Abschiedsbrief, Arzneimittelpackungen?
- Körperliche Untersuchung:
  - Inspektion: Insbesondere der Haut (Farbe, Blasen), Einstichstellen (z.B. Ellenbeuge, Leistenregion), Thrombophlebitiden, Spritzenabszesse etc.
  - Kardiopulmonaler und neurologischer Status
- Beurteilung von Hämodynamik (Ekg, Blutdruck) und Oxygenierung (Sauerstoffsättigung)
- Giftasservierung: Versendung zur Toxikologie und/oder Rechtsmedizin
- Labordiagnostik: Blutentnahme vor Therapiebeginn (Untersuchung auf Gifte: toxikologisches Labor u./o. Rechtsmedizin [ggf. Blutprobe einfrieren])
  - Blutzuckerbestimmung (DD: Coma diabeticum, hypoglykämisches Coma)
  - Komplettes Notfalllabor
  - Drogenscreening im Urin - ***Cave:*** Falsch positive Befunde!
  - Ausschluss metabolischer bzw. endokrinologisch bedingter Bewusstseinsstörungen: BGA, Laktat, Cholinesterase, etc.
  - Ggf. Ethanol-/Medikamenten-Spiegel
- Bildgebende Diagnostik, z.B. CCT zum Ausschluss eines neurologischen Krankheitsbildes

Th.: ▸ **Allgemeinmaßnahmen**

- Selbstschutz (z.B. bei Gasen)
- Basic Life Support: Sicherung von Atmung + Kreislauf
- Monitoring: Ekg, Pulsoxymetrie, Blutdruckmessung
- Blutzuckerkontrolle stets bei jedem bewusstlosen Patienten!
- Primäre Entgiftung einleiten und ggf. Antidote einsetzen
- Bei Vergiftungen über die Haut: Kleidung entfernen und Haut abspülen
- Immer Kontakt/Rücksprache mit einer Giftnotrufzentrale: s.o.
- Aufrechterhaltung und Stabilisierung der Vitalfunktionen, Intensivstation
- Verbale Beruhigung verängstigter Patienten, nur bei starker Erregung evtl. Diazepam

▸ **Primäre Giftelimination:** Resorption vermeiden!

- Gabe einer wässrigen Suspension von Aktivkohle (Carbo medicinalis)
  Primäre Kohlegabe: Bei Bewusstseinstrübung nur nach vorheriger Intubation (Kohle versus Magenspülung: Gleiches Outcome). Carbo medicinalis gilt als Universaladsorbens und seine Applikation als wichtige Maßnahme zur primären Giftelimination - Adsorptionsfläche: 1.000 - 2.000 m^2/g Aktivkohle
  Dos: 0,5 - 1 g/kg KG peroral
- Magenspülung
  Magen-, Darmspülung und provoziertes Erbrechen nur noch in Sonderfällen! Keine Magenspülung außerhalb der Klinik, bevorzugt Kohleapplikation
  - Voraussetzung:
    - Gifteinnahme (Ingestion) sollte nicht länger als 1 h zurückliegen
    - Bei Bewusstseinstrübung nur nach vorheriger Intubation (Aspirationsschutz)
  - Lagerung des Patienten: Linksseitenlagerung, leichte Kopftieflagerung
  - Kontraindikationen: z.B.
    - Schockzustand
    - Krampfanfälle
    - Säuren- und Laugen-Verätzungen (Perforationsgefahr)
    - Schaumbildner (Wasch-/Spülmittel); organische Lösungsmittel
    - Flusssäure
  - Vorgehen:
    - Spülportionen: Jeweils 200 - 400 ml
    - Spüldauer: Bis Spülflüssigkeit klar
    - Nach Ablassen der letzten Spülportion: Instillation von Aktivkohle und Laktulose
  - Nachteile nach Magenspülung:
    - Aggravierung der Klinik durch weitere Auflösung von Substanzen mit zweitem Resorptionspeak
    - Risiko der Aspirationspneumonie
    - Große Menge verbleiben dennoch im Gastrointestinaltrakt

▸ **Sekundäre Giftelimination:** Beschleunigung der Elimination

- Forcierte Diurese
  - Indikationen: Schwere Intoxikationen mit
    - Salicylate (ASS)
    - Barbital/Phenobarbital
    - Thallium
    - Lithium
  - Durchführung: z.B. 1 L NaCl 0,9 % + 40 mg Furosemid alle 4 h unter Kontrolle von Wasser-/Elektrolythaushalt, Diurese
  - Kontraindikationen: Schock, Herz-/Niereninsuffizienz, Krampfleiden
  - Gefahr: Störungen des Wasser-/Elektrolyt- sowie Säuren- und Basenhaushalts
- Alkalisierung des Urins
  - Indikation: Salicylatintoxikation (> 100 mg ASS /kg KG)
  - Durchführung: Bikarbonat-Infusionslösung
  - Kontrolle des Säure- und Basenhaushalts → Ziel: Urin-pH 7 - 8, Blut-pH < 7,55
- Dialyseverfahren
  - Hämodialyse: z.B. Ethanol, Methanol, Ethylenglykol, Salicylate, Valproat, Carbamazepin, Phenytoin, Metformin, Kalzium oder Lithium
  - Hämoperfusion (wird selten eingesetzt): z.B. Herbizide, Alkylphosphate, Theophyllin
- Antidote werden nur in ca. 5 % d.F. eingesetzt (→ Giftinformationszentrale!)

Vergiftung	Antidot
Cholinesterase-Hemmer: Alkylphosphate (z.B. E 605 = Parathion, Metasystox®)	Atropin (Atropinsulfat - 100 mg) danach: Obidoxim (Toxogonin®); unwirksam bei Metasystox-Intoxikation
Amatoxin-/Knollenblätterpilz	Silibinin (Legalon® SIL)
Anticholinerges Syndrom	Physostigmin (Anticholium®)
Atropin (auch Pflanzen: Tollkirsche, Stechapfel, Engelstrompete)	Physostigmin (Anticholium®)
Benzodiazepine	Flumazenil (Anexate® Amp.)
β-Rezeptorenblocker	Glukagon
Cumarinderivate	Vitamin K_1 (Konakion®)
Digitalis (auch Pflanzen: Fingerhut, Maiglöckchen, Oleander)	Digitalis-Antidot (Digi Fab®)
Ingestion von Tensiden	Dimeticon
Kohlenmonoxid (CO)	Sauerstoff 100 % oder hyperbare Oxygenation
Methanol; Ethylenglycol	Fomepizol (Hemmung der Alkoholdehydrogenase) + evtl. Dialyse
Methämoglobin-Bildner	Toluidinblau-Ampullen
Morphin/Opiate	Naloxon
Paracetamol-Intoxikation	Acetylcystein (Fluimucil® Antidot)
Rauchgas	Beclometason-Spray; O_2-Gabe Bei Verdacht auf Blausäurebeteiligung: Natriumthiosulfat 10 % oder Hydroxocobalamin (Cyanokit®)
Zyanide	4-DMAP-Amp., dann Natriumthiosulfat 10 % oder Hydroxocobalamin (Cyanokit®)

2.4. DROGENNOTFÄLLE

Internet-Infos: *www.emcdda.europa.eu; Giftinformationszentralen (siehe oben)*

	Cannabis	Kokain	Opioide	Stimulanzien („Speed")	Halluzinogene
Konsum-varianten (Auswahl)	Haschisch/Harz, Marihuana/Kraut, Ölextrakt; p.i./p.o.	Crack, freebase; p.i./i.v./p.o./i.n.	Heroin (Pulver, Granulat); p.i./i.v./p.o./i.n.; Morphin, Pethidin, Kodein, Methadon	Amphetamine, ice, crank, crystalmeth, ecstasy/MDMA, adam, khat; p.i./i.v./p.o./i.n.	Typische: LSD, Psilocybin, p.o.; Atypische: Muscimol, Atropin, Scopolamin
PPh.	THC, CB-Rezeptor	DA, 5-HT, NA	Opioid-Rezeptor	DA, NA	5-HT
Anm.	Meist keine vitale Bedrohung	Evtl. plötzliche Todesfälle	Lebensbedrohlich - ***Cave*** typische Sy. evtl. maskiert durch z.B. „speedball" = Kokain + Heroin	Lebensbedrohlich, Potenzierung durch TCA	Typische H.: Selbst bei Intoxikation nur geringe somatische Sy. i.Gs. zu atypischen H.
Psyche	Erregung, Angst, Aggression, Psychose (DD: Schizophrene Psychose), Raum-Zeit-Erleben und Kritikfähigkeit verändert	Erregung, Angst, paranoide Psychose, Dermatozoenwahn („cocaine bugs"), veränderte Kritikfähigkeit, Suizid	Zuerst Euphorie (10 - 30 Min.) dann Lethargie, Somnolenz	Psychomotor. Unruhe, Verfolgungswahn, optische + taktile Halluzination, veränderte Kritikfähigkeit	Angst, Depression, Entgrenzungs- und Verschmelzungserlebnis, „flashbacks", Halluzinationen
Haut	Gestörtes Temperaturempfinden	Hyperthermie, Hyperhidrosis	Hypothermie	Hyperthermie, Hyperhidrosis	Hyperthermie, Hyperhidrosis, Piloerektion
Auge, HNO	Mydriasis, gerötete Augen	Mydriasis, Epistaxis	Miosis „pinpoint", fehlt bei Mischintoxikation oder präfinal	Mydriasis, Bruxismus bei Ecstasy	Mydriasis
ZNS	-	Krampfanfälle bis Status epilepticus, Abszess, Infarkt/Blutung, Dyskinesie	Krampfanfälle, Hirnödem, Hyporeflexie, Ataxie, Koma	Krampfanfälle, Tremor, Parästhesien, Infarkt/Blutung, Dyskinesie, Koma	Seltener Krampfanfälle u. Koma; Hyperreflexie
Kardiovaskulär	HF ↑, RR ↑	HF ↑, RR ↑ bis hypertensive Krise, AP, MI, AR	HF ↓, RR ↓	HF ↑, RR ↑ bis hypertoner Krise, AP, AR	HF ↑, RR ↑
Pulmonal		Blutungen, ARDS	Atemdepression	Tachypnoe	-
Gastrointestinaltrakt	Übelkeit, Erbrechen	Ulcera, Perforation, Ischämie	Übelkeit, Erbrechen, Obstipation	Übelkeit, Erbrechen	Übelkeit, Erbrechen
Therapie	Bei Angstzuständen Benzodiazepine, bei Psychose Neuroleptika	Therapie von Komplikationen (metabolische Azidose, hypertone Krise, ventrikuläre Tachykardien, Rhabdomyolyse)	- Naloxon - Atemhilfe (siehe Kap. Heroinintoxikation)	Therapie von Komplikationen (hypertone Krise, Kammertachykardien, Rhabdomyolyse u.a.)	Bei Angstzuständen Benzodiazepine, bei Psychose Neuroleptika

	Gamma-Hydroxy-Buttersäure (GHB)	Phenylcyclidinpiperidin (PCP)	Ketamin	Antidepressiva	Sedativa
Konsum-varianten (Auswahl)	Liquid-ecstasy, Party-/Bodybuilderdroge, KO-Tropfen, Date-Rape-Drug; p.o.	Angel-Dust, speed, hog; p.i./p.o./i.n.	i.n. als Pulver od. i.m. als salzwässrige Lösung	- TCA: Amitriptylin, Desipramin, Imipramin - SSRI: Citalopram, Fluoxetin, Fluvoxamin, Paroxetin, Sertralin	Benzodiazepine, Barbiturate
PPh.	GABA-Rezeptor	Glu-NMDA-Rezeptor	Glu-NMDA-Rezeptor	NA, 5-HT	GABA
Anm.	Therapeutisch bei Narkolepsie (BtmV), vollständige Metabolisierung nach 12 - 24 h, daher frühzeitiges Asservieren; Sexualdelikte	Lebensbedrohlich	„K-Hole" (Kombiniert mit Benzodiazepinen oder Alkohol) ähnlich tiefe Bewusstlosigkeit, evtl. Atemstillstand vor allem i.v.	**Ko:** Serotonin- Syndrom - Phenytoin bei Krampfanfall unwirksam - Kardiotoxisch: **EKG:** PR ↑, QRS ↑, QT ↑, RSB/LSB, AV-Block, evtl. Kammerflimmern	Potenzierung durch Alkohol; Atemdepression durch Benzodiazepine geringer als durch Barbiturate
Psyche	Bewusstseinsstörungen, ähnlich Alkoholrausch (schwierige DD)	Psychomotorische Unruhe, dissoziiertes Körpergefühl, Psychose, Aggressivität, Selbstverstümmelung bis Suizid	Dissoziiertes Körpergefühl, Alpträume bis Todesvisionen	Bewusstseinsstörungen	Somnolenz, Amnesie
Haut	-	Hyperthermie	-	Hyperthermie	Hyper-/Hypothermie
Augen, HNO	Nystagmus	Mydriasis, starrer Blick mit weit aufgerissenen Augen, Tränen-, Speichelfluss, Nystagmus	Mydriasis, Speichelfluss, Nystagmus	Mydriasis	Miosis, Nystagmus
ZNS	Krampfanfälle, retrograde Amnesie, Hyporeflexie, Schwindel, Ataxie, Koma	Krampfanfälle, Ataxie, Koma	Ataxie, Hirndruck ↑, dissoziative Anästhesie	Krampfanfälle, Tremor	Ataxie, Dysarthrie, Koordinationsstörung, Hyporeflexie, Stupor, Koma
Kardiovaskulär	HF ↓, RR ↓	HF ↑, RR ↑/↓	HF ↑, RR ↑	HF ↑, RR ↓ EKG: AR s.o.	HF ↓, RR ↓
Pulmonal	Atemdepression	Atemdepression	Atemdepression	-	Atemdepression
GIT	Übelkeit, Erbrechen	Übelkeit, Erbrechen	Übelkeit, Erbrechen	Übelkeit, Erbrechen, Obstipation	Übelkeit, Erbrechen
Therapie	Bei Bewusstlosigkeit Intubation (Aspirationsgefahr!)	Bei Bewusstlosigkeit Intubation (Aspirationsgefahr!)	Bei Bewusstlosigkeit Intubation (Aspirationsgefahr!)	Symptomatische Therapie, Hämoperfusion	Flumazenil nur als Ultima Ratio, da Gefahr von Krampfanfällen

Abk.:

AP	Angina pectoris	MDMA	Amphetamin
AR	Arrhythmie	MI	Myokardinfarkt
CB	Cannabis	NA	Noradrenalin
DA	Dopamin	p.i.	per inhalationem
Glu	Glutamat	p.o.	per os
HF	Herzfrequenz	RR	Blutdruck
5-HT	Serotonin	SSRI	Selektive Serotonin-Reuptake-Inhibitoren
i.n.	intranasal	TCA	Trizyklische Antidepressiva
i.v.	intravenös	THC	Tetrahydrocannabinol

3. ARBEITSMEDIZIN

3.1. BERUFSKRANKHEITEN

Internet-Infos: *www.dguv.de* (Deutsche Gesetzliche Unfallversicherung); *www.bmas.de; www.berufskrankheiten.de*

Def.: Berufskrankheiten (BK) sind Krankheiten, die die Bundesregierung als Berufskrankheiten bezeichnet und in einer Liste veröffentlicht (Listenerkrankungen). Krankheiten, die die Kriterien zur Aufnahme aufgrund neuer wissenschaftlicher Erkenntnisse erfüllen, können als „Quasi-BK“ anerkannt werden (sog. „Öffnungsklausel“).

Die BK-Liste umfasst zurzeit 80 Positionen; unter Berücksichtigung der Öffnungsklausel können jedoch auch weitere Krankheiten als BK entschädigt werden. Die medizinische Diagnose „arbeits-“ oder „berufsbedingte Erkrankung“ darf nicht mit dem sozialjuristischen Terminus BK gleichgesetzt werden.

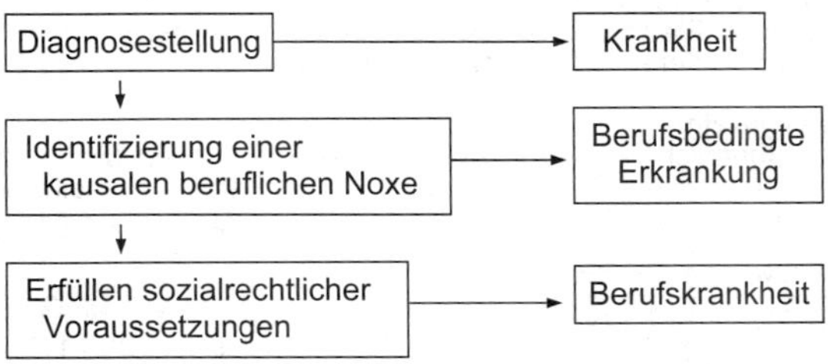

Meldepflicht: Nach § 5, Abs. 1 BKV (Berufskrankheiten-Verordnung) bzw. § 202 SGB VII ist bei begründetem Verdacht auf das Vorliegen einer Berufskrankheit (BK) von jedem Arzt - unabhängig vom Fachgebiet - eine entsprechende Anzeige beim zuständigen Träger der Unfallversicherung (Berufsgenossenschaft, Gemeinunfallverband, Landesunfallkasse) unverzüglich zu erstatten. Die ist deshalb wichtig, weil hieraus bei Anerkennung eine finanzielle Entschädigung des Versicherten oder seiner Angehörigen resultiert. Eine Nichterstattung kann ggf. zu entsprechenden Regressansprüchen führen.

Die Zustimmung des Patienten/Arbeitnehmers ist hierzu nicht erforderlich (vgl. hierzu § 202 SGB VII), die Anzeige muss aufgrund des Präventionsinteresses bzw. Morbiditäts-/Mortalitätsrisiken Dritter erstattet werden, da sich hieraus Schutzmaßnahmen für andere Arbeitnehmer ergeben können, die weitere Berufskrankheiten verhindern.

Der Patient/Arbeitnehmer ist über die Erstattung der Anzeige zu informieren. Falls der Versicherte kein Feststellungsverfahren eines Berufskrankheitenverfahrens wünscht (z.B. wegen möglicher beruflicher Nachteile am Arbeitsplatz), ist dies in der Berufskrankheitenanzeige anzugeben. Der Unfallversicherungsträger wird dann mit dem Versicherten unter Berücksichtigung der Schweigepflicht das weitere Vorgehen klären und auf die Rechtsfolgen hinweisen (möglicher Verlust von Leistungen). Bleibt der Versicherte bei seinem Entschluss, unterbleibt ein Feststellungsverfahren des zuständigen Unfallversicherungsträgers.

Die Anzeige kann formlos gestellt werden, muss aber folgende Angaben enthalten: Personalien des Betroffenen, die erhobene Diagnose, die vermutete BK, den Krankheitsverlauf, die vermuteten schädigenden Einflüsse, den Arbeitsplatz des Betroffenen sowie den/die Namen der behandelnden Ärzte. Empfehlenswert ist hier die Verwendung eines entsprechenden Formulars, das von den Internetseiten der Versicherungsträger herunter geladen werden kann. Dem Patienten ist eine Kopie der BK-Anzeige auszuhändigen. Der anzeigende Arzt erhält für das Stellen der BK-Anzeige eine finanzielle Aufwandsentschädigung durch den Versicherungsträger.

BK-Verfahren: Die Einwirkungskausalität ist im Vollbeweis (die schädigende Einwirkung steht in kausalem Zusammenhang mit der versicherten Tätigkeit) und die haftungsbegründende Kausalität mit Wahrscheinlichkeit zu sichern (die schädigende Einwirkung hat mit Wahrscheinlichkeit zur diagnostisch gesicherten Erkrankung geführt). Die berufliche Einwirkung muss dabei entweder die alleinige Ursache (monokausal) oder eine wesentliche Teilursache (multikausal) der Erkrankung darstellen bzw. zur richtungsweisenden Verschlimmerung einer vorbestehenden Erkrankung geführt haben [z.B. Hepatitisinfektion bei medizinischem Personal, Tabakkonsum und Asbest; Bäckerasthma bei vorbestehendem saisonalen Asthma].

Kausalität im Berufskrankheiten-Recht:

Versicherte Tätigkeit ⟹ Schädigende Einwirkung ⟹ Krankheit

Einwirkungs-Kausalität (zwischen Versicherte Tätigkeit und Schädigende Einwirkung)

Haftungsbegründende Kausalität (zwischen Schädigende Einwirkung und Krankheit)

Merke: Nur bei gesicherter Einwirkungskausalität ist die Diskussion der haftungsbegründeten Kausalität sinnvoll!

Gutachten: Im medizinischen Teil der Begutachtung muss der Arzt die Diagnose sichern und die Frage beantworten, ob die beruflichen Einflüsse für die Genese der Erkrankung bzw. für die richtungsweisende Verschlimmerung einer vorbestehenden Erkrankung zumindest wesentlich waren. Die anderen Beweise sind vom Unfallversicherungsträger zu erbringen.

MdE: Die Minderung der Erwerbsfähigkeit (MdE) ist die Differenz der Erwerbsfähigkeit auf dem allgemeinen Arbeitsmarkt vor und nach dem schädigenden Ereignis (z.B. Unfall oder Einwirkung einer Noxe). Beeinträchtigungen im privaten Bereich werden nicht berücksichtigt. Ab einer MdE von 20 % erfolgt eine monatliche Rentenzahlung als Entschädigung, die sich aus dem Jahresverdienst errechnet. Diese Rentenzahlung erfolgt unabhängig von den weiteren Einkünften des Versicherten.

Berufskrankheiten in der Inneren Medizin:
Die nachstehende Liste gibt einen Überblick über anerkannte Berufserkrankungen, die für das internistische Fachgebiet als besonders relevant erscheinen. Die vollständige Liste der Berufskrankheiten kann im Internet eingesehen werden unter *www.baua.de/de/Themen-von-A-Z/Berufskrankheiten/Rechtsgrundlagen/Anlage-BKV.html.*

Organ	Erkrankung: Einwirkung (BK-Nummer)
Lunge/Pleura	Bronchialkarzinom: Chrom (BK 1103), Cadmium (BK 1104), Arsen (BK 1108), Asbest (BK 4104), Nickel (BK 4109), Kokereirohgase (BK 4110), Quarzstaub (BK 4112), PAK (BK 4113), Ionisierende Strahlen (BK 2402) Bronchialasthma/Obstruktion: Vanadium (BK 1107), Allergisierende Stoffe (BK 4301), Chemisch-irritative/toxische Stoffe (BK 4302) Lungenemphysem: Cadmium (BK 1104), Alkyl-, Aryl- und Alkylarylsulfide (BK 1311), Steinkohlebergbau (BK 4111) Lungenfibrose: Schweißgase (BK 4115), Ionisierende Strahlen (BK 2402) Lungengranulomatose: Beryllium (BK 1110) Lungenödem: Schwefelwasserstoff (BK 1202), Alkyl-/Aryl- und Alkylarylsulfide (BK 1311) Mesotheliom: Asbest (BK 4105) Organische Pneumokoniose: Exogen-allergische Alveolitis (BK 4201), Byssinose (BK 4202) Staublungenerkrankungen: Silikose (BK 4101), Silikotuberkulose (BK 4102), Asbestose (BK 4103), Aluminose (BK 4106), Metallstäube (BK 4107)
Niere und Harnwege	Nierenzellkarzinome: Halogenkohlenwasserstoffe (BK 1302) Nephropathie: Quecksilber (BK 1102), Chrom (BK 1103), Cadmium (BK 1104), Thallium (BK 1106) Schleimhautveränderungen, Krebs oder andere Neubildungen der Harnwege durch polyzyklische aromatische Kohlenwasserstoffe (BK 1321)
Blutbildendes System	Leukämie: Benzol (BK 1318), Butadien (BK 1320), Ionisierende Strahlen (BK 2402) Anämie: Blei (BK 1101), Phosphor (BK 1109), Benzol (BK 1318) Lymphome: Benzol (BK 1318)
Leber	Hämangiosarkom: Halogenkohlenwasserstoffe (BK 1302) Leberfunktionsstörung: Halogenkohlenwasserstoffe (BK 1302), Dimethylformamid (BK 1316), Para-tertiär-Butylphenol (BK 1314) Leberzellkarzinome: Arsen (BK 1108), Halogenkohlenwasserstoffe (Vinylchlorid) Leberzirrhose: Phosphor (BK 1109)
Bakteriologie/ Virologie/ Parasitologie	Infektionskrankheiten durch beruflich erhöhtes Risiko einer Erkrankung (BK 3101), Tropenkrankheiten (BK 3104) Zoonosen (BK 3102)
Sonstige	Osteoporose: Phosphor (BK 1109), Cadmium (BK 1104)

Durch die Europäische Kommission ist eine Europäische Berufskrankheitenliste erlassen worden, diese ist für die einzelnen Mitgliedsstaaten nicht rechtsverbindlich, sondern dient lediglich als Empfehlung .
Internet-Infos: *http://eur-lex.europa.eu/LexUriServ/LexUriServ.do?uri=CELEX:32003H0670:DE:HTML*

Hinweise über die Rechtsgrundlage bei Berufskrankheiten in einzelnen europäischen Staaten finden sich auf folgender Internetseite der Europäischen Kommission:
http://ec.europa.eu/employment_social/missoc/2000/missoc_166_de.htm

3.2. NACHT- UND SCHICHTARBEIT [Z56]

Internet-Infos: *http://www.awmf.org/leitlinien/detail/anmeldung/1/ll/002-030.html*

Def: Schichtarbeit ist Arbeit zu wechselnden Tageszeiten oder zu konstanter, aber ungewöhnlicher Tageszeit. Nachtarbeit ist jede Arbeitszeit zwischen 23 und 6 Uhr, die länger als 2 Stunden dauert. Nachtarbeitnehmer sind Arbeitnehmer, die an mind. 48 Tagen im Jahr Nacht- oder Wechselschicht leisten.

Ep.: Rund 3,5 Mio Erwerbstätige in Deutschland arbeiten regelmäßig in Nachtarbeit. Die Mehrzahl der nachts arbeitenden Menschen in Deutschland sind Männer. Laut Eurostat waren im Jahr 2017 rund 15,3% der Arbeitnehmer in Deutschland in Schichtarbeit tätig.

Ph.: Physiologisch besteht beim Menschen ein Wechsel zwischen An- und Entspannung, den ergotropen und trophotropen Phasen. In den trophotropen Phasen finden lebensnotwendige Reparatur- und Regenerationsprozesse statt. Entkoppelt von äußeren Zeitgebern unterliegen Menschen einer endogenen, zirkadianen Rhythmik von 24 - 25 Stunden. Ein entscheidender externer Zeitgeber ist das Licht: Licht wird über retinale Ganglienzellen detektiert und diese Information an die „zentralen Master-clocks", die suprachiasmatischen Nuclei, weitergeleitet. Durch neuronale Verschaltungen zum Corpus pineale wird die Melatoninsynthese gehemmt. Licht zu ungewöhnlicher Zeit führt somit zu einer Reduktion der Melatoninsynthese. Melatonin nimmt auf die physiologischen Rhythmen verschiedener Körpervorgänge Einfluss.

Pg.: Biologische Desynchronisation: Die Synchronisation von äußeren Zeitgebern und Körperfunktionen benötigt Zeit und erfolgt in unterschiedlicher Geschwindigkeit, abhängig von den einzelnen Organen. Eine vollständige Anpassung an den Schlaf-Wach-Rhythmus bei Konkurrenz zwischen äußeren und inneren Zeitgebern ist nur selten möglich. Störungen der physiologischen 24-Stunden-Rhythmen stehen im Verdacht, langfristig entstehende Gesundheitsstörungen mit zu verursachen.

Soziale Desynchronisation: Der Tagesablauf ist während Nacht- und Schichtarbeit diametral zum Umfeld, wodurch eine eingeschränkte Freizeitgestaltung und ggf. soziale Konflikte resultieren.

Schlafstörungen: Der Schlaf am Tag kann während des Tages durch Faktoren wie Helligkeit, Temperatur, eine verstärkte Geräuschkulisse und soziale Verpflichtungen verkürzt sein.

Unfallgeschehen: Das Unfallrisiko steigt mit zunehmender Anzahl von Nachtschichten.

KL.: Gesundheitliche Folgen von Nacht- und Schichtarbeit: Müdigkeit, Schlafstörungen, Stimmungsschwankungen, Appetitlosigkeit und eine allgemein verminderte Leistungsfähigkeit.
Von der International Agency for Research on Cancer [IARC] wurde im Juni 2019 Nachtschichtarbeit als wahrscheinliches Humankarzinogen eingestuft (Gruppe 2A-Karzinogen).

Pro: Optimierung der Schichtplangestaltung, z.B. durch Mitbestimmung der Schichtplanung durch die Betroffenen, kurze Nachtschichtphasen, Vermeidung ungünstiger Schichtfolgen, feste freie Wochenendzeiten.

Arbeitsmedizinische Vorsorgeuntersuchungen: Nach dem Arbeitszeitgesetz § 6, Abs. 3 hat ein Nachtarbeitnehmer unter 50 Jahren alle drei Jahre, ein Arbeitnehmer über 50 Jahre jährlich das Recht auf arbeitsmedizinische Untersuchungen, die vom Arbeitgeber bezahlt werden müssen. Das gesundheitliche Risiko wird hier individuell untersucht, sowie allgemeine verhaltens- und verhältnispräventive Maßnahmen erläutert.

Gesundheitliche Bedenken gegenüber Nacht- und Schichtarbeit können u. a. bestehen bei: Chronischen Erkrankungen des Magen-Darm-Traktes, chronisch-progredienten Lebererkrankungen, Diabetes mellitus, chronischen Herz-Kreislauf-Erkrankungen, Z. n. Organtransplantationen, Niereninsuffizienz, Anfallsleiden, psychovegetativen Störungen, psychotischen Störungen, chronischen Schlafstörungen oder Suchterkrankungen. Mögliche Risiken sind immer individuell zu beurteilen.
Laut dem Arbeitszeitgesetz ist Nacht- und Schichtarbeit entsprechend gesicherter arbeitswissenschaftlicher Erkenntnisse auszurichten. Weitere rechtliche Grundlagen sind im Mutterschutzgesetz, Jugendarbeitsschutzgesetz, Ladenschlussgesetz, Sozialvorschriften im Straßenverkehr und der Richtlinie 93/104/EG festgelegt.

3.3. GUTACHTENWESEN

Der approbierte Arzt ist verpflichtet, als medizinischer Sachverständiger tätig zu werden, soweit sich ein angefordertes Gutachten auf medizinische Kenntnisse bezieht im

- Zivilrecht
- Sozialrecht
- Strafrecht

Schlichtungsstellen
Gutachterkommissionen

Gutachten sind ein Beweismittel, der Gutachter selbst ist „Gehilfe des Gerichts". Der Gutachter darf nicht von sich aus Zeugen und Parteien vernehmen und den Sachverhalt weiter aufklären.

Wissenschaft, Auftraggeber → Sachverständigen-Gutachten ← Gesetz, Proband

Gutachten werden entweder „frei" (frei formuliert) oder als Formulargutachten erstellt.

Gutachtentypen:

1. Funktionsgutachten für die gesetzliche Rentenversicherung:
   Die bisherige Unterscheidung zwischen Renten wegen Berufs- bzw. Erwerbsunfähigkeit wird ersetzt durch die neue halbe bzw. volle Erwerbsminderungsrente. Es besteht ein Anspruch
   - auf eine volle Erwerbsminderungsrente, wenn das Leistungsvermögen auf dem allgemeinen Arbeitsmarkt unter 3 Stunden täglich gesunken ist bzw.
   - auf eine halbe Erwerbsminderungsrente, wenn das Leistungsvermögen von 3 Stunden bis unter 6 Stunden täglich gesunken ist.

   Hier kommt allerdings eine soziale Komponente zum Tragen: Sind Erwerbsgeminderte arbeitslos, erhalten sie eine volle Erwerbsminderungsrente.
2. Kausalitätsgutachten für die gesetzliche Unfallversicherung: Arbeitsunfälle (während der Arbeit und auf dem Weg von und zur Arbeit, innerhalb 24 Stunden): Minderung der Erwerbsfähigkeit (MdE)
3. Zusammenhangsgutachten im sozialen Entschädigungsrecht: Grad der Schädigungsfolgen (GdS)
4. Gutachten im Schwerbehindertenrecht: Grad der Behinderung (GdB)
   (Schwerbehindertenstatus ab GdB 50, darüber hinaus Vergünstigungen und Nachteilsausgleiche, keine Rente; Gleichstellung ab GdB von 30 möglich, falls dadurch ein geeigneter Arbeitsplatz zu erhalten ist.)
5. Gutachten für Privatversicherung

Allgemeine Rechtsgrundlagen:
Der zu Begutachtende hat Mitwirkungspflicht, zu prüfen ist die Frage der Zumutbarkeit und die Verhältnismäßigkeit des Eingriffes. Keine Duldungspflicht.
Erstellungspflicht: Keine Auftragsüberschreitung ohne Zustimmung des Gerichtes
Unverzügliche Prüfung nach Erhalt des Auftrags, Gutachten können nur abgelehnt werden wegen Befangenheit, Überschreitung des vom Gericht erwarteten Zeitrahmens (ca. 6 Monate) und wenn der Auftrag die fachlichen und apparativen Möglichkeiten des Gutachters überschreitet.
Gutachtenauftrag auf Wunsch des Probanden und vom Gutachter selbst auszuführen (keine Delegation).
Bei nicht zeitgerechter Gutachtenerstellung nach mehrfacher Ermahnung Zahlung eines Ordnungsgeldes.
Gutachtenerstellung nach bestem Wissen und Gewissen. Bei unrichtigem Zeugnis Freiheitsstrafe von einem Monat bis zwei Jahre.

Gutachtenauftrag:
Lediglich Antwort auf die vorformulierten Beweisfragen: „Gutachter ist kein Richter". Gutachter muss, wenn er sich Hilfspersonen bedient (Assistent) seine Unterschrift mit dem Zusatz „Einverstanden aufgrund eigener Untersuchungen und Urteilsbildung", o.ä. kennzeichnen.

Gutachtengrundlage: Ärztliche Bescheinigung. ***Cave*** Gefälligkeitsatteste (Strafe nach § 278 StGB), Voraussetzung für jedes Attest saubere Dokumentation - auch dessen, was unter Umständen nicht ist.

Merke: Nicht Diagnosen entscheiden, sondern die Frage, wie sich diese auf das Leistungsvermögen in den einzelnen Rechtsformen auswirken.

Besondere gutachterliche Begriffe:

- Schädigungsfolge
- Behinderung
- Minderung der Erwerbsfähigkeit (Schwerbehindertengesetz: Grad der Behinderung)
- Berufs- und Erwerbsunfähigkeit
- Hilflosigkeit
- Wesentliche Änderungen der Verhältnisse
- Zeitlich befristete Renten wegen voller Erwerbsminderung werden maximal für 3 x 3 Jahre bewilligt. Ist nach 9 Jahren keine wesentliche Besserung eingetreten, wird die Rente dauerhaft weiter gewährt. Ausnahme: Rentengewährungen wegen teilweise Erwerbsminderung bei 3- bis unter 6-stündigem Leistungsvermögen werden auch über die 9 Jahre weiter befristet, weil sich ja die Arbeitsmarktlage ändern kann.
- Gutachtenvergütung durch Gerichte nach ZSEG (Zeugen- und Sachverständigenentschädigungsgesetz)

4. PRÄVENTION UND GESUNDHEITSFÖRDERUNG

4.1. GRUNDLAGEN

Prävention bedeutet in der Gegenwart etwas zu unternehmen, um unerwünschte Folgen in der Zukunft zu vermeiden. Der Fokus ist auf Vorbeugen von Krankheiten und Vermeidung von Risikofaktoren gerichtet. Gesundheitsförderung setzt an den Ressourcen bzw. Schutzfaktoren der Menschen an, versucht diese zu fördern und beruht auf dem Salutogenesemodell nach Antonovsky.

Einteilung der Prävention nach Caplan (1964) nach dem Interventionszeitpunkt:
- Primärprävention: Maßnahmen, die vor einer Erkrankung unternommen werden. Ziel: Die Inzidenz von Erkrankungen soll gesenkt werden (z.B. Impfungen, Sport, Rauchverzicht, gesunde Ernährung).
- Sekundärprävention: Krankheitsfrüherkennung (z.B. Gesundheitsuntersuchung, Krebsvorsorgeuntersuchungen, Vorsorgeuntersuchungen bei Kindern und Schwangeren).
- Tertiärprävention: Maßnahmen nach Manifestation einer Erkrankung. Mit ihr sollen Folgeschäden und Rückfälle verhindert werden. Die Chronifizierung und Mortalität soll reduziert werden (z.B. Disease-Management-Programme bei KHK, Diabetes, Asthma, COPD, Brustkrebs, Herzsportgruppe).

Die durchschnittliche Lebenserwartung in Deutschland liegt aktuell für Männer bei 78,5 und für Frauen bei 83,3 Jahren.
Die Lebenserwartung der Weltbevölkerung beträgt ca. 73 Jahre und reicht von knapp 85 Jahren in Japan bis ca. 55 Jahren in einzelnen Ländern Afrikas (z.B. Guinea-Bissau, Lesotho, Nigeria, Tschad und Zentralafrikanische Republik). Innerhalb Europas besteht bezogen auf die Lebenserwartung ein West-Ost-Gefälle. Das längste dokumentierte Leben hatte Madame Jeanne Calment aus Arles, die im Alter von 122 Jahren starb (1875-1997).

Präventionsparadox (Geoffrey Rose): Eine präventive Maßnahme, die für eine Bevölkerung einen hohen Nutzen hat, bringt dem einzelnen Menschen oft nur wenig - und umgekehrt; KHK-Prävention bringt den Einzelpersonen einer Hochrisikogruppe viel Nutzen, aber der Gesamtbevölkerung nur einen geringen Nutzen. Wenn eine ganze Bevölkerung KHK-Prävention betreibt, sinkt die Erkrankungsprävalenz, obwohl der Einzelne vielleicht nie eine KHK bekäme.

Präventionsmaßnahme	Gewinn/Verlust an Lebenszeit	Einfluss auf bestimmte Erkrankungen/Risikofaktoren
Blutdrucknormalisierung	Normotensive Patienten leben ca. 5 Jahre länger als Hypertoniker	Schlaganfälle - 40 % Herzinfarkte - 50 %
Nikotinabstinenz	Im Durchschnitt sterben Raucher 10 Jahre früher als Nichtraucher. Rauchstopp mit 60 / 50 / 40 / 30 Jahren führt zu +3 / +6 / +9 / +10 Jahren an Lebenserwartung	Nach 1 Jahr: - 50 % KHK Nach 5 Jahren: - 50 % Blasen-Ca Nach 5 Jahren: - 50 % Ösophagus-Ca. Nach 10 Jahren: - 50 % Bronchial-Ca.
Gewichtsreduktion	BMI 22,5 - 25 kg/m^2: Niedrigste Mortalität BMI 30 - 34,9 kg/m^2: - 2-4 Jahre BMI > 40 kg/m^2: - 10-12 Jahre	10 kg Gewichtsreduktion führen zu: Mortalität - 20 % Blutdruck - 10 mmHg LDL-Cholesterin - 15 % HbA_{1c} - 1 - 2 % Triglyzeride - 30 %
Mediterrane Kost		Herzinfarkte - 40 - 50 %
Regelmäßig Sport	15 Min. täglich oder 90 Min. pro Woche: +3 Lebensjahre	Herzinfarkte - 40 - 50 %

Die gesetzliche Krankenversicherung hat im Jahr 2017 5,8 Milliarden Euro (ca. 2,5% der Leistungsausgaben) für präventive und gesundheitsfördernde Maßnahmen ausgegeben. Die durch das 2015 in Kraft getretene Präventionsgesetz neu eingeführte nationale Präventionskonferenz (NPK) soll eine nationale Präventionsstrategie entwickeln. In Deutschland nimmt jede zweite anspruchsberechtigte Frau und jeder vierte Mann an Krebsfrüherkennungsmaßnahmen teil.

4.2. KÖRPERLICHE AKTIVITÄT UND GESUNDHEIT

Def: Körperliches Training im Sinne von Gesundheitssport ist definiert als regelmäßige und individualisierte körperliche Belastung mit dem Ziel, die Gesundheit zu fördern, zu erhalten oder wiederherzustellen.

Nur ca. 20 % der erwachsenen Bevölkerung sind ausreichend körperlich aktiv. 80 % leiden unter Bewegungsmangel. Mit zunehmendem Lebensalter sinkt das körperliche Aktivitätsprofil. Auch im Kindes- und Jugendalter ist eine zunehmende Bewegungsverarmung zu beobachten, obwohl vielfältige körperliche Aktivitäten Grundvoraussetzung für eine gesunde Entwicklung sind.

Wechselbeziehungen zwischen körperlicher Aktivität und Gesundheit:
Ausreichende körperliche Aktivitäten haben nachgewiesene positive Effekte u.a. auf:
- Kognition und Psyche; Verminderung des Demenzrisikos
- Kardiopulmonales System
- Glukose- und Lipidmetabolismus
- Immunsystem
- Muskulo-skelettales System

Umgekehrt begünstigt ein andauernder Bewegungsmangel die Entstehung einer Vielzahl von Erkrankungen, die häufig als sog. Zivilisationserkrankungen beschrieben werden. Hierzu gehören u.a.:
- Kardiovaskuläre und pulmonale Erkrankungen
- Adipositas
- Metabolisches Syndrom/Diabetes mellitus Typ 2
- Fettstoffwechselstörungen
- Degenerative Erkrankungen des muskulo-skelettalen Systems
- Kolonkarzinom

Prävention, Therapie und Rehabilitation durch Bewegungstherapie
Das metabolische Syndrom mit seinen verschiedenen Facetten lässt sich durch körperliche Aktivität und Gewichtsnormalisierung sehr gut präventiv und therapeutisch beeinflussen! Dazu ist eine umfassende, multimodale Lebensstiländerung mit quantitativer und qualitativer Änderung des Ernährungs- und Bewegungsverhaltens erforderlich. Bei Erfolg können medikamentöse Therapien vermindert oder sogar vermieden werden! Regelmäßiges körperliches Training z.B. senkt den Blutdruck und vermindert das Risiko für die Entstehung eines Diabetes mellitus Typ 2.
Studien zeigen in der Primärprävention eine signifikante Risikoreduktion bezüglich kardiovaskulärer Morbidität und Letalität sowie der Gesamtmortalität durch regelmäßiges körperliches Training bzw. Gesundheitssport (je nach Sportart bis zu 50 %).
Dies gilt auch für die Sekundärprävention im Rahmen von Herzsportgruppen für KHK-/Postinfarktpatienten (Reduktion der kardiovaskulären Mortalität von KHK-Patienten um ca. 25 %). Neuere Untersuchungen mit ebenfalls positiven Effekten bei Patienten mit COPD bei Lebensqualität, Hospitalisationen und Gesamtmortalität, auch präventive Effekte bei Kolon- und Mammakarzinom nachgewiesen.

Hinweise zur Umsetzung in der Praxis
Grundsätzlich sollte vor Aufnahme regelmäßiger gesundheitssportlicher Aktivitäten eine sportmedizinische Untersuchung hinsichtlich der Belastbarkeit sowie der individuellen Durchführung des Gesundheitssports erfolgen. Die Untersuchung sollte internistische und orthopädische Aspekte umfassen. Entsprechend den aktuellen Empfehlungen sollte man sich unter primärpräventiven Aspekten an 3 - 5 Tagen in der Woche 45 - 60 Min. in moderater Intensität belasten, auch begrenzte Wochenendaktivitäten sind bereits positiv. Ausdauersportarten sollten hierbei - kombiniert mit einem moderaten Kräftigungs- und Koordinationstraining - im Vordergrund stehen. Für den Gesundheitssport sind insbesondere (Nordic)-Walking, Fahrradfahren, Schwimmen, Tennis und andere Sportarten, Skilanglauf bzw. Inline-skating zu empfehlen. Die Intensität des Ausdauertrainings sollte mit 50 - 70 % der maximalen Leistungsfähigkeit durchgeführt werden, kann aber auch bei gut belastbaren Individuen im Sinne eines „high-intensity-interval"-Trainings (HIIT) erfolgen. Die Belastungsintensität sollte mittels der Trainingsherzfrequenz (THF*)) gesteuert und durch eine Pulsuhr kontrolliert werden. Ergänzend sollte ein Kräftigungstraining der großen Muskelgruppen durchgeführt werden. Im Rahmen der Sekundärprävention, z.B. ambulante Herzsport- und Lungensportgruppen, wird die ärztlich verordnete Bewegungstherapie unter Anleitung eines lizensierten Bewegungstherapeuten und ärztlicher Aufsicht durchgeführt.

*) THF = RHF + [(220 - Lebensalter - RHF) x TI] RHF = Ruheherzfrequenz
TI = Trainingsintensität: 0,6 - 0,7

Risiken:
Diese liegen in einer Über- bzw. Fehlbeanspruchung des kardiopulmonalen Systems bzw. muskuloskelettaler Strukturen, insbesondere bei zu intensiven bzw. biomechanisch ungünstigen Belastungsformen. Besonders betroffen sind übergewichtige Personen mit entsprechenden Vorschädigungen des muskuloskelettalen Systems. Das Risiko eines kardiovaskulären Ereignisses betrifft vor allem Patienten mit nicht diagnostizierter KHK und fehlender sportmedizinischer Untersuchung und Beratung, wenn sie sich untrainiert kurzfristig intensiv belasten.

4.3. ARMUT UND KRANKHEIT [Z59]

Internet-Infos: *www.nationale-armutskonferenz.de*; *www.kinderprojekt-arche.de; www.kiggs.de*

Def:
- Absolute Armut (die physische Existenz bedrohend, nicht genug zum Leben haben)
- Relative Armut orientiert sich am Einkommen (Einkommensarmut):
  - Sozialhilfebedürftigkeit
  - 50% oder weniger des durchschnittlichen Haushaltseinkommens eines Landes

Ep.: Zunahme der Armut in Deutschland (Einkommensarmut ca. 15 %), Europa, besonders aber in der dritten Welt und in den ehemals kommunistischen Ländern. In Europa besteht ein West-Ost- sowie ein ausgeprägtes Nord-Süd-Gefälle, hinsichtlich Wohlstand, Gesundheit, medizinischer und sozialer Versorgung.

Betroffene Bevölkerungsgruppen:
- Migranten (legal und illegal)
- Arbeitslose Menschen
- Wohnungslose Menschen
- Kinderreiche Familien und alleinerziehende Eltern
- Kinder der betroffenen Personen
- Alte Menschen, Rentner
- Illegal arbeitende Prostituierte
- Alkoholkranke, Drogengebraucher

Wechselbeziehungen zwischen Armut und Gesundheit:
Schlechte Gesundheit erhöht das Risiko von Langzeitarbeitslosigkeit, Armut und umgekehrt. Armut bedeutet z.T. Wohnungslosigkeit (Obdachlosigkeit).

Beispiele für erhöhtes Krankheitsrisiko bei Armut:
- Erhöhte Mütter- und Kindersterblichkeit (perinatale Komplikationen, Pneumonie, Diarrhö, in Afrika auch AIDS und Malaria)
- Koronare Herzkrankheit (Herzinfarkt: 2 - 3fach erhöhtes Risiko)
- Schlaganfall (2 - 3fach erhöhtes Risiko)
- Erhöhte Infektanfälligkeit, erhöhte Tuberkuloseinzidenz
- Dermatologische Erkrankungen (häufig)
- Parasitäre Erkrankungen (Läuse, Krätze)
- Psychiatrische Erkrankungen (Depressionen, erhöhte Suizidquote)
- Krebserkrankungen
- Lebererkrankungen
- Karies, Parodontitis
- Alkoholkrankheit
- Erhöhtes Unfallrisiko
- Verminderte Lebenserwartung

Gesundheitsgefährdendes Verhalten: Erhöhter und oft schon in der Kindheit einsetzender Zigaretten- und Alkoholkonsum, ungesunde Ernährung; Tablettenabhängigkeit eher bei Frauen, Alkohol- und Drogengebrauch eher bei Männern.

Gewalterfahrungen korrelieren oft mit Armut. Betroffene Frauen sind häufig körperlicher Gewalt, Fremdbestimmung und sexueller Ausbeutung ausgesetzt. Frauen ertrugen früher eher Gewalt als Wohnungslosigkeit (verdeckte Obdachlosigkeit). Seit 2000 können in Deutschland gewalttätige Männer polizeilich der gemeinsamen Wohnung verwiesen werden.

Medizinische Hilfen:
Hilfsangebote sind oft zu „hochschwellig“, Angebote sind unerreichbar, weil Voraussetzungen dafür nicht erfüllt werden können (z.B. Parasitenfreiheit für eine nächtliche Aufnahme, Nachweis eines Wohnsitzes, Mitführen eines Kindes oder Hundes). Das medizinische und soziale Versorgungssystem erreicht viele von Armut Betroffene nicht mehr. Die klassische Komm-Struktur im ärztlichen Bereich (Patient kommt zum Arzt) ist durch eine Geh-Struktur (der Arzt geht zum Patient) zu ergänzen. Präventivmedizinische (z.B. Impfungen) und therapeutische Angebote müssen daher möglichst niedrig schwellig sein und ortsnah zur Verfügung stehen und auch Angebote für Frauen mit Kindern umfassen (Obdachloseneinrichtungen und Behelfsunterkünfte, Drogenberatungsstellen, Sozialberatung, Schuldnerberatung, Mobiler Medizinischer Dienst, Arbeitsämter, Schulen, Kindergärten).

Praktische Hinweise für den Umgang mit betroffenen Patienten:
- Die Lebenslage der Patienten mitberücksichtigen (Ganzheitsmedizin)!
- Kann der Patient schriftliche Anweisungen / Informationen lesen? (Zunehmende Zahl von Analphabeten)
- Genau nachfragende Anamnese, leicht verständliche und nachvollziehbare Sprache
- Gesundheitsrisikoverhalten und die damit einhergehenden Gefahren berücksichtigen: Zigarettenabusus, Alkoholkonsum und evtl. Folgeerkrankungen, Drogenkonsum. Bei Schmerzangabe von Suchtpatienten an Beigebrauch von Analgetika denken.
- Ernährungsgewohnheiten erfragen.
- Impfstatus nachfragen und Impflücken schließen. Influenza- und Pneumokokkenimpfung anbieten!
- ***Cave:*** Medikamente mit suchterzeugenden Stoffen - Wechselwirkungen zwischen Alkohol und Medikamenten beachten (u.a. Neuroleptika, Antiepileptika, Antihistaminika, Sedativa) Medikamentencompliance berücksichtigen und Kurzzeit-Antibiotika-Schemata nutzen.
- An Skabies und Läuse (Kopfläuse) denken! - Bei Verdacht auf dermatologische Erkrankungen Patient im entkleideten Zustand untersuchen!
- Bei parasitären Erkrankungen auch Familienmitglieder/Mitglieder der Lebensgemeinschaft mitbehandeln.
- Zahnstatus überprüfen und entsprechende Sanierung ansprechen und initiieren.
- Bei stationären Patienten Krankenhaussozialdienst informieren. Entlassung des Pat. gemeinsam mit dem Sozialdienst des Krankenhauses planen (häusliche Verhältnisse, Betreuungsmöglichkeiten, wohnungslose Menschen). Gibt es einen Hausarzt bzw. eine niedrigschwellige medizinische Betreuungsstelle (z.B. für Drogengebrauch und/oder wohnungslose Menschen), an die der ärztliche Entlassungsbrief geschickt werden kann?

5. REHABILITATION

Def:
- Rehabilitation umfasst nach WHO alle Maßnahmen, die das Ziel haben, den Einfluss von Bedingungen, die zu Einschränkungen und Benachteiligungen führen, abzuschwächen und die eingeschränkten und benachteiligten Personen zu befähigen, eine soziale Integration zu erreichen. Rehabilitation zielt nicht nur darauf ab, eingeschränkte oder benachteiligte Personen zu befähigen, sich ihrer Umwelt anzupassen, sondern auch darauf, in ihre unmittelbare Umgebung und die Gesellschaft als Ganzes einzugreifen, um ihre soziale Integration zu erleichtern.
  Rehabilitation schließt medizinische, berufliche und soziale Maßnahmen ein, um bei Menschen mit angeborener oder erworbener Erkrankung oder Behinderung die alten Fähigkeiten zu erhalten, zu verbessern oder wiederherzustellen.
- Frührehabilitation: Kombinierte akut-/rehabilitationsmedizinische Behandlung unter Beteiligung verschiedener therapeutischer Berufsgruppen (Leistungsträger: i.d.R. Krankenversicherung)
- Medizinische Rehabilitation: Die medizinische Rehabilitation umfasst ärztliche bzw. ärztlich verordnete Maßnahmen, um körperliche Funktionen oder Organfunktionen zu erhalten, zu verbessern oder wiederherzustellen und damit eine gesellschaftliche Teilhabe zu ermöglichen. Neben der funktionellen Verbesserung sowie Steigerung der Lebensqualität ist für einige Erkrankungen (z.B. akutes Koronarsyndrom, Asthma bronchiale/COPD) eine Mortalitätsreduktion durch Rehabilitation zu verzeichnen.
- Berufliche Rehabilitation: Leistungen zur Teilhabe am Arbeitsleben („Reha vor Rente"), u.a. Umschulungen, Weiterbildungen (siehe auch *www.rehadat.de*)
- Soziale Rehabilitation: Leistungen zur Teilhabe am Leben in der Gemeinschaft, u.a. Wohnhilfe, Haushaltshilfe

Rehabilitationsformen:
1. Ambulante Rehabilitation
2. Teilstationäre Rehabilitation (Tagesklinik)
3. Stationäre Rehabilitation
4. Mobile Rehabilitation (aufsuchende Rehabilitation i.d.R. in der häuslichen Umgebung, aber auch in stationären Pflegeeinrichtungen, insbesondere für geriatrische Patienten mit erheblichen funktionellen Beeinträchtigungen, Multimorbidität bzw. komplexen Störungen) seit 1.4.2007

Krankheitsfolgenmodelle der WHO:
International Classification of Impairment, Disabilities and Handicaps (ICIDH, 1980): ressourcenorientierter biopsychosozialer Ansatz
International Classification of Functioning, Disability and Health (ICF, „Neufassung" der ICIDH 2001): Modell bzw. medizinische Klassifikation zur Beschreibung des funktionalen Gesundheitszustandes, der Behinderung, sozialer Beeinträchtigung und relevanter Umweltfaktoren

Rehabilitationsträger in Deutschland:
- Gesetzliche Rentenversicherung (nach SGB VI): Medizinische oder berufliche Rehabilitation zur Abmilderung oder Verhinderung einer Erwerbsminderung/-unfähigkeit (Prinzip „Reha vor Rente")
- Gesetzliche Krankenversicherung (nach SGB V): Medizinische Leistungen, um eine Behinderung oder Pflegebedürftigkeit zu beseitigen, zu mildern oder zu verhindern. Häufig Zuständigkeit, wenn kein anderer Rehabilitationsträger zuständig ist (Prinzip „Reha vor Pflege"); vorrangiger Leistungserbringer für Kinder und Jugendliche, nicht berufstätige Erwachsene und Rentner.
- Gesetzliche Unfallversicherung (nach SGB VII): Medizinische, berufliche und soziale Rehabilitation, wenn Schaden Folge eines Arbeitsunfalls, Wegeunfalls oder einer Berufskrankheit ist.
- Bundesagentur für Arbeit (SGB II, SGB IX): Leistungen zur Teilhabe am Arbeitsleben für behinderte erwerbsfähige Hilfsbedürftige, sofern nicht ein anderer Rehabilitationsträger zuständig ist.
- Träger der Kriegsopferversorgung und Kriegsopferfürsorge: Gesundheitsschäden durch Wehr- und Zivildienst, Impfschäden und Opfer von Gewalttaten
- Träger der Sozialhilfe (SGB XII): Wenn kein anderer Träger die Kosten übernimmt.
- Träger der öffentlichen Jugendhilfe

Rehabilitationsantrag:
Die meisten Rehabilitationsträger haben eigene Antragsformulare, die ggf. auch Online verfügbar sind. Der Rehabilitationsantrag ist bei dem zuständigen Kostenträger unter Angabe der Funktionseinschränkungen mit Beschreibung des Rehabilitationsbedarfes, der Rehabilitationsfähigkeit (insbesondere ausreichende Motivation), des Rehabilitationszieles und der Rehabilitationsprognose zu stellen.
Die Kostenträger klären untereinander die Zuständigkeit ab und leiten den Antrag bei Bedarf innerhalb von max. 14 Tagen intern weiter. Nach sozialmedizinischer Begutachtung und versicherungsrechtlicher Prüfung des Antrags geht der Bescheid des Kostenträgers an den Antragsteller.

Häufige Begründungen für ablehnende Bescheide:
- Fehlen einer rehabilitationsbegründenden Diagnose
- Fehlendes Rehabilitationspotenzial (mit Hinweis auf bestehende Pflegestufe)

- Keine Notwendigkeit einer stationären Rehabilitation und Ausreichen der Verordnung von Heil- und Hilfsmitteln

Gegen den Bescheid kann innerhalb eines Monats schriftlich Widerspruch eingelegt werden. (Anm.: Dem Widerspruch wird häufig stattgegeben!). Der Kostenträger entscheidet über Art, Dauer, Umfang, Beginn und Durchführung einer Rehabilitationsmaßnahme. Grundsätzlich ist der ambulanten bzw. teilstationären Rehabilitation gegenüber der stationären Vorrang zu gewähren.

Sozialmedizinische Kriterien einer Rehabilitation:

1. Rehabilitationsbedarf: Bezieht sich auf eine gesundheitlich bedingte drohende oder manifeste Beeinträchtigung der Teilhabe, die über einen kurativen Ansatz hinaus der Mehrdimensionalität und Interdisziplinarität einer Rehabilitationsmaßnahme bedarf.
2. Rehabilitationsfähigkeit: Belastbarkeit, Motivation, Motivierbarkeit u.a.
3. Rehabilitationsziel:
   - Individuelles Ziel: Formuliert zwischen Rehabilitationsteam und Rehabilitanden
   - Übergeordnetes Ziel: Förderung der Selbstbestimmung und der gleichberechtigten Teilhabe am Leben in der Gesellschaft für Behinderte und von Behinderung bedrohte Menschen (§1 SGB IX)
4. Rehabilitationsprognose: Wahrscheinlichkeitsaussage über die Erreichbarkeit des festgelegten Rehabilitationsziels (bezogen auf die Krankheit, deren Verlauf und den festgelegten Zeitraum).

Anm.: Im Entlassungsbericht der Rehabilitationsmaßnahme erfolgen Angaben über die beruflichen Einsatzmöglichkeiten des Patienten (entweder positive Angabe, was noch möglich, oder negative Angabe, was nicht mehr zumutbar ist).

Sonderformen:

- Geriatrische Rehabilitation:
  Die geriatrische Rehabilitation ist nicht indikations-/organbezogen, sondern hat einen ganzheitlichen Ansatz mit multiprofessionellem und interdisziplinärem Therapeuteneinsatz.
  Der Zugang zur geriatrischen Rehabilitation ist gegenüber der indikationsspezifischen Rehabilitation (z.B. orthopädische/kardiologische Rehabilitation) niedrigschwellig, somit ist die geriatrische Rehabilitation auch für pflegebedürftige und immobile Patienten zugänglich.
  Die geriatrische Rehabilitation ist somit für Patienten geeignet, die nach organspezifischer Erkrankung nicht in der jeweils indikationsspezifischen Rehabilitation behandelt werden können.
  Auch Patienten, bei denen ein progredienter Abbau von körperlichen oder kognitiven Fähigkeiten zum Verlust der (Teil-) Autonomie zu führen droht, können der geriatrischen Rehabilitation zugeführt werden. Hierfür muss nicht zwangsläufig eine sog. "rehabilitationsbegründende Diagnose" benannt werden können.
- Kuren für Mütter mit Kinder („Mutter-Kind-Kur"), auch für Väter mit Kind; Antragstellung über die Krankenkasse

6. MEDIZIN DES ALTERNS

6.1. GERIATRIE UND GERIATRISCHES ASSESSMENT

Internet-Infos: *www.bv-geriatrie.de; www.dggeriatrie.de ; www.kcgeriatrie.de*

Def. Geriatrie: Geriatrie ist der Zweig der Medizin, der sich fachübergreifend mit der Gesundheit im Alter sowie mit präventiven, rehabilitativen, klinischen und sozialen Aspekten von Krankheiten und erkrankten Menschen im Alter beschäftigt.

Def. Gerontologie: Die Gerontologie ist die Wissenschaft, die sich mit somatischen, psychischen und sozialen Vorgängen des Alterns befasst (Altersforschung).

Ep.: Im Jahr 2030 werden 1/3 der Deutschen > 60 J. alt sein. Von den aktuell etwa zwei Millionen Pflegebedürftigen werden mehr als 2/3 zu Hause versorgt (von Angehörigen und/oder ambulanten Pflegediensten).
Die Kinderzahl in der EU (aktuell 1,5 Kinder/Frau) wird auch in Zukunft niedrig bleiben. Die Lebenserwartung in den alten EU-Ländern (EU-15) liegt mit 82,4 Jahren bei Frauen und 76,7 Jahren bei Männern deutlich über der in den neuen EU-Ländern (EU-10): 78,7 bzw. 70,4 Jahre. Die Lebenserwartung wird in der EU bis zum Jahre 2050 um 6 Jahre für Männer und 5 Jahre für Frauen steigen. Aufgrund der Überalterung der Gesellschaft ist die Tragfähigkeit der sozialen Sicherungssysteme gefährdet. Die Zahl der Pflegebedürftigen wird erheblich zunehmen.

Der geriatrische Patient

Def:
- Geriatrietypische Multimorbidität und höheres Lebensalter (überwiegend 70 Jahre oder älter) [Multimorbidität wichtiger als kalendarisches Alter]
  oder

- Alter > 80 Jahre mit alterstypisch erhöhter Anfälligkeit gegenüber
  - Komplikationen und Folgeerkrankungen
  - Chronifizierung von Krankheiten
  - Verlust von Autonomie mit Verschlechterung des Selbsthilfestatus

Das geriatrische Assessment

Def: Das multidimensionale, interdisziplinäre geriatrische Assessment ist ein diagnostischer Prozess zur systematischen Erfassung von medizinischen, funktionellen und psychosozialen Defiziten und Ressourcen für Planung der Behandlung und Pflege. Es dient der Evaluation der Behandlungserfolge und ist ein Instrument des Qualitätsmanagements.
Die Datenerhebung erfolgt durch Testverfahren mittels Beurteilung von erfolgten Funktionstests (sog. „performance test"), Eigen- („self-report") oder Fremdanamnese („proxy-report") sowie durch Beobachtung. Die Standardisierung des mehrstufigen Testverfahrens (Screening, Basisassessment, differenzierte Assessments) wurde durch die AGAST („Arbeitsgruppe Geriatrisches Assessment") erarbeitet. Es existiert eine große Vielfalt von Assessmentverfahren (siehe hierzu auch AWMF S1-Leitlinie „Geriatrisches Assessment der Stufe 2").

Stufe 1: Geriatrisches Screening (Identifikation geriatrischen Behandlungsbedarfs)
- nach Lachs: 16 Items; Erfassung von Defiziten in 15 Bereichen
- ISAR-Screening: Screeningtool v.a. für Notaufnahmen, geringer Zeitaufwand (6 Items)

Stufe 2: Das geriatrische Basisassessment:

A) Barthel-Index (nach Mahoney und Barthel):
Der Barthel-Index wurde ursprünglich zur Bestimmung von Aktivität und Pflegebedürftigkeit von Schlaganfallpatienten entwickelt, ist ein weit verbreiteter Test und bewertet die Bereiche Selbstversorgung, Kontinenz und Nahrungsaufnahme. Er erlaubt eine Beurteilung der basalen Aktivitäten des täglichen Lebens (bADL) sowie von Rehabilitationsverläufen. Die Erhebung ist durch Eigen- bzw. Fremdanamnese, oder Beobachtung möglich. Bewertet wird, was der Patient macht („performance") und nicht, was er kann („capacity"). Als Beobachtungszeitraum dienen die letzten 48 Stunden.

Interpretation:

0 - 30 Punkte:	Weitgehend pflegeabhängig
35 - 80 Punkte:	Hilfebedürftig
85 - 95 Punkte:	Punktuell hilfebedürftig
100 Punkte:	Selbstständig

Vorteile: Gute Veränderungssensitivität
Nachteil: „Grobes Raster"; zur Behandlungsplanung nur eingeschränkt empfehlenswert; selbst hohe Punktzahlen können eine erhebliche Einschränkung der Alltagsaktivitäten bedeuten (z.B. Unselbstständigkeit in der Nahrungsaufnahme, der Toilettenbenutzung oder Inkontinenz).

Bewertung nach Hamburger Manual
(ausführlich siehe Internet *www.kcgeriatrie.de/downloads/instrumente/barthel-index.pdf*)
Kurzform: [Funktion / Punkte (in Klammern)]

1. Essen: Unfähig, allein zu essen (0), benötigt Hilfe, z.B. bei Zubereitung (5), selbstständig (10)
2. Baden: Benötigt fremde Hilfe (0), selbstständig (5)
3. Körperpflege: Benötigt fremde Hilfe (0), selbstständig (5)
4. An- und Auskleiden: Unfähig, sich allein an- und auszukleiden (0), benötigt Hilfe bei maximal 50 % der Tätigkeiten (5), selbstständig (10)
5. Stuhlkontrolle: Inkontinent (0), gelegentlich inkontinent (max. 1 x pro Woche) (5), kontinent (10)
6. Urinkontrolle: Inkontinent (0), gelegentlich inkontinent (max. 1 x pro Tag) (5), kontinent (10)
7. Toilettenbenutzung: Unselbstständig (0), mit Hilfe (z.B. An-/Ausziehen) (5), selbstständig (10)
8. Bett- bzw. Stuhltransfer: Unselbstständig (z.B. fehlende Rumpfstabilität) (0), erhebliche physische Hilfe beim Transfer erforderlich, aber Rumpfstabilität (5), geringe physische Hilfe oder Beaufsichtigung (10), selbstständig (15)
9. Mobilität: Immobil (Gehstrecke < 50 m) (0), unabhängig mit Rollstuhl (Strecke > 50 m) (5) unterstütztes Gehen (Gehstrecke > 50 m) (10) , selbstständiges Gehen möglich ggf. mit Hilfsmittel (Gehstrecke > 50 m) (15)
10. Treppensteigen: Nicht möglich (0), benötigt Hilfe/Überwachung (5), selbstständig (10)

B) Mini-Mental-State Examination (MMSE nach Folstein):
Der MMSE ist ein Instrument zum Screening der kognitiven Fähigkeiten.
Es erfolgt eine Beurteilung in den Kategorien „Orientierung (zeitlich/örtlich)", „Merkfähigkeit", „Aufmerksamkeit/Rechenfähigkeit", „Erinnerungsfähigkeit", „Sprachvermögen" sowie „visuell-konstruktive Fähigkeiten".
Vorteile: Geringer Zeitaufwand; geringer Schulungsbedarf
Nachteile: Nur grobe Einschätzung kognitiver Defizite; nur Screening, kein diagnostisches Instrument; nicht als Instrument kurzfristiger Verlaufsbeurteilung geeignet (Lerneffekt!); keine Beurteilung aphasischer Menschen möglich

C) Geriatrische Depressionsskala (nach Yesavage und Sheikh):
Die geriatrische Depressionsskala ist ein Fragebogen zur Selbstbewertung. Sie besteht aus 15 Fragen in den Kategorien „Stimmung", „Denken", „Psychomotorik" und „Verhaltensweisen". Sie dient als Screeninginstrument und nicht als diagnostisches Kriterium der Depression.
Vorteile: Geringer Zeitaufwand; geringer Schulungsbedarf
Nachteile: Schlechte Abbildung der Angst; nicht sinnvoll bei kognitiver Einschränkung

D) Sozialfragebogen (nach Nikolaus):
Der Sozialfragebogen nach Nikolaus umfasst insgesamt 24 Fragen in den Kategorien „Soziale Kontakte und Unterstützung", „soziale Aktivitäten", „Wohnsituation" und „ökonomische Verhältnisse". Der Sozialfragebogen ist zielgerichtet auf die Planung der Behandlung und Entlassung und sollte deshalb möglichst frühzeitig zum Einsatz kommen.
Vorteil: Umfassendes Assessment von sozialen Ressourcen und Belastungen
Nachteil: Relativ zeitaufwendig

E) Performancetests des Basisassessments
Im Rahmen der Performancetests wird der Patient aufgefordert, eine standardisierte Tätigkeit durchzuführen. Vorteil der Performancetests ist der Rückgriff auf objektiv messbare Kriterien, ohne sich auf die Eigen- bzw. Fremdanamnese oder eigene Beobachtungen verlassen zu müssen.

1. Handkraft: Die Messung der Handkraft wird i.d.R. mit dem sog. JAMAR-Dynamometer durchgeführt. Der Patient komprimiert hierbei das Dynamometer mehrfach mit der dominanten Hand. Die Handkraft weist eine positive Korrelation mit der Gesamtkörperkraft/Gehfähigkeit und eine negative Korrelation mit Sturz- und Frakturrisiko auf. Erniedrigte Handkraft ist u.a. hinweisend auf das sog. Frailty-Syndrom (Gebrechlichkeit), welches mit einer hohen Morbidität und Mortalität einhergeht.
2. Geldzähltest (nach Nikolaus): Der Geldzähltest dient der Erkennung von Defiziten der instrumentellen Aktivitäten des täglichen Lebens (iATL). Es wird die Zeit vom Öffnen einer Geldbörse bis zur Nennung eines in der Geldbörse befindlichen Geldbetrages gemessen. Die gemessene Zeit gibt Hinweise auf Defizite in den Bereichen der Feinmotorik und des Visus wie auch der kognitiven Fähigkeiten.
3. Assessments der Mobilität:
   - Timed up and go (TUG nach Podsiadlo und Richardson):
     Der TuG ist ein Performance-Test zur Messung der Mobilität und Abschätzung des Sturzrisikos. Er ist einfach und schnell durchzuführen, wenn selbstständiges Aufstehen und Laufen mit Hilfsmitteln möglich ist.Timed up and go (TUG nach Podsiadlo und Richardson):
     Durchführung: Der Proband sitzt auf einem Stuhl mit Armlehne. Nach Aufforderung soll der Proband aufstehen und mit normalem Gang drei Meter gehen, sich umdrehen, wieder zurück zum Stuhl gehen und sich setzen. Die dafür benötigte Zeit wird in Sekunden notiert.
     Interpretation:
     - Unter 10 Sekunden: Alltagsmobilität nicht eingeschränkt
     - 10 - 19 Sekunden: Geringe Mobilitätseinschränkung i.d.R. ohne Alltagsrelevanz
     - 20 - 29 Sekunden: Abklärungsbedürftige, funktionell relevante Mobilitätseinschränkung
     - ≥ 30 Sekunden: Ausgeprägte Mobilitätseinschränkung, i.d.R. Interventions-/Hilfsmittelbedarf
   - Mobilitätstest nach Tinetti:
     Beim Mobilitätstest nach Tinetti werden Funktionen der Mobilität (Balance und Gangbild) analysiert und mithilfe eines Punktescores bewertet. Der Test dient der Identifizierung des Sturzrisikos und ggf. des Hilfsmittelbedarfs.
   - De Morton Mobility Index (DEMMI): 15 Items in fünf Subkategorien (Mobilität im Bett, auf Stuhl, statisches Gleichgewicht, Gehen, dynamisches Gleichgewicht)
   - Short Physical Performance Battery (SPPB): Analyse von Gleichgewicht, Kraft und Gehgeschwindigkeit; sehr veränderungssensitiv
   - Weitere Teste, u.a. Stuhl-Aufstehtests (z.B. 5-CRT) und Gehtests (4/10 Meter oder 2/6 Minuten-Gehtest)
4. Uhrenergänzungstest (nach Shulman):
   Das Zeichnen einer Uhr ist wegen der Praktikabilität ein ausgezeichneter Test, um konstruktive und visuell-räumliche Defizite im kognitiven Bereich aufzudecken. Der Uhrentest ist der Eingangstest zur Demenzdiagnostik. Der Patient wird aufgefordert, in den Kreis einer Uhr die zwölf Zahlen sowie Stunden- und Minutenzeiger einer vorgegebenen Zeit einzutragen.
   Bewertung:
   Anhand der Abweichungen in der Darstellung der Uhr bezogen auf eine Normalleistung (Aufteilung des Zifferblattes, Schriftbild der Zahlen, Fehlen der Zeiger u.a.) lassen sich Rückschlüsse auf das Ausmaß der Hirnfunktionsstörung ziehen. Dabei werden ja nach Abweichung 1 bis 6 Punkte (Score 1 = perfekte Uhr; Score 6 = keine Darstellung der Uhr) vergeben, wobei ein Score ≥ 3 hinweisgebend auf eine kognitive Störung ist.
   Ergänzend kann eine Auswahl weiterer Assessmentverfahren zum Einsatz kommen, siehe Internet z.B. *https://www.awmf.org/leitlinien/detail/ll/084-002.html*

6.2. IMMOBILITÄT UND STURZNEIGUNG

Die Sturzneigung des alten Menschen ist aufgrund der gravierenden Zunahme von Morbidität und Mortalität, aber auch der Gesundheitskosten bei Sturzkrankheit ein schwerwiegendes Problem. Statistisch stürzt nahezu die Hälfte der über 80-jährigen einmal jährlich, jeder 10. mit behandlungsbedürftigen Verletzungsfolgen und jeder 20. mit Frakturfolgen. Etwa 1/6 aller Notfallaufnahmen älterer Menschen in Krankenhäusern in Deutschland erfolgt aufgrund von Stürzen.

Sturzeinteilung:
- Extrinsisch: Äußere Umstände, z.B. fehlende Beleuchtung, Stolperfallen (Teppiche, Stufen), fehlende Handgriffe, zu niedriger Toilettensitz
- Altersphysiologisch intrinsisch: z.B. schlechte Balance, Einschränkung von Kraft und Bewegung
- Synkopal (siehe Kap. Synkope)
- Lokomotorisch-postural: Durch Störung der sensorischen und koordinativen Fähigkeiten oder durch zentral wirksame Medikamente

„Sturz unklarer Genese"

Di.:
- Labor, insb. Blutzucker, Elektrolyte, ggf. Vitamin D-Spiegel (Vitamin D-Mangel und Sturzneigung zeigen eine hohe Korrelation, wenngleich die erforderliche Substitutionsdosis nach Studienlage uneinheitlich bei zwischen 400 und 4000 IE/Tag liegt).
- Ruhe-EKG
- Geriatrisches Assessment von Visus, Kognition, insb. der Mobilität: Berg-Balance-scale, Timed up and go, Gehgeschwindigkeit, Functional reach test, Tandemstand, Tinetti
- Medikamentenanamnese (!)
- Schellong-Test, ggf. Kipptischuntersuchung
- Langzeit-EKG, ggf. Langzeit-RR
- Assessment des Schlafes im Alter (nach Bloom et al.)
- Neurologische Untersuchung, ggf. EEG, ggf. cCT, cMRT zur Abgrenzung neurologischer Gangstörungen aufgrund von:
  - Ischämischem Schlaganfall/Hirnblutung (insb. chronisch subdurales Hämatom)
  - Epilepsie
  - Normaldruckhydrozephalus (klinische Trias: Gangstörung, Dranginkontinenz, Demenz)
  - Zerebellärer Schädigung („zuviel an Bewegung")
  - Polyneuropathie

Th. Pro: Sportlich aktives Leben, Vitamin D (nur Standarddosierung, bei hohen Dosierungen erhöhtes Sturzrisiko), regelmäßiges Kraft- und Gleichgewichtstraining im höheren Lebensalter (2 - 3 x/Wo.) v.a. in Pflegeeinrichtungen

Sonderform: Post-fall-Syndrom (Syn. Idiopathische senile Gangstörung/psychogener Schwindel)

Def: Zunehmende Angst infolge vermutlicher oder tatsächlicher Sturzgefahr (es resultieren selten Stürze!)

KL.:
- Schwankschwindel oder unspezifische Gleichgewichtsstörungen beim Gehversuch oder Stehen
- Gangbild kurzschrittig, breitbeinig; Tendenz zum Festhalten; Sturzangst beim freien Gang; keine Spastik; keine Ataxie; Romberg-Versuch negativ

Th.: Kombiniertes Gleichgewichts-/Krafttraining, Hilfsmittel, Behandlung von Visusproblemen, Anpassung der Umgebung (Beseitigung von Stolperursachen u.a.); keine Medikation, die das Sturzrisiko erhöht.

6.3. DEMENZ UND KOGNITIVE DEFIZITE

Ep.: Ca. 3 % Demenzkranke bei 70 - 75-jährigen, dann Verdopplung der Inzidenz alle 5 Jahre. Die Überlebenszeit nach Diagnosestellung reduziert sich ab dem 65. Lebensjahr pro Dekade um 2 - 3 Jahre. Prävalenz: > 1 Mio. Erkrankte in der BRD, Inzidenz ca. 250.000/J.

Def. Demenz: Alltagsrelevanter erworbener Verlust intellektueller Fähigkeiten durch eine Hirnerkrankung oder -verletzung. Typisch ist eine fortschreitende Störung des Gedächtnisses („explizites Gedächtnis") und einer weiteren sog. instrumentellen Hirnfunktion (z.B. Aphasie, Apraxie, räumlich konstruktive Planungsstörung) oder „exekutiven" Hirnfunktion (Apathie, Verlangsamung, Echolalie, Enthemmung), die länger als sechs Monate andauert.

Def. leichte kognitive Störung (mild cognitive impairment; MCI): Erworbenes kognitives Defizit; im Vergleich zur Demenz nur geringe oder fehlende alltagsrelevante Einschränkungen; häufig, aber nicht zwangsläufig Vorstadium einer demenziellen Entwicklung; üblicherweise keine Störungen von instrumentellen oder exekutiven Hirnfunktionen; pharmakologische Therapien bislang ohne Wirknachweis, jedoch zur Zeit intensiv in Studien untersucht. Jeder Patient mit MCI sollte über die Möglichkeit einer Frühdiagnostik mittels neuropsychologischen Testverfahren aufgeklärt werden.

6.3.1. DEMENZ VOM ALZHEIMER-TYP (DAT) [G30.9+F00.9*]

Def: Primär degenerative Hirnerkrankung mit progredienter Demenz

Vo.: Bis 75 % aller Demenzerkrankungen, in Autopsiestudien bis ca. 80 %; Beginn meist nach dem 65 Lj.; w : m = 2 : 1; in 5 - 10 % familiäre Häufung

Risikofaktoren: Persönliche Risikofaktoren (Depression, sozialer Rückzug, Bewegungsmangel, arterielle Hypertonie, Rauchen, Diabetes mellitus, mangelnde geistige Aktivität), Ernährung (u.a. Mangel an Folsäure und Omega-3-FS), erbliche und unbekannte Faktoren

Genetische Prädisposition: Mutation des Präsenilin 1- und 2-Gens und des amyloid precursor protein (APP)-Gens; ApoE4-Genotyp

Hi. (autoptisch): Extrazelluläre Ablagerung von Amyloid β (= senile Plaques), intrazellulär neurofibrilläre Tangles; neuritische Degeneration mit Synapsen- und Nervenzellenverlust

Schädigungslokalisation: Temporal, parietal, frontal, Assoziationskortex (verantwortlich für Aphasie, Apraxie, Agnosie); Hippocampus, parahippocampal (verantwortlich für Amnesie)

Di. (in Anlehnung an S3-Leitlinie „Demenzen"):

Obligat:
- Eigen- und Fremdanamnese (insb. auch Medikamentenanamnese und Familienanamnese)
- Neurologische Untersuchung und psychiatrische Evaluation
- Neuropsychologische Testverfahren (MMSE, Demtect, TFDD, MoCA, CERAD-Teste u.a.)
- Labor (als Ausschlussdiagnostik): Blutbild, Na, K, BSG oder CRP, TSH basal, GOT, GGT, Kreatinin, Harnstoff, Glukose, Vitamin B_{12}
- Bildgebung: cCT, cMRT (Lokalisation der Atrophie, Ausschlussdiagnostik von entzündlichen, tumorösen, vaskulären und metabolischen Veränderungen)

Fakultativ:
- EEG (Abgrenzung neurodegenerativ/nicht neurodegenerativ)
- Liquordiagnostik: Ausschluss entzündlicher Erkrankungen; typisch für DAT sind niedriges Amyloid-Peptid Aβ 1-42, Erhöhung Aβ 1-40, erhöhtes phosphoryliertes und Gesamt-Tau-Protein (Liquordiagnostik ist nicht besser als klinische Diagnose, da nicht trennscharf!)
- Weiterführende Labordiagnostik (nur bei begründetem Verdacht): HIV-Ak, Borrelien-Ak, Phosphat, Drogenscreening, Kupfer im 24-h-Urin (M. Wilson), TPHA-Test, BGA
- Perfusions-SPECT: Nachweis von Hypoperfusionen in betroffenen Anteilen
- ^{18}Fluor-Deoxyglukose-PET (^{18}FDG-PET) mit parietotemporaler Hypoaktivität
- ^{11}C-PIB-PET („Amyloid-PET"): Alzheimer Frühdiagnostik
- Vorhersagetest (bereits vor Auftreten erster Symptome) mit Nachweis von Amyloid-Beta-Oligomeren (noch nicht klinisches Routineverfahren)

Klinische Diagnose (in Anlehnung an McKhann):

Sichere DAT: Histologie (Autopsie oder Biopsie)

Klinisch wahrscheinliche DAT: Progredientes kognitives Defizit; Gedächtnisstörung plus Defizit in anderem kognitiven Bereich; Ausschluss alternativer Ursachen; progredientes Defizit u.a. von Sprache, praktischer Fähigkeiten und visueller Gnosis; Defizit von Alltagsaktivitäten, Verhaltensänderungen, Hirnatrophie, normales oder unspezifisch verändertes EEG, normaler Liquorbefund

Klinisch mögliche DAT: Demenzielles Syndrom ohne alternative Ursache, aber mit Abweichen vom typischen klinischen Bild der DAT oder Vorliegen einer alternativen Ursache, die die Demenz nicht hinreichend erklärt.

Th.: 1. Medikamentös
- Antidementiva (siehe auch Internet *S3-Leitlinie*):
  - Cholinesterasehemmer: Donepezil, Rivastigmin, Galantamin (jeweils Generika) bei leichter bis mittelschwerer Demenz. Die Cholinesteraseinhibitoren bewirken eine Verschiebung des natürlichen Demenzverlaufes über ca. sechs Monate. Neben einer Verbesserung der kognitiven Störung und der Aktivitäten des täglichen Lebens (ADL) ist unter medikamentöser Therapie insbesondere eine Verringerung der Verhaltensauffälligkeiten und des Betreuungsaufwandes zu beobachten.
  - NMDA-Antagonist Memantin-HCl (bei moderater bis schwerer Demenz) Verbesserung der Kognition und auch der funktionellen Defizite
  - Ginkgo biloba: Wirkung durch Studien nicht belegt.

  Andere Medikamente ohne Evidenznachweis sind nicht zu empfehlen.

  Merke: Bei der Antidementivatherapie ist weder ein individueller Wirksamkeitsnachweis möglich, noch kann eine objektiv begründete Entscheidung zum Absetzen getroffen werden, zumal nach dem Absetzen ein irreversibel rasch fortschreitender kognitiver Abbau erfolgen kann.

Cave: Der Einsatz von Neuroleptika in der Therapie von Verhaltensauffälligkeiten bei Demenzerkrankungen verschlechtert die Kognition und erhöht die Mortalität. Daher muss die Therapienotwendigkeit engmaschig überprüft und frühzeitig Absetzversuche unternommen werden.

- Psychopharmakotherapie (bei Delir/bei Demenz)
  Hochpotente Neuroleptika (Haloperidol), atypische Neuroleptika (Risperidon, Quetiapin, Aripiprazol), bei Agitation/Aggression ggf. Off-label-Therapie mit Carbamazepin oder Citalopram. Immer Kurzzeittherapie anstreben mit niedrigstmöglicher Dosierung und unter engmaschigem Nebenwirkungsmonitoring.

2. Nicht medikamentös - psychosoziale Therapie:
   a) Patientenbezogene Ansätze
   Ziel: Erhalt der größtmöglichen Selbstständigkeit im Alltag; bestmögliche Teilhabe am gesellschaftlichen und familiären Leben; Förderung des Patienten entsprechend seiner Fähigkeiten; Vermeiden der „Konfrontation mit Überforderung" wegen daraus resultierender Frustration; Unterforderung führt zur Teilnahmslosigkeit.
   Psychosoziale Interventionen sind den medikamentösen Therapiestrategien gleichrangig im Gesamtbehandlungsplan von Demenzerkrankungen.
   Grundsätzlich sollten Demenzkranke in der häuslichen Umgebung nicht überfordert werden. Hierzu ist das Einhalten von „Ritualen" im Tagesablauf besonders wichtig.
   Methoden:
   - Verhaltenstherapie bzw. kognitiver Ansatz: Nutzen verbliebener Ressourcen in der Frühphase der Krankheit über Information und Aufklärung, um so Verhaltensänderungen in Problemsituationen herbeiführen zu können (Erlernen von Ausweichstrategien).
   - Körperliche Aktivität (gute Wirksamkeitsdaten)
   - Emotionsorientierter Ansatz: Validationstherapie (Wertschätzung der Gefühle des Patienten und Mobilisierung der Ressourcen)
   - Hirnleistungstraining: Eine Überforderung kann hier schnell zur Frustration führen!
   - Biografiearbeit, Kunsttherapie, Musiktherapie

   b) Umgebungsbezogene Ansätze
   - Milieutherapie: Situationsanalyse durch Sozialassessment, Anpassung des Wohn- und Lebensbereiches der Patienten (u.a. familienähnliche Esssituation), um eine bestmögliche Selbstständigkeit eingebettet in eine funktionierende Sozialstruktur zu erreichen.
   - Schulung von Pflegepersonal und pflegenden Angehörigen: Ziel ist die Förderung vorhandener Ressourcen der Patienten und die Erhöhung der Akzeptanz der Defizite.
   - Angehörigenselbsthilfegruppen, z.B. Regionalgruppen der Deutschen Alzheimer Gesellschaft (*www.deutsche-alzheimer.de*)

6.3.2. Vaskuläre Demenz [F01.9]

Vo.: Ca. 15 % aller Demenzerkrankungen, nach Framingham-Studie Prävalenz 1,5 % der Bevölkerung, Inzidenz 6 - 28/1.000/J., Männer : Frauen 2 : 1

Risikofaktoren: Arterielle Hypertonie, Übergewicht, obstruktives Schlafapnoesyndrom, Diabetes mellitus, Rauchen, Hypercholesterinämie

KL.: Formen vaskulärer Demenz:
- Subkortikale arteriosklerotische Enzephalopathie (SAE); Syn.: Morbus Binswanger, subkortikale Demenz: Markdestruktion bei arteriosklerotischer Ischämie aufgrund einer zerebralen Mikroangiopathie; häufigste Form der vaskulären Demenz (ca. 35 - 70 %), typisch sind in der Bildgebung lakunäre Läsionen und periventrikuläre Entmarkung
- Reine Multiinfarktdemenz (multiple Infarkte vor allem im Kortex)
- Demenz bei „strategischem Einzelinfarkt", sog. Post-Stroke-Demenz (Lokalisation im Kortex [z.B. Gyrus cinguli] oder subkortikal [z.B. Thalamus])
- Demenz nach Hirnblutung: Sowohl makrovaskulär (ICB) als auch zerebrale Mikroblutungen
- Demenz bei Arteriopathien (Vaskulitiden, CADASIL [cerebrale autosomal dominante Arteriopathie mit subkortikalen Infarkten und Leukenzephalopathie])

Di.: Kriterien:
1. Erfüllte Demenzdefinition (siehe DAT), ggf. auch bei Fehlen von Gedächtnisdefiziten, sofern Defizite in anderen kognitiven Domänen bestehen (z.B. Aufmerksamkeit, Sprache)
2. Nachweis der zerebrovaskulären Erkrankung:
   a) Fokal-neurologische Symptomatik (z.B. Hemisyndrom, pathologische Reflexe, Sensibilitätsstörungen, Seh- oder Sprachstörungen)
   und
   b) morphologisches Korrelat in der Bildgebung (siehe oben)

3. Beginn innerhalb von drei Monaten nach Schlaganfall oder Hirnblutung (insb. lobäre Blutung)
4. Abrupter oder schleichender Beginn; Fluktuation oder schrittweise Verschlechterung kognitiver Symptome (auch zwischenzeitliche Besserung möglich)

Th.:
- Therapie der Risikofaktoren (in folgender gewichteter Reihung): Arterielle Hypertonie, Rauchen, Diabetes mellitus, Vorhofflimmern, Hypercholesterinämie
- Therapie der zerebrovaskulären Grunderkrankung
- Sekundärprävention ischämischer Ereignisse: Thrombozytenaggregationshemmer (ASS u.a.) entsprechend den Leitlinien der Deutschen Gesellschaft für Neurologie, ggf. Therapie mit Gingko biloba

6.3.3 LEWY-KÖRPERCHEN-DEMENZ [LBD] [G31.82+F02.8*]

Vo.: Ca. 10 % aller Demenzerkrankungen

Hi.: Nachweis von Lewy-Körperchen (zytoplasmatische eosinophile Einschlusskörperchen) im Kortex, limbischen System, Hirnstamm und Nucleus basalis Meynert (cholinerges System)

KL.:
- Häufiges begleitendes Auftreten eines Parkinson-Syndroms (hypokinetisch-rigides Syndrom) in Folge der Demenz. Demenzen, die später als ein Jahr nach Diagnose eines Parkinson-Syndroms auftreten, werden als „Morbus Parkinson mit Demenz“ klassifiziert.
- Stark schwankende Störungen in Aufmerksamkeit und Wachheit
- Wiederkehrende detaillierte visuelle Halluzinationen
- Überempfindlichkeit gegenüber typischen Neuroleptika (möglich sind Clozapin und Quetiapin)
- Posturale Instabilität mit Stürzen und Synkopen

Di.: Neurologische Untersuchung ggf. mit typischen Symptomen des Parkinson-Syndroms; neuropsychologische Testverfahren; psychiatrische Evaluation (Halluzinationen); Dopamin-transporter-SPECT (verminderte Dopamin-Transporteraufnahme im Striatum)

Th.: Cholinesterasehemmer Rivastigmin-Kps. (transdermale Applikation Off-Label); insbesondere positive Wirkung bei optischen Halluzinationen

Merke: Bei der LBD ist zu Beginn der Krankheit die Gedächtnisfunktion nur gering beeinträchtigt!

Anm.: In ca. 10 % aller Demenzen besteht eine Mischform aus DAT und LBD und vaskulärer Demenz.

6.3.4. Andere Demenzformen sind selten (Einzelheiten: *siehe Internet*)

- **Frontotemporale Demenz** [G31.0+F02.0*]

  Verhaltensbezogene Variante mit führender Wesensveränderung
  a) Primär progressive Aphasie: Klinische Trias: Agrammatismus, Paraphrasien, Benennstörungen
  b) Semantische Demenz (mit führender flüssiger, semantischer Aphasie)

  50 % d.F. mit familiärer Häufung; Erkrankungsbeginn vornehmlich im Präsenium

  Klinisches Bild sehr variabel!
  Sozial unangepasstes Verhalten, persönliche Verwahrlosung, Enthemmung, Impulsivität, geistige Rigidität, motorische und verbale Perseverationen, Stereotypie und Rituale

- **Normaldruckhydrozephalus** [G91.29]: Klinische Trias Demenz, Harninkontinenz, Gangstörung

  Di.: MRT oder CT, ggf. probatorische Liquorentnahme (ca. 30 - 50 ml) mit Besserung der Symptomatik

  Th.: z.B. ventrikuloperitonealer Shunt

Einwilligungsfähigkeit bei kognitiven Störungen:
Die Einwilligungsfähigkeit setzt das Verständnis des konkreten Sachverhaltes der Einwilligungssituation, die Fähigkeit zur angemessenen Informationsverarbeitung sowie deren Bewertung, eine Krankheits- und Behandlungseinsicht, ein ausreichendes Urteilsvermögen sowie das adäquate Kommunizieren der Entscheidung voraus. Einwilligungsfähigkeit kann, insoweit obige Voraussetzungen erfüllt sind, durchaus in leichteren Krankheitsstadien gegeben sein.

Fahreignung bei kognitiven Störungen: In jedem Fall (auch bei milder kognitiver Störung) sollte eine dokumentierte Sicherungsaufklärung oder -beratung erfolgen. Bei widerstreitenden Interessen/Pflichten muss ggf. die ärztliche Schweigepflicht zurücktreten. Um drohenden Schaden von Rechtsgütern des Patienten und anderer Verkehrsteilnehmer abzuwenden, ist es im Einzelfall auch indiziert, Gesundheitsamt, Polizeibehörde oder das Straßenverkehrsamt zu informieren. Hierfür ist immer eine sorgfältige Rechtsgüterabwägung vonnöten.

6.4. Delir [F05.9]

Von delirare [„aus der Spur geraten"] (nach Arethäus, 1. Jh. v. Chr.)

Syn: Hirnorganisches Psychosyndrom, Durchgangssyndrom (alte Bezeichnungen)

Ät.: Multifaktoriell; nach dem sog. Schwellenkonzept tritt ein Delir je nach individueller Prädisposition (Vorerkrankungen) in Verbindung mit Noxen (externen Einflüssen) auf, z.B. bei Demenz, perioperativ, fieberhafte Infekte, Exsikkose, Elektrolytstörung, Einschränkungen in den Aktivitäten des täglichen Lebens (ADL) mit Immobilität; Alkoholentzug bei Alkoholikern; Hypoglykämie, ANV u.a.

KL.: Akut auftretendes, oft nur Stunden oder Tage dauerndes (gel. auch bis zu 6 Monaten anhaltendes) psychiatrisches Syndrom, gekennzeichnet durch eine formale und inhaltliche Denkstörung, Störungen von Bewusstsein und Aufmerksamkeit, Störungen des Schlaf-Wach-Rhythmus und begleitender Sedation (hypoaktives Delir - häufiger bei Hochaltrigen und mit schlechterer Prognose assoziiert) oder Unruhe (hyperaktives Delir), häufig mit vegetativen Symptomen mit Tremor, Schwitzen, aber auch Blutdruckabfall, tachykarde Herzrhythmusstörungen, Obstipation oder Harnverhalt; Orientierungsstörung, evtl. Halluzinationen

Di.:
1. Anamnese (insb. Fremdanamnese), klinische Untersuchung, Kreislaufparameter

   Merke: Die Diagnosestellung eines Delirs erfolgt stets klinisch! Zusatzbefunde durch weiterführende Diagnostik können zur Klärung der Genese beitragen.
2. Lab: Blutbild, Natrium, Kalium, CRP, Transaminasen, Harnstoff, Kreatinin, Blutzucker, arterielle BGA, TSH basal, evtl. Liquorpunktion
3. Screeningverfahren:
   - Confusion assessment method (CAM) (nach Inouye): Delir ist wahrscheinlich, wenn a) und b) sowie c) oder d) erfüllt sind:
     a) Akuter Beginn, fluktuierender Verlauf
     b) Aufmerksamkeitsstörung
     c) Formale oder inhaltliche Denkstörung
     d) Bewusstseinsstörung
   - Nursing Delirium Screening Scale (NU-DESC): Pflegebasiertes Testverfahren, 5 Kriterien, dient der Früherkennung insbesondere auch hypoaktiver Delirien
   - Weitere Teste, z.B. Delirium Observation Scale (DOSS)
4. cCT oder cMRT
5. Evtl. EEG

Th.:
A) Kausale Therapie

B) Symptomatische Therapie
1. Allgemein:
   - Engmaschige Überwachung der Vitalparameter
   - Überprüfung und Optimierung der Medikation (insb. Absetzen anticholinerger Medikamente), Behandlung der Grundkrankheit
   - Bilanzierte Flüssigkeitsgabe
2. Nichtmedikamentös (nach American Psychiatric Association)
   - Reorientierungshilfen (z.B. Foto)
   - Reizabschirmung (Zimmer-, Personalwechsel, Lärm)
   - Sensorische Hilfen (Brille, Hörgerät)
   - Gute Beleuchtung / Tag-Nacht-Rhythmus
   - Persönliche Zuwendung / vertraute Bezugspersonen
   - Bei Eigen- oder Fremdgefährdung evtl. freiheitsentziehende Maßnahmen (Bettgitter, Fixierung, Unterbringung nach PsychKG) nach Genehmigung durch das Betreuungsgericht (Vormundschaftsgericht)
3. Medikamentös:
   - Hochpotente Neuroleptika (z.B. Haloperidol: Einzeldosis 0,5 - 1,0 mg): Neuroleptika verkürzen die Phase der Agitation bei hyperaktivem Delir, haben jedoch keinen Einfluss auf die Delirdauer, Verweildauer oder Mortalität (MIND USA-Studie). Prophylaktische Gaben sind obsolet, da sie die Entwicklung von Delirien nicht verhindern können.
   - Atypische Neuroleptika (Risperidon, Quetiapin, Aripiprazol, Olanzapin), ggf. sedierende niederpotente Neuroleptika bei erheblicher Agitation (Melperon, Pipamperon)
   - Kurzwirksame Benzodiazepine (z.B. Oxazepam, Lorazepam): 2. Wahl
   - Dexmedetomidin: Zentrales Alpha2-Sympathomimetikum; Einsatz zur Sedierung in der Intensivmedizin; gut wirksam, aber teuer

Prg: Das Delir ist eine lebensbedrohliche Erkrankung und hat eine Letalität von bis zu 25 % d.F. sowie eine 1-Jahres-Mortalität von 35 - 40 %! Zudem steigt die Hospitalisierungsdauer, der Pflegebedarf, das Sturz- und Infektionsrisiko. Es resultieren eine dauerhafte Verschlechterung der basalen und instrumentellen Aktivitäten sowie der kognitiven Funktion.

6.5. GEBRECHLICHKEIT (FRAILTY-SYNDROM) [R68.8]

Das Frailty-Syndrom ist ein eigenständiges geriatrisches Syndrom, das altersassoziiert ist, sich aber nicht allein aus dem Lebensalter ableitet. Dabei verfügt der geriatrische gebrechliche Patient über verminderte funktionelle Reserven (aufgrund der geringeren Leistungsfähigkeit aller Organsysteme) und ist anfälliger gegenüber externen Stressoren. Das Frailty-Syndrom kann sowohl die physische als auch die psychische oder soziale Gesundheit betreffen. Durch die funktionellen und organischen Defizite sind die Patienten anfälliger für Hospitalisierung aufgrund von z.B. Immobilität und Sturzneigung. Die Mortalitätsrate gebrechlicher Patienten ist erhöht.

KL.: Frailty weist eine enge Beziehung zur Sarkopenie auf. Sarkopenie ist definiert als verringerte Muskelkraft, erniedrigte Muskelmasse sowie Verringerung der Ganggeschwindigkeit. Ca. 10 % aller 60- bis 70-jährigen und mehr als 50 % der über 80-jährigen sind von Sarkopenie betroffen. Die Muskelmasse eines 80-jährigen beträgt ca. 40 % weniger als die eines 25-jährigen! Ursache der Sarkopenie ist eine Reduktion oder Wirkungsabschwächung der anabolen Stimuli (sog. anabole Resistenz) im Alter: Hormonmangel (z.B. Testosteron, Östrogene, STH); Malnutrition, verminderte Proteinzufuhr (insbesondere Leucin) und körperliche Inaktivität.

Merke: Für die gleiche Leistung wird im Alter auch absolut mehr Energie benötigt!

Ein Konsens bezüglich einer einheitlichen Definition oder eines einheitlichen Assessmentverfahrens besteht z.Zt. nicht. Nachfolgend werden die aktuell geläufigsten Definitionen und Verfahren vorgestellt:

A) FRAIL-Skala (nach Morely et al., interkulturell adaptierte deutsche Version nach Braun u.a.): Geeignetes Screeningverfahren für hausärztliche Praxis:
- Fatigue (Müdigkeit): Meistens müde in den letzten 4 Wochen
- Resistance (Muskelkraft): Treppensteigen 10 Stufen (alleine ohne Hilfsmittel)
- Ambulation (Gehfähigkeit): Mehrere hundert Meter gehen (alleine ohne Hilfsmittel)
- Illness (Krankheiten): Mehr als fünf Krankheiten
- Loss of Weight (Gewichtsverlust): Mehr als 5 kg in 6 Monaten

B) Frailty-Kriterien (nach Fried): Einzelheiten → siehe Internet
- Unfreiwilliger Gewichtsverlust: >10 % bzw. > 5 kg/Jahr oder > 5 %/6 Monate
- Objektivierte Muskelschwäche: z.B. Handkraftmessung mit JAMAR Dynamometer: Niedrigste 20 % der Normwerttabelle
- Erschöpfung: Assessment durch Fragen der Center for Epidemiologic Studies Depression Scale
- Gang- und Standunsicherheit bzw. herabgesetzte Ganggeschwindigkeit
- Herabgesetzte körperliche Aktivität (Freizeitaktivität): Niedrigstes Leistungsquintil 20 % im Minnesota Leisure Time Physical Activity Questionnaire; w: < 270 kcal/Woche; m: < 383 kcal/Woche

Beurteilung:
- Bei Prefrailty 1 bis 2 Kriterien erfüllt
- Bei Frailty > 2 Kriterien erfüllt

C) CSHA Clinical Frailty Scale nach Rockwood: *Siehe Internet*

Di.: 1. Assessment: Siehe A) und B)
2. Ernährungsstatus (Körpergewicht, Körpergröße, BMI, Gewichtsverlauf)

D) EWGSOP-Kriterien der Sarkopenie (European Working Group on Sarcopenia in Older People):
1. Verringerte Muskelmasse (DXA) - w: < 5,67 kg/m^2, m: <7,25 kg/m^2
2. Ganggeschwindigkeit < 0,8 m/s
3. Verringerte Handkraft (w: < 20 kg, m: < 30 kg)

Sarkopenie liegt vor, wenn 1 + 2 oder 3 erfüllt sind; starke Sarkopenie, wenn alle erfüllt sind.
Als Screeninginstrument wurde der SARC-F Fragebogen etabliert (→ siehe *Internet*).

Th.: ***Merke:*** Frailty ist grundsätzlich umkehrbar. Eine frühe Diagnose insbesondere im Stadium der prefrailty verbessert bei entsprechender Therapie die Prognose!

1. Soziale Intervention:
   Ausbau sozialer Netzwerke hat großen Einfluss auf Verbesserung von Ernährungsgewohnheiten sowie körperlicher Aktivität
2. Körperliche Aktivität (Krafttraining)
3. Gedächtnistraining
4. Ernährung:
   - Gebisssanierung, regelmäßige Mahlzeiten (bei Bedarf mit Hilfe)
   - Ggf. orale Nahrungssupplemente (Besserung des Ernährungsstatus)
   - Proteinreiche Ernährung (1,2 - 1,5 g Eiweiß/kg KG/d) mit hoher Proteinqualität, insbesondere Zugabe verzweigtkettiger Aminosäuren (soll die Sarkopenie vermindern), Aufnahmezeitpunkt der Proteine in Verbindung mit körperlicher Aktivität; vitaminhaltige Kost (Obst, Gemüse, Salat)
   - Vitamin D- und Kalziumsubstitution (alleine schwerer Vitamin-D-Mangel [< 10 ng/ml] bewirkt eine reversible Muskelschwäche und führt zu erhöhtem Sturzrisiko)

6.6. MEDIKATIONSPROBLEME IM ALTER

Etwa 50 % der über 65-jährigen Patienten haben drei Diagnosen, 20 % haben fünf oder mehr Diagnosen. Die Arzneimittelverordnungen steigen mit zunehmendem Lebensalter exponentiell an. Problematisch in der Pharmakotherapie des hohen Lebensalters ist ein zunehmender Funktionsverlust sowohl der arzneimittelaufnehmenden als auch -eliminierenden Systeme (veränderte Pharmakokinetik). Auch Medikamentenwechselwirkungen verändern sich in zunehmendem Alter (Beispiel: Gesteigerte Reaktion auf zentral dämpfende Pharmaka). Auf unerwünschte Wirkungen und Medikamenteninteraktionen achten! Eine regelmäßige Überprüfung der Medikation ist wichtig, da häufig im Zeitverlauf eine Dosisreduktion bzw. eine Umstellung der Medikation, insbesondere aufgrund einer Verschlechterung von Organfunktionen (z.B. bei progredienter Niereninsuffizienz), notwendig ist (siehe auch Internet *Leitlinie Multimedikation* der Deutschen Gesellschaft für Allgemeinmedizin). Zudem sinkt mit steigender Medikamentenzahl die Einnahmecompliance (möglichst Einsatz von Kombinationspräparaten; Generika nicht ständig wechseln → „aut idem" auf dem Rezept durchstreichen). Ebenso muss eine kritische Betrachtung bestehender Leitlinien erfolgen, da der größte Teil der den Leitlinien zugrunde liegenden Studienergebnisse unter Ausschluss der Gruppe älterer Patienten durchgeführt worden ist (das gleiche gilt für zahlreiche Medikamente, die bei Kindern angewendet werden). Hilfreich ist eine Hierarchisierung der bestehenden Diagnosen nach ihrer Behandlungsnotwendigkeit (sowohl aus ärztlicher als auch Patientensicht).

Potenziell inadäquate Medikamente (PIM):
Beers et al. haben im Rahmen einer Konsensusgruppe im Jahre 2003 eine Liste von Medikamenten für den angloamerikanischen Raum erstellt, deren Einsatz im hohen Lebensalter ein erhebliches Schädigungspotenzial hat (sog. Beers List → siehe Internet: *www.dcri.org/beers-criteria-medication-list/*). Analog dazu ist im Jahr 2010 die auf das Arzneimittelverordnungsverhalten im deutschsprachigen Raum angepasste sog. Priscus-Liste (Holt et al. → siehe Internet: *www.priscus.net*) mit 83 Medikamenten aus 18 Arzneimittelklassen erschienen. Neben Auflistung der Medikamente werden Therapiealternativen genannt sowie Maßnahmen, die bei notwendiger Verordnung des potenziell schädlichen Arzneimittels getroffen werden sollten. Eine umfassende Positiv-Negativ-Bewertung erfolgt durch die sogenannte FORTA-Liste („fit for the aged"), die neben den im Alter potentiell schädlichen auch die nachweislich nützlichen Arzneimittel benennt (siehe Internet: *www.umm.uni-heidelberg.de/ag/forta/*). Hierbei werden bei älteren Menschen besonders häufig verordnete Medikamente (273 Substanzen in 29 Indikationsbereichen) in Stufen von A (Nutzenbewertung eindeutig positiv) bis D (Einsatz sollte fast immer vermieden werden) kategorisiert.

Empfehlungen zur Medikamententherapie im Alter:
- Behandlungsziel und Behandlungsprioritäten festlegen, ggf. „Deprescribing" (Absetzen von Medikamenten aufgrund PIM; abschätzen, ob Patient bei optimistisch geschätzter Lebenserwartung („lag time to benefit") überhaupt von bestimmten Medikamentengruppen profitiert.
- „Start low, go slow": Mit niedriger Startdosis Verträglichkeit testen, langsames Erreichen der individuellen Zieldosis, regelmäßige Überprüfung der Indikation.
- Möglichst wenige Wirkstoffe aufgrund Medikamenteninteraktionen und Non-Adhärenz der Patienten
- Vermeidung von Medikamenten mit erheblichem Risikopotenzial (Beers, Priscus, FORTA)
- Wirkstoffe wählen, die nur 1 x/d (max. 2 x/d) verabreicht werden müssen.
- Keine Teilung von Tabletten (Handlingproblem)
- Kontrolle der Nierenfunktion zur Verhinderung der Überdosierung renal eliminierter Wirkstoffe
- Keine „Verordnungskaskade" (Medikamentenverschreibung gegen NW bestehender Medikamente)
- Bei neu auftretenden Beschwerden/Symptomen (renal, gastrointestinal, Elektrolytstörungen, Blutungen u.a.) immer an Medikamenten-Nebenwirkungen denken!

7. PATIENTENVERFÜGUNG, VORSORGEVOLLMACHT, BETREUUNGSVERFÜGUNG

Patientenverfügung: Eine schriftliche Festlegung einer volljährigen Person, ob sie in bestimmte, im Augenblick der Festlegung noch nicht unmittelbar bevorstehende Untersuchungen ihres Gesundheitszustandes, Heilbehandlungen oder ärztliche Eingriffe einwilligt oder diese ablehnt (nach Patientenverfügungsgesetz § 1901a BGB). Zum Zeitpunkt der Erstellung muss der Verfügende einwilligungsfähig (nicht zwangsläufig geschäftsfähig) sein. Bei Inkrafttreten einer Patientenverfügung muss Einwilligungsunfähigkeit bestehen.

Patientenverfügungsgesetz in Deutschland (3. Gesetz zur Änderung des Betreuungsrechts - BGB): Schriftlich verfasste Patientenverfügungen sind für den behandelnden Arzt - unabhängig von Art und Stadium einer Erkrankung - uneingeschränkt verbindlich. Der geäußerte Patientenwille ist vorrangig gegenüber lebensverlängernden bzw. erhaltenden Maßnahmen zu verfolgen. Die Patientenverfügung umfasst auch den Ausschluss von Behandlungen, selbst wenn dadurch der Tod des Patienten in Kauf genommen wird.

Angehörige bzw. Vertrauenspersonen des Verfügenden können sich - ohne ein Mitspracherecht zu haben - zum mutmaßlichen Patientenwillen äußern, wenn sich hierdurch keine relevante Verzögerung ergibt (§ 1901b, Abs. 2 BGB).

Liegt keine schriftliche Patientenverfügung vor oder treffen die Festlegungen einer Patientenverfügung nicht auf die aktuelle Lebens- und Behandlungssituation zu, hat der Behandler ggf. nach Auskunft des Betreuers/Bevollmächtigten die Behandlungswünsche oder den mutmaßlichen Willen des Patienten festzustellen. Der mutmaßliche Wille ist aufgrund konkreter Anhaltspunkte zu ermitteln. Zu berücksichtigen sind insbesondere frühere schriftliche oder mündliche Äußerungen, ethische, religiöse Überzeugungen oder sonstige persönliche Wertvorstellungen des Betreuten (§ 1901a Abs. 2 BGB). Unscharf verfasste Willensbekundungen erfüllen nicht die Bestimmtheitsanforderungen einer Patientenverfügung. „Pauschale" Wünsche oder Ablehnungen lebensverlängernder Maßnahmen wurden vom BGH aufgrund unzureichender Bestimmtheit als rechtsunwirksam angesehen (XII ZB 61/16 v. 6.7.16).

Patientenverfügung eines gesetzlich betreuten Patienten

Der Betreuer hat zu überprüfen, ob die getroffenen Festlegungen auf die aktuelle Lebens- und Behandlungssituation zutreffen. Ist dies der Fall, hat der Bevollmächtigte oder Betreuer dem Willen des Betreuten Ausdruck und Geltung zu verschaffen (§ 1901a Abs. 1 BGB). Betreuer können durch das Betreuungsgericht bestellt oder im Rahmen einer Vorsorgevollmacht bestimmt werden. Der Betreuer hat unbedingt den Willen des Verfügenden zu verfolgen. Ärztliche Eingriffe oder deren Unterlassung bedürfen trotz Betreuung im Ausnahmefall der Genehmigung des Betreuungsgerichts, und zwar

1. wenn die Gefahr besteht, dass der Betreute aufgrund der Maßnahme stirbt oder einen schweren und länger anhaltenden Schaden erleidet (§ 1904 Abs. 1 BGB) oder
2. wegen des Unterbleibens oder eines Abbruchs der Maßnahmen der Betreute stirbt oder einen schweren oder länger dauernden gesundheitlichen Schaden erleidet (§ 1904 Abs. 2 BGB).

Im Konfliktfall zwischen Betreuer/Bevollmächtigtem und Behandler kann die „Schiedsstelle Patientenverfügung" der „Deutsche Hospiz Stiftung" im Vorfeld gerichtlicher Auseinandersetzungen bemüht werden.

Vorsorgevollmacht:

Mit der Vorsorgevollmacht bevollmächtigt eine Person eine andere, in einer Notsituation anstelle des nicht mehr einwilligungsfähigen Vollmachtgebers die rechtsgeschäftliche Vertretung (im Ganzen oder in vorher festgelegten Teilen, z.B. Gesundheitsfürsorge, Aufenthaltbestimmungsrecht, Vermögensangelegenheiten) auszuüben. Der Vollmachtgeber muss zum Zeitpunkt der Erstellung geschäftsfähig sein. Anders als bei gerichtlich bestellten Betreuern unterliegt der Vorsorgebevollmächtigte bei der Vermögensverwaltung nicht der Kontrolle des Betreuungsgerichtes! Daher sollten Kontrollmechanismen wie das sog. „Vier-Augen-Prinzip" (gemeinsames Handeln zweier Bevollmächtigter) in die Vorsorgevollmacht aufgenommen werden. Vorsorgevollmachten ersetzen in den allermeisten Fällen die gesetzliche Betreuung. Ausschließlich bei freiheitsentziehenden Maßnahmen bzw. freiheitsentziehender Unterbringung sowie gefährlicher Heilbehandlung ist die Zustimmung des Betreuungsgerichtes erforderlich.

Betreuungsverfügung:

Im Rahmen der Betreuungsverfügung schlägt der Verfügende dem Gericht die Person vor, die im Rahmen eines Betreuungsverfahrens zum gesetzlichen Betreuer bestellt werden soll. Grundsätzlich sind bestehende Vorsorgevollmachten der Betreuungsverfügung vorrangig.

Patientenverfügung in der Schweiz:

Patientenverfügungen in der Schweiz sind rechtlich verbindlich (Erwachsenenschutzrecht, Zivilgesetzbuch § 370 ff).

Der Verfügende kann jetzt in einem Vorsorgeauftrag (ähnlich der Vorsorgevollmacht in Deutschland) für den Fall der Einwilligungsunfähigkeit einen Bevollmächtigten bestimmen. In der Patientenverfügung, die schriftlich abgefasst sein muss, werden Maßnahmen bewertet und/oder Personen benannt, die im Zustand der Einwilligungsunfähigkeit über die Durchführung oder Unterlassung medizinischer Interventionen entscheiden. Anders als in Deutschland wird Angehörigen von nicht urteilsfähigen Patienten ein Entscheidungsrecht eingeräumt, sofern in der Verfügung kein Vertretungsberechtigter bestimmt ist. Wer in der Schweiz eine Patientenverfügung verfasst, kann diese Tatsache und den Hinterlegungsort auf der Krankenversicherungskarte eintragen lassen.

Patientenverfügung in Österreich

Im österreichischen Patientenverfügungsgesetz wird zwischen der verbindlichen und der beachtlichen Patientenverfügung unterschieden.

Bei der verbindlichen Patientenverfügung ist eine medizinische Beratung durch einen Arzt, eine rechtliche Beratung durch einen Notar, Rechtsanwalt oder die Patientenanwaltschaft vorgesehen. Wenn nicht alle formalen Voraussetzungen der verbindlichen Verfügung erfüllt sind, liegt eine beachtliche Patientenverfügung vor. Diese dient zumindest als Orientierung bei der Ermittlung des mutmaßlichen Willens.

8. ÄRZTLICHE SCHWEIGEPFLICHT [Rechtslage in Deutschland!]

Definition: Nach § 203, Abs. 1, Nr. 1 StGB gilt: „Wer unbefugt ein fremdes Geheimnis, namentlich ein zum persönlichen Lebensbereich gehörendes Geheimnis oder ein Betriebs- oder Geschäftsgeheimnis, offenbart, das ihm als Arzt ... anvertraut worden oder sonst bekannt geworden ist, wird mit einer Freiheitsstrafe bis zu einem Jahr oder mit Geldstrafe bestraft." Eine Regelung zur Schweigepflicht enthält auch §9 der Berufsordnung für Ärzte.

Das schutzwürdige Geheimhaltungsinteresse bezieht sich nicht nur auf ärztliche Befunde, sondern auf alle personenbezogenen Daten und Tatsachen, wie z.B.
- die Identität des Patienten,
- die Art der Verletzung, die Erkrankung, den Unfallhergang, den Krankheitsverlauf etc.,
- die durchgeführten Maßnahmen und Ergebnisse von Untersuchungen,
- (Verdachts-)Diagnosen,
- weitere Informationen, die dem Arzt während des Behandlungsverhältnisses bekannt wurden (z.B. Wohn- und Lebenssituation, sexuelle Verhaltensweise, Vermögenslage, körperliche Hygiene).

Dies gilt, soweit hieraus ggf. Rückschlüsse auf eine bestimmte und damit identifizierbare Person erfolgen können.

Umfang: Die ärztliche Schweigepflicht besteht grundsätzlich z.B. gegenüber
- allen Angehörigen eines Patienten. Gegenüber Erziehungsberechtigten von nicht einsichtsfähigen Kindern (Einzelfallentscheidung!) dürfen Ärzte uneingeschränkt Auskunft erteilen. Bei Kindern im Alter unter 15 Jahren ist i.d.R. von einer nicht ausreichenden Einsichtsfähigkeit auszugehen. Bei einem einsichtsfähigen Jugendlichen besteht zunächst auch gegenüber den Eltern Schweigepflicht.
- Berufsgruppen, die selbst der Schweigepflicht unterliegen (z.B. Geistliche, Anwälte etc.). Dies gilt auch für andere Ärzte, soweit nicht eine Mitbehandlung oder Behandlung im Ärzteteam erfolgt (konkludentes Einverständnis, siehe unten). Zur Anforderung von Befunden bei anderen Ärzten oder Entlassungs-/Rehabilitationsberichten ist ebenfalls eine konkrete, den Arzt oder das Krankenhaus/Rehabilitationsklinik benennende Entbindung von der Schweigepflicht erforderlich. Eine generelle Entbindung, z.B. „Hiermit entbinde ich meine mitbehandelnden Ärzte von der Schweigepflicht" ist nicht ausreichend!
- Gericht, Staatsanwaltschaft oder Polizei. Ist ein Arzt jedoch als Gutachter gerichtlich bestellt, ist er prinzipiell auskunftspflichtig bezüglich der als Gutachter gewonnenen Erkenntnisse.
- Privaten Versicherungen: Die Informationsweitergabe ist ebenfalls nur nach konkreter Entbindung von der Schweigepflicht durch den Versicherten zulässig.
- Gesetzlichen Krankenkassen: Eine Auskunftspflicht besteht gegenüber den Gesetzlichen Krankenkassen und dem Medizinischen Dienst der Krankenkassen (MDK) nur, soweit dies für deren Arbeit erforderlich ist.
- Privatärztlichen Verrechnungsstellen: Informationsweitergabe nur nach schriftlichem Einverständnis!
- Arbeitgeber: Arbeitsunfähigkeits- oder andere Bescheinigungen dürfen keine medizinische Diagnose enthalten.

Die ärztliche Schweigepflicht besteht auch über den Tod des Patienten hinaus; Hinterbliebene können einen Arzt nicht von der Schweigepflicht entbinden.

Offenbarungsbefugnisse und Offenbarungspflicht:
Unter bestimmten Voraussetzungen (Vorliegen von Rechtfertigungsgründen) ist ein Arzt befugt, die Schweigepflicht zu brechen (Offenbarungsbefugnisse):
- Bei ausdrücklichem Einverständnis des Patienten.
- Bei mutmaßlicher Einwilligung des Patienten, z.B. wenn er aus gesundheitlichen Gründen nicht in der Lage ist, das Einverständnis zu artikulieren, bei der konkreten Sachlage jedoch von seiner Zustimmung auszugehen ist.
- Wenn das Verhalten des Patienten als eine konkludente (stillschweigende) Einwilligung verstanden werden kann, z.B. bei Weitergabe von Informationen an einen weiterbehandelnden Arzt.
- Wenn gesetzliche Vorschriften dies erlauben (z.B. Krebsregistergesetz) oder sogar eine Offenbarungspflicht statuieren (z.B. Infektionsschutzgesetz, Anzeige geplanter Verbrechen (§§ 138, 139 StGB) oder Anzeige auf Verdacht einer Berufskrankheit). Hierüber ist der Patient im Einzelfall zu unterrichten.
- Wenn durch den Bruch der Schweigepflicht das Verletzen eines höherrangigen Rechtsgutes verhindert, also insbesondere eine schwere Straftat abgewendet werden kann (rechtfertigender Notstand). Hier ist die Verhältnismäßigkeit der gefährdeten Rechtsgüter zu beachten.

Zusätzlicher Hinweis: Nach § 203, Abs. 1, Nr. 1 StGB gilt die Schweigepflicht auch für sog. nachgeordnetes Personal (nicht nur medizinisches Personal, sondern z.B. auch Sekretärinnen oder Reinigungskräfte!). Ärzte haben ihre Mitarbeiter über die gesetzliche Schweigepflicht zu belehren und dies schriftlich zu dokumentieren!

Die obigen Angaben zur Schweigepflicht dienen nur zur Orientierung! Es ist stets der Einzelfall zu beurteilen, und ggf. juristische Hilfe in Anspruch zu nehmen!

Internet-Infos für die Schweiz: *www.gef.be.ch* → Unter Suchen „Schweigepflicht" eingeben

9. HÄMAPHERESE

Internet Infos: *www.dhzcologne.de; www.miltenyibiotec.com*

Def: Die Hämapherese (abgekürzt Apherese) befasst sich mit der Auftrennung des Blutes in seine zellulären und plasmatischen (vorwiegend hochmolekularen) Bestandteile am Blutspender bzw. Patienten

Durch die Hämapherese können dem Blut Substrate zugeführt werden, meist wird sie aber zur Elimination unerwünschter Blutkomponenten eingesetzt und kann auch die Zusammensetzung des Blutes therapeutisch z.B. im Sinne der Immunmodulation beeinflussen (therapeutische Apherese).
Für die Primärtrennung von Zellen und Plasma werden überwiegend Zentrifugalverfahren eingesetzt, die sowohl Zelltrennungen als auch Plasmaseparationen ermöglichen. Filtrationsverfahren beschränken sich auf die Plasmatrennung. Die Primärtrennverfahren sind meist unspezifisch (z.B. Leukozytapherese, Plasmaaustausch). Eine nachfolgende Sekundärtrennung des separierten Plasmas kann Blutkomponenten semiselektiv bis selektiv (z.B. Heparinpräzipitation, Differenzialfiltration) oder spezifisch (z.B. LDL-Immunapherese) eliminieren. Vollblutperfusionen können zur selektiven Elimination eingesetzt werden.

Apheresen können in Abhängigkeit von Indikation und Erkrankungsart lebensrettend, supportiv, leidenslindernd und lebensverlängernd wirken

Ind: (in Klammern Evidenzklassen, Literatur - siehe unten)

- Blutspende:
  - Thrombozytapherese: Gewinnung von Thrombozytenkonzentraten für Patienten mit kritischer Thrombozytopenie, z.B. unter Chemotherapie in der Onkologie (I)
  - Granulozytapherese zur Granulozytentransfusion bei kritischer Granulozytopenie oder Agranulozytose (II)
  - Stammzellapherese zur Stammzelltransplantation bei aplastischer Anämie, Leukämien, Non-Hodgkin Lymphomen (I - II)
- Zytapheresetherapien:
  - Erythrozytapherese zur Eisenelimination bei Hämochromatose oder als Erythrozytenaustausch bei Sichelzellanämie (II - III)
  - Leukozytapherese zur Behandlung von Hyperleukozytosen bei Leukämien (I) und Colitis ulcerosa (insbes. bei Jugendlichen) (II)
  - Lymphozytapherese mit nachfolgender UV-Bestrahlung (Photopherese) zur Behandlung der Mycosis fungoides (kutanes T-Zell-Lymphom) (I), Transplantatabstoßung (III) u.a.
- Plasmatherapien:
  - Plasmaaustausch
    z.B. zur Behandlung der thrombotischen Mikroangiopathie (HUS, TTP) (III), akuter Pankreatitis bei extremer Hypertriglyzeridämie (I), immunkomplex-vermittelter Autoimmunopathien (III), Makroglobulinämien (II) u.a.
  - Plasmaadsorptionsbehandlungen, z.B.
    - LDL-Apherese zur Behandlung der schweren Atherosklerose (insbes. koronare Herzkrankheit) bei hereditären Hypercholesterinämien ohne ausreichende medikamentöse Behandlungsalternative (I)
    - Lp(a)-Apherese zur Behandlung hereditärer Lp(a) Stoffwechselstörungen bei vorzeitiger Atherosklerose-Symptomatik (I - II)
    - Ig-Apherese bei Antikörper-vermittelten Autoimmunopathien, z.B. Myasthenia gravis (I), Goodpasture Syndrom (I), Guillain-Barré-Syndrom (I), Evans-Syndrom (III), Antikörper-vermittelte Transplantatabstoßung (II), AB0-differente Organtransplantation (II)
  - Plasmadifferenzialfiltrationen
    Erkrankungen der Mikrozirkulation, Rheohämapherese versuchsweise bei trockener Makuladegeneration, diabetischen Komplikationen (z.B. diabetische Perfusionsstörungen der Macula) u.a.
    Die Filtration wird besonders zur LDL- und Lp(a)-Elimination eingesetzt.

Anm.: Eine übersichtliche Zusammenstellung der „Therapeutic Apheresis-Guidelines 2013“ findet sich im J. Clin. Apheresis 2019,34: 171 - 354.

XIV. Klinisch-chemische und hämatologische Laborparameter und ihre Referenzbereiche

Internet-Infos: *www.labtestsonline.de*

Der korrekte Umgang mit biologischen Arbeitsstoffen, z.B. Blutprodukten, wird in der TRBA 250 (Technische Regel für biologische Arbeitsstoffe) beschrieben. - Jeder, der labormedizinische Untersuchungen im Rahmen der Heilkunde erbringt, ist verpflichtet unabhängig von Durchführungsort und -person Qualitätsstandards einzuhalten - auch im Rahmen der Sofortdiagnostik (POCT = point of care testing). Die Richtlinie der Bundesärztekammer zur Qualitätssicherung labormedizinischer Untersuchungen (RiLi-BÄK, Neufassung 2019, Internet: *DOI:10.3238/arztebl.2019.rili_baek_QS_Labor20192312*) ist als Mindestanforderung bindend. Besonders hervorzuheben ist in diesem Zusammenhang die interne und externe Qualitätskontrolle. Auch Laboruntersuchungen sollten gemäß § 12 SGB V wirtschaftlich, ausreichend, notwendig und zweckmäßig durchgeführt werden.

Die Übergänge zwischen Gesundheit und Krankheit sind meist fließend. Referenzbereiche erhält man von Personen mit definiertem Gesundheitszustand unter Beachtung definierter Bedingungen, die auf den Laborparameter Einfluss haben.

Als normal werden solche Ergebnisse bezeichnet, die bei rund 95 % aller gesunden Untersuchten gefunden werden. Dabei wird das Konfidenzintervall so gewählt, dass jeweils am oberen und am unteren Ende der gemessenen Werte 2,5 % der Werte aller Untersuchungspersonen liegen. In diesem Bereich können sich normale und pathologische Befunde überschneiden (→ Vergleich mit früheren Werten).

Allgemeiner Teil

■ Einflussgrößen und ihre Standardisierung

Einflussgrößen verursachen in vivo Veränderungen der zu bestimmenden Kenngröße und sind unabhängig von der Analytik im Labor. Sie werden eingeteilt in unveränderliche (bzw. langfristige) und veränderliche (bzw. mittel- und kurzfristige).

Unveränderliche	Veränderliche	
Geschlecht	Ernährungsstatus	Körperlage
Altersklasse	Alkoholkonsum	Tagesrhythmus
Erbfaktoren	Körperliche Aktivität	Medikamenteneinnahme
Ethnische Gruppe	Muskelmasse	etc.

Empfehlung zur Blutentnahme: Die Blutentnahme sollte, insbesondere zur Verlaufsbeurteilung, möglichst zur gleichen Tageszeit vor der Morgenmedikation am liegenden Patienten aus schwach gestauter Vene erfolgen, im Regelfall zwischen 7.00 und 9.00 Uhr. Die letzte Nahrungsaufnahme sollte am Vorabend vor 19.00 Uhr liegen (nüchtern heißt 12 h Nahrungskarenz, 24 h Alkoholkarenz). Bei Blutentnahme aus dem liegenden Katheter ist die erste Blutportion zu verwerfen. In der Praxis sind die letzte Mahlzeit und der Tagesrhythmus in die Interpretation der Ergebnisse einzubeziehen. Empfohlene Reihenfolge für die Venenblutentnahme: Blutkulturen, Sonderröhrchen, Nativblut (Serum), Zitratblut (Mischungsverhältnis beachten!), Heparin-/EDTA-Blut, Fluoridblut.

Einflussgrößen Körperlage, Stauung und körperliche Belastung: Beim Übergang vom Liegen zum Stehen verringert sich durch Verlagerung von Körperwasser aus dem intravasalen in den interstitiellen Raum innerhalb einer Stunde das Blutvolumen um etwa 8 %. Deshalb steigt die Konzentration von Zellen, Proteinen und proteingebundenen Bestandteilen bis zu diesem Wert an. Betroffen sind z.B. Hb, Erythrozytenzahl, Hkt, Leukozytenzahl, Thrombozyten, Gesamtproteine, Einzelproteine, Enzyme, Cholesterin und Calcium. Kleinmolekulare Bestandteile wie Natrium, Kalium, Harnstoff und Kreatinin verteilen sich gleichmäßig auf beide Kompartimente und werden deshalb nicht beeinflusst.
Zu lange Stauung bei der Blutentnahme und „Pumpen" mit der Hand können zu Pseudohyperkaliämie führen. Stauungen bis etwa 2 min führen aber nur zu unwesentlichen Konzentrationsänderungen. Bei Patienten mit Ödemneigung können bereits wesentlich ausgeprägtere Anstiege nachweisbar sein.
Ausgeprägte körperliche Belastung führt ebenfalls zu einer Hämokonzentration mit Veränderungen in der vorangehend beschriebenen Art. Längere intensive körperliche Belastung kann zu Anstieg des Muskelenzyms CK führen. Weniger ausgeprägte Anstiege finden sich bei GOT und LDH. Die Plasmahalbwertszeit der CK beträgt etwa 15 h.

Entnahmezeit und Tagesrhythmik: Zirkadiane Rhythmen sind bei einigen Kenngrößen bekannt und bei bestimmten Hormonen, wie Cortisol und Somatotropin, besonders ausgeprägt. Die Ausscheidung der Elektrolyte im Urin unterliegt einer stark ausgeprägten Tagesrhythmik, deren Einfluss nur durch die 24 h-Urinsammlung umgangen werden kann.

Nahrungsaufnahme: Ein leichtes, fettarmes Frühstück bleibt ohne wesentliche Wirkung auf die Konzentration der meisten Blut(Serum)- Bestandteile. Mit einem geringen Anstieg muss gerechnet werden bei Phosphat, Bilirubin, GPT, Kalium, Triglyzeriden und Glukose.
Bei den Urinparametern ist die Nahrungsabhängigkeit naturgemäß ausgeprägter. Bei Natrium, Kalium, Magnesium, Chlorid und Phosphat hängt bei Nierengesunden die Ausscheidung vor allem von der Zufuhr der jeweiligen Ionen ab, bei Harnstoff von der Proteinzufuhr und bei Harnsäure vom Puringehalt der Nahrung.

Artifizielle Hämolyse: Ursachen: Zu schnelles Aspirieren durch eine zu dünne Nadel, Aspiration von paravenösem Blut oder zu langes Stehen lassen des Blutes, z.B. über Nacht, bei Raum- oder Kühlschranktemperatur. Die Hämolyse ist im Serum oder Plasma bei einer Hb-Konzentration ab etwa 20 mg/dl mit dem Auge erkennbar. Die artifizielle Hämolyse erhöht die Konzentrationen der Kenngrößen, die im Erythrozyten um einen bestimmten Faktor in höherer Konzentration als im Plasma auftreten. (Faktoren in Klammern): LDH (160), GOT (40), Kalium (23) und GPT (7). Erhöhte Kaliumwerte finden sich nach längerer Lagerung auch ohne Hämolyse.

Der Kommentar "Hämolyse" in einem Laborbericht besagt, dass insbesondere die LDH-, GOT- und Kalium-Werte falsch hoch liegen.

Schwangerschaft: Die Vermehrung des Plasmavolumens im Durchschnitt um etwa 50 % von 2.600 auf 3.900 ml gehört zu den eindrucksvollsten Veränderungen. Die Plasmavolumenerhöhung wird nur in einem geringen Ausmaß durch eine Zunahme der gesamten Erythrozytenmasse kompensiert (um etwa 20 %) → Schwangerschaftshydrämie mit Hb-Abfall bis 10 g/dl möglich!
Die schwangerschaftsbedingte Verdünnung betrifft nur die Parameter des roten Blutbildes. Die übrigen Plasmabestandteile unterliegen weiteren Regelmechanismen, z.B. nimmt die Konzentration einiger Parameter mit fortschreitender Schwangerschaft zu → siehe „Schwangerschaft ↑ oder ↓" bei den betroffenen Kenngrößen.

Einflüsse von Arzneimitteln: z.B. auf die Thromboplastinzeit (Quick) → siehe Antikoagulanzien.

■ Behandlung der Untersuchungsmaterialien

Vollblut bei Zimmertemperatur 30 Min. bis 60 Min. gerinnen lassen, dann zentrifugieren. Li-Heparinblut [Lithium-Heparinblut] gut durchmischen und sofort bis maximal 60 Min. nach Abnahme zentrifugieren.
Bei zu langer Lagerung von Vollblut bei Zimmertemperatur, aber insbesondere im Kühlschrank verlieren Erythrozyten Kalium, wodurch es zu falsch hohen Kaliumwerten kommen kann. Bei Zimmertemperatur wird Glukose im Vollblut durch den Zellstoffwechsel verbraucht, was zu falsch niedrigen Glukosewerten, unter Umständen zu Pseudohypoglykämien führen kann (Abbau ca. 6 - 7 % je Stunde!). Vollblutproben ohne Zusatz von Glykolysehemmstoffen (entsprechend der Leitlinien der Deutsche Diabetes Gesellschaft DDG: Fluorid-Citrat) dürfen nicht zur Glukosebestimmung verwendet werden.
Serum mit Trenngel und Li-Heparinatplasma lassen sich etwa 3-5 Tage bei 4 - 8°C lagern, ohne dass bei den Basiskenngrößen wesentliche Konzentrationsveränderungen eintreten (unter 10 %).
Bei längeren Lagerungszeiten muss insbesondere bei den Enzymaktivitäten mit stärkeren Verlusten gerechnet werden. Die Bilirubinkonzentration wird durch Lichteinwirkung, insbesondere Sonnenstrahlen, vermindert.

Zitratblut (1 : 10) für Gerinnungsuntersuchungen: Bei der Blutentnahme führen länger anhaltende Stauungen zu Beimengungen von Gewebssaft, die zu vorzeitigen Aktivierungsprozessen führen können und dann insbesondere die Prozentwerte der Thromboplastinzeit nach Quick beeinflussen. Das Mischungsverhältnis zwischen Blut und Antikoagulanz (9 Teile Blut + 1 Teil 0,11 Mol/l Natriumzitrat) muss exakt eingehalten werden (Markierung auf dem Röhrchen beachten!). Die Vermischung von Blut und Antikoagulanz muss sofort erfolgen. Die Plasmagewinnung soll schnell, spätestens 2 h nach der Blutentnahme und die Gerinnungsuntersuchung im allgemeinen innerhalb von 4 h nach der Blutentnahme erfolgen. Am zeitkritischsten ist die Bestimmung der aPTT (bei zu später Untersuchung Verlängerung der Messwerte).
Aus den meisten Plasmaproben können die Thromboplastinzeit, Fibrinogen, AT-III und D-Dimere noch nach 4 - 10 h korrekt bestimmt werden (nicht aber die aPTT). Können Spezialuntersuchungen (z.B. Protein C, Protein S, Einzelfaktoren) nicht taggleich durchgeführt werden, müssen die Plasmaproben bis zur Bestimmung tiefgefroren aufbewahrt werden.

Zitratblut (1 : 5 = 1 Teil Zitrat + 4 Teile Blut) für die Bestimmung der Erythrozytensedimentationsrate (ESR = BSG) kann 3 - 4 h bei Raumtemperatur aufbewahrt werden. Mittlerweile können auch apparativ zuverlässige Ergebnisse aus dem EDTA-Blut ermittelt werden.

EDTA-Blut für hämatologische Untersuchungen und PCR-Diagnostik: Eine schnelle Verteilung des EDTAs im entnommenen Blut durch mehrfaches Kippen der gefüllten EDTA-Monovette ist die Voraussetzung für korrekte hämatologische Werte. Für die PCR-Diagnostik eignet sich auch NH3-Heparinblut.

Blutbild: Erythrozyten, Hb, Hkt und Leukozyten lassen sich auch nach dreitägiger Probenlagerung im Kühlschrank noch mit ausreichender Richtigkeit bestimmen. Thrombozytenzählungen sind innerhalb von 4 h durchzuführen, da nach der Blutentnahme die Thrombozytenzahlen in sehr unterschiedlichem Ausmaß abfallen. Die Blutzelldifferenzierung sollte zeitnah durchgeführt werden - bei nicht automatisierten Systemen sollte der Blutausstrich innerhalb von etwa 4 h angefertigt und am gleichen Tag fixiert werden.

Säure-Basen-Status/Blutgase: Arterielles Blut, anaerob entnommen und heparinisiert, ist das empfohlene Material, auf das sich alle Referenzbereichsangaben beziehen. Praktikabler und weniger störanfällig ist der Einsatz von arterialisiertem Kapillarblut, wofür die angegebenen Referenzbereiche ebenfalls gelten. Das Blut wird in eine heparinisierte Glaskapillare aufgenommen nach Hyperämisierung des betreffenden Hautbezirkes (z.B. mit Finalgon® Wärmecreme stark). Blutentnahme aus dem Ohrläppchen oder aus der Fingerbeere, bei Säuglingen aus der Ferse ohne Quetschen und nach ausreichend tiefer Hautpunktion. Die Kapillare ist vollständig zu füllen. Zur Durchmischung wird ein Drahtstift eingeführt. Die Kapillare wird beiderseits mit Kappen oder Kitt verschlossen.

Urinuntersuchungen: Die bevorzugten Untersuchungsarten sind der Morgenurin und der 24 h-Sammelurin. Die Aufarbeitung soll innerhalb von etwa 4 h erfolgen. Für die morphologischen und bakteriologischen Untersuchungen ist darauf zu achten, dass es bei der Entnahme zu keiner Kontamination durch Zellen, Mikroorganismen und/oder Schleimstoffen kommt. Deshalb sollte die erste Portion des Urins verworfen werden und nur die darauf folgende Portion (= Mittelstrahlurin) verwendet werden.
Für die Bestimmung der Kenngrößen des Porphyrinstoffwechsels muss der Urin während der Sammlung bis zum Abtransport in einem braunen Gefäß und vor Licht geschützt im Kühlschrank gelagert werden. Für die Bestimmung der Katecholamine soll im Sammelgefäß 10 ml 10 %ige Salzsäure vorgelegt werden.

Ergänzend muss noch erwähnt werden, dass für diverse Parameter **Sonderabnahmesysteme** existieren (zu erfragen beim jeweiligen Laboranbieter). Die Verwendung korrekter Probengefäße ist ein entscheidender präanalytischer Beitrag für optimale Ergebnisse.

Spezieller Teil: Referenzbereichsliste

Diese Liste umfasst nur häufig verwendete hämatologische und klinisch-chemische Kenngrößen; bei einigen sind ausschließlich die Therapieziele bei Risikopatienten angegeben.

Abkürzungen:

AB = Arterienblut
B = Blut
CB = Kapillarblut
L = Liquor
P = Plasma
S = Serum
ST = Stuhl
U = Urin
VB = Venenblut
ZB = Zitratblut

Dezimale Unterteilungen:

Faktor	Vorsilbe	Symbol
10^{-1}	Dezi-	d
10^{-2}	Zenti-	c
10^{-3}	Milli-	m
10^{-6}	Mikro-	µ
10^{-9}	Nano-	n
10^{-12}	Piko-	p
10^{-15}	Femto-	f
10^{-18}	Atto-	a

Beachte: Für die meisten aufgeführten S-Kenngrößen außer S-Elektrophorese ist Heparinatplasma ebenfalls geeignet und liefert praktisch gleiche Referenzwerte.

Die folgenden Referenzbereiche gelten für Erwachsene (bei einigen Laborparametern sind Referenzwerte für Kinder angegeben). Pfeile bezeichnen für die genannte Einflussgröße die häufige Lage der Werte außerhalb des angegebenen Referenzbereiches.

Biologische Größe	Einheit	Referenzbereich männlich | weiblich	Umrechnungsfaktor Einflussgrößen
Entzündungsparameter			
ZB-ESR (BSG)			
1 h nach Westergren			
bis 50 J.	mm/h	bis 15 | bis 20	Schwangerschaft ↑
> 50 J.	mm/h	bis 20 | bis 30	
S-C-reaktives Protein (CRP)	mg/l	< 5	(< 0,5 mg/dl)
S-Interleukin 6	pg/ml	bis 10	
S-Procalcitonin	µg/l	bis 0,5	
Hämatologische Untersuchungen			
B-Hämoglobin	g/dl	13 - 17 | 12 - 16	Kinder ↓/Schwangerschaft ↓
	mmol/l	8,1 - 10,5 | 7,4 - 9,9	
B-Hämatokrit	%	42 - 50 | 38 - 44	Kinder ↓/Schwangerschaft ↓
B-Erythrozyten	Mill./µl	4,3 - 5,6 | 4,0 - 5,4	Kinder ↓/Schwangerschaft ↓
B-Ery-RDW (red cell distribution width)			
B-Ery-Verteilungsbreite-Streuung (+/-)	%	11 - 16	
Erythrozytenindizes:			
B-Ery-MCV (mean corpuscular volumen)	fl	85 - 98	Alkoholismus ↑
B-Ery-MCH (mean corpuscular hemoglobin = HBE)	pg	28 - 34	
B-Ery-MCHC (mean corpuscular hemoglobin concentration)	g/dl	31 - 37	
B-Retikulozyten	/µl	50.000 - 100.000	(5 - 20 ‰)
B-Thrombozyten	1.000/µl	140 - 345	
B-Leukozyten	/µl	3.800 - 10.500	Kinder ↑/Schwangerschaft ↑ Stress ↑/körperliche Belastung ↑
Blutausstrichdifferenzierung			
Stabkernige Neutrophile	%	0 - 5	
Segmentkernige Neutrophile	%	30 - 80	Kleinkinder ↓
Eosinophile	%	0 - 6	
Basophile	%	0 - 2	
Lymphozyten	%	15 - 50	Kleinkinder ↑
Monozyten	%	1 - 12	
B-Neutrophile (Granulozyten)	/µl	1.830 - 7.250	
B-Lymphozyten gesamt	/µl	1.500 - 4.000	Kleinkinder (bis 3 J.) bis 10.500
B-Eosinophile	/µl	80 - 360	
B-Basophile	/µl	20 - 80	
B-Monozyten	/µl	90 - 600	
Lymphozytenstatus			
T-Zellen (CD3)	/µl	900 - 2.300	Kinder ↑
B-Zellen (CD19)	/µl	105 - 620	Kinder ↑
T4(Helfer-)Zellen (CD4+)	/µl	435 - 1.600	Kinder ↑
T8(Suppressor)-Zellen (CD8+)	/µl	285 - 1.300	Kinder ↑
T4/T8-Quotient = CD4/CD8-Ratio			
1. Jahr		1,5 - 2,9	
2 - 6 J.		1,0 - 1,6	
		^	

Biologische Größe	Einheit	Referenzbereich männlich | weiblich	Umrechnungsfaktor Einflussgrößen
7 - 17 J.		1,1 - 1,4	
ab 18 J.		0,6 - 2,8	
NK-Zellen (CD16/56+).	/µl	200 - 400	Kinder ↑
Spezielle Anämiediagnostik			
Eisenstoffwechsel			
S-Eisen	µg/dl	50 - 160 | 50 – 150	x 0,179 = µmol/l
S-Ferritin			
2 - 17 J.	µg/l	7 - 142	x 2,11 = pmol/l
18 - 45 J.	µg/l	10 - 220 | 6 - 70	
ab 46 J.	µg/l	15 - 400 | 18 - 120	
S-Transferrin	g/l	2,0 - 3,6	x 12,57 = µmol/l Schwangerschaft ↑ Orale Kontrazeptiva ↑
Transferrin-Sättigung	%	16 - 45	
S-löslicher Transferrinrezeptor (sTfR)	mg/l	0,83 - 1,76	methodenabhängig
Vitamine			
S-Folsäure	nmol/l	7 - 36	x 0,441 = µg/l
B-Vitamin B_1	µg/l	34 - 102	
B-Vitamin B_6	µg/l	5 - 30	
S-Vitamin B_{12}	pg/ml	211 - 911	x 0,738 = pmol/l
S-Holotranscobalamin	pmol/l	> 60	
S-Vitamin D (25-OH)	nmol/l	23 - 113	x 0,4 = µg/l Empf. nach DGE/IOM: > 50
S-Vitamin D (1,25-OH)	pg/ml	25 - 86,5	
Osmotische Erythrozytenresistenz			
Hämolysebeginn	NaCl g/dl	0,42 - 0,46	Schwangerschaft ↑ (= verminderte osmotische Resistenz)
Hämolyse total	NaCl g/dl	0,30 - 0,34	
Hämoglobinuntersuchungen			
Hb-A_2-quantitativ	% des Gesamt-Hb	bis 3	
Hb-F-quantitativ	% des Gesamt-Hb	bis 0,5	
VB-CO-Hb	% des Gesamt-Hb	bis 2	
VB-Met-Hb	% des Gesamt-Hb	bis 1	
Ery-Glukose-6-P-DH	U/g Hb	4,6 - 13,5	
Gerinnungsuntersuchungen			
P-aPTT	sek	20 - 35	(reagenzabhängig), Schwangerschaft ↓
P-TPZ (Quick)	%	≥ 70	Schwangerschaft ↑ INR = International Normalized Ratio
- INR (therapeutischer Bereich)			
- normal (untherapiert)		um 1,0	
- bei einfachem Risiko		2,0 - 3,0	
- bei höherem Risiko		bis 4,0	
P-Thrombinzeit	sek	14 - 20	(Reagenzabhängig)
P-Fibrinogen	mg/dl	160 - 400	Schwangerschaft evtl. ↑

Biologische Größe	Einheit	Referenzbereich männlich | weiblich	Umrechnungsfaktor Einflussgrößen
P-Antithrombin III	%	70 - 120	
P-D-Dimer	µg/ml	< 0,55	Schwangerschaft ↑
P-Protein C	%	70 - 140	methodenabhängig
P-Protein S, frei	%	70 - 140	methodenabhängig
P-Protein S-Aktivität	%	60 - 130	methodenabhängig
P-Anti-Xa-Aktivität	IU/ml	0,1 - 0,4	Prophylaxe
		0,8 - 1,2	Therapie bei 1 Gabe/d
Serumosmolalität			
	mosmol/kg	280 - 296	
S-Elektrolyte/Spurenelemente			
S-Natrium	mmol/l	Kinder 130 - 145	x 2,3 = mg/dl
		Erw. 135 - 145	
S-Kalium	mmol/l	Kinder 3,2 - 5,4	x 3,91 = mg/dl
		Erw. 3,6 - 5,0	
S-Calcium (gesamt)	mmol/l	2,2 - 2,6	x 4,01 = mg/dl Schwangerschaft ↓
S-Calcium (ionisiert)	mmol/l	1,1 - 1,3	
S-Magnesium	mmol/l	0,75 - 1,05	x 2,43 = mg/dl
S-Chlorid	mmol/l	97 - 108	
S-Phosphat	mmol/l	Kinder 1,1 - 2,0	x 3,1 = mg/dl
		Erw. 0,84 - 1,45	
S-Zink	µg/l	690 - 1.170 | 660 - 1.100	
S-Selen	µg/l	50 - 120	
Säure-Basen-Status			
AB-pH	--	7,37 - 7,45	
AB-PCO_2	mmHg	35 - 46 | 32 - 43	Schwangerschaft ↓
	kPA	4,69-6,16 | 4,29 - 5,76	
AB-PO_2	mmHg	72 - 107	altersabhängig: 102 - 0,33 x Lebensjahre
	kPA	9,65 - 14,34	
AB-O_2-Sättigung	%	94 - 98	altersabhängig
AB-Standardbikarbonat	mmol/l	22 - 26	Schwangerschaft ↓
AB-Basenexzess	mmol/l	- 2 bis + 2	
P-Laktat	mmol/l	0,6 - 2,4	x 9,1 = mg/dl
Nierenfunktionsuntersuchungen			
S-Harnstoff	mg/dl	12 - 50	
	mmol/l	2,0 - 8,3	Dursten, eiweißreiche Kost ↑
S-Kreatinin	mg/dl	bis 1,1 | bis 0,9	
	µmol/l	44 - 97 | 44 - 80	(Referenzwerte laborabhängig) Muskelschwund ↓ / ältere Menschen ↓
Kreatininclearance 24 h	ml/min	≥ 110 | ≥ 95	Wert gilt bis 30 J.; danach -10 für jede weitere Dekade
S-Cystatin C	mg/l	0,50 - 0,96	Marker zur Abschätzung der glomerulären Filtrationsrate
Leberstoffwechsel			
S-Bilirubin gesamt	mg/dl	bis 1,1	Fasten ↑
	µmol/l	bis 19	
S-Bilirubin direkt	mg/dl	bis 0,3	x 17,09 = µmol/l
	µmol/l	bis 5	

Biologische Größe	Einheit	Referenzbereich männlich	weiblich	Umrechnungsfaktor Einflussgrößen
S-Kupfer	µg/dl	79 - 131	74 - 122	orale Kontrazeptiva evtl. ↑ Schwangerschaft ↑
	µmol/l	12,4 - 20,6	11,6 - 19,2	
P-Ammoniak	µg/dl	bis 94	bis 82	
	µmol/l	bis 55,3	bis 48,2	
Enzymaktivitäten				
S-GOT = AST[1] ohne Pp	U/l	bis 38	bis 32	
mit Pp		< 50	< 35	
S-GPT = ALT[1] ohne Pp	U/l	bis 41	bis 31	
mit Pp		< 50	< 35	
S-γ-GT[1]	U/l	< 60	< 40	
S-AP[1] 1 - 12 Jahre	U/l	bis 300		
13 - 17 Jahre		bis 390	bis 190	
Erwachsene		40 - 130	35 - 105	adipöse Frauen ↑
S-GLDH	U/l	< 7	< 5	
S-CHE Kinder, Erwachsene	kU/l	5,3 - 12,9		
w: nicht schwanger		4,3 - 11,3		Frauen: Erst ab 40 J.
w: schwanger		3,7 - 9,1		auch bei Kontrazeptiva
S-LDH[1]	U/l	< 250		Kinder: bis 300
S-HBDH	U/l	72 - 182		
S-Pankreas-Amylase	U/l	28 - 100		
S-α-Amylase	U/l	< 110		
S-Lipase	U/l	13 - 60		
S-Elastase 1	ng/ml	bis 3,5		
S-CK[1]	U/l	bis 190	bis 170	körperliche Belastung evtl. ↑
S-CK-MB	U/l	< 25		bis 6 % Total-CK

1) IFCC-Methoden (International Federation of Clinical Chemistry); Pp = Pyridoxalphosphat

Biologische Größe	Einheit	Referenzbereich	Umrechnungsfaktor Einflussgrößen
Herzspezifische Proteine			
S-Troponin T-hs	pg/ml	< 14,0	unauffällig
		14,0 - 50,0	Observationsbereich
		> 50,0	pathologisch
P-BNP	pg/ml	bis 100 (400)	
S-NT-pro BNP	pg/ml	< 300 Siehe Kap. Herzinsuffizienz	
Serumproteine (auf Basis der neuen Referenzpräparation CRM 470)			
S-Proteine gesamt	g/l	66 - 83	x 0,1 = g/dl Schwangerschaft evtl. ↓
S-Albumin	g/l	35 - 52	Schwangerschaft evtl. ↓
S-Albumin	%	54 - 65	
S-α_1-Globulin	%	2 - 5	
S-α_2-Globulin	%	7 - 13	
S-β-Globulin	%	8 - 15	
S-γ-Globulin	%	11 - 22	
S-Coeruloplasmin	g/l	0,2 - 0,6	Orale Kontrazeptiva evtl. ↑ Schwangerschaft ↑
S-Transferrin	g/l	2,0 - 3,6	Orale Kontrazeptiva evtl. ↑ Schwangerschaft ↑
	µmol/l	0,94 - 3,75	
S-Haptoglobin	g/l	0,3 - 2,0	

Biologische Größe	Einheit	Referenzbereich männlich | weiblich	Umrechnungsfaktor Einflussgrößen
S-IgA	g/l	0,7 - 4,0	Kinder ↓
S-IgG	g/l	7 - 16	Kinder ↓
S-IgM	g/l	0,4 - 2,3	Kinder ↓
S-α_1-Antitrypsin	g/l	0,9 - 2,0	orale Kontrazeptiva evtl. ↑ Schwangerschaft ↑
S-C_3-Komplement	g/l	0,9 - 1,8	
S-C_4-Komplement	g/l	0,1 - 0,4	
S-α_2-Makroglobulin	g/l	1,3 - 3,0	Schwangerschaft evtl. ↑
S-β_2-Mikroglobulin	mg/l	bis 2,4 (> 60 J. bis 3,0)	
Lipidstoffwechsel / Harnsäure / Homocystein			
S-Harnsäure	mg/dl µmol/l	bis 7,0 | bis 6,0 bis 416 | bis 357	x 59,49 = µmol/l
S-Triglyzeride	mg/dl mmol/l	< 150 < 1,7	x 0,0114 = mmol/l
S-Cholesterin	mg/dl mmol/l	< 200 < 5,2	x 0,02586 = mmol/l
S-LDL-Cholesterin (Ungünstige Cholesterinfraktion - siehe auch Kap. Lipidstoffwechsel)	mg/dl mmol/l	Zielwerte sind abhängig vom kardiovaskulären Risiko	Therapieziele: Siehe Kap. Lipidstoffwechselstörungen
S-HDL-Cholesterin (Günstige Cholesterinfraktion)	mg/dl mmol/l	> 35 > 45 > 0,91 > 1,17	
S-Apolipoprotein AI (Apo AI)	mg/dl	73 - 169	
S-Apolipoprotein B (Apo B)	mg/dl	53 - 138	
Apo AI/Apo B-Quotient		0,35 - 1,25	
S-Lp(a) - 2. Generation	nmol/l	< 75	Risikogrenze
S-Homocystein	µmol/l	< 12,4	Ggf. Sonderröhrchen
Knochenstoffwechsel			
S-PTH (Parathormon intakt)	pg/ml	15 - 65	
S-Knochen-AP (Ostase)	µg/l	5,5 - 22,9 | 4,9 - 22,6	
S-Osteocalcin	µg/l	14 - 46	
S-TRAP 5b	U/l	1,4 - 1,6 | 1,2 - 4,8	
S-Crosslaps	µg/l	< 0,57	
U-Desoxypyridinoline	µg/g Krea	17 - 40	
Glukosestoffwechsel			
P-Glukose nüchtern	mg/dl	bis 100	normal; x 0,0555 = mmol/l
	mg/dl	≥ 126	Diabetes mellitus
OGTT mit 75 g Glukose (äquivalent): CB-Glukose 2 h-Wert	mg/dl	< 140	normal
	mg/dl	140 - 199	Pathologische Glukosetoleranz (IGT = impaired glucose tolerance)
	mg/dl	≥ 200	Diabetes mellitus

Biologische Größe	Einheit	Referenzbereich männlich | weiblich	Umrechnungsfaktor Einflussgrößen
Ery-HbA_{1c}*)	%	< 5,7 ≥ 6,5	EDTA-Blut abnehmen! Nicht-Diabetiker Diabetiker
	mmol/mol Hb	< 39 ≥ 48	Nicht-Diabetiker Diabetiker

*) Die RiLiBÄK 2008 sieht für HbA_{1c} anstelle der bisherigen Einheit (%) die Verwendung der Einheit mmol/mol Hb vor. Umrechnungsformel → HbA_{1c} (in mmol/mol Hb) = (%HbA_{1c} - 2,15) x 10,929 (→ *Internet:* BZ-Rechner)

Porphyrine

U-D-Aminolävulinsäure	µg/24 h	< 6.400	x 0,00763 = µmol/24 h
U-Porphobilinogen	µg/24 h	< 1.700	x 0,00442 = µmol/24 h
U-Porphyrine gesamt	µg/24 h	< 100	x 1,2 = nmol/24 h

Stuhlanalytik

ST-Fettsäuren	Gewichts%	< 4,0	
ST-Pankreas-Elastase	µg/g	> 200	
ST-Calprotectin	µg/g	< 50,0	
ST-okkultes Blut (i-FOBT)	ng/ml	< 50,0	

Liquoruntersuchungen

L-Leukozytenzahl	/µl	0 - 5	
L-Protein gesamt	mg/dl	12 - 50	
L-Glukose	mg/dl	49 - 74	x 0,056 = mmol/l
Q(L/S)-Glukose		> 0,5	

Tumormarker

S-α_1-Fetoprotein (AFP)	U/ml	bis 8,5	Schwangerschaft ⇑
S-CEA	µg/l	bis 5	Raucher evtl. ↑
S-CA 19-9	U/ml	bis 37	methodenabhängig
S-CA 72-4	U/ml	bis 6	
S-PSA (Prostata-Ag) (bei Männern)	ng/ml	bis 49 J. bis 2,0 (2,5) 50 - 59 J. bis 3,0 (3,5) < 0,01 nach Prostatektomie Quotient freies PSA: Gesamt-PSA < 0,15 karzinomverdächtig	Rektale Untersuchung mit Manipulationen an der Prostata führen zu erhöhten Werten! Bei ungeklärten PSA-Werten > 4 ng/ml wird eine Prostatabiopsie empfohlen.
S-CA 15-3	U/ml	< 28	
S-CA 125	U/ml	< 35	
S-HE4 (nur bei Frauen)	pmol/l	< 60,5	
S-β-HCG	U/l	< 3 | < 5	postmenopausal ↑
S-Thymidin-Kinase	U/l	< 7,5	Schwangerschaft ⇑
S-SCC	ng/ml	< 1,9	Virusinfektion ↑
S-NSE	µg/l	< 12,5	
S-Cyfra 21-1	ng/ml	< 3,3	

Anm.: ***Zur Tumorsuche eignen sich nur PSA (Prostatakarzinom) und (mit Einschränkung) AFP (hepatozelluläres Karzinom). Neben den Referenzbereichen sind die Tumormarkeranstiege/Zeit auch innerhalb der Referenzbereiche wichtig!***

Pharmakablutspiegel (therapeutische Konzentration)

S-Digitoxin	µg/l	10 - 25	
S-Digoxin	µg/l	0,5 - 0,8	
S-Theophyllin	mg/l	10 - 20	

Biologische Größe	Einheit	Referenzbereich männlich | weiblich	Umrechnungsfaktor Einflussgrößen
Rheumaserologische Untersuchungen			
S-Rheumafaktor Latex	IU/ml	< 20	
S-ANA	Titer	bis 1 : 80	
S-Anti-dsDNA	IU/ml	< 10	
S-ENA	--	negativ	
S-CCP-Ak	IU/ml	< 17,0	
S-MCV-Ak	IU/ml	< 20,0	
Schilddrüse			
S-TSH	µU/ml	0,4 - 4,0	Kinder ↑
S-fT3	pg/ml	2,0 - 4,4	Kinder ↑
S-fT4	ng/dl	0,93 - 1,70	
S-Thyreoglobulin	ng/ml	3,5 - 77	nach totaler Thyrektomie < 0,5
S-Thyreoglobulin-Ak (TAK)	IU/ml	< 100	
S-Thyreoperoxidase-Ak (TPO)	IU/ml	< 35	(reagenzabhängig)
S-TSH-Rezeptor-Ak (TRAK)	IU/l	< 1,75	
S-Calcitonin	pg/ml	< 9,5 | < 6,4	Medulläres Schilddrüsen-CA ↑↑↑
Urinuntersuchungen			
U-spezifisches Gewicht	g/l	1.001 - 1.035	
U-Osmolalität	mosmol/kg	50 - 1.200	
U-pH-Wert	pH	4,8 - 7,6	vegetarische Kost ↑, Fleischkost ↓
Quantitative Urinuntersuchungen (Elektrolyte, Harnsäure und Harnstoff sind stark nahrungsabhängig)			
U-Natrium	mmol/24 h	90 - 300	Kinder ↓
U-Kalium	mmol/24 h	25 - 105	
U-Calcium	mmol/24 h	2,0 -8,0 | 1,5 - 6,5	x 40,1 = mg/24 h
U-Magnesium	mmol/24 h	2,0 - 8,0 | 1,5 - 7,0	x 24,31 = mg/24 h
U-Chlorid	mmol/24 h	80 - 270	
U-Phosphat	mmol/24 h	4 – 36	x 30,97 = mg/24 h
U-Harnsäure	g/24 h	0,3 -0,8 | 0,3 - 0,7	x 5,9 = mmol/24 h
U-Harnstoff	g/24 h	13 - 33	x 16,6 = mmol/24 h
U-Proteine	mg/24 h	< 150	
U-Albumin	mg/24 h	< 30	
U-Glukose	mg/dl	< 20	x 0,0555 = mmol/l
	g/24h	< 0,3	
U-IgG	mg/24 h	< 15	
U-Transferrin	mg/24 h	< 3,0	
U-α_1-Mikroglobulin	mg/24 h	< 15	
U-β_2-Mikroglobulin	mg/l	bis 0,3	
Urinkammerzählung			
U-Erythrozyten	/µl	bis 5	
U-Leukozyten	/µl	bis 10	

B S G (BLUTKÖRPERCHENSENKUNGSGESCHWINDIGKEIT

Syn: ESR = Erythrozytensedimentationsrate

Unspezifischer Suchtest bei Verdacht auf entzündliche Erkrankungen und deren Verlaufsbeurteilung.

Methode (nach Westergren): EDTA-Blut oder 3,8 %ige Na-Zitratlösung wird mit Venenblut gemischt (Verhältnis 1 : 5 → 1,6 ml Blut + 0,4 ml Na-Zitratlösung) und in eine senkrechte Pipette von 200 mm gefüllt.

Referenzbereich des 1 h-Wertes (in mm): m bis 15, w bis 20
Bei Patienten über 50 Jahre: m bis 20, w bis 30.
Das Ablesen des 1 h-Wertes genügt; der 2 h-Wert bringt keine zusätzliche Information. Bei älteren Menschen können leicht erhöhte BSG-Werte noch normal sein. Nach Abklingen einer Infektion dauert es ca. 4 Wochen, bis sich die BSG normalisiert (Halbwertszeit ca. 1 Woche).

Die BSG hängt von folgenden Faktoren ab:
- Erythrozyten: Makrozytose, Anämie: BSG ↑
- Mikrozytose, Polyglobulie/Polycythaemia vera: BSG ↓
- Plasmaproteine: Vermehrung von Akute-Phase-Proteinen (Fibrinogen, α_2-Makroglobulin u.a.), Immunglobuline, Immunkomplexe): BSG ↑
- Methodische Fehler - Fehlerquellen bei der Durchführung der BSG:
  Feuchtes Senkungsröhrchen, Schrägstellung des Röhrchens (Neigung um 10° führt zur Verdopplung der BSG!), Bewegung der Senkungsröhrchen (vor allem beim Ablesen!), wechselnder Zitratzusatz (zu wenig Zitrat: BSG ↓, zu viel Zitrat: BSG ↑), Niederschlag in der Zitratlösung, wechselnde Temperatur (Sonne, Heizung; Kälte verlangsamt, Wärme beschleunigt), ungenügende Mischung des Zitrat-Blut-Gemisches, Zitrat-Blut-Gemisch nicht länger als 5 h liegen lassen (Hemmung der BSG bis 20 %).

Physiologische BSG-Veränderungen:
- Prämenstruell sowie unter Einnahme hormoneller Kontrazeptiva leichter BSG-Anstieg
- Ab 4. Schwangerschaftswoche BSG-Anstieg mit maximalen Werten in der ersten postpartalen Woche (bis 55 mm/h); Hauptursache: Fibrinogen ↑

Iatrogene BSG-Veränderungen: Infusion jodhaltiger Kontrastmittel: BSG ↓

Erkrankungen mit stark erhöhter BSG:
Entzündungen (infektiös, nichtinfektiös), subakute Thyreoiditis de Quervain, Neoplasmen (meist mit Metastasen), Autoimmunkrankheiten (z.B. Riesenzellarteriitis und Polymyalgia rheumatica), nephrotische Syndrome, Blutkrankheiten (Leukämien, Anämien, Hämolysen durch Antikörper), Plasmozytom, M. Waldenström u.a.

Untersuchungen bei stark erhöhter BSG:
1. Anamnese und Untersuchungsbefund, Laborscreening: Blutbild, Urin, Serumelektrophorese, Kreatinin, Leberenzyme u.a.
2. Suche nach Entzündungsherden, Tumoren, Autoimmunkrankheiten (Sono, Röntgen Thorax, gastroenterologische Diagnostik, Rheumaserologie, Coombs-Test), gynäkologisches, urologisches, HNO-Konsil u.a.

Bei etwa 5 % aller BSG-Erhöhungen lässt sich eine Ursache nicht ermitteln.

C-REAKTIVES PROTEIN (CRP) / INTERLEUKIN 6 (IL-6) / PROCALCITONIN (PCT)

CRP gilt als klassisches "Akute-Phase-Protein" (APP), das als generelle, unspezifische Antwort auf entzündliche Prozesse, größeren Operationen sowie Tumoren gebildet wird. Interleukin-6 und andere Zytokine induzieren die CRP-Bildung in der Leber. Der diagnostische Wert ist mit der BSG vergleichbar. Eine Beeinflussung des CRP durch erythrozytäre Faktoren und Schwangerschaft besteht aber nicht. Das CRP hat eine kurze Plasma-Halbwertzeit von 24 - 48 h, reagiert im Vergleich zur BSG schneller im Beginn einer Erkrankung und normalisiert sich nach Beendigung der Erkrankung ebenfalls schneller (1 - 2 Wochen) als die BSG (ca. 4 Wochen). Daher ist der CRP-Wert in der Diagnostik akuter Infektionen der BSG überlegen. Akute unkomplizierte Virusinfektionen zeigen keinen oder nur einen geringen CRP-Anstieg; bakterielle Infektionen erhöhen das CRP! - Referenzbereich: < 5 mg/l (< 0,5 mg/dl)

Das proinflammatorische Protein **Interleukin 6 (IL-6)** gilt als Aktivator der Akute-Phase-Proteine, wenige Stunden nach Aktivierung steigen die IL-6-Werte im Blut deutlich an und normalisieren sich nach erfolgter Immunreaktion mit einer Halbwertzeit von nur wenigen Stunden wieder schnell.

In der Sepsisdiagnostik und bei Atemwegsinfektionen kann auch das **Procalcitonin (PCT)** bestimmt werden (Anstieg nach 2 - 3 h, Plasmahalbwertszeit 24 h). Die PCT-Konzentration korreliert mit dem Schweregrad der Entzündungsreaktion. Bei Werten < 0,5 µg/l ist eine systemische Infektion (Sepsis) unwahrscheinlich, bei > 2,0 µg/l sehr wahrscheinlich (häufig > 10 µg/l). PCT reagiert nicht bzw. kaum bei Virusinfektionen, chronisch-entzündlichen Erkrankungen oder Autoimmunprozessen.

STICHWORT-VERZEICHNIS

ICD 10-Schlüssel in [...........].

Hinweis:
Die angegebene ICD 10-Kodierung bezieht sich auf die Version 1.3. Daher kann es bei der in der stationären Versorgung verwendeten Version 2.0 zum Teil zu unterschiedlichen Schlüsselnummern kommen!
Bei Angabe von 2 ICD-Schlüsseln bedeutet die erste Ziffer die Ätiologie der Krankheit, die zweite Ziffer mit einem „ * " ist der optionale Schlüssel für den Manifestationsort.
(Siehe auch im Internet: ***www.dimdi.de***)

DRGs = Diagnosis related groups:

Das Prinzip der DRG ist, alle Patienten mit gleichen Erkrankungen in eine Gruppe einzuteilen. Das Krankenhaus bekommt für jeden Patienten, der in eine bestimmte DRG gruppiert wird, den gleichen Betrag. Jede DRG ist einem Organsystem zugeordnet. Der erste Buchstabe der DRGs kennzeichnet das Organsystem. Die folgenden zwei Ziffern geben entweder die Art der Behandlung oder der Erkrankung an. Der letzte Buchstabe bezeichnet den Schweregrad von Krankheit oder Eingriff.

Internet-Infos: *http://drg.uni-muenster.de*
www.mydrg.de – www.g-drg.de
www.zi-berlin.de

A

B

C

D

E

F

G

H

I

J

K

L

M

N

O

Q

R

S

T

U

V

W

X

Eigene Notizen:

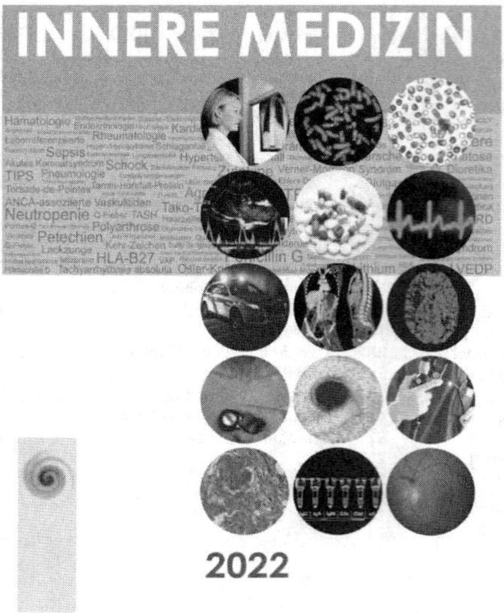

<u>Über 1.000 SEITEN TEXTUMFANG</u>

- Aktuell überarbeitet
- Systematisch der gesamte Stoff der Inneren Medizin unter Betonung examenswichtiger "Fallstricke"
- Einfügung von Internet-Infos
- Berücksichtigung wesentlicher deutscher und amerikanischer Lehrbücher (z.B. Harrison)
- Daher auch empfehlenswert für das amerikanische USMLE-Examen des ECFMG
- Tabelle klinisch-chemischer Normalwerte mit SI-Einheiten
- Berücksichtigung von evidenzbasierter Medizin und Leitlinien
- ICD 10-Schlüssel im Text und im Stichwortverzeichnis mit fast 6.000 Stichwörtern

---

Der Verkauf dieses Buches erfolgt über medizinische Buchhandlungen oder direkt vom Herausgeber versandkostenfrei.

Festgesetzter Ladenpreis für den Letztabnehmer	€ 47,00 / Buch
Abgabepreis für Auslandssendung	€ 49,00 / Buch
Abgabepreis für den Buchhandel im Inland	€ 35,00 / Buch
Bei Auslandssendung	€ 37,00 / Buch
Bei Abnahme von 10 oder mehr Büchern im Inland	€ 32,00 / Buch
Bei Auslandssendung	€ 34,00 / Buch

<u>Hinweis:</u>
Bitte beachten Sie, dass bei einem Weiterverkauf der Bücher im Inland der festgesetzte Ladenpreis für Letztabnehmer von € 47,00 verlangt werden muss (§ 3 Preisbindungsgesetz)!

Postversand <u>nur gegen Vorauszahlung</u> an den Herausgeber:
Dr. Gerd Herold, Bernhard-Falk-Str. 27, D-50737 Köln
per Verrechnungsscheck oder Einzahlung auf die
Konto-Nr. 1593 14 501 der Postbank (BLZ 370 100 50)
IBAN: DE63 3701 0050 0159 3145 01
BIC: PBNKDEFF

<u>ACHTUNG:</u> **<u>Vollständige deutliche Absenderangabe auf dem Einzahlungsschein ist unbedingt erforderlich!</u>**
<u>Anschrift bitte immer zusätzlich mitteilen per Post oder Fax 0221-9578400 oder E-Mail: heroldbuch@aol.com</u>

- Kein Nachnahmeversand - Lieferzeit ca. 3 Werktage -

Aus Umweltschutzgründen möchte ich ein Buch ohne Cellophanhülle ❑ ja ❑ nein

Herold-Syndrom

Fug U.N., Nic P.A.

Interessante, und zum Teil auch etwas erschreckende Feststellungen lassen sich im Staatsjahr 95 der medizinischen Fakultät der Universität Zürich machen. Es scheint eine Art Massenwahn ausgebrochen zu sein, in dessen Zentrum ein ca. A5-formatiges, harmlos aussehendes Buch steht, welches von einem gewissen Herrn Herold verfasst und vertrieben wird (deshalb hier kurz Herold genannt). Diese in den verschiedensten Farben erhältlichen Bücher - häufig entdeckt man orange, violett, hellblau und seit neuestem grün mit einem neckischen gelben Streifen - scheinen Gegenstand einer mystischen Verehrung zu sein. Es lassen sich panisches Nachschlagen, heftiges Anmalen und Verschlimmbessern des Textes sowie eine ausgeprägte Anhänglichkeit an dieses Buch feststellen. Ebendiese geht so weit, dass man befürchten muss, dass sich gewisse Leute gar nicht mehr von ihrem Herold trennen wollen. Dies erklärt dann auch die auftretenden Probleme im zwischenmenschlichen Bereich. Besonders betroffen sind hier die Studentinnen, weil sie ihren Partnern oft nur schwer erklären können, dass es sich beim Herold bloß um ein "harmloses" Buch handelt und nicht um einen Nebenbuhler, vor allem wenn sie noch des nachts von medizinisch poliklinischen Alpträumen heimgesucht werden und laut nach dem Herold rufen.

Klinisch lassen sich bis heute drei Verlaufsformen der Krankheit unterscheiden. Zum einen die akute Form; diese äußert sich bei Studenten, die erst im Staatsjahr den Herold entdeckt haben, deren höchstes Ziel es jetzt aber zu sein scheint, ihren ganzen Vorrat an Leuchtstiften im Herold aufzubrauchen. Als mögliche Marktlücke sollten sich die Hersteller von Leuchtstiften übrigens die Entwicklung von kleinen Leuchtstiftwalzen zwecks schnellerer Färbung von Buchseiten überlegen. Als zweites wäre da die chronische Form; hier handelt es sich um Studenten, die schon in früheren Semestern stolze Besitzer eines Herold waren und die zur Zeit damit beschäftigt sind, den schon "verleuchtstifteten" Herold mit Filz- oder Farbstiften weiter zu verschönern. Als letzte und schlimmste Form bleibt noch die chronisch progressive Ausprägung des Syndroms; es handelt sich hier um Studenten, welche schon früher einen Herold besessen haben und diesen auch mehr oder weniger angemalt haben. Nun sind sie aber damit nicht mehr zufrieden, sondern sie verspüren den unwiderstehlichen Drang, sich ein neues Exemplar zu verschaffen und auch dieses wieder einzufärben. Dies ist überaus bedenklich sowohl in Bezug auf das Bankkonto des Betroffenen (1 Herold $\approx$ 50 Café crème), als auch auf die zunehmende Abholzung der Regenwälder.

Das Problematische an der ganzen Sache ist nicht der Kult, der um den Herold gemacht wird (keine Anzeichen auf sektiererisches Treiben), sondern die Verhaltensänderung der erkrankten Personen. Es besteht vor allem die Tendenz, sich gruppenweise in Räume mit Sprechverbot zurückzuziehen. Dies ist vermutlich der Ausdruck für einen gewissen Gruppenzwang, paradoxerweise gepaart mit akut auftretendem asozialen Verhalten. Aus dieser Tatsache leitet sich auch die Erklärung für die blasse Hautfarbe der Befallenen ab, was sich in einzelnen Fällen diagnostisch verwerten lässt. Die oben beschriebenen Symptome lassen den geneigten Leser an das sicher allseits bekannte MSPS (medical student panic syndrome) denken, das bei bestimmter Prädisposition periodisch während des Medizinstudiums auftritt, aber normalerweise einen gutartigen, selbstlimitierenden Verlauf nimmt. Und in der Tat liegt die Vermutung nahe, dass es sich beim Herold-Syndrom um eine maligne Verlaufsform eben dieses MSPS handeln könnte.

Daraus ergeben sich einige Schwierigkeiten bezüglich der Therapie. Vor allem mangelt es den Betroffenen an Krankheitseinsicht. Der Versuch die Noxe, sprich Herold, vom Patienten zu entfernen, kann zu schweren Depressions- und Resignationszuständen führen, welche sich in schlimmeren Fällen in Panikattacken mit tätlichen Angriffen auf den Therapeuten äußern. Oder es kommt zum Hyperventilationssyndrom mit psychischer Alteration und Tetanien. Fehlgeschlagen hat bis jetzt auch der Versuch eines anerkannten Dozenten, durch Verstärkung der Symptome mittels freundlicher Motivation wie "Was steht denn im Herold? Habt ihr's gefunden?" oder "Das lest dann mal im Herold nach!" zu einer reaktiven Beendigung der Krankheit beizutragen. Als Therapie der Wahl diskutiert man zur Zeit die Applikation von 5 mg Valium p.o./die, oder in ganz schlimmen Fällen die australische Buschmann-Narkose (die mit der Keule).

Leider kennt man bis jetzt auch keine wirksame Prophylaxe, nachdem zum Bedauern hochkarätiger Wissenschaftler dem Versuch einer hochdosierten Verabreichung anderer Lehrbücher einschließlich Harrison kein Erfolg beschieden war.

Wegen dieser ernüchternden Resultate wurden schon Stimmen laut, die an eine durch Viren oder Prionen ausgelöste Infektion denken lassen.

Weitere Aufschlüsse über das offensichtlich auch an anderen Universitäten auftretende Syndrom (persönlich sind uns v.a. Fälle aus dem deutschsprachigen Raum berichtet worden) erhofft man sich von der nun angehenden Forschung der Vereinigung der Medizinlehrbuchverleger sowie der Initiative eines Herrn Müller. Da diese Untersuchung jedoch noch in den Anfängen steckt, sind wir auf die Mitarbeit von Kollegen angewiesen. Sehr dankbar sind wir für Fallberichte aus der Praxis, um die verschiedenen Grade der Ausprägung noch etwas besser beurteilen zu können.

Korrespondenzadresse:
Dr. med. U.N. Fug, Staatsbriefkasten

(Aus: STAATSAFFÄRE / Februar '95)